物理医学与康复医学精要

肌肉骨骼疾病、疼痛与康复

Essentials of Physical Medicine and Rehabilitation
Musculoskeletal Disorders, Pain, and Rehabilitation

原著　Walter R. Frontera, MD, PhD, MA (Hon.), FRCP
Professor
Physical Medicine, Rehabilitation, and Sports Medicine
Physiology and Biophysics
University of Puerto Rico School of Medicine
San Juan
Puerto Rico

Julie K. Silver, MD
Associate Professor and Associate Chair
Department of Physical Medicine and Rehabilitation
Harvard Medical School
Attending Physician, Spaulding Rehabilitation Hospital
Clinical Associate, Massachusetts General Hospital
Associate in Physiatry, Brigham and Women's Hospital
Boston, Massachusetts

Thomas D. Rizzo, Jr., MD
Consultant
Physical Medicine and Rehabilitation
Mayo Clinic
Jacksonville, Florida
Assistant Professor
College of Medicine
Mayo Clinic
Rochester, Minnesota

人民卫生出版社
·北　京·

ELSEVIER

Elsevier（Singapore）Pte Ltd.

3 Killiney Road，#08-01 Winsland House I, Singapore 239519

Tel：（65）6349-0200；Fax：（65）6733-1817

This Translation of Essentials of Physical Medicine and Rehabilitation：Musculoskeletal Disorders，Pain，and Rehabilitation，4/E by Walter R. Frontera，Julie K. Silver and Thomas D. Rizzo，Jr. was undertaken by People's Medical Publishing House and is published by arrangement with Elsevier（Singapore）Pte Ltd.

Essentials of Physical Medicine and Rehabilitation：Musculoskeletal Disorders，Pain，and Rehabilitation，4/E by Walter R. Frontera，Julie K. Silver and Thomas D. Rizzo，Jr. 由人民卫生出版社进行翻译，并根据人民卫生出版社与爱思唯尔（新加坡）私人有限公司的协议约定出版。

《物理医学与康复医学精要：肌肉骨骼疾病、疼痛与康复》（第 4 版）（毕胜　主译）

ISBN：978-7-117-35836-1

第4版

物理医学与康复医学精要
肌肉骨骼疾病、疼痛与康复

Essentials of Physical Medicine and Rehabilitation
Musculoskeletal Disorders, Pain, and Rehabilitation

主　审　岳寿伟
主　译　毕　胜
副主译　马　超　李铁山　白玉龙　何红晨
主译助理　李　军
译者名单（按姓氏音序排列）

白玉龙	毕　胜	蔡丽晓	曹玛丽	曹永武	曹震宇	岑　奕	陈　灿	陈　晨	陈　翰
陈　祢	陈　玮	陈宝玉	陈泓颖	陈修平	崔文瑶	代新年	丁明甫	范成雷	范金涛
范胜诺	高　峰	高呈飞	高天昊	戈岩蕾	葛向阳	耿玲英	耿红荔	顾秋燕	郭庆杰
郝赤子	何　嫱	何　月	何红晨	何佩珏	何雅琳	蒋佼佼	华　艳	槐洪波	黄　维
黄　云	黄梦洁	黄卫平	纪美芳	贾　敏	蒋慧宁	蒋蕊	敬沛嘉	柯松坚	兰纯娜
李　黛	李　军	李　凯	李　磊	李　丽	李　奇	邱　蕊	李　睿	李　新	李进飞
李开元	李思敏	李铁山	李秀明	李艳梅	李莹莹	梁　艺	廖麟荣	廖美新	林彩娜
林晓婷	林义钧	刘　罡	刘　奕	刘　勇	刘翠翠	刘光华	刘慧华	刘佳霓	刘思佳
刘雪枫	刘雅婷	刘延明	刘沂潍	刘志华	刘祚燕	龙	陆佳妮	陆蓉蓉	陆沈吉
栾　烁	罗海杰	马　超	马　惠	马　明	马　钊	马海云	马锡超	毛锐涛	蒙利娇
孟萍萍	孟昭建	倪广晓	牛陵川	牛镇远	欧　毅	欧阳壤歌	彭琪媛	彭松波	秦佳维
秦文婷	邱　彬	任　玲	阮玉婷	沈雪彦	沈怡佳	石　浩	石奇琳	史小娟	税　丽
宋琳琳	苏　彬	孙嘉慧	孙锦文	孙莉敏	孙文静	汤智伟	唐　欣	汪　杰	王　娇
王　靖	王　静	王　琳	王　朴	王　帅	王　婷	王　欣	王鑫〈江苏〉	王鑫〈天津〉	
王　杨	王国军	王开乐	王龙平	王青青	王莎莎	王少玲	王艺斌	王瑜元	吴　伟
吴　远	吴丹丽	伍少玲	武　欢	夏晓萱	萧玉婷	谢凌锋	解　益	徐丽丽	徐萌萌
徐睿华	许　珍	许　卓	薛建良	薛晶晶	杨　霖	杨　仟	杨　雯	杨振辉	杨志杰
叶赛青	许易江	尹　晶	尹　琳	尹子文	于　丁	于晓明	余曦	余中华	袁　丽
曾　城	张　冲	张　峰	张　晗	张　静	张　宪	张　翔	张　瑜	张安静	张蓓华
张国兴	张海娜	张洪翠	张洪蕊	张启锋	张润宁	张淑增	张速博	张兴来	张莹莹
张玉婷	张照庆	赵陈宁	赵美丹	赵学强	赵燕挺	郑　杰	郑修元	郑耀超	郑逸逸
周　君	周安然	周凤鸣	朱　毅	左京京					

人民卫生出版社
·北京·

图书在版编目（CIP）数据

物理医学与康复医学精要：肌肉骨骼疾病、疼痛与康复／（美）沃尔特·R．弗龙特拉（Walter R. Frontera），（美）朱莉·K．西尔弗（Julie K. Silver），（美）托马斯·D．里佐（Thomas D. Rizzo，Jr.）原著；毕胜主译 . -- 北京：人民卫生出版社，2025. 3

ISBN 978-7-117-35836-1

Ⅰ.①物… Ⅱ.①沃…②朱…③托…④毕… Ⅲ.①物理医学②康复医学 Ⅳ.①R454②R49

中国国家版本馆 CIP 数据核字（2024）第 041665 号

人卫智网	www.ipmph.com	医学教育、学术、考试、健康，购书智慧智能综合服务平台
人卫官网	www.pmph.com	人卫官方资讯发布平台

图字:01-2019-5295 号

物理医学与康复医学精要:肌肉骨骼疾病、疼痛与康复
Wuli Yixue yu Kangfu Yixue Jingyao:Jirou Guge Jibing、Tengtong yu Kangfu

主　　译：毕　胜
出版发行：人民卫生出版社（中继线 010-59780011）
地　　址：北京市朝阳区潘家园南里 19 号
邮　　编：100021
E - mail：pmph @ pmph. com
购书热线：010-59787592　010-59787584　010-65264830
印　　刷：鸿博睿特（天津）印刷科技有限公司
经　　销：新华书店
开　　本：889×1194　1/16　　印张：63
字　　数：1951 千字
版　　次：2025 年 3 月第 1 版
印　　次：2025 年 3 月第 1 次印刷
标准书号：ISBN 978-7-117-35836-1
定　　价：528. 00 元

打击盗版举报电话:010-59787491　　E - mail:WQ @ pmph. com
质量问题联系电话:010-59787234　　E - mail:zhiliang @ pmph. com
数字融合服务电话:4001118166　　E - mail:zengzhi @ pmph. com

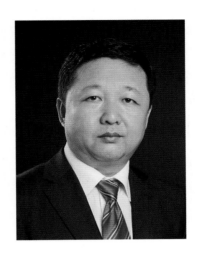

毕　胜

中国人民解放军总医院主任医师,教授,博士生导师

国际物理医学与康复学会(ISPRM)国际交流委员会委员、出版与交流委员会委员,国际疼痛与脊柱介入学会(IPSIS)会员

中国康复医学会疼痛康复专业委员会第一届主任委员,中国康复医学会康复治疗专业委员会超声技术学组组长,中国非公立医疗机构协会康复医学专业委员会主任委员

献 词

我们将这本书献给我们的老师、同事和学生,他们以对知识和学习的热情鼓励我们从事学术事业;我们的患者,往往是我们最伟大的老师;以及我们的家人,支持我们,为我们的追求奠定基础。

Walter R. Frontera, MD, PhD, MA (Hon.), FRCP

Julie K. Silver, MD

Thomas D. Rizzo, Jr., MD

TAYYABA AHMED, DO
Physical Medicine and Rehabilitation, Lenox Hill Hospital,
New York, New York
Pelvic Pain

VENU AKUTHOTA, MD
Professor and Chair, Physical Medicine and Rehabilitation,
University of Colorado, Denver, Colorado
Collateral Ligament Sprain
Iliotibial Band Syndrome
Meniscal Injuries

JOSEPH T. ALLEVA, MD, MBA
Division Head, Division of Physical Medicine and
Rehabilitation; Clinical Assistant Professor, University of
Chicago, Pritzker School of Medicine, Chicago, Illinois
Cervical Sprain or Strain
Patellar Tendinopathy (Jumper's Knee)
Patellofemoral Syndrome
Piriformis Syndrome

ERIC L. ALTSCHULER, MD, PhD
Associate Chief, Residency Program Director, Department
of Physical Medicine and Rehabilitation, Metropolitan
Hospital Center, New York, New York
Complex Regional Pain Syndrome
Central Post-Stroke Pain (Thalamic Pain Syndrome)

JOAO E.D. AMADERA, MD, PhD
Assistant Professor at the Orthopedic and Traumatology
Institute, University of São Spine Center, São Paulo, Brazil
Low Back Strain or Sprain
Baker Cyst

EDUARDO AMY, MD
Assistant Professor, Physical Medicine, Rehabilitation,
and Sports Medicine, University of Puerto Rico School
of Medicine, San Juan, Puerto Rico
Anterior Cruciate Ligament Sprain

OGOCHUKWU AZUH, MD
Clinical Lecturer, Physical Medicine and Rehabilitation,
University of Michigan, Ann Arbor, Michigan
Lumbar Degenerative Disease
Temporomandibular Joint Pain

JOHN R. BACH, MD
Professor, Department of Physical Medicine and
Rehabilitation and Neurology, Rutgers University New
Jersey Medical School, Newark, New Jersey
**Rehabilitation of the Patient with Respiratory
Dysfunction**
Respiratory Management of Neuromuscular Disorders

PATRICK J. BACHOURA, MD
Department of Physical Medicine and Rehabilitation,
Rutgers New Jersey Medical School, Newark,
New Jersey
Hip Osteoarthritis

LUIS BAERGA-VARELA, MD
Assistant Professor, Physical Medicine, Rehabilitation and
Sports Medicine, University of Puerto Rico, Rio Piedras,
Puerto Rico
Knee Bursopathy

LESLIE BAGAY, MD
Clinical Assistant Professor, Residency Assistant Program
Director, Department of Physical Medicine and
Rehabilitation, Rutgers-Robert Wood Johnson Medical
School, JFK Johnson Rehabilitation Institute, Edison,
New Jersey
Lymphedema

MOON SUK BANG, MD, PhD
Department of Rehabilitation Medicine, Seoul National
University College of Medicine, Seoul, South Korea
Cervical Dystonia
Phantom Limb Pain

MATTHEW N. BARTELS, MD, MPH
Professor and Chairman, Department of Rehabilitation
Medicine, Albert Einstein College of Medicine/
Montefiore Medical Center, Bronx, New York
**Rehabilitation of the Patient with Respiratory
Dysfunction**

GERASIMOS BASTAS, MD, PhD
Director of Limb Loss Rehabilitation, Assistant Professor,
Physical Medicine and Rehabilitation, Vanderbilt
University Medical Center, Nashville, Tennessee
Lower Limb Amputations

KEITH A. BENGTSON, MD
Director of Hand Rehabilitation, Physical Medicine and
Rehabilitation, Mayo Clinic, Rochester, Minnesota
Trigger Finger

TOMMIE BERRY, JR., MD
Schwab Rehabilitation Hospital, University of Chicago,
Chicago, Illinois
Patellar Tendinopathy (Jumper's Knee)

SAURABHA BHATNAGAR, MD
Associate Residency Program Director, Physical
Medicine and Rehabilitation, Harvard Medical School,
Massachusetts General Hospital, Spaulding
Rehabilitation Hospital, Boston, Massachusetts
Lumbar Degenerative Disease
Temporomandibular Joint Pain

DAVID M. BLAUSTEIN, MD
Director of Inpatient Rehabilitation Unit and Amputee
Program at the Boston VA Healthcare System,
Physical Medicine and Rehabilitation, VA Boston
Healthcare System, West Roxbury, Massachusetts
Knee Osteoarthritis
Osteoarthritis

BRENNAN J. BOETTCHER, DO
Sports Medicine Fellow, Department of Physical Medicine
and Rehabilitation, Mayo Clinic, Rochester, Minnesota
Hip Labral Tears

KATH BOGIE, DPhil
Associate Professor, Department of Orthopaedics, Case
Western Reserve University; Senior Research Scientist,
Advanced Platform Technology Center, Louis Stokes
Cleveland Department of Veterans Affairs Medical
Center, Cleveland, Ohio
Pressure Ulcers

KRISTIAN BORG, MD, PhD
Professor and Chair, Division of Rehabilitation Medicine,
Department of Clinical Sciences, Karolinska Institutet,
Danderyd University Hospital, Stockholm, Sweden
Myopathies

JOANNE BORG-STEIN, MD
Associate Professor and Associate Chair, Chief, Division
of Sports and Musculoskeletal Rehabilitation;
Associate Director, Harvard/Spaulding Sports Medicine
Fellowship, Department of Physical Medicine and
Rehabilitation, Harvard Medical School, Boston,
Massachusetts
Cervicogenic Vertigo
Fibromyalgia

HAYLEE E. BORGSTROM, MD, MS
Resident Physician, Physical Medicine and Rehabilitation,
Spaulding Rehabilitation Hospital/Harvard Medical
School, Boston, Massachusetts
Fibromyalgia

GLENDALIZ BOSQUES, MD
Associate Professor, Physical Medicine and Rehabilitation,
University of Texas - Health Science Center at Houston;
Chief, Pediatric Rehabilitation Medicine, TIRR Memorial
Hermann, Houston, Texas
Neural Tube Defects

MICHELLE E. BRASSIL, MD
Resident Physician, Physical Medicine and Rehabilitation,
Spaulding Rehabilitation Hospital/Harvard Medical
School, Boston, Massachusetts
Cervicogenic Vertigo
Sacroiliac Joint Dysfunction
Fibromyalgia
Burns

JEFFREY S. BRAULT, DO
Consultant, Physical Medicine and Rehabilitation, Mayo
Clinic, Rochester, Minnesota
Extensor Tendon Injuries
Flexor Tendon Injuries

DIANE W. BRAZA, MD
Professor and Chair, Physical Medicine and Rehabilitation,
Medical College of Wisconsin, Milwaukee, Wisconsin
Upper Limb Amputations
Diabetic Foot and Peripheral Arterial Disease

DAVID P. BROWN, DO
Clinical Professor of Medicine, Department of
Rehabilitation Medicine, Johnson Rehabilitation
Institute, Edison, New Jersey
Hand Osteoarthritis

DAVID T. BURKE, MD, MA
Professor and Chairman, Rehabilitation Medicine, Emory
University School of Medicine, Atlanta, Georgia
Median Neuropathy (Carpal Tunnel Syndrome)
Traumatic Brain Injury

RONALD ROLF BUTENDIECK, MD
Department of Internal Medicine, Division of
Rheumatology, Mayo Clinic Florida, Jacksonville, Florida
Ankylosing Spondylitis

AARON W. BUTLER, MD
Resident Physician, Rehabilitation Medicine, University of
Washington, Seattle, Washington
Ankle Sprain

KEVIN BYRAM, MD
Assistant Professor of Medicine, Division of Rheumatology
and Immunology, Department of Medicine, Vanderbilt
University Medical Center, Nashville, Tennessee
Rheumatoid Arthritis
Systemic Lupus Erythematosus

ALISON L. CABRERA, MD
Tennessee Orthopaedic Alliance, Clarksville, Tennessee
Knee Chondral Injuries

MELANIE E. CAMPBELL, MS, ATC, FNP-C
Orthopedic Nurse Practitioner, Maine Medical Center,
Maine Medical Partners Orthopedics and Sports
Medicine, Portland, Maine
Ankle Arthritis
Bunion and Bunionette
Hallux Rigidus
Posterior Tibial Tendon Dysfunction

T. MARK CAMPBELL, MD, MSC, FRCPC
Clinician Investigator, Physical Medicine and
Rehabilitation, Elisabeth Bruyère, Ottawa,
Ontario, Canada
Joint Contractures

ALEXIOS G. CARAYANNOPOULOS, DO, MPH
Assistant Professor of Neurosurgery, Brown University,
Medical Director Comprehensive Spine Center, Division
Director Pain and Rehabilitation Medicine, Department
of Neurosurgery, Rhode Island Hospital and Newport
Hospital, Providence, Rhode Island
Thoracic Sprain or Strain

GREGORY T. CARTER, MD, MS
Chief Medical Officer, Physiatry, St. Luke's Rehabilitation
Institute; Clinical Professor, Biomedical Sciences,
Elson S. Floyd College of Medicine, Washington State
University, Spokane, Washington; Clinical Faculty,
MEDEX, University of Washington School of Medicine,
Seattle, Washington
Motor Neuron Disease

ISABEL CHAN, MD
Assistant Clinical Professor, Physical Medicine and
Rehabilitation, University of Texas Southwestern, Dallas,
Texas
Pelvic Pain

SOPHIA CHAN, DPT
Medical Student, MS-IV, University of New England
College of Osteopathic Medicine, Biddeford, Maine
Coccydynia
Postherpetic Neuralgia

ERIC T. CHEN, MD, MS
Physician, Rehabilitation Medicine, University of
Washington, Seattle, Washington
Adhesive Capsulitis

AMANDA CHEUNG, BSC, MBT
Faculty of Medicine and Dentistry, University of Alberta,
Edmonton, Alberta, Canada
Pressure Ulcers

ANDREA CHEVILLE, MD, MSCE
Professor, Department of Physical Medicine and
Rehabilitation, Mayo Clinic, Rochester, Minnesota
Cancer-Related Fatigue

KELVIN CHEW, MBBCH, MSPMED
Senior Consultant, Sports Medicine Department, Changi
General Hospital, Singapore
Greater Trochanteric Pain Syndrome

SALLAYA CHINRATANALAB, MD
Assistant Professor of Medicine, Division of Rheumatology
and Immunology, Department of Internal Medicine,
Vanderbilt University Medical Center, Nashville,
Tennessee
Rheumatoid Arthritis
Systemic Lupus Erythematosus

ELLIA CIAMMAICHELLA, DO, JD
Resident Physician, Physical Medicine and Rehabilitation,
McGovern Medical School at UT Health in Houston,
Houston, Texas
Neural Tube Defects

JOHN CIANCA, MD
Adjunct Associate Professor, Physical Medicine and
Rehabilitation, Baylor College of Medicine;
Adjunct Associate Professor, Physical Medicine and
Rehabilitation, University of Texas Medical Branch,
Houston, Texas
Hamstring Strain

DANIEL MICHAEL CLINCHOT, MD
Vice Dean for Education, Chair, Biomedical Education and
Anatomy, The Ohio State University, Columbus, Ohio
Femoral Neuropathy
Lateral Femoral Cutaneous Neuropathy

RICARDO E. COLBERG, MD, RMSK
Sports Medicine Physician, Physical Medicine and
Rehabilitation, Andrews Sports Medicine and
Orthopaedic Center, Birmingham, Alabama
Hip Adductor Strain

EARL J. CRAIG, MD
Clinical Assistant Professor, Department of Physical
Medicine and Rehabilitation; Clinical Assistant Professor,
Department of Medicine, Indiana University School of
Medicine, Indianapolis, Indiana
Femoral Neuropathy
Lateral Femoral Cutaneous Neuropathy

LISANNE C. CRUZ, MD, MSC
Rehabilitation Medicine, Icahn SOM at Mount Sinai,
New York, New York
Compartment Syndrome of the Leg

SARA CUCCURULLO, MD
Clinical Professor and Chairman, Residency Program
Director, Department of Physical Medicine and
Rehabilitation, Rutgers Robert Wood Johnson Medical
School, Piscataway, New Jersey; Vice President and
Medical Director, JFK Johnson Rehabilitation Institute,
Edison, New Jersey
Abdominal Wall Pain

CHRISTIAN M. CUSTODIO, MD
Associate Attending Physiatrist, Rehabilitation Medicine
Service, Memorial Sloan Kettering Cancer Center;
Associate Clinical Professor, Department of
Rehabilitation Medicine, Weill Cornell Medicine,
New York, New York
Chemotherapy-Induced Peripheral Neuropathy

ALAN M. DAVIS, MD, PhD
Associate Professor, Physical Medicine and Rehabilitation,
University of Utah School of Medicine, Salt Lake City,
Utah
Cardiac Rehabilitation

DAVID R. DEL TORO, MD
Professor, Physical Medicine and Rehabilitation, Medical College of Wisconsin, Milwaukee, Wisconsin
Fibular (Peroneal) Neuropathy
Tibial Neuropathy (Tarsal Tunnel Syndrome)

LAURENT DELAVAUX, BS, MS, MD
Fellow, Physical Medicine and Rehabilitation, JFK Johnson Rehabilitation Institute, Edison, New Jersey
Abdominal Wall Pain

FRANCESCA DI FELICE, MD
Italian Scientific Spine Institute, Milan, Italy
Scoliosis and Kyphosis

JAYNE DONOVAN, MD
Clinical Assistant Professor, Rutgers New Jersey Medical School; Clinical Chief of Outpatient Spinal Cord Injury Services, Kessler Institute for Rehabilitation, Newark, New Jersey
Olecranon Bursitis

SABRINA DONZELLI, MD
Italian Scientific Spine Institute, Milan, Italy
Scoliosis and Kyphosis

SUSAN J. DREYER, MD
Associate Professor, Orthopaedic Surgery; Associate Professor, Physical Medicine and Rehabilitation, Emory University School of Medicine, Atlanta, Georgia
Intercostal Neuralgia

NANCY DUDEK, MD, MED
Professor, Medicine, Division of Physical Medicine and Rehabilitation, University of Ottawa, Ottawa, Ontario, Canada
Joint Contractures

ISRAEL DUDKIEWICZ, PROFESSOR
Chairman, Department of Rehabilitation Medicine, Tel Aviv Medical Center, Tel Aviv, Israel
Cervical Spondylotic Myelopathy
Cervical Degenerative Disease

SHEILA A. DUGAN, MD
Professor, Physical Medicine and Rehabilitation, Rush Medical College, Chicago, Illinois
Ulnar Collateral Ligament Sprain
Stress Fractures

BLESSEN C. EAPEN, MD
Section Chief, Polytrauma Rehabilitation Center, Fellowship Program Director, Brain Injury Medicine, South Texas Veterans Health Care System; Associate Professor, Department of Rehabilitation Medicine, University of Texas Health Science Center at San Antonio, San Antonio, Texas
Headaches
Occipital Neuralgia
Deep Venous Thrombosis
Polytrauma Rehabilitation

GEROLD R. EBENBICHLER, MD
Physical Medicine and Rehabilitation and Occupational Medicine, Vienna Medical University, General Hospital of Vienna, Vienna, Austria
Chronic Fatigue Syndrome

OMAR H. EL ABD, MD
Instructor, Physical Medicine and Rehabilitation, Harvard Medical School; Instructor, Physical Medicine and Rehabilitation, Spaulding Rehabilitation, Boston, Massachusetts
Low Back Strain or Sprain

MARK I. ELLEN, MD
Associate Professor of Physical Medicine and Rehabilitation, Associate Professor of Orthopaedic Surgery, Johns Hopkins University School of Medicine, Baltimore, Maryland
Total Knee Arthroplasty

MAURY ELLENBERG, MD
Clinical Professor, Physical Medicine and Rehabilitation, Wayne State University School of Medicine, Detroit, Michigan
Lumbar Radiculopathy

MICHAEL J. ELLENBERG, MD
Rehabilitation Physicians PC, Novi, Michigan
Lumbar Radiculopathy

LAUREN ELSON, MD
Director of Dance Medicine, Physical Medicine and Rehabilitation, Spaulding Rehabilitation, Harvard University, Charlestown, Massachusetts
Post-Mastectomy Pain Syndrome

CHRISTINE ENG, MD
Clinical Instructor, Department of Physical Medicine and Rehabilitation, Harvard Medical School, Spaulding Rehabilitation Hospital, Boston, Massachusetts
Elbow Arthritis
Kienböck Disease

JESSE D. ENNIS, MD, FRCPC
Physical Medicine and Rehabilitation, Neurorehabilitation Unit, Victoria General Hospital, Victoria, British Columbia, Canada
Spinal Cord Injury (Thoracic)

ERIK ENSRUD, MD
Associate Professor, Orthopedics and Rehabilitation, Oregon Health Sciences University, Portland, Oregon
Myopathies
Plexopathy—Brachial
Plexopathy—Lumbosacral

STEVEN ESCALDI, DO
Medical Director, Spasticity Management Program, Department of Rehabilitation Medicine, JFK-Johnson Rehabilitation Institute, Edison, New Jersey; Clinical Associate Professor, Rutgers Robert Wood Johnson Medical School, Piscataway, New Jersey
Movement Disorders

STEPHAN M. ESSER, MD
Southeast Orthopedic Specialists, Jacksonville, Florida
Chronic Ankle Instability

AVITAL FAST, MD
Chief, Rehabilitation Services, Tel Aviv Medical Center,
Tel Aviv, Israel
Cervical Spondylotic Myelopathy
Cervical Degenerative Disease

JONATHAN T. FINNOFF, DO
Professor, Department of Physical Medicine and
Rehabilitation, Mayo Clinic, Rochester, Minnesota
Suprascapular Neuropathy
Hip Labral Tears

DAVID R. FORBUSH, MD
Assistant Professor of Physical Medicine and Rehabilitation,
University of Alabama at Birmingham School of Medicine,
Birmingham, Alabama
Total Knee Arthroplasty

PATRICK M. FOYE, MD
Interim Chair and Professor, Physical Medicine and
Rehabilitation; Director, Coccyx Pain Center, Rutgers
New Jersey Medical School, Newark, New Jersey
Hip Osteoarthritis

MICHAEL FREDERICSON, MD
Professor, Orthopedics and Sports Medicine, Director,
Physical Medicine and Rehabilitation, Sports Medicine
Fellowship Director, Primary Care, Sports Medicine,
Team Physician, Stanford Intercollegiate Athletics,
Stanford University, Redwood City, California
Greater Trochanteric Pain Syndrome
Knee Chondral Injuries

JOEL E. FRONTERA, MD
Associate Professor, Vice Chair for Education and
Residency Program Director, Department of Physical
Medicine and Rehabilitation, McGovern Medical School
at the University of Texas Health Science Center,
Houston, Texas
Spasticity

WALTER R. FRONTERA, MD, PhD, MA (Hon.), FRCP
Professor, Physical Medicine, Rehabilitation and Sports
Medicine, Physiology and Biophysics, University of
Puerto Rico School of Medicine, San Juan, Puerto Rico
Cervical Facet Arthropathy

CHAN GAO, MD, PhD
Resident, Department of Physical Medicine and
Rehabilitation, Vanderbilt University Medical Center,
Nashville, Tennessee
Rotator Cuff Tendinopathy
Rotator Cuff Tear

YOUHANS GHEBRENDRIAS, MD
Assistant Clinical Professor, Physical Medicine and
Rehabilitation, University of California Irvine, Orange,
California
Myofascial Pain Syndrome

MEL B. GLENN, MD
Associate Professor, Department of Physical Medicine
and Rehabilitation, Harvard Medical School, Boston,
Massachusetts; Chief, Brain Injury Division,
Department of Physical Medicine and Rehabilitation,
Spaulding Rehabilitation Hospital, Charlestown,
Massachusetts; Medical Director, NeuroRehabilitation
(Massachusetts), Braintree, Massachusetts;
Medical Director, Community Rehab Care,
Watertown, Massachusetts
Postconcussion Symptoms

JENOJ S. GNANA, MD
Department of Physical Medicine and Rehabilitation,
Rutgers New Jersey Medical School, Newark,
New Jersey
Hip Osteoarthritis

PETER GONZALEZ, MD
Private Practice, Orthopaedic Institute of Central Jersey,
Toms River, New Jersey
Iliotibial Band Syndrome

THOMAS E. GROOMES, MD
Associate Professor, Physical Medicine and
Rehabilitation, Vanderbilt University Medical Center,
Nashville, Tennessee
Total Knee Arthroplasty
Heterotopic Ossification

DAWN M. GROSSER, MD
Orthopaedic Surgeon, South Texas Bone and Joint,
Corpus Christi, Texas
Ankle Arthritis
Bunion and Bunionette
Hallux Rigidus
Posterior Tibial Tendon Dysfunction

JONATHAN S. HALPERIN, MD
Chief, Physical Medicine and Rehabilitation, Sharp Rees
Stealy Medical Group, San Diego, California
Quadriceps Tendinopathy

ALEX HAN, BA
Medical Student, Physical Medicine and Rehabilitation,
Brown University, Providence, Rhode Island
Thoracic Sprain or Strain

JOSEPH A. HANAK, MD
Clinical Instructor, Physical Medicine and
Rehabilitation, Spaulding Rehabilitation Hospital,
Charlestown, Massachusetts
Tietze Syndrome

TONI J. HANSON, MD
Assistant Professor, Physical Medicine and Rehabilitation,
Mayo Clinic, Rochester, Minnesota
Thoracic Compression Fracture

DAVID E. HARTIGAN, MD
Assistant Professor, Orthopedic Surgery,
Mayo Clinic Arizona, Phoenix, Arizona
Labral Tears of the Shoulder

SETH D. HERMAN, MD
Director, Brain Injury Medicine Fellowship, Department of Physical Medicine and Rehabilitation, Spaulding Rehabilitation Hospital, Harvard, Boston, Massachusetts
Postconcussion Symptoms

JOSEPH E. HERRERA, DO
Chairman and Lucy G. Moses Professor, Rehabilitation Medicine, Icahn School of Medicine at Mount Sinai, New York, New York
Compartment Syndrome of the Leg

CHESTER HO, MD
Professor and Director, Spinal Cord Injury Research Chair, Division of Physical Medicine and Rehabilitation, Department of Medicine, Faculty of Medicine and Dentistry, University of Alberta, Edmonton, Alberta, Canada
Pressure Ulcers

ALICE J. HON, MD
Clinical Assistant Professor, University of California – Irvine, VA Long Beach Healthcare System, Long Beach, California
Central Post-Stroke Pain (Thalamic Pain Syndrome)

JOAN Y. HOU, MD
Staff Physician, Knapp Inpatient Rehabilitation, Department of Physical Medicine and Rehabilitation, Hennepin County Medical Center, Assistant Professor, Department of Rehabilitation Medicine, University of Minnesota, Minneapolis, Minnesota
Deep Venous Thrombosis

TIMOTHY HOWARD, MD
EmergeOrtho, Wilson, North Carolina
Arachnoiditis

RYAN HUBBARD, MD
Resident, Department of Physical Medicine and Rehabilitation, Mayo Clinic, Rochester, Minnesota
Suprascapular Neuropathy

THOMAS H. HUDGINS, MD
Associate Division Head, Division of Physical Medicine and Rehabilitation, NorthShore University Health System, Glenview, Illinois; Assistant Professor, Department of Orthopedics, University of Chicago, Pritzker School of Medicine, Chicago, Illinois
Cervical Sprain or Strain
Piriformis Syndrome
Patellar Tendinopathy (Jumper's Knee)
Patellofemoral Syndrome

KATARZYNA IBANEZ, MD
Attending Physiatrist, Department of Neurology, Rehabilitation Service, Memorial Sloan Kettering Cancer Center; Assistant Professor of Rehabilitation Medicine, Weill Cornell Medical College, New York, New York
Radiation Fibrosis Syndrome

ZACHARIA ISAAC, MD
Director, Interventional Physical Medicine and Rehabilitation, Department of Physical Medicine and Rehabilitation, Harvard Medical School; Medical Director, Comprehensive Spine Care Center, Brigham and Women's Hospital, Boston, Massachusetts
Lumbar Spinal Stenosis
Sacroiliac Joint Dysfunction

NITIN B. JAIN, MD, MSPH
Associate Professor, Physical Medicine and Rehabilitation, Vanderbilt University Medical Center, Nashville, Tennessee
Rotator Cuff Tendinopathy
Rotator Cuff Tear

CARLOS A. JARAMILLO, MD, PhD
Staff Physician, Polytrauma Rehabilitation Center, South Texas Veterans Health Care System; Clinical and Research Faculty, Geriatric Research, Education and Clinical Center, South Texas Veterans Health Care System; Assistant Professor, Department of Rehabilitation Medicine, University of Texas Health Science Center San Antonio, San Antonio, Texas
Headaches
Polytrauma Rehabilitation

PRATHAP JAYARAM, MD
Assistant Professor; Director of Regenerative Sports Medicine, H. Ben Taub Department of Physical Medicine and Rehabilitation, Department of Orthopedic Surgery, Baylor College of Medicine, Houston, Texas
Knee Chondral Injuries

JEFFERY S. JOHNS, MD
Associate Professor, Physical Medicine and Rehabilitation, Vanderbilt University Medical Center; Medical Director, Vanderbilt Stallworth Rehabilitation Hospital, Nashville, Tennessee
Neurogenic Bladder
Neurogenic Bowel

JACLYN JOKI, MD
Clinical Assistant Professor, Department of Physical Medicine and Rehabilitation, Rutgers Robert Wood Johnson Medical School, Piscataway, New Jersey; Director of Physical Medicine and Rehabilitation RWJUH, JFK Johnson Rehabilitation Institute, Edison, New Jersey
Hand Rheumatoid Arthritis

PRATHAP JACOB JOSEPH, MD
Assistant Professor and Vice Chair, Clinical Operations, Department of Physical Medicine and Rehabilitation, UT Health McGovern Medical School, Houston, Texas
Metatarsalgia

NANETTE C. JOYCE, DO, MAS
Associate Clinical Professor, Physical Medicine and Rehabilitation, University of California, Davis School of Medicine, Sacramento, California
Motor Neuron Disease

SE HEE JUNG, MD, PhD
Associate Professor, Department of Rehabilitation
　　Medicine, Seoul National University Boramae
　　Medical Center, Seoul, Korea
　　Phantom Limb Pain

DANIELLE PERRET KARIMI, MD
Associate Clinical Professor, Physical Medicine and
　　Rehabilitation, Associate Clinical Professor,
　　Anesthesiology and Perioperative Care, The University
　　of California Irvine, Orange, California
　　Myofascial Pain Syndrome

JONATHAN KAY, MD
Professor of Medicine, Division of Rheumatology,
　　University of Massachusetts Medical School;
　　Director of Clinical Research, Division of
　　Rheumatology, UMass Memorial Medical Center,
　　Worcester, Massachusetts
　　Hand Rheumatoid Arthritis

STUART KIGNER, DPM
Podiatrist, Orthopaedic Surgery, Massachusetts
　　General Hospital; Brigham and Women's
　　Hospital in IgA nephropathy, Boston, Massachusetts
　　Metatarsalgia

TODD A. KILE, MD
Consultant, Department of Orthopedic Surgery,
　　Mayo Clinic, Scottsdale, Arizona; Assistant Professor,
　　Mayo Clinic College of Medicine, Rochester, Minnesota
　　Ankle Arthritis
　　Bunion and Bunionette
　　Hallux Rigidus
　　Posterior Tibial Tendon Dysfunction

JOHN C. KING, MD
Professor, Rehabilitation Medicine, University of
　　Texas Health Science Center, Medical Director,
　　Reeves Rehabilitation Center, University Health
　　System, San Antonio, Texas
　　Fibular (Peroneal) Neuropathy

HANS E. KNOPP, DO
Interventional Spine and Sports Medicine, PC,
　　Middlebury, Connecticut
　　Lumbar Degenerative Disease
　　Temporomandibular Joint Pain

SASHA E. KNOWLTON, MD
Cancer Rehabilitation Fellow, Physical Medicine and
　　Rehabilitation, Memorial Sloan Kettering
　　Cancer Center, New York, New York
　　Chemotherapy-Induced Peripheral Neuropathy
　　Trigeminal Neuralgia

JASON H. KORTTE, MS, CCC-SLP
Speech-Language Pathologist, Medstar Good Samaritan
　　Hospital, Affiliate Faculty, Loyola University,
　　Baltimore, Maryland
　　Speech and Language Disorders

DANA H. KOTLER, MD
Instructor, Physical Medicine and Rehabilitation,
　　Harvard Medical School, Spaulding Rehabilitation
　　Hospital, Newton-Wellesley Hospital, Cambridge,
　　Massachusetts
　　Elbow Arthritis

BRIAN J. KRABAK, MD, MBA
Clinical Professor, Rehabilitation, Orthopedics and
　　Sports Medicine, University of Washington and Seattle
　　Children's Sports Medicine, Seattle, Washington
　　Adhesive Capsulitis
　　Biceps Tendinopathy
　　Ankle Sprain

WYATT KUPPERMAN, DO
Schwab Rehabilitation Hospital, University of Chicago,
　　Chicago, Illinois
　　Patellofemoral Syndrome

JENNIFER KURZ, MD
Attending Physician, Physical Medicine and
　　Rehabilitation, Spaulding Rehabilitation
　　Hospital Massachusetts General Hospital;
　　Brigham and Woman's Hospital, Boston,
　　Massachusetts
　　Costosternal Syndrome

SHI-UK LEE, MD, PhD
Department of Rehabilitation Medicine, Seoul National
　　University College of Medicine; Department of Physical
　　Medicine and Rehabilitation, Seoul National University
　　Boramae Medical Center, Seoul, Korea
　　Cervical Dystonia

PAUL LENTO, MD
Physical Medicine and Rehabilitation, Sarasota Orthopedic
　　Associates, Florida State University Medical School,
　　Sarasota, Florida
　　Collateral Ligament Sprain
　　Iliotibial Band Syndrome
　　Meniscal Injuries

JAN LEXELL, MD, PhD, DPhil h.c.
Department of Neuroscience, Rehabilitation Medicine,
　　University of Uppsala and Uppsala University Hospital,
　　Uppsala, Sweden
　　Postpoliomyelitis Syndrome

PETER A.C. LIM, MD
Clinical Professor, Physical Medicine and Rehabilitation,
　　Baylor College of Medicine, Houston, Texas; Adjunct
　　Associate Professor, Medicine, Duke-NUS Medical
　　School; Senior Consultant, Rehabilitation Medicine,
　　Singapore General Hospital, Singapore, Singapore
　　Transverse Myelitis

CINDY Y. LIN, MD
Clinical Assistant Professor, Sports and Spine Division,
　　Department of Rehabilitation Medicine, University of
　　Washington Medical Center, Seattle, Washington
　　Greater Trochanteric Pain Syndrome

LEI LIN, MD, PhD
Clinical Associate Professor, Physical Medicine
and Rehabilitation, Rutgers-Robert Wood Johnson
Medical School, Edison, New Jersey
Thoracic Outlet Syndrome

KARL-AUGUST LINDGREN, MD, PhD
ORTON Rehabilitation Centre, Helsinki, Finland
Thoracic Outlet Syndrome

UMAR MAHMOOD, MD
Kure Pain Management, Stevensville, Maryland
Lumbar Spondylolysis and Spondylolisthesis

JUSTIN L. MAKOVICKA, MD
Orthopedic Surgery Resident, Mayo Clinic Arizona,
Phoenix, Arizona
Labral Tears of the Shoulder

STEVEN A. MAKOVITCH, DO
Clinical Instructor, Department of Physical Medicine and
Rehabilitation, Harvard Medical School, VA Boston
Healthcare, Spaulding Rehabilitation Hospital, Boston,
Massachusetts
Kienböck Disease

VARTGEZ K. MANSOURIAN, MD
Assistant Professor, Physical Medicine and Rehabilitation,
Vanderbilt University School of Medicine; Medical
Director, Stroke Rehabilitation Program,
Vanderbilt Stallworth Rehabilitation Hospital,
Nashville, Tennessee
Stroke in Young Adults

BEN MARSHALL, DO
Assistant Professor, Physical Medicine and Rehabilitation,
University of Colorado, Aurora, Colorado
Collateral Ligament Sprain
Meniscal Injuries

JENNIFER N. YACUB MARTIN, MD
Assistant Professor, Department of Physical Medicine
and Rehabilitation, Clement J. Zablocki VA Medical
Center and Medical College of Wisconsin, Milwaukee,
Wisconsin
Upper Limb Amputations
Diabetic Foot and Peripheral Arterial Disease

KOICHIRO MATSUO, DDS, PhD
Professor and Chair, Department of Dentistry and
Oral-Maxillofacial Surgery, Fujita Health University,
School of Medicine, Toyoake, Aichi, Japan
Dysphagia

JUAN JOSE MAYA, MD
Department of Internal Medicine, Division of
Rheumatology, Mayo Clinic Florida, Jacksonville,
Florida
Ankylosing Spondylitis

A. SIMONE MAYBIN, MD
Department of Physical Medicine and Rehabilitation,
Vanderbilt University Medical Center, Nashville,
Tennessee
Lumbar Facet Arthropathy

DONALD MCGEARY, PhD, ABPP
Associate Professor, Department of Psychiatry,
Clinical Assistant Professor, Department of Family and
Community Medicine, ReACH Scholar, University of
Texas Health Science Center at
San Antonio, San Antonio, Texas
Headaches

KELLY C. MCINNIS, DO
Instructor, Physical Medicine and Rehabilitation, Harvard
Medical School; Clinical Associate, Physical Medicine
and Rehabilitation, Massachusetts General Hospital,
Boston, Massachusetts
Repetitive Strain Injuries

PETER MELVIN MCINTOSH, MD
Assistant Professor, College of Medicine, Mayo Clinic,
Rochester, Minnesota; Consultant, Department of
Physical Medicine and Rehabilitation, Mayo Clinic
Florida, Jacksonville, Florida
Scapular Winging
Adhesive Capsulitis of the Hip

ALEC L. MELEGER, MD
Assistant Professor of Physical Medicine and
Rehabilitation, Harvard Medical School, Boston,
Massachusetts; Associate Director, Spine Center,
Newton-Wellesley Hospital, Newton, Massachusetts
Cervical Spinal Stenosis

WILLIAM F. MICHEO, MD
Professor and Chair, Sports Medicine Fellowship Director,
Department of Physical Medicine, Rehabilitation, and
Sports Medicine, University of Puerto Rico, San Juan,
Puerto Rico
Glenohumeral Instability
Anterior Cruciate Ligament Sprain

PAOLO MIMBELLA, MD, MSC
McGovern Medical School—UTHealth, Department of
Physical Medicine and Rehabilitation; Academic Chief
Resident, Baylor/University of Texas, Houston, Texas
Hamstring Strain

GERARDO MIRANDA-COMAS, MD
Assistant Professor, Rehabilitation Medicine, Sports
Medicine Fellowship Director, Icahn School of Medicine
at Mount Sinai, New York, New York
Glenohumeral Instability

DANIEL P. MONTERO, MD, CAQSM
Instructor, Orthopedics, Mayo Clinic Florida, Jacksonville,
Florida
Hammer Toe

BRITTANY J. MOORE, MD
Resident, Physical Medicine and Rehabilitation, Mayo Clinic College of Medicine and Science, Rochester, Minnesota
Extensor Tendon Injuries
Flexor Tendon Injuries

S. ALI MOSTOUFI, MD
Interventional Physiatrist, Spine, Sports, and Regenerative Medicine, New England Spine Care Associates, Cambridge, Massachusetts; Department of Physical Medicine and Rehabilitation, Tufts University School of Medicine, Boston, Massachusetts
Cervical Radiculopathy
Chronic Pain Syndrome

CHAITANYA S. MUDGAL, MD, MS (Orth), MCh (Orth)
Associate Professor in Orthopaedic Surgery, Harvard Medical School, Orthopaedic Hand Service, Massachusetts General Hospital, Boston, Massachusetts
Wrist Osteoarthritis
Wrist Rheumatoid Arthritis

STEFANO NEGRINI, MD
Chair Rehabilitation, Clinical and Experimental Sciences, University of Brescia, Brescia, Italy; Scientific Coordinator Rovato, Fondazione Don Gnocchi, Milan, Italy
Scoliosis and Kyphosis

SHANKER NESATHURAI, MD, MPH, FRCPC
Professor of Medicine and Division Director of Physical Medicine and Rehabilitation, Michael G. DeGroote School of Medicine, McMaster University; Chief of Physical Medicine and Rehabilitation, Hamilton Health Sciences and St. Joseph's Healthcare, Hamilton, Ontario, Canada; Lecturer in Physical Medicine and Rehabilitation, Harvard Medical School, Boston, Massachusetts
Spinal Cord Injury (Thoracic)

CARINA JOY O'NEILL, DO
Medical Director, Physical Medicine and Rehabilitation, Spaulding Rehabilitation, Braintree, Massachusetts; Clinical Instructor, Physical Medicine and Rehabilitation, Harvard Medical School, Boston, Massachusetts
de Quervain Tenosynovitis

EZIAMAKA CHIDI OKAFOR, MD
Resident, Department of Physical Medicine and Rehabilitation, Harvard Medical School, Boston, Massachusetts
Cervical Spinal Stenosis

ANDREA K. ORIGENES
Medical Student, Midwestern University College of Osteopathic Medicine, Downers Grove, Illinois
Cervical Sprain or Strain

CEDRIC J. ORTIGUERA, MD
Assistant Professor, Orthopedic Surgery, Mayo Clinic Florida, Jacksonville, Florida
Labral Tears of the Shoulder

MICHAEL D. OSBORNE, MD
Consultant, Department of Pain Medicine, Mayo Clinic, Jacksonville, Florida; Assistant Professor, Physical Medicine and Rehabilitation, Mayo Clinic College of Medicine, Rochester, Minnesota
Chronic Ankle Instability
Arachnoiditis

AJIT B. PAI, MD
Chief, Physical Medicine and Rehabilitation Service, Hunter Holmes McGuire VA Medical Center, Richmond, Virginia; Assistant Professor, Physical Medicine and Rehabilitation, Virginia Commonwealth University, Richmond, Virginia
Deep Venous Thrombosis

JEFFREY B. PALMER, MD
Professor Emeritus, Department of Physical Medicine and Rehabilitation, Johns Hopkins University, Baltimore, Maryland
Dysphagia
Speech and Language Disorders

SAGAR S. PARIKH, MD
Interventional Pain Physician, Pain Fellowship Director, Department of Physical Medicine and Rehabilitation, JFK Johnson Rehabilitation Institute, Edison, New Jersey; Assistant Professor, Physical Medicine and Rehabilitation, Robert Wood Johnson Medical School, Piscataway, New Jersey
Abdominal Wall Pain

MARCIN PARTYKA, MD, FRCPC
Resident, Physical Medicine and Rehabilitation, Michael G. Degroote School of Medicine, McMaster University, Hamilton, Ontario, Canada
Spinal Cord Injury (Thoracic)

ATUL T. PATEL, MD, MHSA
Medical Director of Rehabilitation Services, Kansas City Bone and Joint Clinic, PA, Overland Park, Kansas
Trapezius Strain
Pubalgia

SHAWN A. PATEL, MD
Physician, Department of Rehabilitation Medicine, University of Washington, Seattle, Washington
Biceps Tendinopathy

NICOLAS PEREZ, MD
Fellow, Physical Medicine and Rehabilitation, JFK Johnson Rehabilitation Institute, Edison, New Jersey
Abdominal Wall Pain

DWAN PERRY, DO
Assistant Professor, Department of Physical Medicine and Rehabilitation, University of Kentucky, Chandler Medical Center, Lexington, Kentucky
Quadriceps Contusion

EDWARD M. PHILLIPS, MD
Assistant Professor, Physical Medicine and Rehabilitation, Harvard Medical School, Boston, Massachusetts; Chief, Physical Medicine and Rehabilitation Service, VA Boston Healthcare System, West Roxbury, Massachusetts; Attending Physician, Physical Medicine and Rehabilitation, Spaulding Rehabilitation Hospital, Charlestown, Massachusetts
Knee Osteoarthritis
Osteoarthritis

DANIEL C. PIMENTEL, MD, PhD
Interventional Physiatrist, Director of Spine Center HCor; Assistant Professor, University of São Paolo, School of Medicine, São Paulo, Brazil
Thoracic Radiculopathy

BENEDIKT PLEUHS, BA
Clinical Research Assistant, Pediatric Emergency Department, Medical College of Wisconsin, Milwaukee, Wisconsin
Cervical Sprain or Strain

THOMAS E. POBRE, MD
Director of Outpatient Services, Physical Medicine and Rehabilitation, Nassau University Medical Center, East Meadow, New York
Radial Neuropathy

TERRENCE PUGH, MD
Assistant Professor, Physical Medicine and Rehabilitation, Carolinas Medical Center; Vice-Chief, Section of Rehabilitation, Supportive Care, Levine Cancer Institute; Associate Director of Oncology Rehabilitation, Physical Medicine and Rehabilitation, Carolinas Rehabilitation, Charlotte, North Carolina
Radiation Fibrosis Syndrome

ALISON R. PUTNAM, DO
Providence Medical Group Everett, Physiatry, Everett, Washington
Iliotibial Band Syndrome

JAMES RAINVILLE, MD
Assistant Professor, Part-Time, Department of Physical Medicine and Rehabilitation, Harvard Medical School; Chief, Physical Medicine and Rehabilitation, New England Baptist Hospital, Boston, Massachusetts
Lumbar Spondylolysis and Spondylolisthesis

V.S. RAMACHANDRAN, MD, PhD
Distinguished Professor, Department of Psychology, University of California, San Diego, La Jolla, California
Complex Regional Pain Syndrome

BRIAN E. RICHARDSON, PT
Clinical Director, Sports Physical Therapy Residency Program, Vanderbilt University Medical Center, Nashville, Tennessee
Rotator Cuff Tendinopathy
Rotator Cuff Tear

DAVID RING, MD, PhD
Associate Dean for Comprehensive Care, Department of Surgery and Perioperative Care, Dell Medical School—The University of Texas at Austin, Austin, Texas
Hand Rheumatoid Arthritis

ALEXANDRA RIVERA-VEGA, MD
Staff Physician, Michael E. DeBakey VAMC, Assistant Professor, Department of Physical Medicine and Rehabilitation, Baylor College of Medicine, Houston, Texas
Glenohumeral Instability

THOMAS D. RIZZO, JR., MD
Consultant, Physical Medicine and Rehabilitation, Mayo Clinic, Jacksonville, Florida; Assistant Professor, College of Medicine, Mayo Clinic, Rochester, Minnesota
Acromioclavicular Injuries
Total Hip Replacement

RAUL A. ROSARIO-CONCEPIÓN, MD
Chief Resident, Physical Medicine and Rehabilitation, University of Puerto Rico School of Medicine, San Juan, Puerto Rico
Knee Bursopathy

DARREN C. ROSENBERG, DO
Assistant Professor, Physical Medicine and Rehabilitation, Harvard Medical School, Boston, Massachusetts
Thoracic Radiculopathy
Baker Cyst

ROGER P. ROSSI, DO
Professor of Physical Medicine and Rehabilitation, Physical Medicine and Rehabilitation, Rutgers—Robert Wood Johnson/Johnson Rehabilitation Institute, Edison, New Jersey
Speech and Language Disorders

SEWARD B. RUTKOVE, MD
Professor, Neurology, Harvard Medical School/Beth Israel Deaconess Medical Center, Boston, Massachusetts
Peripheral Neuropathies

SUNIL SABHARWAL, MD, MRCP (UK)
Associate Professor, Department of Physical Medicine and Rehabilitation, Harvard Medical School; Chief, Spinal Cord Injury, Veterans Affairs Boston Health Care System, Boston, Massachusetts
Spinal Cord Injury (Cervical)
Spinal Cord Injury (Lumbosacral)

NOURMA SAJID, MD
Department of Physical Medicine and Rehabilitation, Rutgers New Jersey Medical School, Newark, New Jersey
Hip Osteoarthritis

LUIS A. SANCHEZ, MD
Fellow, Department of Physical Medicine, Rehabilitation and Sports Medicine, University of Puerto Rico School of Medicine, San Juan, Puerto Rico
Anterior Cruciate Ligament Sprain

FRANCISCO H. SANTIAGO, MD
Attending Physician, Physical Medicine and Rehabilitation, Bronx-Lebanon Hospital, Bronx, New York
Median Neuropathy
Ulnar Neuropathy (Wrist)

DANIELLE SARNO, MD
Instructor, Department of Physical Medicine and Rehabilitation, Harvard Medical School, Boston, Massachusetts; Physiatrist, Interventional Pain Management, Department of Neurosurgery, Brigham and Women's Hospital, Boston, Massachusetts
Lumbar Spinal Stenosis

ROBERT J. SCARDINA, DPM
Chief and Residency Program Director, Podiatry Service, Massachusetts General Hospital, Boston, Massachusetts
Metatarsalgia

BYRON J. SCHNEIDER, MD
Assistant Professor, Physical Medicine and Rehabilitation, Vanderbilt University Medical Center, Nashville, Tennessee
Lumbar Facet Arthropathy

JEFFREY C. SCHNEIDER, MD
Medical Director, Trauma, Burn and Orthopedic Program, Spaulding Rehabilitation Hospital; Assistant Professor, Physical Medicine and Rehabilitation, Harvard Medical School, Boston, Massachusetts
Burns

FERNANDO SEPÚLVEDA, MD
Assistant Professor, Department of Physical Medicine, Rehabilitation, and Sports Medicine, University of Puerto Rico School of Medicine, San Juan, Puerto Rico
Anterior Cruciate Ligament Sprain

JOHN SERGENT, MD
Professor of Medicine, Division of Rheumatology and Immunology, Department of Medicine, Vanderbilt University Medical Center, Nashville, Tennessee
Rheumatoid Arthritis
Systemic Lupus Erythematosus

DANA SESLIJA, MD, MS
Adjunct Professor, Department of Physical Medicine and Rehabilitation, Schulich School of Medicine and Dentistry, Windsor, Ontario, Canada
Fibular (Peroneal) Neuropathy
Tibial Neuropathy (Tarsal Tunnel Syndrome)

VIVIAN P. SHAH, MD
Department of Physical Medicine and Rehabilitation, Rutgers New Jersey Medical School, Newark, New Jersey
Hip Osteoarthritis

JYOTI SHARMA, MD
Associate, Orthopaedic Surgery Department, Geisinger Health System, Danville, Pennsylvania
Wrist Osteoarthritis
Wrist Rheumatoid Arthritis

NUTAN SHARMA, MD, PhD
Associate Professor, Neurology, Harvard Medical School, Cambridge, Massachusetts; Associate Neurologist, Neurology, Massachusetts General Hospital, Boston, Massachusetts; Associate Neurologist, Neurology, Brigham and Women's Hospital, Boston, Massachusetts
Parkinson Disease

ALEXANDER SHENG, MD
Assistant Professor, Sports and Spine, Shirley Ryan AbilityLab, Chicago, Illinois
Posterior Cruciate Ligament Sprain

GLENN G. SHI, MD
Assistant Professor, Orthopedic Surgery, Mayo Clinic, Jacksonville, Florida
Hammer Toe
Morton's Neuroma
Plantar Fasciitis

JULIE K. SILVER, MD
Associate Professor, Department of Physical Medicine and Rehabilitation, Harvard Medical School; Attending Physician, Spaulding Rehabilitation Hospital; Clinical Associate, Massachusetts General Hospital; Associate in Physiatry, Brigham and Women's Hospital, Boston, Massachusetts
Trigger Finger

CHLOE SLOCUM, MD, MPH
Attending Physician, Department of Physical Medicine and Rehabilitation, Spinal Cord Injury Division, Harvard Medical School/Spaulding Rehabilitation Hospital, Boston, Massachusetts
Post-Thoracotomy Pain Syndrome

DAVID M. SLOVIK, MD
Associate Professor of Medicine, Harvard Medical School; Chief, Division of Endocrinology, Newton-Wellesley Hospital, Newton, Massachusetts; Physician, Endocrine Unit, Massachusetts General Hospital, Boston, Massachusetts
Osteoporosis

SOL M. ABREU SOSA, MD
Assistant Professor, Physical Medicine and Rehabilitation, Rush Medical College, Chicago, Illinois
Ulnar Collateral Ligament Sprain
Stress Fractures

KURT SPINDLER, MD
Department of Orthopedic Surgery, Cleveland Clinic, Cleveland, Ohio
Knee Chondral Injuries

LAUREN SPLITTGERBER, MD
Resident Physician, Physical Medicine and Rehabilitation, McGaw Medical Center of Northwestern University/Shirley Ryan AbilityLab, Chicago, Illinois
Posterior Cruciate Ligament Sprain

STACY M. STARK, DO
Assistant Professor, Vice Chair of Education, Residency
  Program Director, Department of Physical Medicine and
  Rehabilitation, Division Chief, Pediatric Rehabilitation
  Medicine, Medical Director, Rehabilitation Services,
  Monroe Carell Jr. Children's Hospital at Vanderbilt,
  Vanderbilt University Medical Center, Nashville,
  Tennessee
Cerebral Palsy

JOEL STEIN, MD
Simon Baruch Professor, Rehabilitation and Regenerative
  Medicine, Columbia University; Professor, Rehabilitation
  Medicine, Weill Cornell Medical College; Physiatrist-in-
  Chief, Rehabilitation Medicine, NewYork-Presbyterian
  Hospital, New York, New York
Stroke

SONJA K. STILP, MD
Private Practice, Boulder, Colorado
Iliotibial Band Syndrome

TODD P. STITIK, MD
Department of Physical Medicine and Rehabilitation,
  Rutgers New Jersey Medical School, Newark,
  New Jersey
Hip Osteoarthritis

MICHAEL F. STRETANSKI, DO, AME
Medical Director/Fellowship Director, Interventional Pain
  Management, Interventional Spine and Pain Rehabilitation
  Center, Mansfield, Ohio; Medical Director, Put-in-Bay
  Concierge Medical Services, Put-in-Bay, Ohio
Biceps Tendon Rupture
Shoulder Arthritis
Dupuytren Contracture
Hand and Wrist Ganglia
Shin Splints
Achilles Tendinopathy

MICHAEL D. STUBBLEFIELD, MD
Associate Attending Physiatrist and Chief, Rehabilitation
  Service, Department of Neurology, Memorial Sloan
  Kettering Cancer Center; Associate Professor of
  Rehabilitation Medicine, Weill Cornell Medical College,
  New York, New York
Radiation Fibrosis Syndrome

BRUNO S. SUBBARAO, DO
Medical Director of Polytrauma/Transition and Care
  Management Programs, Phoenix Veterans Healthcare
  System, Phoenix, Arizona
Occipital Neuralgia

JOHN TALIAFERRO, MD
Resident Physician, Orthopaedic Surgery, University of
  Florida, Jacksonville, Florida
Plantar Fasciitis

REBECCA N. TAPIA, MD
Medical Director, Polytrauma Network Site, Polytrauma/
  Physical Medicine and Rehabilitation, South Texas
  Veterans Health Care System, Adjunct Assistant
  Professor, Department of Rehabilitation Medicine,
  University of Texas Health Science Center at San
  Antonio, San Antonio, Texas
Polytrauma Rehabilitation

ANN-MARIE THOMAS, MD, PT
Assistant Professor, Physical Medicine and Rehabilitation,
  Harvard Medical School; Staff Physiatrist, Physical
  Medicine and Rehabilitation, Spaulding Rehabilitation
  Hospital; Clinical Associate, Physical Medicine and
  Rehabilitation, Massachusetts General Hospital;
  Associate Physiatrist in Medicine, Brigham and
  Women's Hospital, Boston, Massachusetts
Multiple Sclerosis

JIAXIN TRAN, MD
Physical Medicine and Rehabilitation Hospitalist, Madonna
  Rehabilitation Hospital, Lincoln, Nebraska
Complex Regional Pain Syndrome

BIANCA A. TRIBUZIO, DO
Staff Physician, Physical Medicine and Rehabilitation,
  Sharp Rees-Stealy, San Diego, California
Quadriceps Tendinopathy

GUY TRUDEL, MD
Professor, Medicine, Division of Physical Medicine and
  Rehabilitation, University of Ottawa, Ottawa, Ontario,
  Canada
Joint Contractures

HEIKKI UUSTAL, MD
Attending Physiatrist, Rehabilitation Medicine, JFK
  Johnson Rehab Institute, Edison, New Jersey;
  Associate Professor, Medicine, Rutgers Robert Wood
  Johnson Medical School, Piscataway, New Jersey
Mallet Toe

RAMON VALLARINO, JR., MD
Attending Physician, Department of Neurosciences,
  New York Presbyterian Brooklyn Methodist Hospital,
  Brooklyn, New York
Median Neuropathy
Ulnar Neuropathy (Wrist)

MONICA VERDUZCO-GUTIERREZ, MD
Associate Professor and Vice Chair of Quality, Compliance
  and Patient Safety, Physical Medicine and Rehabilitation,
  McGovern Medical School at the University of Texas
  Health Science Center, Houston, Texas
Spasticity

ANKUR VERMA, DO
Private Practice, Chicago, Illinois
Patellofemoral Syndrome

ARIANA VORA, MD
Instructor, Physical Medicine and Rehabilitation, Harvard Medical School; Staff Physiatrist, Physical Medicine and Rehabilitation, Massachusetts General Hospital; Staff Physiatrist, Physical Medicine and Rehabilitation, Spaulding Rehabilitation Hospital, Boston, Massachusetts
Coccydynia
Postherpetic Neuralgia

MICHAEL C. WAINBERG, MD, MSC
Senior Associate Consultant, Physical Medicine and Rehabilitation, Mayo Clinic, Rochester, Minnesota
Trigger Finger

ROGER WANG, DO
Schwab Rehabilitation Hospital, University of Chicago, Chicago, Illinois
Piriformis Syndrome

JAY M. WEISS, MD
Medical Director, Long Island Physical Medicine and Rehabilitation, Syosset, New York
Lateral Epicondylitis
Medial Epicondylitis
Ulnar Neuropathy (Elbow)

LYN D. WEISS, MD
Chairman and Program Director, Physical Medicine and Rehabilitation, Nassau University Medical Center, East Meadow, New York
Lateral Epicondylitis
Medial Epicondylitis
Radial Neuropathy
Ulnar Neuropathy (Elbow)

SARAH A. WELCH, DO, MA
Resident Physician, Physical Medicine and Rehabilitation, Vanderbilt University Medical Center, Nashville, Tennessee
Cervical Facet Arthropathy

DAVID WEXLER, MD, FRCS(TR&ORTH)
Attending, Orthopedics, Maine General Medical Center, Augusta, Maine
Ankle Arthritis
Bunion and Bunionette
Hallux Rigidus
Posterior Tibial Tendon Dysfunction

J. MICHAEL WIETING, DO, MEd
Associate Dean of Clinical Medicine and Professor of Physical Medicine and Rehabilitation, Lincoln Memorial University-DeBusk College of Osteopathic Medicine, Harrogate, Michigan; Clinical Professor, Department of Physical Medicine and Rehabilitation, Michigan State University-College of Osteopathic Medicine, East Lansing, Michigan
Quadriceps Contusion

ALLEN NEIL WILKINS, MD
Assistant Clinical Professor, Department of Rehabilitation and Regenerative Medicine, Columbia University College of Physicians and Surgeons; Medical Director, New York Rehabilitation Medicine, New York, New York
Foot and Ankle Bursitis

AARON JAY YANG, MD
Assistant Professor, Physical Medicine and Rehabilitation, Vanderbilt University Medical Center, Nashville, Tennessee
Cervical Facet Arthropathy

FABIO ZAINA, MD
Italian Scientific Spine Institute, Milan, Italy
Scoliosis and Kyphosis

MEIJUAN ZHAO, MD
Assistant Professor, Physical Medicine and Rehabilitation, Harvard Medical School; Staff Physiatrist, Physical Medicine and Rehabilitation, Massachusetts General Hospital, Spaulding Rehabilitation Hospital, Boston, Massachusetts
Median Neuropathy (Carpal Tunnel Syndrome)

主 译 序

《物理医学与康复医学精要：肌肉骨骼疾病、疼痛与康复》第 4 版，在全体译者的共同努力下即将出版。此书的主编为 Walter R. Frontera 教授，是国际物理医学与康复学会（ISPRM）前任主席，美国 Vanderbilt 大学物理医学与康复系教授。我本人多次在国内外学术会议上与他进行交流，2019 年在北京举办的中国康复医学会综合学术年会上，我告诉他我将组织中国的康复医学同行翻译此书，在 2023 年 6 月哥伦比亚国际物理医学与康复大会（ISPRM）上告知他本书即将由人民卫生出版社发行中文版，他非常高兴此书第 4 版能与中国读者见面。

从全球的视角来看，肌肉骨骼疾病康复占康复需求的份额最大。2021 年，在 Lancet 杂志上发表的文章《基于全球疾病负担研究的康复需求估计》（Global Estimates of the Need for Rehabilitation Based on the Global Burden of Disease Study 2019：a Systematic Analysis for the Global Burden of Disease Study 2019），估计全世界 1/3 的人可能在患病或受伤期间通过康复治疗受益。其中骨骼肌肉疾病是全球康复服务需求最大的健康问题，影响了 17.1 亿人，导致了 1.49 亿伤残寿命损失年。这个结论颠覆了大多数人对康复服务需求的原有认知，不是传统的神经康复占最大份额，而是肌肉骨骼系统疾病的康复需求要达到康复服务总量的 2/3，这个结论体现出本书的独特价值。

本书的一个突出特点是聚焦于肌肉骨骼疾病及与疼痛有关的疾病，以疼痛康复有关内容为主，这恰恰是目前中国康复医学的短板。有鉴于此，我于 2017 年 12 月发起成立了中国康复医学会疼痛康复专业委员会，提出疼痛康复的业务范围主要是肌肉骨骼系统疾病以及康复过程中患者的疼痛疾病，这与本书的内容不谋而合。从此以后，康复医学在疼痛治疗领域有了第一块学术阵地，疼痛康复作为康复医学的亚专业第一次有了国家级的学术组织。

本书的编排体例不同于其他传统的康复医学教科书，而是以康复领域涵盖的疾病或功能障碍为纲，结合 ICD-10 编码进行编写。每章一个病症，按照定义、症状、体格检查、功能受限、诊断分析、鉴别诊断、早期治疗、康复治疗、介入治疗、技术设备、手术、潜在的治疗并发症、潜在的疾病并发症等顺序进行编写。本书内容结构合理、条理清晰，非常便于查阅，具有很强的实用性。全书共 163 章，基本覆盖了康复医疗的主要临床问题，是一本名副其实的"精要"。

在此，致谢本书主审岳寿伟教授对书中内容提供的宝贵意见。我特别感谢副主译马超教授、李铁山教授、白玉龙教授和何红晨教授，以及主译助理李军女士，感谢全体译者的辛勤劳动，感谢人民卫生出版社策划、编辑、设计团队对本书的付出。希望本书对我国疼痛康复专业的发展有所贡献，对从事这个领域工作的同行有所帮助。

2023 年 10 月于北京

前　言

本书旨在讨论康复医师、内科医师、家庭医师、矫形外科医师、风湿科医师和神经科医师在其医疗实践中可能遇到的各种病症。

我们特别想从门诊医生的角度强调关于肌肉骨骼损伤和需要康复的慢性疾病的临床方面。在第 2 版中，我们保留了原书的结构，并添加了一个全新的部分，介绍以疼痛为主要症状的相关病症的门诊管理。第 3 版包括 ICD-9 和 ICD-10 编码以及一些新话题。第 4 版的《物理医学与康复医学精要：肌肉骨骼疾病、疼痛与康复》，在每一章中都包含一个关于技术的新部分，其中最近开发的技术设备已添加到治疗和康复中。这个版本再次以一种简洁和具体的格式涵盖了许多个体化诊断。第一部分包含关于特定肌肉骨骼疾病诊断的 94 章，按解剖区域和字母顺序组织排列。第二部分描述了 24 种特定情况下的疼痛管理，并包括一个关于腹壁疼痛的新章节。第三部分涵盖 45 种常见的疾病，这些疾病通常是慢性的且受益于长期康复干预。尽管其中一些情况需要住院治疗，但我们已尝试着重于在门诊环境中进行的康复。每章包括相同顺序的相同部分[同义词、ICD-10 编码、定义、症状、体格检查、功能受限、诊断分析、鉴别诊断、治疗（早期治疗、康复治疗、介入治疗和手术）、潜在的疾病并发症、潜在的治疗并发症和参考文献]。

我们希望所有专业的医师、康复提供者和相关的医疗保健专业人员能发现这本书是对现有优秀康复教科书的补充，并且将它作为门诊环境中有效且有用的参考工具。

我们非常感谢撰写了这些章节的同事们，他们来自许多不同的专业，而且都来自优秀机构。他们对我们工作的慷慨支持使这本书成功出版。

最后，我们要感谢爱思唯尔的编辑团队，他们的帮助对本书的出版起到了不可估量的作用。

Walter R. Frontera, MD, PhD, MA（Hon.），FRCP

Julie K. Silver, MD

Thomas D. Rizzo, Jr., MD

（范胜诺 译　黄卫平 校　马超 审）

目　　录

第一部分

肌肉骨骼疾病

脊髓型颈椎病

Avital Fast，MD

Israel Dudkiewicz，MD

同义词

颈神经根炎

颈椎间盘退变

非脊髓型颈椎病

颈痛

ICD-10 编码

M47.812	非脊髓型或神经根型颈椎病
M48.02	颈部椎管狭窄
M48.03	颈胸段椎管狭窄
M50.30	颈椎间盘退化
M50.32	中段颈椎退化
M50.33	颈胸段脊椎退化
M54.2	颈痛
M54.12	颈神经根炎
M54.13	颈胸段神经根炎

定义

脊髓型颈椎病（CSM）常见于中年与老年患者，男女均可发生。颈椎的进行性退变累及椎间盘、关节突关节、钩椎关节、黄韧带和椎板，逐渐侵占椎管和损伤脊髓。CSM 临床表现相当典型，常伴有逐渐进展、致残的过程。

随着年龄的增长，脊柱会发生退行性改变，并且影响脊椎的部分区域。大多数成年人颈椎会受影响，多发在 $C_4 \sim C_7$[1,2]。椎间盘的退行性病变会诱发一系列生化和生物力学的改变，导致椎间盘的高度降低以及其他改变。因此，运动节段的受力分布异常会导致颈椎病（即小关节病变）和椎间孔变窄。椎间盘退行性变也会导致椎间盘突出（软性椎间盘）、钙化、后向骨嵴（硬性椎间盘）、关节突和钩椎关节病理性肥大、黄韧带增厚。有时，后纵韧带和黄韧带会发生骨化，在亚洲人身上较多见，但白种人也不少见[2,3]。这些退行性变使颈椎椎管的尺寸和形状发生改变。正常成年人枢椎以下颈椎椎管的直径为 $17 \sim 18mm$，而相同部位的脊髓直径约为 10mm。严重的 CSM 会使容纳脊髓的空间逐渐减少，并对脊髓造成前后向的挤压。脊髓受压通常发生在椎间盘对应的平面[4-6]。

受损的结构也可能压迫脊柱前动脉，导致超出受压部位以外的多个脊髓节段局部缺血。脊髓可能会发生脱髓鞘、神经胶质过多、脊髓软化，甚至严重萎缩等改变[2,4,7-9]。颈椎的动态不稳定性可以通过屈曲或伸直的侧位 X 线进行诊断，该不稳定也会使问题更加复杂。椎间盘退行性变会导致支持韧带松弛，造成屈曲和伸直时向前或向后滑脱，使脊髓进一步受损，并使现有症状恶化[2,4]。

症状

CSM 会经年累月逐渐发展。患者意识不到自己的功能障碍，而由最亲近的家人首先发现患者症状的情况也屡见不鲜。神经根病的患者早期多因疼痛而提示存在问题，但在 CSM 中情况并非如此。患者可能有长时间的颈部不适和间歇性疼痛，但当 CSM 出现时这些症状反而不明显。

大多数患者会同时出现下肢的上运动神经元症

状和上肢的下运动神经元症状[4]。患者常常会出现由多种原因综合导致的步行功能障碍，如关节本体觉受损导致的共济失调、肌张力增高、肌肉无力、肌肉控制障碍、不明原因的摔倒等。

研究表明，严重的脊髓疾病患者因脊柱后柱受压导致深感觉异常，包括振动觉和位置觉[10,11]。感觉异常和麻木也很常见。锥体束和锥体外束受压会导致痉挛、无力和异常的肌肉收缩。这些感觉和运动障碍导致患者步态不稳定。患者可能会抱怨下肢僵硬或觉得无力而走路拖地和被绊倒[5]。患者上肢的症状多表现为精细运动协调障碍。有时患者上肢会比下肢的症状更加严重，这说明脊髓中央受压[4]。大多数患者无泌尿系统的症状，但是有些长期患有脊髓病的患者可能有泌尿系统的症状（如尿失禁）[12]。因为 CSM 多发生于中年和老年人，所以泌尿系统的症状可能与年龄、合并症、脊髓受压等有关。大便失禁少见。

体格检查

因为感觉性共济失调，患者走路时可能表现为步宽较大。有些患者借助拐杖增加支撑面，提高安全性。有严重步行障碍的患者通常需要并依赖使用助行架行走。许多患者无法脚跟抵脚尖行走，闭目难立征试验（Romberg test）阳性。下肢检查可能会发现肌肉萎缩、肌张力增高、反射异常——踝阵挛或者脚趾上翘（Babinski 征）——和振动觉、位置觉异常。有时也可观察到肌肉自发性收缩。叩足试验（foot tapping test）是检查这类患者下肢功能的简单、有效的定量检查方法（足跟放在地面上保持不动，足掌在 10s 内叩击地面的次数）[13]。

患者上肢可能出现手部小肌肉的无力和萎缩，精细动作协调障碍（如解纽扣或者从桌上捡起硬币）。患者常常表现出重复握拳和打开困难。正常人可以在 10s 内重复 20~30 次。

患者有时出现近端肌肉对称性无力，失用的肌肉可能会出现自发性收缩，也可能出现感觉减退、感觉异常或者麻木。手部感觉异常有时会呈手套状分布。上肢也可能和下肢一样有振动觉和位置觉异常，反射减退和反射亢进的症状。患者的霍夫曼征（Hoffmann sign）可能为阳性，脊髓病早期的患者通过伸展颈部可以诱发霍夫曼征[14]。部分患者手部内在肌全部严重萎缩[1,5,15-17]。

患者颈部活动度可能在各个方向都受限。许多患者颈部后伸无法超过中立位，颈部屈曲时会有触电感放射到躯干，即 Lhermitte 征。当患者靠墙站时，头后部离墙 1 英寸（1 英寸＝2.54cm）至数英寸，无法将头部后伸靠在墙上。

功能受限

CSM 患者会出现日常生活活动困难。患者在插入钥匙、捡硬币、系纽扣或者使用小的物品时有困难，书写能力下降。患者可能出现手中的物品掉落，有时会抱怨手指或者手掌麻木，类似周围神经病变的症状[2,5,16,18,19]。患者可能有穿脱衣服困难。当主要症状为无力时，患者无法拿重的物品。独立行走可能很困难，行走速度变慢，效率降低。在 CSM 后期，患者可能几乎完全残疾，日常生活的大部分活动都需要辅助。

诊断分析

X 线片常显示多节段退变性椎间盘疾病和颈椎病。动态影像学检查（屈曲位和伸直位）可能显示椎间盘屈曲时向前滑脱和后伸时向后滑脱。后纵韧带骨化的患者，在侧位片上可观察到骨化的后纵韧带。Torg-Pavlov 比率有助于诊断先天性脊髓狭窄。该比率可以用 X 线片上椎管的前后径除以同节段椎体的前后径得出。椎管的直径是测量椎体后壁到椎板线的距离[20]。比率小于或等于 0.8 提示有椎管狭窄（图 1.1）[21]。

磁共振成像可以显示椎管狭窄的程度和脊髓受压的情况。矢状面和轴向切面可以清晰地显示受损结构（椎间盘、骨刺、黄韧带增厚）和脊髓的形状，有助于量化脊髓受压的程度。脊髓信号的改变提供了关于脊髓损伤的程度和预后的重要信息（图 1.2）。T_2 加权成像上脊髓信号增强是不正常的，提示可能存在水肿、脱髓鞘、脊髓软化或者神经胶质过多。T_1 加权成像上也可能观察到脊髓信号降低。有时，增强的信号在 T_2 加权成像上看起来像两个白色圆点，即蛇眼征（图 1.3）。但是，这些脊髓信号的改变在预测功能结果上价值有限。一种较新的磁共振成像技术——颈髓弥散张量成像在预测脊髓损伤的严重程度和辅助临床医师决定何时手术上有很好的前景，因为该技术可以在传统的 T_2 高强度信号出现之前显示脊髓的异常[22,23]。严重的脊髓萎缩意味着预后不良，即使进行了脊髓减压手术。

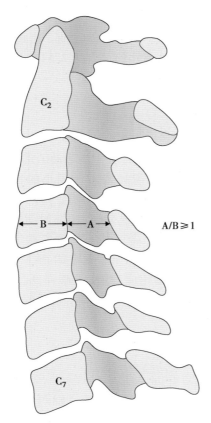

图 1.1　颈椎侧面观。椎管直径（A）为椎体后壁到椎板线的直线长度。椎体直径为直线（B）（*From Fast A, Goldsher D. Navigating the Adult Spine. New York：Demos Medical Publishing；2007.*）

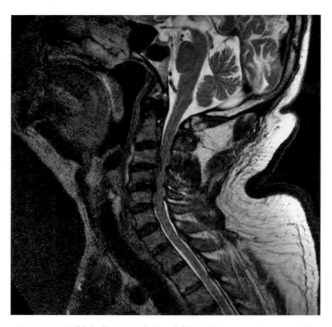

图 1.2　颈椎矢状面 T_2 加权成像显示 $C_4 \sim C_5$、$C_5 \sim C_6$ 椎间盘退行性变

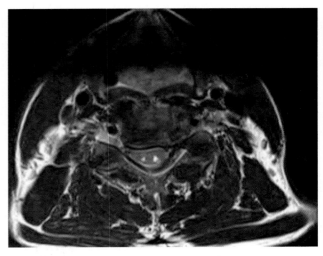

图 1.3　MRI 上的蛇眼征

CT 脊髓造影可以提供关于神经受压程度和位置的详细信息，通常在术前做。电诊断检查具有重要的作用，尤其是容易混淆诊断的糖尿病周围神经病变患者。

鉴别诊断

肌肉萎缩性侧索硬化症
多发性运动神经病变[24]
多发性硬化
脊髓空洞症
周围神经病变

治疗

早期治疗

　　CSM 的治疗取决于疾病被发现时所处的阶段。但是，没有一种保守治疗可以为脊髓减压。在疾病的早期，患者教育是最重要的；要教育患者避免颈部过伸，因为当颈部过伸时，椎管直径减小而脊髓直径增加；因此，颈部后伸可能加重脊髓的受压程度[25]。建议患者使用吸管喝水，避免长时间的仰头。

康复治疗

　　由于 CSM 的病程可能是不可预测的，而且相当一部分患者病情的恶化是一个缓慢的渐进过程，因此需要密切监测患者的神经状况。需要强调的是，治疗的计划应该依据临床症状而不是影像学资料，因为脊椎改变常常发生在无症状的个体中。轻度的

CSM 患者早期可进行保守治疗。患者应每年进行两次详细的神经学检查和一次磁共振成像检查；要重点关注脊髓的横截面积和脊髓的信号，因为这是重要的预后因素，且可能辅助决定手术时机。对中度的患者，应指导患者进行静态颈部训练；上肢或下肢肌力较弱的患者应进行渐进性抗阻力量训练。如果患者出现明显的颈部疼痛或者神经根疼痛，可以使用颈部牵引、非甾体抗炎药和止痛药治疗。

应合理地使用抗炎药，尤其是老年人。软颈围是经常使用的（医师推荐或无医师推荐患者自己购买），但并无科学依据。不能安全步行的患者应使用辅具，如拐杖和助行架。

介入治疗

尚未发现现有的任何介入操作能够影响颈椎脊髓病的发展过程和症状。

技术设备

尚无针对该疾病的特定治疗或康复技术设备。

手术

对于有明显的脊髓受压或者脊髓信号改变的中重度 CSM 患者（不稳定步态、跌倒、上肢功能受限），应该转介进行减压手术。应告知患者手术可能的并发症[25]，患者应该知道手术可能阻止病程的进展但无法逆转脊髓的病理性损伤。晚期患者不能期望恢复原有的功能，因为脊髓的改变不可逆转。

目前，主要有两种手术方式：前路和后路。在部分严重的、晚期多节段疾病的患者，可以同时进行前路和后路手术。

前路手术

脊髓病变影响范围达 3 个或 4 个脊髓节段的患者通常使用前路手术。前路手术可以充分降低来自"前路"病变的压力。前路病变指脊髓前方的病理改变（如软椎间盘、硬椎间盘、椎体骨刺、后纵韧带骨化）。该手术方法可以在不侵害脊髓的情况下移除受损的结构。该手术也可为颈椎后突的患者充分减压。颈椎前侧减压和融合（ACDF）手术需要进行椎间盘和椎体切除，然后放入假体（网笼和钉板）和植骨，确保适当的稳定性。这种手术方法不适用于主要病理变化在脊髓后方的患者（如黄韧带增厚）或病变影响超过 4 个节段的患者，因为可能会增加并发症的发生率，包括假关节形成[6,17]。

后路手术

后路手术包括两个基本程序——椎板切除和椎板成形。该方法有益于保有颈椎前凸的患者，因为减压术后脊髓可能后移，远离已发生病理损伤的前侧组织。

大部分脊柱外科医师都可以很容易地进行颈椎椎板切除术，它比前路椎体切除术的技术要求低。这种方法较容易进入后侧的受损结构，如肥厚的椎板和黄韧带。椎板切除术的主要缺点是需要剥离椎旁肌肉，因此可能破坏颈椎的稳定性，从而导致脊柱前凸消失或 Frank 脊柱后凸畸形和不稳（步梯畸形），尤其是当手术施行在多个脊柱节段或者手术中牺牲了关节突关节时。多节段的椎板切除术中，需要进行后侧融合以保证脊柱的稳定性。

手术中进行的另一个程序——椎板成形术起源于日本，它针对性地解决椎板切除术的一些缺点。与椎板切除术不同，椎板成形术保留颈椎的关节突和椎板。在这个手术中，椎板以铰链开门的方式（通过骨切开术）从有病理改变的位置打开，增加椎管的矢状面直径[26]。该手术可采用单侧或双侧开门的方式，双侧开门可对称性扩大椎管的面积。后路减压之后，脊髓可以远离前侧的病变区域，从而达到脊髓减压的效果[17,27]，这已在椎板成形术后的磁共振成像检查中得到证实。

无论哪种手术方式，长期脊髓病和脊髓萎缩的老年患者的手术效果较差且并发症的概率较高[28]。

潜在的疾病并发症

如果不及时治疗，进展性脊髓病患者可能发展为四肢瘫痪和严重的残疾。患者可能变得完全依赖并且无法行走。在某些情况下，患者可能出现神经源性膀胱，进一步影响生活质量。

潜在的治疗并发症

手术并发症包括假关节形成、术后再狭窄、脊柱不稳、术后神经根病变、术后后凸畸形、吞咽困难和轴性疼痛[14]。ACDF 术后患者中，术后第一年发生相邻节段脊椎退化并产生新症状者达 2.9%，术后 10 年多达 25%[29]。ACDF 的再手术率为 7%～9%，尤其是老年男性糖尿病患者[30]。另一种并不鲜见的并发

症是 C_5 神经根麻痹，可能发生于单侧或双侧，通常可以治愈[21,31]。

（薛晶晶 译　黄卫平 校　马超 审）

参考文献

1. Heller J. The syndromes of degenerative cervical disease. *Orthop Clin North Am.* 1992;23:381–394.
2. Nouri A, Tetreault L, Singh A, et al. Degenerative cervical myelopathy. *Spine.* 2015;40:E675–E693.
3. Machino M, Yukawa Y, Imagama S, et al. Age related and degenerative changes in the osseous anatomy, alignment, and range of motion of the cervical spine. *Spine.* 2016;41:476–482.
4. Rao R. Neck pain, cervical radiculopathy, and cervical myelopathy. Pathophysiology, natural history, and clinical evaluation. *J Bone Joint Surg Am.* 2002;84:1872–1881.
5. Law MD, Bernhardt M, White AA III. Evaluation and management of cervical spondylotic myelopathy. *Instr Course Lect.* 1995;44:99–110.
6. Truumees E, Herkowitz HN. Cervical spondylotic myelopathy and radiculopathy. *Instr Course Lect.* 2000;49:339–360.
7. Beattie MS, Manley BT. Tight squeeze, slow burn: inflammation and the aetiology of cervical myelopathy. *Brain.* 2011;134:1259–1263.
8. Breig A, Turnbull I, Hassler O. Effects of mechanical stresses on the spinal cord in cervical spondylosis. *J Neurosurg.* 1966;25:45–56.
9. Doppman JL. The mechanism of ischemia in anteroposterior compression of the spinal cord. *Invest Radiol.* 1975;10:543–551.
10. Takayama H, Muratsu H, Doita M, et al. Impaired joint proprioception in patients with cervical myelopathy. *Spine (Phila Pa 1976).* 2004;30:83–86.
11. Okuda T, Ochi M, Tanaka N, et al. Knee joint position sense in compressive myelopathy. *Spine (Phila Pa 1976).* 2006;31:459–462.
12. Misawa T, Kamimura M, Kinoshita T, et al. Neurogenic bladder in patients with cervical compressive myelopathy. *J Spinal Disord Tech.* 2005;18:315–320.
13. Numasawa T, Ono A, Wada K, et al. Simple foot tapping test as a quantitative objective assessment of cervical myelopathy. *Spine (Phila Pa 1976).* 2012;37:108–113.
14. Rhee JM, Heflin JA, Hamasaki T, et al. Prevalence of physical signs in cervical myelopathy: a prospective, controlled study. *Spine.* 2009;34:890–895.
15. Grijalva RA, Hsu FPK, Wycliffe HD, et al. Hoffmann sign: clinical correlation of neurological imaging findings in the cervical spine and brain.
16. Nemani VM, Kim HJ, Piaskulkaew, et al. Correlation of cord signal change with physical examination findings in patients with cervical myelopathy. *Spine.* 2014;40:6–10.
17. Edwards CC, Riew D, Anderson PA, et al. Cervical myelopathy: current diagnostic and treatment strategies. *Spine J.* 2003;3:68–81.
18. Ono K, Ebara S, Fiji T, et al. Myelopathy hand. New clinical signs of cervical cord damage. *J Bone Joint Surg Br.* 1987;69:215–219.
19. Ebara S, Yonenobu K, Fujiwara K, et al. Myelopathy hand characterized by muscle wasting. A different type of myelopathy hand in patients with cervical spondylosis. *Spine (Phila Pa 1976).* 1988;13:785–791.
20. Yu M, Tang Y, Liu Z, et al. The morphological and clinical significance of developmental cervical stenosis. *Eur Spine J.* 2015;24:1583–1589.
21. Taha AMS, Shue J, Lebl D, et al. Considerations for prophylactic surgery in asymptomatic severe cervical stenosis. *HSSJ.* 2015;11:31–35.
22. Banaszek A, Bladowska J, Szewczyk P, et al. Usefulness of diffusion tensor MR imaging in the assessment of intramedullary changes of the cervical spinal cord in different stages of degenerative spine disease. *Eur Spine J.* 2014;23:1523–1530.
23. Rajasekaran S, Kanna RM, Chittode VS, et al. Efficacy of diffusion tensor imaging indices in assessing postoperative neural recovery in cervical spondylotic myelopathy. *Spine.* 2017;42:8–13.
24. Olney RK, Lewis RA, Putnam TD, Campellone JV Jr. Consensus criteria for the diagnosis of multifocal motor neuropathy. *Muscle Nerve.* 2003;27:117–121.
25. Lauryssen C, Riew KD, Wang JC. Severe cervical stenosis: operative treatment or continued conservative care. *SpineLine.* 2006:1–25.
26. Simpson AK, Rhee A. Laminoplasty: a review of the evidence and detailed technical guide. *Semin Spine Surg.* 2014;26:141–147.
27. Chen GD, Lu Q, Sun JJ. Effect and prognostic factors of laminoplasty for cervical myelopathy with an occupying ratio greater than 50%. *Spine.* 2016;41:378–383.
28. Fehlings M, Smith JS, Kopjar B, et al. Perioperative and delayed complications associated with surgical treatment of cervical spondylotic myelopathy based patients from the AOSpine North America cervical spondylotic myelopathy study. *J Neurosurg Spine.* 2012;16:425–432.
29. Zhu Y, Zhang B, Liu H, et al. Cervical disc arthroplasty versus anterior cervical discectomy and fusion for incidence of symptomatic adjacent segment disease. *Spine.* 2016;41:1493–1502.
30. Park MS, Ju YS, Moon SH, et al. Reoperation rates after anterior cervical discectomy and fusion for cervical spondylotic radiculopathy and myelopathy. *Spine.* 2016;41L:1593–1599.
31. Guzman JZ, Baird EO, Fields AC, et al. C5 nerve root palsy following decompression of the cervical spine. *Bone Joint J.* 2014;96-B:950–955.

第2章

颈椎小关节病

Aaron Jay Yang, MD
Sarah A. Welch, Do, MA
Walter R. Frontera, MD, PhD,
MA (Hon.) , FRCP

同义词

小关节炎
小关节介导的疼痛
小关节源性疼痛
颈椎病
Z-关节疼痛
关节突关节疼痛
后部紊乱

ICD-10 编码

M43.02	颈椎病
M47.812	非神经根型颈椎病或脊髓型颈椎病
M54.2	颈痛
M54.02	小关节综合征（颈部）
S13.4	颈：寰枢椎（关节）扭伤，寰枕（关节）扭伤，挥鞭伤

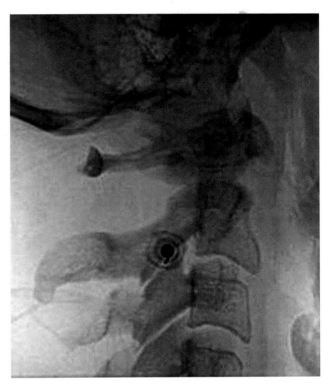

图 2.1　右 $C_2 \sim C_3$ 关节突关节侧面 X 线图，针尖在关节腔内（ *From Dreyfuss P, Kaplan M, Dreyer SJ. Zygapophyseal joint injection techniques in the spinal axis. In: Lennard TA, ed.* Pain Procedures in Clinical Practice, *3rd ed. Philadelphia: Elsevier/Saunders; 2011: 373.* ）

定义

　　长久以来，颈椎小关节一直被认为是颈部疼痛的潜在来源。小关节位于颈部脊柱后方，是位于相邻椎骨间的成对的滑膜关节（图 2.1）。小关节呈冠状倾斜，使颈部脊柱能够产生更大的屈曲、伸展和侧弯。尽管小关节介导的疼痛可以继发于外伤、加速-减速损伤，例如挥鞭伤，或由于毗邻节段病变行融合手术之后，颈椎小关节病变大多数还是退行性改变。

　　据报道，在慢性轴向颈部疼痛的病例中，小关节源性的疼痛占 25% ~ 60%[1]。在慢性小关节介导的疼痛患者中，58% ~ 88% 患者伴有头痛[2-4]。颈椎小关节病变随着年龄的增加而增加。尸体研究发现，$C_4 \sim C_5$ 水平是最常被影响的，其次是 $C_3 \sim C_4$、$C_2 \sim C_3$、$C_5 \sim C_6$ 和 $C_6 \sim C_7$ 水平[5]；小关节病变没有明显的种族和性别差异[6]。但是，根据临床表现最明显并通过诊断方法确诊的结果，$C_2 \sim C_3$ 和 $C_5 \sim C_6$ 是最常受累的[2,4,7]。在继发于挥鞭伤主诉后头部疼痛的患者，50% ~ 53% 的患者疼痛来源于 $C_2 \sim C_3$ 关节[3,4]。外伤后，$C_5 \sim C_6$ 关节是最常受累的节段[2,8]。

症状

　　与急性疼痛相反，其中挥鞭伤是例外，由小关节病变导致的小关节介导的疼痛有典型的进展性疼痛过程[9]。患者一般都有轴性颈痛,单侧疼痛,且不会放射过肩部。原发性小关节介导的疼痛患者不会出现无力、麻木或任何其他神经症状,但是如果同时存在神经根损伤,则可能出现。颈部伸展和轴向旋转时疼痛可能会加重。通过对无症状且检查确定无异常的人群进行小关节伤害性刺激,研究了源自颈椎小关节的疼痛的放射模式[10,11]。放射模式如图2.2所示。

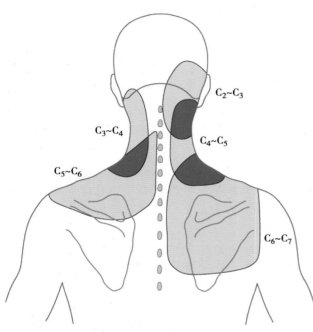

图2.2　颈椎小关节伤害性刺激后疼痛的分布(*From Dwyer A, Aprill C, Bogduk N. Cervical zygapophyseal joint pain patterns. I: a study in normal volunteers.* Spine (Phila Pa 1976). 1990;15(6):453-457.)

体格检查

尽管椎旁压痛证明和小关节介导的疼痛关系最大,但是颈椎小关节介导疼痛的体检发现并不一致[12,13]。除了触诊,检查还通常包括活动范围测试和节段性分析,以及神经检查以排除神经损伤。局部压痛可能与颈椎伸展和轴向旋转导致的症状加重以及颈椎活动范围丧失有关。关节手法检查可以在仰卧位进行。C_2 棘突是枕骨下第一个可以触及的突起,C_7 棘突则是最大、最易触诊的,且相对于可以移动的 C_6、C_7 是固定的[14]。小关节在棘突外侧 1.3 ~ 2.5cm 处可触及,呈硬的骨块状[9]。除非同时存在颈椎间盘或者神经根病变,否则神经检查结果通常是正常的。

功能受限

由于相关肌肉的痉挛,颈椎可能在所有平面活动都受限,但是患者主要有颈椎伸展和旋转困难。患者可能会主诉由于转动头部的能力有限而难以驾驶,也可能会影响那些需要颈椎旋转的各种日常生活活动和工作任务。

诊断分析

除了病史和体格检查,诊断颈椎小关节介导的疼痛的金标准是 X 线引导下的内侧支阻滞[14]。理论上,可以通过在背支内侧支周围注射局部麻醉药使疼痛减轻来确诊,因为背支内侧支发出疼痛感受性纤维到小关节。然而,对于什么是阻滞的阳性结果,以及是否应该进行单一阻滞或者应用不同持续时间的麻醉剂对比阻滞,目前还没有一致的结论。有报告称单一阻滞的假阳性率为 27% ~ 63%,因此有些人主张进行对比阻滞,但这一观点在脊柱介入治疗领域仍有争议[15,16]。

小关节的成像包括 X 线平片、计算机断层扫描(CT)和磁共振成像(MRI)。椎间盘退变已被证明先于小关节病变的发展[16,17]。对于接受颈椎成像检查的颈痛患者进行人群研究,年龄在 20 ~ 65 岁的男性、女性患者的颈痛和小关节病变之间没有显示出相关性[18]。CT 和 MRI 检查结果不能分别预测小关节阻滞和射频去神经治疗的成功率[13,19]。

使用单光子发射计算机断层扫描(SPECT)进行骨闪烁扫描,已经被应用于预测腰椎小关节注射的良好反应,但这项技术目前在颈椎或腰椎中并不常用[20]。

鉴别诊断

退行性椎间盘疾病

肌筋膜疼痛综合征

椎间盘内部撕裂

椎间盘突出

颈椎管狭窄

神经根型颈椎病或脊髓型颈椎病

脊椎滑脱

肿瘤

感染

骨样骨瘤

治疗

早期治疗

早期治疗主要集中在患者教育,采用非甾体抗炎药、局部外用乳膏、冰敷、牵引、活动改良等控制疼痛,以及避免那些加剧疼痛的活动[21]。虽然很少有适应证,但可以考虑短时间使用软颈圈,最长可达72h;软组织按摩也可以作为一种辅助性治疗[22]。没有任何研究对注射确诊的小关节疼痛的保守治疗效果进行过针对性评价,主要的治疗方法都是从非特异性脊柱疼痛患者的研究中推断出来的[16]。

康复治疗

康复方法的重点是减少局部疼痛和肌张力,同时使运动范围正常化,增强脊柱肌肉组织力量并解决生物力学缺陷。恢复脊柱运动范围有利于改善姿势和减少对椎旁肌肉组织的压力。姿势再教育、脊柱屈曲疗法、牵拉紧张的肌肉组织如斜方肌,也可能有助于减少小关节的压力[22]。

也可以考虑采用表面冷冻疗法或热疗、超声治疗、经皮电刺激和牵引等方法,但这些方法还未被证实可产生长期疗效[23,24]。

手法治疗,如肌筋膜松解、软组织松动、低速和高速闪动手法,也可以用于小关节介导的疼痛。大体上看,推拿和针灸优于非治疗,但与安慰剂治疗或者运动治疗相比,仍没有定论[16]。

介入治疗

尽管已有报道采用超声引导介入治疗,但是大多数治疗颈椎小关节疼痛的介入技术都是在 X 线引导下进行的[25]。常规方法包括关节内注射、诊断性内侧支阻滞和治疗性内侧支射频去神经。

颈椎小关节腔内注射类固醇治疗,可考虑用于对保守治疗无效的病例,或者用于帮助亚急性期患者减轻疼痛和提高治疗参与度。然而,研究报道的结果参差不齐,对照研究中的成功率为 20% ~ 90%[26,27]。

由于在颈椎中有重叠的疼痛放射模式和邻近多个疼痛点,诊断性内侧支阻滞可能是对颈椎小关节介导的疼痛最有帮助的确诊手段。如前所述,单一阻滞的假阳性率可能很高,因此有些人考虑用不同的麻醉剂进行比较性阻滞。如果患者对内侧支阻滞确实有阳性反应,可以考虑射频去神经治疗。

颈部射频去神经治疗可缓解疼痛达 6 ~ 12 个月[16],重复使用可以达到与初次使用类似的疼痛缓解时间[28,29]。该方法是运用电流在射频针尖处产生一个可控的毁损范围。颈椎小关节射频去神经治疗一般比腰椎更有效,因为颈椎小关节介导的疼痛占慢性颈部疼痛的比例高于下腰痛,这可能导致诊断性阻滞的假阳性率较低[2,6]。此外,射频针更容易放到与颈椎内侧支平行的位置,从而减少技术失误。图2.3 展示了射频去神经针的电极放置位置。对多个非对照性研究和两个随机对照研究进行系统性回顾,都显示有效[30]。一项随机、双盲、安慰剂对照研究显示,治疗组在 9 个月左右疼痛恢复至去神经前水平,而假手术组在 1 周左右疼痛恢复。研究所报告的有效天数中位数是 263 天[31]。低温射频去神经治疗是另一种治疗选择,它允许更大的毁损范围,来补偿内侧支的解剖位置变异,但是这项技术在颈椎疾病的治疗中未被广泛采用。最后,尽管在越来越多的文献里采用超声进行引导,X 线透视仍是最常用的影像引导技术[32]。

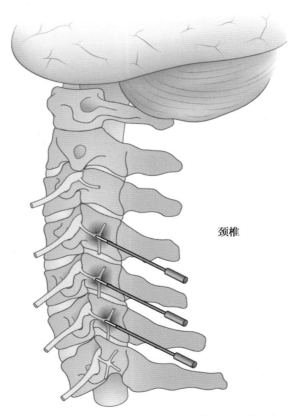

颈椎

图2.3　C_4 ~ C_6 左侧内侧支射频去神经治疗针电极放置位置。突出显示的橙色区域表示针尖处发生的毁损(*From Cohen SP, Huang JH, Brummett C. Facet joint pain—advances in patient selection and treatment. Nat Rev Rheumatol. 2013;9(2):101-116.*)

技术设备

目前,还没有针对这一疾病的特别治疗和康复技术设备。

手术

对于孤立的颈椎小关节介导的疼痛案例,很少考虑外科手术。有症状的和伴随小关节介导疼痛的脊柱不稳定性患者,可以考虑脊柱融合。然而,一项流行病学研究比较了颈椎病患者中接收外科手术治疗和未接受外科手术治疗的小关节介导疼痛发生率,结果表明外科手术并不是一种可靠的治疗方法[16]。

潜在的疾病并发症

颈椎小关节病通常是一种退行性病变过程,常常发生在椎间盘病变之后[17]。因此,由于椎间盘退行性变导致椎间盘高度降低,加上小关节病变,可能导致慢性轴性颈痛,伴有或不伴有相关的神经症状,如由中央和椎间孔狭窄引起的颈神经根痛或脊髓病[33]。也可见颈椎肌肉无力、活动范围受限和柔韧性降低。

潜在的治疗并发症

除了过去已知的与止痛药如非甾体抗炎药有关的不良事件,颈椎治疗的不良并发症很少见,尽管它们可能是灾难性的[16]。射频去神经治疗后,最常见的并发症是神经炎,发生率不到5%[34]。内侧支也支配着为脊柱提供动态稳定性的多裂肌,但是长期随访除了发现多裂肌的节段性萎缩,没有报道有其他短期或长期的后遗症[16,35]。腹支运动神经根意外受损、表皮烧伤或感觉异常是罕见的,很可能与不正确的针位或设备故障有关[16]。有起搏器或者植入式除颤器的患者,治疗前必须先与心脏科医师确认治疗程序,因为射频电极可能会干扰心脏设备。

（刘翠翠 译 黄卫平 校 马超 审）

参考文献

1. Kirpalani D, Mitra R. Cervical facet joint dysfunction: a review. *Arch Phys Med Rehabil.* 2008;89(4):770–774.
2. Barnsley L, et al. The prevalence of chronic cervical zygapophysial joint pain after whiplash. *Spine (Phila Pa 1976).* 1995;20(1):20–25. discussion 26.
3. Lord SM, et al. Third occipital nerve headache: a prevalence study. *J Neurol Neurosurg Psychiatry.* 1994;57(10):1187–1190.
4. Lord SM, et al. Chronic cervical zygapophysial joint pain after whiplash. A placebo-controlled prevalence study. *Spine (Phila Pa 1976).* 1996;21(15):1737–1744. discussion 1744–1745.
5. Lee MJ, Riew KD. The prevalence cervical facet arthrosis: an osseous study in a cadveric population. *Spine J.* 2009;9(9):711–714.
6. Master DL, et al. Cervical endplate and facet arthrosis: an anatomic study of cadaveric specimens. *J Spinal Disord Tech.* 2012;25(7):379–382.
7. Bogduk N, Lord SM. Cervical spine disorders. *Curr Opin Rheumatol.* 1998;10(2):110–115.
8. Bogduk N, Aprill C. On the nature of neck pain, discography and cervical zygapophysial joint blocks. *Pain.* 1993;54(2):213–217.
9. Magee DJ. *Orthopedic Physical Assessment.* 6th ed. St. Louis, Missouri: Elsevier; 2014.
10. Dwyer A, Aprill C, Bogduk N. Cervical zygapophyseal joint pain patterns. I: a study in normal volunteers. *Spine (Phila Pa 1976).* 1990;15(6):453–457.
11. Aprill C, Dwyer A, Bogduk N. Cervical zygapophyseal joint pain patterns. II: a clinical evaluation. *Spine (Phila Pa 1976).* 1990;15(6):458–461.
12. Cohen SP, et al. Clinical predictors of success and failure for lumbar facet radiofrequency denervation. *Clin J Pain.* 2007;23(1):45–52.
13. Cohen SP, et al. Factors predicting success and failure for cervical facet radiofrequency denervation: a multi-center analysis. *Reg Anesth Pain Med.* 2007;32(6):495–503.
14. Gellhorn AC. Cervical facet-mediated pain. *Phys Med Rehabil Clin N Am.* 2011;22(3):447–458. viii.
15. Falco FJ, et al. An updated review of the diagnostic utility of cervical facet joint injections. *Pain Physician.* 2012;15(6):E807–E838.
16. Cohen SP, Huang JH, Brummett C. Facet joint pain–advances in patient selection and treatment. *Nat Rev Rheumatol.* 2013;9(2):101–116.
17. Butler D, et al. Discs degenerate before facets. *Spine (Phila Pa 1976).* 1990;15(2):111–113.
18. van der Donk J, et al. The associations of neck pain with radiological abnormalities of the cervical spine and personality traits in a general population. *J Rheumatol.* 1991;18(12):1884–1889.
19. Hechelhammer L, et al. Imaging findings predicting the outcome of cervical facet joint blocks. *Eur Radiol.* 2007;17(4):959–964.
20. Pneumaticos SG, et al. Low back pain: prediction of short-term outcome of facet joint injection with bone scintigraphy. *Radiology.* 2006;238(2):693–698.
21. Magee D. *Orthopaedic Physical Assessment.* Philadelphia: Saunders; 2002.
22. Braddom RL, Chan L, Harrast MA. *Physical Medicine and Rehabilitation.* 4th ed. Philadelphia, PA: Saunders/Elsevier; 2011. xxiv, 1506 p.
23. Jordan A, et al. Intensive training, physiotherapy, or manipulation for patients with chronic neck pain. A prospective, single-blinded, randomized clinical trial. *Spine (Phila Pa 1976).* 1998;23(3):311–318. discussion 319.
24. Skargren EI, et al. Cost and effectiveness analysis of chiropractic and physiotherapy treatment for low back and neck pain. Six-month follow-up. *Spine (Phila Pa 1976).* 1997;22(18):2167–2177.
25. Loizides A, et al. Ultrasound-guided injections in the middle and lower cervical spine. *Med Ultrason.* 2012;14(3):235–238.
26. Roy DF, et al. Clinical evaluation of cervical facet joint infiltration. *Can Assoc Radiol J.* 1988;39(2):118–120.
27. Hove B, Gyldensted C. Cervical analgesic facet joint arthrography. *Neuroradiology.* 1990;32(6):456–459.
28. Husted DS, et al. Effectiveness of repeated radiofrequency neurotomy for cervical facet joint pain. *J Spinal Disord Tech.* 2008;21(6):406–408.
29. McDonald GJ, Lord SM, Bogduk N. Long-term follow-up of patients treated with cervical radiofrequency neurotomy for chronic neck pain. *Neurosurgery.* 1999;45(1):61–67. discussion 67–68.
30. Falco FJ, et al. Systematic review of the therapeutic effectiveness of cervical facet joint interventions: an update. *Pain Physician.* 2012;15(6):E839–E868.
31. Lord SM, et al. Percutaneous radio-frequency neurotomy for chronic cervical zygapophyseal-joint pain. *N Engl J Med.* 1996;335(23):1721–1726.
32. Hurdle MF. Ultrasound-guided spinal procedures for pain: a review. *Phys Med Rehabil Clin N Am.* 2016;27(3):673–686.
33. Nevalainen MT, et al. Cervical facet oedema: prevalence, correlation to symptoms, and follow-up imaging. *Clin Radiol.* 2016.
34. Kornick C, et al. Complications of lumbar facet radiofrequency denervation. *Spine (Phila Pa 1976).* 2004;29(12):1352–1354.
35. Dreyfuss P, et al. The significance of multifidus atrophy after successful radiofrequency neurotomy for low back pain. *PM R.* 2009;1(8):719–722.

第3章

颈椎退行性疾病

Avital Fast, MD

Israel Dudkiewicz, MD

同义词

颈部椎管狭窄

椎间盘病变伴脊髓病

脊髓型颈椎病

ICD-10 编码

M47.12	脊髓型颈椎病
M47.13	颈胸段脊柱病伴脊髓病
M48.02	颈段椎管狭窄
M48.03	颈胸段椎管狭窄
M50.00	椎间盘疾病伴脊髓病,颈段
M50.03	椎间盘疾病伴脊髓病,颈胸段
M50.30	颈椎间盘退变
M50.33	颈胸段退变
M50.32	颈椎中段退变
M54.2	颈痛

定义

"颈椎退行性疾病"一词包括一系列影响颈椎所有组成部分的病理变化,这些变化可能导致轴性或根性疼痛。

颈椎退行性疾病的发病机制是复杂且由多因素引起的。遗传、衰老、磨损和创伤都可能起重要的作用。椎间盘退变导致负荷分布的改变和异常,进而导致一系列结构改变,影响脊柱的各个组成部分。这些结构改变可能改变脊柱姿势和稳定性,并可能损害神经功能。导致轴性和根性疼痛的病理机制尚不完全清楚。椎间盘突出后血管增生,以及一氧化氮、前列腺素 E_2、白细胞介素 6、基质金属蛋白酶等炎症介质的存在,在疼痛的发病机制中起重要的作用[1]。

在七八十岁时,大多数人的整个颈椎会表现出弥漫性的退行性改变。然而,这些人中只有一小部分出现临床症状和体征。并非罕见的是,随着退化过程的发展,早期有症状的个体变得无症状。

最下方的五块颈椎由五个结构进行连接:椎间盘、双侧小关节和钩椎关节(Luschka 关节)[2]。钩椎关节是颈椎所特有的,脊柱的任何其他部位都没有。这些关节位于椎体的后外侧,由下方椎体的骨性突起与上方椎体形成关节(图 3.1)。它们为活动性很强的颈椎提供一定的稳定性,并保护出行神经根免受单纯侧向型间盘突出的影响。然而,一旦椎间盘退变,这些关节可能肥大,椎间孔缩小,改变其形状,从而损害神经根或背根神经节。类似的退行性变过程可能涉及位于后部的小关节,它们可能压迫从背部走行的神经组织。事实上,颈椎神经根病变最常见的病因是小关节或钩椎关节肥大导致的椎间孔狭窄[3]。下段颈椎,尤其是 $C_4 \sim C_5$、$C_5 \sim C_6$,以及少部分的 $C_6 \sim C_7$,是大多数有症状患者的疼痛来源。与腰椎不同,颈椎髓核突出的发生率较低,只有 20% ~ 25% 病例的神经根性疼痛源于髓核突出[3,4]。由于脊髓在颈椎管中占据相当大的面积,后向突出可导致明显的脊髓压迫和神经根症状。

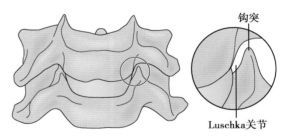

图 3.1　Luschka 关节冠状面示意图(*From Fast A, Goldsher D. Navigating the Adult Spine. New York: Demos Medical Publishing; 2007.*)

症状

迫使大多数患者去就诊的最常见的症状是疼痛。在一般人群中,颈部疼痛的时点患病率为 9.5% ~ 22%,而终身患病率可高达 66%。男性的年发病率更高,在 50~54 岁达到高峰[5,6]。在疼痛方面,可以将患者分成两大类：主诉仅限于轴性疼痛的患者和有神经根性疼痛的患者。轴性疼痛患者通常以颈椎僵硬和疼痛为主诉，直立时疼痛更严重，只有卧床休息才能缓解。颈椎运动，特别是过伸和侧屈，会增加疼痛。在有上段颈椎关节病变或椎间盘退变的患者中，疼痛可能会放射到头部，一般是枕部。在有下段颈椎病变的患者中，疼痛会放射到上斜方肌或肩胛间区。有时，患者会出现非典型症状，如下颌痛或胸痛-颈性绞痛。

在轴性疼痛患者中，由于影像学检查经常显示多节段的病理改变，如多节段椎间盘退变、小关节病变和钩椎关节病变，对疼痛来源的识别及其治疗更具挑战性。确定疼痛的确切来源往往是困难并相当有挑战的。由于小关节和钩椎关节、椎间盘外围部分和韧带都含有神经末梢，每一个或者其组合都可能是疼痛的来源[4]。

神经根疼痛患者的症状与受累的神经根相匹配。疼痛部位通常按照肌节分布，并且常被描述为令人烦恼的痛、隐痛、深部疼痛。头部向患侧倾斜或过度伸展和侧屈会使疼痛加重。在少数情况下，患者会发现，当症状侧的手放在头顶时疼痛变得更容易忍受（肩外展缓解）[7]。感觉症状（麻木、针刺和灼热感）通常按照皮节分布。腕管综合征伴颈神经根病变（双挤压综合征）时，感觉的改变可能在正中神经区域。事实上，颈神经根病变和腕管综合征的并发率很高[8]。可能出现骨节性疼痛（如沿骨节而非脊神经支配放射的深部疼痛），它经常被忽视或被解释为触发点，通常位于肩胛骨内侧缘或外侧缘[9,10]。有时，患者会抱怨手臂或手部无力，因为掉东西或发现日常生活活动有困难。最常受影响的椎间盘是 $C_6 \sim C_7$，其次是 $C_5 \sim C_6$ 和 $C_7 \sim T_1$。

体格检查

由于严重的轴性疼痛，患者可能保持头部和颈部不动，因为颈部运动可能增加症状。通常情况下，唯一舒适的姿势是斜躺，颈部没有负重。颈椎伸展或侧屈可增加轴性疼痛。Spurling 试验，即在直立姿势下，颈椎负重的同时头部向症状侧倾斜，会触发颈部和神经根疼痛。该试验可引出一种特异性皮节疼痛模式，对识别神经根压迫具有 95% 的特异度和敏感度[11]。手法颈部牵引可减轻症状。颈部棘旁肌、上斜方肌或受损神经根支配的肌肉上常有触痛点。这些点是指在肌肉内的一些区域，当受到刺激时，会引起局部疼痛感觉[10]。触痛点可能具有诊断意义，特别

是当它们出现在单侧或与其他颈神经根病变的症状同时出现时。

在神经根疼痛患者中，根据所涉及的神经根，检查可能发现肌节分布内的肌肉无力，皮节分布内的感觉变化和反射变化（表 3.1）。细致的体格检查有助于识别受损的神经根：C_5 神经根受损会影响肩外展肌，C_6 神经根受损会影响肘屈肌，C_7 神经根受损会影响肘伸肌，C_8 神经根受损会影响指屈肌。同时出现感觉和反射的变化对诊断有帮助。皮节排列不固定，可能因周围神经的异常分支或吻合而出现个体差异。皮节只代表神经根范围的一部分[12]。然而，皮节图是有用的，在患者的诊断中起作用。神经根疼痛经常不发生肌力减弱、反射异常或明显的感觉变化。最常受影响的神经根是 C_5、C_6 和 C_7[3,6]。与脊柱的其他节段不同，颈部区域的神经根从相应的椎骨上方出脊柱；C_5 神经根从 C_5 脊椎上方穿出，因此，可能会因 $C_4 \sim C_5$ 椎间盘突出而受损；C_8 神经根从 C_7 椎体下方穿出。该层面以下的神经根遵循同样的模式。

表 3.1　常见神经根受影响的主要特征

	主要影响的肌肉	感觉分布	反射改变
C_5	三角肌、冈上肌和冈下肌	肩和手臂外侧面	旋后肌反射
C_6	肘屈肌：肱二头肌、肱桡肌和桡侧腕伸肌	前臂远端外侧面、拇指和示指	二头肌反射
C_7	三头肌、腕屈肌	前臂和中指背侧	三头肌反射
C_8	指浅和指深屈肌	前臂、手、四指和五指的尺侧	无反射改变

寻找长束征是至关重要的，因为它们的存在说明有脊髓压迫，可能会改变治疗计划。体格检查的诊断准确性相当可靠，可与影像学检查有很好的相关性[9,11,13,14]。

功能受限

与颈部退行性疾病相关的功能限制主要取决于退行性改变和神经受累的程度。患者无症状的情况并不少见，发现的唯一功能限制是颈椎活动范围的丧失。他们倾向于将颈部保持在向前弯曲的姿势；颈部前屈，不能伸直。当这些患者靠墙站立时，头后部会离墙几厘米远，他们无法伸直颈椎。此外，颈椎功能可能良好，但在所有平面上的运动范围都受限，无法抬头向上看。当出现力量减弱时，患者可能会

出现与脊柱受累水平相应的功能缺陷（例如，$C_7 \sim T_1$ 受累的患者可能会掉东西，并且对完成需要精细协调操作的运动有困难）。

诊断分析

　　X 线片（前后位、侧位、斜位、屈曲和伸展位）经常被用到，但可能作用有限；在这些检查中，椎体成分清晰可见，但椎间盘、脊髓或周围神经不清楚。X 线片清楚显示退行性改变（椎间盘变窄、骨刺及软组织钙化或骨化）。通常情况下，症状与影像所见退行性变的程度没有很好的相关性；弥漫性多节段改变经常被观察到，但在大多数情况下，与患者的症状无关联。屈曲和伸展视图很重要，因为它们可以检测出导致症状的退行性不稳定，这一点在静态视图中可能看不到。X 线片在感染和肿瘤的早期是没有帮助的。

　　磁共振成像（MRI）是一种可供选择的诊断方法，它可以在无辐射的情况下适当显示整个颈椎，使临床医师能够评估神经结构（脊髓、神经根）以及软组织（椎间盘、韧带）。影像学检查与病史和临床检查的相关性是最重要的，因为在许多个体中，MRI 显示了明显的病理变化（椎间盘突出、神经孔狭窄），这些变化可能与患者的症状和主诉完全无关（图 3.2）。

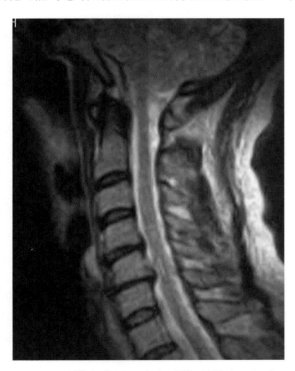

图 3.2　颈椎矢状面 T_2 加权成像，显示 $C_3 \sim C_4$ 和 $C_4 \sim C_5$ 平面脊髓压迫。在 $C_3 \sim C_4$ 平面，脊髓前后都受压。受压区域看不见脑脊液

计算机断层扫描在显示骨骼细节方面非常出色，创伤后应该进行，因为它可以发现在 X 线平片甚至 MRI 检查中可能漏诊的骨折。电脑断层脊髓造影通常在术前进行，不应作为常规检查。对保守治疗无效的轴性疼痛患者可进行椎间盘造影，以确定疼痛源。椎间盘造影可能是确定症状源自椎间盘的唯一方法。然而，这一方法仍有争议，因为它可能会增加正常椎间盘的退变，应该只在某些特定的患者中进行。电诊断检查也起着重要的作用，特别是在糖尿病患者或怀疑有周围神经病变时[8,15]。

鉴别诊断[16,17]
肩袖肌腱炎
肩袖撕裂
周围神经病变
腕管综合征
脊柱肿瘤
脊髓感染
臂丛神经病变
胸廓出口综合征

治疗

早期治疗

　　没有神经根症状的轴性疼痛患者的治疗比神经根性疼痛的治疗更具挑战性。轴性疼痛的病例通常很难确定疼痛的来源，从而采用针对性的治疗措施。在疾病的最初阶段，应该把抗炎药和止痛药作为一线治疗药物。严重神经根疼痛的患者在对其他抗炎药无效时，可使用系统性皮质类固醇，如泼尼松龙进行治疗。类固醇可能有助于缓解疼痛，因为它们可以减轻炎症和肿胀，从而促进神经营养和血液供应；稳定神经膜，从而抑制受影响神经纤维内的异位放电。可以在 7~10 天以逐渐减少的剂量给药。对于严重疼痛，推荐泼尼松首剂量 70mg，并每天减量 10mg。泼尼松龙的用法非常方便，因为是以每天的剂量单独包装的。在透视引导下进行选择性神经根注射治疗后，有相当比例的神经根性非创伤性疼痛患者有显著改善[18,19]。严重烧灼痛的患者可能会对加巴喷丁、普瑞巴林或度洛西汀有较好的反应。

　　应指导患者尝试将肩外展缓解手法作为治疗措施（即，将受影响的手放在头上），希望可以减少受影响神经根的张力，进而带来一些症状的缓解[20]。

康复治疗

目前,尚缺乏结论性的高质量研究,来清楚地界定什么是对颈痛患者最有效的康复方法。这里对比较常用的方法进行总结。

活动的改变是最重要的。活体研究已经证明,椎间孔的大小随着屈伸的变化而变化;结果显示,颈椎屈曲增加了椎间孔的高度、宽度和横截面积,而伸展则相反[21,22]。由于椎间孔狭窄在颈神经根性疼痛患者中有着重要的临床意义,因此应建议患者避免有颈椎伸展的活动;应指导患者用吸管喝水,避免头部上方的活动,洗头时面朝水槽,调整监护仪高度等。颈椎制动可能会带来一些缓解;可以采用围脖,特别是当患者活动时,但是不能长期使用围脖,因为它可能导致肌肉萎缩。颈椎牵引,如果在仰卧位,头部保持轻度屈曲,对神经根性疼痛患者会有用。牵引可以手动进行,机器牵引则更好,因为可以施加精确的牵引力。施加到颈部的分离力量可以通过增加椎间孔高度和椎间距离,在一定程度上减轻神经压迫[23]。在仰卧位进行牵引更合适,因为头部的重量被消除,所有的牵引力都有效地导向颈椎。但是,尽管牵引的使用很普遍,没有确凿的证据证明它的治疗效果[24,25]。在牵引过程中,浅表热敷可以与牵引相结合作为辅助治疗来放松肌肉。应该建议进行颈部等长运动练习,因为这样可以保持肌肉张力和力量,而不会导致疼痛。急性疼痛期不建议进行颈椎活动范围的锻炼。

手法治疗(按摩、松动、整复)、针灸和电刺激也被广泛应用。尽管这些方法很受欢迎,但仍缺乏证明其有效性的研究[26-33]。

介入治疗

经椎板和经椎间孔(选择性神经根)给予类固醇可显著缓解神经根性疼痛患者的疼痛,有时可长期缓解。通过正确选择,接受选择性神经根注射治疗的患者中,高达 60% 的患者可获得良好的效果[3,18]。因为这种注射可能会有很大的风险(即椎动脉损伤),应该在透视引导下并且由经过一定训练的医师操作。

技术设备

没有专门的技术来治疗或康复这种疾病。

手术

手术的主要指征包括严重或进行性神经缺陷(无力、麻木),或者保守治疗无效的持久性疼痛。

颈椎可以从其前部或者后部进行手术。前路是大多数外科医师所偏好的方法,包括前部颈椎减压融合术(ACDF)和人工椎间盘置换术[13,34]。前路手术能够很好地接近颈椎前部病变结构(如椎间盘、椎骨、颈椎骨刺),同时避免了对神经结构的操作。对于椎间盘外侧脱出或椎间孔狭窄,可以采用颈椎后路术[35]。

ACDF 作为最常用的方法,能通过植骨或放置网笼,对神经结构进行很好的减压,并恢复椎间盘的高度。虽然在早期有令人满意的临床效果,但从长远来看,节段融合会导致相邻椎间盘生物力学的改变,从而加剧相邻椎间盘的退行性病变、不稳定状态以及出现新的临床症状[37]。鉴于以上情况,产生了一种相对较新的方法:颈椎间盘关节成形术,这种手术保留了手术节段的运动,从而减少了相邻节段的压力[34]。对于单一节段椎间盘退行性病变而言,椎间盘置换术的短期效果可能优于 ACDF[38]。但长期结果或许不一样,因为接受了椎间盘置换术的患者会在手术的节段发生异位骨化,这可能导致手术节段的"融合"。

有单一节段软性椎间盘突出的患者,可从其后背进行手术。在这些患者中,同时进行椎板切开术与椎间孔扩大术,可以缓解疼痛,在维持颈椎稳定性的同时还避免了融合及其并发症[13,36]。

潜在的疾病并发症

一些患者可能会出现慢性疼痛和永久性神经功能缺损,因此可能会降低生活质量,影响日常生活活动。

潜在的治疗并发症

使用类固醇会有一定的风险,应该在给药前就考虑到。和颈椎前路手术有关的并发症包括吞咽障碍(常见,通常于术后几周消退)、食管损伤和椎动脉损伤(罕见),以及 C_5 神经麻痹(通常会在短期内改善)。后者在(颈椎)后路手术中更加多见[37]。

手术并发症也包括感染、神经损伤、疼痛、僵硬、假性关节形成以及相邻颈椎退行性病变。

(张速博 译 黄卫平 校 马超 审)

参考文献

1. Peng B, Hao J, Hou S, et al. Possible pathogenesis of painful intervertebral disc degeneration. *Spine* (Phila Pa 1976). 2006;31:560–566.
2. Hammer C, Heller J, Kepler C. Epidemiology and pathophysiology of

cervical disc herniaion. *Semin Spine Surg.* 2016;28:64–67.

3. Carette S, Fehlings MG. Cervical radiculopathy. *N Engl J Med.* 2005;353:392–399.
4. Bogduk N, Windsor M, Inglis A. The innervation of the cervical intervertebral discs. *Spine (Phila Pa 1976).* 1988;13:2–8.
5. Davidson RI, Dunn EJ, Metzmaker JN. The shoulder abduction test in the diagnosis of radicular pain in cervical extradural compressive monoradiculopathies. *Spine (Phila Pa 1976).* 1981;6:441–446.
6. Haymaker W, Woodhall B. *Peripheral Nerve Injuries. Principles of Diagnosis.* Philadelphia: WB Saunders; 1953:47–53.
7. Letchuman R, Gay RE, Shelerud RA, VanOstrand LA. Are tender points associated with cervical radiculopathy? *Arch Phys Med Rehabil.* 2005;86:1333–1337.
8. Lo SF, Chou LW, Meng NH. Clinical characteristics and electrodiagnostic features in patients with carpal tunnel syndrome, double crush syndrome, and cervical radiculopathy. *Rheumatol Int.* 2012;32:1257–1263.
9. Slipman CW, Plastaras CT, Palmitier RA, et al. Symptom provocation of fluoroscopically guided cervical nerve root stimulation. Are dynatomal maps identical to dermatomal maps? *Spine (Phila Pa 1976).* 1998;23:2235–2242.
10. Rao R. Neck pain, cervical radiculopathy, and cervical myelopathy. *J Bone Joint Surg Am.* 2002;84:1872–1881.
11. Bridwell KH, Anderson PA, Boden SD, et al. Specialty update: what's new in spine surgery. *J Bone Joint Surg Am.* 2012;94:1140–1148.
12. Wainner RS, Fritz JM, Irrgang JJ, et al. Reliability and diagnostic accuracy of the clinical examination and patient self-report measures for cervical radiculopathy. *Spine (Phila Pa 1976).* 2003;28:52–62.
13. Kelly MP, Wall LB, Stoker GE, et al. Meyloradiculopathy: C8 and T1 radiculopathy. *Semin Spine Surg.* 2014;26:100–105.
14. Truumees E, Herkowitz HN. Cervical spondylotic myelopathy and radiculopathy. *Instr Course Lect.* 2000;49:339–360.
15. Wainner RS, Gill H. Diagnosis and nonoperative management of cervical radiculopathy. *J Orthop Sports Phys Ther.* 2000;30:728–744.
16. Honet JC, Ellenberg MR. What you always wanted to know about the history and physical examination of neck pain but were afraid to ask. *Phys Med Rehabil Clin N Am.* 2003;14:473–491.
17. Stavrinou LC, Stranjalis G, Maratheftis N. Cervical disc, mimicking nerve sheath tumor, with rapid spontaneous recovery: a case report. *Eur Spine J.* 2009;18(suppl 2):S176–S178.
18. Slipman CW, Lipetz JS, Jackson HB, et al. Therapeutic selective nerve root block in the nonsurgical treatment of atraumatic cervical spondylotic radicular pain: a retrospective analysis with independent clinical review. *Arch Phys Med Rehabil.* 2000;81:741–746.
19. Bush K, Hillier S. Outcome of cervical radiculopathy treated with periradicular/epidural corticosteroid injections: a prospective study with independent clinical review. *Eur Spine J.* 1996;5:319–325.
20. Fast A, Parikh S, Marin EL. The shoulder abduction relief sign in cervical radiculopathy. *Arch Phys Med Rehabil.* 1989;70:402–403.
21. Hoving JL, Gross AR, Gasner D, et al. A critical appraisal of review articles on the effectiveness of conservative treatment for neck pain. *Spine (Phila Pa 1976).* 2001;26:196–205.
22. Kitagawa T, Fujiwara A, Kobayashi N, et al. Morphologic changes in the cervical neural foramen due to flexion and extension. In vivo imaging study. *Spine (Phila Pa 1976).* 2004;29:2821–2825.
23. Craig Humphreys S, Chase J, Patwardhan A, et al. Flexion and traction effect on C5-C6 foraminal space. *Arch Phys Med Rehabil.* 1998;79:1105–1109.
24. van der Heijden GJ, Beurskens AJ, Koes BW, et al. The efficacy of traction for back and neck pain: a systematic, blinded review of randomized clinical trial methods. *Phys Ther.* 1995;75:93–104.
25. Raney NH, Petersen EJ, Smith TA, et al. Development of a clinical prediction rule to identify patients with neck pain likely to benefit from cervical traction and exercise. *Eur Spine J.* 2009;18:382–391.
26. Wang WTJ, Olson SL, Campbell AH, et al. Effectiveness of physical therapy for patients with neck pain: an individualized approach using a clinical decision-making algorithm. *Am J Phys Med Rehabil.* 2003;82:203–218.
27. Klaber Moffett JA, Hughes GI, Griffiths P. An investigation of the effects of cervical traction. Part 1. Clinical effectiveness. *Clin Rehabil.* 1990;4:205–211.
28. Persson LCG, Carlsson CA, Carlsson JY. Long-lasting cervical radicular pain managed with surgery, physiotherapy, or a cervical collar. *Spine (Phila Pa 1976).* 1997;22:751–758.
29. Taimela S, Takala EP, Asklof T, et al. Active treatment of chronic neck pain: a prospective randomized intervention. *Spine (Phila Pa 1976).* 2000;25:1021–1027.
30. Leininger B, McDonough C, Evans R, et al. Cost-effectiveness of spinal manipulative therapy, supervised exercises, and home exercise for older adults with chronic neck pain. *The Spine J.* 2016;16:1292–1304.
31. Greis AC, Young GW, Usman-Oyowe I. Nonoperative management of cervical disc herniations: an evidence-based approach. *Semin Spine Surg.* 2016;28:68–74.
32. Weintraub MI. Complementary and alternative methods of treatment of neck pain. *Phys Med Rehabil Clin N Am.* 2003;14:659–674.
33. Langevin P, Roy JS, Desmeules F. Cervical radiculopathy: study protocol of a randomised clinical trial evaluating the effect of mobilisations and exercises targeting the opening of intervertebral foramen. *BMC Musculoskelet Disord.* 2012;13:10–17.
34. Smucker JD, Sasso RC. Anterior cervical disc replacement: indications, techniques, and outcomes. *Semin Spine Surg.* 2016;28:97–106.
35. Ryan J, McGowan JE, Voyadzis JM. Treating cervical radiculopathy for a one-level disc herniation using a posterior foraminotomy. *Semin Spine Surg.* 2014;26:148–153.
36. Fouyas IP, Statham PF, Sandercock AG. Cochrane review on the role of surgery in cervical spondylotic radiculomyelopathy. *Spine (Phila Pa 1976).* 2002;27:736–747.
37. Bible JE, Kang JD. Anterior cervical discectomy and fusion: surgical indications and outcomes. *Semin Spine Surg.* 2016;28:80–83.
38. Pandey PK, Pawar I, Gupta J, et al. Comparison of outcomes of single-level anterior cervical discectomy with fusion and single-level artificial cervical disc replacement for single-level cervical degenerative disc disease. *Spine.* 2017;42:E41–E49.

第 4 章

颈部肌张力障碍

Moon Suk Bang,MD,PhD

Shi-Uk Lee,MD,PhD

同义词

斜颈症,痉挛

颈强直

Sandifer 综合征

斜颈

ICD-10 编码

G24.3　　　痉挛性斜颈

M43.6　　　斜颈症(间歇性)(痉挛)

定义

颈部肌张力异常(cervical dystonia,CD)是一种运动障碍,其特征是与感觉运动神经回路功能障碍有关的颈部肌肉的不适当收缩[1]。特发性 CD 是最常见的成年人发病的局灶性肌张力障碍,是由异常的不随意肌肉收缩引起的颈部扭转和转动[2]。CD 也被称为痉挛性斜颈,即头部抽动或颈部痉挛。然而,25%~35%该症患者上述症状缺如[3]。此外,痉挛性斜颈这一术语并没有强调肌张力障碍的本质,以及 CD 与相邻或远端身体部位肌张力障碍的密切联系。

据估计,CD 的年发病率为每 100 000 人中 1.07 例[4],女性发病率是男性的 1.5~1.9 倍[3,5]。在 70%~90%的病例中,疾病常出现在 40~60 岁,在 50 岁发病率达到高峰[6]。

发病机制尚不清楚,但有更多的证据表明 CD 受遗传因素影响。很多罹患 CD 的患者有家族史[3]。近期报道有几个基因位点和 CD 有关,如 DYT1、DYT6 和 DYT7[7]。

据报道,CD 也继发于头部、颈部和肩部外伤[8]。感觉系统在这一疾病的发病机制中发挥着重要的作用[9]。对Ⅰa 感觉传入纤维抑制减弱、中枢感觉通路受损以及继发于 γ-纺锤体传出纤维过度活跃的纺锤体反应性增加被认为是致病机制。其他机制包括前庭受损、皮质下-皮质运动网络障碍和多巴胺能障碍[10]。

有学者报道了肌张力障碍的自然病程[11],68.1%的患者遗留局灶性肌张力障碍。31.9%的患者肌张力异常向颈部以外的其他部位发展。肌张力障碍异常进展至身体其他部位的唯一危险因素是病程时间长。自发缓解的概率是 20.8%。大多数病例(87%)在症状出现后的前 5 年出现缓解。60%的患者病情缓解,40%的患者经历过缓解期后疾病会复发(非持续性缓解)。缓解期前的症状持续时间是持续缓解和非持续缓解的重要鉴别因素。非持续性缓解的患者在疾病的前 2 年表现良好,而持续缓解期的患者在缓解前肌张力障碍持续时间超过 2 年。

症状

通常以颈部扭转和牵拉感或头部不自主地扭转和抽动为主诉,隐匿地开始。在大多数患者中,症状表现本质是感觉性的(各种描述为疼痛、拉扯感或僵硬感)或一定程度的头部旋转和偏移,以头部抽动和震颤为主诉不太常见[3,5,12]。在 83%的患者中,头部偏移是固定的、非急促的(非痉挛性),并表现出一定程度的旋转(97%)。只有一部分患者表现为头部抽动(35%)和颈部痉挛(37%),这是"痉挛性"斜颈的主要特征[3]。

几个诱发和缓解因素是特发性肌张力障碍的特点。最值得注意的是感觉诡计和拮抗性动作的使用。轻柔地触摸下颌、头后部或者头顶部可以缓解症状。一系列研究指出,88.9%的患者用感觉诡计的方法使头部保持在身体中线的位置[13]。感觉诡计的生理学机制尚不清楚。其他有效的策略包括斜靠在高背椅子上,放东西在嘴巴里或者牵拉头发。在疾病早期,这些方法对大多数患者都是有帮助的,但随着疾病进展,往往会失效。不太常见的缓解办法包括放松、饮酒和"清晨获益",即症状在醒后会有一段时间的改善。CD 通常因活动(如走路),疲劳或者压力出现症状恶化[14]。

对于 2/3 的 CD 患者而言,疼痛是患者最终致残的主要原因。在一项使用肌张力患者登记信息的观察性研究中,88.9% 报告了肌张力异常相关的疼痛,70.7% 患者报告他们的疼痛为中至重度,其余 29.3% 患者疼痛为轻度。疼痛严重程度与肌张力障碍和肌肉痉挛的强度相关[3],与张力异常持续的时间或者运动障碍的严重程度无关[15]。疼痛通常被描述为疲劳感、放射感、拉扯感、酸痛和筋疲力尽[15]。

体格检查

检查患者头部的姿势可诊断 CD。头部和颈部的各种异常姿势都可能发生(图 4.1)。扭转型斜颈是指下颌围绕纵轴朝向肩膀的旋转。侧倾型斜颈是头部在冠状面旋转,耳朵朝向肩膀运动。颈前倾和头后仰是头部在矢状面的旋转,其中前倾是指下颌向胸部的运动,后仰是下颌上抬使得枕骨朝向后背的运动。按照惯例,旋转方向的定义是以下颌位置而定的,所以右侧旋转型斜颈即下颌向右旋转。也可能有矢状面或侧向偏离颈部中线[14]。66% ~ 80% 的患者表现为这些运动的组合[3,5]。复杂偏转最常见的成分是旋转性斜颈,继发于头部倾斜、后仰和前倾。孤立的偏转(如:在单一平面)仅见于不足 1/3 的患者。值得注意的是,特发性单纯前倾的病例非常少见。左侧偏转和右侧偏转之间没有统计学差异[3,5,6,17]。大多数患者的异常姿势出现时间超过 75%,但随着时间的推移,姿势的性质和方向优势可能会发生改变[3]。

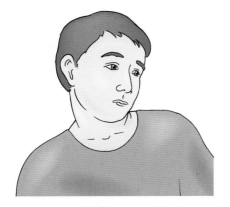

图 4.1　一位左侧扭转斜颈和侧倾斜颈的患者表现为明显的左侧旋转、左侧倾斜和肩上抬

很多患者在就诊时伴有身体其他部位的肌张力障碍症状。10% ~ 20% 患者表现为颈部以外的肌张力障碍[3,5]。下颌(口腭),眼睑(睑痉挛),手臂或手(书写痉挛)和躯干(纵轴)是最常见受累的部位。

高达 25% 的患者在体格检查中发现有姿势性和运动性手部震颤。

尽管痉挛性斜颈这一术语暗示了头部的抽动和颈部痉挛,但 25.33% 的患者无此特征。形容词"痉挛"是一种误解,因为没有证据显示 CD 是一种痉挛性疾病或者是由锥体束功能障碍导致的。因此,这些动作并非总是痉挛性的而是持续的。

尽管异常的头部姿势可以诊断,但 CD 患者的体格检查应以识别继发于结构性异常的"假性肌张力障碍"为重点[18]。应该进行全面的神经系统体格检查以排除继发性肌张力障碍。颈部或者颈部以外肌张力障碍的患者出现皮质脊髓、感觉、小脑、动眼神经或者皮质征象提示继发性肌张力异常。

功能受限

绝大多数 CD 患者都存在功能受限(220 例患者占 99%)[17]。功能障碍的严重程度从轻微(社会状况中有主观不适但对社会生活没有客观影响)到严重(职业水平的定性或定量改变,导致社会生活受损)。一篇报告指出 67 例特发性 CD 患者中有 24% 存在抑郁[10]。

75% 患者在患病期间的某个时候会抱怨疼痛,患者通常认为疼痛是功能障碍的主要原因[3,5,11,16]。疼痛与持续性的、程度较严重的头部旋转和痉挛相关[3]。功能障碍同样是因为特定任务受限导致的(如无法驾驶)以及由于异常姿势避免社会互动。询问患者关于功能障碍的情况和明确造成功能障碍的因素对特发性 CD 患者的最佳照料是至关重要的[20]。

诊断分析

应进行筛查性生物化学试验(血液生化筛查试验、全血细胞计数、甲状腺功能)外加铜蓝蛋白水平以排除导致肌张力性障碍的其他医学情况。因为已知的各种中枢系统损伤也与 CD 相关,应考虑对姿势固定的、颈部疼痛的患者进行大脑和颈椎的 MRI 检查[21]。如果有脊柱侧弯,应进行普通 X 线片检查记录基线异常。此外,应通过血浆铜蓝蛋白测定和裂隙灯试验对年龄<50 岁的患者进行 Wilson 病的排查。

治疗

早期治疗

治疗的目的是缓解病情,改善生活质量以及预防继发性并发症。安慰是非常重要的。让患者确信CD并不危险,并且提醒他们CD并不都会泛化,但有可能局部扩散。然而,应该告知他们,治疗是缓解症状而不是治愈。医师应该了解这一疾病的哪些方面会引起功能障碍,CD患者的功能障碍可能由很多因素导致,如疼痛、异常姿势、功能受限、社交尴尬和抑郁。合并抑郁的识别是非常重要的,因为这是功能障碍的一种主要来源,也将影响治疗获益,但抑郁本身是可以治疗的。继发的并发症,如神经根性病、脊髓病和吞咽困难,也应该被识别和治疗。

肉毒毒素是治疗CD的一线标准疗法,其有效性和安全性是A级证据。肉毒毒素治疗能够提高CD患者健康相关的生活质量。然而,患者对注射效果的感知可能会被非运动因素和/或共病症(如精神和情感)所影响[1]。

口服治疗(包括抗胆碱能药物,γ-氨基丁酸制剂、多巴胺受体拮抗剂、多巴胺耗竭剂,甚至多巴胺受体激动剂)在疗效方面有限,且大多数制剂的使用缺乏有力证据支持[22]。

康复治疗

有轻微症状的患者可以用物理方法或者药物治疗。物理方法包括简单的拮抗性动作(如感觉诡计)、生物反馈、机械支撑和物理治疗。假设疾病是由脊柱或骨科异常引起的情况下,使用手法治疗CD是不合适的。在大多数患者,身体不太可能克服大脑异常中枢处理命令来矫正头部位置。因此,应建议物理治疗师和手法按摩师不要用正骨技术或物理外力,因为这可能导致患者进一步的不适及损伤。然而,协助患者利用自身资源,即通过加强和增加灵活性改善头部位置控制是有利的。

推荐物理治疗作为肉毒毒素注射的辅助手段。肉毒毒素治疗后来自肌张力障碍的阻力会减少。目标是在拮抗力量减弱时,加强患者对头部运动和姿势的控制。一个病例个案提到,在长期治疗方案中加入物理疗法也可以减少肉毒杆菌毒素的有效剂量[23]。

介入治疗

CD患者的预后在肉毒毒素注射治疗后发生了根本性改变。与所有先前的疗法相比,肉毒毒素使最多患者在最短时间内获益,这在很多双盲安慰剂对照和开放试验中均已得到了证实[24],且该疗法较其他药物疗法的不良反应更少[25]。对于特发性CD,血清A型的应用最为广泛。目前正在研究血清B型以及血清F型在对血清A型免疫抵抗的患者中的应用[26]。

疼痛部位的确定以及导致不良姿势的肌肉识别是肉毒毒素给药过程的最重要因素。胸锁乳突肌(SCM)、斜方肌、头夹肌、肩胛提肌是最常见的注射位点。

仅在一项随机对照试验中发现临床评估附加多肌肌电图(polymyographic electromyography,pEMG)用于肉毒毒素注射比基于临床评估的治疗更有成效[27]。

一项小型开放性试验报道了pEMG改善了继发性无应答患者的治疗预后[28]。对于治疗效果不满意的患者应考虑治疗前行pEMG检查[29]。

在最近一项研究中,[18]氟脱氧葡萄糖正电子发射断层摄影术/计算机断层摄影技术被建议作为一种确定肌张力异常颈部肌肉的有效方法[30]。

每种头部姿势中最常见的异常肌肉如表4.1。注射肌肉的数量,每块肌肉的注射次数,肉毒毒素的浓度以及肌电图辅助注射的应用在其他技术细节中均存在广泛的可行性。哪种技术能够得到最优结果尚无定论[31]。CD患者的平均最优注射剂量在各试验中结果不同[平均保妥适(Botox)剂量:188U(50~280U);平均丽舒妥(Dysport)剂量577U(250~1 000U)][32]。定制注射剂量和注射肌肉以适应个别患者的需要是很重要的。目前,仅在SCM利用定量肌电图进行了特定肌肉的最佳剂量的评估。剂量为20U的Botox减轻了SCM的张力障碍,而高于20U的Botox只能提供最少的额外改善[33]。同样,100U的Dysport足以降低SCM的肌肉活动,高于100U剂量可能与吞咽困难发生率增加有关[34]。

表4.1　头部姿势和导致姿势异常的最常见责任肌肉

头部姿势	责任肌肉
旋转型斜颈	对侧SCM
	同侧SC
	有/无对侧SC
侧倾型斜颈	同侧SCM,SC,TPZ
后倾型斜颈	对侧SC

SC,头夹肌,SCM,胸锁乳突肌;TPZ,斜方肌。
Modified from Deuschl G, Heinen F, Kleedorfer B, Wagner M, Lücking CH, Poewe W. Clinical and polymyographic investigation of spasmodic torticollis. *J Neurol.* 1992;239:9-15.

肉毒毒素治疗的获益通常出现在注射后第1周,但是很少可能延长至8周才出现。这种治疗效果可能持续时间平均约12周,绝大多数医师建议每3~4个月进行重复注射。对肉毒毒素的治疗反应不受头颈偏离模式的影响。持续的肉毒毒素注射对肌张力异常提供了渐进性的改善[31]。

　　未能够从肉毒毒素注射治疗中获益的 CD 患者被称为初始无反应者。15% ~ 30% 的患者存在这种情况[35]。除了初始治疗的失败（患者对注射治疗无反应），继发无反应在患者中的发生率同样为 10% ~ 15%。这些患者在初始治疗后对后续注射没有反应。在继发治疗失败的案例中，小鼠中和试验发现 35.7% 存在肉毒毒素抗体[35]。

技术设备

　　脑深部电刺激（DBS）已经成为难治性、致残性肌张力障碍的标准疗法。根据目前的人道主义设备豁免，DBS 只被批准用于治疗原发性全身性、节段性或 CD[36]。DBS 的优势包括可逆性、可调试性且能够持续性地接近治疗靶点。因对肉毒毒素治疗产生耐药性而采用 DBS 的局灶性张力障碍或者 CD 患者应该予以评估并确认患者是否受益于更适当的靶向或剂量注射治疗。可以通过在额纹注射小剂量肉毒毒素和评价效果来评估其耐药性。

　　在一项随机、假对照试验中，术后 3 个月接受神经刺激患者肌张力障碍严重程度较假刺激组明显下降[37]。

手术

　　只有那些肌张力障碍持续时间长，对药物和肉毒杆菌毒素注射的充分试验无反应，并且伴有严重疼痛或功能障碍的患者才建议手术治疗。由于肉毒杆菌毒素的应用，目前很少病例需要手术。外周神经切断术是目前应用最广泛的手术方法，其目的是选择性地切断肌张力障碍性肌肉的神经。选择性切断术是一种选择性切断上颈段脊神经背支的手术[38]。选择性神经切断术常与选择性脊髓副神经切断术、前根切断术或肌切开术相结合。

潜在的疾病并发症

　　患者可能发展为颈椎病并导致神经根病或脊髓病[39]。肌张力障碍向颈部以外扩散是向节段性张力障碍模式的进展。72 例首次出现孤立 CD 症状的患者，有 1/3 肌张力障碍扩散到面部、下颌、手臂或躯干[11]。

潜在的治疗并发症

　　据报道，有 20% ~ 30% 的患者注射肉毒毒素后产生副作用，50% 的患者在治疗过程中某一时点出现副

作用。吞咽困难、颈部无力和注射部位的局部疼痛是最常见的副作用，但也有头晕、口干、流感样综合征、嗜睡、发音困难和全身无力等情况报道。副作用出现频率的差异很大，显然是与注射剂量有关[26]。最近的一个病例报告，A 型肉毒杆菌毒素注射 SCM 导致体位依赖性吞咽困难，提示局部肉毒毒素没有扩散至咽肌的情况下，头颈稳定肌群的乏力会导致吞咽困难[40]。

　　选择性分支切断术中未保留腹根会损伤颈、臂丛神经，导致膈肌麻痹和吞咽困难等并发症。选择性去神经治疗的其他后遗症包括枕大神经分布的感觉丧失、感觉异常，偶尔出现突然的疼痛。

　　严重不良事件通常与 DBS 的植入程序或植入装置有关。构音障碍、不自主运动（即运动障碍或肌张力障碍恶化）和抑郁是研究过程中最常见的非严重不良事件[38]。

鉴别诊断

寰枢椎脱位

颈椎骨折

椎间盘退行性变

骨髓炎

Klippel-Feil 综合征

先天性斜颈伴颈部肌肉缺如或纤维化

放射后纤维化

急性颈项僵硬

咽炎

疼痛性淋巴结病，腺炎

前庭眼功能障碍（头部倾斜伴有第Ⅳ对脑神经损伤或迷路疾病）

后颅窝肿瘤

Arnold-Chiari 综合征

点头娃娃综合征（伴第三脑室囊肿）

眼球震颤

Sandifer 综合征

脊髓肿瘤或脊髓空洞

眼外肌麻痹、斜视

甩头伴动眼神经失用症

偏盲

点头状痉挛

局灶性发作

（栾烁 译　伍少玲 校　马超 审）

参考文献

1. Albanese A, Abbruzzese G, Dressler D, et al. Practical guidance for CD management involving treatment of botulinum toxin: a consensus statement. *J Neurol*. 2015;262:2201–2213.

2. Fahn S, Marsden CD, Calne DB. Classification and investigation of dystonia. In: Marsden CD, Fahn S, eds. *Movement Disorders*. 2nd ed. London: Butterworth; 1987:332–358.

3. Chan J, Brin MF, Fahn S. Idiopathic cervical dystonia: clinical characteristics. *Mov Disord*. 1996;6:119–126.

4. Steeves TD, Day L, Dykeman J, et al. The prevalence of primary dystonia: a systemic review and meta-analysis. *Mov Disord*. 2012;27:1789–1796.

5. Jankovic J, Leder S, Warner D, et al. Cervical dystonia: clinical findings and associated movement disorders. *Neurology*. 1991;41:1088–1091.

6. DD Duane. Spasmodic torticollis. *Adv Neurol*. 1988;49:135–150.

7. Elia AE, Lalli S, Albanese A. Differential diagnosis of dystonia. *Eur J Neurol*. 2010;17:S1–S8.

8. Tarsy D. Comparison of acute- and delayed-onset posttraumatic cervical dystonia. *Mov Disord*. 1998;13:481–485.

9. Tempel LW, Perlmutter JS. Abnormal cortical responses in patients with writer's cramp. *Neurology*. 1993;43:2252–2257.

10. Dauer WT, Burke RE, Greene P, et al. Current concepts on the clinical features, aetiology and management of idiopathic cervical dystonia. *Brain*. 1998;121:547–560.

11. Jahanshahi M, Marion MH, Marsden CD. Natural history of adult-onset idiopathic torticollis. *Arch Neurol*. 1990;47:548–552.

12. Rivest J, Marsden CD. Trunk and head tremor as isolated manifestations of dystonia. *Mov Disord*. 1990;5:60–65.

13. Jahanshahi M. Factors that ameliorate or aggravate spasmodic torticollis. *J Neurol Neurosurg Psychiatry*. 2000;68:227–229.

14. Consky ES, Lang AE. Clinical assessments of patients with cervical dystonia. In: Jankovic J, Hallett M, eds. *Therapy With Botulinum Toxin*. New York: Marcel Dekker; 1994:211–237.

15. Kutvonen O, Dastidar P, Nurmikko T. Pain in spasmodic torticollis. *Pain*. 1997;69:279–286.

16. Charles PD, Adler CH, Stacy M, et al. Cervical dystonia and pain: characteristics and treatment patterns from CD PROBE (Cervical Dystonia Patient Registry for Observation of OnabotulinumtoxinA Efficacy). *J Neurol*. 2014;261:1309–1319.

17. Rondot P, Marchand MP, Dellatolas G. Spasmodic torticollis: review of 220 patients. *Can J Neurol Sci*. 1991;18:143–151.

18. Weiner WJ, Lang AE. Idiopathic torsion dystonia. In: Weiner WJ, Lang AE, eds. *Movement Disorders: A Comprehensive Survey*. New York: Futura; 1989:347–418.

19. Jahanshahi M. Psychosocial factors and depression in torticollis. *J Psychosom Res*. 1991;35:493–507.

20. Zetterberg L, Lindmark B, Soderlund A, et al. Self-perceived non-motor aspects of cervical dystonia and their association with disability. *J Rehabil Med*. 2012;44:950–954.

21. Comella CL, Thompson PD. Treatment of cervical dystonia with botulinum toxins. *Eur J Neurol*. 2006;13:S16–S20.

22. Swope D, Barbano R. Treatment recommendations and practical application of botulinum toxin treatment of cervical dystonia. *Neurol Clin*. 2008;26:S54–S65.

23. Ramdharry G. Case report: physiotherapy cuts the dose of botulinum toxin. *Physiother Res Int*. 2006;11:117–122.

24. Dressler D. Botulinum toxin for treatment of dystonia. *Eur J Neurol*. 2010;17:S88–S96.

25. Brans JW, Lindeboom R, Snoek JW, et al. Botulinum toxin versus trihexyphenidyl in cervical dystonia: a prospective, randomized, double-blind controlled trial. *Neurology*. 1996;46:1066–1072.

26. Jankovic J. Botulinum toxin therapy for cervical dystonia. *Neurotox Res*. 2006;9:145–148.

27. Comella CL, Buchman AS, Tanner CM, et al. Botulinum toxin injection for spasmodic torticollis: increased magnitude of benefit with electromyographic assistance. *Neurology*. 1992;42:878–882.

28. Cordivari C, Misra VP, Vincent A, et al. Secondary nonresponsiveness to botulinum toxin A in cervical dystonia: the role of electromyogram-guided injections, botulinum toxin A antibody assay, and the extensor digitorum brevis test. *Mov Disord*. 2006;21:1737–1741.

29. Nijmeijer SW, Koelman JH, Kamphuis DJ, et al. Muscle selection for treatment of cervical dystonia with botulinum toxin–a systematic review. *Parkinsonism Relat Disord*. 2012;18:731–736.

30. Sung DH, Choi JY, Kim D, et al. Localization of dystonic muscles with ^{18}F-FDG PET/CT in idiopathic cervical dystonia. *J Nucl Med*. 2007;48:1790–1795.

31. Jankovic J, Schwartz K, Donovan DT. Botulinum toxin treatment of cranial-cervical dystonia, spasmodic dysphonia, other focal dystonias and hemifacial spasm. *J Neurol Neurosurg Psychiatry*. 1990;53:633–639.

32. Costa J, Espirito-Santo C, Borges A, et al. Botulinum toxin type A therapy for cervical dystonia. *Cochrane Database Syst Rev*. 2005;1:CD003633.

33. Dresler D. Electromyographic evaluation of cervical dystonia for planning of botulinum toxin therapy. *Eur J Neurol*. 2000;7:713–718.

34. Borodic GE, Joseph M, Fay L, et al. Botulinum A toxin for the treatment of spasmodic torticollis: dysphagia and regional toxin spread. *Head Neck*. 1990;12:392–399.

35. Marion MH, Humberstone M, Grunewald R, et al. British neurotoxin network recommendations for managing cervical dystonia in patients with a poor response to botulinum toxin. *Pract Neurol*. 2016;16:288–295.

36. Fox MD, Alterman RL. Brain stimulation for torsion dystonia. *JAMA Neurol*. 2015;72:713–719.

37. Volkmann J, Mueller J, Deuschl G, et al. DBS study group for dystonia. Pallidal neurostimulation in patients with medication-refractory cervical dystonia: a randomised, sham-controlled trial. *Lancet Neurol*. 2014;13:875–884.

38. Braun V, Richter HP. Selective peripheral denervation for the treatment of spasmodic torticollis. *Neurosurgery*. 1994;35:58–63.

39. Waterston JA, Swash M, Watkins ES. Idiopathic dystonia and cervical spondylotic myelopathy. *J Neurol Neurosurg Psychiat*. 1989;52:1424–1426.

40. Chang WK, Kim K, Seo HG, et al. Posture-dependent dysphagia after botulinum toxin type A injection at sternocleidomastoid in a patient with athetoid cerebral palsy. *Am J Phys Med Rehabil*. 2017. https://doi.org/10.1097/PMH 0000000000000763. (Epub ahead of print).

第5章

颈神经根病

S. Ali Mostoufi, MD

同义词

伴有神经根病的颈椎间盘疾病
颈神经根炎
颈神经炎

ICD-10 编码

| M54.12 | 神经根型,颈椎 |
| M54.13 | 神经根型,颈胸椎 |

定义

颈神经根病是指由于颈神经根病变导致颈部、手臂疼痛,以及感觉、运动和反射异常的一类功能障碍。颈神经根病变累及脊神经前根可出现运动无力,累及脊神经后根则可能引发感觉缺失,而脊神经前根和后根中任意一者受累都可能导致反射异常。在大多数情况下,无论是脊神经前根还是后根受累,都可能导致颈神经根病。

颈神经根性疼痛是指沿着特定神经根走行模式由颈项到手臂的放射样疼痛,它与感觉缺失、运动无力或反射异常并没有必然联系。个体能够在神经根病相关体格检查无异常的情况下出现根性颈痛。

颈椎解剖包括 7 个颈椎($C_1 \sim C_7$),由 5 个椎间盘间隔开(分布于 $C_2 \sim C_6$)。C_1 椎体呈环状,无椎体,其侧块与颅骨枕髁及 C_2 椎体形成寰枕关节和寰枢关节[19]。C_2 椎体的特征是有向头延伸的齿突,它由横韧带紧紧地固定在 C_1 的椎弓上,为颈椎在 $C_1 \sim C_2$ 关节处完成大部分的旋转提供可能。在 C_1 和 C_2 椎体之间没有椎间盘,自 C_2 至 C_6,共有 5 个椎间盘分布于每两个椎体之间(分别为 $C_2 \sim C_3$, $C_3 \sim C_4$, $C_4 \sim C_5$, $C_5 \sim C_6$, $C_6 \sim C_7$ 椎间盘)[20,21]。C_7 椎体通过 $C_7 \sim T_1$ 椎间盘与第一胸椎连接,$C_2 \sim C_7$ 椎体后外侧通过关节突关节连接,关节突关节位于冠状面内,呈下角状,允许颈部进行前屈、后伸和侧屈动作。钩突及其附属的钩椎关节是 $C_3 \sim C_7$ 节段独有的特征。钩椎关节在出生时是发育不全的,随着年龄的增长

而发展,稳定颈椎,同时容易发生退行性变[20,21]。

颈神经根一共有 8 对。除 C_8 外,每对颈神经与其相邻下缘椎体名称相对应。C_8 神经根从 $C_7 \sim T_1$ 椎间孔穿出。在正常情况下,上段颈椎椎间孔最大,远端逐渐狭窄,其中 $C_7 \sim T_1$ 椎间孔最为狭窄[1]。椎间孔后外侧为关节突关节,前内侧为椎间关节,下方、上方为相邻椎弓根,前侧为相邻的椎间盘。关节的退行性改变、椎间盘高度的降低以及颈椎间盘突出均可导致椎间孔狭窄和神经根受压症状。

颈神经根从颈椎间孔的下缘发出[1]。$C_1 \sim C_3$ 神经根背侧神经分支包括枕下神经(C_1)、枕大神经(C_2)以及枕后神经(C_3)等[2]。颈丛由 $C_1 \sim C_4$ 神经前支构成,臂丛由 $C_5 \sim C_8$ 神经前支构成。

颈神经根病最常见于 C_7 神经根,按发病率降序紧随其后的分别是 C_6、C_8 和 C_5 神经根[3]。颈神经根病最常见的原因有椎间盘向后外侧突出、小关节紊乱所导致的神经出口狭窄、钩突增生占位导致椎间孔狭窄,以及稳定型或不稳定型椎体滑脱影响相邻神经出口。不常见的原因包括小关节滑膜囊肿侵犯神经根、硬膜外肿物、脊柱肿瘤和脓肿。

临床上还有一些其他疾病也伴随有颈部及上肢的疼痛,临床表现与颈神经根病类似,应该仔细进行鉴别诊断。如上肢肌腱病、滑囊炎以及关节痛等骨科疾病均可导致上肢疼痛。而周围神经卡压、脱髓鞘疾病、脑血管事件、神经肌肉疾病、周围神经病变等神经疾病,以及胸廓出口综合征、椎动脉夹层等血管疾病也可以出现类似于颈神经根病的临床表现。

症状

颈神经根病的典型表现是颈部不适感和相应的在特定神经根支配区域伴有感觉、运动或反射异常的单侧上肢疼痛。皮支受损导致感觉麻木、刺痛、灼烧感及电击感;而肌支受损则导致感觉减弱。通过患者主诉,明确手部感觉异常的分布具有极大的定位诊断价值[4]。一级证据支持:肩胛上($C_5 \sim C_6$)、肩胛间(C_7)和肩胛(C_8)疼痛提示根性损害[5]。

常见的加重因素包括头部向疼痛的一侧移动、手臂自由下落、举起较重的物品、咳嗽、打喷嚏或 Valsalva 试验。通常情况下,急性期内是难以耐受拉、推和提起物品等动作的。当头部远离疼痛侧或受影响侧的肢体高举过头时,疼痛情况可能会有所改善。通常精细运动能力(用力抓握及对捏)的笨拙和缺失可能先于整体的运动功能减退。临床医师应定期询问脊髓受压的相关症状。脊髓受累的症状通常包括双手的麻木感、灵活性变差、平衡能力减退、跌倒、直肠或膀胱功能障碍。以上症状不是神经根病变的特征,提示临床医师应排除脊髓压迫。

体格检查

完整的肌肉骨骼和神经系统体格检查在评价颈椎根性疼痛方面具有指导意义。应特别注意区分颈神经根病的客观表现与脊髓受压的表现。如果怀疑有其他系统的相关疾病,则需要扩大体格检查范围。

视诊

简单的观察是正确诊断和治疗的第一步。临床医师的眼睛应该被训练来注意不良的姿势、异常的身体机能、脊柱畸形、肌肉萎缩、步态异常、辅助设备的使用、皮肤异常以及非语言的暗示或行为[16]。

触诊

颈椎旁压痛和肌紧张在颈神经根病患者中很常见。临床医师应检查紧张部位的肌肉,尤其是斜方肌和肩胛提肌。

步态分析

作为脊柱常规检查的一部分,评估患者的步态是非常重要的。步态障碍并不是由退行性椎间孔狭窄引起的颈椎神经根病变的常见表现,而是颈部脊髓受压患者的常见症状。在检查时发现步态不稳,则高度警示需进行 MRI 成像检查。异常步态的发现提示临床医师应对患者和家属进行防跌倒教育,并指导使用辅助器具(例如助行架)。

关节活动度(ROM)

所有平面的颈椎 ROM 均应进行检查,并记录活动受限情况。临床医师需要认真地重复评估颈椎 ROM 以明确治疗的进展。正常的颈椎 ROM 为:后伸 55°、前屈 45°、侧屈 40°,左右旋转各 70°[6]。在日常生活活动中(ADL),倒车需要最综合的 ROM(包括旋转、后伸和侧屈)。个人卫生 ADL,例如洗手、刮脸和化妆相对于步行和上下楼梯等活动需要更大的 ROM[6]。

感觉检查

颈神经根病在肩胛带和上肢的感觉检查中会发现特定的皮肤异常感觉。轻触觉、针刺觉和本体感觉/振动觉应在有症状和无症状的手臂上进行检测。临床医师可根据特定的皮肤感觉缺失部位,对神经根受损平面进行定位。手臂的神经支配皮区有一定程度的重叠。迄今为止,最标准化的感觉测试指南是由脊髓损伤的神经学分类国际标准出版的(图 5.1)[7]。

深部肌腱反射

深部肌腱反射应双侧检查并进行对比。深部肌腱反射反应水平分为 0 ~ 4+ 级,其中 2+ 为正常(表 5.1,图 5.2)。临床医师应在颈椎检查中检查三种反射:肱二头肌肌腱反射(C5 ~ C6,C5 为主),肱桡侧

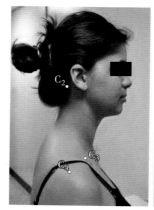
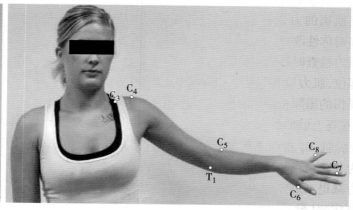

图 5.1　上肢检查关键感觉点

表 5.1　颈神经根病检查中的关键反射、主要肌群及感觉关键点

神经根	反射	主要肌群（颈部及上肢）	关键感觉点
C_2	正常反射	颈前屈	枕骨粗隆外侧 1cm
C_3	正常反射	颈后伸及侧屈	锁骨上窝且在锁骨中线上
C_4	正常反射	耸肩	肩锁关节顶部的皮肤
C_5	肱二头肌深部肌腱反射减弱	屈肘	肘前窝的桡侧面
C_6	肱桡肌深部肌腱反射减弱	伸腕	拇指近节背侧皮肤
C_7	肱三头肌深部肌腱反射减弱	伸肘	中指近节背侧皮肤
C_8	正常反射	指长屈肌	小指近节背侧皮肤

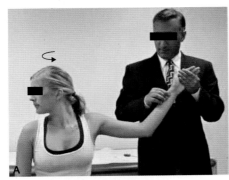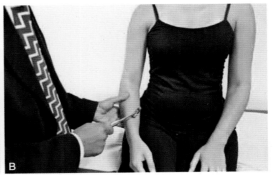

图 5.2　Adson 试验（A）和桡反射检查（B）

肌腱反射（$C_5 \sim C_6$，C_6 为主）和肱三头肌肌腱反射（C_7 为主）。反射降低（减弱）或反射消失表明下运动神经元受累，包括特定的神经根检查。反射亢进是中枢神经系统受累的表现。

肌力检查

在颈神经根病的患者中，主观的上肢和手的肌力减退是常见主诉。肌力减退的部位有助于将损伤定位到特定的脊髓水平、神经根、周围神经或肌肉本身。将每一组肌肉的力量与其对侧肌群进行比较，可以检查到非对称性改变。疼痛程度和患者的努力程度可能是肌力检查时的限制因素。根据颈神经根病常见发病部位，肌力检查通常主要针对 $C_4 \sim C_8$ 神经根。脊髓损伤的国际神经学分类标准目前已经标准化，并建议检查上肢的 5 对关键肌：C_5 屈肘肌、C_6 腕伸肌、C_7 伸肘肌、C_8 指深屈肌和 T_1 小指外展肌[7]。肌肉力量分为 0/5 ~ 5/5 水平（表 5.2）。当发现一组关键肌的肌力减退，临床医师须重新评估上肢肌力以进一步定位病变（臂丛神经根、神经干、神经纤维分支或颈髓）。神经电生理检查可以为体格检查结果提供进一步的证据。

表 5.2　颈部神经所支配颈部和手臂的关键肌/关键肌群

C_2	胸锁乳突肌、头直肌、颈长肌
C_3	斜方肌、头夹肌
C_4	斜方肌、肩胛提肌
C_5	三角肌、肱二头肌、冈上肌、冈下肌
C_6	腕伸肌、肱二头肌、肱桡肌、旋肌
C_7	腕屈肌、肱三头肌
C_8	拇指伸肌和拇收肌、腕尺偏肌群、指浅屈肌

关节检查

颈椎关节可以通过 ROM 进行检查，也可以通过在外部局部施加压力进行检查。关节检查可诱发与患者主诉相符的颈痛或头痛。对肩关节、肘关节和腕关节进行详细的体格检查，对于鉴别颈部根性痛和其他引起上肢疼痛的肌肉骨骼疾病有重要的价值。

特殊动作检查

椎间孔挤压试验是一种经典的检测神经根激惹的方法(图5.3)。它是一个由被检者向检查侧侧屈以及颈部前屈,同时检查者施加纵向压力的复合动作。改良椎间孔挤压试验是被检者头部向检查侧旋转、后伸,同时检查者施加纵向压力。实施此两种检查时,若诱发出患者的神经根症状则提示阳性。文献表明,椎间孔挤压试验的敏感度低(40%~50%),特异度高(大于80%),且由不同操作者进行时具有良好的可信度[8]。当怀疑有骨折或椎体不稳时,禁止进行椎间孔挤压试验。

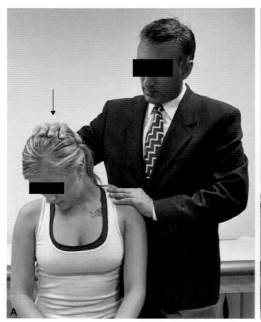
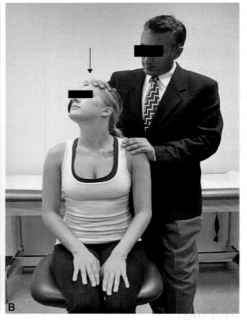

图5.3   椎间孔挤压试验(A)和改良椎间孔挤压试验(B)

Lhermitte 征

在颈椎退行性改变、硬膜外肿瘤、硬膜下肿瘤、脊髓肿瘤和多发性硬化症等许多引起颈髓病的情况下都发现了 Lhermitte 征[9]。据 Lhermitte 描述,这是一种突然的电击样感觉,起源于颈部或上背部,在头部前屈时沿脊柱向下放射至四肢。

斜角肌试验（Adson 试验）和上臂缺血试验（Roos 试验）

部分患者的疼痛、肌力减退和神经血管缺陷与胸廓出口综合征有关,应与颈神经根病进行鉴别诊断。临床医师在检查颈痛及上肢疼痛患者时应熟练掌握这些检查(图5.2)。

巴宾斯基征、霍夫曼征和阵挛

巴宾斯基征、霍夫曼征和阵挛也是颈神经根病患者检查的一部分,因为它们可以提示包括颈脊髓病在内的中枢神经系统疾病。

功能受限

疼痛通常会影响睡眠、工作和社交活动。颈椎关节活动度受限会对驾驶、头部活动、阅读和日常生活活动造成困扰。使用计算机、平板计算机和智能手机可能加重颈部疼痛。手指感觉的缺失可能对那些依靠触觉工作的人造成不便。握力不足可能会导致持物掉落,而近端肌肉无力会影响搬运物品或推拉物体的能力。药物治疗效果不佳及外科手术失败的患者通常会造成永久性损伤,导致慢性残疾。

诊断分析

X 线

用于选择性或急性创伤的初步影像学检查,以确定颈椎有无骨质结构的解剖学变化,包括关节突或钩椎关节椎弓崩裂、椎间隙高度下降以及椎体或齿状突骨折。它对于评估颈椎序列（包括颈椎侧弯和后凸改变）和检测椎体滑脱非常敏感。也可以通过颈椎的屈伸和张口位检查发现椎体不稳。然而，除外在动态或者静态检查中发现椎间孔狭窄，X 线检查对于根性疼痛的病因诊断帮助不大。

计算机断层扫描

计算机断层扫描（CT）是评估颈椎骨性解剖结构的最佳方法。因为这是横断面成像，它可以识别中央管狭窄、椎间孔狭窄、黄韧带增厚。当出现多发创伤性骨折（$C_1 \sim C_2$ 和颈椎远端节段）合并可能的椎管内或周围出血时，CT 是一种很好的检查方法。在二维轴位和冠状位重建的 CT 检查，用于描述脊柱融合术后相邻椎体的融合程度。CT 脊髓造影对复杂的手术翻修或术后有持续性上肢症状的病例有一定的适应证。虽然 CT 与磁共振成像（MRI）相比敏感度较低，但它可以鉴别椎间盘突出。在植入起搏器后或存在其他 MR 检查禁忌证时，CT 是首选方式。最后，在进行椎间盘造影后采用 CT 检查，以更好地显示包括放射状撕裂在内的椎间盘结构紊乱。

磁共振成像

磁共振成像（MRI）是根性症状患者的检查金标准。它能够识别正常软组织以及异常变化（肌肉、神经、背根神经节、脊髓、椎间盘、韧带、脂肪等）。MRI 可以显示椎管和椎间孔的管径。通过 MRI，我们也可以评估任何脊髓或骨髓的信号异常。MRI 可以确定骨折的愈合情况、可能的感染，也可以发现脊柱的原发性或转移性肿瘤。应用 MRI 平扫及增强图像是必要的，以进一步确诊恶性肿瘤、血管病变、术后不愈合以及神经鞘肿瘤。

骨扫描

骨扫描在脊柱相关检查中的应用仅限于评估脊椎关节僵硬、感染、原发性或转移性脊柱肿瘤。

神经传导检查/肌电图

电生理检查被认为是体格检查的延伸。在有明确的颈椎根性征象和症状并且得到 MRI 证实的患者中，没有肌电图（EMG）检查指征。在临床症状、体格检查和影像学表现不一致的情况下，它是一个有用的工具[12]。如果怀疑有颈椎神经根病（周围神经病变或周围神经卡压）同时存在临床症状，那么确切的肌电图检查结果可以指导针对性治疗并获得更好的治疗效果。

脊髓造影

在 MRI 出现之前，脊髓造影是一种常用且有效的手段，最常被用来检查中央管和椎间孔的管径，以及明确神经根或脊髓可能受到的压迫。在现代医学中，当有 MRI 检查禁忌证，或人工椎间盘金属伪影以及前路融合器械植入导致 MRI 显示不清时，CT 脊髓造影仍然可以提供有关椎管或椎间孔管径的有价值信息。在复杂的术后病例以及手术后翻修或脊柱肿瘤患者中，骨髓造影也可用作诊断工具。

诊断性脊柱注射

在荧光显微镜的引导下，增强对比的方法可以将特定的药物送到一个理想的靶点，以达到诊断和治疗的目的。在一些存在多节段不同程度退行性改变的复杂病例中，无法确定到底哪个节段病变导致患者上肢疼痛，脊柱外科医师可能会要求进行诊断性的选择性神经根注射。一个受过规范训练的介入医师会把麻醉剂注入存在病变的特定神经根处。疼痛减轻的程度（麻醉的半衰期）可以为外科医师提供有价值的术前信息，增加手术成功的概率。

治疗

早期治疗

70%～80% 的颈神经根病患者在保守治疗下症状得到改善。减轻疼痛和对患者的健康宣教是重要的早期目标[10]。在急性期，可以考虑冷疗以及包括佩戴颈围和停止加重病情的活动。如果可以接受（药物治疗），非甾体抗炎药（NSAID）、肌肉松弛药和口服短效类固醇等处方药可以用于减轻急性期症状。在急性颈神经根病患者中，如果 NSAID 效果不佳，可以使用 7～14 天的阿片类止痛药。在慢性患者中，可以使用辅助药物，如抗惊厥药、三环类抗抑郁药或选择性去甲肾上腺素再提取抑制剂。经验丰富的临床医师可根据患者情况对患者进行健康教育，并建议通过调整主动活动方式、正确的生物力学（脊柱生理曲度）、适当地提起重物的技巧、适当的枕头和床垫、合适的运动方式等来预防病情进展和复发。

康复治疗

鼓励及早接受物理治疗和作业治疗，以缓解根性疼痛。康复治疗应着重于减少肌肉紧张、提高关节活动度和增强肌力。颈椎稳定性训练、牵伸训练（被动和主动）、等长肌力训练和渐进抗阻肌力训练被纳入康复范畴，并逐渐过渡到家庭锻炼计划[11]。热敷、超声波、人工牵伸治疗、经皮神经电刺激（TENS）常用于物理治疗和作业治疗，以在短时间内缓解疼痛。颈椎手法松动术可能是一种有效的辅助治疗手段，但需注意包括颈动脉夹层在内的一系列并发症，而操作前进行颈椎不稳定性的检测及血管内皮完整性的检查在确定患者是否存在这些不良事件风险的方面似乎并不可靠[22]。介入手术和药物治疗可以减轻疼痛，进而提高患者康复治疗的依从性。在康复治疗的过程中，应对患者进行人体生物力学的健康教育，使用符合人体工效学的书桌，应用一些舒适的设备如书架、免提式电话机或耳机、文件支撑架等。

介入治疗

硬膜外类固醇注射（ESI）

硬膜外类固醇注射应用于经过规范的初步治疗及合适的康复治疗之后仍然持续疼痛的颈神经根病。由训练有素的医师，在影像指导下进行，是一种安全、有效的治疗方法。在一个系统回顾性研究中，有证据支持硬膜外类固醇注射治疗颈根性疼痛获得很好的疗效[13,14]。

颈部选择性神经根阻滞（SNRB）

这是一种诊断性治疗方法。如果在影像学造影剂增强引导下，通过在特定的神经根注射麻醉药物后，患者的疼痛明显减轻，那么临床医师可以认为该特定的神经根是上肢疼痛的主要病因。如果注射药物在硬膜外就发生扩散，这种注射的选择性就会丧失。脊柱外科医师通过选择性神经根阻滞为制订手术计划提供指导。

技术设备

治疗颈部根性疼痛的先进技术大多围绕着开展新的外科技术、改良脊柱融合器械和新的人工椎间盘技术设备。

手术

进行性神经功能障碍、脊髓病变和保守治疗失败是脊柱外科手术的适应证。退行性改变的严重程度、脊柱前凸、脊柱不稳、颈部椎体滑脱等因素均需

要纳入考量，以确定对患者最有利的手术方式。最常见的手术方式包括颈椎前路椎间盘切除融合术（ACDF）、椎间孔切开减压术、颈椎后路减压融合术和椎间盘置换术。手术治疗已被证实短时间内可以更快地改善疼痛、感觉障碍和肌肉力量，但手术组和非手术组在1年后的反馈结果在统计学上是相似的[18,25]。荟萃分析研究表明，通过对比各方面，包括神经系统体格检查、植入/手术相关的严重不良事件、再次手术概率、功能状态结果、患者满意度及邻近节段的变性等数据，在有症状的颈椎间盘疾病患者中，颈椎间盘置换术的治疗效果优于颈椎前路椎间盘切除融合术（ACDF）[17,22-24]。

潜在的疾病并发症

颈神经根病的治疗不成功可能导致慢性疼痛综合征、持续性神经功能障碍以及随后而来的残疾。严重的中央型椎间盘突出可导致脊髓压迫。

潜在的治疗并发症

用于治疗颈神经根病的药物可能会产生一系列特异性的副作用。NSAID通常有胃肠道和肾脏的副作用。肌肉松弛药，5-羟色胺去甲状腺素再摄取抑制剂和三环类抗抑郁药可引起中枢神经抑制。类固醇会导致内分泌相关的副作用，包括高血糖、下丘脑-垂体-肾上腺轴的影响、闭经以及造成骨质流失导致骨折。麻醉药的应用可导致恶心、便秘、呼吸抑制、精神状态改变、抑制内源性阿片并产生依赖性、耐药性和药物滥用。手法松动操作可导致椎动脉内膜夹层、颈动脉内膜夹层、卒中和脑疝的复发[15]。康复治疗可能导致症状加重。介入注射可能导致血管迷走神经反应、短暂的疼痛加重、面部潮红、高血糖、阴道少量出血等不良反应，这些都是自限性反应。神经损伤、血管损伤、硬膜外血肿、脊髓损伤等相对罕见，但都是脊髓注射时可能出现的并发症。经验丰富的介入医师可以通过影像学引导、在过程中使对照影剂增强以及在治疗过程中保留抗凝血剂和抗血小板药物来减少并发症的出现。颈部的经椎间孔类固醇注射（微粒状的类固醇）增加血管注射的风险，可能导致中枢神经系统缺血和灾难性瘫痪。使用数字减影成像和非微粒类固醇可以降低这种风险。

（于丁　译　伍少玲　校　马超　审）

参考文献

1. Caridi J, Pumberger M, Hughes A. Cervical radiculopathy, A review. *HSSJ*. October 2011;7(3):265–272.
2. O'Rahilley R, Muller F. Carpenter S, Swanson R. Basic human anatomy, muscles, vessels, nerves & joints of the back, Chapter 40. Online version published by Dartmouth Medical School (Dartmouth.edu/~humananatomy).
3. Radhakrishnan K, Litchy WJ, O'Fallon WM, et al. Epidemiology of cervical radiculopathy: a population-based study from Rochester, Minnesota, 1976 through 1990. *Brain*. 1994;117:325–335.
4. Yoss RE, Corbin KB, MacCarty CS, et al. Recent data on significance of symptoms and signs in localization of involved root in cervical disc protrusion. *Neurology*. 1957;7:673–683.
5. Tanaka Y, Kokubun S, Sato T, Ozawa H. Cervical roots as origin of pain in the neck or scapular regions. *Spine*. 2006;31(17):E568–E573.
6. Murphey F, Simmons JCH, Brunson B. Ruptured cervical discs 1939-1972. *Clin Neurosurg*. 1973;20:9–17.
7. International standards for neurological classification of spinal cord injury. *J Spinal Cord Medicine*. 2011;34(6):547–554.
8. Gutrecht J, Murphy DK. Lhermitte's sign in cavernous angioma of the cervical spinal cord. *J Neurol Neurosurg Psychiatry*. 1998;65:954–955.
9. Malanga GA, Landes P, Nadler SF. Provocative tests in cervical spine examination: historical basis and scientific analyses. *Pain Physician*. 2003;6:199–205.
10. Sampath P, Bendebba M, Davis JD, et al. Outcome in patients with cervical radiculopathy: prospective, multicenter study with independent clinical review. *Spine*. 1999;24:591–597.
11. Michael W, Wolff M, Levine L. Cervical radiculopathies: conservative approaches to management. *Phys Med Rehabil Clin N Am*. 2002;13:589–608.
12. Nardin RA, Patel MR, Gudas TF, Rutkove SB, Raynor EM. Electromyography and magnetic resonance imaging in the evaluation of radiculopathy. *Muscle Nerve*. 1999;22(2):151–155.
13. Diwan S, Manchikanti L, Benyamin RM, et al. Systematic review, effectiveness of cervical epidural injections in the management of chronic neck and upper extremity pain. *Pain Physician*. 2009;12(1):137–157.
14. Abdi S, Datta Sukdeb, et al. Epidural steroids in the management of chronic spinal pain: a systematic review. *Pain Physician*. 2007;10:185–212.
15. Parenti G, Orlandi G, Bianchi M. Vertebral and carotid artery dissection following chiropractic cervical manipulation. *Neurosurg Rev*. 1999;22(2-3):127–129.
16. Bates B. *A Guide to Physical Examination and History Taking*. 5th ed. Philadelphia: JB Lippincott; 1991:472.
17. Coric D, Nunley PD, Guyer RD, et al. Prospective, randomized, multicenter study of cervical arthroplasty: 269 patients from the Kineflex|C artificial disc investigational device exemption study with a minimum 2-year follow-up. *J Neurosurg Spine*. 2011.
18. Persson LC, Moritz U, Brandt L. Cervical radiculopathy: pain, muscle weakness and sensory loss in patients with cervical radiculopathy treated with surgery, physiotherapy or cervical collar. A prospective, controlled study. *Eur Spine J*. 1997;6. 256–256.
19. Anatomy of Atlas, Wheeler Text Book of Orthopedics, Online edition, 2017.
20. Hartman J. Anatomy and clinical significance of the uncinate process and uncovertebral joint: a comprehensive review. *Clin Anat*. 2014;27(3):431–440.
21. Nguyen C, Sanchez K, et al. Anatomical specificities of the degenerated cervical spine: a narrative review of clinical implications, with special focus on targeted spinal injections. *Ann Phys Rehabil Med*. 2016;59(4):276–281.
22. Kranenburg HA, et al. Adverse events associated with the use of cervical spine manipulation or mobilization and patient characteristics: a systematic review. *Musculoskelet Sci Pract*. 2017;28:32–38.
23. Xie L, et al. Cervical disc arthroplasty versus anterior cervical discectomy and fusion in symptomatic cervical degenerative disc diseases: an updated meta-analysis of prospective randomized controlled trials (RCTs). *Springerplus*. 2016;5(1):1188.
24. Hu Y, et al. Mid- to long-term outcomes of cervical disc arthroplasty versus anterior cervical discectomy and fusion for treatment of symptomatic cervical disc disease: a systematic review and meta-analysis of eight prospective randomized controlled trials. *PLoS One*. 2016;11(2):e0149312.
25. Maurits W, et al. Surgery versus conservative care for neck pain: a systematic review. *Eur Spine J*. 2013;22(1):87–95.

第 6 章

颈部扭伤或拉伤

Thomas H. Hudgins, MD

Andrea K. Origenes

Benedikt Pleuhs, BA

Joseph T. Alleva, MD, MBA

同义词

颈痛

颈部扭伤

颈部拉伤

挥鞭伤

ICD-10 编码

M54.2	颈痛
M60.9	肌炎,非特指
M79.1	肌痛
S13.4	挥鞭伤(颈椎)
S13.9	颈部扭伤颈部非特指部位
S16.1	颈部扭伤
S23.3	胸部拉伤
S39.012	背部拉伤

定义

因肌肉、肌腱、韧带软组织损伤所造成的颈部扭伤或拉伤是典型的引起颈部急性疼痛的原因,导致这类损伤最常见原因是机动车辆碰撞,其中的损伤机制是复杂的。在机动车追尾事故中,最初头颈部的加速度滞后于机动车的加速度,碰撞瞬间由于惯性作用,头颈部加速度达到机动车最大加速度的 2.5 倍,随后在颈部活动范围的终末位置突然大幅减速[1,2]。在这样的损伤过程中也会出现骨折、椎间盘或神经性的损害,但这里定义的颈部扭伤或拉伤不包括这些损伤。

尽管在鉴别诊断中需排除骨折、椎间盘、神经性的损害,但最近有证据表明关节突关节方面的损伤也可能是挥鞭伤所致的颈部急性疼痛的原因之一。在一项随机对照研究中发现,应用局部麻醉药或盐水对颈神经后支内侧支阻滞后,60%伴有挥鞭伤的患者疼痛可以完全缓解,而安慰剂组注射盐水后疼痛没有任何缓解[3]。

这种机动车辆加速-减速所致损伤的结局受很多因素影响。相比起年轻女性和男性,一般来说年老的女性预后更差[4]。另外,较低的受教育程度、损伤之前有颈痛病史的女性在颈部扭伤后疼痛程度更剧烈。低收入家庭、颈痛病史、在追尾事故中缺乏如何摆好头颈位置意识的男性,在损伤中的预后相对较差。如果在碰撞事故中被卡住或者与移动的物体相撞、受到来自正面或垂直的撞击都是使结局更严重的因素[5]。如果疼痛程度剧烈、初次疼痛发作潜伏期缩短或有神经根放射痛症状都提示预后欠佳。因为许多这些损伤导致患者展开诉讼这一过程也提示了不良的预后。

其他如睡姿不正、提或推重物、涉及头颈部的重复动作也可引起颈部疼痛。

估计每年有超过 100 万的挥鞭伤患者由机动车辆撞击所致。

症状

颈部扭伤或拉伤的患者最常见表现为非放射性颈部疼痛(图 6.1)。此外,患者主诉还有颈部僵硬、疲劳、颈部活动后症状加重等不适。疼痛一般延伸至斜方肌区域或者肩胛间区。头痛大概是最常见的伴随症状,从枕部开始向前辐射。由颈痛引起的激惹性高、睡眠障碍也是常见的。感觉异常、上肢放射痛、吞咽困难、视听觉症状或眩晕等不适也有报道[6,7]。虽然单纯的颈部扭伤或拉伤应该没有上述症状,但可能伴随神经或骨损伤。如果上述症状出现,尚需考虑其他诊断。脊髓源性相关症状,意味着有更严重的问题需鉴别诊断,如肠道、膀胱功能障碍必须要进行调查研究。

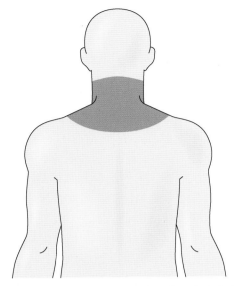

图 6.1　急性颈扭伤或拉伤患者的典型疼痛分布区

体格检查

颈部扭伤或拉伤后最基本的临床表现为疼痛和颈部活动范围受限,并且可能伴随椎旁、斜方肌、枕部或颈前(如胸锁乳突肌)的肌肉压痛(图 6.2)。

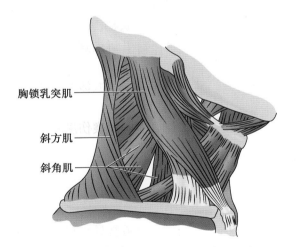

胸锁乳突肌

斜方肌

斜角肌

图 6.2　颈部扭伤或拉伤通常损伤的肌肉

应进行全面的神经系统检查以排除脊髓源性、神经根性的问题。对于单纯颈部扭伤患者而言,其神经系统检查应该是正常的。

在神经挤压试验中,通过让患者头部向患侧旋转和后伸来减小神经根出口空间,颈部扭伤或拉伤患者应该不会出现阳性症状的。

功能受限

开车等日常活动常因颈椎活动受限而受到影

响。患者多主诉颈部疲劳感,自觉颈部沉重以及在阅读或者电脑前工作等颈部维持静态姿势时出现疼痛。睡眠也会因此受到影响。

诊断检查

普遍接受的观点是创伤性事故的患者以及出现意识改变、醉酒,或表现出颈部压痛和伴有体格检查中发现活动度下降的有局灶性神经体征的患者都应接受 X 线检查来排除骨折的情况[8]。临床医师通常在颈椎侧位片上发现患者的颈椎前凸、角度变直,这被认为与椎旁肌肉痉挛有关而无其他重要的意义(图 6.3)。

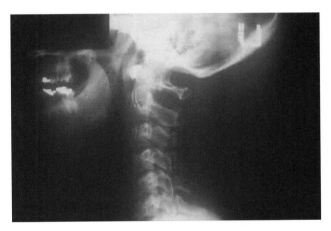

图 6.3　颈椎 X 线提示颈椎变直,没有正常的生理弯曲

其他检查如 MRI、CT 扫描等也常常被用来排除其他或者现有的疾病,这些检查在颈部扭伤或拉伤疾病中都会表现为正常的结果。

尽管超声检查长期以来被作为颈部损伤康复过程中的一个补充性的评估指标,但是作为诊断目的的超声检查还没有被明确证明有效。

超声检查对于颈部拉伤或扭伤疾病的诊断还处在研究的起步阶段。例如,有研究指出局部区域"血流"增加可以作为诊断的辅助手段[9,10]。

鉴别诊断

隐匿性颈椎骨折或脱位
颈椎间盘源性疼痛
颈椎间盘突出,神经根病
颈椎小关节综合征
颈椎脊柱肿瘤
颈椎脊柱感染

治疗

早期治疗

应用于有颈部扭伤或拉伤患者的早期干预还没有完全得到科学的证实。为了使医源性功能障碍和使用医疗资源最小化，对患者进行宣教是有必要的[11]。

对患者进行宣教可让患者对该疾病症状的缓解有个切合实际的期望值是十分重要的。在大多数病例中，患者症状一般在4~6周缓解。但是，部分病例中患者的症状可能拖延至6个月都没有较好地缓解。

在损伤的24h内推荐患者相对休息是合理的。但是长期卧床和佩戴颈托的弊端已经被清楚地描述，并且这些"治疗手段"在某种程度上可能使功能障碍更严重[12]。短期并慎重地使用非甾体抗炎药、肌肉松弛药、镇痛药对尽快回归社会有促进作用[13]。对于由此导致的睡眠障碍患者给予肌肉松弛药或低剂量抗抑郁药（去甲替林或阿米替林，睡前口服10~50mg）有助于恢复睡眠。

有研究显示挥鞭伤8h内高剂量静脉使用甲泼尼龙可以在损伤后1周减轻疼痛，减少6个月内总疼痛天数。然而，仍需要更大型的临床研究来评估这种治疗的成本效益比[14]。

康复治疗

没有一种康复方法被明确地证明有效，但是早期活动与回归功能是成功康复的关键因素。最近，一项系统综述提示多模式护理在颈部拉伤患者治疗中起重要的作用。这种多模式护理包括手法治疗、宣教和运动。这些项目的作用并不是与某种具体提供的治疗手段直接相关[15]。在急性期进行早期活动结合家庭训练可以有效减少功能障碍。在一定范围内进行颈部手法治疗、按摩、活动可以达到纠正部分受限的颈椎节段和恢复颈椎活动范围。这些方法被证实较被动活动在纠正活动范围和缓解疼痛方面更有效[16]。其他治疗方式如超声或电刺激也可被尝试用于颈部扭伤患者的疼痛控制中，但长期应用中的效用并没有被证明。此外，不论是手工牵引（由物理治疗师操作）还是机械牵引（家庭使用）在没有禁忌证（如骨折）情况下都可以被使用。有关如何纠正姿势、回归正常活动、锻炼、缓解疼痛的宣教视频有助于降低患者损伤后6个月症状持续的概率[17]。

对于有紧张趋势的肌肉，力量和牵伸训练应该与上述的方法结合使用。纠正不平衡的肌肉，加强弱势肌群，如肩胛稳定肌群（中-下斜方肌、前锯肌、肩胛提肌），这些都应该在有紧张趋势的肌肉（上斜方肌、胸锁乳突肌、斜角肌、背阔肌、胸大肌、胸小肌）牵伸后进行[18]。大数据显示此类方法用于颈部扭伤同时兼有长短期收益。总的治疗目标是设计独立的、个体化的家庭训练项目，这样患者也能积极参与到他/她的治疗中[19]。针对肩部和颈部肌肉力量和耐力的训练项目能有效地让180名女性警察缓解慢性颈部疼痛与减轻功能障碍。此外，医务工作者通过安抚患者，告知疾病良好的进程和督促他们早期回归休闲活动及工作中来帮助患者康复。无效的介入治疗或过度治疗都会起到相反作用以及阻碍患者康复[20]。

作业治疗师评估患者的居家、工作环境对患者的康复也是有益的。特别是人体工程学方面的改变，例如电话头枕、文件固定器等有助于患者康复。

介入治疗

作为辅助疗法的扳机点注射治疗通过减轻疼痛让患者更好地投入物理治疗中。上斜方肌、斜角肌、半棘肌是在头颈部加速-减速损伤中最常出现扳机点的部位。其他损伤后扳机点出现部位多在如头夹肌、头长肌、颈长肌[21]。肉毒毒素注射治疗也可有效地缓解疼痛[22]。

关节面注射、硬膜外注射和颈部牵引适用于颈部神经根病变和小关节综合征。

技术设备

在颈部扭伤或拉伤的治疗和康复中并没有特定的技术设备。

手术

不推荐手术治疗。

潜在的疾病并发症

颈部扭伤与其他Ⅰ度软组织损伤一样（Ⅰ~Ⅲ度软组织损伤分别为：Ⅰ度为轻度软组织损伤，Ⅱ度伴中度疼痛和肿胀，Ⅲ度为严重损伤以及显著疼痛和肿胀），这种损伤在6周内自愈，且没有明显的与之相关的远期并发症。有研究表明颈部扭伤最初的疼痛水平和颈椎活动度丧失的程度直接影响预后[23,24]。此外，老龄、低受教育程度、兼职工作、颈痛或下背痛病史、挥鞭伤历史等都明显与预后较差有关。然而，最近的证据显示，事故的严重程度与预后是不相关的[25]。值得注意的是，持续的诉讼与更严重的疼痛有关[26]。

潜在的治疗并发症

众所周知，镇痛药和非甾体抗炎药对消化道和肝肾有副作用。肌肉松弛药和低剂量三环类抗抑郁药可能导致镇静状态。过于激烈的手法，或者在伴有不确定的损伤（如骨折）时进行手法治疗将导致严重的损伤。医疗用注射治疗很少引起感染和过敏反应。

（阮玉婷 译　伍少玲 校　马超 审）

参考文献

1. Bogduk N. The anatomy and pathophysiology of whiplash. *Clin Biomech*. 1986;1:92–100.
2. Stovner L. The nosologic status of the whiplash syndrome: a critical review based on methodological approach. *Spine*. 1996;21:2735–2746.
3. Lord SM, Barnsley L, Wallis BJ, Bogduk N. Chronic cervical zygapophysial joint pain after whiplash. A placebo-controlled prevalence study. *Spine*. 1996;21:1737–1744.
4. Holm LW, Carroll LJ, Cassidy JD, Ahlbom A. Factors influencing neck pain intensity in whiplash-associated disorders. *Spine*. 2006;31:E98–E104.
5. Harder S, Veilleux M, Suissa S. The effect of socio-demographic and crash-related factors on the prognosis of whiplash. *J Clin Epidemiol*. 1998;51:377–384.
6. Radanov B, Sturzenegger M. Long-term outcome after whiplash injury. A 2-year follow-up considering features of injury mechanism and somatic, radiologic, and psychosocial findings. *Medicine (Baltimore)*. 1995;1974:281–297.
7. Norris S, Watt I. The prognosis of neck injuries resulting from rear-end vehicle collisions. *J Bone Joint Surg Br*. 1983;65:608–611.
8. Spitzer W, Skovron M, Salmi LR, et al. Scientific monograph of the Quebec Task Force on Whiplash-Associated Disorders: redefining "whiplash" and its management. *Spine*. 1995;20(suppl):S1–S5.
9. Carmen R, Jose Jesus J, Raquel C, et al. Efficacy of therapeutic ultra-sound in pain and joint mobility in whiplash traumatic acute and sub-acute phases. *Ultrasound Med Biol*. 2014;40(9):2089–2095.
10. Hatem K, Britt-Marie S, Martin F, Lars Ö Felix L, Hakan A. New objective findings after whiplash injuries: high blood flow in painful cervical soft tissue: an ultrasound pilot study. *Scandinavian J Pain*. 2013;4:173–179.
11. Cote P, Soklaridis S. Does early management of whiplash-associated disorders assist or impede recovery? *Spine*. 2011;36:S275–S279.
12. Mealy K, Brennan H, Fenelon GC. Early mobilization of acute whiplash injury. *Br Med J (Clin Res Ed)*. 1986;292:656–657.
13. McKinney L. Early mobilisation and outcome in acute sprains of the neck. *BMJ*. 1989;299:1006–1008.
14. Pettersson K, Toolanen G. High-dose methylprednisolone prevents extensive sick leave after whiplash injury. A prospective, randomized, double-blind study. *Spine*. 1998;23:9844–9889.
15. Sutton Deborah A, et al. Is multimodal care effective for the management of patients with whiplash-associated disorders or neck pain and associated disorders? A systematic review by the Ontario Protocol for Traffic Injury Management (OPTIMa) collaboration. *Spine J*. 2016;16(12):1541–1565.
16. Rosenfeld M, Gunnarsson R, Borenstein P. Early intervention in whiplash-associated disorder. *Spine*. 2000;25:1782–1787.
17. Brison RJ, Hartling L, Dostaler S, et al. A randomized controlled trial of an educational intervention to prevent the chronic pain of whiplash associated disorders following rear-end motor vehicle collisions. *Spine*. 2005;30:1799–1807.
18. Janda V. Muscles and cervicogenic pain syndromes. In: Grant R, ed. *Physical therapy of the cervical and thoracic spine*. New York: Churchill Livingstone; 1998:153–166.
19. Nikander R, Mälkiä E, Parkkari J, et al. Dose-response relationship of specific training to reduce chronic neck pain and disability. *Med Sci Sports Exerc*. 2006;38:2068–2074.
20. Côté P, Soklaridis S. Does early management of whiplash-associated disorders assist or impede recovery? *Spine*. 2011;36(25 suppl):S275–S279.
21. Simons DG, Travell JG, Simons LS. Travell & Simons' myofascial pain and dysfunction: the trigger point manual. In: *Upper Half of Body*. 2nd ed. Vol. 1. Baltimore: Williams & Wilkins; 1999:278–307, 432–444, 445–471, 504–537.
22. Freund JB, Schwartz M. Treatment of chronic cervical-associated headache with botulinum toxin A: a pilot study. *Headache*. 2000;40:231–236.
23. Sterling M, Carroll L, Kasch H, Kamper S, Stemper B. Prognosis after whiplash injury. *Spine*. 2011;36:S330–S334.
24. Sarrami P, et al. Factors predicting outcome in whiplash injury: a systematic meta-review of prognostic factors. *J Orthop Traumatol*. 2016;18(1):9–16.
25. Carstensen T, Frostholm L, et al. Post-trauma ratings of pre-collision pain and psychological distress predict poor outcome following acute whiplash trauma: a 12-month follow-up study: a 12-month follow-up study. *Pain*. 2009;139:248–259.
26. Bannister G, Amirfeyz R, Kelley S, Gargan M. Review article: whiplash injury. *J Bone Joint Surg Br*. 2009. 91-B:845–850.

第7章

颈椎管狭窄症

Alec L. Meleger, MD

Eziamaka Chidi Okafor, MD

同义词

颈椎管狭窄

脊髓型颈椎病

颈椎病

ICD-10 编码

M47.12	其他脊髓型颈椎病,颈部
M47.812	非脊髓型或非神经根型颈椎病,颈部
M48.02	椎管狭窄,颈部
M48.03	椎管狭窄,颈胸部

定义

颈椎管狭窄症(cervical spinal stenosis)是指颈椎管腔的病理性变窄,导致颈椎病的相关症状。该病的最常见病因主要是先天性椎管狭窄以及脊椎关节病变所造成的狭窄(后者常为退行性病变)。其中,先天性狭窄最多见的类型是由于存在椎弓短小造成椎管的异常狭窄[1]。其次是一些进展性的病变如软骨发育不全、Arnold-Chiari 畸形、Klippel-Feil 综合征、Morquio 综合征以及 21-三体综合征[2,3]。获得

性颈椎椎管狭窄与退行性变、增生、年龄等因素密切相关,这些改变累及椎间盘、关节突关节、钩椎关节和黄韧带(图 7.1)。根据放射影像学的提示,50 岁以下人群中有 25%~50% 存在上述退行性变,而 65 岁以下人群中该比例为 75%~85%[4-6]。其他导致颈椎椎管病理性狭窄的因素主要包括:颈椎滑脱、后纵韧带骨化(OPLL)、严重的椎间盘突出或脱出、寰枢椎半脱位、类风湿关节炎引起的关节翳形成。其他相对少见的继发性因素则有脊柱肿瘤、转移瘤、脓肿以及创伤等髓外病变[7]。除了年龄,其他人口特征与颈椎椎管狭窄的发生没有显著相关性[8]。尽管 OPLL 曾被认为是亚洲人特有,但其在白种人及非亚裔人群中也有详细的记录[9]。

伴有症状的颈髓受压和脊髓型颈椎病通常发生在 $C_5 \sim C_7$ 节段,这可能与生物力学上这些节段的活动度较其他节段多,从而增加劳损性引起退行性变有关。在颈椎病患者中,部分患者由于伴有椎间孔的狭窄,可以观察到典型的神经根受压症状。症状可能是神经元受到持续的物理挤压而出现,也可能是在颈椎过伸过屈中间断动态地出现。随着颈椎病的进展,慢性的颈髓病变可能导致局部的脊髓缺血[10]。先天性颈椎椎管狭窄的患者会更早地出现症

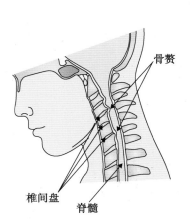
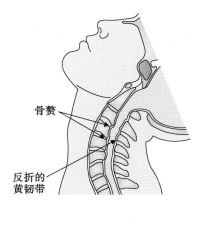

图 7.1 颈椎管狭窄是指不同原因(先天性、骨赘形成、增生、黄韧带反折)导致的颈椎椎管变窄

状,因为骨性增生的代偿空间相对较小。

症状

颈椎管狭窄的症状具有多样性和非特异性,这取决于病变的程度、类型以及所累及的节段。轴性颈部疼痛会随着椎间盘的退变和关节突关节炎的进展而加重。而狭窄累及颈椎椎间孔的患者常诉上臂神经根痛、感觉减退、感觉异常、麻木、上肢无力。在累及颈髓的情况下,患者可存在步态不稳、下肢沉重感、四肢无力(包括手部精细功能丧失)、肢体麻木、大小便失禁、性功能障碍等症状。如果患者没有腰椎的病变,一般下肢疼痛并不是该病的典型症状。

体格检查

对于伴有症状的颈椎管狭窄患者,在神经专科体格检查中可引出上运动神经元瘫痪或下运动神经元瘫痪的体征。颈髓受损时可出现共济失调步态,表现为步基增宽、蹒跚步态步幅减小。下运动神经元损害通常发生于上肢,可累及双侧或单侧,体征包括肌肉萎缩、感觉减退、反射减弱、肌张力下降和肌力下降。当病变累及上中段颈髓时,上肢体格检查可出现腱反射亢进、肌张力增高、Hoffman 征阳性。此外,椎间孔挤压试验(当头部旋转向对应侧并施予轴向力量使头后伸时引出同侧神经根痛)也可出现阳性。"脊髓病手(myelopathy hand)"是另一个颈髓受损的特征性体征,表现为手部的内在肌和外在肌萎缩、尺侧 2~3 指的内收、背伸力量减弱、不能快速抓握及放松。可以用快速屈伸试验(grip-and-release test)及手指逃离征(finger escape sign)进行诊断[11]。Lhermitte 征有时也可引出[12]。

快速屈伸试验:患者尽可能快地交替做手指屈伸动作,成年人在 10s 内完成 20 次以上手指屈伸动作视为正常。

手指逃离征:让患者手指保持完全内收及伸展,尺侧手指难以维持并出现外展趋势。

Lhermitte 征:被动屈颈时诱导出刺痛感或触电样感觉,放射至背部及下肢。

颈髓病患者的下肢体格检查往往符合上运动神经元瘫痪体征。可能观察到腱反射亢进、巴宾斯基征阳性、持续或非持续阵挛、肌痉挛,下肢无力、触觉和振动觉减退、本体感觉受损、神经源性直肠及神经源性膀胱都可能出现。

功能受限

功能受限情况取决于神经受累的程度。症状较轻者仍可独立完成日常生活活动、运动、家务劳动及工作任务。有时候疼痛及乏力可能出现在自我照顾时,如梳头、洗澡、穿衣,以及一些对体力有更高要求的功能,如抬举、搬运、移动物品等,完成这些活动会有不同程度的困难。大小便失禁、情绪或睡眠障碍进一步导致患者与社会隔离、实际的与自我感知到的失能程度加重。更严重者,截瘫及四肢瘫会使患者绝大部分的功能活动受限。

诊断分析

首选的检查手段是颈椎的 X 线检查,它可以评估椎间隙变窄的程度、关节突关节及钩椎关节有无关节炎、椎间孔有无骨性狭窄、寰枢关节的解剖位置、颈椎是否前移。标准的颈椎 X 线检查应包括正位、侧位、斜位以及张口位。如果怀疑有活动度减退,建议加做过屈、过伸位的 X 线检查。脊髓造影可以在屈曲位和过伸位提供更多关于神经的信息,但该方法已基本被侵入性更小的方法替代。由于磁共振成像(MRI)可以显示骨性结构及软组织的病变,它已经成为评估椎管和椎间孔狭窄程度的首选检测方法(图 7.2)。

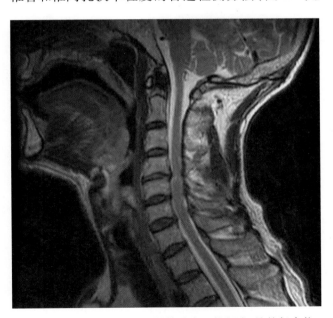

图 7.2　严重的 C_4~C_5 颈椎管狭窄。椎间盘-骨赘复合物以及黄韧带的增厚对脊髓产生了压迫痕迹。注意图中随着脊髓损伤而出现的髓内高信号影

直立式动态 MRI 可以在不注射对比剂的情况下,通过颈部的屈伸提供和脊髓造影术相同的功能信息,但这个方法尚未得到广泛的推广[13]。此外,体感诱发电位可以确诊颈髓病变,肌电图可以明确外周神经根是否累及[14]。

典型的颈椎狭窄放射学的诊断标准如下。正常的 $C_3 \sim C_7$ 椎管矢状径是 16~18mm[15]。屈颈时矢状径可减少 2~3mm,伸颈45°时由于黄韧带的反折,矢状径最多可减少 3.5mm[16,17]。根据文献报道,椎管矢状径小于 10mm 为绝对颈椎椎管狭窄,该数值在 10~13mm 时定义为相对颈椎椎管狭窄[18,19]。当 Torg 比例(X 线片上椎管矢状径与相应椎体矢状径的比值)小于 0.8 时,提示有典型的颈椎椎管狭窄,并可排除影像学的测量误差[20]。不过随着 MRI 的出现,MRI 可以更加精确地对脊髓本身以及包绕脊髓的蛛网膜下腔容量进行评估。目前有研究显示,MRI 评估诊断狭窄的程度与 Torg 比例没有显著相关性[21]。

弥散加权成像序列,特别是弥散张量成像,可以辨别特殊的神经传导束并能探测到早期的髓鞘破坏。虽然,目前弥散张量成像在脊髓显像的应用方面还不够普及,但该方法在提示颈髓的早期病变以及髓内损伤中展现出了更高的灵敏度[22,23]。如发现髓内明显异常信号的存在,还需要进一步的研究和更加积极的治疗方法(图 7.3),计算机断层扫描脊髓造影术正逐渐显出它优于 MRI 的地方,如更好的空间分辨率,更好地辨别侵入椎间孔的软组织和骨组织,动态显示造影剂的流动[24]。

鉴别诊断

胸椎管狭窄
颈髓内外肿瘤
伴或不伴硬膜外脓肿的颈髓炎
多发狭窄(脊椎)
横贯性脊髓炎
脑血管意外
脊髓空洞症
脊髓损伤
动静脉畸形
脊髓痨
进行性多灶性白质脑病
热带痉挛性轻瘫
腰椎管狭窄
胸廓出口综合征
先天性臂丛神经炎
臂丛损伤

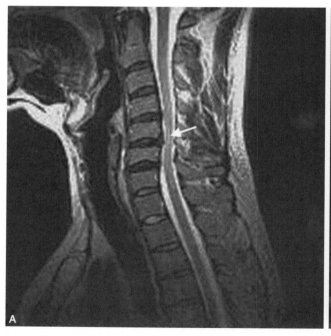
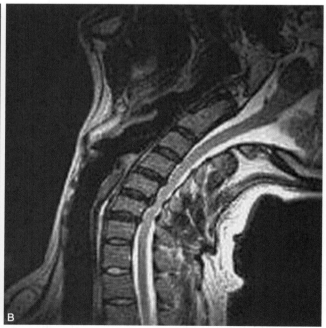

图 7.3　患者斜躺位(A)和立位伸颈(B)时颈椎的 MRI 矢状面图像。注意图 A 中髓内的高信号影(箭头所示)

治疗

早期治疗

在没有明确的临床依据诊断颈髓病变时,通常先采取保守治疗。如果怀疑有颈髓病变,应及时寻求脊柱外科医师进行专业评估。如果患者已出现急性颈痛或神经根痛的症状,建议患者至少减少 2~3 天的体力活动。疼痛严重者,需要近期内使用软颈托,并间断去除颈托以防止出现依赖性[25]。对一部分患者而言,冰敷、热敷、经皮神经电刺激可缓解神经根痛症状。

初始的止痛方案主要是使用对乙酰氨基酚和非甾体抗炎药,规律服药,可以同时缓解颈部和神经根疼痛[26,27]。当一种非甾体类药物无效时可以尝试联合应用多种非甾体类药物。如患者疼痛剧烈但存在服用上述药物的禁忌证,短期内服用阿片类药物或肌肉松弛药可有所缓解。如果神经根性疼痛顽固且影响功能,建议口服激素类药物,用法为 7~10 天为 1 个疗程,缓慢减量。持续性的神经根性疼痛可以用治疗神经病理性疼痛的药物,如加巴喷丁、普瑞巴林、三环类抗抑郁药、度洛西汀等[28,29]。

对患者进行如下教育:颈椎狭窄的本质,需要引起重视的征象或症状(如进展性的步态不稳、精细动作困难、尿潴留、尿失禁),避免损伤,保持积极乐观的心态,这些教育至关重要。对于老年患者,应做好跌倒保护和预防,避免跌倒引起更严重的神经损害。对于成年患者,应强烈禁止骑马、骑摩托车、攀爬梯子以及剧烈运动,也应该尽量避免频繁地过屈过伸颈部,如蛙泳、粉刷天花板、在发廊洗头时过度仰头、表演腿向后伸展越过头顶。

康复治疗

物理治疗和作业治疗应聚焦于尽可能地使患者保持积极乐观的态度,同时教育患者哪些活动会给他们带来进一步的损害。持续的体育运动,如行走、使用固定自行车可避免全身肌肉及有氧运动失调。狭窄不严重且不伴有颈髓损伤时,可以尝试轻度颈椎牵引[27]。对于严重的颈椎椎管狭窄患者,快速并小幅度的人工复位的手法治疗可能诱发脊髓损伤,因此是该类患者的禁忌证。当患者已度过急性期,颈部的伸展和等长训练可开始进行。当颈椎活动度不因疼痛而受限时,可开始加强等张训练[30]。最终患者需要学会在家中自我康复的锻炼方法。

对于存在颈髓损害症状的患者,预防跌倒非常重要,强烈推荐患者使用辅具如手杖、登山杖、助行架、轮椅等。在接受物理治疗时应用经皮神经电刺激或使用家用版的经皮神经电刺激治疗可以有效地缓解颈痛及神经根痛。

建议对患者的工作环境进行评估并适当地对其部分工作条件进行限制,防止患者因持续或频繁地过屈或过伸颈部进一步加重病情,如调整电脑屏幕的高度、建议应用手机支架、对高于眼部水平的工作进行限制。因为频繁的头部体位改变,推荐必要时使用双光眼镜。

抑郁和焦虑可能导致症状加重,因此需要求助于心理健康医师。认知行为疗法、睡眠卫生教育、最佳的营养方案、生物反馈、自我催眠、自我放松的技巧,应该被视为综合性疼痛管理治疗的一部分。

介入治疗

急性或亚急性神经根性疼痛,保守治疗未见明显效果时,建议给予椎板间或椎间孔硬膜外注射激素类药物[31]。需注意在应用椎板间隙入路时,应小心避免在狭窄处进针。椎间孔硬膜外注射激素类药物需由经过专业训练的操作者借助数字减影血管造影进行操作,且使用无颗粒形状的甾体类药物(如地塞米松),避免出现严重的并发症[32,33]。

由内侧支神经支配的颈椎关节突关节发生关节炎是颈部疼痛的另一个病因。关节内的甾体类药物注射可以使疼痛在数月内得到显著缓解。如果效果仍无法持久,需行诊断性内侧支神经阻滞术,在诊断阳性时需进一步做射频消融术。

手术

患者出现明显进展的下肢无力、二便失禁、步态不稳或上运动神经元体征时,需要考虑紧急手术干预。常见的手术术式有单节段或多节段的椎板切除减压术、椎板成形术、椎间盘切除术、椎间孔切开术、椎体次全切除,这些手术根据具体情况必要时用骨水泥或专业材料行颈椎融合。有难治性神经根症状时也可考虑咨询外科医师[34,35]。

为了对颈髓病变的严重程度进行分级,并以此指导手术术式的选择,学者制定了不同的分级系统。Nurick 量表是最早出现,也是应用最普遍的一个,用于评估非卧床活动的功能及病情对于工作的影响(表 7.1)[36]。日本骨科协会(JOA)分类系统及其改良版本主要是评估其他的附加指标,如上肢功能、精细动作、躯体和肢体的感觉改变、膀胱功能等[37]。当 JOA 评分低于 13 分并伴有症状及影像学上提示脊髓受压时,推荐行手术治疗[38]。当影像学提示颈椎椎管狭窄明显但患者并无明显症状时,支持或反对手术的证据均不足。对于该类患者,是否进行手术减压的决定应根据患者权衡潜在风险和临床获益进行决定[39]。

表 7.1	Nurick 量表
评级	描述
0	有神经根受累的体征或症状,但无脊髓病的证据
1	有脊髓病的体征,但行走无困难
2	行走轻度困难,但不影响全职工作
3	行走困难使患者不能完成所有的工作或家务,但没严重到需要他人帮助
4	只能在别人或辅具的帮助下行走
5	需要轮椅或只能卧床

技术设备

该病的治疗和康复过程没有专门的技术设备可供使用。

潜在的疾病并发症

如果没有治疗,大部分颈椎椎管狭窄患者会经历漫长而逐步的神经功能下降,许多患者会症状平稳地维持很长时间,少部分患者临床症状可能会轻微好转。大部分病例中,长时间的严重狭窄最终会导致脱髓鞘病变,进展为灰质和白质坏死,并可能造成不可逆的神经功能丧失,如二便功能障碍、感觉丧失、下肢无力恶化,甚至四肢瘫痪[40]。

潜在的治疗并发症

过度或不适当的物理治疗或作业治疗可能对已经受累的脊髓和神经根造成更大的损伤。过度的颈椎牵引可能加重颈髓病变和神经病变的体征和症状。颈部肌肉可能会随着颈托的长时间使用而出现萎缩[41]。强有力的人工颈部手法技术可能导致椎动脉夹层以及严重的神经后遗症。

非甾体抗炎药的常见用药风险有胃肠道刺激、出血、水肿、高血压、心血管疾病、肾脏疾病。有溃疡、冠状动脉疾病、肾功能不全史的患者应慎用或禁用。对于胃肠道风险高的患者,应考虑联用质子泵抑制剂或米索前列醇。所有的治疗神经疼痛的药物都有一个明显的副作用,加巴喷丁和普瑞巴林的耐受性最佳。最常见的主诉有镇静作用、眩晕、动态平衡减弱。持续用阿片类药物可能导致生理依赖、耐受、镇静作用、慢性便秘、阿片诱导性痛觉过敏、成瘾性。尚需要客观证据证明其可改善功能、减轻疼痛、不出现异常行为时方建议持续使用。

椎板间硬膜外甾体类药物注射有较小的风险会穿破硬脊膜,并导致随之出现硬脊膜穿刺后头痛。对于大部分患者,这种头痛是自限性的,在卧床休息、多喝水、咖啡因治疗后可好转。经椎间孔硬膜外入路时,针头的留置位置不当或含有颗粒形状的甾体类药物(如:泼尼松龙、氟羟氢化可的松)注入血管内可导致脊髓的损伤、卒中、脑干梗死。无论是经皮还是手术,所有的侵入性操作都会有的少见风险,主要是脊髓感染、压缩性血肿、神经或脊髓的损伤。

如果患者将要做的手术需要全身麻醉,麻醉团队需要被告知患者目前的颈椎椎管狭窄病变,这样才能让患者在手术期间保持最佳的颈椎体位。

(林晓婷 译 伍少玲 校 马超 审)

参考文献

1. Inoue H, Ohmori K, Takatsu T, et al. Morphological analysis of the cervical spinal canal, dural tube and spinal cord in normal individuals using CT myelography. *Neuroradiology*. 1996;38(2):148–151.
2. Reeder MM. Congenital syndromes and bone dysplasias with vertebral abnormality. *Gamuts in Radiology*. 2003;4.0. http://gamuts.isradiology.org/data/C-1.htm.
3. McKay SD, Al-Omari A, Tomlinson LA, Dormans JP. Review of cervical spine anomalies in genetic syndromes. *Spine (Phila Pa 1976)*. 2012;37(5):E269–E277.
4. Bohlman HH, Emery SE. The pathophysiology of cervical spondylosis and myelopathy. *Spine*. 1988;13:843–846.
5. Adams CBT, Logue V. Studies in cervical spondylitic myelopathy: I-III. *Brain*. 1971;94:557–594.
6. Connell MD, Wiesel SW. Natural history and pathogenesis of cervical disc disease. *Orthop Clin North Am*. 1992;23:369–380.
7. Ono K, Yonenobu K, Miyamoto S, Okada K. Pathology of ossification of the posterior longitudinal ligament and ligamentum flavum. *Clin Orthop Relat Res*. 1999;359:18–26.
8. Lee MJ, Cassinelli EH, Riew KD. Prevalence of cervical spine stenosis: anatomic study in cadavers. *J Bone Joint Surg Am*. 2007;89:376–380.
9. Matsunaga S, Sakou T. OPLL: Disease entity, incidence, literature search, and prognosis. In: Yonenobu K, Nakamura K, Toyama Y, eds. *OPLL: Ossification of the posterior longitudinal ligament*. 2nd ed. Tokyo: Springer; 2006:11–17.
10. Karadimas SK, Gatzounis G, Fehlings MG. Pathobiology of cervical spondylotic myelopathy. *Eur Spine J*. 2015;24(suppl 2):132–138.
11. Ono K, Ebara S, Fuji T, et al. Myelopathy hand: new clinical signs of cervical cord damage. *J Bone Joint Surg Br*. 1987;69:215–219.
12. Clark CR. Cervical spondylotic myelopathy: history and physical findings. *Spine*. 1988;13:847–849.
13. Jinkins JR, Dworkin JS, Damadian RV. Upright, weight-bearing, dynamic-kinetic MRI of the spine: initial results. *Eur Radiol*. 2005;15:1815–1825.
14. Yiannikas C, Shahani BT, Young RR. Short-latency somatosensory-evoked potentials from radial, median, ulnar, and peroneal nerve

stimulation in the assessment of cervical spondylosis. Comparison with conventional electromyography. *Arch Neurol.* 1986;43:1264–1271.

15. Cusick JF, Yoganandan N. Biomechanics of the cervical spine 4: major injuries. *Clin Biomech.* 2002;17:1–20.

16. Penning L. *Functional pathology of the cervical spine.* Baltimore: Williams & Wilkins Co; 1968.

17. Gu R, Zhu Q, Lin Y, Yang X, Gao Z, Tanaka Y. Dynamic canal encroachment of ligamentum flavum: an in vitro study of cadaveric specimens. *J Spinal Disord Tech.* 2006;19(3):187–190.

18. Matsuura P, Waters RL, Adkins RH, et al. Comparison of computerized tomography parameters of the cervical spine in normal control subjects and spinal cord–injured patients. *J Bone Joint Surg Am.* 1989;71:183–188.

19. Edwards WC, LaRocca H. The developmental segmental sagittal diameter of the cervical spinal canal in patients with cervical spondylosis. *Spine.* 1983;8:20–27.

20. Pavlov H, Torg JS, Robie B, Jahre C. Cervical spinal stenosis: determination with vertebral body ratio method. *Radiology.* 1987;164:771–775.

21. Cantu RC. The cervical spinal stenosis controversy. *Clin Sports Med.* 1998;17:121–126.

22. Rajasekaran S, Kanna RM, Shetty AP. Diffusion tensor imaging of the spinal cord and its clinical applications. *J Bone Joint Surg Br.* 2012;94:1024–1031.

23. Song T, Chen WJ, Yang B, et al. Diffusion tensor imaging in the cervical spinal cord. *Eur Spine J.* 2011;20:422–428.

24. Maus TP. Imaging of the spine and nerve roots. *Phys Med Rehabil Clin N Am.* 2002;13:487–544.

25. Persson L, Carlsson CA, Carlsson JY. Long lasting cervical radicular pain managed with surgery, physiotherapy, or a cervical collar: a prospective, randomized study. *Spine.* 1997;22:751–758.

26. Iyer S, Kim H. Cervical radiculopathy. *Current Rev Musculoskeletal Medicine.* 2016;9:272–280.

27. Woods B, Hilibrand A. Cervical radiculopathy: epidemiology, etiology, diagnosis, and treatment. *J Spinal Disord Tech.* 2015;28(5):251–259.

28. Yildirim K, Sisecioglu M, Karatay S, et al. The effectiveness of gabapentin in patients with chronic radiculopathy. *Pain Clinic.* 2003;15:213–218.

29. Malik K, Nelson A, Avram M, et al. Efficacy of pregabalin in the treatment of radicular pain: results of a controlled trial. *Anesth Pain Med.* 2015;5(4):1–9.

30. Levoska S, Keinanen-Kiukaanniemi S. Active or passive physiotherapy for occupational cervicobrachial disorders? A comparison of two treatment methods with a 1-year follow up. *Arch Phys Med Rehabil.* 1993;74:425–430.

31. Kaye AD, Manchikanti L, Abdi S, et al. Efficacy of epidural injections in managing chronic spinal pain: a best evidence synthesis. *Pain Physician.* 2015;18(6):E939–E1004. Review.

32. Mehta P, Syrop I, Singh JR, Kirschner J. Systematic review of the efficacy of particulate versus nonparticulate corticosteroids in epidural injections. *PM R.* 2016. pii: S1934-1482(16) 31195–31199.

33. Pountos I, Panteli M, Walters G, Bush D, Giannoudis PV. Safety of epidural corticosteroid injections. *Drugs R D.* 2016;16(1):19–34.

34. Kavanagh RG, Butler JS, O'Byrne JM, Poynton AR. Operative techniques for cervical radiculopathy and myelopathy [published online August 14, 2011]. *Adv Orthop.* 2012;2012:794087.

35. Edwards RJ, Cudlip SA, Moore AJ. Surgical treatment of cervical spondylotic myelopathy in extreme old age. *Neurosurgery.* 1999;45:696.30.

36. Nurick S. The pathogenesis of the spinal cord disorder associated with cervical spondylosis. *Brain.* 1972;95(1):87–100.

37. Japanese Orthopaedic Association. Japanese Orthopaedic Association scoring system for cervical myelopathy (17-2 version and 100 version) (in Japanese with English translation). *Nippon Seikeigeka Gakkai Zasshi.* 1994;68:490–503.

38. Bono CM, Fisher CG. *Prove it! Evidence-Based Analysis of Common Spine Practice.* Philadelphia: Lippincott Williams & Wilkins; 2010.

39. Taha A, Shue J, Lebl D, et al. Considerations for prophylactic surgery in asymptomatic severe cervical stenosis. *HSS J.* 2015;11(1):31–35.

40. Matz PG, Anderson PA, Holly LT, et al. Joint section on disorders of the spine and peripheral nerves of the American Association of Neurological Surgeons and Congress of Neurological Surgeons. The natural history of cervical spondylotic myelopathy. *J Neurosurg Spine.* 2009;11(2):104–111.

41. Muzin S, Zacharia I, Walker J, El Abd O, Baima J. When should a cervical collar be used to treat neck pain? *Curr Rev Musculoskelet Med.* 2008;1(2):114–119.

第 8 章

颈源性眩晕

Joanne Borg-Stein, MD

Michelle E. Brassil, MD

同义词

颈源性头晕
颈性眩晕
颈痛伴头晕

ICD-10 编码

M54.2	颈痛
R42	眩晕
R42	头晕

定义

颈源性眩晕是指颈部肌肉骨骼性功能障碍导致的运动错觉。该症状可继发于造成颈伤或脑震荡后综合征的创伤后事件。另外,纤维肌痛或潜在性颈椎骨关节炎等全身性疾病也可引起颈源性眩晕。

颈源性眩晕被认为是由颈神经和脑神经传入部分及脊髓上颈椎节段与之相类似的组织成分会聚所致[1,2]。颈源性眩晕的常见症状包括头晕和眩晕。据报道,出现上述症状的患者人数约占美国总人口的20%~30%,且美国每年800万人次因此原因初次寻求物理治疗[3,4]。此外,上述症状在 75 岁以上的患者中最为常见[4]。眩晕是颈部创伤后极为常见的症状,40%~80% 的患者遭受颈部创伤后出现眩晕症状[5,6]。其中,在颈部挥鞭伤患者中,头晕和眩晕的发生率为 20%~58%[5,6]。

症状

颈源性眩晕可引起头晕或旋转等运动错觉。个别患者或产生漂浮、晃动、站立不稳或漂移等感觉。其他症状包括恶心、视觉运动敏感和耳闷胀感[7]。颈源性眩晕常常伴随着颈侧、颈后和枕部疼痛,个别情况下,患者还可能出现颈部僵硬的症状。通常来说,

颈部疼痛呈"香蕉形"辐射,释放到颞顶部区域,这种痛感也可能只在颈部深触诊时产生[8]。上述症状往往间歇性发作,持续时间可能是仅仅几分钟,也可能长达数小时[5,9],可由颈部运动或头部位置持续不佳等引起[10-12]。个别情况下,颈源性眩晕并发颈神经根炎可能造成上颈皮区感觉异常,然而,这并不属于颈源性眩晕的特异性症状。

体格检查

针对颈源性眩晕患者,体格检查的基本要素包括正常神经和耳部检查,以及眼球震颤的检查结果。如果上述检查结果出现任何异常情况,则需要排除其他耳部或神经疾病,如耳性眩晕、良性阵发性体位性眩晕、卒中等[6,13]。由于良性阵发性体位性眩晕常被误诊为颈源性眩晕,因此,诊断该疾病时有必要进行头位 Dix-Hallpike 检查[8]。医师应通过详细的颈部检查对患者的功能障碍进行评价,包括活动范围检查和关节面触诊。此外,医师应明确患者的各项肌筋膜触发点,包括胸锁乳突、颈椎旁肌、肩胛提肌、上斜方肌和枕下肌的肌筋膜触发点。在颈源性头痛和失衡的患者中,颈部前屈伸展动作受限,颈关节功能障碍,颈关节疼痛和肌肉紧张等症状的发生率显著提高[14,15]。触诊时,上述区域往往会产生颈源性眩晕的相似症状[16]。

功能受限

颈源性眩晕的功能限制包括行走困难、身体不协调、平衡障碍。由于颈部旋转动作可能诱发各种症状,颈源性眩晕患者可能在驾车等活动方面缺乏信心。颈痛或颈源性头痛还可能干扰患者睡眠,从而造成疲劳、情绪困扰和整体生活质量降低等负面影响[17]。颈源性眩晕患者往往无法胜任对平衡感和身体协调有要求的工作(如建筑建设)。由于平衡失调产生的焦虑感可能导致患者避免参与相关活动或

引起运动恐怖,从而加重其能力丧失。

诊断分析

颈源性眩晕为临床诊断;患者需要接受多项诊断检查来排除其他疾病的可能性。其中,为了排除颈椎骨关节炎或颈椎不稳,患者可能需要进行颈椎 X 线检查。考虑到颈源性眩晕可能由颈椎关节强硬引起或伴随颈椎关节强硬出现,怀疑患有颈椎关节强硬的患者应接受颈部磁共振检查。为了区分眩晕症和旋转椎动脉综合征,可采用磁共振血管造影术或计算机断层血管造影术检查椎动脉压迫等病理因素[8]。大脑磁共振造影术或磁共振血管造影术可用于排除血管病变或肿瘤(如听神经瘤)。针对怀疑患有原发性耳部疾病或创伤后眩晕的案例,患者应接受全面的神经耳科检查[18]。

鉴别诊断
耳性眩晕病
良性阵发性体位性眩晕
迷路炎
前庭神经细胞炎
心血管病因:心律失常,颈动脉狭窄,或直立性低血压
前庭偏头痛
进行性老年人平衡障碍
创伤后眩晕

治疗

早期治疗

早期治疗手段包括安抚和病人教育。针对潜在性颈椎骨关节炎的患者,非甾体抗炎药可有效缓解疼痛症状。睡前服用盐酸环苯扎林(cyclobenzaprine)、卡立普多(肌安宁)和低剂量的三环类抗抑郁药等肌肉松弛药有助于缓解肌筋膜疼痛症状,从而帮助患者改善睡眠质量和放松肌肉。出现平衡障碍并明显感到恶心时,患者可服用奥坦西隆(每次4~8mg,必要时可每隔 8h 服用 1 次)。

康复治疗

康复治疗的目标是通过减少肌肉痉挛的发生,扩大颈部活动范围,以及改善患者姿势来缓解头晕症状并最终恢复相应功能。负责康复治疗的物理治疗师应接受过专业训练,具备手法治疗经验,并熟悉各个肌筋膜触发点和颈部躯干稳定技术。理疗师应对患者病情进行评估,并通过康复治疗帮助患者恢复颈部功能[19]。

手法治疗包括自然体位下小关节滑动技术和被动关节松动术,二者的有效性均得到验证。随机对照试验表明,上述关节松动术在缓解慢性颈源性头晕强度和频率的即时和长期(12 周)效果方面无显著差异[20]。然而,另一项随机对照试验对比了颈源性头晕案例中,自然体位下小关节滑动技术和被动关节松动术在颈部活动范围,头部关节复位和身体协调性等方面的疗效,研究发现,自然体位下小关节滑动技术可有效地提高颈部活动范围且疗效长达 12 周,而被动关节松动术在提高颈部活动范围方面的疗效则十分有限。至于关节复位和身体协调性方面,二者对颈源性头晕患者均无显著影响[21]。重要的是,有报道指出,小面关节松动术和被动关节松动术均可有效地减少头晕发生的频率,疗效长达 12 个月。这表明手法治疗对慢性颈源性头晕具有一定的远期疗效[22]。

作业治疗可改善患者姿势、人体工效学以及日常功能性活动[23]。前庭康复治疗有助于代偿性反应的产生和颈部感觉的正常传入[24]。手法治疗、作业治疗和前庭康复治疗结合是提高疗效的根本原因,但具体的协同效应仍有待进一步研究阐明。

患者可通过使用电话耳机等符合人体工效学的产品来避免头部和颈部姿势异常,从而减少相关症状的发生。心理或行为医学咨询治疗有助于患者克服频繁产生的恐惧、逃避和焦虑情绪[24,25]。

介入治疗

在触发点注射局部麻醉药(1% 利多卡因或0.25% 布比卡因)通常有助于缓解颈部肌肉疼痛(图8.1)。临床医师应明确引起患者相关症状的触发点。着重治疗局部肌肉痉挛时,可采取针灸的方式取代局部麻醉注射[26,27]。

尽管注射肉毒毒素能对颈源性头痛发挥作用[28,29],但目前还没有数据表明肉毒毒素能有效地治疗颈源性眩晕。

技术设备

颈源性眩晕尚缺乏专门的治疗和康复治疗技术设备。

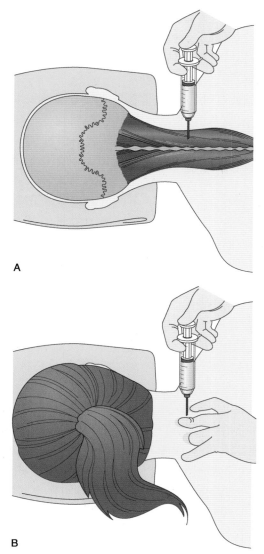

A

B

图 8.1 （A）和（B）颈源性眩晕常累及头夹肌的触发点（*From Simons DG, Travell JG, Simons LS*. Travell & Simons' Myofascial pain and dysfunction：the trigger point manual. *2nd ed.* Upper half of body, *Vol 1. Baltimore：Williams & Wilkins；1999：310.* ）

手术

目前，还没有专门的外科手术用于治疗颈源性眩晕。值得注意的是，经皮激光椎间盘减压术正逐渐引起业界的关注。采取经皮激光椎间盘减压术（PLDD）治疗颈性眩晕的理论基础是，PLDD 可改善椎间盘内的物理和化学环境，释放神经血管刺激物，同时提高椎基底动脉血供[30]。2013 年的一项研究采取 PLDD。对 35 例颈性眩晕患者进行治疗，其中 71.4% 的患者取得上述疗效[30]。该方法在治疗颈源性眩晕方面的有效性和安全性仍有待进一步验证。

潜在的疾病并发症

主要的并发症包括无力，功能失调，跌倒，害怕外出，焦虑和抑郁。患者接受治疗后仍有可能受到慢性顽固性颈痛和持续性头晕的困扰。

潜在的治疗并发症

非甾体抗炎药的副作用包括多个器官和系统的并发症，可能累及胃部、肾脏、肝脏、心血管和血液系统[31]。肌肉松弛药和三环类抗抑郁药可能引起疲劳、嗜睡、便秘、尿潴留和其他抗胆碱能作用的。如果操作不当，局部麻醉注射可能产生局部疼痛、瘀斑、血管内注射或气胸等不良后果。

（杨仟 译　王杨 校　马超 审）

参考文献

1. Norre M. Cervical vertigo. *Acta Otorhinolaryngol Belg.* 1987;25:495–499.
2. Revel M, Andre-Deshays C, Mingeut M. Cervicocephalic kinesthetic sensibility in patients with cervical pain. *Arch Phys Med Rehabil.* 1991;72:288–291.
3. Colledge NR, Barr-Hamilton RM, Lewis SJ, et al. Evaluation of investigations to diagnose the cause of dizziness in elderly people: a community based controlled study. *BMJ.* 1996;313:788–793.
4. Chawla N, Olshaker J. Diagnosis and management of dizziness and vertigo. *Med Clin North Am.* 2006;90(Emergencies in the outpatient setting: part 1):291–304.
5. Wrisley D, Sparto P, Whitney S, Furman J. Cervicogenic dizziness: a review of diagnosis and treatment. *J Orthop Sports Phys Ther.* 2000;30:755–766.
6. Post RE, Dickerson LM. Dizziness: a diagnostic approach. *Am Fam Physician.* 2010;82:361–368.
7. Karlberg M, Magnusson M, Malmström EM, et al. Postural and symptomatic improvement after physiotherapy in patients with dizziness of suspected cervical origin. *Arch Phys Med Rehabil.* 1996;77:874–882.
8. Li Y, Peng B. Pathogenesis, diagnosis, and treatment of cervical vertigo. *Pain Physician.* 2015;18(4):E583–E595.
9. Yacovino DA, Hain TC. Clinical characteristics of cervicogenic-related dizziness and vertigo. *Semin Neurol.* 2013;33:244–255.
10. Jongkees L. Cervical vertigo. *Laryngoscope.* 1969;79:1473–1484.
11. Praffenrath V, Danekar R, Pollmann W. Cervicogenic headache—the clinical picture, radiological findings, and hypotheses on its pathophysiology. *Headache.* 1987;25:495–499.
12. Sjaastad O, Frediksen T, Praffenrath V. Cervicogenic headache: diagnostic criteria. *Headache.* 1990;30:725–726.
13. Froehling DA, Silverstein MD, Mohr DN, Beatty CW. Does this dizzy patient have a serious form of vertigo? *JAMA.* 1994;271:385–388.
14. Zito G, Jull G, Story I. Clinical tests of musculoskeletal dysfunction in the diagnosis of cervicogenic headache. *Man Ther.* 2006;11:118–129.
15. Matsui T, Ii K, Hojo S, Sano K. Cervical neuro-muscular syndrome: discovery of a new disease group caused by abnormalities in the cervical muscles. *Neurol Med Chir (Tokyo).* 2012;52:75–80.
16. Simons DG, Travell JG, Simons LS. Upper Half of Body. In: *Travell & Simons' myofascial pain and dysfunction: the trigger point manual.* 2nd ed. Vol. 1. Baltimore: Williams & Wilkins; 1999.
17. Weidt S, Bruehl A, Straumann D, Hegemann S, Krautstrunk G, Rufer M. Health-related quality of life and emotional distress in patients with dizziness: a cross-sectional approach to disentangle their relationship. *BMC Health Serv Res.* 2014;14:317.
18. Ernst A, Basta D, Seidl RO, et al. Management of posttraumatic vertigo. *Otolaryngol Head Neck Surg.* 2005;132:554–558.
19. Reid SA, Rivett DA. Manual therapy treatment of cervicogenic dizziness: a systematic review. *Man Ther.* 2005;10:4–13.
20. Reid SA, Rivett DA, Katekar MG, Callister R. Comparison of mul-

ligan sustained natural apophyseal glides and maitland mobilizations for treatment of cervicogenic dizziness: a randomized controlled trial. 2014;94:466–476.

21. Reid S, Callister R, Katekar M, Rivett D. Original article: effects of cervical spine manual therapy on range of motion, head repositioning, and balance in participants with cervicogenic dizziness: a randomized controlled trial. *Arch Phys Med Rehabil*. 2014.

22. Reid S, Callister R, Snodgrass S, Katekar M, Rivett D. Manual therapy for cervicogenic dizziness: long-term outcomes of a randomised trial. *Man Ther*. 2015;(1):148.

23. Karlberg M, Persson L, Magnusson M. Impaired postural control in patients with cervico-brachial pain. *Acta Otolaryngol Suppl*. 1995;520:440–442.

24. Lystad RP, Bell G, Bonnevie-Svendsen M, Carter CV. Manual therapy with and without vestibular rehabilitation for cervicogenic dizziness: a systematic review. *Chiropr Man Therap*. 2011;19:21.

25. Borg-Stein J, Rauch S, Krabak B. Evaluation and management of cervicogenic dizziness. *Crit Rev Phys Med Rehabil*. 2001;13:255–264.

26. deJong P, de Jong M, Cohen B, Jongkees LB. Ataxia and nystagmus induced by injection of local anesthetics in the neck. *Ann Neurol*. 1997;1:240–246.

27. Carlson J, Fahlerantz A, Augustinsson L. Muscle tenderness in tension headaches treated with acupuncture and physiotherapy. *Cephalalgia*. 1990;10:131–141.

28. Sycha T, Kranz G, Auff E, Schnider P. Botulinum toxin in the treatment of rare head and neck pain syndromes: a systematic review of the literature. *J Neurol*. 2004;251(suppl 1):I19–I30.

29. Karada O, Öztürk B, Ula UH, et al. The efficacy of botulinum toxin in patients with cervicogenic headache: a placebo-controlled clinical trial. *Balkan Med J*. 2012;29:184–187.

30. Ren L, Guo B, Zeng Y, et al. Mid-term efficacy of percutaneous laser disc decompression for treatment of cervical vertigo. *Eur J Orthop Surg Traumatol*. 2014;(1):153.

31. Trelle S, Reichenbach S, Wandel S, et al. Cardiovascular safety of non-steroidal anti-inflammatory drugs: network meta-analysis. *BMJ*. 2011;342:c7086.

第 9 章

斜方肌劳损

Atul T. Patel, MD, MHSA

同义词

肩部肌筋膜痛
斜方肌肌炎
肌筋膜炎
紧张性颈痛
非关节性风湿病
纤维组织炎
纤维肌痛症
重复性劳损

ICD-10 编码

M79.1	肌痛
M60.9	肌炎, 非特指
S13.9	颈部扭伤, 非特指部位
S16.1	颈部劳损 (根据损伤类型附加额外的说明)
S13.4	挥鞭伤 (颈椎)
S23.3	胸部扭伤
S39.012	背部劳损

定义

斜方肌劳损一般认为是肌筋膜疼痛综合征 (MPS) 的一部分, 对于门诊的肌肉骨骼疼痛疾病患者, 这是一种常见的诊断[1]。目前, 对斜方肌劳损和 MPS 尚无标准定义, 而 MPS 的特征是单块或多块肌肉的非特异性疼痛, 并且肌肉中存在触发点, 触发点被定义为骨骼肌紧张束带中的过度激活区[2]。不能把这个部位的疼痛误认为是辐射至肩带和上肢的颈神经根性痛[3]。触发点形成的病理生理学机制尚未明确。已经有很多研究试图阐明触发点和肌纤维紧张束带形成的病理学机制, 但仍没有一个公认的标准[4,5]。

目前, 研究者认为斜方肌劳损是由与负重以及某些特定姿势相关的重复性劳损或应力损伤导致的, 如长时间在电脑前工作[5]。肌筋膜触发点可能是引起颈部和上背部疼痛的主要原因, 而斜方肌是最经常被研究的[6]。这种情况也可能是由急性原因引起的, 比如颈部挥鞭伤。

症状

通常情况下, 患者会抱怨上斜方肌区有疼痛感, 也可能抱怨后颈部和肩部疼痛。由于肩痛及肩胛间疼痛, 一些患者可能会出现枕部疼痛、睡眠困难的症状。这些症状可能是持续性的, 通过休息可以得到缓解, 或者随着活动而恶化。颈部运动会增加疼痛, 从而限制颈部活动范围。疼痛是局部的, 并且不随脊柱节段或周围神经分布。患者可能经常会表示使用冷热疗法和局部按压可以部分缓解症状。

体格检查

体格检查的重要性在于排除可能导致患者症状的其他原因, 如神经根病变、周围神经损伤、颈部肌张力障碍, 或根据病史可能怀疑的其他情况。除常规检查外, 还应对颈部和上半身进行神经和肌肉骨骼检查。脑神经尤其是副神经功能检查, 面部、上肢和躯干周围的轻触觉和针刺觉, 并注意相应皮神经分布区的腱反射和肌力情况。在原发性斜方肌劳损中, 神经学检查一般是正常的。患者可能会出现头部前倾、肩胛前伸和代偿性颈椎过伸。颈部和肩部周围的肌肉触诊可显示压痛区和触发点, 尤其是在斜方肌上。应进行肩部体格检查以评估肩部病理生理情况。

功能受限

斜方肌劳损会对一些需要手臂向前或向一侧伸展的活动造成限制, 头部转动时可能也会有疼痛, 因此, 如在开车时转头看后方会感觉受限。某些特定姿势下的疼痛可能会干扰睡眠, 从而影响整体功能。

诊断分析

目前,还没有专门的检测方法来诊断斜方肌劳损,这是一种基于病史和体格检查的临床诊断。放射学检查、诊断性电生理学检查和实验室检查可以帮助排除其他潜在的问题,如颈椎神经根病变、颈椎退行性疾病、肩部病理改变或炎症。在未来,新的肌肉骨骼成像技术可能成为客观检测肌筋膜触发点存在与否的诊断工具。磁共振弹性成像是一种用于测量生物组织硬度的研究工具,现已成功地识别和量化测量了肌筋膜紧张束带[7]。肌骨超声是另一种工具,它正在改变包括肌肉劳损在内的肌肉骨骼疾病的诊断方法[8,9]。

鉴别诊断

颈椎病

颈椎间盘突出

颈神经根病变

颈椎小关节综合征

周围神经卡压(例如肩胛上神经、副神经)

炎症性疾病(例如肌炎、风湿性多肌痛)

内分泌失调(例如甲状腺功能减退)

电解质异常

肿瘤

颈部肌张力障碍

治疗

早期治疗

首先,应当告知患者病情、疾病的良性过程,以及适当活动、姿势和锻炼的重要性。其目标是打破和消除不良姿势、过度使用和劳损的恶性循环,这可能需要短期地使用肌肉松弛药、抗炎药、镇痛药和物理疗法。

文献中几乎没有证据表明任何一种肌肉松弛药对 MPS 患者有明显的益处。一项 Cochrane 综述评估了环苯扎林治疗 MPS 的疗效,发现由于缺乏高质量的随机对照试验,支持使用环苯扎林的证据不足[10]。一份文献综述对治疗 MPS 的多种肌肉松弛药进行疗效评估,认为支持使用替扎尼定、阿普唑仑或地西泮单药治疗的证据不足,但显示有证据支持使用氯硝西泮治疗 MPS[11]。同样,也没有足够的证据支持抗抑郁药(除了阿米替林)、抗惊厥药、外用止痛药、非甾体抗炎药和其他镇痛药用于治疗 MPS[12]。

没有明确的证据支持将电刺激、激光治疗和磁疗用于 MPS 的治疗。超声介入治疗手段似乎在中短期缓解疼痛和改善功能方面发挥了作用,尤其是作为辅助治疗手段时[12]。

康复治疗

治疗的目标(作业治疗或物理治疗)是减少疼痛和改善功能。由于病情的严重程度和长期性,患者可能会出现肌肉缩短、无力和关节活动度减少等继发性问题。治疗的初始目标是减少局部肌肉的痉挛和疼痛,随后以适当的牵伸和肌肉强化训练来降低疾病复发的风险。物理疗法如冷热疗法结合按摩可以通过放松肌肉来帮助缓解部分症状。首先牵伸斜方肌,然后进行强化颈椎伸肌和肩胛稳定肌的训练。应该给患者设置一个家庭计划来坚持牵伸和肌肉强化训练。康复的首要目标应该包括评估和适当调整一些使患者症状加重的工作任务。例如,提着沉重的洗衣篮、开车、在电脑键盘上打字以及许多其他可能会加重症状的日常工作。如有需要,应对患者的工作场所进行人类工程学评估,以帮助保持适当的上半身姿势。

介入治疗

包括针刺疗法,干针疗法(DN)和触发点注射治疗(TPI)。一份关于干针疗法治疗肌筋膜疼痛综合征的文献综述显示没有确定的证据支持或反对使用表浅的干针治疗肌筋膜疼痛综合征。也没有足够的证据表明 TPI 比单独的 DN 或安慰剂更有效。一项系统综述发现,有证据表明(A 级)与安慰剂相比,DN 可在治疗当时和治疗 4 周后减轻上半身肌筋膜疼痛综合征患者的疼痛[13]。目前,支持使用 TPI 治疗肌筋膜疼痛综合征的证据有限(B 级推荐)。肉毒毒素注射治疗也被纳入了研究,一项 Cochrane 综述发现,在符合选择标准的几项试验中,只有一项显示肉毒毒素注射治疗对触发点疼痛有效[14-17]。没有确凿的证据支持触发点注射肉毒毒素 A 用于治疗肌筋膜疼痛综合征[18]。另一项主要针对 I 级研究的综述发现,有三项研究支持肉毒毒素注射治疗,另有八项研究反对或不优于对照干预或安慰剂。

技术设备

目前,这种疾病还没有治疗或康复的新技术设备。

手术

手术不适用于斜方肌劳损的治疗。

潜在的疾病并发症

如果患者的病情得不到治疗，那么他们可能会出现颈肩部功能活动范围缩小、肌肉萎缩和继发慢性疼痛等问题。这些可能导致个人和职业残障。

潜在的治疗并发症

用于镇痛或肌肉放松的口服药物可能会产生副作用，或与患者正在服用的其他药物产生相互作用。非甾体抗炎药可引起胃病、肾毒性、肝毒性、出血、哮喘发作和中枢神经系统反应。肌肉松弛药和三环类抗抑郁药可能引起镇静和抗胆碱能副作用，如口干、尿潴留、直立性低血压和体重增加。肉毒毒素可导致虚弱无力、吞咽困难、流感样症状和肌肉无力。TPI 可导致局部瘀斑和疼痛。

（罗海杰 译 王杨 校 马超 审）

参考文献

1. Rickards L. The effectiveness of non-invasive treatments for active myofascial trigger point pain: a systematic review of the literature. *Int J Osteopath Med*. 2009;12:42–43.
2. Simons D, Travel J, Simons L. *Travell and Simon's Myofascial Pain and dysfunction: the trigger point manual*. 2nd ed. Baltimore, MD: Williams and Wilkins; 1999.
3. Cohen SP. Epidemiology, diagnosis, and treatment of neck pain. *Mayo Clin Proc*. 2015;90(2):284–299.
4. Quinter JL, Bove GM, Cohen ML. A critical evaluation of the trigger point phenomena. *Rheumatology*. 2014;54(3):392–399.
5. Ge HY, Monterde S, Graven-Nielsen T, Arendt-Nielsen L. Latent myofascial trigger points are associated with an increased intramuscular electromyographic activity during synergistic muscle activation. *J Pain*. 2014;15:181–187.
6. Fernandez-de-las Perias C, Alonso-Blanco C, Miangolarra JC. Myofascial trigger points in subjects presenting with mechanical neck pain: a blinded, controlled study. *Man Ther*. 2007;12:29–33.
7. Chen Q, Wang H, Gay RE, et al. Quantification of myofascial taut bands. *Arch Phys Med Rehab*. 2016;97:67–73.
8. Kumbhare DA, Elzibak AH, Noseworthy MD. Assessment of myofascial trigger points using ultrasound. *Am J PM&R*. 2016;95:72–80.
9. Ballyns JJ, Shah JP, Hammond J, Gebreab T, Gerber LH, Sikdar S. Objective sonographic measures for characterizing myofascial trigger points associated with cervical pain. *JUM*. 2011;30:1331–1340.
10. Leite F, Atallah A, El Dib R, et al. Cyclobenzaprine for the treatment of myofascial pain in adults. *Cochrane Database Syst Rev*. 2009;3: CD006830.
11. Manfredini D, Landi N, Tognini F, Orlando B, Bosco M. Muscle relaxants in the treatment of myofascial face pain (a literature review). *Minerva Stomatoll*. 2004;53:305–313.
12. Annaswamy TM, De Luigi AJ, O'Neill BJ, Keole N, Berbrayer D. Emerging concepts in the treatment of myofascial pain: a review of medications, modalities, and needle-based interventions. *PM&R*. 2011;3:940–961.
13. Kietrys DM, Palombaro KM, Azzaretto E, et al. Effectiveness of dry needling for upper-quarter myofascial pain: a systematic review and meta-analysis. *J Orhtop Sports Phys Ther*. 2013;43:620–634.
14. Graboski CL, Gray DS, Burnham RS. Botulinum toxin A versus bupivacaine trigger point injections for the treatment of myofascial pain syndrome: a randomised double blind crossover study. *Pain*. 2005;118:170–175.
15. Kamanli A, Kaya A, Ardicoglu O, Ozgocmen S, Zengin FO, Bayik Y. Comparison of lidocaine injection, botulinum toxin injection, and dry needling to trigger points in myofascial pain syndrome. *Rheumatol Int*. 2005;25:604–611.
16. Gobel H, Heinze A, Reichel G, Hefter H, Benecke R. Efficacy and safety of a single botulinum type A toxin complex treatment (Dysport) for the relief of upper back myofascial pain syndrome: results from a randomized double-blind placebo-controlled multicentre study. *Pain*. 2006;125:82–88.
17. Qerama E, Fuglsang-Frederiksen A, Kasch H, Bach FW, Jensen TS. A double-blind, controlled study of botulinum toxin A in chronic myofascial pain. *Neurology*. 2006;67:241–245.
18. Soares AA, Andriolo RB, Atallah AV, et al. Botulinum toxin for myofascial pain syndrome in adults. *Cochrane Database Syst Rev*. 2012; amended 2014.

肩峰锁骨损伤

Thomas D Rizzo,Jr. ,MD

同义词

肩峰锁骨关节损伤

肩峰锁骨痛

肩峰锁骨分离

分离肩

肩峰锁骨骨性关节炎

锁骨远端创伤性骨软化

ICD-10 编码

S43.50	非特指肩锁关节拉伤,韧带
S43.51	右侧肩锁关节拉伤,韧带
S43.52	左侧肩锁关节拉伤,韧带
S43.101	右侧肩锁关节非特指脱位
S43.102	左侧肩锁关节非特指脱位
S43.109	非特指肩锁关节非特指脱位

添加第 7 个字符代表不同治疗时期(A—早期治疗,D—后续治疗,S—后遗症)

定义

肩峰锁骨关节(AC 关节)是位于锁骨远端和肩峰内侧之间的活动关节[1]。该关节被纤维囊包裹,韧带提供其稳定性。肩锁韧带(AC 韧带)通过该关节。三组韧带起始于肩胛骨喙突端并连接锁骨(斜方韧带和圆锥韧带,并称为喙突锁骨韧带(CC 韧带)或肩峰(喙突肩峰韧带)(图 10.1)。当锁骨旋转并移位至肩胛骨时,韧带复合物提供被动支持和肩胛骨从锁骨上的脱离[1,2]。

AC 关节损伤传统上分为 I ~ VI 级以反映 AC 韧

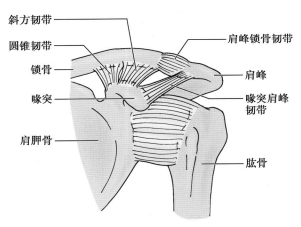

图 10.1 肩峰锁骨关节相关韧带的正常解剖

斜方韧带

圆锥韧带

锁骨

喙突

肩胛骨

肩峰锁骨韧带

肩峰

喙突肩峰韧带

肱骨

带和 CC 韧带的损伤严重性。近期,共识建议将 III 级进一步分为 III A 级(稳定)和 III B 级(不稳定)[3](表 10.1)。

由于 AC 关节损伤不影响喙突肩峰(外侧)韧带,因此纤维连接仍能保证实现肩胛骨前移和后移功能能间的结构稳定[4]。在少数案例中,除了韧带性损伤,AC 关节损伤可能会出现远端锁骨的关节内骨折[5]。

AC 关节损伤可能与上举过头的抛物运动导致的创伤有关。较严重的关节损伤更可能源于创伤,例如车祸、坠落或者运动损伤[6]。一项针对 NCAA 运动员运动损伤的调查报告显示,AC 关节损伤更多与人-人间碰撞相关,而非人-地面间碰撞。不仅如此,在性别间参与度相差不大的运动中(如足球、篮球和冰球),男性损伤频率超过 5 倍。男性更容易产生反复性损伤,但程度却没有明显性别差异[7]。

伴随的损伤程度与年龄相关,86% 超过 50 岁的人群曾有过旋转肌群撕裂[8]。

表 10.1 肩峰锁骨关节损伤程度分级和治疗措施

损伤程度	AC 韧带	CC 韧带	锁骨脱位	治疗措施
Ⅰ 级	拉伤	完整	轻微向上脱位	保守治疗
Ⅱ 级	撕裂	拉伤	确切向上脱位	保守治疗
Ⅲ 级	撕裂	撕裂	CC 空隙增大 25%~100%	保守治疗或手术
ⅢA 级			身体内收位无锁骨交叠(X 线)	倾向保守治疗
ⅢB 级			身体内收位有锁骨交叠(X 线+虚弱,活动范围下降和肩胛骨活动不协调)	倾向手术
Ⅳ 级	撕裂	撕裂	后方脱位	手术
Ⅴ 级	撕裂	撕裂	CC 空隙增大 100%~300%	手术
Ⅵ 级	撕裂	撕裂	脱位至肩峰或喙突	手术

AC,肩峰锁骨;CC,喙突锁骨。

大多数Ⅰ级和Ⅱ级的患者可采用保守性治疗,3周后症状消失[9]。

症状

患者经常有肩部或者 AC 关节邻近区域的创伤史。患者通常是由于肩部前部和后部的疼痛而寻求治疗[2]。辐射型的疼痛可能辐射至颈下部和斜方肌或三角肌,或辐射至手臂[2,4,10]。

患者可能在日常生活活动中举起手臂至胸部高度(如伸手进上衣口袋)或者将手背到身后(如将衬衫塞进裤子)的动作时会导致疼痛。疼痛同样可能来源于肩关节屈曲(如摸头)或者手臂内收。患者休息时可能不会疼痛,且能在无不适感的状态下完成很多活动。

体格检查

针对可能的 AC 关节损伤的检查包括颈部关节和肩关节、肩袖的检查以排除神经根疾病和牵涉痛。患者的颈部和神经性检查应该正常。神经性或血管性的损伤存在则暗示一定程度的创伤持续存在[4]。

肩胛骨相对锁骨的下移或者关节肿胀,可能导致 AC 关节上移。这个上移处容易被触及。在主动运动时,患者可能会在肩关节屈曲末端时抱怨疼痛或畏缩。

肩关节活动度通常受限。给肘关节提供支撑和引导上肢上移可缓解疼痛和保证评估时需要的关节活动度。疼痛在肩关节主动或被动过度屈曲时会加剧,能与其他疾病相鉴别,例如在某个特定的活动度

范围会更痛而某范围不痛的情况。在进行旋转肌群静态徒手肌肉测试时疼痛会消失。旋转肌群损伤在肌肉活动时会疼痛,且在肩关节中立位(如肘关节靠近躯干)时更容易鉴别诊断,因为此时旋转肌群在一个伸展位,症状容易出现。

AC 关节疾病的特殊检查在于挤压关节。最常用的检查是身体交叉内收试验。肩关节和肘关节内收 90°,检查者将患者手臂交叉跨过患者躯干直到肘关节到达中线(或者患者说疼痛时的位置)[2]。

肩胛骨活动受限可通过观察上臂伸展时患侧肩胛骨内侧缘运动与健侧的比较得知[3](图 10.2)。

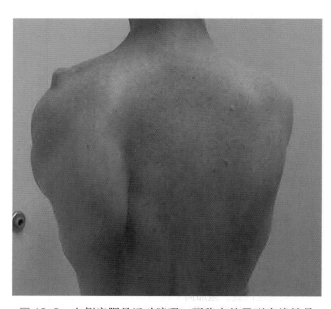

图 10.2 左侧肩胛骨运动障碍。不稳定的Ⅲ型肩峰锁骨拉伤患者肩关节屈曲时内测肩胛骨明显突出(From Beitzel K,Mazzocca AD,Bak K,et al. ISAKOS upper extremity committee consensus statement on the need for diversification of the Rockwood classification for acromioclavicular joint injuries. Arthroscopy. 2014;30(2):271-278.)

其他的检查能够帮助区别撞击综合征和 AC 关节疼痛。当患侧肩被动屈曲内旋时，大结节可以触诊到冈上肌肌腱和肩峰下关节囊。患侧肩关节外旋时将挤压 AC 关节而不伤及肩峰下空腔[11]。在主动挤压试验中，肩关节屈曲 90°、内收 10°（图 10.3）。患者首次最大限度地内旋肩关节，并尝试抗阻屈曲，该试验施加 AC 关节压力，并在疾病发生时可能缓解疼痛。该试验可在完全外旋的情况下重复采用。当排除 AC 关节时这将会在肱二头肌肌腱和头端连接上施加压力[12]。

在 AC 抗阻伸展试验中，肩关节外展 90°或内收超过身体中线达 90°，做肩关节主动抗阻伸展运动。阳性结果是重新诱发 AC 关节痛。身体交叉内收试验、抗阻伸展试验和主动挤压试验三者阳性能提高该疾病诊断准确率，从 75%（其中一个阳性）到 93%（三个均为阳性）[13]。

Paxinos 症在 AC 关节疾病方面也有很高的诊断准确率[14]。检查者站于患者身后，用与患侧肩部相对的手稳定锁骨并用拇指将肩峰推向锁骨（图 10.4）。疼痛出现或 AC 关节上移则为试验阳性，如果疼痛水平不变则为阴性。

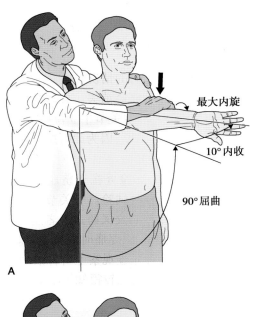

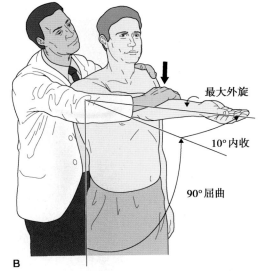

图 10.3 主动挤压试验。（A）受试者手臂前屈且最大限度地内旋。施加向下的力，若疼痛则表明存在肩峰锁骨关节疾病。（B）试验在外旋状态下重复。若疼痛则表明肱二头肌肌腱和外侧附着点疾病（*From O' Brien SJ, Pagnani MJ, Fealy S, et al. The active compression test: a new and effective test for diagnosing labral tears and acromioclavicular joint abnormality. Am J Sports Med. 1998;26:610-613.*）

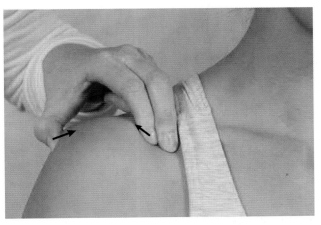

图 10.4 为引出 Paxinos 症，应站于患者身后并用与患侧肩部的相对的手去测试（*From Walton J, Mahajan S, Paxinos A, et al. Diagnostic values of tests for acromioclavicular joint pain.* J Bone Joint Surg Am. 2004;86:807-812.）

功能受限

因疼痛会导致上举、跨过身体中线或者搬重物等活动受限。患者在休息时可能没有疼痛，在大量活动后可能会出现少许疼痛或者没有疼痛。患者在穿衣、修饰或者拿手提箱时可能活动困难。大多数娱乐活动，尤其有投掷动作的，同样将受限。睡眠可能因疼痛而受影响，尤其在转动患侧肩时。

诊断分析

因为这是创伤性损伤，所以影像学结果是相当重要的，且能用于排除骨折可能性并判断损伤程度（图 10.5）。拍摄时应包括前后位、外侧 Y 位和腋窝位。

将 AC 关节损伤情况告知影像学医师是很重要的。紧张位或负重位是不必要的且会导致疼痛而不利于诊断[2,15]。拍片过多可能导致 AC 关节和远端锁骨情况难以辨别[4]。

头部屈曲和后伸 15°能帮助诊断拉伤，且显示肩

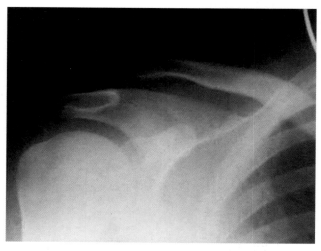

图 10.5　Ⅲ级肩峰锁骨关节异位。图中所示锁骨远端相对肩峰和喙突的明显向上异位（*From Katz DS, Math KR, Groskin SA. Radiology Secrets. Philadelphia*：*Hanley & Belfus*；*1998.*）

峰锁骨间的分离。而头部屈曲和后伸 40°则能用于诊断锁骨的骨折。如果骨折靠近 CC 韧带，则头部屈曲和后伸 45°均能察觉[4]。通常来说，由影像学专家决定进行何种检查。

确定的是，如果怀疑骨折或关节炎存在，且 X 线不能确诊，则需要进行骨扫描[2,4]或者 MRI[16]。MRI 的诊断表明 80% 患侧锁骨远端或肩峰或双侧存在活跃性骨水肿。但无症状患者则无此现象[17]。MRI 相较传统手段更能诊断 AC 关节炎程度[18]。

超声结果与其他结果相辅相成。超声与 MRI 结果有良好的相关性[19]。超声可能更主要用于急性诊断[20]。骨扫描在 X 线和 MRI 均不适用时诊断锁骨骨质溶解更有效。

鉴别诊断

粘连性关节囊炎
关节炎（如风湿性，败血性）
钙化性肌腱炎
颈部神经根病
锁骨远端骨质溶解
肩峰或锁骨远端骨折
肩峰锁骨关节结节或囊肿
痛风
感染
肩峰骨综合征
旋转肌群撕裂
肩关节撞击综合征
肱二头肌长头腱炎
盂肱关节唇撕裂
肿瘤
心肺系统、胃肠道疾病导致的放射痛

治疗

早期治疗

早期治疗取决于损伤水平和患者的活动和目标。

Ⅰ型和Ⅱ型倾向于保守治疗，Ⅳ型、Ⅴ型和Ⅵ型则需要手术。Ⅲ型治疗是存在争议的（表 10.1）。Ⅴ型 AC 损伤的患者保守治疗后大多数预后良好，如可劳作。然而，这些都是在有良好的治愈因素和环境才可不进行手术[21]。

保守治疗的初期阶段包括为期 1~6 周（平均 2~3 周）的休息、冰敷和可能的悬吊训练。非处方药或者止痛药是没必要的，非甾体抗炎药可用于疼痛和炎症。关节注射可在早期用于急性疼痛控制和帮助诊断。低等级损伤在注射后可立即活动。休息是相对的，即患者应该避免过度活动，但也不应过度制动。

冰敷用于疼痛区域，如果需要，每 2h 冰敷 5~10min。冰袋可同样每 2h 重复冰敷 1 次，每次 20min。应遵循冰敷的注意事项和准则。

Ⅲ型损伤可手术，也可保守治疗。研究表明，骨科专家倾向于保守治疗，即使是在运动员中[4,15,22-24]。一项研究表明手术有长期疗效，但在活动度和力量方面无差异[25]。大多数患者保守治疗后长期也有效。同样也有报道称手术具有高并发症的可能[4,24]。手术通常用于存在症状且保守治疗无效的Ⅲ型患者。

Ⅲ型损伤通过保守治疗例如休息、支持、辅具和对症药物 6~12 周后可活动。如果功能明显受限，例如娱乐或体育活动，或未达患者期望，则需要进一步诊治[4]。与其他肌肉肌腱疾病不同，推迟的手术并不会导致较差的预后。

康复治疗

物理治疗或作业治疗可用于患者宣教，疼痛控制，或者后期关节活动度重建和肌力训练。可采用控制疼痛的辅具，也可进行冰敷、超声波治疗和 10% 利多卡因超声导入，也可采用干扰电。疼痛控制之后，运动应在无痛范围内施加。钟摆运动可独立或组合在主动活动范围或主动辅助范围内进行以保证肩关节屈曲和外展。关节活动度训练应一天 1~2 次。如果出现疼痛则停止。

在康复训练的初级阶段，应避免任何疼痛的体位和运动。这包括屈曲末端——尤其是被动活动和超过中线的内收。当肩关节无痛且有完全的关节活动度时,康复应过渡到肌力增强和功能活动的阶段,可应用常规肩关节增强策略。轻哑铃(1~5 磅,1 磅=0.45kg)可用于增强内外旋旋转肌群,也可利用弹力带进行训练。训练应一天一次,一次 10~20 个循环或直到疲惫(如,患者在最初的活动范围无法顺利完成整个训练)。该策略可用于进一步增强肩关节外展肌以及调动内外旋旋转肌群的参与。进阶取决于患者的目标且需要肩胛骨稳定肌群在复合运动中的参与。

　　术后康复取决于损伤类型(Ⅲ~Ⅵ型)、急性或慢性修复、手术类型和手术情况。通常来说,应有为期 1~6 周的制动或悬吊支持。此时可进行被动、主动辅助或主动关节活动度训练。在某些情况下,允许日常活动,但肌力训练和重物抬举不被允许。

　　肌力训练开始于术后至少 2 周或者至多 3 个月,取决于恢复情况。体育运动开始于术后 8 周,多者长达 6 个月。考虑到建议的多样性,与骨科医师的良好沟通是相当重要的[6,26-28]。

介入治疗

　　Ⅰ型或轻微Ⅱ型损伤的 AC 关节痛患者可接受注射并在当天即可返回工作或娱乐或者低风险损伤的竞争性运动,只要患者有完全的功能性关节活动度和协调的肌力即可。出于诊断目的,局部麻醉注射后如果患者疼痛立即完全缓解,则可确诊Ⅰ型拉伤。关节内注射局部麻醉药和类固醇的组合药可以提供迅速长期的疼痛缓解作用。高等级损伤中也可以进行关节注射以缓解症状。但是,这不能替代严重损伤(Ⅱ级及以上)的休息措施,并且建议应避免一周内进行相关刺激的活动[2]。AC 关节的徒手注射应在患者坐位或仰卧位,患肢放在枕头上进行。在无菌环境下使用 25 号,1.5 寸的注射器在 AC 关节注射局部麻醉药或者与类固醇的组合药。通常来说,注射 1~3mL 的溶液(如,1mL 的 1% 利多卡因和 1mL 倍他米松的组合),垂直于关节直接进针,注意 AC 关节是小关节,且靠近于皮肤表面。

　　AC 关节超声引导注射可提高注射的准确度[29,30]。徒手注射往往只有 40% ~ 60% 的准确率[29,31],但使用超声[29,30] 或成像引导[31] 可达 100% 的准确率。应用超声引导注射增强疗效并不明确。超声引导注射方法有所不同(图 10.6),推荐由外侧向内侧的进针方向[29]。注射后应局部冰敷 10~15min,且告知患者 1 周内避免剧烈活动。

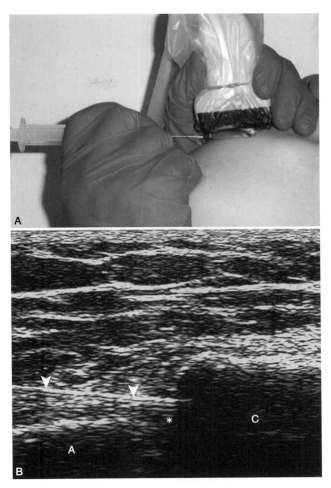

图 10.6　(A)超声引导肩峰锁骨关节注射时针头和超声探头所处位置。(B)肩峰锁骨关节(星号处)和注射针(箭头处)的超声长轴(平面内)影像。左方:外侧。上方:浅层。A:肩峰。C:锁骨(*From Peck E, Lai J, Pawlina W, Smith J. Accuracy of ultrasound-guided versus palpation-guided acromioclavicular joint injections: a cadaveric study. PM R. 2010;2:817-821.*)

技术设备

　　该疾病的治疗或康复无特别技术设备。

手术

　　Ⅳ型、Ⅴ型和Ⅵ型损伤均存在 AC 关节的脱位。脱位需要通过手术重建正常结构。早期介入旨在缓解疼痛和改善功能障碍。由于肩胛骨不再悬挂于锁骨上方,三角肌和斜方肌需要参与维持肩胛骨的位置。这些肌肉可能直接受损而无法维持该位置,结果导致更严重的疼痛和残疾。

　　如果患者存在骨折,则手术是必需的,且需要与骨科医师沟通好。损伤程度取决于骨折是否靠近 CC 韧带或者属于 AC 关节本身。韧带附近的骨折可能导致锁骨的脱位,患者也会存在愈合延迟的风险。脱位可能看似Ⅱ型或Ⅲ型拉伤。对位置和疼痛程度的仔细评估能提示锁骨是否损伤。不管如何，建议采用影像学检查去评估是否存在骨折。

关节骨折可能会在未来导致骨关节病。这种类型患者最初可能并不需要手术——取决于患者和骨科医师，但需要针对症状做一些保守性治疗。

锁骨远端的复位、锁骨肩峰的连接、韧带的重建和 AC 关节或喙突锁骨间的绞索稳定对于关节稳定是必要的。任何手术的目的都是为了重建稳定、无痛的关节[4]。可以采用开放性手术，例如钢板固定肩峰锁骨和微小侵入式手术[32]。

92%的Ⅲ型损伤患者手术后 21 年预后良好，不痛且能从事工作[33]。12 例Ⅴ型损伤患者中有 11 例手术后 2 年预后良好[6]。在另一个研究中，所有的Ⅴ型损伤患者在术后都能够重返之前级别的体育活动[34]。

潜在的疾病并发症

患者可能会因肩峰相对锁骨的挤压而遗留"肿物"。这是可以预见的，且除了手术外这无法避免。长期不稳定导致的 AC 关节痛是最常见的并发症[4,35]。由于损伤和不稳定性可能导致退行性关节炎，可通过辅具和注射改善症状。20%的Ⅰ型和Ⅱ型损伤患者关节活动受限，但少于 10%的患者存在限制日常活动或体育活动的症状[36]。

如果疼痛仍持续，则考虑手术减轻分离，重建锁骨肩峰的解剖学关系。一项研究中，超过 25%的Ⅰ型和Ⅱ型损伤患者损伤 2 年后仍需要手术[10]。

盂肱关节复合物可能会有伴随症状，包括肩袖肌群撕裂、盂唇撕裂、盂肱关节关节病和肱二头肌肌腱疾病[9]。存在脱位骨化，则需要手术切除和放射治疗[37]。

潜在的治疗并发症

止痛药和非甾体抗炎药常见的副作用包括胃肠道、肝脏和泌尿系统疾病。环氧酶 2 抑制剂也可能存在轻微的胃肠道副作用，但心血管疾病也应该注意。关节注射中采用长注射器可能导致注射至肩峰下空隙[2]。如果没有明显损伤则可能导致误诊，注射也可能导致感染。

手术的直接并发症包括感染、疼痛、创伤或皮肤破损和增生性瘢痕[4,23,38,39]。术后可能存在功能障碍的复发[23,25]、结构混乱和迁移[5,23,33,38,39]或者活动受限。不恰当的重建、虚弱或关节不稳可能会引起疼痛[2]。AC 关节病在术后可能会持续发展，尽管这可能对患者的功能没有影响[6,23]。

AC 关节重建后的钙化可能会引起疼痛，且需要锁骨远端的重建修复[38]。同样，锁骨远端骨质溶解也可能发生，而需要修复手术[40]。CC 韧带骨化可能发生，尽管这一般不引起疼痛[33]。

（郑耀超　译　王杨　校　马超　审）

参考文献

1. Stecco A, Sgambati E, Brizzi E, et al. Morphometric analysis of the acromioclavicular joint. *Ital J Anat Embryol*. 1997;102:195–200.
2. Shaffer BS. Painful conditions of the acromioclavicular joint. *JAAOS*. 1999;7(3):176–188.
3. Beitzel K, et al. ISAKOS upper extremity committee consensus statement on the need for diversification of the Rockwood classification for acromioclavicular joint injuries. *Arthroscopy*. 2014;30(2):271–278.
4. Turnbull J. Acromioclavicular joint disorders. *Med Sci Sports Exerc*. 1998;30:S26–S32.
5. Berg E. An intra-articular fracture dislocation of the acromioclavicular joint. *Am J Orthop*. 1998;7:555–559.
6. Kim SH, et al. Outcome of conjoined tendon and coracoacromial ligament transfer for the treatment of chronic type V acromioclavicular joint separation. *Injury*. 2012;43(2):213–218.
7. Hibberd EE, et al. Epidemiology of acromioclavicular joint sprains in 25 National Collegiate Athletic Association sports: 2009-2010 to 2014-2015 academic years. *Am J Sports Med*. 2016;44(10):2667–2674.
8. Brown JN, RSN Hayes MG, Sales AD. Shoulder pathology associated with symptomatic acromioclavicular joint degeneration. *J Shoulder Elbow Surg*. 2000;9:173–176.
9. Mouhsine E, et al. Grade I and II acromioclavicular dislocations: results of conservative treatment. *J Shoulder Elbow Surg*. 2003;12(6):599–602.
10. Gerber C, Galantay RV, Hersche O. The pattern of pain produced by irritation of the acromioclavicular joint and the subacromial space. *J Shoulder Elbow Surg*. 1998;7(4):352–355.
11. Buchberger DJ. Introduction of a new physical examination procedure for the differentiation of acromioclavicular joint lesions and subacromial impingement. *J Manipulative Physiol Ther*. 1999;22(5):316–321.
12. O'Brien SJ, Pagnani MJ, Fealy S, et al. The active compression test: a new and effective test for diagnosing labral tears and acromioclavicular joint abnormality. *Am J Sports Med*. 1998;26:610–613.
13. Chronopoulos E, et al. Diagnostic value of physical tests for isolated chronic acromioclavicular lesions. *Am J Sports Med*. 2004;32(3):655–661.
14. Walton J, et al. Diagnostic values of tests for acromioclavicular joint pain. *JBJS*. 2004;86(4):807–812.
15. Lemos M. Evaluation and treatment of the injured acromioclavicular joint in athletes. *Am J Sports Med*. 1998;26:137–144.
16. Yu JS, Dardani M, Fischer RA. MR observations of posttraumatic osteolysis of the distal clavicle after traumatic separation of the acromioclavicular joint. *J Comput Assist Tomogr*. 2000;24(1):159–164.
17. Shubin Stein BE, et al. A comparison of magnetic resonance imaging findings of the acromioclavicular joint in symptomatic versus asymptomatic patients. *J Shoulder Elbow Surg*. 2006;15(1):56–59.
18. de Abreu MR, et al. Acromioclavicular joint osteoarthritis. *Clinical Imaging*. 2005;29(4):273–277.
19. Iovane A, Midiri M, Galia M, et al. Acute traumatic acromioclavicular joint lesions: role of ultrasound versus conventional radiography. *Radiol Med (Torino)*. 2004;107:367–375.
20. Faruch Bilfeld M, et al. Ultrasound of the coracoclavicular ligaments in the acute phase of an acromioclavicular disjonction: comparison of radiographic, ultrasound and MRI findings. *Eur Radiol*. 2017;27(2):483–490.
21. Dunphy TR, et al. Functional outcomes of type V acromioclavicu-

lar injuries with nonsurgical treatment. *J Am Acad Orthop Surg.* 2016;24(10):728–734.

22. McFarland EG, et al. Treatment of grade III acromioclavicular separations in professional throwing athletes: results of a survey. *Am J Orthop (Belle Mead NJ).* 1997;26(11):771–774.

23. Phillips AM, Smart C, Groom AF. Acromioclavicular dislocation. Conservative or surgical therapy. *Clin Orthop Relat Res.* 1998;353:10–17.

24. Spencer EE Jr. Treatment of grade III acromioclavicular joint injuries: a systematic review. *Clin Orthop Relat Res.* 2007;455:38–44.

25. Press J, et al. Treatment of grade III acromioclavicular separations. Operative versus nonoperative management. *Bull Hosp Jt Dis.* 1997;56(2):77–83.

26. Leidel BA, et al. Consistency of long-term outcome of acute Rockwood grade III acromioclavicular joint separations after K-wire transfixation. *J Trauma Acute Care Surg.* 2009;66(6):1666–1671.

27. Crenshaw A. Old unreduced dislocations. In: Azar FM, Canale ST, eds. *Campbell's Operative Orthopaedic.* Elsevier; 2017:3137–3160.e2.

28. Mascioli A. Acute dislocations. In: Azar FM, Canale ST, eds. *Campbell's Operative Orthopaedics.* Elsevier; 2017:3117–3136.e4.

29. Peck E, et al. Accuracy of ultrasound-guided versus palpation-guided acromioclavicular joint injections: a cadaveric study. *PM R.* 2010;2(9):817–821.

30. Sabeti-Aschraf M, et al. The infiltration of the AC joint performed by one specialist: ultrasound versus palpation: a prospective randomized pilot study. *Eur J Radiol.* 2010;75(1):e37–e40.

31. Pichler W, et al. Intra-articular injection of the acromioclavicular joint. *J Bone Joint Surg Br.* 2009;91-B(12):1638–1640.

32. Cisneros LN, Reiriz JS. Management of acute unstable acromioclavicular joint injuries. *Eur J Orthop Surg Traumatol.* 2016;26(8):817–830.

33. Lizaur A, Sanz-Reig J, Gonzalez-Parreño S. Long-term results of the surgical treatment of type III acromioclavicular dislocations. An update of a previous report. *J Bone Joint Surg Br.* 2011;93-B(8):1088–1092.

34. Saier T, et al. Return-to-activity after anatomical reconstruction of acute high-grade acromioclavicular separation. *BMC Musculoskelet Disord.* 2016;17:145.

35. Clarke HD, McCann PD. Acromioclavicular joint injuries. *Orthop Clin North Am.* 2000;31(2):177–187.

36. Shaw MBK, et al. Acromioclavicular joint sprains: the post-injury recovery interval. *Injury.* 2003;34(6):438–442.

37. Abdullah R, et al. Severe heterotopic ossifications after Rockwood type II acromioclavicular joint injury: a case report. *Arch Orthop Trauma Surg.* 2016;136(3):381–388.

38. Rudzki JR, Matava MJ, Paletta GA. Complications of treatment of acromioclavicular and sternoclavicular joint injuries. *Clin Sports Med.* 2003;22(2):387–405.

39. Ma R, et al. Managing and recognizing complications after treatment of acromioclavicular joint repair or reconstruction. *Curr Rev Musculoskelet Med.* 2015;8(1):75–82.

40. Geaney LE, et al. Management of the failed AC joint reconstruction: causation and treatment. *Sports Med Arthrosc.* 2010;18(3):167–172.

第 11 章

粘连性关节囊炎

Brian J. Krabak, MD, MBA
Eric T. Chen, MD, MS

同义词

冻结肩
肩周炎
肩部僵硬疼痛
关节周围粘连
肩胛-肱骨纤维织炎

ICD 编码

M75. 00	肩部粘连性关节囊炎,非特指
M75. 01	右肩关节粘连性关节囊炎
M75. 02	左肩关节粘连性关节囊炎

定义

原发性粘连性肩关节囊炎是一种特发的、进行性发展的疾病,以肩部疼痛、主动和被动关节活动受限为主要特征,具有自限性[1-3]。其发病隐匿,通常在 1~2 年内分几个阶段进展。这些阶段包括疼痛期,冷冻或粘连期,以及解冻期。每年患有粘连性肩关节囊炎的患者人数占总人口 2% ~5%,约占门诊量(骨科医师和理疗师)的 6%[2]。本病好发于年龄大于 50 岁的女性,主要累及非优势肩,有 20% ~30% 的病例发展到对侧肩。原发病因尚不明确,但与多数继发性原因相关,包括制动、糖尿病、甲状腺功能减退、自身免疫性疾病及乳腺癌治疗等(表 11.1)。

表 11.1 与继发性粘连性肩关节囊炎相关的疾病和情况		
制动	肺结核	硬皮病
糖尿病	慢性肺疾病	乳腺切除术后
甲状腺疾病	心肌梗死	颈神经根炎
类风湿关节炎	脑血管意外	外周神经损伤
创伤	肩袖疾病	肺癌
		乳腺癌

Modified from Siegel LB, Cohen NJ, Gall EP. Adhesive capsulitis: a sticky issue. *Am Fam Physician.* 1999;59:1843-1852.

粘连性肩关节囊炎的相关病理改变过程涉及盂肱关节及其周围软组织两个结构(图 11.1)。虽尚不明确,但理论上认为各种活化细胞因子,包括生长因子如转化生长因子-β(TGF-β)等的刺激引起滑膜炎,最终导致关节纤维化[4]。粘连性关节囊炎病理改变的研究最终取决于其分期评定[1,2]。疼痛期以关节滑膜肥厚(尤以关节前部及下部明显)伴关节液减少的滑膜炎为特征。随着进展至粘连期,关节囊纤维化更加明显,肩袖肌腱增厚更是常见。进而盂肱关

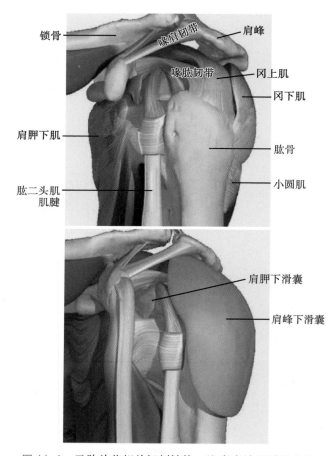

锁骨 — 喙肩韧带 — 肩峰
喙肱韧带 — 冈上肌
冈下肌
肩胛下肌
肱骨
小圆肌
肱二头肌肌腱
肩胛下滑囊
肩峰下滑囊

图 11.1 盂肱关节相关解剖结构。注意肩袖肌腱插入的位置及肱二头肌肌腱、肩峰下滑囊、喙肩韧带(CAL)的位置;喙突下三角由喙突、喙肱韧带(CHL)、关节囊组成(*Reprinted with permission from Stubblefield MD, Custodio CM. Upper extremity pain disorders in breast cancer. Arch Phys Med Rehabil. 2006;87[suppl 1]:S96-S99.*)

节间隙缩窄,关节破坏。到后期,病理变化与慢性炎症相一致,关节间隙缩窄逐渐松解。

症状

粘连性肩关节囊炎各阶段症状不同。在第一阶段,疼痛呈渐行性加重,尤其在手臂抬高时及夜间疼痛加重明显。症状持续不到 3 个月即可发展为关节运动丧失。在第 2 阶段,疼痛进一步加重,伴关节活动度减少及受累肩部的使用减少[1,2]。该阶段可持续 9~15 个月。第 3 阶段,即"解冻期",其特征是疼痛逐渐减轻,无痛性运动范围增加。有些个案会恢复正常,但不是痊愈(表 11.2)。

表 11.2　粘连性肩关节囊炎的三个时期
疼痛期
活动性疼痛
难以定位的广泛性疼痛
肌肉痉挛
夜间或休息时加重的疼痛
粘连期
疼痛缓解
关节僵硬和关节受限加重
夜间或休息时疼痛减少
关节活动终末端有不适感
恢复期
疼痛减轻
活动限制显著减缓,关节活动度逐渐增加
自然恢复,但通常不完全

Modified from Siegel LB, Cohen NJ, Gall EP. Adhesive capsulitis: a sticky issue. *Am Fam Physician*. 1999;59:1843-1852.

体格检查

体格检查的发现反映了粘连性关节囊炎的发展阶段。在粘连性关节囊炎的疼痛期和粘连期,肩关节的被动和主动关节活动均会受限。肩关节活动时出现疼痛,尤其是在外旋和外展到终末端时疼痛明显[1,2,5]。这种活动的减少与关节囊被动活动度减少是一致的,表现为外旋和外展活动进一步受限,进而前屈活动受限增加。这些体征与盂肱关节炎症状相似,均为活动度受限伴肩部疼痛。但这些表现与肩袖撕裂不同的是,肩袖撕裂的主动活动范围受限,但被动活动范围可能接近正常。我们常注意到粘连性肩关节囊炎患者的盂肱关节滑动减少,尤其是向下的移动。还应注意与肩胛胸骨运动无关的盂肱关节的运动关系。最后,对远侧肩袖肌腱周围进行触诊时,患者也时常感到疼痛。随着症状开始改善和进入"解冻期",关节活动度逐渐增加,恢复最慢的是内旋运动。

粘连性肩关节囊炎的神经学测评结果通常是正常的,但徒手肌力测试却可能检测到由于疼痛或失用引起的肌力下降。然而,合并肩袖受累则是常见的,这也可解释体格检查中发现的肌力下降。若伴随肌肉源性的肌力下降、变异的皮肤感觉、反射的不对称、颈椎激发试验的阳性结果等,则更多提示神经源性的肩部疼痛。

功能受限

患者常因疼痛影响睡眠或不敢靠患侧卧。日常生活活动的受限也很常见(例如:从背后系上文胸,系上腰带,从背后的口袋拿钱包,够到安全带和梳头等)。工作中的活动也可能受限,尤其是那些涉及上抬肢体过头顶的活动(例如:腰部水平以上的物品整理,搬货上架,举起板材或其他物品)。娱乐活动也会受影响(例如:发球或投掷球困难,无法进行自由泳等)。

诊断分析

由于粘连性肩关节囊炎常与其他疾病相关,并常见于肿瘤患者群体,因此,应常规进行血液检查、放射学检查以排除继发性原因。粘连性肩关节囊炎患者的射线检查常为正常表现。后期可通过关节造影检测到关节间隙变窄,可见关节腔内造影剂体积的减少(图 11.2)。MRI 也可能被证明是一种有效的诊断工具;研究已证实了在关节镜检查中的发现,包括喙肱韧带增厚和喙突下间隙闭塞(图 11.3)[6-9]。普通 MRI 和增强 MRI 检查病变部位的特异性改变时具有高度敏感性、中等特异性及卓越的内部观察可靠性[10]。超声显像可在动态视图下观察肩部,其在诊断粘连性关节囊炎方面的敏感度为 91%、特异度为 100%、准确度为 92%。

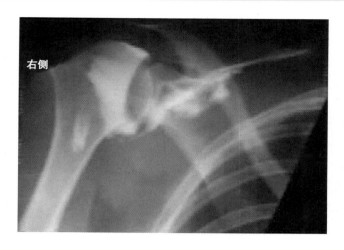

图 11.2 晚期粘连性肩关节囊炎伴关节间隙狭窄的肩关节造影片。注意腋隐窝消失及造影剂注射量的减少(*Reprinted with permission from Smith LL,Burnet SP,McNeil JD. Musculoskeletal manifestations of diabetes mellitus. Br J Sports Med. 2003;37;30-35.*)

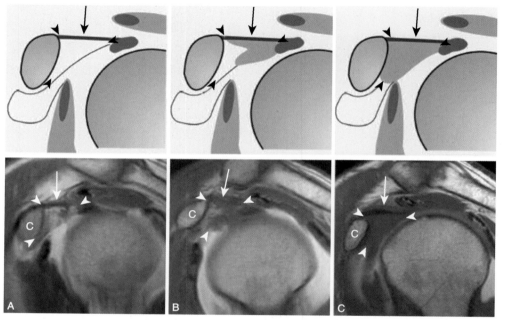

图 11.3 注意 T$_1$ 加权 MRI 图像中喙肱韧带(箭头)肥厚及喙突下间隙(箭头指向)的闭塞。(C)喙突间隙。(A)正常肩关节。(B)喙突下间隙部分闭塞。(C)喙突下间隙完全闭塞(*Reprinted with permission from Mengiardi B,Pfirrmann CW,Gerber C,et al. Frozen shoulder;MR arthrographic findings. Radiology. 2004;233;486-492.*)

鉴别诊断

关节唇疾病
肩袖疾病
肩峰下滑囊炎
骨关节炎
肩锁关节疾病
钙化性肌腱炎
滑膜炎
骨折
肱二头肌肌腱炎
颈神经根病(C$_5$,C$_6$)
周围神经压迫性损害(肩胛上)
复杂性局部疼痛综合征
臂丛神经麻痹,胸廓出口综合征
肿瘤
风湿病

治疗

早期治疗

粘连性肩关节囊炎的治疗目标取决于其分期,但总目标是减少疼痛和炎症同时全方位增加肩部活动范围[1-3]。在早期,应以冰敷、药物、制动等方式处理疼痛和炎症。通常提倡使用非甾体抗炎药,尽管其对缓解疼痛的作用尚未明确[2]。一项短期的研究表明,口服类固醇相比于安慰剂,其较快减轻了疼痛,但长期随访中,其疗效并未保持。与之相似的,与安慰剂相比,关节内注射皮质类固醇(加入或不加入利多卡因)有助于粘连性关节囊炎的早期治疗,但不改变其远期预后。影像学引导下关节内皮质注射类固醇是否有利于治疗,得出结论之前,仍需进一步研究[14]。

康复治疗

　　尽管缺乏有效的临床试验,但粘连性肩关节囊炎的治疗标准主要涉及物理治疗和家庭锻炼两方面,以期通过治疗恢复关节活动度[1,2,11-13]。由于粘连性肩关节囊炎需数月至数年才能恢复,因此,在治疗过程中,临床医师要评估物理治疗及家庭治疗的不同需求及治疗进度。影响康复治疗评定的因素包括病情严重程度、体检结果、正确实施康复锻炼的能力以及对家庭锻炼的依从性。最初患者至门诊就诊,一旦怀疑患粘连性肩关节囊炎,物理治疗师应训练

患者进行钟摆运动、向上伸展运动、受累手臂交叉内收运动等,以防进一步关节运动功能丧失(图11.4)。有些物理治疗师制订家庭锻炼方案并定期随访以监测患者的进展情况。另一部分会在早期实施物理治疗控制疼痛,扩大无痛活动范围,防止关节囊进一步收缩。随着患者经物理治疗后病情改善,应根据患者对上述练习的理解和遵守情况,实施更详细的家庭锻炼计划。若患者病情逐渐改善,疼痛减轻,关节活动度增大,则应逐渐更改治疗方案,以加强肩袖肌肉及肩周组织的稳定性。物理治疗师应考虑长期进行物理治疗的费用,并鼓励患者坚持家庭锻炼。在症状消失后,仍应鼓励患者坚持家庭锻炼,以保持关节活动度,防止病情反复。

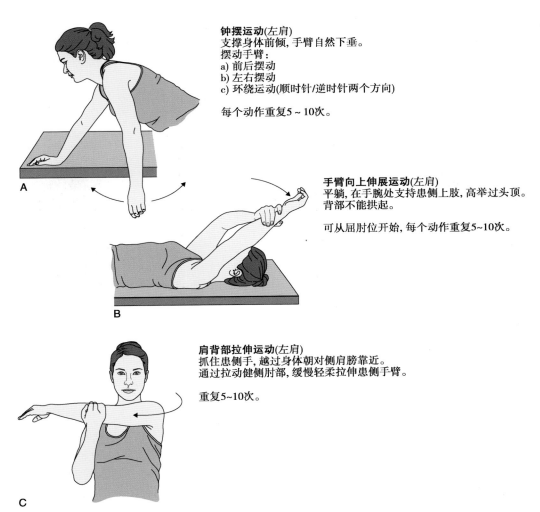

钟摆运动(左肩)
支撑身体前倾,手臂自然下垂。
摆动手臂:
a) 前后摆动
b) 左右摆动
c) 环绕运动(顺时针/逆时针两个方向)

每个动作重复5～10次。

手臂向上伸展运动(左肩)
平躺,在手腕处支持患侧上肢,高举过头顶。
背部不能拱起。

可从屈肘位开始,每个动作重复5~10次。

肩背部拉伸运动(左肩)
抓住患侧手,越过身体朝对侧肩膀靠近。
通过拉动健侧肘部,缓慢轻柔拉伸患侧手臂。

重复5~10次。

图 11.4　改善关节活动度的钟摆运动和华盛顿大学(Jaskins)锻炼。这些运动应早期实施。每个步骤的解说已提供。(A)钟摆锻炼。(B)过头牵伸。(C)交叉身体伸展

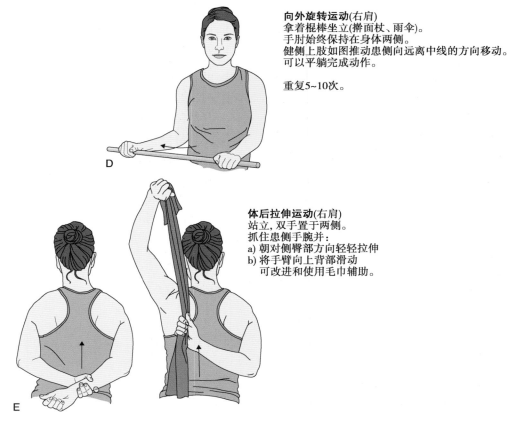

向外旋转运动(右肩)
拿着棍棒坐立(擀面杖、雨伞)。
手肘始终保持在身体两侧。
健侧上肢如图推动患侧向远离中线的方向移动。
可以平躺完成动作。

重复5~10次。

体后拉伸运动(右肩)
站立,双手置于两侧。
抓住患侧手腕并:
a) 朝对侧臀部方向轻轻拉伸
b) 将手臂向上背部滑动
   可改进和使用毛巾辅助。

图11.4(续) (D)外旋运动。(E)内旋内收运动(*Reprinted with permission from Yeovil Elbow and Shoulder Service.*)

介入治疗

在粘连性关节囊炎的治疗中,介入治疗通常与物理疗法一起进行,并主要涉及缓解疼痛的方式。这些手术包括关节腔内注射、肩胛上神经阻滞及关节囊液压扩张术[2,15-17]。正如早期治疗部分所提及,关节腔内注射可打破粘连性肩关节囊炎的疼痛周期。一些小的研究也表明了肩胛上神经阻滞的方法可以打破其疼痛周期。液压扩张即在盂肱关节中注入盐溶液或利多卡因进行粘连松解,扩张关节囊。可惜的是,仍需更多研究来充分说明这一手术的成效。

技术设备

目前,在粘连性肩关节囊炎的治疗及康复方面暂无特定的技术设备。

手术

患者经保守治疗失败或无法接受其生活质量时,我们可以选择外科治疗。麻醉下行手法治疗,紧接着进行针对增加盂肱关节活动度的物理治疗,这一方法在难治病例中十分有效。研究表明,外科手术对短期和长期的疼痛及关节活动均有改善作用[1,17,18]。然而,仍需更大规模的研究来阐明外科手术对粘连性肩关节囊炎康复的全面影响。最后,若其他治疗方法均失败,关节镜下粘连松解术可能是最有效的治疗方法[19-21]。

潜在的疾病并发症

大多数粘连性肩关节囊炎的并发症与疼痛及关节活动度丧失有关。其疼痛是间歇性的,但可持续数月,贯穿整个病程。关节活动度丧失通常可以恢复,但已报道约15%的患者最后发展为永久性全方位关节运动功能丧失。这种关节活动度丧失通常与功能性缺陷无关[1-3]。

潜在的治疗并发症

保守治疗并发症少见,但可能出现与非甾体抗炎药和镇痛药相关的副作用,包括胃肠道出血、胃炎、中毒性肝炎、肾衰竭等。对于非甾类药物相关性体液潴留引起的充血性心力衰竭及高血压患者,应谨慎使用药物[22]。正在接受物理治疗的患者,可能会因为过于激进的锻炼或操作治疗而遭受更严重的痛苦。对接受肩胛上神经阻滞的患者,为其注射药物时应注意不要误入神经和血管。已报道 1 例接受肩胛上神经阻滞的患者,在使用蛛网膜下腔麻醉针穿刺时发生气胸。常发生的外科并发症为麻醉下操作治疗不当引起的肱骨骨折[23]。

（王少玲 译　王杨 校　马超 审）

参考文献

1. Robinson CM, Seah KT, Chee YH, et al. Frozen shoulder. *J Bone Joint Surg Br.* 2012;94(1):1–9.
2. Neviaser AS, Hannafin JA. Adhesive capsulitis: a review of current treatment. *Am J Sports Med.* 2010;38(11):2346–2356.
3. Dias R, Cutts S, Massoud S. Frozen shoulder. *BMJ.* 2005;331:1453–1456.
4. Lho YM, Ha E, Cho CH, et al. Inflammatory cytokines are overexpressed in the subacromial bursa of frozen shoulder. *J Shoulder Elbow Surg.* 2013;22(5):666–672.
5. McGee DJ. *Orthopedic Physical Assessment.* 6th ed. Philadelphia: WB Saunders; 2014:258–280.
6. Ahn KS, Kang CH, Oh YW, et al. Correlation between magnetic resonance imaging and clinical impairment in patients with adhesive capsulitis. *Skeletal Radiol.* 2012;41(10):1301–1308.
7. Lee MH, Ahn JM, Muhle C, et al. Adhesive capsulitis of the shoulder: diagnosis using magnetic resonance arthrography, with arthroscopic findings as the standard. *J Comput Assist Tomogr.* 2003;27:901–906.
8. Connell D, Padmanabhan R, Buchbinder R. Adhesive capsulitis: role of MR imaging in differential diagnosis. *Eur Radiol.* 2002;12:2100–2106.
9. Vuillemin V, Guerini H, Morvan G. Musculoskeletal interventional ultrasonography: the upper limb. *Diagn Interv Imaging.* 2012;93(9):665–673.
10. Ahn KS, Kang CH, Kim Y, Jeong WK. Diagnosis of adhesive capsulitis: comparison of contrast-enhanced MRI with noncontrast-enhanced MRI. *Clin Imaging.* 2015;39(6):1061–1067.
11. Hanchard NC, Goodchild L, Thompson J, O'Brien T, Davison D, Richardson C. Evidence-based clinical guidelines for the diagnosis, assessment and physiotherapy management of contracted (frozen) shoulder: quick reference summary. *Physiotherapy.* 2012;98(2):117–120.
12. Maund E, Craig D, Suekarran S, et al. Management of frozen shoulder: a systematic review and cost-effectiveness analysis. *Health Technol Assess.* 2012;16(11):1–264.
13. Buchbinder R, Green S, Youd JM, Johnston RV. Oral steroids for adhesive capsulitis. *Cochrane Database Syst Rev.* 2006;(4):CD006189.
14. Song A, Higgins LD, Newman J, Jain NB. Glenohumeral corticosteroid injections in adhesive capsulitis: a systematic search and review. *PM R.* 2014;6(12):1143–1156.
15. Karatas GK, Meray J. Suprascapular nerve block for pain relief in adhesive capsulitis: comparison of 2 different techniques. *Arch Phys Med Rehabil.* 2002;83:593–597.
16. Buchbinder R, Green S, Youd JM, Johnston RV, Cumpston M. Arthrographic distension for adhesive capsulitis (frozen shoulder). *Cochrane Database Syst Rev.* 2008;(1):23:CD007005.
17. Buchbinder R, Green S. Effect of arthrographic shoulder joint distention with saline and corticosteroid for adhesive capsulitis. *Br J Sports Med.* 2004;38:384–385.
18. Kivimaki J, Pohjolainen T. Manipulation under anesthesia for frozen shoulder with and without steroid injection. *Arch Phys Med Rehabil.* 2001;82:1188–1190.
19. Le Lievre HM, Murrell GA. Long-term outcomes after arthroscopic capsular release for idiopathic adhesive capsulitis. *J Bone Joint Surg Am.* 2012;94(13):1208–1216.
20. Diwan D, Murrell G. An evaluation of the effects of the extent of capsular release and of postoperative therapy on the temporal outcomes of adhesive capsulitis. *Arthroscopy.* 2005;21:1105–1113.
21. Barnes CP, Lam PH, Murrell GA. Short-term outcomes after arthroscopic capsular release for adhesive capsulitis. *J Shoulder Elbow Surg.* 2016;25(9):e256–e264.
22. Harirforoosh S, Asghar W, Jamali F. Adverse effects of nonsteroidal anti-inflammatory drugs: an update of gastrointestinal, cardiovascular, and renal complications. *J Pharm Pharm Sci.* 2013;16(5):821–847.
23. Marhofer P, Greher M, Kapral S. Ultrasound guidance in regional anaesthesia. *Br J Anaesth.* 2005;94:7–17.

第 12 章

肱二头肌肌腱病

Brian J. Krabak, MD, MBA

Shawn A. Patel, MD

同义词

肱二头肌肌腱病

肱二头肌肌腱炎

肱二头肌腱鞘炎

ICD-10 编码

M75.20	肱二头肌腱鞘炎,非特指肩关节
M75.21	右肩肱二头肌腱鞘炎
M75.22	左肩肱二头肌腱鞘炎
M75.30	肩部钙化性肌腱炎,非特指
M75.31	右肩钙化性肌腱炎
M75.32	左肩钙化性肌腱炎

定义

自 1932 年起,肱二头肌肌腱炎便用于描述肱二头肌长头肌腱的炎症、疼痛或压痛[1]。最近,肌腱炎已被"肌腱病"所取代,以反映更典型的病变——肌腱退行性变的继发损伤,而非腱鞘炎症(肌腱炎)[2,3]。肱二头肌肌腱有助于防止肩部外展时肱骨头上移,这一功能与上盂唇关系密切[4],上述的两种病变都代表肱二头肌肌腱过度使用损伤。肱二头肌肌腱与肩部其他肌肉协同工作,以保持肩部的动态稳定性和功能。

原发性肱二头肌肌腱炎描述了肱二头肌长头肌腱在结节间沟中运动时的炎症,这通常发生在年轻的运动人群中。原发性肱二头肌肌腱炎的具有多种诱发因素,包括重复过度使用和重复过头活动、肩胛骨运动障碍引起的继发性撞击、单侧不稳定和多向肩关节不稳定[5]。肱二头肌沟内侧壁平坦或偏浅容易导致长头肌腱半脱位,增加炎症的风险[6]。另一方面,肱二头肌肌腱病通常见于老年人(即年龄>35岁的运动员或年龄>65岁的非运动员),这比原发性肱二头肌肌腱炎更常见。事实上,组织病理学研究显示,在大多

数引起前肩痛的肱二头肌肌腱中很少发现炎症,相反,它们以慢性退行性改变更为突出,这也同身体的其他肌腱病变类似[7]。此外,研究发现,高达 95% 的肱二头肌肌腱病患者有相关的肩袖疾病[8-9]。

症状

肱二头肌肌腱病通常表现为前肩痛,肘部弯曲活动时加重[2]。疼痛通常集中在二头肌沟,偶尔放射到手臂或三角肌区域。通常,长时间休息和制动也会引起疼痛,特别是在夜间。投掷运动员经常在投掷动作的后续过程中出现疼痛,如果结节间沟中的肌腱半脱位,可能会出现"啪"的一声[4]。在评估过程中要注意疼痛的发作时间、持续时间和特征,可能有些患者仅仅主诉由肩膀运动导致的疲劳。评估肩部情况时应考虑既往外伤史、运动和职业活动史以及全身性疾病史。伴发撞击综合征的患者经常出现过头运动时的"夹痛"感和肩膀近端外侧的剧烈疼痛感(类似牙疼)。肱二头肌肌腱病的疼痛很难与撞击综合征或肩袖综合征区分,这些疾病通常是共存[5]。

体格检查

体格检查从仔细检查肩部和颈部开始。注意先前的瘢痕、结构畸形、姿势和肌肉容积,同时,确定疼痛的位置有助于诊断。肱二头肌肌腱病通常表现为在结节间沟可触及的压痛(图 12.1),因为正常的肱二头肌肌腱通常也会表现为轻度的压痛,检查时需要进行两侧肩部的比较。另外,肩部外侧压痛提示可能有滑囊炎、肩袖肌腱病变或三角肌拉伤。因肱二头肌肌腱的触诊准确率仅为 5.3%,我们需要格外谨慎[10]。单独的肱二头肌肌腱病变通常不出现运动受限,但在同时伴随退行性关节疾病、撞击综合征、肩袖肌腱病变或粘连性关节囊炎时可出现运动受限。神经系统检查应该是正常的,包括感觉和深反

射检查。有时,疼痛或失用会影响肌力。评估运动链也是很重要的,包括肩胛骨和脊柱的稳定性。

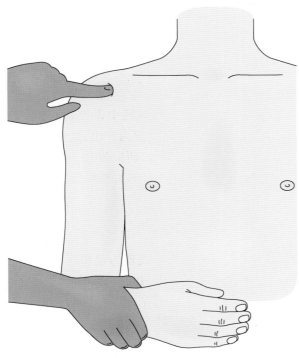

图 12.1　结节间沟触诊

肩部的专科测试应常规进行。Speed 试验和 Yergason 试验(图 12.2 和图 12.3)常用来帮助评估肱二头肌肌腱病变。不幸的是,最近的一项荟萃分

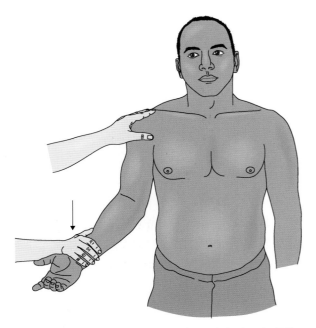

图 12.2　肱二头肌肌腱炎 Speed 试验演示。患者伸肘,前臂旋后,检查者对患者肩的前屈施加阻力。结节间沟处产生疼痛为阳性征

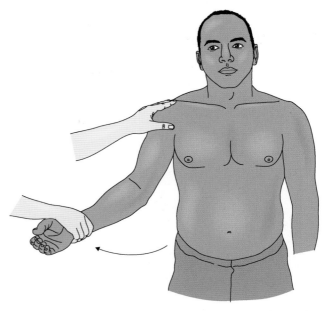

图 12.3　Yergason 试验演示。检查时嘱患者屈肘 90°,检查者对患者前臂的旋后施加阻力,如结节间沟处产生疼痛或疼痛加重为阳性征

析表明,这些测试对肱二头肌肌腱病诊断的敏感度不高(Speed 试验的敏感度为 50% ~ 63%,Yergason 试验的敏感度为 14% ~ 32%),特异度不高(Speed 试验的特异度为 60% ~ 85%,Yergason 试验的特异度为 70% ~ 89%)[11]。撞击试验和冈上肌试验将有助于评估合并的肩袖肌腱病变。此外,应进行其他试验评估肩部不稳定(前向恐惧症、前后负荷试验)、盂唇病(O'Brien 试验,见第 15 章)和肩锁关节炎(绕颈或上臂交叉内收试验,见第 10 章)

功能受限

肱二头肌肌腱病可能导致患者日常生活和工作时活动受限。活动受限可包括难以提起或运送杂物、垃圾袋和公文包。需要使用患手的体育运动如游泳、网球和投掷等运动,可能会减少。疼痛可能影响睡眠。

诊断分析

肱二头肌肌腱病通常是根据临床基础和经验,但影像学有助于排除其他病变。X 线平片通常显示是正常的。然而,它们可以显示肌腱钙化和肩关节退行性变,这提示肌腱病变可能性大。Fisk 视图用于评估结节间沟的大小。这可能有助于判断出现肌腱复发性半脱位的风险,肌腱复发性半脱位在结节间沟边缘较短和狭窄的个体中易出现[12]。

超声检查是评价肱二头肌和肩袖肌腱的一种非常有效和经济实用的方法（图12.4）。超声波可以检测到肱二头肌肌腱鞘内液体增多和肌腱病变的迹象。此外，超声对肱二头肌肌腱半脱位的检测具有高度的敏感性和特异性。研究表明，肩部超声在诊断正常和全层撕裂的肱二头肌肌腱时更准确，但在诊断部分厚度撕裂时准确性下降[13,14]。

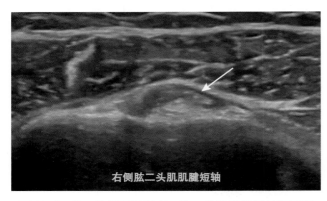

右侧肱二头肌肌腱短轴

图12.4　肱二头肌肌腱超声。肱二头肌肌腱短轴切面观察肱二头肌沟内的肌腱（箭头所指）

磁共振成像可以检测肌腱的部分撕裂，评估肌肉，辅助诊断软组织异常和盂唇病（磁共振关节造影），以及肿块性质。在肱二头肌肌腱炎中，T_2加权图像中病变组织信号强度增加。然而，这一发现也出现在肌腱的部分撕裂处。肌腱病表现为肌腱厚度增加，在周围鞘层出现中等信号。关节镜检查有助于评估肱二头肌肌腱的关节内部分，但不能评估关节外部位[15]。

鉴别诊断

肩袖肌腱病变和撕裂
肩峰下/三角肌下滑囊炎
盂唇撕裂
肩关节多向不稳
二头肌腱断裂
肩锁关节扭伤
关节盂或肩锁关节退行性关节病
类风湿关节炎
结晶性关节病
粘连性关节囊炎
颈椎病
颈神经根病
臂丛神经病变
外周卡压神经病变
内脏器官牵涉痛
膈肌牵涉痛

治疗

早期治疗

肱二头肌肌腱病的治疗包括活动矫正改变，抗炎措施，冷和热物理因子治疗[2,4]。在初始阶段应避免上举和上提动作，对工人来说需要进行工作情况评估和调整，对运动员来说进行运动技术的评价和适应性训练是很重要的。非甾体抗炎药有助于减轻肌腱炎的疼痛和炎症，但对肌腱病无明显作用。增加肌腱血流量的药物（如硝基贴片）可促进恢复。运动后冰敷对减轻疼痛很有帮助[3,4]，而湿热敷在活动前是有用的。其他方式，如离子导入和电刺激已用于治疗，但没有临床试验支持其疗效。

康复治疗

肱二头肌肌腱病的康复与肩袖肌腱病变相似（见第16章）。此外，由于肱二头肌肌腱病很少单独发生，因此，对患者进行康复治疗需要考虑所有合并的肩部疾病（如肩部不稳定、撞击综合征）。肩部牵伸运动有助于维持或改善运动范围，对于肩部外展、内收、内旋、外旋都很重要。关节囊后部的牵伸运动也很重要，尤其是合并存在撞击综合征时。治疗早期应避免过头活动和肩部外展活动，因为它们会加重症状。当肩膀全范围活动无痛时，肌肉渐进性阻力练习可加强肩部和脊柱的稳定，并可在忍受范围内从静态阻力运动进展到动态阻力运动。离心肌力训练可能有利于肱二头肌肌腱病，但仍需进一步研究。在合适的情况下可进展至与特定运动相关的功能锻炼，当疼痛程度最小或消失时，运动员可逐渐恢复比赛[4]。

介入治疗

肱二头肌腱鞘类固醇注射是治疗肱二头肌肌腱炎的一种潜在的辅助疗法（图12.5），但应避免在肱二头肌肌腱病中注射。注射的目的是减少疼痛和炎症，同时促进康复治疗计划实施，但是这一治疗方法必须谨慎使用，以避免出现肌腱强度下降。超声引导注射比非引导注射和荧光透视引导注射具有更好的准确性，并且同非引导注射相比，超声引导注射的并发症更少[16,17]。注射后的即时护理包括5～10min的冰敷，患者可在家继续冰敷15～20min，每天2～3

次,持续数天。患者在注射后 48~72h 内避免提重物和剧烈运动。生物制品(自体血液和富含血小板的血浆)的注射治疗也是具有潜力的一种治疗方法,但需要进一步研究以更好地确定其用途。根据并发的肩关节疾病,其他注射治疗也可能有效(例如肩峰下、盂肱关节)[18]。

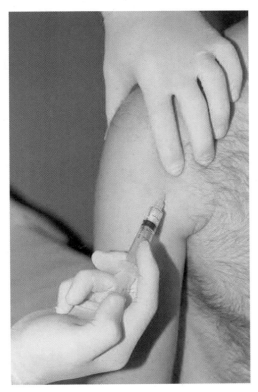

图 12.5　肱二头肌长头注射技术(理想状态是超声引导下进行)。在无菌条件下,使用 25G 宽,3.81cm 长的一次性针头取 1~3mL 的局部麻醉剂和皮质类固醇混合物(例如 1mL 1% 利多卡因与 1mL 倍他米松混合),注射肱二头肌腱周围区域。重要的是药液浸泡肌腱腱鞘,而不是注射肌腱本身(*Reprinted with permission from Lennard TA. Pain procedures in clinical practice. 2nd ed. Philadelphia:Hanley & Belfus;2000:150.*)

技术设备

目前,没有治疗或康复这种疾病的特定技术设备。

手术

手术通常不适用于单独的肱二头肌肌腱病。然而,肱二头肌肌腱固定术合并肩峰成形术治疗慢性难治性肱二头肌肌腱病以及合并肩袖撕裂或撞击综合征的肱二头肌肌腱病均取得了良好的效果[20]。采用肱二头肌结节间沟减压的肌腱固定术比不采用这种方法的患者有更好的疗效。肱二头肌长头肌腱离断术治疗慢性二头肌肌腱病仍有争议,其长期效果尚不清楚[19.21]。

潜在的疾病并发症

进行性肱二头肌肌腱病和疼痛可导致活动减少、肩袖病变和粘连性关节囊炎。慢性肌腱病易导致肱二头肌近端肌腱断裂。由于肩部肌腱在肩部活动过程中互相依赖,肱二头肌肌腱病可引起其他肌腱的代偿问题。肩胛周围肌筋膜疼痛是肩部肌腱病变的另一常见并发症。

潜在的治疗并发症

运动计划应在适当的监督下进行,以避免肩袖肌腱病变或撞击综合征加重。止痛药和非甾体抗炎药有明显的副作用,最常见的是影响胃、肝和肾。在肌腱内或附近反复注射类固醇可能导致肌腱断裂,应尽可能在超声引导下进行。

(许珍 译　张国兴 校　马超 审)

参考文献

1. Patton WC, McCluskey GM. Overuse injuries in the upper extremity. *Clin Sports Med*. 2011;20:439–451.
2. Churgay CA. Diagnosis and treatment of biceps tendinitis and tendinosis. *Am Fam Physician*. 2009;80(5):470–476.
3. Longo UG, Loppini M, Marineo G, Khan WS, Maffulli N, Denaro V. Tendinopathy of the tendon of the long head of the biceps. *Sports Med Arthrosc*. 2011;19(4):321–332. Review.
4. Ryu JH, Pedowitz RA. Rehabilitation of biceps tendon disorders in athletes. *Clin Sports Med*. 2010;29(2):229–246, vii-viii. Review.
5. Snyder GM, Mair SD, Lattermann C. Tendinopathy of the long head of the biceps. *Med Sport Sci*. 2012;57:76–89. Epub 2011 Oct 4. Review.
6. Pfahler M, Branner S, Refior HJ. The role of the bicipital groove in tendopathy of the long biceps tendon. *J Shoulder Elbow Surg*. 1999;8:419–424.
7. Streit JJ, Shishani Y, Rodgers M, et al. Tendinopathy of the long head of the biceps tendon: histopathologic analysis of the extra-articular biceps tendon and tenosynovium. *Open Access J Sports Med*. 2015;6:63–70.
8. Harwood MI, Smith CT. Superior labrum, anterior-posterior lesions and biceps injuries: diagnostic and treatment considerations. *Prim Care Clin Office Pract*. 2004;31:831–855.
9. Redondo-Alonso L, Chamorro-Moriana G, Jimenez-Rejano JJ, et al. Relationship between chronic pathologies of the supraspinatus tendon and the long head of the biceps tendon: systematic review. *BMC Musculoskelet Disord*. 2014;15:377.
10. Gazzillo GP, Finnoff JT, Hall MM, Sayeed YA, Smith J. Accuracy of palpating the long head of the biceps tendon: an ultrasonographic study. *PM R*. 2011;3(11):1035–1040. https://doi.org/10.1016/j.pmrj.2011.02.022. Epub 2011 Jun 25.
11. Hegedus EJ, Goode AP, Cook CE, et al. Which physical examination tests provide clinicians with the most value when examining the shoulder? Update of a systematic review with meta-analysis of individual tests. *Br J Sports Med*. 2012.
12. Schaeffeler C, Waldt S, Holzapfel K, et al. Lesions of the biceps pulley: diagnostic accuracy of MR arthrography of the shoulder and evaluation of previously described and new diagnostic signs. *Radiology*. 2012;264(2):504–513.
13. Armstrong A, Teefey SA, Wu T, et al. The efficacy of ultrasound in the diagnosis of long head of the biceps tendon pathology. *J Shoulder Elbow*

Surg. 2006;15(1):7–11.

14. Skendzel JG, Jacobson JA, Carpenter JE, Miller BS. Long head of biceps brachii tendon evaluation: accuracy of preoperative ultrasound. *AJR Am J Roentgenol.* 2011;197(4):942–948.

15. Saithna A, Longo A, Leiter J, et al. Shoulder arthroscopy does not adequately visualize pathology of the long head of biceps tendon. *Orthop J Sports Med.* 2016;4(1):2325967115623944.

16. Hashiuchi T, Sakurai G, Morimoto M, Komei T, Takakura Y, Tanaka Y. Accuracy of the biceps tendon sheath injection: ultrasound-guided or unguided injection? A randomized controlled trial. *J Shoulder Elbow Surg.* 2011;20(7):1069–1073. Epub 2011 Jul 22.

17. Petscavage-Thomas J, Gustas C. Comparison of ultrasound-guided to fluoroscopy-guided biceps tendon sheath therapeutic injection. *J Ultrasound Med.* 2016;35(10):2217–2221.

18. Elser F, Braun S, Dewing CB, Giphart JE, Millett PJ. Anatomy, function, injuries, and treatment of the long head of the biceps brachii tendon. *Arthroscopy.* 2011;27(4):581–592. Review.

19. Kelly AM, Drakos MC, Fealy S, et al. Arthroscopic release of the long head of the biceps tendon: functional outcome and clinical results. *Am J Sports Med.* 2005;33:208–213.

20. Taylor SA, Ramkumar PN, Fabricant PD, et al. The clinical impact of bicipital tunnel decompression during long head of the biceps tendon surgery: a systematic review and meta-analysis. *Arthroscopy.* 2016;32(6):1155–1164.

21. Slenker NR, Lawson K, Ciccotti MG, Dodson CC, Cohen SB. Biceps tenotomy versus tenodesis: clinical outcomes. *Arthroscopy.* 2012;28(4):576–582. Epub 2012 Jan 28. Review.

第13章

肱二头肌肌腱断裂

Michael F. Stretanski, DO, AME

同义词

肱二头肌断裂
肱二头肌撕裂
肱二头肌拉伤

ICD-10 编码

M66.821	肱二头肌肌腱断裂（上臂），非创伤，右侧
M66.822	肱二头肌肌腱断裂（上臂），非创伤，左侧
M66.829	肱二头肌肌腱断裂（上臂），非创伤，非特指

定义

二头肌肌腱断裂是肱二头肌肌腱完全或部分断裂，可发生在近端或远端。较常见的近端断裂占所有肱二头肌肌腱断裂的 90%~97%，几乎只涉及长头肌腱。可合并肩袖疾病和肩关节退行性疾病同时发生（图 13.1）[1]。发病率为每 10 万名患者中有 1.2 人，其中绝大多数是四十多岁的吸烟男性[2]。大多数病例累及肱二头肌（LHB）长头肌腱，表现为在前盂唇上缘处部分或完全撕裂[3]。尸体研究表明，LHB 肌腱的相对无血供应可能是一个危险因素，正如在许多具有"分水岭"血液供应的肌腱中所看到的那样。LHB 肌腱通过其肌腱止点处和肌肉-肌腱连接处得到血液供应，很少有旋肱前动脉的分支在腱膜中穿过进行供应。LHB 的低血供区域正好处在两个相邻血管区域之间。这一肌腱区域的动脉供应有限，一般从肌腱起点的 1.2~3cm 开始沿正中延伸通过盂肱关节到近端的结节间沟[4]。远端肱二头肌断裂相对少见，通常发生于中年男性，急性创伤性断裂可能发生在年轻人或任何从事易诱发的活动，如二头肌的剧烈收缩。远端二头肌腱断裂的患者，其同侧肌腱断裂的风险至少为 8%[5]。这通常是随着肘关节屈

肌的受力而突然发生的。远端肱二头肌断裂通常作为单一创伤事件发生，如负重提拉。它通常是肌腱从桡骨结节处撕脱，但也可能在肌腱中部发生断裂[6]。

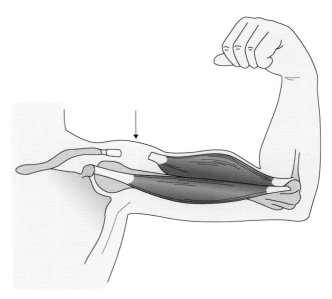

图 13.1　肱二头肌近端肌腱断裂

症状

近端断裂通常无症状，通常是随着肱二头肌群远端移位时而发现的，其可能由"微小事件"导致肌腱突然发生断裂。通常，患者会有一种剧烈的"砰"的感觉。患者描述疼痛时，经常用手指直接指向二头肌间沟位置。肌腱断裂处可见水肿和瘀斑，也有其他区域的病理改变。近端断裂通常疼痛较轻，但在此之前可以有慢性的肩部不适[7]。急性远端断裂常伴随肘前窝疼痛，肘前窝疼痛通常因肘关节屈曲抗阻而加重。这种疼痛通常开始是锐痛，但随着时间的推移会有改善而变为钝痛[8]。伴随这种损伤可有肱二头肌的肿胀、远端瘀斑和肱二头肌近端移位，其程度取决于损伤的程度。年轻健康的患者经常会抱怨外观问题，而不是功能性问题。

体格检查

与所有的肌肉骨骼疾病一样,临床评估的体格检查部分重在功能检查,不仅仅局限于局部的主诉。对肱二头肌的视诊,包括与对侧的比较,通常是体格检查中的第一步和最明显的要素。神经感觉、血管、电诊断检查通常是正常的。患者可能经常意识到左右上臂的不同,并会选择非优势手臂进行活动。训练有素的临床医师对 LHB 肌腱断裂进行超声评估是一种可靠的方法,安全、无创并且几乎没有风险,可将超声检查纳入患者的临床评估部分[9]。目前,有多达 129 个肩部检查动作已被提出,其中许多是重叠的或冗余的[9a]。然而,同行们对已经使用了几十年各种检查方法进行了系统的回顾,得出了"3-pack"检查方法[10],即 O'Brien 试验(检查者给患者向下的阻力,患者向上抵抗),投掷试验(患者做投掷动作,检查者在过程中给予阻力,可能出现肩关节向前脱位),以及结节间沟的触诊。以上检查评估者间可靠性高,可预测是否需要关节镜手术。

在观察二头肌轮廓和形状的差异时,推荐应用 Ludington 试验(图 13.2)[11]。完全断裂的诊断相对容易,因为患者会经常意识到肱二头肌回缩。对于部分断裂,断裂位置可沿肌腱范围存在,诊断起来相

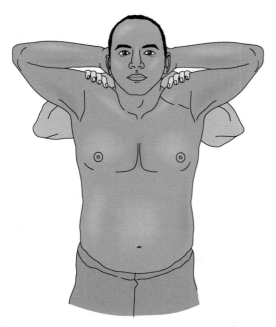

图 13.2　Ludington 试验是通过让患者将双手紧握在头部或头部后面,允许手指交叉握紧支撑手臂。这个动作允许最大限度地放松二头肌肌腱在其休息的位置。然后,患者交替收缩和放松肱二头肌,医师同时触诊肌肉和肌腱。如果是完全断裂,患侧不会感觉到有收缩

对困难。临床医师应评估是否存在瘀斑或肿胀,以判断是否为急性损伤。触诊时触痛点通常是断裂处。还应通过触诊和观察肌腱来判断是否为完全性断裂。应全面评估肩部和肘部的活动范围和松弛程度。Yergason and Speed 测试最初是为了检查肱二头肌的长头,但也用于检测肩关节上盂唇损伤(SLAP),也可以准确地预测二头肌/盂唇复合体的损伤,但是无法定位损伤的具体结构。本章推荐用于评估肱二头肌腱炎的检查方法同样可以检查肌腱断裂(见第 12 章)。LHB 肌腱后脱位已被报道[12],可能有些体格检查结果与 LHB 断裂一致,但不会出现肱二头肌回缩的情况。

对于体格检查结果和与获得的资料有矛盾的患者,可以应用美国肩肘关节外科医师肩关节主观量表[13],这是一个标准化的肩关节功能评估量表,包括患者评估、医师评估,在肩关节不稳、肩袖疾病和肱盂关节炎的精神心理评估方面可行[14]。

检查过程中重要的是检查整个肩关节,并且牢记肩关节是一个复杂的、固有不稳定的、具有良好神经支配的关节。肩关节可作为一个整体以发挥功能,也可能失去相应功能。因此,除肱二头肌肌腱,其他的损伤产生的真正疼痛也可能是明显的。一项关于肩关节磁共振检查结果的研究表明[15],肩关节失能程度与肱二头肌腱断裂或肱二头肌腱病变之间没有统计学关系。相反,与冈上肌腱损伤和滑囊炎有关。

我们需要整体进行神经和血管检查,如果没有合并其他问题检查结果应该是正常的。需要谨慎进行力量检查或末端活动范围检查,以避免不完全撕裂的恶化。

功能受限

近端肱二头肌断裂时功能受限程度通常相对较小[16],患者的关注点往往集中在外观问题。远端肌腱断裂会有明显的肘关节屈曲和旋后力弱。在这两种情况下,疼痛会限制功能活动,尤其在远端断裂时。肱二头肌的首要作用是前臂的旋后,肘关节屈曲是在肱肌和肱桡肌的共同作用下起作用的。一定程度的前臂旋后和肘关节屈曲力弱,特别是远端肌腱断裂后,对于从事重体力劳动群体可能造成功能损害[17]。对于保守治疗的远端肌腱断裂的患者重复性工作后的疲劳也是一种常见的主诉[18]。LHB 被认为是保持肩前部稳定性的重要结构[19],尤其对一些从事

过顶活动的人群（如提拉、锉物和绘画），力量举重（耐受强度的最后 10% 很关键），对称性很重要的非体育活动（如塑形或健身）的人群。

诊断分析

肱二头肌断裂的诊断通常只基于临床基础。磁共振成像（MRI）有助于确认诊断和评估损伤程度，但应在肘关节屈曲、肩关节外展和前臂旋后位（FABS）进行，以获得真实的纵向视图[20]，在肌腱部分断裂检查中特别有用。MRI 检查也可以评估合并的肩袖疾病。诊断性超声因其较好的应用性和便携性被越来越多地应用，不仅对二头肌腱近端，而且对远端二头肌腱的部分撕裂、断裂、分叉、半脱位、肩袖肌群也有诊断价值[21]。诊断性超声检查有成本效益优势，当怀疑没有手术损伤时，应作为首选筛查工具，远端断裂检查中需要整体考虑肌腱附着部位和肘关节结构[22]。X 线片有时可显示与慢性退行性肌腱相关的骨异常过度形成，这类肌腱易发生断裂。在急性外伤性疾病中，X 线检查可以排除骨折及发育变异。如出现下运动神经元损伤或者肌力减弱不能由疼痛原因解释时，应考虑电诊断医学会诊以评估周围神经损伤的可能性。应注意肘部正中神经和前臂外侧皮神经的病变，但是对前臂外侧皮神经的检测技术有难度。

鉴别诊断

肌皮神经病变

肩袖疾病

臂丛神经病

胸大肌断裂

肿瘤

血肿

肱二头肌肌腱脱位

颈神经根病

Parsonage-Turner 综合征

单纯性肩胛下肌腱疾病

治疗

早期治疗

对大多数患者来说，肱二头肌近端撕裂首选保守治疗方法。受伤后可以立即开始轻柔的关节活动度训练，以预防肘关节和肩关节的僵硬（关节囊粘连）。因为尸体和活体生物力学研究都存在困难，对于 LHB 肌腱的功能及其在盂肱关节运动学中的作用尚未完全获知。大多数治疗和康复方法仍然是基于循证的[23]。通常很少采取手术方法，因为这种撕裂并没有影响功能，并且外观畸形通常在可接受的范围，但是年轻的运动员或繁重的体力劳动者例外，他们通常需要重获肱二头肌肌力[24]。远端撕裂需要采取急诊手术方法，但是对于远端部分断裂的患者，通常初始治疗采取肘屈曲位夹板固定，持续 3 周，接下来再逐步回归正常的活动。镇痛药、非甾体抗炎药、局部用药（基于薄荷醇的药物或其他复合药物）、治疗性超声和冰敷可治疗肿胀和不适，促进近端和远端肌腱断裂的康复进程。

康复治疗

非手术治疗包括为预防挛缩的肘部和肩部轻柔的关节活动度训练，在控制疼痛和预防收缩方面可以使用离子导入治疗和治疗性超声等方法，电刺激方法在部分撕裂中是禁忌的（因为担心将其转化为完全撕裂），对完全撕裂不适合使用。完全性撕裂患者病情加重机会较小，急性期过后可进行轻柔的肌力训练。部分断裂肌腱会形成瘢痕，保持其连续性[2]。

远端二头肌腱的术后康复，包括屈肘 90° 固定保持 7~10 天，再使用带 30° 延伸块的铰链屈曲辅助夹板，持续 8 周。开始时进行轻柔的活动度训练和渐进性抗阻运动，通常术后 5 个月才允许进行无限制活动[25]。

介入治疗

肱二头肌肌腱断裂直接治疗不需特别的程序。在选定的病例中，肌皮神经、臂丛上干和星状神经节阻滞可能在围手术期或姑息期发挥作用。肩胛上神经阻滞或肩峰下浸润局部麻醉可能有助于康复治疗，包括维持关节活动范围和预防继发性关节囊粘连。肌肉骨骼科医师在临床中经常在物理或作业治疗之前应用局部麻醉药物。在被动拉伸过程中应保持谨慎，需要熟悉保护机制的治疗师来实施，以避免在非典型和非对称的末端大范围的活动中造成进一步软组织损伤。在职业运动员或精英运动员比赛季的关键阶段，注射类固醇可能会发挥作用。在这种情况下，首选肩峰下入路，避免直接注射针进入二头肌肌腱。肩胛上神经的脉冲射频治疗在减轻疼痛方面也有长期的疗效,其优点是不需要注射类固醇。

技术设备

诊断性超声在诊断关节盂唇和肌腱断裂方面的应用越来越广泛。从门诊应用注射富含血小板的血浆疗法越来越受欢迎,这反映了一种治疗退行性疾病的新趋势,而不仅仅是抑制炎症成分的方法。

手术

手术治疗,包括肌腱撕裂修补和桡骨粗隆的解剖修复,手术疗效和预后较好[26]。对于完全性肱二头肌远端断裂,及时评估是必要的,因为随着时间的推移会发生肌肉的短缩。同样,对职业需求高的人士或需要最大施展上半身力量的运动员,也需要及时评估。如果在受伤后的前4周内进行治疗,将获得最佳的手术效果。远端肌腱部分断裂一般先观察,如果发现完全断裂再实施手术。手术技巧包括双切口、扣眼和Boyd-Anderso方法。最近,一种超声引导下的小窗开放技术,通过一个切口可以进入三个胸肌周围解剖区域[27]。对于LHB病变,肌腱切开术和肌腱固定术术后功能结果没有明显差异[28]。对于慢性LHB肌腱断裂或术后LHB断裂再翻修手术,可以考虑开放的胸肌下LHB肌腱固定术[29]。

手术治疗的目的是恢复前臂旋后和屈曲的肌力。对于远端修复,通常采用双切口技术,包括将肱二头肌肌腱向桡骨粗隆复位[30]。单切口技术是在二头肌附着的粗隆处使用带缝线的锚钉固定,这种方法通过"手臂、肩关节、手失能问卷"的评估验证显示出良好的长期功能预后[31]。关节镜医师应观察肱二头肌的前面部分肌腱有无变形、磨损或部分撕裂,因为这个"前哨征"可能提示同时存在肩胛下肌断裂,在CT或MRI上难以显示,只有在摘除肱二头肌肌腱的前部才可能显现出来[32]。与任何外科手术一样,此手术也有翻修的可能。

潜在的疾病并发症

孤立的肱二头肌断裂的并发症相对较少。部分撕裂可以变成完全撕裂。应注意挛缩形成的可能。据报道,正中神经受压,可能与滑膜囊扩大有关,并伴有远端肱二头肌肌腱的断裂[33]。据报道,肱二头肌近端肌腱固定术后,由于肱二头肌的牵引力使外侧神经移位而引起的前臂皮神经病变[34]。有报道称接受全身抗凝药物治疗的近端二头肌断裂患者,出现

了骨筋膜室综合征[35]。在停用与肌腱断裂相关的药物时需要确认风险和获益比。僵硬、挛缩和进展的骨关节炎可能与手术相关,这可能导致功能限制、残损或慢性疼痛。

潜在的治疗并发症

在大多数情况下,由肱二头肌问题而导致的肩前部疼痛并非由于炎症原因。组织学发现在肩关节外的LHB肌腱部分及滑膜鞘可以产生退行性变,类似狭窄性腱鞘炎[36]。因此,对肱二头肌肌腱断裂不建议局部注射类固醇。

相反,富血小板血浆有促进代谢的作用,在治疗慢性退行性肌腱源性疾病中,对肩部及整体效果都比较好[37]。

众所周知,镇痛药和非甾体抗炎药有不良反应,通常影响胃、肝和肾功能。肌腱断裂程度加重可能发生在过度的高强度的肌力测试和被动牵伸后。由于远端肌腱断裂处有重要的神经血管结构,包括正中神经、桡神经和肱动脉、静脉,因此发生严重手术并发症的可能性大。远端肌腱损伤术后再次肌腱断裂发生率可低至1.5%,女性较常见(3.2%),双侧肌腱都做了手术则更容易再断裂(7.3%),通常这些是由于患者依从性较差或过度治疗而引起的[38],但是,有理由认为双侧修复是继发于双侧损伤的更常见程序,这种损伤是由系统性、全身性的原因引起的(如,长期服用类固醇、喹诺酮药物)。近端桡-尺骨骨性连接和异位骨化是手术后的并发症,胸肌下肱二头肌肌腱固定术后可能出现肱骨骨折。单切口手术后再断裂和神经并发症发生率高,而双切口后异位骨化发病率高[39]。

(郑修元 译 张国兴 校 马超 审)

参考文献

1. Branch GL. In: Klein MJ, ed. *Biceps rupture med scape drugs & diseases.* Physical medicine and rehabilitation; 2017.
2. Safran MR, Graham SM. Distal biceps tendon ruptures: incidence, demographics and the effect of smoking. *Clin Orthop Relat Res.* 2002;404:275–283.
3. Gilcreest EL. The common syndrome of rupture, dislocation and elongation of the long head of the biceps brachii: an analysis of one hundred cases. *Surg Gynecol Obstet.* 1934;58:322.
4. Cheng NM, Pan WR, Vally F, et al. The arterial supply of the long head of biceps tendon: anatomical study with implications for tendon rupture. *Clin Anat.* 2010;23:683–692.
5. Recordon JA, Misur PN, Isaksson F, Poon PC. Endobutton versus transosseous suture repair of distal biceps rupture using the two-incision technique: a comparison series. *J Shoulder Elbow Surg.* 2015;24(6):928–933. [Medline].
6. Green JB, Skaife TL, Leslie BM. Bilateral distal biceps tendon ruptures. *J Hand Surg Am.* 2012;37:120–123.
7. Le Huec JC, Moinard M, Liquois F, Zipoli B. Distal rupture of the tendon of biceps brachii: evaluation by MRI and the results of repair.

J Bone Joint Surg Br. 1996;78:767–770.

8. Waugh RI, Hathcock TA, Elliott JL. Ruptures of muscles and tendons: with particular reference of rupture (or elongation of the long tendon) of biceps brachii with report of fifty cases. *Surgery.* 1949;25:370–392.

9. Bourne MH, Morrey BF. Partial rupture of the distal biceps tendon. *Clin Orthop Relat Res.* 1991;271:143–148.

9a. Funk L. *Shoulder Doc*; 2017. https://www.shoulderdoc.co.uk/section/497.

10. Taylor SA, Newman AM, Dawson C, et al. The "3-Pack" examination is critical for comprehensive evaluation of the biceps-labrum complex and the bicipital tunnel: a prospective study. *Arthroscopy.* 2017;33(1):28–38.

11. Ludington NA. Rupture of the long head of the biceps flexor cubiti muscle. *Ann Surg.* 1923;77:358–363.

12. Bauer T, Vuillemin A, Hardy P, Rousselin B. Posterior dislocation of the long head of the biceps tendon: a case report. *J Shoulder Elbow Surg.* 2005;14:557–558.

13. Richards RR, An KN, Bigliani LU, et al. A standardized method for the assessment of shoulder function. *J Shoulder Elbow Surg.* 1994;3:347–352.

14. Kocher MS, Horan MP, Briggs KK, et al. Reliability, validity and responsiveness of the American Shoulder and Elbow Surgeons subjective shoulder scale in patients with shoulder instability, rotator cuff disease and glenohumeral arthritis. *J Bone Joint Surg Am.* 2005;87:2006–2011.

15. Krief OP, Huguet D. Shoulder pain and disability: comparison with MR findings. *AJR Am J Roentgenol.* 2006;186:1234–1239.

16. Phillips BB, Canale ST, Sisk TD, et al. Ruptures of the proximal biceps tendon in middle-aged patients. *Orthop Rev.* 1993;22:349–353.

17. Pearl ML, Bessos K, Wong K. Strength deficits related to distal biceps tendon rupture and repair: a case report. *Am J Sports Med.* 1998;26:295–296.

18. Davison BL, Engber WD, Tigert LJ. Long term evaluation of repaired distal biceps brachii tendon ruptures. *Clin Orthop Relat Res.* 1996;333:188–191.

19. Warner JJ, McMahon PJ. The role of the long head of the biceps brachii in superior stability of the glenohumeral joint. *J Bone Joint Surg Am.* 1995;77:366–372.

20. Erickson SJ, Fitzgerald SW, Quinn SF, et al. Long bicipital tendon of the shoulder: normal anatomy and pathologic findings on MR imaging. *AJR Am J Roentgenol.* 1992;158:1091–1096.

21. Drolet P, Martineau A, Lacroix R, Roy J-S. Reliability of ultrasound evaluation of the long head of the biceps tendon. *J Rehab Med.* 2016;48(6):554–558.

22. Chew ML, Giuffrè BM. Disorders of the distal biceps brachii tendon. *Radiographics.* 2005;25:1227–1237.

23. Elser F, Braun S, Dewing CB, et al. Anatomy, function, injuries, and treatment of the long head of the biceps brachii tendon. *Arthroscopy.* 2011;27:581–592.

24. Hawkins RJ, Kennedy JC. Impingement syndrome in athletes. *Am J Sports Med.* 1980;8:151–158.

25. Ramsey ML. Distal biceps tendon injuries: diagnosis and management. *J Am Acad Orthop Surg.* 1999;7:199–207.

26. Behun MA, Geeslin AG, O'Hagan EC, King JC. Partial tears of the distal biceps brachii tendon: a systematic review of surgical outcomes. *J Hand Surg Am.* 2016;41(7):e175–e189.

27. Bhatia DN, DasGupta B. Surgical correction of the "Popeye biceps" deformity: dual-window approach for combined subpectoral and deltopectoral access and proximal biceps tenodesis. *J Hand Surg Am.* 2012;37:1917–1924.

28. Gurnani N, van Deurzen DFP, Janmaat VT, van den Bekerom MPJ. Tenotomy or tenodesis for pathology of the long head of the biceps brachii: a systematic review and meta-analysis. *Knee Surgery, Sports Traumatol, Arthrosc.* 2016;24(12):3765–3771.

29. Euler SA, Horan MP, Ellman MB, Greenspoon JA, Millett PJ. Chronic rupture of the long head of the biceps tendon: comparison of 2-year results following primary versus revision open subpectoral biceps tenodesis. *Arch Orthop Trauma Surg.* 2016;136(5):657–663 (ISSN: 1434-3916).

30. Boyd HD, Anderson LD. A method for reinsertion of the distal biceps brachii tendon. *J Bone Joint Surg Am.* 1961;43:1041–1043.

31. McKee MD, Hirji R, Schemitsch EH, et al. Patient-oriented functional outcome after repair of distal biceps tendon ruptures using a single-incision technique. *J Shoulder Elbow Surg.* 2005;14:302–306.

32. Sahu D, Fullick R, Giannakos A, Lafosse L. Sentinel sign: a sign of biceps tendon which indicates the presence of subscapularis tendon rupture. *Knee Surg Sports Traumatol Arthrosc.* 2016;24(12):3745–3749.

33. Brogan DM, Bishop AT, Spinner RJ, Shin AY. Shin lateral antebrachial cutaneous neuropathy following the long head of the biceps rupture. *J Hand Surg Am.* 2012;37:673–676.

34. Richards AM, Moss AL. Biceps rupture in a patient on long-term anticoagulation leading to compartment syndrome and nerve palsies. *J Hand Surg Br.* 1997;22:411–412.

35. Sears BW, Spencer EE, Getz CL. Humeral fracture following subpectoral biceps tenodesis in 2 active, healthy patients. *J Shoulder Elbow Surg.* 2011;20:e7–e11.

36. Streit JJ, Shishani Y, Rodgers M, Gobezie R. Tendinopathy of the long head of the biceps tendon: histopathologic analysis of the extra-articular biceps tendon and tenosynovium. *Open Access J Sports Med.* 2015;6:63–70.

37. Fitzpatrick J, Bulsara M, Zheng MH. The Effectiveness of platelet-rich plasma in the treatment of tendinopathy. *Am J Sports Med.* 2016;45(1):226–233.

38. Hinchey JW, Aronowitz JG, Sanchez-Sotelo J, et al. Re-rupture rate of primarily repaired distal biceps tendon injuries. *J Shoulder Elbow Surg.* 2014;23(6):850–854.

39. Amin Nirav H, Volpi Alex, Sean Lynch T, et al. Complications of distal biceps tendon repair: a meta-analysis of single-incision versus double-incision surgical technique. *Orthop J Sports Med.* 2016.

第 14 章

盂肱关节不稳

William F. Micheo, MD

Gerardo Miranda-Comas, MD

Alexandra Rivera-Vega, MD

同义词

脱位
半脱位
复发性脱位
多方向不稳定

ICD-10 编码

M25.311	肩关节不稳定,右侧
M25.312	肩关节不稳定,左侧
M25.319	肩关节不稳定,非特指一侧
M24.411	复发性肩关节脱位,右侧
M24.412	复发性肩关节脱位,左侧
M24.419	复发性肩关节半脱位,非特指一侧
S43.004	肩关节半脱位,右侧
S43.005	肩关节半脱位,左侧
S43.006	肩关节半脱位,非特指一侧
S43.014	肩关节前脱位,右侧
S43.015	肩关节前脱位,左侧
S43.016	肩关节前脱位,非特指一侧
S43.024	肩关节后脱位,右侧
S43.025	肩关节后脱位,左侧
S43.026	肩关节后脱位,非特指一侧
S43.034	肩关节下方脱位,右侧
S43.035	肩关节下方脱位,左侧
S43.036	肩关节下方脱位,非特指一侧

定义

肩关节不稳包括从肩关节半脱位(肱骨头部分滑出关节盂)到肩关节脱位(肱骨头从关节盂完全脱出)的一系列功能障碍表现。可按脱位方向如前向、后向或多向进行分类,也可根据脱位频率、病因和程度而分类。肩关节不稳可由严重创伤如肩关节脱位引起,或反复的、过顶动作造成的微创伤引起,也可发生在虽没有创伤史但肩关节周围韧带普遍松弛的人群[1-3]。

盂肱关节具有高度的灵活性,因此稳定性相对较差。以静态和动态限制相结合以保持肩关节在完成过头的动作时的稳定性。肌肉收缩,特别是肩袖和肩胛骨稳定肌群对于维持肩关节在中间范围内运动的协调性至关重要。静态稳定结构包括盂肱韧带、关节囊和盂唇,在肩关节进行过伸过屈等活动时提供稳定性[2]。

肩关节囊、盂肱韧带和盂唇下方的创伤性损伤均可继发于急性肩关节脱位。反复的关节囊拉伸、过度使用造成的肩袖和上盂唇损伤,导致那些参加上肢需要高举过头运动的运动员肩关节前方不稳。关节囊松弛是肩关节多向不稳的主要病理改变,患者可同时出现双侧肩关节症状[3,4]。肩关节不稳主要出现在青年、女性和运动员群体,久坐不动的人群也可能出现,在一般人群中发生率为 1.7%[1,5,6]。

外伤性肩关节不稳通常发生在患者跌倒时肩关节处于过伸、外旋、外展位,并常导致肩关节前脱位。当外力来自肩关节后部,处于外旋、外展位的肩关节也可出现向前脱位。肩关节后脱位通常见于肩关节处于前屈、内收位时跌倒,或当上肢高举过肩时受到后方的直接外力打击[4]。

因创伤导致肩关节脱位后,复发性肩关节不稳很常见,尤其是初次受伤发生较早的情况。据统计,初次受伤后的 5 年内,复发比例可能高达 72.3%[7]。在严重肩关节不稳的个体中,复发可能出现在其肩关节反复进行高举过头的活动时,也可能发生在夜间睡眠在床上改变姿势时。患者最初复发时可能需要去急诊科就诊,或者由医生帮助进行复位处理,但随着病情发展进入慢性期,一些患者可通过自身经验减少脱位的复发[1]。

伴有神经系统损害的患者,如脑卒中、臂丛神经损伤及严重肌源性疾病,随着病情的发展,可逐步出现肩带肌无力、肩部功能障碍,并最终发展成肩关节不稳。

症状

对于非创伤性肩关节不稳定或半脱位,很难判断发病的最初诱因。通常,导致症状的反复性活动会对盂肱关节的动态和静态稳定结构形成更大的挑战,导致肱骨头在肩关节过头的运动和作业活动中肱骨头的位移增加。早期的症状主要是疼痛,通常与喙肩弓下方的肩袖撞击有关。患者也可能主诉有肩关节滑出或上肢"被锁住"的感觉,肩关节高举过头活动时感觉无力[1,2,8]。

神经损伤患者也常出现肩关节活动时疼痛、肩关节半脱位、肩袖及肩带肌无力等。对于急性肩关节损伤患者,需要明确的因素包括患者的年龄、上肢灵活性或利手侧、损伤时的运动状态和肩部姿势、竞技水平、损伤可能机制,以及任何相关神经或功能症状。

体格检查

应从前方、外侧方、后方观察患者,观察上肢自然垂于体侧及肩前屈和外展活动。观察肩关节有无畸形、周围肌肉有无萎缩,静态及动态活动时肩胛骨是否对称,是否存在翼状肩,并判断病变是否与神经损伤有关。系统进行局部软组织和骨骼系统触诊检查,包括肩关节复合体(胸锁关节、肩锁关节、盂肱关节和肩胛胸壁关节)、组成肩袖的肌肉-肌腱复合体、肱二头肌肌腱和肩峰下区域。

应评估肩关节的被动和主动关节活动度。被动和主动 ROM 的差异可能是由疼痛、肌力下降或神经损伤引起的。从事肩关节过头运动的运动员中,反复投掷可导致外旋增加而相应的内旋下降,而网球运动员可能仅仅出现盂肱关节内旋不足[9]。这些变化可能继发于后侧关节囊紧张、肱骨扭转和盂肱关节松弛,最终导致肩关节内在或后方撞击[9]。

徒手肌力检测用于确定肩袖和肩胛稳定相关肌群肌力较弱的成分。冈上肌可于肩胛平面进行

上肢内旋或外旋时测试,外旋肌群可分别进行上肢垂于体侧及肩胛平面屈曲 90° 测试。肩胛下肌可通过背后推离试验(lift-off test)来检查,即手掌从下背部抬起(图 14.1)。肩胛稳定肌群如前锯肌和菱形肌,可以单独测试,也可通过做推墙俯卧撑测试。此外,对肩部感觉进行检查以排除神经损伤可能。

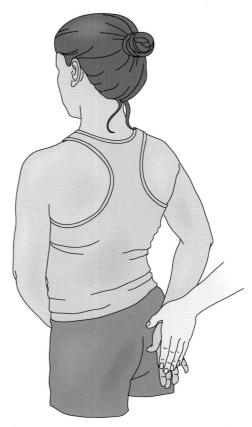

图 14.1 肩胛下肌背后推离试验,患者将手臂置于下背部区域,并试图对抗检查者的手进行有力的内旋。需要注意的是,首先要保证患者有足够的被动 ROM,使肩膀能够内旋远离下背部

采用内旋肩前屈肘屈曲 90°(Hawkins 手法)或前臂内旋肩前屈 180°(Neer 手法)体位进行肩部检查,可评估肩袖撞击的情况,并可能重现疼痛症状(图 14.2)[10]。通过盂肱关节移位检查明确肩关节韧带松弛或症状性不稳。恐惧试验可在患者坐位、站位或仰卧时进行。肩关节外展 90° 并外旋位时在肩前部施加应力,重现肩关节脱出的感觉。能够减少肩关节不稳的复位检查亦有助于诊断,结合阳性恐惧试验时可提高诊断的特异性(图 14.3)[8]。恐惧试验引起肩关节后部疼痛(而非不稳症状)的原因可能与肩袖和后上盂唇内撞击有关(图 14.4)[10-12]。

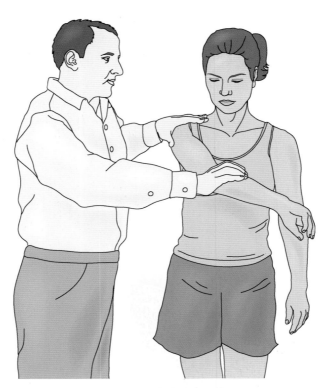

图 14.2 肩峰撞击试验

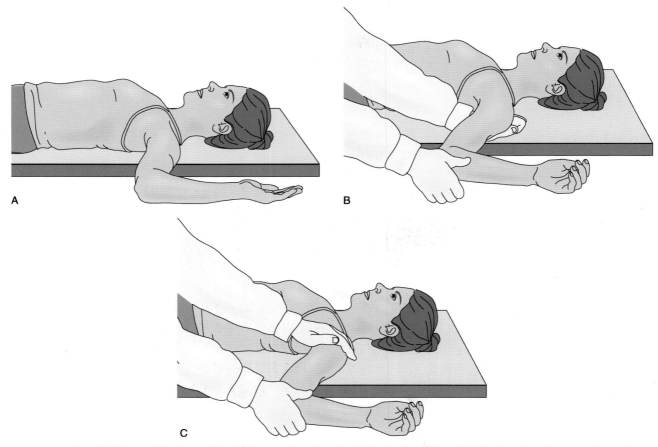

图 14.3 （A）仰卧位、手臂外展 90° 并最大外旋时即为恐惧复位试验。（B）于肱骨近端施加向后的应力，患者恐惧感减轻或疼痛减轻。（C）对肱骨近端施加向前的应力，可进一步引发患者恐惧感或疼痛

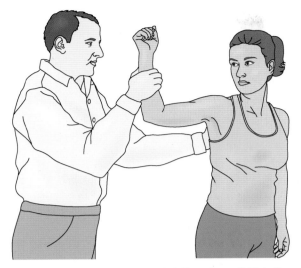

图 14.4　内在撞击试验。手臂外展约 90°并尽力外旋,以再现肩后部的疼痛

其他检测肩关节松弛的测试包括:负荷移位试验(load and shift maneuver),检测肱骨头前后方向的移位程度;沟槽征(Sulcus sign),检测肱骨头下方松弛不稳程度。盂唇损伤可通过一系列测试来评估,包括由 O'Brien 及同事主动加压试验[12],上肢前屈、内收和内旋状态下于肩部施加向下的力,上盂唇撕裂或肩锁关节疾病患者则疼痛重现;曲柄试验(crank test),当肩部外展 160°,轴向载荷作用于肱骨,手臂内外旋转时,出现疼痛或咔哒声则为阳性;肱二头肌负荷测试(biceps loading test),患者前臂掌心向上,肩外展 90°,屈肘 90°,外旋手臂至感到不安,检查者给予对抗屈肘的阻力,出现疼痛提示二头肌近端肌腱病变或盂唇撕裂[10-12]。

功能受限

功能受限包括运动减少、肌力减弱以及疼痛导致日常生活活动受限(如伸手取碗柜里的东西和梳理头发)。那些参加投掷运动的运动员,可能会出现投球速度的下降,网球运动员可能会丧失对发球的控制。职业活动方面的限制包括无法拿取或举起超过头部水平高度的物体,在生产线上进行旋转手臂的作业活动时出现疼痛。复发性不稳常常导致患者避免需要外展和外旋的活动,以免疼痛等症状再现。

诊断分析

评估肩部症状的标准 X 线片体位包括前后位

(肩内旋和外旋时)、出口位、腋位和 Stryker notch 位。这些检查有助于评估大结节和肩峰的形状,提示关节窝或肱骨头后部的不规则、发育异常、发育不良或骨质疏松等可能导致关节不稳的病理因素[13]。

进一步完善的特殊检查包括关节造影、计算机断层扫描、关节造影、磁共振成像(MRI)和磁共振关节造影(MRA)。这些检查尤其适用于治疗无效的肩袖损伤或盂唇损伤患者。青年运动群体中最好的诊断性检查是 MRA,它可以更好地评估肩袖、盂唇和盂肱韧带[13]。使用造影剂增强对比度及改良测试手臂的位置可增加 MRI 在确诊复发性肩关节不稳和肩关节脱位相关关节囊或盂唇特定位置病理改变中的敏感性[13]。肌肉骨骼超声(US)可以对肩袖肌腱进行充分的评估,能够对可能提示盂唇损伤的盂唇囊肿进行评估,对前盂唇和后盂唇的评估有限[14]。在评估冈下肌和小圆肌时,可对后盂唇进行 US 检查。关节盂缘、肩胛下肌肌腱下方可扫查到前盂唇和关节囊盂唇复合体。下盂唇的超声检查最好采用腋窝入路。超声评估关节盂唇的关键是在上肢进行旋转时动态检查[15]。诊断性关节镜可以在某些病例中使用,但通常没有必要。

鉴别诊断
盂肱关节不稳
创伤性
非创伤性
多方向性
肩袖肌腱病变
肩袖撕裂或功能不全
关节盂唇撕裂
肩胛上神经病变

治疗

早期治疗

盂肱关节不稳的急性期通常采用非手术治疗,包括相对休息、冰敷、消炎止痛药物应用。这个阶段的目标是减轻疼痛,防止进一步损害,开始早期康复计划。

如果明确有损伤(常见于运动员),且临床检查没有发现明显的神经或血管损伤,可以进行复位治疗。多种技术可用于肩关节前脱位的复位。经典的操作包括 Stimson 和 Milch 技术,但最近 Spaso 技术和 FARES（Fast，Reliable，and Safe）法被认为有更好的治疗效果[16,17]。后两种技术均可单人操作，且不需要镇静药物。Spaso 技术要求患者仰卧位，治疗人员将患者患侧手臂置于自己手腕上，稍外旋体位下轻柔向上牵引。FARES 法采用仰卧位，治疗人员将患者手腕置于中立位，稍稍外展肩关节，同时轻柔牵引并行手臂垂直摆动运动。当手臂外展超过 90°时，在保持持续纵向牵引、外展和垂直振荡运动的同时，进行手臂轻柔外旋。如果怀疑骨折或后脱位，患者应在复位前行影像学检查。复位后应再次进行影像学检查[1,18-20]。

急性肩关节脱位非手术治疗后，通常需手臂内旋位肩吊带固定 1~4 周，然后开始训练计划并逐渐

恢复活动。多项研究表明，手臂置于外旋位固定，可能更符合解剖结构的重新排列，更合适复位需求[18-21]。由于缺乏随机对照研究证实复位后固定姿势的选择、复位后固定时长的选择对复发性脱位率或复位后活动水平的影响是否存在显著差异，相关研究尚需进一步完善[20]。

康复治疗

一旦损伤发生，盂肱关节不稳的康复应立即开始。非手术治疗的目标是减轻疼痛，恢复功能活动，改善肌力不足，促进肌肉收缩协调平衡，最终达到无症状的充分活动能力。康复计划包括急性期、恢复期和功能期（表 14.1）[2,3,22]。

表 14.1　盂肱关节不稳康复治疗

	急性期	恢复期	功能期
治疗方法	休息 冷疗 电刺激 保护性运动 肩部及肩胛肌群闭链等长收缩训练 全身的适应性训练 非甾体抗炎药	物理因子：热疗、超声及电刺激 ROM 训练，关节后囊柔韧性训练 肩胛骨控制训练：闭链训练，PNF 模式 动态上肢肌力强化训练：肩袖肌群单独训练 特定运动项目训练：医用训练棒，关节多向训练，下肢及核心肌群训练 渐进性恢复训练	上肢肌力及肌肉耐力训练：对角线的和多平面运动；利用训练棒，轻量化训练；用医用球，增强式训练 增强神经肌肉各方向运动控制 肌肉灵活性训练，肌力及肌耐力训练 特定运动训练进阶
进阶标准	疼痛减轻 无痛关节活动恢复 肌力渐进抗阻训练时无症状	可无痛全关节活动 肩袖及肩胛肌群肌力恢复正常后侧关节囊弹性恢复 渐进的特定运动训练无症状	临床检查正常 肩关节力学结构正常 运动链正常 可完成特定运动项目 投掷运动正常

急性期（1~2 周）

这一阶段的重点应放在组织损伤的治疗和临床症状、体征的缓解。这个阶段的目标是促进组织损伤愈合的同时减少疼痛和炎症。重点解决的问题包括：恢复无痛主动 ROM，预防肩带肌肉萎缩，减少肩胛功能障碍，保持身体健康状态。

康复期（2~6 周）

这一阶段的重点是恢复正常的盂肱关节被动和主动 ROM，改善关节后囊的灵活性，提高肩胛和肩袖肌肉力量，实现正常的核心肌肉力量和平衡。柔韧性训练包括肩关节后部结构的卧位牵伸和交叉臂牵伸训练；力量训练包括下斜方肌和前锯肌的训练。

一旦疼痛得到控制，且患者参与锻炼计划后未出现症状恶化，就可正式开始这个阶段的康复。有症状性不稳的年轻个体需要注意循序渐进地进行肩外展和外旋训练。运动员可通过该阶段训练快速进步，训练强调关节功能活动范围内的锻炼。渴望回归日常生活的老年人可能需要更漫长的康复进程，特别是患者伴随有明显的疼痛、肌肉力量下降时。包括投掷动作异常在内的生物力学和功能障碍也应予以解决。

功能阶段（6 周至 6 个月）

这个阶段的重点是增加上肢的力量和耐力，同时改善神经肌肉的控制，重建正常的感觉运动系统是恢复最佳肩关节功能的关键。[22] 这个阶段的康复

涵盖整个运动链,以解决特定的功能缺陷。

完全康复后,应继续进行运动计划,以防止参加对肩关节要求较高的体育、娱乐活动或工作相关任务时,出现复发性损伤。综合柔韧性和力量性的训练,包括神经肌肉及本体感受训练应该是持续的。肩关节多向不稳的患者需要特别加强肩胛稳定肌群肌力,加强肩袖和三角肌之间的肌力平衡。

重返赛场

对于运动员群体,重返赛场的评价标准包括运动员的健康状况、参赛风险以及外部因素(包括赛季的时机和外部影响因素)[22]。需考虑的客观评估指标包括正常肩关节 ROM,内旋 ROM 双侧差别应小于 18°,总 ROM 双侧差别不大于 5°[23]。另一个客观评估指标是肌肉力量和平衡。肩袖的力量方面,外旋离心收缩肌力应等于等长内旋肌力[23]。肩胛对称性不应作为运动员重返赛场的客观指标,因为某些运动员可能存在一定程度的肩胛不对称[23]。其他可以评估的指标包括胸小肌紧张和功能测试,但目前尚未达成明确的共识。

介入治疗

若患者接受适当的康复治疗后仍有继发于肩袖损伤的疼痛症状,可考虑体表标志指导下行肩峰下注射(图 14.5 和图 14.6)。肌骨超声引导肩部注射非常实用。超声引导提高了三角肌下/肩峰下滑囊注射的准确性,但临床优势尚不明确[24]。无菌条件下,使用 23~25 号规格的 1.5 英寸(1 英寸 = 2.54cm)一次性针头,体表标志引导下,通过前面、

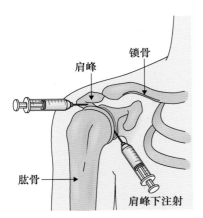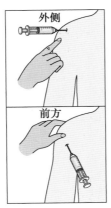

图 14.5　盂肱关节外侧和前方入路注射的体表解剖和内部解剖示意(*From Lennard TA. Physiatric Procedures. Philadelphia:Hanley & Belfus;1995.*)

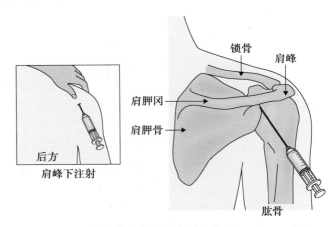

图 14.6　盂肱关节后方入路注射示意(*From Lennard TA. Physiatric Procedures. Philadelphia:Hanley & Belfus;1995.*)

后面或侧面入路注射麻醉性皮质类固醇制剂。使用超声引导时,在长轴视图下确定滑囊位于三角肌下,肩峰外侧和冈上肌肌腱上。通常采用平面内进针到达目标位置。一般情况下,注射 3~5mL 药液(4mL 1% 利多卡因和 1mL 40mg/mL 曲安奈德或甲强龙)。也可以先注射利多卡因,后注射皮质类固醇。注射后注意局部冰敷 5~10min。接下来的几天,患者每天需冰敷 3~4 次,每次 15~20min,并在一周内避免剧烈的肩过头顶活动。其他的治疗方法,如增生疗法、浓缩血小板血浆注射(PRP)和干细胞注射治疗越来越普及,特别是在其他肌肉骨骼损伤的运动员中应用,但这些方法治疗肩关节不稳的效果尚需进一步研究[25]。

技术设备

目前,尚无特异性治疗及康复技术。

手术

肩关节不稳的运动员群体,尤其是投掷类运动员,如经保守治疗后复发率较高,可考虑尽早接受手术治疗[26,27]。青年及骨骼发育尚未成熟的运动员群体复发率更高,可考虑手术加强关节稳定[7]。肩关节不稳复发的个体,手术方式包括关节囊置换手术,上盂唇及肩袖清创及修补手术[26,28,29]。

关节镜手术与开放性手术治疗效果相似,但目前并无"金标准"手术方法[27]。关节镜修补术因其术后并发症少,术后功能恢复快而应用范围越来越广泛[29-31]。对于不伴有骨损伤的患者,可进行关节镜下 Bankart 修补术[26,27]。对于老年患者,关节镜下关节囊上盂唇修补术应在术式考虑范围内[32]。肩关节后

部不稳的运动员行关节镜手术的获益较切开内固定缝合手术更多,尤其是在防止复发及修复能力方面[33]。尽管随着关节镜技术的发展,手术选择已经大不同前[34,35],但当需要解决关节骨质丢失问题时,可选择切开 Latarjet 手术,肱骨头缺损时更适用关节镜治疗[32]。

根据经验,手术方式的选择需综合考虑患者的获益程度,及后续根据非手术康复指南制订的加速康复方案[31]。对于关节镜手术及开放手术患者的康复治疗方法基本相同。枕头固定肩关节于外展位4~6周,若出现关节僵硬则尽早开始治疗。之后需进一步进行肌力训练(同非手术患者一样)。成功完成所有康复治疗后,患者可在术后4~6个月完全恢复正常活动[29,31]。

潜在的疾病并发症

并发症包括过头运动时复发的肩关节不稳,肩关节疼痛,神经损害,肩袖肌群及肩胛肌群肌力下降。这些更常见于非创伤性多向关节不稳患者。功能障碍包括肩关节不能高举过头,投掷速度及精准度下降等。老年患者的关节反复性不稳也可能和肩袖撕裂有关[28]。

潜在的治疗并发症

非甾体抗炎止痛药物的常见副作用可累及胃肠道、肝脏、心血管及肾脏系统。治疗并发症包括运动损伤,手术修复失败,功能无法恢复到损伤前水平。保守治疗失败常常因为康复治疗得不充分或技术欠佳造成。术后肩关节脱位再发可能与手术时未能完全明确肩关节整体的病理改变有关[29]。

(刘慧华 译 张国兴 校 马超 审)

参考文献

1. Dumont GD, Russell RD, Robertson WJ. Anterior shoulder instability: a review of pathoanatomy, diagnosis and treatment. *Curr Rev Musculoskelet Med.* 2011;4(4):200–207.
2. Kibler WB, Kuhn JE, Wilk K, et al. The disabled throwing shoulder: spectrum of pathology-10-year update. *Arthroscopy.* 2013;29(1):141–161.e26.
3. Eckenrode BJ, Kelley MJ. Kelly JD, 4th. Anatomic and biomechanical fundamentals of the thrower shoulder. *Sports Med Arthrosc.* 2012;20(1):2–10.
4. Takase K, Yamamoto K. Intraarticular lesions in traumatic anterior shoulder instability: a study based on the results of diagnostic imaging. *Acta Orthop.* 2005;76(6):854–857.
5. Loud KJ, Micheli LJ. Common athletic injuries in adolescent girls. *Curr Opin Pediatr.* 2001;13(4):317–322.
6. Wasserlauf BL, Paletta GA Jr. Shoulder disorders in the skeletally immature throwing athlete. *Orthop Clin North Am.* 2003;34(3):427–437.
7. Zaremski JL, Galloza J, Sepulveda F, Vasilopoulos T, Micheo W, Herman DC. Recurrence and return to play after shoulder instability events in young and adolescent athletes: a systematic review and meta-analysis. *Br J Sports Med.* 2017;51(3):177–184.
8. Good CR, MacGillivray JD. Traumatic shoulder dislocation in the adolescent athlete: advances in surgical treatment. *Curr Opin Pediatr.* 2005;17(1):25–29.
9. Myers JB, Laudner KG, Pasquale MR, Bradley JP, Lephart SM. Glenohumeral range of motion deficits and posterior shoulder tightness in throwers with pathologic internal impingement. *Am J Sports Med.* 2006;34(3):385–391.
10. Pappas GP, Blemker SS, Beaulieu CF, McAdams TR, Whalen ST, Gold GE. In vivo anatomy of the Neer and Hawkins sign positions for shoulder impingement. *J Shoulder Elbow Surg.* 2006;15(1):40–49.
11. Farber AJ, Castillo R, Clough M, Bahk M, McFarland EG. Clinical assessment of three common tests for traumatic anterior shoulder instability. *J Bone Joint Surg Am.* 2006;88(7):1467–1474.
12. O'Brien SJ, Pagnani MJ, Fealy S, McGlynn SR, Wilson JB. The active compression test: a new and effective test for diagnosing labral tears and acromioclavicular joint abnormality. *Am J Sports Med.* 1998;26(5):610–613.
13. Walz DM, Burge AJ, Steinbach L. Imaging of shoulder instability. *Semin Musculoskelet Radiol.* 2015;19(3):254–268.
14. Jacobson J. Shoulder ultrasound. In: Jacobson J, ed. *Fundamentals of Musculoskeletal Ultrasound.* 2nd ed. Philadelphia: WB Saunders; 2013:3–71.
15. Krzyzanowski W. The use of ultrasound in the assessment of the glenoid labrum of the glenohumeral joint. Part I: ultrasound anatomy and examination technique. *J Ultrason.* 2012;12(49):164–177.
16. Ufberg JW, Vilke GM, Chan TC, Harrigan RA. Anterior shoulder dislocations: beyond traction-countertraction. *J Emerg Med.* 2004;27(3):301–306.
17. Maity A, Roy DS, Mondal BC. A prospective randomised clinical trial comparing FARES method with the Eachempati external rotation method for reduction of acute anterior dislocation of shoulder. *Injury.* 2012;43(7):1066–1070.
18. De Baere T, Delloye C. First-time traumatic anterior dislocation of the shoulder in young adults: the position of the arm during immobilisation revisited. *Acta Orthop Belg.* 2005;71(5):516–520.
19. Funk L, Smith M. Best evidence topic report. How to immobilise after shoulder dislocation? *Emerg Med J.* 2005;22(11):814–815.
20. Handoll HH, Hanchard NC, Goodchild L, Feary J. Conservative management following closed reduction of traumatic anterior dislocation of the shoulder. *Cochrane Database Syst Rev.* 2006;(1):CD004962.
21. Paterson WH, Throckmorton TW, Koester M, Azar FM, Kuhn JE. Position and duration of immobilization after primary anterior shoulder dislocation: a systematic review and meta-analysis of the literature. *J Bone Joint Surg Am.* 2010;92(18):2924–2933.
22. Cools AM, Borms D, Castelein B, Vanderstukken F, Johansson FR. Evidence-based rehabilitation of athletes with glenohumeral instability. *Knee Surg Sports Traumatol Arthrosc.* 2016;24(2):382–389.
23. Wilk KE, Macrina LC, Fleisig GS, et al. Correlation of glenohumeral internal rotation deficit and total rotational motion to shoulder injuries in professional baseball pitchers. *Am J Sports Med.* 2011;39(2):329–335.
24. Finnoff JT, Hall MM, Adams E, et al. American Medical Society for Sports Medicine (AMSSM) position statement: interventional musculoskeletal ultrasound in sports medicine. *PM R.* 2015;7(2):151–168.e12.
25. Malanga G, Nakamura R. The role of regenerative medicine in the treatment of sports injuries. *Phys Med Rehabil Clin N Am.* 2014;25(4):881–895.
26. Harris JD, Romeo AA. Arthroscopic management of the contact athlete with instability. *Clin Sports Med.* 2013;32(4):709–730.
27. Zhang AL, Montgomery SR, Ngo SS, Hame SL, Wang JC, Gamradt SC. Arthroscopic versus open shoulder stabilization: current practice patterns in the United States. *Arthroscopy.* 2014;30(4):436–443.
28. Porcellini G, Paladini P, Campi F, Paganelli M. Shoulder instability and related rotator cuff tears: arthroscopic findings and treatment in patients aged 40 to 60 years. *Arthroscopy.* 2006;22(3):270–276.
29. Tauber M, Resch H, Forstner R, Raffl M, Schauer J. Reasons for failure after surgical repair of anterior shoulder instability. *J Shoulder Elbow Surg.* 2004;13(3):279–285.
30. Harris JD, Gupta AK, Mall NA, et al. Long-term outcomes after Bankart shoulder stabilization. *Arthroscopy.* 2013;29(5):920–933.
31. Kim SH, Ha KI, Jung MW, Lim MS, Kim YM, Park JH. Accelerated

rehabilitation after arthroscopic Bankart repair for selected cases: a prospective randomized clinical study. *Arthroscopy*. 2003;19(7):722–731.

32. Garcia GH, Taylor SA, Fabricant PD, Dines JS. Shoulder instability management: a survey of the American Shoulder and Elbow Surgeons. *Am J Orthop (Belle Mead NJ)*. 2016;45(3):E91–E97.

33. DeLong JM, Jiang K, Bradley JP. Posterior instability of the shoulder: a systematic review and meta-analysis of clinical outcomes. *Am J Sports Med*. 2015;43(7):1805–1817.

34. Boileau P, Villalba M, Hery JY, Balg F, Ahrens P, Neyton L. Risk factors for recurrence of shoulder instability after arthroscopic Bankart repair. *J Bone Joint Surg Am*. 2006;88(8):1755–1763.

35. Rashid MS, Crichton J, Butt U, Akimau PI, Charalambous CP. Arthroscopic "remplissage" for shoulder instability: a systematic review. *Knee Surg Sports Traumatol Arthrosc*. 2016;24(2):578–584.

第 15 章

肩关节盂唇撕裂伤

Cedric J. Ortiguera, MD

Justin L. Makovicka, MD

David E. Hartigan, MD

同义词

SLAP 撕裂(上盂唇自前向后的损伤)

软组织型的 Bankart 损伤

反向软组织型的 Bankart 损伤

ICD-10 编码

S43.431　　右肩关节 SALP 损伤

S43.432　　左肩关节 SLAP 损伤

S43.439　　SLAP 损伤,非特指肩关节

M75.80　　其他肩关节损伤,非特指肩关节

M75.81　　其他肩关节损伤,右肩关节

M75.82　　其他肩关节损伤,左肩关节

定义

关节盂唇是位于肩胛骨关节盂外周的一种致密性纤维组织(图 15.1)[1]。当盂唇从外周过渡到关节盂关节时,关节盂关节软骨连接处的组织形态学结构从纤维组织变成了一块小的纤维软骨[2]。盂唇增加了关节盂的高度和宽度,同时也为肩关节提供了额外的深度。在增加了稳定性的同时可允许肩关节有大范围的运动[3]。盂唇亦作为肱二头肌肌腱长头、盂肱韧带和肱三头肌肌腱长头的附着点,形成关节周围的纤维系统,以维持肩关节所需的稳定[4]。盂唇的血管供应来自肱骨后旋支动脉,肩胛下动脉旋回肩胛分支和肩胛上动脉。这些动脉来自盂唇外周组织,盂唇关节边缘没有血管[2]。研究结果还发现上盂唇的血供低于下盂唇。肱二头肌肌腱的长头与盂唇和关节盂附着存在可变性。40%~60% 的肱二头肌肌腱起点于盂上结节,余下的纤维组织附着于盂唇[1]。肱二头肌在盂唇的附着处也是可变的,但最常见情况是位于较后的位置。

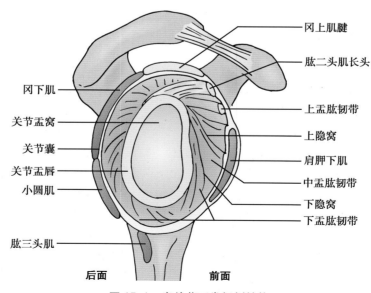

图 15.1　肩关节正常解剖结构

（图中标注）

冈上肌腱

肱二头肌长头

冈下肌

关节盂窝

关节囊

关节盂唇

小圆肌

肱三头肌

上盂肱韧带

上隐窝

肩胛下肌

中盂肱韧带

下隐窝

下盂肱韧带

后面　　前面

撕裂可能发生在盂唇的所有部位。大多数盂唇损伤的研究对象是上盂唇自前向后（SLAP）撕脱。肩关节前脱位可能与前下盂唇和下盂肱韧带前束的破坏有关，也称为 Bankart 损伤。后肩不稳可能导致下盂肱韧带后束以及后盂唇的损伤，或者是反向的 Bankart 损伤。撕裂可延伸至盂唇的多个部位并导致其他相关损伤。SLAP 撕裂和 Bankart 损伤是最常见的病理现象，因此作为讨论的重点。

SLAP 撕脱最常见的机制是肩部受到暴力性牵拉和直接压迫。直接压迫可以发生在急性创伤环境下，或者如过顶掷球运动员所处的典型慢性环境中。过顶掷球运动员易患 SLAP 撕裂的次要原因在于其适应性解剖结构。他们往往表现为肩后部关节囊挛缩，前部关节囊松弛和肱骨头后倾，这些因素共同加剧了肩部的外旋。由于这些解剖学结构的变化，手臂呈现为过度外旋的状态，同时肱二头肌在其附着处出现扭结并呈现出更加垂直和靠后的位[5,6]。这将扭力施加到肱二头肌-盂唇复合体上方，导致了上盂唇的剥离机制。再者，当投掷者在上举阶段外旋时，肩袖可能撞击后上关节盂，引起"内部撞击"和盂唇撕裂[7]。虽然 SLAP 损伤在过顶掷球运动员中更为常见，但是也会发生在接触性运动中。最近一项在专业美式足球运动员中进行的 SLAP 损伤研究发现，与其他位置相比，进攻型前锋的受伤率最高，这有可能是由于该位置发生接触概率较高有关[8]。

SLAP 撕裂的经典分法分为四种类型，并可以在此基础上进一步分类[9]。大多数医师认为四级分类系统（图 15.2）已经足够，其他的分类可以归类到这些基本分型之中，因此它是首选的分类方法。

Bankart 损伤是由于肩前部的不稳定造成的。当肱骨头向前下移动时，前部损伤可发生于前下盂唇、盂肱韧带、关节囊、肩袖和可能的神经血管结构。统计学研究表明，85% ~ 97% 的肩关节前脱位与 Bankart 损伤有关[10,11]。这种病理改变被认为是复发性不稳定的重要原因。

除了增加关节盂的深度和直径，关节盂唇和关节囊还产生负压，负压通过盂肱关节提供稳定性。如果关节盂唇或关节囊受损，正如在 Bankart 损伤中所见，这种负压密封性就会丧失，从而降低肩部的稳定性。几个可能会导致患者容易发生复发性不稳定的因素包括关节盂（骨性 Bankart）或肱骨头（Hill-Sachs 损伤）骨折、过度松弛综合征、男性人群、初次

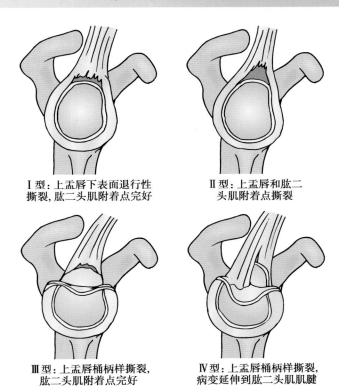

Ⅰ型：上盂唇下表面退行性撕裂，肱二头肌附着点完好

Ⅱ型：上盂唇和肱二头肌附着点撕裂

Ⅲ型：上盂唇桶柄样撕裂，肱二头肌附着点完好

Ⅳ型：上盂唇桶柄样撕裂，病变延伸到肱二头肌肌腱

图 15.2 SLAP 撕裂分类

脱位时年龄较小、参与接触类或投掷类体育运动，以及脱位次数与未来脱位风险之间存在正相关性。随着撕脱发生在将近 30% 的 40 岁以上患者和高达 80% 的 60 岁以上患者中，在他们往后的生活里，肩关节脱位会增加肩袖损伤的风险。

症状

SLAP 撕裂

SLAP 撕脱患者最常出现锐痛或钝痛等深部疼痛症状。疼痛通常位于肩部中心的深处，并且会通过过顶活动、推动重物、抬手或触背而加重症状[12]。患者可能出现机械性症状，比如随着肩部旋转可能出现卡顿、弹响或摩擦感。一项研究发现，139 例患者在肩关节镜检查中显示 SLAP 病变，其中 123 例患者（88%）同时存在其他的关节内病变，这使得临床诊断具有挑战性[1]。

全面了解患者创伤的病史，在评估牵伸型或压迫型损伤、脱位和可能使他们易受伤害的运动（例如棒球、足球、滑水和网球）方面是至关重要的。过顶掷球运动员投掷的后期和早期加速阶段会出现速度下降和疼痛的症状。他们可能因疼痛或继发于压迫

肩胛上神经的盂唇旁囊肿而出现无力。冈盂切迹处的神经压迫可以引起外旋无力以及肩后部的深部疼痛。

Bankart 损伤

前部不稳定的症状通常是明显的，因为患者叙述存在脱位并不停抱怨该侧肩部疼痛或不稳定。有时虽没有明显的脱位病史，但是患者有多次不稳定性发作而没有完全脱位。患者会抱怨手臂外展和外旋时产生疼痛和即将脱位的感觉。重要的病史变量包括患者首次脱位的年龄，正规复位的需要，复发性不稳定发作的次数、自发性不稳定以及未来预期的体育活动。

此类患者最舒适的体位通常是手臂处于内收和内旋位。他们会尽量避免外展和外旋动作，因为这是较容易诱发脱位的位置，还会对受损的关节盂唇、

下盂肱韧带和肩胛下肌腱产生压力。

体格检查

SLAP 撕裂

一些临床试验旨在帮助临床医师进行 SLAP 撕脱诊断[13-16]。这些测试的目的是做两件事之一：在肱骨头和关节盂之间夹住撕裂的关节盂唇，或在肱二头肌肌腱上施加牵引力（表 15.1），从而引起疼痛或力学症状。试验在灵敏性和特异性上具有可变范围，因此没有任何一种试验被认为是诊断性的。最常用的检查方法是 O'Brien 的主动挤压试验。该试验被证明为极具灵敏性，但特异性较差。准确的诊断需要仔细地记录并与检查结果相关联。

表 15.1	SLAP 常用特异性检查	
检查	说明	阳性试验结果表现
主动压迫试验（O'Brien）	上肢前屈 90°，水平内收过中线，患者在前臂旋前、旋后位分别做抗阻抬高检查	旋前位疼痛加剧
曲柄实验	患侧肩胛平面内上肢外展大于 100°，屈肘 90°，给肱骨轴向的压力并内旋外旋肩关节	疼痛、卡顿、摩擦音
疼痛激惹实验	患者肩外展 90°，屈肘 90°，前臂旋前旋后	疼痛症状只在旋前位出现或加重
肱二头肌负荷试验	患者仰卧位，肩内收 90°，屈肘 90° 肩关节外旋至患者感觉疼痛、恐惧或最大外旋位，给患者做抗阻屈肘检查	屈肘抗阻时疼痛加剧
挤压-旋转实验	患者仰卧位，肩关节外展 90°，屈肘 90°，给予盂肱关节轴向压力并旋转肱骨	疼痛、卡顿、摩擦音、弹响
前滑实验	患者坐位，手置于髋关节处，拇指朝向后侧。 检查者一根手指置于患者肩关节前侧，另一手向上向前推肱骨，嘱患者做主动抗阻	疼痛或者摩擦音

在许多情况下，其他伴发的疾病可能会掩盖检查结果[12]。在检查肩部时，可能会有冈上肌和冈下肌萎缩。由于斜方肌位于体表，这使得我们很难直接观察到冈上肌的萎缩。盂唇旁的囊肿导致肩胛上神经受压或者继发的肩袖撕裂会造成冈上肌的萎缩。触诊肱二头肌肌腱时，可能会在二头肌沟内出现压痛。投掷运动员可能会增加外旋和减少内旋，导致盂肱关节内旋（GIRD）缺陷，但是肩部的运动范围应该保持不变[5,6]。

Bankart 损伤

对前部不稳定性的评估包括许多试验（表15.2）。脱位复位后，应进行全面的神经血管检查以排除主要血管或臂丛神经损伤。在典型的前部不稳定性 Bankart 损伤中，当手臂被动外展和外旋时，患者常会感到恐惧。应该进行力量评估，在老年患者应仔细检查是否有腋神经或桡神经麻痹以及肩袖疾病。脱位后不能抬起手臂的 40 岁以上患者中，肩袖

撕裂比腋神经麻痹更为常见[17,18]。惊吓试验已被证明是最准确的测试，阳性率达到 98%，阴性率为 78%[19]。

检查	说明	阳性表现
负荷与位移	仰卧位，上肢外展至 0°、45°、90° 位，在肱骨施加向前的压力	肩关节外展角度增加时位移增加，表明下盂肱韧带损伤。损伤分为三个等级： 1 级：与对侧相比，移动范围增加 2 级：肱骨头移动到关节盂边缘位置 3 级：肱骨头移动超出关节盂边缘位置
恐惧试验	仰卧位，上肢外展至 90°，逐渐增加外旋	疼痛、有潜在的脱位感、肌肉紧张
复位试验	恐惧试验的基础上，在肱骨头施加向后的压力	疼痛或者恐惧感下降
惊吓试验	复位试验时突然撤掉向后的压力	撤除压力后有不稳定感或恐惧感

表 15.2　肩前区不稳定的常用检查

功能受限

SLAP 撕裂

患者可能难以做搬运或推动重物、过顶作业和投掷的动作[1]。这种病理过程通常在休息时无症状，只有在剧烈活动时才有症状。SLAP 撕裂往往与多种其他肩部疾病有共同的表现，所以功能受限会因为 SLAP 撕裂所伴有的其他肩部疾病而具有不同的表现[12]。

Bankart 损伤

反复的不稳定需要通过避免外展和外旋来加以限制。这可能会限制许多体育活动，特别是在接触性运动和投掷者中。可能导致运动员反复出现不稳定的一些活动包括在极端外展和外旋的情况下进行抢断、过顶投掷、网球和排球比赛、摔跤以及其他活动。非运动员也会在日常活动中经常出现不稳定状态导致他们的肩膀外展和外旋，包括将物品放在高架子上，举起重物和过顶作业，使用剪草机以及其他

活动。运动员更频繁地将手臂放在这个位置并且用力更大，这就是为什么与非运动员相比，他们的不稳定复发率更高的原因。

诊断分析

SLAP 撕脱

任何肩部疼痛的影像学检查都是首选 X 线片，包括前-后，肩胛骨前-后，腋窝和出口视图。在影像学中 SLAP 撕脱其实并没有典型的表现，但这样的检查依然有必要，用于排除其他可能存在的疼痛。

对于临床上高度怀疑上唇疾病的患者，下一步应进行磁共振成像（MRI）检查（图 15.3）。关于高分辨率非对比增强 MRI 或磁共振关节造影（MRA）是否是诊断 SLAP 病变的"黄金标准"仍存在很多争议[20,21]。一项荟萃分析显示 MRA 优于 MRI 检测 SLAP 病变[22]。该研究显示，与 MRI 相比，MRA 对检测 SLAP 病变具有更高的敏感性（0.87 vs. 0.76）和特异性（0.92 vs. 0.87）。随着肩部损伤的高发率，MRI 有助于显示关节内和关节外软组织的病理变化。手臂在外旋或外展/外旋中的定位可以提高准确诊断这些病变的能力[23,24]。如果患者不适合做 MRI 检查，也可以使用 CT 扫描关节造影，但它对其他并发疾病不太敏感。超声可以用于如肩袖撕裂和盂唇旁囊肿等伴发疾病的可视化，但是对盂唇的显示不佳。

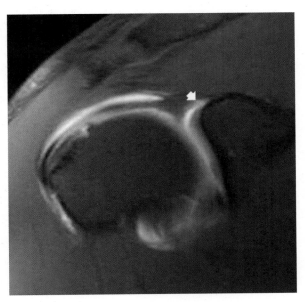

图 15.3　Ⅱ型上唇前后病变（SLAP）的冠状动脉磁共振成像。白色箭头处表示上关节盂和上唇之间的液体示踪，表示 SLAP 病变

关节镜检查是诊断盂唇疾病的金标准（图15.4）。很多时候这类诊断是依靠关节镜发现并确诊的，而其他方式未能做出确凿的诊断，或者尽管保守干预，但症状仍然存在。

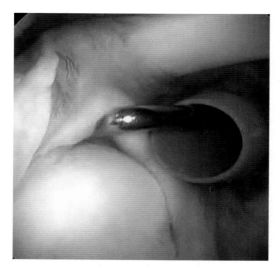

图 15.4　来自图 15.3 的相应 II 型上唇前后病变的关节镜图像

Bankart 损伤

应进行完整的肩部创伤 X 线片检查以排除急性环境下的脱位。这包括真正的前-后位、外-内旋转的前-后位、肩胛 Y 侧位和腋窝位视图。如果患者不能外展手臂，则可以用 Velpeau 视图代替腋窝视图。由于更长期的不稳定性，可以考虑其他视图。西点视图可以帮助关节盂的可视化，从而试图看到关节盂边缘的骨骼破坏；Stryker 缺口视图可以更好地可视化肱骨头的相关 Hill-Sachs 病变。

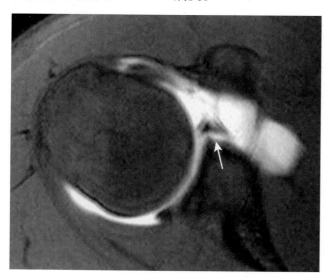

图 15.5　Bankart 损伤的轴向 MR 成像，白色箭头处表示 Bankart 病变的前下唇和前下盂唇之间的液体示踪

在软组织 Bankart 损伤的患者中，X 线片或许不能看清楚。那么建议使用 MRI 进一步检查（图15.5）。在急性情况下，非造影增强 MRI 是合理的，因为脱位引起的关节血肿有助于盂唇的可视化进程。在慢性环境中，MRA 可以改善盂唇成像，在涉及骨性病变的病例中应考虑 CT 扫描。

鉴别诊断

撞击综合征
肩袖疾病
肩锁关节疾病
颈椎间盘损伤
颈神经根病
臂丛神经损伤
难治性二头肌腱炎
多方向不稳定
骨性 Bankart 病变
盂肱韧带的肱骨撕脱伤
伴病症

治疗

早期治疗

SLAP 撕裂

具有超过 35°GIRD 的过顶投掷运动员有 60% 的可能性因肩伤而错过比赛，这会使他们错过比赛[5]。定期进行后下关节囊的拉伸运动可显著降低投掷运动员的肩部受伤率，这个拉伸运动现在已成为棒球运动员[5,6]预防性护理的一部分。

SLAP 撕裂的初期主要是对症治疗。非甾体抗炎药、冷冻疗法和活动改变是治疗的主要方法，一直用到急性炎症和疼痛消退。短时间舒缓的吊带固定之后应该尽早进行关节运动度运动，后关节囊牵伸运动，然后加强肩部和肩胛胸壁关节的动态稳定训练。

Bankart 损伤

Bankart 损伤是前肩不稳或脱位的结果。如果肩关节发生脱位，治疗第一步是进行肩关节复位，随后拍 X 线片检查复位情况，并检查神经血管状态。应该在短时间内进行吊带固定制动。持续固定的时间建议从几天至几周。但固定的体位目前存在争议,一些研究已经证明外旋位固定可以降低不稳定的复发率,但必须在不稳定发生后立即制动[25,26],最常见的建议是标准吊带固定 1~3 周。

康复治疗

SLAP 撕裂

当怀疑 SLAP 撕裂时,物理治疗的重点是加强肩袖肌力、关节囊牵伸、盂肱关节活动范围和肩胛稳定性练习。研究显示,由非甾体抗炎药、肩胛骨强化和关节囊后部牵伸组成的非手术治疗方法效果良好。有一项研究显示 SLAP 撕裂进行保守治疗包括非甾体抗炎药,肩胛骨肌肉力量训练和后关节囊牵伸有很好的治疗效果[27]。在这项研究中,51% 的受试患者最终仍然接受了手术治疗,但其余患者表示疼痛显著减轻,100% 恢复运动,70% 恢复到受伤前水平。另一项研究发现,非手术治疗在平均随访 21 个月的年轻的、活跃的患者中,可行性高达 71.4%[28]。该研究指出,保守治疗在有创伤史、力学症状或过顶投掷运动员患者中的失败率较高。非手术治疗也被证明了在高水平的职业棒球运动员中是有效的。一项研究表明,一套在专业棒球运动员身上实施的以肩胛运动障碍和后关节囊挛缩为重点,与 GIRD 相关的康复治疗方案,最终实现了 40% 的复出率[29],这样的效果与手术治疗基本相当,因此保守治疗应该成为所有 SLAP 病变患者的首选治疗方案。

非手术环境下,SLAP 损伤的康复应遵循缓解疼痛和炎症、恢复无疼痛运动范围(ROM)、恢复肩胛稳定功能和运动强度以及提高整体肩袖力量的原则。在 SLAP 和过顶投掷运动员的肱二头肌相关疾病中,康复方案还应包括以肱二头肌低负荷训练为起点的锻炼计划[30]。以斜方肌为目标的锻炼可能比以前锯肌为目标的锻炼对肱二头肌的负荷更小[30]。同时,内旋运动可以降低肱二头肌负荷。遵循这些原则的练习应该作为初期治疗方案和进阶训练的一部分。

关节镜修复术后的康复包括 4~6 周的吊带固定,接着是一系列循序渐进的运动和强化计划。对于过顶掷球运动员,投掷训练方案可以在 4 个月后开始,并在 7~12 个月后完全返回赛场。

Bankart 损伤

在急性期进行一段时间的吊带制动后,患者应逐渐进阶被动活动、主动辅助活动和主动活动。当患者适应这些运动后,就可以将重心转移到肩袖、三角肌和肩胛稳定系统的渐进阻力训练。这些训练应该持续到力量和运动双侧对称。治疗的目标是加强盂肱关节动态稳定肌群的力量。活动调整也应该是某些患者康复的一部分,避免某些可能导致脱位的运动在老年患者中是非常必要的,但对于想要重返运动赛场的年轻运动员来说则具有一定的挑战性。

对于肩前部不稳定和 Bankart 损伤的患者来说,还有其他除物理治疗外的非手术治疗方法可以考虑。比如使用支具固定和贴扎的方法。这些方式都可以防止外展和外旋或防止肱骨半脱位,但这些方法并不能降低关节不稳的概率。

在首次脱位的年轻运动员中,手术治疗变得越来越普遍,因为非手术治疗并不像更成熟的患者群体(30 岁以上)那样成功。非手术治疗的成功取决于多种因素,尤其是患者初次脱位时的年龄、麻醉活动、相关疾病、脱位次数和性别。在 30 岁以上的初次脱臼者中,复发的概率约为 27%,而年龄小于 30 岁的患者再次脱位的概率为 40% ~ 90%[31]。通常情况下,男性比女性复发率更高,从事投掷或接触运动的运动员也是如此。相关的病理过程例如骨性 Bankart 损伤、大型 Hill-Sachs 病变或肩袖撕裂也可预判非手术治疗的疗效不理想。

介入治疗

盂唇撕裂的患者可以在关节腔内注射皮质类固醇和局部麻醉剂,以缓解疼痛和炎症。关节内注射应与所述的物理疗法结合进行。可以在荧光透视或超声引导下或借助解剖学标志来完成。

可在图像引导下,对引起肩胛上神经压迫的盂唇旁囊肿进行抽吸。尽管这种效果可能只是暂时的,但已证实可缓解 60% 患者的疼痛症状。如果不能解决盂唇撕裂的主要病理进程,可能会导致囊肿反复性发作。目前正在研究富血小板血浆和干细胞作为保守治疗的辅助治疗手段,以及用于外科手术的强化手段。他们的角色尚未明确界定。

技术设备

对于这种病症的治疗和康复目前暂时没有特异性的技术设备。

手术

SLAP 撕裂

一旦患者和医师确定非手术治疗方案无效,就应当考虑进行手术。通常建议患者在进入手术室之前先进行保守治疗试验，通常需要至少 3 个月的物理治疗和药物治疗，以下是基于受伤类型的外科手术程序：

Ⅰ型：将盂唇轻柔清创至恢复稳定组织。

Ⅱ型：使用缝合锚钉进行关节镜修复。

Ⅲ型：桶柄碎片的关节镜清创术，修复褶皱边缘的任何不稳定部分。

Ⅳ型：通过清创、肌腱切断术或肌腱固定术结合盂唇修复或清创术治疗肱二头肌疾病。

通过简单的清创处理，患者通常在短期内就能达到良好的疼痛缓解。大约 80% 的患者在 1 年内的治疗持续效果都较为理想，但在 2 年或更长时间之后，这个数字下降到接近 60%[32,33]。Ⅱ型 SLAP 撕裂临床最为常见，与之相关的研究也最多，许多研究报告显示，90% 的Ⅱ型 SLAP 撕裂伤能恢复运动能力，其中 70%~80% 可恢复到受伤前水平。

与年轻患者相比，36 岁以上的患者盂唇修复效果较差。年龄和收入状况已被证明是这些人术后并发症增加的独立危险因素[34]。随着年龄的增长，术后出现僵硬并且再次手术率增加，患者满意度评分下降[35]。此外，SLAP 修复术后患者的二头肌——盂唇复合体可能继续存在疼痛现象[35]。文献显示，在该类人群中，肱二头肌肌腱切断术和肌腱固定术是 SLAP 修复的可靠替代方案，而当患者伴有肩袖撕裂时，清创术或肌腱切断术优于 SLAP 修复[35]。目前，经验丰富的上肢关节外科医师正在减少 SLAP 修复，治疗的趋势是增加肱二头肌肌腱固定术和腱切断术，特别是随着患者年龄的增加[36]。

SLAP 撕裂合并盂唇旁囊肿的治疗包括关节镜下盂唇修补术，分为囊肿减压术和非减压术。研究表明，两种方法的结果都是可以接受的。

Bankart 损伤

盂唇修复联合应用缓释胶囊能有效地恢复盂唇的稳定性（图 15.6）。在开放或关节镜手术稳定下，与保守治疗相比，手术后复发的风险约为非手术组的 1/5。现代关节镜技术允许缝合锚钉固定盂唇和包膜折叠[37]。

研究表明，开放性手术和关节镜手术治疗复发性肩不稳定在 2 年随访中具有同等的生活质量和功能结果评分。然而，关节镜治疗的复发率略高，可能继发于瘢痕组织形成较少[38]。

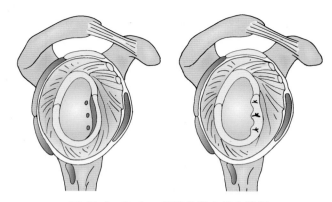

图 15.6　Bankart 损伤的锚点缝合修复

潜在的疾病并发症

随着关节盂唇被破坏，SLAP 撕裂导致整体肩部稳定性下降。这通常有很好的耐受性，但是可导致不稳定发作与盂唇、肱二头肌、关节囊和周围韧带结构的进一步损伤。没有数据表明 SLAP 撕裂的非手术治疗会导致明显的退行性改变。

Bankart 病变是由肩部不稳定引起的，并且它们产生的病理变化增加了进一步不稳定的机会。这将对肩胛骨周围和内部组织产生更大的衰减和损伤，这可能导致关节盂或肱骨头骨折、可能的神经血管损害以及未来患盂肱关节炎的风险增加。

潜在的治疗并发症

长期服用非甾体抗炎药的风险包括胃和肾系统受损。环氧合酶抑制剂可减少胃部并发症，但存在心血管并发症的问题，应考虑既往病史。盂肱关节注射有很小的机会引起感染性关节炎。

非手术治疗 SLAP 撕裂的风险很小，因为保守治疗并没有显示出会使肩部未来面临恶化的风险。在前路不稳定的 Bankart 撕裂中，反复的不稳定发作确实有进一步的唇盂、关节囊、关节软骨和肩袖损伤的风险。在有复发性不稳定风险的年轻患者中，这可能促使更早的外科治疗。

在前部不稳定性的 Bankart 撕裂情况下，复发性不稳定发作确实存在进一步出现盂唇、关节囊、关节软骨和肩袖损伤的风险。在有复发性不稳定风险的年轻患者中，这可能会促成更早的手术治疗。

盂唇修复的潜在手术并发症包括术后僵硬、反复撕裂、医源性软骨疾病、关节盂缘骨折、不稳和创伤后关节炎。一项研究表明，对吸烟的患者进行 SLAP 修复术，其感染率、翻修率和转变成使用肌腱固定术的人数均有所上升[39]。一如既往地,患者应在 SLAP 修复术前至少戒烟 8 周时间。

(吴伟 译 张国兴 校 马超 审)

参考文献

1. Keener JD, Brophy RH. Superior labral tears of the shoulder: pathogenesis, evaluation, and treatment. *J Am Acad Orthop Surg.* 2009;17:627–637.

2. Cooper DE, Arnoczky SP, O'Brien SJ. Anatomy, histology, and vascularity of the glenoid labrum: an anatomical study. *J Bone Joint Surg Am.* 1992;74:46–52.

3. Howell SM, Galinat BJ. The glenoid-labral socket: a constrained articular surface. *Clin Orthop Relat Res.* 1989;243:122–125.

4. Huber WP, Putz RV. Periarticular fiber system of the shoulder joint. *Arthroscopy.* 1997;13:680–691.

5. Burkhart SS, Morgan CD, Kibler WB. Current concepts: the disabled throwing shoulder: spectrum of pathology part I: pathoanatomy and biomechanics. *Arthroscopy.* 2003;19:404–420.

6. Burkhart SS, Morgan CD, Kibler WB. Current concepts: the disabled throwing shoulder: spectrum of pathology part II: evaluation and treatment of SLAP lesions in throwers. *Arthroscopy.* 2003;19:531–539.

7. Jobe CM. Posterior superior glenoid impingement: expanded spectrum. *Arthroscopy.* 1995;11:530–536.

8. Chambers CC, Lynch S, Gibbs DB, et al. Superior labrum anterior-posterior tears in the National Football League. *Am J Sports Med.* 2016.

9. Snyder SJ, Karzel RP, DelPizzo W. SLAP lesions of the shoulder. *Arthroscopy.* 1990;6:274–279.

10. Rowe CR, Patel D, Southmayd WW. The Bankart procedure: a long term end-result study. *J Bone Joint Surg Am.* 1978;10:1–16.

11. Ownes BD, Dickens JF, Kilcoyne KG, Rue JP. The management of mid-season traumatic anterior shoulder instability in athletes. *J Am Acad Orthop Surg.* 2012;20:518–526.

12. Kim TK, Queale WS, Cosgarea AJ, McFarland EG. Clinical features of the different types of SLAP lesions. An analysis of one hundred and thirty-nine cases. *J Bone Joint Surg Am.* 2003;85:66–71.

13. Tennent TD, Beach WR, Meyers JF. A review of the special tests associated with shoulder examination. Part II: laxity, instability, and superior labral anterior and posterior (SLAP) lesions. *Am J Sports Med.* 2003;31:301–307.

14. Berg EE, Ciullo JB. A clinical test for superior glenoid labral or SLAP lesions. *Clin J Sport Med.* 1998;8:121–123.

15. Kibler WB. Specificity and sensitivity of the anterior slide test in throwing athletes with superior glenoid labral tears. *Arthroscopy.* 1995;11:296–300.

16. Guanche CA, Jones DC. Clinical testing for tears of the glenoid labrum. *Arthroscopy.* 2003;19:517–523.

17. Owens BD, Dickens JF, Kilcoyne KG, et al. The management of mid-season traumatic anterior shoulder instability in athletes. *J Am Acad Orthop Surg.* 2012;20:518–526.

18. Neviaser RJ, Neviaser TJ, Neviaser JS. Anterior dislocation of the shoulder and rotator cuff rupture. *Clin Orthop Relat Res.* 1993;291:103–106.

19. Lo IK, Nonweiler B, Woolfrey M, et al. An evaluation of the apprehension, relocation, and surprise test for anterior shoulder instability. *Am J Sports Med.* 2004;32:301–307.

20. Major NM, Browne J, Domzalski T, et al. Evaluation of the glenoid labrum with 3-T MRI: is intraarticular contrast necessary? *AJR Am J Roentgenol.* 2011;196:1139–1144.

21. Phillips JC, Cook C, Beaty S, et al. Validity of noncontrast magnetic resonance imaging in diagnosing superior labrum anterior-posterior tears. *J Shoulder Elbow Surg.* 2013;22:3–8.

22. Arirachakaran A, Boonard M, Chaijenkij K, et al. A systematic review and meta-analysis of diagnostic test of MRA versus MRI for detection superior labrum anterior to posterior lesions type II-VII. *Skeletal Radiol.* 2016.

23. Jung JY, Ha DH, Lee SM, et al. Displaceability of SLAP lesion on shoulder MR arthrography with external rotation position. *Skeletal Radiol.* 2011;40:1047–1055.

24. Borrero CG, Casagranda BU, Towers JD, Bradley JP. Magnetic resonance appearance of posterosuperior labral peel back during humeral abduction and external rotation. *Skeletal Radiol.* 2010;39:19–26.

25. Itoi E, Sashi R, Minagawa H, et al. Position of immobilization after dislocation of the glenohumeral joint: a study with use of MRI. *J Bone Joint Surg Am.* 2001;83:661–667.

26. Itoi E, Hatakeyama Y, Sato T. Immobilization in external rotation after shoulder dislocation reduces the risk of recurrence: a randomized controlled trial. *J Bone Joint Surg Am.* 2007;89:1224–2131.

27. Edwards SL, Lee JA, Bell JE, et al. Nonoperative treatment of superior labrum anterior posterior tears. Improvements in pain, function, and quality of life. *Am J Sports Med.* 2010;38:1456–1461.

28. Jang SH, Seo JG, Jang HS, et al. Predictive factors associated with failure of nonoperative treatment of superior labrum anterior-posterior tears. *J Shoulder Elbow Surg.* 2016;25:428–434.

29. Fedoriw WW, Ramkumar P, McCulloch PC, et al. Return to play after treatment of superior labral tears in professional baseball players. *Am J Sports Med.* 2014;42:1155–1160.

30. Cools AM, Borms D, Cottens S, et al. Rehabilitation exercises for athletes with biceps disorders and SLAP lesions: a continuum of exercises with increasing loads on the biceps. *Am J Sports Med.* 2014;42:1315–1322.

31. Wheeler JH, Ryan JB, Arciero RA, Molinari RN. Arthroscopic versus nonoperative treatment of acute shoulder dislocations in young athletes. *Arthroscopy.* 1989;5:213–217.

32. Altcheck DW, Warren RF, Wickiewicz TL, et al. Arthroscopic labral debridement: a 3 year follow up study. *Am J Sports Med.* 1992;20:702–706.

33. Cordasco FA, Steinmann S, Flatow EL, Bigliani LU. Arthroscopic treatment of glenoid labral tears. *Am J Sports Med.* 1993;21:425–430.

34. Provencher M, McCormick F, Dewing C, et al. A prospective analysis of 179 type 2 superior labrum anterior and posterior repairs: outcomes and factors associated with success and failure. *Am J Sports Med.* 2013;41:880–886.

35. Erickson J, Lavery K, Monica J, et al. Surgical treatment of symptomatic superior labrum anterior-posterior tears in patients older than 40 years: a systematic review. *Am J Sports Med.* 2015;43:1274–1282.

36. Patterson BM, Creighton A, Spang JT, et al. Surgical trends in the treatment of superior labrum anterior and posterior lesions of the shoulder: analysis of data from the American Board of Orthopaedic Surgery certification examination database. *Am J Sports Med.* 2014;42:1904–1910.

37. Hovelius L, Ologsson A, Sandstrom B. Nonoperative treatment of primary anterior shoulder dislocation in patients 40 years of age and younger: a prospective twenty-five-year follow up. *J Bone Joint Surg Am.* 2008;90:945–952.

38. Mohtadi NG, Chan DS, Hollinshead RM, et al. A randomized clinical trial comparing open and arthroscopic stabilization for recurrent traumatic anterior shoulder instability, two-year follow-up with disease-specific quality-of-life outcomes. *J Bone Joint Surg Am.* 2014;96:353–360.

39. Cancienne JM, Brockmeier SF, Werner BC. Tobacco use is associated with increased rates of infection and revision surgery after primary superior labrum anterior and posterior repair. *J Shoulder Elbow Surg.* 2016;25:1764–1768.

第 16 章

肩袖肌群肌腱损伤

Nitin B. Jain，MD，MSPH

Chan Gao，MD，PhD

Brian E. Richardson，PT

同义词

撞击综合征
肩袖肌群肌腱炎

ICD-10 代码

M75.100	非特指的肩关节的未指明肩袖肌群撕裂或断裂，非创伤性
M75.101	右肩非特指的肩袖肌群撕裂或断裂，非创伤性
M75.102	左肩非特指的肩袖肌群撕裂或断裂，非创伤性
M75.80	其他肩部损伤，非特指肩关节
M75.81	其他肩部损伤，右肩
M75.82	其他肩部损伤，左肩

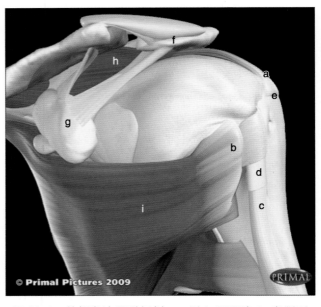

图 16.1 前侧肩袖肌群解剖。a，冈上肌肌腱；b，肩胛下肌肌腱；c，肱二头肌长头腱；d，肱二头肌长头腱鞘；e，肱骨大结节；f，肩峰；g，喙突；h，冈上肌；i，肩胛下肌（*Reproduced and modified with permission from Primal Pictures Limited.*）

定义

　　肩袖肌群是由肩胛下肌、冈上肌、冈下肌和小圆肌和肌腱组成（图 16.1 和图 16.2）[1]。这四块肌肉起源于肩胛骨，它们的肌腱止于相应的止点。肩袖肌群负责手臂的外展（冈上肌），外旋（冈下肌和小圆肌）和内旋（肩胛下肌）[2]。此外，它使肱骨头受压，增加关节接触压力，使肱骨头集中在肩胛盂内。每个肌腱由几乎无血管的胶原纤维组成，因此肌腱是肩袖损伤的部位。由于肌腱几乎没有血管，其自我修复的能力相当小，导致形成慢性和再发症状[3]。冈上肌肌腱是肩袖疾病中最常见的受累部位。

　　肩袖疾病是一系列的障碍，包括肩峰下或三角肌下滑囊病变，肩袖肌腱病变，部分和完全性肩袖撕裂。"撞击损伤"这一术语是由 Charles Neer Ⅱ 创造的，用于描述冈上肌肌腱在肩峰下，喙肩韧带和肩锁关节下的撞击[4]。由于炎症反复发作，肩袖肌腱和肩峰下滑囊可见纤维化改变[5]。此外，随着老化的过

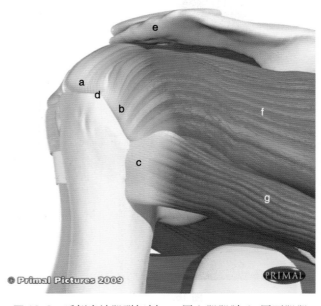

图 16.2 后侧肩袖肌群解剖。a，冈上肌肌腱；b，冈下肌肌腱；c，小圆肌肌腱；d，大结节；e，肩峰；f，冈下肌；g，小圆肌

程,肌腱(肌腱病)成纤维细胞增生可引起继发退化[6]。在慢性肩袖肌腱病变中,由于失用,肩袖肌肉和周围的肩胛胸壁稳定肌可能变弱。

在美国,肩痛是骨骼肌肉主诉中第三常见的问题(位列于背痛和膝痛之后)[7]。肩痛的患病率为14%～34%[8,9];45 岁及以上的人群每年约 1% 的人由于肩痛前往主要的医疗机构就诊[10]。在美国,2000年由于肩部障碍引起的直接医疗花费估计为 70 亿美元[11]。65%～70% 的肩痛患者的潜在问题是肩袖疾病[1,12]。

症状

患者通常表现为肩痛、无力和活动范围丧失,从而导致肩关节功能受损。疼痛可发生在内旋和外旋时,可影响日常自我护理活动。患者可因肩部疼痛影响或中断睡眠。

体格检查

每个患者都需要系统地进行肩部检查,具体包括视诊、触诊、关节活动度、肌力检查和临床所需要的肩关节特殊试验。

视诊

需要从肩关节的前面,侧面和后面位置仔细地观察。有必要与对侧的肩关节进行比较。观察时,评估上半身姿势的不对称性,冈上肌和冈下肌的萎缩程度,翼状肩和肩膀上抬时异常的肩胛胸廓节律。

触诊

必须在大结节、肩峰下囊、位于结节间沟里的肱二头长头肌腱和肩锁关节(AC)处进行压痛评估。通过感受肌肉体积的减少和与对侧肌肉进行比较来评估肌肉萎缩。

关节活动度

所有平面的主动和被动活动范围以及肩肱节律均进行评估(图 16.3)。前屈是指要求患者把他/她

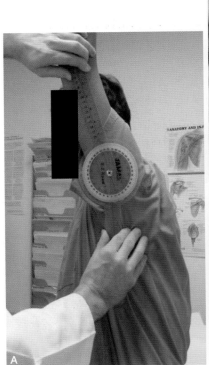
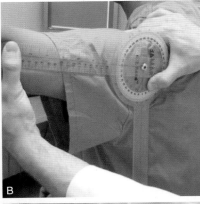
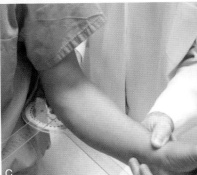
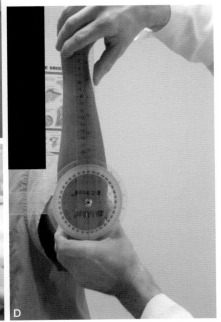

图 16.3　关节活动度评定。(A)前屈;(B)外展;(C)中立位外旋;(D)外展位外旋

的手臂向前尽可能地抬起,拇指保持向上。最大限度地上举在肩胛平面进行,大约位于冠状面前方30°。与肩袖损伤相关的撞击综合征通常在上抬60°~120°时发生疼痛(疼痛弧)[13]。评估外展时检查者固定肩胛骨,嘱患者将手臂在侧方尽可能地抬高。盂肱关节外旋可在外展0°,肘关节弯曲90°,前臂旋前旋后中立位下进行评估。在盂肱关节外展90°,肘关节屈曲90°,前臂旋前旋后中立位时,可通过尽可能大地上下移动前臂来测量外旋和内旋。内旋也可以通过记录患者拇指在他/她背部所能达到的最高位置来评估。记住一些重要的骨性标志:T_7和肩胛下缘相平,L_4水平位于髂嵴的顶部。

肌力

肌力测试需要单独测试相关肌肉。测试肌力的精确方法可以通过使用一种市面上可购买的、以千克或磅来测量力量的设备,例如便携式手持测力计(图16.4)[2]。告知患者当检查人员阻止其肢体运动时,尽可能大力地对抗该设备。一旦检查人员与患者的阻力相同时可达到等长收缩,要求患者继续对抗以保持该位置5s。当5s周期结束时,检查者读取肌力的数值。每个手臂需要测量两次,中间休息10s,取两次数值的平均值,并进行对侧上肢评估。

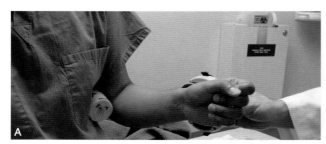
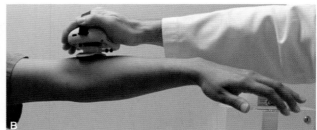
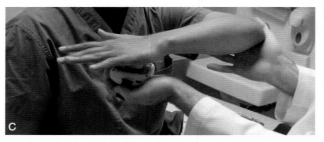

图16.4   使用测力计进行肌力测试。(A)外旋;(B)外展;(C)内旋

冈下肌外旋的测量方法是要求患者保持前臂中立位,肘部屈曲90°,拇指向上,测力计位于前臂远端背侧面,刚好靠近尺骨茎突。冈上肌外展的测量方法是让患者将肩关节保持外展90°和水平外展45°,肘部充分伸展,掌心朝下,测力计置于肱骨外上髁的远端手臂上。内旋以肩胛下肌为主,患者先将手臂保持前屈90°,肘关节屈曲90°。治疗师一只手将量角器放在患者的手,另一只手控固定鹰嘴,确保只产

生内旋运动,不产生内收运动。

特异性检查

一般而言,特异性试验更适用于肩袖撕裂,关于撞击的检查将在后面描述,其余的检查将在第17章中描述(表16.1)。

主题	试验	步骤	解释
撞击	Neer 征[5]	患者坐位,检查者站在他/她身后,一只手防止患者肩胛骨旋转,另一只手将其手臂用力向前抬起,引发大结节撞击肩峰(图 16.5)	如果动作产生疼痛,试验结果为阳性
	Hawkin 征[14]	检查者将肱骨向前屈 90°,并用力将肩关节内旋,这个动作将大结节推到喙肩韧带下更远的位置	如果动作产生疼痛,试验结果为阳性
	O'Brien 征[15]	检查者站在患者身后,嘱患者在肘完全伸展的状态下将受影响的手臂向前屈 90° 然后患者朝身体的矢状面方向将手臂内收 10°~15°,手臂内旋拇指指向下方。检查者对患者手臂施加一个均匀向下的力,患者手保持相同位置,掌面完全朝上,并重复这个动作	如果第一个动作引起疼痛的同时第二个动作疼痛减弱或消除,试验结果为阳性。注意是盂肱关节本身疼痛会或有痛点,提示关节盂唇异常。疼痛位于肩锁关节或肩关节最高点诊断为肩锁关节异常

表 16.1 肩袖疾病的特异性检查

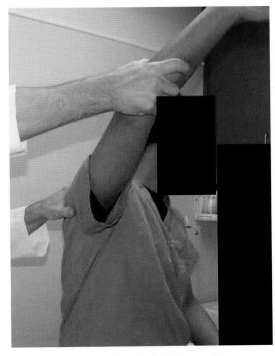

图 16.5　撞击综合征的 Neer 征

功能限制

有肩袖肌腱病的患者抱怨在进行上举过头活动时受到限制,比如投掷棒球和粉刷天花板,尤其是外展大于 90° 的动作[16]。疼痛也可能发生在内旋和外旋时,可影响日常自理活动。女性通常很难在背后扣上胸罩。工作方面,例如投掷,过头扣锤,也会受到影响[17]。

诊断分析

影像学研究可用于证实临床医师的诊断和排除

其他可能的病理改变。X 线平片可用于评估骨折、骨关节炎和脱位。通常要进行内旋和外旋的前后视图、腋窝位的视图,标准正位的前后视图和 Y 视图检查。在钙化性肩袖腱炎的 X 线平片中可见钙化灶。磁共振成像是当患者保守治疗没有改善或无法排除另一种病理改变(如肩袖撕裂)时可选择的检查。在肌腱病中,磁共振成像显示肌腱 T_2 加权信号增加[18]。

电诊断试验也可以排除其他诊断(如颈神经根病)[19],超声也可用于诊断肩袖肌腱病。肩袖肌腱病表现为肌腱不均匀的低回声增厚,没有明显纤维破坏[20]。

鉴别诊断

非神经源性损伤
肱二头肌腱炎
盂唇撕裂
肩锁关节损伤
骨折
骨关节炎
粘连性关节囊炎
肌肉扭伤
肌筋膜疼痛综合征或血管性胸廓出口综合征
肿瘤
神经源性损伤
外伤性或非外伤性臂丛神经疾病[如 Parsonage Turner(急性臂丛神经炎)]
颈神经根病
神经源性胸廓出口综合征
肩胛上神经病变

治疗

对于肩袖损伤推荐非手术治疗,包括物理治

疗[21,22]和多种方式，如针灸、离子导入、超声透入疗法、经皮神经电刺激、脉冲电磁场和超声波等[23,24]。其他非手术治疗如皮质类固醇注射[25,26]，外用硝酸甘油和非甾体抗炎药（NSAID）[27]旨在缓解症状。非手术治疗有五个基本阶段（表 16.2）。这些阶段经常重叠，并且在可耐受范围内尽可能快地进行，但每个阶段都应执行以获得最佳恢复。

表 16.2 肩袖疾病的治疗阶段
控制疼痛和减少炎症
恢复正常肩部运动，包括肩胛胸壁和肱骨盂
力量和动态肌肉控制的正常化
本体感觉和动态关节稳定
运动或任务特异性的专项训练

早期治疗

口服和外用药物可缓解疼痛，并有助于让患者参与锻炼计划。

肩袖疾病最常用的口服药物包括 NSAID、选择性环氧合酶 2（COX-2）抑制剂和对乙酰氨基酚[28]。与 NSAID 相比，COX-2 抑制剂在疼痛和功能方面有类似的改善作用，具有良好的心血管安全性、胃肠道反应和肾脏副作用明显减少[29]。已有一些临床研究中证实局部使用 NSAID 和硝酸甘油可减轻肩袖疾病的疼痛[30,31]。以贴片、泡沫、凝胶或喷雾形式的外用 NSAID 与全身性 NSAID 相比在减轻疼痛方面没有差异，与安慰剂相比无全身不良反应[31]。

康复治疗

肩袖疾病的康复治疗主要包括物理治疗和手法治疗。康复处方应包括治疗组数、重复次数和特定运动所需强度。康复治疗的重点是恢复肩关节的活动范围和肌肉力量，同时减少疼痛和无需手术改善整体功能。物理治疗计划应该是个性化地针对患者的具体情况来实现这些目标。肩袖疾病非手术治疗的基本阶段包括：关节活动范围和疼痛控制、柔韧性、力量强化和进一步强化。物理治疗可包括肩部牵伸、肩胛骨稳定肌力量训练和肩袖肌群训练、本体感觉训练、关节松动技术、软组织松动技术和帮助控制疼痛和炎症的方法。

关节活动范围和疼痛控制

在康复的早期阶段，控制疼痛和炎症对于受累组织进行修复十分重要，使患者能够向积极的康复计划迈进。物理治疗可包括软组织活动、被动活动范围以及肩关节松动，以改善关节和周围组织的活动能力和减少疼痛。此外，应评估颈椎和胸椎的软组织或关节限制情况。由于这些结构对于肩关节整体活动性十分重要，因此可进行例如牵伸和松动技术治疗。这一阶段的主要目标是减少疼痛和炎症，提高活动性和功能。没有足够的证据支持应用物理治疗，如电刺激和低水平激光疗法来治疗肩袖疾病，因此不推荐使用。另一方面，冷疗已被证明可有效地处理疼痛和控制炎症，可用于肩袖疾病的治疗。超声可以考虑应用于钙化性肌腱炎，因为它已被证明可分解钙化，并在短期内缓解症状[32]。

灵活性和力量强化

通过主动辅助关节活动范围训练例如体操棒或手杖训练以及滑轮训练，可应用于恢复肩关节的活动范围。应持续关注恢复被动活动范围，在这阶段可进行通过软组织松动、关节松动。应采用温和的肩部牵伸来牵拉由于疼痛和炎症而变得紧张抵抗的结构。肩部自我牵伸应集中在后方关节囊、肩袖后部和胸小肌。紧密的后囊可导致肱骨头前移或上移，从而导致撞击。牵伸胸小肌也很重要，其附着在肩胛骨上的喙突可使肩胛骨向前倾斜导致下斜方肌肉失衡，减小肩峰下间隙。肩胛肌群的力量强化应着重于斜方肌中束、下束和前锯肌群，因为它们在控制肩胛骨和使肩胛骨力学正常化方面起着重要的作用。肩袖肌肉组织的力量强化在这个阶段开始。手臂外展 30° 进行内旋和外旋，可防止冈上肌腱的"逃逸"效应，促进血流流向肌腱。逃逸效应是指当手臂内收 0° 时，肱骨头对冈上肌腱关节侧的压缩。空罐运动应该避免拇指向下，肩关节内旋，因为这种运动可能会导致肩峰下撞击。可以进行拇指向上的满罐运动，因为这个位置能更好地募集冈上肌且此动作更像是一种功能性的姿势。加强肩胛骨稳定肌和肩袖肌群的方法有很多种。

进一步的力量强化

肩袖和肩胛骨稳定肌的进一步强化应成为康复后期的重点。在这一阶段，本体感觉训练和功能康复也可以结合在一起。本体感觉训练对强化肌群的神经控制再训练具有重要的意义。练习可以包括闭链运动(例如手接触固定物体)和开链运动(例如手可以自由移动)。功能性康复活动应针对患者希望获得具体的活动,如与工作相关的任务、特定的体育活动或家庭活动。

介入治疗

注射利多卡因和皮质类固醇通常是为了减轻疼痛[33]。使用皮质类固醇注射治疗肩袖功能障碍的证据是多种多样的[34-36]。很难预测患者对皮质类固醇注射的反应,据报道,这一方法的失败率约为40%[37]。在超声引导下可进行经皮肌腱切割术操作,将针定位,在受损的肌腱内进出,使其产生细小的针孔。这可通过炎症级联反应刺激愈合反应,加速肌腱的修复。此方法已被证实是安全的,但效果并不优于超声引导下的肩峰下皮质类固醇注射[38]。超声引导经皮穿刺针灌洗是一种安全、有效且经济的方法,可减少疼痛和钙化性肌腱炎的钙化[39]。此外,许多研究支持使用体外冲击波治疗以改善肩袖肌腱病变的疼痛和活动度(ROM)[38]。

新的再生医学方法的出现显示了它在治疗肌腱疾病方面的前景。通过离心全血所得的富血小板血浆(PRP)已被证实是一种促进肌腱损伤修复的有效方法。因为它富含血小板源性生长因子、转化生长因子、血管内皮生长因子和上皮生长因子。目前,临床对 PRP 疗效评价的研究比较复杂,包括考虑肌腱病的异质性、不同的 PRP 制备技术以及 PRP 成分的变化等[40]。因此,我们缺乏令人信服的数据来总结 PRP 的临床疗效。低水平的证据显示 PRP 对外侧上髁伸肌腱病和髌腱病患者的缓解疼痛和改善功能有好处。较少有研究报道 PRP 治疗肩袖肌腱病的疗效。在一项纳入 40 例患者的随机对照试验中,报道了生理盐水与 PRP 注射在注射 1 年后随访效果并无差异[41]。相反,另一组报道,与传统治疗相比,81% 的难治性肩袖肌腱病患者经 PRP 治疗后疼痛症状有了中度(>50%)的改善[42]。

技术设备

目前,尚无特异性治疗或康复技术设备。

手术

除非患者不接受非手术治疗,且症状持续时间长,否则通常不建议手术治疗肩袖肌腱病。手术方法包括关节镜或开放性肩峰成形术,以减轻出口狭窄[43]。肌腱清创术和肩峰下减压术也是可行的。

潜在的疾病并发症

肩袖肌腱病可能进展为肩袖撕裂,虽然这种进展的临床意义尚不清楚。长时间的肌肉活动力量障碍和不稳,可发展为肩峰钩。粘连性关节囊可发展为慢性疼痛伴随肩关节运动的减少[44]。

潜在的治疗并发症

非手术治疗肩袖肌腱病并发症极少。由于 NSAID 使用频繁,人们必须对其潜在的不良反应保持警惕(如胃炎、溃疡、肾损害、支气管痉挛)。注射可能导致病变肌腱断裂。

(林彩娜 译　谢凌峰 校　马超 审)

参考文献

1. Chard MD, Hazleman R, Hazleman BL, et al. Shoulder disorders in the elderly: a community survey [published online March 21, 2004]. *Arthritis Rheum.* 1991;34(6):766–769.
2. Jain NB, Wilcox RB 3rd, Katz JN, et al. Clinical examination of the rotator cuff [published Online First: 2013/01/22]. *PMR.* 2013;5(1):45–56. https://doi.org/10.1016/j.pmrj.2012.08.019.
3. Fenwick SA, Hazleman BL, Riley GP. The vasculature and its role in the damaged and healing tendon [published Online First: 2002/07/11]. *Arthritis Res.* 2002;4(4):252–260.
4. Neer CS 2nd. Anterior acromioplasty for the chronic impingement syndrome in the shoulder: a preliminary report [published Online First: 1972/01/01]. *J Bone Joint Surg Am.* 1972;54(1):41–50.
5. Neer CS. Impingement lesions. *Clin Orthop Relat Res.* 1983;173:70–77.
6. Rathbun JB, Macnab I. The microvascular pattern of the rotator cuff [published Online First: 1970/08/01]. *J Bone Joint Surg Br.* 1970;52(3):540–553.
7. CDC/NCHS. *National Ambulatory Medical Care Survey: 2010 Summary Tables;* 2012. http://www.cdc.gov/nchs/ahcd/web_tables.htm#2010. Accessed January 25, 2013.
8. Mitchell C, Adebajo A, Hay E, et al. Shoulder pain: diagnosis and management in primary care [published Online First: 2005/11/12]. *BMJ.* 2005;331(7525):1124–1128. https://doi.org/10.1136/bmj.331.7525.1124.
9. Speed C. Shoulder pain [published Online First: 2006/04/20]. *Clin Evid.* 2005;(14):1543–1560.
10. Chen AL, Shapiro JA, Ahn AK, et al. Rotator cuff repair in patients with type I diabetes mellitus [published Online First: 2003/10/18]. *J Shoulder Elbow Surg.* 2003;12(5):416–421. https://doi.org/10.1016/S1058274603001721.
11. *Estimates of direct healthcare expenditures among individuals with shoulder dysfunction in the United States. American Society of Shoulder and Elbow Therapists;* 2004. http://www.asset-usa.org/Abstracts/Johnson_Crossley_Oneil_Al-Kakwani.html.
12. Vecchio P, Kavanagh R, Hazleman BL, et al. Shoulder pain in a community-based rheumatology clinic [published Online First: 1995/05/01]. *Br J Rheum.* 1995;34(5):440–442.
13. Poppen NK, Walker PS. Normal and abnormal motion of the shoulder [published Online First: 1976/03/01]. *J Bone Joint Surg Am.* 1976;58(2):195–201.
14. Hawkins RJ, Kennedy JC. Impingement syndrome in athletes [published Online First: 1980/05/01]. *Am J Sports Med.* 1980;8(3):151–158. https://doi.org/10.1177/036354658000800302.

15. O'Brien SJ, Pagnani MJ, Fealy S, et al. The active compression test: a new and effective test for diagnosing labral tears and acromioclavicular joint abnormality [published Online First: 1998/10/24]. *Am J Sports Med.* 1998;26(5):610–613. https://doi.org/10.1177/03635465980260050201.

16. Plancher KD, Litchfield R, Hawkins RJ. Rehabilitation of the shoulder in tennis players [published Online First: 1995/01/01]. *Clin Sports Med.* 1995;14(1):111–137.

17. Dines DM, Levinson M. The conservative management of the unstable shoulder including rehabilitation [published Online First: 1995/10/01]. *Clin Sports Med.* 1995;14(4):797–816.

18. Opsha O, Malik A, Baltazar R, et al. MRI of the rotator cuff andinternal derangement [published Online First: 2008/04/05]. *Eur J Radiol.* 2008;68(1):36–56. https://doi.org/10.1016/j.ejrad.2008.02.018.

19. Plastaras CT, Joshi AB. The electrodiagnostic evaluation of radiculopathy [published Online First: 2011/02/05]. *Phys Med Rehabil Clin N Am.* 2011;22(1):59–74. https://doi.org/10.1016/j.pmr.2010.10.005.

20. Yablon CM, Bedi A, Morag Y, et al. Ultrasonography of the shoulder with arthroscopic correlation [published Online First: 2013/06/19]. *Clin Sports Med.* 2013;32(3):391–408. https://doi.org/10.1016/j.csm.2013.03.001.

21. Bennell K, Coburn S, Wee E, et al. Efficacy and cost-effectiveness of a physiotherapy program for chronic rotator cuff pathology: a protocol for a randomised, double-blind, placebo-controlled trial [published Online First: 2007/09/01]. *BMC Musculoskelet Disord.* 2007;8:86. https://doi.org/10.1186/1471-2474-8-86.

22. Kuhn JE. Exercise in the treatment of rotator cuff impingement: a systematic review and a synthesized evidence-based rehabilitation protocol [published Online First: 2008/10/07]. *J Shoulder Elbow Surg.* 2009;18(1):138–160. https://doi.org/10.1016/j.jse.2008.06.004.

23. Green S, Buchbinder R, Hetrick S. Physiotherapy interventions for shoulder pain [published Online First: 2003/06/14]. *Cochrane Database Syst Rev.* 2003;(2):CD004258. https://doi.org/10.1002/14651858.CD004258.

24. Green S, Buchbinder R, Hetrick S. Acupuncture for shoulder pain [published Online First: 2005/04/23]. *Cochrane Database Syst Rev.* 2005;(2):CD005319. https://doi.org/10.1002/14651858.CD005319.

25. Gialanella B, Prometti P. Effects of corticosteroids injection in rotator cuff tears. [published Online First: 2011/09/29]. *Pain Med.* 2011; 12(10):1559–1565. https://doi.org/10.1111/j.1526-4637.2011.01238.x.

26. Buchbinder R, Green S, Youd JM. Corticosteroid injections for shoulder pain [published Online First: 2003/01/22]. *Cochrane Database Syst Rev.* 2003;(1):CD004016. https://doi.org/10.1002/14651858.CD004016.

27. Pedowitz RA, Yamaguchi K, Ahmad CS, et al. American Academy of Orthopaedic Surgeons clinical practice guideline on: optimizing the management of rotator cuff problems [published Online First: 2012/01/20]. *J Bone Joint Surg Am.* 2012;94(2):163–167.

28. Itoi E, Tabata S. Conservative treatment of rotator cuff tears [published Online First: 1992/02/01]. *Clin Orthop Relat Res.* 1992;(275):165–173.

29. Nissen SE, Yeomans ND, Solomon DH, et al. Cardiovascular safety of celecoxib, naproxen, or ibuprofen for arthritis [published Online First: 2016/12/14]. *N Engl J Med.* 2016;375(26):2519–2529. https://doi.org/10.1056/NEJMoa1611593.

30. Cumpston M, Johnston RV, Wengier L, et al. Topical glyceryl trinitrate for rotator cuff disease [published Online First: 2009/07/10]. *Cochrane Database Syst Rev.* 2009;(3):Cd006355. https://doi.org/10.1002/14651858.CD006355.pub2.

31. Derry S, Moore RA, Rabbie R. Topical NSAIDs for chronic musculoskeletal pain in adults [published Online First: 2012/09/14]. *Cochrane Database Syst Rev.* 2012;(9):Cd007400. https://doi.org/10.1002/14651858.CD007400.pub2.

32. Ebenbichler GR, Erdogmus CB, Resch KL, et al. Ultrasound therapy for calcific tendinitis of the shoulder. *N Engl J Med.* 1999;340(20):1533–1538. https://doi.org/10.1056/nejm199905203402002.

33. Mohamadi A, Chan JJ, Claessen FM, et al. Corticosteroid injections give small and transient pain relief in rotator cuff tendinosis: a meta-analysis [published Online First: 2016/07/30]. *Clin Orthop Relat Res.* 2017;475(1):232–243. https://doi.org/10.1007/s11999-016-5002-1.

34. Mellor SJ, Patel VR. Steroid injections are helpful in rotator cuff tendinopathy [published Online First: 2002/01/05]. *BMJ.* 2002;324(7328):51.

35. Alvarez CM, Litchfield R, Jackowski D, et al. A prospective, double-blind, randomized clinical trial comparing subacromial injection of betamethasone and xylocaine to xylocaine alone in chronic rotator cuff tendinosis [published Online First: 2005/02/11]. *Am J Sports Med.* 2005;33(2):255–262. https://doi.org/10.1177/0363546504267345.

36. Coombes BK, Bisset L, Vicenzino B. Efficacy and safety of corticosteroid injections and other injections for management of tendinopathy: a systematic review of randomised controlled trials [published Online First: 2010/10/26]. *Lancet.* 2010;376(9754):1751–1767. https://doi.org/10.1016/s0140-6736(10)61160-9.

37. Contreras F, Brown HC, Marx RG. Predictors of success of corticosteroid injection for the management of rotator cuff disease [published Online First: 2014/01/16]. *HSSJ.* 2013;9(1):2–5. https://doi.org/10.1007/s11420-012-9316-6.

38. Louwerens JK, Sierevelt IN, van Noort A, et al. Evidence for minimally invasive therapies in the management of chronic calcific tendinopathy of the rotator cuff: a systematic review and meta-analysis [published Online First: 2014/04/30]. *J Shoulder Elbow Surg.* 2014;23(8):1240–1249. https://doi.org/10.1016/j.jse.2014.02.002.

39. Castillo-González FD, Ramos-Álvarez JJ, Rodríguez-Fabián G, et al. Treatment of the calcific tendinopathy of the rotator cuff by ultrasound-guided percutaneous needle lavage. Two years prospective study. *Muscles Ligaments Tendons J.* 2014;4(2):220–225.

40. Sheth U, Simunovic N, Klein G, et al. Efficacy of autologous platelet-rich plasma use for orthopaedic indications: a meta-analysis [published Online First: 2012/01/14]. *J Bone Joint Surg Am.* 2012;94(4):298–307. https://doi.org/10.2106/jbjs.k.00154.

41. Kesikburun S, Tan AK, Yilmaz B, et al. Platelet-rich plasma injections in the treatment of chronic rotator cuff tendinopathy: a randomized controlled trial with 1-year follow-up [published Online First: 2013/07/31]. *Am J Sports Med.* 2013;41(11):2609–2916. https://doi.org/10.1177/0363546513496542.

42. Mautner K, Colberg RE, Malanga G, et al. Outcomes after ultrasound-guided platelet-rich plasma injections for chronic tendinopathy: a multicenter, retrospective review [published Online First: 2013/02/13]. *PMR.* 2013;5(3):169–175. https://doi.org/10.1016/j.pmrj.2012.12.010.

43. Azar FMCS, Beaty JH. *Campbell's Operative Orthopaedics.* Elsevier; 2017.

44. Harrison AK, Flatow EL. Subacromial impingement syndrome [published Online First: 2011/11/05]. *J Am Acad Orthop Surg.* 2011;19(11): 701–708.

第17章

肩袖撕裂

Nitin B. Jain, MD, MSPH

Chan Gao, MD, PhD

Brian E. Richardson, PT

同义词

肩部撕裂
撕裂肩

ICD-10 编码

M75.100	非特指肩袖撕裂或非特指肩部破裂,非外伤性
M75.101	非特指肩袖撕裂或右肩部破裂,非外伤性
M75.102	非特指肩袖撕裂或左肩部破裂,非外伤性
S43.421	右肩袖扭伤
S43.422	左肩袖扭伤
S43.429	非特指肩袖扭伤

定义

在美国,肩关节疼痛是第三种常见的肌肉骨骼不适主诉(仅次于背痛和膝痛)。据统计,在 2013 年美国大约有 1 070 万例肩部不适的门诊患者[1]。2006 年美国则大约进行了 272 148 例门诊肩袖手术[2,3]。

肩袖肌群由冈上肌、冈下肌、肩胛下肌和小圆肌组成(图 17.1)。肩袖撕裂分为部分撕裂或完全撕裂。肩袖撕裂程度可以通过其横向或纵向撕裂的大小来测量[4]。肩袖撕裂可由外伤(如梯子上摔倒或机动车事故)直接引起或继发于肌腱内退行性变化。退变型肩袖撕裂一般发生于 40 岁以上成年人。退变型肩袖撕裂的患者,肌腱的组织学变化表现为成纤维细胞的增生,新生血管的形成,胶原基质的变薄或者流失以及脂肪浸润[5]。肩袖撕裂的患者,肩袖肌群和肩胛胸壁周围稳定关节的肌肉会表现得越来越无力。在这种情况下,肌肉很容易疲劳,从而导致局部生物力学的改变。肩袖撕裂面积比较大的患者,肱骨头会由于三角肌的不限制和冈上肌、冈下肌缺乏对其向下的应力而过度移动[6,7]。在这种异常运动模式下,肩袖引起的撞击综合征更容易发生。尤其是在肩部前屈的过程中,很容易肩峰前部和冈上肌肌腱形成撞击。

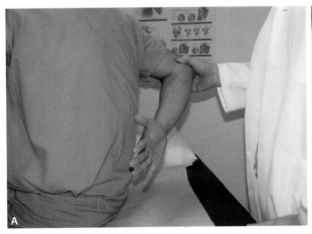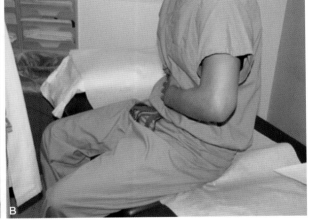

图 17.1　肩胛下肌特殊试验。(A)抬离试验;(B)压腹试验

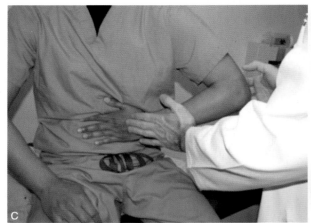
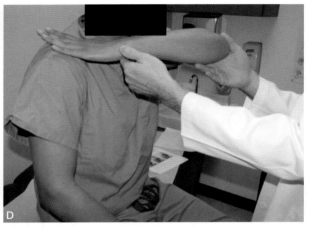

图 17.1(续)　(C)离腹试验;(D)抱胸试验

肱二头肌肌腱的长头在肩袖撕裂患者中经常受影响。撞击导致的反复外伤会引起肩关节(常见于肩胛骨前上缘)的磨损和肩袖撕裂相关的关节病[8]。运动丧失和关节周围结构的病理性改变有可能会加快骨和关节软骨的退化进程[9]。

症状

患者往往会表现为肩痛、无力和活动度受限等肩关节功能受限的症状。疼痛一般在肩关节内、外旋的时候出现,并可能影响日常自理和手高举过头的活动。患者的睡眠可受疼痛影响或中断。

体格检查

肩袖撕裂的肩关节检查与肩袖肌群的肌腱疾病类似,包括一般检查、触诊、关节活动度检查和牵伸试验(如第 16 章所述)。总体来说,肩袖撕裂的体格检查包括一般检查、触诊、关节活动度检查、肌肉牵伸试验和临床提示的肩关节的特异性试验。

特异性试验

肩袖评估相关的特殊试验超过 25 个。本章节将介绍那些敏感度和特异度最高的和临床实践中最常用的特殊检查(表 17.1)[10]。撞击相关的试验如 16 章所述。

肩胛骨的旋转肌群、斜方肌和前锯肌的试验也很重要。前锯肌的检查可以让患者倚靠着墙;当患者用手推墙时,肩胛骨出现翼状,则提示前锯肌无力[21]。颈椎的检查是为了确定是否有病理性的变化。肩胛上神经的病变会导致肩袖肌群或肩胛骨稳定肌群的无力,伴或不伴肩袖撕裂[22]。

表 17.1　肩袖疾病的特异性试验			
患者	试验	步骤	说明
肩胛下肌(图 17.1)	抬离试验[11]	检查者辅助患者将手臂置于下背部,手臂完全伸直和内旋	如果患者无法把手背从他/她的背部抬离,该试验阳性
	被动抬离试验[12]	检查者把患者的手臂置于背后并置于最大内旋位(下背部周围区域并且往后拉离背部)	如果患者不能保持该姿势,该试验阳性
	压腹试验[12]	检查者要求患者将手放平,压住腹部,并且试图维持手臂最大内旋位	如果肘关节落在躯干后面,该试验阳性
	离腹试验[13]	检查者将患者手臂置于屈曲和最大内旋位,屈肘 90°。检查者一只手支撑患者的肘关节,另一只手将患者手臂置于最大内旋位,同时手心置于腹部。当检查者放松手腕时,要求患者保持腕关节伸直并主动维持该内旋位	如果患者无法维持上面位置,内旋度数减少,手从腹部抬离,该试验阳性

表 17.1　肩袖疾病的特异性试验（续）

患者	试验	步骤	说明
	抱胸试验[14]	检查者要求患者把患侧手掌放在对侧肩膀,同时伸直手指(避免患者通过抓住肩膀对抗外力),使肘关节置于身体前方。然后检查者在尝试用垂直于患者前臂的外旋的力把患者的手从肩膀拉开时嘱患者维持该姿势(阻抗式内旋检查)	如果患者无法维持手靠在肩膀上或者与对侧相比,他/她阻抗式内旋检查提示肌力减弱超过 20%
冈下肌和小圆肌(图 17.2)	外旋 0° 时减弱征[14]	患者背对着治疗师坐在检查床上。屈肘 90°,肩关节(在肩胛骨平面)外展 20°。检查者一只手固定肘关节,另一只手使肩关节外旋到接近最大程度(即,避免最大外旋-5° 的弹性回缩),然后放松嘱患者自行保持最大外旋	如果出现外旋减弱或者角度减小,该试验阳性
	外旋 90° 时减弱征(坠落试验)[15]	患者背对着检查者坐在检查床上。肩关节(在肩胛骨平面)外展 90°,屈肘 90°。检查者一只手固定肘关节,另一只手使肩关节外旋到接近最大程度,然后放松嘱患者自行保持最大外旋	如果出现外旋减弱或者"坠落"(此处肩关节外旋位置的保持是冈下肌的主要功能),该试验阳性
	Hornblower 征[16]	患者肩关节(在肩胛骨平面)外展 90°,屈肘 90°。嘱患者抗检查者手阻力将肩关节外旋	如果患者无法外旋,该试验阳性,然后他/她设定一个特定的位置
冈上肌(图 17.3)	Jobe 试验(空罐试验)[17]	患者肩关节外展 90°,旋转中立位,先评估三角肌的功能。然后肩关节水平内收 30°,内旋,前臂旋前使拇指尖向下。检查者于患者前臂远端施以向下的压力,患者抗阻力上抬	如果患者第二次抗阻力上抬表现较第一次力量减弱,该试验阳性
	满罐试验[18]	患者肩关节(在肩胛平面)外展 90°,外旋 45°,检查者于患者前臂远端施以向下的压力,患者抗阻力上抬	如果患者抗阻力量减弱,该试验阳性
	落臂试验[10]	检查者将患者肩关节外展至 180°,然后观察患者缓慢放下手臂到腰部的过程	如果患者手臂落在一边,该试验阳性。阳性结果代表肩袖撕裂
肱二头肌(图 17.4)	Speed 试验[19]	患者肘关节伸直,前臂旋后,抵抗(检查者施加)阻力前屈肩关节(向前抬高)	如果肱二头肌肌腱沟处出现疼痛,该试验阳性
肩锁关节	交臂试验[20]	患者手臂前屈 90°,检查者用力内收患者手臂使其穿过胸部	如果患者出现疼痛,该试验阳性

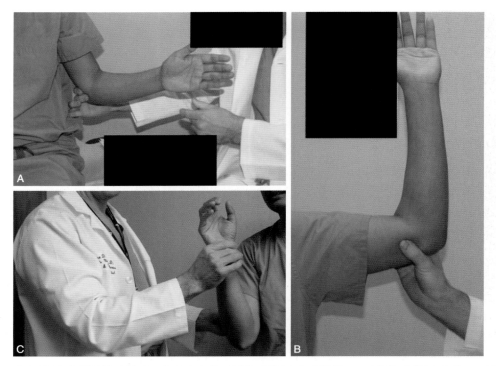

图 17.2　冈下肌和小圆肌特殊试验。(A)中立位时外旋减弱征;(B)外展 90°时外旋减弱征;(C)Hornblower 征

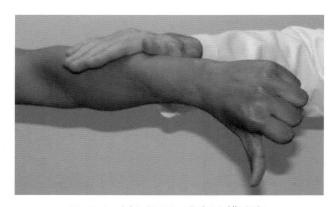

图 17.3　冈上肌 Jobe 试验(空罐试验)

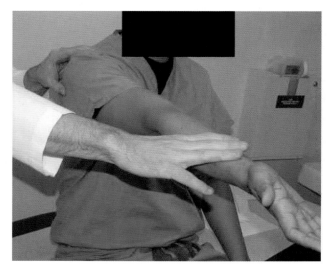

图 17.4　肱二头肌 Speed 试验

功能受限

　　患者主诉最大的功能受限是手高举过头的活动[23]。肩袖撕裂的患者主诉最多的是高举过头活动(如投掷棒球、刷天花板)困难和肩关节外展无法超过 90°,其次才是疼痛和无力。内外旋可能受累并影响日常自理。成年女性在背后系文胸扣会比较困难。工作上,如文件归档、头顶上的锤击动作和举起动作会受影响。患者的睡眠有可能由于肩痛而受影响,可能会因为疼痛醒过来。

诊断分析

　　影像学研究可辅助医师的确诊和排除其余可能的病变。X 线平片可用于评定骨折、骨关节炎和脱位。通常包括肩关节内外旋正位片、西点腋位片、肩胛骨正位片、Y 摄片。如发现肱骨头移位提示存在撕裂。

　　磁共振成像(MRI)最常用于肩袖撕裂的影像学诊断(图 17.5)。利用 MRI 往往获取以下特征[24]:

　　撕裂厚度和大小:当所有肌腱纤维完全断裂或者在 T$_2$ 加权像中肩袖肌群肌腱内信号与液体同等强度,一个或多个成像中显示这种信号从关节内到关节囊表面蔓延,诊断为全层撕裂。当肌腱内液体强度信号只是与某一个表面接触或者部分肌腱纤维

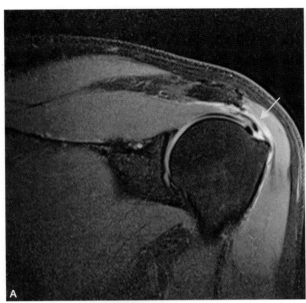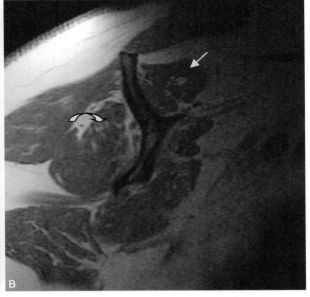

图 17.5 肩袖撕裂的磁共振成像。（A）肩袖的 T_2 加权像冠状位显示冈上肌肌腱（箭头）内信号强度与液体相同，提示完全性撕裂。（B）某一项研究中肩袖肌群选择性的 T_1 加权像斜矢状位显示冈上肌（箭头）1 级脂肪浸润和冈下肌（曲线箭头）2 级脂肪浸润

信号显示不连续，则代表着部分撕裂[24]。

脂肪浸润：脂肪浸润的评估是观察 T_1 加权像斜矢状位肌腹内的脂肪条纹情况。按照不同情况分为 0 级，无脂肪浸润；1 级，细条脂肪；2 级，脂肪少于肌肉；3 级，脂肪和肌肉一样多；4 级，脂肪多于肌肉。最早的研究描述脂肪浸润是基于计算机断层扫描（CT）发现[25]。然而，与 CT 对比，MRI 能够提供更好的肌肉分辨率，多个之前的研究都已经利用 MRI 进行脂肪浸润分级。另外，相对于 CT，MRI 是临床上肩袖评定的标准化措施[26]。

肌肉萎缩：肌肉萎缩是通过观察肩关节最侧位片的斜矢状位中，喙突和肩胛冈与肩胛体交接之处的肌肉情况后利用量表进行分级[27]。这个体位能够很容易观察到肌肉萎缩的情况。萎缩分为无、轻度、中度和重度。最早的研究利用 CT 扫描进行肌肉萎缩分级，但是 MRI 能够提供更好的肌肉分辨率。之前的研究已经利用 MRI 进行肌肉萎缩分级。

肌腱回缩：肌腱回缩在冠状面上被分为四个阶段。第一阶段指撕裂的肌腱的内侧缘在大结节上。第二阶段指暴露肱骨头但未回缩到关节盂。如果肌腱回缩到关节盂，则是第三阶段。第四阶段指回缩到关节盂的内侧[28]。

MR 关节成像技术比较少用于诊断肩袖撕裂，除非怀疑存在其他病变如盂唇撕裂。MRA 是一种侵入性的技术，MRI 则有很好的敏感性和特异性[26]。

因此，MRA 用于肩袖撕裂诊断与它的侵入性和增加的费用相比所带来的额外收益很小。电诊断研究也可以用于排除部分可供选择的诊断（如颈神经根病）[21]。

超声成像技术也可用于肩袖撕裂的诊断（图 17.6）[29]。超声检查法越来越受欢迎，与 MRI 相比，超声检查法有类似的诊断精确性（表 17.2）[30]，同时，超声的便携性让患者可以在诊室进行检查。超声还可以用于动态监测，同时与 MRI 相比，价格比较便宜。超声检查高度依赖操作者的技术水平是检查受限的主要因素。在超声成像上，肩袖撕裂是一个低回声的区域。虽然之前有一些超声的数据用于评估脂肪浸润，但是这个领域需要更多的证据支持。

表 17.2 肩袖撕裂影像学诊断的精确性

	敏感度	特异度
完全性撕裂		
磁共振关节成像	95%	99%
磁共振成像	92%	93%
超声	92%	94%
部分撕裂		
磁共振关节成像	86%	96%
磁共振成像	64%	92%
超声	67%	94%

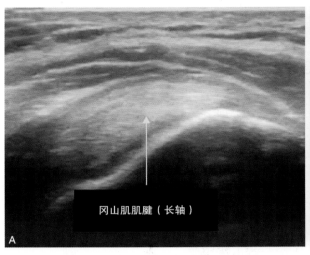
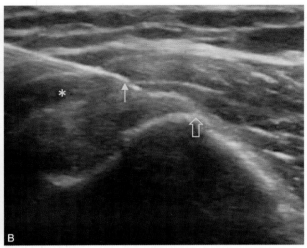

冈山肌肌腱（长轴）

图 17.6   肩袖的超声成像。（A）长轴位利用箭头显示正常的冈上肌肌腱。（B）超声长轴位引导下肩峰下/三角肌下注射。箭头显示针尖处。空心箭头显示冈上肌肌腱在大结节处的止点。利用星号标记的低回声区是肩峰下或三角肌下滑囊

个别情况下会做关节镜检查，但一般并非必须。

鉴别诊断

非神经型
 肱二头肌肌腱病
 盂唇撕裂
 肩锁关节扭伤
 骨折
 骨关节炎
 粘连性关节囊炎
 肌肉拉伤
 肌筋膜疼痛综合征或血管型胸廓出口综合征
 肿瘤
神经型
 臂丛疾病，外伤或非外伤［如 Parsonage-Turner 综合征（急性臂丛神经炎）］
 颈神经根病
 神经性胸廓出口综合征
 肩胛上神经病

治疗

有症状的肩袖疾病患者往往会进行手术或非手术治疗[31]。手术修复一般采取开放式手术方法、关节镜辅助（小开口）技术或者关节镜手术[32]。目前，肩袖撕裂的修复手术几乎都采取关节镜手术。患者术后3~6个月需佩戴悬吊带并进行术后康复[33]。非手术治疗包括物理治疗[34,35]和其他方法如针灸、电离子导入疗法、超声药物导入疗法、经皮神经电刺激、脉冲电磁场和超声波疗法[36,37]。其他非手术治疗如皮质类固醇

的注射[38,39]，局部甘油三硝酸酯的使用[40]和非甾体抗炎药（NSAID）的使用[31]主要是为了症状缓解。

很少证据支持优先选择手术或非手术，美国骨科医师协会（AAOS）对此做了很好的总结（表17.3）[31]。专家建议，如果患者有急性外伤引起的肩袖撕裂的相关症状，则进行肩袖修复手术[31]。

表 17.3   美国骨科医师学会（AAOS）关于处理肩袖撕裂的指南总结

美国骨科医师学会（AAOS）关于手术治疗肩袖撕裂的证据强度的指南总结

临床情况	治疗	证据强度
完全性撕裂，无症状	非手术	认同
慢性完全性撕裂，有症状	手术	弱
急性外伤性肩袖撕裂	手术	弱
不可修复的肩袖撕裂	清创术，部分修复，肌腱置换	弱

美国骨科医师学会（AAOS）关于非手术治疗肩袖撕裂的证据强度的指南总结

肩袖撕裂	运动	未有结论
肩袖撕裂	非甾体抗炎药，改变日常活动类型，冰敷，热疗，物理疗法	未有结论
肩袖疾病[a]	物理疗法，冰敷，热疗	未有结论
肩袖疾病[a]	运动或非甾体抗炎药	中等

a. 非完全性撕裂的肩袖情况（如部分撕裂和肌腱炎）。

非手术治疗

非手术治疗包括药物处理和康复。这些治疗方法已在第 16 章描述,同样适用于肩袖撕裂。

介入治疗

利多卡因和皮质类固醇的注射经常用于缓解疼痛[41]。皮质类固醇注射用于治疗肩袖疾病的疗效证据是不统一的[42-44]。很难预测患者对皮质类固醇注射的反应,且它的失败率高达 40% 左右[45]。在一个随机临床试验中,给肩袖撕裂患者单独进行皮质类固醇注射治疗可以缓解休息和活动时疼痛的症状 3 个月[38]。

干细胞治疗也逐渐成为治疗肌腱病的另外一种方法。间充质干细胞(MSC)是一种多潜能成体干细胞,在特定环境诱导下可以分化为成骨细胞、肌腱细胞、软骨细胞和肌肉细胞。间充质干细胞的来源是很丰富的:它们可以来自不同的组织,如骨髓(骨髓穿刺物)、脂肪组织、软骨、肌腱和滑膜[46]。有研究报告显示间充质干细胞注射可用来治疗外上髁肌腱病、髌腱病和跟腱病。也有研究显示骨髓穿刺液注射联合富血小板血浆(PRP)可用于改善肩袖部分撕裂的症状[47]。将来,需要大规模严谨设计的随机临床试验来确定上述创新生物疗法的疗效和风险。

技术设备

并没有针对这种情况的特异性的治疗或康复的技术设备。

手术

急性外伤导致的肩袖撕裂一般建议早期手术修复[31]。对于那些没有急性外伤史的患者,手术指征不好确定。如果手术是可预期的,肩袖修复手术、肩峰下减压术、肱二头肌肌腱固定术都可以考虑。不可修复的肩袖撕裂的手术观点包括肌腱置换术、肱二头肌肌腱固定术和反式肩关节成形术[31]。

术后康复目的在于保证患侧肌腱恢复的同时改善活动度和患侧肩部的力量。在进行康复的过程中,必须按照术后物理治疗指南进行康复,同时注意结合患者的治疗反应。骨科手术医师和康复治疗师的沟通对于患者的恢复也是非常重要的。了解撕裂的大小和部位、组织的质量和其他因素很重要。所有的这些因素对于康复的成功很重要。

患者必须固定 4~6 周来促进肌腱恢复。康复

早期重点在于保护肌腱修复的同时保持被动关节活动度(ROM)和控制疼痛、肿胀。主动辅助活动度训练在术后 4~6 周开始,主动活动度训练在术后 8 周开始。肩袖肌群和肩胛骨周围肌群强化训练在 12 周后进行,在这之前可以进行功能性运动训练以回归之前的功能水平。

疾病的潜在并发症

肩袖部分撕裂可进展为完全性撕裂,尽管临床相关证据还不明确。慢性未经治疗的肩袖撕裂可导致不可修复的肩袖撕裂和肩关节病[8]。

治疗的潜在并发症

镇痛药和非甾体抗炎药有众所周知的副作用,最常影响胃肠、肝、肾脏相关系统。这副作用很小,几乎不影响患者的康复治疗,从而可辅助让患者的症状改善到满意的功能水平。但是,如果康复计划过度激进,有可能导致肩袖部分撕裂变成完全性撕裂。一般来说,手术潜在的问题包括出血、感染、患处的恶化和神经损伤。

（柯松坚 译　谢凌峰 校　马超 审）

参考文献

1. *National Ambulatory Medical Care Survey: 2013 State and National Summary Tables*. CDC/NCHS; 2013. https://www.cdc.gov/nchs/ahcd/web_tables.htm#2013. Accessed February 5, 2017.
2. Colvin AC, Egorova N, Harrison AK, et al. National trends in rotator cuff repair [published online Feburary 3, 2012]. *J Bone Joint Surg Am*. 2012;94(3):227–233. https://doi.org/10.2106/jbjs.j.00739.
3. Jain NB, Higgins LD, Losina E, et al. Epidemiology of musculoskeletal upper extremity ambulatory surgery in the United States [published Online 2014/01/09]. *BMC Musculoskelet Disord*. 2014;15:4. https://doi.org/10.1186/1471-2474-15-4 .
4. Gomoll AH, Katz JN, Warner JJ, et al. Rotator cuff disorders: recognition and management among patients with shoulder pain [published Online First: 2004/12/14]. *Arthritis Rheum*. 2004;50(12):3751–3761. https://doi.org/10.1002/art.20668.
5. Dean BJ, Franklin SL, Carr AJ. A systematic review of the histological and molecular changes in rotator cuff disease [published Online First: 2013/04/24]. *Bone & Joint Res*. 2012;1(7):158–166. https://doi.org/10.1302/2046-3758.17.2000115.
6. Harryman 2nd DT, Sidles JA, Clark JM, et al. Translation of the humeral head on the glenoid with passive glenohumeral motion [published Online First: 1990/10/01]. *J Bone Joint Surg Am*. 1990;72(9):1334–1343.
7. Poppen NK, Walker PS. Normal and abnormal motion of the shoulder [published Online First: 1976/03/01]. *J Bone Joint Surg Am*. 1976;58(2):195–201.
8. Eajazi A, Kussman S, LeBedis C, et al. Rotator cuff tear arthropathy: pathophysiology, imaging characteristics, and treatment options [published Online First: 2015/10/27]. *AJR Am J Roentgenol*. 2015;205(5):W502–W511. https://doi.org/10.2214/ajr.14.13815.
9. Visotsky JL, Basamania C, Seebauer L, et al. Cuff tear arthropathy: pathogenesis, classification, and algorithm for treatment [published Online First: 2005/02/05]. *J Bone Joint Surg Am*. 2004;86-A(suppl 2):35–40.
10. Jain NB, Wilcox 3rd RB, Katz JN, et al. Clinical examination of the rota-

tor cuff [published Online First: 2013/01/22]. *PMR*. 2013;5(1):45–56. https://doi.org/10.1016/j.pmrj.2012.08.019.

11. Gerber C, Krushell RJ. Isolated rupture of the tendon of the subscapularis muscle. clinical features in 16 cases [published Online First: 1991/05/01]. *J Bone Joint Surg Br*. 1991;73(3):389–394.

12. Gerber C, Hersche O, Farron A. Isolated rupture of the subscapularis tendon [published Online First: 1996/07/01]. *J Bone Joint Surg Am*. 1996;78(7):1015–1023.

13. Scheibel M, Magosch P, Pritsch M, et al. The belly-off sign: a new clinical diagnostic sign for subscapularis lesions [published Online First: 2005/10/18]. *Arthroscopy*. 2005;21(10):1229–1235. https://doi.org/10.1016/j.arthro.2005.06.021.

14. Barth JR, Burkhart SS, De Beer JF. The bear-hug test: a new and sensitive test for diagnosing a subscapularis tear [published Online First: 2006/10/10]. *Arthroscopy*. 2006;22(10):1076–1084. https://doi.org/10.1016/j.arthro.2006.05.005.

15. Hertel R, Ballmer FT, Lombert SM, et al. Lag signs in the diagnosis of rotator cuff rupture [published Online First: 1996/07/01]. *J Shoulder Elbow Surg*. 1996;5(4):307–313.

16. Walch G, Boulahia A, Calderone S, et al. The 'dropping' and 'hornblower's' signs in evaluation of rotator-cuff tears [published Online First: 1998/08/12]. *J Bone Joint Surg Br*. 1998;80(4):624–628.

17. Jobe FW, Jobe CM. Painful athletic injuries of the shoulder [published Online First: 1983/03/01]. *Clin Orthop Relat Res*. 1983;(173):117–124.

18. Kelly BT, Kadrmas WR, Speer KP. The manual muscle examination for rotator cuff strength. An electromyographic investigation [published Online First: 1996/09/01]. *Am J Sports Med*. 1996;24(5):581–588. https://doi.org/10.1177/036354659602400504.

19. Crenshaw AH, Kilgore WE. Surgical treatment of bicipital tenosynovitis [published Online First: 1966/12/01]. *J Bone Joint Surg Am*. 1966;48(8):1496–1502.

20. Silliman JFHR. Clinical examination of the shoulder complex. In: Andrews JRWK, ed. *The athlete's shoulder*. New York: Churchill Livingstone; 1994.

21. Malanga GA, Jenp YN, Growney ES, et al. EMG analysis of shoulder positioning in testing and strengthening the supraspinatus [published Online First: 1996/06/01]. *Med Sci Sports Exerc*. 1996;28(6):661–664.

22. Boykin RE, Friedman DJ, Higgins LD, et al. Suprascapular neuropathy [published Online First: 2010/10/12]. *J Bone Joint Surg Am*. 2010;92(13):2348–2364. https://doi.org/10.2106/jbjs.i.01743.

23. Plancher KD, Litchfield R, Hawkins RJ. Rehabilitation of the shoulder in tennis players [published Online First: 1995/01/01]. *Clin Sports Med*. 1995;14(1):111–137.

24. Opsha O, Malik A, Baltazar R, et al. MRI of the rotator cuff and internal derangement [published Online First: 2008/04/05]. *Eur J Radiol*. 2008;68(1):36–56. https://doi.org/10.1016/j.ejrad.2008.02.018.

25. Goutallier D, Postel JM, Bernageau J, et al. Fatty muscle degeneration in cuff ruptures. Pre- and postoperative evaluation by CT scan [published Online First: 1994/07/01]. *Clin Orthop Relat Res*. 1994;(304):78–83.

26. Jain NB, Collins J, Newman JS, et al. Reliability of magnetic resonance imaging assessment of rotator cuff: the ROW study. [published Online First: 2014/09/03]. *PMR*. 2015;7(3):245–254.e3; quiz 54. https://doi.org/10.1016/j.pmrj.2014.08.949.

27. Warner JJ, Higgins L, IMt Parsons, et al. Diagnosis and treatment of anterosuperior rotator cuff tears [published Online First: 2001/02/22]. *J Shoulder Elbow Surg*. 2001;10(1):37–46. https://doi.org/10.1067/mse.2001.112022.

28. Boileau P, Brassart N, Watkinson DJ, et al. Arthroscopic repair of full-thickness tears of the supraspinatus: does the tendon really heal? [published Online First: 2005/06/03] *J Bone Joint Surg Am*. 2005;87(6):1229–1240. https://doi.org/10.2106/jbjs.d.02035.

29. Moosikasuwan JB, Miller TT, Burke BJ. Rotator cuff tears: clinical, radiographic, and US findings [published Online First: 2005/11/15]. *Radiographics*. 2005;25(6):1591–1607. https://doi.org/10.1148/rg.256045203.

30. de Jesus JO, Parker L, Frangos AJ, et al. Accuracy of MRI, MR arthrography, and ultrasound in the diagnosis of rotator cuff tears: a meta-analysis [published Online First: 2009/05/22]. *AJR Am J Roentgenol*. 2009;192(6):1701–1707. https://doi.org/10.2214/ajr.08.1241.

31. Pedowitz RA, Yamaguchi K, Ahmad CS, et al. American Academy of Orthopaedic Surgeons clinical practice guideline on: optimizing the management of rotator cuff problems [published Online First: 2012/01/20]. *J Bone Joint Surg Am*. 2012;94(2):163–167.

32. Nho SJ, Shindle MK, Sherman SL, et al. Systematic review of arthroscopic rotator cuff repair and mini-open rotator cuff repair [published Online First: 2007/10/31]. *J Bone Joint Surg Am*. 2007;89(suppl 3):127–136. https://doi.org/10.2106/JBJS.G.00583.

33. van der Meijden OA, Westgard P, Chandler Z, et al. Rehabilitation after arthroscopic rotator cuff repair: current concepts review and evidence-based guidelines [published Online First: 2012/04/25]. *Int J Sports Phys Ther*. 2012;7(2):197–218.

34. Ainsworth R, Lewis JS. Exercise therapy for the conservative management of full thickness tears of the rotator cuff: a systematic review [published Online First: 2007/02/01]. *Br J Sports Med*. 2007;41(4):200–210. https://doi.org/10.1136/bjsm.2006.032524.

35. Bennell K, Coburn S, Wee E, et al. Efficacy and cost-effectiveness of a physiotherapy program for chronic rotator cuff pathology: a protocol for a randomised, double-blind, placebo-controlled trial [published Online First: 2007/09/01]. *BMC Musculoskelet Disord*. 2007;8:86. https://doi.org/10.1186/1471-2474-8-86.

36. Green S, Buchbinder R, Hetrick S. Physiotherapy interventions for shoulder pain [published Online First: 2003/06/14]. *Cochrane Database Syst Rev*. 2003;(2):CD004258. https://doi.org/10.1002/14651858.CD004258.

37. Green S, Buchbinder R, Hetrick S. Acupuncture for shoulder pain [published Online First: 2005/04/23]. *Cochrane Database Syst Rev*. 2005;(2):CD005319. https://doi.org/10.1002/14651858.CD005319.

38. Gialanella B, Prometti P. Effects of corticosteroids injection in rotator cuff tears [published Online First: 2011/09/29]. *Pain Med*. 2011;12(10):1559–1565. https://doi.org/10.1111/j.1526-4637.2011.01238.x.

39. Buchbinder R, Green S, Youd JM. Corticosteroid injections for shoulder pain [published Online First: 2003/01/22]. *Cochrane Database Syst Rev*. 2003;(1):CD004016. https://doi.org/10.1002/14651858.CD004016.

40. Cumpston M, Johnston RV, Wengier L, et al. Topical glyceryl trinitrate for rotator cuff disease [published Online First: 2009/07/10]. *Cochrane Database Syst Rev*. 2009;(3):Cd006355. https://doi.org/10.1002/14651858.CD006355.pub2.

41. Mohamadi A, Chan JJ, Claessen FM, et al. Corticosteroid injections give small and transient pain relief in rotator cuff tendinosis: a meta-analysis [published Online First: 2016/07/30]. *Clin Orthop Relat Res*. 2017;475(1):232–243. https://doi.org/10.1007/s11999-016-5002-1.

42. Mellor SJ, Patel VR. Steroid injections are helpful in rotator cuff tendinopathy [published Online First: 2002/01/05]. *BMJ*. 2002;324(7328):51.

43. Alvarez CM, Litchfield R, Jackowski D, et al. A prospective, double-blind, randomized clinical trial comparing subacromial injection of betamethasone and xylocaine to xylocaine alone in chronic rotator cuff tendinosis [published Online First: 2005/02/11]. *Am J Sports Med*. 2005;33(2):255–262. https://doi.org/10.1177/0363546504267345.

44. Coombes BK, Bisset L, Vicenzino B. Efficacy and safety of corticosteroid injections and other injections for management of tendinopathy: a systematic review of randomised controlled trials [published Online First: 2010/10/26]. *Lancet*. 2010;376(9754):1751–1767. https://doi.org/10.1016/s0140-6736(1061160-9).

45. Contreras F, Brown HC, Marx RG. Predictors of success of corticosteroid injection for the management of rotator cuff disease [published Online First: 2014/01/16]. *HSS J*. 2013;9(1):2–5. https://doi.org/10.1007/s11420-012-9316-6.

46. Randelli P, Randelli F, Ragone V, et al. Regenerative medicine in rotator cuff injuries [published Online First: 2014/09/04]. *BioMed Res Int*. 2014;2014:129515. https://doi.org/10.1155/2014/129515.

47. Kim SJ, Song DH, Park JW, et al. Effect of bone marrow aspirate concentrate platelet-rich plasma on tendon derived stem cells and rotator cuff tendon tear [published Online First: 2017/01/21]. *Cell Transplant*. 2017. https://doi.org/10.3727/096368917x694705.

第 18 章

翼状肩

Peter Melvin McIntosh, MD

翼状肩

同义词

翼状肩胛胸壁
胸长神经麻痹
脊髓副神经麻痹
翼状肩
背包麻痹

ICD-10 编码

G54.3	胸神经根病变
G54.5	神经源性肌萎缩
G56.9	非特指上肢单神经炎
G56.91	右上肢单神经炎
G56.92	左上肢单神经炎
G58.9	神经卡压，非特指
M54.12	颈神经根病
M54.13	颈胸段神经根病
M62.81	肌肉无力，广泛的

定义

　　翼状肩胛是指肩胛骨脊柱一侧（内侧缘）的突起[1]。肩胛下缘发生旋转或从胸壁上移位。1837 年，Velpeau 首次对该医学症状提出明确定义。翼状肩胛与导致肩胛稳定肌和旋转肌群的功能障碍的多种疾病或损伤有关，进而导致盂肱关节和肩胛胸壁关节的生物力学障碍。

　　通过对由 23 种不同病因引起的 25 名翼状肩患者进行检查，翼状肩胛可分为静态型和动态型[1]。静态型翼状肩胛是由肩胛带、脊柱或肋骨的固定畸形引起的，当手臂垂于体侧时可见其特征性表现。动态型翼状肩胛则由神经肌肉功能障碍引起的，通常在做主动运动或抗阻运动中产生，休息时不存在。根据病变的病因是否与神经、肌肉、骨骼或关节有关，还对翼状肩胛进行了解剖学分类（表 18.1）。

　　肩胛骨形似三角形，完全由肌肉包绕，并通过喙锁韧带和肩锁关节囊与锁骨相连。肩胛骨沿着胸壁

表 18.1　翼状肩病因

特征	神经	肌肉	骨骼	关节
受损部位	LTN[2] SAN[3] DSN[13] $C_5 \sim C_7$ 神经根受损 臂丛神经受损[4]	SA T R	肩胛骨 锁骨 脊柱 肋骨	GHJ ACJ
外伤	LTN、SAN、DSN 的急性、反复性或慢性压迫 LTN，神经根，臂丛的外伤或牵拉损伤[5] 挥鞭伤[6]	SA[8]，T，R[3,7] 肌肉直接损伤 SA，T，R 撕裂 RTC 疾病 运动损伤[7,9]	骨不连 畸形愈合 肩胛骨[10,11]，锁骨，肩峰骨折	肩胛盂骨折 ACJ 错位 肩关节不稳
先天遗传性	脑性瘫痪	先天性冈下肌挛缩 SA，T，R 发育不良 迪谢内肌营养不良 FSHD[12] 纤维组织（三角肌）	脊柱侧弯 颅骨锁骨发育不良 Ollier 综合征（多发内生软骨瘤病） 先天性肩胛骨畸形	先天性关节挛缩症 先天性肩关节后脱位
退行性，炎症性	SLE 神经炎 臂丛神经痛性肌萎缩[4] 吉兰-巴雷综合征[14]	毒素暴露 感染 肌炎		肱骨头缺血性坏死导致内外旋挛缩 关节病变

表 18.1 翼状肩病因(续)				
特征	神经	肌肉	骨骼	关节
医源性	硬膜外或全身麻醉 淋巴清扫术[15] 淋巴结活检 第一肋骨切除术[16] 根治性乳房切除术 后外侧开胸术切口 腋下淋巴切除 脊柱前路手术[17]	感染后纤维变性(三角肌) SA 分裂		
其他	阴道分娩[18] 颈髓神经胶质瘤(颈髓空洞症)[19]	脊椎手法治疗、电击死以及包括肩胛肌群的血管瘤	肩胛胸壁关节囊 内生软骨瘤 肩胛骨下软骨瘤[20-23] 肩胛骨或肋骨外生骨赘	自发性肩关节后脱位

ACJ,肩锁关节;DSN,肩胛背神经;FSHD,面肩肱型肌营养不良症;GHJ,盂肱关节;LTN,胸长神经;R,菱形肌;RTC,肩袖肌群;SA,前锯肌;SAN,脊髓副神经;SLE,系统性红斑狼疮;T,斜方肌。

From Fiddian NJ, King RJ. The winged scapula. *Clin Orthop Relat Res.* 1984;185;228-236.

的运动由来自肩胛骨或肩胛下肌群以及肱骨近端的肌群收缩产生。这些肌肉包括菱形肌(大、小束),斜方肌,前锯肌,肩胛提肌和胸小肌。肩袖肌群和三角肌与盂肱关节的运动有关。这些肌群的神经支配包括臂丛神经的所有神经根和其他的周围神经。翼状肩可由臂丛神经损伤引起,但最常见的是由周围神经损伤引起(表 18.1)。

胸长神经和脊髓副神经损伤导致前锯肌和斜方肌无力,这些都是最常见的引起翼状肩的原因。前锯肌起自第 8 肋和第 9 肋骨的外表面和上缘,并插入肩胛骨内侧缘的肋表面。它将肩胛骨外旋使盂肱关节朝向颅面,同时使肩胛骨内侧缘紧贴胸壁。

前锯肌由起自 $C_5 \sim C_7$ 神经根的纯运动神经胸长神经(LTN)支配。该神经穿过斜角肌中束,穿过臂丛神经和锁骨下方到达第一肋。然后沿着胸壁外侧缘支配所有前锯肌指部。由于其走行长且表浅的原因,胸长神经易受创伤性和非创伤性损伤(图 18.1)。

斜方肌由上、中、下束构成。上束起自枕外隆凸、上项线、项韧带和第 7 颈椎棘突,并嵌入锁骨外侧和肩峰。中束起自第一和第五胸椎棘突并嵌入肩胛骨上端。下束起自第 6～12 胸椎棘突,插入肩胛冈的顶端。它们由脊髓副神经(第 11 对脑神经)和第 2～4 颈神经支配。多根神经纤维结合成主干,通过枕骨大孔进入颅内腔。它和迷走神经一起穿过颈静脉孔,穿过胸锁乳突肌,斜向下穿过颈后三角底部到达斜方肌。在后三角部分,由于神经位于体表,仅被筋

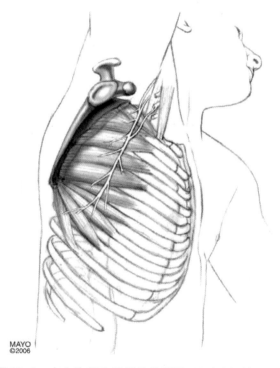

图 18.1   右上胸部和肩部前外侧图,显示胸长神经及其支配的前锯肌。注意胸长神经的体表位置(*From the Mayo Foundation for Medical Education and Research.* © *Mayo Foundation*,2007.)

膜和皮肤覆盖,因此较易受损。解剖研究发现,脊髓副神经在后三角部分的走向和分布与神经和胸锁乳突肌与斜方肌边界的变异有相当大关系[24]。斜方肌(中束)内收肩胛骨,上束和下束旋转盂肱关节腔以及上提、下压肩胛骨。总之,斜方肌通过支撑肩关节和稳定肩胛骨来维持高效的肩关节功能(图 18.2)。

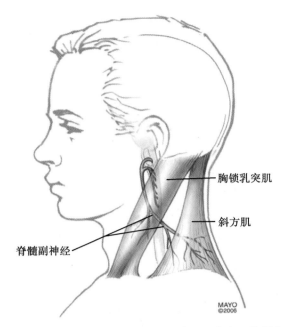

图 18.2　颈部侧面观显示脊髓副神经及其支配的斜方肌(*From the Mayo Foundation for Medical Education and Research.* © *Mayo Foundation*,*2007.*)

脊髓副神经

胸锁乳突肌

斜方肌

罕见导致翼状肩病因为肩胛背神经麻痹。肩胛背神经是一条来自第五颈椎的纯运动神经,它支配着菱形肌和肩胛提肌。该神经起源自臂丛神经上干,穿过中斜角肌到达肩胛提肌和菱形肌。菱形肌(大菱形肌和小菱形肌)内收和上提肩胛骨并使之

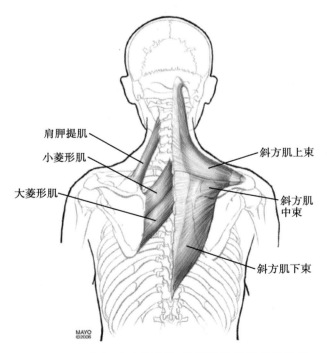

图 18.3　上背部显示菱形肌、肩胛提肌和斜方肌的起源与走向(*From the Mayo Foundation for Medical Education and Research.* © *Mayo Foundation*,*2007.*)

肩胛提肌

小菱形肌

大菱形肌

斜方肌上束

斜方肌中束

斜方肌下束

旋转使盂肱关节腔朝向尾部。

肩胛提肌近端固定点为上面四个颈椎横突,嵌入位于脊柱和肩胛上角之间的肩胛骨内侧缘。该肌肉上提肩胛骨并协助盂肱关节腔朝向尾部旋转。它们由肩胛背神经(起源自第五颈椎神经)和颈丛(起自第三和第四颈髓)支配(图 18.3)。

症状

患者的症状表现取决于损伤类型和慢性损伤程度。然而,大多数患者都会抱怨上背部或肩部疼痛,肌肉疲劳或肩关节活动无力。翼状肩的诊断属于临床诊断,但通常情况很难下诊断,尤其评估者更倾向于将症状表现和临床评估归因于颈部和肩部的问题[25]。首先,应概述疼痛的症状,包括疼痛的开始和持续时间、部位、疼痛程度以及加重和缓解的因素,这不仅提供了基本信息,而且有助于鉴别诊断。还应询问患者的优势手,因为通常优势肩比非优势肩肌肉更发达,但高度相对较低。了解患者年龄、职业、兴趣爱好以及过去和现在的功能水平都有助于鉴别诊断和制定治疗计划。外伤性损伤患者的损伤机制很重要,这与发现肌肉挛缩、感觉异常以及肌肉萎缩和无力具有一定相关性[26]。胸长神经病变和前锯肌无力导致的翼状肩需要与脊髓副神经病变和斜方肌无力以及肩胛背神经病变和菱形肌无力相鉴别。前锯肌功能异常是导致翼状肩的最常见病因。通常情况下,患者主诉肩部和肩胛周围区域隐隐作痛。肩胛区域的疼痛可能与前锯肌无力,肩胛其他稳定肌群无法抵抗性收缩引起痉挛有关。当患者活动时,肩胛区域可能会发出"咔哒"或"砰砰"的声音。这将导致上肢在负重活动时症状加重。因为当肩关节外展或前屈高于肩膀时,前锯肌上旋肩胛骨的活动会受到影响。肩关节疲劳和无力与肩胛旋转及稳定性丧失有关。

翼状肩可能会导致上背部出现外观畸形。这可能在休息时可明显观察到,但通常在手臂上抬时更明显。患者可能会发现当背部靠在坚硬的表面时,很难维持长时间坐位,例如长时间开车。

由于斜方肌无力,患侧肩关节受压以及肩胛下缘外旋,这使肩关节长期使用时感到疼痛和疲劳。病人常抱怨肩带周围隐隐作痛,以及高举过头的活动和提举重物困难,尤其当肩外展大于 90° 时明显[26]。

体格检查

为了便于检查者能够观察到腹侧及背侧面双侧肩和肩胛骨的正常骨骼和软组织轮廓，双侧对称性及与胸廓之间的关系，患者应适当暴露检查部位进行检查。同时应评估患者整体姿势，以及是否存在肌肉痉挛和斜方肌或菱形肌萎缩。肩胛胸壁关节的运动检查包括肩关节的被动和主动关节活动度。异常的肩胛胸壁活动模式有助于翼状肩的鉴别诊断[27]，如图18.4~图18.6。最近一项关于翼状肩首选评估方法的前瞻性研究发现，"推墙试验"是最常用但是最不敏感的检查方法，前向手臂下垂试验是最敏感的评估方法[30]。

胸长神经病变及前锯肌无力时，主要表现为肩胛骨翼状突起，肩胛骨内侧缘远离后胸壁以及肩胛下角向内旋。翼状肩可通过患者正常站立位时观察到，但如果受损程度较轻，只有当患者伸直手臂并以俯卧撑姿势推墙时方可观察到[2,28]（图18.4）。

脊髓副神经和斜方肌无力通常伴有不对称颈线以及当手臂无支撑时肉眼可见的肩下垂。在患侧，锁骨上窝明显加深，耸肩困难。当肩上提时，肩胛骨向下移旋以及向外侧突起。通常，肩外展大于90°比肩前屈更困难。其特点是肩尝试抵抗阻力上提时无

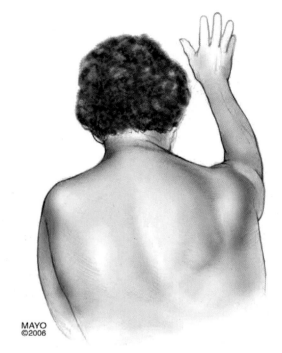

图18.5　右侧脊髓副神经瘫痪与斜方肌无力。颈线不对称，肩胛下垂，肩胛骨上角外移，关节盂向下旋转（*From the Mayo Foundation for Medical Education and Research. © Mayo Foundation, 2007.* ）

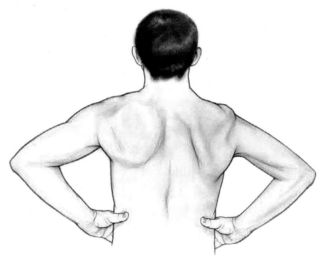

图18.6　胸长神经瘫痪伴菱形肌无力。右侧肩胛骨下角外移，当患者将肘部抗阻向后推时，该症状表现会加剧。观察菱形肌和冈下肌萎缩（*From the Mayo Foundation for Medical Education and Research. © Mayo Foundation, 2007.* ）

力。正常的肌肉测试可以引出斜方肌无力[26,29]（图18.5）。

由于菱形肌无力导致的肩胛骨翼状突起程度通常是最小的。当患者将肘部抗阻向后推或将手臂从高处缓慢放下时，肩胛下角外移幅度加剧最明显。同时可能存在菱形肌萎缩。肩胛骨向下和向外侧移

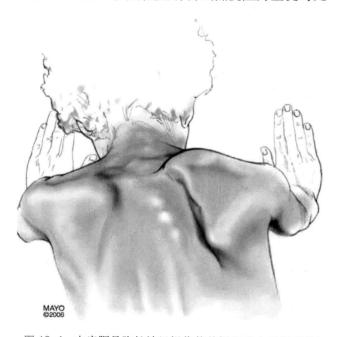

图18.4　右肩胛骨胸长神经损伤伴前锯肌无力引起手伸直肩前屈时，注意肩胛骨上移伴肩胛骨内侧缘突起及肩胛下角向内侧缘移位（*From the Mayo Foundation for Medical Education and Research. © Mayo Foundation, 2007.* ）

位[29]（图 18.6）。

应进行完整的神经和骨骼肌肉检查，包括徒手肌力测试、感觉和反射测试，以排除潜在的神经肌肉疾病。此外，通过完整的颈部和肩部激惹试验以排除其余的肌骨源性翼状肩胛。

功能限制

功能受限程度不仅取决于翼状肩的病因，还取决于肌肉无力和疼痛程度。日常生活活动困难可能是由于疼痛、无力和肩胛胸廓和运动关节的活动改变引起的。受影响较重的是需要手臂抬高到肩以上的活动（如梳头、刷牙、剃须）。如高尔夫、网球和排球等因工作需要或高于头部的休闲和职业活动都可能受到影响。慢性肩疼痛和功能障碍可导致抑郁和焦虑、易怒、注意力难以集中、睡眠不足和慢性疲劳。肩部过度使用和肩胛稳定肌群可导致肌筋膜疼痛综合征。

诊断分析

在翼状肩的初步检查中，尤其是病因不明时，推荐进行肩部、颈椎、胸部和肩胛的 X 线检查。X 线检查有助于排除其他病因引起的翼状肩胛，如肩胛下骨软骨瘤、肩胛骨撕脱性骨折或其他原发性肩关节或颈椎疾病。推荐完善斜位摄片检查，因为骨软骨瘤的征象在前后位可能被隐藏。

高分辨率超声波（HRUS）对于翼状肩的检查也有一定作用。HRUS 检查过程中可观察到细小的周围神经如在解剖标本和健康志愿者上的 LTN[31]。

除非怀疑合并有其他疾病，否则不需要计算机断层扫描和磁共振成像。患者的表现和检查结果是判断是否需要进一步成像的关键。

肌电图和神经传导检查可作为检查翼状肩胛的重要检查工具。他们可以帮助定位与肩胛功能相关的周围神经和肌肉的损伤和疾病。这些研究可以帮助检查肩胛胸壁关节异常活动的患者，但临床上仍不能清楚地解释无力是由于特定肌群还是其他肌群作用于肩胛骨的过程中引起的。

一系列的肌电图和神经传导研究已经被用于追踪单纯的胸长神经或脊髓副神经麻痹患者的恢复情况，并有助于决定是否采取神经探查或肌肉移植[25,26]。然而，在采用针式肌电图检查判断预后和指导手术修复的时机时，仍需谨慎。无论针式肌电图

检查结果如何，胸长神经和脊髓副神经病变的预后都较良好。

鉴别诊断[39]

肩袖疾病

肩关节撞击征

盂肱关节不稳（尤其向后不稳）

肩锁关节疾病

肩周炎

粘连性关节囊炎

肱二头肌肌腱炎

颈神经根疾病（尤其 $C_5 \sim C_7$）

肩胛上神经卡压

肌筋膜疼痛综合征

脊柱侧弯（相关肋骨畸形可引起无症状的、侧弯凸侧面的肩胛翼状突起）

高位肩胛症畸形（先天性肩关节畸形伴肩胛骨高位上移和下旋，常与翼状肩混淆）

锁骨和肩峰骨折或骨不连

肩胛带、肺部或脊柱肿瘤

治疗

早期治疗

在大多数患者中，翼状肩胛是由神经失用损伤引起。幸运的是，这种情况通常在创伤后在 6~9 个月内或非创伤后 2 年内可自行恢复。在一项研究中[40]，胸长神经和脊髓副神经的损伤与非创伤性神经病变相比预后较差。一旦确诊，早期应开始保守治疗。一些临床医生建议至少进行 12~24 个月的保守治疗，以便预留足够的时间使神经恢复[26]。

早期使用止痛药或抗炎药可以控制疼痛。建议调整活动。患者应避免突发活动以及上肢过度的活动。物理因子治疗可用于减轻疼痛，如冰块按摩，湿热敷以及超声。冰按摩还可以控制肿胀和缓解相关肌肉痉挛[29]。

早期管理还应包括肩关节制动，可防止无力肌群的过度牵拉[32]。这可以通过使用肩吊带使手臂处于休息位，直到患者恢复无支撑下可肩前屈或疼痛减轻。一项研究表明，这可能持续 1~7 个月[33]。

通过长期使用翼状肩背带来维持肩胛骨紧贴胸壁仍具有一定争议性。各种样式的背带和辅助的使用效果有好有坏。一些研究者[7,28]建议不要使用背带，因为笨重、耐受性差且无效。其他研究者则建议

可用来防止肌肉过度拉伸以及肩胛胸壁关节的过度使用[23,32]。一位研究者指出,使用肌内效贴及通过肩袖肌群和肩胛骨稳定肌群训练,可以有效地治疗臂丛神经损伤和翼状肩[33]。

康复治疗

根据翼状肩的病因不同,治疗方法也不一样。通常来说,关节活动度训练应早期开展,以防止挛缩或粘连性关节囊炎,尤其当患侧上肢固定时。

在疼痛得到控制后,可进行牵伸和肌力训练。在进行肩胛稳定肌群和关节囊牵伸时,重要的是不要过度牵伸无力的肌群,也不应交叉身体内收牵伸菱形肌,且应在治疗师指导下进行。应强化肩胛稳定肌、颈部肌群、肩袖肌群的力量,尤其是受影响的肌群。这可以通过肩胛骨被动收缩完成,例如关节挤压。等长肌力训练包括肩胛前突和后缩,肩下压和上提来强化胸肌、前锯肌、菱形肌、斜方肌上束和肩胛提肌。进阶训练,可以包括特定的肩袖肌群训练、使用球抵于墙面进行肩部环绕训练,球稳定俯卧撑、弹力带抗阻拉开和下拉以及站立位和仰卧位的胸部卧推。神经肌肉电刺激可以用于预防肌肉萎缩。盂肱关节的功能与肩胛胸壁肌群的运动模式必须重新学习。建议进行独立系统性的居家康复训练,但患者首先应能够在物理治疗师的监督下进行正确的训练。

介入治疗

局部注射并不是单纯翼状肩胛的常规治疗。注射治疗可用于合并其他肩关节疾病的治疗,以帮助控制疼痛。

技术设备

对于翼状肩胛,目前还没有特定的技术设备或治疗方法。

手术

对于长期的患者(12~24个月)建议进行保守治疗,以便在考虑是否采取手术治疗前预留充分的时间使神经恢复[25,26,34]。当患者在这一阶段仍未恢复,则应考虑采取手术治疗。对于穿透性外伤的患者,神经可能受到损伤,自发性恢复的可能性较低,以及早期神经探查可伴有神经松解,神经直接修复,或进行神经移植。

如果翼状肩胛是由手术治疗损伤引起的(如肩胛骨下软骨瘤),并且患者有症状表现或整体缺损,也可以选择手术治疗[21,35]。一般来说,手术治疗方法有很多种,但可分为以下两类:静态稳定治疗和动态肌肉转移。

静态稳定手术包括肩胛胸壁融合术和肩胛胸壁关节固定术,使肩胛骨和胸壁融合。这些手术对全身无力(如面肩肱型肌营养不良症)伴有致残性疼痛和功能丧失且没有可转移的肌肉的患者有效[29,34,36,37]。治疗后可减轻肩部疲劳和疼痛,且上肢可完成功能性前屈和外展活动[12,36]。静态稳定治疗不适合于独立肌群无力引起的翼状肩,因为随着时间的推移翼状肩胛会复发及恶化。通常与这些手术相关的并发症发生率很高[29,36]。动态肌肉移植在翼状肩胛矫正及功能恢复方面取得较好的疗效。几种不同的肌肉已被用于各种肌肉移植技术,用来提高肩胛骨动态控制和提高肩胛胸壁关节和盂肱关节的活动。胸大肌胸骨头向肩胛骨下角转移加自体阔筋膜强化是治疗由LTN损伤引起的翼状肩较好的方法[29,34,38]。与慢性斜方肌功能障碍相关的外科手术方法包括肩胛提肌和大小菱形肌的外侧横向嵌入。该治疗可以使肌肉支撑肩胛带并稳定肩胛骨[26,29,34]。

潜在的疾病并发症

疾病并发症通常与肩胛胸壁关节功能障碍引起的翼状肩有关。这可能导致盂肱关节不稳、肩关节活动范围受限以及慢性肩周炎、上背痛和肩部疼痛。继发性肩峰撞击症可导致肌肉功能障碍。粘连性关节囊炎继发于肩部活动受限和功能障碍。肩胛侧翻畸形常见于翼状肩,尤其合并前锯肌和斜方肌无力时。

潜在的治疗并发症

药物治疗可导致治疗性并发症。非甾体抗炎药物的不良反应已经被充分证实,最常见的是涉及胃肠道功能。镇痛药的副作用,主要涉及肝肾系统。这些并发症可以通过了解患者正在服用药物产生的问题、当前治疗使用的药物和潜在的药物相互作用。

局部注射可能引起过敏反应,注射部位发生感染,很少产生败血症。如果不小心注射到肌腱,可导致发生潜在的肌腱断裂。

手术并发症很多,包括肩部和上背部的大切口,术后骨骼肌肉畸形(如脊柱侧弯),感染,肺部并发症

（如气胸和血胸），硬件故障，假关节，复发性翼状肩和持续疼痛。

（廖美新　译　谢凌峰　校　马超　审）

参考文献

1. Fiddian NJ, King RJ. The winged scapula. *Clin Orthop Relat Res.* 1984;185:228–236.
2. Oakes MJ, Sherwood DL. An isolated long thoracic nerve injury in a Navy airman. *Mil Med.* 2004;169:713–715.
3. Aksoy IA, Schrader SL, Ali MS, et al. Spinal accessory neuropathy associated with deep tissue massage: a case report. *J Athl Train.* 2009;44:519–526.
4. Parsonage MJ, Turner JW. Neuralgic amyotrophy: the shoulder-girdle syndrome. *Lancet.* 1948;251:973–978.
5. Lee SG, Kim JH, Lee SY, et al. Winged scapula caused by rhomboideus and trapezius muscles rupture associated with repetitive minor trauma: a case report. *J Korean Med Sci.* 2006;21:581–584.
6. Bodack MP, Tunkel RS, Marini SG, et al. Spinal accessory nerve palsy as a cause of pain after whiplash injury: case report. *J Pain Symptom Manage.* 1998;15:321–328.
7. Schultz JS, Leonard JA Jr. Long thoracic neuropathy from athletic activity. *Arch Phys Med Rehabil.* 1992;73:87–90.
8. Salah S, Migaou H, Belaaj Z, et al. The winged scapula; a muscle rupture or a nerve paralysis? A case series. *Ann Phys Rehabil Med.* 2016. 59S:e114–e115.
9. Sherman SC, O'Connor M. An unusual cause of shoulder pain: winged scapula. *J Emerg Med.* 2005;28:329–331.
10. Marsha M, Middleton A, Rangan A. An unusual cause of scapular winging following trauma in an army personnel. *J Shoulder Elbow Surg.* 2010;19:24–27.
11. Bowen TR, Miller F. Greenstick fracture of the scapula: a cause of scapular winging. *J Orthop Trauma.* 2006;20:147–149.
12. Rhee YG, Ha JH. Long-term results of scapulothoracic arthrodesis of facioscapulohumeral muscular dystrophy. *J Shoulder Elbow Surg.* 2006;15:445–450.
13. Argyriou AA, Karanasios P, Makridou A, et al. Dorsal scapular neuropathy causing rhomboid palsy and scapular winging. *J back Musculoskeletal Rehabil.* 2015;28(4):883–885.
14. Sivan M, Hasan A. Images in emergency medicine: winged scapula as the presenting symptom of Guillain-Barré syndrome. *Emerg Med J.* 2009;26:790.
15. Witt RL, Gillis T, Pratt R Jr. Spinal accessory nerve monitoring with clinical outcome measures. *Ear Nose Throat J.* 2006;85:540–544.
16. Wood VE, Frykman GK. Winging of the scapula as a complication of first rib resection: a report of six cases. *Clin Orthop Relat Res.* 1980;149:160–163.
17. Ameri E, Behtash H, Omidi-Kashani F. Isolated long thoracic nerve paralysis—a rare complication of anterior spinal surgery: a case report. *J Med Case Rep.* 2009;3:7366.
18. Debeer P, Devlieger R, Brys P, et al. Scapular winging after vaginal delivery. *BJOG.* 2004;111:758–759.
19. Niedermaier N, Meinck HM, Hartmann M. Cervical syringomyelia at the C7-C8 level presenting with bilateral scapular winging. *J Neurol Neurosurg Psychiatry.* 2000;68:394–395.
20. Tittal P, Pawar I, Kapoor SK. Pseudo-winging of scapula due to benign lesions of ventral surface of scapula- two unusual causes. *J Clin Orthop Trauma.* 2015;6(1):30–35.
21. Frost NL, Parada SA, Manoso MW, et al. Scapula osteochondromas treated with surgical excision. *Orthopedics.* 2010;33:804.
22. Flugstad NA, Sanger JR, Hackbarth DA. Pseudo-winging of the scapula caused by scapular osteochondroma: review of literature and case report. *Hand (NY).* 2015;10(2):353–356.
23. Scott DA, Alexander JR. Relapsing and remitting scapular winging in a pediatric patient. *Am J Phys Med Rehabil.* 2010;89:505–508.
24. Symes A, Ellis H. Variations in the surface anatomy of the spinal accessory nerve in the posterior triangle. *Surg Radiol Anat.* 2005;27:404–408.
25. Srikumaran U, Wells JH, Freehill MT, et al. Scapular winging: a great masquerader of shoulder disorders: AAOS exhibit selection. *J Bone Joint Surg Am.* 2014;96(14):e122.
26. Wiater JM, Bigliani LU. Spinal accessory nerve injury. *Clin Orthop Relat Res.* 1999;368:5–16.
27. Tsivgoulis G, Vadikolias K, Courcoutsakis N, et al. Teaching neuroimages: differential diagnosis of scapular winging. *Neurology.* 2012;78:e109.
28. Warner JJ, Navarro RA. Serratus anterior dysfunction: recognition and treatment. *Clin Orthop Relat Res.* 1998;349:139–148.
29. Meninger AK, Figuerres BF, Goldberg BA. Scapular winging: an update. *J Am Acad Orthop Surg.* 2011;19:453–462.
30. Khadilkar SV, Chaudhari CR, Soni G, et al. Is pushing the wall, the best known method for scapular winging, really the best? A comparative analysis of various methods in neuromuscular disorders. *J Neurol. Sci.* 2015;351(1–2):179–183.
31. Lieba-Samal D, Morgenbesser J, Moritz T, et al. Visualization of the long thoracic nerve using high resolution sonoraphy. *Ultraschall Med.* 2015;36(3):264–269.
32. Marin R. Scapula winger's brace: a case series on the management of long thoracic nerve palsy. *Arch Phys Med Rehabil.* 1998;79:1226–1230.
33. Walsh SF. Treatment of a brachial plexus injury using kinesiotape and exercise. *Physiother Theory Pract.* 2010;26:490–496.
34. Galano GJ, Bigliani MD, Ahmad CS, Levine WN. Surgical treatment of winged scapula. *Clin Orthop Relat Res.* 2008;466:652–660.
35. Ziaee MA, Abolghasemian M, Majd ME. Scapulothoracic arthrodesis for winged scapula due to facioscapulohumeral dystrophy (a new technique). *Am J Orthop.* 2006;35:311–315.
36. Sewell MD, Higgs DS, Al-Hadithy N, et al. The outcome of scapulothoracic fusion for painful winging of the scapula in dystrophic and non-dystrophic conditions. *J Bone Joint Surg Br.* 2012;94:1253–1259.
37. Jeon IH, Neumann L, Wallace WA. Scapulothoracic fusion for painful winging of the scapula in nondystrophic patients. *J Shoulder Elbow Surg.* 2005;14:400–406.
38. Streit JJ, Lenarz CJ, Shishani Y, et al. Pectoralis major tendon transfer for the treatment of scapular winging due to long thoracic nerve palsy. *J Shoulder Elbow Surg.* 2012;21:685–690.
39. Belville RG, Seupaul RA. Winged scapula in the emergency department: a case report and review. *J Emerg Med.* 2005;29:279–282.
40. Friedenberg SM, Zimprich T, Harper CM. The natural history of long thoracic and spinal accessory neuropathies: a case report. *Muscle Nerve.* 2002; 25:535–539.

第 19 章

肩关节炎

Michael F. Stretanski, DO, AME

同义词

盂肱关节炎
骨性关节炎
关节炎型冻结肩

ICD-10 编码

M19.011	原发性骨关节炎,右肩
M19.012	原发性骨关节炎,左肩
M19.019	原发性骨关节炎,非特指
M19.211	继发性骨关节炎,右肩
M19.212	继发性骨关节炎,左肩
M19.219	继发性骨关节炎,非特指
M12.511	创伤性关节病变,右肩
M12.512	创伤性关节病变,左肩
M12.519	创伤性关节病变,非特指
M12.811	其他特指关节病变,未分类,右肩
M12.812	其他特指关节病变,未分类,左肩
M12.819	其他特指关节病变,未分类,非特指

定义

当关节软骨缺失导致关节间隙狭窄时,就会产生盂肱关节骨性关节炎(图 19.1)。滑膜炎和骨软骨游离体通常与肩关节炎有关。肱骨头和关节盂、关节面的病理畸形可能是由于年龄增长、过度使用、遗传或酗酒所致。慢性口服外源性糖皮质激素的人数约占美国每年接受关节成形术人群的 10%,医师间对于"高剂量"的界定存在异议。肩关节炎也可能是其他原因导致,如静脉注射药物、外伤、戈谢病(脂质贮积病)和代谢紊乱。值得注意的是,静脉注射毒品的流行,特别是海洛因,导致了更高的股骨缺血性坏死(AVN)的发病率,虽然肱骨头缺血性坏死没有广泛报道,但它肯定是一个记录在案的病因[1]。在观察肩关节炎的情况时,必须把骨坏死既看作一个病因学实体,也看作疾病的一个相关终点。大多数关于肱骨头坏死的信息都是根据髋关节疾病的研究结果推断出来的[1]。髋关节骨坏死和肱骨头坏死的主要区别是肩关节比髋关节承受的重量少。其风险因素包括皮质类固醇的使用,放射治疗和镰状细胞贫血,但是在一个没有医学方面复杂因素的青少年竞技游泳运动员发生了坏死的情况提示[2],疾病发生和遗传易感性之间的相互作用可能比之前认为的更复杂。

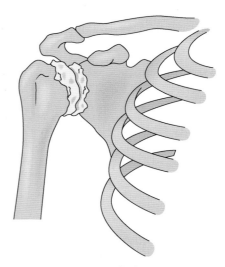

图 19.1　肩关节炎

肩关节骨性关节炎最常见于 50 岁以后且在男性中更为常见。长期的肩袖完全撕裂,任何原因引起的多方向不稳,淋巴瘤[3](慢性淋巴细胞性淋巴瘤或免疫细胞瘤),或既往因前向不稳而进行的关节囊缝合术[4],都可能导致肩关节炎。

面对严重的骨关节炎[5],特别是有静脉使用毒品史的患者,不能轻率地排除急性化脓性关节炎。病史应该包括任何骨折、脱位、肩袖撕裂、反复性运动、代谢紊乱、免疫抑制、慢性糖皮质激素使用及既往肩部手术史。

症状

症状包括活动使肩部疼痛加剧并在休息后部分缓解。所有的肩部运动通常都伴有疼痛。肩部活动严重受限和失用性无力或疼痛抑制无力很常见并可能进展。由此导致的粘连性关节囊炎可能是主要的临床表现。疼痛通常局限于肩部区域，患者可能在三角肌区域感受到疼痛，但通常不放射至前臂。这种疼痛通常表现为钝痛；然而，在运动范围的末端可能变为锐痛，如果尝试用患关节炎一侧卧位睡觉时疼痛会加剧。和所有的关节炎症状一样，疼痛可能会干扰睡眠-觉醒周期并且在清晨加剧。不存在神经症状，如麻木和感觉异常。

体格检查

肩关节活动范围受限是主要的临床成分，特别是外旋和外展的受限。在肩关节炎中，主动和被动活动范围均受到影响，相比之下，在肩袖撕裂中只有主动运动受损（肩袖损伤中被动活动范围正常，除非存在粘连性关节囊炎）。当达到受限运动的末端时疼痛会加剧，并且运动通常伴有捻发音。在前肩袖和后关节线上可能存在压痛。

临床实践中常用几种描述详细的肩部检查试验（Neer 试验，Hawkins-Kennedy 试验，Yergason 试验，疼痛弧试验，和压缩旋转试验等）。总灵敏度和特异度为 53% ~ 95%，但荟萃分析显示不能明确推荐使用任何单关节检查来进行诊断。由经验丰富的临床医师进行的组合测试提供了更高的准确性，但也只是略有提高。与所有肌肉骨骼疾病一样，体格检查不应仅仅基于局部疾病，应以功能性为基础系统地进行。检查应以视诊（翼状肩，皮肤萎缩），触诊，神经感觉，主动和被动活动范围，运动和特殊测试（恐惧检查，肩锁关节测试，Yergason 试验，落臂试验等）开始[6]。如果伴有肩锁关节骨关节炎的问题，肩锁关节可能存在疼痛。肩周围的肌肉可能由于失用而发生萎缩。感觉和深部腱反射正常。在体格检查结果不一致且伴有可疑的继发性获得性问题的患者中，美国肩肘关节医师学会主观肩关节评分量表在肩关节不稳、肩袖疾病和肩关节炎患者的预后评估中显示了可接受的心理测量性能[7]。其他的评分量表，如特殊外科医院评分和经验证的西安大略肩关节炎评分指数可能具有临床或科研价值[8]。

功能受限

肩部的神经丰富，所以患者可能会抱怨疼痛限制了功能性活动。任何需要上肢力量，耐力和灵活

性的活动都可能受到影响。最常见的情况是，需要在外旋位伸过头顶的活动是受限的。这些活动包括日常生活活动（例如梳头发或刷牙，穿脱上半身的衣物），以及扔东西或伸手拿头顶以上的东西等活动。与任何慢性疼痛综合征一样，可能会影响患者的睡眠；可能会发生睡眠-觉醒周期失调，影响睡眠结构和激素周期。情境反应性抑郁很常见。这可能会导致动机缺失综合征，治疗反应不良，夸张的疼痛行为以及整体较差的临床效果，即使手术的结果良好。

诊断分析

常规的肩关节四种体位（前后、内外旋转位，腋位和肩胛骨 Y 位）X 线片通常足以评估关节软骨缺失和肩关节间隙狭窄（图 19.2）。可能会看到肱骨头不同程度的扁平，边缘骨赘，钙化性肌腱炎，肱骨头及关节盂软骨下囊肿，骨硬化，骨侵蚀和肱骨头移位。具体来说，如果有慢性肩袖撕裂导致的关节软骨破坏，将会看到肱骨头挤压肩峰下表面。相应的肩锁关节关节炎可在前后位图看到。

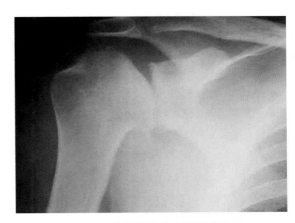

图 19.2 肩关节炎典型影像学表现

常规的磁共振成像（MRI）是评估肩袖软组织撕裂的"金标准"。然而，三维 MRI 骨性模型的比较已被证明在统计学上与三维计算机断层扫描（CT）相当[9]，这表明两者中更经济的一种可能在临床实践中就足够了。当需要对关节唇、关节囊、关节软骨和盂肱韧带进行更详细的评估，或当怀疑有肩袖部分撕裂时，可能需要通过关节内注射造影剂的磁共振关节造影来观察微小的发现。盂唇周围囊肿（神经外神经节）可能造成后关节唇囊复合撕裂并引起肩胛上神经受压，只能在 MRI 上显示[10]。

在没有关节盂后缘侵蚀的情况下，CT 对发现肱

骨头相对于关节盂后半脱位可能具有独特的作用[11]。超声诊断技术在肌肉骨骼医学中的日益普及是不可否认的。该方式可能在经验丰富的医师对肩袖完全撕裂的诊断中发挥作用，但是重要的评分者间效度受到质疑[12,13]，并且诊断性超声检查在肩关节炎的诊断中发挥的作用微乎其微。

电诊断研究有助于排除神经疾病（如颈椎神经根病变，腋神经病变）。脊髓或周围神经刺激的感觉刺激成分通常会产生正常的结果，但在肘水平刺激正中神经产生的 H 反射可能提示 $C_5 \sim C_6$ 神经根炎，而针极肌电图的结果是正常的。

全血细胞计数、凝血检查、红细胞沉降率和血培养结果可能是正常的。另外，作者还建议任何肩部疼痛的女性，如果不愿意接受看似合适的治疗，都可以考虑进行乳房 X 线检查。

鉴别诊断

肩袖疾病
滑膜炎
颈椎骨关节炎
肩关节不稳定
类风湿关节炎
神经根型颈椎病
盂唇退变和撕裂
假性痛风
沙尔科关节
肱二头肌肌腱异常
感染
肱骨骨折
粘连性关节囊炎
Parsonage-Turner 综合征
肿瘤
白血病性关节炎
缺血性坏死

治疗

早期治疗

肩关节炎是一种慢性疾病，但疼痛的急性加重可以采取保守治疗。非甾体抗炎药或镇痛药可以帮助缓解疼痛和促进康复。可根据需要局部使用辣椒素软膏，利多卡因贴片，冰敷或湿热治疗。轻柔的牵拉运动有助于保持活动范围，并防止继发性粘连性关节囊炎和制动的后遗症。

康复治疗

肩关节是由多个关节组成的复杂结构，具有静态和动态稳定性，它们倾向于作为一个单元发挥功能或失效。一个精心设计的康复项目必须考虑到这一点，并且在此背景下治疗肩关节关节炎。康复训练致力于重建肩关节肌肉系统的力量、耐力和柔韧性。物理治疗或作业治疗应集中于上胸、颈和肩胛肌群，但要处理整个上肢运动链，包括肩袖，手臂，前臂，腕和手。患者可以从水疗中受益，可以很容易地教他们练习，然后过渡到独立的泳池训练项目。对于严重的类风湿关节炎，保持关节的静态运动可以防止萎缩，并保持肩关节动态稳定结构的力量，而不会对剩余的关节面施加过大的压力。关节保持运动，如在正常活动范围内的等长收缩，将加强肩部稳定，减少关节损伤，并减少诱发炎性级联反应，而炎性级联反应往往驱使关节炎患者寻求医疗保健。柔韧性训练的成功与否取决于机械性骨阻滞的程度，而机械性骨阻滞的程度又取决于肩关节畸形的大小、关节游离体的存在以及骨赘的形成。疼痛控制可以通过诸如超声和离子导入法以及治疗前的肩胛上局部麻醉阻滞等方式来辅助。电刺激对姿势不良和检查为"圆肩"的患者的后肩关节强化可能作用有限，但电刺激不应该取代随意收缩，也不应常规用于关节炎的关节。

尽管外科手术和介入治疗取得了进展，但关于类风湿关节炎累及肩关节的共识[14]仍是关节间隙的狭窄，这是一个转折点，表明存在关节快速破坏的风险，并应考虑在肌肉骨骼后遗症太严重之前采取手术干预，以确保充分恢复。应根据手术干预情况进行术后护理，重点维持功能活动范围并预防粘连性关节囊炎，但要注意平衡，避免修复后的盂唇或肩袖的脱位或损伤。患者应接受术前教育，以了解术后活动范围将远远小于健康肩关节。肩胛上神经阻滞可能有助于患者耐受术后治疗，如活动范围，但在处理关节时应多加小心。

在对关节置换术患者的护理中，Neer 方案仍广泛应用于全肩关节置换（TSA）的术后康复[15]。

介入治疗

如果治疗因疼痛而失败或无法进行，患者有几种选择。关节周围注射可能有助于控制相关问题的疼痛，例如肩峰下滑囊炎和肩袖病变。局部麻醉剂量和麻醉技术存在很大差异。然而，类固醇的剂量没有那么大差异，以醋酸甲泼尼龙和曲安奈德为最常用的药物。肩关节腔内注射也可以减轻一些疼痛。然而，通常的作用是它使关节松弛却几乎没有治疗作用。没有透视引导的关节内注射的准确率低于 80%，其中前方入路的准确率为 50%，略高于后方入路[16]。尚未显示注射能改变潜在的关节炎病理解剖（图 19.3）。抗凝或免疫抑制的患者应高度注意。黏性补充疗法（欣维可）没有得到美国食品药品管理局的许可用于肩关节，但是对轻度骨关节炎的综合护理可能有经验性作用，关节腔内苯酚灌洗，和对颈椎后间隙内进行脊髓电刺激也是如此。

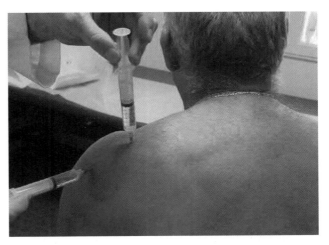

图 19.4　肩峰下联合肩胛上注射。该部位标记为肩关节腔内注射

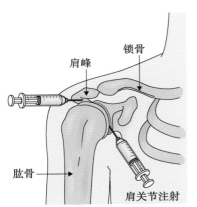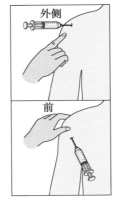

图 19.3　肩关节外侧或前侧注射的近端平面解剖（插入）和内部解剖部位（*From Lennard TA.* Physiatric Procedures in Clinical Practice. *Philadelphia*, 1995, *Hanley & Belfus.*）

肩关节腔内注射或肩峰下注射的初始设置可以是相同的。患者坐位，手臂放在膝盖上或垂于一侧，前臂的内旋和重力牵引会打开关节间隙，即盂肱关节或肩峰下的空腔。几种方法已有描述。肩峰下注射最常见的进针点在肩峰下方 1cm 处，针在轴向平面上由外侧向内侧 45°角前行并略向上（在肩峰下）。注射剂应以最小的阻力流入这个潜在的空间。如果遇到阻力，应该重新定位针头，以避免在肌腱内注射，这会增加肌腱断裂的风险。对于肩关节注射多采用下入路和内侧入路的方法（图 19.4）。

注射后的护理包括对局部麻醉影响的认识以及在活动范围末端避免撞击或挤压。在注射后的最初几天，患者应注意避免剧烈运动。如果是专门治疗粘连性关节囊炎，可使用 5~10mL 含有或不含肾上腺素的 0.25% 的布比卡因，在物理治疗前立即进行肩胛上神经阻滞以增大活动范围。注意使用经过适当培训的治疗师，他们了解这种麻醉关节的安全处理方法，并且注重与完成日常生活活动相关的很重要的功能活动范围。治疗后可能需要止痛剂。肩胛上神经的脉冲射频治疗是一种简单的治疗方法，虽然一项研究显示了一个只有 12 周的反应[17]，但这可能是由于单独地使用该技术，而不是作为综合康复和疼痛治疗计划的一部分。

如果保守治疗后仍然存在不可接受的症状，患者可以降低其活动水平来减轻疼痛或进行几种外科干预措施。重要的是要告诉骨关节炎患者，无论治疗方法如何，通过康复或手术恢复正常的肩关节功能是不可能的。然而，疼痛控制和比术前状态提高一些功能通常是可以实现的。

技术设备

目前，还没有专门的技术设备用来治疗或康复这种疾病。

手术

手术的选择包括通过开放手术或关节镜技术进行肩关节清创术，以及半关节成形术或 TSA。如果肱骨头和关节盂间存在合理的一致性，即使存在严重的软骨软化，也可以通过清创术来控制预期的疼痛和改善一些功能。可以在关节镜下用半月板同种异体移植对关节盂进行表面置换[18]。

其他生物表面包括前囊膜、自体阔筋膜移植、同种异体跟腱移植以及关节镜下软骨保留细胞支架成形术[19]。然而，出现了不一致的结果和高并发症发生率，并且正在发生向关节成形术发展的趋势。只要去除骨赘和游离体，其他关节镜技术是成功的（图 19.5）[20]。手术结果报告显示不同的手术方式间有显著差异。一项研究表明，在 25 个肩部中有 32 例并发症,但没有双侧并发症。7 例肩部有多重并发症,其中许多不是独立的事件[22],因此结果数据难以解释。

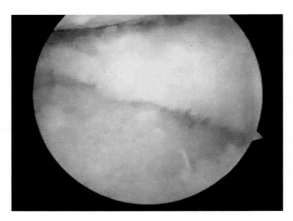

图 19.5　骨关节炎的关节镜下手术视图

半关节成形术有比 TSA 更高的复工率,至少关节盂能转变成光滑的同心表面可以遏止严重盂肱关节疾病的发生,在没有晚期肩关节疾病的情况下也可以使用半关节成形术[21]。

近年来,随着半关节成形术和 TSA 在中期内成功治疗不同年龄范围的不同肩关节疾病,肩关节置换的体积和比率都有所增加[23]。半关节成形术可能更适合有合并肩袖撕裂的老年患者。肩袖撕裂关节成形术的半肩关节置换术是治疗有合并症患者的肩袖病变的一个很好的选择,特别建议作为中度至重度肩关节炎和不可修复的肩袖撕裂的首选手术[24],它在 AVN、肩关节软骨溶解、肿瘤、肱骨近端骨折[25]或伴有半脱位和继发性骨关节炎的三角肌完全去神经支配中可能有其他适应证。

如果肱骨头和关节盂间存在较大的不协调,则可能需要进行 TSA[26]。虽然经常伴随进行肱二头肌肌腱固定术,但普遍认为这样可以增加 TSA 的效果。最近对获得的肱二头肌长头腱的聚合酶链反应分析表明,就我们对肌腱在关节成形术群体中所起作用的理解而言,变化即将出现[27]。

尽管这看似违背常理,但与关节置换术前的测量相比,在 TSA 后本体感觉得到改善[28]。从骨关节炎患者日常生活活动的角度来看,这一点很重要。虽然更晚期肩关节炎的更大风险与导致外旋受限的关节镜手术有关[29],但对于不可逆转和不可重建的巨大肩袖撕裂、肿瘤和三角肌失神经支配,以及三角肌脱离起点或在多次肩部重建的尝试失败后稳定肩关节,可能需要进行关节固定术[30]。对于失败的人工关节置换术或肿瘤切除术,关节固定术带来了额外的挑战和并发症的风险。关节囊热挛缩得到了青睐,但很少进行,这主要基于比临床实践更有历史意义的经验数据。

疾病的潜在并发症

疾病并发症包括慢性顽固性疼痛和肩关节活动范围丧失。这些导致使用手臂的功能能力减弱,失用性虚弱,睡眠困难,无法进行工作和娱乐活动,以及反应性抑郁症。也可能导致反射性交感神经营养不良,孤立性神经损伤或臂丛病变。

治疗的潜在并发症

镇痛药和非甾体抗炎药具有众所周知的副作用,最常见的是影响胃、肝脏和肾脏系统。感染、血肿和药物过敏反应是罕见的注射副作用。进行任何类型的肌肉骨骼注射的临床医师都需要意识到血管摄取的可能性,尽管对血液是负吸入,也可能会出现被动血液进入针内的负面观察[31]。这可能诱发严重的急性副作用,如癫痫发作和心脏事件。一例三角肌下化脓性滑囊炎并伴随全身输注异维 A 酸(青春痘特效药)的病例[32],提示任何免疫抑制患者应慎用。单次外源性糖皮质激素注射可能会出现液体潴留或短暂性高血糖。关节镜并发症并不常见,发生率为 2.5%(主要为心脏,血栓事件和肺炎),30 天再入院率为 2.7%,但是神经血管问题的常见可能性已被报道[33]。炎性关节炎、男性、年龄、功能低下和 3/4 级麻醉是术后 30 天计划外再入院的独立预测因素。关节融合术并发症包括骨不连、异位、与突出硬体相关的疼痛、复杂区域疼痛综合征以及关节周围骨折。癌症重建后的关节融合术有较高的并发症风险。

(孙文静 译　谢凌峰 校　马超 审)

参考文献

1. Ozkunt O, Sarıyılmaz K, Sungur M, Ilen F, Dikici F. Bilateral avascular necrosis of the femoral head due to the use of heroin: a case report [published online November 11, 2015]. *Int J Surg Case Rep.* 2015;17:100–102. https://doi.org/10.1016/j.ijscr.2015.10.042.
2. Zuo J, Sano N, Yamamoto N, et al. Humeral head osteonecrosis in an adolescent amateur swimming athlete: a case report. *Sports Med Arthrosc Rehabil Ther Tech.* 2012;4:39.
3. Braune C, Rittmeister M, Engels K, Kerschbaumer F. Non-Hodgkin lymphoma (immunocytoma) of low malignancy and arthritis of the glenohumeral joint. *Z Orthop Ihre Grenzgeb.* 2002;140:199–202 [in German].
4. Green A, Norris TR. Shoulder arthroplasty for advanced glenohumeral arthritis after anterior instability repair. *J Shoulder Elbow Surg.* 2001;10:539–545.
5. Bagheri F, Ebrahimzadeh MH, Sharifi SR, Ahmadzadeh-Chabok H,

Khajah-Mozaffari J, Fattahi AS. Pathologic dislocation of the shoulder secondary to septic arthritis: a case report. *Cases J*. 2009;2:9131. https://doi.org/10.1186/1757-1626-2-9131.

6. Rothaermel BJ, DeBerardino TM. Shoulder examination. Medscape Article. *Dis/Conditions, Proced*. 2015.

7. Kocher MS, Horan MP, Briggs KK, et al. Reliability, validity and responsiveness of the American Shoulder and Elbow Surgeons subjective shoulder scale in patients with shoulder instability, rotator cuff disease and glenohumeral arthritis. *J Bone Joint Surg Am*. 2005;87:2006–2011.

8. Wright RW, Baumgarten KM. Shoulder outcomes measures. *J Am Acad Orthop Surg*. 2010;18:436–444.

9. Stillwater L, Koenig J, Maycher B, Davidson M. 3D-MR vs. 3D-CT of the shoulder in patients with glenohumeral instability [published online December 27, 2016]. *Skeletal Radiol*. 2017;46(3):325–331. https://doi.org/10.1007/s00256-016-2559-4.

10. Spinner RJ, Amrami KK, Kliot M, et al. Suprascapular intraneural ganglia and glenohumeral joint connections. *J Neurosurg*. 2006;104:551–557.

11. Walch G, Ascani C, Boulahia A, et al. Static posterior subluxation of the humeral head: an unrecognized entity responsible for glenohumeral osteoarthritis in the young adult. *J Shoulder Elbow Surg*. 2002;11:309–314.

12. Naredo E, Miller I, Moragues C, et al. Interobserver reliability in musculoskeletal ultrasonography: results from a "Teach the Teachers" rheumatologist course. *Ann Rheum Dis*. 2006;65:14–19.

13. O'Connor PJ, Rankine J, Gibbon WW, et al. Interobserver variation in sonography of the painful shoulder. *J Clin Ultrasound*. 2005;33:53–56.

14. Thomas T, Nol E, Goupille P, et al. The rheumatoid shoulder: current consensus on diagnosis and treatment. *Joint Bone Spine*. 2006;73:139–143.

15. Wilcox RB, Arslanian LE, Millett P. Rehabilitation following total shoulder arthroplasty. *J Orthop Sports Phys Ther*. 2005;35:821–836.

16. Sethi PM, El Attrache N. Accuracy of intra-articular injection of the glenohumeral joint: a cadaveric study. *Orthopedics*. 2006;29:149–152.

17. Liu A, Zhang W, Sun M, Ma C, Yan S. Evidence-based status of pulsed radiofrequency treatment for patients with shoulder pain: a systematic review of randomized controlled trials. *Pain Pract*. 2016;16:518–525. https://doi.org/10.1111/papr.12310.

18. Lee BK, Vaishnav S, Rick Hatch GF 3rd, Itamura JM. Biologic resurfacing of the glenoid with meniscal allograft: long-term results with minimum 2-year follow-up. *J Shoulder Elbow Surg*. 2013;22:253–260.

19. Heid A, Dickschas J, Schoeffl V. Cortisone-induced humerus head necrosis in acute myeloid leukemia: cartilage-preserving arthroscopic spongioplasty. *Unfallchirurg*. 2013;116:180–184 [in German].

20. Nirschl RP. *Arthroscopy in the treatment of glenohumeral osteoarthritis. Presented to the Brazilian Congress of Upper Extremity Surgeons*. Brazil: Belo Horizonte; 2000.

21. Hurwit DJ, Liu JN, Garcia GH, et al. A comparative analysis of work-related outcomes after humeral hemiarthroplasty and reverse total shoulder arthroplasty. *J Shoulder Elbow Surg*. 2017. https://doi.org/10.1016/j.jse.2016.10.004. pii: S1058–2746(16)30535-3.

22. Wright TW, Flurin PH, Crosby L, et al. Total shoulder arthroplasty outcome for treatment of osteoarthritis: a multicenter study using a contemporary implant. *Am J Orthop*. 2015;44(11):523–526.

23. Sowa B, Thierjung H, Bülhoff M, et al. Functional results of hemi- and total shoulder arthroplasty according to diagnosis and patient age at surgery. *Acta Orthop*. 2017:1–5. https://doi.org/10.1080/17453674.2017.1280656.

24. Laudicina L, D'Ambrosia R. Management of irreparable rotator cuff tears and glenohumeral arthritis. *Orthopaedics*. 2005;28:382–388.

25. Kancherla VK, Singh A, Anakwenze OA. Management of acute proximal humeral fractures. *J Am Acad Orthop Surg*. 2017;25(1):42–52. https://doi.org/10.5435/JAAOS-D-15-00240.

26. Lombardo DJ, Khan J, Prey B, Zhang L, Petersen-Fitts GR, Sabesan VJ. Quantitative assessment and characterization of glenoid bone loss in a spectrum of patients with glenohumeral osteoarthritis. *Musculoskelet Surg*. 2016;100(3):179–185.

27. Kurdziel MD, Moravek JE, Wiater BP, et al. The impact of rotator cuff deficiency on structure, mechanical properties, and gene expression profiles of the long head of the biceps tendon (LHBT): implications for management of the LHBT during primary shoulder arthroplasty [published online May 13, 2015]. *J Orthop Res*. 2015;33(8):1158–1164. https://doi.org/10.1002/jor.22895.

28. Cuoma F, Birdzell MG, Zuckerman JD. The effect of degenerative arthritis and prosthetic arthroplasty on shoulder proprioception. *J Shoulder Elbow Surg*. 2005;14:345–348.

29. Brophy RH, Marx RG. Osteoarthritis following shoulder instability. *Clin Sports Med*. 2005;24:47–56.

30. Safran O, Iannotti JP. Arthrodesis of the shoulder. *J Am Acad Orthop Surg*. 2006;14:145–153.

31. Stretanski MF, Chopko B. Unintentional vascular uptake in fluoroscopically guided, contrast-confirmed spinal injections: a 1-yr clinical experience and discussion of findings. *Am J Phys Med Rehabil*. 2005;84(1):30–35.

32. Drezner JA, Sennett BJ. Subacromial/subdeltoid septic bursitis associated with isotretinoin therapy and corticosteroid injection. *J Am Board Fam Pract*. 2004;17:299–302.

33. Lovy AJ, Keswani A, Beck C, Dowdell JE, Parsons BO. Risk factors for and timing of adverse events after total shoulder arthroplasty. *J Shoulder Elbow Surg*. 2017. https://doi.org/10.1016/j.jse.2016.10.019. pii: S1058–2746(16)30564-X.

第 20 章

肩胛上神经病

Ryan Hubbard, MD

Jonathan T. Finnoff, DO

同义词

冈下肌综合征

排球肩

神经源性肩痛

肩胛上神经肩袖压迫综合征

ICD-10 编码

G56.80	非特指上肢的其他单神经炎
G56.81	右上肢其他单神经炎
G56.82	左上肢其他单神经炎
G56.90	非特指上肢的非特指单神经炎
G56.91	右上肢的非特指单神经炎
C56.92	左上肢的非特指单神经炎

定义

肩胛上神经病(SN)的定义为肩胛上神经的脱髓鞘或轴突损伤。曾经作为排除性诊断,肩胛上神经病现在正成为一种公认的疾病,其源于在神经走行中的某些点受到牵拉或者压迫。该病的流行病学数据有限,据报道,过顶运动的运动员肩胛上神经病患病率在 12%～33%,在大量肩袖撕裂患者中其患病率在 8%～100%[1-3]。

要了解其病理生理学,必须具备良好的解剖学知识(图 20.1)。肩胛上神经起源于臂丛的上干,主要来自第 5 和第 6 颈神经根,也有来自第 4 颈神经根的变型。它在前侧到肩胛上切迹的途中,在斜方肌和锁骨的深处向外侧突出。在这里,它通过肩胛上横韧带(STSL)下方,连接肩胛上切迹的两个边界,进入冈上窝[4]。人群中的 18%～60%,喙肩胛前韧带(ACSL)位于肩胛上切迹前部深处。通常,肩胛上神经和动脉一起通过 ACSL 上方并且在肩胛上切迹内肩胛上神经走行低于 STSL,肩胛上动脉通过 STSL 上方[4-7]。在冈上窝内,肩胛上神经向冈上肌发送两个

运动分支,感觉分支来自周围多个结构,包括盂肱关节的后部、肩锁关节、肩峰下滑囊、喙肱和喙肩韧带以及覆盖在上的皮肤[8]。然后,神经在肩胛骨外侧周围向外侧行走。该区域被称为冈盂切迹,是肩胛上神经压迫的常见区域。最后,神经进入冈下窝,其末端运动分支支配冈下肌。

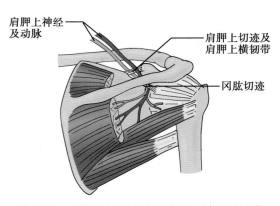

图 20.1 肩胛骨后面观演示肩胛上神经通过肩胛上切迹及冈肱切迹

神经的迂回走行以及通过两个切迹使其特别容易受伤。静态形式的压迫或牵引可以来源于解剖学变异,特别是在肩胛上切迹处,STSL 或 ACSL 可在其上肥大或骨化[4,6]。肩胛上切迹的变化也会增加肩胛上神经病的风险,例如分叉的三叉的 STSL,ACSL 或小的、窄的或浅的肩胛上切迹[7,9,10]。在冈盂切迹,压迫最常见的原因是盂唇撕裂而形成的囊泡囊肿并发症,较少来自良性肿瘤(例如脂肪瘤)或肥大的肩肱(下横向肩胛骨)韧带[1,2,11]。

由于在过顶运动期间收缩了肩肱韧带,因此在过顶运动员中经常可以看到冈盂切迹韧带的拉紧[12]。这导致所谓的"冈下肌综合征",因为只有冈下肌受影响。此外,重复的过顶运动可能导致肌肉和肌腱微创伤("吊索效应"),导致神经炎症和压迫。这在排球运动员,上手投手(overhand pitchers),举重运动员以及那些为其职业做重复的过顶动作的人中最为明显[2,9,13]。

不太常见的是,肩胛上神经病可能由肩胛带创伤、盂肱关节脱位、臂丛神经炎,以及作为手术并发症的医源性损伤或严重的肩袖撕裂引起[2,3,12,14,15]。三维标测显示经手术治疗的肩胛骨骨折的患者中22%骨折延伸至冈盂切迹[5]。

症状

一系列症状可能与肩胛上神经病有关。患者的主诉通常与其他肩关节病变相似,包括疼痛、无力、感觉异常、运动范围减少或功能障碍。然而,一些患者可能仅在肩胛肌肉组织无痛性萎缩后才出现[2]。因此,仅基于病史难以诊断肩胛上神经病。如果存在疼痛,可能是局部的,但通常位于肩部后外侧,并描述为深部的钝痛、烧灼痛,会因过顶活动向上臂放射或睡在患侧而恶化[2,4,8]。这种疼痛方式与肩胛上神经的感觉支配区域一致,因为它包含高达70%肩部的感觉传入[2,8]。对于创伤,发病通常是潜在的,夜间疼痛是变化的。虽然不太常见,但创伤可导致肩胛上神经病,并且在这种情况下,症状发作很快。

临床医师应该对从事体育运动(包括排球、棒球、网球、篮球和游泳)的运动员有较高的怀疑指数。这些重复的过顶运动可以通过前面描述的机制导致肩胛上神经损伤并且可以加剧症状。此外,投掷运动员可能会遇到投掷速度或过顶摆动(击打)速度的下降。运动员也可能在这些活动中描述虚弱和疲劳感[8]。

体格检查

完整的肩部体格检查对于确定肩胛上神经损伤及其潜在病因至关重要。检查可能显示冈上或冈下窝萎缩[4]。鉴于冈上肌大部分被斜方肌覆盖,冈上肌的萎缩可能难以观察到,冈下肌的孤立性萎缩表明在冈盂切迹处神经受压。触诊可引起沿神经走行的压痛,特别是在肩胛上切迹,冈上窝内或冈盂切迹处。肩水平内收时肩胛韧带的收紧使得压痛增加。力量测试可能出现外展或外旋的无力[4]。由于肌肉的代偿作用,无力可能是轻微的。鉴于盂唇病变引起的冈盂切迹处的囊肿可以压迫肩胛上神经,应进行其他特殊测试以评估盂唇病变。检查者还应进行彻底的上肢神经血管检查,并对颈椎和对侧肩进行

评估。

功能受限

功能受限程度将根据患者的活动水平而显著变化。如前所述,从事过顶运动的运动员可能会发现投或掷的速度或过顶摆动速度下降。在排球运动员中,力量不足尤其普遍,其中高达68%的人击球侧存在外旋力量不足。应该注意的是,由于肌肉代偿的作用,无力可能是轻微的并且对表现的影响有限[16]。在累及冈上肌和冈下肌的近端神经病变的患者中,会出现功能下降,尤其是过顶活动更为明显。非运动员可能难以进行过顶活动,例如将餐具放入高柜中,或者需要肩外旋的活动,例如伸手穿上夹克。

诊断分析

彻底的病史和体格检查可以提高对肩胛上神经病的怀疑并引出进一步测试。虽然标准肩关节位 X 线片通常不显像,但 Strykernotch 位可能会有所帮助,因为它可以显示肩胛上切迹的解剖变异。如果怀疑骨性变异,三维计算机断层扫描有助于进一步描绘解剖结构和计划干预措施[12]。MR 允许沿着其走行评估肩胛上神经,显示张力或压迫点。可以发现肩袖水肿或萎缩,从而给出神经压迫的严重性或时间性。磁共振关节造影是对盂唇病变的首选诊断测试,也将识别相关的冈盂切迹囊肿[8,17]。超声检查还可以识别肩袖病变和唇旁囊肿。

电诊断研究是确认肩胛上神经病诊断和评定损伤严重程度的金标准测试。脱髓鞘损伤表明,当在 Erb 点刺激时,远端运动潜伏期延长,并且在神经传导研究中记录冈上肌或冈下肌。复合肌肉动作电位幅度的降低可能是由于脱髓鞘损伤的传导阻滞或可能代表轴突损伤。脱髓鞘和轴突损伤可以通过针式肌电图(EMG)区分。原纤维电位,正锐波,运动单位振幅增加,持续时间和多相,以及针式肌电图上的募集模式减少表明存在轴索损伤[2,8,18]。

诊断性肩胛上神经阻滞也可以帮助诊断这种疾病。应使用超声波或透视引导进行神经阻滞以确保准确性。超声引导下注射提供了最高百分比的有利结果[19]。相比未做肩胛上神经阻滞的患者,症状的临时消退证实了肩胛上神经病的诊断。

治疗

早期治疗

为了准确确定肩胛上神经损伤的病因和位置，进行适当的检查是必要的，因为治疗策略将根据病理的精确位置和原因而变化。在没有确定的占位性病变（如唇旁囊肿）的情况下，第一线治疗是非手术治疗。应指导患者避免重复的过顶活动或其他引起恶化的手臂位置。非甾体抗炎药（NSAID）或对乙酰氨基酚以及理疗如热疗、冷疗或直流电导入可用于缓解疼痛。与大多数肩关节病变一样，物理治疗在非手术治疗中起着重要的作用。

康复治疗

物理治疗已被证明在神经损伤是动态形式的结果时特别有效，例如在过顶运动员中[2,8]。一项研究报告成功治疗了 38 名（92%）竞技排球运动员中有 35 名患有冈下肌孤立性萎缩，尽管萎缩在长期随访中保持不变，患者无症状[8,20]。早期康复应侧重于肩胛骨回旋及上下移的柔韧性，如胸小肌和斜方肌上束。力量训练应包括与肩胛稳定相关的，特别是斜方肌中束及下束，大菱形肌、小菱形肌以及前锯肌。还应加强三角肌和肩袖肌群的力量，特别是外旋肌群。本体感觉训练可以改善肩部稳定性和神经肌肉控制。锻炼计划应首先避免外展和外旋，并随着患者症状减轻逐渐进展到该运动范围的锻炼。康复的最后阶段应该包括体育专项训练，以准备恢复体育运动。完成康复管理的最后阶段后，患者应向家庭锻炼计划过渡，以保持其治疗效果[8]。6~8 个月的非手术治疗无效者提示临床医师进行进一步的诊断性研究或考虑手术方案[2,8]。

介入治疗

肩胛上神经病的管理流程通常用于诊断目的或提供临时缓解。如前所述，肩胛上神经阻滞可以帮助定位疼痛源。肩胛上神经可以在肩胛上切迹或冈盂切迹处被阻塞。由于肩胛上神经的深部位置和敏感性，在进行肩胛上神经阻滞时应使用影像引导（例如，透视或超声）[19]。

如果是唇旁囊肿引起肩胛上神经压迫，则可以进行超声引导下的冈盂切迹处囊肿抽液。然而，这种治疗通常只能暂时缓解，因为无法解决导致囊肿的基础病变（即关节盂唇撕裂）[21]。其他治疗无效的慢性肩痛患者可能对肩胛上神经的射频消融有反应[19]。

技术设备

没有特定的技术设备来治疗或康复这种疾病。

手术

在非手术治疗失败的情况下，外科手术干预在大多数患者中能提供有效的疼痛缓解和功能恢复[2,22]。最佳手术时机和方法仍是争论的焦点。手术的目标是直接或间接神经减压。对于孤立的肩胛上神经病，可以通过开放式或关节镜手段实现直接减压。根据病因，神经在肩胛上或冈盂切迹处减压。一些研究者主张常规松解肩胛上横韧带和肩胛前韧带，以优化神经完全恢复的可能性[8,23,24]。当存在潜在的病理改变时，例如唇旁囊肿或肩袖撕裂时，存在关于通过解决主要病理学的间接减压是否足以减轻神经病变，或是否还需要同时直接神经减压的争论[1,8,12,23]。需要进一步地研究来回答这个问题。

潜在的疾病并发症

肩胛上神经的持续压迫可导致永久性肌肉无力和进行性肩部功能障碍，当萎缩显著时功能障碍通常不可逆[8]。鉴于冈上肌和冈下肌在关节盂内稳定肱骨头的作用，人们可以推测肩袖关节病是长期肩胛上神经病的最终结果。有人提出，早期手术减压可以提高全面恢复肌肉力量和肩部功能正常化的可能性[8,19,22]。

潜在的治疗并发症

服用轻度口服镇痛药如对乙酰氨基酚和 NSAID 治疗的患者会有与这些药物相关的并发症的风险，如肝脏或肾脏毒性或消化性溃疡病。肩胛上神经阻滞可导致肩胛上神经的直接创伤。肩胛上神经的复杂解剖结构使其在任何手术入路都有损伤风险。受伤可能包括神经牵拉或神经撕裂。尽管尝试治疗，但仍会出现持续的疼痛，持续的肌肉萎缩或复发。

（郑杰　译　马明　校　马超　审）

参考文献

1. Freehill MT, Shi LL, Tompson JD, et al. Suprascapular neuropathy: diagnosis and management. *Phys Sportsmed.* 2012;40(1):72–83.
2. Hill LJ, Jelsing EJ, Terry MJ, et al. Evaluation, treatment, and outcomes of suprascapular neuropathy: a 5-year review. *PM R.* 2014;6:774–780.
3. Ahlawat S, Wadhwa V, Belzberg A, et al. Spectrum of suprascapular nerve lesions: normal and abnormal neuromuscular imaging appearances on 3-T MR neurography. *AJR.* 2015:204.
4. Polguj M, Jedrzejewski K, Podgorski M, et al. A proposal for classification of the superior transverse scapular ligament: variable morphology and its potential influence on suprascapular nerve entrapment. *J Shoulder Elbow Surg.* 2013;22:1265–1273.
5. Podgorski M, Sibinski M, Majos A, et al. The suprascapular vein: a possible etiology for suprascapular nerve entrapment and risk of complication during procedures around the suprascapular foramen region. *Orthop Traumatol Surg Res.* 2014;100:515–519.
6. Polguj M, Jedrzejewski K, Majos A, et al. Coexistence of the suprascapular notch and the suprascapular foramen – a rare anatomical variation and a new hypothesis on its formation based on anatomical and radiological studies. *Anat Sci Int.* 2013;88:156–162.
7. Podgorski M, Topol M, Sibinski M, et al. New parameters describing morphological variations in the suprascapular notch region as potential predictors of suprascapular nerve entrapment. *BMC Musculoskelet Disord.* 2014;15:396.
8. Moen TC, Babatunde OM, Hsu SH, et al. Suprascapular neuropathy: what does the literature show? *J Shoulder Elbow Surg.* 2012;21:835–846.
9. Polguj M, Sibinski M, Grzegorzewski A, et al. Morphological and radiological study of ossified superior transverse scapular ligament as potential risk factor of suprascapular nerve entrapment. *BioMed Res Int.* 2014:2014.
10. Kumar A, Sharma A, Singh P. Anatomical study of the suprascapular notch: quantitative analysis and clinical considerations for suprascapular nerve entrapment. *Singapore Med J.* 2014;55(1):41–44.
11. Doral M, Huri G, Bohacek I, et al. Extra-articular endoscopy. *Sports Med Arthrosc Rev.* 2014;24(1):29–33.
12. Plancher KD, Luke TA, Peterson RK, et al. Posterior shoulder pain: a dynamic study of the spinoglenoid ligament and treatment with arthroscopic release of the scapular tunnel. *Arthroscopy.* 2007;23(9):991–998.
13. Clavert P, Thomazeau H. Peri-articular suprascapular neuropathy. *Orthop Traumatol Surg Res.* 2014;100S:S409–S411.
14. Massimini DF, Singh A, Wells JH, et al. Suprascapular nerve anatomy during shoulder motion: a cadaveric proof of concept study with implications for neurogenic shoulder pain. *J Shoulder Elbow Surg.* 2013;22:463–470.
15. Beeler S, Ek E, Gerber C. A comparative analysis of fatty infiltration and muscle atrophy in patients with chronic rotator cuff tears and suprascapular neuropathy. *J Shoulder Elbow Surg.* 2013;22:1537–1546.
16. Lajtai G, Wieser K, Ofner M, et al. Electromyography and nerve conduction velocity for the evaluation of the infraspinatus muscle and the suprascapular nerve in professional beach volleyball players. *Am J Sports Med.* 2012;40:2303–2308.
17. Collin P, Treseder T, Ladermann A, et al. Neuropathy of the suprascapular nerve and massive rotator cuff tears: a prospective electromyographic study. *J Shoulder Elbow Surg.* 2014;23:28–34.
18. Buschbacher RM, Weir SK, Bentley JG, et al. Normal motor nerve conduction studies using surface electrode recording from the supraspinatus, infraspinatus, deltoid, and biceps. *PM R.* 2009;1(2):101–106.
19. Chang K, Hung C, Wu W, et al. Comparison of the effectiveness of suprascapular nerve block with physical therapy, placebo, and intra-articular injection in management of chronic shoulder pain: a meta-analysis of randomized controlled trials. *Arch Phys Med Rehabil.* 2016;97:1366–1380.
20. Ferretti A, De Carli A, Fontana M. Injury of the suprascapular nerve at the spinoglenoid notch: the natural history of infraspinatus atrophy in volleyball players. *Am J Sports Med.* 1998;26:759–763.
21. Bathia N, Malanga G. Ultrasound-guided aspiration and corticosteroid injection in the management of a paralabral ganglion cyst. *PM R.* 2009;1(11):1041–1044.
22. Shah AA, Butler RB, Sung SY, et al. Clinical outcomes of suprascapular nerve decompression. *J Shoulder Elbow Surg.* 2011;20(6):975–982.
23. Sandow MJ, Hie J. Suprascapular nerve rotator cuff compression syndrome in volleyball players. *J Shoulder Elbow Surg.* 1998;7:516–521.
24. Savoie F, Zunkiewicz M, Field L. A comparison of functional outcomes in patients undergoing revision arthroscopic repair of massive rotator cuff tears with and without arthroscopic suprascapular nerve release. *Open Access J Sports Med.* 2016;7:129–134.

第 21 章

肘关节炎

Dana H. Kotler, MD

Christine Eng, MD

同义词

类风湿性肘

原发性退行性关节炎

肘关节骨性关节炎

创伤后关节炎

ICD-10 编码

M06. 821	类风湿关节炎,右肘
M06. 822	类风湿关节炎,左肘
M06. 829	类风湿关节炎,肘,非特指
M19. 021	原发性关节炎,右肘
M19. 022	原发性关节炎,左肘
M19. 029	原发性关节炎,肘,非特指
M19. 221	继发性骨性关节炎,右肘
M19. 222	继发性骨性关节炎,左肘
M19. 229	继发性骨性关节炎,肘,非特指
M12. 521	创伤性关节病,右肘
M12. 522	创伤性关节病,左肘
M12. 529	创伤性关节病,肘,非特指

定义

在肘关节炎的专业术语中最简单的定义是指尺侧滑车关节和桡侧肱骨小头关节处关节软骨的缺失。关节相关的改变包括软骨缺失、软骨下成骨以及以骨赘形式出现的过度骨生长。这些改变多数由于炎症反应、骨性结构创伤性的破坏以及关节囊和韧带损伤。肘部疾病的表现可由间歇痛、关节轻度受限、影像学可见的微小变化一直发展到更严重的阶段,即关节进一步受限、运动中的疼痛弧以及影像学的多重表现如骨赘的形成、囊肿和关节腔狭窄。最终,这些破坏性的发展会导致关节完全僵硬或者肘部整体结构失稳。

炎症性关节炎

炎症性关节炎,最常见为类风湿关节炎(RA),是引起肘关节炎主要的致病因素。RA 的特点主要为晨僵,对称性的多关节受累(包括肘部),手关节的关节炎,滑膜炎,血管翳形成,结节形成和放射影像学改变。放射影像学改变包括关节腔变窄,关节周围骨质疏松和进展性关节破坏[1,2]。RA 患者最终出现肘部关节炎的比例接近 20% ~ 50%[3,4]。RA 患者的肘关节最初仅有明显的以疼痛为主的滑膜炎表现和关节活动部分受限,这种改变可以立刻或者随着疾病本身治疗得到改善。滑膜炎会引起关节肿胀,环状韧带破坏和桡骨头不稳。持续存在的滑膜炎会引起关节软骨磨损、软骨下囊肿和骨赘形成。这种滑膜炎导致内外侧副韧带复合体的破坏,最终影响关节囊和韧带等支持结构的功能,导致关节不稳[3,4]。

其他会影响肘关节的炎症性情况包括血清学阳性的脊柱关节疾病(强直性脊柱炎、银屑病关节炎、反应性关节炎和肠病性关节炎)、系统性红斑狼疮、晶体性关节炎(痛风和假性痛风)、血友病性关节炎和结核性关节炎,以上每一种关节炎均有各自鉴别诊断的特征。

骨性关节炎

骨性关节炎(OA)是一种以关节间隙缺失、骨赘形成为特点的非炎症性关节疾病,主要表现为关节运动功能受限。起初疼痛和活动受限主要影响肘关节的屈伸末端角度,也会累及旋前旋后功能。这主要与冠突,鹰嘴以及冠状窝、鹰嘴窝骨赘的形成有关[5]。原发性的肘关节 OA 是不常见的,占比大概不足 5%[6]。其主要与反复剧烈的手臂使用有关。原发性肘关节炎通常影响 50 岁男性的利手侧,在重体力劳动者、搬运工和投掷类运动员中的影响也有相关报道[7]。创伤后关节炎的发生远远多于原发性 OA,任何肘关节的创伤都可能导致 OA。其中包括肘关节关节内的骨折,而最常见的是肱骨远端或桡骨头的骨折。研究发现在肱骨远端骨折内固定后肘关节炎的发病率高达 80%[8]。类似地,在桡骨头骨折后,保守处理时肘关节炎的发病率达 76%;若进行桡骨头切除术处理,术后关节炎发病率达 88%~100%[9]。据报道,尺骨近端骨折和移位骨折同样与后期肘部 OA 的发生发展有关[10]。

已证实肱骨小头、上髁、滑车、桡骨头处接受皮质类固醇治疗的患者可出现非创伤性 OA。这类 OA 最终会导致关节破坏,常会出现骨软骨病、骨坏死和滑膜性软骨瘤病[11,12]。在儿童人群中,Panner 病是一种肘部肱骨小头处的软骨瘤病,会引起受累肘关节的疼痛和僵硬。它与骨坏死类似,但是预后较好[11]。滑膜性骨软骨瘤病是肘部关节炎中的一类较罕见的病因[12]。

症状

由于肘关节炎的许多病因并不局限于肘关节本身,所以了解所有的病史有助于鉴别潜在的疾病过程。在不考虑病因学的情况下,与肘关节相关常见的主诉是运动时疼痛和伸展末端活动度丧失。对疼痛的严重程度和性质,僵硬的存在,运动受限或运动中疼痛,机械性的卡顿和关节不稳都要进行鉴别。定位肘关节的具体受限区域以及区分是活动末端疼痛还是全范围疼痛是至关重要的。出现整个运动范围内的疼痛表明关节炎已到后期。在不考虑致病因素前提下,关节炎的最终阶段可以包括严重疼痛、关节活动受限,阻碍大部分除了用屈曲畸形的肘关节参与的日常生活活动。

在患者的病史中一些特定的细节可以帮助提出特定病因的假设,包括炎症性关节病、创伤后关节病、原发性骨关节炎或脓毒性关节炎。完整的病史应该涵盖其他那些最易受全身性炎症性疾病影响的器官表现,如引起皮肤炎症的疾病,视觉或泌尿生殖

器的症状等。有炎症性关节炎的患者如 RA 患者,常主诉关节肿胀,疼痛关节伴有晨僵。在后期可见到活动角度进一步减少或关节不稳出现。严重的疼痛、肿胀、皮温上升和活动受限可能提示肘关节的晶体性关节炎,但在这些病例中有很方便的评估法去排除脓毒性关节炎。若有夜间痛和休息痛,主要考虑潜在的炎症性反应过程,应仔细评估。

相较而言,肘部创伤后或原发性 OA 的特点更多是疼痛性的活动角度减少,而没有明显的渗出、皮温上升或滑膜炎相关的持续性疼痛。这些患者经常在屈伸活动末端由于骨赘夹挤而主诉疼痛。

作业活动的病史(如徒手劳动者)和需要肘关节经常参与的体育活动也会影响病程的进展。之前的外科术式和任何相关并发症也应注意,以及非手术治疗手段如关节间的激素注射会增加医源性感染的风险和软骨细胞损伤的出现。

患者也可能描述肘关节相关的神经病性的症状。尺神经病的症状(在尺神经沟或腕管)包括第4、第5手指的麻木,手部内在肌的萎缩,爪形手,手灵活性丧失,沿尺神经前臂分布区内的疼痛。考虑到肘关节周围的尺神经分布以及肘部和腕管受压的高风险性,尺神经的症状是有可能出现的(见第 27章)。因类风湿的滑膜增生会导致骨间后侧神经的卡压,所以有时也会产生放射痛至前臂,但不会放射至手指[13]。

体格检查

肘部体格检查表现会因致病因素和关节炎的分期有所不同。肘部检查首先要从关节畸形的仔细检查开始,并注意提携角的不同。渗出、滑膜增厚和红肿均是炎症性关节病急性发作期常出现的表现。

检查者应以鉴别疼痛产生的具体原因和诱发疼痛的不同手段为检查的目的。触诊可能可以引出关节线周围某些具体的不适,但患者也可能在桡骨头上部、鹰嘴、鹰嘴窝、肌肉和肌腱附着处有压痛。

肘部全关节活动度的检查同样重要。正常成年人肘关节的屈伸角度为 0°~150°;旋前平均 75°,旋后平均 85°;肘功能性角度为 30°~130°,旋前旋后各50°[14]。原发性或创伤性肘关节炎会经常出现僵硬和屈曲挛缩。在整个关节活动度或前臂旋转时可能会触诊到捻发音。相反,类风湿关节炎由于滑膜炎影响整个关节面经常出现所有运动平面上的关节受限。疼痛、活动受限和捻发音会随着疾病进展而加重。关节活动度检查应从首次评估开始一直连续到

后期随诊评估。腕部和肩部的运动也应加以考量，邻近关节在肘部关节受限患者的代偿活动中扮演着重要的角色。

肘部激发试验包括关节不稳或松弛度的检查。考虑到 RA 的关节不稳因素主要由于关节结构包括关节囊和韧带的破坏。它是患者经常感觉到的表现，如无力或力学性症状。内外翻应力测试或后侧关节不稳也可能检查出关节的松弛度。

在不存在相关的神经损伤时，深肌腱反射和感觉检查的神经学检查通常是正常的。肘部肌群和腕部屈、伸肌群可能在长期患有肘部关节炎的患者中因失用或疼痛受到影响。尺神经相关的激惹性会导致腕管周围的疼痛或 Tinel 征阳性。也会出现 5 指或 4 指尺侧半的感觉减弱（见第 27 章）。屈肘 30°～60°时可引出伴有感觉异常的屈肘测试阳性表现。无力，特别是手内在肌的肌力下降可能提示相关的神经病。

功能受限

肘部主要以处理手部的空间姿势为主要功能。伸直功能的明显减少会妨碍个体与环境间的互动。需要完全伸直才能完成的活动可能会出现疼痛，如提东西、拖行李箱等。屈曲功能的显著减少也会干扰日常生活，如进食、剃须和修饰。正常的肩关节运动可以较好地代偿旋前的缺失，但肘关节屈曲受限需要正常的肩、腕和颈椎活动的代偿。个体对于伸直受限并没有简单易行的解决方案。身体必须更加靠近目标物以代偿伸直受限。RA 患者由于多关节受累，所以其代偿机制常常受损，这就更扩大了肘关节炎对功能的影响。

诊断分析

放射影像学评估在肘关节炎的诊断中普遍运用，主要包括前后向、侧向和斜位向影像。放射影像学主要用于关节间隙狭窄，骨赘、囊肿形成，骨破坏，既往受伤和愈合情况，关节结构完整性以及游离体或异质体的诊断。关节间隙问题可能主要出现在前方或后方有骨赘的情况下[5]。对于 RA 患者更适合使用梅奥诊所的类风湿放射学图像分类标准（表 21.1）[2]。严重的骨缺损是 RA 疾病发展的明显变化（图 21.1）。此种破坏的表现不会出现在创伤后关节炎或原发性关节炎中。后一类患者的放射学图像包括冠突或鹰嘴处的骨刺或骨赘，游离体以及冠状窝和鹰嘴窝处的狭窄（图 21.2）。

表 21.1　类风湿关节炎的放射学分类[2]	
Ⅰ 级	滑膜炎、关节表现正常
Ⅱ 级	关节间隙减少但软骨下关节结构存在
Ⅲa 级	软骨下关节结构改变
Ⅲb 级	关节结构的畸形改变
Ⅳ 级	全部关节畸形

Morrey B，Adams R. Semiconstrained arthroplasty for the treatment of rheumatoid arthritis of the elbow. *J Bone Joint Surg Am*. 1992；74（4）：479-490.

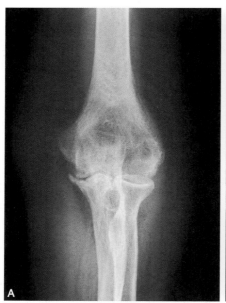
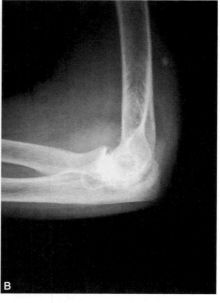

图 21.1　类风湿关节炎。40 岁女性长期肘部疼痛，前后向（A）和侧位向（B）肘部放射影像学表现。显示骨质减少，整个关节间隙减少。侧位向表明早期尺骨的骨缺损，这属于 Ⅲa 阶段

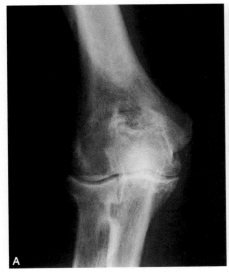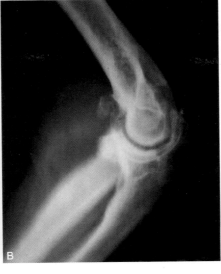

图 21.2　原发性肘关节炎。52 岁男性，右利手肘关节活动末端疼痛的放射图像，前后向（A）和侧位向（B）。A 显示关节间隙狭窄和冠状窝闭合；B 显示冠突和鹰嘴处骨刺和前方大块游离体

MRI 在确定可疑的骨坏死或韧带损伤方面最有意义。磁共振关节成像术或计算机断层关节成像术有助于定位可疑的游离体。肌骨超声可用以评估滑膜炎、滑囊炎、起止点炎症以及关节由于内部侵蚀出现的骨表面异常。同样，使用超声测量的多普勒成像在炎症活动期也会有阳性表现[15]。

对于肘部 RA 患者最主要的仍是类风湿病的诊断。当单纯考虑肘的炎症性关节炎时，应做血清学检查，包括类风湿因子、抗核抗体、红细胞沉降率、抗环瓜氨酸肽抗体（抗 CCP）和 HLA-B27[16]。肘关节穿刺也有助于对伴有急性皮温上升、渗出和没有创伤或炎症关节炎病史患者区分结晶体或炎症病因。

对于有神经病症状的患者，肌电图检查有助于评估伴发的或继发的尺神经、正中神经、桡神经和骨间后侧神经的问题。

高级影像技术可能有助于区分受累神经的具体位置。

治疗

早期治疗

肘关节炎的治疗主要依赖于诊断、累及程度、功能受限程度和疼痛。当炎症性关节炎活动期肘关节是其中一个关节时，系统性治疗是有效的。病症缓解性抗风湿药（DMARD）在缓解症状和减缓疾病进程方面有显著的作用。为防止出现系统性疾病，类风湿学专科治疗是有益的。

在肘关节炎症活动早期的治疗可包括休息。使用吊带将肘关节置于相对舒适的位置，但是应鼓励患者每天数次拆除吊带进行肩和肘的轻微活动度训练。在炎症出现的头几天，每天多次进行 15min 的肘部冰敷也是有益的。

肘部原发性关节炎的非手术治疗包括休息、活动量调整以及无禁忌证患者（如胃肠疾病或肾病）使用非激素类抗炎药物。口服止痛剂可以帮助控制疼痛。也可尝试一些治疗，包括使用双氯芬酸凝胶、利多卡因或辣椒素。指导伴有尺神经损伤症状的患者避免肘部的直接受压和长时间屈曲肘关节。一个将肘屈曲 30°的静态夜间支具有助于缓解尺神经症状（见第 27 章）。

康复治疗

一旦急性炎症减弱，就应该开始物理治疗和作业治疗，旨在重获肘关节的活动度、肌力，并教育患者活动量调整和疼痛控制的方法。治疗方案应该着重改善上半身全部的运动链、关节活动度和肌力。不考虑肘关节炎程度的情况下，康复的目标是为了改善功能而不仅仅改善关节活动度。

肘部疼痛的鉴别诊断	
关节内	三头肌肌腱病
急性骨折	鹰嘴滑囊炎
骨性关节炎（原发性或创伤性）	软组织挛缩
炎症性关节炎	正中/尺神经卡压
侧副韧带损伤、肘关节不稳	腕管综合征
脓毒性关节炎	**牵涉性**
晶体性关节炎	颈部放射性疾病
关节外	骨间后神经卡压/旋后肌综合征
肘关节内侧或外侧腱起止点痛/内外髁炎	桡管综合征

辅助器具,如夠物器,适合向患者推荐。人体力学工作设备也是有用的(如语音激活计算机软件、前臂休息台等)。物理因子如超声、离子导入也有助于控制疼痛。夜间静态、静态进阶型或动态伸直支撑护具已被证明可以预防或治疗肘部挛缩。对有关节不稳的患者支撑护具同样有效。

在原发性肘部关节炎中,由于伴有骨与骨之间的挤压,所以矫正型支具并不适用。同样,那些可能诱发症状的治疗也应谨慎选择。此外,在肘部活动受限的患者肩部和颈椎的力学调整对改善功能也很重要。

肘关节手术的成功,康复是十分关键的。RA患者通常有多个关节的问题,这是进行肘关节治疗时不能忽视的问题。肩部常会有关节僵硬的风险。除了成功的手术,积极主动的患者,经验丰富且知识充足的治疗师也是优化手术后结果的必备条件。术后的康复可变性多且常与具体的术式和外科医师的喜好有关。但通常来讲,物理治疗与作业治疗是重获肘部活动度和肌力的推荐手段。

介入治疗

遇到难治性症状时,关节间注射类固醇对缓解与滑膜相关的疼痛方面有效(图21.3)。关节腔内注射透明质酸已证明可短期缓解疼痛[17]。目前,麻醉药和皮质类固醇的剂量、类型及总量用法缺乏一致的结论。通常,合适用量为 2~5ml 总量,包括 1mL类固醇和 1~4mL 麻醉药(比如,1mL 40mg/mL 的甲泼尼龙+3mL 0.2% 的罗哌卡因)。基本注射使用25G,1.5 英寸大小针头即可;若用于抽吸,常需要21G 以上或 18G 等更大型号的针管。

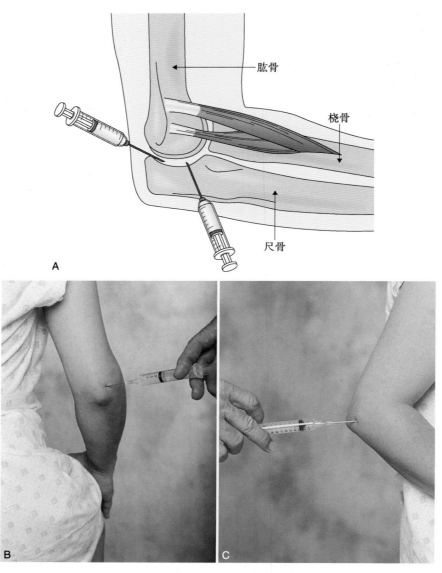

图21.3　肘部内部解剖图(A)与体表解剖(B)的侧面观;(C)肘关节注射后侧注射法的侧面观和后面观
(*From Lennard TA. Pain Procedures in Clinical Practice. 2nd ed. Philadelphia;Hanley & Belfus;2000.*)

对于触诊引导的注射方式而言,肘关节最好的进针位置可以用后外侧方式,使针头通过"柔软区",即外侧髁、鹰嘴尖和桡骨头构成的三角形中心位置。患者手臂置于屈肘 50°~90°。在无菌环境下,针头直接由近端朝向桡骨头位置向内进入肘关节。当针头进入关节时会体会到阻力消失。如果存在渗出,在麻醉药-皮质类固醇混合物注射前应先做抽吸[18]。

超声引导下注射可以提高肘关节注射的精准性[19,20],改善效果以及更好地监测与抽吸渗出物[21]。目前,有以下几种已有的用于肘关节的操作,但是最常用的有两种,即以肱桡关节为目标以及以肘关节后侧、肱三头肌外侧的鹰嘴和滑车间间隙为目标的两种方式。若使用肱桡关节外侧,应将患者肘部旋前且屈肘 40°~90°。探头横向置于肱桡关节。注射既可以以平面内由远至近方式进针,也可以在平面外由后至前方式进针(图 21.4)[20,22]。一种替换位置的方法可以用于有关节渗出的患者,此方式会使脂肪垫向后移位。患者俯卧,手臂悬垂于桌面边缘且保持屈肘 90°。探头移至鹰嘴窝上方。注射中可视化和避免尺神经损伤是至关重要的。注射可以使用平面内由外至内的方式,短轴朝向三头肌肌腱。也可使用替换方式,即平面内由近至远方式,探头长轴斜向三头肌肌肉肌腱连接处[20]。

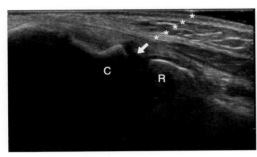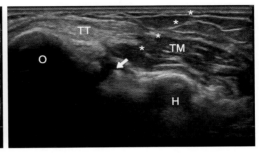

图 21.4　超声引导下的注射方式。星号表示针的位置,箭头表示注射靶位。左图:外侧法(C 指肱骨小头,R 指桡骨头);右图:后侧法(O,鹰嘴;H,肱骨;TT,三头肌肌腱;TM,三头肌肌腹)

注射后护理包括注射后即刻肘部冰敷 10~20min 以及之后每天 2~3 次冰敷。应告知患者在头 24~36h 内疼痛可能会加重,也应告知药物可能 1 周左右起效。

通常来说,不推荐重复注射。尽管有证据证明低剂量的关节内注射类固醇可以提高损伤后的恢复效果,增加细胞生长,但是越来越多证据表明越大的累积剂量与软骨损伤和软骨毒素的产生相关,这些均会潜在地加速关节炎的出现[23]。

近期已出现了更多使用再生性物质注射的选择,包括治疗大关节的关节炎,特别是针对骨性关节炎时使用的富血小板注射(PRP)或浓缩骨髓抽吸液。但需要更进一步的研究来验证其在肘关节再生性注射方面的作用。去神经化手段,是腕关节和手指关节治疗中确定的有效手段。尽管目前仅有初步证据证实[10]对推迟关节置换手术有潜在作用。

技术设备

目前,没有特异性的技术设备或康复方案治疗这类情况。

手术

积极治疗后仍持续 3~6 个月疼痛的患者适合采取手术治疗。在原发性肘部关节炎的手术治疗评估中,仔细听取患者主诉十分重要。手术方案的恰当选择是基于关节炎的位置和患者的主诉。难治性疼痛是手术最好的指征,但已受限的关节活动度并不总是能得到很好的改善。许多患者常不满意手术的事实就是他们不能完全伸直肘部。

对于肱桡关节炎,常伴有既往的骨折或骨不连,在前面的内容中已描述伴植入物的桡骨头切除术。这项手术涉及进入肘肌及外侧副韧带复合体下方的桡骨肱骨小头关节面[24]。在未累及髁突的肱桡关节病中,单纯桡骨头关节成形术虽然不可能使关节活动度和肌力正常化,但可以改善患者疼痛和功能[25]。

对于肱尺关节炎患者,尽管僵硬的程度决定了手术方式,但手术已证明可以预防难治性疼痛和僵硬。间歇性的绞锁或卡顿,是关节存在游离体的表现,也是最适合采用肘关节镜的疾病。活动末端的疼痛,常因鹰嘴和冠突骨赘的夹挤有关,也适宜采取肘关节外科清除术。开放式的手术方法常规操作是移除夹挤的骨赘，但随着关节镜的技术成熟，使外科医师能够进行侵入性更小的清创手术，潜在的发病率更低。关节镜手术涉及关节清扫、外来物取出、移除骨赘以及清扫鹰嘴窝与冠状窝[10,24]。

对于有严重原发性肘关节炎的年轻患者，肱尺分离植入式关节成形术或伴植入物的表面置换术可作为全关节置换术的替代方法[26-28]。与类风湿关节炎不同，这些患者是一些相对健康有精力的人，他们常会使关节置换物承受更大的应力，因此应避免全肘关节置换术（TEA）。手术涉及关节桡侧清除，接着使用植入物（如自体阔筋膜或同种异体的跟腱）在表面重建关节面。术后配以铰链式的外固定架，可以保护植入物的愈合，同时保持肘关节稳定，并允许少许运动。在一项相对大型的分离植入式关节置换术研究中[27]，5年手术后随诊发现69%患者对疼痛缓解程度表示满意。

肱尺关节置换术是 Outerbridge-Kashiwagi 术式或鹰嘴清除术的另一种方式。手术将侵犯鹰嘴和冠状窝的骨赘移除，关节清扫，游离体切除，以及从鹰嘴窝和冠状窝中取一些碎骨[6]。这项术式在终末端的疼痛缓解方面十分成功。尽管仅有关节角度的略微改变，但85%的患者对手术效果比较满意[6,29,30]。正如大家所想，随着关节炎的加重，治疗效果随时间会减弱。虽然治疗效果一般，但伴有植入物的关节置换术的优点是可作为全肘关节置换术的替代方式，特别适合于60岁以上人群[31]。

TEA 是手术治疗的最后选择，特别是考虑到假体的存活时间。对于65岁以上长期少动且有严重关节炎的患者可考虑使用[32]。这类患者常常主诉全关节活动度内的疼痛，放射图像显示晚期关节炎表现，关节间隙严重变窄或关节畸形，此时单纯移除骨赘已经不能成功改变症状。这一术式也是类风湿关节炎晚期症状严重时的可靠选择[33,34]。目前，主要有两种肘关节假体，非限制性 TEA 被用于肘关节韧带良好、骨量充足的患者，而限制性 TEA 被用于韧带损伤的病例。梅奥诊所已报道使用半限制性假体效果更好[35]，92%的患者疼痛缓解，平均活动度26°～130°，旋前64°和旋后62°。但是，近期一项医疗人群中关于 TEA 使用趋势的分析显示，对于类风湿病患者 TEA 的使用率下降，考虑这与使用 DMARD 药物治疗有效有关。在肱骨远端骨折中使用 TEA 也有所下降，这可能与骨折修复术的固定技术改善有关[36]。

其他非植入式的外科方法包括关节融合术和切除式关节成形术。对于肘关节融合而言没有一个理想的融合位置。当肘相对伸直时外观上会更加理想，但是，这种伸直的姿势或多或少缺乏实用性。因此，肘关节融合术很少使用，仅在难治性感染出现时才会使用。关节切除成形术是 TEA 失败后的另一选择。这项手术允许肘轻微运动，但肘倾向于相对不稳。

对于有类风湿肘关节炎的患者，肘部滑膜切除术和清除术可短期止痛[37]。有趣的是，这一效果与关节炎的严重程度没有必然联系。但随时间延长，治疗效果确实在滑膜炎再发时会有所减弱[38,39]。滑膜切除术不一定会改善肘关节活动度，仅有40%的患者关节活动能力改善。一项对比关节镜下和开放式滑膜切除术手术结果的研究显示，如果术前屈肘活动度>90°，那么两种术式效果类似[38]。对于僵硬性的类风湿关节炎患者，关节镜下的滑膜切除术要优于开放式。

潜在的治疗并发症

外科手术的潜在并发症包括感染、伤口问题、神经血管损伤、僵硬、复发性滑膜炎、三头肌撕裂、假体周围透明化、骨折和医源性关节不稳。在原发性和创伤后骨性关节炎中，以改善运动为主的术式，如肱尺关节置换术，并不能阻止疾病本身放射图像上的必然变化。同样，类风湿肘关节的滑膜切除术，即使在缓解疼痛和滑膜炎有改善，也不能有效地预防关节的进一步破坏。术前尺神经有症状的可能偶尔在手术后会加重。当此类患者术前有关节活动度受限时，手术中应同时进行尺神经移植术[30]。在一项473例关节镜术的连续分析中显示，主要并发症的发生率和暂时性、次要并发症发生率分别为0.8%和11%[40]。出现暂时性神经麻痹最主要的危险因素是 RA 和挛缩。

TEA 手术后，伤口愈合问题、感染、三头肌功能不足以及植入物松脱是其主要并发症，出现在5%～7%的患者中。结果显示，绝大多数外科医师认为终身受限的活动是需要肘关节高负荷的活动（如不能打高尔夫，不能提超过4.5kg 重的物体）以此减少手术重修的需求。

（李睿 译 马明 校 马超 审）

参考文献

1. Arnett FC, Edworthy SM, Bloch DA, et al. The american rheumatism association 1987 revised criteria for the classification of rheumatoid arthritis. *Arthritis Rheum.* 1988;31(3):315–324.
2. Morrey B, Adams R. Semiconstrained arthroplasty for the treatment of rheumatoid arthritis of the elbow. *J Bone Joint Surg Am.* 1992;74(4):479–490.
3. Kauffman JI, Chen AL, Stuchin S, Di Cesare PE. Surgical management of the rheumatoid elbow. *J Am Acad Orthop Surg.* 2003;11(2):100–108.
4. Inglis A, Figgie M. Septic and non-traumatic conditions of the elbow:

rheumatoid arthritis. In: Morrey BF, ed. *The Elbow and its Disorders.* 2nd ed. Philadelphia: WB Saunders; 1993:751–766.

5. Wysocki RW, Cohen MS. Primary osteoarthritis and posttraumatic arthritis of the elbow. *Hand Clin.* 2011;27(2):131–137.

6. Morrey B. Primary degenerative arthritis of the elbow. Treatment by ulnohumeral arthroplasty. *Bone Joint J.* 1992;74(3):409–413.

7. Stanley D. Prevalence and etiology of symptomatic elbow osteoarthritis. *J Shoulder Elbow Surg.* 1994;3(6):386–389.

8. Doornberg JN, Van Duijn PJ, Linzel D, et al. Surgical treatment of intra-articular fractures of the distal part of the humerus. *J Bone Joint Surg Am.* 2007;89(7):1524–1532.

9. Herbertsson P, Josefsson P-O, Hasserius R, Karlsson C, Besjakov J, Karlsson M. Uncomplicated Mason type-II and III fractures of the radial head and neck in adults. *J Bone Joint Surg Am.* 2004;86(3):569–574.

10. Chammas M. Post-traumatic osteoarthritis of the elbow. *Orthop Traumatol Surg Res.* 2014;100(1):S15–S24.

11. Le TB, Mont MA, Jones LC, LaPorte DM, Hungerford DS. Atraumatic osteonecrosis of the adult elbow. *Clin Orthop Relat Res.* 2000;373:141–145.

12. Gramstad GD, Galatz LM. Management of elbow osteoarthritis. *J Bone Joint Surg Am.* 2006;88(2):421–430.

13. Malipeddi A, Reddy VRM, Kallarackal G, eds. Posterior interosseous nerve palsy: an unusual complication of rheumatoid arthritis: case report and review of the literature. *Semin Arthritis Rheum.* 2011;40:576–579.

14. Morrey B, Askew L, Chao E. A biomechanical study of normal functional elbow motion. *J Bone Joint Surg Am.* 1981;63(6):872–877.

15. Uson J, Miguélez-Sánchez R, de los Riscos M, et al. Elbow clinical, ultrasonographic and radiographic study in patients with inflammatory joint diseases. *Rheumatol Int.* 2016;36(3):377–386.

16. Shen R, Ren X, Jing R, et al. Rheumatoid factor, anti-cyclic citrullinated peptide antibody, C-reactive protein, and erythrocyte sedimentation rate for the clinical diagnosis of rheumatoid arthritis. *Lab Med.* 2015;46(3):226–229.

17. van Brakel RW, Eygendaal D. Intra-articular injection of hyaluronic acid is not effective for the treatment of post-traumatic osteoarthritis of the elbow. *Arthroscopy.* 2006;22(11):1199–1203.

18. Tallia AF, Wood UR. Diagnostic and therapeutic injection of the elbow region. *Am Fam Physician.* 2002;66:2097–2100.

19. Kim TK, Lee JH, Park KD, Lee SC, Ahn J, Park Y. Ultrasound versus palpation guidance for intra-articular injections in patients with degenerative osteoarthritis of the elbow. *J Clin Ultrasound.* 2013;41(8):479–485.

20. Sussman WI, Williams CJ, Mautner K. Ultrasound-guided elbow procedures. *Phys Med Rehabil Clin N Am.* 2016;27(3):573–587.

21. Sibbitt WL, Peisajovich A, Michael AA, et al. Does sonographic needle guidance affect the clinical outcome of intraarticular injections? *J Rheumatol.* 2009;36(9):1892–1902.

22. Malanga GA, Mautner KR. *Atlas of Ultrasound-Guided Musculoskeletal Injections.* New York: McGraw-Hill Education; 2014.

23. Wernecke C, Braun HJ, Dragoo JL. The effect of intra-articular corticosteroids on articular cartilage: a systematic review. *Orthop J Sports Med.* 2015;3(5): 2325967115581163.

24. Sears BW, Puskas GJ, Morrey ME, Sanchez-Sotelo J, Morrey BF. Posttraumatic elbow arthritis in the young adult: evaluation and management. *J Am Acad Orthop Surg.* 2012;20(11):704–714.

25. Shore BJ, Mozzon JB, MacDermid JC, Faber KJ, King GJ. Chronic posttraumatic elbow disorders treated with metallic radial head arthroplasty. *J Bone Joint Surg Am.* 2008;90(2):271–280.

26. Gramstad GD, King GJ, O'Driscoll SW, Yamaguchi K. Elbow arthroplasty using a convertible implant. *Tech Hand Up Extrem Surg.* 2005;9(3):153–163.

27. Cheng S, Morrey B. Treatment of the mobile, painful arthritic elbow by distraction interposition arthroplasty. *J Bone Joint Surg Br.* 2000;82(2):233–238.

28. Wright P, Froimson A, Morrey B. *Interposition arthroplasty of the elbow. The elbow and its disorders.* Philadelphia: WB Saunders; 2000:718–730.

29. Wada T, Isogai S, Ishii S, Yamashita T. Débridement arthroplasty for primary osteoarthritis of the elbow. *J Bone Joint Surg.* 87 (1 suppl 1):95–105.

30. Antuna SA, Morrey BF, Adams RA, O'driscoll SW. Ulnohumeral arthroplasty for primary degenerative arthritis of the elbow. *J Bone Joint Surg Am.* 2002;84(12):2168–2173.

31. Blaine TA, Adams R, Morrey BF. Total elbow arthroplasty after interposition arthroplasty for elbow arthritis. *J Bone Joint Surg.* 2005;87(2):286–292.

32. Moro JK, King GJ. Total elbow arthroplasty in the treatment of posttraumatic conditions of the elbow. *Clin Orthop Relat Res.* 2000;370:102–114.

33. Hargreaves D, Emery R. Total elbow replacement in the treatment of rheumatoid disease. *Clin Orthop Relat Res.* 1999;366:61–71.

34. Ferlic DC. Total elbow arthroplasty for treatment of elbow arthritis. *J Shoulder Elbow Surg.* 1999;8(4):367–378.

35. Gill DR, Morrey BF. The Coonrad-Morrey total elbow arthroplasty in patients who have rheumatoid arthritis. A ten to fifteen-year follow-up study. *J Bone Joint Surg Am.* 1998;80(9):1327–1335.

36. Triplet JJ, Kurowicki J, Momoh E, Law TY, Niedzielak T, Levy JC. Trends in total elbow arthroplasty in the Medicare population: a nationwide study of records from 2005 to 2012. *J Shoulder Elbow Surg.* 2016;25(11):1848–1853.

37. Ferlic DC, Patchett CE, Clayton ML, Freeman AC. Elbow synovectomy in rheumatoid arthritis long-term results. *Clin Orthop Relat Res.* 1987;220:119–125.

38. Tanaka N, Sakahashi H, Hirose K, Ishima T, Ishii S. Arthroscopic and open synovectomy of the elbow in rheumatoid arthritis. *J Bone Joint Surg Am.* 2006;88(3):521–525.

39. Horiuchi K, Momohara S, Tomatsu T, Inoue K, Toyama Y. Arthroscopic synovectomy of the elbow in rheumatoid arthritis. *J Bone Joint Surg Am.* 2002;84(3):342–347.

40. Kelly EW, Morrey BF, O'Driscoll SW. Complications of elbow arthroscopy. *J Bone Joint Surg Am.* 2001;83(1):25.

第 22 章

肱骨外上髁炎

Lyn D. Weiss, MD

Jay M. Weiss, MD

同义词

肌腱变性[1]

肱骨外上髁炎

网球肘

ICD-10 编码

M77. 10   肱骨外上髁炎, 肘部, 非特指

M77. 11   肱骨外上髁炎, 右肘

M77. 12   肱骨外上髁炎, 左肘

定义

上髁炎是描述肱骨炎症、疼痛或者内外侧上髁周围区域压痛所常用的术语。但疼痛发生的真正位置及其病理性改变仍一直有争议。肱骨外上髁炎这一术语意味着伸肌起点处 (肱骨外上髁) 的肌腱出现炎症并伴有退行性变。桡侧腕短伸肌为主要受累组织, 受累肌群也包括桡侧腕长伸肌和指总伸肌。

尽管上髁炎的名称意味着局部存在炎症反应过程, 但组织学上并没有发现明确的细胞炎症。相反, 与肌肉肌腱连接处病变出现的纤维组织增生[2] 相比, 即肌腱变性, 炎症反应是继发性变化。其他可能发生的变化包括血管成纤维化的肌腱炎、骨膜炎和肌腱起止点炎症[3]。损伤的主要焦点仍是伸肌腱的起点处。各种产生的症状可能与肌腱修复的失败相关[4]。

反复的应力刺激同样是出现这类疾病的原因[5]。打网球时反手击球动作的过度使用 (特别是技术不佳时的单手反手击球) 经常会导致肱骨外上髁炎 (因此不考虑其病因时, 网球肘常作为肱骨外上髁炎的同义词)。反复使用计算机 (特别是使用鼠标)、游泳、打高尔夫球和棒球都会引起或加重肱骨外上髁炎。

症状

患者经常主诉肱骨外上髁以下区域的疼痛。他们可能形容疼痛会向肘部近端或远端放射。也有患者主诉腕部与手部运动时的疼痛, 如握门把手、提公文包或握手, 患者偶尔也会主诉肿胀。

体格检查

在检查时, 外上髁的标志为伸肌腱的起点处。通常, 伸肌的起点位于外上髁下一指宽处。出现肱骨外上髁炎时, 疼痛会在抗阻伸腕运动时加重, 特别是伸肘、前臂旋前, 腕关节桡偏且手握拳时更明显。中指测试也可以用于评估肱骨外上髁炎, 即中指的近端指间关节抗阻伸直会诱发肱骨外上髁上方的疼痛。偶尔也会出现肿胀。如果出现顽固性外上髁炎, 还应检查桡神经的支配区域。桡神经受累是因为外上髁以下刚好有桡神经穿过肌间隔 (肱桡肌和肱肌之间)。沿着桡神经的走向, 在桡骨小头附近有局部的压痛。常不存在运动和感觉功能障碍。

功能受限

患者可能主诉不能用患侧上肢提或抬东西, 继而出现疼痛的加剧。打字、使用鼠标或者使用键盘工作均可能诱发疼痛。即使握手或双手做挤压动作也可能会引起肱骨外上髁疼痛。运动性的活动也会出现疼痛, 特别是在重复性运动时、运动技巧不够和运动设备改变时 (经常出现在新网球拍或球拍重新穿绳时) 疼痛会明显增加。

诊断分析

诊断经常以临床表现为依据。其中特别适合于软组织观察的磁共振成像 (MRI) 也可用于评估肌腱炎、肌腱变性、退行性变、部分或完全撕裂以及外上

髁伸肌总腱的分离[6]。但其实很少会用到 MRI，因为在疾病早期 MRI 无法明显地影响治疗手段的选择，只有在顽固性肱骨外上髁炎的诊断中才会应用 MRI。当出现撕裂、慢性退行性变和瘢痕形成时，需要 MRI 评估侧副韧带复合体。超声成像也可用于肱骨外上髁炎的诊断[7]。患侧伸肌总腱和桡神经可能常有肿胀表现[8]。若桡神经受累，体征可能包括桡神经支配区的疼痛。如果怀疑关节囊受破坏和相关韧带损伤，关节造影可帮助判断。除了有外伤的证据，早期的放射学对于这类疾病的诊断价值较小，而在顽固性肌腱炎以及要排除隐匿性骨折、关节炎和骨软骨游离体的时候可以选择。

鉴别诊断
骨间后神经综合征
骨感染或肿瘤
肘部尺神经和正中神经病
骨关节炎
外上髁周围的急性钙化[9]
骨软骨游离体
肘肌筋膜室综合征[10]
肱三头肌肌腱炎
退行性关节病[11]
肘部滑膜炎
外侧韧带不稳[12]
桡骨小头骨折
滑囊炎
侧副韧带撕裂
肥厚性滑膜皱襞[13]

治疗

早期治疗

早期的治疗包括休息，避免腕部的重复性活动，适当活动以减少外上髁的应力，服用抗炎药物以及物理疗法，如热疗和急性期疼痛时的冰敷。若是肱骨外上髁炎是由打网球引发的，则应该改良患者的击球方式（特别是改善反手击球的方式，以保证前臂中立位和躯干前倾）和装备（常规的选择是减少拉线磅数和加大握拍尺寸[5]）。通常双手反手击拍方式可以有效地减少外上髁的应力。

此外，前臂穿戴一个覆盖伸肌总腱以下区域的束带（反力支撑）同样对患者有益（图 22.1）。这种

护具的原理是它可以在更大组织面积上分散应力，而不是将应力只集中在外侧的附着点上。另一种有用的选择是使用腕部制动支具。中立位的支具通过缓解腕部和手指屈伸肌的张力帮助外上髁炎恢复。伸腕 30°～40° 的支具通常可以缓解伸肌腱张力，包括桡侧腕短伸肌和其他腕和指的伸肌群[14,15]。也推荐使用动态伸展性支具[16]。

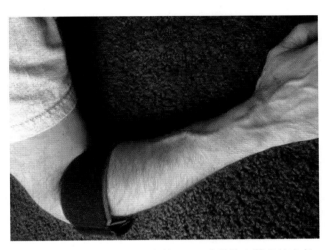

图 22.1　前臂束带（反力支撑）用于肱骨外上髁炎的患者

康复治疗

康复治疗可能包括物理治疗或作业治疗。治疗应涵盖两个阶段。第一阶段通过使用物理因子以减轻疼痛（超声、电刺激、超声药物导入，可的松电离子透入疗法[17]，肌筋膜放松疗法[18]，热疗、冰敷和按摩）和降低功能障碍（宣教、减少重复性应力和保留关节活动度）为导向。当患者无痛时，应实施渐进性的计划以改善伸腕肌的肌力和耐力，并进行牵伸。应仔细监测计划的实施情况以确保在不造成肌肉本身过度使用的情况下周围组织和肌力增强。患者应以静态性练习起始，然后逐渐进阶到抗阻训练（强调训练的离心阶段）。训练时可以使用赛乐弹力带、轻负重和徒手抗阻训练（自我抗阻）。

工作或活动的限制或调适同样需要实施一段时间。

介入治疗

如果康复治疗和训练不能缓解症状时可以使用注射治疗[19,20]。已有研究证实，在最痛的部位（在外上髁以下 1～5cm 处）注射皮质类固醇，通常伴有局部麻醉作用，对肱骨外上髁炎短期效果明显（图 22.2）[21-23]，但许多研究已经对此种注射的长期效果

提出了质疑[24,25]。若为了明确诊断,可以试验性地注射一次只有利多卡因的溶液。注射后可以观察到握力的即刻改善。注射后的治疗包括立刻在注射部位进行冰敷(5~10min)、后续的冰敷(合理的治疗方案是一天冰敷 2~3 次,每次 20min,持续 2 周)以及穿戴腕部支具(特别在进行需要腕部参与的活动时)。肱骨外上髁炎的腕部支具应处于轻微伸腕。患者应该避免从事会使症状严重的活动。富血小板血浆(PRP)注射疗法已证实可以缓解疼痛和改善外上髁炎患者的功能,且在短期效果(12 周)和长期效果(6个月至 1 年)上都优于常规治疗[22,23,26-29]。但是,最优的血小板浓度、治疗的频率、细胞类型和为组织修复提供的最优方案尚未明确[30]。从指总伸肌处进针注射肉毒毒素到第 3、第 4 指已证实对顽固性肱骨外上髁炎的治疗有效[31,32]。自体血注射也证明可以改善疼痛,但出现不良反应的风险可能也较高[33]。

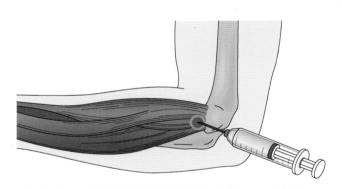

图 22.2　在无菌环境下,用 27 号针,准备 1~2mL 局部麻醉药和 1~2mL 皮质类固醇混合液,将溶液注射到外上髁下 1~5cm 处。注射时应慢慢推进。若有阻力通常表明溶液已直接注射至肌腱,这种情况应避免

有部分研究证明,针灸疗法可短期缓解外上髁炎的症状[34-36]。体外冲击波治疗可能同样有效[37]。

近期有研究观察对肘部慢性肌腱变性的患者使用射频电极进行显微腱切割术的有效性,结果表明可以改善疼痛的自评得分[38]。在一项针对顽固性外上髁炎的小型研究中,脉冲射频也可在桡神经上使用(在超声引导下)[39]。

技术设备

没有针对此类疾病的特殊治疗或康复技术设备。

手术

手术可能对保守治疗无效且持续存在严重症状的患者有益。对于肱骨外上髁炎来说,手术的目的在于切除和复原桡侧腕短伸肌周围的病变组织,以及释放肌肉起点处的压力[40]。若肘关节有不稳时还需要使用钉固定[41]。

疾病的潜在并发症

未经治疗的外上髁炎可能出现的长期并发症包括慢性疼痛、功能缺失和肘关节挛缩。通常而言,外上髁炎在急性期更容易痊愈。

治疗的潜在并发症

止痛药和非甾体抗炎药都具有副作用,最常见的是影响胃功能、肝功能和肾脏系统。局部甾体类药物注射可能增高组织平面裂解的风险,产生较大的组织坏死,肌腱断裂[1],神经损伤,促使皮肤色素脱失或萎缩以及诱发感染[42]。

（侯玲英 译　马明 校　马超 审）

参考文献

1. Kraushaar BS, Nirschl RP. Tendinosis of the elbow (tennis elbow): clinical features and findings of histological, immunohistochemical, and electron microscopy studies. *J Bone Joint Surg Am*. 1999;81:259–278.
2. Nirschl RP, Pettrone FA. Tennis elbow. *J Bone Joint Surg Am*. 1979;61:832–839.
3. Nirschl RP. Elbow tendinosis/tennis elbow. *Clin Sports Med*. 1992;11:851–870.
4. Putnam MD, Cohen M. Painful conditions around the elbow. *Orthop Clin North Am*. 1999;30:109–118.
5. Cassvan A, Weiss LD, Weiss JM, et al. *Cumulative trauma disorders*. Boston: Butterworth-Heinemann; 1997:123–125.
6. Braddom RL. *Physical medicine and rehabilitation*. Philadelphia: WB Saunders; 1996:222.
7. Bodor M, Fullerton B. Ultrasonography of the hand, wrist, and elbow. *Phys Med Rehabil Clin N Am*. 2010;21:509–531.
8. Gürçay E, Karaahmet ÖZ Kara M, et al. Ultrasonographic evaluation of the radial nerves in patients with unilateral refractory lateral epicondylitis. *Pain Med*. 2016. pii: pnw181.
9. Hughes E. Acute deposition of calcium near the elbow. *J Bone Joint Surg Br*. 1950;32:30–34.
10. Abrahamsson S, Sollerman C, Soderberg T, et al. Lateral elbow pain caused by anconeus compartment syndrome. *Acta Orthop Scand*. 1987;58:589–591.
11. Brems JJ. Degenerative joint disease of the elbow. In: Nicholas JA, Hershman EB, eds. *The upper extremity in sports medicine*. St. Louis: Mosby; 1995:331–335.
12. Morrey BF. Anatomy of the elbow joint. In: Morrey BF, et al., eds. *The elbow and its disorders*. 2nd ed. Philadelphia: WB Saunders; 1993:16.
13. Kim DH, Gambardella RA, El Attrache NS, et al. Arthroscopic treatment of posterolateral elbow impingement from lateral synovial plicae in throwing athletes and golfers. *Am J Sports Med*. 2006;34:438–444.
14. Plancher KD. The athletic elbow and wrist, part I. diagnosis and conservative treatment. *Clin Sports Med*. 1995;15:433–435.
15. Derebery VJ, Devenport JN, Giang GM, Fogarty WT. The effects of splinting on outcomes for epicondylitis. *Arch Phys Med Rehabil*. 2005;86:1081–1088.
16. Faes M, van den Akker B, de Lint JA, et al. Dynamic extensor brace for lateral epicondylitis. *Clin Orthop Relat Res*. 2006;442:149–157.
17. Stefanou A, Marshall N, Holdan W, Siddiqui A. A randomized study comparing corticosteroid injection to corticosteroid iontophoresis for lateral epicondylitis. *J Hand Surg [Am]*. 2012;37:104–109.
18. Ajimsha MS, Chithra S, Thulasyammal RP. Effectiveness of myofascial

release in the management of lateral epicondylitis in computer professionals. *Arch Phys Med Rehabil.* 2012;93:604–609.

19. Murtezani A, Ibraimi Z, Vllasolli TO, et al. Exercise and therapeutic ultrasound compared with corticosteroid injection for chronic lateral epicondylitis: a randomized controlled trial. *Ortop Traumatol Rehabil.* 2015;17(4):351–357.

20. Coombes BK, Connelly L, Bisset L, et al. Economic evaluation favours physiotherapy but not corticosteroid injection as a first-line intervention for chronic lateral epicondylalgia: evidence from a randomised clinical trial. *Br J Sports Med.* 2016;50(22):1400–1405.

21. Hay EH, Paterson SM, Lewis M, et al. Pragmatic randomized controlled trial of local corticosteroid injection and naproxen for treatment of lateral epicondylitis of elbow in primary care. *BMJ.* 1999;319:964–968.

22. Mi B, Liu G, Zhou W, et al. Platelet rich plasma versus steroid on lateral epicondylitis: meta-analysis of randomized clinical trials. *Phys Sportsmed.* 2017:1–8.

23. Qian X, Lin Q, Wei K, Hu B, Jing P, Wang J. Efficacy and safety of autologous blood products compared with corticosteroid injections in the treatment of lateral epicondylitis: a meta-analysis of randomized controlled trials. *PM R.* 2016;8(8):780–791.

24. Sirico F, Ricca F, DI Meglio F, et al. Local corticosteroid versus autologous blood injections in lateral epicondylitis: meta-analysis of randomized controlled trials. *Eur J Phys Rehabil Med.* 2016.

25. Claessen FM, Heesters BA, Chan JJ, et al. A meta-analysis of the effect of corticosteroid injection for enthesopathy of the extensor carpi radialis brevis origin. *J Hand Surg Am.* 2016;41(10):988–998.

26. Peerbooms JC, Sluimer J, Bruijn DJ, Gosens T. Positive effect of an autologous platelet concentrate in lateral epicondylitis in a double-blind randomized controlled trial: platelet-rich plasma versus corticosteroid injection with a 1-year follow-up. *Am J Sports Med.* 2010;38:255–262.

27. Gosens T. Ongoing positive effect of platelet-rich plasma versus corticosteroid injection in lateral epicondylitis: a double-blind randomized controlled trial with 2-year follow-up. *Am J Sports Med.* 2011;39:1200–1208.

28. Hechtman KS, Uribe JW, Botto-vanDemden A, Kiebzak GM. Platelet-rich plasma injection reduces pain in patients with recalcitrant epicondylitis. *Orthopedics.* 2011;34:92.

29. Khaliq A, Khan I, Inam M, et al. Effectiveness of platelets rich plasma versus corticosteroids in lateral epicondylitis. *J Pak Med Assoc.* 2015;65(11 suppl 3):S100–S104.

30. Halpern BC, Chaudhury S, Rodeo SA. The role of platelet-rich plasma in inducing musculoskeletal tissue healing. *HSS J.* 2012;8(2):137–145.

31. Morre HH, Keizer SB, van Os JJ. Treatment of chronic tennis elbow with botulinum toxin. *Lancet.* 1997;349:1746.

32. Wong SM, Jui AC, Tong PY, et al. Treatment of lateral epicondylitis with botulinum toxin: a randomized, double-blind, placebo-controlled trial. *Ann Intern Med.* 2005;143:793–797.

33. Arirachakaran A, Sukthuayat A, Sisayanarane T, et al. Platelet-rich plasma versus autologous blood versus steroid injection in lateral epicondylitis: systematic review and network meta-analysis. *J Orthop Traumatol.* 2016;17(2):101–112.

34. Trinh KV, Phillips SD, Ho E, Damsma K. Acupuncture for the alleviation of lateral epicondyle pain: a systematic review. *Rheumatology (Oxford).* 2004;43:1085–1090.

35. Fink M, Wolkenstein E, Luennemann M, et al. Chronic epicondylitis: effects of real and sham acupuncture treatment: a randomised controlled patient- and examiner-blinded long-term trial. *Forsch Komplementarmed Klass Naturheilkd.* 2002;9:210–215.

36. Fink M, Wolkenstein E, Karst M, Gehrke A. Acupuncture in chronic epicondylitis: a randomized controlled trial. *Rheumatology (Oxford).* 2002;41:205–209.

37. Gunduz R, Malas FU, Borman P, et al. Physical therapy, corticosteroid injection, and extracorporeal shock wave treatment in lateral epicondylitis. clinical and ultrasonographical comparison. *Clin Rheumatol.* 2012;31:807–812.

38. Tasto JP, Richmond JM, Cummings JR, et al. Radiofrequency microtenotomy for elbow epicondylitis: midterm results. *Am J Orthop (Belle Mead NJ).* 2016;45(1):29–33.

39. Oh DS, Kang TH, Kim HJ. Pulsed radiofrequency on radial nerve under ultrasound guidance for treatment of intractable lateral epicondylitis. *J Anesth.* 2016;30(3):498–502.

40. Organ SW, Nirschl RP, Kraushaar BS, Guidi EJ. Salvage surgery for lateral tennis elbow. *Am J Sports Med.* 1997;25:746–750.

41. Brown D, Freeman E, Cuccurullo S. Elbow disorders. In: Cuccurullo S, ed. *Physical medicine and rehabilitation board review.* New York: Demos; 2004:163–173.

42. Nichols AW. Complications associated with the use of corticosteroids in the treatment of athletic injuries [review]. *Clin J Sport Med.* 2005;15:370–375.

第 23 章

肱骨内上髁炎

Lyn D. Weiss, MD

Jay M. Weiss, MD

同义词

肌腱变性[1]

肱骨内上髁炎

投手肘

小球队员肘

高尔夫球肘

ICD-10 编码

M77.00	肱骨内上髁炎,肘,非特指
M77.01	肱骨内上髁炎,右肘
M77.02	肱骨内上髁炎,左肘

定义

上髁炎是用于描述肱骨内上髁或外上髁区域中的炎症、疼痛或压痛的通用术语。疼痛和病理变化的实际病灶一直存在争议。肱骨内上髁炎是指在屈肌的起始处(肱骨内上髁)存在炎性病变并伴退行性变。肱骨内上髁炎往往累及屈肌肌腱(桡侧腕屈肌、尺侧腕屈肌、屈指浅肌和掌长肌)。

尽管从定义上讲上髁炎意味着炎症过程,但在组织学上并未发现炎性细胞。相反,该病可能继发于肌腱附着失败,导致纤维组织增生,称为肌腱病[2]。其他可能的病因包括血管成纤维细胞性肌腱炎,骨膜炎和附着点炎[3]。在儿童中,肘部内侧疼痛可能是由于肱骨内上髁骨化中心隆起处反复承受压力造成的[4],损伤似乎源于肌肉起点,而症状可能与修复过程失败有关[5]。

反复压力刺激被认为是造成该病的一个重要因素。不良的投掷技术和过度的投掷与网球肘密切相关[6]。反复屈伸腕关节,如在高尔夫挥杆中的拖臂,可引起肱骨内上髁炎(因此,高尔夫球肘一词经常被用于不论何种病因的肱骨内上髁炎)。

症状

患者通常主诉肱骨内上髁远端区域疼痛,他们可能会抱怨疼痛向近端或远端放射,患者还可能出现腕或手部活动疼痛,例如握住门把手、提着公文包或握手,偶尔也会报告肿胀。投掷运动员可能会在晚期投掷阶段或早期加速阶段进行抱怨[7]。大量时间进行前臂旋臂的患者(如职业滑水运动员)可能会增加患肱骨内上髁炎的风险[8]。

体格检查

在查体时,上髁炎的典型标志是屈肌起点处的压痛(肱骨内上髁炎)。屈肌的起点可以位于肱骨内上髁下方一手指的宽度。对于肱骨内上髁炎,疼痛程度会因腕关节屈曲抵抗而增加。沿桡骨头周围的桡神经可能存在局部压痛,患者通常没有运动和感觉异常。

功能受限

患者可能会抱怨因为疼痛增加而无法在受累侧抬起或携带物品。打字、使用计算机鼠标或操作键盘可能会造成疼痛,甚至握手或用手挤压也可能出现疼痛。体育活动可能会导致疼痛,尤其是在重复次数急剧增加,技术不良和设备更换时。

诊断分析

诊断通常是基于临床症状。磁共振成像(MRI)特别适用于软组织损伤,可用于评估肌腱炎,肌腱变性和退行性疾病,部分撕裂或完全撕裂,以及肱骨内上髁的共同屈肌脱离[9]。然而,除了顽固性上髁炎,很少需要应用 MRI,而且在早期阶段也不会改变治疗的效果。MRI 还可以用来评估内侧副韧带复合体是否撕裂,是否存在慢性退变和瘢痕形成。超声检查已被用于诊断肱骨内上髁炎[10,11]。如果怀疑关节囊缺损或相关韧带损伤，关节造影可以提供帮助。除了排除创伤，早期 X 线片的在这种情况下作用有限。但是在排除抵抗性肌腱炎，隐匿性骨折，关节炎和发现骨软骨游离体方面可能会提供帮助。早期的放射学研究（在开始康复计划之前）可以考虑应用于患有肘部疼痛的骨骼未成熟儿童，以排除生长板疾病，剥脱性骨软骨炎或尺侧副韧带撕裂[12]。

鉴别诊断

骨间后神经综合征
骨感染或肿瘤
肘周围尺神经病
骨性关节炎
骨软骨体松动
肘肌筋膜室综合征[13]
肱三头肌腱炎
退行性骨关节病[14]
肘关节滑膜炎
内侧韧带不稳[15]
桡骨头骨折
滑囊炎
侧韧带撕裂
肥厚性滑膜皱襞[16]

治疗

早期治疗

早期治疗包括相对休息，避免手腕重复动作，调整活动以避免对上髁的压力，非甾体抗炎药和物理治疗如热疗和冰敷可应用于急性疼痛。从高尔夫球肘发展成肱骨内上髁炎的患者应考虑改变其摆动以避免腕部屈肌的过度用力。如果考虑肱骨内上髁炎是由于不良的投球技术导致，生物力学的调整可能有助于减轻患者症状。

另外，在屈肌肌群的远端止点佩戴的前臂带（反作用力支具）可能是有益的。该装置的作用原理是它在比内侧附着部位更大的组织面积上分散力量[17]。此外，使用腕部固定夹板也可能是有帮助的。中立位夹板可以通过减轻手腕和手指的屈肌和伸肌上的张力来改善肱骨内上髁炎。动态伸展支具也被用于肱骨内上髁炎[18]。

康复治疗

康复治疗可以包括物理治疗或作业治疗。治疗应包括两个阶段。第一阶段是通过物理方式（超声波、电刺激、超声透入疗法、热疗、冰敷和推拿）来减轻和降低残疾（教育、减少重复压力和保持运动）。第二阶段是当患者没有疼痛时，逐步实施提高肌肉力量和耐力的训练（尤其是屈肌和旋前肌[7]），并包括伸展训练。训练过程必须进行仔细监督，以确保在不造成过度使用的情况下肌肉得到加强。患者应先进行静态运动，然后再进行渐进性抗阻运动。可以使用弹力带、轻量级、肌内效贴[19]和手法（自我）抗阻力练习。

工作或活动限制和调整可能需要进行一段时间。

介入治疗

在进行肱骨内上髁炎注射时必须谨慎，因为有可能对尺神经造成损伤（直接注射或组织改变均可能导致神经损伤）。

在压痛最明显的区域（距内上髁远端 1~5cm）注射皮质类固醇（通常同时加入局部麻醉药物）已被证明是治疗上髁炎的有效方法（图 23.1）[20]。可单独进行利多卡因试验以明确诊断。注射后应注意到握力可马上提高。注射后的治疗包括在受影响部位立即（5~10min）和随后（合理的治疗方案是每次 20min，每天 2~3 次，持续 2 周）的冰敷，以及佩戴手腕夹板（尤其是涉及手腕活动的运动）。治疗肱骨内上髁炎的腕夹板应置于中立位，同时避免剧烈活动。富血小板血浆注射已被证明可减轻顽固性上髁炎患者的疼痛并增加其功能[20-22]。然而，血小板的最佳浓度、应用频率、细胞类型和组织修复的最佳方案仍不明确[23]。

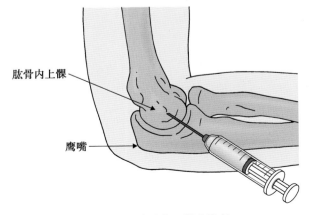

图 23.1　肱骨内上髁炎注射

最近的一项研究调查了用射频探头对慢性肘内侧肌腱病患者进行显微肌腱切开术的有效性，结果显示患者自我报告的疼痛有所改善[20-24]。

技术设备

目前还没有对该疾病进行治疗或康复的具体技术设备。

手术

对于那些对保守治疗没有反应，并且症状持续加重的患者，可能需要手术治疗。手术的目的是切除和修复病理组织和释放肌肉的起止点[25]。如果肘关节不稳定，可进行钉扎手术[4]。顽固性肱骨内上髁炎的手术治疗已被证明对恢复患者功能和力量有效[26,27]。

潜在的疾病并发症

未经治疗的上髁炎可能导致的长期并发症包括慢性疼痛、功能丧失和肘部挛缩。肱骨内上髁炎可导致尺神经可逆性损伤（神经失用）[28]。一般来说，上髁炎在急性期更容易治疗且治疗成功。

潜在的治疗并发症

止痛药和非甾体抗炎药有着众所周知的副作用，最常见的是对胃、肝和肾系统的影响。局部注射类固醇会增加以下风险，组织平面破裂、高压组织坏死、肌腱断裂[1]、神经损伤、促进皮肤色素脱失、肌肉萎缩或引发感染[29]。

（高呈飞 译　马明 校　马超 审）

参考文献

1. Kraushaar BS, Nirschl RP. Tendinosis of the elbow (tennis elbow): clinical features and findings of histological, immunohistochemical, and electron microscopy studies. *J Bone Joint Surg Am.* 1999;81:259–278.
2. Nirschl RP, Pettrone FA. Tennis elbow. *J Bone Joint Surg Am.* 1979;61:832–839.
3. Nirschl RP. Elbow tendinosis/tennis elbow. *Clin Sports Med.* 1992;11:851–870.
4. Brown D, Freeman E, Cuccurullo S. Elbow disorders. In: Cuccurullo S, ed. *Physical medicine and rehabilitation board review.* New York: Demos; 2004:163–173.
5. Putnam MD, Cohen M. Painful conditions around the elbow. *Orthop Clin North Am.* 1999;30:109–118.
6. Cassvan A, Weiss LD, Weiss JM, et al. *Cumulative trauma disorders.* Boston: Butterworth-Heinemann; 1997:123–125.
7. Amin NH, Kumar NS, Schickendantz MS. Medial epicondylitis: evaluation and management. *J Am Acad Orthop Surg.* 2015;23(6):348–355.
8. Rosa D, Di Donato SL, Balato G, et al. Supinated forearm is correlated with the onset of medial epicondylitis in professional slalom water-skiers. *Muscles Ligaments Tendons J.* 2016;6(1):140–146.
9. Braddom RL. *Physical medicine and rehabilitation.* Philadelphia: WB Saunders; 1996:222.
10. Bodor M, Fullerton B. Ultrasonography of the hand, wrist, and elbow. *Phys Med Rehabil Clin N Am.* 2010;21:509–531.
11. Park GY, Lee SM, Lee MY. Diagnostic value of ultrasonography for clinical medial epicondylitis. *Arch Phys Med Rehabil.* 2008;89:732–742.
12. Emery KH. Imaging of sports injuries of the upper extremity in children. *Clin Sports Med.* 2006;25:543–568.
13. Abrahamsson S, Sollerman C, Soderberg T, et al. Lateral elbow pain caused by anconeus compartment syndrome. *Acta Orthop Scand.* 1987;58:589–591.
14. Brems JJ. Degenerative joint disease of the elbow. In: Nicholas JA, Hershman EB, eds. *The upper extremity in sports medicine.* St. Louis: Mosby; 1995:331–335.
15. Morrey BF. Anatomy of the elbow joint. In: Morrey BF, ed. *The elbow and its disorders.* 2nd ed. Philadelphia: WB Saunders; 1993:16.
16. Kim DH, Gambardella RA, El Attrache NS, et al. Arthroscopic treatment of posterolateral elbow impingement from lateral synovial plicae in throwing athletes and golfers. *Am J Sports Med.* 2006;34:438–444.
17. Walther M, Kirschner S, Koenig A, et al. Biomechanical evaluation of braces used for the treatment of epicondylitis. *J Shoulder Elbow Surg.* 2002;11:265–270.
18. Faes M, van den Akker B, de Lint JA, et al. Dynamic extensor brace for lateral epicondylitis. *Clin Orthop Relat Res.* 2006;442:149–157.
19. Chang HY, Wang CH, Chou KY, Cheng SC. Could forearm kinesio taping improve strength, force sense, and pain in baseball pitchers with medical epicondylitis? *Clin J Sport Med.* 2012;22:327–333.
20. Amin NH, Kumar NS, Schickendantz MS. Medial epicondylitis: evaluation and management. *J Am Acad Orthop Surg.* 2015;23(6):348–355.
21. Hechtman KS, Uribe JW, Botto-vanDemden A, Kiebzak GM. Platelet-rich plasma injection reduces pain in patients with recalcitrant epicondylitis. *Orthopedics.* 2011;34:92.
22. Suresh SP, Ali KE, Jones H, Connell DA. Medial epicondylitis: is ultrasound guided autologous blood injection an effective treatment? *Br J Sports Med.* 2006;40(11):935–939.
23. Halpern BC, Chaudhury S, Rodeo SA. The role of platelet-rich plasma in inducing musculoskeletal tissue healing. *HSS J.* 2012;8(2):137–134.
24. Tasto JP, Richmond JM, Cummings JR, et al. Radiofrequency microtenotomy for elbow epicondylitis: midterm results. *Am J Orthop (Belle Mead NJ).* 2016;45(1):29–3.
25. Organ SW, Nirschl RP, Kraushaar BS, Guidi EJ. Salvage surgery for lateral tennis elbow. *Am J Sports Med.* 1997;25:746–750.
26. Shahid M, Wu F, Deshmukh SC. Operative treatment improves patient function in recalcitrant medial epicondylitis. *Ann R Coll Surg Engl.* 2013;95(7):486.
27. Han SH, Lee JK, Kim HJ, Lee SH, Kim JW, Kim TS. The result of surgical treatment of medial epicondylitis: analysis with more than a 5-year follow-up. *J Shoulder Elbow Surg.* 2016;25(10):1704–1709.
28. Barry NN, McGuire JL. Overuse syndromes in adult athletes. *Rheum Dis Clin North Am.* 1996;22:515–530.
29. Nichols AW. Complications associated with the use of corticosteroids in the treatment of athletic injuries [review]. *Clin J Sport Med.* 2005;15:370–375.

第 24 章

正中神经病

Francisco H. Santiago, MD
Ramon Vallarino Jr. , MD

同义词

旋前圆肌综合征
旋前肌综合征
骨间前神经综合征
Kilon-Nevin 综合征

ICD-10 编码

G56. 10 正中神经其他损害,非特指上肢
G56. 11 正中神经其他损害,右上肢
G56. 12 正中神经其他损害过程,上肢

定义

在肘部与前臂周围,正中神经会在三个综合区域形成卡压。由于本章主要涉及肘部以下、腕部以上的卡压,因此最近端的和最不常见的卡压,仅提及而不予讨论。肘部正中神经卡压是指神经被 Struthers 韧带的致密结缔组织所压迫,它是在肘部上方发现的异常韧带。本章讨论的主题是肘部或肘部以下正中神经被旋圆前肌压迫,以及正中神经分支的远端骨间前神经受压。

导致旋前肌综合征风险增加的原因,可能与肘、腕和手部的重复运动有关,诸如劈柴、挥拍类运动、划船、举重及投掷。然而,旋前肌综合征女性患病率是男性的 4 倍,这表明主要危险因素是解剖异常(结构变异),而不是过度使用。优势臂最可能受累,尤其是肌肉发达者。旋前肌综合征最常见人群为 40～50 岁[1]。旋前肌综合征是一种少见疾病,仅次于腕管综合征引起的正中神经卡压。旋前肌综合征占所有正中神经卡压障碍的比例不超过 1%[2],骨间前神经综合征在正中神经卡压障碍中发生率接近 1%[3]。

旋前圆肌综合征

旋前圆肌综合征[4-6]症状复杂,当正中神经穿过肘部下方时,受到卡压。它首先穿行于二头肌腱膜下方-由二头肌腱延伸至前臂筋膜的厚筋膜带,然后位于旋前圆肌的两个头(浅头和深头)之间、指浅屈肌边缘下方(图 24.1)。卡压可能与局部病变过程相关,如旋前圆肌肥大、腱鞘炎、肌肉出血、筋膜撕裂、术后瘢痕、正中动脉异常、巨大脂肪瘤,或神经鞘瘤[6]。正中神经也可能由于作业压力而受伤,如携带购物袋或弹吉他,以及置管术后。

骨间前神经综合征

骨间前神经起自距离外上髁 5～8cm 远的正中

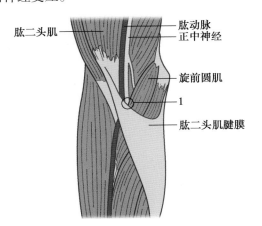
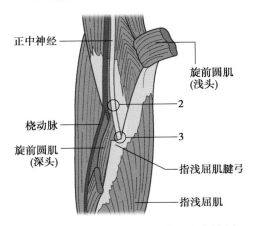

图 24.1 正中神经穿过旋前圆肌两个头之间的空间后,下行至指浅屈肌腱弓下。神经在指浅屈肌腱弓下受压(*From Kopell HP, Thompson WA. Pronator syndrome: a confirmed case and its diagnosis. N Engl J Med. 1958; 259: 713-715.*)

神经。在正中神经的稍远端,穿过旋前圆肌,分出纯运动分支——骨间前神经(图24.2)。它不含表皮感觉纤维,却为包括腕关节在内的深层组织提供深度疼痛和本体感觉。该神经可能受到直接创伤、前臂骨折、肱骨骨折、肘静脉注射或抽血、髁上骨折以及与指浅屈肌和指深屈肌相关的纤维带的损伤。在某些患者中,它是肩胛带臂肌萎缩症(近端分支病变)的组成部分,或与巨细胞病毒感染、支气管肺癌转移有关。可能牵涉部分神经,但在完全确定的综合征中,有三处肌肉是无力的:拇长屈肌,示指或中指的指深屈肌,以及旋前方肌[4,7,15-22]。

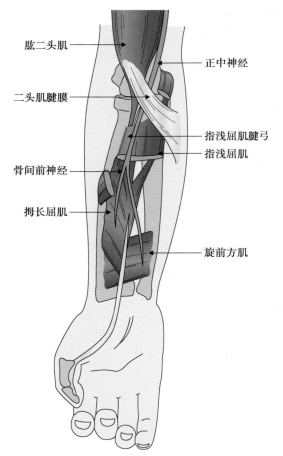

肱二头肌
二头肌腱膜
骨间前神经
拇长屈肌

正中神经
指浅屈肌腱弓
指浅屈肌
旋前方肌

图24.2   正中神经及其骨间前神经分支走行

症状

旋前圆肌综合征

对于症状明显的急性压迫,诊断相对容易确立[5,17]。在许多间歇性、轻度或部分压迫的病例中,症状和体征模糊不清,难以描述。最常见的症状是前臂近端轻、中度的疼痛,有时会被描述为疲劳和沉重。使用手臂时,可能会导致轻微痛或钝痛变成深度疼痛或锐痛。重复的肘部动作更容易诱发症状。当疼痛加剧时,可能会放射到肘部甚至肩部。正中神经的分布区感觉异常,可能是患者的主诉,但通常不如腕管综合征表现得严重或局限。当麻木为首要症状时,患者的抱怨可能与腕管综合征类似。旋前圆肌综合征,尤其是重型的,极有可能会被患者当成腕管综合征[7,8]。然而,不像腕管综合征,旋前圆肌综合征极少夜间加重,而且症状不受腕关节位置变化的影响。

骨间前神经综合征

骨间前神经综合征的发病可能与过度使用有关,也可能是自发性的。在典型的自发性骨间前神经麻痹病例中,前臂近端或手臂出现的急性疼痛会持续数小时或数天。在疼痛发作时可能有局部创伤史或重度肌肉劳损。如前所述,患者可能会抱怨骨间前神经支配的前臂肌肉无力[6,7]。

体格检查

旋前圆肌综合征

对于旋前圆肌综合征,研究发现可能不好定义,难以证实[5,17]。最重要的生理发现是前臂近端的压痛。压迫旋前圆肌,会出现不适,并可能产生放射痛和手指麻木。与对侧相比,有征兆的旋前圆肌触诊可能较硬。由于肱二头肌腱膜增厚,前臂的轮廓可能出现凹陷。特殊的发现是正中神经支配的手部固有肌肉和腕部、前臂近端肌肉均出现力弱,包括压痛,卡压点出现Tinel征,而Phalen征未出现。前臂旋前、肘部屈曲,甚至示指的指浅屈肌收缩都可能诱发疼痛。感觉检查结果通常不好确定,不仅涉及正中神经的手指分布区,而且还因为正中神经的手掌皮支而涉及鱼际区。深部肌腱反射及颈部检查结果正常[8,15,16,19-23]。

骨间前神经综合征

为了测试骨间前神经支配的肌肉[5,17],临床医师固定患者示指的掌指关节,并要求其仅弯曲远节指骨。这样可以分离指深屈肌对末节指骨的作用,消除指浅屈肌的运动。如果骨间前神经损伤,则末节指骨无屈曲。另一个有效的测试是让患者做出"OK"的手势[24]。骨间前神经综合征,远端指间关节不能屈曲,导致在本测试示指保持相对伸直(图24.3)。要求患者尽力让拇指与示指的指腹靠拢。拇长屈肌和指深屈肌无力的患者,不能碰到手指的指腹,而是手指的整个掌面都在接触。这是由于示指的拇长屈肌和指深屈肌麻痹造成的。旋前方肌在临床上很难分离,但可以通过屈曲前臂并要求患者对抗旋前来尝试。感觉和深部肌腱反射正常[8,15,16,19-23]。

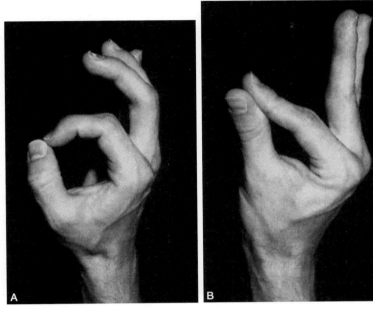

图 24.3　骨间前神经支配拇长屈肌以及示指和中指的指深屈肌。(A)负责拇指指间关节和示指远端指间关节的屈曲。(B)前臂高位正中神经或正中神经的骨间前支损伤,导致无法有力地弯曲这些关节
(*From Concannon MJ. Common Hand Problems in Primary Care. Philadelphia, 1999, Hanley & Belfus.*)

功能受限

旋前圆肌综合征

　　在旋前圆肌综合征中,会出现手部笨拙、灵巧性损伤和无力感,可能导致家务活动与工作中的功能受限。重复的肘部动作,如锤击、清理鱼、网球发球和划船时最有可能引发症状。

骨间前神经综合征

　　当骨间前神经综合征无力感进一步发展,就会出现灵巧性和捏力受损,拇指和示指难以将小物件拾起。日常生活活动,如扣衬衫和系鞋带,可能会受到影响。患者可能在打字、写字、做饭等方面存在困难。

诊断分析

旋前圆肌综合征

　　电诊断测试(神经传导研究和肌电图)是确认旋前圆肌综合征的金标准[4,25,26]。正中神经分布区的神经传导研究结果可能为异常。然而,最佳的诊断方法是通过肌电图研究来证实膜的不稳定性(包括增加插入活动、纤维性颤动和静止时的正尖波、最小收缩时的宽幅和高幅多相,以及最大收缩时的募集模式减少),这些肌肉为正中神经支配的腕部以上及以下前臂肌肉,但旋圆前肌保留[27,28]。影像研究(例如,X线、CT、超声检查的低回声肿胀,以及MRI)用来排除鉴别诊断。尽管首选方法目前尚未达成一致,但是MRI(牛眼征)和高分辨率超声成像(沙漏样外观)或许有助于诊断[29-35]。

骨间前神经综合征

　　电诊断研究也可能有助于骨间前神经综合征的诊断。一般来说,常规运动和感觉研究的结果是正常的。最适宜的技术是肘窝的正中神经刺激旋前方肌而产生表面电极记录。在肌电图上,发现膜的不稳定性仅限于拇长屈肌、指深屈肌(示指和中指),以及旋前方肌[12,22]。

　　影像学检查有助于排除其他诊断。超声被用来追踪已治疗过的患者,随着肌肉无力的缓解,沙漏样纤维束状挛缩也在减轻。

治疗

早期治疗

旋前肌圆肌综合征

最初实行保守治疗,休息和避免侵犯性的重复性创伤[7,17]。应用腕固定支具,将手腕置于背屈 15°,4~6 周。患者接受摩擦式按摩指导。每周进行 3 次冰敷和电刺激,共治疗 10 次。由医师决定从何时起不再继续使用支具。非甾体抗炎药可能有助于缓解疼痛与炎症。镇痛药可用来止痛。低剂量的三环类抗抑郁药可能用于治疗疼痛和帮助睡眠。抗癫痫药物也常用于神经性疼痛(如卡马西平、加巴喷丁)。

骨间前神经综合征

骨间前神经综合征的治疗取决于病因[5-17]。穿透性伤口需要立即探查和修复。即将发生的 Volkmann 挛缩需要立即减压。在与特定职业相关的自发性病例中,需要进行非手术治疗的试验。如果在 6~8 周内没有出现自发改善,应考虑手术探查。保守治疗包括避免加重症状的活动。药物治疗与旋前圆肌综合征相似。

康复治疗

旋前圆肌综合征

可以使用拇外展、对掌位支具,如 C 形棒或拇指静态矫形器(图 24.4)[11,12,14]。将示指和中指固定在一起的夹板上,可能有助于稳定受损的远端指间关节屈曲[14]。

康复可包括各种方式,如超声、电刺激、离子导

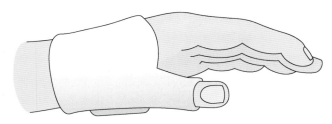

图 24.4　用于旋前圆肌综合征的典型支具

入、超声透入疗法和低强度激光治疗[43]。患者也可以接受冰敷指导。一旦急性症状消退,物理治疗师或作业治疗师可以聚焦于提高前臂灵活性训练,以及负责拇外展、对掌与腕桡偏的肌肉力量训练。

骨间前神经综合征

可以尝试用支具将手臂固定于休息位(图 24.5)[37]。如果症状消退,保守的物理治疗或作业治疗——包括前面描述的多种物理治疗方式,以及改善旋前方肌、指深屈肌和拇长屈肌的力量与功能的训练——可以开始[14]。

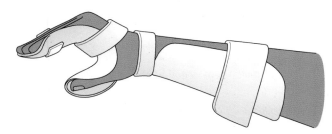

图 24.5　用于骨间前神经综合征的典型支具

介入治疗

在骨间前神经综合征和旋前圆肌综合征中,均可尝试正中神经阻滞(图 24.6 和图 24.7)[38]。

技术设备

低水平激光治疗已成为肘部和腕部疼痛的物理治疗辅助方式。内镜手术被使用,其优势在于仅用一个小切口。

手术

旋前圆肌综合征

如果症状没有缓解,应考虑手术解除旋前圆肌和任何挛缩的软组织(Struthers 韧带和二头肌腱膜),并直接探查该区域。传统上,从前臂到手的 S 形切口被用来广泛暴露整个正中神经[39]。最新的技术已经阐明了小切口内镜手术的可能优势[40,41]。

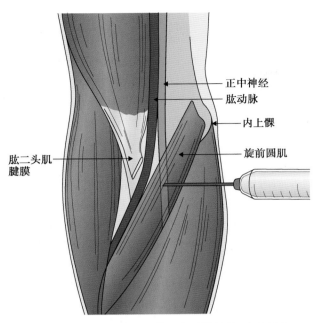

正中神经

肱动脉

内上髁

旋前圆肌

肱二头肌腱膜

图 24.6　旋前圆肌神经阻滞。在肘横纹处,内上髁与二头肌腱中点做一个记号。然后,在无菌条件下,将一根 1.5 英寸(3.81cm)的 25 号一次性针头插入离标记处约 2cm 的旋前圆肌,或肌肉压痛最明显处。可以用神经刺激来确认针的位置。然后注射 3~5mL 皮质类醇-麻醉溶液(例如,40mg/mL 的甲泼尼龙 2mL,与 1% 的利多卡因 2mL,混合)。注射后的护理包括 10~15min 的冰敷,以及使用支具固定腕、前臂于功能位数天。此外,患者应注意至少 1~2 周内避免过度使用手臂(*From Lennard TA. Pain Procedures in Clinical Practice. 2nd ed. Philadelphia, 2000, Hanley & Belfus.*)

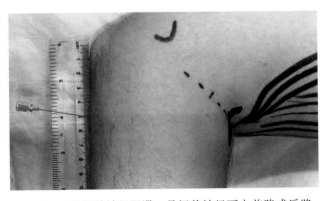

图 24.7　骨间前神经阻滞。骨间前神经可由前路或后路阻断。对于后入路,后肘部暴露,前臂置于中立位置。在无菌条件下,使用 2 英寸(5.08cm)的 25 号一次性针头,在离鹰嘴尖端约 5cm 远的地方注射 3~5mL 皮质类固醇-麻醉溶液(例如,40mg/mL 的甲泼尼龙 2mL,与 1% 的利多卡因 2mL,混合)。针应该向着肱二头肌腱的半径处插入穿透 3.5~5cm。神经刺激器是必要的,以确保适当的位置。感染后的护理与旋前圆肌神经阻滞相似(*From Lennard TA. Pain Procedures in Clinical Practice. 2nd ed. Philadelphia, 2000, Hanley & Belfus.*)

骨间前神经综合征

如果在 6~8 周内没有出现自发改善,应考虑手术探查。探查的外科技术是直接将正中神经暴露在旋前圆肌下方或将该肌肉与桡侧腕屈肌分离,鉴别骨间前神经,并松解有问题的结构。

如果进行了手术减压,但未能解决肌肉无力的问题,在排除近端分支病变后,可以考虑肌腱转移。内镜辅助技术已被尝试,但是由于手术入路的深度和视野的局限,目前这方面尚未十分成功[42]。

术后康复[36]

0~1 周

术后取下敷料。开始进行主动运动和轻柔的被动关节活动度训练,每小时 15min。进行脱敏和水肿治疗的指导。进行旋前和肘部伸展的牵伸训练,每天 4 次。

3 周

根据患者的意愿,使用腻子(putty)、手握力练习器(hand helper)和赛乐棒(Thera-Band),开始进行牵伸。

潜在的疾病并发症

旋前圆肌综合征

如果这个问题得不到解决,可能出现与疾病相关的并发症,包括永久性地失去捏抓,腕关节不能屈曲,以及持续疼痛。

骨间前神经综合征

如果症状持续存在,就会无法进行捏抓,从而导致前面提到的功能缺陷。

潜在的治疗并发症

使用抗炎药如非甾体抗炎药会引起胃、肾和肝的副作用。局部类固醇注射可引起皮肤色素脱失、局部萎缩或感染。手术并发症包括感染、出血和周围结构损伤

（吴丹丽　译　李进飞　校　马超　审）

参考文献

1. Lee MJ, LaStayo PC. Pronator syndrome and other nerve compressions that mimic carpal tunnel syndrome. *J Orthop Sports Phys Ther.* 2004;34:601–609.
2. Mercier LR. *Pronator Syndrome. Ferri's Clinical Advisor.* Philadelphia: Elsevier Mosby; 2010.
3. Sotereanos DG, Sarris I, Gobel F. Pronator and anterior interosseous nerve compression syndromes. In: Berger RA, Weiss AC, eds. *Hand Surgery.* Philadelphia: Lippincott Williams & Wilkins; 2004:49.

4. Liveson J. *Peripheral Neurology—Case Studies in Electrodiagnosis*. 2nd ed. Philadelphia: FA Davis; 1991:23–26.
5. Shapiro BE, Preston DC. Entrapment and compressive neuropathies. *Med Clin North Am*. 2003;87:663–696.
6. Afshar A. Pronator syndrome due to Schwannoma. *J Hand Microsurg*. 2015;7(1):119–122, Epub 2014 Jan 5.
7. Lee MJ, La Stayo PC. Pronator syndrome and other nerve compressions that mimic carpal tunnel syndrome. *J Orthop Sports Phys Ther*. 2004;34:601–609.
8. Bilecenoglu B, Uz A, Karalezli N. Possible anatomic structures causing entrapment neuropathies of the median nerve: an anatomic study. *Acta Orthop Belg*. 2005;71:169–176.
9. Asheghan M, Hollisaz MT, Aghdam AS, Khatibiaghda A. The prevalence of pronator teres among patients with carpal tunnel syndrome: cross-sectional study. *Int J Biomed Sci*. 2016;12(3):89–94.
10. Hsiao CW, Shih JT, Hung ST. Concurrent carpal tunnel syndrome and pronator syndrome: a retrospective study of 21 cases. *Orthop Traumatol Surg Res*. 2016;25.
11. Puhaindran ME, Wong HP. A case of anterior interosseous nerve syndrome after peripherally inserted central catheter (PICC) line insertion. *Singapore Med J*. 2003;44:653–655.
12. Rieck B. Incomplete anterior interosseous syndrome in a guitar player. *Handchir Mikrochir Plast Chir*. 2005;37:418–422 [in German].
13. Lederman RJ. Neuromuscular and musculoskeletal problems in instrumental music. *Muscle Nerve*. 2003;27:549–561.
14. Burke SL, Higgins J, Saunders R, et al. *Hand and Upper Extremity Rehabilitation: A Practical Guide*. 3rd ed. St. Louis: Elsevier Churchill Livingstone; 2006:87–95.
15. Bromberg MB, Smith AG, eds. *Handbook of Peripheral Neuropathy*. Boca Raton: Taylor & Francis; 2005:476–478.
16. Valbuena SE, O'Toole GA, Roulot E. Compression of the median nerve in the proximal forearm by a giant lipoma: a case report. *J Brachial Plex Peripher Nerve Inj*. 2008;3:17.
17. Dawson D, Hallett M, Millender L. *Entrapment Neuropathies*. 3rd ed. Boston: Little, Brown; 1999:98–109.
18. Aljawder A, Fagi MK, Mohamed A, Alkhalifa F. Anterior interosseous nerve syndrome diagnosis and intraoperative findings, a case report. *Int J Surg Case Rep*. 2016;21:44–47, Epub 2016 Feb 20.
19. Stewart J, Jablecki C. Median nerve. In: Brown W, Boulton C, Aminoff J, eds. *Neuromuscular Function and Disease, Basic Clinical and Electrodiagnostic Aspects*. Philadelphia: WB Saunders; 2002:873.
20. Spinner RJ, Amadio PC. Compressive neuropathies of the upper extremities. *Clin Plast Surg*. 2003;30:158–159.
21. Campbell WW. *Proximal Median Neuropathy. Dejong's the Neurologic Examination*. 6th ed. Philadelphia: Lippincott Williams & Wilkins; 2005:553–554.
22. Prescott D, Shapiro B. Proximal median neuropathy. In: *Electromyography and Neuromuscular Disorders: Clinical Electrophysiologic Correlations*. 2nd ed. Philadelphia: Elsevier; 2005:281–290.
23. Dyck PJ, Thomas PK. *Peripheral Neuropathy*. Vol. 2. Philadelphia: Elsevier Saunders; 2005:1453–1454.
24. Mackinnon SE. Pathophysiology of nerve compression. *Hand Clin*. 2002;18:231–241.
25. Bridgeman C, Naidu S, Kothari MJ. Clinical and electrophysiological presentation of pronator syndrome. *Electromyogr Clin Neurophysiol*. 2007;47:89–92.
26. Dumitru D. *Electrodiagnostic Medicine*. Philadelphia: Hanley & Belfus; 1994:864–867.
27. Wilbourne AS. Electrodiagnostic examination with peripheral nerve injuries. *Clin Plast Surg*. 2003;30:150–151.
28. Kimura J. *Electrodiagnosis in Diseases of Nerve and Muscle: Principles and Practice*. 3rd ed. New York: Oxford University Press; 2001;14–15:719–723.
29. Martinoli C, Bianchi S, Pugliese F, et al. Sonography of entrapment neuropathies in the upper limb (wrist excluded). *J Clin Ultrasound*. 2004;32:438–450.
30. Jacobson JA, Fessell DP, Lobo Lda G, Yang LJ. Entrapment neuropathies I: upper limb (carpal tunnel excluded). *Semin Musculskelet Radiol*. 2010;14:473–486.
31. Peer S, Bodner G, eds. *High-Resolution Sonography of the Peripheral Nervous System*. New York: Springer; 2003.
32. Andreisik G, Crook DW, Burg D, et al. Peripheral neuropathies of the median, radial, and ulnar nerves: MR imaging features. *Radiographics*. 2006;26:1267–1287.
33. Kim S, Choi JY, Huh YM, et al. Role of magnetic resonance imaging in entrapment and compressive neuropathy—what, where, and how to see the peripheral nerves on the musculoskeletal magnetic resonance image: part 2. Upper extremity. *Eur Radiol*. 2007;17:509–522.
34. Sneag DB, Saltzman EB, Meister DW, Feinberg JH, Lee SK, Wolfe SW. MRI Bullseye sign: an indicator of peripheral nerve constriction in Parsonage-Turner Syndrome. *PTS Muscle Nerve*. 2016.
35. Sunogawa T, Nakashima Y, Shinomiya R, Kurumadani H, Adachi N, Ochi M. Correlation between "hourglass-like fascicular constriction" and idiopathic anterior interosseous nerve palsy. *Muscle Nerve*. 2016.
36. Pronator syndrome therapy. *E-hand.com the electronic textbook of hand therapy*. American Society for Surgery of the Hand.-01-30-17.
37. Trombly C, ed. *Occupational Therapy for Physical Dysfunction*. 4th ed. Philadelphia: Lippincott Williams & Wilkins; 1997:556–558.
38. Hunter J, Mackin E, Callahan A, eds. *Rehabilitation of the Hand and Upper Extremity*. 5th ed. St. Louis: Mosby–Year Book; 2002.
39. Braddom R. *Physical Medicine and Rehabilitation*. Philadelphia: WB Saunders; 1996:328–329.
40. Zancolli ER III, Zancolli EP IV, Perotto CJ. New mini-invasive decompression for pronator syndrome. *J Hand Surg [Am]*. 2012;37: 1706–1710.
41. Lee AK, Khorsandi M, Nurbhai N, et al. Endoscopically assisted decompression for pronator syndrome. *J Hand Surg [Am]*. 2012;37A:1173–1179.
42. Keiner D, Tschabitscher M, Welschehold S, Oertel J. Anterior interosseus nerve compression: is there a role for endoscopy? *Acta Neurochir (Wien)*. 2011;153:2225–2229.
43. Okuni I, Ushigome N, Harada T, et al. Low level laser therapy for chronic pain of the elbow, wrist and fingers. *Laser therapy*. 2012;21(1):33–37.

第 25 章

鹰嘴滑囊炎

Jayne Donovan, MD

同义词

矿工肘

学生肘

制图员肘

管道工肘

透析肘

肘关节滑囊炎

ICD-10 编码

M70. 20	鹰嘴滑囊炎,肘,非特指
M70. 21	鹰嘴滑囊炎,右肘
M70. 22	鹰嘴滑囊炎,左肘

定义

鹰嘴滑囊炎是一种位于尺骨鹰嘴的后侧和肱三头肌肌腱的附着处充斥滑囊积液的皮下肿胀。鹰嘴滑囊在鹰嘴尖和皮肤之间起到一个缓冲物的作用。由于位置关系,鹰嘴滑囊特别容易受伤,鹰嘴滑囊炎是最常见的浅表滑囊炎之一。

鹰嘴滑囊炎可以分为急性的、慢性的和感染性的。最常见的病因包括创伤和已有的系统性疾病。例如,急性滑囊炎可由直接的创伤、持久的压力或者结晶疾病导致。慢性滑囊炎通常由于过度使用、轻微创伤或者系统性疾病继发而成。感染性滑囊炎通常与创伤有关,约占 20%[1,2]。

由单个直接的击打肘部或者重复的微小压力形成的创伤可以导致滑囊炎。创伤被认为可以刺激血流的增加,导致滑液产生和纤维蛋白覆盖滑膜襞[3]。由于持续的压力或者轻微创伤下的重复应力,从事特定职业或者活动的人易患鹰嘴滑囊炎,包括汽车修理工、花匠、管道维修工、铺地毯工、学生、体操运动员、摔跤选手和飞镖投掷者。令人关注的是,约有7% 的血液透析患者发展成鹰嘴滑囊炎[4]。可能是反复的,长时间的制动肘关节和抗凝作用所导致的。

考虑到黏液囊的经皮接种,创伤也可能导致感染性的鹰嘴滑囊炎。

炎症原因引起的鹰嘴滑囊炎包括系统性疾病,例如类风湿关节炎、系统性红斑狼疮、结晶疾病和软骨钙质沉着病。鹰嘴滑囊炎在累及肘关节周围关节囊的类风湿关节炎患者当中的情况很常见。鹰嘴滑囊是结晶疾病患者当中最容易受累的滑囊之一。

感染性的鹰嘴滑囊炎,最常见的来源是经皮性的,约 50% 的患者都确认曾有皮肤破损史。很少考虑血液性传染途径,因为滑囊只有少量的血液供应[5]。当滑囊液细菌培养呈阳性时,常见的病原体第一和第二分别是金黄色葡萄球菌和 β-溶血性链球菌[6,7]。导致败血症的情况并不常见。感染性鹰嘴滑囊炎呈现出季节性倾向,葡萄球菌感染性滑囊炎在夏季达到高峰[8]。很多原有的疾病是导致感染性鹰嘴滑囊炎的危险因素,包括结晶疾病、类风湿关节炎、糖尿病、尿毒症和银屑病。酗酒,注射药物和类固醇/免疫抑制的药物治疗也被认为是容易诱发的因素。

症状

一个详细的病史重点应关注主要症状,危险因素(包括职业,爱好和就诊史),最近的创伤,感染和肿瘤的可能性[9]。通常描述鹰嘴滑囊炎的症状是红肿和变化的压痛。这些症状不足以区分感染性的和非感染性的关节炎。但是,发热只被报告发生在感染性的滑囊炎患者当中[5,10]。另外,一些潜在的感染症状包括厌食、嗜睡和夜间盗汗[9]。当有疼痛存在,肘关节屈曲超过 90° 牵伸到滑囊时患者常感不适,肘支撑时也比较困难。不同的诊断和因素当中肿瘤应该被考虑进去,包括快速生长、体重下降、肿瘤病史,或者最初的治疗失败建议需要进一步地检查[9]。

体格检查

体格检查可能有些许变化,取决于所处的状况。急性的滑囊炎,肘关节尖处有一个波动的肿块(图25.1)。慢性的滑囊炎,波动的肿块可能被一个增厚的滑囊所替代(图25.2)。但是,像症状里所呈现的,由于体格检查结果有明显重叠,因此基于体格检查来区分非感染性和感染性的滑囊炎是非常困难的[5,11]。两者都会出现轻微的波动、硬化、肿胀、发热和局部红斑。虽然不会像感染性滑囊炎的肘关节那样受限,肘关节屈曲可能也由于疼痛有一些受限。疼痛和关节活动受限一般不会出现在肘关节伸展时。肘关节上的皮肤破损和蜂窝组织炎都是重要的导致潜在感染性滑囊炎进展的因素。在有炎症的患者中,疼痛抑制剂的使用可导致肘关节屈伸力量的轻微减弱。感觉和末梢循环不受影响。体格检查发现其他的关节都是正常的。

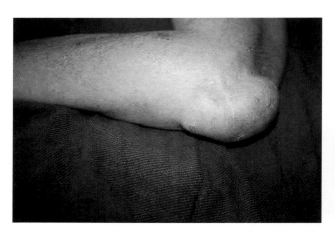

图25.1 一个55岁女性创伤性鹰嘴滑囊炎。存在一个波动的大肿物

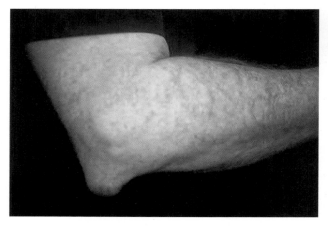

图25.2 慢性痛风鹰嘴滑囊炎。肘关节顶端突出物紧密覆盖着薄薄的皮肤

功能受限

功能受限多种多样。很多创伤性滑囊炎都有最低限度的功能受限。患者会注意到当肘关节尖处受到直接压力时会有轻微不适(例如:支在课桌上,或放在椅子或汽车的扶手上时)。当有结晶存在和感染性滑囊炎时,疼痛可使功能受限更多。患者睡觉可能受影响,受累侧上肢所参与的绝大多数日常生活活动都有困难(例如:穿衣,洗漱,打扫卫生,购物和提包)。

诊断分析

虽然临床实践区别很大,但很多临床医师建议拍摄正位和侧位X线片,以评估有没有异物、软组织的畸形情况和骨病理学[1,9,11]。X线片显示约1/3患者有鹰嘴骨刺(图25.3)。超声检查也被认为可以帮助描绘滑囊的组织和结构(例如积液的范围和滑膜增生情况)和确认潜在的游离体、痛风结石或者类风湿结石[12]。尽管在发现上有相当多的重叠,但磁共振增强成像上软组织的缺失提示有非感染性滑囊炎[13]。因为这是关节外突,磁共振不能显示关节渗出物。

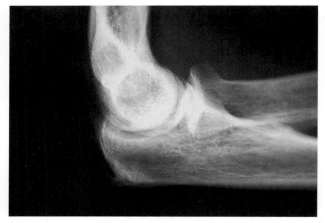

图25.3 慢性鹰嘴滑囊炎患者的肘关节侧位片。注意鹰嘴骨刺

在大多数鹰嘴滑囊炎患者中,抽取滑囊液用来排除感染和评估潜在的结晶疾病。如果可能的话,抽取滑囊液应该在无菌条件下进行,且在抗生素治疗之前进行[9]。抽取的液体应该进行白细胞培养计数分类、血糖水平、革兰氏染色、细菌培养、和结晶分析。此外,也应该分析外周血液,包括全细胞计数分类、C反应蛋白、红细胞沉降率和血糖水平。外周血

液培养应基于临床表现来考虑，特别是免疫功能不全患者得菌血症的概率更高[1]。

滑囊液细胞培养阳性是诊断感染性滑囊炎的金标准。由于在早期确诊非感染性和感染性滑囊炎时，没有单一检查可以被认为是高敏感性和特异性的，所以应共同考虑附加的检查结果[1]。革兰氏染色阴性不能作为排除感染性滑囊炎的依据[1]。滑囊液抽取物特异性被认为比单独的白细胞计数更有价值。急性创伤滑囊液呈现典型清澈的、乳白色的或者以单核细胞为主的血清血液。感染的滑囊液体通常是脓性的，并且白细胞计数增多，多核白细胞占比高。即使是感染的情况下，滑囊液也应该在偏光显微镜下检查，因为可能同时出现感染和结晶滑囊炎[14]。

鉴别诊断
类风湿结节
脂肪瘤
痛风结节
肘部滑膜炎
鹰嘴骨刺
肿瘤

治疗

早期治疗

针对创伤性非感染性滑囊炎的治疗，开始应预防受损肘关节受到进一步的损伤。肘关节护具可以提供压力并保护滑囊。应该建议患者在工作和娱乐生活中采取保护肘关节的措施。

健康宣教后，应采取抬高患肢、冰敷和非甾体抗炎药等保守治疗[9,11]。创伤性的、非炎性的滑囊炎通常用这种治疗[15]。

如果怀疑感染性的鹰嘴滑囊炎，建议先抽取滑囊液再考虑使用抗生素（见流程部分）。当肘关节尖部的蜂窝组织炎聚集不显著时，针对最常见的"罪魁祸首"——耐青霉素金黄色葡萄球菌，推荐使用抗生素经验治疗。根据细菌培养结果来调整抗生素治疗。门诊病例需要紧密地观察滑囊大小任何的变化和所覆盖区域皮肤特性的改变。

决定是否使用静脉注射抗生素取决于肘关节的外观表现、系统性疾病的情况和患者的整体健康状况。患者如果有大面积的感染或者潜在滑囊疾病、系统性疾病、免疫力低下和口服药无效的门诊患者应该给予静脉注射头孢菌素治疗。研究显示，如果症状存在小于 1 周，静脉注射治疗平均需要 4.4 天；如果症状超过 1 周，静脉注射治疗平均需要 9.2 天[7]。转换成口服抗生素的时机是患者以及肘关节的外观持续出现好转之后。

康复治疗

由于是关节外的问题，因此持续的关节僵硬不是典型问题，因此一旦关节炎症得到改善，建议应用物理治疗和作业治疗方式徐缓地进行关节活动度训练。早期肘关节应该避免过度屈曲，因为会在已受累皮肤上施加更多张力。如果治疗过程中需要长期固定，那么后期需对上臂和前臂进行关节活动度和牵伸训练。

应建议创伤性或者复发性滑囊炎的患者调整家庭和工作活动，以避免刺激滑囊。其中可能包括使用人类工程学设备，例如不触碰肘关节的前臂休息装置（机械手臂）。在某些情况下，可进行职业再训练。

介入治疗

最初的针管抽吸滑囊液可以作为治疗也可以作诊断用，通常能减轻患者症状。以无菌的方式准备肘关节。局部皮肤浸润 1% 的利多卡因，为了减少抽吸后持续渗出的风险，推荐插入一个 18 号针到肘关节尖部近端。滑囊需要尽量完全排空。如前面提到的，抽出的液体需送去分析。针扎后部位需要局部冰敷 10~20min。用无菌纱布包扎，然后用石膏夹板将肘关节固定在 60° 屈曲位。连续抽吸滑囊液争议较大。

滑囊里注射糖皮质激素可以加速创伤性和结晶性的鹰嘴滑囊炎的恢复[16]。但是，糖皮质激素治疗有很高的并发症发生率[17]。这些并发症包括：感染、皮肤萎缩、条索状硬结和局部慢性疼痛。因此，不推荐常规使用糖皮质激素注射治疗鹰嘴滑囊炎。

在最近的研究中，没有明显证据显示抽吸和注射糖皮质激素比短期使用非甾体抗炎药和加压治疗效果更好。推荐绷带加压保守治疗和短期使用非甾体抗炎药[18]。

技术设备

治疗或康复鹰嘴滑囊炎无特殊技术设备。

手术

极少推荐使用手术治疗急性创伤性滑囊炎。最常见的手术适应证是滑囊液的慢性渗出[19]。当保守治疗非感染性和感染性鹰嘴滑囊炎无效或者有并发症出现时，手术也被考虑[11]。特别在感染性滑囊炎患者当中，如果经过几天合适的干预后仍然不见好转或者有加重全身感染的倾向，例如发热、血清白细胞增多、低血压、呼吸急促或精神状况的变化，手术也应该被考虑[9,11,20]。虽然现在有利于手术伤口愈合的内镜技术，但黏液囊切除术通常还是用开放性的技术[21]。手术治疗类风湿关节炎相比于治疗非类风湿关节炎患者来说不太有效[22]。最近的文献综述报道发现，手术治疗会有很高的并发症发生率，相比较非手术治疗效果更差[17]。

潜在的疾病并发症

传统认为，感染性滑囊炎是造成最大威胁的并发症。如果忽视，感染会使相应皮肤变薄并最终侵蚀它。并发症非常难管理，常常需要广泛清创和包扎覆盖创面。持续的感染也可导致鹰嘴骨髓炎。鹰嘴滑囊炎伴免疫功能不全患者有败血症的风险，还有增加复发的风险[23]。因感染性鹰嘴滑囊炎导致的坏死性筋膜组织虽然罕见，但如果有，就可能是灾难性的。

潜在的治疗并发症

镇痛药和非甾体抗炎药在治疗胃病、肝病和泌尿系统疾病时有明显的副作用。鹰嘴滑囊抽吸后从滑膜瘘处持续渗出不是一个常见的并发症。像之前所说，用类固醇注射治疗并发症须严格考虑。此外，手术治疗鹰嘴滑囊炎的伤口是主要的并发症。因为尺骨鹰嘴特殊的位置和皮肤下稀薄的血液供应，伤口很难愈合。营养不良和慢性病患者特别容易有术后并发症的风险。

（王国军　译　李进飞　校　马超　审）

参考文献

1. Reilly D, Kamineni S. Olecranon bursitis. *J Shoulder Elbow Surg.* 2016;25:158–167.
2. Jaffe L, Fetto JF. Olecranon bursitis. *Contemp Orthop.* 1984;8:51–56.
3. Canoso JJ. Idiopathic or traumatic olecranon bursitis. Clinical features and bursal fluid analysis. *Arthritis Rheum.* 1977;20:1213–1216.
4. Irby R, Edwards WM, Gatter RJ. Articular complications of hemotransplantation and chronic renal hemodialysis. *Rheumatology.* 1975;2:91–99.
5. Garcia-Porrua C, Gonzalez-Gay MA, Ibanez D, Garcia-Pais MJ. The clinical spectrum of severe septic bursitis in north-western Spain: a 10 year study. *J Rheumatol.* 1999;26:663–667.
6. Zimmerman B III, Mikolich DJ, Ho G. Septic bursitis. *Semin Arthritis Rheum.* 1995;24:391–410.
7. Ho G Jr, Su EY. Antibiotic therapy of septic bursitis. *Arthritis Rheum.* 1981;24:905–911.
8. Cea-Pereiro JC, Garcia-Meijide J, Mera-Varela A, Gomez-Reino JJ. A comparison between septic bursitis caused by *Staphylococcus aureus* and those caused by other organisms. *Clin Rheumatol.* 2001;20:10–14.
9. Blackwell JR, Hay BA, Alexander MB, Hay SM. Olecranon bursitis: a systematic overview. *Shoulder & Elbow.* 2014;6:182–190.
10. Laupland KB, Davies HD, Group CHPTPS. Olecranon septic bursitis managed in an ambulatory setting. the calgary home parenteral therapy program study group. *Clin Invest Med.* 2001;24:171–178.
11. Baumback SF, Lobo CM, Badyine I, et al. Prepatellar and olecranon bursitis: literature review and development of a treatment algorithm. *Arch Orthop Trauma Surg.* 2014;134:359–370.
12. Blankstein A, Ganel A, Givon U, et al. Ultrasonographic findings in patients with olecranon bursitis. *Ultraschall Med.* 2006;27:568–571.
13. Floemer F, Morrison WB, Bongartz G, Ledermann HP. MRI characteristics of olecranon bursitis. *AJR Am J Roentgenol.* 2004;183:29–35.
14. Gerster JC, Lagier R, Boivin G. Olecranon bursitis related to calcium pyrophosphate dihydrate deposition disease. *Arthritis Rheum.* 1982;25:989–996.
15. Smith DL, McAfee JH, Lucas LM, et al. Treatment of nonseptic olecranon bursitis. A controlled, blinded prospective trial. *Arch Intern Med.* 1989;149:2527–2530.
16. Weinstein PS, Canso JJ, Wohlgethan JR. Long-term follow-up of corticosteroid injection for traumatic olecranon bursitis. *Ann Rheum Dis.* 1984;43:44–46.
17. Sayech ET, Straugh RJ. Treatment of olecranon bursitis: a systematic review. *Arch Orthop Trauma Surg.* 2014;134:1517–1536.
18. Kim JY, Chung SW, Kim JH, et al. A randomized trial among compression plus nonsteroidal anitinflammatory drugs, aspiration, and aspiration with steroid injection for nonseptic olecranon bursitis. *Clin Orthop Relat Res.* 2016;474:776–783.
19. Morrey BF. Bursitis. In: Morrey BF, ed. *The elbow and its disorders.* 3rd ed. Philadelphia: WB Saunders; 2000:901–908.
20. Abzug JM, Chen NC, Jacoby SM. Septic olecranon bursitis. *J Hand Surg Am.* 2012;37:1253–1253.
21. Rhyou IH, Park KJ, Kim NK, et al. Endoscopic olecranon bursal resection for olecranon bursitis: A comparative study for septic and aseptic olecranon bursitis. *J Hand Surg Asian Pac.* 2016;21:167–172.
22. Stewart NJ, Manzanares JB, Morrey BF. Surgical treatment of aseptic olecranon bursitis. *J Shoulder Elbow Surg.* 1997;6:49–54.
23. Perez C, Huttner A, Assal M, et al. Infectious olecranon and patellar bursitis: short-course adjuvant antibiotic therapy is not a risk factor for recurrence in adult hospitalized patients. *J Antimicrob Chemother.* 2010;65:1008–1014.

第 26 章

桡神经病

Lyn D. Weiss, MD

Thomas E. Pobre, MD

同义词

桡神经麻痹

桡神经卡压

垂腕神经病变

手指或拇指伸肌麻痹

星期六夜麻痹

旋后肌综合征

桡管综合征

桡神经浅支神经炎

ICD-10 编码

G56.30	桡神经损害,非特指
G56.31	桡神经损害,右上肢
G56.32	桡神经损害,左上肢

定义

　　桡神经起于 $C_5 \sim T_1$,神经纤维沿着上、中、下干走行,穿过脊髓后索,最终形成桡神经。

　　桡神经易在腋窝处(拐杖性麻痹)、上臂(螺旋沟)、前臂(前臂骨间神经后支)和腕部(桡神经浅支神经炎)受伤。桡神经病变可由直接神经损伤、压迫性神经病、神经炎或复杂的肱骨骨折引起[1]。

　　上臂近端的桡神经发出三个感觉支(臂后皮神经、臂外侧下皮神经、前臂后皮神经)。桡神经为肱三头肌和肘肌提供一个运动分支,然后环绕肱骨并通过桡神经沟,这是桡神经损伤的一个常见部位。接着桡神经发出运动分支支配肱桡肌,桡侧腕长伸肌和旋后肌。在肱骨外上髁的远端,桡神经分为骨间后神经(运动神经)和浅感觉神经(感觉神经)。骨间后神经支配旋后肌,在旋后肌腱弓处(另一个潜在的受压部位)向下游走,然后远距离支配指总伸肌、小指伸肌、尺侧腕伸肌、拇长展肌、拇长伸肌、拇短伸肌和示指固有伸肌。浅感觉神经支配手背的感觉,不包括由尺神经支配的第 5 指和第 4 指的尺侧半部分(图 26.1)。在手部,浅表的桡神经进一步分

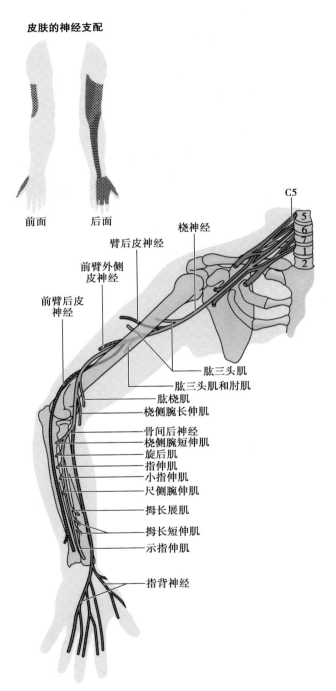

皮肤的神经支配

前面　　后面

C5

5
6
7
1
2

桡神经

臂后皮神经

前臂外侧
皮神经

前臂后皮
神经

肱三头肌

肱三头肌和肘肌

肱桡肌

桡侧腕长伸肌

骨间后神经

桡侧腕短伸肌

旋后肌

指伸肌

小指伸肌

尺侧腕伸肌

拇长展肌

拇长短伸肌

示指伸肌

指背神经

图 26.1　桡神经的神经分支。如图所示,它起于腋下,止于其运动和感觉各分支。内嵌图还显示了桡神经各感觉分支的皮肤分布(*From Haymaker W, Woodhall B. Peripheral Nerve Injuries. Philadelphia: WB Saunders; 1953.*)

叉为内侧和外侧分支[2]。桡神经病变与其他上肢压迫性神经病变相比较少见。2000 年的一项年龄标化率研究表明，每 100 000 个出现在初级医疗门诊的新病例中，2.97 例男性和 1.42 例女性是桡神经病变；87.8 例男性和 192.8 例女性是腕管综合征；25.2 例男性和 18.9 例女性为尺神经病变[3]。

症状

桡神经病变的症状取决于神经卡压的部位（表 26.1）[4]。部位在腋下可影响整个桡神经，如果患者不正确地使用拐杖导致腋下受压迫，可出现"腋杖麻痹"。这种类型的损伤可能导致正中神经、腋神经或肩胛上神经也受影响。所有桡神经支配的肌肉（包括肱三头肌），以及后臂的感觉、前臂和手背部的感觉都可能受影响。

表 26.1	腕关节伸肌腱区	
肌肉	止点	作用
拇长展肌	拇指掌背底	拇指向一侧伸出
拇短伸肌	拇指近端指骨	
桡侧腕长伸肌	示指背侧基底部和中指掌骨	背屈握拳的手腕，并向桡侧施加阻力
桡侧腕短伸肌		
拇长伸肌	拇指末节指骨	手平放在桌子上，只抬起拇指
指总伸肌	伸肌腱帽和尺侧四指近端指骨基底部	腕关节中立位伸手指
示指固有伸肌		伸食指
小指伸肌	小指近端指骨	其他手指握拳时伸直小指
尺侧腕伸肌	第五掌骨背侧基底部	伸腕尺偏

From American Society for Surgery of the Hand. *The Hand: Examination and Diagnosis.* New York: Churchill Livingstone; 1983.

桡神经特别容易在桡神经沟处受伤（也被称为星期六夜麻痹或蜜月麻痹症）。肱骨骨折可能伴有桡神经损伤，可由骨折或手术治疗引起[5,6]。在全肘关节置换翻修手术过程中，桡神经也可能受到损伤[7]。除肱三头肌外，所有桡神经支配的肌肉会出现无力，臂后方和手的感觉会产生改变。在前臂，桡神经通过旋后肌和旋后肌腱弓时易受损伤。因为桡感

觉神经浅支在这一撞击区域之前分叉，感觉就会被保留。患者主诉手腕和手指伸肌无力。有时，桡感觉神经浅支在手腕的损伤，通常是由于腕部的撕裂或手表太紧。在这种情况下，感觉症状会很明显并累及手背。

体格检查

体格检查的结果取决于损伤在神经解剖过程中的位置。神经卡压部位可能有 Tinel 征。腋窝损伤会导致伸肘、伸腕和伸指无力。桡神经的整个感觉分布区将受到影响。如果损伤位于桡神经沟，检查结果是相同的，只是肱三头肌的功能将保留。前臂的桡神经病变通常会导致感觉功能的保留。如果神经被夹在旋后肌内，那么旋后肌的力量应该是正常的。这是因为支配旋后肌的分支是在肌的近端发出的。患者会出现腕背伸时手向桡侧偏斜和手指伸肌无力的现象。桡浅感觉神经损伤会导致手部桡侧感觉分布上出现感觉异常或感觉迟钝。

功能受限

急性压迫性桡神经病变预后良好[8]。功能障碍取决于躯体受伤的程度和神经受损的水平。在高位桡神经麻痹中，手腕和手指伸展受损。然而，由于无法稳定腕关节的背伸，导致了主要的功能障碍。手腕和手指伸肌力量的减弱使至关重要的肌腱相互作用和手部正常抓握和释放模式遭到破坏，并导致无效的手指屈曲功能。因此，抓取或握持物体等活动将受到损害。与正中神经或尺神经病变相比，桡神经麻痹所致的感觉丧失导致的功能影响是比较小的。感觉丧失仅限于手背桡侧，而功能更为重要的手掌表面感觉却完好无损。骨间后神经卡压造成的疼痛可能会导致肢体功能受限。

诊断分析

电诊断（肌电图和神经传导速度）是评估桡神经病变最有用的检查方法。本检查可用于诊断、定位、判断预后及排除其他神经损伤。检查通常在临床症状出现后 3 周进行[9]。此时，如果存在轴突损伤，将观察到肌肉失神经电位。X 线片和 MRI 可以排除肿块（神经节或肿瘤）[10] 或骨折[11,12] 导致的桡神经病变。已有研究报道，使用超声（图 26.2）来观察上臂

远端外侧桡神经的形态[13-15]。神经可能在受压区附近出现肿胀[16]。

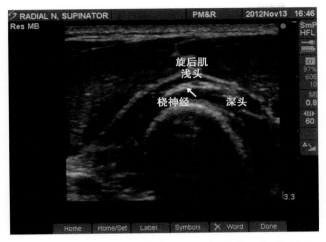

图 26.2 肘部旋后肌浅头和深头之间桡神经短轴超声图像

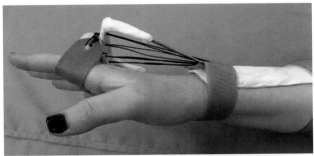

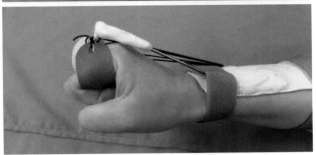

图 26.3 桡神经瘫痪掌指关节伸展和屈曲支具

治疗

早期治疗

几乎所有由于压迫引起的桡神经病变都可以进行保守治疗。消除诱因是治疗桡神经病变的第一步，如不适当地使用拐杖和避免激惹性活动。药物包括三环类抗抑郁药、抗惊厥药、抗心律失常药、局部用药、可乐定和阿片类药物，可以考虑用于疼痛管理。非药物疗法，包括经皮神经肌肉电刺激和针灸，可被视为药物的辅助疗法[21]。

康复治疗

在等待神经恢复期间，康复的主要目的是防止关节挛缩、屈肌腱缩短和伸肌过度伸展。这可以通过保持关节活动度练习、被动牵伸和适当的支具来实现。功能支具使手相对正常使用成为可能。当腕关节轻微背屈固定时，动态支具中的橡皮筋可将手指被动地伸向掌指关节。动态支具为腕关节提供了稳定性，主动屈曲手指，橡皮筋将手指被动地伸展。北卡罗来纳州教堂山的手康复中心设计的支具是用一根静态的尼龙线，而不是一根动态的橡皮筋来悬吊近端指骨（图 26.3）。该设计模拟了手正常抓放模式时肌腱的活动。

术后解除压迫后应立即进行治疗，运动以增加或保持关节活动范围，并制订神经滑动计划以防止粘连。在神经再生过程中应避免过度的强化训练。

在肌腱转移手术中，被转移肌肉的术前强化训练和术后肌肉的再教育是手术成功的关键。

鉴别诊断
颈神经根病（C_6，C_7）
臂丛神经炎
后索臂丛病
上、中干臂丛病
指伸肌腱断裂
肱骨外上髁炎
拇指腱鞘炎
多神经病继发的腕关节下垂
骨间后神经单神经病变
周围神经病
腋神经损伤
肿瘤
软骨瘤[17]
血肿
腕管综合征
上肢伸肌筋膜室综合征
尺神经病
慢性注射性三头肌纤维化所致的卡压性神经病[18]
静脉注射致浅桡神经病[19]
血管通路置管进行血液透析导致的神经病[20]

介入治疗

可以使用局部麻醉药或注射氢化可的松[22]，但几乎是没有必要的，只能暂时缓解症状。肱骨外上髁炎可能与肘部骨间后神经卡压症状相似。当肱骨外上髁炎对保守治疗（包括外上髁注射）无效时，可在肘部进行桡神经的诊断性和治疗性注射[23]。

技术设备

针对此类情况的治疗或康复无特殊治疗技术设备。

手术

对于保守治疗无效或重度神经损伤患者，可能需要手术减压。骨间后神经压迫性神经病变可进行桡骨隧道松解术[24]。完全性桡神经损伤（神经断裂）可采用吻合术治疗。在手术没有进行或不成功的情况下，可以考虑肌腱转移手术[25,26]。在涉及腕关节的手术中，必须小心避免桡神经感觉支受到损伤[22]。据报道，如果患者同时有其他神经压迫或肱骨外上髁炎，或患者正在接受工伤补偿，手术就不那么成功了[27]。

潜在的疾病并发症

患侧上肢的不完全恢复可能会导致严重的功能丧失。和任何有神经损伤的患者一样，他们有发展成复杂性区域疼痛综合征（反射性交感神经营养不良）的危险[28]。挛缩和慢性疼痛也可能发生。

潜在的治疗并发症

任何外科手术都有固有的风险，包括手术失败、感染、术后畸形和死亡。任何涉及腕关节的注射或外科手术都应避开桡侧浅感觉神经，因为这可能会导致额外的感觉异常或感觉迟钝。

（耿超 译 李进飞 校 马超 审）

参考文献

1. Lowe JB III, Sen SK, Mackinnon SE. Current approach to radial nerve paralysis. *Plast Reconstr Surg.* 2002;110:1099–1113.
2. Cho NS, Kim KH, Park BK, et al. Superficial radial sensory neuropathy: medial and lateral branch injury. *Muscle Nerve.* 2016;53(5):690–693.
3. Latinovic R, Guilliford MC, Hughes RA. Incidence of common compressive neuropathies in primary care. *J Neurol Neurosurg Psychiatry.* 2006;77:263–265.
4. Silver J. Radial neuropathy. In: Weiss L, Silver J, Weiss J, eds. *Easy EMG.* New York: Butterworth-Heinemann; 2004:135–139.
5. Reichert P, Wnukiewicz W, Witkowski J, et al. Causes of secondary radial nerve palsy and results of treatment. *Med Sci Monit.* 2016;22:554–562.
6. Erra C, De Franco P, Granata G, et al. Secondary posterior interosseous nerve lesions associated with humeral fractures. *Muscle Nerve.* 2016;53(3):375–378.
7. Waitzenegger T, Mansat P, Guillon P, et al. Radial nerve palsy in surgical revision of total elbow arthroplasties: a study of 4 cases and anatomical study, possible aetiologies and prevention. *Orthop Traumatol Surg Res.* 2015;101(8):903–907.
8. Arnold WD, Krishna VR, Freimer M, et al. Prognosis of acute compressive radial neuropathy. *Muscle Nerve.* 2012;45:893.
9. Weiss L, Weiss J, Johns J, et al. Neuromuscular rehabilitation and electrodiagnosis: mononeuropathy. *Arch Phys Med Rehabil.* 2005;86(suppl 1):S3–S10.
10. Bordalo-Rodrigues M, Rosenberg ZS. MR imaging of entrapment neuropathies at the elbow [review]. *Magn Reson Imaging Clin N Am.* 2004;12:247–263, vi.
11. Ring D, Chin K, Jupiter JB. Radial nerve palsy associated with high-energy humeral shaft fractures. *J Hand Surg Am.* 2004;29:144–147.
12. Larsen LB, Barfred T. Radial nerve palsy after simple fracture of the humerus. *Scand J Plast Reconstr Surg Hand Surg.* 2000;34:363–366.
13. Foxall GL. Ultrasound anatomy of the radial nerve in the distal upper arm. *Reg Anesth Pain Med.* 2007;32:217–220.
14. Cartwright MS, Yoon JS, Lee KH, et al. Diagnostic ultrasound for traumatic radial neuropathy. *Am J Phys Med Rehabil.* 2011;90:342–343.
15. McCartney CJ, Xu D, Constantinescu C, et al. Ultrasound examination of peripheral nerves in the forearm. *Reg Anesth Pain Med.* 2007;32:434–439.
16. Choi SJ, Ahn JH, Ryu DS, et al. Ultrasonography for nerve compression syndromes of the upper extremity. *Ultrasonography.* 2015;34(4):275–291.
17. De Smet L. Posterior interosseous neuropathy due to compression by a soft tissue chondroma of the elbow. *Acta Neurol Belg.* 2005;105:86–88.
18. Midroni G, Moulton R. Radial entrapment neuropathy due to chronic injection-induced triceps fibrosis. *Muscle Nerve.* 2001;24:134–137.
19. Sheu JJ, Yuan RY. Superficial radial neuropathy caused by intravenous injection. *Acta Neurol Belg.* 1999;99:138–139.
20. Talebi M, Salari B, Ghannadan H, Kakaei F, Azar SA. Nerve conduction changes following arteriovenous fistula construction in hemodialysis patients. *Int Urol Nephrol.* 2011;43(3):849–853. https://doi.org/10.1007/s11255-010-9740-9.
21. Xu J, Chen XM, Zheng BJ, Wang XR. Electroacupuncture relieves nerve injury-induced pain hypersensitivity via the inhibition of spinal P2X7 receptor-positive microglia. *Anesth Analg.* 2016;122(3):882–892.
22. Braidwood AS. Superficial radial neuropathy. *J Bone Joint Surg Br.* 1975;57:380–383.
23. Weiss L, Silver J, Lennard T, Weiss J. *Easy injection.* Philadelphia: Elsevier; 2007.
24. Simon Perez C, García Medrano B, Rodriguez Mateos JI, Coco Martin B, Faour Martin O, Martin Ferrero MA. Radial tunnel syndrome: results of surgical decompression by a postero-lateral approach. *Int Orthop.* 2014;38(10):2129–2135. https://doi.org/10.1007/s00264-014-2441-8.
25. Kozin SH. Tendon transfers for radial and median nerve palsies [review]. *J Hand Ther.* 2005;18:208–215.
26. Herbison G. *Treatment of peripheral neuropathies. Plenary session. Neuropathy: from genes to function.* Philadelphia: American Association of Electrodiagnostic Medicine; 2000.
27. Lee JT. Long term results of radial tunnel release—the effect of co-existing tennis elbow, multiple compression syndromes and workers' compensation. *J Plast Reconstr Aesthet Surg.* 2008;61:1095–1099.
28. Borchers AT, Gershwin ME. Complex regional pain syndrome: a comprehensive and critical review. *Autoimmun Rev.* 2014;13(3):242–265.

第 27 章

尺神经病（肘部）

Lyn D. Weiss,MD

Jay M. Weiss,MD

同义词

肘管综合征

迟发性尺神经麻痹

尺神经炎

尺神经卡压征

ICD-10 编码

G56.20	上肢尺神经损伤,非特指
G56.21	尺神经损伤,右上肢
G56.22	尺神经损伤,左上肢

定义

尺神经主要起于 C_8 和 T_1 神经根,也有少量 C_7 颈神经参与。C_8 和 T_1 的神经纤维来自臂丛神经下干,尺神经是臂丛神经内侧束在腋窝水平的延续。

肘部的尺神经病是第二大常见的受压性神经病,仅次于腕管综合征(腕部的正中神经受压)。尺神经易于在肘部受到压迫的原因有多种。第一种原因是尺神经在肘部的走行较为表浅。很多人都有因撞到肘部"麻筋"导致不适感觉的经历。如果尺神经不完全脱位,则会造成进一步损伤。第二种,是因长时间的肘部支撑,或者反复的肘关节屈伸运动易导致尺神经反复受损。肘关节骨折的愈合不良则可能会破坏尺神经。最后一种,或许是最重要的一种,Struthers 弓在肘管(在尺侧腕屈肌肌腱两个头之间的尺侧副韧带及腱膜;图 27.1)或者尺侧腕屈肌肌腱处的卡压。在屈肘时,尺神经被拉长紧绷,并且肘管内空间也会变窄。在伸肘时,肘管内的空间达到最大,而在屈肘时这一空间则会缩小50%[1]。尺神经同样也会在肱骨远端骨折之后受到破坏,或者受骨折的直接影响,或者受累于骨折导致

的肘部提携角的改变和伸肘活动的减少(迟发性尺神经麻痹)。骑行者容易出现双肘和腕部的尺神经牵拉和受压[2]。反复的或者错误的甩手活动可引发肘部尺神经的损害[3]。生物力学的危险因素(反复地以固定姿势托举物件)、肥胖和其他上肢涉及工作活动的相关骨骼肌肉疾病(尤其是肱骨内上髁炎和其他神经卡压疾病)这些因素同样与肘部尺神经损伤的病变相关联[4,5]。

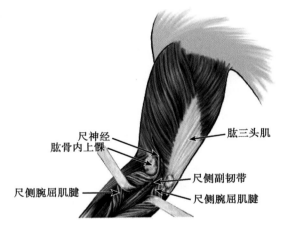

图 27.1 肘管(*From Bernstein J, ed. Musculoskeletal Medicine. Rosemont, IL: American Academy of Orthopaedic Surgeons; 2003.*)

症状

如果尺神经在肘部受到卡压,尺背侧皮神经(起始部位接近腕部)和尺神经的掌皮支都会受到影响。患者会主诉在第 5 指和第 4 指尺侧部分的和背侧和掌侧的麻木或者异常感觉。手内在肌肌力下降可能开始显现。在严重的尺神经损伤案例中,患者可意识到第 4 指和第 5 指的爪形(患者试图张开手但无法完成)以及手内在肌的萎缩(图 27.2)。症状可能会随着屈肘活动而加重,伴随着显著的疼痛并可向近端或者远端放射。

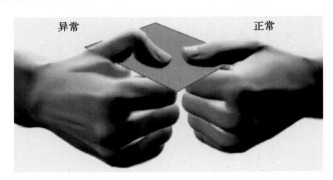

图 27.2 Froment 征可用于提示明显的手内在肌萎缩（*From Weiss L*, *Silver J*, *Weiss J*, *eds. Easy* EMG. *New York*：*Butterworth-Heinemann*；*2004.*）

体格检查

肘屈伸活动时在尺神经沟可触及尺神经（位于肱骨内上髁后侧）。通常 Tinel 征可在肘部呈现；但是，仅当健侧肘部的 Tinel 征为阴性时，此时患侧的 Tinel 征才有意义。在屈肘位时直接按压位于肱骨内上髁后侧的尺神经是一种感觉触发试验[6]。在屈伸肘部时可以感觉到尺神经不完全脱位。出现第 5 指和第 4 指的尺侧半皮肤的感觉减退以及手内在肌的萎缩和手部肌力的减退等症状（尽管这些症状更广泛地见于病变进一步进展的患者）。除了 Wartenberg 征（外展第 4 指和第 5 指）可呈现阳性外，患者还应接受 Froment 征试验。在这个试验中，患者被要求使用拇指和示指的桡侧捏紧一张纸。而测试者用力将纸从患者手中抽出，如果患者拇内收肌受损（尺神经支配），患者为了不让指被抽走会使用正中神经支配的拇长屈肌代偿发力（图 27.2）。

功能受限

肘部尺神经病变的患者可能存在手功能受限并且主诉经常掉落东西或者手活动笨拙。这给日常生活活动，如穿衣、握笔、使用钥匙等带来困难。

诊断分析

神经电生理检查可以协助确定、定位并测量肘部的尺神经损伤的严重程度。在尺神经支配的肌肉使用针极肌电图时发现异常的自发电位潜伏期延长（纤颤电位和正锐波），提示轴索损伤并意味着相较于髓鞘损伤更差的预后。尺神经在肘部传导速度减慢或者阻滞（在肘部的肌肉复合动作电位波幅下降）则意味着髓鞘损伤，相对来说有较好的预后[7]。电生理检

查也可以确定其他区域可能伴随肘部尺神经损伤的神经受压情况。一些对肘部尺神经损伤患者应用超声检查已显示出尺神经在横断面区域的增加[8,9]。这提示尺神经可能在受压迫的附近部位形成水肿[10]。

磁共振神经成像也可以用来评价肘部尺神经病变情况[11]。如果怀疑有骨折、骨刺、关节炎、创伤，可通过肘管位的放射影像检查来判断[12]。利用磁共振联合关节造影评估尺侧副韧带或者软组织的损伤的案例较少见。

鉴别诊断

非肘部的尺神经损伤

$C_8 \sim T_1$ 神经根病

臂丛神经损伤（常为下束）

胸廓出口综合征

肘部骨折

肘关节脱位

肱骨内上髁炎

腕管综合征

尺侧副韧带损伤

肘关节软组织损伤

治疗

早期治疗

治疗首先应包括休息和肘关节的保护。肘垫和夜晚佩戴的支具以维持轻微的屈肘姿势是有益的。治疗应着眼于避免生物力学因素导致的病情恶化，例如利用肘部支撑，长时间且反复的屈肘，在投掷活动中反复的肘外翻应力。非甾体抗炎药此时可予以使用。

康复治疗

肘部尺神经损伤的成功康复包含明确和纠正患者的生物力学因素，包括改良工作台以减少肘部屈曲动作，利用耳机替换手机听筒，使用前臂扶手等方式。肘垫的使用常常是有效的，肘垫可保护尺神经并且保持肘部位于相对的伸直状态。康复计划应包含强化前臂旋前肌群和屈曲肌群肌力的项目。灵活性训练的实行可维持肘关节的关节活动度并且防止软组织的紧张。计划中可加入进一步的力量强化训练，包括离心收缩和动态关节稳定性训练[13]。

介入治疗

肘关节尺神经损伤的治疗无特殊的介入治疗。

技术设备

针对该疾病的治疗和康复无特殊技术设备。

手术

如果保守治疗失效，或者尺神经有明显的损伤迹象，可考虑手术治疗[14-16]。术式需根据尺神经损失的区域，并可能会涉及肘管松解、尺神经移位术[17]、尺神经解压术（开放术式或者关节镜）[18,19]、肱骨内上髁大部切除术[20,21]或者尺侧副韧带修补术。虽然解压及移位术会涉及更多的伤口感染[22]，但是单纯的解压术和解压及移位术经证明在应对不明原因肘部尺神经损失时具有同等效果[23]。

潜在的疾病并发症

如果不去治疗尺神经损失，其并发症可能包括手部无力、协调障碍、手内在肌萎缩、感觉丧失以及疼痛。此外，还可能伴发肘部屈曲肌腱挛缩和肘外翻畸形[13]。

潜在的治疗并发症

手术治疗的效果取决于尺神经受压的程度、鉴定受压部位的准确性、术式、受压松解的彻底程度、合并症、手内在肌病前萎缩程度以及病前的感觉丧失情况[13,24-27]。非甾体抗炎药可能会引发胃炎、肝炎或者肾炎等并发症。

（李开元　译　李进飞　校　马超　审）

参考文献

1. Weiss L. Ulnar neuropathy. In: Weiss L, Silver J, Weiss J, eds. *Easy EMG*. New York: Butterworth-Heinemann; 2004:127–134.
2. Brubacher JW, Leversedge FJ. Ulnar neuropathy in cyclists. *Hand Clin*. 2017;33(1):199–205. https://doi.org/10.1016/j.hcl.2016.08.015. Review.
3. Aoki M, Takasaki H, Muraki T, et al. Strain on the ulnar nerve at the elbow and wrist during throwing motion. *J Bone Joint Surg Am*. 2005;87:2508–2514.
4. Descatha A, Leclerc A, Chastang JF, Roquelaure Y, Study Group on Repetitive Work. Incidence of ulnar nerve entrapment at the elbow in repetitive work. *Scand J Work Environ Health*. 2004;30:234–240.
5. Carter GT, Weiss MD, Friedman AS, et al. Diagnosis and treatment of work-related ulnar neuropathy at the elbow. *Phys Med Rehabil Clin N Am*. 2015;26(3):513–522.
6. Dy CJ, Mackinnon SE. Ulnar neuropathy: evaluation and management. *Curr Rev Musculoskelet Med*. 2016;9(2):178–184.
7. Beekman R, Zijlstra W, Visser LH. A novel points system to predict the prognosis of ulnar neuropathy at the elbow. *Muscle Nerve*. 2016.
8. Beekman R. Ultrasonography in ulnar neuropathy at the elbow: a critical review. *Muscle Nerve*. 2011;43:627–635.
9. Thoirs K. Ultrasonographic measurements of the ulnar nerve at the elbow: role of confounders. *J Ultrasound Med*. 2008;27:737–743.
10. Choi SJ, Ahn JH, Ryu DS, et al. Ultrasonography for nerve compression syndromes of the upper extremity. *Ultrasonography*. 2015;34(4):275–291.
11. Keen NN. Diagnosing ulnar neuropathy at the elbow using magnetic resonance neurography. *Skeletal Radiol*. 2012;41:401–407.
12. Shen L, Masih S, Patel DB, Matcuk GR Jr. MR anatomy and pathology of the ulnar nerve involving the cubital tunnel and Guyon's canal. *Clin Imaging*. 2016;40(2):263–274.
13. Stokes W. Ulnar neuropathy (elbow). In: Frontera W, Silver J, eds. *Essentials of physical medicine and rehabilitation*. Philadelphia: Hanley & Belfus; 2002:139–142.
14. Asamoto S, Boker DK, Jodicke A. Surgical treatment for ulnar nerve entrapment at the elbow. *Neurol Med Chir (Tokyo)*. 2005;45:240–244, discussion 244–245.
15. Nathan PA, Istvan JA, Meadows KD. Intermediate and long-term outcomes following simple decompression of the ulnar nerve at the elbow. *Chir Main*. 2005;24:29–34.
16. Beekman R, Wokke JH, Schoemaker MC, et al. Ulnar neuropathy at the elbow: follow-up and prognostic factors determining outcome. *Neurology*. 2004;63:1675–1680.
17. Matei CI, Logigian EL, Shefner JM. Evaluation of patients with recurrent symptoms after ulnar nerve transposition. *Muscle Nerve*. 2004;30:493–496.
18. Nabhan A, Ahlhelm F, Kelm J, et al. Simple decompression or subcutaneous anterior transposition of the ulnar nerve for cubital tunnel syndrome. *J Hand Surg Br*. 2005;30:521–524.
19. Kovachevich R. Arthroscopic ulnar nerve decompression in the setting of elbow osteoarthritis. *J Hand Surg Am*. 2012;37:663–668.
20. Anglen J. Distal humerus fractures. *J Am Acad Orthop Surg*. 2005;13:291–297.
21. Popa M, Dubert T. Treatment of cubital tunnel syndrome by frontal partial medial epicondylectomy. A retrospective series of 55 cases. *J Hand Surg Br*. 2004;29:563–567.
22. Caliandro P, La Torre G, Padua R, Giannini F, Padua L. Treatment for ulnar neuropathy at the elbow. *Cochrane Database Syst Rev*. 2016.
23. Caliandro P, La Torre G, Padua R, Giannini F, Padua L. Treatment for ulnar neuropathy at the elbow. *Cochrane Database Syst Rev*. 2016;11.
24. Dellon A. Review of treatment for ulnar nerve entrapment at the elbow. *J Hand Surg Am*. 1989;14:688–700.
25. Efstathopoulos DG, Themistocleous GS, Papagelopoulos PJ, et al. Outcome of partial medial epicondylectomy for cubital tunnel syndrome. *Clin Orthop Relat Res*. 2006;444:134–139.
26. Davis GA, Bulluss KJ. Submuscular transposition of the ulnar nerve: review of safety, efficacy and correlation with neurophysiological outcome. *J Clin Neurosci*. 2005;12:524–528.
27. Gervasio O, Gambardella G, Zaccone C, Branca D. Simple decompression versus anterior submuscular transposition of the ulnar nerve in severe cubital tunnel syndrome: a prospective randomized study. *Neurosurgery*. 2005;56:108–117.

第28章

桡骨茎突狭窄性腱鞘炎

Carina Joy O'Neill, Do

同义词

妈妈手[1]

狭窄性腱鞘炎[2]

腱鞘炎[3,4]

肌腱变性[5]

肌腱炎[6]

肌腱周围炎[6]

ICD-10 编码

M65.9	滑膜炎和腱鞘炎,特指
M65.4	桡骨茎突狭窄性腱鞘炎
M66.131	滑膜和肌腱的断裂,右腕
M66.132	滑膜和肌腱的断裂,左腕
M66.139	滑膜和肌腱的断裂,腕部,非特指
M66.141	滑膜和肌腱的断裂,右手
M66.142	滑膜和肌腱的断裂,左手
M66.143	滑膜和肌腱的断裂,手部,非特指
M67.20	其他肌腱和滑膜的异常,非特指

定义

这种疾病不是由炎症引起的,而是因为腱鞘的增厚引起的,并且最显著的是黏多糖的聚集,是黏液样变性的指征[6]。这种疾病的病征正是这些改变,并且不会在正常的腱鞘中看到。狭窄性腱鞘炎这一词汇是用词不当的;桡骨茎突狭窄性腱鞘炎是固有的,退行性变的结果,而不是由于外在的、炎症的原因[24]。

桡骨茎突狭窄性腱鞘炎[7]的经典定义是在腕部第一间室的拇长展肌和拇短伸肌的肌腱,因重复地使用导致腱鞘滑膜的狭窄性腱鞘炎[2]。Fritz de Quervain 在1895年时第一次描述这种疾病[3]。组织学研究发现这种疾病的特征是退行性变和腱鞘增厚,而不是急性炎症的状况[8]。

事实上,Quervain 描述拇短伸肌和拇长展肌的腱鞘间室在桡骨远端的增厚[3]。伸肌的扳机现象表明伸直时活动受限,很少见,但报道称在桡骨茎突狭窄性腱鞘炎有1.3%的发病率[1]。

桡骨茎突狭窄性腱鞘炎与手腕的反复使用有关。许多活动与这种疾病有关,包括家务劳动、弹奏钢琴、手工制作、打保龄球和钓鱼。近年来,在移动电话上反复地编辑短信,也与这种疼痛的疾病有关[9]。

与工作相关的活动,如捏、握、拉和推,在过去的报道称会引起桡骨茎突狭窄性腱鞘炎[6]。在2013年的系统性评价和荟萃分析中,质疑了桡骨茎突狭窄性腱鞘炎继发于职业中的重复使用这一普遍看法。在一篇荟萃分析中,并没有显著的证据确定桡骨茎突狭窄性腱鞘炎和职业性风险因素的因果关系[26]。

对于大多数的案例,桡骨茎突狭窄性腱鞘炎的发病是渐进性的,并且与急性创伤的病史无关,即使一些学者特别提出创伤性的病因,例如拇指指尖摔伤。桡骨茎突狭窄性腱鞘炎主要影响35~55岁的女性(性别比例接近10:1)。据观察,左侧与右侧没有好发的一侧,也没有人种的区别[6]。桡骨茎突狭窄性腱鞘炎与妊娠、产后期和哺乳密切相关[25]。

症状

患者可能在抓握或拇指伸展时主诉手腕外侧疼痛[3]。沿着手腕外侧触诊时可能也会主诉疼痛[10]。症状包括肿胀、拇指的抗阻活动会加重症状。桡偏和伸展也会使疼痛加重[25]。症状从发病时逐渐加重并持续数周或数月[11]。疼痛是最显著的症状,但一些患者也有僵硬的症状[6]。疼痛通常很严重,有时可能妨碍手的使用。桡浅神经前终末分支的支配感觉异常较为罕见[6]。

体格检查

在腕部检查前先进行颈部和整个上肢的综合检查,排除放射性疼痛来源于更近端的问题,比如颈部椎间盘突出[10]。桡骨茎突狭窄性腱鞘炎的患者一般力量和感觉是正常的。然而,力量,尤其是抓握和捏的力量,可能因为疼痛而下降或因疼痛导致继发性失用。

检查时,可能在桡骨茎突周围有局部的压痛和中度肿胀[11]。Finkelstein 试验是抓住患者的拇指并快速地将手尺偏(图 28.1)[4]。试验的阳性结果是疼痛的再现[12]。一个相似的试验是,Eichhoff 在 1927 年提出,患者拇指屈曲,其余手指屈曲环绕拇指后尺偏。即使维持尺偏的动作,拇指再伸展时疼痛也会

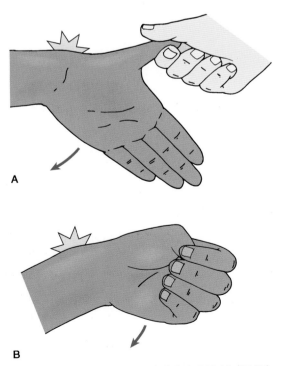

A

B

图 28.1 (A)Finkelstein 试验和(B)Eichhoff 试验

消失[3]。Eichhoff 试验有时被错误地称为 Finkelstein 试验。Brunelli 试验是维持手腕桡偏时用力地外展拇指[3](图 28.2)刺激性牵伸手法引起的桡骨茎突的疼痛可以区别桡骨茎突狭窄性腱鞘炎和第一掌指关节的关节炎[10]。

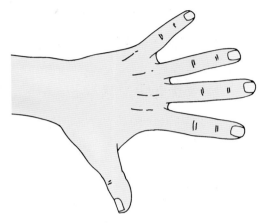

图 28.2 Brunelli 试验

评估第一掌指关节,应当进行的检查包括关节活动度、触诊压痛、捻发音和放射影像学检查,因为这个关节的损伤会导致 Finkelstein 试验的假阳性[13,14]。通常,体格检查和病史就可以确诊[25]。

功能受限

功能损害是拇长展肌或拇短伸肌肌腱通过狭窄的纤维骨性通道时滑动受限引起的[6]。功能受限是拇指机械性碰撞或疼痛导致的。日常活动可能受限,例如穿衣服。系扣子经常引起明显的疼痛。另外,家务劳动时因疼痛受限,在桡骨茎突狭窄性腱鞘炎中经常见到,娱乐活动也会受限,像保龄球、钓鱼、缝纫和编织。工作中需要重复性动作的工人,例如在工厂设备上推或拉的动作,可能因为桡骨茎突狭窄性腱鞘炎引起疼痛。因此,来源于这种状况的疼痛会造成显著的经济损失[6]。虽然还没有验证,但是重复动作的工作可能会引起桡骨茎突狭窄性腱鞘炎[26]。

诊断分析

手腕的腱鞘炎是一个临床诊断,Finkelstein 试验阳性可以确诊,但一些学者建议拍摄腕部的放射片,排除其他潜在的腕部疼痛的原因并可能显示软组织肿胀[6,27]。超声可以精确地显示腱鞘炎的存在和肿

胀程度[27]。在超声检查中,腱鞘炎的特征是在肌腱炎症改变的腱鞘上低回声的液体肿胀表现(图28.3)[15]。一些临床报道称在背侧第一间室中局部注射麻醉剂后症状缓解,经常作为一个有用的诊断方法[6]。当临床发现无法确诊时,骨扫描可以确诊[2]。

MRI 可能显示覆盖在腕部背侧第一间室的支持带肥大、腱鞘的增厚、肌腱的肥大、结构混杂和周围的炎症改变等[28]。应当确定是否存在将第一间室分成两个亚室的隔膜,因为隔膜可能导致类固醇浸润失败[28]。

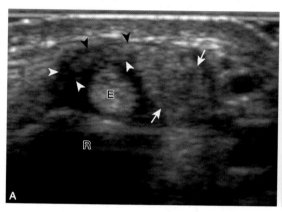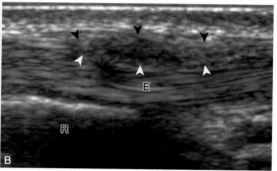

图 28.3　桡骨茎突狭窄性腱鞘炎。手腕第一伸肌腱的超声影像(A)在短轴和(B)长轴显示腱鞘增厚的低回声(箭头)伴随拇长展肌的低回声肿胀(箭)。E,拇短伸肌;R,桡骨(*From Jacobsen JA. Wrist and hand ultrasound. In: Jacobsen JA, ed.* Fundamentals of Musculoskeletal Ultrasound. *Philadelphia, PA: Elsevier/Saunders; 2013:110-161. e3.*)

鉴别诊断

腕关节炎

舟骨月骨间关节炎

类风湿关节炎

交叉综合征

桡神经损伤

腱鞘囊肿

颈神经根病

舟骨骨折

腕管综合征

桡骨舟骨关节炎

月骨无菌性坏死

拇长伸肌腱鞘炎

治疗

早期治疗

　　保守治疗有效地减轻桡骨茎突狭窄性腱鞘炎中至重度症状的证据是有限的。一些文献已经评估包括冷疗、非甾体抗炎药(NSAID)、热疗、支具、绑扎法(strapping)、休息和按摩的疗效。已进行的研究中没有显示这些技术在治疗桡骨茎突狭窄性腱鞘炎的有效性[6];然而还没有这方面的随机对照试验。曾有

研究比较了戴支具和休息同时使用 NSAID 治疗的效果,只有 14% 的戴支具治疗的患者治愈,而休息同时使用 NSAID 治疗的患者治愈率为 0[16]。

康复治疗

　　治疗的目标是减轻疼痛并改善受累的手功能。传统上,治疗包括物理因子治疗,例如冷疗、热疗、经皮神经电刺激、超声和离子导入疗法。此外,还可应用摩擦按摩和主动运动疗法[8]。也应用拇指夹板进行制动[17]。拇指夹板可以有效地治疗症状,因为它可以抑制肌腱在不正常的纤维骨通道中滑动[6]。一个小的随机研究结果显示,症状轻的患者更有机会仅通过康复治疗和 NSAID 得到改善,大部分中至重度严重的患者对于治疗没有反应[17]。通常桡骨茎突狭窄性腱鞘炎开始的治疗是注射。尽管糖皮质激素的治疗效果更好,在症状比较轻和第一次治疗时,基于物理治疗的特质,应考虑这些侵入性小的治疗(例如冷疗、拇指夹板和 NSAID)作为辅助治疗[18]。

介入治疗

　　局部麻醉剂和糖皮质激素注射,合并制动或不制动,在 19 世纪 50 年代是很流行的,也是目前大部分桡骨茎突狭窄性腱鞘炎最常用的治疗方法[6]。第一伸肌间室的注射可以缓解症状(图 28.4)。一项

研究结果显示,注射的治愈率是83%[16]。近些年,研究人员比较了多种类型的注射技术。另外,一项研究比较了一点注射(直接进入第一间室)和两点注射技术(注射相应的拇短伸肌和拇长展肌的通路),显示后者更有效[19]。还有,另一研究评估了一个四点注射技术(注射拇短伸肌和拇长展肌的近端和远端局部),显示比两点注射技术更有效[14]。有效地注射使糖皮质激素进入拇短伸肌和拇长展肌的腔隙是很有必要的。许多患者在解剖学上有产生两个亚室隔膜的变异。不同的病例研究报道称,分隔第一间室的概率为24%~76%[20,21]。超声引导下的注射报道称,注射后改善了97%[20]。因注射比其他治疗成功,注射依旧是这种状况的首选方法[18]。

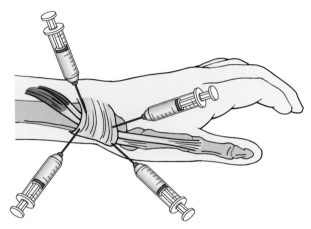

图28.4 四点注射技术。注射分两对,每一对包括与拇短伸肌和拇长展肌的通路一致的一个近端和一个远端的注射点

一个超声引导下经皮穿刺肌腱切断术和富血小板血浆注射的病例报告,证明有效,可能是保守治疗难以治愈的桡骨茎突狭窄性腱鞘炎的一个选择[29]。

技术设备

对于这种状况,没有特定的治疗或康复的技术设备。

手术

在1950年前,认为手术是桡骨茎突狭窄性腱鞘炎的治疗方法。现在,伴随着注射治疗的成功,也存在注射治疗的失败案例[22]。手术包括伸肌支持带的松解,应用切开或关节镜治疗。也可以应用支持带部分松解术[23]。患者需要监测感染的症状,在前两周不要拿起超过0.45~0.9kg的物品。那时患者可以重返正常的日常活动中,但直到第4周才能拿起超过4.5kg的物品。手术平均的成功率为83%~92%[6]。

潜在的疾病并发症

疼痛和手功能下降是最常见的并发症。简单来说,功能障碍是因为拇长展肌或拇短伸肌肌腱滑过狭窄的纤维-骨通道,一些病例是因为肌腱的改变(例如,体积肥大、畸形或在它们表面累积的粗糙物质)。因为摩擦,腱鞘变得肿胀,进一步加重了摩擦。这最终导致肌腱的纤维化[6]。

潜在的治疗并发症

众所周知,NSAID有副作用,最常见的是影响胃、肝脏和肾脏系统。注射最常见的即时副作用是注射部位的疼痛(35%),之后是炎症的耀斑反应(10%),暂时性的桡神经瘫痪(4%)和血管迷走神经性反应(4%);31%有延迟性有害反应,从最轻度的皮肤颜色变淡到皮下脂肪萎缩。在这个研究中,没有发现感染、出血或肌腱断裂,尽管这种状况可能出现在任何注射的情况下。任何类型的类固醇注射,都有出血的风险。重复的类固醇注射有可能削弱肌腱并可能引起肌腱断裂。手术治疗的并发症包括桡神经损伤、支持带不完全松弛和肌腱半脱位[22]。

（王鑫〈天津〉译 廖麟荣 校 马超 审）

参考文献

1. Alberton GM, High WA, Shin AY, Bishop AT. Extensor triggering in de Quervain's stenosing tenosynovitis. *J Hand Surg Am.* 1999;24:1311–1314.
2. Leslie WD. The scintigraphic appearance of de Quervain tenosynovitis. *Clin Nucl Med.* 2006;31:602–604.
3. Ahuja NK, Chung KC, MD Quervain. (1868-1940): stenosing tendovaginitis at the radial styloid process. *J Hand Surg Am.* 2004; 29:1164–1170.
4. Finkelstein H. Stenosing tendovaginitis at the radial styloid process. *J Bone Joint Surg.* 1930;12:509–540.
5. Ashe MC, McCauley T, Khan KM. Tendinopathies in the upper extremity: a paradigm shift. *J Hand Ther.* 2004;17:329–334.
6. Moore JS. De Quervain's tenosynovitis: stenosing tenosynovitis of the first dorsal compartment. *J Occup Environ Med.* 1997;39:990–1002.
7. http://medical-dictionary.thefreedictionary.com/tenosynovitis.
8. Walker MJ. Manual physical therapy examination and intervention of a patient with radial wrist pain: a case report. *J Orthop Sports Phys Ther.* 1994;34:761–769.
9. Ashurst JV, Turco DA, Lieb BE. Tenosynovitis caused by texting: an emerging disease. *J Am Osteopath Assoc.* 2010;110:294–296.
10. Forman TA, Forman SK, Rose NE. A clinical approach to diagnosing wrist pain. *Am Fam Physician.* 2005;72:1753–1758.
11. Abe Y, Tsue K, Nagai E, et al. Extensor pollicis longus tenosynovitis mimicking de Quervain's disease because of its course through the first extensor compartment: a report of 2 cases. *J Hand Surg Am.* 2004;29:225–229.
12. Alexander RD, Catalano LW, Barron OA, Glickel SZ. The extensor pollicis brevis entrapment test in the treatment of de Quervain's disease. *J Hand Surg Am.* 2002;27:813–816.
13. Fournier K, Bourbonnais D, Bravo G, et al. Reliability and validity of

pinch and thumb strength measurements in de Quervain's disease. *J Hand Ther.* 2006;19:2–10.

14. Pagonis T, Ditsios K, Toli P, et al. Improved corticosteroid treatment of recalcitrant de Quervain tenosynovitis with a novel 4-point injection technique. *Am J Sports Med.* 2011;39:398–403.

15. Torriani M, Kattapuram SV. Musculoskeletal ultrasound: an alternative imaging modality for sports-related injuries. *Top Magn Reson Imaging.* 2003;14:103–111.

16. Richie CA, Briner WW. Corticosteroid injection for treatment of de Quervain's tenosynovitis: a pooled quantitative literature evaluation. *J Am Board Fam Pract.* 2003;16:102–106.

17. Lane LB, Boretz RS, Stuchin SA. Treatment of de Quervain's disease: role of conservative management. *J Hand Surg Br.* 2001;26:258–260.

18. Slawson D. Best treatment for de Quervain's tenosynovitis uncertain. *Am Fam Physician.* 2003;68:533.

19. Peters-Veluthamaningal C, Winters JC, Groenier KH, Meyboom-De Jong B. Randomised controlled trial of local corticosteroid injections for de Quervain's tenosynovitis in general practice. *BMC Musculoskelet Disord.* 2009;10:131.

20. McDermott JD, Ilyas AM, Nazarian LN, Leinberry CF. Ultrasound-guided injections for de Quervain's tenosynovitis. *Clin Orthop Relat Res.* 2012;470:1925–1931.

21. Mirzanli C, Ozturk K, Ezenyel CZ, et al. Accuracy of intrasheath injection techniques for de Quervain's disease: a cadaveric study. *J Hand Surg Eur Vol.* 2012;37:155–160.

22. Kent TT, Eidelman D, Thomson JG. Patient satisfaction and outcome of surgery for de Quervain's tenosynovitis. *J Hand Surg Am.* 1999;24:1071–1077.

23. Altay MA, Erturk C, Isikan UE. De Quervain's disease treatment using partial resection of the extensor retinaculum: a short term results survey. *Orthop Traumatol Surg Res.* 2011;97:489–493.

24. Clark MT, Lyall HA, Grant JW, et al. The histopathology of de Quervain's disease. *J Hand Surg Br.* 1998;23:732–734.

25. Adams JE, Habbu R. Tendinopthies of the hand and wrist. *J Am Acad Orthop Surg.* 2015;23:741–750.

26. Stahl S, Vida D, Meisner C, et al. Systematic review and meta-analysis on the work-related cause of de Quervain tenosynovitis: a critical appraisal of its recognition as an occupational disease. *Plas Reconstr Surg.* 2013;132(6):1479–1491.

27. Shuaib W, Mohiuddin Z, Swain FR, Khosa F. Differentiating common causes of radial wrist pain. *JAAPA.* 2014;27(9):34–36.

28. Cockenpot E, Lefebvre G, Demondion X, Chantelot C, Cotten A. Imaging of sports-related hand and wrist injuries: sport imaging series. *Radiology.* 2016;279(3):674–692.

29. Peck E, Ely E. Successful treatment of de Quervain tenosynovitis with ultrasound-guided percutaneous needle tenotomy and platelet-rich plasma injection: a case presentation. *PM R.* 2013;5(5):438–441.

第 29 章

掌腱膜挛缩症

Michael F. Stretanski, DO, AME

同义词

掌腱膜挛缩症
Viking 病
Cooper 挛缩

ICD-10 编码

M72.0 掌腱膜挛缩症（掌腱膜纤维瘤病）

定义

掌腱膜挛缩症是一种良性的、进展缓慢的纤维增生性疾病，能引起掌腱膜进展性的增厚、短缩，导致手指渐进的、永久性的挛缩。随后的屈曲挛缩通常始于第 4 和第 5 手指的尺侧，并可能累及掌指关节（MCP）或近端指间关节（PIP）（图 29.1）。掌腱膜挛缩症属于纤维瘤病，纤维瘤病也包含跖部纤维瘤病（Ledderhose 病）、阴茎纤维瘤病（Peyronie 病）、近端指间关节背侧纤维瘤病（Garrod 结节或指节垫）。Cooper 挛缩是根据 Astley Cooper 的名字命名的，他在 1822 年首次对这种疾病进行描述并发表了演讲，但他却很少被提及。反而是拿破仑和路易十六的私人医师 Baron Dupuytren 和 Guillaume 在 1833

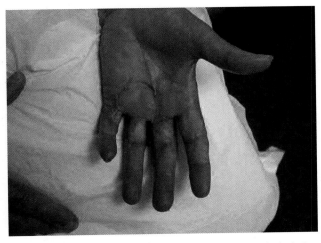

图 29.1　手术松解后尺侧掌面的典型表现；注意瘢痕和不完全伸展

年对该疾病进行阐述。该病原发病灶是起始于手掌部的结节，最初表现为固定在皮肤和深筋膜上坚实的软组织肿块。其组织学特征为致密、无炎症、杂乱的细胞组织，且出现于掌腱膜前部。

掌腱膜挛缩症中组织收缩的关键细胞应答被认为是成纤维细胞及其分化的成肌纤维细胞[1]。这种特发性激活发生在纤维化细胞因子白细胞介素-1、前列腺素 F_2、前列腺素 E_2、血小板源性生长因子、结缔组织源性生长因子，以及最重要的转化生长因子 β 和成纤维细胞生长因子 2 的免疫应答中。此外，在掌腱膜挛缩症病例中发现的微 RNA（miRNA），包括 miR-29c、miR-130b、miR-101、miR-30b 和 miR-140-3p，可以调控与 β 联蛋白通路相关的一些重要基因：WNT5A、ZIC1 和 TGFBI[2]。随着结节的缓慢增大，引起掌腱膜纵向筋膜带的短缩和紧张，从而导致肥大的组织束。这在手部疾病中是独特的，可以将其认为是一种局部自身免疫性胶原血管现象。掌腱膜挛缩被认为起源于真皮层之上。与结节不同的是，组织束在组织学上有明显的不同；在血管较少的致密胶原蛋白基质中，组织束含有少量或不含肌成纤维细胞且含有少量成纤维细胞。皮肤改变是掌腱膜挛缩症的早期症状，包含手掌皮肤和皮下组织的增厚。皮肤改变可以发生于手指屈曲畸形发生之前[3]。

掌腱膜挛缩症和重复性微创伤之间是否存在相关性尚有争议，但最近的荟萃分析似乎表明，手工作业和振动暴露之间存在一定程度的职业相关性[4]。

当前认为，微小破裂、振动和创伤都与挛缩的发展有关。鉴于荷兰 60 岁以上的男子曲棍球运动员中有 50% 以上患有掌腱膜挛缩症，环境遗传易感性的相互作用也得到了支持[5]。另外，在退休后的劳动者中注意到，停止手工劳动和制动会加速疾病的进程[6]。遗传易感性被认为是 16q 染色体上的一种常染色体显性遗传特征，其外显率随遗传和偶发形式的不同而变化[7]。由于许多人并不知道他们的家庭成员患有这种疾病，家族史往往不可靠。掌腱膜挛缩症也被称为"Viking 病"[8]，是因为其在维京人居住和迁徙的地区非常流行。在白种人中的患病率为 3%～6%，在非白种人人群中则罕见。掌腱膜挛缩症在老年人中更常见，但年轻患者往往功能损害得更严重。受影响的女性只有男性的 1/2[9]。该病与左右利手无关，但是患者更倾向于主诉优势手更容易患上本病。其他与该病有关的因素包括糖尿病[10]（从饮食控制型糖尿病、磺脲类、二甲双胍类到需要使用胰岛素的糖尿病患病风险逐渐增加）、BRAF 抑制剂治疗（维莫非尼）[11]、酗酒[12]、吸烟[12,13]、人类免疫缺陷病毒感染[14] 和既往的 Colles 骨折。该病与癫痫相关性的报道并不一致，但抗癫痫药物不增加患病风险[15]。

在掌腱膜挛缩症中有一些罕见的潜在的继发性表现，但当它们出现时就表明了很强的掌腱膜挛缩易感性（该疾病的遗传外显率）。这些表现包括指节垫（Garrod 结节）、足底筋膜病和 Peyronie 病。所有这些情形下的挛缩组织与掌部掌腱膜挛缩症的病理表现相似[16]，某些基因家族的表达变化也类似，如成纤维细胞向肌成纤维细胞分化[17]。然而，据估计，只有 1% 或更少的掌腱膜挛缩症患者存在这些相关情况[18]。

所有这类患者都具有此疾病的易感特征或者遗传倾向，包括复发、双侧受累，以及可能需要重复或持续的治疗。联系这些情况（包括在较早的年龄发病）和家族史，表明遗传倾向非常强势。认识到这种强遗传倾向性对制订一个合适的康复方案非常重要，其包括长期随访和可能的不良预后的认识，也包括手术治疗后复发的可能性。

症状

典型的掌腱膜挛缩症通常是无痛发病和进展的。常见的症状包括关节活动度减小，灵活性丧失和当试图将手放入裤袋时手仿佛被抓住一样。疼痛常是手和手指同时受伤的结果，它可以预示掌腱膜挛缩症的发展或恶化。受累手指远端指间关节和近端指间关节有擦伤或瘀斑可能是首诊的原因。采用相对较新的涵盖生活质量 4 个领域的掌腱膜挛缩症患者主观幸福感问卷调查发现，患者受累左右手是否为优势手对患者生活质量的影响没有差异[19]。

这种进展通常被认为是患者损伤后制动的结果而不是损伤本身。第 4、第 5 手指单纯的感觉性症状可能是由于相对无弹性的掌骨深横韧带压迫掌指神经而引起。

体格检查

掌腱膜挛缩症最常见的首发症状是手掌靠近掌远纹附近和第 4 指（环指）中线轴心处的肿块（图 29.2）。它也可以出现在手指且通常在近端指骨。拇指和示指是 5 个手指中受影响最小的。这个结节可以被轻轻地扪及。在大多数情况下，皮肤紧密地附着在结节上，结节随肌腱移动常会提示其他病症，例如狭窄性腱鞘炎。这种情况在较晚期并发手掌结节、条索和手指屈曲挛缩时更明显。与这种疾病相关的还有关节处的脂肪垫和足底筋膜疾病的证据。天鹅颈样畸形则被作为掌腱膜挛缩症的一种背侧变异[20]。

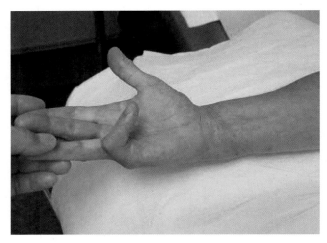

图 29.2　掌腱膜挛缩症：环指

检查应评估整个上肢的关节活动度和运动链，包括相关的粘连性关节囊炎、肘关节外上髁炎、其他腱鞘炎和指神经或血管损害。感觉、手部运动和肌肉牵张反射的神经检查应该是常规的。应无上运动神经元表现。

功能受限

大多数该疾病患者早期几乎没有什么功能受限。随着挛缩程度的进展，适当地打开手掌和抓握将变得困难，使得日常生活活动、拧瓶盖、扣纽扣和将车钥匙插入钥匙孔中等这些抓握活动变得麻烦。在许多情形下，该病起病隐匿，进展缓慢，可能能注意到患者一个简单的握手动作的不自然。

诊断分析

掌腱膜挛缩症的诊断是以临床为基础的。当手掌的软组织肿块不能准确地与肿瘤鉴别时,可以考虑活检[21]。年轻患者不能确诊为掌腱膜挛缩症时应高度怀疑肿瘤,因为年轻患者更容易患肿瘤。不幸的是,由于掌腱膜挛缩症的结节可以在有丝分裂细胞出现且与侵袭性肿瘤细胞高度相似,因此二者之间的组织学鉴别总是不太容易。应考虑与潜在继发性疾病相关的血液检查(如血红蛋白 A_{1c} 水平、人类自身免疫缺陷病毒检测、尿酸水平、红细胞沉降率)。电诊断也很常用。但是,伴随手腕正中神经或尺神经病变或者指神经损害,会导致感觉异常。掌腱膜挛缩组织通过相对无弹性的掌骨深横韧带压迫掌指神经[22]。感觉神经动作电位应记录第 4 指而不仅仅是第 5 指,同时对健康神经进行筛查,以发现可能影响术后康复的周围神经病变。

鉴别诊断

纤维瘤

脂肪瘤

上皮样肉瘤

巨细胞瘤

神经纤维瘤

狭窄性腱鞘炎的肌腱结节

包涵囊肿

背侧掌腱膜挛缩症

A1 滑轮支持带腱鞘囊肿

其他非掌腱膜挛缩症的手掌腱膜疾病

痛风石

治疗

早期治疗

许多咨询掌腱膜挛缩症的患者仅仅是为了确保他们没有患恶性肿瘤,当他们了解到是挛缩而并非更严重疾病的征兆时就会感到很满意。

预防掌腱膜挛缩症的挛缩和复发,传统非侵入性治疗通常治疗效果有限,甚至没有效果。其中包括注射类固醇、夹板、超声和非类固醇类的抗炎药。放疗、局部二甲基亚砜、秋水仙碱和干扰素也被建议使用,但它们的长期疗效缺乏数据支持。外用氟尿嘧啶[23],外用咪喹莫特(Aldara)[24]和口服辛伐他汀[25]似乎作用于潜在的成纤维细胞,但尚无针对长期疗效的研究。创伤性破裂作为纠正屈曲挛缩的方法从未被接受,然而,有报告报道了存在采用这种方式矫正畸形的案例[26]。但在真正的掌腱膜挛缩症中存在复发的可能性。一些人建议严重手指屈曲挛缩的患者采用持续被动牵引[27],但是,这只能作为一种术前辅助治疗的步骤,并不能单独采用。

在某些情况下,人体工效学评估和设备改造可用于因挛缩而功能受限的劳动者。若可以,也应处理烟草滥用或过量饮酒的问题。

康复治疗

术前的康复工作力度是最小的,其重点是对工作和家庭的适应性设备建议(例如:抓握带有大柄手的工具),以及缓解畸形和预防脱位或更严重的损伤。也可以使用夹板,但没有证据表明其会延缓挛缩或影响潜在的组织病理学的改变。持续被动牵引与牵伸同时进行,与其他关节挛缩一样,先浸蜡疗法和水疗进行预拉伸能使牵伸更有效。

需要术后康复以获得满意的结果。康复时间的长短主要根据手术的侵入方式而不同。局部筋膜切除术通常需要 4~6 周的术后康复时间,但范围更大的手术可能需要 3~6 个月的正式康复过程。牵伸、掌伸展位夹板和持续被动牵引在术后早期即被使用。当伤口愈合后,增加肌力和功能活动训练。夹板也是一种预防复发的选择,适用性康复器械的使用建议可以帮助功能恢复,包括抓握和手的重复使用。

介入治疗

关于闭合性筋膜切开术(针状筋膜切开术)的作用存在争议。相比外科手术每年 5%～10% 的复发率,尽管闭合性筋膜切开术复发率为 10%～20%,但由于它成本低廉,恢复快速,在门诊环境中易于操作,并发症整体发生率低的优点,表明其也许是一种合理的一线治疗方法[28]。注射型胶原酶(胶原酶裂解组织)与局部筋膜切除术相对有效性存在争议,虽然胶原酶可以更快地恢复手的功能,减少不良事件,更好地治疗掌指关节挛缩症,但局部筋膜切除术对近端指间关节挛缩的效果可能更好[29]。

由于 2010 年才被批准,我们可能现在才能开始看到它的长期效果,而注射溶组织性梭状芽孢杆菌会造成严重的瘢痕,增加抢救性筋膜切除术的技术难度[30]。这应该在相似的背景下对疾病自然进展和随后的手掌筋膜切除术结果与原发性筋膜切除术结果进行对比来解释。

有趣的是,在掌骨结节内注射类固醇是一个有用的辅助手段,它可以使结节扁平并且可以使作业治疗成为可能。应注意潜在的屈肌肌腱和神经血管束的不良影响,并通过注射的深度和位置来最小化这些不良影响。超声引导可能会在各种肌腱注射中起作用,但不会显示无意的血管摄取情况。将掌腱膜挛缩筋膜中表达的 miRNA 与对照组进行比较,发现掌腱膜挛缩组织中有 74 个双重富集的 miRNA,而对照组中有 32 个富集 miRNA[31]。

人们仍然希望这最终能引起新的分子疗法优先向靶向胶原蛋白和其他细胞外基质蛋白发展。

技术设备

关节镜和针式筋膜切除术的进展提示治疗掌腱膜挛缩症的一些新技术。诊断性超声可用性的提高可以促进易感人群的筛查和早期诊断。

手术

对于考虑手术治疗的患者来说,适当的选择是至关重要的。掌腱膜挛缩的手术治疗指征是当掌指关节挛缩等于或大于 $30°$[32]。

对于易感性强的患者来说,术后复发和恶化的可能性较高。复发是指手术区域内结节和挛缩的进展。扩展是指手术区域以外没有疾病的区域发生病变。所有的患者都应该意识到手术并不能治愈这种疾病,疾病的复发和扩张在某些时候是有可能的。如果手术是在疾病增殖阶段进行的,则更有可能发生广泛的复发。

然而,纵观所有手术方法,高达 79% 的患者在 5年随访中取得了"优秀"的结果[33]。植入可吸收的纤维素植入物可以改善手术结果[34]。采用手术治疗的目的是改善功能,减少畸形并防止复发。手术的适应证包括近端指间关节和远端指间关节的手指屈曲挛缩以及指蹼挛缩。掌指关节挛缩通常可以完全纠正,但是近端指间关节挛缩常残余畸形[35]。

多种外科手术可以用于治疗掌腱膜挛缩症。Malingue 手术是一种改良的 Z 成形术,它使用欧几里得几何,且避免使用植皮或皮瓣。这可能会降低二次手术的发生率[36]。

此外,皮下筋膜切除术、筋膜切除术和植皮术也被使用。一项随机对照试验发现,这两种最常见的治疗方法两年后的效果差异无统计学意义[37]。局部筋膜切除术的并发症较少,通常高风险患者会选择这种治疗方法,对他们来说,暂时的缓解是治疗目标。由小指外展肌引起的条索状病变在大约 25% 的病例中存在[38],如果存在这种病变,应在手术中处理。全层皮肤移植已被证明可以预防复发[39],功能受限程度较重的强易感性患者可以考虑选择。

潜在的疾病并发症

在一些患者中,由于严重的挛缩可能会导致功能受限。与其他手指相比,拇指和示指受到的影响较小。近端指间关节的继发性挛缩也可能发展为长期畸形。血管损害比较罕见,更常见的是术后的复杂性区域疼痛综合征。与单纯利多卡因或全身麻醉相比,腋下组织或静脉注射可乐定(clonidine)局部麻醉在预防掌腱膜挛缩症手术患者复杂性区域疼痛综合征方面更具优势[40]。

潜在的治疗并发症

总的来说,术后复发是很常见的(约 31%)[41],考虑到手术并没有改变潜在的组织病理学过程,且术后愈合依赖瘢痕形成,这就并不令人惊讶,术后复发实际上只是潜在疾病的延伸。手掌失去屈曲对患者来说尤其烦恼。厚痂手的存在会导致术后肿胀增加,导致术后随访时间延长。"耀斑反应"是 5% ~10% 的患者的术后并发症,发生于术后 3~4 周,以发红、肿胀、疼痛和僵硬为特征[41]。疾病越严重,并发症发生率越高,尤其是当近端指间关节屈曲挛缩 $60°$以上时。据报道,在复发手术中,切断术和射线切除术的并发症更为常见[42]。尽管此类疾病女性患者很少能符合手术指征,但她们术后并发复杂性区域疼痛综合征的概率更高[43]。其他可能的手术并发症包括手指血肿、肉芽肿、瘢痕挛缩、指神经或动脉的意外断裂、感染和全层移植术移植失败等。注射治疗的一个潜在并发症是对邻近结构的损伤,包括指动脉、神经和屈肌肌腱。

(葛向阳 译　廖麟荣 校　马超 审)

参考文献

1. Cordova A, Tripoli M, Corradino B, et al. Dupuytren's contracture: an update of biomolecular aspects and therapeutic perspectives. *J Hand Surg Br*. 2005;30:557–562.
2. Mosakhani N, Guled M, Lahti L, et al. Unique microRNA profile in Dupuytren's contracture supports deregulation of ß-catenin pathway. *Mod Pathol*. 2010;23:1544–1552.
3. McFarlane RM. Patterns of the diseased fascia in the fingers in Dupuytren's contracture. *Plast Reconstr Surg*. 1974;54:31–44.
4. Descatha A, Jauffret P, Chastang JF, et al. Should we consider Dupuytren's contracture as work-related? A review and meta-analysis of an old debate. *BMC Musculoskelet Disord*. 2011;12:96.
5. Boggs W. Dupuytren disease common in older male field hockey play-

ers. *Br J Sports Med*. 2016.

6. Liss GM, Stock SR. Can Dupuytren's contracture be work-related? Review of the literature. *Am J Ind Med*. 1996;29:521–532.

7. Hu FZ, Nystrom A, Ahmed A, et al. Mapping of an autosomal dominant gene for Dupuytren's contracture to chromosome 16q in a Swedish family. *Clin Genet*. 2005;68(5):424–429.

8. Hueston J. Dupuytren's contracture and occupation. *J Hand Surg Am*. 1987;12:657.

9. Yost J, Winters T, Fett HC. Dupuytren's contracture: a statistical study. *Am J Surg*. 1955;90:568–572.

10. Geoghegan JM, Forbes J, Clark DI, et al. Dupuytren's disease risk factors. *J Hand Surg Br*. 2004;29:423–426.

11. Chan SW, Vorobiof DA. Dupuytren's contractures associated with the BRAF inhibitor vemurafenib: a case report. *J Med Case Reports*. 2015;9(158).

12. Godtfredson NS, Lucht H, Prescott E, et al. A prospective study linked both alcohol and tobacco to Dupuytren's disease. *J Clin Epidemiol*. 2004;57:858–863.

13. An JS, Southworth SR, Jackson T, et al. Cigarette smoking and Dupuytren's contracture of the hand. *J Hand Surg Am*. 1994;19:442.

14. Bower M, Nelson M, Gazzard BG. Dupuytren's contractures in patients infected with HIV. *Br Med J*. 1990;300:165.

15. Lund M. Dupuytren's contracture and epilepsy. *Acta Psychiatr Neurol*. 1941;16:465–492.

16. Hueston JT. Some observations on knuckle pads. *J Hand Surg Br*. 1984;9:75.

17. Qian A, Meals RA, Rajfer J, Gonzalez-Cadavid NF. Comparison of gene expression profiles between Peyronie's disease and Dupuytren's contracture. *Urology*. 2004;64:399–404.

18. Cavolo DJ, Sherwood GF. Dupuytren's disease of the plantar fascia. *J Foot Surg*. 1982;21:12.

19. Trybus Marek, Bednarek M, Lorkowski J, Teul I. Psychologic aspects of Dupuytren's disease: a new scale of subjective well-being of patients. *Ann Acad Med Stetin*. 2011;57(1):31–37.

20. Boyce DE, Tonkin MA. Dorsal Dupuytren's disease causing a swan-neck deformity. *J Hand Surg Br*. 2004;29:636–637.

21. Monacelli G, Spagnoli AM, Rizzo MI, et al. Dupuytren's disease simulated by epithelioid sarcoma with atypical perineural invasion of the median nerve. Case report. *G Chir*. 2008;29:149–151.

22. Guney F, Yuruten B, Karalezli N. Digital neuropathy of the median and ulnar nerves caused by Dupuytren's contracture: case report. *Neurologist*. 2009;15:217–219.

23. Bulstrode NW, Mudera V, McGrouther DA. 5-Fluorouracil selectively inhibits collagen synthesis. *Plast Reconstr Surg*. 2005;116:209–221.

24. Namazi H. Imiquimod: a potential weapon against Dupuytren contracture. *Med Hypotheses*. 2006;66:991–992.

25. Namazi H, Emami MJ. Simvastatin may be useful in therapy of Dupuytren contracture. *Med Hypotheses*. 2006;66:683–684.

26. Sirotakova M, Elliot D. A historical record of traumatic rupture of Dupuytren's contracture. *J Hand Surg Br*. 1997;22:198–201.

27. Citron N, Mesina J. The use of skeletal traction in the treatment of severe primary Dupuytren's disease. *J Bone Joint Surg Br*. 1998;80: 126–129.

28. Morhart M. Pearls and pitfalls of needle aponeurotomy in Dupuytren's disease. *Plast Reconstr Surg*. 2015;135(3):817–825.

29. Zhou C, Hovius SE, Slijper HP, et al. Collagenase clostridium histolyticum versus limited fasciectomy for Dupuytren's contracture: outcomes from a multicenter propensity score matched study. *Plast Reconstr Surg*. 2015;136(1):87–97.

30. Eberlin KR, Kobraei EM, Nyame TT, Bloom JM, Upton J III. Salvage palmar fasciectomy after initial treatment with collagenase clostridium histolyticum. *Plast Reconstr Surg*. 2015;135(6):1000e–1006e.

31. Riester SM, Arsoy D, Camilleri ET, Dudakovic A, Paradise CR, Evans JM. RNA sequencing reveals a depletion of collagen targeting microRNAs in Dupuytren's disease. *BMC Medical Genomics*. BMC series – 2015;8:59.

32. Lee S, Gellman H. Surgery for dupuytren contracture medscape update. *Orthpedic Surgery*. 2015.

33. Khan PS, Iqbal S, Zaroo I, Hayat H. Surgical treatment of Dupuytren's contracture; results and complications of surgery: our experience. *J Hand Microsurg*. 2010;2(2):62–66.

34. Degreef I, Tejpar S, De Smet L. Improved postoperative outcome of segmental fasciectomy in Dupuytren disease by insertion of an absorbable cellulose implant. *J Plast Recon Surg Hand Surg*. 2011;25:157–164.

35. Riolo J, Young VL, Ueda K, Pidgeon L. Dupuytren's contracture. *South Med J*. 1991;84:983–996.

36. Apard T, Saint-Cast Y. Malingue's procedure for digital retraction in Dupuytren's contracture—principle, modelling and clinical evaluation. *Chir Main*. 2011;30:31–34.

37. Citron N, Nunez V. Recurrence after surgery of Dupuytren's disease: a randomized trial of two skin incisions. *J Hand Surg Br*. 2005;30:563–566.

38. Meathrel KE, Thoma A. Abductor digiti minimi involvement in Dupuytren's contracture of the small finger. *J Hand Surg Am*. 2004;29:510–513.

39. Villani F, Choughri H, Pelissier P. Importance of skin graft in preventing recurrence of Dupuytren's contracture. *Chir Main*. 2009;28:349–351.

40. Reuben SS, Pristas R, Dixon D, et al. The incidence of complex regional pain syndrome after fasciectomy for Dupuytren's contracture: a prospective observational study of four anesthestic techniques. *Anesth Analg*. 2006;102:499–503.

41. Bulstrode NW, Jemec B, Smith PJ. The complications of Dupuytren's contracture surgery. *J Hand Surg Br*. 2005;30:1021–1025.

42. Del Frari B, Estermann D, Piza-Katzer H. Dupuytren's contracture—surgery of recurrences. *Handchir Mikrochir Plast Chir*. 2005;37:309–315.

43. Zemel NP, Balcomb TV, Stark HH, et al. Dupuytren's disease in women: evaluation of long-term results after operation. *J Hand Surg Am*. 1987;12:1012.

第 30 章

伸肌腱损伤

Jeffrey S. Brault, DO
Brittany J. Moore, MD

同义词

中央腱束损伤
纽扣状畸形
钮孔状畸形
伸肌腱帽损伤
伸肌鞘损伤
槌状指

ICD-10 编码

S66.2	腕部/手部水平拇指伸肌、筋膜和肌腱损伤
S66.21	腕部/手部水平拇指伸肌、筋膜和肌腱拉伤
S66.22	腕部/手部水平拇指伸肌、筋膜和肌腱撕裂伤
S66.3	腕部/手部水平手指伸肌、筋膜和肌腱损伤,非特指
S66.31	腕部/手部水平手指伸肌、筋膜和肌腱拉伤,非特指
S66.32	腕部/手部水平手指伸肌、筋膜和肌腱撕裂伤,非特指
M20.0	手指后天畸形
M20.01	槌状指
M20.011	右侧手指槌状指
M20.012	左侧手指槌状指
M20.02	纽扣状畸形
M20.021	右侧手指纽扣状畸形
M20.022	左侧手指纽扣状畸形
M66.24	手部伸肌腱自发性破裂
M66.241	右手伸肌腱自发性破裂
M66.242	左手伸肌腱自发性破裂

定义

伸肌腱损伤发生在手指的伸肌系统,复杂的肌

腱系统由手内在肌辅助支撑的手指和拇指伸肌,以及贯穿腕、手和手指的韧带支持系统组成。由于伸肌腱的表面位置和伸肌腱与其下方骨骼之间软组织相对缺乏,所以这些损伤比屈肌腱损伤更为常见,因此,伸肌腱容易撕裂、磨损、挤压、烧伤和咬伤[1]。人口统计学数据因具体伤害而异,而没有好的记录。伸肌腱损伤常见于撕裂伤、fist-to-mouth 损伤和风湿性疾病。

由于肌腱自身离断、伸肌迟缓、关节僵硬或疼痛控制不良,伸肌腱会引起手指伸直不良。肌腱系统有 8 个分区,不同分区损伤会导致不同的致伤力学[2](图 30.1)。

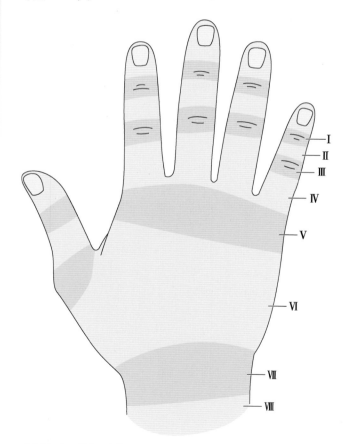

图 30.1　伸肌腱分区。奇数区覆盖各个关节,偶数区覆盖中间的肌腱区域

症状

患者通常失去完全伸直受损手指的能力（图30.2）。活动受限可能局限于基于伸肌系统损伤部位的单一关节或整个手指。由于组织压力异常，周围区域的疼痛通常伴随有活动丧失。若伴有尺神经或桡神经背侧分支损伤，则可能出现感觉减退。

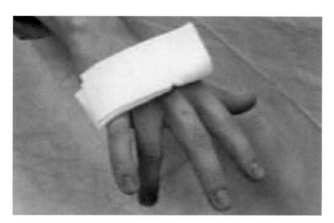

图30.2　环指伸肌腱断裂导致环指无法伸直（*Modified from Daniels JM II，Zook EG，Lynch JM. Hand and wrist injuries：part I. Nonemergent evaluation. Am Fam Physician. 2004；69：1941-1948.*）

体格检查

在疾病出现之前，询问手或手指有无基本的活动缺陷出现。注意手的休息位，以及从休息位主动伸直时的不对称。伸肌腱完全断裂会造成未支撑手指的屈曲休息位姿势。然而，当尝试由自然的手屈曲休息位激活时，这可能变得更加明显。评估每个手指关节的主动及被动关节活动范围，记录下由中立位伸直不全的表现和数量。神经学检查应评估尺神经和桡神经相邻背侧分支的损伤。评估整体的轻触觉和针刺觉，尤其是手指的背侧。

功能受限

功能受限表现为在准备抓握或捏时，无法使手指伸直。因此，写字和操作小物品会有问题。由于手指屈曲休息位姿势限制伸直的能力，也无法进入如口袋之类狭窄的地方。

诊断分析

当软组织中可能存在骨损伤或异物时，得到相关手和手指的正侧位片。如果损伤的临床怀疑有问题，可使用超声或磁共振成像（MRI）进行肌腱可视化的诊断成像。超声检查是作为 MRI 检测肌腱损伤的廉价替代方案，并且已被证明在检查这些方面比体格检查或 MRI 更为准确[3]。超声检查非常有助于检测异物、诊断局部肌腱损伤以及伸肌腱功能的动态评估[3-5]。

鉴别诊断
骨折脱位
关节脱位
周围神经损伤
骨关节炎
类风湿关节炎
扳机指（狭窄性腱鞘炎）

治疗

早期治疗

伸肌腱损伤治疗方案因损伤后经过的区域、机制和时间而异。如果伸展系统的断裂是由于撕裂、挤压伤、烧伤或咬伤，则有必要进行手术转诊。在开放性损伤中，应进行伤口护理。如果不立即进行手术修复，应使用适当的抗生素，及时灌溉受伤的肌腱，并应进行主要覆盖的皮肤缝合，以保护肌腱，减少感染的可能性。应尽快联系进行最终修复的外科医师，最好在皮肤缝合之前联系[6]。

一般来说，闭合性损伤以夹板固定进行保守治疗，肌腱参与率低于 50% 的开放性损伤进行皮肤闭合和夹板固定管理，而肌腱参与率超过 50% 的开放伤害则通过主要肌腱修复和随后的术后夹板管理。闭合性损伤往往更常见于 I 区和 II 区，因此早期是夹板治疗。而撕裂伤更常见于 III 区至 VIII 区，因此手术作为早期治疗更为常见。

康复治疗

夹板可以是静态伸展式夹板或早期运动夹板方案，旨在减少粘连和僵硬。目前没有强有力的证据表明，与传统的静态固定相比，早期动员具有显著优势[7]。然而，随着手术技术的推进，以创造更强的扩展修复，已经转向更积极的术后康复方案与早期运动。然而，随着手术技术的推进，创造更强的伸展修复，已经转向更积极的术后康复方案与早期运动[2]。早期运动夹板可分为"短式运动夹板"，此夹板被动固定关节的同时，允许间歇性夹板辅助被动屈曲和主动伸直；"相对运动夹板"（又称可控主动活动夹板），是在允许主动关节伸直的同时，限制关节屈曲；或是在被动关节伸直下可自定义主动关节屈曲的"动态夹板"[7-9]。早期运动夹板确实需要熟练的治疗师密切监督，以确保运动发生在特定的受保护范围内。

Ⅰ区（槌状指畸形）

　　Ⅰ区损伤涉及远端指间关节的末端指伸肌腱。损伤机制是一种突然的屈曲力作用于主动伸直的远端指间关节。肌腱在止点撕裂，产生"软组织"槌，或是肌腱损伤伴有远端指节骨折产生"骨"槌[7,10]。损伤会产生典型的远端指间关节槌状屈曲畸形。手

指最常涉及的是利手的中指、环指、小指[7]。若不及时治疗，槌状指畸形会导致远端指间关节骨关节炎或近端指间关节过伸的鹅颈状畸形[10]。通过将远端指间关节持续固定于完全伸直至过伸位6～8周（0°～15°），可保守治疗闭合性损伤[7,10-13]。完全伸直夹板可能最适合骨槌损伤，而轻度过伸夹板可能最适合软组织损伤[10]。由于存在损害背侧皮肤血液供应的风险，应避免远端指间关节过度的过伸[10]。存在不同类型的夹板矫形器，没有特殊的矫形器已被证明是更好的[10,13,14]。预制堆槌状夹板可能是有必要的，特别是在容易受伤的人群中，与管理槌状指的预制夹板相比，出现皮肤并发症的风险更低[14]。在夹板持续固定6～8周后，过渡到只在夜间使用夹板2～4周[7,10]。当拆下夹板时，远端指间关节应该能够保持伸直的位置。在持续夹板固定完成后，启动阶段式家庭训练计划。从第一周远端指间关节主动关节活动，进阶至之后的主动和被动运动练习。清醒时应每小时进行1次练习，每小时重复10次，并且在无痛范围内进行（表30.1）。

表 30.1　伸肌分区损伤管理概述

损伤	管理	夹板	练习	皮肤护理
Ⅰ区（槌状指）	只使用夹板：肌腱参与率 <50% 手术+夹板：肌腱参与率 >50%	6～8周持续静态远端指间关节伸直夹板，之后2周过渡到夜间静态夹板（共8～10周）	在持续性夹板中：主动屈曲和伸展近端指间关节和掌指关节（每小时1次） 过渡到夜间使用夹板时增加远端指间关节主动屈曲（每小时1次），在夜间使用夹板的第2周增加远端指间关节被动屈曲（每小时1次）	每天去除夹板检查皮肤完好和卫生（保持远端指间关节在伸直位）
Ⅱ区损伤	同Ⅰ区	同Ⅰ区	同Ⅰ区	同Ⅰ区
Ⅲ区损伤（纽扣状畸形）	只使用夹板：肌腱参与率 <50% 手术+夹板：开放性损伤，闭合性撕脱骨折移位，非手术治疗失败	只使用夹板：4～8周近端指间关节持续伸直夹板 术后夹板：6～8周近端指间关节伸直夹板（静态，短弧活动夹板或相对移动夹板）	在静态夹板中：主动屈曲和伸直远端指间关节（每小时1次） 短弧活动夹板协议：按照手治疗师的指导每小时执行1次，在6～8周内，近端和远端指间关节屈曲逐步增加	每天去除夹板进行伤口清洁，压力缠绕控制水肿
Ⅳ区损伤	只使用夹板：肌腱参与率 <50% 手术+夹板：肌腱参与率 >50%	同Ⅲ区近端指间关节和掌指关节伸直	同Ⅲ区，若在短弧活动夹板中，则在6～8周内，掌指关节、近端和远端指间关节屈曲逐步增加	同Ⅲ区

表 30.1 伸肌分区损伤管理概述（续）

损伤	管理	夹板	练习	皮肤护理
V 区损伤	只使用夹板:闭合性损伤 手术+夹板:开放性损伤	只使用夹板:4~8 周掌指关节伸直夹板(日间使用静态或相对移动夹板,夜间使用静态夹板) 术后夹板:与之前相同	在静态夹板中:主动屈曲和伸直近端和远端指间关节(每小时 1 次) 相对移动夹板协议:在手治疗师指导下,在 4~8 周内,掌指关节屈曲从 30°逐步增加至全关节活动范围(图 30.3)	每天去除夹板进行伤口清洁,压力缠绕控制水肿
VI 区损伤	只使用夹板:肌腱参与率<50% 手术+夹板:肌腱参与率>50%	同 V 区	同 V 区	同 V 区
VII 区损伤	手术+夹板	同 V 区	同 V 区	同 V 区
VIII 区损伤	手术+夹板	腕关节屈曲及掌指关节轻度屈曲位静态夹板 4~5 周,2 周时日间增加相对移动夹板	同 V 区	同 V 区

II 区

II 区损伤通常由于手指中节或拇指近节的撕裂或挤压损伤,导致部分或全部伸肌腱离断[2]。如果肌腱参与率低于 50%,则伸直夹板管理 7~10 天,然后进行主动运动家庭训练计划。当肌腱参与率超过 50% 时,首先要进行修复。康复和夹板类似于 I 区,使用近端指间关节伸直夹板 6 周[2,7,14]。

III 区(纽扣状畸形)

III 区损伤涉及近端指间关节中央和侧方滑动[2,15]。这些通常是由伸直的近端指间关节直接强力屈曲、撕裂伤或咬伤导致的。未经治疗的中央滑索损伤在 1~2 周后随着手掌侧方支撑带滑动会发展成纽扣状畸形,形成近端指间关节屈曲畸形之后远端指间关节过伸畸形。诊断最好在手指伸直位夹板固定数天后进行,一旦肿胀消退再复查。确认结果包括近端指间关节伸直缺乏或降低,以及保持近端指间关节 90° 屈曲时远端指间关节伸直异常增加[7,15]。

闭合性损伤的治疗是使用近端指间关节伸直夹板 4~8 周[7,15]。在近端指间关节固定过程中,应当经常进行远端指间关节主动屈曲练习,以确保背侧侧方支持带的正确位置[7]。

手术的适应证包括开放性损伤、中节指骨闭合性撕脱骨折移位以及非手术治疗失败[15]。术后,佩戴近端指间关节伸直夹板 6 周。长期以来,静态近端指间关节伸直夹板一直在术后使用。然而,现在早期运动夹板协议更为常用[16]。使用短弧运动夹板执行早期运动夹板,以允许阶段式保护下主动运动(表 30.1)或相对移动夹板将受伤手指置于近端指间关节相对伸直位[8,9,16]。

IV 区

IV 区损伤发生在近端指骨。这些通常是撕裂伤的结果,而由于在这个水平大的扁平伸肌机制,所以是不完全损伤[2]。如果肌腱参与率超过 50%,则指示手术修复。术后夹板可使用静态近端指间关节和掌指关节(MCP)伸直夹板 4 周,或早期运动夹板(短弧或动态夹板)6 周[7,17]。短弧协议类似于 III 区(表 30.1)。动态夹板包含一个腕部伸直夹板连接手指夹板组件,通过弹性牵拉从而产生近端指间关节和掌指关节被动伸直,同时允许近端指间关节在特殊范围内主动屈曲[7]。

V 区

V 区损伤发生在掌指关节上,可涉及肌腱或肌腱集中固定的矢状束。这是伸肌腱损伤最常见的区域,由钝器损伤、咬伤、撕裂伤或关节脱位造成[2]。损伤通常发生在关节屈曲时,导致肌腱损伤接近的皮肤损伤[18]。典型的闭合性损伤只涉及矢状束,由钝器损伤("拳击手")或是关节炎相关的慢性退化引起。

　　使用掌指关节伸直夹板4~8周进行闭合性损伤的保守管理[2,8]。另外,可佩戴8周的相对移动夹板,保持掌指关节相对于相邻掌指关节过伸[2,7,8](表30.1)。

　　与人咬伤无关的开放性损伤需要彻底冲洗和初期手术修复。术后夹板可使用掌指关节伸直夹板4~6周,或早期运动夹板6周。早期运动夹板可使用相对移动夹板来维持损伤手指的掌指关节相对伸直,或是一个动态夹板。动态夹板与Ⅳ区损伤有类似的框架,由弹性牵拉提供掌指关节被动伸直,同时允许掌指关节在特定保护范围内主动屈曲。(图30.3,表30.1)

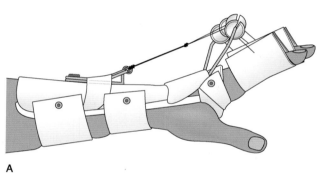

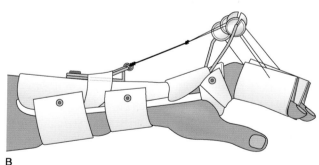

图30.3　(A)夹板允许掌指关节30°~40°主动屈曲,并且被动回到中立位。(B)在悬挂支架上使用停止珠限制屈曲

　　人咬伤需要广泛的伤口护理,包括清创、采集培养样本和启用广谱抗生素。伤口随后留着开放形成次要愈合,通常超过5~10天。在愈合过程中,手夹板置于腕关节45°伸直和掌指关节15°~20°屈曲位。一旦认为伤口是干净的,可能需要在完全或复杂撕裂伤中进行二次修复[7]。

Ⅵ区

　　Ⅵ区位于掌骨,如果累及肌腱超过50%则进行手术修复[7]。术后管理类似于Ⅴ区[7,11,12,17](表30.1)。

Ⅶ区

　　Ⅶ区在腕部水平,其中伸肌腱通过由伸肌支持带覆盖的纤维状隧道。此区域肌腱完全撕裂是罕见的。慢性断裂可发展为继发性关节炎或腕部骨折手术修复的硬质突出[2]。肌腱回缩是这个区域一个严重的问题,因此初期手术修复通常是必要的[2,7]。康复策略类似于Ⅴ区和Ⅵ区。

Ⅷ区

　　Ⅷ区覆盖前臂远端肌腱连接水平。多条肌腱可能在此区域损伤,因此很难确定单个肌腱。应优先考虑腕部和拇指伸直独立性的恢复[18]。损伤通常需要肌腱探查,因此手术干预往往是有必要的。

　　术后,保持腕关节45°伸直位和掌指关节15°~20°屈曲位的静态固定4~5周(表30.1)。在2周内开始过渡到动态伸直夹板,以帮助降低粘连和并发的挛缩。

介入治疗

　　有指征时,手术修复是伸肌腱损伤主要的治疗方法。注射通常不适用于这些情况。

技术设备

　　高分辨率超声传感器进一步提高了伸肌腱损伤超声评估的能力。

手术

　　Ⅰ区和Ⅱ区损伤通常是闭合性损伤,因此进行非手术治疗。如果肌腱末端滑动超过50%撕裂,则指示Ⅰ区和Ⅱ区损伤需要手术矫正。此外,通常在较年轻患者中,保守管理失败后,可进行手术矫正。近端指间关节融合术可在伴有固定畸形的疼痛关节炎条件下进行。

　　在Ⅲ~Ⅳ区中,撕裂伤更为常见,因此通常需要初期修复。

潜在的疾病并发症

　　伸肌腱损伤可导致手指伸直的永久性缺失,这主要是由于粘连形成或关节挛缩。如果未恢复正常运动,受累关节可能发生痛苦的退化。

潜在的治疗并发症

镇痛药和非甾体抗炎药有众所周知的副作用,最常见的是影响胃、肝、肾和心血管系统。由于激进治疗导致急性肌腱断裂,从而需要再次手术以及可能需要肌腱移植。而治疗方法不够积极,往往导致活动范围和肌力降低。手术并发症包括感染、粘连形成和晚期关节退化。

（萧玉婷　译　廖麟荣　校　马超　审）

参考文献

1. Hart R, Uehara D, Kutz J. Extensor tendon injuries of the hand. *Emerg Med Clin North Am.* 1993;11:637–649.
2. Colzani G, Tos P, Battiston B, Merolla G, Porcellini G, Artiaco S. Traumatic extensor tendon injuries to the hand: clinical anatomy, biomechanics, and surgical procedure review. *J Hand Microsurg.* 2016;8:2–12.
3. Soni P, Stern CA, Foreman KB, Rockwell WB. Advances in extensor tendon diagnosis and therapy. *Plastic Reconstr Surg.* 2009;123:52e–57e.
4. Karabay N. US findings in traumatic wrist and hand injuries. *Diagn Interv Radiol.* 2013;19:320–325.
5. Lopez-Ben R, Lee DH, Nicolodi DJ. Boxer knuckle (injury of the extensor hood with extensor tendon subluxation): diagnosis with dynamic US-report of three cases. *Radiology.* 2003;228:642–646.
6. Daniels JM II, Zook EG, Lynch JM. Hand and wrist injuries: part II. Emergent evaluation. *Am Fam Physician.* 2004;69:1949–1956.
7. Strauch RJ. Extensor tendon injury. In: Wolfe SW, Hotchkiss RN, Pederson WC, Kozin SH, Cohen MS, eds. *Green's operative hand surgery.* 7th ed. Philadelphia: Elsevier; 2017:152–182.
8. Lutz K, Pipicelli J, Grewal R. Management of complications of extensor tendon injuries. *Hand Clin.* 2015;31:301–310.
9. Merritt WH. Relative motion splint: active motion after extensor tendon injury and repair. *J Hand Surg Am.* 2014;39(6):1187–1194.
10. Botero SS, Diaz JJ, Benaida A, Collon S, Facca S, Liverneaux PA. Review of acute traumatic closed mallet finger injuries in adults. *Arch Plast Surg.* 2016;43:134–144.
11. Evans R. Managing the injured tendon: current concepts. *J Hand Ther.* 2012;25:173–189.
12. Evans RB. Clinical management of extensor tendon injuries; the therapist's perspective. In: Skirven TM, Osterman AL, Fedorczyk JM, Amadio PC, eds. *Rehabilitation of the hand and upper extremity.* 6th ed. Philadelphia: Elsevier; 2011:521–554.
13. Handoll HHG, Vaghela MV. Interventions for treating mallet finger (review). *Cochrane Database Syst Rev.* 2004.
14. Witherow EJ, Peiris CL. Custom-made finger orthoses have fewer skin complications than prefabricated finger orthoses in the management of mallet injury: a systematic review and meta-analysis. *Arch Phys Med Rehabil.* 2015;96:1913–1923.
15. McKeon KE, Lee DH. Posttraumatic boutonniere and swan neck deformities. *J Am Acad Orthop Surg.* 2015;23:623–632.
16. Evans RB. Early short arc motion for the repaired central slip. *J Hand Surg Am.* 1994;19:991–997.
17. Brault J. Rehabilitation of extensor tendon injuries. *Oper Tech Plast Reconstr Surg.* 2000;7:25–30.
18. Rockwell WB, Butler PN, Byrne BA. Extensor tendon: anatomy, injury, and reconstruction. *Plast Reconstr Surg.* 2000;106:1592–1603.

第 31 章

屈肌腱损伤

Jeffrey S. Brault, DO

Brittany J. Moore, MD

同义词

屈肌腱损伤、挫裂伤、断裂伤或泽西手指

ICD-10 编码

M20.0	获得性手指畸形
M66.34	手部肌腱自发性断裂
M66.341	右手肌腱自发性断裂
M66.342	左手肌腱自发性断裂
S66.0	腕/手水平的拇长屈肌、筋膜、肌腱损伤
S66.01	拇长屈肌、筋膜和肌腱在腕/手水平拉伤
S66.02	腕/手水平拇长屈肌、筋膜和肌腱撕裂
S66.1	腕/手水平的其他非特指手指的屈肌、筋膜和肌腱损伤
S66.11	腕/手水平的其他非特指手指的屈肌、筋膜和肌腱拉伤
S66.12	腕/手水平的其他非特指手指的屈肌、筋膜和肌腱撕裂

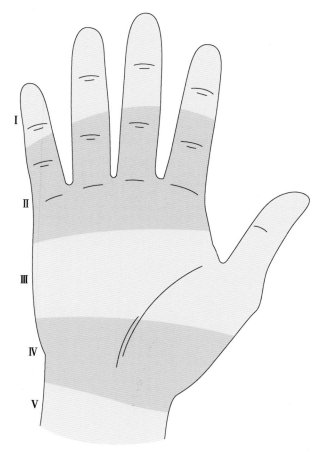

图 31.1　屈肌腱区

定义

指屈肌系统是由源自前臂的屈肌组成,包括指浅屈肌(FDS)、指深屈肌(FDP)和拇长屈肌,其相应的肌腱延伸到手指中,且指屈肌鞘在指间容纳肌腱。指屈肌鞘具有内滑膜成分和外支持带部分。滑膜成分维持肌腱运动的低摩擦环境,并向肌腱提供营养支持[1,2]。支持带成分增厚形成滑轮系统,将肌腱系连在手指上,最大限度地使肌腱随手指运动而移动[1,2]。

手指的屈肌腱系统可分为五区,均可能发生屈肌腱损伤(图 31.1)[1,3]。

Ⅰ区和Ⅱ区包括屈肌腱系统的最远端,其中肌腱包含在屈肌腱鞘内[1]。这些区域的损伤常常会损坏屈肌腱鞘,破坏提供二次安全和给肌腱提供营养的血管系统[1,4]。这些结构的损伤使愈合的可能性复杂化,并增加术后粘连的风险。Ⅰ区是指深屈肌腱的最远端部分,位于远节指骨基底部的 FDP 肌腱止点至远节 FDS 止点的中节指骨中段。这里的损伤会影响 FDP,导致无法屈曲远端指间(distal interphalangeal,DIP)关节。"泽西手指"发生在第Ⅰ区,即 FDP 从远端指骨的撕脱。这通常发生在体育赛事中,当 DIP 关节主动屈曲时受到一个突然的伸展力[5]。泽西指与槌状指在伸肌腱损伤中相似,可伴有指骨远端撕脱性骨折。

Ⅱ区从指骨中段延伸至掌底皱褶,因肌腱修复后功能不良,被称为"无人区"。[1] 这个区域的肌腱损伤通常涉及 FDP 和 FDS 肌腱,导致 DIP 和 PIP (proximal interphalangeal, PIP) 关节均无法屈曲。

Ⅲ区、Ⅳ区和Ⅴ区包括屈肌腱系统较近端的区域。Ⅲ区位于掌骨远端皱褶至腕横韧带远端。这个区域包括内在的手部肌肉和血管弓。

Ⅳ区覆盖腕横韧带,屈肌腱从此处穿过腕管。在这个区域,受伤通常涉及多个 FDP 和 FDS 肌腱。

Ⅴ区位于腕管附近,从腕管皱褶延伸至屈肌腱的肌腱连接处。这个区域的损伤通常是由自残造成的(自杀未遂)。

手部屈肌腱易发生挫裂伤和断裂伤。损伤通常发生在体力劳动者(由尖锐物体划伤或挤压伤)、运动员(泽西手指)和风湿性关节炎患者(退行性肌腱断裂)[5,6]。一般说来,指屈肌腱损伤发生率比指伸肌腱损伤少[6]。开放性挫裂伤多发生在Ⅱ区,常累及示指屈肌腱[6]。最常见的闭合性屈肌腱损伤是泽西手指,通常涉及无名指[5]。损伤可以是完全的,也可以是部分的。部分损伤在检查时很容易被忽略,如果不治疗,可能会进展到完全断裂。

症状

当屈肌腱撕裂时,患者可能会听到爆裂声。接着是疼痛、肿胀和无法屈曲受累关节。由于屈肌腱靠近手指的神经血管束,受累手指的感觉可能会受到损害。

体格检查

获得详细的病史,概括损伤机制。掌握任何可能使检查复杂化的病前运动障碍。开始评估时注意手的静止位置。如果屈肌腱完全断裂,不受支撑的手指将在损伤的远端关节处呈伸展姿势(图31.2)[4]。

对每个关节的主动屈曲活动度和抗阻进行徒手肌力检查。完全屈肌腱断裂通常导致主动运动丧失。然而,有可能在保留包膜结构和主动运动的情况下发生完全断裂,在这种情况下,屈曲会变得很微弱[7]。局部肌腱断裂可能伴随着活动时的疼痛。应分别检查 FDP 和 FDS 的主动屈曲。为了分离 FDP,要求患者在 PIP 关节伸直位固定时,屈曲 DIP 关节。进行 FDS 的单独评估是困难的,因为 FDP 肌腱可以

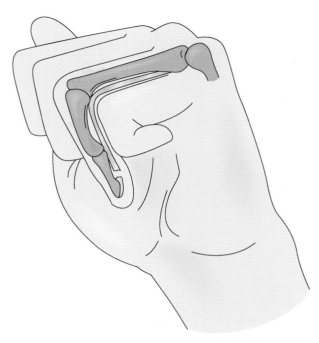

图 31.2　泽西手指。深屈肌腱被 DIP 关节强制过伸的力所分离(*Reprinted from Mellion MB. Office Sports Medicine, 2nd ed. Philadelphia: Hanley & Belfus; 1996.*)

通过腱间连接在所有手指关节处进行屈曲。为了最好地分离 FDS,通过将相邻手指稳定于相对伸展位,将 FDP 置于生物力学的非优势体位,并要求患者主动屈曲目标手指的 PIP 关节。该测试仅适用于示指、中指和环指。

如果由于疼痛而无法评估手指的主动屈曲,则评估被动伸腕对指屈肌张力丧失的影响。如果屈肌腱受到断裂,手指将保持相对伸展而非相对屈曲的姿势。

在开放性损伤中,神经血管的检查至关重要,因为这些损伤通常伴随着邻近手指神经血管束的损伤。评估甲床和掌侧指髓的毛细血管充盈情况。评估手指桡侧和尺侧的轻触觉和两点辨别觉[1,4]。

功能受限

功能受限是由于手指控制的障碍而造成的,如果牵涉尺侧肌腱,握力会受到影响,如果涉及桡侧肌腱,就会影响抓握的精确度。患者可能无法扣好衬衫纽扣,无法捏住小物体或抓牢物体。

诊断分析

当可能发生骨折、脱位或异物滞留于软组织时,对受累手指进行前后侧位的 X 线检查。超声或磁共

振成像（MRI）可用于直接肌腱显示的诊断成像。超声作为一种相对低廉的替代磁共振成像的检查，对异物的检测、部分肌腱损伤的评估和屈肌腱功能的动态评估尤其有帮助[8]。

鉴别诊断
部分肌腱挫裂伤
骨间前神经损伤
扳机指（狭窄性腱鞘炎）
正中神经损伤

治疗

早期治疗

无论是开放性还是闭合性的损伤，屈指肌腱损伤几乎都是需要手术治疗的[1,4,5,7]。任何开放性损伤都应给予适当的伤口治疗。如果手术由于转诊被延迟时，应进行浅表伤口的修复并用大块敷料保护受伤的手指。

在急诊时进行的屈肌腱修复，是指同时发生神经血管损伤而需要的微血管修复或重建。然而，如果肌腱的血管系统保持完好，则应在损伤后的第 1 天至 6 周内对屈肌腱损伤进行手术缝合，以确保肌腱的持续营养[1]。超过这一时期的延迟修复可能会导致肌腱在鞘内回缩，使手术修复变得困难[1,7]。

康复治疗

缝合材料和手术技术的进步提高了修复后的屈肌腱强度，为早期康复提供了条件[1,7]。传统上，修复后的手指被夹板固定长达 2 个月。这导致粘连的形成与运动和功能的丧失[9]。在过去的 30 年里，早期保护性运动方案的提出显著改变了肌腱修复的术后康复[9,10]。早期运动方案已被证明可以限制术后粘连的发展，因此，与静态夹板相比，可以改善关节活动范围和总体结局[1,11]。

术后屈肌腱修复的早期运动方案可以是早期被动运动或早期主动运动[2,11]。也可以是主动运动和被动运动相结合。早期被动运动可由治疗师或患者徒手进行，也可通过动态屈曲牵引装置进行[2]。这通常可在手术修复的 24 小时内即开始。早期的主动运动方案是通过事先预评估屈肌的关节活动范围来对相关屈肌进行主动收缩[2]。这可能在修复后数天开始，在使用适当的修复技术之前，先要让外科医生

对康复进展的水平感到满意。

所有区域屈肌腱修复的康复方案基本相同。手术后立即将手置于一个保护性的背部夹板中，该夹板允许动态被动屈曲。根据受伤区域的不同，夹板会产生 20°~30° 的腕关节屈曲，以及 20°~50° 的掌指（metacarpophalangeal，MCP）关节屈曲[12]。夹板的背盖延伸至指尖水平，允许 PIP 和 DIP 关节伸展至 0°。所有手指以动态牵引的方式保持屈曲，牵引力由发源于前臂近端的橡皮筋施加，手掌心有一个滑轮，并附着在指甲上（图 31.3A）。

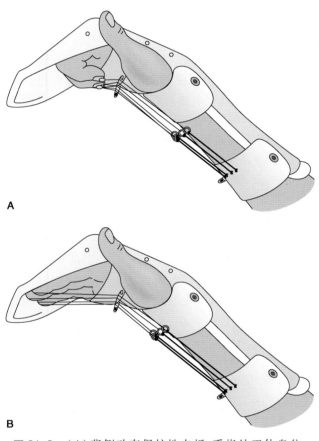

A

B

图 31.3　（A）背侧动态保护性夹板；手指处于休息位；（B）背侧动态保护性夹板；主动伸展运动

患者通常在手术修复后 24~48h 内由治疗师进行诊治，更换敷料，启动水肿控制措施，讨论康复目标[9]。此时可以开始让手指抵抗橡皮筋的牵引阻滞，向背侧进行主动伸展活动，该动作每小时重复 10 次（图 31.3B）。橡皮筋的牵引力使手指被动地回到屈曲位。到了晚上，解除牵引力，将手指绑在背盖上，维持 PIP 和 DIP 关节伸展。

康复计划可以提前纳入积极的"放置和保持"治疗（"place and hold" therapy），也称为短弧运动（short arc motion) [9,11]。在专业治疗师的指导下,受伤的手指在腕关节 30°～40° 伸展、MCP 关节屈曲 80°、PIP 关节屈曲 75°、DIP 关节屈曲 30°～40° 的情况下保持适度屈曲。患者被指示主动保持这个姿势 10s。在静态收缩完成后,治疗师被动屈曲腕关节,使手指自然伸展。术后 3 周,可以开始无监督下的夹板范围外的主动屈曲练习。术后 5～8 周,停止夹板的使用,并启动主动的肌腱滑动练习 [1,9,12,13]。

在使用夹板的整个过程中,应每天短暂地取下夹板进行伤口护理,并根据需要,使用弹力绷带进行水肿管理。在治疗的后期,超声、冷热交替浴或石蜡浴、涡流浴和空气流化治疗等方法可用于促进伤口愈合和扩大关节活动范围。

介入治疗

屈肌腱损伤通常不需要介入治疗。伤口护理对于预防初始撕裂伤或手术切口的感染至关重要。如果屈肌滑轮发生狭窄性腱鞘炎(Trig-Gering),则可进行皮质类固醇注射(见第 37 章)。

技术设备

高分辨率超声探头的设备改进提高了声学评估屈肌腱损伤的能力。在主动和被动运动期间运用动态超声可以评估屈肌腱连续性以识别部分与完全撕裂 [8]。

手术

一期肌腱修复是屈肌腱损伤的标准治疗方法。在不需要紧急微血管修复之前,一期肌腱修复可以在急性损伤后的最初几天到几周内进行 [1]。修复过程中对组织的不当处理可导致血肿、滑车完整性受损和血管系统受损 [2]。由于屈肌腱鞘的复杂解剖结构,术后粘连对 Ⅰ 区和 Ⅱ 区影响最大。术后粘连发生率较低的有 Ⅲ、Ⅳ、Ⅴ 区;通常认为这些区域具有更好的手术效果 [1]。

潜在的疾病并发症

屈肌腱的器质性损伤可导致手指屈曲的永久性丧失。部分肌腱损伤很容易被遗漏,导致无力或完全断裂。

潜在的治疗并发症

镇痛药和非甾体抗炎药的副作用众所周知,最常见是对胃、肝脏和肾脏系统的影响。肌腱修复术后并发症包括粘连形成和肌腱断裂。术后肌腱断裂通常是由患者或治疗师的粗暴运动造成的,导致修复失败,这种情况往往需要再次手术,而且更容易形成粘连。粘连的形成、运动和肌力的丧失使手术修复变得复杂,尤其是在 Ⅰ 区和 Ⅱ 区 [1,14,15]。

许多其他因素影响肌腱的愈合和术后康复。高龄、血液循环不良、吸烟和喝咖啡,以及整体健康状况不佳等因素都可能导致愈合受影响。瘢痕形成可导致粘连形成和运动减少。患者动力不足和对治疗方案较差的依从性往往会导致恢复不理想。

(袁丽 译　廖麟荣 校　马超 审)

参考文献

1. Seiler J. Flexor tendon injury. In: Wolfe SW, Hotchkiss RN, Pederson WC, Kozin SH, Cohen MS, eds. *Green's Operative Hand Surgery*, 7th ed. Philadelphia, PA: Elsevier; 2017:183–230.
2. Taras JS, Martyak GG, Steelman PJ. Primary care of flexor tendon injuries. In: Skirven TM, Osterman AL, Fedorczyk JM, Amadio PC, eds. *Rehabilitation of the Hand and Upper Extremity*, 6th ed. Philadelphia, PA: Mosby; 2011:445–456.
3. Kleinert H, Schepel S, Gill T. Flexor tendon injuries. *Surg Clin North Am.* 1981;61:267–286.
4. Mass DP. Early repairs of flexor tendon injuries. In: Berger RA, Weiss APC, eds. *Hand Surgery*. Philadelphia: Lippincott Williams & Wilkins; 2003:679–698.
5. Freilich AM. Evaluation and treatment of jersey finger and pulley injuries in athletes. *Clin Sports Med.* 2015;34:151–166.
6. Dejong JP, Nguyen JT, Sonnema AJ, Nguyen EC, Amadio PC, Moran SL. The incidence of acute traumatic tendon injuries in the hand and wrist: a 10-year population-based study. *Clin Orthop Surg.* 2014;6:196–202.
7. Strickland J. Flexor tendons—acute injuries. In: Green D, Hotchkiss R, Peterson W, eds. *Green's Operative Hand Surgery*, 4th ed. Philadelphia: Churchill Livingstone; 1999:1851–197.
8. Lee SA, Kim BH, Kim SJ, Kim JN, Park SY, Choi K. Current status of ultrasonography of the finger. *Ultrasonography.* 2016;35:110–123.
9. Evans R. Early active motion after flexor tendon repair. In: Berger RA, Weiss APC, eds. *Hand Surgery*. Lippincott Williams & Wilkins; 2003:710–735.
10. Pettengill KM. The evolution of early mobilization of the repaired flexor tendon. *J Hand Ther.* 2005;18:157–168.
11. Starr HM, Snoddy M, Hammond KE, Seiler JG. Flexor tendon repair rehabilitation protocols: a systemic review. *J Hand Surg.* 2013;38A:1712–1717.
12. Evans R. Managing the injured tendon: current concepts. *J Hand Ther.* 2012;25:173–189.
13. Werntz J, Chesher S, Breiderbach W, et al. A new dynamic splint and postoperative treatment of flexor tendon injury. *J Hand Surg Am.* 1989;14:559–566.
14. Chow J, Thomas L, Dovelle S, et al. A combined regimen of controlled motion following flexor tendon repair in "no man's land." *Plast Reconstr Surg.* 1987;79:447–453.
15. Hister GD, Kleinert HE, Kutz JE, Atasoy E. Primary flexor tendon repair followed by immediate controlled mobilization. *J Hand Surg Am.* 1977;2:441–451.

第 32 章

手和腕关节
腱鞘囊肿

Michael F. Stretanski, DO, AME

同义词

腕关节囊肿
滑膜囊肿
黏液囊肿
骨内囊肿

ICD-10 编码

M67.40	关节囊肿，非特指部位
M67.40	腱鞘囊肿

定义

手腕腱鞘囊肿（ganglia）占所有手部肿块的 50%~70%。腱鞘囊肿是一种良性、充满黏液性的囊肿，与关节、韧带或肌腱相关，希波克拉底最先发现。手腕腱鞘囊肿通常是背侧表面的无症状性肿块，常表现为美容性而非功能性主诉。它们通常是发生在第 20~40 年的良性肿块，尽管它们可能是非典型的广泛病理表现，如滑膜肉瘤，骨外软骨肉瘤，缺血性坏死，或腕部的静脉/动脉瘤。它们通常由弯曲管道或"茎"来填充，这是一种引导流体流动的阀门。黏蛋白本身包含高浓度的透明质酸及葡萄糖胺、白蛋白和球蛋白[1]。滑膜囊肿这个术语被用来描述腱鞘囊肿是不恰当的，因为腱鞘囊肿里并不含有滑液，且它是真正的由扁平细胞而非上皮细胞填充的囊肿。腱鞘囊肿的病因学仍是个谜团，尽管许多人认为韧带退化或者创伤起着重要的作用[1,2]。

至今为止，腱鞘囊肿最常发生的部位是手腕背侧（图 32.1），几乎所有该类囊肿的根部都在舟月骨韧带处附着[3]。只有 20% 的腱鞘囊肿在手掌部被发现（图 32.2），其最常发生的部位是桡侧腕屈肌和拇长展肌在手舟骨小多角骨关节的手掌褶皱处。或者，腱鞘囊肿可发生在手指关节附近。手腕腱鞘囊肿的一个亚型是"隐匿性"囊肿，在体格检查上难以触诊到。

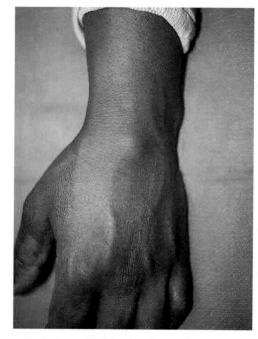

图 32.1　腕部背侧腱鞘囊肿。典型地发现于腕中央的舟月骨正上方肿块

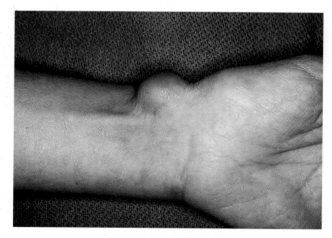

图 32.2　腕掌侧腱鞘囊肿的临床表现

腱鞘囊肿多发于女性，通常在 20~30 岁。然而，它们可以在任何年龄段的男女中发展。儿童腱鞘囊肿通常无后遗症状地自行消退，尽管有些争议的手术选择也显示出良好的长期疗效[4]。老年人最常见的干

性腱鞘囊肿腱鞘炎、黏液囊肿,出现于远端指间关节炎(图 32.3),其最常与骨性关节炎相联系。

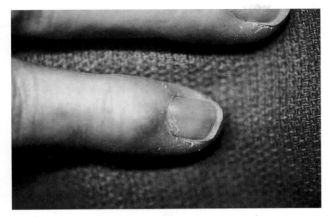

图 32.3　黏液囊肿。这囊肿起源于远端指间关节。囊肿对指甲基质的压迫可使指甲板变平,如图所示

其他手部常见腱鞘囊肿的类型包括支持带囊肿(屈肌肌腱腱鞘囊肿,图 32.4)、近端指间关节腱鞘囊肿和第一伸肌间室囊肿合并桡骨茎突腱鞘炎。较少见的腱鞘囊肿包括伸肌腱或者腕骨(骨内)里的囊肿,以及与第二或第三腕掌关节(关节炎骨刺)相关联的囊肿。罕见的是,腕管或尺管内的腱鞘囊肿可引起腕管综合征或尺神经病变,其复杂性可通过无创神经传导研究进行评估。

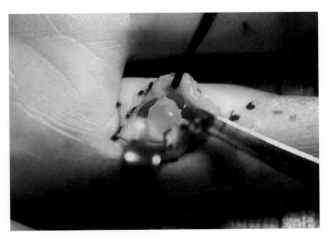

图 32.4　支持带囊肿。这囊肿起源于屈肌腱鞘

腱鞘囊肿形成的直接原因尚不清楚。然而,打字员、音乐家、外科医师和绘图员发病率的增加似乎与重复性活动有关联。有趣的是,在手腕承受较大负荷的重体力劳动者风险并没有增加。手腕不稳定性也被认为是这种疾病的可能原因和影响。总的来说,在呈现有该疾病的 10% ~ 30% 的患者有创伤史[2],但是由于我们在日常生活中经常会碰到手部磕碰,很难得出因果关系。

症状

腕部腱鞘囊肿的患者通常表现为腕部或手部无痛性肿块,病程不一。囊肿的大小可以波动,或在一段时间内完全消失。疼痛和抓握无力是偶尔出现的症状;然而,患者寻求医疗关注的原因通常是由于对外观或问题严重性的潜在考虑。疼痛出现时,最常被描述为某些动作诱发疼痛加重。对于腕背部腱鞘囊肿,患者通常主诉用力伸展手腕时不舒服(如,从椅子上推起时)。有趣的是,手腕背侧疼痛或许是隐匿性背侧腕腱鞘囊肿患者的主要主诉,该囊肿不易被发现。腕部疼痛常随肿块增大而减轻。

支持带囊肿患者通常主诉在抓握球拍柄或牛奶壶时有轻微不适。患者主诉疼痛并注意到在桡骨茎突区域的肿块,且有典型的芬克尔斯坦征(Finkelstein sign)时,大部分情况应考虑到桡骨茎突腱鞘炎(见第 28 章)可能。腕掌关节肿块的患者的主诉可以是抓握时疼痛。有时,指伸肌肌腱可在桡尺偏时跳过囊肿。黏液囊肿可自发引流,也可造成指甲畸形,其中任何一种都可能是其主诉。有腕管腱鞘囊肿患者将注意到与腕管综合征相同的症状。腕尺管腱鞘囊肿将导致手部无力(因固有功能的缺失),并可使环指和小指产生麻木。

体格检查

一个完整的手腕整形外科、血管及神经学检查的重要性如何强调也不为过。这包括对肌肉萎缩、神经感觉丧失和血管压迫的观察。腱鞘囊肿是典型的孤立性囊肿,尽管在手术探查中经常被发现是多发的。体格检查时,它们通常向各个方向移动数毫米。肿块可能有点软。当囊肿比较大时,透射法(拿一手电筒直射在肿块上方的皮肤)将有助于区分它与固体肿瘤。

手腕背侧腱鞘囊肿的典型部位是尺骨到拇长伸肌,位于第三和第四肌腱间室之间,或直接在舟月骨韧带上方[1]。双侧或对称性表现应引起更多来自迁移胚胎起源的非典型组织的诊断考虑[5]。然而,腱鞘囊肿可能有一个很长的蒂,通过不同的肌腱间室,并存在手腕背侧甚至掌侧的不同位置,且有许多文献综述提示粗糙的检查通常低估了囊肿的大小和复杂性。当腱鞘囊肿小时,只在腕关节屈曲时才会明显。手腕伸展和抓握力量可能略有减弱。腕背侧疼痛和触痛,无明显肿块或不稳定性,可能提示一个隐匿性的腱鞘囊肿。考虑非腱鞘囊肿的相关情况,应进行腕关节检查。伸肌支持带肌腱炎、腕伸肌尺侧脱位、[6]假性腕关节结核肿瘤[7]都被观察和记录以腱鞘囊肿为开始。手掌腱鞘囊肿最常见于桡侧腕屈肌肌腱的桡侧腕屈曲褶皱处,但也可深入手掌近端或背入腕管。它们可累及桡动脉,使手术切除变得复杂。它们可看起来像是搏动的,但仔细观察显示桡动脉覆盖在肿块上。

支持带囊肿通常不可见,但可触及像豌豆大小的肿块,典型地位于手指掌侧的掌指褶皱处。它们附着在屈肌腱鞘上且不随手指屈曲而移动。与此相反,腱内腱鞘囊肿则以随手指运动而移动来进行区分。

黏液性囊肿位于远端指间关节上方,覆盖的皮肤可能很薄,可能被误认为是疣,并与赫伯登结节重叠。有研究发现指甲板沟条变形是一个相关的症状。自发引流和伴发败血性远端指间关节炎是不常见的。近端指间关节腱鞘囊肿位于手指背侧,稍偏离中线。与腕掌肿块相关的腱鞘囊肿是在手腕腱鞘囊肿典型位置远端的手背产生柔软突起物。

压迫正中神经、尺神经或桡动脉,是体格检查的一个重要指征,尤其在计划手术时。术前进行艾伦试验(Allen test)以评估桡动脉和尺动脉的通畅性,尤其是在掌侧囊肿(图 32.5)。

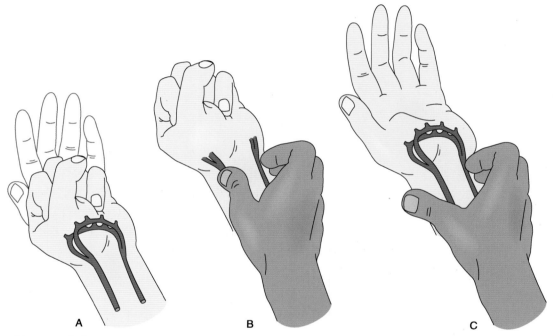

图 32.5 艾伦试验的实施是通过要求患者尽可能快地打开和闭合手指,然后握紧拳头(A)。随后检查者在患者打开手时压迫患者的桡动脉和尺动脉(B)。通过释放一条动脉上的压力来检查看手是否发红(C)。另一条动脉以类似方式测试,对侧手作为参照检查

当考虑存在压迫性神经病变时,应该进行电诊断医学研究(electrodiagnostic medicine study,EDX)。简单的神经传导研究应记录正中神经的受累程度。轴突缺失程度和电诊断医学的针刺肌电图部分应该记录活跃而持续的去神经支配的存在或缺失,并提示对正中神经进行快速减压的需要。电诊断医学研究也可揭示潜在的广义周围神经病变,这可能有助于解释一个"模糊不清的"非结论性体检。

功能受限

因腱鞘囊肿而身体功能受限是罕见的。手腕背侧腕腱鞘囊肿,疲劳和虚弱是偶尔发现。患者在伸展手腕(如,当从椅子上推起时)可能难以承受患肢的重量。

诊断分析

腱鞘囊肿的诊断通常是直接的,而辅助研究往往是不必要的。对于手腕腱鞘囊肿,腕关节 X 线片常在术前进行评估,以评估腕骨间的关系,也排除骨内囊肿的可能性。对于黏液性囊肿,病变手指的 X 线通常显示远端指间关节有骨赘,超声或者 MRI 有助于鉴别手腕背侧不明确疼痛病例者中的深部囊

肿。尤其,MRI 用以排除有手腕背侧疼痛但无明显腱鞘囊肿或手腕不稳定的 Kienbock 疾病患者。在 MRI 无法诊断的在手部软组织肿块中,最常见的潜在诊断包括肌腱腱鞘巨细胞瘤、血管平滑肌瘤、纤维瘤和外周神经鞘[4]瘤。囊肿抽吸是治疗腱鞘囊肿最好的方法。抽吸产生的是一种黏稠的透明的淡黄性状的液体,外观和稠度类似于苹果酱。有时液体是血性的。

鉴别诊断

腕

腕骨骨赘

伸肌肌腱滑膜炎

腕滑膜炎

舟月骨韧带损伤或扭伤

Kienböck 病(月骨缺血性坏死)

脂肪瘤

粒细胞瘤

伸肌支持带综合征

ECU 脱位

手指

肌腱腱鞘巨细胞瘤

血管瘤

血管平滑肌瘤

外周神经鞘瘤

纤维瘤

滑膜炎

治疗

早期治疗

安慰是最重要的初期治疗。许多患者很满意地知道他们没有严重的疾病。重要的是告诉患者囊肿的大小经常波动,且偶尔会自发消失。只要诊断明确,观察无疑是治疗儿童腱鞘囊肿最适合的方法。对于成年人,夹板是治疗与囊肿有关不适的最合适的初期治疗方法。腕部向上翘起的夹板用于腕背侧和掌侧腱鞘囊肿,而桡侧沟形夹板用于与桡骨茎突腱鞘炎相关的腱鞘囊肿。即使使用硬币或圣经压碎囊肿的传统方法偶尔成功,但仍然不推荐这种方法。有趣的是,只要覆盖的皮肤是健康的,患者对黏液性囊肿的每天按摩可能成功地处理掉它们。一项长期使用的技术是在聚苯乙烯泡沫杯中冷冻水,为对侧手进行简单冰按摩提供了一个"手柄和球"。止痛

药或 NSAID 可用于有限的不适,但治疗此疾病的作用极少。

康复治疗

康复主要是在术后过程起作用。背侧腱鞘囊肿切除术后的常规治疗包含 7~14 天的轻微腕关节屈曲固定,以减少瘢痕继发的腕关节屈曲活动度丢失。在取出夹板后应开始频繁的、主动的腕部活动,以使患者在术后约 3 周时能恢复相对正常的活动[1]。大多数患者可以在家进行康复训练。如果患者难以恢复正常的功能,可以要求规范治疗。治疗方法可包括疼痛控制的理疗,主动辅助和被动关节活动范围训练及力量强化训练。治疗师也可以评估重返工作的事项,包括可能帮助患者完成日常工作功能的适应性器具。

介入治疗

囊肿抽吸有两个目的:一是确认诊断,二是治疗。不幸的是,腱鞘囊肿抽吸术后的复发率很高。最终,手术切除比简单抽吸和注射效果更好[8]。总的来说,治疗后 6 个月抽吸注射曲安奈德的成功率为 81%。在手术方面,成功率为 93%。疼痛、关节僵硬、感染及瘢痕等并发症很少且不显著。两组(19% vs. 7%)失败率的比较有显著性差异($P < 0.028$)。一项研究[9]显示硬化治疗干预的潜在作用,但只有一个 12 周的短期随访且并未被重复。

尽管复发的可能性很高,但对于各种不同的原因,如舒适、简易、低费用和高期待性,尽管对患者进行了认真宣教且经其同意,患者会选择继续进行囊肿抽吸。腕掌侧腱鞘囊肿的抽吸可造成囊肿移位和包绕桡动脉。近端指间关节腱鞘囊肿抽吸在消除囊肿可能会是成功的[10]。黏液性囊肿的抽吸并未被推荐。类固醇并未被显示对腱鞘囊肿抽吸增加任何治疗益处。

近年来,富血小板血浆(Platelet-rich plasma, PRP)的作用得到了广泛的重视,虽然有报道存在, PRP 似乎更适合潜在的关节病变,而不是直接治疗囊肿[11]。

技术设备

目前,还没有专门的技术来治疗和康复这种疾病。

手术

很多患者选择手术切除囊肿,通常主要是为了

美观。特别是在诊断不明确时,应该建议手术,通过手术探查可以在细胞水平上明确其病理改变。为了减少复发的可能性,外科医师不仅要切除患者的囊肿,还要在关节内追踪茎干的起端。对于腕部腱鞘囊肿,外科医师经常发现严重低估了这肉眼可见的肿块的实际大小和程度。因为这些手术需要打开腕关节,所以不能只在局部麻醉的情况下进行。通过合适的技术,其复发率应少于 5%。掌侧腱鞘囊肿更加难以评估,且其形状和位置也往往变化多端,使手术更加复杂。一项通过观察、抽吸或手术的腕掌腱鞘囊肿治疗的前瞻性队列研究得出结论,5 年内任何一种治疗方法的复发率没有显著性差异,42%腱鞘囊肿切除的患者复发,而 51% 未治疗的腱鞘囊肿自发消失[12]。显然,认真地与患者仔细讨论腱鞘囊肿手术治疗的风险和益处是很重要的。

手术方法可以是直接开放、关节镜辅助或关节镜下染色辅助注射[13]。关节镜下手术切除腕背侧腱鞘囊肿已被证实是安全、可靠且接近主流的。关节镜下染料辅助增加了诊断的益处,不只是治疗作用或者其他手腕疾病[14]。

黏液性囊肿的手术处理必须包括切除囊肿根茎和骨赘,其起源于远端指骨背侧基底或者中间指骨头。指甲畸形和感染可伴随手指黏液性囊肿切除而发生,局部皮瓣关闭技术常用的是移位、提升或者旋转皮瓣[15]。当覆盖囊肿的皮肤较薄或者发生自发引流时,建议进行黏液性囊肿切除。

潜在疾病并发症

由未经治疗的腕腱鞘囊肿引起的慢性腕关节疼痛是罕见的。然而,畸形是明显的。黏液性囊肿最重要的并发症是由自发引流引起的远端指间关节感染性关节炎。

潜在治疗并发症

止痛药和非甾体抗炎药有众所周知的副作用,最常影响胃、肝脏和肾脏系统。患者必须明白手术会让肿块被瘢痕取代。背侧腱鞘囊肿切除术后腕关节轻微屈曲限制是不常见的。另一个风险是舟月韧带、伸肌肌腱和皮神经的医源性损伤。复发的可能性总是存在的。

掌侧腕部的手术对动脉和神经损伤风险更大。最危险的结构是正中神经的掌侧皮支和前臂外侧皮神经的末梢支,以及经常与囊肿交织的桡动脉。根据经验,由于手术切除的复杂性,掌侧囊肿的术后复发率较高。

（张淑增 译　张洪蕊 校　马超 审）

参考文献

1. Head L, Gencarelli JR, Allen M, Boyd KU. Wrist ganglion treatment: systematic review and meta-analysis. *J Hand Surg Am.* 2015;40(3): 546–553.e8.
2. Peimer C, ed. *Surgery of the hand and upper extremity.* Vol. 1. New York: McGraw-Hill; 1996:837–852.
3. Plate AM, Lee SJ, Steiner G, Posner MA. Tumorlike lesions and benign tumors of the hand and wrist. *J Am Acad Orthop Surg.* 2003;11(2):129–141.
4. Tatiana Mrad A, Somers G, Zuker RM. Ganglion cyst in children: reviewing treatment and recurrence rates. *Can J Plast Surg.* 2011. Summer;19(2):53–55.
5. DeWall JM, Montgomery CO, Gardner JM. Bilateral multifocal upper extremity atypical granular cell tumors presenting as long-standing right wrist and left hand masses in a 15-year-old African American female. *J Cutan Pathol.* 2017. https://doi.org/10.1111/cup.12898.
6. Stathopoulos IP, Raptis K, Ballas EG, Spyridonos SP. Recurrent dislocation of the extensor carpi ulnaris tendon in a water-polo athlete. *Trauma Mon.* 2016;21(1):e19551. https://doi.org/10.5812/traumamon.19551. eCollection 2016.
7. Sbai MA, Benzarti S, Msek H, Boussen M, Khorbi A. Pseudotumoral form of soft-tissue tuberculosis of the wrist. *J Mycobacteriol.* 2016;5(1):99–101. https://doi.org/10.1016/j.ijmyco.2015.08.001. Epub 2015 Aug 29.
8. Latif A, Ansar A, Butt MQ. Treatment of ganglions; a five year experience. *J Pak Med Assoc.* 2014;64(11):1278–1281.
9. Esson GA, Holme SA. Treatment of 63 subjects with digital mucous cysts with percutaneous sclerotherapy using polidocanol. *Dermatol Surg.* 2016;42(1):59–62.
10. Clifford R, Wheeless, James A, Nunley, James R, Urbaniak M. Wheeless' textbook of orthopaedics. *Ganglionic cysts of the wrist.* 2016.
11. Loibl M, Lang S, Dendl LM, et al. Leukocyte-reduced platelet-rich plasma treatment of basal thumb arthritis: a pilot study. *Biomed Res Int.* 2016;2016:9262909.
12. Dias J, Buch K. Palmar wrist ganglion: does intervention improve outcome? A prospective study of the natural history and patient-reported treatment outcomes. *J Hand Surg Br.* 2003;28:172–176.
13. Ahsan ZS, Yao J. Arthroscopic dorsal wrist ganglion excision with color-aided visualization of the stalk: minimum 1-year follow-up. *Hand (N Y).* 2014;9(2):205–208. https://doi.org/10.1007/s11552-013-9570-1.
14. Chung SR, Tay SC. Audit of clinical and functional outcomes of arthroscopic resection of wrist ganglions. *Hand Surg.* 2015;20(3):415–420.
15. Hojo J, Omokawa S, Shigematsu K, et al. Patient-based outcomes following surgical debridement and flap coverage of digital mucous cysts. *J Plast Surg Hand Surg.* 2016;50(2):111–114.

第 33 章

手的骨性关节炎

David P. Brown, DO

同义词

关节炎
退行性关节炎
骨关节炎
退行性关节疾病
关节损伤

ICD-10 编码

M19.041	原发性骨性关节炎,右手
M19.042	原发性骨性关节炎,左手
M19.049	原发性骨性关节炎,非特指
M19.241	继发性骨性关节炎,右手
M19.242	继发性骨性关节炎,左手
M19.279	继发性骨性关节炎,非特指
M12.541	创伤性关节病,右手
M12.542	创伤性关节病,左手
M12.549	创伤性关节病,非特指

定义

手部骨关节炎(OA)是一种关节透明软骨退行性疾病。OA 是最常见的关节炎,与年龄有关。遗传易感性决定发病时间和严重程度。关节炎的其他原因,如类风湿关节炎中的炎症性关节炎,痛风中的晶体沉积或感染性关节炎有不同于 OA 的病理生理和治疗方法[1]。

OA 患者的第一个症状通常是手部关节炎。早发性手 OA 并不意味着会发展为髋关节或膝关节早期 OA。OA 发生的时间和部位是由基因介导的。手部 OA 的放射学证据非常普遍。据估计,65 岁以上男性患 OA 的概率为 78%,女性为 99%。拇指基底部、远端和近端指间关节受影响最大[2,3]。

一部分患者的 OA 病程可能比通常的隐匿性 OA 病程进展更快。关于非炎症性 OA(结节)和炎症性 OA(侵蚀性指间关节)是否属于同一疾病过程,还是属于不同的疾病,目前仍然存在争议[4]。

症状

患者可能会感到疼痛、僵硬、功能受限、握力下降[5]。虽然该病的发病过程通常是隐匿的、渐进的,但症状也可能急性发作。症状有起伏也是常见的。放射学检查结果与疼痛强度和失能程度之间的相关性是有限的,这或许也反映了调节疾病和病痛之间的差异以及损伤和残疾之间的差异在于社会心理因素。应辨别和解决患者的心理困扰及消极的应对策略。

体格检查

OA 的一个特点是受累关节处的结节肿大和韧带松弛导致关节畸形。双侧远端指间关节(DIP)和 PIP 关节出现多关节受累十分常见。第一腕掌关节可出现"右利手"屈曲。畸形、渗出红斑、活动范围受限和肿胀是其特征。手 OA 伴有软组织疾病如桡骨茎突狭窄性腱鞘炎和掌腱膜挛缩症[4]。这些情况可能引起或加重症状。但神经学检查正常。

指间关节

DIP 关节 OA 的特征是骨赘使远端关节增大,称为 Heberden 结节(图 33.1)。利手的第二和第三 DIP 关节通常受到的影响更严重。末节指骨可发生角状和旋转畸形(图 33.2)。神经节囊肿(或黏液囊肿)与远端指间关节(近端较少见)OA 有关。这些囊肿对生发基质的压力会在指甲上形成一个凹槽。PIP 关节较远端关节受累较少。PIP 关节的肿大和畸形称为 Bouchard 节。

掌指关节

原发性特发性 OA 累及掌指关节相对少见。这个关节的表现通常是疼痛和僵硬,而不是畸形。

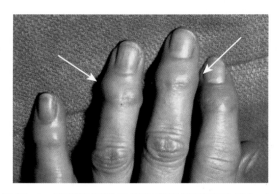

图 33.1   手部退行性关节疾病患者可出现 Heberden 结节（箭头）。这些结节是指间关节远端骨赘（*From Concannon MJ*. Common Hand Problems in Primary Care. *Philadelphia；Hanley & Belfus；1999.*）

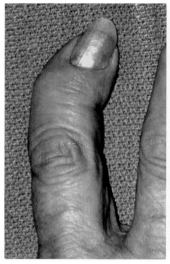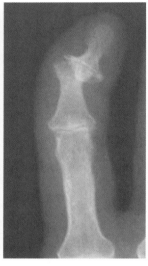

图 33.2   严重的骨关节炎，发生在第五指的远端指间关节的。骨赘形成，关节破坏和角化（*From Concannon MJ. Common Hand Problems in Primary Care. Philadelphia；Hanley & Belfus；1999.*）

大多角骨掌骨关节

大多角骨掌骨关节关节炎很常见。在 80 岁及以上的女性中，94% 的人影像学显示有关节炎的征象，其中 2/3 的人有严重的关节破坏[6]。男性患关节炎的年龄比女性晚，但到 80 岁时，85% 的人患有关节炎。这一过程包括从关节半脱位和轻微狭窄到关节骨赘形成、畸形和关节脱位[7]。随着病情的进展，掌骨半膨出的基底部呈放射状。掌骨向掌心方向内收挛缩时，掌骨指关节通过松弛和过度伸展来补偿。轴向压缩和旋转剪切（压缩试验）会导致骨折和症状复发[8,9]。主动和被动运动都受限。握力和捏力逐渐减小。筛查腕管综合征和扳机指是有用处的，两

个症状在这个年龄段都很常见。

功能受限

手部功能受限最典型的表现就是用力抓握的活动，如打开一个拧紧的罐子、转动钥匙或打开门把手。虽然精细运动任务常因指间骨关节炎而受损，但功能受限现象却不常见。也许因为这种病是渐进的，大多数患者都能适应。

诊断分析

由于成本低和可靠性高，常规 X 线是评价手 OA 的首选方法。X 线可诊断关节间隙狭窄、软骨下骨硬化、骨赘形成、糜烂和囊肿。手 OA 评价的几种评分方法之一是将手 OA 分为四个阶段[10,11]。在第 Ⅰ 阶段，关节轮廓正常，无半脱位或关节碎片。如果有积液，关节间隙可扩大。第 Ⅱ 阶段，大多角骨掌骨关节可能会稍窄，但关节间隙和关节轮廓得以保留。可能存在小于 2mm 的关节碎片。第 Ⅲ 阶段，大多角骨掌骨关节破坏明显，关节间隙变窄、硬化、囊性改变，软骨下有大于 2mm 的骨赘。第 Ⅳ 阶段，以第一掌指关节炎为特征，表现为大多角骨掌骨关节关节和手舟骨大多角骨关节同时受累。

手 OA 的疼痛、僵硬和活动障碍与影像学表现呈轻至中度相关。超声（US）对骨赘形成的评估是有用，并且观察者间可信度高，但对软骨的病理性评估显示了较差观察者间可信度[12,13]。MRI 对手 OA 的炎症和结构特征的评估可信度高，但高成本使其在治疗和管理这类常见疾病方面的常规应用受到限制[14]。

鉴别诊断
创伤后关节炎
炎症性关节炎（如：莱姆病，痛风，类风湿关节炎）
假性痛风
化脓性关节炎
系统性红斑狼疮
硬皮病

治疗

早期治疗

OA 还没有已证实的改良疗法。所有的治疗都

采取姑息（管理）或挽救（关节固定术或关节成形术）的形式。有证据支持应用职业治疗，包括关节保护技术、手部治疗和运动，以及第一个 CMC 关节夹板保守治疗。口服对乙酰氨基酚和非甾体抗炎药（NSAID），包括环氧化酶 2（COX-2）选择性抑制剂；对于那些有副作用高风险的，局部使用 NSAID 可能有助于缓解症状[4,15]。没有证据证实运动或活动会加速 OA 的进展。两者都能增强肌肉力量、本体感觉和活动范围。医师在建议限制活动量时应该谨慎，因为对于疼痛与关节损伤有联系的患者而言，限制活动会导致或加重残疾。活动限制是个人的选择，由期望的舒适程度决定。尽管会有疼痛、关节退化，但患者保持活动不会对自身造成伤害。

有些患者发现用冰敷、热敷或局部药膏以及非麻醉性镇痛药对缓解疼痛很有用。固定关节炎关节的夹板（例如，一只手固定拇指的大多角骨掌骨关节，但不固定指间关节）可以缓解症状。指间关节很少用夹板固定，因为相关的功能限制和活动需求不高。关节内注射皮质类固醇或透明质酸盐[16] 不同程度地提供临时镇痛作用。

康复治疗

如果要完成的任务被关节炎所阻碍，可以通过宣教教会患者用其他方式来完成（表 33.1）。例如，他们可以使用开罐器，用更大的握笔器来握住钢笔和铅笔，可以把门把手换成杠杆式的。定制的手或前臂为支撑的拇指夹板可以减少大多角骨掌骨关节关节炎的疼痛，可能在某些任务中最有用。理疗的方法如石蜡浴可能对一些人有益。热冷交替浴和冰按摩的方法经济实惠且可以缓解症状。

简单的大多角骨切除术后，仅需要很少的监护。患者可以在耐受的情况下进行活动，随着时间的推移，运动功能恢复正常。如果使用克氏针固定关节或进行韧带重建，则需要用石膏或夹板保护关节至少 1 个月。如果手变得僵硬，可指导患者进行主动活动、自我牵伸运动。DIP 关节固定术后使用夹板保护，直到明显愈合。PIP 关节置换术在进行必要的韧带愈合保护时，可在舒适的情况下开始运动。

介入治疗

在最好的情况下，关节内注射皮质类固醇或透明质酸能够使症状缓解几个月[17]。严重的并发症，如感染是罕见的。注射最糟糕的状况是，当患者所期待的奇迹疗法没有出现，或注射的有效成分（无论是

安慰剂还是其他[18]）在几周或几个月后逐渐失效时，他们会感到非常失望。准确描述注射的作用后，患者可以做出决策。单部位注射皮质类固醇的数量应受到限制，原因是可能潜在有皮肤变色、皮下萎缩、毛细血管易碎性的风险。此外，软骨毒性与局部麻醉药和类固醇注射有关（图 33.3）[19,20]。

在无菌条件下，使用 25～27 号针和局部麻醉药混合物（例如 0.5～1mL 1% 利多卡因）和皮质类固醇（例如 0.5～1mL 曲安奈德）。手的小关节容纳不了大量的液体，所以注射的液体总量一般应该在 1～2mL。注射时可通过牵拉手指来分散注意力。

患者有时会选择囊肿抽吸，以缩小非常大的囊肿，或当囊肿变得薄和呈现半透明时，用来改善皮肤覆盖。黏液囊肿抽吸不能治愈囊肿。

表 33.1　基本原理和关节炎的管理	
了解疼痛	疼痛并不反映持续的伤害。它是现有的、永久性疾病过程的结果。任何自主地休息或活动都是在减少疼痛。应该鼓励患者即使感到活动时的疼痛，也继续从事他们认为有价值的事情，而不感到内疚、忽视或不负责任感
改良活动	告知患者可以通过另外的方法，更少的痛苦、更容易的方法来完成日常工作，而不必依赖疼痛的关节。开瓶器、握笔器和改进杠杆式而非旋钮式的门把对患者很有帮助
维持力量和关节活动度	鼓励患者继续进行日常活动和运动，并将运动作为一种保持活动范围和肌肉调节的方式。日常活动可辅以针对特定关节活动范围的运动锻炼
使用大的肌肉群和大关节	除以上方法外，还可以教会患者在搬运重物时，把物体搬到靠近身体的地方，或者用整个手臂抱东西来分配重量，而不是依靠手部的小肌肉和关节来承担全部重量
使用合适的器具或夹板	向患者提供特异性适应装置的信息，这些装置有助于减少或消除小关节的畸形或应力位置。夹板可以用来限制引起疼痛的动作

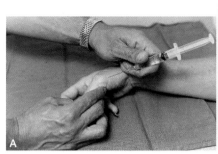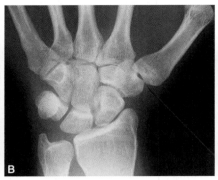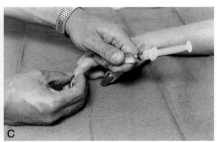

图 33.3 （A）针置入腕掌关节（CMC）;（B）手的前后位 X 线片显示需要进针的位置在第一腕掌关节;（C）针置入指间关节
（*From Lennard TA. Pain Procedures in Clinical Practice. 2nd ed. Philadelphia;Hanley & Belfus;2000.*）

技术设备

没有专门的技术设备来治疗或康复这种情况。

手术

手的 OA 是人类发展进程中的一部分,只要有足够长的生命,所有人都会经历。考虑到关节炎的流行性,也许大多数患者都发展出了应对的技巧,却从未引起医师的注意。对于这样做的人,提供对疾病进程的解释,说明这是正常现象且不可避免,让其理解该疾病还不能被改变,以及通过管理和缓解症状的建议可能可以解决患者的担忧。手术可以缓解疼痛,改善手部外观,但可能会降低功能[21]。

远端指间关节

黏膜囊肿感染通常可用口服抗生素（头孢氨苄或同类药物治疗金黄色葡萄球菌感染）有效治疗。只有长期感染并潜在骨髓炎的患者才考虑必要的手术治疗。由于关节已经严重受损,所以不必要担心由感染造成的关节损伤。术后复发率也很高。患者必须在两者之间做出选择,一种是让囊肿继续存在,另一种是通过手术解决囊肿,同时还要考虑囊肿带来的不适和不便。手术的风险以及高复发率。

当 DIP 关节有明显的尺侧或桡侧偏时,患者通常会要求做关节固定术。目的更多的是为了美观而非功能。很少有患者因疼痛或活动障碍要求做 DIP 关节固定术。

近端指间关节

PIP 关节特发性 OA 手术并不常见,这可能反映了 PIP 关节的骨性关节炎相对 DIP 关节的发病率和严重程度较低,同时也反映了患者能够有效地应对这种潜伏的、缓慢进展的疾病。这个关节通常会使用关节固定术或关节成形术,其适应证通常是缓解疼痛。

关节融合术更容易预测。关节成形术仅用于那些为了保持一定的关节灵活性,而放弃疼痛缓解和稳定性的患者[22]。较新的关节成形术材料由热解碳（高温碳）或金属制成,尚未被证明优于传统的硅橡胶关节成形术[23]。

大多角骨掌骨关节

大多角骨掌骨关节是上肢 OA 手术中最常见的重建部位。手术治疗包括挽救性关节固定术和切除性关节成形术[24,25]。关节融合术较少使用,因为需要保护关节且具有不愈合的风险。术后不能将手平放在桌子上,这一点十分困扰患者。一些外科医师倾向于在用手部力量的年轻患者中使用关节固定术,但这一建议没有证据支持。

对于年轻且无明显影像学症状显示关节炎的患者,使用掌侧斜韧带重建但不切除大多角骨和掌骨延长截骨术是很有争议性的治疗方法。这两种手术都不会影响疾病的自然发展,也没有证据证明比对照性手术更好[24]。韧带重建对结缔组织疾病相关性松弛症患者没有帮助,唯一的方法是选择性的关节融合术。

关节成形术有多种变化形式[10,25,26],包括切除大多角骨,是否重建掌侧斜韧带,使用何种技术及肌腱,大多角骨切除后植入体（肌腱、假体或其他成品垫片）,手术入路（掌侧、桡侧关节镜下）,关节固定,重建术所用的和包括的肌腱。在一些前瞻性随机试验中,简单的大多角骨切除术已被证明与更复杂的技术同样有效,并且比其他手术技术更简单、安全,恢复更快[27]。

潜在的疾病并发症

手部 OA 是一种慢性、进行性的疾病,可导致手的功能丧失和外观不佳。

潜在的治疗并发症

非甾体抗炎药的副作用众所周知,最常见的是影响胃、肝和肾系统。较新的非甾体抗炎药（如 COX-2 抑制剂）可能会引起心血管风险。关节注射相关的风险主要是感染和药物过敏反应,但这两种情况都极为少见。一些患者在注射后出现血肿或疼痛[28]。

潜在的手术并发症包括伤口感染、神经瘤和血肿。影响术后满意度的主要因素是持续性疼痛,其来源存在争议。

（纪美芳 译　张洪蕊 校　马超 审）

参考文献

1. Kalichman L, Hernández-Molina G. Hand osteoarthritis: an epidemiological perspective. *Semin Arthritis Rheum.* 2010;39:465–476.
2. Chaisson CE, Zhang Y, McAlindon TE, et al. Radiographic hand osteoarthritis incidents, patterns, and influence of preexisting disease in a population based sample. *J Rheumatol.* 1997;24:1337–1343.
3. Nelson A, Jordon J. Osteoarthritis: epidemiology and classification. *Rheumatology,* 6th ed. 2014;171:1433–1440.
4. Altman R. Clinical Features of Osteoarthritis. *Rheumatology,* 6th ed. 2014;173:1447–1453.
5. Nelson A, Jordon J. Clinical Features of Osteoarthritis. *Kelley and Firestein's Textbook of Rheumatology.* 2017;1705–1718 [Chapter 99].
6. Sodha S, Ring D, Zurakowski D, Jupiter JB. Prevalence of osteoarthrosis of the trapeziometacarpal joint. *J Bone Joint Surg Am.* 2005;87:2614–2618.
7. Burton RI. Basal joint arthrosis of the thumb. *Orthop Clin North Am.* 1973;4:331–348.
8. Poulter RJ, Davis TR. Management of hyperextension of the metacarpophalangeal joint in association with trapeziometacarpal joint osteoarthritis. *J Hand Surg Eur Vol.* 2011;36:280–284.
9. Klinefelter R. Metacarpophalangeal hyperextension deformity associated with trapezial-metacarpal arthritis. *J Hand Surg Am.* 2011; 36:2041–2042, quiz 2043.
10. Eaton RG, Littler JW. A study of the basal joint of the thumb. Treatment of its disabilities by fusion. *J Bone Joint Surg Am.* 1969;51:661–668.
11. Haugen ID, Boyesen P. Imaging modalities in hand osteoarthritis—and perspectives of conventional radiography, magnetic resonance imaging, and ultrasonography. *Arthritis Res Ther.* 2011;13(6):248.
12. Hammer HB, Iagnocco A, Mathiessen A, et al. Global ultrasound assessment of structural lesions in osteoarthritis: a reliability study by the OMERACT ultrasonography group on scoring cartilage and osteophytes in finger joints. *Ann Rheum Dis.* 2016;75(2):402–407.
13. Mathiessen A, Haugen IK, Slatkowsky-Christensen B, Boyesen P, Kvien TK, Hammer HB. Ultrasonographic assessment of osteophytes in 127 patients with hand osteoarthritis: exploring reliability and associations with MRI, radiographs and clinical joint findings. *Ann Rheum Dis.* 2013;72(1):51–56.
14. Kortekaas MC, Kwok WY, Reijnierse M, et al. Magnetic resonance imaging in hand osteoarthritis: interobserver reliability and criterion validity for clinical and structural characteristics. *J Rheumatol.* 2015;42(7):1224–1230.
15. Felson D. Treatment of Osteoarthritis. *Kelley and Firestein's Textbook of Rheumatology.* 2017;100:1719–1729.
16. Towheed TE, Anastassiades TP. Glucosamine therapy for osteoarthritis. *J Rheumatol.* 1999;26:2294–2297.
17. Wolf JM. Injections for trapeziometacarpal osteoarthrosis. *J Hand Surg Am.* 2010;35:1007–1009.
18. Stahl S, Karsh-Zafrir I, Ratzon N, Rosenberg N. Comparison of intraarticular injection of depot corticosteroid and hyaluronic acid for treatment of degenerative trapeziometacarpal joints. *J Clin Rheumatol.* 2005;11:299–302.
19. Chu CR, Coyle CH, Chu CT, et al. In vivio effects of single intra-articular injection of 0.5% bupivacaine on articular cartilage. *J Bone Joint Surg Am.* 2010;92-A:599–608.
20. Grishko V, Xu M, Wilson G, Pearsall AW 4th. Apoptosis and mitochondrial dysfunction in human chondrocytes following exposure to lidocaine, bupivacaine, and ropivacaine. *J Bone Joint Surg Am.* 2010;92:609–618.
21. Kapoor M, Hand Mahomed NN, Osteoarthritis Wrist. *Osteoarthritis: Pathogenesis, Diagnosis, Available Treatments, Drug Safety, Regenerative and Precision Medicine.* 2015;6:111–127.
22. Sweets TM, Stern PJ. Pyrolytic carbon resurfacing arthroplasty for osteoarthritis of the proximal interphalangeal joint of the finger. *J Bone Joint Surg Am.* 2011;93:1417–1425.
23. Dovelle S, Heeter PK. *Hand injuries: a rehabilitation perspective in orthopedic assessment and treatment of the geriatric patient.* St. Louis: Mosby; 1993:205.
24. Lynn HH, Wyrick JD, Stern PJ. Proximal interphalangeal joint silicone replacement arthroplasty: clinical results using an interior approach. *J Hand Surg Am.* 1995;20:123–132.
25. Burton RI, Pellegrini VD Jr. Surgical management of basal joint arthritis of the thumb. Part 2. Ligament reconstruction with tendon interposition arthroplasty. *J Hand Surg Am.* 1986;11:324–332.
26. Thompson JS. Complications and salvage of trapezial metacarpal arthroplasties. *Instr Course Lect.* 1989;38:3–13.
27. Gangopadhyay S, McKenna H, Burke FD, Davis TR. Five- to 18-year follow-up for treatment of trapeziometacarpal osteoarthritis: a prospective comparison of excision, tendon interposition, and ligament reconstruction and tendon interposition. *J Hand Surg Am.* 2012;37:411–417.
28. McGettigan P, Henry D. Cardiovascular risk and inhibition of cyclooxygenase: a systematic review of the observational studies of selective and nonselective inhibitors of cyclooxygenase 2. *JAMA.* 2006;296:1633–1644.

第 34 章

手类风湿关节炎

Jaclyn Joki, MD

Jonathan Kay, MD

David Ring, MD, PhD

同义词

类风湿关节炎

炎症性关节炎

ICD-10 编码

M05	类风湿关节炎伴有类风湿因子
M05.73	类风湿关节炎伴手腕关节类风湿因子，无器官或系统受累
M05.731	类风湿关节炎伴右手腕关节类风湿因子，无器官或系统受累
M05.732	类风湿关节炎伴左手腕关节类风湿因子，无器官或系统受累
M05.739	类风湿关节炎伴非特指腕关节类风湿因子，无器官或系统受累
M05.74	类风湿关节炎伴手部类风湿因子，无器官或系统受累
M05.741	类风湿关节炎伴右手类风湿因子，无器官或系统受累
M05.742	类风湿关节炎伴左手类风湿因子，无器官或系统受累
M05.749	类风湿关节炎伴非特指手部类风湿因子，无器官或系统受累
M06.0	类风湿关节炎无类风湿因子
M06.03	类风湿关节炎无类风湿因子，腕关节
M06.031	类风湿关节炎无类风湿因子，右侧腕关节
M06.032	类风湿关节炎无类风湿因子，左侧腕关节
M06.039	类风湿关节炎无类风湿因子，非特指腕关节
M06.04	类风湿关节炎无类风湿因子，手部
M06.041	类风湿关节炎无类风湿因子，右手
M06.042	类风湿关节炎无类风湿因子，左手
M06.049	类风湿关节炎无类风湿因子，非特指手
M06.9	类风湿关节炎，非特指

定义

类风湿关节炎（rheumatoid arthritis，RA）是一种系统性的、渐进性的炎症性疾病，可导致关节损伤、畸形、功能障碍以及残疾。类风湿关节炎通常累及手及腕关节。常见的手部关节畸形包括钮孔状畸形、鹅颈畸形以及手指的尺偏。关节损伤发生在疾病进程的早期。在过去的 20 年，类风湿关节炎的治疗方法有重大的变化。在没有关节肿胀及其他明显原因的患者中，关节侵蚀的存在即可建立类风湿关节炎的确诊[1]。治疗目标不仅是缓解症状，还包括预防结构性损伤、获得功能以及使残疾最小化。这些目标通过早期诊断和早期使用缓解病症性抗风湿药物（disease-modifying antirheumatic drugs，DMARD）来实现。甲氨蝶呤是推荐的治疗类风湿关节炎的一线药物[2]。早期应用甲氨蝶呤的广泛推广已经使类风湿关节炎的毁灭性大大地降低[3]。靶向生物治疗的应用，例如肿瘤坏死因子拮抗剂已经进一步改善了类风湿关节炎患者的结果[4]。在类风湿关节炎患者中手术已经不再常用并且适应证更加直接明了。更多关于类风湿关节炎的讨论，请参考第 152 章。

症状

手部症状包括手指关节的疼痛以及僵硬、肿胀，尤其涉及近端指间（proximal interphalangeal，PIP）关节、掌指（metacarpophalangeal，MCP）关节，与骨关节炎不同的是，远端指间（distal interphalangeal，DIP）关节不受累。关节僵硬通常在早晨最明显。

体格检查

类风湿关节炎对手部影响的评估应该包括以下几个方面的评估：关节疼痛和炎症、关节稳定性、主动及被动关节活动范围的限制、握力及捏力不足、手部灵活性的限制以及自我照顾、职业活动和娱乐活动的残疾程度。

在病程早期，受累关节通常会僵硬、疼痛和肿胀，并以滑膜炎为主。在部分患者中，RA 的首要症状可能是手或手腕背侧伸肌腱腱鞘炎，或者拇指腱鞘炎（尽管这也可能是一种特发性疾病）。慢性滑膜炎可破坏被膜韧带和腱性结构，导致松弛和畸形。与系统性红斑狼疮的关节炎不同，类风湿关节炎所致软组织损伤通常伴随骨性破坏和关节周围侵蚀，这种变化可在 X 线片中显示。

晚期 RA 典型的手部畸形包括皮下类风湿结节、腕关节桡偏、MCP 关节尺偏、钮孔状畸形（PIP 关节屈曲，DIP 关节伸展）以及鹅颈畸形（PIP 关节过伸，DIP 关节屈曲）。经常可以看到一只手的手指有不同的形状（图 34.1）。

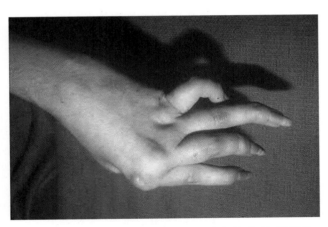

图 34.1　类风湿手。注意一只手的多个的表现：掌指关节尺侧偏移，第三和第四指鹅颈样畸形，第五指钮孔状畸形，掌指关节掌侧半脱位，以及掌骨桡侧旋转

无法将示指伸过小手指，可能是由于以下原因：小指 MCP 关节畸形、半脱位或错位；由于桡侧矢状带松弛和破坏导致伸肌腱尺侧偏移位；由于背侧腱鞘炎和远端桡尺关节畸形或磨损共同引起伸肌腱破裂；或者肘关节滑膜炎导致骨间后神经受压。手指的尺偏通常伴随这些畸形。

伸肌腱的断裂通常按从尺侧到桡侧的顺序进行，称为 Vaughn-Jackson 征[5]。掌侧的 Mannerfelt 征

也是相似的，从拇指发展到示指和中指，由于舟骨和大多角骨的侵蚀产生的骨刺导致屈肌腱断裂，经常见于拇长屈肌腱[6]。

腕关节的滑膜炎可导致手的掌侧和尺侧半脱位和旋后位，（腕关节桡侧偏）这种腕关节畸形可加剧与前臂相关的 Vaughn-Jackson 征以及尺偏（MCP 关节尺侧偏）。

广泛的滑膜炎或腱鞘炎可引起神经受压，但不会引起腕管综合征。这是不常见的，因为滑膜炎可以通过有效的药物控制。

功能受限

慢性炎症和疾病进展引起手部疼痛并可能导致韧带松弛、肌肉和肌腱无力、韧带和肌腱断裂以及肌肉和肌腱挛缩，从而导致严重的功能限制。手、腕和上肢精细的运动技能和粗大的运动任务都会受损，从而影响日常生活活动能力（ADL）、职业活动、娱乐活动以及生活质量。类风湿畸形进展缓慢，患者往往适应良好。某些案例，一个关节或手指的重新对线或稳定性会影响功能，因为它会干扰适应机制。因此，类风湿畸形手术必须与手术干预的风险和益处相匹配，以满足患者的功能需求和目标。当患者适应良好时，许多严重的畸形仍未给予处理。

诊断分析

RA 的诊断主要依据其临床表现。实验室检查用于监测疾病活动和药物治疗的毒性。C 反应蛋白和红细胞沉降率等急性期反应物在关节炎症活动期可能升高，但是有近 60% 的患者在活动性类风湿关节炎患者中的 C 反应蛋白和红细胞沉降率均正常[7]。许多 RA 患者有循环的类风湿因子或抗瓜氨酸蛋白抗体。这些其中任何一个血清学标志物的存在表明一个更具侵蚀性和破坏性的疾病过程。

弥漫性关节周围骨质减少是 RA 最早的影像学表现之一。关节间隙缩小和关节周围侵蚀可在超过 50% 的 RA 患者在发病的前 2 年可能会观察到[8]。如果不及时治疗，RA 所累及的关节可能被慢性滑膜炎破坏（图 34.2）。

临床检查和 X 线片缺乏敏感性和准确性，无法发现关节炎症和结构损伤的早期迹象。超声对早期和轻微的滑膜炎更敏感，即使是在临床未受影响的关节。多普勒超声和灰阶超声发现可预测普通射线

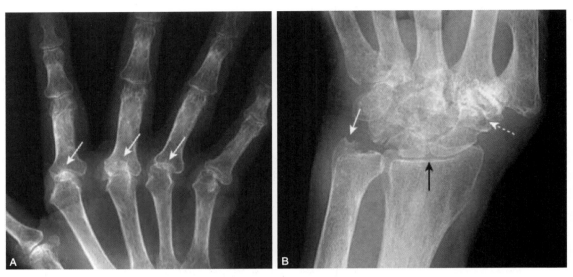

图 34.2　类风湿手部和腕部的影像学表现。（A）手，近端关节的侵蚀。畸形——手指掌指（MCP）关节畸形尺偏，MCP 关节半脱位。（B）腕部，腕骨的侵蚀（虚点白色箭头），尺骨茎突（实心白色箭头），桡腕关节间隙狭窄（实心黑色箭头）（*Herring W. Recognizing joint disease：an approach to arthritis. In：Herring W，ed.* Learning Radiology. *Philadelphia：Elsevier：2016：254-265.*）

照片上后期的结构损伤的发生[9]。超声可用于鉴别关节滑膜炎和腱鞘炎、滑囊炎或其他导致关节肿胀的软组织病变。手部的磁共振成像可以在类风湿 RA 进程的早期发现滑膜炎和侵蚀，早于 X 线片显现[10]。

鉴别诊断
化脓性关节炎
银屑病关节炎
系统性红斑狼疮
痛风
焦磷酸钙沉积病（假性痛风）

治疗

早期治疗

DMARD 类药物是 RA 的主要治疗手段。DMARD 治疗应尽早开始，最好是在得出诊断的时候，以达到降低疾病活动或缓解的目标。最常用的合成 DMARDS（csDMARDS）是甲氨喋呤、柳氮磺吡啶、羟氯喹和来氟米特。

自 20 世纪 90 年代以来，靶向生物疗法已被用于治疗 RA 和其他炎症性疾病。TNF 拮抗剂，如阿达木单抗、妥珠单抗、依那西普、戈利木单抗和英利西单抗，使 RA 的关节炎症体征和症状迅速得到改善并显著地降低关节破坏速度[11-15]。阿巴西普（T 细胞共刺激

抑制剂）被批准用于治疗活动期 RA 患者，或作为单一治疗，或同 csDMARD 联合治疗[16]。阿那白滞素（IL-1 受体拮抗剂）[17]、托珠单抗[18] 和萨瑞鲁单抗[19]（单克隆抗 L-6 受体拮抗剂）分别被批准用于治疗对一种或多种 DMARD 反应不足的患者，包括甲氨喋呤和 TNF 拮抗剂，可作为单一治疗或与 csDMARD 联合治疗。利妥昔单抗（一种单抗 B 细胞抗体）[20] 被批准用于治疗对一种或多种 TNF 拮抗剂应答不充分的 RA 患者，通常与甲氨蝶呤联合使用。托法替尼（一种口服 Janus 激酶 3[JAK3] 抑制剂）被批准用于治疗对甲氨喋呤应答不充分或不能耐受 RA 患者，该药可作为单一治疗，也可与甲氨蝶呤或其他 csDMARD 联合使用[21]。近期，FDA 批准巴瑞克替尼（一种口服 Janus 激酶 1 和 2[JAK 1/2] 抑制剂）治疗对一个或多个 TNF 拮抗剂应答不充分的 RA 患者，无论是作为单一治疗，或与 csDMARD 联合使用[22]。

非甾体抗炎药（NSAID）不抑制滑膜增生，因此不会延缓结构损伤的进展。低剂量糖皮质激素也可减轻关节炎症症状，但与 NSAID 不同，低剂量糖皮质激素可延缓早期类风湿关节炎患者关节破坏的进展[23]。糖皮质激素可早期用于控制活动期、正在开始使用 csdMARD 治疗的 RA 患者的疾病活动。然而，长期使用糖皮质激素因可能出现的诸多有害副作用而受到限制，包括肾上腺抑制、骨质疏松、骨坏死、白内障、青光眼、感染风险增加、库欣样特征和高血糖等，因此应尽量避免糖皮质激素的长期使用。当用

于治疗 RA 时,糖皮质激素应尽快减少并停止使用,以避免相关毒性的发展[10]。

康复治疗

类风湿手的康复包括适应和工作简化说明(表33.1)、夹板疗法、物理方式(如热或冷)、牵伸或肌力训练(见第 33 章)。

手指矫形器(夹板)可改善功能以及天鹅颈及钮孔状畸形的美观。用于矫正 RA 患者手指畸形的手指矫形器包括银环夹板、天鹅颈支具、墨菲环夹板、8 字夹板、PIP 关节过伸阻止夹板、钮孔夹板和Bunnell 夹板(图 34.3)。

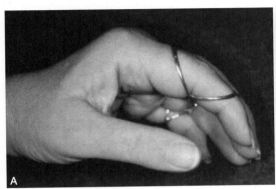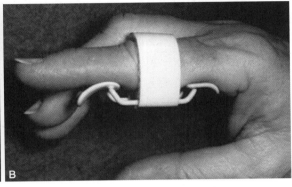

图 34.3 手指矫形器。(A)天鹅颈样畸形夹板-8 字夹板类似银环夹板,用于防止近端指间关节过度伸展;(B)钮孔状畸形支具——与 Bunnell 支具类似的三点手指支具,用于改善钮孔状畸形中的近端指尖关节屈曲和远端指间关节过伸,从而改善手指的位置(*Duberstadt-Galloway H*,*Godinez M*,*Swanson A*,*et al. Orthoses for the arthritic hand and wrist. In Hsu J*,*ed. AAOS Atlas of Orthoses and Assistive Devices. Mosby Inc. ;2008:227-247.*)

屈伸肌腱重建术后康复

屈肌和伸肌腱重建后的康复方案根据创伤、手术技术和外科医师的喜好不同而有所不同。大多数外科手术用石膏或夹板固定修复 4～6 周。然后鼓励主动和主动辅助运动。

掌指关节术后康复

持续的被动运动和动态支具并没有被证明比一个月的石膏固定和随后的主动自我辅助牵伸运动更好[24]。对于 MCP 关节置换术后的康复,术者的偏好也存在一些较大的差异。然而,持续的被动运动和动态支具并没有被证明比一个月的石膏固定和随后的主动辅助运动训练更好。

指间关节术后康复

指间关节融合术通常采用内固定法进行,使患者无需夹板并能立即进行 MCP 关节的主动运动。PIP 关节假体置换术后的夹板固定和运动情况根据手术暴露部位的不同而异。接受掌侧暴露治疗的患者可在几天内开始主动运动,但在手术中伸肌肌腱或附属韧带被摘除并修复的患者早期需固定大约 4 周。

介入治疗

关节内注射皮质类固醇可以减轻关节的炎症,减轻关节疼痛和僵硬。在一项每 3 个月注射一次皮质类固醇以治疗膝关节骨性关节炎的安慰剂对照试验中,在长达 2 年的时间里,对同一关节重复注射皮质类固醇没有观察到不良反应。多种因素包括潜在的疾病过程、既往注射的反应、其他可用的治疗选择、患者的偏好和临床判断应该用来指导注射频率[25]。

技术设备

目前,还没有治疗或康复 RA 患者手部具体技术设备。

手术

在病程早期被诊断为 RA 的患者,如果继续在DMARD 治疗并能对疾病活动良好控制的患者,通常不会发展成这种疾病典型的畸形或关节、肌腱被破坏。但仍有一些问题,如持续性肘关节滑膜炎,需要考虑手术介入。然而,在大多数情况下,用于纠正类风湿畸形的手术并不多见,接受手术者大部分为即使进行了手术,大多数患者 DMARD 治疗无效的患者。

手术的适应证包括减轻疼痛和矫正畸形,以改善功能和/或美观。影响患者报告结果和满意度的最主要因素是手部外观的改善[26,27]。当两只手都有严重的畸形时,目标可能会有所不同:一只手可能会以提高精细运动技能的方式处理,而另一只手则是为需要力量的粗大功能任务做准备。

有些人主张在类风湿手重建中从近端到远端开展,认为如果不能将手放在有用的空间位置,术后恢复将受到阻碍。腕关节畸形影响手部畸形,通常是首先或同时矫正[28]。

伸肌腱手术

伸肌腱鞘炎患者表现为腕关节支持带远端腕骨背侧无痛性肿块。腱鞘切除术可指导诊断和预防肌腱断裂,肌腱断裂在此手术后并不常见。肌腱断裂的治疗包括将断裂肌腱的远端转移到相邻肌腱。若发生多处肌腱断裂,可用示指固有伸肌或指浅屈肌腱转移至中指或环指。当双侧腕伸肌腱在桡侧断裂时,关节固定术优先考虑[29]。

屈肌肌腱手术

屈肌腱鞘炎可导致疼痛、晨僵、掌侧肿胀和正中神经受压。腱鞘炎可能是弥漫性的,或者产生离散性结节,限制肌腱滑动。对正中神经受压、疼痛性腱鞘包块或肌腱断裂,可行腱鞘切除术并进行活检。最常见的断裂肌腱是拇长屈肌腱。如果是相对近期断裂的肌腱,可应用肌腱桥式嫁接,但是肌腱转移或指间关节固定术更为常见。指深屈肌腱断裂可缝合于另一指未受损的深肌腱。肌腱断裂是进行手术的指征,以防止进一步的肌腱损伤。

手掌是屈肌腱鞘炎最常见的部位。掌侧屈肌腱鞘切除术的适应证包括:使用性疼痛、触发肌腱断裂和手指被动屈曲大于主动屈曲。

掌指关节手术

MCP 关节最常见的畸形是近节指骨的掌侧脱位和手指的尺侧偏移。由于炎症过程破坏了手指的稳定,手部使用过程中的解剖力将手指推向尺侧偏移。MCP 关节滑膜切除术很少用于 RA 患者。硅胶假体置换术适用于活动范围缩小、明显的屈曲挛缩和严重的尺侧移位的患者。关节成形术并不能改善运动,而是将关节置于更加实用和美观的角度内。随着时间的推移,畸形会再次出现[30]。

指间关节手术

PIP 关节畸形有两种类型:钮孔状畸形和天鹅颈样畸形。手术干预,如指浅屈肌腱固定术或斜韧带重建术,是为了防止关节过伸。有时,有槌状畸形的 DIP 关节可通过局部拉伸进行矫正。在疾病后期,内在的紧张需要释放。当有天鹅颈样畸形并失去 PIP 关节的运动时,PIP 关节的假体植入关节成形术加上充分的软组织固定和松解可以帮助恢复屈曲的运动。治疗晚期畸形,尤其是示指和中指的畸形,关节融合术可能是首选。建议对环指和小指的 PIP 关节进行假体植入性关节成形术。新的植入设计(如热解碳[高温碳])跟传统的硅胶关节成形术相比,没有表现出明显的优势[31]。

对于钮孔状畸形,中指骨伸肌腱切开术可使 DIP 关节得到屈曲功能。在晚期疾病中可能出现固定的屈曲挛缩,无法被动伸展 PIP 关节。治疗方案有 PIP 关节固定术和硅胶植入关节成形术[32]。

拇指有两种畸形,一种是 MCP 关节屈曲伴指间关节伸展的钮孔状畸形,这种通常采用 MCP 关节融合术治疗;另一种是天鹅颈样畸形伴外展、拇指掌骨基底半脱位、MCP 关节过伸、拇指指间关节屈曲畸形。对于重度天鹅颈样畸形,腕掌关节融合术或关节成形术可有助于治疗疼痛和改善功能。

潜在的疾病并发症

RA 的并发症包括手和腕关节的破坏和严重的功能丧失。增生滑膜的酶活性导致韧带、肌腱、关节软骨和骨骼的破坏,导致关节半脱位和脱位。

最常见的畸形包括腕关节的桡侧偏移、MCP 关节的尺侧偏移、拇指 Z 字畸形、天鹅颈样畸形、钮孔状畸形、MCP 关节的掌侧半脱位和腕关节半脱位。

当尺侧副韧带在桡尺关节处被拉伸或破坏时,会出现一个浮动的尺骨头或"琴键征",使尺骨头"浮起",形成一个容易按压的背侧凸起。

明显的骨吸收可发生于关节软骨附近,并沿指骨的骨干扩散,导致严重的缩短,皮肤皱褶过多,指骨缩短。这种关节病变在严重的银屑病关节炎中更为典型,在严重的 RA 患者也可见。这被称为"残毁性关节炎"或"望远镜"手畸形(图 34.4)[33]。

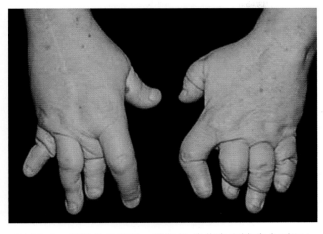

图 34.4 残毁性关节炎。残毁性关节炎也被称为"望远镜手"畸形,更典型的是与严重的银屑病关节炎相关(*Feldon P, Terrono A, Nalebuff E, et al. Rheumatoid arthritis and other connective tissue diseases. In Wolfe S, ed. Green's Operative Hand Surgery. Elsevier; 2017: 1832-1903.*)

潜在的治疗并发症

手术治疗的并发症包括感染、硬膜断裂、骨折不愈合、硅胶植入物断裂、硅胶滑膜炎和畸形的进展[34]。所有这些都会导致手功能的丧失。

非甾体抗炎药具有相关的毒性,通常作用于胃、肝、肾和心血管系统。甲氨蝶呤可能导致肝脏、血液系统毒性,以及并不常见的肺毒性。因此,每周接受低剂量甲氨蝶呤治疗的所有患者至少每 8~12 周进行一次全血计数和肝功能监测[29]。

靶向生物疗法和小分子激酶抑制剂的疗效受到潜在的毒性作用的影响。由于使用大多数靶向生物制剂和小分子激酶抑制剂可能会增加潜伏性结核病的风险,因此所有考虑使用任何一种这些药物的患者应在治疗开始之前以及治疗后定期进行纯化蛋白衍生物(PPD)检测或干扰素-γ 释放试验(IGRA)。如果 PPD 检测结果是反应性的或者 IGRA 结果是阳性的,那么在使用这些药物治疗之前,就应该开始治疗潜伏性肺结核。此外,由于接受这些药物治疗的患者,细菌感染的严重程度可能会增加,所有服用靶向生物制剂或小分子激酶抑制剂药物的患者都应被警告,如果出现感染的症状和体征,应立即给予医疗关注。

(宋琳琳 译　张洪蕊 校　马超 审)

参考文献

1. Aletaha D, Neogi T, Silman AJ. et al. Rheumatoid arthritis classification criteria: an American College of Rheumatology/European League Against Rheumatism collaborative initiative. *Arthritis Rheum.* 2010;62(9):2569–2581.
2. Singh JA, Saag KG, Bridges SL Jr, et al. 2015 American College of Rheumatology guideline for the treatment of rheumatoid arthritis. *Arthritis Rheumatol.* 2016;68(1):1–26.
3. Kremer JM. Safety, efficacy, and mortality in a long-term cohort of patients with rheumatoid arthritis taking methotrexate: followup after a mean of 13.3 years. *Arthritis Rheum.* 1997;40(5):984–985.
4. Burmester GR, Pope JE: Novel treatment strategies in rheumatoid arthritis. *Lancet.* 2017;389(10086):2338–2348.
5. Vaughan-Jackson OJ. Rupture of extensor tendons by attrition at the inferior radio-ulnar joint; report of two cases. *J Bone Joint Surg Br.* 1948;30B(3):528–530.
6. Mannerfelt LG, Norman O. Attrition ruptures of flexor tendons in rheumatoid arthritis caused by bony spurs in the carpal tunnel. A clinical and radiological study. *J Bone Joint Surg Br.* 1969;51(2):270–277.
7. Kay J, Morgacheva O, Messing SP, et al. Clinical disease activity and acute phase reactant levels are discordant among patients with active rheumatoid arthritis: acute phase reactant levels contribute separately to predicting outcome at one year. *Arthritis Res Ther.* 2014;16(1):R40.
8. Wolfe F, Sharp JT. Radiographic outcome of recent-onset rheumatoid arthritis: a 19-year study of radiographic progression. *Arthritis Rheum.* 1998;41(9):1571–1582.
9. Brown AK, Quinn MA, Karim Z, et al. Presence of significant synovitis in rheumatoid arthritis patients with disease-modifying antirheumatic drug-induced clinical remission: evidence from an imaging study may explain structural progression. *Arthritis Rheum.* 2006;54(12):3761–3773.
10. Smolen JS, Aletaha D, McInnes IB. Rheumatoid arthritis. *Lancet.* 2016;388(10055):2023–2038.
11. Keystone E, van der Heijde D, Mason D Jr, et al. Certolizumab pegol plus methotrexate is significantly more effective than placebo plus methotrexate in active rheumatoid arthritis: findings of a fifty-two-week, phase III, multicenter, randomized, double-blind, placebo-controlled, parallel-group study. *Arthritis Rheum.* 2008;58(11):3319–3329.
12. Keystone EC, Genovese MC, Klareskog L, et al. Golimumab, a human antibody to tumour necrosis factor α given by monthly subcutaneous injections, in active rheumatoid arthritis despite methotrexate therapy: the GO-FORWARD Study. *Ann Rheum Dis.* 2009;68(6):789–796.
13. Keystone EC, Kavanaugh AF, Sharp JT, et al. Radiographic, clinical, and functional outcomes of treatment with adalimumab (a human anti–tumor necrosis factor monoclonal antibody) in patients with active rheumatoid arthritis receiving concomitant methotrexate therapy: a randomized, placebo-controlled, 52-week trial. *Arthritis Rheum.* 2004;50(5):1400–1411.
14. Klareskog L, van der Heijde D, de Jager JP, et al. Therapeutic effect of the combination of etanercept and methotrexate compared with each treatment alone in patients with rheumatoid arthritis: double-blind randomised controlled trial. *Lancet.* 2004;363(9410):675–681.
15. Lipsky PE, van der Heijde DM, St. Clair EW, et al. Infliximab and methotrexate in the treatment of rheumatoid arthritis. Anti–tumor necrosis factor trial in rheumatoid arthritis with concomitant therapy study group. *N Engl J Med.* 2000;343(22):1594–1602.
16. Kremer JM, Genant HK, Moreland LW, et al. Effects of abatacept in patients with methotrexate-resistant active rheumatoid arthritis: a randomized trial. *Ann Intern Med.* 2006;144(12):865–876.
17. Cohen S, Hurd E, Cush J, et al. Treatment of rheumatoid arthritis with anakinra, a recombinant human interleukin-1 receptor antagonist, in combination with methotrexate: results of a twenty-four-week, multicenter, randomized, double-blind, placebo-controlled trial. *Arthritis Rheum.* 2002;46(3):614–624.
18. Emery P, Keystone E, Tony HP, et al. IL-6 receptor inhibition with tocilizumab improves treatment outcomes in patients with rheumatoid arthritis refractory to anti-tumour necrosis factor biologicals: results from a 24-week multicentre randomised placebo-controlled trial. *Ann Rheum Dis.* 2008;67(11):1516–1523.
19. Genovese MC, Fleischmann R, Kivitz AJ, et al. Sarilumab plus methotrexate in patients with active rheumatoid arthritis and inadequate response to methotrexate: results of a Phase III Study. *Arthritis Rheumatol.* 2015;67(6):1424–1437.
20. Cohen SB, Emery P, Greenwald MW, et al. Rituximab for rheumatoid arthritis refractory to anti-tumor necrosis factor therapy: results of a multicenter, randomized, double-blind, placebo-controlled, phase III trial evaluating primary efficacy and safety at twenty-four weeks.

Arthritis Rheum. 2006;54(9):2793–2806.

21. Fleischmann R, Kremer J, Cush J, et al. Placebo-controlled trial of tofacitinib monotherapy in rheumatoid arthritis. *N Engl J Med*. 2012;367(6):495–507.

22. Genovese MC, Kremer J, Zamani O, et al. Baricitinib in patients with refractory rheumatoid arthritis. *N Engl J Med*. 2016;374(13):1243–1252.

23. Kirwan JR. The effect of glucocorticoids on joint destruction in rheumatoid arthritis. The Arthritis and Rheumatism Council Low-Dose Glucocorticoid Study Group. *N Engl J Med*. 1995;333(3):142–146.

24. Ring D, Simmons BP, Hayes M. Continuous passive motion following metacarpophalangeal joint arthroplasty. *J Hand Surg Am*. 1998;23(3):505–511.

25. Raynauld JP, Buckland-Wright C, Ward R, et al. Safety and efficacy of long-term intraarticular steroid injections in osteoarthritis of the knee: a randomized, double-blind, placebo-controlled trial. *Arthritis Rheum*. 2003;48(2):370–377.

26. Ishikawa H. The latest treatment strategy for the rheumatoid hand deformity. *J Orthop Sci*. 2017;22(4):583–592.

27. Mandl LA, G alvin DH, Bosch JP, et al. Metacarpophalangeal arthroplasty in rheumatoid arthritis: what determines satisfaction with surgery? *J Rheumatol*. 2002;29(12):2488–2491.

28. Millender LH, Phillips C. Combined wrist arthrodesis and metacarpophalangeal joint arthroplasty in rheumatoid arthritis. *Orthopedics*. 1978;1(1):43–48.

29. Millender LH, Nalebuff EA. Arthrodesis of the rheumatoid wrist. An evaluation of sixty patients and a description of a different surgical technique. *J Bone Joint Surg Am*. 1973;55(5):1026–1034.

30. Goldfarb CA, Stern PJ. Metacarpophalangeal joint arthroplasty in rheumatoid arthritis. A long-term assessment. *J Bone Joint Surg Am*. 2003;85:1869–1878.

31. Sweets TM, Stern PJ. Pyrolytic carbon resurfacing arthroplasty for osteoarthritis of the proximal interphalangeal joint of the finger. *J Bone Joint Surg Am*. 2011;93(15):1417–1425.

32. El-Sallakh S, Aly T, Amin O, Hegazi M. Surgical management of chronic boutonnière deformity. *Hand Surg*. 2012;17(3):359–364.

33. Ono S, Entezami P, Chung KC. Reconstruction of the rheumatoid hand. *Clin Plast Surg*. 2011;38(4):713–727.

34. Wagner ER, Luo TD, Houdek MT, Kor DJ, Moran SL, Rizzo M. Revision proximal interphalangeal arthroplasty: an outcome analysis of 75 consecutive cases. *J Hand Surg Am*. 2015;40(10):1949–1955.e1941.

第 35 章

金伯克氏病

Christine Eng, MD

Steven A. Makovitch, DO

同义词

月骨软化症

月骨软化或骨坏死

月骨缺血性坏死

ICD-10 编码

M19.231	继发性骨关节炎,右侧腕关节
M19.232	继发性骨关节炎,左侧腕关节
M19.239	继发性骨关节炎,未特指腕关节
M93.1	成人金伯克氏病
M92.219	月骨软化

定义

金伯克氏病,该病由 Robert Kienbock 在 1910 年描述为月骨软化,是月骨的缺血性坏死,与急性损伤无关[1]。金伯克氏病常见于 20~40 岁人群,男女比例为 2:1。根据报道,该病好发于优势手,但是只有少量证据证明[2,3]。流行病学显示,该病很可能由多因素导致,认为压力在月骨上的非生理性传导以及血管畸形共同导致月骨骨折和压缩。尽管尚未明确具体的病因,但是许多影响因素已被提出,包括尺骨负向变化、骨内的压力、腕关节运动学、月骨形态学以及血管解剖的变异[4-6]。

有观点认为,月骨所承担的力学压力的增强是导致该病进一步发展的主要原因。金伯克氏病传统上被认为是职业病,是因为早期病例报告来自涉及手部震动或手部反复微创的手工劳动者,尽管如此,两者之间特殊的因果联系仍有待于建立[5]。许多研究已经发现金伯克氏病和尺骨的负性变异可能存在相关性,在于尺骨比桡骨短[7-10]。这个不一致也许会导致月骨分担更多压力。然而,尺侧不一致的准确作用仍然未明确[8-10]。

"缺血坏死"这一词暗示了月骨的血流供应被中断,是一个毋庸怀疑的事实。目前,已有许多描述月骨的动脉供给和骨内血管分支的模式。据推测,月骨是由单一的血管,或者是由骨内血管分支中有限的分支进行血液供给,因而增加了骨坏死的风险[11]。由于动脉梗死或栓塞是非常少见的,其他的理论表明,随着骨内压力增加,静脉的回流受损在骨坏死的过程中扮演着重要的角色[12]。

许多腕关节形态学方面的因素也与该病联系了起来,包括月骨的尺寸、形态、皮质厚度以及邻近骨骼间的相对倾斜度和位置[11-15]。这些因素被认为是从本质上增加了桡骨对月骨的纵向负荷。更为少见的是,全身性疾病,如镰状细胞病、脑瘫、肾脏疾病、使用糖皮质激素的慢性系统性疾病,以及败血症,都有可能在金伯克氏病的发展中发挥作用[11,15]。

症状

患者会出现典型的,腕背部的深部疼痛,活动后加重明显——尤其是腕背伸和抓握时。腕关节僵硬,活动度丧失,以及握力下降是最常见的主诉。在疾病后期,患者常描述腕关节有"咔嗒"声和腕关节不稳的情况。症状和体征常常已经出现了很多年后患者才来院就诊。

体格检查

体格检查可以发现月骨周围有典型的局部肿胀和压痛。随着月骨周围滑膜炎的发展,可能会导致腕关节活动度的降低和握力的降低。活动受限更多表现为腕背伸活动度减小。相对来说,腕关节旋转活动度保留较好。在该病晚期,会出现腕关节不稳定和退行性关节炎的症状,包括"咔嗒"声和捻发音,并伴随严重限制关节活动。随着这些情况的出现,患者会表现出一些舟月骨周围检查(包括 Watson 测试)的阳性体征。神经系统检查和血管系统检查是正常的。

功能受限

功能受限表现在举高重物、抓握和需要触及腕关节活动范围末位的活动出现困难。许多重体力劳动者可能无法完成基本的专项作业活动。最为明显的是,腕关节反复背伸或者有振动感的活动,可能会出现困难,这涉及林业、建筑业和矿业等相关行业的工作[5,16]。

诊断分析

影像学检查在识别和确定金伯克氏病中非常重要。在该病发展早期,X 线检查通常是正常的。随着时间的推移,典型的退化模式将出现,首先是月骨的硬化,然后是月骨破裂、塌陷,最后是关节炎表现(图 35.1)[3]。在该病的最后阶段,金伯克氏病晚期塌陷(KDAC),包括其他腕骨和关节的退行性关节炎,这与肩胛骨晚期塌陷的表现十分相似[17]。

对于疑似金伯克氏病,初步诊断的影像检查应至少包括三个方向的、标准的腕部 X 线片(图 35.2)。CT 可以提供额外信息,包括骨坏死程度、骨小梁破裂、冠状骨折和标准 X 线片可能遗漏的骨碎片。在金伯克氏病早期,MRI 是最有用的工具,尤其是当 CT 和 X 线片显示结果均为阴性时,MRI 尤其可以检测软骨下塌陷和评估软骨的完整性,这可能有助于指导外科治疗方案(图 35.3)[18]。

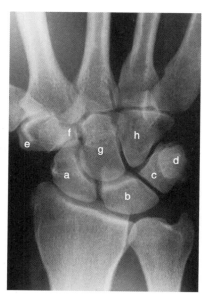

图 35.2　腕关节后前向视图显示腕骨近端和远端。a,舟骨;b,月骨;c,三角骨;d,豌豆骨;e,大多角骨;f,小多角骨;g,头状骨;h,钩骨(*From Jebson PJL, Kasdan ML, eds.* Hand Secrets. *Philadelphia：Hanley & Belfus；1998：220.*)

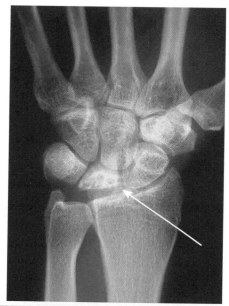

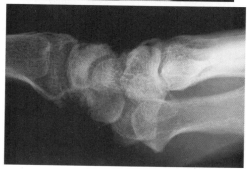

图 35.1　晚期金伯克氏病。塌陷的月骨内有囊性和硬化性改变(箭头)

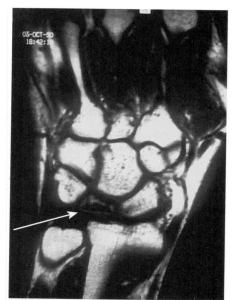

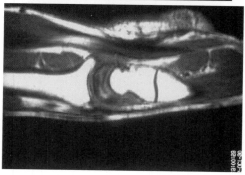

图 35.3　金伯克氏病的磁共振成像。T_1 加权像显示月骨内弥漫性低信号(箭头)

影像分级系统,结合临床和关节镜检查,可以用于指导治疗方案。改良 Lichtman 四级分级系统是目前应用最广泛的分级系统,它利用射线下骨骼形态特征与金伯克氏病的分期相结合(表 35.1,图 35.4)。但是,基础的影像学检查结果并不总与临床表现的症状程度相符,这导致评估该病的分期存在难度。近年来,一个以 MRI 为基础的分级系统被研究出来,以评估骨髓灌注程度和存活率为主要内容[19]。同时,也有一个建立在关节镜检查结果基础上的分级系统,以月骨非功能性关节面的数量为主要内容[20]。

鉴别诊断

外伤后损伤(如:舟骨/月骨骨折)
舟内韧带损伤或断裂
骨关节炎
炎性关节炎(如:类风湿关节炎)
Preiser 病(舟骨缺血性坏死)
骨内腱鞘囊肿
腕关节损伤
肌腱损伤
舟月三角软骨联合
尺骨撞击综合征

表 35.1　金伯克氏病分期、Lichtman 分型和影像表现

分期	详情	X 线/CT	MRI
0	金伯克氏病前期 月骨短暂局部缺血	正常	正常
I	间歇性月骨周围滑膜炎	正常或线性压缩性骨折	T_1:低信号 T_2:高信号
II	腕关节滑膜炎持续性加重,腕关节活动度和肌力下降	月骨硬化、一条或多条骨折线,桡骨边缘可能早期塌陷	T_1:低信号 T_2:高信号
III	月骨塌陷		
III A	关节活动度和肌力持续降低	正常腕关节力线的情况下出现月骨硬化和塌陷	T_1:低信号 T_2:高信号
III B	腕关节不稳定(弹响,研磨声和捻发音)	腕关节力线异常,月骨和腕关节塌陷,桡舟角>60°,固定舟骨腕关节旋转(指环征),头状骨向近端移动	T_1:低信号 T_2:高信号 可能出现舟月骨分离
III C	腕关节不稳定	月骨冠状骨折	T_1:低信号 T_2:高信号
IV	活动后出现间歇性僵硬症状(Kienböck 晚期塌陷/KDAC)	月骨严重塌陷,腕关节炎	T_1:低信号 T_2:高信号 软骨损伤,关节塌陷,腕骨间和桡腕关节改变——反应性滑膜炎和关节积液

Data from Lichtman DM, Bain GI. *Kienböck's Disease: Advances in Diagnosis and Treatment.* 1st ed. Cham: Springer; 2016. Pientka WF, et al. Clinical presentation, natural history, and classification of Kienböck's disease. In: Lichtman DM, Bain GI, eds. *Kienböck's Disease: Advances in Diagnosis and Treatment.* Cham: Springer International Publishing; 2016: 97-109. Lutsky K, Beredjiklian PK. Kienböck disease. *J Hand Surg.* 2012; 37(9): 1942-1952.

Lichtman DM, Lesley NE, Simmons SP. The classification and treatment of Kienböck's disease: the state of the art and a look at the future. *J Hand Surg (European Vol).* 2010; 35(7): 549-554.

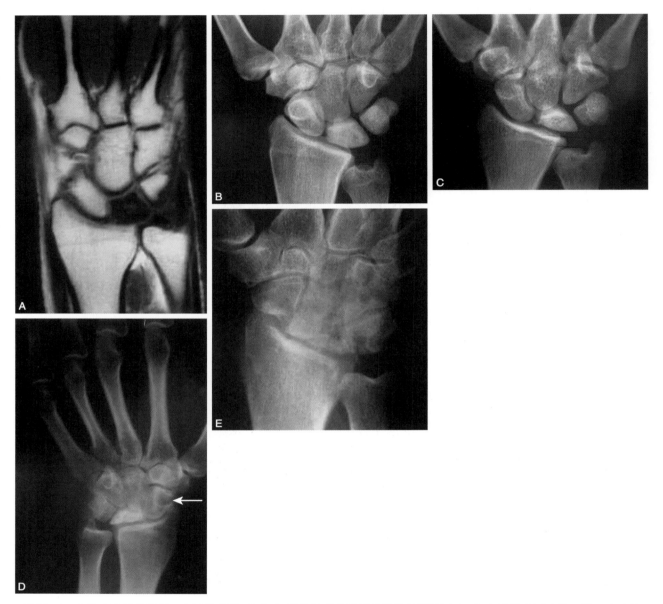

图 35.4　金伯克氏病的阶段。(A)阶段Ⅰ,T_1 加权磁共振成像显示月骨信号明显减少,与血液供应减少相一致。(B)阶段Ⅱ,月骨密度变化,如硬化症所示,注意尺骨负性变化。(C)阶段ⅢA,月骨塌陷,没有明确的腕骨紊乱。(D)阶段ⅢB,腕骨高度降低,头状骨向近端移动。注意腕舟皮质环指征。(E)阶段Ⅳ,腕关节广泛性退行性改变(*From Weinzweig J,ed. Plastic Surgery Secrets. Philadelphia:Hanley & Belfus;1999;605-606.*)

治疗

早期治疗

　　金伯克氏病主要的治疗手段是外科手术,但是治疗方案的最终决定需要考虑患者的年龄、一般健康状况、对腕关节的要求、生活方式和治疗目标。那些预后较好的患者可能更倾向于考虑保守治疗方案。尽管该病不常见于年龄<20 岁和>70 岁的患者,但该类人群中预后更好[14,21]。年龄<15 岁的骨骼发育不成熟的患者,往往可以很好地制动,甚至可以在 MRI 下进行血管重建,以确定是否需要手术干预[3,21]。在老年患者中,通过影像检查可预判疾病是否会进展到第Ⅳ阶段,然而,老年患者通过保守治疗依然可以有很好的临床表现[3,22]。成年人在金伯克氏疾病早期,如果血管灌注完整,关节面功能正常,无月骨塌陷,可采用非手术治疗。不幸的是,大部分该病患者和影像学检查存在异常的患者都需要进行

手术治疗。

康复治疗

治疗目标是改善疼痛和功能。考虑到保护月骨和血管重建,可以使用止痛药缓解疼痛,包括非甾体抗炎药。由于此类疼痛属于慢性疼痛,所以阿片类药物不作为推荐药物。

保守治疗　从作业活动调整开始,特别是减少剧烈活动,如推、拉、扭或抬举超过 10 磅(1 磅=0.45kg)的物品。用短的手臂石膏或支具固定,短期内有所帮助。明确的固定指南目前尚未建立,但是大部分临床医师在疾病早期依然选择进行平均约 7 周的保守治疗[23]。

由于金伯克氏病大部分均采用手术治疗,所以缺乏保守治疗和物理治疗的数据。推荐治疗方法有水疗、超声波、月骨无负重的关节活动训练、肌腱滑动和冰疗[24]。具体的物理治疗目标可能包括减少反复的月骨负重,通过强化非负重体位、调整作业活动、腕关节活动再训练和神经肌肉再训练的方式来完成。这些内容在保守治疗方案中并不起重要的作用,如果患者治疗 3 个月后仍持续出现临床症状或影像学检查发现病情并未好转,应及时考虑手术治疗。

术后,治疗师将发挥重要的作用。这些治疗的不同取决于手术的类型,但是通常情况下,术后腕关节将固定制动 6 周,直到血管移植或融合的恢复。到那时,作业或物理治疗可采取有效的、温和的关节活动度训练,并逐步过渡到强化训练。

介入治疗

关节内类固醇对金伯克氏病无效,同时有证据表明长期的全身性皮质类固醇类药物可能导致缺血性坏死[2]。

技术设备

目前,没有专门针对该病的技术设备来进行康复治疗。

手术

前面提到的分类系统可用于帮助确认金伯克氏病的发病史和发病进程,并指导外科治疗方案(表35.2)。Lichtman 等提出了一种新的治疗方案,包括传统 Lichtman 骨性分类、基于 MRI 的血管灌注成像/存活度分类和关节镜分类系统[17,25]。当早期非手术治疗无效时,去除月骨负荷手术、月骨减压术或血管重建术可在早期进行。去除月骨负荷手术包括针对尺侧负性变异的桡骨短缩术和针对尺侧的中性或正性变异的头状骨缩短术。月骨探查(钻孔减轻静脉高压)、滑膜切除术和骨松质移植术有助于月骨减压。桡骨远端和尺侧的核心减压可间接实现血管重建。如果月骨是完整的,但是有血流降低的临床证据,可以通过带蒂或游离带血管蒂的骨移植来直接重建血管。

表 35.2　基于改良 Lichtman 分型的治疗方案

阶段	详情	治疗	流程
0	金伯克氏病前期月骨短暂性缺血	保守治疗,目的是保护和减少月骨负重	短臂矫形器/石膏固定
I ~ II	月骨塌陷	暂时保守治疗,然后通过手术减少月骨负荷,月骨减压术,血管重建	固定,然后桡骨或头状骨短缩术,月骨探查,骨松质移植,桡骨/尺骨中心减压术,或带血管蒂的骨移植
III A	月骨近端塌陷	月骨重建	骨软骨移植重建,PRC,月骨置换,RSL 融合术,或 SC 融合术
III B	腕骨塌陷	桡骨纵向固定	SC 融合术或 PRC
III C	月骨不能重建	医治月骨	PRC,SC 融合术,或 RSL 融合术
IV	KDAC 骨关节炎	医治腕关节	腕关节融合术或腕关节成形术

KDAC,金伯克氏病晚期塌陷;PRC,近排腕骨切除术;RSL,桡舟月骨;SC,舟头状骨。
Data from Lichtman DM, Bain GI. *Kienböck's Disease: Advances in Diagnosis and Treatment*. 1st ed. Cham: Springer; 2016. Lichtman DM, Pientka WF, Bain GI. The future of Kienböck's disease: a new algorithm. In: Lichtman DM, Bain GI, eds. *Kienböck's Disease: Advances in Diagnosis and Treatment*. Cham: Springer International Publishing; 2016:307-320.

对于疾病晚期的患者,手术治疗是主要手段。对于有局部月骨损伤的患者,可以尝试用带血管蒂的骨移植的方法重建月骨。这可能存在技术挑战性,并耗费时间。如果月骨不能重建,月骨置换或近排腕骨切除术对于腕关节功能要求较低的患者来说更为有利。在对腕关节功能有高需求的患者中,首选局限性融合术。上述手术均是牺牲运动功能来减轻疼痛。在疾病后期和腕关节退行性病变的后期,各类保留运动功能的手术可能最合适。腕关节塌陷之前,腕关节的某些特定区域可以通过各种切除或融合技术重建,这取决于骨塌陷程度和功能性关节面。在 KDAC 的最后阶段,腕关节是不可重建的,需要行全腕关节融合或人工置换等腕关节修复术。对于这些不同的手术方式,必须考虑外科医师的技术、设备和其他资源[17,25]。

各种手术的效果在一定程度上取决于疾病的阶段。没有一种手术治疗方法始终可靠或适合所有患者。无论采用哪种治疗方法,患者通常都会报告病情有所好转。在金伯克氏病早期,83%~90%的患者在手术后表示疼痛有所改善。在晚期,63%的患者表示非手术治疗后疼痛有所改善,而72%~89%的患者表示手术后疼痛有所改善[26]。

潜在的疾病并发症

未经手术治疗,影像学上会发现的月骨塌陷,还有腕关节炎。

潜在的治疗并发症

一般用于金伯克氏病的止痛药和非甾体抗炎药均有广为人知的副作用,最常见的副作用是影响胃、心、肝和肾脏系统。至于手术治疗的并发症,感染并不常见[27]。其他手术并发症包括神经损伤、握力下降、植入体引起的疼痛、手腕和手指僵硬。此外,融合术、植入体故障和继发性关节炎可能会导致骨折不愈合[2]。最后,手术是否能有效地治疗该病并未得到广泛证实。

（税丽 译　苏彬 校　马超 审）

参考文献

1. Wagner JP, Chung KC. A historical report on Robert Kienböck (1871–1953) and Kienböck's disease. *J Hand Surg*. 2005;30(6):1117–1121.
2. Lichtman DM, Bain GI. 1st ed. *Kienböck's Disease: Advances in Diagnosis and Treatment*. Cham: Springer; 2016.
3. Pientka WF, et al. Clinical presentation, natural history, and classification of Kienböck's disease. In: Lichtman DM, Bain GI, eds. *Kienböck's Disease: Advances in Diagnosis and Treatment*. Cham: Springer International Publishing; 2016:97–109.
4. Lichtman DM, Pientka 2nd WF, Bain GI. Kienbock disease: moving forward. *J Hand Surg Am*. 2016;41(5):630–638.
5. Stahl S, et al. A systematic review of the etiopathogenesis of Kienbock's disease and a critical appraisal of its recognition as an occupational disease related to hand-arm vibration. *BMC Musculoskelet Disord*. 2012;13:225.
6. Bain GI, Yeo CJ, Morse LP. Kienbock disease: recent advances in the basic science, assessment and treatment. *Hand Surg*. 2015;20(3):352–365.
7. Goeminne S, Degreef I, De Smet L. Negative ulnar variance has prognostic value in progression of Kienbock's disease. *Acta Orthop Belg*. 2010;76(1):38–41.
8. van Leeuwen WF, et al. Negative ulnar variance and Kienböck disease. *J Hand Surg*. 2016;41(2):214–218.
9. Afshar A, Aminzadeh-Gohari A, Yekta Z. The association of Kienböck's disease and ulnar variance in the Iranian population. *J Hand Surgery Eur Vol*. 2013;38(5):496–499.
10. Stahl S, et al. Critical analysis of causality between negative ulnar variance and Kienbock disease. *Plast Reconstr Surg*. 2013;132(4):899–909.
11. Lutsky K, Beredjiklian PK. Kienböck disease. *J Hand Surg*. 2012;37(9):1942–1952.
12. Bain GI, et al. The etiology and pathogenesis of Kienbock disease. *J Wrist Surg*. 2016;5(4):248–254.
13. Lamas C, et al. The anatomy and vascularity of the lunate: considerations applied to Kienböck's disease. *Chirurgie de la Main*. 2007;26(1):13–20.
14. Lichtman DM, Lesley NE, Simmons SP. The classification and treatment of Kienböck's disease: the state of the art and a look at the future. *J Hand Surg Eur Vol*. 2010;35(7):549–554.
15. Bain GI, Irisarri C. The etiology of Kienböck's disease. In: Lichtman DM, Bain GI, eds. *Kienböck's Disease: Advances in Diagnosis and Treatment*. Cham: Springer International Publishing; 2016:65–88.
16. Mikkelsen SS, Gelineck J. Poor function after nonoperative treatment of Kienbock's disease. *Acta Orthop Scand*. 1987;58(3):241–243.
17. Lichtman DM, Pientka WF, Bain GI. The future of Kienböck's disease: a new algorithm. In: Lichtman DM, Bain GI, eds. *Kienböck's Disease: Advances in Diagnosis and Treatment*. Cham: Springer International Publishing; 2016:307–320.
18. Wang L, Zlatkin MB, Clifford PD. Basic imaging and differential diagnosis of Kienböck's disease. In: Lichtman DM, Bain GI, eds. *Kienböck's Disease: Advances in Diagnosis and Treatment*. Cham: Springer International Publishing; 2016:111–120.
19. Schmitt R, Kalb K. [Imaging in Kienbock's Disease]. *Handchir Mikrochir Plast Chir*. 2010;42(3):162–170.
20. Bain GI, Begg M. Arthroscopic assessment and classification of Kienbock's disease. *Tech Hand Up Extrem Surg*. 2006;10(1):8–13.
21. Irisarri C, Kalb K, Ribak S. Infantile and juvenile lunatomalacia. *J Hand Surg Eur Vol*. 2010;35(7):544–548.
22. Taniguchi Y, et al. Kienböck's disease in elderly patients. *J Hand Surg Am*. 2003;28(5):779–783.
23. Danoff JR, et al. The management of Kienbock disease: a survey of the ASSH membership. *J Wrist Surg*. 2015;4(1):43–48.
24. Wollstein R, et al. A hand therapy protocol for the treatment of lunate overload or early Kienbock's disease. *J Hand Ther*. 2013;26(3):255–259; quiz 260.
25. Lichtman DM, Pientka WF II, Bain GI. Kienbock disease: a new algorithm for the 21st century. *J Wrist Surg*. 2017;6(1):2–10.
26. Innes L, Strauch RJ. Systematic review of the treatment of Kienbock's disease in its early and late stages. *J Hand Surg Am*. 2010;35(5):713–717, 717.e1-4.
27. Goyal KS, et al. The safety of hand and upper-extremity surgical procedures at a freestanding ambulatory surgery center: a review of 28,737 cases. *J Bone Joint Surg Am*. 2016;98(8):700–704.

第 36 章

腕管综合征

Meijuan Zhao, MD

David T. Burke, MD, MA

同义词

腕管综合征

腕部正中神经卡压

正中神经挤压

ICD-10 编码

G56.00	腕管综合征,非特指上肢
G56.01	腕管综合征,右上肢
G56.02	腕管综合征,左上肢

定义

  腕管综合征(carpal tunnel syndrome, CTS)是正中神经在腕部受到卡压所导致的神经病变,也是上肢最常见的压迫性神经病变。该综合征会引起感觉异常、麻木、疼痛、肿胀以及后期正中神经支配区的肌肉萎缩和肌肉无力。该综合征通常是双侧受累,优势手往往受到更严重的影响。

  腕管综合征被认为是穿过腕管的正中神经受到挤压所致。它的临床表现多种多样,因此定义中所包含的内容也有所不同。腕管综合征通常涉及桡侧3个半手指的感觉变化,有发热感、麻木感和肿胀感。患者通常是在夜里首次注意到症状,后期的主诉包括鱼际肌的无力。

  腕管可视为一个四面的结构,其中三面由腕骨围成,第四面是腕管的顶部,由腕横韧带围成(图36.1和图36.2)。正中神经、9条肌腱及其滑膜鞘穿过腕管,包括拇长屈肌、4条指浅屈肌和4条指深屈肌。其每一面结构都不因腕管内渗出液的增多或结构的膨胀而产生良好的应变,因此肿胀会增加腕管的内压并导致正中神经的受压。相比于男性,腕管综合征更常发生于女性。成年人普遍患病率为2.7%~5.8%[1,2],最常见于30~60岁的中年人,有客观的临床证据或电生理证据表明老年人的正中神经受压更严重[3]。大多数腕管综合征的患者有先天性

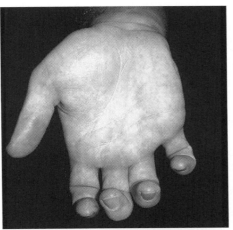

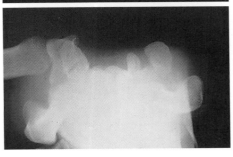

图36.1 腕管的射线照相展示(为方便定位,射线照片中的手处于相同的摆位)腕管以腕骨形成其桡侧、尺侧和背侧(*From Concannon M. Common Hand Problems in Primary Care. Philadelphia: Hanley & Belfus; 1999.*)

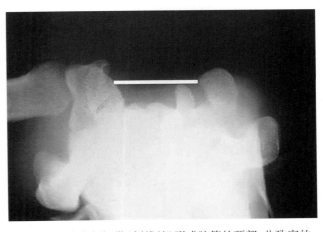

图36.2 腕掌侧韧带(划线处)形成腕管的顶部,此致密的纤维结构不因腕管内的膨胀而产生应变,腕管内压增加引起正中神经的挤压(*From Concannon M. Common Hand Problems in Primary Care. Philadelphia: Hanley & Belfus; 1999.*)

特发的倾向。一些局部性的或系统性的因素,如腕部损伤、关节炎、糖尿病[4]、甲状腺疾病[5]、类风湿关节炎和妊娠等,可增加腕管内正中神经的压力并引起腕管综合征的发生。另外,体重指数(BMI)的增加是腕管综合征的高危因素——超重增加1.5倍的风险,肥胖增加2倍的风险[7]。手部和腕部的高频率使用是引发腕管综合征的另一个危险因素[6]。然而,使用计算机键盘或鼠标在导致腕管综合征的影响上仍存在争议。最近一篇荟萃分析表明键盘的使用和腕管综合征没有联系[8],而另外一篇荟萃分析表明过度使用计算机(尤其是鼠标的使用)是腕管综合征的次要危险因素[9]。

据报道,腕关节长期保持极度屈曲或伸展姿势,屈肌的重复使用以及受到震动是主要的致病因素[10-13]。腕管综合征的病理生理机制涉及腕管内机械性创伤、压力增加和正中神经缺血性损伤的结合[14]。

症状

腕管综合征典型的症状包括桡侧3个半手指的麻木和感觉异常(图36.3)。早期典型的主诉为夜间

伴随手指麻木或疼痛而醒来。白天的症状通常是由于腕关节进行大量的屈曲、伸展或需要穿过腕管的结构做重复性运动的活动而产生。许多患者也报告了非正中神经支配区的症状[15],手部的麻木和疼痛也可能伴随着腕掌侧和前臂的疼痛。患者所描述这些症状可能为姿势性的,当甩手时症状缓解,这通常称为"flick sign"[16]。

患者可能会抱怨手部有肿胀感,他们通常会指出佩戴珠宝或手表有困难,这种感觉会在一天或一周内变化不定。也有些患者报告有皮肤干燥和手部冰冷的表现。在腕管综合征后期,麻木感可能一直持续,运动障碍更明显,并抱怨力量性的功能下降,继而患者可能会因此握不住物品而掉落。

体格检查

两点辨别觉是最敏感的床边检查技术,它包括对正中神经和尺神经手部支配区的两点辨别觉能力的比较。仔细观察手部,比较患侧和健侧,比较同一侧手的大鱼际肌和小鱼际肌,可能会显示出不对称的加剧。手部鱼际肌的无力可以使用测力计或通过拇指抗阻外展的临床测试进行检查。存在大鱼际肌萎缩与腕管综合征密切相关,但不存在大鱼际肌萎缩并不能排除腕管综合征的诊断[6]。

更多常见的特殊检查包括Phalen试验(Phalen test)、Tinel试验(Tinel test)、神经挤压试验(nerve compression test)。Phalen试验是将腕关节强制屈曲90°并持续1min,出现腕管综合征的症状即为阳性的测试结果(图36.4);反向Phalen试验是将腕

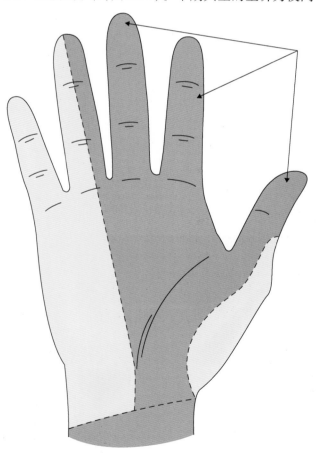

图36.3　腕管综合征患者主诉正中神经支配区有麻木感或感觉异常(橙色区域,箭头所指)(*From Concannon M.* Common Hand Problems in Primary Care. *Philadelphia：Hanley & Belfus；1999.*)

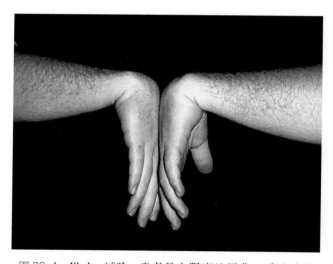

图36.4　Phalen试验。患者最大限度地屈曲双手腕关节并保持1~2min,如果正中神经支配区出现麻木或感觉异常,即为阳性测试结果(*From Concannon M.* Common Hand Problems in Primary Care. *Philadelphia：Hanley & Belfus；1999.*)

关节强制伸展 90° 并持续 1min，阳性症状与 Phalen 试验相同。Tinel 试验是在腕关节掌面腕横纹稍远侧叩击，出现向正中神经支配区远侧放射样的感觉异常即为阳性的测试结果。神经挤压试验是将两个拇指置于腕管上面挤压并维持 1min，正中神经支配区出现症状即为阳性的测试结果。然而，不建议单独使用 Phalen 试验或 Tinel 试验去诊断腕管综合征，因为单独地进行每个试验对纳入或排除腕管综合征的关联性都不佳[6]。一篇综述显示总体估计 Phalen 试验的敏感度为 68%，特异度为 73%；Tinel 试验的敏感度为 50%，特异度为 77%；神经挤压试验的敏感度为 64%，特异度为 83%[17]。两点辨别觉检查、拇短展肌肌力或萎缩的检查特异度高但敏感度不高[17]。

功能受限

腕管综合征的功能受限常包括由于症状引起的频繁醒来而导致的睡眠困难。由于某些持续或重复运动困难，因此包括驾驶汽车以及在工作中持续使用计算机键盘或鼠标的任务变得更加困难。鱼际肌无力的后期症状可能会导致维持抓握困难，严重者可能导致诸如不能系鞋带、扣纽扣、开锁的功能障碍。

诊断分析

腕管综合征是综合征而不是单一的病变，通常建议使用电诊断检查（electrodiagnostic testing）作为其检查的"金标准"。肌电图和神经传导研究可确认诊断，确定神经损伤的严重性（如有神经损伤），指导和衡量治疗的有效性，排除其他问题，如神经根病变、多发性神经病变、臂丛神经病变。超声研究显示正中神经增大可帮助诊断[18]。通常，超声检查可显示神经在腕管内变平而在腕管近端和远端膨大。汇集最近的文献似乎可以证实，使用正中神经横断面的超声检查不能替代电诊断检查来诊断腕管综合征，但可以提供补充的结果。超声使用的局限性包括检查者的经验，检查正中神经时依赖检查者内部信度[19]，缺乏诊断阈值和理想的超声检查位置的一致性。虽然超声检查不应是诊断腕管综合征的常规检查，但应在疑似案例或继发性案例中考虑使用[20]。

其他人则主张将诊断性皮质类固醇或布比卡因注射入腕管，如果伴随症状缓解，则可提供腕管综合征的诊断依据[21]。

如果怀疑存在骨折或退行性关节疾病，则腕部 X 线片可能对诊断有所帮助。

如果怀疑有潜在的风湿病或内分泌紊乱，应安排进行血液检查，包括空腹血糖浓度、红细胞沉降率、甲状腺功能和类风湿因子等。MRI 对腕管综合征的诊断不敏感，不建议常规使用[6]。

鉴别诊断
C_5 至 T_1 颈神经根病变
臂丛神经病变
近侧正中神经病变
尺神经或桡神经病变
广泛性神经病变
拇指腕掌关节炎
拇指腱鞘炎（妈妈手）
桡侧腕屈腕肌肌腱炎
雷诺现象
手臂振动综合征
腕部关节炎
痛风

治疗

早期治疗

一旦确诊，对轻度疾病患者应从保守治疗开始。夜间中立位的腕部支具（splinting）（图 36.5）可帮助减少或完全缓解腕管综合征的症状。短期内，中立位的腕部支具可能比 20° 伸展位的更有效[22]。如果

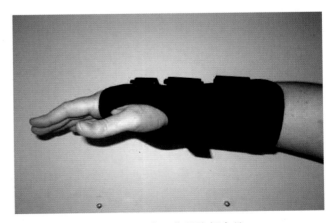

图 36.5　中立位的腕部支具

可以忍受，支具的全天使用比仅夜间使用显示出更大的症状和电生理指标改善[23]，但遵照全天使用更困难[23]。有力的证据支持使用腕部支具治疗腕管综合征，多数患者可通过支具在 2~3 周内获得最大程度的症状缓解。如果目前的治疗方法在 2~7 周内不能缓解症状，应考虑其他非手术或手术的方法[24]。NSAID 经常作为腕部支具的辅助处方，然而研究表明，NSAID、维生素 B$_6$ 和利尿剂在缓解腕管综合征症状方面通常不比安慰剂有效[6,22]。

已证明第一周每天口服 20mg 泼尼松，然后第二周每天口服 10mg 泼尼松[25]，或者连续 10 天每天口服 5mg 泼尼松龙[26] 是有益的，尽管没有注射那么有效[26]。但是，口服或注射类固醇的有效性并不会长久维持[22]。

治疗腕管综合征时，应治疗如甲状腺功能减退、类风湿关节炎或糖尿病等潜在的疾病。应规定手腕经常休息的时间，特别是职业活动涉及手腕维持持久姿势或反复用力屈曲或伸展时，手腕活动一段时间后使用冰敷可能对缓解症状有效。在执行任务时，应检查身体的位置，以减轻执行必要动作时不必要的负荷。

康复治疗

康复必须解决会加重腕管综合征症状的用手模式问题。传统上一直主张包括减少重复性活动和使用人体工效学设备的生活方式的改变，但支持其有效性的证据不足。作业治疗师可帮助指导手腕和前臂屈伸的牵伸。尽管许多治疗师主张强化治疗作为治疗方案的一部分，但在症状几乎完全缓解之前应避免积极的强化锻炼。

提倡长时间使用手腕之后进行冰敷以缓解疼痛和肿胀。另外，指导患者进行一套常规的身体锻炼计划很重要，整体身体不佳会加重腕管综合征的症状[27]。

有证据表明，与安慰剂相比，酮洛芬超声药物导入疗法可减轻疼痛。有限的数据表明治疗性超声比安慰剂更有效。

磁疗在治疗腕管综合征方面未显示明显改善，因此不建议使用磁疗治疗腕管综合征。没有证据表明术后使用支具是有效的，建议在常规的腕管手术后不要固定手腕[6]。术后应立即开始手和腕的主动运动，以防止关节僵硬并确保腕管中肌腱和正中神经的充分滑动。常规有监督的治疗和家庭计划在术后早期同样有效[6]。

①应在术后至少 4 周后开始被动运动，以使僵硬的关节和肌腱活动起来。随着伤口愈合和炎症消退，3~4 周时开始强化训练[28]。平均而言，患者术后能够在 9 天内恢复驾驶，13 天内恢复日常活动，17 天内恢复工作[29]。

介入治疗

可通过向腕管内注射皮质类固醇来治疗患者，类固醇注射与患者报告的改善效果密切相关[6]。许多作者提出了各种注射技术，以避免对正中神经的直接伤害[30-33]。

对于腕管中的注射（图 36.6），可以在无菌条件下注射 1mL 的类固醇（曲安西龙，40mg/mL）。对于分娩期患者，应使用 1.6cm（5/8 英寸）的 27 号针头，将针头置于远侧腕横纹的近端，掌长肌腱尺侧。针头应直接背向并成 30° 角插入约 1.6cm（针头的长度）或与屈肌腱接触的深度。缓慢注入 1mL 皮质类固醇。除非用于诊断验证，否则这种注射通常不使用麻醉药。在缺失掌长肌腱的个体中（占 2%~20% 的人口），可将针放在桡骨茎突和尺骨茎突之间的中点。注射会增加腕管内的液体量，因此可能在数小时内加剧不适感，预计在注射后 24~48h 内不适感缓解。尽管主要是短期疗效，但对于希望延迟手术治疗的患者来说，皮质类固醇注射对控制疼痛和减轻症状特别有用。

类固醇的超声引导注射和盲注均可有效地治疗腕管综合征。尽管报道的超声引导腕管注射比传统的盲注、触诊引导注射更有效[34-36]，超声引导在腕管注射中的确切作用仍然是有争议的[37]。

技术设备

低强度激光疗法，也称为冷激光疗法，是一种使用较低水平的红光和近红外光来发挥明显消炎和镇痛作用的物理疗法②。低强度激光治疗可用于轻度至中度的腕管综合征，最近的一项荟萃分析显示，激光治疗可提高握力，但对功能状态、疼痛缓解或运动电诊断评估没有影响[38]。

手术

对于保守治疗无效且电诊断检查明确证实腕部正中神经病变的患者，应考虑进行腕管松解术。

---

① 译者注：以下治疗方法前后有矛盾。

② 译者注：原文是这个意思，译者认为这是错误的观点。

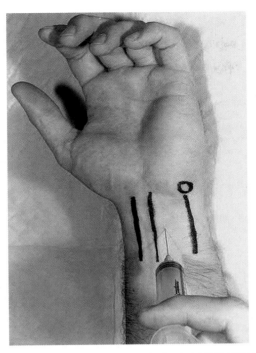

图 36.6　尺骨囊注射的优选方法,穿刺针刚好穿刺于掌长肌腱的尺侧,图示的圆圈在豌豆骨上(*From Lennard TA. Pain Procedures in Clinical Practice. 2nd ed. Philadelphia;Hanley & Belfus;2000.*)

当目前的治疗方法无法在 2~7 周内缓解症状时,建议进行手术或其他非手术治疗[24]。对于轻度疾病患者,合理的保守治疗时间为 6 周至 3 个月[39]。当出现萎缩或肌肉无力的迹象时,建议尽早进行手术。尽管时机是术后完全恢复的重要因素,但尚未确定腕管综合征自然病史中的最佳手术时机。长久的压迫可能导致不可逆的轴突损伤,即使进行手术干预也无法改善[22]。与非手术治疗相比,手术治疗已显示出更好的效果[6]。

在改善电生理指标方面,手术也比非手术治疗更有效[40],结果差的主要原因是诊断错误。

腕横韧带的切开松解代表了标准操作,可以通过腕部小切口将腕横韧带分开来进行。

切开技术提供的可靠性和良好的可视化使其继续成为许多手外科医师的首选手术,2011 年对手外科医师的调查发现,52% 的人仅使用切开松解,36% 的人使用内镜松解,而 12% 的人两者都用[41]。内镜技术在 20 世纪 80 年代后期被引入,以实现微创和防止手掌瘢痕形成。两种方法具有相同的疗效,并且在缓解腕管综合征症状方面提供了极好的结果[6,42,43],满意度高达 90%。内镜技术的潜在好处包括更快的功能恢复,减少的瘢痕压痛和更早地恢复工作[43-46],同时也必须权衡该技术增加的成本和更高的并发症发生率[42,43]。

潜在的疾病并发症

如同周围神经的任何损伤一样,未经治疗的腕管综合征可能会导致正中神经支配区域的慢性感觉障碍或运动障碍。临床医师要着重对此保持警惕,不要让神经障碍发展为永久性神经损伤。

潜在的治疗并发症

尽管口服镇痛药对缓解腕管综合征早期症状可能很重要,但应监测非甾体抗炎药给胃、肾和肝带来的并发症。局部皮质类固醇注射引起的并发症包括感染,出血,皮肤脱色,肌肉和脂肪萎缩,肌腱断裂的可能性以及注射时对正中神经的损伤的可能性。

文献记录的手术并发症很少,可包括正中神经的意外切断,断端远端永久丧失功能。另外,有人认为内镜手术可能会损伤正中神经的贝雷蒂尼分支(Berrettini branch),即感觉分支[47]。尽管手术干预的并发症相对较少见,但也有一些报道。手术干预最常见的并发症是腕横韧带切面不完整。其他潜在的并发症包括正中神经、掌皮支、复发性运动分支和浅表掌弓的损伤,由于切开不当导致瘢痕增生或增厚,伤口血肿导致肌腱粘连;由于韧带修复而复发,屈肌腱的弓弦效应,正中神经错位,神经纤维与周围瘢痕的不适当分离,腕掌部疼痛和反射性交感神经营养不良。

（刘雪枫　译　苏彬　校　马超　审）

参考文献

1. de Krom MC, Knipschild PG, Kester AD, et al. Carpal tunnel syndrome, prevalence in the general population. *J Clin Epidemiol.* 1992;45:373–376.
2. Atroshi I, Gummesson C, Johnsson R, et al. Prevalence of carpal tunnel syndrome in a general population. *JAMA.* 1999;282:153–158.
3. Blumenthal S, Herskovitz S, Verghese J. Carpal tunnel syndrome in older adults. *Muscle Nerve.* 2006;34:78–83.
4. Pourmemari MH, Shiri R. Diabetes as a risk factor for carpal tunnel syndrome: a systematic review and meta-analysis. *Diabet Med.* 2016;33:10–16.
5. Shiri R. Hypothyroidism and carpal tunnel syndrome: a meta-analysis. *Muscle Nerve.* 2014;50:879–883.
6. American Academy of Orthopaedic Surgeons. Management of carpal tunnel syndrome. Evidence-based clinical practice guideline. www.aaos.org/ctsguideline. Published February 29, 2016.
7. Shiri R, Pourmemari MH, Falah-Hassani K, et al. The effect of excess body mass on the risk of carpal tunnel syndrome: a meta-analysis of 58 studies. *Obes Rev.* 2015;16:1094–1104.
8. Mediouni Z, de Roquemaurel A, Dumontier C, et al. Is carpal tunnel syndrome related to computer exposure at work? A review and meta-analysis. *J Occup Environ Med.* 2014;56:204–208.
9. Shiri R, Falah-Hassani KJ. Computer use and carpal tunnel syndrome: a meta-analysis. *Neurol Sci.* 2015;349:15–19.

10. Chell J, Stevens A, Davis TR. Work practices and histopathological changes in the tenosynovium and flexor retinaculum in carpal tunnel syndrome in women. *J Bone Joint Surg Am.* 1999;81:868–870.

11. Martin S. Carpal tunnel syndrome: a job-related risk. *Am Pharm.* 1991;31:21–24.

12. Nathan PA, Meadows KD, Doyle LS. Occupation as a risk factor for impaired sensory conduction of the median nerve at the carpal tunnel. *J Hand Surg Br.* 1988;13:167–170.

13. Pelmear PL, Taylor W. Carpal tunnel syndrome and hand-arm vibration syndrome. A diagnostic enigma. *Arch Neurol.* 1994;51:416–420.

14. Ibrahim I, Khan WS, Goddard N, Smitham P. Carpal tunnel syndrome: a review of the recent literature. *Open Orthop J.* 2012;6:69–76.

15. Stevens JC, Smith BE, Weaver AL, et al. Symptoms of 100 patients with electromyographically verified carpal tunnel syndrome. *Muscle Nerve.* 1999;22:1448–1456.

16. Pryse-Phillips WE. Validation of a diagnostic sign in carpal tunnel syndrome. *J Neurol Neurosurg Psychiatry.* 1984;47:870–872.

17. MacDermid JC, Wessel J. Clinical diagnosis of carpal tunnel syndrome: a systematic review. *J Hand Ther.* 2004;17:309–319.

18. Cartwright MS, Hobson-Webb LD, Boon AJ, et al. Evidence-based guideline: neuromuscular ultrasound for the diagnosis of carpal tunnel syndrome. *Muscle Nerve.* 2012;46:287–293.

19. Fowler JR, Hirsch D, Kruse K. The reliability of ultrasound measurements of the median nerve at the carpal tunnel inlet. *J Hand Surg Am.* 2015;40(10):1992–1995.

20. Descatha A, Huard L, Aubert F, et al. Meta-analysis on the performance of sonography for the diagnosis of carpal tunnel syndrome. *Semin Arthritis Rheum.* 2012;41:914–922.

21. Phalen GS. The carpal tunnel syndrome—clinical evaluation of 598 hands. *Clin Orthop.* 1972;83:29–40.

22. Huisstede BM, Hoogvliet P, Randsdorp MS, et al. Carpal tunnel syndrome. Part I: effectiveness of nonsurgical treatments—a systemic review. *Arch Phys Med Rehabil.* 2010;91:981–1004.

23. Walker WC, Metzler M, Cifu DX, et al. Neutral wrist splinting in carpal tunnel syndrome: a comparison of night-only versus full-time wear instruction. *Arch Phys Med Rehabil.* 2000;81:424–429.

24. Keith MW, Masear V, Chung KC, et al. American Academy of Orthopaedic Surgeons. American Academy of Orthopaedic Surgeons clinical practice guideline on the treatment of carpal tunnel syndrome. *J Bone Joint Surg Am.* 2010;92:218–219.

25. Herskovitz S, Berger AR. Low-dose, short-term oral prednisone in the treatment of carpal tunnel syndrome. *Neurology.* 1995;45:1923–1925.

26. Wong SM, Hui AC, Tang A. Local vs systemic corticosteroids in the treatment of carpal tunnel syndrome. *Neurology.* 2001;56:1565–1567.

27. Nathan PA, Keniston RC. Carpal tunnel syndrome and its relation to general physical condition. *Hand Clin.* 1993;9:253–261.

28. Hayes EP, Carney K, Wolf J, et al. Carpal tunnel syndrome. In: Hunter JM, Mackin EJ, Callahan AD, eds. *Rehabilitation of the hand and upper extremity.* 5th ed. St. Louis: Mosby; 2002:643.

29. Acharya AD, Auchincloss JM. Return to functional hand use and work following open carpal tunnel surgery. *J Hand Surg Br.* 2005;30:607–610.

30. Frederick HA, Carter PR, Littler T. Injection injuries to the median and ulnar nerves at the wrist. *J Hand Surg Am.* 1992;17:645–647.

31. Kay NR, Marshall PD. A safe, reliable method of carpal tunnel injection. *J Hand Surg Am.* 1992;17:1160–1161.

32. Racasan O, Dubert T. The safest location for steroid injection in the treatment of carpal tunnel syndrome. *J Hand Surg Br.* 2005;30:412–414.

33. Hui AC, Wong S, Leung CH, et al. A randomized controlled trial of surgery vs steroid injection for carpal tunnel syndrome. *Neurology.* 2005;64:2074–2078.

34. Chavez-Chiang NR, Delea SL, Sibbitt WL Jr, et al. Outcomes and cost-effectiveness of carpal tunnel injections using sonographic needle guidance. *Arthritis Rheum.* 2010;62:S677, 1626.

35. Lee JY, Park Y, Park KD, et al. Effectiveness of ultrasound-guided carpal tunnel injection using in-plane ulnar approach: a prospective, randomized, single-blinded study. *Medicine (Baltimore).* 2014;93(29):e350.

36. Ustün NI, Tok F, Yagz AE, et al. Ultrasound-guided vs. blind steroid injections in carpal tunnel syndrome: a single-blind randomized prospective study. *Am J Phys Med Rehabil.* 2013;92(11):999–1004.

37. Goldberg G, Wollstein R, Chimes GP. Carpal tunnel injection: with or without ultrasound guidance? *PM R.* 2011;3:976–981.

38. Bekhet AH, Ragab B, Abushouk AI, et al. Efficacy of low-level laser therapy in carpal tunnel syndrome management: a systematic review and meta-analysis. *Lasers Med Sci.* 2017. https://doi.org/10.1007/s10103-017-2234-6.

39. Shrivastava N, Szabo RM. Decision making in upper extremity entrapment neuropathies. *J Musculoskelet Med.* 2008;25:278–289.

40. Andreu JL, Ly-Pen D, Millan I, et al. Local injection versus surgery in carpal tunnel syndrome: neurophysiologic outcomes of a randomized clinical trial. *Clin Neurophysiol.* 2014;125:1479–1484.

41. Leinberry CF, Rivlin M, Maltenfort M, et al. Treatment of carpal tunnel syndrome by members of the American Society for Surgery of the Hand: a 25-year perspective. *J Hand Surg Am.* 2012;37:1997–2003.

42. Mintalucci DJ, Leinberry CF Jr. Open versus endoscopic carpal tunnel release. *Orthop Clin North Am.* 2012;43:431–437.

43. Atroshi I, Hofer M, Larsson GU, et al. Extended follow-up of a randomized clinical trial of open vs endoscopic release surgery for carpal tunnel syndrome. *JAMA.* 2015;314:1399–1401.

44. Sayegh ET, Strauch RJ. Open versus endoscopic carpal tunnel release: a meta-analysis of randomized controlled trials. *Clin Orthop Relat Res.* 2015;473:1120–1132.

45. Vasiliadis HS, Georgoulas P, Shrier I, et al. Endoscopic release for carpal tunnel syndrome. *Cochrane Database Syst Rev.* 2014;1:CD008265.

46. Chen L, Duan X, Huang X, et al. Effectiveness and safety of endoscopic versus open carpal tunnel decompression. *Arch Orthop Trauma Surg.* 2014;134:585–593.

47. Stancic MF, Micovic V, Potocnjak M. The anatomy of the Berrettini branch: implications for carpal tunnel release. *J Neurosurg.* 1999;91:1027–1030.

第 37 章

扳机指

Michael C. Wainberg, MD, MSc

Keith A. Bengtson, MD

Julie K. Silver, MD

同义词

狭窄性腱鞘炎

趾屈肌腱鞘炎

锁定指

ICD-10 编码

M65.30　　扳机指,非特指手指

定义

扳机指是指手指在屈曲或伸展时发出咔嗒声、叩击声或锁定声。由于韧带滑车界面过度肥大和纤维软骨化生,导致韧带鞘相对于屈肌腱增厚和不成比例的狭窄[1]。虽然被称为狭窄性腱鞘炎,但由于组织病理学改变发生于支持带鞘和腱鞘周围组织,而不是腱鞘本身,因此腱鞘炎是一个更为准确的术语。正常的肌腱滑动在进入滑车系统时,于第一环形滑车位置出现最大的肌腱转角,故而受其影响最显著。扳机指被认为是由掌骨头第一环形滑车近缘的高压所引起,这也是最常见的扳机点(图 37.1)[2]。拇指(33%)和环指(27%)是成年人最常累及的部位,然而儿童的扳机指有 90% 累及拇指,其中有 25% 为双侧均受累[2]。儿童拇指扳机指常常因拇长屈肌病灶

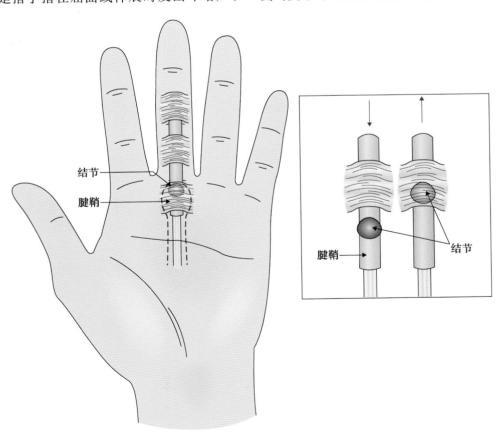

结节

腱鞘

腱鞘　　　　　　　　　　　结节

图 37.1　屈肌腱结节卡在环形韧带下方并产生卡顿或弹响感

扩大所导致,但是并无确切的第一环形滑车超声影像异常[3]。原发性特发性扳机指较为常见,继发性扳机指多与糖尿病、类风湿关节炎、甲状腺功能减退、组织细胞增多症、淀粉样变性病以及痛风有关[2]。一般人群扳机指的发病率为2%,在女性、糖尿病患者(7%)和类风湿关节炎患者中更为常见[4-6]。也有文献报道扳机指和重复性创伤的关系;然而,其中的相关性还有待于进一步商榷[5,7]。很少会因为急性创伤或占位性病变而引起扳机指[8,9]。

症状

起初,患者会觉察到手指出现咔嗒声或卡住,并伴有一些关节活动度受限,或者手指屈曲时锁定,需要通过用力的主动活动或被动辅助来缓解。随着狭窄程度的加剧,疼痛感通常会出现在手指近端指间关节处,而非病灶的实际解剖位置——掌指关节。一些个体会出现手指肿胀或僵硬,尤其是在早晨。多指受累常见于糖尿病或类风湿关节炎患者[4,5]。在一项研究中,患者主诉患有扳机指的拇指活动时疼痛,而扳机指的主要问题是有弹响及活动范围丧失[10]。

体格检查

体格检查的核心内容是在掌指关节定位病灶点。在掌侧掌骨头位置有触痛及纤弱的结节或是捻发音。有时还会出现手指肿胀。手部主动伸展和握紧会出现伴有疼痛的啪嗒声,这是由于发炎的肌腱通过狭窄的腱鞘所引起的。慢性弹响指的患者会出现指间关节屈曲挛缩[11]。如无腕管综合征或糖尿病神经病变等合并症,神经学检查结果应为正常,除非是伴有失用性虚弱或萎缩的严重病例。

扳机指分为不同的类型,无扳机指伴轻度捻发音(0型),无扳机指伴不平滑运动(Ⅰ型),可主动纠正扳机指(Ⅱ型),可被动纠正扳机指(Ⅲ型)及固化畸形(Ⅳ型)[12]。

功能受限

功能上的受限包括因疼痛、锁定,或二者兼有

所造成的难以抓握和精细操作物体。精细运动障碍可能包括无法将钥匙插入锁中、打字,或扣衬衫纽扣。粗大运动技能方面可能会包括抓握方向盘或在生活或工作中抓握工具受限。扳机指可见掌指关节和近端及远端指间关节挛缩[11]。随着手部力量和灵敏度的减弱,患者出现生活质量和活动水平下降[13]。

诊断分析

这是一项临床诊断。无受伤或炎症性关节炎病史的患者不需要进行常规性放射检查[14]。磁共振成像可以证实屈肌腱鞘炎,但这对于临床诊断仅有微小的帮助[15]。另外,诊断性超声检查可以看到肌腱结节、腱鞘炎,和听到第一环形滑车处的主动弹响。

> **鉴别诊断**
>
> - 掌腱膜挛缩症
> - 腱鞘囊肿(韧带囊肿)
> - 腱鞘瘤(巨细胞瘤或占位性损伤,如淀粉样变性病)
> - 类风湿关节炎或其他与继发性扳机指相关的诊断

治疗

早期治疗

治疗目的是恢复肌腱在滑车系统中正常的滑动。这通常可通过保守治疗来实现。初期的非侵入性治疗包括改善活动、适应性器具、抗炎药和支具的应用。当临床上适宜时,可口服或静脉注射NSAID[16,17]。局部注射类固醇的使用常常基于患者症状的严重程度(注射对较严重的症状效果更好),所需要的或目标活动水平(如,一些人需要尽快回归工作岗位),及患者和医师的偏好。

许多类型的支具被提倡使用,包括掌指关节处于0°[18]或屈曲10°~15°,同时近端和远端指间关节自由放松,持续佩戴6周[16]。另外,远端指间关节可以通过掌指关节、近端指间关节,或者远端指间关节支具加以制动,在87%的临床患者中获得持续的成功,但在拇指的效果差一些[19-21]。支具可以减少无法工作的时间[20]。一种新型的带有显微针

注入 NSAID 的支具已经被研制出来[17]。衬垫手套可以通过避免直接创伤进行保护并减弱炎症反应。

康复治疗

康复治疗可包括有治疗手部问题经验的作业治疗师或物理治疗师的参与[18]。监督治疗可能在以下情况中有利：当患者因不使用或长时间佩戴支具而明显丧失力量、关节活动度或功能；当建议采用超声波和离子导入等方式来消炎时以及需要配备定制支具时。治疗需要着眼于改善功能并减轻炎症和疼痛。这可通过冰按摩、对比浴、蜡疗、超声波，及局部离子导入类固醇等技术来达到。相比于预制的支具，定制的支具可能会更贴合并在工作时提供更好

的功能保障[22]。监督治疗可在术前和术后改善关节活动度、力量和功能。

介入治疗

当症状持续不消退，或功能受限加剧，可进行局部麻醉下类固醇注射（图 37.2）[16,23]。术后常需要支具和相对保护一周。第一环形滑车单次注射可在一年中缓解 54%～73% 的症状[24,25]并减轻滑车和肌腱增厚的症状[26]。重复注射安全有效，而且疗效越来越好[27]，长期顽固的症状需要较多次地注射[28]。类固醇注射对于多个手指受累或症状持续超过 4 个月的病例疗效欠佳[29]。注射的疗效递减是由于类固醇无法逆转已经形成的纤维软骨化生[16]。

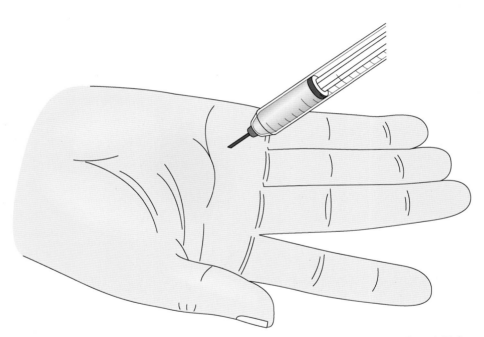

图 37.2　在无菌条件下，使用 27G，5/8 英寸的针，2～3mL 局部麻醉药和类固醇混合液［例如，1mL 1% 的利多卡因与 1mL（40mg）的甲强龙混合］，注射入手掌部位的掌横纹末端，其刚好在肌腱上。在消毒准备注射的区域之前，先触摸结节以定位注射的准确位置

虽然近期的研究没有发现超声引导下注射的临床优势，但是超声有助于定位及在解剖变异的情况下应用[30]。

应用曲安奈德和甲强龙的研究中常常推荐使用倍他米松磷酸钠（水溶性，低腱鞘炎和脂肪坏死风险）。但是，临床上并没有发觉某种类固醇的疗效会优于另一种[16,27,31]。除了类固醇，研究显示透明质酸[32]和双氯芬酸[33]也有临床疗效。

技术设备

近期报道了新的通过 3D 打印技术制作的起到药物输入和固定作用的定制显微针支具[17]，期待临床试验以证实其临床疗效。

手术

对于成年人，在考虑手术之前应该在最严重的

扳机指上尝试类固醇注射。但是手术治疗对于保守治疗失败的案例成功率很高,希望快速彻底解决病症的患者也应该考虑这种治疗方法[16,34]。糖尿病、类风湿关节炎、多关节受累,及年轻时发病的患者则更需要手术[4,35]。

这种情况有两种手术方法:标准化开放式松解第一环形滑车和经皮第一环形滑车松解术。近期的一项荟萃分析发现经皮第一环形滑车松解术成功率上升至 94%,同时使用超声引导有更好的疗效[36]。这两种手术方法通常均有效,并且并发症的概率相对很低[11,34]。从医疗成本的角度,建议采用最多两次类固醇注射的保守治疗,及后续的手术治疗的方案[37]。

潜在的疾病并发症

疾病相关的并发症很少见,可包括因受累手指挛缩而导致的永久性丧失关节活动度,多见于近端指间关节[11]。更罕见的是,尽管接受治疗,还可能会出现慢性顽固性疼痛。

潜在的治疗并发症

非类固醇类抗炎药治疗的并发症很明确,包括对胃、肾脏和肝脏的不良反应。局部类固醇注射的并发症包括皮肤色素脱失、皮肤炎、皮下脂肪萎缩、手指坏死、肌腱断裂、手指感觉神经损伤以及感染[31,38]。可能的手术并发症包括感染、神经损伤及屈肌腱绞索[39,40]。

（张莹莹 译　李军 校　马超 审）

参考文献

1. Spirig A, Juon B, Banz Y, Rieben R, Vogelin E. Correlation between sonographic and in vivo measurement of A1 pulleys in trigger fingers. *Ultrasound Med Biol.* 2016;42:1482–1490.
2. Akhtar S, Bradley MJ, Quinton DN, Burke FD. Management and referral for trigger finger/thumb. *BMJ.* 2005;331:30–33.
3. Verma M, Craig CL, DiPietro MA, et al. Serial ultrasound evaluation of pediatric trigger thumb. *J Pediatr Orthop.* 2013;33:309–313.
4. Stahl S, Kanter Y, Karnielli E. Outcome of trigger finger treatment in diabetes. *J Diabetes Complications.* 1997;11:287–290.
5. Gray RG, Gottlieb NL. Hand flexor tenosynovitis in rheumatoid arthritis. Prevalence, distribution, and associated rheumatic features. *Arthritis Rheum.* 1977;20:1003–1008.
6. Schubert C, Hui-Chou HG, See AP, Deune EG. Corticosteroid injection therapy for trigger finger or thumb: a retrospective review of 577 digits. *Hand.* 2013;8:439–444.
7. Moore SJ. Flexor tendon entrapment of the digits (trigger finger and trigger thumb). *J Occup Environ Med.* 2000;42:526–545.
8. Schwaiger K, Ensat F, Neureiter D, Wechselberger G, Hladik M. Trigger finger caused by extraskeletal chondroma. *Hand Surg.* 2017;42:e51–e55.
9. Fujiwara M. A case of trigger finger following partial laceration of flexor digitorum superficialis and review of the literature. *Arch Orthop Trauma Surg.* 2005;125:430–432.
10. Moriya K, Uchiyama T, Kawaji Y. Comparison of the surgical outcomes for trigger finger and trigger thumb: preliminary results. *Hand Surg.* 2005;10:83–86.
11. Lu SC, Kuo LC, Hsu HY, Jou IM, Sun YN, Su FC. Finger movement function after ultrasound-guided percutaneous pulley release for trigger finger: effect of postoperative rehabilitation. *Arch Phys Med Rehabil.* 2015;96:91–97.
12. Quinnell RC. Conservative management of trigger finger. *Practitioner.* 1980;224:187–190.
13. Langer D, Maeir A, Michailevich M, Applebaum Y, Luria S. Using international classification of functioning to examine the impact of trigger finger. *Disabil Rehabil.* 2016;38:2530–2537.
14. Katzman BM, Steinberg DR, Bozentka DJ, et al. Utility of obtaining radiographs in patients with trigger finger. *Am J Orthop.* 1999;28:703–705.
15. Gottlieb NL. Digital flexor tenosynovitis: diagnosis and clinical significance. *J Rheumatol.* 1991;18:954–955.
16. Ryzewicz M, Wolf JM. Trigger digits: principles, management, and complications. *J Hand Surg Am.* 2006;31:135–146.
17. Lim SH, Ng JY, Kang L. Three-dimensional printing of a microneedle array on personalized curved surfaces for dual-pronged treatment of trigger finger. *Biofabrication.* 2017;9:015010.
18. Huisstede BMA, Hoogvliet P, Coert JH, Fride'n J for the European HANDGUIDE Group. Multidisciplinary consensus guideline for managing trigger finger: results from the European HANDGUIDE study. *Phys Ther.* 2014;94:1421–1433.
19. Patel MR, Bassini L. Trigger fingers and thumb: when to splint, inject, or operate. *J Hand Surg Am.* 1992;17:110–113.
20. Rodgers JA, McCarthy JA, Tiedeman JJ. Functional distal interphalangeal joint splinting for trigger finger in laborers: a review and cadaver investigation. *Orthopedics.* 1998;21:305–309, discussion 309–310.
21. Valdes K. A retrospective review to determine the long-term efficacy of orthotic devices for trigger finger. *J Hand Ther.* 2012;25:89–95, quiz 96.
22. Colbourn J, Heath N, Manary S, Pacifico D. Effectiveness of splinting for the treatment of trigger finger. *J Hand Ther.* 2008;21:336–343.
23. Benson LS, Ptaszek AJ. Injection versus surgery in the treatment of trigger finger. *J Hand Surg Am.* 1997;22:138–144.
24. Peters-Veluthamaningal C, Winters JC, Groenier KH, Jong BM. Corticosteroid injections effective for trigger finger in adults in general practice: a double-blinded randomised placebo controlled trial. *Ann Rheum Dis.* 2008;67:1262–1266.
25. Castellanos J, Munoz-Mahamud E, Dominguez E, Del Amo P, Izquierdo O, Fillat P. Long-term effectiveness of corticosteroid injections for trigger finger and thumb. *J Hand Surg Am.* 2015;40:121–126.
26. Shinomiya R, Sunagawa T, Nakashima Y, Yoshizuka M, Adachi N. Impact of corticosteroid injection site on the treatment success rate of trigger finger: a prospective study comparing ultrasound-guided true intra-sheath and true extra-sheath injections. *Ultrasound Med Biol.* 2016;42:2203–2208.
27. Dardas AZ, VandenBerg J, Shen T, Gelberman RH, Calfee RP. Long-term effectiveness of repeat corticosteroid injections for trigger finger. *J Hand Surg Am.* 2017;42:227–235.
28. Golas AR, Marcus LR, Reiffel RS. Management of stenosing flexor tenosynovitis: maximizing nonoperative success without increasing morbidity. *Plast Reconstr Surg.* 2016;137:557–562.
29. Newport ML, Lane LB, Stuchin SA. Treatment of trigger finger by steroid injection. *J Hand Surg Am.* 1990;15:748–750.
30. Cecen GS, Gulabi D, Saglam F, Tanju NU, Bekler HI. Corticosteroid injection for trigger finger: blinded or ultrasound-guided injection? *Arch Orthop Trauma Surg.* 2015;135:125–131.
31. Sawaizumi T, Nanno M, Ito H. Intrasheath triamcinolone injection for the treatment of trigger digits in adult. *Hand Surg.* 2005;10:37–42.
32. Liu DH, Tsai MW, Lin SH, et al. Ultrasound-guided hyaluronic acid injections for trigger finger: a double-blinded, randomized controlled trial. *Arch Phys Med Rehabil.* 2015;96:2120–2127.
33. Shakeel H, Ahmad S. Steroid injection versus NSAID injection for trigger finger: a comparative study of early outcomes. *J Hand Surg.* 2012;37A:1319–1323.
34. Turowski GA, Zdankiewicz PD, Thomson JG. The results of surgical treatment of trigger finger. *J Hand Surg Am.* 1997;22:145–149.
35. Rozental TD, Zurakowski D, Blazar PE. Trigger finger: prognostic indicators of recurrence following corticosteroid injection. *J Bone Joint Surg Am.* 2008;90:1665–1672.

36. Zhao JG, Kan SL, Zhao L, et al. Percutaneous first annular pulley release for trigger digits: a systematic review and meta-analysis of current evidence. *J Hand Surg Am*. 2014;39:2192–2202.
37. Kerrigan CL, Stanwix MG. Using evidence to minimize the cost of trigger finger care. *J Hand Surg*. 2009;34A:997–1005.
38. Fitzgerald BT, Hofmeister EP, Fan RA, Thompson MA. Delayed flexor digitorum superficialis and profundus ruptures in a trigger finger after a steroid injection: a case report. *J Hand Surg Am*. 2005;30:479–482.
39. Thorpe AP. Results of surgery for trigger finger. *J Hand Surg Br*. 1988;13:199–201.
40. Heithoff SJ, Millender LH, Helman J. Bowstringing as a complication of trigger finger release. *J Hand Surg Am*. 1988;13:567–570.

第 38 章

尺侧副韧带损伤

Sheila A. Dugan, MD

Sol M. Abreu Sosa, MD

同义词

滑雪者拇指

尺侧副韧带撕裂或断裂

守门员拇指

霹雳舞者的拇指

Stener 损伤 (尺侧副韧带并拇内收肌肌腱断裂或移位)

ICD-10 编码

S63.90	腕关节或手非特指部位拉伤
S63.91	右侧腕关节或手非特指部位拉伤
S63.92	左侧腕关节或手非特指部位拉伤

定义

尺侧副韧带 (UCL) 复合体包括尺侧副韧带和尺侧附属韧带[1]。这些韧带在拇内收肌的深面,作用是固定第一掌指关节 (MCP)[2]。当第一掌指关节处于外展位时受到外翻应力就容易造成撕裂。尺侧副韧带的撕裂通常称之为滑雪者拇指。

急性损伤通常发生于绑带将滑雪杖固定于外展的拇指上的情况。在美国,滑雪损伤的概率为 (3~4)/1 000。滑雪时,拇指损伤总计约占滑雪损伤的 10%[3]。一项滑降滑雪研究发现,拇指损伤占所有滑雪损伤的 17%,膝盖损伤仅排在第二位[4]。其中 3/4 的拇指损伤是尺侧副韧带拉伤。足球运动员的尺侧副韧带损伤主要发生于跌倒和防守时。其他和拍球或反复拇外展相关的运动主要是篮球和曲棍球,二者也容易造成 UCL 损伤。

UCL 损伤常伴随撕脱性骨折。当远端出现完全性撕裂时,撕裂处可向近端回缩导致其嵌插入拇内收肌筋膜内[1]。这种损伤以 Stener 损伤著称,是复杂的完全性 UCL 撕裂,发生频率为 33%~80%[5]。

慢性韧带松弛常见于拇指反复承受应力的职业类型。守门员手指这个术语在 20 世纪 50 年代中期被采用来描述苏格兰守门员的职业损伤[6]。这个术语也被用于描述 UCL 的急性损伤。

拇指掌指关节撕裂型的 UCL 损伤是手部韧带损伤的最常见代表。不能正确诊断或治疗会导致关节不稳、疼痛和无力[7]。

症状

患者主诉拇指关节疼痛以及不稳。在急性损伤后,患者会有持续性的疼痛感。UCL 断裂将会出现肿胀和血肿形成,如果是完全断裂疼痛感会比较轻微。疼痛出现时,拇指就会变得无力,同时功能也会受影响,麻木和感觉异常不会很典型。

体格检查

体格检查从未受累的拇指开始,记录个体的关节活动范围和稳定性。触诊定位压痛点,评估远端的紧张程度,如果韧带撕裂,撕裂的是远端位置而非近端位置。起先,检查者会在韧带撕裂的位置触诊到硬结。UCL 韧带的松弛是检查的关键。韧带损伤的分级如下:Ⅰ级,局部损伤,韧带保持完整性;Ⅱ级,局部损伤,韧带有部分撕裂,但末端感觉存在;Ⅲ级,完全断裂,丧失完整性,末端感觉消失 (图 38.1)。UCL 损伤,被动拇外展有疼痛,特别是Ⅰ级和Ⅱ级的急性损伤。

UCL 损伤应该通过测试第一掌指关节的伸展和屈曲来测试所有韧带束的情况,并且需要和健侧进行对比。尺侧支持韧带的损伤测试应该在拇指屈曲 90° 的情况下进行[1]。拇指处于伸展位容易造成假阴性结果。在拇指伸展位时,由于拇指尺侧副韧带处于拉紧状态,即使尺侧支持带有撕裂,关节的稳定性也不会受到影响。

为了避免假阴性结果的发生,测试者应该通过固定拇指近端关节来避免掌指关节的旋转。如果松

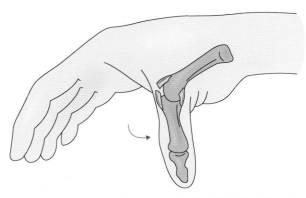

图 38.1　滑雪者拇指。尺侧副韧带至掌指关节处被外展应力撕裂 (*Reprinted with permission from Mellion MB. Office Sports Medicine. 2nd ed. Philadelphia: Hanley & Belfus; 1996: 228.*)

弛超过 30°（或和健侧相比松弛超过 15°），很有可能是尺侧支持带损伤。这个时候应该将拇指置于伸展位进行外翻应力测试。如果外翻应力测试时松弛<30°（或比健侧<15°），那么附属支持带是完整的。如果外翻应力测试时松弛>30°（或比健侧>15°），那么附属支持带也可能存在损伤[7]。

　　移位骨折是应力测试的禁忌证。如果有骨折存在，第一掌指关节尺侧将会呈现肿胀和变色，沿近侧指骨基底部存在压痛。一些学者认为，在对 UCL 实施应力测试前应进行传统射线拍片以确定是否存在较大的移位性骨折，因为应力测试有造成移位的风险[8]。指骨近端掌骨半脱位超过 3mm 会表现出整体不稳定，患者无法进行捏的动作。疼痛会限制整个测试的进行，有可能会低估损伤的程度。损伤部位局部麻醉可以减少不适感以及测试的准确性[9]。

　　存在撕脱性骨折时尺侧副韧带的损伤表现出一种特别的分级。此时并不适合采用 Ⅰ ~ Ⅲ级的分类方法来分级，因为从专业技术上来说此时的韧带并未没有撕裂。然而，它依然是值得一提的，因为骨折会对骨韧带复合结构的稳定性存在威胁，并导致慢性症状迁延。

功能受限

　　患者表述拿捏活动受限（例如转动钥匙去开锁有困难）。优势手损伤会影响患者很多精细功能，例如扣纽扣或者从口袋里面掏出物品。损伤涉及非利手将导致需要双手参与固定小物件的活动受影响，运动表现也会因优势手损伤有所下降。损伤急性期由于损伤程度不同，滑雪，球类运动等也会受到相应影响。在高水平运动竞技项目中，临床上会根据患者症状的严重程度给运动员佩戴相应的夹板或支具令其可参加比赛，这样可以预防潜在的风险，降低损伤的发生。

诊断分析

　　虽然临床检查是诊断的主要手段，但是当诊断不明的时候，影像资料可以提供有用的帮助[10]。X 线平片是排除近端指骨尺侧基底部撕脱性骨折的基本手段。拇外展应力的 X 线平片有时是有用的，同时需要和健侧进行对比。UCL 撕裂会表现出角度增大超过 35°。MRI 在 UCL 撕裂诊断中的敏感度和特异度超过 90%，但是价格高，也不是一定需要[11]。

　　超声检查是诊断 UCL 撕裂比较经济的方式，但是否有用以及是否存在假性结果方面仍然存在争议[10,12-14]。然而，一份由 17 例外科证实存在 UCL 完全撕裂的回顾性超声研究表明以下超声诊断标准。超声在移位性 UCL 完全撕裂的准确度是 100%：表现为 UCL 纤维的缺少和拇指腕掌关节近端异常的不均匀回声。这种 UCL 移位性撕裂比较常见于近端拇内收肌的前缘而非表面[15,16]。标准的超声技术，包括动态影像，这些是在进行超声诊断的时候需要考虑在内的。回顾性研究表明超声诊断 UCL 撕裂的总体敏感度为 76%，准确度、特异度为 81%，阳性预测值为 74%，阴性预测值为 87%。如果有一个比较有经验的肌骨超声师，那么采用超声诊断是比较经济的。如果没有肌骨超声师，就应该选择 MRI 来辅助诊断[17]。

> **鉴别诊断**
>
> 桡侧副韧带拉伤或撕裂
> 伴或不伴掌骨板损伤的第一掌指关节脱位
> 拇指移位性骨折（贝内特骨折）

治疗

早期治疗

　　针对疼痛和肿胀采用冷敷，使用非甾体抗炎药和休息。针对 Ⅰ 度撕裂可在贴扎后活动。非完全性 Ⅱ 度撕裂的最初治疗需要制动，采用拇指人字形石膏外拇指轻度外展位固定 3 ~ 6 周。韧带损伤不伴有移位，或者不完全性 UCL 撕裂联合轻微撕脱性骨折，也可以用非手术方式处理，并且制动的时间会相对延长。为保证较好的稳定性,支具应该支撑到腕关节[18]。高山夹板支具的作用是允许指间关节屈曲同时限制掌指关节外展和后伸[19]。一项 63 例保守治疗和进行手术治疗后的患者采用短臂支具和功能性夹板限制尺桡偏方面的研究报告显示,两组患者在发病后 15 个月的随访结果中,关节的稳定性、拇指关节活动度和耐力等方面没有显著差异[20]。一项 30 例患者的研究报告显示,即使是有轻度移位伴撕脱性骨折韧带未完全撕裂的患者制动之后也表现得很好,那些伴有较大骨碎片和旋转角度的患者更容易有残留症状[21]。

Ⅲ度损伤通常需要手术治疗,除非有手术禁忌证。为了获得重建韧带的最大位置,咨询手术转诊是被推荐的。完全性韧带撕裂的不成功转诊和误诊会造成不良的后果,包括造成锁定器损伤[5]。

康复治疗

物理治疗或者作业治疗在 UCL 损伤重建中扮演重要的角色。最好由受过完整的专业训练并得到手部治疗师认定(通常称为 CHT)的治疗师来进行康复治疗。手臂未受累部位的关节活动度一定要维持住,特别是拇指的指间关节。Ⅰ度和Ⅱ度损伤适合做康复这样的保守治疗,因为这样的损伤是相对稳定的[16]。对于Ⅰ度撕裂,经过相对短暂的制动休息和贴扎之后,就需要通过康复重获损伤之前的肌力。Ⅱ度损伤在 3~6 周之后,就可以采用手掌夹板取代支具,手掌夹板通常由治疗师制作铸型。在做日常活动训练时可以取下来。一旦患者休息时已无疼痛,就可以进行被动关节活动训练和等长肌力训练。在保守治疗 8 周或者手术治疗 10~12 周以后就可以进阶到向心性收缩训练。预防性贴扎适用于伤后过渡到特殊运动训练活动时期患者(图 38.2)。对于手术后 8 周的康复进程不能太激进,要避免暴力牵拉,特别是用力捏的活动[22]。术后早期维持关节活动度是需要的[23]。Ⅱ度撕裂伴或不伴移位撕脱性骨折的全范围活动开始于 10~12 周,通过手术重建的损伤通常在 12~16 周以后[24]。

介入治疗

对于这类损伤没有特别的非手术治疗介入操作。

技术设备

这种类型的损伤在治疗和康复过程中都没有特

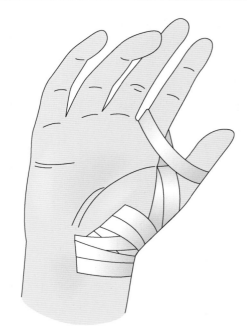

图 38.2　保护尺侧副韧带的贴扎术

别的技术设备。

手术

Ⅲ度撕裂早期需要直接手术重建。Ⅱ度或Ⅲ度损伤导致稳定性严重受损、移位性骨折或关节囊内骨折是手术适应证。关节整体不稳定的情况下也预示需要手术[25]。此外,如果拇指在伸展位不稳定也是手术的指征(松弛超过 30°,或者相比健侧关节活动范围增大 15°),这种情况表明完全性损伤或者很有可能韧带移位[8]。急性完全性 UCL 撕裂时间小于 3~6 周则进行组织学上的韧带修复。如果原生组织的长度和质量不足以支持修复的慢性撕裂则需要进行重建,骨-支持带-骨的重建也包括在内[26]。一项拇指 UCL 撕脱性骨折模型的尸检报告被用来证明钩板重建比为了因 UCL 撕脱性骨折不能负重,要固定拇指掌指关节的缝合重建更好[27]。

张力线用于固定撕裂的部分,切开复位主要是针对较大的撕脱性移位。手术改善稳定性是一种被聚焦的新方法[28,29]。手术修复被认为是治疗的黄金标准,但是术后的制动会造成部分关节的僵硬。一项随机性前瞻研究探讨了 30 例术后采用常规人字形夹板和采用改良人字形夹板的执行情况,研究者总结出手术修复结合新型功能性夹板是比较有效,安全和易于忍受的[30]。然而,术后制动需要被再考虑。一项尸检报告总结道,缝合修复术后限制主动运动的治疗方案从人体生物力学的观点来看是更安全的[31]。

UCL 慢性损伤的重建技术可以采用动态方式或静态方式。动态方式利用肌骨韧带单元通过牵拉指骨尺侧近端来稳定掌指关节。静态方式利用肌腱移植自由端穿过骨通道或牵拉缝合来重建副韧带和附加十字韧带。静态手术方式更受欢迎，因为它允许韧带重建的同时保存了拇指的功能，而动态方式需要移除现有肌肉且没有修复 UCL 的解剖结构[31]。

潜在的疾病并发症

并发症包括慢性松弛相关的功能活动受限，疼痛，捏拿不稳；第一掌指关节的关节炎以及持续性疼痛，还有拇指的关节活动受限。

潜在的治疗并发症

麻醉和非甾体抗炎药的副作用是众所周知的，最常见的副作用是影响胃、肾脏和肝脏系统。根据损伤的程度和使用夹板制动的时间长短会不同程度地影响关节活动度，造成肌肉无力，周围关节挛缩。手术风险包括撕脱性骨折骨不连和典型的罕见手术并发症，比如感染和出血。手术也有可能造成拇指尺侧持续麻木。由于肿胀或手术牵引造成的继发性桡神经失用症是比较常见的神经损伤，这种情况通常会自愈[8]。

（李艳梅 译　苏彬 校　马超 审）

参考文献

1. Stener B. Displacement of the ruptured ulnar collateral ligament of the metacarpophalangeal joint of the thumb. A clinical and anatomical study. *J Bone Joint Surg Br.* 1962;44:869–879.
2. McCue FC, Hussamy OD, Gieck JH. Hand and wrist injuries. In: Zachazewski JE, Magee DJ, Quillen WS, eds. *Athletic Injuries and Rehabilitation.* Philadelphia: WB Saunders; 1996:589–599.
3. Schneider T. Snow skiing injuries. *Aust Fam Physician.* 2003;32:499–502.
4. Enqkvist O, Balkfors B, Lindsjo U. Thumb injuries in downhill skiing. *Int J Sports Med.* 1982;3:50–55.
5. Louis DS, Huebner JJ, Hankin FM. Rupture and displacement of the ulnar collateral ligament of the metacarpophalangeal joint of the thumb. Preoperative diagnosis. *J Bone Joint Surg Am.* 1986;68:1320–1326.
6. Campbell CS. Gamekeeper's thumb. *J Bone Joint Surg Br.* 1955;37:148–149.
7. Heyman P. Injuries to the ulnar collateral ligament of the thumb metacarpophalangeal joint. *J Am Acad Orthop Surg.* 1997;5:224–229.
8. Kibler WB, Press JM. Rehabilitation of the wrist and hand. In: Kibler WB, Herring SA, Press JM, eds. *Functional rehabilitation of sports and musculoskeletal injuries.* Gaithersburg: MD:Aspen; 1998:186–187.
9. Cooper JG, Johnstone AJ, Hider P, Ardagh MW. Local anaesthetic infiltration increases the accuracy of assessment of ulnar collateral ligament injuries. *Emerg Med Australas.* 2005;17:132–136.
10. Koslowsky TC, Mader K, Gausepohl T, et al. Ultrasonographic stress test of the metacarpophalangeal joint of the thumb. *Clin Orthop Relat Res.* 2004;427:115–119.
11. Plancher KD, Ho CP, Cofield SS, et al. Role of MR imaging in the management of "skier's thumb" injuries. *Magn Reson Imaging Clin North Am.* 1999;7:73–84.
12. Hergan K, Mittler C, Oser W. Pitfalls in sonography of the gamekeeper's thumb. *Eur Radiol.* 1997;7:65–69.
13. Susic D, Hansen BR, Hansen TB. Ultrasonography may be misleading in the diagnosis of ruptured and dislocated ulnar collateral ligaments of the thumb. *Scand J Plast Reconstr Surg Hand Surg.* 1999;33:319–320.
14. Schnur DP, DeLone FX, McClellan RM, et al. Ultrasound: a powerful tool in the diagnosis of ulnar collateral ligament injuries of the thumb. *Ann Plast Surg.* 2002;49:19–22.
15. Melville D, Jacobson JA, Haase S, Brandon C, Brigido MK, Fessell D. Ultrasound of displaced ulnar collateral ligament tears of the thumb: the Stener lesion revisted. *Skeletal Radiol.* 2013;42(5):667–673.
16. Papandrea RF, Fowler T. Injury at the thumb UCL: is there a Stener lesion? *J Hand Surg AM.* 2008;33:1882–1884.
17. Avery DM, Caggiano NM, Matulio KS. Ulnar collateral ligament of the thumb. *Orthop Clin North Am.* 2015;46(2):281–292.
18. Reid DC, ed. *Sports injury assessment and rehabilitation.* New York: Churchill Livingstone; 1992:1089–1092.
19. Moutet F, Guinard D, Corcella D. Ligament injuries of the first metacarpophalangeal joint. In: Bruser P, Gilbert A, eds. *Finger bone and joint injuries.* London: Martin Dunitz; 1999:207–211.
20. Kuz JE, Husband JB, Tokar N, McPherson SA. Outcome of avulsion fractures of the ulnar base of the proximal phalanx of the thumb treated nonsurgically. *J Hand Surg Am.* 1999;24:275–282.
21. Sollerman C, Abrahamsson SO, Lundborg G, Adalbert K. Functional splinting versus plaster cast for ruptures of the ulnar collateral ligament of the thumb. A prospective randomized study of 63 cases. *Acta Orthop Scand.* 1991;62:524–526.
22. Neviaser RJ. Collateral ligament injuries of the thumb metacarpophalangeal joint. In: Strickland JW, Rettig AC, eds. *Hand injuries in athletes.* Philadelphia: WB Saunders; 1992:95–105.
23. Firoozbakhsh K, Yi IS, Moneim MS, et al. A study of ulnar collateral ligament of the thumb metacarpophalangeal joint. *Clin Orthop Relat Res.* 2002;403:240–247.
24. Brown AP. Ulnar collateral ligament injury of the thumb. In: Clark GL, Wilgis EF, Aiello B, et al., eds. *Hand rehabilitation: a practical guide.* 2nd ed. New York: Churchill Livingstone; 1997:369–375.
25. Jackson M, McQueen MM. Gamekeeper's thumb: a quantitative evaluation of acute surgical repair. *Injury.* 1994;25:21–23.
26. Shin EH, Drake ML, Parks BG, Means Jr KR. Hook plate versus suture anchor fixation for thumb ulnar collateral ligament fracture- avulsion: a cadaver study. *J Hand Surg Am.* 2016;41(2). Epub 2015 Dec 22.
27. Carlsen BT, Moran SL. Thumb trauma: Bennett fractures, Rolando fractures, and ulnar collateral ligament injuries. *J Hand Surg Am.* 2009;34(5):945–952.
28. Lee SK, Kubiak EN, Liporace FA, et al. Fixation of tendon grafts for collateral ligament reconstructions: a cadaveric biomechanical study. *J Hand Surg Am.* 2005;30:1051–1055.
29. Lee SK, Kubiak EN, Lawler E, et al. Thumb metacarpophalangeal ulnar collateral ligament injuries: a biomechanical simulation study of four static reconstructions. *J Hand Surg Am.* 2005;30:1056–1060.
30. Rocchi L, Merolli A, Morini A, Motelone G, Foti C. A modified spicca-splint in post operative early motion management of skier thumb lesion: a randomized clinical trial. *Eur J Phys Rehabil Medic.* 2014;50(1):49–57. Epub 2013 Nov 4.
31. Ritting AW, Baldwin PC, Rodner CM. Ulnar collateral ligament injury of the thumb metacarpophalangeal joint. *Clin J Sport Med.* 2010;20(2):106–112.

第 39 章

尺神经病变（腕部）

Ramon Vallarino Jr. ,MD

Francisco H. Santiago ,MD

同义词

腕尺管卡压

ICD-10 编码

G56.20　　尺神经病变,非特指左右侧上肢
G56.21　　尺神经病变,右侧上肢
G56.22　　尺神经病变,左侧上肢

定义

　　尺神经卡压性神经病变发生在由豌豆骨和钩骨组成的管道内（豌豆骨和钩骨间裂孔）。它们由腱膜连接,构成腕尺管（Guyon 管）（图 39.1）。管内通常包含尺神经、尺动脉和尺静脉。尺神经卡压病变有以下三种类型[1]。

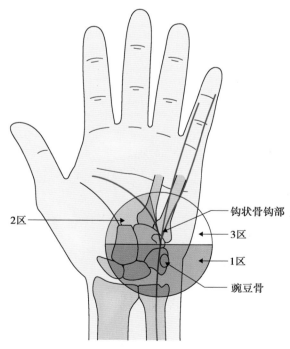

图 39.1　腕尺管（Guyon 管）远端显示 3 个压迫区。1 区损伤会出现运动和感觉症状,2 区损伤导致运动障碍,3 区损伤导致感觉障碍

　　Ⅰ型　在腕尺管处卡压尺神经近端主干,包含运动及感觉纤维。这是最常见的损害类型。

　　Ⅱ型　主要卡压在腕尺管内的尺神经深支（运动神经）,根据卡压位置,小指外展肌可能不受影响。进一步分类Ⅱa型（纯运动型）,因为卡压位置在神经分支的远端,小鱼际肌将不受累。

　　Ⅲ型　只影响尺神经的浅支,这些神经支配第 4、第 5 指掌侧及小鱼际处的感觉。虽然有些病例中掌短肌受影响,但几乎所有的运动功能得以保留。这种类型在临床上最为少见。

　　这种损伤常见于自行车骑手及使用拐杖不当的人群:他们总是将重心放在腕尺管近小鱼际区,因此易发生尺神经远端损伤,尤其是影响尺神经深支的损伤（Ⅱ型）[2,3]。让骑手将手腕放在车把手上,通过磁共振成像测量分析腕尺管内钩状骨钩部和尺神经浅深支之间的距离具有统计学差异,尤其是在过伸和尺偏的位置[4]。这个信息对于以后车把手的人体工程学设计有一定的参考价值。腕尺管卡压还与长期重复地使用如钳子、螺丝刀这类工具相关[2]。近年来,随着内镜下腕管松解术的发展,有报道称在解剖位上非常接近腕尺管处的尺神经受到了不利或有利的影响。也有记录尺神经的意外损伤以及神经传导的减压及改善[5,6]。

　　文献也报道了其他罕见的病因,包括钩状骨钩部骨折,神经节囊肿,尺动脉血管弯曲或血栓形成的尺动脉瘤（小鱼际锤击综合征）,豆三角关节骨关节炎或软骨瘤病,小指外展肌的异常病变,神经鞘瘤,异常纤维带及其他特发性病因[7-10]。

　　通过对 250 只腕关节进行 3-T 磁共振检查研究发现,168 只（67.2%）腕关节的 Guyon 管的解剖结构是正常的,73 只（29.2%）腕关节出现解剖变异,9 只腕关节因为腕尺管综合征导致临床和影像学上的紊乱,这种情况比较罕见[11]。

症状

症状和体征可能会差异很大,这取决于尺神经及其末端分支受影响的部位以及 Guyon 管的受压位置(表 39.1)。鉴别尺神经腕部卡压与更普遍发生的尺神经肘部卡压非常重要。有两项临床发现来确诊腕尺管卡压而非尺神经肘部卡压:①手背尺侧皮肤部分感觉保留;②尺侧腕屈肌和指深屈肌的两个内侧头功能的保留(图 39.2,图 39.3)。此外,这两种情况的其他症状通常是相似的,包括手内在肌肌力减弱和萎缩,第 4、第 5 指麻木,手部疼痛,有时会出现严重的功能下降。

表 39.1　前臂和手掌:尺神经	
肌肉	动作
尺侧腕屈肌	屈腕,尺偏
指深屈肌	屈曲远端指间关节(第 4、第 5 指)
小指展肌[a]	类似骨间背侧肌作用
小指屈肌[a,b]	类似骨间背侧肌作用
小指对掌肌[a,b]	屈曲,旋后第 5 掌骨
骨间掌侧肌[a]	内收手指,屈曲掌指关节无力
骨间背侧肌[a,b]	外展手指,屈曲掌指关节无力
第 4、第 5 蚓状肌[a,b]	协调手指运动,伸展指间关节,屈曲掌指关节
拇收肌[a]	拇指朝示指内收
蚓状肌[a]	协调手指运动,伸展指间关节,屈曲掌指关节

a. 手内在肌;b. 小鱼际肌群。

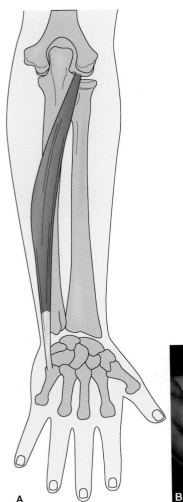

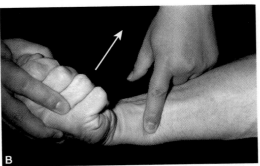

图 39.2　(A)尺侧腕屈肌起着屈腕和尺偏作用。(B)可通过患者用力屈曲(朝箭头方向)和尺偏腕关节来测试。患者做这个动作时临床医师触摸肌腱(*From Concannon MD. Common Hand Problems in Primary Care. Philadelphia: Hanley & Belfus;1999.*)

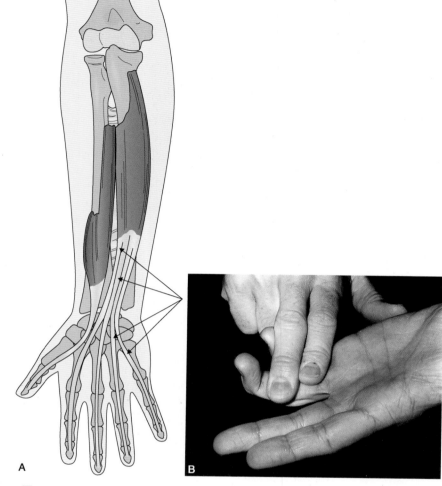

图39.3　（A）指深屈肌（箭头所指）（B）可以通过让患者抵抗医师在其远端指间关节施加的阻力来检查肌腱（*From Concannon MD. Common Hand Problems in Primary Care. Philadelphia*：*Hanley & Belfus*；*1999.*）

体格检查

　　仔细检查手部功能及充分了解解剖上尺神经分支的感觉和运动分布以确定损伤部位。除了正中神经支配的5块内在肌［拇短展肌、拇对掌肌、拇短屈肌浅头（为半块）和第1、第2蚓状肌］，其他手部内在肌全由尺神经支配。典型情况是由于第1背侧骨间肌失神经支配后，虎口部位明显萎缩（图39.4）。在Guyon管近侧受压累及运动支的损伤中，骨间肌，拇收肌，第4、第5蚓状肌和拇短屈肌深头会出现无力并逐渐进展至肌肉萎缩。掌短肌、小指展肌、小指对掌肌、小指短屈肌受累不受累取决于损伤的程度。

　　除了Ⅱ型损伤中尺神经卡压发生在腕部下部水平，其他所有类型损伤的感觉检查均显示尺神经腕部远端卡压导致小鱼际及第4、第5指掌侧感觉减弱（大

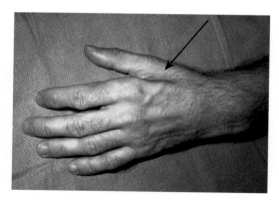

图39.4　尺神经病变患者出现肌肉萎缩症状并不罕见。最明显的是在虎口：在拇指和示指指间第一背侧骨间肌萎缩留下一个凹陷（箭头所指）（*From Concannon MD. Common Hand Problems in Primary Care. Philadelphia*：*Hanley & Belfus*；*1999.*）

多数患者第4指分裂）。通常会有手背中间部位的感觉保留，因为此部位是由尺神经经前臂近腕尺管发出

的手背支支配[1]。尺爪(第4、第5指掌指间关节过伸,近端指间关节弯曲)多见于近端损伤,由于保留了指深屈肌两个内侧头的功能,会表现得更为明显。这也证明了屈曲与骨间肌和蚓状肌无力无关[1,12]。尺侧腕屈肌肌力正常。所有尺神经近端病变可见的手部内在肌肌力减弱的症状,如 Froment 夹纸症,也可在 Guyon 管卡压压迫运动神经元中见到(图 39.5)[13]。患者的尺神经运动支受累时,握力总是下降的[14]。

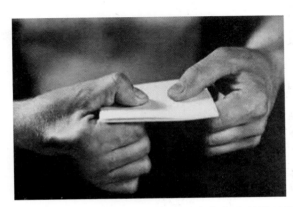

图 39.5　尺神经损伤。要求尺神经病变的患者用双手拉扯一张纸。可看到患侧(右手)使用拇长屈肌来防止纸张脱落,从而代替拇内收肌的作用,称之为 Froment 征(*From Haymaker W, Woodhall B. Peripheral Nerve Injuries. Philadelphia:WB Saunders;1953.*)

Ⅲ型是最少见的类型,Guyon 管远端尺神经浅支压迫导致纯感觉缺失。临床医师必须考虑到远端感觉神经支配可能会存在变异,影像学和人体研究都显示尺神经分支和正中神经远端感觉分支接合(在最近的研究中高达 57%)。在规划手术入路时这个考虑是至关重要的[11,15,16]。

功能受限

功能缺失的情况有很多,从受影响区域的感觉减退到严重的无力和疼痛,以及手部运动和灵活性受损。可以预见,影响运动神经纤维病变对功能的损害比仅影响感觉神经纤维的病变更为严重。患者可能在拿东西和参与日常生活活动中有困难,例如日常家务,修饰和穿衣。在工作方面,患者可能不能满足其工作的基本要求(如操作计算机或收银机,做木工活)。在功能上是毁灭性的损害。

诊断分析

导致临床损伤的原因是经过仔细的病史询问及体格检查结合影像学检查诊察的。X 线平片显示钩骨骨折或者其他腕骨骨折以及掌骨和桡骨远端骨折,特别是创伤性损伤时。磁共振[11] 和 CT(多层螺旋 CT 血管造影,多层螺旋 CT)对鉴别骨折、血管平滑肌瘤、尺动脉畸形、尺动脉假性动脉瘤、脂肪瘤和神经节囊肿是非常有帮助的[17-21]。随着超声技术和设备精度的提高,现有报道称使用常规和彩色多普勒超声来诊断尺动脉血栓性动脉瘤等疾病[22,23]。

神经传导研究和肌电图既有助于确诊和分型,又有助于判断损伤严重程度和功能恢复的预后。在 Guyon 管处的尺神经卡压可能是由于复发性腕管综合征所致[5]。通常,尺神经背支的皮肤感觉神经动作电位与未受影响侧相比是正常的[5]。Ⅰ型可见感觉和运动神经传导均异常。Ⅱ型可见第五指尺神经感觉神经纤维动作电位是正常的,而Ⅲ型可见孤立异常。Ⅱa型和Ⅲ型中,小指展肌的肌肉复合动作电位是正常的。因此,对更多的远端肌肉进行运动研究是非常重要的,例如第 1 骨间背侧肌[23]。运动神经传导的研究应包括施以经过肘部的刺激以排除肘部的病变,因为肘部病变更为常见。此外,常规在腕部和经过肘部刺激尺神经后,在手掌处刺激尺神经,可以有助于确定卡压位置以及受影响的神经束[24]。必须注意不要过度刺激,因为尺神经支配的肌肉与正中神经支配的肌肉非常靠近(如第 1、第 2 蚓状肌),它们的肌肉复合动作电位的容积传导会混淆诊断。Ⅱ型腕部尺神经病中描述了一个"神经影像性"掌短肌征[25],这包括一个在小指展肌运动反应延迟之前的正相波,可能是由掌短肌容积传导去极化引起的。针极肌电图有助于记录轴索丢失,确定病变的严重程度,以便判断预后,并更准确地定位病变部位,以便准确分类。在 Guyon 管的尺神经病变中,尺侧腕屈肌和指深屈肌尺侧头的功能被完全保留[26]。

鉴别诊断[27]

肘部尺神经病(或其他部位的尺神经病)

胸廓出口综合征(下躯干或内侧束)

$C_8 \sim T_1$ 的神经根型颈椎病

运动神经元病

肺上钩瘤(累及臂丛的内侧束)

手指屈曲畸形(异常发育情况伴有爪型手畸形)

治疗

早期治疗

早期治疗包括休息和避免外伤(特别是怀疑职

业性或重复性的原因时）。在这种情况下，人体工程学指导和姿势调整可以缓解症状。在怀疑有炎症反应时使用非甾体抗炎药有效。止痛药能帮助控制疼痛。小剂量三环类抗抑郁药既可用于止痛，也可用于改善睡眠。最近，由于抗癫痫药物的良好疗效，其在治疗神经病理性疼痛综合征的应用越来越多。佩戴定制腕部支具有效，通常要求夜间佩戴。对于需要继续运动和工作的个人来说，戴衬垫的减震手套可能有用（如骑行者，手提钻使用者）。

康复治疗

由一个熟练的手部治疗师执行一个物理治疗或作业治疗疗程能获得更好的功能性关节活动度以及骨间肌和蚓状肌肌力的改善。确诊后，应尽早指导患者进行日常的家庭锻炼。带有尺侧凹陷的静态支具（通常为定制矫形器）确保将受累侧固定在休息位。在病情较严重的病例中，可考虑使用静态或动态支具设备来提高患者的功能水平。爪型手畸形无力时，可使用掌指关节过伸支具对第 4 和第 5 指进行矫正来改善抓握能力[28]。

对工作环境进行评估是有意义的。符合人体工程学的环境改造能帮助尺神经腕部卡压患者（如使用脚控鼠标或语音控制计算机系统）。

介入治疗

如果怀疑是压缩性神经卡压，Guyon 管内注射能帮助缓解症状（图 39.6）[2]。无菌条件下，使用 25 号，1.5 英寸（1 英寸 = 2.54cm）的一次性针头，将总量不超过 1mL 的皮质类与 1%~2% 浓度的利多卡因混合剂注入腕关节远端到桡骨桡侧，针头斜刺，针尖正好位于钩状骨钩部的尺侧[2,29]。随着超声引导注射的出现，可以更加准确地注入 Guyon 管内[30]。注射后护理包括术后立即止血，局部冰敷 5~10min 并指导患者制动患肢 48h。

技术设备

目前，暂时没有特殊的技术设备。

手术

当钩状骨钩部骨折，或豌豆骨骨折，尺动脉弯曲导致神经卡压以及导致尺神经卡压的占位性病变出现临床症状时考虑行手术治疗。神经节囊肿，肿块，豆-钩骨关节炎都是手术适应证。一般手术包括探查，切除钩状骨钩部或豆状骨（如骨折），必要时修

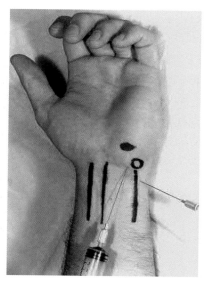

图 39.6　两条尺神经阻滞入路。注射器针头显示了在 Guyon 管的阻滞穿刺方法。圆圈显示在豌豆骨的上方，线条标记的是钩状骨钩部上方。第二针显示了腕尺入路中尺神经阻滞的穿刺部位（*From Lennard TA. Pain Procedures in Clinical Practice. 2nd ed. Philadelphia：Hanley & Belfus；2000.*）

复尺动脉，切除肿块，减压和尺神经松解[2,7]。经验和对在 Guyon 管内可能出现的解剖变异（肌肉和纤维带）及尺动脉的树状结构的充分了解，对于术后良好的预后非常重要[9,31]。有文献报告内镜手术在 Guyon 管尺神经病的应用，但并不是最佳选择[32]。

术前，需对患者进行神经松解术后预期临床结果的宣教。患者会被告知：术后 8~12 周有切口压痛。夜间麻木、无力、笨拙感会逐渐恢复，但也有可能不会完全恢复。

术后第 0~5 天，患者所有手指都需进行单独的肌腱滑动训练。6 周内不允许进行大阻力运动。第 1~6 周，可进行腕关节主动关节活动，控制水肿，按摩瘢痕，在伤口可触时进行脱敏治疗。从第 6~12 周开始进行渐进式强化训练[33]。

潜在的疾病并发症

腕部尺神经损伤的严重程度和病变类型最终决定并发症的发生。严重的运动轴索损伤将导致手部尺神经支配肌肉的严重无力和萎缩，使患者由于缺乏足够的握力而无法完成甚至最简单的任务。一些患者的患侧手会出现慢性疼痛，这种疼痛可能会导致严重的虚弱，可能会引发复杂性局部疼痛综合征，并容易出现更多的问题，如抑郁和药物依赖。

潜在的治疗并发症

应密切控制非甾体抗炎药的使用,因为它有很多潜在的不良反应,包括胃肠道不适和引起心脏、肾脏和肝脏疾病。一般情况下,低剂量三环类抗抑郁药耐受性好,但是可能会引起疲劳,因此,通常在晚上服用。注射并发症包括血管和神经的损伤、感染和药物过敏。术后并发症包括感染,伤口破裂,复发,以及罕见的复杂性局部疼痛综合征。

(杨雯 译 李军 校 马超 审)

参考文献

1. Dumitru D. *Electrodiagnostic Medicine*. Philadelphia: Hanley & Belfus; 1995:887–891.
2. Dawson D, Hallet M, Millender L. *Entrapment Neuropathies*. 2nd ed. Boston: Little, Brown; 1990:193–195.
3. Akuthota V, Plastaras C, Lindberg K, et al. The effect of long-distance bicycling on ulnar and median nerves: an electrodiagnostic evaluation of cyclist palsy. *Am J Sports Med*. 2005;33:1224–1230.
4. Rauch A, Teixeira PA, Gillet R, et al. Analysis of the position of the branches of the ulnar nerve in Guyon's canal using high-resolution MRI in positions adopted by cyclists. *Surg Radiol Anat*. 2016;38(7):793–799.
5. Ozdemir O, Calisaneller T, Gulsen S, Caner H. Ulnar nerve entrapment in Guyon's canal due to recurrent carpal tunnel syndrome: case report. *Turk Neurosurg*. 2011;21:435–437.
6. Mondelli M, Ginanneschi F, Rossi A. Evidence of improvement in distal conduction of ulnar nerve sensory fibers after carpal tunnel release. *Neurosurgery*. 2009;65:696–700.
7. Murata K, Shih JT, Tsai TM. Causes of ulnar tunnel syndrome: a retrospective study of 31 subjects. *J Hand Surg Am*. 2003;28:647–651.
8. Harvie P, Patel N, Ostlere SJ. Prevalence of epidemiological variation of anomalous muscles at Guyon's canal. *J Hand Surg Br*. 2004;29:26–29.
9. Bozkurt MC, Tajil SM, Ozcakal L, et al. Anatomical variations as potential risk factors for ulnar tunnel syndrome: a cadaveric study. *Clin Anat*. 2005;18:274–280.
10. Jose RM, Bragg T, Srivata S. Ulnar nerve compression in Guyon's canal in the presence of a tortuous ulnar artery. *J Hand Surg Br*. 2006;31:200–202.
11. Pierre-Jerome C, Moncayo V, Terk MR. The Guyon's canal in perspective: 3-T MRI assessment of the normal anatomy, the anatomical variations and Guyon's canal syndrome. *Surg Radiol Anat*. 2011;33:897–903.
12. Liveson JA, Spielholz NI. *Peripheral Neurology: Case Studies in Electro-Diagnosis*. Philadelphia: FA Davis; 1991:162–165.
13. Haymaker W, Woodhall B. *Peripheral Nerve Injuries*. Philadelphia: WB Saunders; 1953.
14. Snider RK. *Essentials of Musculoskeletal Care*. Rosemont, IL: American Academy of Orthopaedic Surgeons; 1997:260–262.
15. Depukat P, Henry B, Popieluszko P, et al. Anatomical variability and histological structure of the ulnar nerve in the Guyon's canal. *Arch Orthop Trauma Surg*. 2017;137(2):277–283.
16. Sulaiman S, Soames R, Lamb C. Ulnar nerve cutaneous distribution in the palm: application to surgery of the hand. *Clin Anat*. 2015;28(8):1022–1028.
17. Jeong C, Kim HN, Park IJ. Compression of the ulnar nerve in Guyon's canal by an angioleiomyoma. *J Hand Surg Eur Vol*. 2010;35:594–595.
18. Stocker RL, Kosak D. Compression of the ulnar nerve at Guyon's canal by a pseudoaneurysm of the ulnar artery. *Handchir Mikrochir Plast Chir*. 2012;44:51–54.
19. Ozdemir O, Calisaneller T, Genimez A, et al. Ulnar nerve entrapment in Guyon's canal due to lipoma. *J Neurosurg Sci*. 2010;54:125–127.
20. Blum AG, Zabel JP, Kohlman R, et al. Pathologic conditions of the hypothenar eminence: evaluation with multidetector CT and MR imaging. *Radiographics*. 2006;26:1021–1044.
21. Coulier B, Goffin D, Malbecq S, Mairy Y. Colour duplex sonographic and multislice spiral CT angiographic diagnosis of ulnar artery aneurysm in hypothenar hammer syndrome. *JBR-BTR*. 2003;86:211–214.
22. Peeters EY, Nieboer KH, Osteaux MM. Sonography of the normal ulnar nerve at Guyon's canal and of the common peroneal nerve dorsal to the fibular head. *J Clin Ultrasound*. 2004;32:375–380.
23. Witmer B, DiBenedetto M, Kang CG. An improved approach to the evaluation of the deep branch of the ulnar nerve. *Electromyogr Clin Neurophysiol*. 2002;42:485–493.
24. Wee AS. Ulnar nerve stimulation at the palm in diagnosing ulnar nerve entrapment. *Electromyogr Clin Neurophysiol*. 2005;45:47–51.
25. Morini A, Della Sala WS, Bianchini G, et al. 'Neurographic' palmaris brevis sign in type II degrees ulnar neuropathy at the wrist. *Clin Neurophysiol*. 2005;116:43–48.
26. Kim DJ, Kalantri A, Guha S, Wainapel SF. Dorsal cutaneous nerve conduction: diagnostic aid in ulnar neuropathy. *Arch Neurol*. 1981;38:321–322.
27. Patil JJP. Entrapment neuropathy. In: O'Young BJ, Young MA, Stiens SA, eds. *Physical Medicine and Rehabilitation Secrets*. 2nd ed. Philadelphia: Hanley & Belfus; 2002:144–150.
28. Irani KD. Upper limb orthoses. In: Braddom RL, ed. *Physical Medicine and Rehabilitation*. Philadelphia: WB Saunders; 1996:328–330.
29. Mauldin CC, Brooks DW. Arm, forearm, and hand blocks. In: Lennard TA, ed. *Physiatric Procedures*. Philadelphia: Hanley & Belfus; 1995:145–146.
30. Meng S, Tihofer I, Grisold W, Weninger WJ. *Ultrasound Med Biol*. 2015;41(8):2119–2124.
31. Murata K, Tamaj M, Gupta A. Anatomic study of arborization patterns of the ulnar artery in Guyon's canal. *J Hand Surg Am*. 2006;31:258–263.
32. Noszczyk BH, Zdybek P. Feasibility and limitations of endoscopy in Guyon's canal. *Wideochir Inne Tech Maloinwazyjne*. 2014;9(3):387–392.
33. Ulnar nerve Guyon's canal therapy. E-hand.com *The Electronic Textbook of Hand Therapy*. American Society for Surgery of the Hand; December 2016.

第 40 章

腕关节炎

Chaitanya S. Mudgal，MD，MS（Orth），MCh（Orth）
Jyoti Sharma，MD

同义词

腕关节退行性关节炎

腕关节骨关节炎

腕关节创伤后关节炎

腕部舟月骨进行性塌陷

腕部舟月骨进行性塌陷

ICD-10 编码

M19.031	原发性骨关节炎,右腕关节
M19.032	原发性骨关节炎,左腕关节
M19.039	原发性骨关节炎,非特指腕关节
M19.231	继发性骨关节炎,右腕关节
M19.232	继发性骨关节炎,左腕关节
M19.239	继发性骨关节炎,非特指腕关节
M12.531	创伤性关节病,右腕关节
M12.532	创伤性关节病,左腕关节
M12.539	创伤性关节病,非特指腕关节
M24.831	其他特异性关节错位,右腕关节,不属于其他分类
M24.832	其他特异性关节错位,左腕关节,不属于其他分类
M24.839	其他特异性关节错位,非特指腕关节,不属于其他分类
M25.431	积液,右腕关节
M25.432	积液,左腕关节
M25.439	积液,非特指腕关节
M25.531	右腕关节疼痛
M25.532	左腕关节疼痛
M25.539	非特指腕关节疼痛
S63.501	右腕非特指扭伤
S63.502	左腕非特指扭伤
S63.509	非特指腕关节的未明确扭伤

在类别 63 后添加第 7 个字符代表不同治疗时期

定义

腕关节原发性骨关节炎（OA）是指由非炎症性关节炎引起的疼痛性的关节表面退行性病变。它通常影响桡骨远端和腕骨近列之间的关节。症状包括疼痛、肿胀、僵硬和关节弹响。影像学检查可显示不同程度的关节间隙狭窄、囊肿形成、软骨下硬化及骨赘形成。腕关节 OA 很少见。Framingham 研究显示 9 年中具有显著放射学意义的腕关节 OA 发病率在女性中仅占 1% 且在男性中仅占 1.7%。该发病率远低于拇指基底关节 OA（30%）、远端指间关节（DIP）关节炎（占 40 岁以上患者的 28%~35%）、80 岁及以上患者影像学显示的手部 OA（90%~100%）比率[1]。

继发性腕关节 OA 是腕部 OA 的最常见形式[2]，最多见于创伤后如远端桡骨骨折、腕骨骨折及腕部失稳。在少数情况下,特发性月骨骨坏死（金伯克氏病）和舟骨骨坏死（Preiser 病）也可能会导致继发性腕关节 OA。桡骨远端骨折愈合不良（畸形愈合）也可能是原因之一（图 40.1）。桡骨远端畸形愈合大约 23% 发生于非手术治疗,11% 发生在手术治疗[3]。在考虑桡骨远端畸形愈合的骨折时,已证实与腕关节炎相关的异常参数包括:在前后位 X 线片中,关节内错位大于 2mm 及桡骨短缩大于 5mm,或者侧位片中背侧成角大于 10°。这些异常参数中,关节错位随后导致高度缺失是腕关节炎相关的最重要的两个因素[4-6]。

腕骨骨折尤其是舟骨骨折的不愈合,也是骨关节炎的诱发因素[7]。由于薄弱的血供以及在生物力学上所承受的剪切力,使舟骨骨折后容易发生骨不连[8,9]。其他与骨不连相关的因素有骨折移位、骨折的位置以及延迟的初始治疗[10,11]。与关节炎相关的舟骨骨不连因素主要是软骨表面移位及腕骨失

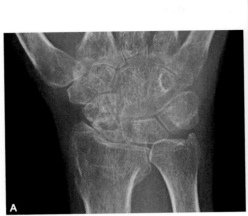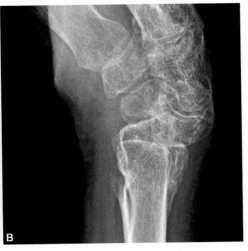

图 40.1　继发于腕部骨折后畸形愈合的腕关节骨关节炎前后位（A）和侧位（B）X 线平片。注意远端关节表面的背侧成角以及减少的关节间隙。该患者还有因疼痛性失用而导致的骨量显著减少

稳[12,13]。这两种情况都会导致软骨负荷异常，从而导致关节炎的形成。该类型关节炎被称为舟骨骨不连进行性塌陷（SNAC）。

　　腕部失稳也可导致关节面受力不均，从而导致关节炎（图 40.2）[14]。最常见的腕部失稳是舟月骨分离[15]。它包括舟骨和月骨骨间韧带的断裂。由此产生的生物力学异常导致负荷的异常及随之发生的关节炎，这种情况被称为舟月骨进行性塌陷（SLAC）[1]。

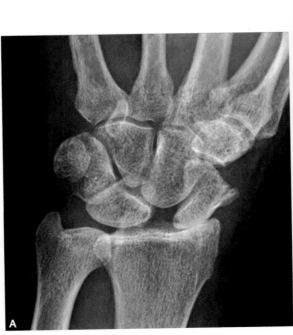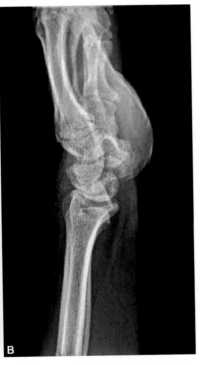

图 40.2　继发于舟月骨进行性塌陷的腕关节骨关节炎前后位（A）和侧位（B）X 线平片，第二阶段。注意舟月骨间隙增加以及舟桡关节硬化。舟骨的桡侧边缘可清楚看到早期骨赘。侧位片可看见背侧骨赘以及背侧成角的月骨

症状

腕部疼痛是绝大多数患者的主要症状。在大多数情况下，疼痛是隐匿性的，尽管很多患者可以想起有一些特别的事情引起疼痛。疼痛弥散分布于腕部背侧。可能与活动相关，与放射学发现关联较小。患者也可能抱怨因为无力而不能进行日常的活动，但是进一步询问后发现，无力是由于疼痛所致。疼痛往往是间歇性的，随着时间推移时好时坏。

另一个症状是僵硬，尤其是腕关节屈曲和伸展受影响。旋前和旋后通常不受影响，除非关节炎进程比较广泛，并且累及远端桡尺关节。在部分患者中，动作可能伴随咔嚓感或听到弹响。对外观畸形的抱怨也非常常见，尤其是远端桡骨骨折愈合对位不良的情况。患者也常常有肿胀。这种肿胀本质上是代表骨折不愈合，但是对于进行性关节炎的患者，无论病因如何，都可能表现为滑膜肥大或骨赘形成。在这种情况下，肿胀往往位于腕部的背侧桡侧区域。

体格检查

一般来讲，如果未累及对侧肢体，可进行双侧对比，有助于观察患者肢体的变化。腕关节的检查包括从肩关节开始的整个上肢的彻底检查。需注意其他导致关节疼痛和运动丧失的原因。如果有腕关节和上肢的肿胀及畸形可在视诊中发现。接下来，要测试运动、力量和感觉功能。在腕关节 OA 中，最明显的发现应该是运动丧失。正常腕关节的活动包括大约 80° 屈曲，60° 伸展，20° 桡偏及 40° 尺偏[16]。握力下降可能比较明显，尤其是在桡侧倾角下降的患者，因为改变了手指屈肌所走行的腕管的位置，从而理论上影响了手指屈肌的生物力学功能[3]。测试拇短展肌力量时，可让患者从掌侧抗阻外展拇指。同样，测试第一背侧骨间肌时让患者示指抗阻尺偏。这些测试分别用来评估正中神经和尺神经的运动功能障碍。感觉功能也需要与对侧对比。静态两点辨别测试是在诊室可进行的非常好的感觉测试方法，更精确的早期感觉障碍的评估可用分级 Semmes-Weinstein 单丝感觉测试。在通常情况下，该测试需要转介给专业的作业治疗师来进行。

接下来，触诊腕部看有无压痛或肿块，如囊肿。Lister 结节远端的压痛可能预示着舟月关节病理性

改变，包括舟月骨移位、金伯克氏病或桡掌关节滑膜炎。鼻烟壶位置压痛可能是舟骨骨折或骨不连，在 SNAC 早期，可能是舟桡关节退行性病变。在全腕关节炎中，压痛常常是弥漫性的。

也应该用一些激发性的动作来检查腕部的稳定性。Waston 舟骨移位测试用于评估舟月关节不稳[17]。在该测试中，测试者将拇指指腹放在患者舟骨结节位置，其余手指在患者舟骨近端背侧环绕腕部。在将腕部从尺偏移到桡偏的位过程中，用拇指在舟骨结节处施加压力，迫使舟骨从窝内向背侧半脱位，韧带松弛及舟月关节不稳的患者均会出现此现象。一旦去除拇指的压力，舟骨则会回到窝内，患者此时会伴发疼痛。有时，在舟骨复位的时候可以听到或触到弹响。这是患者韧带松弛或有新近损伤的最好证明。慢性损伤的患者常常发展为充分的纤维化以防止舟骨从窝内半脱位。然而，在该项测试中可能依然可以激发出疼痛。该测试需要与健侧进行对比，特别是对于具有一般性韧带松弛表现的患者。

功能受限

腕部关节炎的绝大部分功能受限来源于运动受限。涉及个人护理的日常活动需要腕部 10° 屈曲到 15° 伸展的活动范围[18]。活动范围缺失主要影响洗背、扣胸罩及书写等日常活动。吃饭、喝水及使用手机需要 35° 腕部伸展。然而，学会代偿技巧可以使日常生活中的大多数活动只需要腕部 5° 屈曲和 6° 伸展就可以完成[19]。

诊断分析

腕关节炎的初步诊断包括标准后前位、侧位及旋前斜位 X 线片。在后前位片中，需要关注任何桡骨与腕骨近端骨列或腕骨近端与远端骨列之间的任何关节炎证据。提示关节炎的影像学特征包括关节间隙减小或消失，骨赘形成，关节周围区域囊肿形成及异常的骨排列（图 40.2）。

舟月韧带损伤的表现为舟骨与月骨间隙大于 2mm 以及舟骨皮质环征[15]。月骨硬化或塌陷与金伯克氏病一致[20]。侧位片可以显示腕部不稳定的指征，如月骨向背侧或掌侧移位。在侧位片中，舟骨与月骨长轴夹角大于 60° 也表明舟月骨分离。斜位片常

常可显示舟骨骨不连的位置。尽管可以通过 X 线平片对舟月骨分离进行诊断，但是部分患者常常双侧的舟月骨间距和角度都超过正常范围，因此，在诊断舟月骨的损伤之前进行对侧 X 线片检查非常重要。

腕关节 SLAC 和 SNAC 的关节炎发展模式可分为三个阶段。在腕部 SLAC 中，第一阶段包括桡骨茎骨和舟骨远极之间的关节炎；第二阶段导致桡骨和舟骨近极间隙减少或消失；第三阶段头月骨关节退变伴随头状骨在舟骨和月骨之间向近端移位。在腕部 SNAC 中，第一阶段和第三阶段与 SLAC 相似。然而，在第二阶段，舟骨远极和头状骨之间有退行性病变。

对于 OA 的诊断，不需要进行其他的影像学检查。计算机断层扫描有时候会用于评估舟骨骨不连时骨碎片的对位情况以及在金伯克氏病中月骨的塌陷程度。磁共振成像偶尔用于分别评估舟骨骨不连和金伯克氏病中舟骨近端和月骨的血供情况[20,21]。腕部关节镜检查是评估关节软骨的最优方式，然而，该评估可以在 X 线平片或在腕部手术重建过程中完成。

鉴别诊断

急性骨折
脓毒性关节炎
结晶性关节炎
腕管综合征
类风湿关节炎
桡骨茎突狭窄性腱鞘炎（de quervain tenosynovitis）

治疗

早期治疗

腕关节 OA 通常是已经存在很长时间的疾病。然而，症状持续的时间短也并不罕见，而且常常是一个微不足道的创伤后就可以明显地表现出来。重要的是，医师在数次看诊中需要与患者建立良好的关系，从而充分向患者强调 OA 的病理生理发展进程。这在涉及工人赔偿和/或诉讼方面尤为重要。同样重要的是，患者也要明白病情是不可逆转的，而且可能循环发作。患者需要清楚，随着时间的推移，影像学改变可能越来越严重，然而，临床进展的速度以及随之而来的症状严重程度是不可预测的。

很多腕部 OA 患者的症状没有严重到产生功能受限，但是却足够引起注意。这类患者常常寻求帮助以消除对其病情的疑虑。如果患者可以完成所有想要进行的活动，则不需要进行手术干预。患者不应因为担心加重病情而限制活动，目前并没有科学证据支持这一点。这种方式对患者的风险最小。

尽管存在一些不便或小的风险，另一些患者可能更希望症状可以有所减轻，尤其是在急性恶化时期。带有掌侧固定金属条的非处方腕部夹板（手托夹板）会有一些小的不方便，但是因为固定了腕部，可以在日常活动中大大地减少症状。夹板上的金属条可以是成形的，将腕部固定在中立位置，而不像大多数此类夹板都是在腕伸展的位置。患者对中立位的耐受性更好，对夹板的依从性也更好。非处方夹板和定制夹板都被证实可以缓解疼痛，改善功能和握力。但是在最近的一篇研究中提到定制夹板在这些改善中更为显著并且更受患者欢迎[22]。非甾体抗炎药也可以显著减轻疼痛，尤其是可以改善急性加重期的症状。不建议长期使用非甾体抗炎药。一些随机临床试验表明，姜黄中含有姜黄素，有利于减轻炎症，从而缓解关节患者的疼痛[23]。阶段性使用冰疗，尤其是在急性加重期，可以缓解症状，就像非处方乳胶和霜剂一样可以局限炎症因子。有时，对于桡舟关节炎（SNAC）的患者，将拇指也固定在定制的人字形夹板中可以更好地缓解疼痛。并没有临床试验证明使用磁性的和铜护腕有疗效[24]。在开始任何药物治疗之前，患者都应该先咨询其主治医师。

康复治疗

一旦过了急性炎症期，大多数患者可以恢复大部分的活动。部分患者可能持续存在运动或力量缺失。这些患者可受益于作业治疗师指导下的活动度及力量的家庭训练计划。物理因子疗法如射流疗法可以通过减轻疼痛来改善活动度。静态渐进式夹板治疗通常不推荐用于改善活动度，因为由于解剖位置的改变或/和骨赘的形成，在运动中常常会出现骨性卡锁。重要的是，要明白治疗本身也可能会加重症状，特别是被动拉伸训练。患者对主动活动度训练和主动-助动活动度训练有更高的耐受度，一些患者可能在没有任何正式康复治疗的情况下也有所好转。

介入治疗

非手术治疗,包括皮质类固醇注射,可用来治疗腕部OA,尽管其在结晶性和炎症性关节炎中似乎有更大的用途。运用透明质酸注射治疗OA已经在其他关节包括拇指腕掌关节进行了研究,有潜在的有益结果。然而,在腕关节的运用仍然处在试验阶段[25]。一般情况下,所有腕关节周围的注射都应当使用无菌技术,采用25号、1.5英寸(1英寸=2.54cm)针头,混合非沉淀性水溶性类固醇制剂,与2mL 1%的利多卡因一起注射。

桡腕关节注射时可从Lister结节背侧远端约1cm处进针,进针方向约10°倾斜,因为远端桡骨关节面向掌侧轻微倾斜。注射在腕关节中立位时进行。助手可轻柔地施加纵向的牵引力来增加关节间隙,因为关节间隙可能由于疾病而减小。另一个可选择的桡腕关节注射点在腕关节尺侧,尺侧腕伸肌腱在尺骨茎骨水平的掌侧位置。在严格无菌操作下,将25号、1.5英寸(1英寸=2.54cm)针头在尺骨茎突远端,从很容易触及的尺侧腕伸肌背侧或掌侧进入尺腕间隙。针头必须向近端倾斜20°~30°以进入尺侧腕骨与尺骨小头之间的间隙。确定注射物可以自由流动非常重要。任何阻力都表明需要重新定位针的位置。另外,如果办公室条件允许,也可以运用小型图像增强器辅助的透视引导下或者超声引导下进行注射。

如果需要进行腕骨中部注射,最好在透视引导下进行,从背侧注射入月骨-三角骨-钩状骨-头状骨区域正中间隙。

技术设备

该疾病的治疗或康复没有特异性的技术设备。

手术

腕部骨关节炎的手术治疗目的是缓解疼痛。OA的手术过程分为活动保留术式和融合(关节融合术)术。然而,即便是活动保留术也会导致明显的运动丧失。这对于术前几乎没有活动的患者尤为重要。这类患者不会从活动保留术中有任何获益,最好直接进行全腕关节融合术。在决定手术前,需要尝试进行充分的非手术治疗,一般需要3~6个月。部分即将进行全腕关节融合术的患者,在决定手术前,可以使用一个良好塑模的玻璃纤维材质的短臂支具2周,使患者习惯腕部没有活动的状态。

活动保留术包括近排腕骨切除术(PRC),全腕关节置换术和切除舟骨的有限腕间融合术。切除舟骨是必须的,因为95%的腕关节炎都累及舟骨[2]。PRC包括移除舟骨、月骨及三角骨。头状骨就在月骨窝与桡骨形成关节(图40.3)。保留掌侧腕韧带

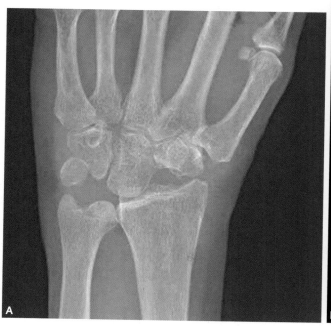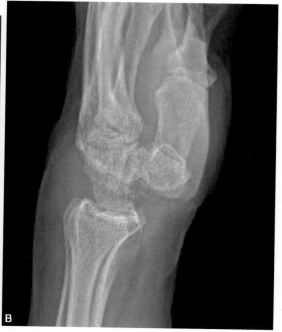

图40.3　近排腕骨切除术后患者的前后位(A)和侧位(B)X线平片。桡骨茎突末端也进行了切除以减少三角骨在桡骨突出部的撞击。注意头状骨在桡骨远端月骨窝形成的关节对位很好

以维持腕关节的稳定。该手术的先决条件是桡骨的月骨窝以及头状骨的头部形成关节的部分关节软骨必须是健康的，没有退行性改变（图 40.4）。该手术最大的优势就是没有任何的融合，与其他术式如四角融合术相比，此方法更加接近腕关节正常的力学机制[35]。

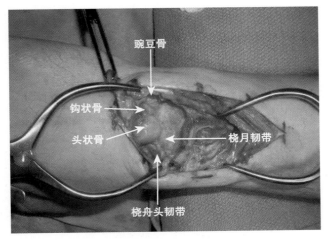

图 40.4 图 40.3 中患者术中的照片，在近排腕骨切除术中，显示头状骨头部健康的关节软骨

在短时期术后支具固定之后，患者在术后 3 周开始腕部的活动。大部分患者可以达到 60°~80° 屈伸活动范围，相对于健侧，可达到 60%~80% 的握力（图 40.5）[26,27]。该手术适用于早期 SLAC 及 SNAC 关节炎。一些外科医师试图将 PRC 的适应证扩展到头状骨头软骨缺失或月骨窝关节炎的情况，建议进行自体/异体软组织移植或从切除的腕骨上移植骨软骨到头状骨[28-30]。

全腕关节置换术的指征已经从类风湿关节炎晚期扩展到包含创伤后 OA，原发性 OA 晚期以及金伯克氏病。全腕关节置换术后的患者永久性避免举重物，但是在经过 2~3 个月夹板固定在 30°~40° 伸展位以防止屈曲挛缩后，可恢复全部的活动。短期目标是达到显著减轻疼痛，保持相对于健侧 60% 的握力，保留活动度，甚至在一篇研究中表明可以增加桡偏[31,32]。全腕关节置换术不建议在 50 岁以下的年轻人、重体力劳动者或依赖于助行器的患者中进行。全腕关节置换术在患者中尤其是非炎性关节炎中的耐久性仍然不明确。

最常见的有限腕骨内融合术是四点或四骨融合，包括在月骨、三角骨、头状骨和钩状骨之间创建融合。舟骨被切除。该术式的先决条件是桡骨和月骨之间的关节相连。该术式相对于 PRC 的理论上的优势是保留了腕骨的高度，可具有较好的握力（图 40.6）。然而，这一点并没有大量的对比研究证明[33]。这两种术式后腕部屈曲-伸展的活动范围也没有明显的差异[34]。四角融合术在理论上的劣势包括融合稳固（通常 8 周）前的迁延性不稳，可能需要二次手术移除内固定（图 40.7）。同时，也存在骨不连和内固定失败的风险。该术式也适用于早期 SLAC 和 SNAC 关节炎，且相对于 PRC，通常更倾向于较年轻的患者，此群体关节炎进一步发展的风险更高[35]。较新的治疗方案，包括切除舟骨的月骨和头状骨的限制融合术，正在作为腕部进行性塌陷的 SLAC 和 SNAC 可行性选择进行研究。愈合所需的融合面更少，而且在活动度和腕骨对位方面没有明显改变[36]。

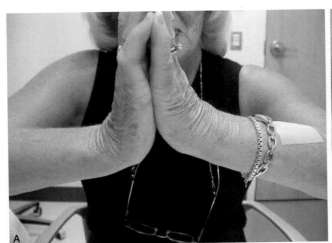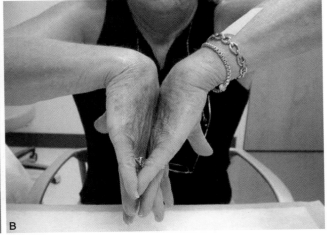

图 40.5 （A）和（B）近排腕骨切除术后 6 个月功能状态。患者几乎恢复到 100° 活动度并且无痛

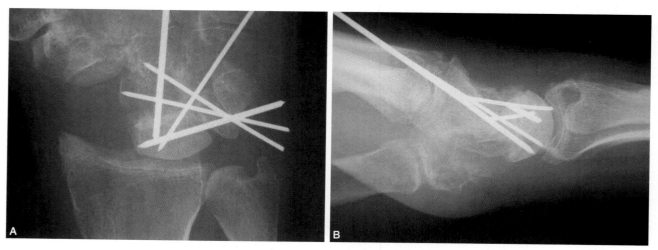

图 40.6　舟骨切除及四骨融合术后前后位(A)和侧位(B)X 线片

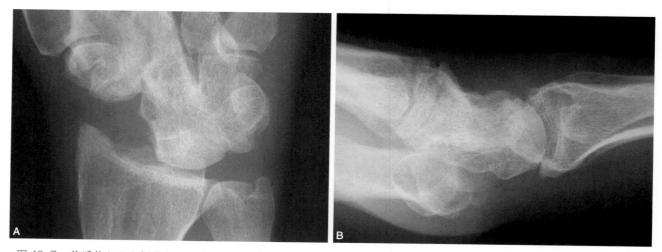

图 40.7　前后位(A)和侧位(B)X 线片。经过二次手术移除图 40.6 中所示的金属固定针后的成熟的四骨融合。为了避免二次手术,有时选择将针留在皮下,这样可以在诊室复诊时直接取出。也研发出新的可以不需要取出的移植物(无头螺钉,固定钉和钢板)

不仅累及桡腕关节,同时也累及腕骨的近列和远列(腕中关节)的严重关节炎患者选择全腕融合术更好。该术式对于在术前活动度很小或没有活动度的患者也较适用。其包含对桡骨、近列腕骨和远列腕骨(或桡骨与远列腕骨,可以在腕关节固定术中采用 PRC 进行连接以减少需要愈合的关节面)的融合。腕关节会在夹板或支具中固定 4~6 周。大部分患者可以达到对侧握力的 60%~80%[33]。成功的融合术放弃了腕关节屈伸活动度,更重要的是达到有效缓解疼痛的目的。然而,活动度的丧失让患者很难将手放在狭窄的空间,也会影响患者会阴部的护理[34]。在这类患者中,活动度的丧失似乎并没有对功能造成不良的影响,因为大多数患者在出现问题时已经有明显的活动度丧失。然而,术后疼痛的缓解对功能有很大程度的积极影响。旋前和旋后不受影响。该术式适用于晚期 SLAC 和 SNAC 关节炎(图 40.8)。

腕关节去神经支配术由 Wilhelm 在 1966 年提出,它不直接治疗 OA,但是作为一种姑息治疗的选择[37]。该术式在不造成任何骨骼畸形的情况下将腕关节囊局部神经的感觉支切除。从此之后,另一些人改良了此方法,建议部分去神经支配。疼痛缓解率可达 80%~100%。去神经支配术最大的益处在于当需要进行骨性手术时,以上所有选择都可由外科医师把控。尽管早期就开始关注,去神经支配后腕关节并不发生 Charcot 关节病[38,39]。

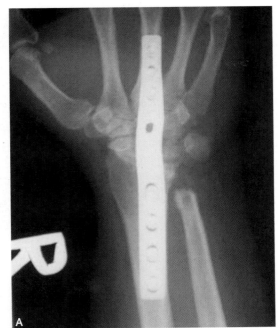

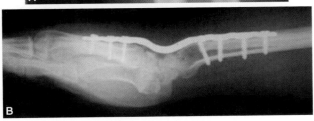

图 40.8　用钢板和螺钉固定的全腕关节固定术后前后位（A）和侧位（B）的 X 线片。在前后位片中，腕关节在轻度背侧伸展的位置。这是此类患者最优的手功能位。该患者的尺骨远端也被切除

潜在的疾病并发症

腕关节 OA 进展到晚期会导致严重的疼痛性活动受限。患者不能进行日常的生活活动，因为腕关节的任何负荷都会产生疼痛。疼痛和僵硬也会限制患者手的摆放位置。在少数情况下，桡骨远端和桡尺关节远端背侧的骨赘可导致伸肌肌腱的磨蚀性断裂。

潜在的治疗并发症

非甾体抗炎药对心血管、胃、肾和肝脏系统有潜在的风险。因此，该类药物仅限于短期使用。手术则面临着麻醉、感染、神经损伤和肌腱损伤的巨大风险。融合术有骨不连和畸形愈合的风险，同时也有内固定引发的并发症，如内固定突出，肌腱激惹及金属过敏。活动保留术可能导致进一步退行性疾病，出现症状时可能需要进一步的手术，而此时的手术

往往是全腕关节融合。全腕关节置换术可并发感染、松动、伤口问题、内固定失败、不稳定、脱位、肌腱断裂及撞击。并发症发生率为 9% ~ 75%。在挪威的一项研究中，基于移植物和术前的诊断，全腕关节置换术后 5 年存活率为 57% ~ 78%，10 年存活率高达 71%[32]。

（周凤鸣　译　李军　校　马超　审）

参考文献

1. Haugen IK, Englund M, Aliabadi P, et al. Prevalence, incidence and progression of hand ostoearthiris in the general population: the Framingham Osteoarthritis Study. *Ann Rheum Dis*. 2011;70:1581–1586.
2. Watson HK, Ballet FL. The SLAC wrist: scapholunate advanced collapse pattern of degenerative arthritis. *J Hand Surg Am*. 1984;9:358–365.
3. Lodha SJ, Wysocki RW, Cohen MS. Malunions of the distal radius. In: Chung K, ed. *Hand Surgery Update V: Hand, Elbow, and Shoulder. Am Soc Surg Hand*. 2011:125–137.
4. Knirk JL, Jupiter JB. Intra-articular fractures of the distal end of the radius in young adults. *J Bone Joint Surg Am*. 1986;68:647–659.
5. Aro HT, Koivunen T. Minor axial shortening of the radius affects outcome of Colles' fracture treatment. *J Hand Surg Am*. 1991;16:392–398.
6. Gliatis JD, Plessas SJ, Davis TR. Outcome of distal radial fractures in young adults. *J Hand Surg Br*. 2000;25:535–543.
7. Ruby LK, Stinson J, Belsky MR. The natural history of scaphoid non-union. A review of fifty-five cases. *J Bone Joint Surg Am*. 1985;67:428–432.
8. Gelberman RH, Menon J. The vascularity of the scaphoid bone. *J Hand Surg Am*. 1980;5:508–513.
9. Slade JF III, Dodds SD. Minimally invasive management of scaphoid nonunions. *Clin Orthop Relat Res*. 2006;445:108–119.
10. Cooney WP, Linscheid RL, Dobyns JH. Scaphoid fractures. Problems associated with nonunion and avascular necrosis. *Orthop Clin North Am*. 1984;15:381–391.
11. Osterman AL, Mikulics M. Scaphoid nonunion. *Hand Clin*. 1988;4:437–455.
12. Lindstrom G, Nystrom A. Incidence of post-traumatic arthrosis after primary healing of scaphoid fractures: a clinical and radiological study. *J Hand Surg Br*. 1990;15:11–13.
13. Mack GR, Bosse MJ, Gelberman RH, Yu E. The natural history of scaphoid non-union. *J Bone Joint Surg Am*. 1984;66:504–509.
14. O'Meeghan CJ, Stuart W, Mamo V, et al. The natural history of an untreated isolated scapholunate interosseous ligament injury. *J Hand Surg Br*. 2003;28:307–310.
15. Walsh JJ, Berger RA, Cooney WP. Current status of scapholunate interosseous ligament injuries. *J Am Acad Orthop Surg*. 2002;10:32–42.
16. Ryu J, Cooney WP III, Askew LJ, et al. Functional ranges of motion of the wrist joint. *J Hand Surg Am*. 1991;16:409–419.
17. Watson HK, Weinzweig J. Physical examination of the wrist. *Hand Clin*. 1997;13:17–34.
18. Brumfield RH, Champoux JA. A biomechanical study of normal functional wrist motion. *Clin Orthop Relat Res*. 1984;187:23–25.
19. Nissen KL. Symposium on cerebral palsy (orthopaedic section). *Proc R Soc Med*. 1951;44:87–90.
20. Allan CH, Joshi A, Lichtman DM. Kienböck's disease: diagnosis and treatment. *J Am Acad Orthop Surg*. 2001;9:128–136.
21. Simonian PT, Trumble TE. Scaphoid nonunion. *J Am Acad Orthop Surg*. 1994;2:185–191.
22. Thiele J, Nimmo R, Rowell W, Quinn A, Jones G. A randomized single blind crossover trial comparing leather and commercial wrist splints for treating chronic wrist pain in adults. *BMC Musculoskeletal Disorders*. 2009;10:129–136.
23. Daily JW, Yang M, Park S. Efficacy of tumeric extracts and curcumin for alleviating the symptoms of joint arthritis: a systematic review and meta-analysis of randomized clinical trials. *J Med Food*. 2016;19:717–729.
24. Richmond SJ, Brown SR, Campion PD, et al. Therapeutic effects of magnetic and copper bracelets in osteoarthritis: a randomized placebo-controlled crossover trial. *Complement Ther Med*. 2009;17:249–256.
25. Mandl LA, Hotchkiss RN, Adler RS, et al. Injectable hyaluronan for the treatment of carpometacarpal osteoarthritis: an open label pilot trial. *Curr Med Res Opin*. 2009;25:2103–2108.
26. Imbriglia JE, Broudy AS, Hagberg WC, McKernan D. Proximal row

carpectomy: clinical evaluation. *J Hand Surg Am.* 1990;15:426–430.

27. Cohen MS, Kozin SH. Degenerative arthritis of the wrist: proximal row carpectomy versus scaphoid excision and four-corner arthrodesis. *J Hand Surg Am.* 2001;26:94–104.

28. Kwon BC, Choi SJ, Shin J, Baek GH. Proximal row carpectomy with capsular interposition arthroplasty for advanced arthritis of the wrist. *J Bone Joint Surg Br.* 2009;91-B:1601–1606.

29. Santos Carneiro R, Dias CE, Baptista CM. Proximal row carpectomy with allograft scaffold interposition arthroplasty. *Tech Hand Surg.* 2011;15:253–256.

30. Dang J, Nydick J, Polikandriotis JA, Stone J. Proximal row carpectomy with capitate osteochondral autograft transplantation. *Tech Hand Up Extrem Surg.* 2012;16(2):67–71.

31. Nydick JA, Greeberg SM, Stone JD, Williams B, Polikandriotis JA, Hess AV. Clinical outcomes of total wrist arthroplasty. *J Hand Surg.* 2012;37(A):1580–1584.

32. Krukhaug Y, Lie SA, Havelin LI, Furnes O, Hove LM. Results of 189 wrist replacements, a report from the Norwegian Arthroplasty Register.

Acta Orthpaedica. 2011;82(4):405–409.

33. Bolano LE, Green DP. Wrist arthrodesis in post-traumatic arthritis: a comparison of two methods. *J Hand Surg Am.* 1993;18:786–791.

34. Weiss AC, Wiedeman G Jr, Quenzer D, et al. Upper extremity function after wrist arthrodesis. *J Hand Surg Am.* 1995;20:813–817.

35. Wolff AL, Garg R, Kraszewski AP, et al. Surgical treatments for scapholunate advanced collapse wrist: kinematics and functional performance. *J Hand Surg.* 2015;40:1547–1553.

36. Chahla J, Schon JM, Olleac R, et al. Stage III advanced wrist collapse treatment options: a cadaveric study. *J Wrist Surg.* 2016;5:265–272.

37. Wilhelm A. Denervation of the wrist. *Hefte Unfallheilkd.* 1965;81:109–114.

38. Schweizer A, von Kanel O, Kammer E, Meuli-Simmen C. Long-term follow-up evaluation of denervation of the wrist. *J Hand Surg.* 2006;31A:559–564.

39. Braga-Silva J, Roman JA, Padoin AV. Wrist denervation for painful conditions of the wrist. *J Hand Surg.* 2011;36A:961–966.

第 41 章

腕关节类风湿关节炎

Chaitanya S. Mudgal,MD,
MS(Orth),MCh(Orth)
Jyoti Sharma,MD

同义词

风湿性腕关节炎
腕关节滑膜炎
腕关节腱鞘炎
类风湿滑膜增生疾病

ICD-10 编码

M06.831	类风湿关节炎,右腕
M06.832	类风湿关节炎,左腕
M06.839	类风湿关节炎,非特指腕关节
M24.831	其他特指的关节紊乱,右腕,其他部位未分类
M24.832	其他特指的关节紊乱,左腕,其他部位未分类
M24.839	其他特指关节紊乱,非特指腕关节,其他部位未分类
M25.531	右腕关节疼痛
M25.532	左腕关节疼痛
M25.539	非特指腕关节疼痛
M67.331	短暂性滑膜炎,右腕
M67.331	短暂性滑膜炎,右腕
M67.339	短暂性滑膜炎,非特指腕关节
M65.9	滑膜炎及腱鞘炎,非特指
M21.90	非特指肢体的非特指获得性畸形

定义

　　类风湿关节炎(rheumatoidarthritis,RA)是一种系统性自身免疫紊乱性疾病,累及关节的滑膜线,并以慢性、对称性、侵袭性滑膜炎为主要特征。据估计,世界上有 1%~2% 的人口患病,女性较男性更易发病,男女发病比率为 2.5∶1。RA 的发病原因被认为是

多因素的,包括基因和环境因素。RA 的诊断标准包括临床症状(晨僵、对称性关节肿胀、皮下结节)、实验室检查、影像学检查结果。腕关节是外周关节最常受累的部位,超过 65% 的患者在患病 2 年内会有腕关节受累症状,而 10 年之内这一比例则增加至 90% 以上。95% 腕关节受累患者为双侧受累[1-5]。

　　炎症及增生的滑膜组织是造成邻近关节组织受损及畸形的原因,这些过程的级联反应导致关节软骨的损害,这些级联反应是一系列由 HLA-Ⅱ 基因位点调控并由 T 细胞介导的自身免疫反应过程[4,5]。滑膜因损伤性因子的炎性浸润导致滑膜组织增生、变厚,中性粒细胞趋化并释放溶酶体酶和氧自由基,这些物质最终导致关节软骨的破坏。

　　腕关节分为三个腔室,包括桡腕关节、腕骨间关节、桡尺远端关节,三者均由滑膜组织相连,因此发生 RA 时可全部累及。退变及滑膜增生所致的软骨缺损可造成腕关节外部及内部韧带松弛。腕关节周围韧带的松弛最终可导致典型的 RA 畸形如腕关节旋后及尺骨移位。在正常情况下,强壮的掌侧桡舟头韧带及背侧桡三角韧带是稳定桡骨远端部位腕骨的重要韧带。这两条韧带被拉伸后可导致尺骨在腕部的移位。掌侧桡舟头韧带的松弛也会造成对舟状骨腰部支持力的缺失进而减弱内在的舟月骨韧带的支持力。在桡腕关节处手的桡偏,舟状骨会相应地呈屈曲形态。当腕骨旋后位时,腕部尺侧和掌侧发生半脱位,尺骨在腕部背面左侧就会相对突出,这种情况下有时被称为尺骨头综合征[5-7]。腕关节旋后的继发影响就是尺侧腕伸肌腱出现半脱位以至于不再起到伸腕作用。其次腕部的骨结构在炎性级联反应的破坏下也会刺激破骨细胞再吸收从而导致软骨下骨及周围骨量减少。

　　腕关节进展性滑膜炎最常见的部位是血管性骨侵蚀或滑膜皱襞明显的区域,如桡侧附着的桡舟头韧带(最偏向桡侧的掌侧桡腕韧带),舟状骨腰部及

尺骨茎突基部(茎突前凹处)。这些区域的慢性侵蚀性改变的结果就是骨刺生成,这些骨刺会磨损并削弱其周围经过的韧带,最终导致韧带断裂和功能退变。小指及环指伸肌腱在尺骨头处(Vaughn-Jackson 综合征)[8]断裂(见尺骨头综合征)、拇屈肌腱在舟状骨结节处(Mannerfelt 综合征)[9]的断裂都是常见的骨刺破坏表现。除机械性磨损外,封闭在腕部滑膜鞘内的伸肌肌腱更容易因为 RA 常见的滑膜增厚而出现损害。滑膜增生导致的肌腱改变都是炎性、缺血性表现,这使得肌腱更容易被弱化并最终出现断裂及功能障碍。

症状

腕关节有三处明确的区域是类风湿疾病症状的根源所在:桡尺远端关节、桡腕关节、伸肌肌腱。然而,症状却可起于很远的近端颈椎或肩肘部关节。疾病早期关节相关的症状包括肿胀和疼痛及典型的晨僵。早期关节活动度受限往往因滑膜增厚及疼痛所致。渐进性关节活动受限被认为是疾病恶化并代表着关节破坏。桡尺远端关节疼痛是由关节内炎症所致,同样也是前臂旋转障碍的根源所在(图 41.1 和图 41.2)。疾病后期往往表现为严重疼痛、关节

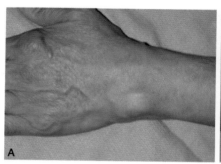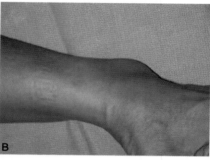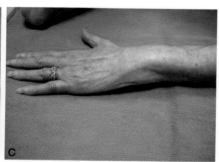

图 41.1   (A)类风湿关节炎早期的腕关节表面,注意尺骨头周围肿胀。(B)侧面观尺骨头周围及尺桡骨远端滑膜增生肥厚,腕部早期可见手掌桡侧偏。(C)可见突出的尺骨头伴半脱位以及腕骨旋后形成一个从腕部到手掌陡变的特殊外观

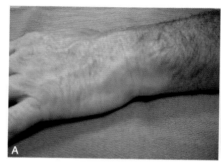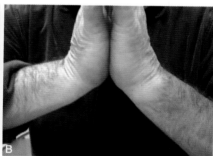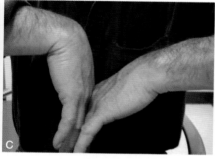

图 41.2   (A)在该例患者中,可见尺骨终末端滑膜肿胀,范围从掌侧到尺骨茎突。(B)与(C)类风湿腕关节炎早期的动作缺失,也是一种滑膜肿胀后引起疼痛所致的表现,而不是真正的关节破坏

活动受限、特殊畸形以及日常生活活动能力障碍。与关节间隙狭窄相比,侵蚀性改变与主观残疾的变化更密切相关[10]。

腕背侧肌腱腱鞘炎也能表现为无痛性肿胀。类风湿腕关节炎晚期或对药物治疗无效果的这部分患者可存在掌指关节指节伸展不能或者拇指指间关节屈曲不能。这些表现分别源自如上所述的腕背侧指伸肌腱断裂或者掌侧舟状骨处的拇长屈肌腱断裂。对患者来说最常关注的就是腕部及手部的畸形,这归因于之前讨论过的腕部旋转和移

位,外加掌指关节处伸肌腱不平衡,这些可导致手指发生尺偏。代偿性的尺骨偏移(腕部桡偏引起)发生在掌指关节处,常是未诊断或未治疗的患者出现的症状。

正中神经压迫及麻痹症状(主要是手指桡侧感觉减退或消失以及夜间痛和手部感觉异常)同样与 RA 关系密切,尽管其患病率与普通人群类似[11]。该病主要由于在腕管的狭窄空间内屈肌腱周围的腱鞘肥大,导致正中神经受压所致。外周神经的血管性损伤(类风湿神经病)也可能导致症状[12]。

体格检查

明确 RA 在腕部常累及的三个部位,加上细致的体格检查能够有助于鉴别疼痛和功能障碍的来源,并制订合理的治疗计划。尺骨茎突周围肿胀、腕伸肌半脱位导致腕关节伸展功能丧失,这提示腕关节的早期受累。腕背侧肿胀,可能是由桡腕关节滑膜炎、腱鞘炎或者二者混合所致。发炎的滑膜在桡腕关节处较容易触及,但是如果发炎的滑膜仅局限于背侧关节囊,反而肿胀并不十分明显。与关节有关的肿胀通常不会随着手指的被动活动而发生移动。然而,腱鞘炎多影响伸肌的活动,通常是无痛和无压痛的,且随着手指的移动肌腱也随之移动。

尺桡远端关节触诊时有压痛、疼痛、捻发音、前臂旋转受限、尺骨头突出,提示半脱位或脱位。如果手掌和腕尺的尺缘与尺骨呈一条直线则表明手桡侧偏和腕关节旋后。如前所述,在掌指关节处的手指尺侧偏移常常伴随这一现象。检查手指肌腱的单独功能和完整性是相当重要的,主要是伸肌腱和拇长屈肌腱,以确定可能存在的磨损性断裂。

对腕管综合征刺激症状的检查包括诱发腕管上方的 Tinel 征,在腕管近端皱褶处压迫引起手指麻木(Durkan 试验)或腕关节屈曲(Phalen 试验)。拇短展肌的萎缩可在手部的鱼际区看到。如果有晚期的正中神经功能障碍,在详细的神经学检查中可以发现拇指、示指、中指和环指桡侧的轻触觉敏感度下降,因此应该考虑更多的近端(颈椎)症状的可能性。

如果肱桡关节近心端有明显的滑膜炎症,同样也会有骨间后神经功能障碍。这在手腕检查时表现为不能伸展拇指和手指,在某种程度上,也不能伸展手腕。然而,这一发现需要与掌指关节层面的肌腱断裂或半脱位进行鉴别。手指肌腱固定试验有助于区分两种单独的病理状况。这个测试包括被动地屈曲手腕和观察手指的伸展,以此表明伸肌腱的完整性。由于滑膜炎引起的疼痛、肌肉萎缩或肌腱断裂后肌肉无法收缩,力量测试可能会减弱。

功能受限

类风湿患者常累及肩、肘、手,腕关节异常,严重影响日常生活活动。由于桡尺远端关节在允许前臂功能旋转和帮助手在空间中定位方面很重要,因此,该关节的晚期滑膜炎可导致疼痛和固定畸形,对患者的日常功能活动产生严重影响。这些患者通常在举重、搬运、持续或重复抓取等活动中出现功能性困难。虽然旋前的丧失可以通过肩外展和内旋得到补偿,但是旋后的丧失是很难代偿的,这可能会导致开门和扭转钥匙困难。一些简单的行为,比如在购物时收到零钱,可能会因为旋后不能而受到影响。此外,在肩关节受累的患者中,肩关节对前臂旋前受限的代偿性运动的自由度可能受到严重限制,使得患者的功能障碍进一步加重。

诊断分析

对于临床怀疑有 RA 的患者,适当的诊断性血清学检查可包括类风湿因子、抗核抗体、HLA-B27、色素沉着率和抗瓜氨酸抗体检测。这些测试是由风湿病领域专家组或有经验的内科医师共同商讨完成的。

腕关节的 X 线平片包括前后、侧位和斜位,可对桡腕关节、腕中部和桡尺远端关节进行彻底检查。特别是,旋后斜位片[13]应能精确检查有无与滑膜炎相符的早期改变。最早的改变是对称性的软组织肿胀和邻近关节骨量减少。也可以进行影像学分期(表 41.1)[14]。

表 41.1　类风湿关节炎 Larsen 影像学分期

Larsen 评分	影像学表现
0	无改变,正常关节
1	周围肿胀,骨质疏松,轻度狭窄
2	侵蚀及轻度关节间隙狭窄
3	破坏中期,关节间隙狭窄
4	破坏末期,关节表面保留
5	伤残期,正常关节表面破坏

尽管由于手部畸形的日益恶化,大多数患者已经被骨科医师诊断为 RA,但放射图像检查却偶尔会在有滑膜炎集中的手腕区域发现该病的最早期表现。手腕疼痛或肿胀可能是滑膜炎和早期类风湿改变的症状。影像学改变包括尺骨茎突基底部侵蚀、桡骨远端乙状切迹、舟状骨腰部及前后视图所示头状关节单独关节间隙狭窄(图 41.3 和图 41.4)。腕

骨尺侧移位也可以从这个视角去看。侧位片可以显示出细小骨刺从掌侧突起,这通常位于舟状骨。晚期影像学改变包括关节间隙的全室性丢失和软骨下骨质侵蚀(图41.5)[15]。虽然 X 线检查结果可能并不会总是与临床结果完全相关,但从 X 线平片中获取信息并从中找到哪一种医疗行为对于疾病控制不良的患者来说最有利是相当重要的。明显的关节半脱位,骨质疏松,尺骨相对长度和尺骨移位可有助于确定哪类医疗行为最适合于哪种患者。

　　先进的成像技术,如磁共振成像和计算机断层扫描通常对手术的评估和计划没有帮助。如果存在神经症状,建议进行电诊断检查。

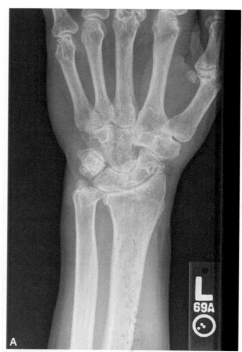

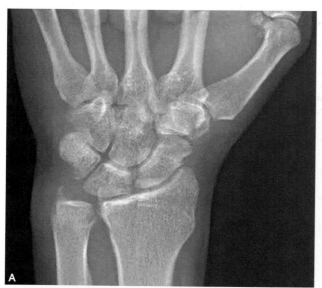

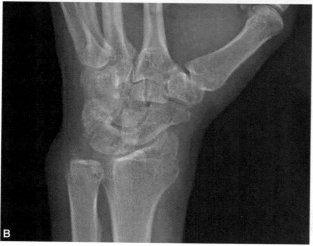

图 41.3　(A)和(B)腕部早期类风湿病的 X 线片(图 41.2 中的患者)显示滑膜炎区域的骨侵蚀,如尺骨茎突周围和桡尺远端关节。舟骨关节早期也有糜烂性改变。远端尺骨周围的软组织肿胀和畸形很容易被发现。这些 X 线片提示 Larsen 2 期疾病

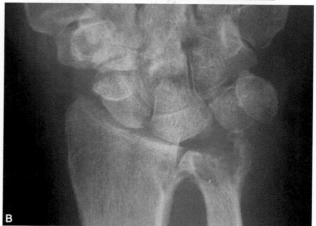

图 41.4　(A)随着疾病的进展,桡舟关节的囊性改变、关节间隙的缩小和骨赘的形成在 3 期病变的 X 线片中清晰可见。(B)尺骨头周围和桡尺远端关节持续性滑膜炎 3 期影像学表现,可导致尺骨头变形和骨赘形成,两者又均可引起伸肌腱磨损和断裂。腕骨尺侧移位以月骨尺侧移位最为明显

鉴别诊断

创伤后关节炎

- 慢性舟状骨晚期塌陷
- 脓毒性关节炎
- 脓毒性腱鞘炎
- 腕关节不稳
- 腕管综合征
- 痛风

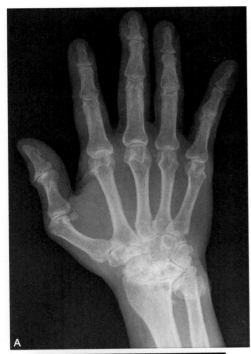

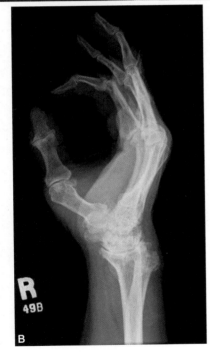

图 41.5　（A）和（B）在晚期疾病（4 期）中，整个腕关节关节腔完全消失，侧位片能观察到大量骨赘形成，尺骨头变形和背侧脱位

治疗

早期治疗

改善病情的抗风湿药（disease-modifying antirheumatic drugs，DMARD）的监测使用已大大地改善了疾病的控制，特别是在早期的积极治疗后。医学治疗包括三类药物：非甾体抗炎药、皮质类固醇和改善病情的药物［包括非生物制剂（甲氨蝶呤）和生物制剂（肿瘤坏死因子抑制剂）］[4]。药物治疗的细节超出了本章的范畴，不予赘述。

局部疾病的控制取决于几个因素，如疾病的严重程度、功能限制、疼痛和外在畸形。患者的教育、营养和心理健康均应该得到最大化重视。

剧烈疼痛，手腕的发炎，可通过休息、制动、口服抗炎药而得到很好的控制。夹板处方可能不适合这类患者，因为夹板不能塑形改变的解剖轮廓。在这种情况下，一个定制的，以前臂为基础，掌侧位放松，并将手腕固定在中立位的夹板将提供一定的支持和舒适度，很可能佩戴起来会有更大的依从性。夹板的作用是稳定受半脱位影响的关节，并且在关节受到损害时，夹板可以增强抓握力。然而，夹板疗法应作为一种安慰性方法，它并不能有效地预防疾病进展导致的畸形[16]。

康复治疗

职业治疗可以提供潜在的疼痛控制措施，包括活动矫正教育，定制夹板，活动度的锻炼，肌腱滑动训练和肌力强化。如果疾病在充分的医疗控制下，可以制订一个家庭锻炼计划来改善功能和力量[16]。

对于患有伸肌方面的局部腱鞘炎而不愿意注射的患者，进行离子导入疗法可能是有益的。对于有大量皮下脂肪组织的患者，离子导入对关节或关节周围结构的疗效可能有限。研究表明，冷热疗对 RA 患者疼痛、关节强直和肌力方面有益处，但不能证明一种方式优于另一种[17]。石蜡浴和湿热包用于改善关节运动和疼痛，提高活动耐受性。石蜡浴与运动方案结合使用效果较好[18]。水疗法可以作为许多治疗项目的辅助手段，主要目的是减少肌肉紧张和疼痛。如果多个关节同时受到影响，进行注重改善肩关节和肘关节的活动范围以使手在空间中的定位的物理治疗可能获益。肩肘关节功能改善很重要，因为如果靠近手的近端关节疼痛僵硬，很难实现手的空间定位。

康复治疗潜在最关键的作用是在术后阶段，那时患者特别需要夹板控制，提高运动范围、力量及水肿控制。

介入治疗

关节内注射可的松可有效地缓解滑膜炎引起的

腕关节疼痛。一般情况下,手腕周围的注射都应采用无菌技术,使用 25 号、1.5 英寸(1 英寸 = 2.54cm)长的针头注射类固醇制剂与 1% 利多卡因的混合物。桡腕关节注射时可从背侧距离 Lister 结节远端 1cm 进针,沿桡骨远端掌侧略微倾斜约 10° 进针。保持手腕在中立的位置,由助手轻柔地纵向牵引可以帮助扩大关节空间,以尽可能地减少疾病所致关节间隙狭窄的影响。

另一种可选择的桡腕关节注射部位是尺侧腕,位于尺骨茎突水平,就在容易触及的尺侧腕伸肌腱的背侧或掌侧。针头必须向近端倾斜 20°～30°,才能进入尺侧腕关节和尺骨头之间的空间。确保注入药物流动通畅无阻是很重要的。任何阻力表明需要重新定位进针方向。另外,如果条件允许,有微型图像增强器或超声等成像引导,也可以进行注射。

如果需要腕中部注射,则在透视引导下通过背部注射,并注射到月骨-三角骨-钩骨-头状骨区域中心的区域。

腕管注射通常在腕远端折痕处进行,针头沿尺侧深入掌长肌,在大多数患者中,掌长肌位于正中神经掌侧,因此在这个层面可保护正中神经。对于没有临床证据显示掌长肌的患者,不建议进行腕管注射。为了治疗相关的腕管综合征,患者应该使用夹板,使手腕保持在中立的位置,且主要用于夜间使用。在腕管注射类固醇是一种选择,但可能存在的磨损性肌腱断裂风险需要与患者进行沟通。在进行腕管注射前,对局部解剖的全面了解是必不可少的。在 RA 患者进行腕管注射前,必须非常仔细地考虑局部解剖结构的改变(正中神经位置的改变)。

注射后必须对患者进行随访。注射后 24～36h 内患者局部不适感增加的现象并不罕见。在这段时间内,建议使用夹板,局部冷敷也有好处。根据我们的经验,大多数类固醇注射需要几天才能产生治疗效果。由于皮质类固醇可通过短暂抑制软骨细胞合成而对关节软骨产生有害影响,如果没有晚期关节磨损的影像学征象,应尽量减少关节内重复注射。与人们普遍持有的误解相反,目前还没有关于限制类固醇注射数量的数据发表出来。此外,在晚期疾病中,当关节手术不可避免时,证据表明,对患者有益的重复注射并不是禁忌。

技术设备

目前,还没有专门的技术设备来治疗或康复这种情况。

手术

类风湿腕关节手术治疗的适应证包括以下一种或多种:致残性疼痛和慢性滑膜炎,至少 4～6 个月的充分药物治疗和非手术措施不能缓解,使手功能受限的畸形和不稳定,肌腱断裂和神经压迫。畸形本身很少是手术的适应证。在没有疼痛的情况下,使用代偿性手法治疗严重畸形的患者,其功能表现良好的情况并不少见。对这些患者进行矫正手术是不明智的。

外科手术分为骨手术和软组织手术(表 41.2)[19]。有时,在相同的情况下,骨移植手术将与软组织移植手术结合使用。滑膜切除术包括从桡腕关节和桡尺远端关节移除发炎的、增厚的关节滑膜,对于很少或没有显示关节破坏的影像学证据的疼痛关节,这是最佳的手术方式。腱鞘切除术涉及肌腱周围组织的清创,希望避免未来的磨损性肌腱断裂。最适合这些手术的患者有相对较好的控制,没有关节固定畸形及只有最小的影像学改变。如果肌腱断裂已经发生,最常见发生在远端尺骨上方,一般选择某种形式的肌腱转移手术,通常结合尺骨头切除(Darrach 手术)[20]。由于肌腱组织质量差,断裂区肌腱组织广泛丢失,在大多数情况下不提示或不可能进行原发性肌腱修复。根据肌腱断裂的数量,有可能将断裂的远端肌腱转移到邻近的更完整的肌腱或更远的肌腱,如将示指伸肌腱或指浅屈肌腱转移到受影响的肌腱。

表 41.2   类风湿疾病 Wrightington 分级

Wrightington 分级	影像学表现	手术治疗
1	• 腕部结构保留 • 关节周围囊肿,骨质增生	滑膜切除术
2	• 桡舟关节保留 • 尺侧移位,月骨或舟状骨弯曲,或桡关节受累	Darrach 手术,肌腱再平衡,部分关节固定术
3	• 桡骨结构保留 • 腕内关节炎,桡舟关节炎或掌侧半脱位	关节成形术和关节固定术
4	• 桡骨缺损	关节固定术

骨性手术包括切除关节成形术、关节表面置换术和部分或完整的腕关节融合术。切除关节成形

术,如切除远端尺骨的 Darrach 手术,对于远端尺腕骨撞击或远端桡尺关节疾病是有益的。它也可能防止伸肌腱在突出的尺骨头背侧断裂。然而,在某些情况下,它可能进一步加重腕关节尺侧移位,因此对韧带支持较弱的患者应结合桡月关节固定术,这是一个关注点(见下文)。另一种降低远端尺桡关节疼痛的可选的治疗方法是 Sauve-Kapandji 手术,其中远端尺骨融合到远端桡骨,同时进行远端尺骨截骨术。这种截骨术本质上是切除融合尺桡远端关节近端一小段骨头,构建一个"假关节",通过这个假关节,患者可以旋转前臂。通过这种手术,类风湿患者的疼痛能得到很好的缓解[21,22]。尽管这种手术在预防尺侧移位方面效果更好,但关节固定术部位的骨折愈合不良仍然是一个问题,尤其是对于骨质较差的 RA 患者。

解决桡腕关节问题,有两种手术选择:腕关节表面成形术或融合术。关节成形术需要切除远端桡骨和腕关节的一部分,并植入带有聚乙烯垫片的金属部件制成的植入物。这一般会限制双侧类风湿腕关节疾病且对功能需求较低,一侧腕关节融合,另一侧腕关节需要运动的患者。关节成形术对拥有良好骨存量,相对良好的对位,并完整的伸肌腱的患者是最有效的。关节成形术的好处包括维持关节活动范围和减轻疼痛。尽管一些研究显示腕关节成形术有很好的效果[23-28],但有些长期研究显示,1/2～2/3[29,30]做过关节成形术的人会有关节松动,25%～40% 的人需要关节切除。

由于关节显著性退化而施行的融合术或关节固定等消除疼痛的术式被很好地阐述过[31-36]。然而,根据融合的性质,这些会导致腕部运动的部分或完全丧失。有研究曾描述过限制性桡尺关节或桡舟月关节融合术[37]。限制性融合的潜在好处是保留了一些腕关节的运动,这可以发生在关节未充分融合的情况下,这种保留的一部分运动对这一组患者的整体功能至关重要。在每一种手术中,腕骨间关节都必须得到很好的保护。

全腕关节融合术是一种可靠、安全、完善的减轻疼痛的方法,它提供了一个稳定的腕关节,改善了手部功能,但无法改善桡腕关节的活动范围[31,32,34]全腕关节融合术在消除或显著改善手腕疼痛方面,已显示出 65%～85% 的成功率[34]。对于晚期腕部类风湿疾病,已成为最常见的骨治疗方法。融合术既可以通过用螺钉将波状背侧板固定在手腕,也可以通过放置一个或多个较大的髓内钉来实现(图 41.6)。

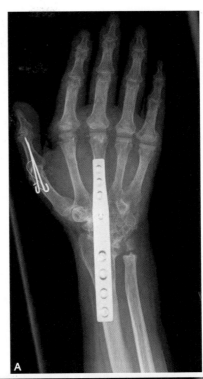

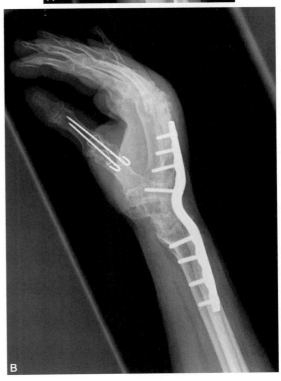

图 41.6　(A)和(B)示全腕关节固定术,使用轮廓板和螺钉。注意,尺骨远端已切除(Darrach 手术)。手指掌指关节成形术和拇指掌指关节固定术强调了该疾病过程的多关节炎性质

髓内钉通常穿过第二掌骨或第三掌骨,或穿过两者,穿过手腕进入桡骨的髓管。理想状态下腕关节应融合在轻度伸展位以改善握力。然而,如果两个

手腕都要融合，一个可以考虑融合在稍微弯曲位，另一个稍微伸展，以保证功能上的差异[5]。高融合率和15%的症状性硬件移除率已经被描述过[31]。在决定融合技术时，需要考虑覆盖的软组织质量，因为植入钢板需要离断更多的软组织，这可能会导致伤口并发症。

如果存在明显的正中神经压迫，通常会通过手掌切口进行扩大腕管开放松解。考虑到滑膜增生的高发生率（滑膜增生可导致正中神经受压），屈肌腱鞘切除术与RA患者的腕管松解术可联合进行[38]。

潜在的疾病并发症

RA是一种慢性、进展性疾病，由于从肩膀到手的僵硬或不稳定，可在上肢多个部位导致严重的残疾。如果腕关节受累程度加重，就会导致运动、疼痛、僵硬和神经压迫等问题。伸屈肌腱断裂是类风湿疾病中常见的情况，可使治疗复杂化。在疾病过程中，大多数类风湿疾病患者将失去一些功能能力，约1/3将发展为致残疾病，这将导致在进行日常生活活动时，患者机体对适应措施的明显依赖。作业治疗师和社区工作者在获得和使用辅助器具方面发挥了很大的作用，例如，特殊握把和家用器具的改装，可以最大限度地发挥患者的功能。

潜在的治疗并发症

用当前的DMARD治疗RA的全身性并发症超出本章的范围。镇痛药和非甾体抗炎药有众所周知的不良反应，可影响心脏、胃、肾和肝系统。关节内皮质类固醇注射有非常小的感染风险和由于反复接触皮质类固醇导致的软骨累积性损伤。

手术并发症可由伤口愈合问题、感染、神经血管损伤、复发性滑膜炎、复发性肌腱断裂、持续性关节不稳定、植入体松动或失败引起。在某种程度上，精湛的手术技术和对影响伤口愈合和免疫药物（如甲氨蝶呤和全身类固醇）的明智管理，可能会降低并发症的发生率。

（王开乐　译　张冲　校　李铁山　审）

参考文献

1. Hämäläinen M, Kammonen M, Lehtimäki M, et al. Epidemiology of wrist involvement in rheumatoid arthritis. *Rheumatology*. 1992;17:1–7.
2. Lee SK, Hausman MR. Management of the distal radioulnar joint in rheumatoid arthritis. *Hand Clin*. 2005;21:577–589.
3. Papp SR, Athwal GS, Pichora DR. The rheumatoid wrist. *J Am Acad Orthop Surg*. 2006;14:65–77.
4. Chung k, Pushman G. Current concepts in the management of rheumatoid hand. *J Hand Surg*. 2011;36A:736–747.
5. Trieb K. Treatment of the wrist in rheumatoid arthritis. *J Hand Surg*. 2008;33A:113–123.
6. Bäckdahl M. The caput ulnae syndrome in rheumatoid arthritis. A study of morphology, abnormal anatomy and clinical picture. *Acta Rheumatol Scand Suppl*. 1963;5:1–75.
7. Hsueh JH, Liu WC, Yang KC, et al. Spontaneous extensor tendon rupture in the rheumatoid wrist: risk factors and preventative role of extended tenosynovectomy. *Ann Plast Surg*. 2016;76:S41–S47.
8. Vaughan-Jackson OJ. Rupture of extensor tendons by attrition at the inferior radio-ulnar joint: report of two cases. *J Bone Joint Surg Br*. 1948;30:528–530.
9. Mannerfelt L, Norman O. Attrition ruptures of flexor tendons in rheumatoid arthritis caused by bony spurs in the carpal tunnel: a clinical and radiological study. *J Bone Joint Surg Br*. 1969;51:270–277.
10. Koevoets R, Dirven L, Klarenbeek NB, et al. Insights in the relationship of joint space narrowing versus erosive joint damage and physical functioning of patients with RA. *Ann Rheum Dis*. 2012;30.
11. Sakthiswary R, Singh R. Has the median nerve involvement in rheumatoid arthritis been overemphasized? *Rev Bras Reumatol*. 2016. https://doi.org/10.1016/j.rbr.2016.07.002.
12. Muramatsu K, Tanaka H, Taguchi T. Peripheral neuropathies of the forearm and hand in rheumatoid arthritis: diagnosis and options for treatment. *Rheumatol Int*. 2008;28:951–957.
13. Nørgaard F. Earliest roentgenological changes in polyarthritis of the rheumatoid type: rheumatoid arthritis. *Radiology*. 1965;85:325–329.
14. Larsen A, Dale K, Eek M, et al. Radiographic evaluation of rheumatoid arthritis by standard reference films. *J Hand Surg Am*. 1983;8:667–669.
15. Resnick D. Rheumatoid arthritis of the wrist: the compartmental approach. *Med Radiogr Photogr*. 1976;52:50–88.
16. Heine PJ, Williams MA, Williamson E, et al. Development and delivery of an exercise intervention for rheumatoid arthritis; strengthening and stretching for rheumatoid arthritis of the hand (SARAH) trial. *Physiotherapy*. 2012;90(2):121–130.
17. Adams J, Burridge J, Mullee M, Hammond A, Cooper C. The clinical effectiveness of static resting splints in early rheumatoid arthritis: a randomized controlled trial. *Rheumatology*. 2008;47:1548–1553.
18. Michlovitz SL. The use of heat and cold in the management of rheumatic diseases. In: Michlovitz S, ed. *Thermal Agents in Rehabilitation*. 2nd ed. Philadelphia: FA Davis; 1990:158–174.
19. Hodgson SP, Stanley JK, Muirhead A. The Wrightington classification of rheumatoid wrist X-rays: a guide to surgical management. *J Hand Surg Br*. 1989;14:451–455.
20. Darrach W. Partial excision of lower shaft of ulnar for deformity following Colle's fracture. *Ann Surg*. 1913;57:764–765.
21. Vincent KA, Szabo RM, Agee JM. The Sauvé-Kapandji procedure for reconstruction of the rheumatoid distal radioulnar joint. *J Hand Surg Am*. 1993;18:978–983.
22. Fujita S, Masada K, Takeuchi E, et al. Modified Sauvé-Kapandji procedure for disorders of the distal radioulnar joint in patients with rheumatoid arthritis. *J Bone Joint Surg Am*. 2005;87:134–139.
23. Cobb TK, Beckenbaugh RD. Biaxial total-wrist arthroplasty. *J Hand Surg Am*. 1996;21:1011–1021.
24. Bosco JA, Bynum DK, Bowers WH. Long-term outcome of Volz total wrist arthroplasties. *J Arthroplasty*. 1994;9:25–31.
25. Anderson MC, Adams BD. Total wrist arthroplasty. *Hand Clin*. 2005;21:621–630.
26. Nydick JA, Greenberg SM, Stone JD, Williams B, Polikandriotis JA, Hess AV. Clinical outcomes of total wrist arthroplasty. *J Hand Surg*. 2012;37A:1580–1584.
27. Ferreres A, Lluch A, del Valle M. Universal total wrist arthroplasy: midterm follow-up study. *J Hand Surg*. 2011;36A:967–973.
28. Badge R, Kailash K, Dickson DR, et al. Medium-term outcomes of the Universal-2 total wrist arthroplasty in patients with rheumatoid arthritis. *Bone Joint J*. 2016;98:1642–1647.
29. Ward C, Kuhl T, Adams BD. Five to ten year outcomes of the Universal total wrist arthroplasty in patients with rheumatoid arthritis. *J Bone Joint Surg*. 2011;93A:914–919.
30. van Harlingen D, Heesterbeek PJC, de Vos MJ. High rate of complications and radiographic loosening of the biaxial total wrist arthroplasty in rheumatoid arthritis. *Acta Orthopaedica*. 2011;82:721–726.
31. Barbier O, Saels P, Rombouts JJ, et al. Long-term functional results of wrist arthrodesis in rheumatoid arthritis. *J Hand Surg Br*. 1999;24:27–31.
32. Jebson PJ, Adams BD. Wrist arthrodesis: review of current technique. *J Am Acad Orthop Surg*. 2001;9:53–60.

33. Meads BM, Scougall PJ, Hargreaves IC. Wrist arthrodesis using a Synthes wrist fusion plate. *J Hand Surg Br.* 2003;28:571–574.

34. Ishikawa H, Murasawa A, Nakazono K. Long-term follow-up study of radiocarpal arthrodesis for the rheumatoid wrist. *J Hand Surg Am.* 2005;30:658–666.

35. Solem H, Berg NJ, Finsen V. Long term results of arthrodesis of the wrist: a 6-15 year follow up of 35 patients. *Scand J Plast Reconstr Surg Hand Surg.* 2006;40:175–178.

36. Rauhaniemi J, Tiusanen H, Sipola E. Total wrist fusion: a study of 115 patients. *J Hand Surg Br.* 2005;30:217–219.

37. Motomiya M, Iwasaki N, Minami A, et al. Clinical and radiological results of radiolunate arthrodesis for rheumatoid arthritis: 22 wrist followed for an average of 7 years. *J Hand Surg Am.* 2013;38:1484–1491.

38. Muramatsu K, Tanaka H, Taguchi T. Peripheral neuropathies of the forearm and hand in rheumatoid arthritis: diagnosis and options for treatment. *Rheumatol Int.* 2008;28:951–957.

胸椎压缩性骨折

Toni J. Hanson, MD

同义词

胸椎压缩性骨折
背部压缩性骨折
楔形压缩
椎体挤压骨折

ICD-10 编码

M84.40　　病理性骨折,非特指部位
S22.009　　非特指胸椎的非特异性骨折
添加第7个字符代表不同治疗时期(A—早期闭合性骨折,B—早期开放性骨折,D—常规愈合后继发骨折,G—延期愈合后继发骨折,K-骨不连继发骨折,S—后遗症)

定义

　　压缩性骨折是由沿椎体传递的力引起的骨折。压缩性骨折通常是稳定性骨折,拥有完整的韧带(图42.1)[1]。在胸椎发生的压缩性骨折通常伴随骨密度降低,在骨质疏松症中常见。其通常是无症状的,部分患者可以通过X线诊断。这种骨折在轻微的创伤下即可发生,且通常是稳定性骨折[2,3]。病理性骨折可能出现在转移性癌症(通常来自肺癌、乳腺癌或前列腺癌)以及影响椎骨的其他疾病过程。创伤,例如从高处坠落或机动车辆事故,也可导致胸椎压缩性骨折。健康的椎骨能够抵抗压迫,因此,破坏椎骨需要相当大的力量。在这些病例中,产生骨折所需的力可能导致骨折碎片延伸到椎管内并压迫神经根。还有其他的创伤也可以导致骨折,例如跌倒后出现跟骨骨折。如骨质疏松症中观察到的多发性胸椎压缩性骨折可产生脊柱后凸畸形[4-6]。据估计,美国每年发生150万例椎体压缩性骨折,25%的绝经后妇女在其一生中受到影响。据估计,美国有4 400万人患有骨质疏松症,3 400万人显示骨密度较低[7]。椎体压缩性骨折的存在增加了未来发生椎体压缩性骨折的风险(1次骨折,增加5倍;2次或更多次骨折,增加12倍)[8]。

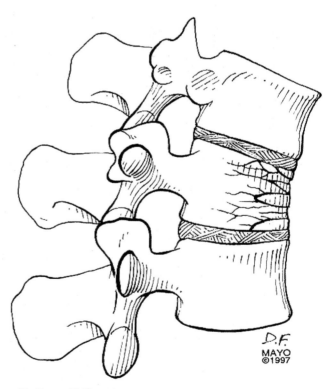

图42.1　胸椎压缩性骨折伴椎前缘高度减少和椎体楔入

症状

　　胸椎压缩性骨折的位置出现疼痛通常是该病的标志,是严重的疼痛、锐痛,可随着运动而加剧,休息后缓解。严重的疼痛可持续 2~3 周,然后在 6~8 周内减轻,但疼痛可持续数月。不过,骨质疏松症中的急性骨折很少产生不适,并且不容易定位[9]。在骨质疏松性骨折中,通常是中下胸椎受到影响。全面的病史采集和体格检查至关重要[10,11]。

体格检查

在发生压缩性骨折的胸椎区域进行触诊或叩诊时有压痛是体格检查中的主要发现。脊柱运动也会产生疼痛。对于先前有多处压缩性骨折的患者,可能存在后凸畸形,身高降低,下肋骨与髂嵴上撞击等情况,建议在骨折水平以下进行神经系统检查,以评估反射的存在,病理反射如 Babinski 征以及感觉改变。如果关注肠和膀胱功能,可以通过评估直肠张力,自主的括约肌控制,肛门括约肌的收缩和针刺感觉来评估骶骨节段[12]。评估患者的稳定步态也很重要。神经系统的改变可能导致步态功能障碍和跌倒风险[13,14]。

功能受限

伴有急性疼痛的胸椎压缩性骨折的患者可能有明显的功能受限。患者可能在日常生活和家庭活动中丧失行动能力和独立性,并可能对社交、职业和心理功能产生影响。对于症状严重的患者,可能需要住院治疗[15]。

诊断检查

胸椎的前后位和侧位 X 线片可以证实胸椎压缩性骨折。在胸部压缩性骨折的放射学检查中,受影响的椎骨的高度通常以楔形方式降低,椎体后部高于前部。在骨质疏松症中,脊柱 X 线片上也可以发现双凹畸形(图 42.2)。骨扫描可以帮助定位(但不一定确定)转移性癌症,隐匿性骨折和感染等。脊柱成像,如计算机断层扫描或磁共振成像,也可以进一步阐明细节[16]。在选定的病例中,受影响的椎体行经皮穿刺活检可以有助于诊断。也可以通过实验

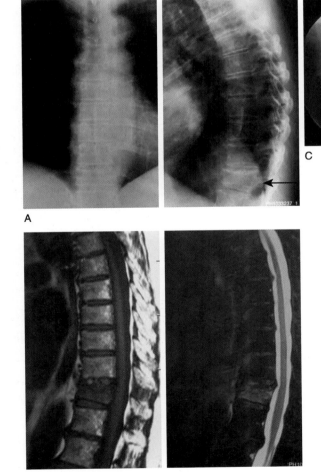

图 42.2　(A)前后位和侧位 X 线片显示胸廓压缩性骨折(箭头)。(B)磁共振成像显示胸部压缩性骨折的 T_1(左)和 T_2(右)外观。(C)前后位和侧位 X 线片显示椎体成形术后椎体的外观(*Courtesy Kent R. Theilen, MD, Mayo Clinic, Rochester, Minnesota.*)

室检查进行辅助诊断,包括全血细胞计数、红细胞沉降率或 C 反应蛋白水平(其是非特异性但是隐匿性感染或炎性疾病的敏感指标)。当怀疑有恶性肿瘤时,血清碱性磷酸酶、血清和尿蛋白电泳以及其他实验室检查可以协助诊断。根据临床表现,包括骨质疏松症的继发原因,酌情选择相应的辅助检查方法。当患者在临床上得到改善时,可以进行骨密度测定。

鉴别诊断

胸部扭伤

胸椎神经根病

胸椎间盘突出症

转移性恶性疾病

原发性脊柱恶性肿瘤(罕见,多发性骨髓瘤)[17]

良性脊柱肿瘤

感染,骨髓炎(罕见)[18]

炎症性关节炎

肌肉骨骼疼痛,其他

其他疾病引起的疼痛(胰腺癌,腹主动脉瘤)

治疗

早期治疗

早期治疗由运动方式调整组成,包括限制性卧床休息。使用床垫(如鸡蛋箱型)进行缓冲也很有帮助。卧床休息应限制在短短几天之内,以防止血管、心肺和皮肤并发症,并避免进一步的骨质流失,失调和功能下降。

推荐适当的身体转移力学技能,比如使用脊柱矫形器来减小脊柱骨折和缓解疼痛。

适用于患者的药物包括口服镇痛药、肌肉松弛药和抗炎药。曲马多 50mg(每 4~6h 一次或两次,每天不超过 8 次),对乙酰氨基酚 300mg/可待因 30mg(每 4~6h 一次或两次),控释羟考酮 CR(10mg)或者可以考虑每 12h 20mg)。对乙酰氨基酚的剂量不应超过 3g/d。肌肉松弛药如环苯扎林 10mg,每天 3 次,最初可能有助于肌肉痉挛。各种非甾体抗炎药,包括塞来昔布(西乐葆,一种环氧合酶 2 抑制剂),可根据患者的耐受情况考虑使用。降钙素(每天喷雾一次,鼻孔交替使用,每次喷雾 200 IU)也被用于疼痛性骨质疏松性骨[19]。大便软化剂和泻药可能对于缓解肠蠕动和便秘是必需的。药理学试剂的选择必须考虑患者的年龄,合并症和临床表现。通过适当的身体转移力学(例如在床上翻动)和脊柱支撑来避免脊柱运动(尤其是屈曲),这有益于患者的恢复。有多种脊柱矫形器可以减少脊柱屈曲(图 42.3),但它们必须正确安装[20,21]。腰骶矫形器可以用于低位胸椎骨折。胸腰椎矫形器是经常被使用的(图 42.3A~D)。如果需要更大程度的骨折固定,可以安装现成的矫形器(图 42.3E)或定制模制的身体护具。正确诊断和治疗胸部压缩性骨折的潜在因素是必要的[22,23]。大多数胸部压缩性骨折将在 4~6 周内症状改善而愈合[24,25]。

康复治疗

物理治疗通过采用适当的身体力学来协助患者的运动功能,帮助改善患者的转移方式,并使用步态辅助器(例如轮式助行器)进行训练,以减少脊柱上的生物力学应力并确保步态安全[26]。还可以采用一些缓解疼痛的方法,例如热疗、冷疗和经皮电刺激。应当在适当的时候实施运动锻炼,且不能加重脊柱症状。除了适当的身体力学和强调脊柱伸展和避免屈曲的姿势训练,还应强化脊柱伸肌和肢体肌肉,拉伸肌群(如胸部、臀部和下肢肌肉),以及进行深呼吸训练。为促进骨骼健康、平衡和预防跌倒的负重锻炼也很重要[27]。带缓冲衬垫的鞋子,对于保持肢体的平衡也很有帮助。作业治疗可以帮助患者进行日常生活,加强适当的脊柱人体工程学,解决设备需求,预防跌倒。康复的目的是增加患者的舒适度,减少畸形和残疾,并根据患者的具体需求进行个性化的锻炼[28-30]。

介入治疗

通常没有必要进行侵入性手术。使用聚甲基丙烯酸甲酯进行经皮椎体成形术或椎体后凸成形术可能有助于减少骨折疼痛,加强胸椎力量,改善功能。对于椎体后凸成形术,已经报道了一些潜在的椎体高度恢复(图 42.2C)[26,31]。影像学证实有急性或亚急性胸椎骨折的患者有相关疼痛,保守治疗无效,无禁忌证的可能是这种介入手术的候选者[32,33]。在两项随机对照试验中,椎体成形术与假手术组对比无有益的改善[32,34]。

发生压缩性骨折的椎体的结构性变化可以改变

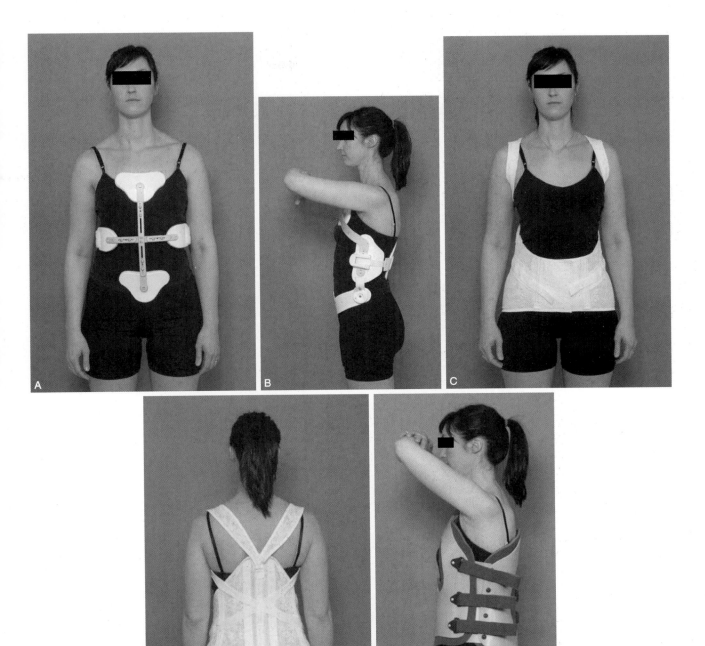

图 42.3　（A）十字形前脊柱过伸支架（限制屈曲）；（B）三点矢状超伸展支具（限制屈曲）；（C）胸腰骶矫形器,前视图；
（D）胸腰骶矫形器,后视图；（E）带有魔术贴封口的现成模制脊柱矫形器

相邻关节面的生物力线（图 42.4A 和图 42.4B）[35]。
双边透视引导下,在上、下胸椎面（图 42.4C）行关节
面内注射是有效的。关节突关节分支阻滞和射频消
融术对于胸椎压缩性骨折中的关节突疼痛是有

利的。

技术设备

没有特定的技术设备对这种疾病进行治疗或康复。

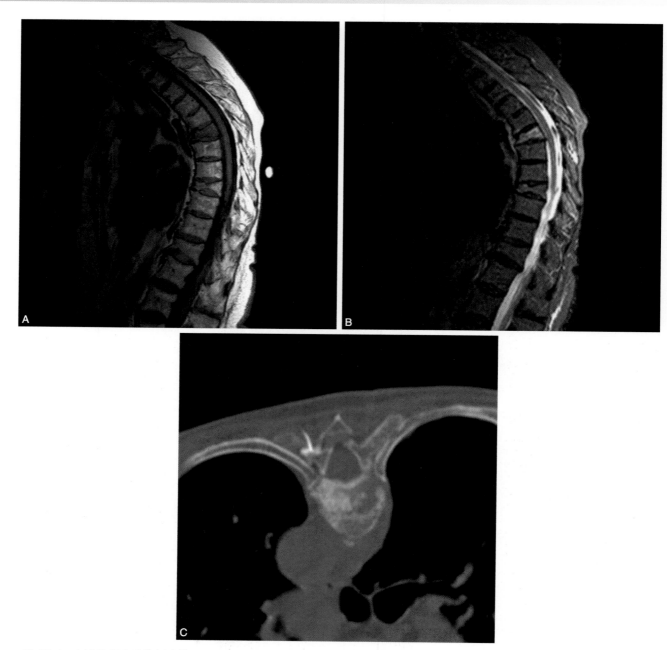

图 42.4   （A）和（B）磁共振成像显示胸部压缩性骨折的矢状位 T_1 和 STIR 外观；（C）CT 透视引导下的胸椎面注射（胸椎轴向图像）

手术

胸椎压缩性骨折很少需要手术。由于骨折不愈合、脊柱不稳定或发生神经系统并发症的患者、压迫性骨折后产生剧烈疼痛的患者可以考虑手术稳定。建议这些病例转诊给脊柱外科医师进行进一步评估[36]。

潜在的疾病并发症

可能发生的神经系统并发症，包括神经或脊髓损伤、持续疼痛、骨不连和不稳定的骨科并发症，均须解决潜在的原发疾病（例如转移性胸部压迫）。有严重脊柱后凸的患者可能会出现心肺功能障碍，严重的咳嗽可能导致肋骨撞击髂骨，因而产生进一步的症状。伴随骨折的严重疼痛可能会限制深呼吸，并且增加肺部并发症（例如肺炎）的风险。进行性脊柱畸形的患者可能会产生继发性疼痛，因此，患者的依赖程度可能会逐渐增加。

潜在的治疗并发症

药物的副作用，特别是 NSAID 以及麻醉药物可能会出现,因此为患者选择适合的药物非常重要[37]。有些患者可能使用脊柱矫形器有困难,例如胃食管反流病患者的不耐受。后凸患者不能忍受矫形器,并且很难找到合适的矫形器。椎体成形术或椎体后凸成形术的并发症可包括感染、出血、骨折(在治疗的或相邻的椎骨中)和诸如栓塞等系统性问题。压缩性骨折可影响周围组织,例如发生脊髓、脊神经或血管压迫[38]。手术可能导致许多并发症,不仅存在全身麻醉风险,还有感染、出血或血栓栓塞。骨的机械性强度差,如骨质疏松症、缺乏致密的板层和皮质骨,可能无法产生最佳的手术结果。

致谢

作者感谢 Kent Thielen 博士和 Timothy Maus 博士提供介入放射学案例研究,Sara Harstad 提供矫形建模,Pamela Harders 提供秘书服务。

(石奇琳 译　张冲 校　李铁山 审)

参考文献

1. Bezel E, Stillerman C. *The Thoracic Spine*. St. Louis: Quality Medical Publishers; 1999:20.
2. Toh E, Yerby S, Bay B. The behavior of thoracic trabecular bone during flexion. *J Exp Clin Med*. 2005;30:163–170.
3. Toyone T, Tanaka T, Wada Y, Kamikawa K. Changes in vertebral wedging rate between supine and standing position and its association with back pain: a prospective study in patients with osteoporotic vertebral compression fractures. *Spine*. 2006;31:2963–2966.
4. Kesson M, Atkins E. The thoracic spine. In: Kesson M, Atkins E, eds. *Orthopaedic Medicine: a Practical Approach*. Boston: Butterworth-Heinemann; 1998:262–281.
5. McRae R. The thoracic and lumbar spine. In: Parkinson M, ed. *Pocketbook of Orthopaedics and Fractures*. vol. 1. London: Churchill Livingstone/Harcourt; 1999:79–105.
6. Dandy D, Edwards D. Disorders of the spine. In: Dandy D, Edwards D, eds. *Essential Orthopaedics and Trauma*. New York: Churchill Livingstone; 1998:431–451.
7. Qaseem A, Snow V, Shekelle P, et al. Pharmacologic treatment of low bone density or osteoporosis to prevent fractures: a clinical practice guideline from the American College of Physicians. *Ann Intern Med*. 2008;149:404–415.
8. Marshall D, Johnell O, Wedel H. Meta-analysis of how well measures of bone mineral density predict occurrence of osteoporotic fractures. *BMJ*. 1996;18:1254–1259.
9. Bonner F, Chesnut C, Fitzsimmons A, Lindsay R. Osteoporosis. In: DeLisa J, Gans BM, eds. *Rehabilitation Medicine: Principles and Practice*. 3rd ed. Philadelphia: Lippincott-Raven; 1998:1453–1475.
10. Van de Velde T. Disorders of the thoracic spine: non-disc lesions. In: Ombregt L, ed. *A System of Orthopaedic Medicine*. Philadelphia: WB Saunders; 1995:455–469.
11. Errico T, Stecker S, Kostuik J. Thoracic pain syndromes. In: Frymoyer J, ed. *The Adult Spine: Principles and Practices*. 2nd ed. Philadelphia: Lippincott-Raven; 1997:1623–1637.
12. Huston C, Pitt D, Lane C. Strategies for treating osteoporosis and its neurologic complications. *Appl Neurol*. 2005;1.
13. Hu S, Carlson G, Tribus C. Disorders, diseases, and injuries of the spine. In: Skinner H, ed. *Current Diagnosis and Treatment in Orthopedics*. 2nd ed. New York: Lane Medical Books/McGraw-Hill; 2000:177–246.
14. Pattavina C. Diagnostic imaging. In: Hart R, ed. *Handbook of Orthopaedic Emergencies*. Philadelphia: Lippincott-Raven; 1999:32–47, 116–126; 127–140.
15. Goldstein T. Treatment of common problems of the spine. In: Goldstein T, ed. *Geriatric Orthopaedics: Rehabilitative Management of Common Problems*. 2nd ed. Gaithersburg, Md: Aspen Publications; 1999:211–232.
16. Bisese J. Compression fracture secondary to underlying metastasis. In: Bolger E, Ramos-Englis M, eds. *Spinal MRI: a Teaching File Approach*. New York: McGraw-Hill; 1992:73–129.
17. Heller J, Pedlow F. Tumors of the spine. In: Garfin S, Vaccaro AR, eds. *Orthopaedic Knowledge Update. Spine*. Rosemont, Ill: American Academy of Orthopaedic Surgeons; 1997:235–256.
18. Levine M, Heller J. Spinal infections. In: Garfin S, Vaccaro A, eds. *Orthopaedic Knowledge Update. Spine*. Rosemont, Ill: American Academy of Orthopaedic Surgeons; 1997:257–271.
19. Kim D, Vaccaro A. Osteoporotic compression fractures of the spine; current options and considerations for treatment. *Spine*. 2006;6:479–487.
20. Saunders H. Spinal orthotics. In: Saunders R, ed. *Evaluation, Treatment and Prevention of Musculoskeletal Disorders*. vol. 1. Bloomington, Minn: Educational Opportunities; 1993:285–296.
21. Bussel M, Merritt J, Fenwick L. Spinal orthoses. In: Redford J, ed. *Orthotics Clinical Practice and Rehabilitation Technology*. New York: Churchill Livingstone; 1995:71–101.
22. Khosla S, Bilezikian J, Dempster D, et al. Benefits and risks of bisphosphonate therapy for osteoporosis. *J Clin Endocrinol Metab*. 2012;97:2272–2282.
23. Mura M, Drake M, Mullan R, et al. Clinical review. Comparative effectiveness of drug treatments to prevent fragility fractures: a systematic review and network meta-analysis. *J Clin Endocrinol Metab*. 2012;97:1871–1880.
24. Brunton S, Carmichael B, Gold D. Vertebral compression fractures in primary care. *J Fam Pract*. 2005;54:781–788.
25. Old J, Calvert M. Vertebral compression fractures in the elderly. *Am Fam Physician*. 2004;69:111–116.
26. *Rehabilitation of Patients With Osteoporosis-Related Fractures*. Washington, DC: National Osteoporosis Foundation; 2003:4.
27. Sinaki M. Critical appraisal of physical rehabilitation measures after osteoporosis vertebral fracture. *Osteoporos Int*. 2003;14:773–779.
28. Browngoehl L. Osteoporosis. In: Grabois M, Garrison SJ, Hart KA, Lehmkuhl LD, eds. *Physical Medicine and rehabilitation: the Complete Approach*. Malden, Mass: Blackwell Science; 2000:1565–1577.
29. Eilbert W. Long-term care and rehabilitation of orthopaedic injuries. In: Hart R, Rittenberry TJ, Uehara DT, eds. *Handbook of Orthopaedic Emergencies*. Philadelphia: Lippincott-Raven; 1999:127–138.
30. Barr J, Barr M, Lemley T, McCann R. Percutaneous vertebroplasty for pain relief and spinal stabilization. *Spine*. 2000;25:923–928.
31. Kostuik J, Heggeness M. Surgery of the osteoporotic spine. In: Frymoyer J, ed. *The Adult Spine: Principles and Practice*. 2nd ed. Philadelphia: Lippincott-Raven; 1997:1639–1664.
32. Kallmes D, Comstock B, Heagerty P, et al. A randomized controlled trial of vertebroplasty for osteoporotic spine fractures. *N Engl J Med*. 2009;361:569–579.
33. Rad A, Gray L, Sinaki M, Kallmes D. Role of physical activity in new onset fractures after percutaneous vertebroplasty. *Acta Radiol*. 2011;52:1020–1023.
34. Buchbinder R, Osborne R, Ebeling P, et al. A randomized trial of vertebroplasty for painful osteoporotic vertebral fractures. *N Engl J Med*. 2009;361:557–568.
35. Mitra R, Huy D, Alamin T, Cheng I. Facet pain in thoracic compression fractures. *Pain Med*. 2010;11(11):1674–1677.
36. McCarthy J, Davis A. Diagnosis and management of vertebral compression fractures. *Am Fam Physician*. 2016;94(1):44–50.
37. Snell E, Scarpone M. Orthopaedic issues in aging. In: Baratz M, Watson AD, Imbriglia JE, eds. *Orthopaedic Surgery: the Essentials*. New York: Thieme; 1999:865–870.
38. Khosla A, Diehn F, Rad A, Kallmes D. Neither subendplate cement deposition nor cement leakage into the disk space during vertebroplasty significantly affects patient outcomes. *Radiology*. 2012;264:180–186.

第 43 章

胸椎神经根病

Darren C. Rosenberg, DO

Daniel C. Pimentel, MD, PhD

同义词

胸椎神经根炎

胸椎间盘突出

ICD-10 编码

M54.14　　　神经根病,胸部

定义

胸椎神经根病是一种由机械压迫、化学刺激或胸椎神经根代谢异常引起的疼痛综合征。据估计,12%~37%的人群会发生胸部椎间盘突出,而且往往无症状。男性和女性的发病率相同[1,2]。在所有椎间盘手术中,胸椎间盘手术所占比例不到2%,在所有有症状的椎间盘突出中所占比例为0.15%~4%。大多数胸椎间盘突出症(35%)发生在 T_8 和 T_{12} 水平,T_{11}~T_{12} 为多发节段(20%)[3]。大多数患者(90%)在40~70岁出现临床症状,33%的患者年龄在40~49岁。大约33%的胸椎间盘突出是侧突型的,首先侵犯脊神经根。其余的是中央型或中央外侧型,主要导致不同程度的脊髓压迫。滑膜囊肿在胸椎很少见(0.06%的患者需要减压手术),可能累及椎间孔,这种情况常见于较低的胸椎水平[4]。

自然退行性变和创伤被普遍认为是机械性胸神经根病病因学中最重要的因素。骨侵蚀引起的椎间孔狭窄也可引起神经根受压和神经根症状。

胸神经根病最常见的病因是代谢性疾病——糖尿病,糖尿病经常导致多种疾病[4,5],可发生在任何年龄,但由于影响神经根的血液供应,往往同时出现其他神经病理性症状。另一个可能引起胸神经根病变的病因是肿瘤压迫。原发脊柱肿瘤很少见,但脊柱是其他部位原发实体肿瘤,如乳腺癌、肺癌和前列腺癌[6]的一个常见转移部位(4%~15%)。脊柱转移以胸椎最为常见(70%),其次是腰椎(20%)和颈椎(10%)[7]。

最后,其他不常见的可能导致胸神经根病的原因包括脊柱侧弯、带状疱疹引起的炎症和结核病[5]。

症状

大多数患者(67%)表现为"带状"胸痛(图43.1)。第二常见的症状(16%)是下肢疼痛[8]。T_2~T_3 神经根损伤可表现为腋窝或肩胛中部疼痛。T_7~T_{12} 神经根损伤可表现为不明显的局部腹痛[9]。因局部肌肉无力导致的腹壁膨隆也可能提示胸椎神经根病[10]。较不常见的症状,如乳腺痛,可能是由胸神经根病变导致的[11]。

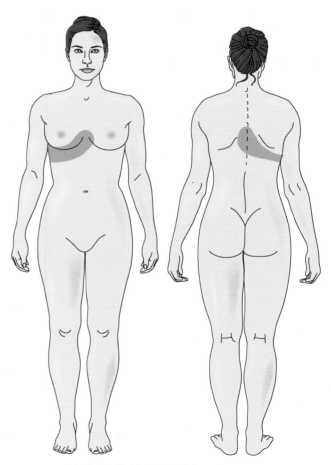

图 43.1　胸椎神经根病典型疼痛模式

区别于胸椎神经根病,脊髓压迫产生与脊髓病相同的上运动神经元症状和体征。因此,检查者应密切注意运动障碍、反射亢进、痉挛、感觉障碍及肠道膀胱功能障碍的存在。肠道膀胱功能障碍可能是 T_{11}~T_{12} 损伤引起的脊髓圆锥或马尾的损害[12]。

因此,在胸椎神经根病中,76%的患者的主要症状是局部、轴向或根性的疼痛。另外,很重要的是有外伤病史(37%的患者存在)[13] 或非神经源性胸壁、腹痛危险因素。胸椎压缩性骨折的症状可能与胸神经根病变相似,可见于急性创伤后的青年患者,尤其是跌倒、坠落后,这与他们是否双脚着地无关。在老年人(特别是有骨质疏松或骨质疏松病史的妇女)或长期使用类固醇的人群中,也应考虑压缩性骨折。由于胸椎神经根病并不常见,所以在非创伤性病例中,重要的是需要考虑更严重的疾病,如感染或癌症。因此,应仔细询问患者有无体重减轻,食欲下降,免疫抑制因素,发热,发冷,或恶性疾病病史[14,15]。

体格检查

体格检查可能仅显示活动范围的限制,特别是躯干旋转、屈曲和伸展,通常是由于疼痛导致活动受限。在创伤性病例中,应注意局部的瘀斑或擦伤。如果怀疑是急性脊柱骨折,不应重复进行一系列的运动测试。仔细触诊胸椎棘突和横突上的压痛,以及肋骨和肋间间隙上的压痛,是确定受累节段的关键。椎体撞击引起的疼痛提示临床医师应注意椎体骨折的可能性。

从另一方面来说,下肢少见症状,如疼痛、反射变化、痉挛、乏力等,可能是由胸椎间盘突出压迫脊髓所致[17],但这种现象很少被观察到。

在诊断胸椎神经根病时,体格检查具有一定的准确性和可靠性,因为很难逐个检查可能受影响的肌肉(如椎旁肌、肋间肌和腹肌)的力量[18],而这对于排除其他可能引起疼痛或神经异常的原因是至关重要。此外,在皮区模式中,感觉可能是不正常的。这将指导医师更仔细地评估所累及的水平。应该注意脊柱的任何异常表现,包括脊柱侧弯,当患者向前弯曲时,最容易发现脊柱侧弯。同时应该对心肺系统、腹部器官和皮肤进行全面检查,特别是对那些遭受过创伤或相关并发症的患者。

功能受限

胸椎神经根病引起的疼痛常常限制一个人的运动和日常活动。患者的日常活动如穿衣、洗澡,以及其他包括躯干运动的活动,如穿鞋等均可能受到限制。工作活动也可能受到限制,如举重、攀爬和弯腰。即使是久坐不动的员工也可能会感到非常不舒服,以至于无法完成工作。腹部的疼痛可能会导致厌食症。

诊断分析

由于胸神经根病的发生率较低,且有可能由严重的疾病导致(如肿瘤),对不明原因的持续性胸痛(2~4 周以上)患者,临床医师应尽早(尽可能)进行影像学检查。磁共振检查仍然是评价胸椎软组织结构影像学检查的首选。CT 检查和脊髓 CT 成像是无法取代磁共振成像的。

胸椎神经根病的肌电图评估具有挑战性,受目前技术的限制,肌间神经根支配的肌肉较难触及。最常见的测试肌肉是椎旁肌、肋间肌和腹肌。在研究肋间神经传导时,气胸的风险为 8.8%,这使得许多医师不愿使用这种技术[16]。临床医师必须检查多层胸椎节段才能更准确地定位病变。肋间体感诱发电位技术也被证明可以分辨单个神经根水平[9]。

对于有持续损伤的患者,建议将 X 片作为排除脊柱不稳定和骨折的主要方法。

鉴别诊断	
脊柱相关疾病	起止点病变(韧带或肌腱)
压缩骨折	胸肋关节紊乱
恶性肿瘤(原发或转移)	肋横突关节韧带扭伤
Pott 病(脊柱结核)	肋骨骨折
其他传染病的原因	心绞痛
强直性脊柱炎	心肌梗死
椎管狭窄	主动脉瘤
关节突综合征	胆囊炎
椎间盘退行性变	肾盂肾炎
椎间盘移位(膨出、突出、脱出)	消化性溃疡疾病
脊柱畸形(脊柱侧弯、后凸)	食管疾病
带状疱疹	乳腺痛
脊柱外疾病	胸膜炎
肋间神经痛	肺栓塞
肌筋膜触发点	痛性肥胖症

治疗

早期治疗

在病程的早期,疼痛控制是很重要的。患者应避免增加疼痛的活动并避免搬运重物。NSAID 通常是治疗的一线用药,有助于控制疼痛和炎症。口服类固醇是一种强效的抗炎药,通常用于急性期,一般是从中等或大剂量起用药,并在几天内逐渐减量。例如,甲强龙剂量包是预先设定的处方量,一包含 21 粒药片,每片为 4mg,疗程为 6 天。第一天服 6 粒,然后每天减少 1 粒。非麻醉性镇痛药和麻醉性镇痛药都可用于控制疼痛,肌肉松弛药同样可以使用。在亚急性或慢性病例中,可以尝试其他药物,如三环类抗抑郁药和抗惊厥药(如加巴喷丁和卡马西平),这些药物在治疗神经病变引起的症状方面效果显著[19,20]。在可以忍受的前提下,可以湿热或者冰疗来缓解疼痛。经皮神经电刺激装置也有助于缓解疼痛[21]。

康复治疗

物理疗法最初可以用来帮助控制疼痛,如超声和电刺激等方式均可以减轻疼痛,改善活动度[22],但没有一种物理方式可以得到长期的缓解或改变疾病的远期预后[23]。物理治疗的主要目标是帮助脊椎稳定训练,背部和腹部的强化[24],以及脊柱机械牵引训练[25]。尽管长时间佩戴胸腰支具会导致核心肌力量变弱,但有些患者可能会从支具减少了脊柱的节段性活动中获益[26]。77% 的患者经过保守治疗往往能显著减轻疼痛并改善功能[2]。影像学研究证实有明显脊柱不稳的患者应转诊给脊柱外科医师。

此外,物理治疗应给予姿势再训练,特别是对习惯性不良姿势的人,如果有相应的指征,还应评估工作地点。所有久坐不动的员工都应该被告知要选择合适的座位,包括使用一把配有腰椎支撑的可调节座椅。更积极的员工应该被建议适当的搬重物技术并避免不必要的躯干旋转。

最后,物理治疗可以注重于改善生物力学因素,这些因素可能在胸椎异常负荷中发挥作用。这些治疗包括腿部紧绷的肌肉的柔韧性练习和扁平足(平足)的矫形术。

介入治疗

经椎间孔注射既可用于诊断,又可用于治疗[27]。该项技术已被证明能显著减少放射性疼痛[28]。椎间孔注射在透视引导下进行,以减少肺损伤的风险,并确保注射水平的准确性。

技术

对胸椎神经根病的治疗或康复无特殊的技术。

手术

与传统的开放性手术方法相比,胸腔镜下胸椎椎间盘突出症的微创手术切除具有手术时间短、失血少、术后并发症少、住院时间短等优点[29,30]。传统上,引起胸神经根病的机械性原因常通过后路椎板切除术、外侧肋板切除术或经胸入路前椎间盘切除术来治疗。在一项对 167 名接受胸腔镜手术的患者进行观察的队列研究中,79% 的患者报告疼痛改善情况良好或极好,80% 的患者报告运动功能改善情况良好或极好[31]。

在过去的几年里,一些新的胸椎椎间盘手术方法已经被开发。如微内镜椎间盘切除术,如果迹象良好,可以呈现低发病率的良好结局。其他新型的微创手术包括显微椎间盘切除术和微型开放侧方入路[32]。

潜在的疾病并发症

如果不及时治疗,胸椎神经根病变可以导致慢性疼痛及其相关的并发症、进行性胸髓受压,如果意识不到,可能会导致瘫痪、神经性肠道和膀胱痉挛。

潜在的治疗并发症

镇痛药和 NSAID 有众所周知的副作用,最常见的是影响胃、肝脏和肾脏系统。糖尿病患者应注意类固醇的使用,因为它们可能会使血糖水平升高。在未控制血糖水平的糖尿病合并胸神经根病变的患者中,应该尝试控制血糖,尽管目前还没有证明血糖水平的极度升高会导致糖尿病形式的胸神经根病变。由于胃溃疡的风险,类固醇通常不会与 NSAID 同时使用。短期口服类固醇很少会导致髋关节缺血性坏死。三环类抗抑郁药可能导致口干和尿潴留。和抗惊厥药一同服用,它们还可能起到镇静作用。有时,物理治疗可能会加重症状。文献记载的侵入性疼痛治疗和手术的风险包括出血、感染、进一步的神经损伤以及疼痛[33]。

(陈玮 译　张冲 校　李铁山 审)

参考文献

1. Elhadi AM, Zehri AH, Zaidi HA, et al. Surgical efficacy of minimally invasive thoracic discectomy. *J Clin Neurosci.* 2015;22(11):1708–1713.
2. Brown CW, Deffer PA JR, Akmakjian J, et al. The natural history of thoracic disc herniation. *Spine (Phila Pa 1976).* 1992;17:S97–S102.
3. Leininger B, Bronfort G, Evans R, Reiter T. Spinal manipulation or mobilization for radiculopathy: a systematic review. *Phys Med Rehabil*

Clin N Am. 2011;22:105–125.

4. Cohen-Gadol AA, White JB, Lynch JJ, et al. Synovial cysts of the thoracic spine. *J Neurosurg Spine*. 2004;1:52–57.

5. Derby R, Chen Y, Lee SH, Seo KS, Kim BJ. Non-surgical interventional treatment of cervical and thoracic radiculopathies. *Pain Physician*. 2004;7(3):389–394.

6. Hayat MJ, Howlader N, Reichman ME, Edwards BK. Cancer statistics, trends, and multiple primary cancer analyses from the Surveillance, Epidemiology, and End Results (SEER) Program. *Oncologist*. 2007;12:20–37.

7. Spinazze S, Caraceni A, Schrijvers D. Epidural spinal cord compression. *Crit Rev Oncol Hematol*. 2005;56:397–406.

8. Bicknell J, Johnson S. Widespread electromyographic abnormalities in spinal muscles in cancer, disc disease, and diabetes. *Univ Mich Med Center J*. 1976;42:124–127.

9. Rubin DI, Shuster EA. Axillary pain as a heralding sign of neoplasm involving the upper thoracic root. *Neurology*. 2006;66:1760–1762.

10. Streib EW, Sun SF, Paustian FF, et al. Diabetic thoracic radiculopathy: electrodiagnostic study. *Muscle Nerve*. 1986;9:548–553.

11. Pirti O, Barlas AM, Kuru S, et al. Mastalgia due to degenerative changes of the spine. *Adv Clin Exp Med*. 2016;25(5):895–900.

12. Tokuhashi Y, Matsuzaki H, Uematsu Y, Oda H. Symptoms of thoracolumbar junction disc herniation. *Spine (Phila Pa 1976)*. 2001;26:E512–E518.

13. Stillerman CB, Chen TC, Couldwell WT, et al. Experience in the surgical management of 82 symptomatic herniated thoracic discs and review of the literature. *J Neurosurg*. 1998;88:623–633.

14. Koes BW, van Tulder MW, Ostelo R, Kim Burton A, Waddell G. Clinical guidelines for the management of low back pain in primary care: an international comparison. *Spine (Phila Pa 1976)*. 2001;26(22):2504–2513.

15. Choi HE, Shin MH, Jo GY, Kim JY. Thoracic radiculopathy due to rare causes. *Ann Rehabil Med*. 2016;40(3):534–539.

16. Johnson ER, Powell J, Caldwell J, et al. Intercostal nerve conduction and posterior rhizotomy in the diagnosis and treatment of thoracic radiculopathy. *J Neurol Neurosurg Psychiatry*. 1974;37:330–332.

17. Ueda Y, Kawahara N, Murakami H, et al. Thoracic disk herniation with paraparesis treated with transthoracic microdiskectomy in a 14-year-old girl. *Orthopedics*. 2012;35:e774–e777.

18. O'Connor RC, Andary MT, Russo RB, DeLano M. Thoracic radiculopathy. *Phys Med Rehabil Clin N Am*. 2002;13:623–644, viii.

19. Kasimcan O, Kaptan H. Efficacy of gabapentin for radiculopathy caused by lumbar spinal stenosis and lumbar disk hernia. *Neurol Med Chir (Tokyo)*. 2010;50:1070–1073.

20. Selph S, Carson S, Fu R, et al. Drug class review: neuropathic pain: final update 1 report [Internet]. *Drug Class Reviews*. 2011.

21. Plastaras CT, Schran S, Kim N, et al. Complementary and alternative treatment for neck pain: chiropractic, acupuncture, TENS, massage, yoga, Tai Chi, and Feldenkrais. *Phys Med Rehabil Clin N Am*. 2011;22:521–537.

22. Iversen MD. Rehabilitation interventions for pain and disability in osteoarthritis. *Am J Nurs*. 2012;112:S32–S37.

23. O'Connor RC, Andary MT, Russo RB, DeLano M. Thoracic radiculopathy. *Phys Med Rehabil Clin N Am*. 2002;13(3):623–644.

24. Kennedy DJ, Noh MY. The role of core stabilization in lumbosacral radiculopathy. *Phys Med Rehabil Clin N Am*. 2011;22:91–103.

25. Hahne AJ, Ford JJ, McMeeken JM. Conservative management of lumbar disc herniation with associated radiculopathy: a systematic review. *Spine (Phila Pa 1976)*. 2010;35:E488–E504.

26. Agabegi SS, Asghar FA, Herkowitz HN. Spinal orthoses. *J Am Acad Orthop Surg*. 2010;18:657–667.

27. Manchikanti L., Boswell M.V., Singh V., et al. Comprehensive evidence-based guidelines for interventional techniques in the management of chronic spinal pain. *Pain Physician*. 2009;12:699–802.

28. Kaye AD, Manchikanti L., Abdi S., et al. Efficacy of epidural injections in managing chronic spinal pain: a best evidence synthesis. *Pain Physician*. 2015;18(6):E939–E1004.

29. Wait SD, Fox DA Jr, Kenny KJ, Dickman CA. Thoracoscopic resection of symptomatic herniated thoracic discs: clinical results in 121 patients. *Spine (Phila Pa 1976)*. 2012;37:35–40.

30. Rosenthal D, Dickman CA. Thoracoscopic microsurgical excision of herniated thoracic discs. *J Neurosurg*. 1998;89:224–235.

31. Quint U, Bordon G, Preissl I, et al. Thoracoscopic treatment for single level symptomatic thoracic disc herniation: a prospective followed cohort study in a group of 167 consecutive cases. *Eur Spine J*. 2012;21:637–645.

32. Snyder LA, Smith ZA, Dahdaleh NS, Fessler RG. Minimally invasive treatment of thoracic disc herniations. *Neurosurg Clin N Am*. 2014;25(2):271–277.

33. Bayman EO, Brennan TJ. Incidence and severity of chronic pain at 3 and 6 months after thoracotomy: meta-analysis. *J Pain*. 2014;15(9):887–897.

第44章

胸部扭伤或拉伤

Alexios G. Carayannopoulos,
DO,MPH

Alex Han,BA

同义词

胸部扭伤
上背部拉伤
中背部疼痛
良性胸痛

ICD-10 编码

s23.3	胸椎韧带扭伤
s39.012	下背部肌肉、筋膜和肌腱拉伤
M40.04	姿势性胸椎后凸
M47.814	胸椎强直
M51	胸椎、腰椎、骶椎椎间盘病变
M53.2X4	胸椎段脊柱不稳定
M54.6	胸椎痛

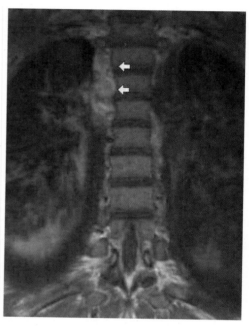

图 44.1　胸椎过度屈曲损伤导致脊柱旁血肿（箭头）的冠状位 MRI

定义

胸部扭伤或拉伤是指由于软组织损伤（包括肌肉、韧带、肌腱和筋膜）而引起的胸部急性或亚急性疼痛（图 44.1）。扭伤是指韧带纤维未完全断裂的损伤，而拉伤是指部分肌肉组织过度拉伸或过度用力造成的损伤[1]。因为覆盖在胸腔表面的筋膜是连续的，所以胸部扭伤或拉伤可以引起整个胸部的疼痛。

虽然关于颈椎和腰椎肌骨疼痛的科学文献非常丰富，但由于发病率较低，关于胸部疼痛的相关资料很少[2]。系统研究发现，女性、儿童和青少年发生胸部疼痛更为常见[3]。在一般人群中，胸部肌肉骨骼疼痛的终身患病率为 17%，而腰背部和颈项部肌肉骨骼疼痛的终身患病率分别为 57% 和 40%[4]。由于对这种疾病的观察和描述很少，因此对提升胸部扭伤或拉伤的治疗效果的方法有一定的限制。此外，胸部所感觉到的疼痛经常是由颈椎引起的，这就给人一种错觉，认为胸部疼痛的发生率更高[5]。

胸部扭伤或拉伤可能是椎间盘病变所致。据报道，椎间盘病变最常见于 30~50 岁的患者，男女分布均匀[6]。附着在病变椎间盘上的肌肉在局部炎症反应下变得紧张，这可能会破坏局部肌肉平衡，导致胸部韧带拉伤和肌肉扭伤。由于同样的炎症过程，胸小关节和神经根等其他结构也有可能导致中背部拉伤或扭伤[7]。

和大多数颈椎和腰椎的非特异性机械性疾病一样，多数非特异性胸部扭伤或拉伤患者的发病进展过程为 1~6 个月[8]。

胸椎是脊柱活动度最小的部位，由于横突的长度、胸肋关节的存在、与腰椎间盘相比高度更小以及胸腔的存在[9]。胸椎的运动主要是旋转伴随屈伸。

所有年龄段均有可能发生胸椎扭伤和拉伤，但体力劳动者随着劳动时间的增加，发病率呈上升趋势[10]。发病机制包括骨骼疾病、正常脊柱结构的改变或上肢生物力学的改变。这包括神经肌肉或脊柱疾病引起的颈或胸畸形以及肩或肩胛功能障碍。然而，胸肌劳损最常见的病因是姿势不良或久坐。青少年的 Scheuermann 病和老年人的骨质疏松症都可能导致姿势不良，进而出现驼背和压缩型畸形（图 44.2）[11]。

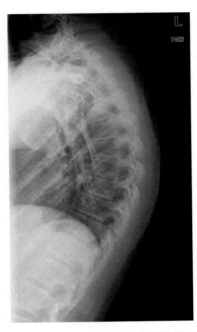

图 44.2　Scheuermann 脊柱后凸中胸椎的 X 线平片

不良姿势通常表现为颈部和肩部过度拉伸或下垂，以及腰椎曲度变直或"背部平坦"。典型的"弯腰驼背"姿势常见于儿童和青少年，并会一直持续到成年，这是由于胸椎的过度弯曲引起的旋转和伸展能力下降[12]。

姿势的改变会增加胸椎的后凸，造成一个"屈曲姿势。"过度屈曲会引起"核心肌群"过度紧张，包括脊柱内在小肌肉、椎管旁的长肌肉、腹腔和胸腔肌肉。过度弯曲可以增加肋骨应力性骨折的风险，以及加重对肋椎关节的刺激。这可能导致胸壁的转移性疼痛，随后会在竖脊肌、肩胛提肌、菱形肌、斜方肌和背阔肌出现扳机点。伸展和旋转的不当运动会增加附近结构如腰椎、颈椎和肩部的负荷。

外在或环境因素包括反复劳损、创伤和肥胖。在女性患者中，乳房大小与胸痛有关。研究发现，与一般女性相比，患有巨乳症或乳房肥大的女性胸部疼痛数值明显增加[13,14]。其他危险因素包括以重复动作为特征的职业和娱乐活动，如上举、扭转和弯曲。体力劳动者或久坐的职业人群更容易患这种疾病[15]。创伤原因包括跌倒、暴力以及可造成脊椎骨折、胸壁扭曲或连枷胸的意外。

症状

患者通常会描述中背部疼痛，这与上肢和颈部的活动有关。深呼吸、咳嗽、旋转、久站久坐都有可能使症状加重。疼痛部位可以广泛地分布在中后区或局部。如果疼痛聚集在一点，我们称之为"结"，它是一种深部疼痛。疼痛可放射至前胸壁、腹部、上肢、颈椎或腰骶部，随着上肢或颈部的运动可加重。胸椎机械性紊乱的疼痛部位在中央（对称）或单侧（不对称）[5]。

其他症状包括肌肉痉挛、肌肉紧张和僵硬，以及中背部、下背部、颈部或肩部疼痛或运动范围缩小。

体格检查

胸部扭伤或拉伤的体格检查最基本的表现是胸部肌肉痉挛，神经系统检查无异常。当患者抬起手臂向后伸展或旋转时，疼痛可能加剧。肋骨运动可能受到限制，可以通过检查呼吸过程中胸壁的横隔膜运动来评估，这可通过将手放在上下胸壁，寻找对称性和节律性的运动进行评估。上肋骨通常是以桶柄的方式移动，而下肋骨则以泵柄的方式移动。通过呼吸运动检查每个肋骨的运动，可以评估特定肋骨的受限情况。

虽然屈曲位是最舒适的体位，但应该避免该体位。感觉和反射检查结果一般是正常的。在体格检查中发现下肢无力或神经功能缺损，建议其他诊断，并且可能需要进一步完善检查[16]。由于胸廓和脊柱是上肢的锚定物，因此胸椎影响四肢、颅骨、腰椎和颈椎的主动和被动活动，并同时受它们的影响[17]。因此，仔细检查脊柱和肩部是必要的，以排除限制性运动、明显的畸形、软组织不对称和皮肤改变（可见于感染或肿瘤）。其他可能引起胸痛的器官系统也应该详细检查。

检查包括对姿势的静态和动态评估。应该在脱掉衣服的情况下，让患者以放松的姿势接受观测。从后面、侧面、前面观察，注意与理想姿势的偏差[17]。动态评估过程中，通过移动和按压引起疼痛的组织来激发患者的症状是很重要的。

此外，还发现畸形、痛点以及压痛的存在。疼痛通常在肩胛骨之间、肩胛骨下缘周围、T_1 和 T_7 之间的中央区域感觉到。胸椎标志包括胸锁关节（T_1）、上角（T_2）和肩胛下角（T_7）、胸骨角（T_4）和剑突（T_9）。然而，胸部感觉到的大部分疼痛都来自颈椎。肩胛骨下缘之间的连线以上区域的疼痛最可能继发于颈部——主要是下颈椎小关节。

功能受限[18]

功能受限包括弯腰、上举和过头活动的困难，如投掷和伸手及物的动作。运动和久坐的人都会受影响。日常生活活动如上肢沐浴和更衣可能会受影响。一般的活动能力可能会受损。由于大多数运动或娱乐活动涉及上肢的使用、胸部的伸展或旋转，运动参与和功能也受到限制。

诊断分析

胸部扭伤和拉伤通常是根据病史和体格检查来诊断的。如果损伤是非创伤性的，在症状出现的前

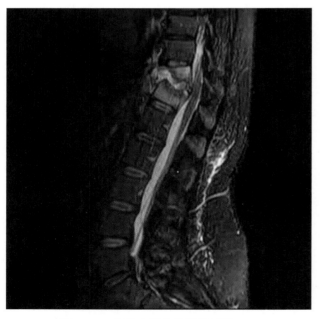

图 44.3　骨髓炎继发胸椎骨折的 MRI

4 周通常不需要任何检查。如果怀疑有肿瘤（夜间疼痛、全身症状）、感染（发热、畏寒、全身乏力）或骨折（有外伤或跌倒史所致的局灶性压痛），应尽早进行更全面的检查（图 44.3，见第 42 章）。

如果损伤与近期的创伤或恶性疾病有关，应首先进行 X 线片检查。如果考虑胸部恶性肿瘤、骨质疏松性压缩性骨折或当患者单侧胸痛伴感觉运动障碍时，首选磁共振成像检查，排除胸椎椎间盘突出合并继发性神经根病变[19]。如果有磁共振成像的禁忌证，可以行计算机断层扫描、超声或三期骨扫描识别骨异常。然而，磁共振成像可以检测到与患者症状无关的异常情况，因为许多没有疼痛的人都有非正常影像学表现[20]。这一事实强调了对胸痛患者进行细致的临床检查的重要性。

鉴别诊断

脊柱诊断
扭伤或拉伤
胸椎神经根病变
小关节病
结构性肋骨功能障碍
椎管狭窄
Scheuermann 病
强直性脊柱炎
关节盘炎
骨质疏松症
椎体骨折（外伤、功能不全、病理性）
脊柱前凸或脊柱裂
脊柱肿瘤
脊柱外诊断
恶性肿瘤（胃肠道、肾脏、心、肺）
主动脉瘤
冠状动脉疾病或充血性心力衰竭
消化性溃疡
胰腺炎
胆囊炎
肾结石
裂孔疝
巨乳症
带状疱疹

治疗

早期治疗

胸部扭伤或拉伤的初始治疗通常包括受伤后的

48h 内冷敷来减轻疼痛和水肿。此后,使用热敷来减轻疼痛和肌肉痉挛。虽然卧床休息长达 48h 可能是有益的,但不鼓励长时间卧床休息,因为这会导致肌肉无力。与长期卧床相比,进行不引起疼痛的活动更可取。临时使用肋骨黏结剂或弹力绷带可以减轻疼痛,提高活动耐受性和持久性。短期服用NSAID、对乙酰氨基酚、肌肉松弛药或利多卡因贴片等局部麻醉药可能是有益的。阿片类药物通常是不必要的。与口服、肠外或鞘内镇痛药相比,复合或联合外用镇痛药应用越来越广泛,它可以通过多种机制更快地缓解疼痛,且副作用比较小[21]。

康复治疗

大多数急性胸部扭伤或拉伤通过在家休息和物理治疗(冰敷、热疗和按摩)能很快痊愈。身体力学和姿势训练是胸部扭伤或拉伤康复计划的重要方面[22,23]。工作、休闲活动和开车时注意保持正确的姿势很重要。在车内,患者可以使用腰椎滚轮来保持正确的姿势。在工作中,建议患者采用可调节的舒适座椅端坐在计算机前,并将显示器调整在合适的位置。显示器应调整到与键盘对齐的高度,使第一行文本与眼睛水平对齐。最后,正确的座位高度应该以用户不需要前倾就可以轻松地阅读为标准[24]。其他工作场所的改善包括可以支撑手臂的前臂座椅、脚踏板,以及使用电话听筒或耳机,以防止颈部和上胸部的拉伤。

对于异常屈曲或弯腰驼背的患者,可以进行家庭改造,包括枕头或椅子上的腰间滚轮,以及用牢固的床上用品替换老化的床垫。这可能有助于鼓励患者做腰部伸展的活动,从而减轻疼痛。此外,在厨房里使用纸盘和轻便的炊具,并将头顶橱柜里的物品重新分配到更容易拿取的地方,这在上举或及物感到疼痛时也会有所帮助。

如果疼痛持续数周以上,可能需要进行物理治疗。一般来说,物理疗法将采用使患者的症状中枢化、减少或消失的运动,同时抑制使患者的疼痛周边化或增加的运动[5]。在大多数情况下,鼓励伸展和强化训练的主动方法比被动方法更可取。为了纠正坐姿,建议患者在所有的坐姿环境中继续使用腰部卷轴。为了纠正站立姿势,向患者展示如何使腰椎曲度正常化,并使脊柱下部向后移动,同时向前移动脊柱上部,挺胸,收回头部和颈部。为了纠正睡姿,患者应该像前面提到的一样使用结实的床垫。如果患者躺在床上时感到胸椎更痛,这种建议通常会导致

症状恶化,而不是解决问题。在这类患者中,建议将枕头放在床垫的两端,这样床垫就会变成碟形。在这种情况下,平躺的时候胸椎后凸不会被强制伸展,消除这种压力可以让患者晚上睡得更舒服。然而,长期目标仍然是扩大伸展运动范围[5]。

在接受正规的物理治疗后,家庭运动或健身房养生法是必不可少的,可以让所有患者维持在物理治疗过程中所取得的进步。家庭训练的目的是提高胸椎的柔韧性,应该一天进行 6~8 次的躺、站和坐的伸展运动。另外,还应该在俯卧位进行手臂和腿的交替抬起和躯干的主动伸展。最后,扳机点的常规拉伸可以提高伸展和旋转的范围,降低受损肌肉的肌张力。可以使用胸楔来增加运动的伸展范围。胸楔是一块硬塑料或橡胶制成的楔块,用来支持脊柱。患者躺在地上,把楔块夹在肩胛骨之间,指导患者把楔块拱起来。或者,也可以把两个网球粘在一起达到同样的效果。这些练习可以在常规拉伸之前进行,以增加移动度。规律的推拿治疗可以保持柔韧性,避免频繁的训练后肌肉变得更紧。

在健身房,重点是循序渐进地动态运动,如划艇运动、背阔肌下拉、引体向上和腹部核心强化训练。应根据正确的位置说明和技术指导进行训练,以防止进一步的伤害。在家或健身房使用"健身球"可以促进躯干伸展和腹部伸展,以增加对胸腔和核心肌群的调节。这可以结合使用渐进抗阻运动来促进手臂和肩部的伸展,同时对肩部、手臂和核心肌肉进行轻微的强化。最后,水池疗法也可作为处方。游泳姿势如自由泳、仰泳、蝶泳强调伸展,对防止或纠正侧曲非常有用。自由泳时,患者需要双肺呼吸,以防止颈部和上胸部单侧应变。

介入治疗

干针和触发点注射可能有助于减轻肌肉紧张引起的局部疼痛,使患者能够通过运动以恢复运动范围,纠正姿势的不平衡,并提高功能失调部位的力量和平衡功能[25,26]。针灸可以用于局部和全身治疗。最后,A 型肉毒毒素可用于特定的肌肉,包括菱形肌、斜方肌、肩胛提肌和前锯肌,这些肌肉损伤常引起胸部拉伤和扭伤。对 7 项评估 A 型肉毒毒素治疗胸肌筋膜痛的临床试验进行了系统回顾,发现了有关其疗效的不确定证据[27]。有两项研究发现,A 型肉毒毒素改善了患者的疼痛程度和生活质量,但多数研究发现与安慰剂相比,没有显著的效果[28,29]。

另外,治疗胸肌筋膜痛综合征的电刺激治疗模式也可用于胸部扭伤或拉伤的治疗,包括肌内电刺激、经皮电神经刺激、体外冲击波治疗。这些可能是针刺或药物治疗的有效替代方法[25,30]。

技术

脊髓电刺激(SCS)最近已成为难治性慢性胸部疼痛的一种治疗模式,它是通过向脊髓硬膜外提供低频电刺激,干扰疼痛信号直接传递到中枢[31]。神经调节法比如 SCS 可能对神经性疼痛或镇痛药无效的病例特别有效。然而,对 172 例接受胸部 SCS 植入术的患者回顾性研究发现,其中 15 例患者出现了胸神经根病变的术后并发症[32]。矫形器的最新进展包括一个新型胸部支撑,它可作为一个活动型腰椎支持汽车座椅设计以更好地适应职业设备。另外,使用非刚性的胸腰椎矫形器减缓脊柱侧凸患者畸形的进一步发展,可为脊柱提供更好的支持[33,34]。最后,一种新型的便携式脊柱监测仪已经研制出来,它能提供实时测量数据,这种数据与数字荧光透视技术有很强的相关性,并且可以很容易地在非实验室环境中用来评估姿势的变化[35]。

手术

胸部损伤通常不需要手术,除非局灶性椎间盘突出伴神经异常,如神经根病变(第 43 章),或因骨折或脱位导致特定脊柱节段不稳定。对于巨乳症的女性,缩窄性乳房成形术可能有助于改善姿势,减少或消除脊柱肌肉骨骼疼痛[36,37]。

潜在的疾病并发症

胸部扭伤和拉伤有时会发展成肌筋膜疼痛综合征。由于这些损伤可能会导致长期制动,可能会使患者体重增加、骨密度降低和肌肉的力量和灵活性丧失。

潜在的治疗并发症

可能的并发症包括 NSAID 引起的胃肠道反应。其他可能的并发症包括肌肉松弛剂引起的嗜睡或精神不振;麻醉药成瘾;出血、感染、注射后疼痛和气胸;肉毒毒素抗体导致的身体过度虚弱及进一步发展;以及手法治疗或电刺激疗法治疗后短暂的疼痛加重[38]。

(贾敏 译 张冲 校 李铁山 审)

参考文献

1. *Sprains and strains, MeSH (Medical Subject Headings). National Center for Biotechnology Information, U.S. National Library of Medicine.* 2012. http://www.ncbi.nlm.nih.gov/mesh/68013180. Access Date, January 2017.
2. Johansson MS, Jensen Stochkendahl M, Hartvigsen J, et al. Incidence and prognosis of mid-back pain in the general population: a systematic review. *Eur J Pain.* 2017;21:20–28.
3. Briggs AM, Smith AJ, Straker LM, Bragge P. Thoracic spine pain in the general population: prevalence, incidence and associated factors in children, adolescents, and adults: a systematic review. *BMC Musculoskelet Disord.* 2009;10:77.
4. Leboeuf-Yde C, Nielsen J, Kyvik KO, et al. Pain in the lumbar, thoracic or cervical regions: do age and gender matter? A population-based study of 34,902 Danish twins 20-71 years of age. *BMC Musculoskelet Disord.* 2009;10:39.
5. McKenzie RA, May S. *The Cervical and Thoracic Spine: Mechanical Diagnosis and Therapy.* 2nd ed. Waikanae, NZ: Spinal Publications Ltd; 2006.
6. Russell T. Thoracic intervertebral disc protrusion: experience of 67 cases and review of the literature. *Br J Neurosurg.* 1989;3:153–160.
7. Manchikanti L, Helm S, Singh V, et al. An algorithmic approach for clinical management of chronic spinal pain. *Pain Physician.* 2009;12:E225–E264.
8. Malmivaara A, Hakkinen U, Aro T, et al. The treatment of acute low back pain—bed rest, exercises, or ordinary activity? *N Engl J Med.* 1995;332:351–355.
9. White AA, Panjabi MM. *Clinical Biomechanics of the Spine.* 2nd ed. Philadelphia: Lippincott Williams & Wilkins; 1990.
10. Choi BC, Levitsky M, Lloyd RD, Stones IM. Patterns and risk factors for sprains and strain in Ontario, Canada 1990: an analysis of the Workplace Health and Safety Agency database. *J Occup Environ Med.* 1996;38:379–389.
11. Katzman WB, Wanek L, Shepherd JA, et al. Age-related hyperkyphosis: its causes, consequences, and management. *J Orthop Sports Phys Ther.* 2010;40:352–360.
12. Mirbagheri S, Rahmani-Rasa A, Farmani F, et al. Evaluating kyphosis and lordosis in students by using a flexible ruler and their relationship with severity and frequency of thoracic and lumbar pain. *Asian Spine J.* 2015;9:416–422.
13. Spencer L, Briffa K. Breast size, thoracic kyphosis & thoracic spine pain—association & relevance of bra fitting in post-menopausal women: a correlational study. *Chiropr Man Therap.* 2013;21:20.
14. Fernandes PM, Sabino Neto M, Veiga DF, et al. Back pain: an assessment in breast hypertrophy patients. *Acta Ortop Bras.* 2007;15:227–230.
15. Manchikanti L, Singh V, Datta S, et al. Comprehensive review of epidemiology, scope, and impact of spinal pain. *Pain Physician.* 2009;12:E35–E70.
16. Choi HE, Shin MH, Jo GY, et al. Thoracic radiculopathy due to rare causes. *Ann Rehabil Med.* 2016;40:534–539.
17. Kendall FP, McCreary EK, Provance PG, et al. *Muscles: Testing and Function, With Posture and Pain.* 5th ed. Philadelphia: Lippincott Williams & Wilkins; 2005.
18. Louw A, Schmidt SG. Chronic pain and the thoracic spine. *J Man Manip Ther.* 2015;23:162–168.
19. Splendiani A, Bruno F, Patriarca L, et al. Thoracic spine trauma: advanced imaging modality. *Radiol Med.* 2016;121:780–792.
20. Elliott JM, Flynn TW, Al-Najjar A, et al. The pearls and pitfalls of magnetic resonance imaging for the spine. *J Orthop Sports Phys Ther.* 2011;41:848–860.
21. Safaeian P, Mattie R, Hahn M, et al. Novel treatment of radicular pain with a multi-mechanistic combination topical agent: a case series and literature review. *Anesth Pain Med.* 2016;6:e33322.
22. Richmond J. Multi-factorial causative model for back pain management; relating causative factors and mechanisms to injury presentations and designing time- and cost effective treatment thereof. *Med Hypotheses.* 2012;79:232–240.
23. Yoo WG. Effect of thoracic stretching, thoracic extension exercise and exercises for cervical and scapular posture on thoracic kyphosis angle and upper thoracic pain. *J Phys Ther Sci.* 2013;25:1509–1510.
24. Bleecker ML, Celio MA, Barnes SK. A medical-ergonomic program for symptomatic keyboard/mouse users. *J Occup Environ Med.* 2011;53:562–568.
25. Rock JM, Rainey CE. Treatment of nonspecific thoracic spine pain with trigger point dry needling and intramuscular electrical stimulation: a case series. *Int J Sports Phys Ther.* 2014;9:699–711.
26. Fernandez-de-las-Penas C, Layton M, Dommerholt J. Dry needling for the management of thoracic spine pain. *J Man Manip Ther.* 2015;23:147–153.

27. Desai MJ, Shkolnikova T, Nava A, et al. A critical appraisal of the evidence for botulinum toxin type A in the treatment of cervico-thoracic myofascial pain syndrome. *Pain Pract*. 2014;14:185–195.

28. Gobel H, Heinze A, Reichel G, et al. Dysport myofascial pain study group. Efficacy and safety of a single botulinum type-A toxin complex treatment (Dysport) for the relief of upper back myofascial pain syndrome: results from a randomized double-blind placebo-controlled multicenter study. *Pain*. 2006;125:82–88.

29. Lew HL, Lee EH, Castaneda A, et al. Therapeutic use of botulinum toxin type A in treating neck and upper-back pain of myofascial origin: a pilot study. *Arch Phys Med Rehabil*. 2008;89:75–80.

30. Gleitz M, Hornig K. Trigger points—diagnosis and treatment concepts with special reference to extracorporeal shockwaves. *Orthopade*. 2012;41:113–125.

31. Wolter T. Spinal cord stimulation for neuropathic pain: current perspectives. *J Pain Res*. 2014;7:651–653.

32. Mammis A, Bonsignore C, Mogilner AY. Thoracic radiculopathy following spinal cord stimulator placement: case series. *Neuromodulation*. 2013;16:443–447.

33. Gruevski KM, Holmes MW, Gooyers CE, et al. Lumbar postures, seat interface pressures and discomfort responses to a novel thoracic support for police officers during prolonged simulated driving exposures. *Appl Ergon*. 2016;52:160–168.

34. Gammon SR, Mehlman CT, Chan W, et al. A comparison of thoracolumbosacral orthoses and SpineCor treatment of adolescent idiopathic scoliosis patients using the Scoliosis Research Society standardized criteria. *J Pediatr Orthop*. 2010;30:531–538.

35. O'Sullivan K, Verschueren S, Pans S, et al. Validation of a novel spinal posture monitor: comparison with digital videofluoroscopy. *Eur Spine J*. 2012;21:2633–2639.

36. Goulart R, Detanico D, Vasconcellos RP, et al. Reduction mammoplasty improves body posture and decreases the perception of pain. *Can J Plast Surg*. 2013;21:29–32.

37. Singh KA, Losken A. Additional benefits of reduction mammaplasty: a systematic review of the literature. *Plast Reconstr Surg*. 2012;129:562–570.

38. Rompe JD, Segal NA, Cacchio A, et al. Home training, local corticosteroid injection, or radial shock wave therapy for greater trochanter pain syndrome. *Am J Sports Med*. 2009;37:1981–1990.

第6篇
下背痛

第45章

腰椎退行性病变

Saurabha Bhatnagar, MD

Ogochukwu Azuh, MD

Hans E. Knopp, DO

同义词

脊柱骨关节炎

脊椎病

腰椎关节炎

脊柱退行性关节病

椎间盘退行性疾病

ICD-10 编码

M47.817	无脊髓病或神经根病的脊椎病,腰骶部
M47.899	其他脊椎病,非特指部位
M51.36	其他椎间盘退行性变,腰部
M51.37	其他椎间盘退行性变,腰骶部
M54.5	下背痛

定义

下背痛(low back pain,LBP),又称腰痛,是一种常见病,根据观察研究,大约有 80% 的人出现过腰痛[1]。在美国,由国家健康卫生统计中心对 18 岁及以上的成年人进行的一项调查研究显示,与严重头痛或偏头痛(16.6%)和颈部疼痛(14.6%)相比,腰痛是最常见的疼痛类型(28.1%)[2]。

正常的老龄化是脊柱退行性变进程中的一个关键组成部分,有时两者很难区分。因此,已有文献表明,无症状个体脊柱退行性变的患病率随年龄增加而增加。有文献在用脊椎退行性变的影像学改变来比较 30 岁和 80 岁两组无症状患者的患病率时发现,椎间盘退行性变(分别为 52% 和 96%)、椎间盘突出(40% 和 84%)、关节面退行性变(9% 和 83%)和脊椎滑脱(5% 和 50%)的患病率随着年龄的增长而增加[3]。随着年龄的增长,所有的脊柱组成部分都会受影响,包括骨骼、肌肉、椎间盘、韧带和关节。由于"脊柱结构平衡"的改变,可能导致脊柱不稳、临床综合征、关节活动度(range of motion,ROM)受限,疼痛及最坏的情况——残疾。三关节复合体是腰椎的功能单位,包括两个连续的椎骨、椎间盘和关节突关节(关节面)(图 45.1)。

腰椎间盘可分为三个部分:髓核、纤维环和软骨终板。当轴向力作用于髓核时,它通过纤维环和终板来分散压力。椎间盘退变被认为是导致脊柱周边结构继发性退变的催化剂。椎间盘退变被证明与营养供给有关。椎间盘营养的主要来源是软骨终板,随着年龄的增长,终板渗透作用下降,同时血供减少,导致椎间盘营养不足。细胞外基质合成和降解之间出现失衡,这将导致椎间盘结构和功能丧失。有组织学证据显示,软骨终板有裂缝和微小裂缝,髓核有同心撕裂(裂隙形成),纤维环有放射状撕裂[4]。椎间盘的前、外侧接受灰交通支的神经支配,而后外侧来自脊神经脊膜支,大部分游离神经末梢位于纤维环的外 1/3[5]。随着年龄的增长,髓核内的胶原含量增加,髓核与纤维环之间的连接变得不那么明显。因此,纤维环的撕裂会导致髓核退行性变、脱垂、挤压,然后被游离,这些都是导致疼痛的原因。

当作用于脊柱上的机械负荷发生变化时,压力会分布在周围的小关节面上,在不同的体位下,这些

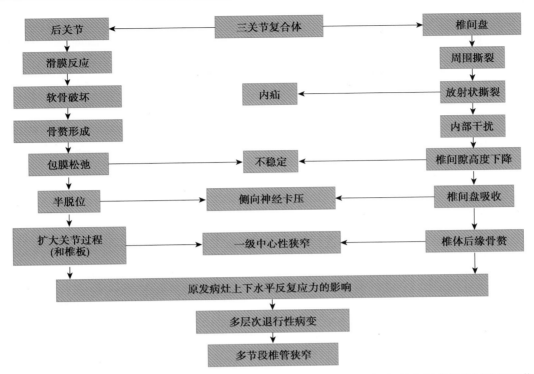

图 45.1　三关节复合体是腰椎的功能单元。当它的生物力学受影响时,每个组成部分间的相互依赖性是显而易见的。这是一系列退行性变的概述(*Modified from Araghi A,Ohnmeiss DD. Natural history of the degenerative cascade. In:Yue JJ,ed.* The Comprehensive Treatment of the Aging Spine:Minimally Invasive and Advanced Techniques. *Philadelphia:Saunders/Elsevier;2011:22.*)

关节面会承担 10%~30% 的腰椎负重[5]。这些关节都属于滑膜关节,和所有滑膜关节一样都会出现软骨退变、软骨下骨硬化、骨质疏松、骨赘形成和炎性改变等。可以导致关节面增生肥厚,并且随着重复的机械负荷的增加,会导致关节松弛、半脱位和侧隐窝狭窄。与椎间盘高度的降低相同,它会导致中央椎管狭窄。脊柱的其他骨成分(如椎体、终板、棘突和横突)也会发生这种退变过程。

黄韧带从 C_2 一直延伸到 S_1,将相邻椎体的椎板连接在一起,它含有 80% 的弹性纤维和 20% 的胶原纤维,占据椎管的后外侧边界。其老化可导致韧带肥厚和与椎间盘退变有关的弯曲,在影像学上表现为增厚。这会导致椎管狭窄,并可导致神经受压。黄韧带肥厚的原因尚不清楚,但已经被认为是与年龄相关的纤维化导致的,这种纤维化继发于弹性纤维与胶原纤维的比例下降[6]。

脊柱周围有一组有助于保持稳定和平衡的"核心"肌群,包括腹肌(主要是腹横肌)、膈肌和盆底肌、竖脊肌和多裂肌等。随着时间的推移,会发生一种肌肉退行性疾病,导致脊柱上力的矢量发生改变,从而导致脊柱失衡。这种病例可见于原发性躯干前屈症,也被称为脊柱弯曲综合征,与原发性特发性轴性肌病有关[7,8]。

腰椎最常累及 L_4~L_5 和 L_5~S_1,因为它们在活动中承受的扭转力和压缩力最大。导致腰椎退变的因素包括环境因素(糖尿病、吸烟、肥胖),职业病(如反复弯腰、久坐或需要长时间承受振动应力的工作),以及社会心理因素(压力、焦虑、抑郁),这些都可能与腰椎退行性病变有关[9,10]。

症状

如前所述,腰椎退行性疾病与正常的衰老过程有关。影像学表现如椎间盘退行性变、关节面骨性关节炎、腰椎峡部裂、腰椎滑脱、椎管狭窄、椎旁肌退行性变等,也可以在无症状个体中出现。大约 1/3 的患者在磁共振上有确切的异常表现,但没有任何临床症状[11,12]。

对于有症状的患者,常表现为急慢性腰痛。起病时间从几天到几个月。腰椎弯曲、伸展、旋转或侧弯或腰椎触诊等体位可使症状加重。弯腰、咳嗽、打喷嚏或做 Valsalva 动作引起的疼痛可能与椎间盘疾病有关。疼痛的性质可以是锐痛、钝痛、隐隐作痛或过电样痛。严重程度可以从轻微到严重。疼痛可以局限于特定的区域,患者能够指出确切的位置;或者局部辐射或辐射到远处。晨僵可能是由于骨关节炎。然而,夜间痛、发热和近期体重下降等非特异性症状可能是由恶性肿瘤或感染导致。如果前屈等体位可缓解疼痛,则提示神经受到压迫。

疼痛相关的神经肽(如 P 物质)自纤维环撕裂后的椎间盘内渗出,向周围游离神经末梢或邻近的背根神经节渗透,可引起疼痛[5]。临床医师还应关注患者的心理症状,如焦虑、抑郁,或睡眠障碍等诱发因素。

体格检查

脊柱包括很多结构,因此体格检查时应针对以下五种最常见的腰椎退行性疾病的病因进行识别:椎间盘、小关节病变或不稳定、神经根病变或神经压迫、肌筋膜或软组织病变以及精神性病因。虽然通常以单一病因存在,但也可能是多病因合并存在。因此,体格检查的目的是缩小鉴别诊断的范围,以获得更经济的检查和治疗策略(表 45.1)。

体格检查是最重要的检查手段。必须仔细观察患者以获得其疾病相关信息,密切注意其姿势、脊柱形状(后凸、侧凸、前凸、背部扁平)、肌肉组织(萎缩或痉挛)、皮肤(中线凹陷或成簇毛发)、移动和面部表情等。腰骶部脊柱运动应通过屈曲、伸展、旋转和两侧的侧向弯曲来评估。还应测试髋关节和骶髂(sacroiliac,SI)关节,因为这些区域的疼痛可以作为参考(如 Faber 试验、Gillet 试验、Yeoman 试验和Gaenslen 试验)[13]。

完整的体格检查包括下肢检查和神经系统检查。应进行徒手肌力检查、感觉(皮节)和本体感觉检查,还应进行肌肉功能性测试,包括步态分析、下蹲、串联行走(后脚尖碰前脚跟)、踮脚和脚后跟行走/站立等。进行深反射检查[髌腱(L_3,L_4)、腘绳肌腱(L_5)、跟腱(S_1)]是最为重要,因为两侧轻微的不对称可能是体格检查的唯一发现。本体感觉(脊柱)、巴宾斯基征和阵挛(上运动神经元表现)也应该检查。需要注意的是,一旦踝反射消失,有 50% 的情况是不会恢复的。因此,在新的腰痛病例中,仅以深反射的缺失并不能证实其根性传导的损伤是最近发生的[13]。也可以对下背部综合征进行针对性检查,包括直腿抬高试验、股牵拉试验、硬脊膜张力试验和Schober 试验。对于被认为是心理因素导致疼痛的患者,Wadell[14] 等创建了一份腰背疼痛的非器质性体征列表(表 45.2)。

表 45.1	假性脊柱疼痛:诊断要点	
	疾病	诊断要点
血管性	腹主动脉瘤	50 岁以上
		腹痛、背痛
		搏动性腹部肿块
妇产科	子宫内膜异位症	孕龄期女性
		周期性骨盆和背部疼痛
	盆腔炎	性活跃的青年女性
		全身性疾病(发热/发冷)
		分泌物,排尿困难
	异位妊娠	停经
		腹痛或盆腔痛
		妊娠试验阳性
泌尿生殖系统	前列腺炎	30 岁以上男性
		排尿困难
	肾结石	腰痛和会阴痛
		腹股沟痛
		血尿
胃肠道	胰腺炎	腹痛伴有背部放射痛
		全身症状(发热、恶心、呕吐)
		血清淀粉酶升高
	十二指肠溃疡穿孔	腹痛伴有背部放射痛
风湿性	纤维肌痛症	中青年女性
		广泛的疼痛
		多个痛点
		睡眠中断、疲劳
		正常的影像学及实验室检查
	风湿性多发性肌痛	50~60 岁以上
		臀部或肩胛带疼痛和僵硬
		红细胞沉降率增高
		低剂量泼尼松治疗有效
	血清阴性的脊椎关节病(强直性脊柱炎,雷特综合征,银屑病,肠病)	青年男性(强直性脊柱炎,雷特综合征)
		下腰骶部疼痛
		晨僵
		活动后改善

表 45.1　假性脊柱疼痛：诊断要点（续）

	疾病	诊断要点
风湿性		放射性骶髂关节炎
	弥漫性特发性骨肥厚（Forestier 病）	50~60 岁以上
		胸腰椎僵硬或疼痛
		椎体前广泛钙化
	梨状肌综合征	臀部和腿部疼痛
		髋关节外旋和外展抗阻性疼痛
		经臀或经直肠压痛
	Scheuermann 脊柱后凸	12~15 岁
		胸腰痛
		固定性胸椎后凸增加
		有终板不规则的 3 个或更多楔形椎骨
	转子滑膜炎，臀肌筋膜炎	大转子疼痛或压痛
	成年人脊柱侧凸	背痛
		肩不平，肩胛骨突出
		椎旁隆起伴前屈
代谢性	骨质疏松症	60 岁以上女性
		严重急性胸痛（骨折）
		重度负重性骨盆疼痛（骨折）
		疼痛，钝性胸痛，仰卧位姿势放松（机械性）
		身高下降，胸椎后凸增加
	骨软化症	弥漫性骨痛或压痛
		碱性磷酸酶升高
	佩吉特病	骨痛：腰痛、骨盆痛、胫骨痛
		碱性磷酸酶升高
		特征性影像学表现
	糖尿病多神经根病变	50 岁以上
		弥漫性腿部疼痛，夜间加重
		近端肌无力
恶性肿瘤		50 岁以上
		体位改变不能缓解的背痛——夜间痛
		既往恶性病史
		红细胞沉降率升高

Modified from Mazanec D. Pseudospine pain：conditions that mimic spine pain. In：Cole AJ, Herring SA, eds. *The Low Back Pain Handbook*. Philadelphia：Hanley & Belfus；1997.

表 45.2　Waddell 征

Waddell 描述了非器质性病变的五个体征

压痛	非器质性压痛可以是浅表性的，也可以是非解剖性的。浅表性压痛可通过轻轻捏取较多腰部皮肤引发。非解剖性疼痛是指在大范围内而不是局限于某个结构的深压痛
刺激试验	通常是可以产生疼痛的运动。举两个例子：轴向负重，由医师将手放在患者头顶并下压产生垂直负荷引起腰痛；轴向旋转：患者双脚并拢放松站立，当患者肩膀和骨盆在同一平面被动旋转时会出现背痛
分散注意力检查	如果常规体格检查呈阳性，则需要在分散患者注意力时再次检查。直腿抬高是最有用的分散注意力的测试方法。这个测试有几种变异型，最常见的是仰卧位时完成直腿抬高，然后当转移注意力时，在坐位下完成。这通常被称为翻转测试。然而，我们应该记住，这两种姿势在生物力学上是非常不同的
区域性功能紊乱	区域性紊乱涉及部位常较广泛，如占据整个身体的 1/4 或 1/2。这种非器质性体征的基本特征是疼痛的分化超出公认的神经解剖学范围。例如，徒手测试的许多肌肉群出现无力和感觉障碍，如对轻触、针刺或振动的感觉减弱，这些并不遵循皮肤的感觉模式。同样，必须注意不要把多个来源的参与误认为是区域性紊乱
对检查过激反应	Waddell 称，检查期间的过激反应可能表现为不相称的言语、面部表情、肌肉紧张、震颤、昏倒，甚至大量出汗等。对多种非器质性体征的分析表明，过激反应是最重要的非器质性体征。然而，这一表现也最受观察者主观性影响

Modified from Geraci MC Jr, Alleva JT. Physical examination of the spine and its functional kinetic chain. In：Cole AJ, Herring SA, eds. *The Low Back Pain Handbook*. Philadelphia：Hanley & Belfus；1997.

功能受限

　　功能受限是指由于生理或心理的原因,使人不能充分地进行日常生活活动(activities of daily living, ADL),并可能导致残疾。这往往会影响人们的职业活动、休闲活动、业余爱好、运动和体育活动等。尽管大多数患者会诉其腰痛和腰部僵硬,但与腰椎退行性疾病相关的功能受限应该取决于病变部位。例如,如果病变部位是椎间盘,患者可能表现为前屈、下蹲、弯腰、扭身等困难。小关节病变的患者会在伸展、侧弯、站立和下楼梯时受限。而中央型椎管狭窄和侧隐窝狭窄的患者表现为不能长时间行走或站立,坐位或者前倾时可缓解[13]。韧带和肌筋膜病变的患者则会诉其疼痛与长期保持一个姿势(如站立或体力活动)有关。有精神心理因素的患者,通常表现为与体格检查表现不相符的疼痛主诉,多种治疗方法无效,以及围绕着无法控制疼痛的焦虑或抑郁的抱怨。

诊断分析

　　脊椎 X 线片通常是首次获得的影像资料,因为它价格低廉且检查速度较快。然而,X 线片的作用有限,因为有些结果难以解释可能导致较高的假阳性率[15]。例如,美国东部创伤外科协会(Eastern Association for the Surgery of Trauma)就不再把 X 线片作为胸腰椎钝性创伤后的常规检查了[16]。拍摄前后正位(anteroposterior, AP)片和侧位片是标准要求。前后位片可提示不对称性病变,如脊柱侧凸和脊椎不对称,提示为单侧小关节紊乱造成的损伤。侧位片可评估椎间盘厚度、椎体滑脱、骨关节炎、椎体病、椎体压缩性骨折和小关节病(图 45.2)。从斜位 X 线片上看,患者(或 X 线管)的角度在 30°~45°,可以看到关节面、神经孔和脊椎峡部。它可以显示腰椎峡部裂和小关节病变。尽管屈伸位片在颈椎检查更常见,但也可以用于腰椎检查,其主要目的是评估脊柱及韧带在动态过程中的不稳定性。

　　磁共振成像(magnetic resonance imaging, MRI)是检查脊髓、腰椎神经、韧带、周围肌肉和软组织时的首选方法。MRI 可以显示椎管和侧隐窝狭窄、肿瘤、感染、血肿、骨髓炎、椎间盘退变和关节面病变[16,17]。如果怀疑有血管问题,如动静脉畸形或动静脉瘘,可以行磁共振血管成像(magnetic resonance

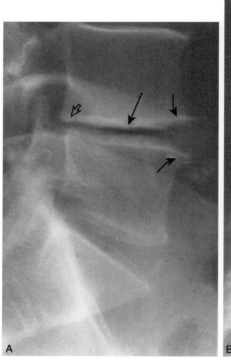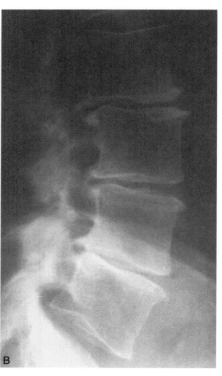

图 45.2　慢性退行性改变——X 线片。(A)在一个椎体的侧位片上,L_4~L_5 运动节段显示椎间盘内的真空现象(大箭头),终板重塑伴有一个大的前突(弯曲的箭头),以及 I 级后滑脱。(B)站立侧位片显示多节段退变性椎间盘疾病,伴有大的后骨突,小的前骨赘,终板重塑以及 L_2~L_3,L_3~L_4 和 L_4~L_5 处的中重度椎间隙狭窄(*From Cole AJ, Herzog RJ. The lumbar spine:imaging options. In:Cole AJ, Herring SA, eds.* The Low Back Pain Handbook. *Philadelphia:Hanley & Belfus;1997.*)

angiogram，MRA）检查。

计算机断层扫描（computer tomography，CT）是评估脊柱骨结构的理想成像方式，因为它可以显示有无骨折（横突、棘突、峡部、椎骨）和脱位（小关节）。

脊髓造影是一种侵入性检查，一般很少使用。本文提到的脊髓造影，是指在椎管内注入造影剂，用实时 X 线（荧光镜）或 CT 对脊髓和神经根进行扫描检查，并可以检查神经在神经孔和侧隐窝中的损伤及脊髓的损伤、肿瘤、囊肿。对于那些有禁忌行磁共振检查的患者，如含铁的植入物等，脊髓造影可能是唯一的选择。在明确减压手术的具体腰椎节段定位时，为明确特定水平的椎管狭窄程度，CT 与脊髓造影联合使用比 MRI 更有用[17]。

椎间盘造影是将造影剂注入髓核以识别椎间盘源性疼痛的原因。正常椎间盘可接受 1～1.5mL 的造影剂。如果注射的造影剂超过 2mL，则可能发生椎间盘退变。在注射过程中，如果再现疼痛，则可以确认椎间盘退变为病理性的（即髓核或纤维环出现撕裂、裂隙或椎间盘突出）。脊神经脊膜支被认为会将伤害性感觉传递到椎间盘。因此，将脊神经脊膜支阻滞作为诊断椎间盘源性疼痛的另一种方法的探索性研究已开始[18]。

对于那些体格检查和影像学检查结果可疑，仍诊断不清的患者，电生理检查可以作为辅助检查手段。肌电图在诊断椎管狭窄方面有其特异性，可以检测到表现类似于椎管狭窄的神经肌肉病变[19]。

治疗

初期治疗

研究表明，约 90% 的急性 LBP 患者的症状可在 6 周内得到缓解[1,15]。因此，医师在初次接诊患者时的主要目标应该是对患者进行安抚和宣教，使其了解腰痛的一些生理病理知识和其自然病程等。抗炎药应是药物治疗的主要选择，应依据患病时间给药，而不是疼痛程度。肌肉松弛药、冷热疗法、肌筋膜松解、物理治疗方案或运动处方等可以选择性试用。在开具药物处方时，阿片成瘾是一个重要的考虑因素，对于那些症状严重的患者，建议有限制地使用。有许多指南建议遵循安全的处方习惯（例如，首次给成年人开具阿片类处方时最多为 7 天药量）。应避免限制其活动（如工作或卧床休息），因为这会导致

制动的时间延长。对于有导致疼痛的心理原因（如睡眠障碍）的患者，可以使用褪黑素、曲唑酮或雷美替胺等药物。

康复治疗

无论是物理治疗还是作业治疗，康复的主要内容都应该是对患者进行疾病过程的宣教，使患者认识到腰背痛与运动相结合的模式以及为实现目标采取的治疗方式。脊柱的康复可以通过分为三个独立的阶段来进行：急性期、恢复期和功能期[20]。每个阶段都有一个特定的目标，这些目标必须在进展到下一个阶段之前完成（表 45.3）。

表 45.3　肌肉骨骼损伤的康复目标		
急性期	**恢复期**	**功能期**
治疗临床症状	促进组织愈合	纠正异常生物力学
保护受损组织	恢复正常的力量和柔韧性	防止再损伤

Modified from Micheo W, López-Acevedo CE. Medical rehabilitation—lumbar axial pain. In：Slipman CW, ed. *Interventional Spine：An Algorithmic Approach*. London：Elsevier Health Sciences；2007：993.

急性期的康复治疗应着重于通过低水平的活动消除不健康的因素（即症状控制）来逐步引入。此阶段的目标是减轻疼痛和炎症，促进损伤组织愈合，并进一步预防组织损伤。首先，要对患者进行脊柱生物力学和脊柱中立位的教育。通过等长收缩、静态运动和渐进性的无痛 ROM 活动的结合来进行脊柱稳定训练。在这个阶段也可以结合冷疗、经皮神经电刺激（transcutaneous nerve stimulation，TENS）、推拿或电针治疗。针灸可以针对患者生物力学失衡的原因进行个体化治疗，并且可以特别针对椎旁或腰方肌痉挛进行治疗。

在达到运动范围内无痛后，即进入恢复阶段。这一阶段的主要目标是试图恢复正常组织和损伤组织之间的生物力学关系。强调在 ADL 任务中的体力活动，尽管存在疼痛，仍应注重核心训练、屈伸练习、高重复练习、不同平面下的动态灵活性，以及从稳定平面到不稳定平面的稳定性练习。抗炎药、镇痛药、针灸、热疗、超声波和 TENS 均可用于这个阶段。

功能阶段的目标是恢复 ADL 能力和与工作相关活动的生物力学运动。实现这一目标需要腰椎全关节活动范围内的运动训练，及积极地进行一定运动量的训练。

成功经过前三个阶段后,治疗重点即变为预防残疾的发生,并在已取得的康复成果上再接再厉。这是通过锻炼推行和管理健康的生活方式来实现的,并强调这是独立于医疗外的重要因素。对于那些治疗失败或仍诉持续疼痛和残疾的患者,如果可以,最好将他们推荐给多学科进行疼痛管理。

介入治疗

对于保守治疗失败而行介入操作治疗可能有效的患者,一般从微创治疗开始(如局部扳机点注射或"干针"治疗),逐步发展为其余侵入性的治疗。局部注射既可用于诊断,也可用于治疗。使用造影剂的 X 线透视法已经成为标准的选择方法[21]。诊断技术包括硬膜外类固醇注射、关节面或骶髂关节阻滞以及如前所述的椎间盘造影。治疗方法包括骶尾端、经椎间孔和硬膜外注射,经皮和内镜下脊髓粘连松解术,小关节间注射和内侧支神经切断术,骶髂关节阻滞或射频神经消融术,椎间盘内电热疗法(intradiscal electrothermal therapy,IDET),鞘内给药系统及脊髓刺激器等[22]。硬膜外类固醇注射是最常见的治疗方法,研究表明其有助于暂时缓解神经根症状[23],认为类固醇的局部渗透有助于减轻炎症。最近一个病例报告质疑了由于动脉内意外注射颗粒性类固醇导致瘫痪的风险问题[24]。为了证明使用非颗粒类固醇的有效性,Kennedy 等研究结果表明,经椎间孔硬膜外注射地塞米松与曲安奈德相比无明显差异。

关节面(关节突关节)是一个滑膜关节,由每个腰椎背支神经的内侧支和关节支支配[25]。当怀疑存在病变时,可通过关节内注射或局部阻滞内侧支(如关节分支太小,无法准确定位)来实现麻醉。这一过程可作为诊断性试验,以确认小关节是导致疼痛的原因,并为行效果更持久的内侧支神经射频消融术做准备[26]。

自 20 世纪 70 年代以来,化学髓核溶解术、激光治疗和经皮或内镜下椎间盘减压等微创治疗已被应用。由于椎间盘炎的风险,椎间盘内类固醇注射的使用仍有争议,而经 IDET 对后环进行热疗,显示出良好的效果,但这需要进行严格的患者选择[27]。椎间盘内氧-臭氧化学核溶解术是治疗椎间盘膨出或突出引起的神经压迫的有效方法。其原理是注射后椎间盘脱水,导致椎间盘组织肿胀或突出减轻,组织氧合作用及抗炎作用增强[28,29]。

椎间盘和椎体软骨治疗的一个新领域是利用间充质干细胞进行修复和变性[30]。骨形态发生蛋白、幼年软骨细胞和纤维蛋白黏合剂作为治疗方法也被用于减轻炎症和减缓脊椎退行性变。

技术设备

对于进展为慢性难治性腰痛的患者,以脊髓刺激形式出现的新技术正被频繁使用。这项技术的原理于 1967 年被确立[31],通过电刺激脊柱后索而进行神经调节。电流通过掩盖痛觉来改变疼痛的过程,而不是诱导舒适的刺痛或感觉异常[32]。用于刺激背根神经节的新技术已出现,这是一种高度定向的神经调节形式。

手术

经正规保守治疗和进一步的操作治疗失败,并在解决心理和精神问题后,可以考虑选择手术治疗。一项多中心随机对照研究对慢性 LBP 的患者进行 2 年的随访,发现腰椎融合术在改善疼痛和残疾方面明显优于非手术治疗[33]。尽管对下背部疼痛的外科治疗一直存在争议,但这项研究中手术组还是显示出了良好的结果。

腰椎融合术一直被认为是腰椎椎间盘退行性疾病手术治疗的"黄金术式"[34]。其原理是通过切除病变椎间盘组织,然后将选定的节段进行融合而减少已敏化节段的活动,从而消除疼痛,是治疗的基础。三种主要的融合技术是后外侧融合术、椎间融合术和 360° 融合术,也称为椎间和后外侧联合融合术。后外侧融合术仅能通过后入路进行,而椎间融合可以选择前入路或后入路。

脊柱微创手术对皮肤和肌肉损伤很小,可以减少术中出血、减轻术后疼痛、降低再次手术率、缩短住院时间和更快恢复工作[35]。

腰椎间盘置换术("人工椎间盘")在欧洲使用几十年后,最近也在美国得到使用。对于那些介意融合术后活动受限,希望保留腰椎运动能力的患者,腰椎间盘置换术被证实是一种可行的选择。尽管已有研究表明进行椎间盘置换后的患者整体比较满意,但目前似乎还没有确凿的证据表明其在 I 级研究中的长期优势[34]。

潜在的疾病并发症

如前所述,腰椎退行性疾病是正常衰老过程的一部分。对无症状个体进行影像学检查中存在一定程度的腰椎退行性改变也证实了这一点。然而,对于有症状的患者,节段性退行性病变过程开始于椎间盘高度降低、骨变性、神经压迫(即椎管狭窄、神经根病变)和导致功能受限的神经源性跛行。对于急性 LBP 患者,约 90% 的疼痛在 6 周内缓解。但对于那些疼痛不缓解的患者来说,可进一步发展为慢性疼痛。对于持续性神经功能受损的患者,强调早期诊断和及时治疗,以防止永久性神经功能受损。慢性疼痛患者的精神障碍(无论是焦虑、抑郁还是躯体形式障碍)发病率很高。因此,确认这一部分人群很重要,以便对他们进行行为心理学或精神病学等多学科治疗。

潜在的治疗并发症

在考虑治疗方案时,无论是药物治疗、非侵入性治疗还是手术治疗,都可能会产生不良后果。在开始用药后,必须监测其安全性。抗炎药已被证明有胃、肝脏和肾脏的副作用。服用肌肉松弛药的患者最常见的副作用是镇静。冷、热疗法如果使用时间过长或在极端温度下会导致局部组织损伤。阿片类药物可导致药物过量和药物依赖。腰椎穿刺注射可并发硬脊膜穿孔、腰椎穿刺后头痛、可的松耀斑、低血糖,罕见血肿、感染、动脉插管或神经损伤。对于接受手术的患者,指征的把握很重要。手术并发症包括血管并发症,取决于手术入路、血肿、硬膜撕裂、硬膜外纤维化、术后肠梗阻、植入物松动、感染和脊髓损伤。手术的医疗并发症可能是急性肾损伤、尿潴留、尿路感染以及肺炎。找到合适的诊断方法和对患者进行病理生理学知识的宣教是至关重要的。在开始治疗前讨论治疗风险、获益以及潜在并发症是很重要的。

（于晓明 译　刘奕 校　李铁山 审）

参考文献

1. University of Michigan Health System. Acute Low Back Pain: UMHS Low Back Pain Guideline Update. 2010. http://www.med.umich.edu/1info/FHP/practiceguides/back/back.pdf. Accessed July 12, 2018.
2. U.S. Department of Health and Human Services. National Center for Health Statistics. *Chartbook With Special Feature on Racial and Ethnic Health Disparities*, 39th ed. N.P.: U.S. Government Printing Office; 2015.
3. Brinjikji W, Luetmer PH, Comstock B, et al. Systematic literature review of imaging features of spinal degeneration in asymptomatic populations. *AJNR Am J Neuroradiol*. 2014;36(4):811–816.
4. Boos N, Weissbach S, Rohrbach H, et al. Classification of age-related changes in lumbar intervertebral discs. *Spine*. 2002;27(23):2631–2644.
5. Araghi A, Ohnmeiss DD. Natural history of the degenerative cascade. In: Yue JJ, ed. *The Comprehensive Treatment of the Aging Spine: Minimally Invasive and Advanced Techniques*. Philadelphia: Saunders/Elsevier; 2011:20–24.
6. Altinkaya N, Yildirim T, Demir S, et al. Factors associated with the thickness of the ligamentum flavum: is ligamentum flavum thickening due to hypertrophy or buckling? *Spine*. 2011;36(16):E1093–E1097.
7. Benoist M. Natural history of the aging spine. *Eur Spine J*. 2003;12:4–7.
8. Lenoir T, Guedj N, Boulu P, et al. Camptocormia: the bent spine syndrome, an update. *Eur Spine J*. 2010;19(8):1229–1237.
9. Fraser RD, Bleasel JF, Moskowitz RW. Spinal degeneration: pathogenesis and medical management. In: Frymoyer JW, ed. *The Adult Spine: Principles and Practice*, 2nd ed. Philadelphia: Lippincott-Raven; 1997:735–759.
10. Hoy D, Brooks P, Blyth F, et al. The epidemiology of low back pain. *Best Pract Res Clin Rheumatol*. 2010;24(6):769–781.
11. Kalichman L, Kim DH, Li L, et al. Computed tomography-evaluated features of spinal degeneration: prevalence, intercorrelation, and association with self-reported low back pain. *Spine J*. 2010;10(3):200–208.
12. Boden SD, Davis DO, Dina TS, et al. Abnormal magnetic-resonance scans of the lumbar spine in asymptomatic subjects: a prospective investigation. *J Bone Joint Surg Am*. 1990;72:403–408.
13. Ombregt L. Clinical examination of the lumbar spine. In: Ombregt L, ed. *A System of Orthopaedic Medicine*. Edinburgh: Churchill Livingstone Elsevier; 2013:491–522.
14. Waddell G, McCulloch JA, Kummel E, et al. Nonorganic physical signs in low-back pain. *Spine (Phila Pa 1976)*. 1980;5:117–125.
15. Humphreys CS. Neuroimaging in low back pain. *Am Fam Physician*. 2002;65(11):2299–2306.
16. Sixta S, Moore FO, Ditillo MF, et al. Screening for thoracolumbar spinal injuries in blunt trauma. *J Trauma Acute Care Surg*. 2012;73:S326–S332.
17. Siemund R, Thurnher M, Sundgren PC. How to image patients with spine pain. *Eur J Radiol*. 2015;84(5):757–764.
18. Schliessbach J, Siegenthaler A, Heini P, et al. Blockade of the sinuvertebral nerve for the diagnosis of lumbar diskogenic pain: an exploratory study. *Anesth Analg*. 2010;111:204–206.
19. Haig A, Tong HC, Yamakawa KSJ, et al. The sensitivity and specificity of electrodiagnostic testing for the clinical syndrome of lumbar spinal stenosis. *Spine*. 2005;30(23):2667–2676.
20. Micheo W, López-Acevedo CE. Medical rehabilitation - lumbar axial pain. In: Slipman CW ed. *Interventional Spine: An Algorithmic Approach*. London: Elsevier Health Sciences; 2007:991–999.
21. O'Neill C, Derby R, Kenderes L. Precision injection techniques for diagnosis and treatment of lumbar disc disease [review]. *Semin Spine Surg*. 1999;11:104–118.
22. Boswell MV, Shah RV, Everett CR, et al. Interventional techniques in the management of chronic spinal pain: evidence based practice guidelines. *Pain Physician*. 2005;8:1–47.
23. Carette S, Leclaire R, Marcoux S, et al. Epidural corticosteroid injections for sciatica due to herniated nucleus pulposus. *N Engl J Med*. 1997;336:1634–1640.
24. Kennedy DJ, Plastaras C, Casey E, et al. Comparative effectiveness of lumbar transforaminal epidural steroid injections with particulate versus nonparticulate corticosteroids for lumbar radicular pain due to intervertebral disc herniation: a prospective, randomized, double-blind trial. *Pain Medicine*. 2014;15(4):548–555.
25. Lau P, Mercer S, Govind J, et al. The surgical anatomy of lumbar medial branch neurotomy (facet denervation). *Pain Medicine*. 2004;5(3):289–298.
26. Dreyfuss P, Halbrook B, Pauza K, et al. Efficacy and validity of radiofrequency neurotomy for chronic lumbar zygapophysial joint pain. *Spine*. 2000;25:1270–1277.
27. Lu Y, Guzman JZ, Purmessur D, et al. Nonoperative management of discogenic back pain. *Spine*. 2014;39(16):1314–1324.
28. Dall'olio M, Princiotta C, Cirillo L, et al. Oxygen-ozone therapy for herniated lumbar disc in patients with subacute partial motor weakness due to nerve root compression: the first 13 cases. *Interv Neuroradiol*. 2014;20:547–554.
29. Perri M, Marsecano C, Varrassi M, et al. Indications and efficacy of O2-O3 intradiscal versus steroid intraforaminal injection in different types of disco vertebral pathologies: a prospective randomized double-blind trial with 517 patients. *Radiol Med*. 2015;121:463–471.

30. Richardson SM, Kalamegam G, Pushparaj PN, et al. Mesenchymal stem cells in regenerative medicine: focus on articular cartilage and intervertebral disc regeneration. *Methods*. 2016;99:69–80.

31. Shealy CN, Mortimer JT, Reswick JB. Electrical inhibition of pain by stimulation of the dorsal columns: preliminary clinical report. *Anesth Analg*. 1967;46(4):489–491.

32. Verrills P, Sinclair C, Barnard A. A review of spinal cord stimulation systems for chronic pain. *J Pain Res*. 2016;9:481–492.

33. Fritzell P, Hägg O, Wessberg P, et al. 2001 Volvo award winner in clinical studies: lumbar fusion versus nonsurgical treatment for chronic low back pain. *Spine*. 2001;26(23):2521–2532.

34. Lee YC, Zotti MGT, Osti LO. Operative management of lumbar degenerative disc disease. *Asian Spine J*. 2016;10(4):801–819.

35. Perez-Cruet MJ, Hussain NS, White GZ, et al. Quality-of-life outcomes with minimally invasive transforaminal lumbar interbody fusion based on long-term analysis of 304 consecutive patients. *Spine*. 2014;39(3):E191–E198.

第 46 章

腰椎关节突关节病

Byron J. Schneider,MD

A. Simone Maybin,MD

同义词

关节突关节痛

关节突关节炎

椎间关节突痛

Z-关节痛

腰椎病

关节突关节综合征

腰椎后部紊乱

ICD-10 编码

M47.817	无脊髓病或神经根病的腰骶部脊椎病
M47.899	非特指部位的其他脊椎病
M54.5	腰痛

定义

腰椎关节突关节(椎间关节,Z-关节)是由两个相邻腰椎椎体的上下关节突相连接构成。该关节的关节囊通过腰神经后支的内侧分支接受伤害性信息的神经支配(图 46.1)[1]。在美国,腰痛的患病率为 8.1%[2],其中腰椎关节突关节病患者占 10% ~ 40%[3,4]。关节突关节病指任何后天性创伤或退行性过程,从而改变腰椎小关节的正常功能及解剖结构。腰椎关节突关节病的常见病因是骨关节炎[5],多发于 L_4 ~ L_5 节段,并且与年龄增长和 L_5 椎间盘退变有关[6]。病因与种族及性别无关[7]。腰椎间盘手术后,包括小关节病变在内的节段性退行性改变是非常常见的[8]。8%的患者在腰椎间盘手术后伴有小关节疼痛[9]。导致腰椎关节病的其他原因包括风湿病如强直性脊柱炎,以及生物力学异常如关节突关节不对称排列(关节突关节不对称)。在腰痛患者中,关节

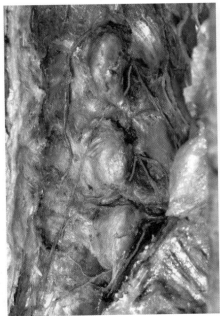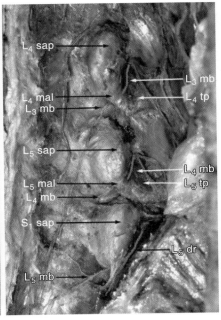

图 46.1 解剖显示腰椎小关节和腰神经后支内侧分支的神经分布。dr,腰神经背支,mal,腰椎乳突-副突韧带;mb,内侧支;sap,上关节突;tp,横突(*Image reproduced with permission from International Spine Intervention Society. Lumbar medial branch blocks. In:Bogduk N,ed. Practice Guidelines for Spinal Diagnostic and Treatment Procedures. 2nd ed. San Francisco:International Spine Intervention Society;2013.*)

突关节异常是疼痛的主要原因,但也可能伴随其他腰椎病。

症状

总体而言,关节突关节病可导致腰痛。但是目前尚未发现特异性的临床特点来与腰痛产生的其他病因相鉴别[10]。患者可能诉诸躯体广泛性疼痛或脊柱中线旁疼痛。疼痛可能是局部的,但是,疼痛位于下背部、臀部和腿部对于腰痛的患者来说是一种非特异的表现[11]。令人惊讶的是,患者膝关节以下的疼痛与小关节疼痛的比例相差不多[10]。

体格检查

腰痛患者要进行腰椎的详细检查和下肢神经检查,这是标准程序。有助于临床医师对腰椎关节突关节病的诊断。首先,要观察患者的步态、姿势、运动模式和活动范围。然后,进行全身性和节段性脊椎触诊以及详细的神经学检查,检查感觉、反射、张力和肌力。只要未合并像腰椎神经根病等类似病理性改变,患者的肌力、感觉和深反射都应该是正常的。

可以通过疼痛激发试验来诊断该病。关节突关节疼痛可能会随着伸展和旋转的动作而重现(关节突关节负重)。腰椎伸展也可引起疼痛。也可以用做其他动作这种检查方式来寻找疼痛来源,例如,采

用屈曲、外展、外旋试验来评估骶髂关节疼痛。可以进行直腿抬高试验等神经张力测试,以排除可能伴随小关节紊乱的腰椎神经根疼痛的重叠。通常,在单纯的关节突关节痛的患者中,这些检查手段不会引起下肢放射性疼痛,但可能会引起腰痛。也就是说,目前尚没有一个单一或组合的检查方法是腰椎关节突疼痛的有效诊断工具[4,12,13]。

功能受限

腰椎关节突关节在脊柱轴线后柱的位置,做伸展活动时症状会加重。患者多描述为站位及俯卧位时疼痛会加重,而坐位时疼痛减轻。在功能上,表现为在工作或娱乐活动中难以长时间站立与行走,运动时和躺在床上时无法进行扭转运动。

诊断

在常规成像(如 X 线或计算机断层扫描)中显示的关节突关节异常与导致疼痛症状的关节无关[14]。有限的证据表明单光子发射计算机断层扫描(single photon emission computed tomography,SPECT)上可以反映 Z-关节在关节内注射类固醇后的反应[15]。最近,在反转恢复磁共振成像(magnetic resonance imaging,MRI)序列和饱和脂肪 MRI 序列上可以看到腰椎小关节异常,与症状性小关节病变有关[16]。在强直性脊柱炎患者中,MRI 显示的关节突关节炎也与血清炎性标志物有关[17]。

腰椎关节突关节由关节间隙上方和下方的腰神经背支的内侧分支支配(图 46.2)[1]。实验证明,透

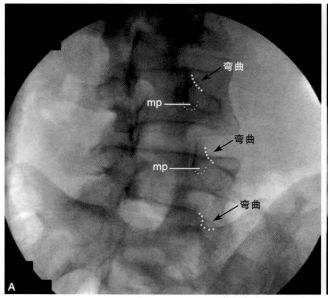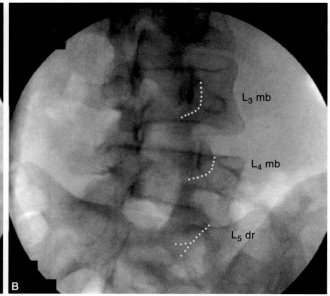

图 46.2　腰椎斜位图,显示针对 L₃~L₄ 和 L₄~L₅ 关节突关节内侧分支的靶点阻滞。白色虚线代表靶神经的走行。dr,背支;mb,内侧支;mp,乳突(*Image reproduced with permission from International Spine Intervention Society. Lumbar medial branch blocks. In:Bogduk N,ed.* Practice Guidelines for Spinal Diagnostic and Treatment Procedures. *2nd ed. San Francisco:International Spine Intervention Society;2013.*)

视下精准麻醉这些神经可以阻断关节突关节引起的疼痛[18]。因此,透视引导下内支神经阻滞(medial brach blocks,MBB)被认为是诊断腰椎关节突关节病的"金标准"[19]。然而,单 MBB 存在较高的假阳性率,为了确保准确性,建议进行双 MBB 法[19]。在这种模式下,进行两次 MBB,每次使用麻醉剂的作用时间不同。如果在这两种情况下患者都不能得到缓解,理想的情况是与局部麻醉时间一致,那么测试结果将被认为是阴性的。一般来说,患者必须出现典型的疼痛才能进行神经阻滞试验。准确记录患者术前和术后疼痛程度,以确定注射后疼痛缓解的程度以及效果持续时间。

> **鉴别诊断**
>
> 腰椎间盘源性腰痛
> 脊椎峡部裂
> 活动性脊椎滑脱
> 腰椎近端根性疼痛
> 骶髂关节功能障碍
> 躯体牵涉髋部疼痛
> 纤维肌痛

治疗

早期治疗

腰痛的初始治疗主要包括口服药物。非侵入性治疗包括药物治疗和物理治疗,由于多数文献中并没有说明引起腰痛的具体原因,而只是评估这些治疗方案,因为它们仅适用于"非特异性腰痛的治疗"。这些研究也必须在大多数腰痛病例病史比较完善的情况下加以考虑。基于这些限制,我们很难恰当地解释这些研究结果。

药物选择包括对乙酰氨基酚、肌肉松弛药、非甾体抗炎药(nonsteroidal anti-inflammatory drugs,NSAID)和阿片类药物。与安慰剂相比,口服对乙酰氨基酚对急性腰痛的恢复时间没有影响[20]。支持局部 NSAID 的治疗证据也很有限[21]。在治疗腰痛方面,口服 NSAID 优于安慰剂,但与对乙酰氨基酚相当[22]。在急性腰痛中,对乙酰氨基酚加入环苯扎林或羟考酮与萘普生(naproxen,一种 NSAID)的处方药,在第 1 周内并没有疼痛或功能方面的差异[23]。这些研究结果的异质性可能至少部分是由于研究的非特异性设计引起的,研究囊括了导致腰痛的多种病因[24]。因此,通常先使用副作用较小的药物。由于成瘾和过量使用的风险很高,应该谨慎使用阿片类药物。疾病控制和预防中心(Centers for Disease Control and Prevention,CDC)的指南指出,如果患者在非癌症或非姑息治疗的情况下发生腰痛,非阿片类药物治疗是首选[25]。此外,如果要使用阿片类药物,通常应用不超过 3 天就足够,很少建议应用超过 7 天[25]。

康复治疗

除口服药物外,腰痛的初始治疗通常还包含物理治疗。物理治疗包括疼痛控制(例如冰、热)、牵引、人体力学指导、柔韧性训练(包括腿部伸展)、关节松动技术、核心肌力训练、广义调节以及恢复正常运动模式等多种治疗方式。它有助于评估特定活动的生物力学(例如,坐在办公桌前、做木工工作、驾驶、跑步、骑自行车)。理论上讲,物理治疗可能通过强化受影响关节的潜在力量,从而降低疼痛的严重程度或复发频率。关于物理疗法治疗腰痛的文献种类多种多样。这与非特异性研究中包含不同的患者群体有关。这就是说,一些最好的支持证据是针对早期门诊急性腰痛患者的治疗[26]。没有证据表明对孤立性关节突关节所致住院患者的腰痛的治疗有益。

介入治疗

通常在尝试了口服药物和物理治疗后,但不能充分有效地缓解腰痛的情况下,透视引导下小关节靶向注射是一种潜在的治疗腰椎小关节疼痛的方法。目前,支持腰椎关节突关节类固醇注射的证据非常有限[27]。支持腰椎关节突关节类固醇注射的最好证据是采用 SPECT 成像来识别患者的关节突关节[15,27]。一项对比研究还表明,关节内类固醇注射与腰椎关节突关节射频神经切断术(radiofrequency neurotomy,RFN)一样有效[28]。超声引导下关节内注射也是一个新兴的选择,但仍然需要更多的证据[29]。

关于腰椎关节突关节痛治疗的最佳证据支持使用 RFN[19]。RFN 使用射频在电极尖端传递热能。当应用于神经时,通过蛋白质变性和细胞膜破坏导致神经分离。为了精准定位目标神经,RFN 需要较高的技术精确度。例如,电极必须与目标平行放置,而不是垂直放置(图 46.3),具体细节会在其他地方描述[19]。RFN 不会完全治愈该疾病,因为完整的细胞体仍然能够再生出轴突。然而,症状缓解的平均时间可超过 1 年[30]。如果症状复发,重复 RFN 治疗症状仍可得到缓解[30]。

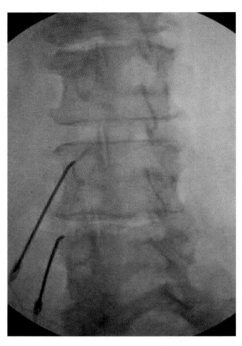

图 46.3　左侧 L₂ 内侧支沿着 L₃ 椎体的上关节突和横突之间形成的沟走行,在其上放置射频电极的斜位透视图像。注意,低于目标 L₃ 内侧支的电极位置尚未到达最终位置(*Image courtesy Byron J. Schneider, MD.*)

随机对照研究表明,RFN 与安慰剂治疗相比,在统计学和临床上都能显著减轻患者的疼痛和功能障碍,时间可长达 1 年[31]。在理想的条件下,包括通过双 MBB 治疗手段选择患者,多达 60% 的患者的疼痛预期在 12 个月内可以减轻 90%,而 87% 的患者的疼痛预期至少可以减轻 60%[32]。其他研究也证实了这一点,表明除缓解疼痛以外,超过 50% 的患者预期可以达到至少 80% 的疼痛缓解、恢复日常生活活动、重返工作,以及不再需要承担背痛相关的额外医疗[30]。随访平均超过 3 年的研究表明,腰椎 RFN 有益[33]。

技术设备

传统上,脊髓刺激器(spinal cord stimulators,SCS)用于治疗慢性术后腰神经根性疼痛。最近有证据表明,高频 SCS 对治疗轴性腰痛也有效[34]。在这项研究中,80% 的患者有腰椎手术史,41% 的患者被诊断为脊椎病,尽管只有 15% 的患者被明确诊断为腰椎关节突关节病。一项研究中,腰椎关节突关节病患者中有 76.5% 的人反映,在使用高频 SCS 治疗 2 年后,他们的疼痛至少缓解了 50%[34]。

手术

椎体融合术可用于治疗轴性腰痛,其中最常见的是椎间盘源性疼痛。研究发现,行腰椎融合术的大多数患者中也有继发性的关节突关节病[35]。然而,关节突关节病不是腰椎融合的首要适应证,有人认为它实际上是腰椎融合术的禁忌证[35]。

潜在的疾病并发症

关节突关节病的潜在并发症取决于该病的病因。一方面,罕见的关节病病因,如感染或恶性肿瘤,可能会有危及生命的并发症。另一方面,大多数小关节病变的性质是退行性的[5],如果不治疗可能会发展成慢性腰痛。总体而言,仅有一小部分腰痛患者会进展为慢性腰痛[36]。关节突关节骨刺可导致关节间隙狭窄或椎间孔狭窄。也可与椎间盘退变或黄韧带肥厚等其他退行性病变合并存在,从而导致中央管狭窄。腰椎管狭窄进而可导致神经根病变并伴有神经功能障碍。

潜在的治疗并发症

与腰椎关节突关节病治疗相关的严重并发症可能是由于药物或脊柱介入治疗引起。一般来说,使用 NSAID 的患者中,1% ~ 2% 的患者会经历严重的胃肠道并发症,如消化道出血和住院治疗[37]。其他 NSAID 相关并发症包括心血管和肾脏并发症。自 2000 年以来,美国阿片类药物相关性死亡的人数增加了 200% 以上,达到 9/10 万人,且在国内流行[38]。

介入治疗本身产生并发症的风险相对较小,例如轻微出血或软组织损伤、手术不适及血管迷走神经反射[39]。关节内注射类固醇还伴随有类固醇相关的不良反应。RFN 可能产生神经损伤。在美国麻醉师协会自 1970 年至 1999 年的数据库中,只有 4 项声明被归因于 RFN[40]。在恰当的技术应用于腰椎小关节的 RFN 时,尚无严重并发症的报告[19]。

（马海云 译　刘奕 校　李铁山 审）

参考文献

1. Bogduk N. The innervation of the lumbar spine. *Spine.* 1983;8(3): 286–293.
2. Johannes CB, Le TK, Zhou X, Johnston JA, Dworkin RH. The prevalence of chronic pain in United States adults: results of an Internet-based survey. *J Pain.* 2010;11(11):1230–1239.
3. DePalma MJ, Ketchum JM, Saullo T. What is the source of chronic low back pain and does age play a role? *Pain Med.* 2011;12(2):224–233.

4. Schwarzer AC, Wang SC, Bogduk N, McNaught PJ, Laurent R. Prevalence and clinical features of lumbar zygapophysial joint pain: a study in an Australian population with chronic low back pain. *Ann Rheum Dis*. 1995;54(2):100–106.

5. de Vlam K, Mielants H, Verstaete KL, Veys EM. The zygapophyseal joint determines morphology of the enthesophyte. *J Rheumatol*. 2000;27(7):1732–1739.

6. Eubanks JD, Lee MJ, Cassinelli E, Ahn NU. Prevalence of lumbar facet arthrosis and its relationship to age, sex, and race: an anatomic study of cadaveric specimens. *Spine*. 2007;32(19):2058–2062.

7. Li J, Muehleman C, Abe Y, Masuda K. Prevalence of facet joint degeneration in association with intervertebral joint degeneration in a sample of organ donors. *J Orthop Res*. 2011;29(8):1267–1274.

8. Ebenbichler GR, Leitgeb J, Amtmann G, König F, Schernthaner M, Resch K-L, et al. Degeneration and instability and the relation to patients' function late after lumbar disc surgery: data from a 12-year follow-up. *Am J Phys Med Rehabil*. 2016;95(12):871–879.

9. Steib K, Proescholdt M, Brawanski A, Lange M, Schlaier J, Schebesch K-M. Predictors of facet joint syndrome after lumbar disc surgery. *J Clin Neurosci*. 2012;19(3):418–422.

10. Schwarzer AC, Aprill CN, Derby R, Fortin J, Kine G, Bogduk N. Clinical features of patients with pain stemming from the lumbar zygapophysial joints. is the lumbar facet syndrome a clinical entity? *Spine*. 1994;19(10):1132–1137.

11. Mooney V, Robertson J. The facet syndrome. *Clin Orthop*. 1976;(115):149–156.

12. Schwarzer AC, Aprill CN, Derby R, Fortin J, Kine G, Bogduk N. Clinical features of patients with pain stemming from the lumbar zygapophysial joints. Is the lumbar facet syndrome a clinical entity? *Spine*. 1994;19(10):1132–1137.

13. Hancock MJ, Maher CG, Latimer J, et al. Systematic review of tests to identify the disc, SIJ or facet joint as the source of low back pain. *Eur Spine J*. 2007;16(10):1539–1550.

14. Schwarzer AC, Wang SC, O'Driscoll D, Harrington T, Bogduk N, Laurent R. The ability of computed tomography to identify a painful zygapophysial joint in patients with chronic low back pain. *Spine*. 1995;20(8):907–912.

15. Ackerman WE III, Ahmad M. Pain relief with intraarticular or medial branch nerve blocks in patients with positive lumbar facet joint SPECT imaging: a 12-week outcome study. *South Med J*. 2008;101(9):931–934.

16. Czervionke LF, Fenton DS. Fat-saturated MR imaging in the detection of inflammatory facet arthropathy (facet synovitis) in the lumbar spine. *Pain Med*. 2008;9(4):400–406.

17. Lee S, Lee JY, Hwang JH, Shin JH, Kim T-H, Kim S-K. Clinical importance of inflammatory facet joints of the spine in ankylosing spondylitis: a magnetic resonance imaging study. *Scand J Rheumatol*. 2016;45(6):491–498.

18. Kaplan M, Dreyfuss P, Halbrook B, Bogduk N. The ability of lumbar medial branch blocks to anesthetize the zygapophysial joint. a physiologic challenge. *Spine*. 1998;23(17):1847–1852.

19. Bogduk N. *Practice Guidelines for Spinal Diagnostic and Treatment Procedures*. 2nd ed. San Francisco; 2013.

20. Williams CM, Maher CG, Latimer J, Day RO, et al. Efficacy of paracetamol for acute low-back pain: a double-blind, randomised controlled trial. *Lancet*. 2014;384(9954):1586–1596.

21. Haroutiunian S, Drennan DA, Lipman AG. Topical NSAID therapy for musculoskeletal pain. *Pain Med*. 2010;11(4):535–549.

22. Roelofs PDDM, Deyo RA, Koes BW, Scholten RJPM, van Tulder MW. Nonsteroidal anti-inflammatory drugs for low back pain: an updated Cochrane review. *Spine*. 2008;33(16):1766–1774.

23. Friedman BW, Dym AA, Davitt M, et al. Naproxen with cyclobenzaprine, oxycodone/acetaminophen, or placebo for treating acute low back pain: a randomized clinical trial. *JAMA*. 2015;314(15):1572–1580.

24. Schneider BJ, Kennedy DJ, Kumbhare D. Second-order peer reviews of clinically relevant articles for the physiatrist: naproxen with cyclobenzaprine, oxycodone/acetaminophen, or placebo to treating acute low back pain: a randomized clinical trial. *Am J Phys Med Rehabil*. 2016.

25. Dowell D, Haegerich TM, Chou RCDC. Guideline for prescribing opioids for chronic pain-United States, 2016. *JAMA*. 2016.

26. Gellhorn AC, Chan L, Martin B, Friedly J. Management patterns in acute low back pain: the role of physical therapy. *Spine*. 2012;37(9):775–782.

27. Schneider B, Levin JA. Narrative review of intra-articular zygapophysial steroid injections for lumbar zygapophysial-mediated pain. *Curr Phys Med Rehabil Rep*. 2016;2(4):108–116.

28. Lakemeier S, Lind M, Schultz W, Fuchs-Winkelmann S, Timmesfeld N, Foelsch C, et al. A comparison of intraarticular lumbar facet joint steroid injections and lumbar facet joint radiofrequency denervation in the treatment of low back pain: a randomized, controlled, double-blind trial. *Anesth Analg*. 2013;117(1):228–235.

29. Wu T, Zhao W-H, Dong Y, Song H-X, Li J-H. Effectiveness of ultrasound-guided versus fluoroscopy or computed tomography scanning guidance in lumbar facet joint injections in adults with facet joint syndrome: a meta-analysis of controlled trials. *Arch Phys Med Rehabil*. 2016;97(9):1558–1563.

30. MacVicar J, Borowczyk JM, MacVicar AM, Loughnan BM, Bogduk N. Lumbar medial branch radiofrequency neurotomy in New Zealand. *Pain Med*. 2013;14(5):639–645.

31. Tekin I, Mirzai H, Ok G, Erbuyun K, Vatansever D. A comparison of conventional and pulsed radiofrequency denervation in the treatment of chronic facet joint pain. *Clin J Pain*. 2007;23(6):524–529.

32. Dreyfuss P, Halbrook B, Pauza K, Joshi A, McLarty J, Bogduk N. Efficacy and validity of radiofrequency neurotomy for chronic lumbar zygapophysial joint pain. *Spine*. 2000;25(10):1270–1277.

33. McCormick ZL, Marshall B, Walker J, McCarthy R, Walega DR. Long-term function, pain and medication use outcomes of radiofrequency ablation for lumbar facet syndrome. *Int J Anesth Anesthesiol*. 2015;2(2).

34. Kapural L, Yu C, Doust MW, et al. Comparison of 10-kHz high-frequency and traditional low-frequency spinal cord stimulation for the treatment of chronic back and leg pain: 24-month results from a multicenter, randomized, controlled pivotal trial. *Neurosurgery*. 2016;79(5):667–677.

35. Wong DA, Annesser B, Birney T, et al. Incidence of contraindications to total disc arthroplasty: a retrospective review of 100 consecutive fusion patients with a specific analysis of facet arthrosis. *Spine J*. 2007;7(1):5–11.

36. Carey TS, Garrett JM, Jackman AM. Beyond the good prognosis. Examination of an inception cohort of patients with chronic low back pain. *Spine*. 2000;25(1):115–120.

37. Sostres C, Gargallo CJ, Lanas A. Nonsteroidal anti-inflammatory drugs and upper and lower gastrointestinal mucosal damage. *Arthritis Res Ther*. 2013;15(Suppl 3):S3.

38. Rudd RA, Aleshire N, Zibbell JE, Gladden RM. Increases in drug and opioid overdose deaths–United States, 2000-2014. *MMWR Morb Mortal Wkly Rep*. 2016;64(50–51):1378–1382.

39. Kennedy DJ, Schneider B, Casey E, et al. Vasovagal rates in flouroscopically guided interventional procedures: a study of over 8,000 injections. *Pain Med Malden Mass*. 2013;14(12):1854–1859.

40. Fitzgibbon DR, Posner KL, Domino KB, et al. Chronic pain management: American Society of Anesthesiologists closed claims project. *Anesthesiology*. 2004;100(1):98–105.

第 47 章

腰椎神经根病

Michael J. Ellenberg, MD

Maury Ellenberg, MD

同义词

腰脊神经根炎

坐骨神经痛

神经卡压

髓核突出伴神经根刺激

ICD-10 编码

M54.16	神经根病,腰椎区域
M51.9	非特指的胸段、胸腰段、腰骶段椎间盘疾病

定义

　　腰椎神经根病是一种累及腰椎神经根的病理过程。腰脊神经根炎与神经根受激惹或发生炎症有关。这些定义不应与腰椎间盘突出症相混淆,后者指的是两椎体之间的椎间盘发生偏离原有解剖位置(通常进入椎管腔)的移动(图 47.1)。尽管腰椎神经根病的常因腰椎间盘突出导致,但它并不只有一个病因。诸如骨质增生、肿瘤、代谢性疾病(如糖尿病)等病理过程也会造成神经根病变。此外,在很多无症状的个体身上,也常常能通过影像学发现存在椎间盘突出[1]。因此,如果没有明确地与病史和体格检查相联系,仅影像学结果可能对我们造成误导多于有益指导。椎间盘突出造成神经根病变的明确的致痛原因还没有完全清楚。两个可能的原因是机械压迫和炎症。已有研究证实,对于"未受激惹"的神经而言,一般机械压迫并不会引发疼痛。相反,"受激惹"的神经会引发疼痛。此外,实验研究发现,在没有机械压迫的情况下,炎性介质会诱发神经放射痛[2]。所以可能炎症和机械压迫两者共同或单独作用,导致患者产生疼痛。鉴于无症状个体的影像学结果以及神经根病疼痛的多样原因,在无症状个体中可以检查发现椎间盘突出和神经根受压[1],而神经根病患者并无可见的椎间盘突出或神经根受压[3],便也不足为奇了。

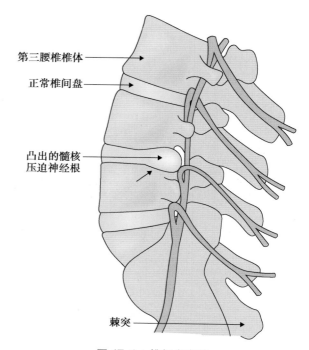

图 47.1　椎间盘突出

　　研究显示,腰椎神经根病在人群中的患病率为 2.2%~8%,发病率为 0.7%~9.6%[4,5]。一项研究发现,在腰椎神经根病患者中,男性占比更高(67%),并且 45~65 岁的年龄段患病率最高[6]。同时,肥胖和吸烟也与腰椎神经根病有关。此外,腰椎神经根病与重体力劳动之间也有一定的相关性。

症状

　　疼痛是腰椎神经根病最常见的症状,这种疼痛可能在严重程度和部位上有差异。疼痛可能十分剧烈,且常因站、坐、咳嗽、打喷嚏等因素而加重或诱发。由于腰椎神经所支配的皮区常常相互重叠,所以疼痛的部位取决于受累的神经根。通常来说,S_1 神经根受累会导致大腿后部及小腿的疼痛;L_5 神经根受累会出现臀部及下肢前外侧部疼痛；L₄ 神经根受累则表现为大腿前部、膝的前或内侧部以及小腿内侧部疼痛；L₃ 神经根受累则为腹股沟区疼痛。患者常常难以准确地指出疼痛最开始出现的位置。疼痛最开始可能出现在背部；但是随着进一步对患者进行评估，疼痛可能仅仅局限在臀部或者下肢。

感觉异常也较为常见，且出现在受累神经的皮肤支配区（但罕见完全的感觉缺失）。患者有时也会诉其无力。而以尿潴留或大便失禁为表现的膀胱和直肠受累的情况则比较罕见。

体格检查

病史和体格检查是评估腰椎神经根病最主要的要素[7]。

接诊患者时，应该进行全面的肌肉骨骼和外周神经的检查。检查背部是否不对称或骨盆一侧倾斜移位。评估背部的运动，观察在运动时在患者主诉的区域是否会出现放射痛（疼痛放射向肢体远端）。当 L₅ 或 S₁ 神经根受累时，站立位前屈躯干等同于直腿抬高试验，可能会诱发臀部或大腿后部的疼痛。当 L₃ 或 L₄ 受累时，躯干后仰会诱发腹股沟区或大腿前部的疼痛。

徒手肌力检查是针对腰椎神经根病变检查的重要部分。因神经根受累造成对应的主要肌群无力如下：L₃ 神经根，屈髋肌群；L₄，伸膝及髋内收肌群；L₅，髋外展肌群、屈膝肌群、踝背伸肌群、足外翻肌群、足内翻肌群以及跛背伸肌；S₁，足跖屈肌群（表 47.1）。在起自同一个神经根的两个外周神经的支配区内试图找出无力的肌群。在神经根对应支配区出现的近端肌无力对于鉴别双侧神经根病变和外周神经病变是有用的。

表 47.1　腰椎神经根病的诊断

神经根	疼痛放射区域	步态异常	肌肉无力	感觉障碍	反射减弱
L₃	腹股沟和大腿内侧	时有减痛步态	屈髋	大腿前内侧	膝反射（可变的）
L₄	大腿前部、膝部或小腿内侧	时有减痛步态单腿从凳子或椅子上站起来困难	伸膝、屈髋、髋内收	大腿前方或外侧、小腿内侧和膝部	膝反射
L₅	臀部、小腿前方或外侧、足背	足跟步行困难，如果情况严重，则出现足拍地或跨阈步态	踝背伸、足外翻、内翻、跛趾背伸、髋外展	大腿后外侧、小腿前外侧、内侧足背	内侧肌腱反射（可变的）
S₁	大腿后部、小腿、足底	足跟离地行走困难，不能背伸跖趾20 次	足跖屈	大腿后侧、小腿、足底外侧	跟腱反射

直腿抬高试验可以在坐位或仰卧位下进行。患者下肢被检查者伸展并抬起，当被检者的下肢远端（不是背部），尤其是特定的神经支配区内出现疼痛时，试验为阳性。而当疼痛仅局限于背部时，这并非直腿抬高试验阳性的表现，因此并不能对腰椎神经根病变诊断起提示作用，而这种疼痛常见于非特异性的下背痛。有时，腰椎神经根病变的疼痛会最先出现在下背部，几天或几周后，疼痛会出现在下肢。这可能是因为，当纤维环破裂髓核突出时在起始阶段造成了背部的疼痛，但是具体的发病机制仍不完全清楚。通过左右两侧对比直腿抬高试验，可以将其阳性表现与大腿后部肌肉被动牵拉产生的疼痛相鉴别。

当患者有膀胱直肠功能失调或新近出现的勃起障碍时，应当进行肛门检查以及肛周、腹股沟部位感觉检查。

Waddell 征是一组非器质性病变过程引起的征象，可能会干扰体格检查的准确性。Waddell 征包含轻压痛；刺激症状——当旋转头部或在头上加载轴向压力时诱发背痛；注意力分散——坐位下直腿抬高试验与平卧位下试验对比；区域性功能紊乱——肌无力或感觉缺失的范围无法用解剖结构所解释；而且有过激反应，这通常表现为过度的疼痛反应。这些征象常常出现在涉及精神-情绪障碍的问题上[8]。对于主诉疼痛的患者，尤其是如果他们有长期的疼痛或其病史显露某些上述问题的存在时，评估是否存在 Waddel 征应当作为检查中常规的一部分。

功能受限

功能受限取决于症状和无力的严重程度。功能受限通常由疼痛导致,但是有时也会因为无力而出现。站立和行走可能因此受限。对于久坐的耐受程度也会下降。L_4 神经根病变的患者,如果受累下肢是下楼梯时的"后面的"(即动力)腿,那么就有在下楼梯时跌倒的风险。患者也会有上楼梯和从座位站起困难(尽管其危险性小于下楼梯),这取决于无力的程度。S_1 神经严重受累的患者,因为小腿肌肉无力,即使解决了局部的疼痛,除非等到肌力恢复,也无法完成跑步运动。L_5 受累的患者,可能在路边被绊倒,如果情况严重,即使在平地行走也有发生被绊倒的情况。对于这类患者,可能需要支具辅助(足背屈支具)。急性神经根病变的患者可能因为剧烈的疼痛,无法参加绝大多数的活动,包括家务、娱乐和工作。对于绝大多数的患者,一旦度过急性病程阶段,疼痛减轻,除重体力的家务和工作外,他们可以重返绝大多数的活动。$3 \sim 6$ 个月后,依据疾病的严重程度,除非有造成功能受限的肌力减退,患者可以重返所有的活动。

诊断

诊断性的检查包括两方面:其一,为证实诊断;其二,为找出病因。除了那些突发的紧急情况急需影像学检查,大多数的简单病例并不需要进行诊断性检查,临床情况足以指导治疗。创伤、癌症、细菌感染、人类免疫缺陷病毒感染或者糖尿病,是需要早期进行诊断性检查的指征。

肌电图

肌电图和神经传导技术,如果由擅长诊断神经肌肉疾病的医师操作,对于诊断腰椎神经根病是有价值的。同时,肌电图也能被用来对体格检查结果不可靠的患者进行鉴别诊断以进一步明确诊断。与影像学检查相比,肌电图检查具有特异性高的优点,而且在无症状的个体身上,往往很少有异常的肌电图表现[9]。但是,肌电图研究并不能为我们提供神经根病成因的直接信息。

影像学

与腰椎神经根病相关的影像学检查包括涉及腰骶部的 X 线片,CT 和 MRI。

X 线片可以用来鉴别是因创伤性的骨损伤,还是转移性的骨质破坏。X 线片可以看到椎间隙,但是无法看到椎管内容物和神经根。CT 和 MRI 可以看到椎间盘、椎管及神经根(图 47.2)。在无症状的个体中异常影像学结果的发生率很高,在 $20 \sim 39$ 岁年龄段人群中,影像学显示椎间盘突出的发生率约为 21%,在 $60 \sim 80$ 岁年龄段约为 37.5%[2]。事实上,有一项研究表明,对于无症状个体而言,仅有 36% 的患者全部节段椎间盘是正常的。换言之,作为正常老化的一部分,影像学发现有异常的椎间盘也可以是"正常"的[1]。CT 和 MRI 检查结果必须与临床症状相吻合才是有意义的。如果怀疑肿瘤或者计划进行手术,影像学检查是必要的。同时,影像学检查可以对病变部位进行精准定位,对于指导经椎间孔硬膜外类固醇注射有重要的意义。MRI 是最精准的检查方式,通常情况下,钆增强的 MRI 是不需要进行的,除非怀疑肿瘤,或者患者先前接受过手术治疗。钆增强的 MRI 对术后进行突出的椎间盘和瘢痕组织的鉴别是有用的。

鉴别诊断

转子滑囊炎

鹅足腱滑囊炎

大腿后侧肌肉拉伤

腰骶神经丛病

糖尿病性肌萎缩

坐骨神经病

胫神经病

腓神经病

股神经病

髋骨性关节炎

骶髂关节炎

髋关节缺血性坏死

骨盆应力性骨折

隐性髋部骨折

胫纤维炎

股外侧皮神经病(股外侧感觉异常)

椎管狭窄

马尾综合征

脱髓鞘性疾病

腰椎小关节综合征

梨状肌综合征

短暂迁移性局部骨质疏松症

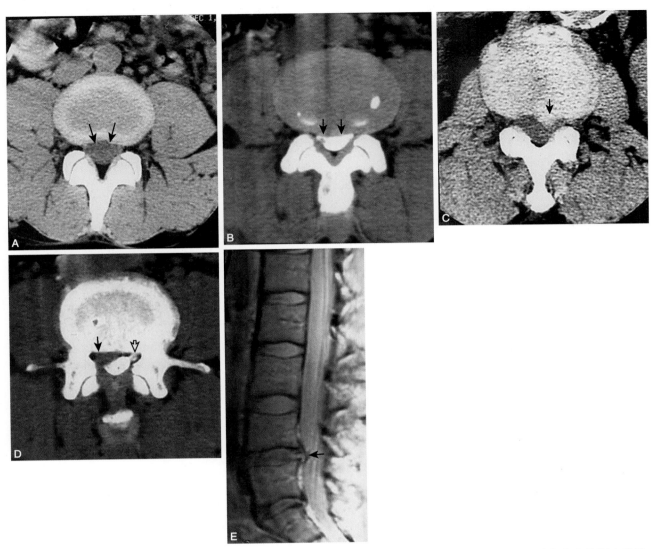

图 47.2　（A）正常椎间盘。箭头所指位置为椎间盘后侧凹陷。（B）椎间盘膨出。脊髓 CT 造影图显示宽基底的膨出的椎间盘（箭头）向前挤压硬膜囊。（C）左后侧椎间盘突出（箭头）。（D）右后侧椎间盘突出，脊髓 CT 造影显示右侧凹陷处可见来自椎间盘突出的异常软组织影（箭头）。注意对侧有表现为高密度影的正常神经根（空箭头）。（E）L$_4$~L$_5$ 和 L$_5$~S$_1$ 的椎间盘突出，其中 L$_4$~L$_5$ 椎间盘突出更明显。低信号的后纵韧带受压向后移位（箭头）（*From Barckhausen RR，Math KR. Lumbar spine diseases. In：Katz DS，Math KR，Groskin SA，eds. Radiology Secrets. Philadelphia：Hanley & Belfus；1998.*）

治疗

早期治疗

　　治疗的目标在于减轻炎症、缓解疼痛，并且无论有无解剖结构的异常，允许解决神经根病变。卧床休息以往是最为主要的保守治疗方法，但现在仅推荐用于控制症状。先前的研究表明，卧床休息对于疾病的最终预后并无影响[10]。要让患者避免剧烈活动，避免弯腰、抬重物等在日常生活中常见的会增加椎间盘压力的活动。

　　使用非甾体抗炎药（NSAID）以减轻炎症、缓解疼痛。NSAID 已被证实对急性的腰痛有效[11]。但是一项包含三项随机临床试验的回顾研究显示，与安慰剂相比，使用 NSAID 来治疗对于急性腰椎神经病并无明显的疗效[20]。但是对于急性腰椎神经根病，短期的试验性应用 NSAID 以缓解疼痛仍然是合理的，尽管这并不会缩短病程。即使对于急性腰痛的治疗，口服皮质类固醇治疗依然充满争议，并且在很多严格控制的临床试验中仍无法通过审查。近期一项荟萃分析研究发现，针对慢性神经根病，虽然 NSAID、皮质类固醇、三环类抗抑郁药、抗惊厥药均无明显作用[13]。但是有一项研究发现加巴喷丁有短期疗效[14]。有两项研究发现，口服皮质类固醇对于急性神经根病造成的神经根痛似乎有短期的作用[13]。其他一些药物,如环苯扎林、美他沙酮、美索巴莫和氯唑沙宗等,对急性腰痛有一定的治疗作用,但是目前尚未证实其对急性神经根病的有效性[15]。

在临床上,对于急性神经根病来说,有如下多种选择。如果疼痛剧烈,早期进行硬膜外类固醇注射(详见"操作治疗"一节)、影像学检查及肌电图检查是合理的。另一种选择是口服皮质类固醇治疗,如甲泼尼龙(美卓乐)顿服,以及阿片类药物用于短期控制疼痛。对于更多的慢性神经根痛的患者,应当酌情考虑使用抗惊厥药物,如加巴喷丁,或者加巴喷丁与阿米替林、去甲替林等三环类抗抑郁药合用。药物起始剂量从低剂量开始,使用滴定法逐渐加量至最低有效剂量。

阿片类药物对于缓解疼痛是有效的,但对于神经病理性疼痛来说是次选药物,建议仅用于比较严重的个例[16]。对于没有药物成瘾史的患者,无需过度担忧短期使用阿片类药物会导致成瘾问题。然而,医师需要遵守医疗协议,比如与患者签署使用阿片类药物的知情同意书。如果使用阿片类药物时间超过几周,则应当进行尿液检查。需要明确的是,阿片类药物的依赖和成瘾问题与受年龄和社会经济状况无关,并且已经达到流行的程度。这并不妨碍在适当的预防和协议下使用阿片类药物来控制急性疼痛,但是在处方此类药物尤其是针对老年患者时,需要非常谨慎小心。阿片类药物存在很多副作用,每年死于药物过量使用的人数要超过死于机动车交通事故的人数[34-36]。阿片类药物对急性神经根病的疗效有限。所以,应当限制每日用量,不能超过60%～80%的等效吗啡剂量。通常来说,30%或40%等效剂量的用量足够。在阿片类药物的选择上,可以考虑短效的氢可酮或羟考酮。对于更为严重的疼痛,可以使用长效的阿片类药物,如:羟考酮(奥施康定)或者美施康定。对于暴发痛,可以选择作用时间稍短的药物,如氢可酮或羟考酮,以及短效吗啡。这些治疗方式,疗程不宜过长,以防药物的依赖和成瘾。但是对于慢性神经根病,与安慰剂相比,阿片类药物在症状的缓解和减少残疾上似乎并无作用[17]。虽然一些临床建议,普瑞巴林和一些抗惊厥药物对于腰椎和颈椎的神经根病有一定的疗效,但在近期的一项前瞻性随机对照研究发现,与安慰剂相比,这两种药物并无任何的疗效[37]。然而,这一个非常小的研究结果,药物疗效的明确还有待于更完善的、更大的研究来证明。

康复治疗

对于急性疼痛的神经根病,应当在疼痛缓解后开始物理治疗。对于那些长期病程患者,康复可以作为治疗的首选。

多种物理治疗都可以作为临床治疗的有效补充。多种治疗方法,包括屈伸运动训练(通常称为脊柱稳定性训练)已经成为一种治疗手段。但是,无论使用什么方式,一旦在治疗时诱发了神经根痛,那么应当及时停止。当神经根病被治疗之后,应当进行适当的运动训练以提高脊柱关节的灵活性和脊柱周围肌肉的力量。对于神经根病,腰椎稳定性训练、核心肌群训练和激活训练被认为是几种最有效的治疗方式。有一项研究结果表明,脊柱牵引治疗是无效的[18]。针对腰椎神经根病的其他一些治疗方式,包括经皮神经电刺激、针灸、推拿、手法治疗的有效性缺乏有力的随机临床试验的证据支持[3]。上述的治疗方式一般不会造成损伤,所以可以短期使用。但是手法操作应当谨慎进行。

介入治疗

急性神经根病变患者无论是否存在腰椎间盘突出,均能通过接受硬膜外类固醇注射获益[18]。但是,对于慢性神经根病的患者,这一治疗方式并没有可靠的疗效。而对于硬膜外类固醇注射最有效的方式及药物法选择,仍然存在争议[19,20]。有文献研究表明,无论是类固醇制剂还是局部麻醉药,在长期疗效上均优于安慰剂。而在短期疗效上,类固醇制剂组占优[20,21]。有研究发现,与腰椎入路的类固醇注射相比,椎间孔入路方式带来的疼痛评分的改善要更好。但是就操作的安全性和患者的舒适度而言,腰椎入路的注射方式要优于椎间孔入路,且两者疗效相近。因此,在临床上首选腰椎入路的注射方式,如果注射后2周症状无明显改善,可以尝试椎间孔入路的注射方式进行再次注射[19]。

然而,根据文献,这些介入类的治疗方式,疗效往往并不持久。但是在限制阿片类药物用量以及为手术提供参考上有一定的价值[19]。

这些治疗方式应当在X线透视引导下进行,以提高注射的准确性,确保药物能准确地进入硬脊膜外腔[22]。建议在首次注射后1～2周对患者再次进行评估,以判断有无进一步注射的必要。进行"连续3次的注射"是不恰当的。此外,在任何一次神经根病发作时,都可以进行最多3次的注射治疗。

对于复发的神经根病,在 3~6 个月后再次注射是合理的。

高达 90% 的病例可以通过非手术治疗得到病情的缓解[12,23]。更有趣的是,有研究发现如果神经根病是因为椎间盘突出引起的,在大多数的病例中,突出的椎间盘可以回纳。即便突出仍然存在,症状也能得到减轻[24-26]。

技术设备

针对本疾病的治疗和康复,并没有新的特殊技术设备手段。

手术

手术在如下两种情况下进行是合理的。第一,当患者因中央型椎间盘突出造成直肠、膀胱功能障碍(尿失禁或尿潴留)或双下肢无力时,需要紧急进行手术治疗。这种情况比较罕见,需要神经外科或骨科立即评估,且最好能在 6h 内进行手术治疗。第二,在患者已经接受充分的非手术治疗后,仍有持续的疼痛及功能障碍时,可考虑手术治疗。

手术是否能收到良好的效果,对于患者的筛选是至关重要的。单神经根受累;疼痛出现在下肢而非背部;影像学上的解剖学异常与患者的症状、体格检查以及肌电检查相吻合;排除神经心理性疾病及继发病变,此类患者的手术效果往往最好[26,27]。

近期一项 Cochrane 回顾发现,与保守治疗相比,手术治疗能让入选患者的症状得到更快速的缓解,但仍无令人信服的证据表明两者在长期疗效上的差别[28]。

手术的具体类型取决于造成神经根病的原因。对于椎间盘突出而言,椎板切除术或者椎间盘切除足以满足临床需求;在预后或重返活动所需的时间上,采用标准术式、显微手术还是微创手术,三者之间似乎并无明显的差别[25]。对于这些患者,应当避免使用椎间盘融合。对于有椎管狭窄的患者,则可能需要更大范围的椎板切除术和椎间孔成形术。对于在影像学上有明确的脊柱不稳表现或者手术本身会导致脊柱不稳的病例,则需要保留椎体融合术,尽管这并不常见[38]。有一项研究认为,对于存在腰椎滑脱的患者,有必要进行腰椎融合[30]。《新英格兰医学杂志》在 2016 年 4 月 14 日发表两项研究,再次强调了这一情况[39,40]。这两项研究均发现,无论是腰椎融合术还是椎板切除术,两者在椎体不稳上并无区别。一项研究使用 SF-36 评估表来评估 60 名患者的主

要预后,发现尽管差别不大,但椎体融合术确实更有优势。另一项更大样本的研究使用 Oswestry 功能障碍指数和 6min 步行试验对患者进行观察,发现椎板切除术和椎体融合术两者并没有显著区别。但是上述两项研究都显示,椎体融合术比椎板切除术有更明显的患者费用增加、住院周期延长以及患病率升高等问题。

潜在的疾病并发症

并发症的表现与具体哪根马尾神经受累有关。其中最为严重的情况是“截瘫椎间盘”。在这种情况下,突出的椎间盘会导致瘫痪,但是十分少见。相对来说更为常见的情况是突出的椎间盘导致下肢无力和膀胱、直肠功能受损。遗留的下肢无力可能自发发生,也有可能在术后出现。患者可能发展为慢性腰痛综合征,这尤其可能发生于有继发损伤的患者身上。

潜在的治疗并发症

使用 NSAID 可能会造成消化道出血、口腔溃疡以及肝脏、肾脏的并发症。消化道出血时避免使用环氧合酶(COX)-2 抑制剂。COX-2 抑制剂和其他 NSAID 一样,与心血管事件之间存在一定的相关性。在使用此类药物时,需特别注意剂量大小和疗程时间长短。最新研究表明,不同于其他的 COX-2 抑制剂,西乐葆在不增加心血管不良结局的发生率方面优于 COX-1 抑制剂[31]。

长期使用皮质类固醇会造成诸多问题,其中包括体重增加、脂肪的重新分布、骨质疏松、糖尿病。但是对于正常的健康个体,短期使用皮质类固醇是安全的,很少发生并发症。糖尿病患者在使用皮质类固醇后,可能会出现血糖升高。一部分患者在使用皮质类固醇后可能出现精神、情感方面的问题,甚至包括精神病。皮质类固醇也有可能会造成消化道出血。

一部分患者在使用阿片类药物后可能会产生药物依赖。虽然对于神经根病,可以使用阿片类药物进行止痛,但是一些人会将此类药物用于慢性腰痛和慢性非恶性疼痛上,而阿片类药物对于上述两类疼痛的止痛效果尚不完全明确[31]。也正是基于此,造成了阿片类药物的滥用[32,33]。

硬膜外类固醇注射治疗,罕见导致硬膜外脓肿和血肿。患者应当在接受注射的前 7 天停用阿司匹林。虽然没有研究明确指出注射前使用 NSAID 会

增加出血的概率,一些临床建议在接受注射前 3~5 天停用 NSAID。在接受注射前应当停用华法林,如有疑问,应当复查国际标准化比值。氯吡格雷(波立维)以及相似的抗血小板药物应当在注射前 7 天停用(表 47.2,修改自 ASRA 指南的多种抗血栓及抗血小板药物的停用建议)。

表 47.2　硬膜外注射前各种药物推荐的停用时间				
商品名	通用名	作用时间	重新开始服用时间	
艾卡特	替罗非班	8h	2h	避免,检查血小板/CBC
脑康平	阿司匹林/双嘧达莫	7 天	同日	
安卓	磺达肝癸	3 天	24h	检查 CBC/血小板
阿司匹林	乙酰水杨酸	7 天	同日	Anacin-400mg/Ecotrin-325mg
> 325mg, 如果大于 1 000mg		10 天		Ascriptin-325mg/Excedrin-250mg/ Bayer-325mg/Fiorinal-325mg 可继续服用 81mg 阿司匹林
倍林达	替格瑞洛	5 天	同日	
香豆素	华法林	5 天	同日	检查 PT/INR,INR<1.4
抑凝安	普拉格雷	10 天	同日	
艾乐妥	阿哌沙班	5 天	24h	
爱泌罗	戊聚糖多硫酸钠	5 天	同日	
法安明	达肝素钠	24h	24h	避免,检查 CBC/血小板
克赛	依诺肝素	24h	同日	检查 CBC
甲氧苯二酮	茴茚二酮	24~72h	同日	检查 PT
肝素(5 000U)	肝素	12h	24h	
潘生丁	双嘧达莫	3 天	同日	
波立维	硫酸氢氯吡格雷	7 天	同日	
培达	西洛他唑	7 天	同日	
百达生	达比加群酯	5 天	24h	
抵克立	噻氯匹定	14 天	2h	
巡能泰	己酮可可碱	7 天	同日	
拜瑞妥	利伐沙班	5 天	次日	

CBC,全血细胞计数;INR,国际标准化比值;PT,凝血酶原时间。

如果其他疾病需要服用,与硬膜外注射存在利害冲突,那么应当复查 INR,评估出血的风险,决定是否可以进行注射。对于氯吡格雷以及与其相似功能的抗血小板聚集药,在接受注射前 1 周应当停药。注射可导致局部疼痛,也常有可能造成头痛,这种疼痛的出现可能和穿刺后脑脊液外漏有关。如果注射用药剂受到污染,则就有可能导致中枢神经系统感染,造成感染的病原体多为嘴突凸脐蠕孢(Exserohilum rostratum)和曲霉菌。因此,在进行操作时应当选用由政府批准、监管的合格产品[33]。手术的并发症包括感染、神经根损伤、瘫痪、局部的背痛以及常见术后并发症(例如:血栓性静脉炎,膀胱炎等)。严重的并发症有神经根及马尾神经损害,蛛网膜炎和椎板切除术后疼痛综合征。这些并发症可能需要范围更大的二次手术处理。

（牛镇远　译　刘奕　校　李铁山　审）

参考文献

1. Jensen MC, Brant-Zawadzki MN, Obuchowski N, et al. Magnetic resonance imaging of the lumbar spine in people without back pain. *N Engl J Med.* 1994;331:69–73.
2. Mulleman D, Mammou S, Griffoul I, et al. Pathophysiology of disk-related sciatica. I. Evidence supporting a chemical component. *Joint Bone Spine.* 2006;73:151–158.
3. Rhee JM, Schaufele M, Abdu W. Radiculopathy and the herniated lumbar disc. Controversies regarding the pathophysiology and management. *J Bone Joint Surg Am.* 2006;88:2070–2080.
4. Younes M, Bejia I, Aguir Z, et al. Prevalence and risk factors of disk-related sciatica in an urban population in Tunisia. *Joint Bone Spine.* 2006;72:538–542.
5. Tarulli AW, Raynor EM. Lumbosacral radiculopathy. *Neurol Clin.* 2007;25:387–405.
6. Praemer A, Furner S, Rice DP. *Musculoskeletal conditions in the United States.* 2nd ed. Rosemont: Ill: American Academy of Orthopaedic Surgeons; 2011.
7. Deyo RA, Rainville J, Kent DL. What can the history and physical examination tell us about low back pain? *JAMA.* 1992;268:760–765.
8. Waddell G, McCulloch JA, Kummel E, Venner RM. Nonorganic physical signs in low-back pain. *Spine (Phila Pa 1976).* 1980;5:117–125.
9. Robinson LR. Electromyography, magnetic resonance imaging,

and radiculopathy: it's time to focus on specificity. *Muscle Nerve.* 1999;22:149–150.

10. Vroomen P, de Krom M, Wilmink JT, et al. Lack of effectiveness of bed rest for sciatica. *N Engl J Med.* 1999;340:418–423.

11. van Tulder MW, Scholten RJ, Koes BW, Deyo RA. Nonsteroidal anti-inflammatory drugs for low back pain. A systematic review within the framework of the Cochrane Collaboration Back Review Group. *Spine (Phila Pa 1976).* 2000;25:2501–2513.

12. Vroomen PC, de Krom MC, Slofstra PD, Knottnerus JA. Conservative treatment of sciatica: a systematic review. *J Spinal Disord.* 2000;13:463–469.

13. Pinto RZ, Maher CG, Ferreira ML, et al. Drugs for relief of pain in patients with sciatica: systematic review and meta-analysis. *BMJ.* 2012;344:e497.

14. Yildirim K, Sisecioglu M, Karatay S, et al. The effectiveness of gabapentin in patients with chronic radiculopathy. *Pain Clin.* 2003;15:213–218.

15. van Tulder MW, Touray T, Furlan AD, et al. Cochrane Back Review Group. Muscle relaxants for nonspecific low back pain: a systematic review within the framework of the Cochrane Collaboration. *Spine (Phila Pa 1976).* 2003;28:1978–1992.

16. Chou R. Treating sciatica in the face of poor evidence. *BMJ.* 2012;344:e487.

17. Khoromi S, Cui L, Nackers L, Max MB. Morphine, nortriptyline and their combination vs placebo in patients with chronic lumbar root pain. *Pain.* 2007;130:66–75.

18. Carette S, Leclaire R, Marcoux S, et al. Epidural corticosteroid injections for sciatica due to herniated nucleus pulposes. *N Engl J Med.* 1997;336:1634–1637.

19. Gharibo CG, Varlotta GP, Rhame EE, et al. Interlaminar versus transforaminal epidural steroids for the treatment of subacute lumbar radicular pain: a randomized, blinded, prospective outcome study. *Pain Physician.* 2011;14:499–511.

20. Quraishi N. Transforaminal injection of corticosteroids for lumbar radiculopathy: systemic review and meta-analysis. *Eur Spine J.* 2012;21:214–219.

21. Riew KD, Park JB, Cho YS, et al. Nerve root blocks in the treatment of lumbar radicular pain. A minimum five-year follow-up. *J Bone Joint Surg Am.* 2006;88:1722–1725.

22. Thomas E, Cytevak C, Abiad L, et al. Efficacy of transforaminal versus interspinous corticosteroid injection in discal radiculalgia—a prospective randomized, double-blind study. *Clin Rheumatol.* 2003;22:229–304.

23. Legrand E, Bouvard B, Audran M, et al. Sciatica from disk herniation: medical treatment or surgery? *Joint Bone Spine.* 2007;74:530–535.

24. Ellenberg M, Reina N, Ross M, et al. Regression of herniated nucleus pulposus: two patients with lumbar radiculopathy. *Arch Phys Med Rehabil.* 1989;70:842–844.

25. Ellenberg M, Ross M, Honet JC, et al. Prospective evaluation of the course of disc herniations in patients with proven radiculopathy. *Arch Phys Med Rehabil.* 1993;74:3–8.

26. Finneson BE, Cooper VR. A lumbar disc surgery predictive scorecard. A retrospective evaluation. *Spine (Phila Pa 1976).* 1979;4:141–144.

27. Nguyen TH, Randolph DC, Talmage J, et al. Long-term outcomes of lumbar fusion among workers' compensation subjects. *Spine (Phila Pa 1976).* 2011;36:320–331.

28. Gibson JN, Waddell G, et al. Surgical interventions for lumbar disc prolapse: updated Cochrane Review. *Spine (Phila Pa 1976).* 2007;32:1735–1747.

29. Jacobs WC, Arts MP, van Tulder MW, et al. Surgical techniques for sciatica due to herniated disc, a systematic review. *Eur Spine J.* 2012;21:2232–2251.

30. Herkowitz H, Kurz L. Degenerative lumbar spondylolisthesis with spinal stenosis. *J Bone Joint Surg Am.* 1991;73:802–808.

31. Martell BA, O'Connor PG, Kerns RD, et al. Systematic review: opioid treatment for chronic back pain: prevalence, efficacy, and association with addiction. *Ann Intern Med.* 2007;146:116–127.

32. Dunn KM, Saunders KW, Rutter CM, et al. Opioid prescriptions for chronic pain and overdose: a cohort study. *Ann Intern Med.* 2010;152:85–92.

33. Ritter JA, Muehlenbachs A, Blau DM, et al. Exserohilum infections associated with contaminated steroid injections: a clinicopathologic review of 40 cases. *Am J Pathol.* 2013;183:881–892.

34. Dreamland. *The True Tale of America's Opiate Epidemic.* Sam Quinone, USA: Bloomsbury Publishing; 2015.

35. *The Back Letter*, Volume 29, Number 12, 2014, Lippincott Williams & Wilkins.

36. Nuckols TK, Anderson L, Popescu I, et al. Opioid prescribing: a systemic review and critical appraisal of guidelines for chronic pain. *Ann Int Med.* 2014;160:38–47.

37. Malik KM, et al. Efficacy of pregabalin in the treatment of radicular pain: results of a controlled study. *Anesth Pain Med.* 2015.

38. Försthm, et al. A randomized, controlled trial of fusion surgery for lumbar spinal stenosis. *N Engl J Med.* 2016;374:1413.

39. Steven E, Nissen MD, et al. Cardiovascular safety of celecoxib, naproxen or ibuprofen for arthritis. *N Engl J Med.* 2016:2519–2529.

40. Zoher Ghongawala MD, et al. Laminectomy plus fusion versus laminectomy alone for lumbar spondylolisthesis. *N Engl J Med.* 2016;374:1424–1434.

第 48 章

腰部拉伤或扭伤

Omar H. El Abd, MD

Joao E. D. Amadera, MD, PhD

同义词

急性腰痛（首选的专业术语）

腰部肌肉拉伤

ICD-10 编码

M51.36	其他腰椎间盘退变
M54.5	腰痛
M12.88	其他特定的关节病，其他未分类脊柱疾病

定义

腰部肌肉拉伤或扭伤是临床医师用来描述急性腰痛的专业术语。患者在倾诉腰骶部疼痛时常连带脊柱旁肌肉的收缩（因此，表达为肌肉拉伤或扭伤）。具体病因尚不明确，很有可能是继发于椎间盘、小关节、骶髂关节或腰骶交界区的肌肉和韧带的疼痛纤维的化学或机械刺激。

急性腰痛是一种与旷工、残疾和高医疗费用相关的常见疾病[1]。急性腰痛已经成为患者就诊的第二大主导症状[2]。据统计，50%~80% 的成年人一生中至少经历过 1 次急性腰痛[3,4]。而数据显示神经根痛的发病率比急性腰痛低 2%~6%[5]。急性腰痛的患者通常能在 1 个月内好转并回到工作中去[6,7]。但 2%~7% 的患者会发展成慢性腰痛[8,9]。许多研究表明，90% 的急性腰痛患者会在 6 周内恢复[10-12]。与之相反，一些有组织的队列研究给出了一个不乐观的结论，急性腰痛患者短期内恢复的只有 39%~76%[13,14]。

一项荟萃分析调查了急性腰痛的病程，指出疼痛和功能障碍会在数周内迅速恢复（约 58% 的患者会在第一个月内快速好转），同样，复发也是普遍现象[6]。最近的一项荟萃分析表明急性腰痛的典型病程是在最初的 6 周内疼痛和功能障碍明显改善，6 周后好转会减慢，往后直到 1 年，只有很少的患者疼痛和功能障碍会得到改善。1 年后急性腰痛患者的疼痛和功能障碍好转率非常低，这表明患者只能期望在 1 年内获得最小的疼痛或功能障碍[1]。

临床医师常遇到很多从急性腰痛发展成慢性腰痛的患者。近期的一项回顾性分析囊括了 10 项研究，包括 4 000 余例患者[5]，结果提示患有急性或亚急性非特异性腰痛的成年人，由于急性腰痛发展成慢性疼痛并对此抱有消极思想的患者，不能正常工作的概率是那些对此抱有积极态度患者的 2 倍。

因此，临床医师评估急性腰痛患者的目标是对病情及其病因进行有效的鉴别诊断，排除神经根病或其他严重的病因，制订一个康复计划，防止这一事件的再次发生，教育患者了解疾病过程，如果疾病不能及时得到改善，需制订一个管理计划。

症状

疼痛自发或在外伤或过度用力后急性发展，如参加运动、反复弯腰、举重、车祸或跌倒。疼痛主要位于腰骶部（轴向），腰椎棘突上方，并沿着脊旁肌分布。这可能与下肢疼痛有关，然而，下肢疼痛不如腰痛剧烈。疼痛通常具有尖锐和射击样的特点，并伴有椎旁肌紧张。躯干旋转和前屈通常会加重疼痛。躺下使用热敷或冰敷可以减轻疼痛。

表 48.1 中列出了需要及时就医的警示症状。

表 48.1　警示症状

症状	警示
下肢（包括臀部）的疼痛多于下背部的疼痛	神经根病
单侧或双侧下肢无力或感觉缺失	神经根病与马尾综合征的可能性（尤其是双下肢同时受累）

表 48.1　警示症状（续）	
症状	**警示**
肠胃或膀胱改变 鞍区麻木	马尾综合征
下背部剧痛，躺下时也疼痛	恶性肿瘤
发热，结节，盗汗，最近体重减轻	感染和恶性肿瘤
年轻患者的高空坠落伤或车祸 　伤，有或可能有骨质疏松症的 　患者跌倒或负重有关的伤害	骨折
骨转移癌史	恶性肿瘤

病因

轴性疼痛（腰骶部疼痛）

退行性椎间盘疾病引起的椎间盘源性疼痛是最常见的轴性疼痛。椎间盘源性疼痛常位于退变的椎间盘附近。在疼痛的椎间盘组织中发现了多种炎症产物，这可能增加感觉神经元的兴奋性。疼痛累及椎间盘到腰部和骨盆周围的肌肉。

小关节（关节突关节）关节病是轴性疼痛的另一种病因，30%～50% 的患者倾诉，既有腰椎的轴性疼痛，又有颈椎的轴性疼痛[16-18]。小关节是邻近神经弓的成对的滑膜关节。疼痛主要发生在椎旁，伴随着小关节周围肌肉的收缩。小关节疼痛可以是单侧或双侧的。

骶髂关节病也是引起轴性腰痛的原因之一。疼痛位于腰骶-臀交界处，转至下肢和腹股沟区。众所周知，骶髂关节的疼痛是由脊椎关节病、感染、恶性肿瘤、妊娠和外伤引起的，甚至是自然发生的。

神经根痛

臀部疼痛是腰神经根痛的常见表现。神经根痛可继发于机械性压力和炎症。机械压力通常是继发于椎间盘突出症（疝）或椎管狭窄，而椎间盘突出可累及任何年龄段，但以中青年为主。

椎管狭窄主要影响老年人，是一种椎间盘退变、韧带肥大、小关节病或腰椎滑脱的综合征。神经根病的症状是沿着神经根分布。感觉症状包括疼痛、麻木和刺痛，这些症状是沿着特定的神经根分布的，

症状可能伴有运动无力。神经根病的诊断和治疗将在第 47 章讨论。

肌筋膜痛

关于急性腰痛的病因有很多不同的学说，但是都没得到证实[19-20]。这些理论包括肌腱连接处的炎症-破坏和炎症-修复反应；缺血-体位的异常造成慢性肌肉激活和缺血；肌肉重复劳损后的触痛点（这个理论仍然是最有吸引力的）[20]，以及肌肉的失衡。

关于肌肉疼痛，目前公认的理论与肌筋膜疼痛综合征有关，这是一种常见的慢性疾病，但也可以出现急性发作[21]。其特征是具有肌筋膜触发点——位于骨骼肌紧张和压痛部位的坚硬的、可触及的、游离的、局限性结节。活跃的肌筋膜触发点与自发性疼痛有关，没有触发，疼痛不会出现，这种自发性疼痛可能发生在肌筋膜触发点的位置，也可能远离它。目前，对肌筋膜疼痛的诊断标准是基于触诊骨骼肌中是否存在触发点以及包括所指疼痛模式的相关症状群[22]。肌筋膜疼痛的治疗包括按摩，针刺肌筋膜触发点（注射或不注射麻醉剂）、针灸和拉伸[23]。

牵涉痛

靠近脊柱的肌肉骨骼结构及腹部和骨盆内的器官是潜在的脊柱和椎旁区域的疼痛来源。

隐匿性病变

这些病变可能表现为轴性或根性症状，或两者兼有。脊柱转移性病变和脊柱及椎旁感染[24] 被认为是一种罕见的病因。诊断这些危险情况时，需要有完整的病史和熟练的体格检查。

体格检查

体格检查从详尽的病史开始，以确定疼痛的发作、特征、位置以及加重和减轻的因素。询问相关症状，如乏力、肠胃或膀胱症状、发热、体重异常下降和既往病史都很重要。检查需包括下背部和下肢，触诊椎旁肌肉、腰椎小关节、腹股沟淋巴结和下肢血管搏动，并进行髋关节检查、肌张力检查、椎间盘刺激性动作和骶髂关节动作（表 48.2）。评估步态检查，包括脚跟和脚趾的活动情况。

表 48.2　脊柱检查手法

方法	描述	意义
骨盆摆动	仰卧位时,屈膝屈髋,直到弯曲的膝盖接近胸部;然后,将下肢从一侧旋转到另一侧	激发腰椎间盘源性疼痛
髋关节持续屈曲	仰卧位时,让患者双下肢抬高大约 60°,让患者下肢保持在此位置并放松,试验结果以腰或臀部疼痛的出现为阳性。然后双下肢依次下降 15°,并记录出现疼痛的节点和疼痛强度	激发腰椎间盘源性疼痛
上肢牵拉试验	对侧颈部侧弯与同侧上肢外展	在肩胛周围或上肢产生颈神经根性疼痛
压头试验	被动进行颈椎伸展、向症状侧侧弯并头顶加压	在肩胛周围或上肢产生颈神经根性疼痛
直腿抬高试验	当患者仰卧时下肢被动屈曲 30°,膝关节完全伸展	在 S_1 神经根疼痛的前提下,激发臀部、股后部及腓肠肌后部的疼痛
反直腿抬高	当患者俯卧时下肢被动伸展,膝关节屈曲	在高位腰椎(例如 L_3、L_4)神经根痛的前提下激发臀部、股前侧疼痛
交叉直腿抬高	患者仰卧时,对侧下肢被动屈曲 30°,膝关节完全伸展	在 S_1 神经根疼痛的前提下,激发同侧臀部、股后部及腓肠肌后部的疼痛
坐位坐骨神经根试验	患者坐位,受累的下肢被动屈曲,膝关节伸直	在 S_1 神经根疼痛的前提下,激发臀部、股后部及腓肠肌后部的疼痛
拉塞格征	患者仰卧时,下肢被动屈曲 90°	在 S_1 神经根疼痛的前提下,激发臀部、股后部及腓肠肌后部的疼痛
Bragard 征	患者仰卧时,下肢被动屈曲 30°,足背屈	在 S_1 神经根疼痛的前提下,激发臀部、股后部及腓肠肌后部的疼痛
Gaenslen 试验(床边试验)	患者仰卧靠床边,健侧髋与膝完全屈曲,并用两前臂抱紧固定;检查侧下肢悬于床边外下方	激发骶髂关节综合征疼痛
骶髂关节压迫征	患者侧卧,对关节施压	激发骶髂关节综合征疼痛
骶骨沟压力	对后上腰椎施加压力(凹陷)	激发骶髂关节综合征疼痛
帕特里克测试(4 字测试)	当患者仰卧时,膝关节和髋关节屈曲,髋关节外展并外旋	激发同侧骶髂关节,小关节紊乱(下腰痛)及髋关节退行性疾病(腹股沟痛)的疼痛
姚曼试验(伸髋试验)	当患者处于俯卧位时,臀部伸展,髂骨外旋	激发骶髂关节综合征疼痛
髂间隙试验	对骶髂前韧带施加压力,可以对其进行牵拉	激发骶髂关节综合征疼痛

需要进行感觉检查和全面的徒手肌力检查。深腱反射检查。

诊断分析

如果没有严重的临床症状,则不需要进行影像学检查和实验室检查[25,26]。然而当出现预警信号(例如外伤史,全身症状,怀疑神经根病,癌症病史,症状持续 1 个月无改善),风湿性疾病,长期应用类固醇以及存在异议的病例时,需行影像学检查。评估脊柱疼痛情况的金标准是磁共振成像(MRI),MRI 检查时椎间盘和神经清晰可见,而且当患者情况没有改善时可以为进一步治疗提供有价值的信息。如果症状持续长达 1 个月或发病时出现根性痛或无力,那么就需要进行 MRI 检查,同时也可用于诊断腰背痛所伴随的全身症状。

治疗

早期治疗

对于腰部拉伤或扭伤,虽有众多的治疗方法,但大多数治疗方法作用并不大。炎症是疼痛的主要原因。非甾体抗炎药(NSAID)是治疗疼痛的基础,而且需要给予足够的剂量。与传统的 NSAID 相比,选择性 COX-2 抑制剂的胃肠道不良反应较少[27]。

肌肉松弛药常常与 NSAID 一起用于控制疼痛,效果不错。这些药物不针对特定的病理过程,通常与 NSAID 合用[26]。肌肉松弛药有助于改善腰痛患者的睡眠以及减轻肌肉"痉挛"或紧绷。曲马多和其他阿片类药物可用于严重疼痛的病例,但在一项大型队列研究中发现,早期接受阿片类药物治疗腰痛以及需要手术治疗等不良预后和晚期接受阿片类药物治疗的风险相关[28]。如果需要拓展这些药物的应用,则应先进行影像学检查以及其他的治疗方式。例如热敷、冷疗等方式均可应用。

对于腰痛患者不建议卧床休息,需要尽可能地保持活动[29]。

最近一篇综述表明,口服类固醇、针刺疗法、推拿按摩、牵引、腰托或常规运动训练对急性腰痛的治疗并没有什么作用。整脊治疗、脊柱推拿等手法治疗并不比公认的药物治疗有效,增加这些治疗并不会改善预后[26]。

康复治疗

完全康复以及防止腰部扭伤或拉伤复发,或转变为慢性腰痛的关键是参与脊柱稳定性训练。当患者疼痛开始改善后则应立即开展该训练。当患者疼痛较为严重时,训练起始并无益处,因为患者的能力受疼痛的限制。物理治疗师指导的训练,例如脊柱稳定性训练,可减缓反复疼痛,并需要进一步的健康管理

服务[30,31]。腰椎稳定性训练计划包括牵伸下肢、骨盆、腰骶部肌肉,以及进行加强腰骶部肌肉的训练。姿势训练和正确的身体力学学习是必不可少的。教会患者进行这些训练,并建议其将训练运用到日常生活中。

针灸疗法

针灸治疗被广泛地应用于治疗下腰痛。本文对文献进行了系统性查阅,认为针灸治疗对慢性腰痛患者的疼痛缓解和功能改善短期内是有效的,但并没有证据证明针灸对急性腰痛有效[32]。

介入治疗

鞘内注射通常不是急性腰痛的一线治疗。如果考虑是进行性神经根病变,且 MRI 检查支持这一诊断,那么应首先考虑神经根阻断治疗。如果保守治疗 4 周仍无效,则需行 MRI 检查。如果 MRI 检查结果和临床表现都表明为椎间盘病变,那么可以进行经椎间孔硬膜外麻醉注射类固醇或经椎板间硬膜外麻醉注射类固醇。由此可见,如果 MRI 检查结果比较常见,而患者持续疼痛,那么可以考虑小关节注射或骶髂关节注射。

技术设备

目前,尚无治疗或康复这种疾病的特殊技术设备。

手术

如果不是神经根病变引起的进行性神经功能缺损,那么急性腰痛的治疗不会考虑手术干预。

潜在的疾病并发症

大部分患者会在 2 周内恢复。然而,如果患者的症状从轴性腰痛变为根性疼痛,一侧下肢或双下肢无力,或持续性疼痛,临床医师应立即为患者进行影像学检查。进一步的治疗则是尽快阻止患者病情进一步恶化。

潜在的治疗并发症

传统的 NSAID 治疗会导致胃肠道症状,例如消化不良、消化性溃疡,以及增加消化道出血的风险。患者必须口服药物时,需与食物、抗酸药或预防溃疡的药物同服,例如质子泵抑制剂。根除幽门螺杆菌

不仅对进行性消化性溃疡有保护作用,而且还可能会减少 NSAID 药物引起的消化不良症状[33,34]。

所有 NSAID 药物在应用 1 周后会增加急性心肌梗死的风险[35]。

肌肉松弛药,曲马多和阿片类药物都有镇静的不良反应。因此,患者服用这些药物时,建议其不要驾驶汽车以及进行机械性操作等。

(蔡丽晓 译　刘奕 校　李铁山 审)

参考文献

1. Menezes Costa L da C, Maher CG, Hancock MJ, et al. The prognosis of acute and persistent low-back pain: a meta-analysis. *CMAJ*. 2012;184:E613–E624.
2. Cypress BK. Characteristics of physician visits for back symptoms: a national perspective. *Am J Public Health*. 1983;73:389–395.
3. Waddell G. The epidemiology of low back pain. In: Waddell G, ed. *The Back Pain Revolution*. New York: Churchill Livingstone; 1998:69–84.
4. Rubin DI. Epidemiology and risk factors for spine pain. *Neurol Clin*. 2007;25:353–371.
5. Deyo RA, Tsui-Wu YJ. Descriptive epidemiology of low back pain and its related medical care in the United States. *Spine (Phila Pa 1976)*. 1987;12:264–268.
6. Pengel LH, Herbert RD, Maher CG, Refshauge KM. Acute low back pain: systematic review of its prognosis. *BMJ*. 2003;327:323.
7. Shin JS, Ha IH, Lee TG, et al. Motion style acupuncture treatment (MSAT) for acute low back pain with severe disability: a multicenter, randomized, controlled trial protocol. *BMC Complement Altern Med*. 2011;11:127.
8. Woolf AD, Pfleger B. Burden of major musculoskeletal conditions. *Bull World Health Organ*. 2003;81:646–656.
9. Koes BW, van Tulder MW, Thomas S. Diagnosis and treatment of low back pain. *BMJ*. 2006;332:1430–1434.
10. Shekelle PG, Markovich M, Louie R. An epidemiologic study of episodes of back pain care. *Spine (Phila Pa 1976)*. 1995;20:1668–1673.
11. Manchikanti L. Epidemiology of low back pain. *Pain Physician*. 2000;3:167–192.
12. van Tulder M, Becker A, Bekkering T, et al. Chapter 3. European guidelines for the management of acute nonspecific low back pain in primary care. *Eur Spine J*. 2006;15(suppl 2):S169–S191.
13. Grotle M, Brox JI, Veierød MB, et al. Clinical course and prognostic factors in acute low back pain: patients consulting primary care for the first time. *Spine (Phila Pa 1976)*. 2005;30:976–982.
14. Henschke N, Maher CG, Refshauge KM, et al. Prognosis in patients with recent onset low back pain in Australian primary care: inception cohort study. *BMJ*. 2008;337:a171.
15. Hallegraeff JM, Krijnen WP, van der Schans CP, de Greef MH. Expectations about recovery from acute non-specific low back pain predict absence from usual work due to chronic low back pain: a systematic review. *J Physiother*. 2012;58:165–172.
16. Aprill C, Bogduk N. The prevalence of cervical zygapophyseal joint pain. A first approximation. *Spine (Phila Pa 1976)*. 1992;17:744–747.
17. Bogduk N, Marsland A. The cervical zygapophyseal joint as a source of neck pain. *Spine (Phila Pa 1976)*. 1988;13:610–617.
18. Schwarzer AC, Wang S, Bogduk N, et al. Prevalence and clinical features of lumbar zygapophysial joint pain: a study in an Australian population with chronic low back pain. *Ann Rheum Dis*. 1995;54:100–106.
19. Bogduk N. Low back pain. In: Bogduk N, ed. *Clinical Anatomy of the Lumbar Spine and Sacrum*. 3rd ed. New York: Churchill Livingstone; 1997:187–214.
20. Manchikanti L, Singh V, Fellows B. Structural basis of chronic low back pain. In: Manchikanti L, Slipman CW, Fellows B, eds. *Low Back Pain: Diagnosis and Treatment*. Paducah, Ky: American Society of Interventional Pain Physicians; 2002:77–95.
21. Ketenci A, Basat H, Esmaeilzadeh S. The efficacy of topical thiocolchicoside (Muscoril) in the treatment of acute cervical myofascial pain syndrome: a single-blind, randomized, prospective, phase IV clinical study. *Agri*. 2009;21:95–103.
22. Simons DG, Travell JG, Simons PT. *Travell and Simons' myofascial pain and dysfunction: the trigger point manual*. 2nd ed.Upper Half of Body. vol 1. Baltimore: Williams & Wilkins; 1999.
23. Sikdar S, Shah JP, Gebreab T, et al. Novel applications of ultrasound technology to visualize and characterize myofascial trigger points and surrounding soft tissue. *Arch Phys Med Rehabil*. 2009;90:1829–1838.
24. Slipman CW, Patel RK, Botwin K, et al. Epidemiology of spine tumors presenting to musculoskeletal physiatrists. *Arch Phys Med Rehabil*. 2003;84:492–495.
25. Deyo RA, Diehl AK. Lumbar spine films in primary care: current use and effects of selective ordering criteria. *J Gen Intern Med*. 1986;1:20–25.
26. Casazza BA. Diagnosis and treatment of acute low back pain. *Am Fam Physician*. 2012;85:343–350.
27. Roelofs PD, Deyo RA, Koes BW, et al. Non-steroidal anti-inflammatory drugs for low back pain. *Cochrane Database Syst Rev*. 2008;1:CD000396.
28. Webster BS, Verma SK, Gatchel RJ. Relationship between early opioid prescribing for acute occupational low back pain and disability duration, medical costs, subsequent surgery and late opioid use. *Spine (Phila Pa 1976)*. 2007;32:2127–2132.
29. Hagen KB, Jamtvedt G, Hilde G, Winnem MF. The updated Cochrane review of bed rest for low back pain and sciatica. *Spine*. 2005;30:542–546.
30. Kriese M, Clijsen R, Taeymans J, Cabri J. Segmental stabilization in low back pain: a systematic review. *Sportverletz Sportschaden*. 2012;24:17–25.
31. Gellhorn AC, Chan L, Martin B, Friedly J. Management patterns in acute low back pain: the role of physical therapy. *Spine (Phila Pa 1976)*. 2012;37:775–782.
32. Furlan AD, van Tulder M, Cherkin D, et al. Acupuncture and dry-needling for low back pain: an updated systematic review within the framework of the Cochrane collaboration. *Spine (Phila Pa 1976)*. 2005;30:944–963.
33. Yap PR, Goh KL. Non-steroidal anti-inflammatory drugs (NSAIDs) induced dyspepsia. *Curr Pharm Des*. 2015;21(35):5073–5081.
34. Lanas Ángel, et al. Risk of upper and lower gastrointestinal bleeding in patients taking nonsteroidal anti-inflammatory drugs, antiplatelet agents, or anticoagulants. *Clin Gastroenterol Hepatol*. 2015;13(5):906–912.e2. https://doi.org/10.1016/j.cgh.2014.11.007. Epub 2014 Nov 14.
35. Bally M, Dendukuri N, Rich B, et al. Risk of acute myocardial infarction with NSAIDs in real world use: Bayesian meta-analysis of individual patient data. *BMJ*. 2017;357:j1909.

第49章

腰椎峡部裂和滑脱

James Rainville, MD

Umar Mahmood, MD

同义词

峡部裂性腰椎滑脱

ICD-10 编码

M43.07	脊椎峡部裂（腰骶）
Q76.2	脊椎滑脱（先天性）
M43.10	脊椎滑脱（后天性）
S33.100	腰椎滑脱（半脱位）

在 S33 编码后添加第 7 个字符代表不同治疗时期
（A—早期治疗，D—后续治疗，S—后遗症）

Q67.5	先天性脊柱缺陷
S32.009	未特指的腰椎骨折

在 S32 编码后添加第 7 个字符代表不同治疗时期
（A—闭合性骨折早期治疗，B—开放性骨折早期治疗，D—骨折常规愈合的后续治疗，G—骨折延迟愈合的后续治疗，K—骨折不愈合的后续治疗，S—后遗症）

M53.2X7	脊椎不稳，腰段

定义

脊椎峡部裂是指一侧或双侧椎弓上下关节突之间的峡部骨折而导致的骨缺损或假关节。椎弓峡部视为"关节之间的桥梁"，是单个椎骨椎弓的下关节突和上关节突之间的峡部或骨桥（图 49.1）。当出现双侧椎弓峡部裂时，下关节突及椎弓后部不再与椎骨的其他部分骨性连接。

脊椎峡部裂是由于儿童和青少年时期获得的峡部应力性骨折不愈合造成的[1]。从未在新生儿中发现脊椎峡部裂[2]。进一步证实，对于从未行走过的人，获得性应力性骨折是他们较少发生的腰椎峡部裂的原因[3]。令人惊讶的是，大多数脊椎峡部裂是在幼儿期发病的，5~7 岁的儿童患病率为 4.4%[4-6]。与儿童早期脊柱峡部裂相关的特殊事件或活动尚不清

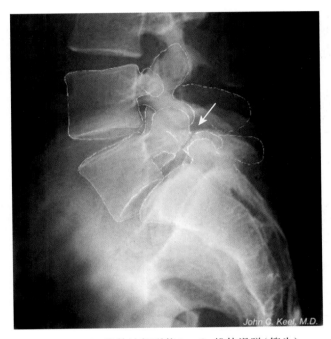

图 49.1　L$_5$ 椎体峡部裂伴 L$_5$~S$_1$ 椎体滑脱（箭头）

楚。在整个青少年时期，会出现许多新的脊椎峡部裂病例，男性和那些长期参加需要重复屈伸和扭转躯干运动的人中发病率更高，比如体操、足球、曲棍球、摔跤、橄榄球、柔道、舞蹈、棒球、排球、游泳和蝶泳[7]。随着运动强度和时间的增加，脊椎峡部裂的发病率可能会增加，有一项研究表明，在职业排球运动员中，脊椎峡部裂的发病率为 21%[8]。到成年时，有 6%~11% 的人存在峡部裂，而且这一比例在整个成年期都保持稳定，这表明新发病例在骨骼成熟后是罕见的[4,9-11]。

脊椎峡部裂最常见于 L$_5$ 椎体，70%~90% 的病例发生于 L$_5$ 椎体，腰椎峡部裂的发生率随着腰椎高度的增加而降低[4,12,13]。脊椎峡部裂在颈椎及胸椎中非常少见。男性比女性发病率更高，大约是 2∶1（7.7%~9% vs. 3.1%~4.6%）[6,7,12,14]，可以是单侧（较少见），也可以是双侧（较多见），并有疑似遗传倾向[4,14,15]。

脊椎滑脱是指椎体相对于其下方椎体的移位。脊椎滑脱是一种异常现象，是由于维持正常椎体排

列的椎弓和小关节的结构和功能紊乱所引起。脊椎滑脱的特点由三方面因素决定：病因，滑脱的方向和滑脱的程度。

　　脊椎滑脱的病因有五种。成年人脊椎滑脱最常见的病因是年龄相关性小关节和椎间盘的退化而引起的退行性脊椎滑脱。第二常见的病因是由于双侧峡部裂导致的崩裂性脊柱滑脱（有时被称为峡部裂型椎体滑脱）。本章的剩余部分将仅限于讨论脊柱裂（峡部）滑脱。其他三种病因很少见，包括因一个或多个小关节先天畸形造成的发育不良性脊椎滑脱，因小关节、椎板或椎弓根骨折引起的创伤性滑脱，以及因肿瘤、感染或原发性骨质破坏而引起的病理性脊椎滑脱。

　　与椎弓峡部裂和发育不良相关的脊椎滑脱只能导致前滑脱或者前移。退行性、创伤性和病理性因素通常引起前移，但也可以导致后滑脱或后移以及侧向滑脱或侧滑脱。

　　前滑脱的程度取决于上方椎体后下角相对下方椎体向前滑动的百分比（图 49.2），至少要有 5% 的滑脱才能确诊为脊椎滑脱。Ⅰ级是指 5%~25% 的滑移；Ⅱ级是指 26%~50% 的滑移；Ⅲ级是指 51%~75% 的滑移；Ⅳ级是指 75% 以上的滑移；而Ⅴ级则是相邻椎体的完全脱位，也称为椎体滑脱[16]。大多数病例（60%~75%）为Ⅰ级；20%~38% 为Ⅱ级；不足 2% 的病例为Ⅲ、Ⅳ、Ⅴ级[12,17]。

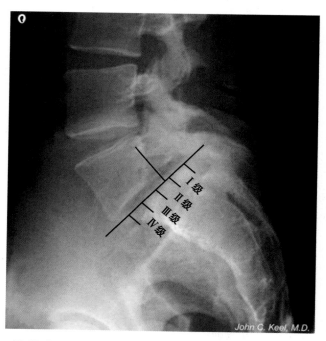

图 49.2　Meyerding 滑脱分类是根据上椎体相对下椎体的滑移程度，将椎体滑脱分为不同的等级

　　初次诊断为双侧椎弓峡部裂的儿童和青少年中，已有 50%~75% 存在腰椎滑脱，且女性中更为常见[14,15,18-20]。最近被诊断出患有该类疾病的青少年和儿童的家长，通常会担心脊椎滑脱的进展。单侧椎弓峡部裂几乎不会进展为椎体滑脱[14]。通常，脊椎前移在青少年早期发生进展[4]，并且在年轻人中仅发生轻微的进展[14]。不幸的是，脊柱滑脱的进展缺乏预后因素[14,19]。重要的是，尚未发现参与竞技体育会影响腰椎滑脱的进展[14]。在整个成年期，年龄的增长仅仅导致崩裂性脊柱滑脱的轻微进展，这可归因于椎间盘和小关节的进行性退化[10,21]。

症状

　　儿童和青少年的急性腰背痛可能是腰椎峡部裂发生或恶化的迹象。对机械性腰痛的儿童和青少年进行了广泛的评估，发现椎弓峡部裂的发生率为 8%[22]。非常重要的是，据报道，在专业诊所出现持续性腰背痛的年轻运动员中，椎弓峡部裂的发生率为 32%~49%[23-25]，因此有必要将椎弓峡部裂视为这一人群腰背痛的原因。

　　儿童和青少年症状性椎弓峡部裂的症状和体征是非特异性的[2,18]。下腰痛的疼痛程度从轻微到严重不等，常被描述为腰背部、臀部和大腿后部的钝痛和酸痛[4]。难以入睡，因腰背部疼痛而醒来；站立、行走和身体活动引起的疼痛在峡部裂和其他诊断中同样常见[26,27]。然而，那些有椎弓峡部裂的患者站立和坐着时与非特异性背痛相比疼痛要轻一些[26]。

　　从长远来看，椎弓峡部裂和腰椎滑脱是相对良性的疾病。大多数患有椎弓峡部裂和脊椎滑脱的儿童和成年人是无症状的。通过影像学检查诊断为腰椎峡部裂的儿童中，只有不到 5% 的人在 18 岁之前报告有腰背痛[14]。对于患有椎弓峡部裂的成年人，不可能将腰背痛归因于这种异常，因为他们的腰背痛发生率与没有椎弓峡部裂的患者相似[4,12,14,21,28,29]。此外，脊椎滑脱的程度与腰背痛的发生率无关，也没有研究将脊椎滑脱的进展与新发生或加重的腰背痛症状联系起来[14]。由于腰背部疼痛导致的残疾在椎弓峡部裂和腰椎滑脱的人群并不比普通群众更普遍[14,18]。

　　对于一些成年人，腰椎峡部裂伴滑脱且合并有椎间盘退变可能会导致病变水平的神经孔显著狭窄[21]。这可能会刺激存在的脊神经，导致下肢放射痛和神经后遗症，通常表现在皮节区或生肌节分布区。由于脊椎关节滑脱最常见的是 L_5~S_1 水平，L_5 神经最常受这个问题的影响。对于大多数有此问题的成年人,根性症状和体征是短暂的。

体格检查

椎弓峡部裂和脊椎滑脱的体格检查几乎没有特异性体征。对于患有急性峡部裂症状的儿童和青少年,通常会伴有躯干活动时疼痛和活动范围受限,但这些症状在其他疾病诊断中也同样常见[17,23,30,31]。有一种假设是,在急性峡部裂患者中,躯干伸展引起的疼痛可能是常见的,因为这种运动将负荷转移到椎体后部,穿过峡部区域[32]。然而,椎弓峡部裂患者的躯干伸展时的疼痛并不比其他疾病的腰背部疼痛更常见[23,30]。触诊背部时,腰骶部可有局部压痛,但这在其他原因导致的背部疼痛中也很常见[17]。

体格检查时,在病变水平上看到或摸到棘突间的"台阶样感"时,可能已发生脊柱滑脱[30]。

在崩裂性脊柱滑脱(包括坐骨神经痛)患者中很少发现神经功能缺损和直腿抬高试验的阳性结果[17]。当神经系统出现缺陷时,通常累及 L5 神经根,表现为拇长伸肌和髋关节外展肌无力,以及踇趾背部的感觉丧失[17,33,34]。

辅助诊断

在过去而不是现在,前后位、侧位和双斜位腰椎 X 线片是评估疑似患有椎弓峡部裂儿童的诊断标准。侧位片可以显示脊椎滑脱是否存在以及其严重程度。X 线斜位片上可看到峡部裂典型的"猎狗颈圈征",它代表了上、下关节突之间的骨缺损(图 49.3)。斜位片的诊断灵敏度仅接近 33%,因为缺损的平面必须靠近放射线图像的平面才能清晰可见,最近的研究表明,增加斜位片对前后位片和侧位片的诊断准确性影响很小,甚至没有影响[22,35,36]。

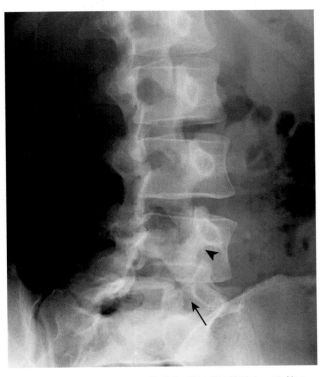

图 49.3　斜位 X 线示 L5 椎峡部裂缺损(箭头)。比较 L4 (箭头尖)处完整的部分(*From Slipman CW, Derby R, Simeone FA, Mayer TG*. Interventional Spine: An Algorithmic Approach. *Philadelphia: WB Saunders; 2008.*)

由于其对骨骼成像的能力,计算机断层扫描(CT)被认为是直接观察椎弓峡部骨缺损的最佳检查方法(图 49.4)[37]。当怀疑椎弓峡部裂时,可以用薄层扫描或反向扫描架角度进行 CT 检查,以确保最佳的轴向可视化[37]。轴向视图有助于识别包括椎体、椎弓根、骶骨和后神经弓的每个椎骨的完整骨皮质环。如果在椎弓根水平的任何层面中都没有发现完整的骨皮质环,则考虑为椎弓根峡部裂[38]。通常,腰椎峡部裂可与邻近的小关节相鉴别,因为它们缺乏光滑的皮质表面[39]。矢状位重建 CT 图像有助于将峡部裂可视化为椎体上、下关节突之间的线性骨间隙(图 49.4)。

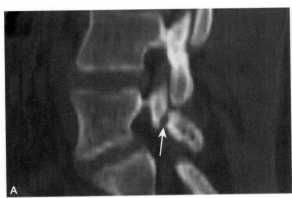 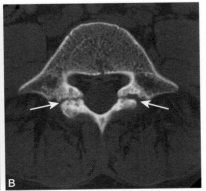

图 49.4　矢状位(A)和轴位(B)计算机断层扫描显示的 L5 椎体峡部裂缺陷(箭头)。注意轴位上没有完整的椎体环(*From Slipman CW, Derby R, Simeone FA, Mayer TG*. Interventional Spine: An Algorithmic Approach. *Philadelphia: WB Saunders; 2008.*)

骨扫描使用放射性同位素,其可在代谢亢进(如应激反应活跃或近期骨折)的骨中积累。新发椎弓峡部裂时,骨扫描检查结果通常为阳性。

对于进展期椎弓峡部裂,骨扫描显像可以在其真正骨折发生之前就显示骨的应力反应。陈旧性椎弓峡部裂合并骨不连则不显示该活性[40]。单光子发射计算机断层扫描(single-photon emission computed

tomography,SPECT)提高了骨扫描显像的定位能力(图49.5)。SPECT通过目标结构创建一系列层面,可以使重叠骨骼进行空间分离。在一项研究中,SPECT发现20%的新发腰背痛患儿出现椎间盘应力反应,而CT成像正常[41]。正因为这些能力,SPECT成像确立了它在评估青少年运动员腰背痛中的地位[42,43]。

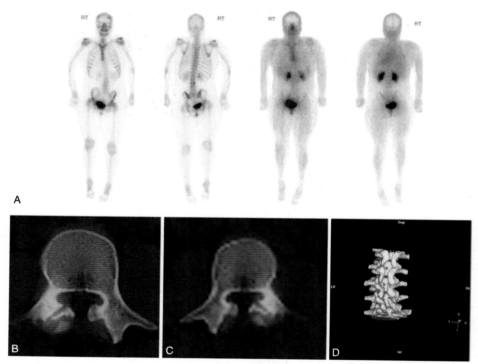

图49.5 背痛的孩子。(A)全身影像显示脊柱侧凸和腰椎中段右侧的局灶性病变。单光子发射计算机断层显像(SPECT)/计算机断层扫描(CT)证实双侧峡部裂活动增强。(B)融合SPECT/CT显示右侧L₃段椎弓根裂伴局灶性活动增强。(C)融合SPECT/CT表现为椎弓峡部裂,左侧L₄段活动增强。(D)三维CT图像显示先前椎板切除术后腰椎后棘突缺乏,产生应力的改变,导致双侧腰椎峡部裂(*From Nadel H. Pediatric bone scintigraphy update. Semin Nucl Med. 2010;40:31-40.*)

对于有急性腰背痛和怀疑峡部裂的儿童和青少年来说,磁共振成像(magnetic resonance imaging,MRI)被认为是一种首选的成像方式,因为它在诊断青少年峡部裂方面与SPECT/CT具有高度一致性,而且没有将患者暴露在辐射下[44]。矢状位MRI脂肪抑制技术可以识别细微的骨髓水肿,其代表骨折前的关节间的应力反应,这种细微反应通过CT或X线片是检测不到的[23,45]。通过MRI识别实际的峡部骨缺损更具挑战性。缺损最常见的表现是矢状位T₁相上、下关节突之间缺乏骨连续性(图49.6)[46]。轴

向T₂相MRI显示小关节中液体增加,对早发现腰椎滑脱也很敏感(图49.7)[47]。结合所有这些MRI方法,可以将应力反应或实际椎弓峡部裂的检查灵敏度提高到92%[46,48]。MRI还可用于脊椎滑脱的分级和观察神经孔。随着腰椎滑脱的进展,神经孔向水平方向发展,(影响位于)上方椎弓根和下方未覆盖的椎间盘之间的(发出神经根)。当椎间盘退化、变形和高度下降时,椎间孔的狭窄会加剧,这可能会累及存在的神经根。在T₁矢状和轴向图像上,通常环绕脊髓神经的高脂肪信号会消失[34]。

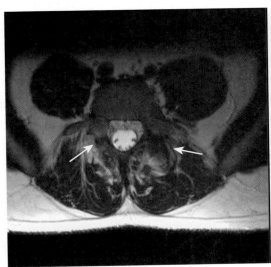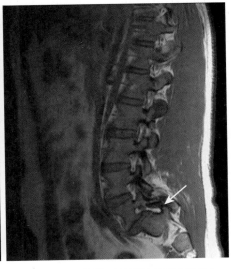

图 49.6　腰椎滑脱症的磁共振成像。在轴向 T_2 图像（左）上显示椎体环的不连续性（箭头），在矢状面 T_1 图像（右）上显示峡部的不连续性（箭头）。比较 $L_5 \sim S_1$ 处的细长的，水平定向的神经孔

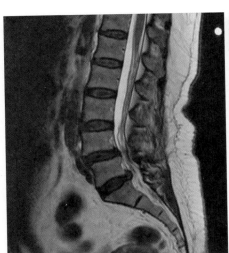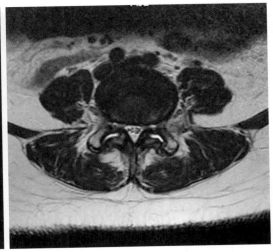

图 49.7　$L_4 \sim L_5$ 退行性滑脱的磁共振成像（左）。$L_4 \sim L_5$ 关节突关节轴位 T_2 信号增强（右）

预后

　　急性脊椎峡部裂的短期和长期疗效一般良好，2/3 的患者可以恢复到以前或更高水平的运动水平[49]。通过保守治疗，大约 75% 的儿童和青少年症状得到改善，84% 的儿童和青少年可以恢复不受限制地活动[50]，并且有许多脊柱裂缺陷可以完全治愈[51]。单侧缺陷比双侧缺陷更容易治愈[50]。然而，近50% 的患者可能出现症状的反复发作，许多人会寻求其他治疗[49]。有趣的是，治疗依从性和治疗类型并不能预测长期疗效[49]。对于儿童、青少年和成年人来说，大多数脊椎滑脱和不伴有腰椎滑脱的病例都是无症状的，并且在他们的一生中大部分或全部时间都是无症状的[52]。

鉴别诊断

退行性腰痛
椎间盘突出
椎间盘炎
腰部神经根病
椎管狭窄（中央与神经孔）
脊椎骨折（受压、肿瘤、感染）
腰扭伤或拉伤

治疗

早期

限制活动

对于有急性症状的椎弓峡部裂的儿童和青少年,通常建议在症状消退之前限制活动。对于年轻运动员来说,在 3 个月内避免参加体育活动可能会更好地缓解疼痛,尽管遵守这些建议的人数并不多[53]。在无症状峡部裂合并或不合并滑脱的情况下,不需要限制活动,应该允许充分参与体育活动[54]。

矫正装置

对于有症状的椎弓峡部裂和影像学提示有活动性骨反应的儿童或青少年,有必要尝试使用辅助器具治疗[50]。为了减轻关节间的压力,我们提倡使用坚硬的抗前凸胸腰椎骶骨矫形器 3~6 个月[51]。然而,影像学检查几乎完全可以预测愈合的可能性,CT 上的线状骨折患者的愈合率高达 94%,SPECT 或 MRI 上的高信号改变患者的愈合率高达 94%,但随着骨折宽度的增加和 SPECT 或 MRI 信号的减弱或无信号改变,愈合率明显降低[55]。当腰椎滑脱伴有椎弓峡部裂时,支架矫正很少会愈合[50]。无论支架对骨折愈合的影响如何,使用支架和不使用支架的患者的临床结果并无差异[50]。到目前为止,还没有证据表明支架可以防止腰椎滑脱或滑脱的进展。

药物治疗

儿童和青少年中任何类型的背痛,药物都应该非常保守地使用。合理地使用对乙酰氨基酚和非甾体抗炎药(NSAID)可用于控制疼痛,但应避免使用肌肉松弛剂和阿片类药物。

康复

运动作为治疗急性症状性峡部裂和腰椎滑脱的一种治疗方法已经被一些研究采纳,但总的来说,关于运动的研究缺乏对照组和盲法对照[56]。有一项研究提倡屈曲运动多于伸展运动[57],但方法学上的缺陷限制了这些建议的力度。在短期和长期的随访中发现,脊柱稳定性训练方案优于不加控制的治疗[58]。

在有或没有脊椎滑脱的成年人脊柱峡部裂患者中,其腰背痛与其他非特异性腰背痛的治疗方法相同。包括宣教、止痛药、NSAID、运动、避免卧床休息和迅速恢复活动[59-61]。对于患有腰背部疼痛(包括椎弓峡部裂或脊椎滑脱)的成年人,积极的物理治疗方案已被证明在灵活性、力量、耐力、疼痛耐受性和残疾程度方面会有显著的短期疗效。

这类训练包括躯干、臀部和下肢的伸展,以及躯干和四肢的渐进性抗阻训练[62,63]。有人提出,特定类型的锻炼方式可能不如一般的锻炼方式那么重要——背部的正常使用是无害的[64]。包括超声波和电刺激在内的被动疗法是无害的,但尚未证实可改善症状,且通常价值有限。

介入治疗

对于因椎弓峡部裂引起的新发腰背痛的儿童和青少年,不推荐注射疗法。

对于怀疑是腰椎峡部裂和滑脱引起的神经根疼痛的成年人,使用 X 线透视法进行各种类型的脊椎注射,以确保正确的针头位置,注射麻醉剂可用于诊断及缓解短期疼痛,注射类固醇可达到长期的治疗效果。如果神经根压迫部位位于椎管内(非典型),则可进行硬膜外注射,如果压迫部位位于神经孔内,则可进行选择性神经根阻滞。对于轴性疼痛,如果怀疑是由于腰椎峡部裂附近的小关节突导致的症状,可以尝试小关节注射。

技术

目前,还没有专门的技术来治疗或康复这种疾病。

手术

急性脊柱峡部裂很少有手术指征。有些人主张对患有背痛和单侧或双侧脊柱峡部裂的运动员进行直接手术治疗,但没有证据表明其疗效优于单纯保守治疗[65,66]。

对成年人来说,手术指征包括:因脊椎滑脱导致的进行性神经功能缺损,马尾受压并伴有腿部无力症状、感觉丧失或大小便失禁,神经源性跛行,以及经积极的保守治疗仍有严重持续性腿部疼痛。然而,在手术前必须考虑患者的意向、年龄和合并症,因为再手术率为 7%~15%,围手术期死亡率为 0.5%~1.3%[67-69]。一般来说,腰椎减压或融合术通常只有在影像学检查与病史和体格检查结果有良好相关性的情况下才适用。无论融合与否,手术结果通常是有利的[70,71]。

疾病的潜在并发症

随着年龄的增长,椎间盘和小关节自然发生的退行性变在患有腰椎峡部裂的情况下会加速。正因为如此,脊椎滑脱可以进展并导致脊髓神经压迫或椎管狭窄[72]。

治疗的潜在并发症

NSAID 可引起胃出血和肾毒性、肝毒性。大剂量的对乙酰氨基酚会引起肝毒性。麻醉性镇痛药具有潜在的成瘾性,由于对下腰痛人群的研究没有发现麻醉性镇痛药和 NSAID 在镇痛方面存在显著差异,因此在短期内使用时应格外谨慎[73]。运动可以刺激已经发炎的脊髓组织。脊髓注射可导致暂时性疼痛、脊髓性头痛、感染、脊髓神经损伤或脊髓损伤。手术减压或融合可导致感染、融合失败、持续性腰背痛、脊髓神经损伤或脊髓损伤。腰椎固定可以加速邻近节段的退变[74]。

（王帅 译　刘延明 校　李铁山 审）

参考文献

1. Wiltse L, Widell E, Jackson D. Fatigue fracture: the basic lesion in isthmic spondylolisthesis. *J Bone Joint Surg Am.* 1975;57:17–22.
2. Lonstein J. Spondylolisthesis in children: cause, natural history, and management. *Spine (Phila Pa 1976).* 1999;24:2640–2648.
3. Rosenberg N, Bargar W, Friedman B. The incidence of spondylolysis and spondylolisthesis in nonambulatory patients. *Spine (Phila Pa 1976).* 1981;6:35–38.
4. Fredrickson B, Baker D, McHolick WJ, et al. The natural history of spondylolysis and spondylolisthesis. *J Bone Joint Surg Am.* 1984;66:699–707.
5. Wertzberger K, Peterson H. Acquired spondylolysis and spondylolisthesis in the young child. *Spine (Phila Pa 1976).* 1980;5:437–442.
6. Baker D, McHolick WJ. Spondyloschisis and spondylolisthesis in children. *J Bone Joint Surg Am.* 1956;38:933–934.
7. Ladenhauf HN, Fabricant PD, Grossman E, Widmann RF, Green DW. Athletic participation in children with symptomatic spondylolysis in the New York area. *Med Sci Sports Exerc.* 2013;45:1971–1974.
8. Külling FA, Florianz H, Reepschläger B, et al. High prevalence of disc degeneration and spondylolysis in the lumbar spine of professional beach volleyball players. *Orthop J Sports Med.* 2014;2: 2325967114528862.
9. Sakai T, Sairyo K, Suzue N, et al. Incidence and etiology of lumbar spondylolysis: review of the literature. *J Orthop Sci.* 2010;15:281–288.
10. Belfi L, Ortiz O, Katz D. Computed tomography evaluation of spondylolysis and spondylolisthesis. *Spine (Phila Pa 1976).* 2006;31:E907–E9010.
11. Kalichman L, Kim DH, Li L, Guermazi A, et al. Spondylolysis and spondylolisthesis: prevalence and association with low back pain in the adult community-based population. *Spine (Phila Pa 1976).* 2009;34:199–205.
12. Osterman K, Schlenzka D, Poussa M. Isthmic spondylolisthesis in symptomatic and asymptomatic subjects, epidemiology, and natural history with special reference to disk abnormalities and mode of treatment. *Clin Orthop Relat Res.* 1993;297:65–70.
13. Rothman S, Glenn W. CT multiplanar reconstruction in 253 cases of lumbar spondylolysis. *AJNR Am J Neuroradiol.* 1984;5:81–90.
14. Beutler W, Fredrickson BE, Murtland A, et al. The natural history of spondylolysis and spondylolisthesis: 45-year follow-up evaluation. *Spine.* 2003;28:1027–1035.
15. Shahriaree H, Sajadi K, Rooholamini S. A family with spondylolisthe-
16. Meyerding H. Spondylolisthesis. *Surg Gynecol Obstet.* 1932;54:371–377.
17. Möller H, Hedlund R. Surgery versus conservative management in adult "isthmic spondylolisthesis"—a prospective randomized study: part I. *Spine.* 2000;25:1711–1715.
18. Frennered A, Danielson B, Nachemson A. Natural history of symptomatic isthmic low-grade spondylolisthesis in children and adolescents: a seven-year follow-up study. *J Pediatr Orthop.* 1991;11:209–213.
19. Danielson B, Frennered A, Irstam L. Radiologic progression of isthmus lumbar spondylolisthesis in young patients. *Spine.* 1991;16:422–425.
20. Takao S, Sakai T, Sairyo K, et al. Radiographic comparison between male and female patients with lumber spondylolysis. *J Med Invest.* 2010;57:133–137.
21. Denard P, Holton KF, Miller J, et al. Back pain, neurogenic symptoms, and physical function in relation to spondylolisthesis among elderly men. *Spine J.* 2010;10:865–873.
22. Miller R, Beck NA, Sampson NR, Zhu X, Flynn JM, Drummond D. Imaging modalities for low back pain in children: a review of spondylolysis and undiagnosed mechanical back pain. *J Pediatr Orthop.* 2013;33:282–288.
23. Kobayashi A, Kobayashi T, Kato K, et al. Diagnosis of radiographically occult lumbar spondylolysis in young athletes by magnetic resonance imaging. *Am J Sports Med.* 2013;41:169–176.
24. Schroeder GD, LaBella CR, Mendoza M, et al. The role of intense athletic activity on structural lumbar abnormalities in adolescent patients with symptomatic low back pain. *Eur Spine J.* 2016;25:2842–2848.
25. Nitta A, Sakai T, Goda Y, et al. Prevalence of symptomatic lumbar spondylolysis in pediatric patients. *Orthopedics.* 2016;39:e434–e437.
26. Sugiura S, Aoki Y, Toyooka T, et al. Characteristics of low back pain in adolescent patients with early-stage spondylolysis evaluated using a detailed visual analogue scale. *Spine.* 2015;40:E29–E34.
27. Grødahl LH, Fawcett L, Nazareth M, et al. Diagnostic utility of patient history and physical examination data to detect spondylolysis and spondylolisthesis in athletes with low back pain: a systematic review. *Man Ther.* 2016;24:7–17.
28. Rauch R, Jinkins J. Lumbosacral spondylolisthesis associated with spondylolysis. *Neuroradiol Clin N Am.* 1993;3:543–553.
29. Andrade NS, Ashton CM, Wray NP, et al. Systematic review of observational studies reveals no association between low back pain and lumbar spondylolysis with or without isthmic spondylolisthesis. *Eur Spine J.* 2015;24:1289–1295.
30. Alqarni AM, Schneiders AG, Cook CE, Hendrick PA. Clinical tests to diagnose lumbar spondylolysis and spondylolisthesis: a systematic review. *Phys Ther Sport.* 2015;16:268–275.
31. McGregor A, Cattermole H, Hughes S. Global spinal motion in subjects with lumbar spondylolysis and listhesis. Does the grade or type of slip affect global spinal motion? *Spine.* 2001;26:282–286.
32. Yamane T, Yosida T, Mimatsu K. Early diagnosis of lumbar spondylolysis by MRI. *J Bone Joint Surg Br.* 1993;75:764–768.
33. Jinkins J, Matthes JC, Sener RN, et al. Spondylolysis, spondylolisthesis, and associated nerve entrapment in the lumbosacral spine: MR evaluation. *AJR Am J Roentgenol.* 1992;159:799–803.
34. Jinkins J, Rauch A. Magnetic resonance imaging of entrapment of lumbar nerve roots in spondylolytic spondylolisthesis. *J Bone Joint Surg Am.* 1994;76:1643–1648.
35. Saifuddin A, White J, Tucker S. Orientation of lumbar pars defects: implications for radiological detection and surgical management. *J Bone Joint Surg Br.* 1998;80:208–211.
36. Beck NA, Miller R, Baldwin K, et al. Do oblique views add value in the diagnosis of spondylolysis in adolescents? *J Bone Joint Surg Am.* 2013;95:e65.
37. Harvey C, Richenberg J, Saifuddin A. The radiological investigation of lumbar spondylolysis. *Clin Radiol.* 1998;53:723–728.
38. Langston J, Gavant M. "Incomplete ring" sign; a simple method for CT detection of spondylolysis. *J Comput Assist Tomogr.* 1985;9:728–729.
39. Grogan J, Hemminghytt S, Williams AL, et al. Spondylolysis studied with computer tomography. *Radiology.* 1982;145:737–742.
40. Lowe J, Schachner E, Hirschberg E, et al. Significance of bone scintigraphy in symptomatic spondylolysis. *Spine (Phila Pa 1976).* 1984;9:653–655.
41. Yang J, Servaes S, Edwards K, Zhuang H. Prevalence of stress reaction in the pars interarticularis in pediatric patients with new-onset lower back pain. *Clin Nucl Med.* 2013;38:110–114.
42. Bellar RD, Summerville DA, Treves ST, Micheli LJ. Low-back pain in adolescent athletes: detection of stress injuries to the pars interarticularis with SPECT. *Radiology.* 1991;180:509–512.
43. Itol K, Hashimoto T, Shigenobu K. Bone SPECT of symptomatic lumbar spondylolysis. *Nucl Med Commun.* 1996;17:389–396.
44. Campbell R, Grainger AJ, Hide IG, et al. Juvenile spondylolysis: a comparative analysis of CT, SPECT and MRI. *Skeletal Radiol.*

2005;34:63–73.

45. Hollenberg G, Beattie PF, Meyers SP, et al. Stress reaction of the lumbar pars interarticularis: the development of a new MRI classification system. *Spine.* 2002;27:181–186.

46. Saifuddin A, Burnett S. The value of lumbar spine MRI in the assessment of the pars interarticularis. *Clin Radiol.* 1997;52:666–671.

47. Schinnerer R, Katz L, Grauer J. MR findings of exaggerated fluid in facet joints predicts instability. *J Spinal Disord Tech.* 2008;21:468–472.

48. Rush JK, Astur N, Scott S, Kelly DM, Sawyer JR, Warner WC. Use of magnetic resonance imaging in the evaluation of spondylolysis. *J Pediatr Orthop.* 2015;35:271–275.

49. Selhorst M, Fischer A, Graft K, et al. Long-term clinical outcomes and factors that predict poor prognosis in athletes after a diagnosis of acute spondylolysis: a retrospective review with telephone follow-up. *J Orthop Sports Phys Ther.* 2016;46:1029–1036.

50. Klein G, Mehlman C. Nonoperative treatment of spondylolysis and grade I spondylolisthesis in children and young adults: a meta-analysis of observation studies. *J Pediatr Orthop.* 2009;29:146–156.

51. Morita T, Ikata T, Katoh S, Miyake R. Lumbar spondylolysis in children and adolescents. *J Bone Joint Surg Br.* 1995;77:620–625.

52. Torgerson W, Dotter W. Comparative roentgenographic study of the asymptomatic and symptomatic lumbar spine. *J Bone Joint Surg Am.* 1976;56:850–853.

53. El Rassi G, Takemitsu M, Glutting J, Shah SA. Effect of sports modification on clinical outcome in children and adolescent athletes with symptomatic lumbar spondylolysis. *Am J Phys Med Rehabil.* 2013;92:1070–1074.

54. Semon R, Spengler D. Significance of lumbar spondylolysis in college football players. *Spine (Phila Pa 1976).* 1981;6:172–174.

55. Sairyo K, Sakai T, Yasui N, Dezawa A. Conservative treatment for pediatric lumbar spondylolysis to achieve bone healing using a hard brace: what type and how long? *J Neurosurg Spine.* 2012;16:610–614.

56. Garet M, Reiman MP, Mathers J, Sylvain J. Nonoperative treatment in lumbar spondylolysis and spondylolisthesis: a systematic review. *Sports Health.* 2013;5:225–232.

57. Sinaki M, Lutness MP, Ilstrup DM, et al. Lumbar spondylolisthesis: retrospective comparison and three year follow-up of two conservative treatment programs. *Arch Phys Med Rehabil.* 1989;70:594–598.

58. O'Sullivan P, Twomey L, Allison G. Evaluation of specific stabilizing exercises in the treatment of chronic low back pain with radiologic diagnosis of spondylolysis and spondylolisthesis. *Spine.* 1997;22:2959–2967.

59. Deyo R, Diehl A, Rosenthal M. How many days of bed rest for acute low back pain? A randomized clinical trial. *N Engl J Med.* 1986;315:1064–1070.

60. Gilbert J, Taylor DW, Hildebrand A, Evans C. Clinical trial of common treatments for low back pain in family practice. *Br Med J (Clin Res Ed).* 1995;291:789–794.

61. Malmivaara A, Häkkinen U, Aro T, et al. The treatment of acute low back pain—bed rest, exercises or ordinary activity? *N Engl J Med.* 1995;332:351–355.

62. Rainville J, Sobel JB, Hartigan C, Wright A. The effect of compensation involvement on the reporting of pain and disability by subjects referred for rehabilitation of chronic low back pain. *Spine (Phila Pa 1976).* 1997;22:2016–2024.

63. Rainville J, Mazzaferro R. Evaluation of outcomes of aggressive spine rehabilitation in patients with back pain and sciatica from previously diagnosed spondylolysis and spondylolisthesis. *Arch Phys Med Rehabil.* 2001;82:1309.

64. Rainville J, Nguyen R, Suri P. Effective conservative treatment for chronic low back pain. *Semin Spine Surg.* 2009;21:257–263.

65. Scheepers MS, Streak Gomersall J, Munn Z. The effectiveness of surgical versus conservative treatment for symptomatic unilateral spondylolysis of the lumbar spine in athletes: a systematic review. *JBI Database System Rev Implement Rep.* 2015;13:137–173.

66. Lee GW, Lee SM, Ahn MW, Kim HJ, Yeom JS. Comparison of surgical treatment with direct repair versus conservative treatment in young patients with spondylolysis: a prospective, comparative, clinical trial. *Spine J.* 2015;15:1545–1553.

67. Atlas S, Keller RB, Robson D, et al. Surgical and nonsurgical management of lumbar spinal stenosis: four year outcomes from the Maine lumbar spine study. *Spine (Phila Pa 1976).* 2000;25:556–562.

68. Deyo R, Ciol MA, Cherkin DC, et al. Lumbar spinal fusion: a cohort study of complications, reoperations and resources use in the medicare population. *Spine (Phila Pa 1976).* 1993;18:1463–1470.

69. Weinstein J, Lurie JD, Tosteson TD, et al. Surgical compared with nonoperative treatment for lumbar degenerative spondylolisthesis: four-year results in the spine patient outcomes research trial (SPORT) randomized and observational cohorts. *J Bone Joint Surg Am.* 2009;91:1295–1304.

70. Carragee EJ. Single-level posterolateral arthrodesis, with or without posterior decompression, for the treatment of isthmic spondylolisthesis in adults. A prospective, randomized study. *J Bone Joint Surg Am.* 1997;79:1175–1180.

71. Swan J, Hurwitz E, Malek F, et al. Surgical treatment for unstable low-grade isthmic spondylolisthesis in adults: a prospective controlled study of posterior instrumented fusion compared with combined anterior-posterior fusion. *Spine J.* 2006;6:606–614.

72. Floman Y. Progression of lumbosacral spondylolisthesis in adults. *Spine (Phila Pa 1976).* 2000;25:342–347.

73. Rathmell JA. 50-year-old man with chronic low back pain. *JAMA.* 2008;299:2066–2077.

74. Heo D, Cho YJ, Cho SM, et al. Adjacent segment degeneration after lumbar dynamic stabilization using pedicle screws and a nitinol spring rod system with 2-year minimum follow-up. *J Spinal Disord Tech.* 2012;25:409–414.

第50章

腰椎管狭窄

Zacharia Isaac, MD

Danielle Sarno, MD

同义词

伪跛行

神经性跛行

脊髓源性跛行

下背痛

腰椎神经根炎

ICD-10 编码

M48.06　　　椎管狭窄,腰部

定义

腰椎管狭窄的传统定义为腰部椎体间隙、神经根管道、椎间孔管道等处的狭窄[1]。当发生腰椎管狭窄时,会引起臀部或下肢的疼痛,伴或不伴腰部的疼痛[2],这被定义为神经源性跛行。然而,有相当一部分人群存在解剖上的椎管狭窄,但没有临床症状。研究发现,40 岁以上且存在明显腰椎管狭窄的患者中,20%~25%无明显临床症状[3]。只有解剖结构如

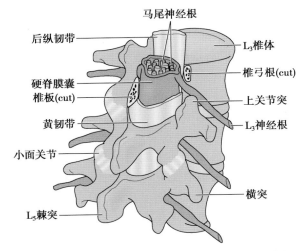

图 50.1　第 3~5 腰椎水平正常解剖结构。需注意神经根与硬膜囊、黄韧带、小关节、椎弓根及椎板的相互关系。黄韧带位于小面关节囊外侧

马尾、神经根明显受压时才能引起症状。椎管狭窄的原因可能是机械性、血管性、生化性、神经性的,但何种程度的损伤可引起临床症状尚不明确,通常当椎管狭窄出现疼痛和功能障碍时才被重视。

腰骶部的重要解剖结构包括 5 块腰椎体($L_1 \sim L_5$)、骶椎、椎间盘、黄韧带、关节突关节、腰椎神经根、脊神经根和马尾(图 50.1)。

椎管狭窄的多种分类方式详见表 50.1。

表 50.1　椎管狭窄的病因学分类

先天性	获得性	混合性
先天性软骨发育不良	退行性变	
肢端肥大症	外伤	
	腰椎峡部裂	
	医源性损伤	
	代谢性疾病(Paget 病、萎黄病、氟中毒、弥漫性间质性骨骼肥大、假性痛风、草酸中毒)	

在美国,超过 20 万人已被证实患有腰椎管狭窄[2]。有多种原因可导致腰椎管狭窄,其中退行性变最常见。退行性改变的第一个阶段通常是椎间盘亲水性蛋白多糖的降解,导致椎间盘水分丢失及质量的减轻。这就导致重量负荷向后方结构,特别是小关节的移动。小关节通常在轴向负重时提供 3%~25%的支撑力,但是当椎间盘出现退行性变时,会增加至 47%[4]。随着小关节承受更多的负重,它本身也会发生退行性变,其中一个表现就是骨赘的产生。骨赘将进一步引起椎管横截面积的减小,同样也会导致椎间孔的狭窄(称为椎间孔狭窄)。随着椎间盘质量的减少,黄韧带会发生屈曲,这会进一步加重椎管的狭窄。在部分患者中发现,硬膜外脂肪同样会压缩椎管内的空间[5]。患者伴有小关节退行性的滑囊囊肿,这会导致椎管的狭窄和神经根的受压,从而导致根性疼痛。

图中标注:
马尾神经根
后纵韧带
硬脊膜囊
椎板(cut)
黄韧带
小面关节
L_5棘突
L_3椎体
椎弓根(cut)
上关节突
L_3神经根
横突

先天性的腰椎管狭窄并不常见,约占9%[6],多在30岁左右首次出现临床症状。软骨发育不全所导致的侏儒症常伴有椎管的狭窄,这多继发于椎弓根发育不良。肢端肥大患者也会伴有椎管的狭窄,这是因为扩大的滑膜和软骨导致椎管狭窄。继发于单一的先天性因素导致的症状性椎间管狭窄比较少见。椎管狭窄患者通常伴有先天性和获得性因素,当本身发育较小的椎管周围解剖发生改变时,极易发生椎管狭窄。据统计,导致椎管狭窄的发育因素包括较短的椎弓根和"三叶"形状的椎管。

从解剖位置分类,椎管狭窄可被分为中央型、外侧型、椎间孔型及椎间外孔型(表50.2)。另外,外侧型又分为入口型、中间型和出口型。

表50.2　椎管狭窄的解剖学分类			
中央型	外侧型	椎间孔型	椎间外孔型
	入口型(侧凸型)		
	中间型(峡部及椎弓根型)		
	出口型(椎间孔型)		

椎管测量

正常成年人椎管的矢状径至少为13mm。矢状径在10~13mm内属于相对狭窄,这部分患者可能没有临床症状。矢状径<10mm属于绝对狭窄,多伴随明显临床症状。椎间孔外神经根受压可发生于椎间盘突出症、退行性脊柱侧凸、椎体滑脱。Wiltse及其同事认为在腰椎滑脱患者中[7],L_5神经根常在L_5横突和髂骨翼之间产生撞击会较晚出现。脊柱后伸可使椎间孔横截面积减少20%,而椎管内容积的减少达到67%[8]。

最后,根据患者不同的临床症状,椎管狭窄分为:伴背部疼痛的假性跛行、神经根性疼痛、神经源性跛行。患者疼痛模式可提示椎管狭窄在解剖和病理生理方面的发病机制。

症状

获得性腰椎管狭窄患者通常在50~60岁表现出临床症状。腰椎管狭窄可导致腰背部疼痛(来自小关节的退行性变)、下肢疼痛(根性疼痛,主要是神经根受到中央或侧方压迫所致)。下肢疼痛程度常比腰背疼严重,根据神经根受压部位的不同,下肢疼痛可分为单侧或双侧,单神经根或多神经根受压。后天获得性腰椎退行性狭窄患者,往往有慢性下背痛病史,随着病情进展,会出现下肢疼痛症状。在一项对100名腰椎管狭窄患者的研究中,发现受试者平均有14年的腰背部疼痛病史,和平均2年的下肢疼痛病史[9]。腰椎管狭窄症主要表现为神经性跛行,又称为假性跛行,表现为在行走、站立、脊柱后伸时臀部、大腿、小腿处疼痛加重,而在坐位、脊椎前屈、平卧伴膝屈曲时减轻。症状通常还包括抽搐、麻木、刺痛感、无力、痉挛。当身体前屈时,脊柱椎管及椎间孔管会变宽,疼痛也随之减轻,步行距离也会随着屈曲姿势的改变而增加,比如在超市推购物车或在斜坡上行走时。从诊断的角度来看,在一项研究中发现与临床、影像学结果比较,神经源性跛行的诊断敏感度为63%,特异度为71%[10]。

腰椎管狭窄有以下高度敏感性症状,如坐位时症状最轻[11]、站立和行走时症状最重[11]、臀部以下疼痛[12]、行走时下肢疼痛加剧,至坐位减轻[11]、下肢放射痛、年龄>65岁[12]。坐位时不感疼痛或疼痛减轻是腰椎管狭窄高度特异性的症状[12]。针对腰椎管狭窄症诊断的准确性进行系统性回顾,其中包含4项研究及741名患者,研究发现,坐位时或脊椎前屈时疼痛改善、双侧臀部或下肢疼痛、神经源性跛行是诊断腰椎管狭窄症最有诊断意义的症状[13]。

体格检查

与病史不同,腰椎管狭窄症并没有经典的体格检查。另外,腰椎管狭窄症外周神经的损伤症状与某些疾病十分类似。在体格检查中,步基变宽和Romberg试验异常增加了诊断腰椎管狭窄症的可能性,而缺少神经源性跛行却减少了诊断可能[13]。在一项对100名受试者的研究中[9],有以下阳性体征:感觉障碍、腱反射消失、Lasegue试验(+)、下肢无力等。相比较倾斜跑步机步行训练,水平训练需要更长的恢复时间,这项检查对腰椎管狭窄患者具有高度敏感性[11],并且在身体前屈时疼痛改善[12]。以下检查对诊断腰椎管狭窄症具有特异性,包括在倾斜跑步机时步行耐力较水平明显提高,而在水平跑步机上步行症状较倾斜出现早[11],还有跟腱反射消失、下肢无力、针刺或振动觉消失、步基变宽、Romberg征(+)等[12]。对于存在间歇性跛行和腰椎管狭窄的患者,应考虑采用踝臂指数和趾肱指数检查排除外周血管病变[14]。一项前瞻性研究表明,在间歇性跛行合并腰椎管狭窄症患者中,26% 存在外周血管病。

碍导致的平衡问题可能会加重跌倒风险。

功能障碍

步行、背部伸展和长期站立所引起的下肢和腰背部疼痛加重是限制功能活动的主要因素。因此,腰椎管狭窄症患者难以长距离步行、下楼梯、做家务(洗碗、吸尘)、高空作业(增加脊柱后伸)。感觉障

诊断分析

诊断分析必须结合患者的临床表现。几项研究表明,腰椎管狭窄症的影像学诊断与临床表现或功能障碍无相关性[15]。具体诊断性试验的质量详见表 50.3。

表 50.3　腰椎管狭窄症的诊断性检查

检查方法	结果	优点	缺点	准确性
X 线	正位观:椎弓根间距变窄(正常 23~30mm)[8] 侧位观:椎管宽度变小 Ferguson 像后期体征[18]:小面关节变性、囊肿形成、黄韧带钙化、椎间盘空间变窄、椎体骨赘形成	价格低 简单易行 可排除大骨节病	视觉灵敏度低	与 CT 比较[18]:敏感度为 66%,特异度为 93%
脊髓造影	硬脊膜腹侧受损:由椎间盘突出和椎体骨赘形成引起 硬脊膜外侧和后侧受损:由小面关节骨赘引起 漏斗征:提示椎管中央狭窄	可以显示矢状面	侵入性操作、需要造影剂、视野有限 禁忌证多:造影剂过敏、酒精中毒、癫痫发作、吩噻嗪类[18]	71.8% 的手术结果相关性[16],与 MRI 或 CT 比较:敏感度为 54%~100% 特异性略高于 CT 或 MRI
CT	神经根出口处脂肪堵塞,椎管呈三角形或圆形,测量椎弓根长度	价格相对便宜,轴向扫描:骨骼显示清晰	软组织显像差。与其他影像学检查比较,辐射量高	83% 的手术结果相关性[16],敏感度为 74%~100%
CT 下脊髓造影术	同上 对退行性脊椎侧凸和内固定植入史有帮助	可视化	侵入性操作 与其他影像学检查比较,辐射量高	与 MRI 相比,敏感度为 87%[17]
MRI	椎间盘退行性变:T_2 低信号。纤维环撕裂:T_2 高信号。椎管狭窄、椎间盘突出以及椎间孔区域显影较好。脊柱或脊髓肿瘤的诊断	无创 显示矢状面 软组织显像清晰	植入物干扰 患者需平卧,对身体尺寸有一定的限制。空间密闭。价格高,耗时较长	83% 的手术结果相关性[16],敏感度为 77%~87% MRI 三维成像敏感度为 100% 与 CT 引导脊髓造影术同样准确[19]
电诊断	双侧多发腰骶神经根病变是最常见的诊断 椎旁肌电评分>4 分[20] 可检测 F 波及 H 反射的潜伏期[21,22]	评估周围神经病、神经卡压以及神经损伤的进展 排除其他神经肌肉疾病	易被误读 腰椎管狭窄症与其他多发神经损伤疾病难以区别 不适或疼痛 价格高且耗时	在结果异常的患者中,78%~97% 存在椎管狭窄。椎旁定位电极肌电图评分>4 分,特异度为 100%,敏感度为 30%

鉴别诊断

腰椎关节病变不伴椎管狭窄

颈胸椎椎管狭窄

椎间盘突出

腰椎小面关节综合征

椎体骨折伴明显后凸畸形

骨折

周围血管病

血栓形成后的静脉性跛行

黏液性水肿性跛行

下腔静脉闭塞

骶髂关节功能障碍

髋膝关节炎

大转子疼痛综合征

胫骨前室综合征

脊柱肿瘤

圆锥马尾肿瘤

神经纤维瘤、室管膜瘤、血管母细胞瘤

皮样瘤、上皮样囊肿、脂肪瘤

转移瘤

周围神经病

周围神经卡压

不安腿综合征

脑卒中

肌筋膜疼痛综合征

硬膜外脓肿

蛛网膜炎

治疗

早期治疗

总体来说,目前仍无高质量的前瞻性研究来比较各种无创治疗对腰椎管狭窄的疗效。此外,虽然有很多针对腰背部疼痛的指南建议,但这种腰背部疼痛没有明确与腰椎管狭窄的关系。因此,目前临床实践主要建立在以往的临床经验或者专家建议的基础上。

目前,用于治疗腰椎管狭窄症的口服药物包括:对乙酰氨基酚、NSAID、肌松类药物、抗神经病理性疼痛的药物如抗惊厥剂、抗抑郁药、阿片类药物。

大量的文献比较了止痛药物在非特异性下背痛中的疗效。有文献显示[16],对乙酰氨基酚、NSAID、弱阿片类药物是第一阶梯推荐药物,但没有文献表明以上止痛中哪种疗效更好。非苯二氮䓬类肌肉松弛药可作为急性腰痛的二线用药。以上药物对治疗症状性腰椎管狭窄的疗效尚不清楚,而且这些药物增加了老年人不良事件的发生率。具有去甲肾上腺素能活性的抗抑郁药,如三环类、安非他酮、文拉法辛、度洛西汀可能对改善症状具有一定的效果[17]。此外,有人认为抗惊厥类药物如加巴喷丁、普瑞巴林也具有一定的疗效,但是证据局限。一项小型随机对照试验表明加巴喷丁可改善腰椎管狭窄症患者的疼痛评分及感觉障碍,增加步行距离[18]。

在一项研究普瑞巴林对神经源性跛行疗效的实验中,发现普瑞巴林在减轻疼痛症状、改善功能受限方面并不比安慰剂组有效[19]。对于退行性腰椎管狭窄所致的慢性腰骶神经根病变,普瑞巴林具有相当的临床研究潜力[20]。

许多临床医师发现,大多数的药物对神经源性跛行疗效甚微,但增加老年患者的镇静风险却十分明确。对于严重神经根痛或腰背部疼痛的患者,谨慎地使用此类药物还是会有一定获益的。

康复治疗

基于 Cochrane 数据库的证据有限的系统回顾,对于腰椎管狭窄及神经源性跛行的患者,物理治疗可在短期内改善患者的疼痛及功能障碍,但对步行能力改善不明显[21]。另外,有文献评估物理治疗对腰椎管狭窄症的疗效,由于实验质量低、样本量少,以及疗效和治疗的异质性,文章中并没有表明哪种物理治疗更有效。对于腰椎管狭窄症患者,运动训练并不会导致额外的副作用,与物理治疗相比,手术治疗对疼痛和功能障碍(但不包括步行距离)的长期(2 年)疗效优于物理疗法[22]。

针对腰椎管狭窄患者,目前还是以相对休息为主(避免做引起疼痛加剧的活动,还要预防失用导致的并发症),可以采取屈曲性训练,比如有角度的跑步机训练和功率自行车。相比较中立位或者伸展位的训练,屈曲性训练可增加椎管的横截面积,从而最大限度地提高活动耐力[23]。给予 3 名腰椎管狭窄症患者物理治疗措施,如脊椎推拿,脊椎矫正手法,髋关节的活动,屈髋肌群牵伸,下腹部、臀部及小腿肌群的训练,减重步行训练,日常步行训练等,经过 18个月连续随访发现,患者疼痛及功能都有明显改善[24]。医师和治疗师也需要了解此病的并发症,如心肺功能疾病、骨质疏松、认知功能障碍以及其他神经肌肉疾病,这些并发症都会对康复治疗的耐受度产生影响。一项针对预测腰椎管狭窄症患者步行能力的回顾性分析显示,体重指数、疼痛、是否为女性患者及年龄可以预测腰椎管狭窄、存在下背痛而影像学无明显狭窄、无症状对照组患者的步行能力。这项研究认为,肥胖和疼痛是可以改变的预测因素,可以作为未来干预治疗的目标,从而改善腰椎管狭窄及下背痛患者的步行能力[25]。

减重步态训练可以减轻脊柱的轴向负荷,增加椎间孔的横截面积,有很多的研究为此提供了理论支持[26]。有文献报道,轮式助行器可通过增加前屈角度,从而达到改善患者步行及疼痛的目的,这适用于70%的患者[27]。

介入治疗

根据北美脊柱学会的指南,硬脊膜外类固醇注射可以短期(2周至6个月)改善神经性跛行或退行性腰椎管狭窄所致神经根病变患者的症状,但是,长期(21.5~24个月)疗效缺乏明确证据[28]。

一项系统性回归分析显示[29],通过硬脊膜、椎间孔、骶管注射类固醇,有足够证据证明可以明显改善患者的短期症状,对腰椎根性疼痛的长期疗效仅有一定的证据。还有研究发现,此类方法的短期有效率为 71% ~ 80%[30,31],而长期有效率为 32% ~ 75%[30,32]。此外,硬膜外注射治疗可以推迟手术时间13~28个月[33,34]。

一项随机对照试验显示,腰椎管狭窄症患者接受硬膜外注射治疗后(含或不含类固醇),疼痛和Oswestry 评分均有明显改善[35]。另外,一项经椎间孔硬膜外类固醇注射对腰椎侧弯合并椎管狭窄患者的疗效研究发现,类固醇组的 Oswestry 评分明显高于利多卡因组。作者认为,对于腰椎侧弯合并椎间孔狭窄且伴有神经根疼痛的患者来说,透视下经椎间孔硬膜外类固醇注射可能是一项十分有效的非手术治疗选择[36]。

在一项多中心、双盲硬膜外注射治疗腰椎管狭窄症的研究中发现,注射后第6周,糖皮质激素加利多卡因和单独使用利多卡因的患者在疼痛相关功能障碍及疼痛强度方面无明显差异。两组患者的疼痛评分及功能均有改善。在3周时,糖皮质激素加利多卡因较单独使用利多卡因改善明显,但差异无统计学意义[37]。

总之,针对术前的对症处理,硬膜外类固醇注射治疗被认为是一种安全、有效的治疗方法。

技术设备

目前,此疾病尚无具体的治疗或康复技术设备。

手术

腰椎管狭窄症是 65 岁以上患者行脊柱手术治疗最常见的原因[38]。行保守治疗后症状无改善的患者可以从手术治疗中获益。手术治疗和非手术治疗的随机对照试验显示,手术治疗可以快速缓解临床症状,但其较高的融合率已成为限制性因素[39]。

患者的手术指征是因神经根的受压而引起明确临床症状,抑郁症的筛选也很重要。随访 2 年腰椎管狭窄术后的患者发现,抑郁症患者的手术预后较正常组差[40]。手术治疗一般包括椎板的切除术和内侧关节切除术,椎板切除减压术减轻了椎管的狭窄压迫,而内侧小关节切除术和外侧隐窝处减压可减轻椎间孔的狭窄。

缅因州腰椎研究所比较了 148 名腰椎管狭窄患者手术治疗及非手术治疗的疗效,随访时间长达 10年。他们发现随着时间的推移,尽管患者的下肢疼痛和背部功能状态持续改善,手术的获益逐渐减少。1 年后,手术组患者下背痛及下肢疼痛的改善率为77% ~ 79%,非手术组为 42% ~ 45%。在第 8~10 年的随访中发现,手术组的比率降至 53% ~ 67%,而非手术组基本稳定在 41% ~ 50%[41]。

脊柱术后的预后研究实验(SPORT),比较接受腰椎管狭窄手术患者及保守治疗患者的第 4 年及第 8年疗效[42,43]。在这项随机对照试验中,同时进行了同期的队列研究,纳入标准是:临床症状至少持续 12周,并且有明确的影像学依据。随访 2 年和 4 年时发现,与非手术组比较,手术组患者的 SF-36 及 Owwestry评分明显改善。另外,根据 SPORT 效价比较显示,第4 年可以作为手术组和非手术组的比较时间点。这项研究同样发现,与明显的下背痛患者相比,有明显下肢疼痛的患者术后改善更明显。可是,对于以下背疼痛为主的腰椎管狭窄患者而言,手术治疗仍比非手术治疗有明显改善[42]。第 4~8 年,随机分组中腰椎管狭窄患者术后的获益逐渐减少,而观察组的获益较为稳定。第 8 年,分析发现手术组和非手术组的治疗效果无明显差别。作者指出,上述结果必须在治疗方案依从率不高的背景下看待,而这种综合治疗通常导致预估的治疗效果偏倚为零[43]。

潜在的疾病并发症

腰椎管狭窄症的自然病史尚不清楚,但是文献表明,大多数的病例并没有导致严重的恶化情况。一项研究随访了 19 例未行手术治疗的轻度腰椎管狭窄患者,在 49 个月的随访过程中,70% 的患者症状得到了改善[44]。SPORT 研究也表明,8 年随访过程中,非手术治疗的患者疼痛及功能也维持在稳定水平[43]。

对于症状逐渐加重的腰椎管狭窄患者,表现为腰背部、下肢的疼痛加剧,步行耐力的下降。伴有下肢感觉障碍的患者,跌倒的风险也越大。严重椎管狭窄可能出现神经源性膀胱,特别是伴有硬膜囊前后径狭窄的患者。马尾综合征是一种少见且严重的并发症,需要手术治疗解除压迫症状。

潜在的治疗并发症

腰椎管狭窄症患者在疾病恢复的过程中,重复进行安全但会引起疼痛的动作,症状可能会加重。另外,伴有严重合并症,如心肺疾病,应避免剧烈活动,否则也会引起严重的不良事件。使用药物也会引起一系列并发症,如对乙酰氨基酚引起的肝损伤、胃炎、胃出血、肾损伤,NSAID 引起的血小板抑制,环氧化酶-2 抑制剂引起心血管事件增加,曲马多引起的恶心及降低癫痫发作阈值,抗胆碱药物引起的口干和三环类抗抑郁药引起的尿潴留、镇静、共济失调,抗惊厥药物引起的认知障碍(尽管加巴喷丁和普瑞巴林相对安全)、便秘,阿片类药物引起疼痛中枢敏化。NSAID 可引起胃肠道不良事件的发生,通过改用环氧化酶-2 抑制剂类或者合并使用质子泵抑制剂、H_2 受体阻滞剂可以减轻胃肠道症状[45]。

关于非手术治疗(如类固醇注射治疗)的并发症的量化数据较少。一项针对 207 名接受硬膜外类固醇注射治疗患者的回顾性研究[46],报道了以下不良事件:24h 内可缓解的暂时性的非位置性头痛(3.1%),腰背部疼痛加剧(2.4%),面部潮红(1.2%),下肢疼痛加剧(0.6%),血管迷走神经反应(0.3%),1 型糖尿病患者血糖浓度升高(0.3%),术中血压升高(0.3%)。其他潜在的并发症如注射部位的感染、硬膜外穿刺后头痛、化学性或感染性脑膜炎、硬膜外血肿、误穿血管、过敏反应、神经根或脊髓损伤所致的瘫痪[47]。

手术治疗的并发症包括:感染(0.5%~3%)、硬膜外血肿、血管损伤(0.02%)、血栓栓塞(0.5%)、硬脊膜撕裂(<1%~15%)、神经根损伤、术后脊柱不稳、骨折不愈合、邻近椎体退行性变、症状复发(10%~15%)、死亡(0.35%~2%)[48]。

(石浩 译　刘延明 校　李铁山 审)

参考文献

1. Arnoldi CC, Brodsky AE, Cauchoix J, et al. Lumbar spinal stenosis and nerve root entrapment syndromes: definition and classification. *Clin Orthop Relat Res*. 1976;115:4–5.
2. Lurie J, Tomkins-Lane C. Management of lumbar spinal stenosis. *BMJ*. 2016;352:h6234.
3. Boden SD, Davis DO, Dina TS, et al. Abnormal magnetic-resonance scans of the lumbar spine in asymptomatic subjects: a prospective investigation. *J Bone Joint Surg Am*. 1990;72:403–408.
4. Yang KH, King AI. Mechanism of facet load transmission as a hypothesis for low-back pain. *Spine (Phila Pa 1976)*. 1984;9:557–565.
5. Herzog RJ, Kaiser JA, Saal JA, Saal JS. The importance of posterior epidural fat pad in lumbar central canal stenosis. *Spine (Phila Pa 1976)*. 1991;16(suppl):S227–S233.
6. Getty CJ. Lumbar spinal stenosis: the clinical spectrum and the results of operation. *J Bone Joint Surg Br*. 1980;62:481–485.
7. Wiltse LL, Guyer RD, Spencer CW, et al. Alar transverse process impingement of the L5 spinal nerve: the far-out syndrome. *Spine (Phila Pa 1976)*. 1984;9:31–41.
8. Sortland O, Magnaes B, Hauge T. Functional myelography with metrizamide in the diagnosis of lumbar spinal stenosis. *Acta Radiol Suppl*. 1977;355:42–54.
9. Amundsen T, Weber H, Lilleas F, et al. Lumbar spinal stenosis: clinical and radiologic features. *Spine (Phila Pa 1976)*. 1995;20:1178–1186.
10. Roach KE, Brown MD, Albin RD, et al. The sensitivity and specificity of pain response to activity and position in categorizing patients with low back pain. *Phys Ther*. 1997;77:730–738.
11. Fritz JM, Erhard RE, Delitto A, et al. Preliminary results of the use of a two-stage treadmill test as a clinical diagnostic tool in the differential diagnosis of lumbar spinal stenosis. *J Spinal Disord*. 1997;10:410–416.
12. Katz JN, Dalgas M, Stucki G, et al. Degenerative lumbar spinal stenosis: diagnostic value of the history and physical examination. *Arthritis Rheum*. 1995;38:1236–1241.
13. Suri P, Rainville J, Kalichman L, et al. Does this older adult with lower extremity pain have the clinical syndrome of lumbar spinal stenosis? *JAMA*. 2010;304:2628–2636.
14. Imagama S, Matsuyama Y, Sakai Y, et al. An arterial pulse examination is not sufficient for diagnosis of peripheral arterial disease in lumbar spinal canal stenosis: a prospective multicenter study. *Spine (Phila Pa 1976)*. 2011;36:1204–1210.
15. Haig AJ, Tong HC, Yamakawa KS, et al. Spinal stenosis, back pain, or no symptoms at all? A masked study comparing radiologic and electrodiagnostic diagnoses to the clinical impression. *Arch Phys Med Rehabil*. 2006;87:897–903.
16. Mens JM. The use of medication in low back pain. *Best Pract Res Clin Rheumatol*. 2005;19:609–621.
17. Maizels M, McCarberg B. Antidepressants and antiepileptic drugs for chronic non-cancer pain. *Am Fam Physician*. 2005;71:483–490.
18. Yaksi A, Ozgönenel L, Ozgönenel B. The efficiency of gabapentin therapy in patients with lumbar spinal stenosis. *Spine (Phila Pa 1976)*. 2007;32(9):939–942.
19. Markman JD, Frazer ME, Rast SA, et al. Double-blind, randomized, controlled, crossover trial of pregabalin for neurogenic claudication. *Neurology*. 2015;84(3):265–272.
20. Baron R, Freynhagen R, Tölle TR, et al. A0081007 Investigators. The efficacy and safety of pregabalin in the treatment of neuropathic pain associated with chronic lumbosacral radiculopathy. *Pain*. 2010;150(3):420–427.
21. Ammendolia C, Stuber KJ, Rok E, et al. Nonoperative treatment for lumbar spinal stenosis with neurogenic claudication. *Cochrane Database Syst Rev*. 2013;(8):CD010712.
22. Macedo Luciana Gazzi, Hum A, Kuleba L, et al. Physical therapy interventions for degenerative lumbar spinal stenosis: a systematic review. *Phys Ther*. 2013;93(12):1646–1660.
23. Sikorski JM. A rationalized approach to physiotherapy for low-back pain. *Spine*. 1985;10:571–579.
24. Whitman JM, Flynn TW, Fritz JM. Nonsurgical management of patients with lumbar spinal stenosis: a literature review and a case series of three patients managed with physical therapy. *Phys Med Rehabil Clin N Am*. 2003;14:77–101. vi-vii.
25. Tomkins-Lane CC, Holz SC, Yamakawa KS, et al. Predictors of walking performance and walking capacity in people with lumbar spinal stenosis, low back pain, and asymptomatic controls. *Arch Phys Med Rehabil*. 2012;93:647–653.
26. Fritz JM, Erhard RE, Vignovic M. A nonsurgical treatment approach for patients with lumbar spinal stenosis. *Phys Ther*. 1997;77:962–973.
27. Goldman SM, Barice EJ, Schneider WR, Hennekens CH. Lumbar

spinal stenosis: can positional therapy alleviate pain? *J Fam Pract.* 2008;57(4):257–260.

28. Kreiner DS, Shaffer WO, Baisden JL, North American Spine Society, et al. An evidence-based clinical guideline for the diagnosis and treatment of degenerative lumbar spinal stenosis (update). *Spine J.* 2013;13(7):734–743.

29. Abdi S, Datta S, Lucas LF. Role of epidural steroids in the management of chronic spinal pain: a systematic review of effectiveness and complications. *Pain Physician.* 2005;8:127–143.

30. Delport EG, Cucuzzella AR, Marley JK, et al. Treatment of lumbar spinal stenosis with epidural steroid injections: a retrospective outcome study. *Arch Phys Med Rehabil.* 2004;85:479–484.

31. Papagelopoulos PJ, Petrou HG, Triantafyllidis PG, et al. Treatment of lumbosacral radicular pain with epidural steroid injections. *Orthopedics.* 2001;24:145–149.

32. Botwin KP, Gruber RD, Bouchlas CG, et al. Fluoroscopically guided lumbar transformational epidural steroid injections in degenerative lumbar stenosis: an outcome study. *Am J Phys Med Rehabil.* 2002;81:898–905.

33. Riew KD, Yin Y, Gilula L, et al. The effect of nerve-root injections on the need for operative treatment of lumbar radicular pain: a prospective, randomized, controlled, double-blind study. *J Bone Joint Surg Am.* 2000;82:1589–1593.

34. Narozny M, Zanetti M, Boos N. Therapeutic efficacy of selective nerve root blocks in the treatment of lumbar radicular leg pain. *Swiss Med Wkly.* 2001;131:75–80.

35. Manchikanti L, Cash KA, McManus CD, et al. Lumbar interlaminar epidural injections in central spinal stenosis: preliminary results of a randomized, double-blind, active control trial. *Pain Physician.* 2012;15:51–63.

36. Nam HS, Park YB. Effects of transforaminal injection for degenerative lumbar scoliosis combined with spinal stenosis. *Ann Rehabil Med.* 2011;35:514–523.

37. Friedly JL, Comstock BA, Turner JA, et al. A randomized trial of epidural glucocorticoid injections for spinal stenosis. *N Engl J Med.* 2014;371(1):11–21.

38. Lurie J, Tomkins-Lane C. Management of lumbar spinal stenosis. *BMJ.* 2016;352:h6234. https://doi.org/10.1136/bmj.h6234. Review.

39. Katz JN, Harris MB. Clinical practice. Lumbar spinal stenosis. *N Engl J Med.* 2008;358(8):818–825.

40. Sinikallio S, Aalto T, Airaksinen O, et al. Depression is associated with a poorer outcome of lumbar spinal stenosis surgery: a two-year prospective follow-up study. *Spine (Phila Pa 1976).* 2011;36:677–682.

41. Atlas SJ, Keller RB, Wu YA, et al. Long-term outcomes of surgical and nonsurgical management of lumbar spinal stenosis: 8 to 10 year results from the Maine Lumbar Spine Study. *Spine (Phila Pa 1976).* 2005;30:936–943.

42. Weinstein JN, Tosteson TD, Lurie JD, et al. Surgical versus non-operative treatment for lumbar spinal stenosis four-year results of the Spine Patient Outcomes Research Trial (SPORT). *Spine.* 2010;35(14):1329–1338.

43. Lurie JD, Tosteson TD, Tosteson A, et al. Long-term outcomes of lumbar spinal stenosis: eight-year results of the Spine Patient Outcomes Research Trial (SPORT). *Spine (Phila Pa 1976).* 2015;40(2):63–76.

44. Johnsson KE, Uden A, Rosen I. The effect of decompression on the natural course of spinal stenosis: a comparison of surgically treated and untreated patients. *Spine (Phila Pa 1976).* 1991;16:615–619.

45. *Physicians' Desk Reference.* 59th ed. Montvale, NJ: Thomson Healthcare; 2005.

46. Botwin KP, Gruber RD, Bouchlas CG, et al. Complications of fluoroscopically guided transforaminal lumbar epidural injections. *Arch Phys Med Rehabil.* 2000;81:1045–1050.

47. Huntoon MA, Martin DP. Paralysis after transforaminal epidural injection and previous spinal surgery. *Reg Anesth Pain Med.* 2004;29:494–495.

48. Jansson KA, Blomqvist P, Granath F, Nemeth G. Spinal stenosis surgery in Sweden 1987-1999. *Eur Spine J.* 2003;12:535–541.

第 51 章

骶髂关节功能障碍

Zacharia Isaac, MD

Michelle E. Brassil, MD

同义词

骶髂关节综合征

骶髂关节疼痛

骶髂关节损伤

骶髂关节半脱位

骶髂关节不稳定

骶髂关节强直

骶髂关节扭伤和拉伤

ICD-10 编码

S33.6	骶髂关节或韧带扭伤
M53.3	骶尾部疾病，其他未分类

定义

虽然慢性腰痛主要是由腰椎间盘和关节突关节的病变导致的，骶髂关节（sacroiliac joint，SIJ）仍然是引起腰痛和臀部痛的一个重要原因。然而，骶髂关节功能障碍（sacroiliac joint dysfunction，SIJD）的诊断和治疗是一个临床难题。骶髂关节功能障碍的诊断应在仔细排除许多不同的病理性疾病后才予以考虑。骶骨骨折、骶髂关节炎症（如各种血清阴性的脊椎关节病）、转移性疾病，甚至是 SIJ 的感染性播散，只是少数已知的值得研究的病理性疾病。影像学检查对 SIJD 的诊断往往是没有帮助的，且是非特异性的。此外，由于其重复和可变的神经支配，SIJD 可表现为疼痛模式多样[1]。因此，在确诊 SIJD 之前，必须考虑与其有着相同疼痛区域的邻近结构的病理变化。

在那些有腰痛主诉的人群中，SIJD 患病率为 10%~25%，而在妊娠期间 20%~80% 腰痛或骨盆后部痛与 SIJ 有关[2]。因此，SIJD 在女性中可能更常见，各种研究表明，女性与男性的发病比例约为 3:1~4:1[1,3,4]。虽然 SIJD 最常见的原因是特发性的，但有很高比例的 SIJ 疼痛继发于创伤，包括机动车事故、跌倒和分娩[5]。此外，SIJ 疼痛也已被证实发生在腰椎或腰骶部融合术后[6]。

SIJ 毗邻中轴和附肢骨骼，占据着关键的生物力学位置（图 51.1）。一般认为，关节功能障碍的发生与关节结构的改变或相对于骶骨和骨盆的位置改变有关[7]。我们可以理解与妊娠有关的不稳定性[8]或青少年关节错位的这种变化，这两者都是已知的 SIJ 疼痛和功能障碍的来源[9]。与关节位置变化或关节解剖本身相关的疼痛可能由关节内、关节囊和韧带结构的变化导致。

SIJ 是连接骶骨与髂骨关节面的双侧负重关节。关节的前下 1/3 是滑膜，其余部分是韧带。SIJ 由骶髂腹侧韧带与腹侧和上缘相连，背侧和下表面由骨间和骶髂背侧韧带相连。SIJ 的关节囊较薄，由骶髂腹侧韧带保持其前向稳定性。骶髂背侧韧带和骨间韧带强大的囊外纤维对关节的稳定性起主要作用。骶结节韧带和骶棘韧带提供了骨盆和骶骨之间额外的连接，从而进一步稳定了 SIJ。

SIJ 的神经支配仍然是一个热门的研究领域，对 SIJ 神经支配的描述也存在差异。解剖学研究发现，SIJ 主要通过 L_5~S_4 脊神经根的背支来支配。然而，另一项研究表明，SIJ 不是接受来自 L_4 和 L_5 腹侧支、臀上神经和 L_5、S_1、S_2 背侧支的神经支配，就是几乎完全来自骶背支[10]。还有人认为 SIJ 的背侧神经来自 L_5 背支和 S_1~S_3 侧支，而腹侧神经来自 L_4 和 L_5 的腹侧支[11]。

SIJ 在一生中都会发生变化，影响关节的生物力学。在儿童和青少年时期，关节更加灵活，在整个步行周期中吸收力量。随着正常老化，关节形成不均匀的相对面并在晚年逐渐融合[12]。围绕骶髂关节的运动虽小，但机制复杂。当体重通过第一骶椎向下传递时，骶骨被向下和向前推，导致其下端向上和向后旋转。虽然没有肌肉直接控制关节周围的运动，但是骶髂关节周围肌肉组织的不平衡会影响关节的应力。其前方的肌肉，包括腰肌和髂肌，可以影响骶骨的运动[13]。臀大肌和臀中肌等后

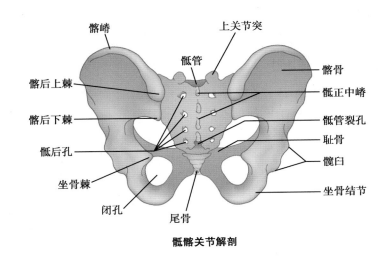

髂嵴　上关节突
骶管
髂后上棘
髂后下棘
骶后孔
坐骨棘
闭孔
尾骨
髂骨
骶正中嵴
骶管裂孔
耻骨
髋臼
坐骨结节

骶髂关节解剖

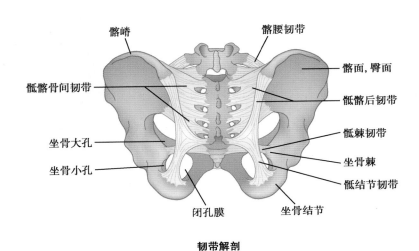

髂嵴　髂腰韧带
骶髂骨间韧带
坐骨大孔
坐骨小孔
闭孔膜
髂面，臀面
骶髂后韧带
骶棘韧带
坐骨棘
骶结节韧带
坐骨结节

韧带解剖

图 51.1　骶髂关节和韧带结构（*From Huntoon M，Benzon H，Nauroze S. Spinal Injections and Peripheral Nerve Blocks. Philadelphia：WB Saunders；2012. Interventional and Neuromodulatory Techniques for Pain Management. Vol. 4.*）

方肌群无力会影响负重时骨盆的姿势，从而改变关节的应力。

症状

到目前为止，SIJD 最常见的症状是腰痛和臀部痛，这些症状对于传统的介入操作和治疗反应呈惰性和难治性的特点。然而，SIJD 的疼痛并不局限于腰骶部或臀部。如前所述，SIJ 由于复杂而广泛的神经支配，关节内的功能障碍可能不只局限于局部，而是可以定位到远隔的几个部位，如大腿、腹股沟区和腿部。SIJD 不会因神经压迫而引起疼痛，但由于脊神经根与腰骶神经丛解剖上的接近，牵涉痛可以模拟多种神经病理过程。在一项回顾性研究中，研究人员对 50 例在 X 线透视引导下 SIJ 注射后诊断为

阳性的患者进行了研究，试图找出该队列患者最常见的临床症状。依次为臀部疼痛（94%）、下腰椎疼痛（72%）和下肢疼痛（50%）。下肢远端疼痛、足部疼痛、下腹部疼痛和腹股沟区疼痛也有报告[1]。

据说加剧疼痛的活动包括长时间站立、不对称地负重和爬楼梯。跑步、大踏步或极端的姿势也会导致疼痛[14]。

体格检查

下背部、臀部和骨盆的肌肉骨骼和神经的全面综合评估，对于明确 SIJD 引起的背痛和排除其他常见的诊断是至关重要的。检查应包括腿部长度的测量以及通过髂后上棘、髂前上棘、臀褶、耻骨结节、坐骨结节和内踝来评估骨盆的对称性。患者取俯卧

位,触诊骶骨沟,并观察臀肌或远端肌肉有无萎缩。肢体的肌肉萎缩更多地提示腰椎神经根病,而非 SIJ 综合征。触诊骶骨、皮下组织、肌肉和韧带也有助于完成检查。

长期以来,临床医师一直使用激发试验来区分 SIJ 引起的背痛和其他原因导致的区域性疼痛。然而,重复的临床研究表明,当这些疾病被分别考虑时,最常用的激发试验对骶髂功能障碍的特异性较低[15-18]。一种可能的解释是评分者之间可信度太低。另一些人则认为,关节周围的最小运动范围和通过关节模拟生理压力的难度,都使得激发性试验更有可能诱发周围结构的疼痛[14]。这些结构包括腰椎间盘、关节突关节和髋关节。几项研究证明,在诊断 SIJ 疾病时,多试验方案比任何单一的检查在临床上更有用。研究表明,三项或三项以上的刺激性试验阳性结果对 SIJ 疾病的敏感度为 82%~85%,特异度为 57%~79%[18,19]。事实上,有一些证据表明,腰痛患者如果痛点指向髂后上棘或距该标志 2cm 以内,则更有可能对关节周围 SIJ 阻滞有反应,成为患者能够准确定位疼痛的有用工具[20]。

激发试验

Gaenslen 试验

患者取仰卧位,靠近检查台边缘,受检侧臀部高于检查台边缘,患者的腿离开检查台,使大腿和臀部处于过伸状态。然后,对侧膝关节最大限度地屈曲。该激发试验引起的疼痛或不适提示 SIJ 疾病,尽管在 L₂~L₄ 神经根病变[21]、腰椎滑脱、骶骨骨折、腰椎压缩性骨折或椎管狭窄的患者中可以看到假阳性结果(图 51.2)。

Patrick 试验(也叫屈曲、外展、外旋试验)

患者仰卧在水平面上,大腿弯曲,踝关节置于另一条伸直腿的髌骨上方。当踝关节保持在膝盖上方时,检查者双手同时在弯曲的膝盖和对侧的髂前上棘上同时给予向下的压力。臀部疼痛或不适反映骶髂关节疾病,腹股沟或大腿疼痛可能提示髋关节疾病(图 51.3)。

Gillet 试验

患者取站立位,检查者触诊受累侧第二骶椎棘

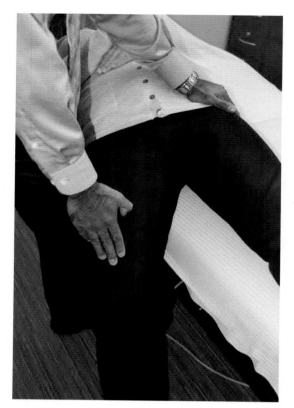

图 51.2 Gaenslen 试验。患者仰卧,向检查台的边缘移动。检查者按压对侧髂前上棘和同侧大腿。如果测试重现患者熟悉的臀部痛,则认为结果为阳性

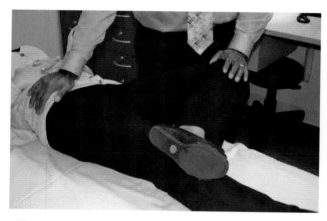

图 51.3 FABER(flexion,abduction,external rotation,屈曲、外展、外旋试验),也称 Patrick 试验。患者大腿如图摆放,检查者同时按压对侧髂前上棘和同侧大腿。若出现患者熟悉的臀部痛,则检查结果考虑为阳性

突和髂后上棘。患者被要求最大限度地屈曲该侧髋部。阳性结果为诱发疼痛,且可触诊到髂前上棘相对于第二骶椎不能向下运动[2]。

POSH 试验(后剪切试验)

患者取仰卧位,检查者将受检侧髋部屈曲 90°,大腿向中线方向内收,沿股骨向内提供轴向压力,即

压力朝向检查床。这种手法产生穿过 SIJ 的剪切力，并可在有症状的患者身上诱发疼痛[2]。

REAB 试验（抵抗外展）

患者取仰卧位，受累侧髋关节外展 30°，膝关节伸直。患者要求做等长外展收缩，而检查者在踝关节外侧施加阻力。SIJ 区域诱发疼痛提示结果为阳性。这项试验主要是为了在关节头侧施加压力[2]。

分离试验（也称为间隙测试）

患者取仰卧位，检查者在双侧髂前上棘施加向下和向外侧的力。这个动作伸展骶髂前韧带和关节囊，同时也对骶髂背侧韧带施加压力。

压缩试验

患者取侧卧位，检查者站在患者身后，向下按压髂嵴最高点，挤压骨盆。该试验可伸展骶髂背侧韧带，压缩骶髂腹韧带。

Yeoman 试验

患者取俯卧位，膝关节屈曲近 90°，检查者伸展患者髋关节。伸髋的同侧 SIJ 为受检查部位。如果臀部或骨盆出现患者熟悉的疼痛则提示结果为阳性（图 51.4）。

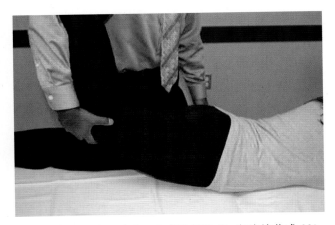

图 51.4　Yeoman 试验。患者取俯卧位，当膝关节成 90°时，患者的同侧髋关节被动伸展。如果诱发臀部疼痛，则检查结果为阳性

骶沟上方加压试验

施加压力的臀区出现疼痛可以提示 SIJD。这是常见的、非特异性的结果，常见于椎间盘源性轴性疼痛、神经根性疼痛、骶骨骨折、关节突综合征和梨状肌综合征。

主动直腿抬高

患者取仰卧位，将下肢抬起，每次抬起一侧，保持膝盖伸直，距离水平面约 20cm。骨盆后束带任何一侧出现疼痛为即阳性，提示 SIJD。这一试验已经与先前的一项关于妊娠后骨盆疼痛的试验进行了验证，在该试验中，SIJ 的过度运动被认为起了一定的作用[22]。

功能受限

SIJD 患者可能有一系列的功能受限。在弯曲、拾重物、维持某种姿势以及从坐位站起等转移运动时，患者常感到困难[23]。因此，他们从事某些工作的能力将会受限。这些功能受限可以是轻微的，也可以使人丧失活动能力。已知的包括 SIJD 在内的慢性疼痛后遗症包括失眠、抑郁、疼痛综合征的全身化、运动恐惧症、心理疼痛行为和症状放大。这些后遗症可能会导致额外的或不成比例的相关功能受限。

诊断分析

SIJD 没有有效或可靠的影像学诊断手段。影像学检查的目的是评估其他可能的诊断。X 线平片可以显示 SIJ 介导疼痛的骨骼方面的原因，如感染、炎症或退行性关节炎。普通的 X 线片视图，包括 Ferguson 视图和前后视图，可以帮助识别 SIJ 侵蚀程度。骨扫描和计算机断层扫描可以检查由骨折、感染、肿瘤、SIJ 侵蚀和关节炎等引起的骨质改变。磁共振成像可以扫描这些实体组织，并显示软组织疾病和骶髂关节炎症的骨髓变化及其相关的侵蚀程度。超声可被应用于检查 SIJ 后方韧带结构的病理变化，这被认为是潜在的疼痛发生器[24,25]。然而，真正的 SIJD 通常可以在影像学上表现正常，因此经常通过临床来确诊。

有些学者认为 X 线透视引导下关节内麻醉药注射是诊断 SIJ 源性下背痛的"金标准"[4,18,26,27]。最近的系统回顾支持了它们在 SIJ 疼痛诊断中的应用；然而，对于是否应该执行对照和单侧阻滞，证据各不相同[28,29]。在这些综述中，单侧阻滞的假阳性率可高达 20%。相反，澳大利亚的一项大型单中心前瞻性观察研究发现，单侧阻滞的假阳性率仅为 12.5%，总体诊断正确率为 87%[30]。2013 年的《介入性疼痛管理指南》推荐使用安慰剂作为对照组进行 SIJ 阻滞，或使用局部麻醉剂作为对照组，得到了良好的结果。

也就是可以使疼痛至少缓解 75%（良好证据），或患者有能力进行先前疼痛的运动[31]。鉴于这些不同的统计数据，还需要进行更多的研究来制订一套标准化的方案，即 X 线透视引导下的 SIJ 诊断阻滞，以便为患者明确最合适的治疗方案。

鉴别诊断

椎间盘源性下背痛
腰椎神经根疼痛
腰椎小关节综合征
脊椎滑脱
椎管狭窄
Bertolotti 综合征
髋关节骨关节炎
梨状肌综合征
骶骨骨折
多发性骨髓瘤
转移性疾病
痛风
假性痛风
血清阴性的脊椎关节病或骶髂关节炎
感染性关节炎
盆腔脓肿
SAPHO（synovitis，acne，pustulosis，hyperostosis，osteitis，滑膜炎、痤疮、脓疱病、骨质增生、骨炎）综合征
骨软骨炎
髂骨致密性骨炎

治疗

早期治疗

SIJD 最初的治疗方法是相对休息和避免刺激性活动。局部治疗，如冷疗和热疗，或局部止痛剂，如片剂利多卡因，可用于缓解症状。手法治疗可以减轻疼痛和缓解肌肉痉挛，但不会显著改变关节对位对线关系。当施加压力和手法治疗时，大约只能发生 2°的旋转和 0.77mm 的平移[32,33]。尽管如此，有证据表明，在对骶髂功能障碍患者进行干预后的 1 个月，对 SIJ 和腰椎联合进行速度较快、低幅度的手法治疗，可能会改善疼痛和功能障碍[34]。

常用的药物干预包括对乙酰氨基酚、NSAID 和肌肉松弛药。由于胃、肾和可能的心脏不良反应，应避免长期使用 NSAID。在极少数情况下，阿片类药物可以考虑短期使用，但存在镇静、便秘、身体依赖

和成瘾的潜在风险。血清反应阴性的脊柱关节病相关的骶髂关节炎可以考虑应用生物肿瘤坏死因子 α 抑制剂药物或其他疾病修饰药物。

康复治疗

由于因下背痛进行康复治疗的大多数患者并无明确的诊断，因此很难确定物理治疗干预对 SIJD 治疗的准确效果。然而，最近的一项系统回顾试图评估物理治疗干预对骶髂关节功能障碍的益处。回顾发现，具体的稳定训练和非弹性骶髂带是文献中支持最多的。此外，他们还发现了支持 SIJ 的手法治疗、软组织松动术和肌肉能量技术的适度证据[35]。虽然本综述中没有特别提到，解决髋束肌强度、髋活动范围、髂胫束过紧、髋或膝关节骨性关节炎、转子滑囊炎、腿长差异或骨盆倾斜问题也可能提供辅助益处。总的来说，旨在提高力量、运动范围和心血管耐力的运动疗法，即使不是专门针对 SIJD，也只能通过阻止固有的去适应作用和活动回避行为的趋势而使患者受益。

介入治疗

文献中主要描述的操作治疗方法包括冷射频神经切开术、常规射频神经切断术、关节内类固醇注射、关节周围类固醇注射和关节内增生疗法。2015 年的一项新近的系统回顾对 SIJ 疼痛的各种治疗方法的证据进行了分级[29]。侧支的冷却射频神经切断术有最有力的证据，其中两个 RCT 研究显示其在长达 6~9 个月的治疗效果优于安慰剂[35,36]。

虽然已有研究表明关节内注射类固醇有显著的治疗效果[37,38]，但美国疼痛学会和上述系统回顾认为，这种治疗方法背后的证据不足[29,37]。此外，越来越多的证据表明关节内类固醇注射与关节周围类固醇注射[39]、关节内增生疗法[40]和射频消融术相比存在劣势[41]。

除了 SIJD 的各种治疗方法，最近研究的另一个有趣的领域是 X 线透视和超声引导下关节内注射的比较。Jee 等研究表明，X 线透视引导注射的准确性优于超声引导，但两组治疗效果的差异无统计学意义[42]。

技术设备

难治性病例的一种选择包括在第三骶神经根植入电刺激器进行神经调节治疗，因为这已被证明对有限数量的 SIJ 疼痛患者有效[41]。

手术

在 20 世纪 20 年代，SIJ 融合术首次被描述，回顾性报告表明，它可能是治疗 SIJ 疼痛的中等有效方法[43]。然而，开放式的 SIJ 融合术是一种高度侵入性的操作，与长时间住院和恢复时间、高不愈合率、低长期反应率和低满意度有关[43]。越来越多的证据支持使用三角形钛植入物的微创 SIJ 融合术。2015 年，IN-SITE 研究分组的随机对照试验观察了 12 个月的结果，显示在缓解 SIJ 功能障碍患者的疼痛、改善功能和改善生活质量方面，微创 SIJ 融合术比非手术治疗更有效[43]。2017 年发表在《欧洲脊柱杂志》上的一篇RCT 文章也得出了类似的结果，显示微创 SIJ 融合术在缓解疼痛、减少残疾、改善患者功能和生活质量方面比保守治疗更安全、更有效[44]。手术前需要进行全面的检查，且需配合诊断性的麻醉试验，以排除椎间盘源性、关节突性、神经根性和髋部介导的疼痛。

潜在的疾病并发症

SIJD 和其他慢性疼痛一样，会导致与疼痛相关的失眠、抑郁、焦虑、疼痛的全身化、运动恐惧症和残疾。老年患者的臀部疼痛应评估骨折或肿瘤，年轻患者应评估血清阴性的脊椎关节病。骶髂疼痛的退行性原因在女性中更为常见，而炎症原因在男性中占主导地位。

潜在的治疗并发症

药物治疗可能有许多副作用。对乙酰氨基酚在大剂量时可能具有肝毒性。众所周知，NSAID 治疗与胃肠道和肾脏副作用以及增加心脏风险有关。手法治疗或治疗性运动训练可增加某些患者的疼痛。关节内类固醇注射可导致暂时性的疼痛加重和局部出血。潜在的全身性类固醇效应包括血糖升高、高血压、精神病和体液潴留。局部类固醇注射可导致脂肪萎缩、潜在的感染和皮肤褪色。

（刘志华 译 刘延明 校 李铁山 审）

参考文献

1. Slipman CW, Jackson HB, Lipetz JS, et al. Sacroiliac joint pain referral zones. *Arch Phys Med Rehabil.* 2000;81:334–338.
2. Zelle BA, Gruen GS, Brown S, et al. Sacroiliac joint dysfunction: evaluation and management. *Clin J Pain.* 2005;5:446–455.
3. Broadhurst N, Bond MJ. Pain provocation tests for the assessment of sacroiliac joint dysfunction. *J Spinal Disord.* 1998;11:341–345.
4. van der Wurff P, Buijs EJ, Groen GJ. A multitest regimen of pain provocation tests as an aid to reduce unnecessary minimally invasive sacroiliac joint procedures. *Arch Phys Med Rehabil.* 2006;87:10–14.
5. Chau LH, Slipman CW, Bhagia SM, et al. Events initiating injection-proven sacroiliac joint syndrome. *Pain Med.* 2004;5:26–32.
6. Yoshihara H. Sacroiliac joint pain after lumbar/lumbosacral fusion: current knowledge. *European Spine Journal.* 2012;21(9):1788–1796.
7. Dreyfuss P, Dryer S, Griffin J, et al. Positive sacroiliac screening tests in asymptomatic adults. *Spine (Phila Pa 1976).* 1994;19:1138–1143.
8. Osterhoff G, Ossendorf C, Ossendorf-Kimmich N, et al. Surgical stabilization of postpartum symphyseal instability: two cases and a review of the literature. *Gynecol Obstet Invest.* 2012;73:1–7.
9. Stoev I, Powers AK, Puglisi JA, et al. Sacroiliac joint pain in the pediatric population. *J Neurosurg Pediatr.* 2012;9:602–607.
10. Forst SL, Wheeler MT, Fortin JD, et al. The sacroiliac joint: anatomy, physiology, and clinical significance. *Pain Physician.* 2006;9:61–67.
11. Dreyfuss P, Henning T, Malladi N, et al. The ability of multi-site, multi-depth sacral lateral branch blocks to anesthetize the sacroiliac joint complex. *Pain Med.* 2009;10:679–688.
12. Rosse C, Gaddum-Rosse P. *Hollinshead's textbook of anatomy.* 5th ed. Philadelphia: Lippincott-Raven; 1997:312–313.
13. Greenman PE. *Principles of manual medicine.* 2nd ed. Baltimore: Williams & Wilkins; 1996:305–367, 530–532.
14. Dreyfuss P, Dreyer SJ, Cole A, Mayo K. Sacroiliac joint pain. *J Am Acad Orthop Surg.* 2004;12:255–265.
15. Berthelot JM, Labat JJ, Le Goff B, et al. Provocative sacroiliac joint maneuvers and sacroiliac joint block are unreliable for diagnosing sacroiliac joint pain. *Joint Bone Spine.* 2006;73:17–23.
16. Linetsky FS, Manchikanti L. Regenerative injection therapy for axial pain. *Tech Reg Anesth Pain Manage.* 2005;9:40–49.
17. Dreyfuss P, Michaelsen M, Pauza K, et al. The value of medical history and physical examination in diagnosing sacroiliac joint pain. *Spine.* 1996;21:2594–2602.
18. van der Wurff P, Meyne W, Hagmeijer RH. Clinical tests of the sacroiliac joint. *Man Ther.* 2000;5:89–96.
19. Stanford G, Burham RS. Is it useful to repeat sacroiliac joint provocative tests post-block? *Pain Med.* 2010;11:1774–1176.
20. Fortin J, Falco F. The Fortin finger test: an indicator of sacroiliac pain. *Am J Orthop (Belle Mead, N.J.) [serial online].* 1997;26(7):477–480.
21. Magee DJ. *Orthopedic physical assessment.* 3rd ed. Philadelphia: WB Saunders; 1997:434–459.
22. Mens JM, Vleeming A, Snijders CJ, et al. Reliability and validity of the active straight leg raise test in posterior pelvic pain since pregnancy. *Spine.* 2001;26:1167–1171.
23. Young S, Aprill C, Laslett M. Correlation of clinical examination characteristics with three sources of chronic low back pain. *Spine J.* 2003;3(6):460–465.
24. Le Goff B, Berthelot JM, Maugars Y. Ultrasound assessment of the posterior sacroiliac ligaments. *Clin Exp Rheumatol.* 2011;29:1014–1017.
25. Borowsky C, Fagen G. Original article: sources of sacroiliac region pain: insights gained from a study comparing standard intra-articular injection with a technique combining intra- and peri-articular injection. *Arch Phys Med Rehabil [serial online].* 2008;89:2048–2056.
26. Broadhurst N, Bond MJ. Pain provocation tests for the assessment of sacroiliac joint dysfunction. *J Spinal Disord.* 1998;11:341–345.
27. Slipman CW, Sterenfeld EB, Chou LH, et al. The predictive value of provocative sacroiliac joint stress maneuvers in the diagnosis of sacroiliac joint syndrome. *Arch Phys Med Rehabil.* 1998;79:288–292.
28. Manchikanti L, Abdi S, Hirsch J, et al. An update of comprehensive evidence-based guidelines for interventional techniques in chronic spinal pain. Part II: guidance and recommendations. *Pain Physician [serial online].* 2013;16(2):S49–S283.
29. Simopoulos T, Manchikanti L, Hirsch J, et al. Systematic review of the diagnostic accuracy and therapeutic effectiveness of sacroiliac joint interventions. *Pain Physician [serial online].* 2015;18(5):E713–E756.
30. Mitchell B, McPhail T. D.Vivian, Verrills P, Barnard A. Diagnostic sacroiliac joint injections: is a control block necessary? *J Sci Med Sport [serial online].* 2010;12(suppl 2):e5–e6.
31. Egund N, Olsson TH, Schmid H, Selvik G. Movements in the sacroiliac joints demonstrated with roentgen stereophotogrammetry. *Acta Radiol Diagn (Stockh).* 1978;19:833–846.
32. Sturesson B, Selvik G, Uden A. Movements of the sacroiliac joints. A roentgen stereophotogrammetric analysis. *Spine.* 1989;14:162–165.
33. Kamali F, Shokri E. The effect of two manipulative therapy techniques and their outcome in patients with sacroiliac joint syndrome. *J Bodyw Mov Ther.* 2012;16:29–35.
34. Sharma A, Sharma S, Steiner L, Brudvig T. Identification and effectiveness of physical therapy interventions for sacroiliac joint dysfunction in pregnant and nonpregnant adults: a systematic review. *J Womens Health*

Phys Therap [serial online]. 2014;38(3):110.

35. Cohen SP, Hurley RW, Buckenmaier CC III, Kurihara C, Morlando B, Dragovich A. Randomized placebo-controlled study evaluating lateral branch radiofrequency denervation for sacroiliac joint pain. *Anesthesiology*. 2008;109:279–288.

36. Patel N, Gross A, Brown L, Gekht G. A randomized, placebo-controlled study to assess the efficacy of lateral branch neurotomy for chronic sacroiliac joint pain. *Pain Med*. 2012;13:383–398.

37. Liliang PC, Lu K, Weng HC, et al. The therapeutic effect of sacroiliac joint blocks with triamcinolone acetonide in the treatment of sacroiliac joint dysfunction without spondyloarthropathy. *Spine (Phila Pa 1976)*. 2009;34:896–900.

38. Hawkins J, Schofferman J. Serial therapeutic sacroiliac joint injections: a practice audit. *Pain Med*. 2009;10:850–853.

39. Murakami E, Yasuhisa T, Toshimi A, Masato I, Shoichi K. Effect of periarticular and intraarticular lidocaine injections for sacroiliac joint pain: prospective comparative study. *J Orthop Sci*. 2007;12:274–280.

40. Kim W, Lee H, Jeong C, Kim C, Yoon M. A randomized controlled trial of intra-articular prolotherapy versus steroid injection for sacroiliac joint pain. *J Altern Complement Med (New York, N.Y.) [serial online]*. 2010;16(12):1285–1290.

41. Ossama HS, Gad SG, Abbady AM, Hesham HR, Amr MA. Randomized, controlled blind study comparing sacroiliac intra-articular steroid injection to radiofrequency denervation for sacroiliac joint pain. *Eg J Anaesth*. 2016;32(2):219–225.

42. Jee Haemi, et al. Ultrasound-guided versus fluoroscopy-guided sacroiliac joint intra-articular injections in the noninflammatory sacroiliac joint dysfunction: a prospective, randomized, single-blinded study. *Arch Phys Med Rehabil*. 2014;95:330–337.

43. INSITE Study Group. Randomized controlled trial of minimally invasive sacroiliac joint fusion using triangular titanium implants vs nonsurgical management for sacroiliac joint dysfunction: 12-month outcomes. *Neurosurgery*. 2015;77(5):674–691.

44. Calvillo O, Esses SI, Ponder C, et al. Neuroaugmentation in the management of sacroiliac joint pain: report of two cases. *Spine (Phila Pa 1976)*. 1998;23:1069–1072.

髋关节粘连性关节囊

Peter Melvin McIntosh, MD

同义词

髋关节粘连性关节囊炎
冻结髋
髋关节挛缩
髋关节强直

ICD-10 编码

M24.551	挛缩,右髋关节
M24.552	挛缩,左髋关节
M24.559	挛缩,非特指髋关节
M24.651	强直,右髋关节
M24.652	强直,左髋关节
M24.659	强直,非特指髋关节
M25.851	关节紊乱,右髋关节
M25.852	关节紊乱,左髋关节
M23.859	关节紊乱,非特指髋关节
M76.891	右下肢(不包括足)的肌腱病
M76.892	左下肢(不包括足)的肌腱病
M76.899	非特指下肢(不包括足)的肌腱病
M77.9	非特指的肌腱病或滑囊炎

定义

髋关节粘连性关节囊炎目前病因不明,是一种以纤维性关节囊缩窄导致髋关节主动、被动活动逐渐丧失为特点的疾病。

Lequesne 等[1] 将髋关节粘连性关节囊炎分为原发性和继发性两种类型。原发性粘连性关节囊炎病因不明,其主动和被动的关节活动度的丧失具有特发性、进行性和疼痛性的特点。继发性粘连性关节囊炎病因明确,由已知的内因或外因引起。Hannafin[2] 报道继发性粘连性关节囊炎的组织病理学表现与原发性粘连性关节囊炎相似,但可与多种疾病有关(表 52.1)。

表 52.1 粘连性关节囊炎的相关临床因素

甲状腺功能障碍[9,29]

反复发生的轻微外伤[6,30]

糖尿病(青少年及成年人发病)[31-33]

女性(>70%)

年龄(>40 岁)[30]

关节长时间固定[15]

冠状动脉疾病[17]

自身免疫性疾病

髋部手术后

关节内游离体

骨样骨瘤

滑膜骨软骨瘤病

骨关节炎

掌腱膜挛缩症

C 反应蛋白水平升高,HLA-B27 阳性/血清 IgA 水平升高

心肌梗死

肺结核

支气管炎

卒中后偏瘫

髋关节是一个多轴滑膜球窝关节。其解剖结构和功能复杂,包括股骨头关节面、髋臼、周围支持带的软组织、肌肉以及软骨结构(图52.1)。

股骨头关节面构成股骨头的2/3,约40%被髋臼覆盖。除了股骨头凹,即股骨头中央表面的凹陷,股骨头关节面的其他部分被关节(透明)软骨覆盖。

髋臼由髂骨、坐骨和耻骨融合形成,是朝向前外侧和下方的半球状窝。髋臼内半月形的关节面称为月状面,未形成关节面的部分为髋臼窝。髋臼切迹与髋臼窝(由滑膜覆盖)相连,位于在两侧月状面的末端中间。髋臼窝位于内下方,借助圆韧带与股骨头中央凹链接。除髋臼切迹外,髋臼边缘附着致密的纤维软骨为髋臼唇,以增加髋臼的深度。

髋臼横韧带包绕髋臼切迹,与髋臼唇形成一个完整的环形结构。横韧带与切迹围成一个小孔,有血管通过营养股骨头。

髋关节的纤维囊附着在髋臼唇上形成一个圆形的凹槽,包绕关节及几乎整个股骨颈(图52.1)。其内侧附着在髋臼基底部并延伸到无名骨,向下与髋臼横韧带相连,侧面与股骨相连,向前沿着转子间线和股骨颈向后和向下延伸。关节囊被耻股韧带、坐股韧带和髂股韧带加固,这些韧带被认为是增厚了关节囊,并有助于稳定髋关节。关节囊纤维由浅层和深层两部分组成。髂股韧带的深层自髂股韧带起始形成环状带,即轮匝带,将滑膜腔分为内侧隐窝和外侧隐窝。髋关节由许多肌肉共同作用来维持其动态稳定。

Neviaser提出了粘连性关节囊炎这个术语,并描述了滑膜和关节囊滑膜下层的病理变化[3]。有证据支持这一假说:粘连性关节囊炎的基本病理过程包括滑膜炎症和反应性关节囊纤维化,从而说明粘连性关节囊炎既是一种炎症疾病,又是一种纤维化疾病[3]。

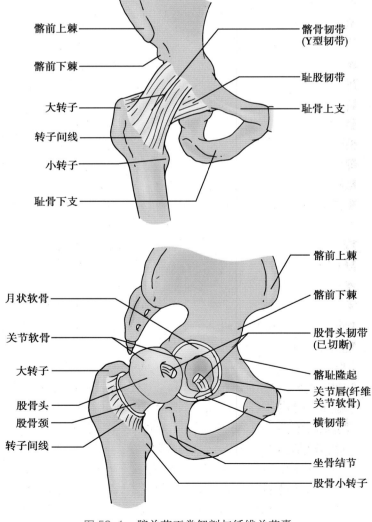

图52.1　髋关节正常解剖与纤维关节囊

髋关节粘连性关节囊炎的组织学改变与肩周炎相似。附着在股骨颈的关节囊及滑囊呈现慢性炎症反应[2,5]。对关节囊及滑囊的活检显示滑膜组织水肿、纤维化，部分或全部滑膜层细胞消失[2]。

许多学者认为粘连性关节囊炎在临床常见于肩关节（一般人群的 2% 至 5%），但在其他如腕、髋、踝等关节并不常见[7]。

症状

髋关节粘连性关节囊炎的诊断主要基于临床表现：关节各个方向的主动、被动活动范围减少，通常无异常影像学表现[9]。患者可能自诉髋关节活动逐渐僵硬，导致如盘腿或某个坐姿困难。患者有可能表述为下肢穿衣困难如穿袜子，或者表述为解决个人卫生困难如剪脚指甲。

疼痛为常见的临床表现，尤其常发生在髋关节极度外旋或外展时，这通常也是患者就诊的原因。患者可能会有行走困难，但不至于严重到需要辅助。

临床上很少诊断髋关节粘连性关节囊炎，可能是因为虽然此类患者髋关节有一定的活动度减少，但并未导致患者显著的残疾；而肩关节活动度的轻微下降，即可严重影响患者的日常生活[7-9]。

体格检查

多种关节内或关节外因素均可导致髋关节疼痛。鉴别造成髋关节疼痛的病理学结构的改变十分困难，但它对制订合适的治疗方案十分关键。病史、体格检查和辅助检查对确定疼痛来源至关重要。髋关节粘连性关节囊炎的临床检查结果可能很轻微。患者可能有或者没有减痛步态。神经肌肉和神经血管的检查结果通常也不明显。背部检查结果不能发现异常，除非患者伴有脊柱疾病。激发性试验（例如 Stinchfield 和 FABERE 试验）可能导致腹股沟区的不适感。髋关节各个平面（屈伸、内外旋转、外展-内收）的关节活动受限是该疾病的主要临床表现[10]。

功能受限

根据疼痛的严重程度和关节活动度的受限程度，功能受限可能有所不同。下肢参与的日常生活活动受限，主要表现为下肢穿衣困难，如穿脱裤子、袜子或鞋子。患者很难把一条腿交叉在另一条腿上，或以裁缝的姿势坐着。患者不能侧卧位睡眠，或不能采取髋关节外展外旋位站立。长时间开车或坐车困难，尤其是使用手动挡时。

疼痛和炎症反应会引起关节周围肌肉的反射性抑制，从而导致关节活动丧失和代偿性的异常运动。如果步态受影响，那些需要长时间移动的娱乐和职业活动（如高尔夫、网球或快走）将受影响。随着时间推移，疼痛逐渐缓解，但遗留的关节活动度缺陷和功能受限仍然存在。这种持续性的活动和功能障碍将会导致社会心理问题，如易怒、抑郁和焦虑及睡眠障碍。

诊断分析

实验室检查对初步评估导致该病的关节内因素十分重要。它们有助于评估自身免疫性和风湿性疾病。这些实验室检查结果包括血细胞计数、电解质值、化学常规、急性期反应物和风湿性疾病的筛查项目（如抗核抗体、双链 DNA、类风湿因子和 HLA-B27 抗体），上述结果在髋关节粘连性关节囊炎患者中通常是正常的。

评估骨盆、髋关节及周围软组织有多种影像学检查可供选择。常规数字 X 线摄影，包括髋关节的前后位片，对于有腹股沟区疼痛及功能障碍的患者是首选的影像学检查。然而，对于髋关节内结构紊乱造成的疼痛，这些方法的检查结果往往是正常的，对于疾病的诊断作用有限。同样，在髋关节粘连性关节囊炎患者中，这些检查结果通常也是正常的，除了少数患者可能显示弥漫性骨质减少，最可能与潜在的原发疾病引起的髋关节疼痛和关节活动度减少有关[11]。Griffiths 等报道了一系列与轻微创伤或重复性活动有关的髋关节粘连性关节囊炎患者的情况。所有患者的常规 X 线片均未发现明显异常[6]。

骨扫描可以显示骨质减少区域的摄取增加，但结果通常无特异性。放射性核素的局灶性聚集检查提示由于骨血流量的变化而引起的骨转换平衡的改变，并可在几种情况下发生。

髋部的超声检查作为一种有效的检查方法，已被广泛地应用在诊断髋部或造成髋关节活动受限的多种急慢性疾病。超声检查可以评估不同的解剖和病理结构，如关节隐窝、关节囊、肌腱和肌肉。超声检查也能够评估关节的骨性结构、坐骨结节以及大转子。对髋关节和周围软组织进行操作，在超声引导下可起到直接可视化的作用[12]。

与 CT 和 MRI 相比,超声具有较大的优越性,如:没有辐射,对关节腔具有良好的视觉效果,量化的软组织异常;可多关节扫描以及可以快速进行双侧解剖结构的比较。超声还具有检查成本较低、患者依从性好以及可对多平面进行实时动态的检查等优点。在操作时,操作者可与患者直接接触,并对操作期间引起的不适症状可直接进行评估。直接的超声可视化检查,还为进行髋关节和关节周围软组织的超声引导下操作治疗提供可能。由于声学窗的尺寸和数量有限,有些结构(如股骨软骨和髋关节囊)的详细检查非常困难[13]。加之关节囊的滑膜间隙很少或没有液体,因此不建议对髋关节粘连性关节囊炎行超声检查。

CT 或 MRI 的补充成像通常用于骨盆和髋关节的进一步评估,以排除单纯骨折、复杂骨折的非移位性撕脱,而且能够评估复杂骨折中移位、粉碎的程度和碎片位置。MRI 对于评估隐匿性损伤和应力性骨折,以及骨盆和髋部软组织和肌肉组织更为有用[11,14]。粘连性关节囊炎的 CT 扫描通常无明显异常,而 MRI 则可显示关节囊增厚,滑膜腔内很少或没有液体。如果临床检查或非关节造影 CT 或 MRI 研究提示怀疑有髋关节关节唇或关节内疾病,则可直接行磁共振关节造影(magnetic resonance arthrography,MRA)进一步确诊[15]。

评估关节囊、关节唇和关节软骨,CTMRA 是首选的检查方法。在 X 线透视引导下确定关节内的进针位置,然后将 15mL 1:200 稀释的钆造影剂和生理盐水注入关节内。髋关节粘连性关节囊炎在关节镜下的特征性表现为关节体积变小,正常的关节隐窝消失,关节囊内压力高以及关节囊壁增厚(图 52.2和图 52.3)。Joo 回顾性地分析了临床怀疑为特发性髋关节粘连性关节囊炎患者的 MRA,并与正常对照组进行了比较。测量两组患者的关节囊厚度,结果提示特发性粘连性关节囊炎组的关节囊在上、后部的平均厚度较正常对照组显著增加[17]。通常关节内容积减少至少 1/3(<10mL)。Griffiths 报道的一系列病例中,所有接受关节造影的患者的结果显示关节内容积变小(<8mm),伴有关节囊较厚和关节内压力增加[6]。在对 10 例髋关节假体疼痛患者进行关节造影及假体松动的影像学研究时,Cone 等对囊内压力进行了前瞻性监测。关节镜检查发现 50% 的患者股骨颈周围关节内间隙变窄。造影剂显示不规则,提示与粘连性关节囊炎造成的关节囊纤维化及瘢痕形成有关。在这些患者中,关节造影的异常发现是关节内的压力为正常人的 3 倍[16]。

Lequesne 描述了 7 名髋关节疼痛和活动受限的患者,他称其为特发性髋关节关节囊缩窄[1]。这些患者 X 线检查无明显变化,但髋关节造影提示关节体积缩小。正常的关节隐窝填充物消失,关节容量(<10mL)小于正常人(14~20mL)。通常来说,如果一名经验丰富的放射科医师难以让造影剂进入关节,则常常由粘连性关节囊炎造成[17]。

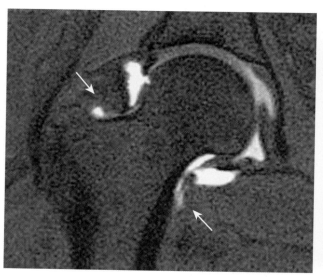

图 52.2　髋关节 MRI 造影冠状位成像显示出一个体积小的关节和紧缩的关节囊。髋关节间隙缩小,伴有粘连性关节囊炎,如图所示(箭头)

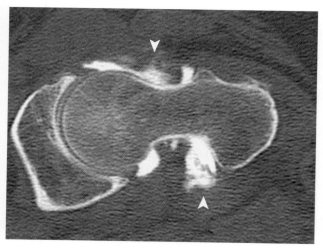

图 52.3　髋关节 CT 造影冠状位成像显示一个体积小的关节和紧缩的关节囊。如图显示关节囊破裂和造影剂在关节外成像(箭头所示)

鉴别诊断

髋关节骨性关节炎（轻度或早期发作）

关节内游离体[24]

髋关节易激综合征（很少或没有活动限制的疼痛）

髂腰肌滑囊炎或肌腱炎

髋关节弹响综合征（髂胫束、髂腰肌肌腱）[11]

大转子疼痛综合征，转子滑囊炎，胫骨腱束炎

坐骨股骨撞击综合征

股骨髋臼撞击症[24]

耻骨骨炎[11]

运动疝[11]

隐匿性髋部骨折或应力性骨折

滑膜骨软骨瘤

股骨头缺血性坏死

关节唇疾病[24]

骨样骨瘤

肿瘤浸润（无论是转移性疾病还是原发性盆腔肿瘤）

化脓性关节炎

血色沉着病

脊柱关节病（强直性脊柱炎）[26]

弥漫性特发性骨质增生

糖尿病性手关节病（关节活动度受限综合征）

腰椎神经根病

肿瘤样钙质沉着症[27]

复杂性区域疼痛综合征[4,28]

治疗

目前，有关髋关节粘连性关节囊炎的治疗方法存在争议。关于肩关节粘连性关节囊炎，在风湿性疾病和骨科研究领域的文献不少，但关于髋部粘连性关节囊炎没有多少文献可以参考。Neviaser 和 Hannafin[2-4] 强调了在了解肩关节粘连性关节囊炎的临床分期的基础上个体化治疗方案的重要性。同样的道理也适用于髋关节的治疗。然而，髋关节囊炎的诊断很少，当明确诊断时，通常已是疾病的后期。由于临床医师要精确地区分该病的各个阶段是极其困难的，所以要根据疾病分期制订相应确切的治疗计划也是非常困难的。

因为该病是自限性的，所以建议患者保守治疗。该病自发恢复时间平均为 13 个月，从 5～18 个月[1,18,19]。Chard 和 Jenner[7] 描述了 3 位中年患者的髋部疼痛和僵硬感。他们没有发现系统性疾病、局部感染或腰椎疾病的证据。骨扫描显示 2 例患者骨摄取增加，但髋关节造影和实验室检查结果正常。几个月后患者自行恢复。

早期治疗

该疾病早期，使用 NSAID 或口服糖皮质激素可以有效地控制疼痛。如果效果不佳，可以尝试使用止痛药。行为纠正疗法被认为能有效地防止刺激患肢。此外，可采用冰敷按摩、体表湿热疗法、经皮神经电刺激、干扰电流疗法、超声等物理治疗技术，以缓解疼痛、肿胀和促进物理治疗。

康复治疗

物理治疗方法是康复治疗的首选。治疗的主要目的是恢复运动能力。多采用被动关节松动技术以恢复关节最佳的运动学功能。这些技术包括平面内摆动、分离和前后滑动。这些操作是患者在仰卧位下进行的，患者的小腿置于治疗师肩膀之上，治疗师触及大腿近端。髋关节被平行于股骨颈的不同强度的力量进行分离牵拉。开始时，动作要轻柔，保持在无痛和无反应性肌肉痉挛的范围内。分离牵拉的强度可以根据关节的感应性来调整。在关节生理范围的极限使用强度最高的关节松动技术，以恢复髋关节的全部运动功能。伸展髋关节周围的肌肉也很重要，因为该病多导致关节周围肌肉发生短缩。主动关节运动技术可以恢复竖脊肌、腰方肌、腘绳肌、股直肌、髂腰肌、阔筋膜张肌、髋内收肌、梨状肌和髋部深层外旋肌的最佳长度。应当强化训练核心肌肉、臀肌和髋的肌群，尤其针对这些肌肉的力量、耐力和募集时间进行训练。Miller 等[20] 回顾了 10 年内共 50 例髋关节粘连性关节囊炎患者的情况，发现大多数患者在接受物理治疗和口服药物的保守治疗后，恢复了运动能力，仅遗留了最小的残疾。相反，Shaffer 等[21] 报道 50% 的患者在治疗 7 年后仍残存关节疼痛或僵硬。为防止髋关节粘连性关节囊炎复发，应给予患者特定的家庭运动项目，包括继续进行关节活动度训练和柔韧性训练。

介入治疗

扳机点注射和关节内注射可用于保守治疗无效的顽固性病例。如果有相关的肌肉疼痛和痉挛，扳机点注射效果较好。超声引导下关节内注射长效局部麻醉药和皮质类固醇被用于控制疼痛。多项临床随机对照试验表明，关节内注射皮质类固醇后，疼痛和髋关节功能障碍均有所改善[22]。联合造影剂用于确定进针位置的 X 线透视引导下髋关节注射已被尝

试应用。另外,在计算机断层摄影或磁共振关节造影成像时,可尝试使用造影剂进行髋关节腔压力性扩充[25]。

目前,麻醉后手法操作广泛地用于治疗肩关节粘连性关节囊炎,但很少用于髋关节粘连性关节囊炎。Luukkainen 等[23] 报道一例男性髋关节粘连性关节囊炎患者,经过麻醉后手法治疗及使用等渗性氯化钠进行关节腔压力性扩充治疗,效果很好。该患者先前在 3 年内接受过物理治疗、药物疗法、关节内注射氟羟氢化泼尼松和利多卡因均无效。

如果保守治疗失败,且症状持续超过 15 个月,并影响日常生活,则需外科手术治疗干预。但很少选用关节镜进行松解手术治疗。Mont 等[19] 描述了 1 例粘连性关节囊炎的患者,该患者接受口服药物、物理治疗和注射试验等保守治疗无效。该患者在初次发病 1 年后,经前外侧入路行髋关节囊切除术。术后早期采用持续关节被动运动以维持关节活动度。采用前侧入路手术可保留股骨头的血供,减少术后出血。有学者报道在关节镜下进行髋关节外周组织的松解手术,用于治疗髋关节粘连性关节囊炎造成的原发性或继发性的痛性关节活动受限[20]。

潜在的疾病并发症

并发症通常与髋关节粘连性关节囊炎造成的关节运动度受限和疼痛有关。不同的患者可能会出现不同的功能限制。髋关节运动功能的丧失可能会导致久站、行走和久坐困难。因为患者可能无法侧睡,睡眠姿势也会受到影响。

潜在的治疗并发症

服用药物治疗可产生副作用。NSAID 对胃肠道和肾脏系统有明显的副作用。长期大剂量口服类固醇激素会对全身产生副作用,如容易出现瘀血、体重增加和骨质疏松。通过密切观察患者的当前医疗问题、药物使用情况、对药物的反应情况以及不同药物之间的相互作用,可使药物的副作用达到最小化。

局部注射可引起的并发症包括过敏反应、注射部位感染、血肿以及操作时无意中注射到神经或肌腱导致的神经损伤或肌腱断裂。如果没有接受经过良好训练的、获得认证的物理治疗师的有效监督,物理治疗可能会导致疼痛和功能障碍的加重。麻醉下的操作存在增加软骨松解、血管和神经损伤的风险。

手术的并发症很多,包括失血过多和术后感染。股骨头血管供应的破坏可导致股骨头缺血性坏死,并需要额外的外科手术治疗。手术切口瘢痕还可能会导致髋关节周围皮肤不美观。

(张洪翠 译　刘延明 校　李铁山 审)

参考文献

1. Lequesne M, Becker J, Bard M, et al. Capsular constriction of the hip: arthrographic and clinical considerations. *Skeletal Radiol.* 1982;6:1–10.
2. Hannafin JA, Chiaia TA. Adhesive capsulitis. A treatment approach. *Clin Orthop Relat Res.* 2000;372:95–109.
3. Neviaser JS. Adhesive capsulitis of the shoulder. Study of pathological findings in periarthritis of the shoulder. *J Bone Joint Surg.* 1945;27:211–222.
4. Neviaser JS. Arthrography of the shoulder joint. *J Bone Joint Surg Am.* 1942;44:1321–1326.
5. Rizk TE, Pinals RS. Frozen shoulder. *Semin Arthritis Rheum.* 1982;11:440–452.
6. Griffiths HI, Utz R. Adhesive capsulitis of the hip and ankle. *AJR Am J Roentgenol.* 1985;144:101–105.
7. Chard MD, Jenner JR. The frozen hip: an underdiagnosed condition. *BMJ.* 1988;297:596–597.
8. Miller AR, Arnot D, Wake M. A healthy patient with bilateral frozen hips preceding bilateral frozen shoulders: a cautionary tale. *BMJ Case Rep.* 2015.
9. McGrory BJ, Endrizzi DP. Adhesive capsulitis of the hip after bilateral adhesive capsulitis of the shoulder. *Am J Orthop (Belle Mead NJ).* 2000;29:457–460.
10. Thomas-Byrd JW, Jones KS. Adhesive capsulitis of the hip. *Arthroscopy.* 2006;22:89–94.
11. Guanche CA. Clinical update: MR imaging of the hip. *Sports Med Arthrosc.* 2009;17:49–55.
12. Dawes AR, Seidenberg PH. Sonography of sports injuries of the hip. *Sports Health.* 2014;6(6):531–538.
13. Nestorova R, Vlad V, Petranova T, et al. Ultrasonography of the hip. *Med Ultrason.* 2012;14:217–224.
14. Bogost GA, Lizerbram EK, Crues JV. MRI in evaluation of suspected hip fracture: frequency of unsuspected bone and soft tissue injury. *Radiology.* 1997;197:263–267.
15. Conway WF, Totty WG, McErney KW. CT and MR imaging of the hip. *Radiology.* 1996;198:297–307.
16. Cone RO, Yaru N, Resnick D, et al. Intracapsular pressure monitoring during arthrographic evaluation of painful hip prosthesis. *AJR Am J Roentgenol.* 1983;14:885–889.
17. Yoo YD, Sobti AS, Oh KJ. Measurement of capsular thickness in magnetic resonance arthrography in idiopathic adhesive capsulitis of hip. *Hip Pelvis.* 2014;26(3):178–184.
18. Caroit M, Djian A, Hubault A, et al. 2 Cases of retractile capsulitis of the hip. *Rev Rhum Mal Osteoartic.* 1963;30:784–789.
19. Mont MA, Lindsey JM, Hungerford DS. Adhesive capsulitis of the hip. *Orthopedics.* 1999;22:343–345.
20. Rühmann O, Wünsch M, Lipka W, Stark DA, Lerch S. Arthroscopic arthrolysis of the hip. *Oper Orthop Traumatol.* 2014;26(4):341–352.
21. Shaffer B, Tibone JE, Kerlan RK. Frozen shoulder: a long term follow-up study. *J Bone Joint Surg Am.* 1992;74:738–746.
22. Micu MC, Bogdan GD, Fodor D. Steroid injection for hip osteoarthritis: efficacy under ultrasound guidance. *Rheumatology.* 2010;49:1490–1494.
23. Luukkainen R, Sipola E, Varjo P. Successful treatment of frozen hip with manipulation and pressure dilation. *Open Rheumatol J.* 2008;2:31–32.
24. Tibor LM, Sekiya JK. Differential diagnosis of pain around the hip joint. *Arthroscopy.* 2008;24:1407–1421.
25. De Sa D, Phillips M, Catapano M, et al. Adhesive capsulitis of the hip: a review addressing diagnosis, treatment and outcomes. *J Hip Preserv Surg.* 2015;3(1):43–55.
26. Jordan CL, Rhon DI. Differential diagnosis and management of ankylosing spondylitis masked as adhesive capsulitis: a resident's case problem. *J Orthop Sports Phys Ther.* 2012;42:842–852.
27. Croock AD, Silver RM. Tumoral calcinosis presenting as adhesive capsulitis: case report and literature review. *Arthritis Rheum.* 1987;30:455–459.
28. Joassin R, Vandemeulebroucke M, Nisolle JF, et al. Adhesive capsulitis of the hip: three case reports. *Ann Readapt Med Phys.* 2008;51:301–314.
29. Bowman CA, Jeffcoate WJ, Patrick M. Bilateral adhesive capsulitis, oli-

goarthritis and proximal myopathy as presentation of hypothyroidism. *Br J Rheumatol*. 1988;27:62–64.

30. Lloyd-Roberts GG, French PR. Periarthritis of the shoulder: a study of the disease and its treatment. *Br Med J*. 1959;1:1569–1571.

31. Kapoor A, Sibbitt WL Jr. Contractures in diabetes mellitus: the syndrome of limited joint mobility. *Semin Arthritis Rheum*. 1989;18:168–180.

32. Dihlmann W, Höpker WW. Adhesive (retractile) capsulitis of the hip joint in diabetes mellitus. *Rofo*. 1992;157:235–238.

33. Bridgman JF. Periarthritis of the shoulder and diabetes mellitus. *Ann Rheum Dis*. 1972;31:69–71.

第 53 章

髋内收肌损伤

Ricardo E. Colberg, MD, RMSK

同义词

腹股沟区损伤
髋内收肌肌腱炎/肌腱病

ICD-10-CM 编码

M25.551	右髋疼痛
M25.552	左髋疼痛
M25.5529	非特指的髋部疼痛
S76.211	右侧大腿内收肌肌肉、筋膜和肌腱损伤
S76.212	左侧大腿内收肌肌肉、筋膜和肌腱损伤
S76.219	非特指的大腿内收肌肌肉、筋膜和肌腱损伤
M25.551/2/9	左髋/右髋/非特指的髋部疼痛
S76.211A/D/S	右侧大腿内收肌肌肉、筋膜、肌腱损伤原发/继发/后遗症
S76.212A/D/S	左侧大腿内收肌肌肉、筋膜、肌腱损伤原发/继发/后遗症
S76.219A/D/S	非特指的大腿内收肌肌肉、筋膜、肌腱损伤原发/继发/后遗症

在 S76 中添加第 7 个字符表示护理种类

定义

髋内收肌的损伤是指发生于髋内收肌群肌腹、肌腹肌腱结合处或肌腱的损伤,呈急性或慢性损伤。髋关节内收肌包括大收肌、短收肌、长收肌、耻骨肌和股薄肌(图 53.1)。除耻骨肌受股神经支配外,其余内收肌群均由闭孔神经支配。这些肌肉的作用是使髋关节内收和屈曲。内收肌损伤是导致运动员腹股沟区疼痛最常见的原因[1]。长收肌肌腱肌腹结合处是最常见的损伤部位[2]。

瑞典一项为期一年的前瞻性队列研究发现,在

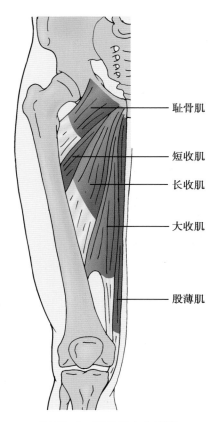

图 53.1　髋关节内收肌群

耻骨肌
短收肌
长收肌
大收肌
股薄肌

这些男性足球俱乐部运动员中,腹股沟区损伤约占所有损伤的 8%,其中 52% 是由于内收肌或肌腱损伤[3]。挪威一项涉及女性俱乐部运动员的研究结果与之相似,髋部或腹股沟区的损伤占所有损伤的9%,其中 83% 是急性损伤,17% 是由于过度使用导致的继发性损伤[4]。男性冰球运动员平均每 1 000 次比赛中就有 3.2 次损伤[5]。澳式足球中每季度每球队中就有 3.3 次腹股沟区损伤发生,腹股沟区损伤是继腘绳肌拉伤后,第二大最常发生的骨骼肌损伤,其复发率为 21%。此外,它是继腘绳肌拉伤和前交叉韧带撕裂后的第三大常见损伤,导致每季度每球队将错过 11.9 场比赛[6]。一项针对 500 名澳大利亚足球联盟运动员的回顾性队列研究显示,17% 的运动员在他们的青少年期就遭受了髋部或腹股沟区损伤。其中约 31% 的运动员是继发于髋内收肌牵拉伤

或撕裂,而 17% 是复发性损伤[7]。在冰球和澳式足球运动员中,髋内收肌损伤的复发率高达 32% ~ 44%[5-8]。年龄>70 岁的老年运动员的内收肌拉伤发生率略有下降,约 5%[9]。髋内收肌损伤的发生率和患病率在久坐人群中尚不清楚。

运动员在进行足球、冰球、澳式足球等运动时,由于在运动中需要突然改变方向,这会使发生髋内收肌损伤的风险增加[10]。内收肌损伤也可能发生于拮抗外展肌时产生的离心性收缩中,类似于冰球比赛中爆发性的横向推进[11]。髋内收肌损伤会导致肌力和肌群灵活性下降[12]。躯干及下肢协调性差,特征表现是骨盆稳定肌群力量失衡,包括髋部外展肌群和髋内收肌群、核心肌群和屈髋肌群[10]。此外,训练技术不当或者过度应用都是导致内收肌损伤的危险因素。在极少情况下,骶髂关节功能障碍也可能与内收肌损伤有关[13]。

内收肌损伤可以根据体格检查发现的功能受限情况或 MRI 显示的病理性改变进行分类(表 53.1)。功能分类可能与影像学所见的组织损伤有关,也可能无关。肌腱或肌腱肌腹结合处的病变,如果是急性损伤且伴有急性炎症反应,可称之为“内收肌肌腱炎”;如果是慢性损伤,只有功能受限而不伴持续的炎症反应,则称之为“内收肌肌腱变性”。由于炎症反应的过程很难鉴定,因此,无论是急性期或慢性期、部分或完全性功能丧失,均常用“肌腱病”来代表内收肌肌腱损伤。

表 53.1　功能和影像学类		
分级	功能分类	影像学分类
1	无或最低限度的功能和运动能力丧失	受伤部位没有撕裂,仅有炎症反应
2	部分力量和运动能力丧失	内收肌和/或肌腱部分撕裂
3	功能完全丧失	内收肌和/或肌腱完全撕裂

症状

髋内收肌损伤患者常主诉腹股沟区尖锐痛、刺痛或酸痛,并向大腿前内侧放射。当髋内收或者屈曲时,症状会加重;例如把外面的腿向车内移动的这个动作。通常伴有腹股沟区或骨盆带前内部区域的紧绷感。若出现肌肉或肌腱的完全或部分撕裂,患者常主诉大腿内侧软组织肿胀和挫伤。慢性损伤患者仅在体能活动或参与运动时感到疼痛。

体格检查

体格检查可见腹股沟区压痛,多位于长收肌肌腱或者耻骨嵴和耻骨联合之间的前侧肌肉近端的肌肉肌腱结合处。损伤严重时,可触摸到凹陷,提示肌肉或肌腱存在撕裂。周围软组织可能出现瘀斑、肿胀及压痛。继发性疼痛或者功能障碍者可见明显的减痛步态。单腿站立或蹲坐可显示特伦德伦堡(Trendelenburg)征、髋关节过度内旋或外旋、膝关节内翻或外翻。

髋关节的主动抗阻内收、内收屈曲和屈曲可诱发髋内收肌的疼痛或无力。FABER 试验的具体做法是被动屈曲、外展和外旋髋关节并对外展体位施以外力,可诱发腹股沟区疼痛。交叉征可用于评估内收肌损伤是否为中重度程度,以及是否很有可能导致功能障碍。当对任何上述激发试验的对侧肢体进行操作时(如 FABER 试验,髋关节主动抗阻内收或被动外展),可重新诱发典型的腹股沟区疼痛。髋关节挤压试验和髋关节静态抗阻内收试验是内收肌群的特异性检查。挤压试验:患者取仰卧位,足置于检查台上,屈髋 45°、屈膝 90°,检查者将拳头置于双膝关节之间,嘱患者通过内收双侧髋关节挤压拳头。髋关节抗阻内收试验:患者取仰卧位,双腿伸直并外展 15°,嘱行双侧髋关节主动抗阻内收动作。

功能受限

患者在完成步行、跑步、转身、上下楼梯及从座位上站起或坐下的动作时感到困难。如前所述,在进出轿车的过程是非常痛苦的。为稳定骨盆而收缩的髋内收肌群可导致腹股沟区疼痛,而该区域与性器官较近,使得性生活也受影响。

髋内收肌损伤严重限制运动员参加比赛,影响运动员的最佳成绩。由于内收肌的离心性收缩使横向推进很难进行,牵伸后仍有腹股沟区紧张感,使得步幅减慢,从而丧失最大冲刺速度[10,14]。为避免疼痛,其髋关节的生物力学将发生适应性改变。如果未及时纠正,这种适应性改变将会导致对侧髋内收肌损伤、耻骨炎和运动疝等其他损伤。

诊断分析

腹股沟区疼痛应首选 X 线检查来排除髋关节炎、肿瘤等骨性疾病。长期过度使用可造成耻骨联合和耻骨下支的撕脱伤,可表现为内收肌肌腱病及耻骨炎[15]。MRI 是评估腹股沟区和髋关节疼痛的最佳检查方法,可以提供较大范围的可视化图像,因其具有良好的软组织对比度,可进行三维成像检查[16]。对于诊断内收肌及肌腱病特别有效。轴斜位及冠状位的 MR 压脂相和水敏感成像是评价髋内收肌损伤的最佳方法(图 53.2 和图 53.3)[17]。MRI 还有助于鉴别髋内收肌损伤和其他骨盆疾病,如髋臼撕裂和耻骨炎。

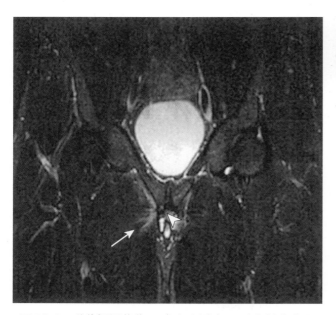

图 53.2　磁共振冠状位 T_2 加权压脂相显示右侧内收肌一度损伤。箭号所指为近端肌腱水肿;箭头所指为耻骨联合处关节囊损伤(Kavanagh EC, Koulouris G, Ford S, et al. MR imaging of groin pain in the athlete. Semin Musculoskelet Radiol. 2006;10(3):197-207.)

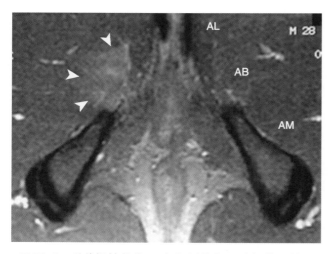

图 53.3　磁共振轴状位 T_2 加权压脂相显示短收肌的二度撕裂。右侧短收肌肌腱肌肉连接处水肿(箭头),左侧长收肌(AL),左侧短收肌(AB),左侧大收肌(AM)(Brittenden J, Robinson P. Imaging of pelvic injuries in athletes. Br J Radiol. 2005;78:457-468.)

超声检查可动态评估内收肌,通过与健侧对比,在压痛明显的区域探查有无软组织损伤、部分或完全撕裂等情况(图 53.4)[18]。在急性损伤期,超声成像与 MRI 成像一样敏感,但是对于大腿损伤较大的患者其成像受限,且无法用其判断预后[19,20]。

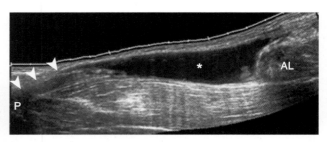

图 53.4　超声长轴显示长收肌肌腱连接处三度撕裂伴断端肌肉回缩。长收肌(AL),耻骨(P),近端肌腱(箭头),血肿(*)(Brittenden J, Robinson P. Imaging of pelvic injuries in athletes. Br J Radiol. 2005;78:457-468.)

鉴别诊断

运动疝
耻骨炎
髋臼盂唇撕裂
股骨颈或耻骨支应力骨折
骨性关节炎
髂腰肌损伤
股直肌损伤
髋关节中毒性滑膜炎
股骨头骨骺滑脱
股骨头缺血性坏死
腹股沟疝或股疝
泌尿生殖系统疾病,包括睾丸扭转
淋巴系统疾病
闭孔神经受压
骶髂关节痛

治疗

早期治疗

髋内收肌早期治疗为休息、冰敷、加压、抬高患肢和非甾体抗炎药(NSAID),以减轻水肿和炎症。急性髋内收肌损伤的运动员为了避免进一步损伤,应停止参加比赛和训练。可使用弹力带或压力裤等保护软组织,应用冰敷或 NSAID 以减轻局部炎症反应,减少受伤部位过度活动,使用拐杖支撑体重。伴有骨突损伤或肌腱撕裂的患者上述措施尤为重要。在行综合康复训练之前,应排除其他原因(详见"鉴别诊断")引起的腹股沟区疼痛。

康复治疗

当急性期稳定后,通常在48h内,将开始第二阶段康复,目的是促进软组织愈合,促进胶原蛋白形成。通过各种形式的治疗改善肌张力,保护受伤部位,如按摩和轻柔的被动关节活动度训练。牵伸训练的开始时间目前存在争议。一些专家建议早期牵伸,以增加受伤软组织重塑时的长度。还有一些专家认为早期牵伸会导致运动员慢性肌腱病,至少在受伤4天内不应该开始早期牵伸[14]。

牵伸训练应渐进式进行。首先进行轻柔的髋关节主动活动,牵伸邻近组织,进行核心稳定性训练。当患者能够完成无痛全髋被动活动后,再进行内收肌群的牵伸训练,从静态训练开始逐渐进级至向心性收缩训练。可用神经肌肉电刺激诱出发正确的肌肉运动模式。伤后2~4周如患者能够进行无痛向心性收缩后,即可开始进行离心收缩训练。方法:患者取仰卧位,双足置于墙上,双膝关节完全伸展,髋关节屈曲60°,令患者对称性缓慢打开双腿进行双髋外展。训练过程中如果产生疼痛,则需矫正或停止引起疼痛的活动,指导训练可在完全无痛的情况下完成。

当髋内收肌肌力和柔韧性恢复后,可进行第三阶段功能恢复的康复训练。利用不稳定平面训练本体感觉,进一步增强髋内收肌肌力,加强稳定骨盆的主动肌与拮抗肌的神经肌肉运动再学习训练。另外,可进行全身动态的肌力训练(如不稳定站立下对角线下拉)。

在第二、第三阶段某些时间点,只要消除肌肉保护,没有"交叉征",没有肌力训练带来的疼痛,就可以开始直线有氧训练,如慢跑、登车训练。训练的距离、强度、时间应逐渐增强以确保运动员在训练过程中及训练后无疼痛产生。当运动员达到直线跑步峰值运动量的75%时,就可以进行侧方训练和方向转变训练。最后阶段的功能训练主要关注运动相关训练和模拟实际比赛的转向训练。

最终的康复目标是通过稳定骨盆的主动肌与拮抗肌的力量平衡来提高骨盆稳定性,使运动员逐渐恢复至最佳成绩。具体地说是在重返赛场之前,要求其内收肌肌力至少要达到同侧外展肌肌力的80%[21]。

根据内收肌损伤程度不同,运动员比赛中对骨盆稳定性需求不同,康复训练时间也不同。持续8周的主动力量训练优于只进行各种方式的被动训练[22]。严重损伤者大约需要12周才能完全恢复,重返赛场。与只接受被动物理治疗的运动员相比,接受完全主动训练的运动员在前6个月内预后更好,可在无痛的情况下重返赛场,症状明显改善可维持至伤后12年[23,24]。

可应用不同的物理手段促进肌腱愈合,但是证据有限。例如,一项系统回顾报道了低剂量的激光疗法及超声波治疗可以缓解肌腱病的症状,但并没有证据显示对内收肌损伤的疗效优于传统的康复治疗[25]。

介入治疗

扳机点存在于患者一处或多处内收肌群肌腹中。可在扳机点处用干针或局部注射麻醉药物(比如利多卡因)治疗[26,27]。对于一些慢性病人,由于疼痛严重干扰康复治疗,可以给予超声引导下肌腱周围区域皮质类固醇注射,注意避免直接注射到内收肌肌腱内。此操作可以减少残留炎症反应,减轻疼痛并帮助运动员完成康复训练。保守治疗无效的患者,可在超声引导下行肌腱针刺治疗以重新激活组织愈合的级联反应[28]。此外,还有再生注射疗法,如应用富血小板血浆(platele-rich plasma,PRP)[29]。最新的文献表明有充分的证据支持肌腱病行超声引导下单次注射富白细胞PRP治疗[30]。

对于顽固病例可考虑体外冲击波治疗(extracorporeal shock-wave,ECSW)疗法[31]。体外冲击波可以释放高能量冲击波刺激炎症性愈合和级联反应,从而促进组织再生和细胞增殖[32]。有研究显示对于治疗肌腱病效果较好[31]。然而,目前仍缺乏专门的研究来观察体外冲击波对髋内收肌肌腱的疗效。

技术设备

目前,这种疾病的治疗和康复还没有特殊的技术。

手术

明显的撕脱性骨折、完全的肌腱撕裂及前期保守治疗无效的慢性顽固性病例,可以考虑运动医学骨科手术。根据慢性损害的程度,术后患者可能达到部分或完全缓解。大部分运动员在长收肌肌腱切断术的3个月内重返赛场[33]。

潜在的疾病并发症

早期诊断和治疗可以获得良好的预后,甚至可以完全恢复。如果患者继续活动或者没有经过正规的康复治疗,其疼痛、无力和功能受限程度则会加重。内收肌轻度损伤的症状包括运动时或运动后反复紧张感、牵伸后无法缓解以及运动成绩下降。如果没有及时治疗，即使是轻微的损伤也可能会加重。此外，内收肌损伤将会导致骨盆不稳，也可能导致耻骨上肌或对侧髋内收肌肌群的进一步损伤。

潜在的治疗并发症

过早地重返赛场导致髋内收肌损伤复发[34]。伤后仅保持休息或者使用 NSAID 治疗有助于症状缓解，但是并没有对损伤的原因进行处理，且大多数患者的损伤是由骨盆稳定肌群的功能不良或失衡所致。同时，不充分的康复训练可能会导致慢性损伤，尤其是在骨盆功能障碍未经处理的情况下。

缓解肌腱病疼痛的常用方法是处方强效抗炎药物如 NSAID、选择性的 COX-2 抑制剂和皮质类固醇注射治疗。然而，这些治疗方法存在潜在并发症的风险。抗炎药物如布洛芬和其他 COX-2 抑制剂对于肌腱和骨骼肌的愈合存在不利影响[35,36]。皮质类固醇近期疗效较好，但容易复发，远期疗效与安慰剂及物理治疗没有明显差异[37,38]。此外，皮质类固醇注射可能会导致肌腱断裂[39]。手术也存在明显风险。除常见的神经损伤或感染风险外，长收肌腱切断术可能会导致患者的髋内收肌肌力下降[33]。因此，治疗之前应将利与弊充分告知患者。

致谢

感谢 Michael T. Ellerbusch，MD 对本章节的贡献。

（张海娜 译　槐洪波 校　李铁山 审）

参考文献

1. Bradshaw C, Holmich P. Acute hip and groin pain. In: Brukner P, Khan K, eds. *Clinical sports medicine*. Revised 3rd ed. NSW, Australia: McGraw-Hill Australia Pty Ltd; 2009:394–404.
2. Morelli V, Weaver V. Groin injuries and groin pain in athletes, part 1. *Prim Care*. 2005;32(1):163–183.
3. Ekstrand J, Hilding J. The incidence and differential diagnosis of acute groin injuries in male soccer players. *Scand J Med Sci Sports*. 1999;9(2):98–103.
4. Tegnander A, Olsen OE, Moholdt TT, et al. Injuries in Norwegian female elite soccer: a prospective one-season cohort study. *Knee Surg Sports Traumatol Arthrosc*. 2008;16:194–198.
5. Tyler TF, Nicholas SJ, Campbell RJ, et al. The association of hip strength and flexibility with the incidence of groin strains in professional ice hockey players. *Am J Sports Med*. 2001;29(2):124–128.
6. Orchard J, Seward H. Epidemiology of injuries in the Australian Football League, seasons 1997-2000. *Br J Sports Med*. 2002;36:39–45.
7. Gabbe BJ, Bailey M, Cook JL, et al. The association between hip and groin injuries in the elite junior football years and injuries sustained during elite senior competition. *Br J Sports Med*. 2010;44(11):799–802.
8. Seward H, Orchard J, Hazard H, et al. Football injuries in Australia at the elite level. *Med J Aust*. 1993;159:298–301.
9. Kallinen M, Alen M. Sports-related injuries in elderly men still active in sports. *Br J Sports Med*. 1994;28(1):52–55.
10. Maffey L, Emery C. What are the risk factors for groin strain injury in sport? A systematic review of the literature. *Sports Med*. 2007;37(10):881–894.
11. Nicholas SJ, Tyler TF. Adductor muscle strains in sport. *Sports Med*. 2002;32(5):339–344.
12. Hrysomallis C. Hip adductors strength, flexibility, and injury risk. *J Strength Cond Res*. 2009;23(5):1514–1517.
13. Macintyre JG. Kinetic chain dysfunction in ballet injuries. *Med Probl Perform Art*. 1994;9:39–42.
14. Bradshaw C, Holmich P. Longstanding groin pain. In: Brukner P, Khan K, eds. *Clinical sports medicine*. Revised 3rd ed. NSW, Australia: McGraw-Hill Australia Pty Ltd; 2009:405–426.
15. Stevens MA, El-Khoury GY, Kathol MH, et al. Imaging features of avulsion injuries. *Radiographics*. 1999;19(3):655–672.
16. Ansede G, English B, Healy JC. Groin pain: clinical assessment and the role of MR imaging. *Semin Musculoskelet Radiol*. 2011;15(1):3–13.
17. Kavanagh EC, Koulouris G, Ford S, et al. MR imaging of groin pain in the athlete. *Semin Musculoskelet Radiol*. 2006;10(3):197–207.
18. Jansen JA, Mens JM, Backx FJ, et al. Diagnostics in athletes with long-standing groin pain. *Scand J Med Sci Sports*. 2008;18(6):679–690.
19. McSweeney S, Naraghi A, Salonen D, et al. Hip and groin pain in the professional athlete. *Can Assoc Rad J*. 2012;63:87–99.
20. Brittenden J, Robinson P. Imaging of pelvic injuries in athletes. *Br J Radiol*. 2005;78:457–468.
21. Tyler TF, Nicholas SJ, Campbell R, et al. The effectiveness of a pre-season exercise program on the prevention of adductor strains in professional ice hockey players. *Am J Sports Med*. 2002;30(5):680–683.
22. Tyler TF, Fukunaga T, Gellert J. Rehabilitation of soft tissue injuries of the hip and pelvis. *Inter J Sports Phys Ther*. 2014;9(6):785.
23. Holmich P, Uhrskou P, Ulnits L, et al. Effectiveness of active physical training as treatment for long-standing adductor-related groin pain in athletes: a randomized trial. *Lancet*. 1999;353:439–443.
24. Hölmich P, Nyvold P, Larsen K. Continued significant effect of physical training as treatment for overuse injury: 8- to 12-year outcome of a randomized clinical trial. *Am J Sports Med*. 2011;39(11):2447–2451.
25. Page MJ, Green S, Mrocki MA, et al. Electrotherapy modalities for rotator cuff disease. *Cochrane Database Syst Rev*. 2016;6:CD012225.
26. Boyles R, Fowler R, Ramsey D, Burrows E. Effectiveness of trigger point dry needling for multiple body regions: a systematic review. *J Man Manip Ther*. 2015;23(5):276–293.
27. Xie P, Qin B, Yang F, et al. Lidocaine injection in the intramuscular innervation zone can effectively treat chronic neck pain caused by MTrPs in the trapezius muscle. *Pain physician*. 2015;18(5):E815–E826.
28. McShane JM, Nazarian LN, Harwood MI. Sonographically guided percutaneous needle tenotomy for treatment of common extensor tendinosis in the elbow. *J Ultrasound Med*. 2006;25:1281–1289.
29. Mautner K, Colberg RE, Malanga G, et al. Outcomes after ultrasound-guided platelet-rich plasma injections for chronic tendinopathy: a multicenter, retrospective review. *PM R*. 2013;5(3):169–175.
30. Fitzpatrick J, Bulsara M, Zheng MH. The effectiveness of platelet-rich plasma in the treatment of tendinopathy: a meta-analysis of randomized controlled clinical trials. *Am J Sports Med*. 2017;45(1):226–233.
31. Wang CJ. Extracorporeal shockwave therapy in musculoskeletal disorders. *J Ortho Surg Research*. 2012;7(11):1–8.
32. Visco V, Vulpiani MC, Torrisi MR, Ferretti A, Pavan A, Vetrano M. Experimental studies on the biological effects of extracorporeal shock wave therapy on tendon models. A review of the literature. *Muscles Ligaments Tendons J*. 2014;4(3):357–361.
33. Akemark C, Johansson C. Tenotomy of the adductor longus tendon in the treatment of chronic groin pain in athletes. *Am J Sports Med*. 1992;20:640–643.
34. Macintyre J, Johson C, Schroeder EL. Groin pain in athletes. *Curr Sports Med Rep*. 2006;5(6):293–299.
35. Tsai WC, Hsu CC, Chang HN, et al. Ibuprofen upregulates expressions of matrix metalloproteinase-1, -8, -9, and -13 without affecting expressions of types I and III collagen in tendon cells. *J Orthop Res*. 2010;28:487–491.
36. Shen W, Li Y, Tang Y, et al. NS-398, a cyclooxygenase-2-specific inhibitor, delays skeletal muscle healing by decreasing regeneration and promoting fibrosis. *Am J Pathol*. 2005;167(4):1105–1117.
37. Smidt N, Assendelft WJ, van der Windt DA, et al. Corticosteroid injections for lateral epicondylitis; a systematic review. *Pain*. 2002;96:23–40.
38. Smidt N, van der Windt DA, Assendelft WJ, et al. Corticosteroid injections, physiotherapy, or a wait-and-see policy for lateral epicondylitis: a randomised controlled trial. *Lancet*. 2002;359:657–662.
39. Kleinman M, Gross AE. Achilles tendon rupture following steroid injection: report of three cases. *J Bone Joint Surg Am*. 1983;65:1345–1347.

同义词

糖尿病性肌萎缩

ICD-10 编码

G57.20	股神经损害,非特指的下肢
G57.21	股神经损害,右下肢
G57.22	股神经损害,左下肢
G57.90	非特指的下肢单神经病
G57.91	右下肢单神经病
G57.92	左下肢单神经病
G58.9	单神经病,非特指的
R20.9	皮肤感觉障碍

定义

　　股神经病变是指股神经的局灶性损伤,可导致多重障碍包括疼痛、小腿和足的感觉消失及大腿前侧的肌肉无力。确切病因尚不清楚。但最常见的病因是医源性,其次是肿瘤相关损伤[1]。据称(统计)60%的股神经损伤是医源性损伤[2]。抗凝治疗导致的出血也是常见病因。表54.1列出了股神经病变的其他可能病因。

　　股神经发自第2、第3、第4腰椎神经根的前支。发出后沿腰大肌的前外侧缘,在腰大肌和髂肌之间穿行,至后腹壁,穿过骨盆后侧,到达腹股沟韧带下方股动脉外侧的位置(图54.1)[3-5]。然后,继续向下到达大腿前侧,支配大腿前侧肌肉。隐神经的感觉支起自腹股沟韧带远端的股神经,穿过大腿到达Hunter管(缝匠肌管),然后潜行至深部。股神经在骨盆内支配腰大肌和髂肌,在大腿前侧支配缝匠肌、耻骨肌、股直肌、股内侧肌、股外侧肌、股中间肌。股神经主要支配大腿前侧的感觉。隐神经主要支配髌骨前、小腿前内侧及足内侧的感觉(图54.2)。

表54.1　局灶性股神经病变的可能原因[1,2]	
开放性损伤	感染
腹盆腔手术期间的牵拉[3,4]	癌症[8]
髋关节手术[5,6,22]	妊娠
穿透伤(如枪伤、刀伤、玻璃碎片伤)	辐射
	因跌倒或其他外伤引起的急性牵拉伤[24]
闭合性损伤	
股动静脉穿刺导致的腹膜后出血[7]	跌倒或其他外伤引起的出血
心血管造影[23]	自发性出血——通常由抗凝治疗引起
中心静脉置管	
腹膜后纤维化	特发性
股神经阻滞	肥大性单神经病变[9]
糖尿病性肌萎缩	

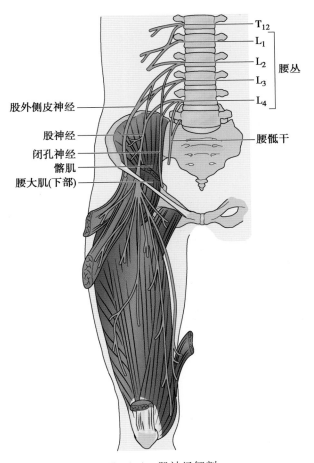

图54.1　股神经解剖

(标注:T_{12}、L_1、L_2、L_3、L_4、腰丛、股外侧皮神经、股神经、闭孔神经、髂肌、腰大肌(下部)、腰骶干)

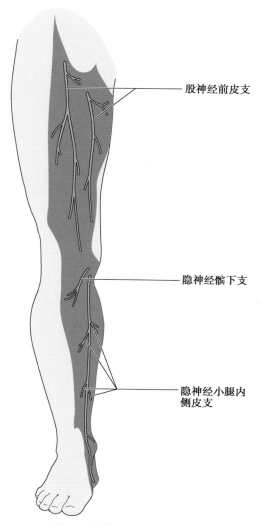

图 54.2   股神经的感觉神经支配

股神经前皮支

隐神经髌下支

隐神经小腿内侧皮支

症状

症状主要由损伤的急性程度和病因决定。患者常常表现为腹股沟区的钝痛，并在数小时内加重。此后不久，可能出现腿部无力导致行走困难。患者不一定主诉（诉说）臀部及大腿的肌无力，但是常表现出功能活动障碍，比如无法从椅子上站起来及不能爬楼梯或者斜坡。患者常出现大腿前内侧及小腿内侧麻木，也可扩展（麻木可延伸）到小腿前内侧及足内侧。

体格检查

体格检查应包括对下背部、臀部及双下肢完整的神经肌肉评估。检查是否存在不对称或萎缩，肌力评定、伸肌反射、轻触觉及针刺觉检查，这些都是存在疑似神经病变患者体格检查的重要内容。

临床医师可能发现患者股四头肌萎缩或不对称，患者可能表现出髋关节屈曲或膝关节伸展无力。肌力评定可能会因疼痛而受限。应比较股四头肌与内收肌的力量，内收肌的力量往往（一般情况下）是正常的。触诊腹股沟韧带会发现肿胀或加重患者的疼痛症状。患者常常有股四头肌反射减弱或消失，以及大腿前侧、小腿前侧及内侧的感觉减退。大腿及腹股沟触诊时可有疼痛感。伸髋可加重疼痛（图 54.3）[3,4]。

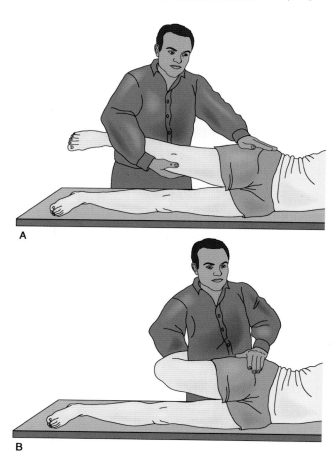

图 54.3   行股神经牵拉时先伸髋伸膝（A）后轻轻屈膝（B）

功能受限

股神经病变引起的功能受限通常由肌无力引起，并依损伤的严重程度和患者功能保留情况而有所不同。患者可能出现坐起困难及步态不稳。爬楼梯和斜坡时常加重功能受限（障碍）。娱乐和工作活动如跑步、爬山及跳跃等常受影响。

诊断分析

对于疑似出血的患者，应立即进行影像学检查。

影像学检查包括骨盆的磁共振成像或计算机断层扫描,以寻找导致神经受压的出血或肿物[5-8]。超声在股神经评估方面非常有帮助,尤其是腹股沟韧带近端10cm至远端5cm的区域[9]。股神经的超声评估可以帮助鉴别固有神经的外部挤压及内在中断。此外,超声也是股神经阻滞定位及股神经损伤鉴别诊断的重要工具[10,11]。

电诊断检查(神经传导检查和肌电图)是确定股神经损伤的"金标准",应于损伤3~4周后开始进行,并常规进行股神经运动传导速度的检查。内侧股神经皮支的感觉传导检查有助于股神经病变的定位[12]。对疑似股神经病变患者还应同时进行隐神经传导速度检查。单侧症状的患者,与健侧相比,患侧的感觉和运动传导常常出现波幅和潜伏期的改变。值得注意的是,在无症状的2型糖尿病患者中也可出现运动波幅的降低和潜伏期的延迟[13]。

针电极肌电图应检测股神经、闭孔神经、胫神经及腓总神经所支配的肌肉。因此,针电极检查应包括髂腰肌、股四头肌中的至少两块、内收肌中的一至两块、臀小肌、膝关节和踝关节之间的三块肌肉以及椎旁肌。肌电图用以排除引起大腿神经性疼痛的其他原因,如上部腰椎神经根病变、中部腰椎神经根病变、多神经根病变及神经丛病变。连续多次肌电图检查可帮助评估神经恢复进程,特别是对存在压迫性神经失用的患者。连续检查的时间间隔因检查目的不同而有差异,但一般来说间隔3~6个月检查一次对于监测神经恢复进程比较有帮助。高分辨率磁共振有助于评估股神经病变,可更深入发现引起压迫损伤的疾病,如腹膜后出血或癌症[14]。

鉴别诊断

腰椎神经根病

腰椎多发性神经根病

腰椎神经丛病

股骨头缺血性坏死

风湿性多肌痛

治疗

早期治疗

股神经病变的治疗主要集中在三个方面:缓解症状,促进神经修复,恢复功能。在出血或外伤为病因的急性病例中,手术干预是首选,也适用于因肿物压迫比如肿瘤导致损伤的病例。

急性、亚急性及慢性疼痛和麻木可以尝试通过物理疗法及药物缓解。冰敷可能对急性损伤有帮助,而热敷则对亚急性期有益。如果存在炎症,NSAID可能有助于缓解疼痛和炎症。另外,也可口服类皮质类固醇。如对乙酰氨基酚和NSAID无法有效地控制疼痛,可使用麻醉性镇痛药。抗癫痫药物,如卡马西平和加巴喷丁,也有助于缓解部分患者的神经痛[15,16]。经皮电刺激神经疗法也可能有助于控制疼痛。

神经的修复取决于神经损伤的原因。对糖尿病患者来说,控制好血糖可能有助于神经恢复[17]。撞击造成的损伤可通过清除肿块改善。绝大多数情况下我们对促进神经恢复无能为力。一旦刺激去除,较轻损伤(神经失用性损伤)的神经通常在数小时至数周内恢复。由于沃勒变性及神经再生需要时间,较重的神经损伤(神经断伤或轴突断伤)往往需要更长的恢复周期。因此,告知患者神经恢复的周期可能较长(有时超过1年)非常重要。同样,也需告知患者,神经损伤可能无法完全恢复,可能会出现永久性肌力和感觉减退,还有持续的疼痛。直接将断端吻合对股神经切断的患者来说,并不总是可行的(对股神经被切断的患者来说,断端吻合并不一定可行)。在这种情况下,神经移植可将股神经的两个断端连接起来,是股神经断裂时另一种可能的解决方案。这种方法通过将闭孔神经移植到股神经上,从而恢复股四头肌的神经支配,以改善步行功能[18]。

康复治疗

一旦停止或去除神经损伤因素,治疗的重点便转向通过最大限度地发挥神经肌肉功能来提高屈髋及伸膝的力量。可通过物理治疗指导及家庭锻炼计划实现。提高下肢所有肌群的力量非常重要。急性神经损伤应该避免激进的肌力训练,可能会加重损伤及延迟恢复[19]。

正确的步态训练也极其重要。物理治疗师可以帮助患者进行步态训练和步态矫正,以防止跌倒及减少能量消耗。下肢所有关节的活动度都要考虑到。神经肌肉电刺激可能对提高某些患者的力量有帮助。功能性膝关节支具及足跟鞋垫可以促进改善股神经完全损伤患者的功能性步态模式。

介入治疗

暂无介入治疗。

技术设备

针对此类情况尚无专门的治疗及康复技术设备。

手术

因撞击、肿物或出血造成的股神经损伤，手术可解除压迫。继发于腹膜后出血的股神经受压患者，早期手术清除血肿可以降低长期神经损伤的可能性[20]。如果股神经受到穿透性损伤，则需要通过手术将神经的两个断端对齐，并切除瘢痕组织。在股神经完全断裂的情况下，也已有报道可通过闭孔神经移植成功修复股神经。[21]

潜在的疾病并发症

尽管经过治疗，仍会存在潜在并发症，包括持续的疼痛、麻木及无力。此外，髋和膝的无力会增加跌倒风险。

潜在的治疗并发症

镇痛药和 NSAID 有许多副作用，最常见的是对胃、肝脏及肾脏的影响。麻醉性镇痛药有潜在成瘾性及镇静的作用。卡马西平可导致镇静状态及再生障碍性贫血。服用卡马西平的患者需要连续监测全血细胞计数及卡马西平血药浓度。加巴喷丁可导致镇静状态。手术干预的潜在风险包括出血、感染及麻醉剂的不良反应。

（杨志杰 译　槐洪波 校　李铁山 审）

参考文献

1. Campbell AA, Eckhauser FE, Belzberg A, Campbell JN. Obturator nerve transfer as an option for femoral nerve repair: case report. *Neurosurgery*. 2010;(ONS Suppl 2):66.onsE375.
2. Antoniadis G, Kretschmer T, Pedron MT, et al. Iatrogenic nerve injuries: prevalence, diagnosis and treatment. *Dtsch Arztebl Int.* 2014;111:273–279.
3. Chhabra A, Faridian-Aragh N. High-resolution 3-T MR neurography of femoral neuropathy. *AJR Am J Roentgenol*. 2012;198:3–10.
4. Dumitru D, Amato A, Zwarts M. *Electrodiagnostic Medicine*. Philadelphia: Hanley & Belfus; 2001.
5. Eaton RP, Qualls C, Bicknell J, et al. Structure-function relationships within peripheral nerves in diabetic neuropathy: the hydration hypothesis. *Diabetologia*. 1996;39:439–446.
6. Finnerup NB, Sindrup SH, Jensen TS. The evidence for pharmacological treatment of neuropathic pain. *Pain*. 2010;150:573–581.
7. Flack S, Anderson C. Ultrasound guided lower extremity blocks. *Paediatr Anaesth*. 2012;22:72–80.
8. Geiger D, Mpinga E, Steves MA, Sugarbaker PH. Femoral neuropathy: unusual presentation for recurrent large-bowel cancer. *Dis Colon Rectum*. 1998;41:910–913.
9. Gruber H, Peer S, Kovacs P, et al. The ultrasonographic appearance of the femoral nerve and cases of iatrogenic impairment. *J Ultrasound Med*. 2003;22:163–172.
10. Kim DH, Murovic JA, Tiel RL, Kline DG. Intrapelvic and thigh-level femoral nerve lesions: management and outcomes in 119 surgically treated cases. *J Neurosurg*. 2004;100:989–996.
11. Kimura J. *Electrodiagnosis in Diseases of Nerve and Muscle: Principles and Practice*. 4th ed. New York: Oxford Press; 2013.
12. Moore KL. *Clinically Oriented Anatomy*. 2nd ed. Baltimore: Williams & Wilkins; 1985.
13. Kurt S, Kaplan Y, Karaer H, Erkorkmaz U. Femoral involvement in diabetics. *Eur J Neurol*. 2009;16:375–379.
14. Oh SJ, Hatanaka Y, Ohira M, et al. Clinical utility of sensory nerve conduction of medial femoral cutaneous nerve. *Muscle Nerve*. 2012;45:195–199.
15. Oldenburg M, Muller RT. The frequency, prognosis and significance of nerve injuries in total hip arthroplasty. *Int Orthop*. 1997;21:1–3.
16. Parmer SS, Carpenter JP, Fairman RM, et al. Femoral neuropathy following retroperitoneal hemorrhage: case series and review of the literature. *Ann Vasc Surg*. 2006;20:536–540.
17. Robinson MD, Shannon S. Rehabilitation of peripheral nerve injuries. *Phys Med Rehabil Clin N Am*. 2002;13:109–135.
18. Campbell AA, Eckhauser FE, Belzberg A, Campbell JN. Obturator nerve transfer as an option for femoral nerve repair: case report. *Neurosurgery*. 2010;(ONS suppl 2):66.onsE375.
19. Schafhalter-Zoppoth I, Zeitz ID, Gray AT. Inadvertent femoral nerve impalement and intraneural injection visualized by ultrasound [letter to the editor]. *Anesth Analg*. 2004;99:627.
20. Takao M, Fukuuchi Y, Koto A, et al. Localized hypertrophic mononeuropathy involving the femoral nerve. *Neurology*. 1999;52:389–392.
21. Vorobeychik Y, Gordin V, Mao J, Chen L. Combination therapy for neuropathic pain. *CNS Drugs*. 2011;25:1023–1034.
22. Leung P, Kudrna J. Growth of an intrapelvic pseudotumor associated with a metal-on-metal total hip arthroplasty after revision arthroplasty causing femoral nerve neuropathy. *Arthroplasty Today*. 2016;2:105–109.
23. El-Ghanem M, Malik A, Azzam A, et al. Occurrence of femoral nerve injury among patients undergoing transfemoral percutaneous catheterization procedures in the United States. *JVIN*. 2017;9(4):54–58.
24. Kalita J, Misra U, Singh R, Bhoi S. Sports induced femoral neuropathy: review of the literature. *Neurol India*. 2016;64:1303–1304.

第55章

髋关节骨性关节炎

Patrick M. Foye，MD

Todd P. Stitik，MD

Vivan P. Shah，MD

Nourma Sajid，MD

Jenoj S. Gnana，MD

Patrick J. Bachoura，MD

同义词

髋关节骨关节炎

髋关节退行性疾病

退行性髋关节

髋关节病（退行性髋关节骨关节病）

ICD-10 编码

M16.10	单侧原发性骨性关节炎，非特指髋部
M16.11	单侧原发性骨性关节炎，右髋
M16.12	单侧原发性骨性关节炎，左髋
M16.7	继发性单侧骨性关节炎，髋关节
M16.50	创伤后骨性关节炎，非特指髋部
M16.51	创伤后骨性关节炎，右髋
M16.52	创伤后骨性关节炎，左髋

定义

髋关节骨性关节炎（也称为退行性关节病）是髋关节最常见的疾病。髋关节（股骨髋臼关节）是一个球窝关节，股骨头位于髋臼和盂唇形成的凹陷内。这种解剖结构允许髋关节在多个平面内进行运动，包括屈曲、伸展、内收、外展、内旋和外旋。在步行、跑步、跳跃和举重等活动中髋关节所承受的力量相当于体重的 $3\sim8$ 倍[1,2]。休闲活动（例如运动中的碰撞和坠落）和严重创伤（例如机动车辆碰撞）中髋关节也要承受额外的应力。髋外伤所造成的髋关节OA通常是单侧而不是双侧，与之相反，肥胖所造成的髋关节OA通常是双侧而不是单侧[3]。举重和频繁

地爬楼梯也是髋关节OA的危险因素[4]。

一项对2 490名年龄在55~74岁的受试者的研究显示，髋关节OA的患病率为3.1%，58%为单侧，42%为双侧[3]。髋关节OA在白人人群中的患病率为3%~6%，相比之下，亚洲人、黑种人和东印度群体中发病率要低得多[5]。女性患者接受全髋关节置换手术的比例是总体人群的两倍[6]。髋关节OA有更加年轻化的趋势，且因为肥胖率的增加，这种趋势很可能会持续下去[7]。

髋关节OA的一个主要特点是软骨破坏，进而损伤股骨髋臼关节。随着疾病进展，除软骨外，其他组织包括软骨下骨、滑液（关节液？）、韧带、滑膜、关节囊和邻近肌肉也受影响。最后出现骨赘（骨质增生）、关节腔变窄、关节附近的骨质硬化，甚至可能发生关节融合。骨性关节炎分为原发性（特发性）或继发性[8]。髋关节OA最常见的形式为原发性[9]，以随着时间的推移出现的"磨损"等退行性改变为特点。继发性髋关节炎多是由于某种特定的原因引起，如明显的髋关节创伤、关节感染或先前存在的先天性疾病或其他畸形[8]。因原发性髋关节炎接受全髋关节置换的患者，白种人最高，占66%，其次是黑种人（54%）、西班牙裔（53%）和亚洲人（28%）[10]。与类风湿关节炎不同，骨性关节炎在疾病过程的大多数阶段是非炎症性的。有症状的髋臼结构异常多见于典型发育不良或外伤后髋臼发育不良以及髋臼后倾[11]。

症状

髋关节OA的典型症状是腹股沟区疼痛，其他症状还包括髋部疼痛、强直和伴随的功能受限。很

多患者所说的"髋部疼痛",其实是指大腿外侧上方区域的疼痛(例如大转子部位疼痛综合征,而不是髋关节疾病)。虽然腹股沟疼痛是典型的疼痛部位,有的患者疼痛向下至(甚至超过)膝盖内侧,但有两项研究利用画图的方法描述疼痛,却得到了相反的结果[12,13]。具体来说,这两项研究发现常见的疼痛部位是臀部,而膝内侧疼痛则相对少见。其他疼痛部位还包括髋关节外侧、大腿、足、腰椎。对腰骶髂关节、骶髂关节、尾骨疼痛的患者进行问卷调查,发现患者所说的"髋部疼痛"实际上来源于脊柱。髋关节 OA 疼痛通常是隐性发作,活动后加重(特别是负重和关节的旋转负荷时),休息后缓解[8]。进展期的骨性关节炎患者甚至在休息状态下仍有疼痛[8]。医师应该特意询问有无提示感染或恶性疾病的全身症状及髋关节外伤史[14](近期或远期)。

体格检查

疼痛步态表现为跛行,即患侧单腿站立时间减少,健侧下肢步长缩短,双支撑相时间增加。

体格检查不仅要评估髋关节(多个平面)的运动范围,而且要评估腰骶、膝关节和踝关节的运动范围,从而对运动链进行彻底评估。髋关节 OA 最早的征象是髋关节内旋受限[15,16]。虽然跛行、腹股沟疼痛及髋关节内旋受限支持髋关 OA 诊断[17],但如要排除腰骶部疾病产生的疼痛,还需行腰骶部体格检查。髋关节 OA 或其他形式的髋关节疾病没有特异性的体格检查方法,必要的评估内容包括:髋部疼痛活动范围、触诊、徒手肌肉测试、神经根病和神经病的筛查、全身疾病征象,以及帕特里克试验(Patrick test)。帕特里克试验:令患者仰卧,将同侧足跟放在对侧膝关节上,形成"4"字,也称为 FABET,即髋关节屈曲(F)、外展(A)、外旋(ER)动作(图 55.1)。医师把抬起的腿向桌子方向按压,如诱发腹股沟区疼痛提示髋关节疾病,如诱发背部或臀部疼痛则提示骶髂关节疾病。

如果触痛出现在大转子区、髂胫束近端、骶髂关节、臀肌、梨状肌、闭孔内肌和坐骨滑囊,则提示疼痛可能来自髋关节以外的因素。

髋带肌无力可能是由于疼痛或失用引起,但要排除神经根病和神经病变的可能。髋外展肌无力可表现为特伦伯格步态(Trendelenburg)[16]。髋关节 OA 的下肢神经系统检查的其余部分应是正常的(如肌肉牵张反射和感觉检查)。

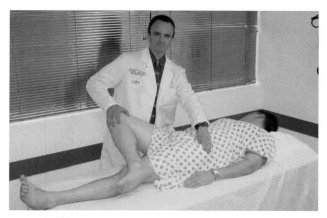

图 55.1   FABER(帕特里克试验)。腹股沟疼痛提示髋关节疾病,如背部或臀部疼痛提示骶髂关节疾病

体格检查时如发现手指有肥厚性退行性病变(骨赘),例如远端指间关节希伯登氏结节[15],提示髋关节也会出现类似的病变,这是髋关节 OA 的独立危险因素[14]。因此,它们的出现增加了髋关节出现类似表现的可能性。

功能障碍

髋关节 OA 患者往往表现为步行、跑步和爬楼梯等负重活动受限。髋关节的运动受限可能会给一些活动带来困难,比如穿上或脱掉袜子和鞋子,在地板上捡衣服[18],进出汽车等。由于臀部疼痛和无力可能需要借助上肢的力量从椅子上站起[18]。详细的病史可以了解患者因髋关节 OA 而减少或停止哪些职业、娱乐和其他功能活动。

诊断分析

X 线检查是髋关节 OA 的首选诊断方法(图 55.2)[19]。其严重程度可以根据最小关节间隙(MJS)来分类,MJS 定义为股骨头与髋臼缘之间的最短距离[18]。MJS 由四个关节间隙测量(内侧、外侧、上、轴位)确定。克罗夫特的 MJS 评分是 0(MJS>2.5mm)、1(MJS>1.5mm 和 ≤2.5mm)和 2(MJS≤5mm)[18]。MJS 可预测髋关节疼痛,与髋关节 OA 的其他影像学特征密切相关,具有较高的可靠性[20]。另外,Kellgren-Lawrence 髋关节 OA 分级系统为 0~5 级,既考虑关节间隙狭窄,又有骨赘、软骨下硬化和软骨下囊肿三种附加因素[16]。MJS 和 Kellgren-Lawrence 级别与髋关节 OA 的临床症状相关[16]。

诊断髋关节 OA 一般不需要行磁共振成像,但在

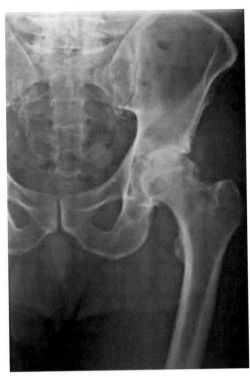

图 55.2　显示髋关节 OA 的 X 线片，包括关节间隙变窄、髋臼内股骨上移和软骨下硬化

诊断包括股骨头坏死或髋关节盂唇撕裂时，MRI 优于 X 线片或骨扫描[21]。髋关节造影通常对诊断髋关节 OA 也是不必要的，但可能有助于明确盂唇撕裂的诊断。诊断性肌肉骨骼超声可以早期发现髋关节骨性关节炎、骨骼和软骨损伤、相关的滑膜炎[22]及伴发的髂腰肌滑囊炎[23]。关节内诊断性注射麻醉药（如在超声[24]或 X 线引导下）不仅可以缓解髋关节疼痛，帮助确认患者的症状是否来源于髋关节，而且能预测关节置换手术效果[24]。对影像引导的诊断性注射无效的患者，其疼痛可能来源于脊柱（61%）或膝部（16%）[24]。

电诊断方法有助于鉴别腰骶神经根病或周围神经病变。

鉴别诊断	
关节内	大转子疼痛综合征
缺血性坏死	髂胫束肌腱炎/肌腱变性
髋臼突出	髂腰肌滑囊炎
髋关节盂唇（软骨）撕裂	梨状肌筋膜疼痛
髋关节感染	弹响髋综合征
髋臼骨折	腹股沟肌肉或肌腱劳损
炎症性关节病，如类风湿关节炎	腰骶神经根病
关节外	骶髂疼痛
股骨骨折	尾骨痛

治疗

早期治疗

给予 OA 患者健康教育，告知其诊断、预后及治疗方法。鼓励患者积极治疗疾病以取得最好的疗效[25]。

体重是髋关节 OA 发生、发展的独立危险因素[26,27]，因此减轻体重是重要的治疗方法。尽管这种关系在髋部比在膝关节还不明显[15]。通过减肥来治疗髋关节骨性关节炎，也不如膝关节骨性关节炎明确[28]。髋关节行走时承受的应力大约是体重的 3~5 倍[2]，慢跑时可达体重的 8 倍以上[1]。即使是轻微的体重减轻，也能显著降低下肢关节受力，延缓关节炎进展，改善相关症状[26,27]。欧洲风湿病学会关于髋和膝关节 OA 的非药物治疗推荐意见为"没有证据支持减重治疗对髋关节 OA 患者有效"[28]。自从该报告发表以来，仍然缺乏临床研究比较减重治疗在髋关节 OA 和膝关节 OA 中的疗效[34]。

骨性关节炎一线治疗药物是对乙酰氨基酚。使用时应根据肝功能调整剂量，最大剂量为每天 1 000mg，分 3 次给药[29,30]。虽然骨性关节炎被认为是非炎症性关节炎（至少在疾病早期），除对乙酰氨基酚外，也可以使用 NSAID 以达到更好的止痛效果[15]。诊断性肌骨超声为临床医师提供了一种实用的方法，可以快速获取炎症证据，指导药物选择。如适应证选择正确，曲马多或传统的阿片类镇痛药也可用于镇痛和改善患者的功能[15]。

有综述认为氨基葡萄糖和软骨素补充剂是安全的，但没有可靠证据表明其治疗骨性关节炎有效[31]。

康复治疗

美国风湿病学会对髋关节和膝关节 OA 临床处理指南认为，运动是治疗的一个重要组成部分[27,29]。指南推荐的运动包括针对关节活动范围的训练、肌力训练和步行或水疗等有氧运动等[27,29]。水疗可使下肢骨性关节炎的患者在短期及 1 年内减少疼痛，改善功能[32]。

牵伸训练可以解决髋关节 OA 患者的活动受限，按照关节受限的严重程度，顺序进行伸展、内旋、外展、外旋、内收和屈曲[25]。在患者可动范围内轻柔进行柔韧性训练以保持关节活动范围，逐步恢复原有运动范围[15]。保持正确的牵伸至少 30s，同时避免突然、剧烈或弹性拉伸，这些动作可能会加重骨性关节炎[15]。

传统理论认为关节炎患者均需进行肌力训练，但对髋关节 OA 而言证据不充分[33]。肌力训练应包含所有平面的髋关节运动[25]。从静态力量练习开始[15]，以尽量减少关节活动，防止加重骨性关节炎症状[15]。然后加入动态锻炼，最大限度地增加力量，改善功能[15]。尽管有证据表明肌力训练在髋关节 OA 中能够提供轻至中度的镇痛作用及功能改善，但是这些证据强度弱于膝关节 OA[33]，肌力训练在膝关节 OA 中拥有更多更有力的证据。

髋关节 OA 患者通常都有退行性病变，因此需要进行有氧运动[25]。由于老年人是罹患关节炎的主要人群，所以在制订锻炼计划之前，进行心血管功能筛查、做好预防措施尤为重要。很多髋关节 OA 患者可能难以耐受大强度有氧运动，如慢跑和爬楼梯[25]，可以用其他活动如自行车（根据患者的症状，可能使用高座自行车或卧式自行车）和水上运动来替代。鼓励患者运动要持之以恒，这一点非常重要[9,15]。一项回顾性分析发现，当髋部或膝关节 OA 患者接受物理治疗师的"升级训练"时，他们会更好地坚持运动治疗[34]。

被动治疗模式（如冷冻疗法、热疗、经皮神经电刺激）治疗髋关节 OA 证据较少[25]，理论上它们可能有助于患者更好地耐受主动治疗[15]。欧洲多专业委员会最近的一项文献回顾研究表明，不推荐使用按摩、超声、电疗、电磁场和低强度激光治疗髋关节 OA[35]。

建议髋关节 OA 疼痛患者用对侧手使用拐杖[9,16]，将重心从中间转移至内侧（将重心从髋内侧移开），减少患侧髋关节负重，从而减轻疼痛。双侧髋关节 OA 患者，拐杖可用于较严重的髋关节的对侧。增高鞋可以纠正由于髋关节间隙狭窄或髋臼内股骨头向上移位而引起的小腿长度差异[9]。

使用作业治疗评估患者日常生活能力时，会发现手活动方面的困难（例如由于手骨性关节炎所引起）以及穿鞋或脱鞋的困难（由于髋部活动受限造成）。在仍有损伤的情况下，一些适应性设备（如助臂夹、袜子收放器、长柄鞋拔、弹性鞋带）可以帮助患者最大限度地保持自理能力[15]。

介入治疗

髋关节 OA 的非手术治疗主要是关节腔注射皮质类固醇或黏弹性补充疗法。

皮质类固醇注射

虽然早期的骨性关节炎被认为是非炎症性的，但晚期的骨性关节炎可能也有炎症成分参与[8]，这是关节内注射皮质类固醇发挥抗炎作用的基础。由于髋关节腔很难被触摸到，加之邻近有重要的血管结构[39]，如果不借助影像引导（如 X 线或超声）很难将药物准确地注射入髋关节[24,39]。同时，骨性关节炎造成关节间隙狭窄，骨赘生成阻碍穿刺针进入，这些也增加了髋关节腔准确注射的难度[40]。一项随机对照试验表明，与局部麻醉药相比，X 线引导下关节腔内注射皮质类固醇可降低髋关节 OA 疼痛（随访 3 周和 12 周），改善髋关节各方向的活动范围，显著提高其功能[41]。与注射生理盐水相比，超声引导下髋关节注射皮质类固醇可明显减轻患者行走时疼痛[42]。另一项前瞻性研究，认为与注射生理盐水相比，超声引导下髋关节注射皮质类固醇可在治疗 1~3 个月内明显缓解患者步行时的疼痛[43]，并使 75% 的髋关节滑膜肥厚减轻[43]。即使是等待全髋关节置换术的晚期患者，影像引导下的皮质类固醇注射也能提供数月的疼痛缓解和功能改善[44]。尽管前瞻性随机对照研究显示了其优势[41,42]，但一项回顾性研究表明全髋关节置换术前皮质类固醇、造影剂和麻醉药的联合应用可能增加术后感染和二次手术的风险[45]。然而，最近的一项系统研究中发现，没有足够的证据表明全髋关节置换术前关节内注射皮质类固醇会增加感染的发生[46]。

图 55.3 所示为荧光检查引导下髋关节注射。图 55.4 所示为超声引导下髋关节注射。

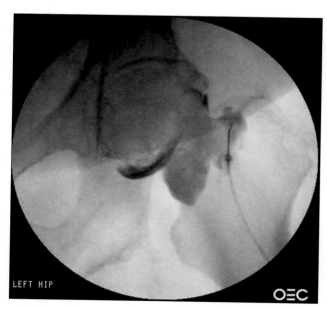

图 55.3　荧光检查显示关节内注射造影剂（在注射皮质类固醇之前），沿股骨颈近端向关节囊及股骨头与髋臼之间的间隙扩散。影像引导确保关节内注射位置正确

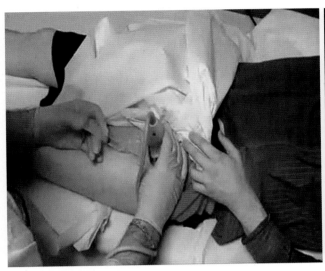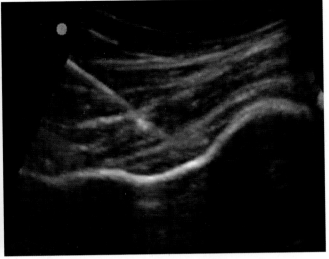

图 55.4　在超声引导下关节腔内注射。左图显示超声探头和穿刺针的位置。右图显示相应的超声图像，可同时看到穿刺针和髋关节

黏弹性补充疗法

关节腔内注射黏弹性补充液比皮质类固醇更重要，因为黏弹性补充液的分子量较大且不能渗入关节囊[40]。鉴于此，荧光检查（X线透视）[40]或超声引导下关节腔黏弹性补充疗法是可行的[45]。

在撰写本文时，美国食品药品管理局（FDA）只允许黏弹性补充液用于膝关节。前期研究表明，影像引导下髋关节黏弹性补充疗法耐受良好，安全性高，有利于髋关节 OA 的恢复[47]。对有症状的髋关节 OA 患者可有效地延缓全髋关节置换术的需要，从而降低骨性关节炎与全髋关节置换术的治疗费用，降低手术死亡率[48]。一项文献综述认为黏弹性补充疗法在髋关节 OA 和膝关节 OA 治疗中同样有效，是除非甾体类抗炎药以外的合理、安全的治疗方法，对 X 线表现为轻度 OA 的患者效果最好[49]。

最近一项荟萃分析汇总了 26 篇关节内透明质酸补充疗法治疗髋关节疾病的文章，发现关于透明质酸的类型、注射方法、频率和有效性均缺乏统一的标准。尽管如此，一级证据结果显示，术前给予黏弹性补充疗法能改善髋关节疼痛和功能，缓解滑膜炎症[50]。一项多中心研究对 97 例髋关节 OA 患者行影像引导下关节腔内透明质酸注射，发现关节间隙狭窄程度较轻的患者更容易获得满意的疗效[51]。

最近一项髋关节 OA 研究发现，超声引导下关节腔内注射透明质酸联合曲安奈德可改善疼痛、功能和生活质量，并延迟手术治疗的需要[52]。

在另一项研究中，43 例严重的髋关节 OA 患者被随机分配到关节腔内注射透明质酸组或富血小板血浆（PRP）组[53]。接受 PRP 治疗的患者在注射后 4 周疼痛评分明显降低，但 16 周后疼痛症状无持续缓解。相反，接受透明质酸治疗的患者于注射 16 周后疼痛有明显的缓解，但注射 4 周时疼痛没有缓解。因此，PRP 注射似乎能更快、更短期地缓解疼痛，而透明质酸注射的效果更好，更持久[53]。

技术设备

减压式髋关节支具（unloader hip brace）是 WISH type 改良的 S 形髋关节支架的改进版，其中增加了一个外旋带（图 55.5）。使用外旋带治疗髋关节 OA 是在对膝关节 OA 患者进行治疗时一项偶然的发现。在这些患者中，外旋吊带显著增加了髋外展（$P < 0.01$），增加躯干向支撑肢体侧倾斜（$P = 0.4$）和骨盆倾斜（$P = 0.2$）。其中，髋关节外展的增加具有重要的临床意义。

减压式髋关节支具是通过多制种机制来完成其整体作用的。转子垫的直接压迫作用能够促进髋关节本体感觉的恢复，动态旋转带通过外旋和外展，能够将压力从关节外上角主要骨关节炎区转移开。整个支具的作用是为了提高髋关节的稳定性。

动态髋关节外侧不稳在髋关节 OA 中非常明显，这部分归因于年龄相关的髋带肌无力，非骨性关节炎老年患者的髋部也会有轻微的不稳定[37]。髋关节发育不良、Perthes 病和股骨头骺滑脱所致继发性髋关节 OA 患者，不稳定现象尤为突出[38]。

对 14 名单侧髋关节 OA 患者进行步态分析后

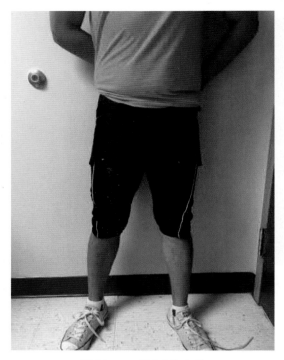

图 55.5 减压式髋支具

发现,使用该支具能显著降低单腿支撑相髋关节内部最大外展力(单腿支撑相髋关节负荷的主要指标),显著减轻步行时疼痛[36]。

减压式髋关节支具于 2015 年发明,对患者护理起了重要的补充作用。患者可以从骨科医师那里得到一个支具处方,或到骨科诊所进行支具安装检测。包括先在平地上走动、不使用支具上下楼梯和使用支具上下楼梯,然后记录疼痛评分和任何不稳定感,以决定是否给予支具处方。如果患者在转移期间出现明显疼痛,需要在转移时佩戴支具,并描述佩戴之后的变化。如患者的疼痛主要出现在夜间睡眠时,可在检查台上仰卧位测试支具或借用支具在夜间使用,在下一次医师随访时决定是否需要佩戴支具。支具是否适合的问题需要最细化。如果佩戴支具后活动量增加导致体重减轻,一些患者需要稍微调整尺寸。支具可以与辅助装置(如手杖)一起使用,也可以完全停止使用手杖。

手术

髋关节 OA 的外科治疗(见第 61 章)包括关节整复(整骨术,如髋关节发育不良[1,6]、关节融合术)以及最常见的关节置换[30]。髋关节置换手术分为全髋关节置换和半髋关节置换两种,半髋关节置换是在髋臼完整情况下股骨近端的假体置换,全髋关节置换也称为全髋置换,将髋臼和股骨近端同时进行置

换[30]。股骨近端骨折后,髋臼相对完整时,通常采用半髋关节置换。相反,在骨性关节炎中,髋臼和股骨通常都会退变,因此需行全髋关节置换来替代两者。关节成形术也可以根据所使用假体材料(如单极或双极关节)和是否使用骨水泥固定进行分类[30]。后侧入路与直接外侧入路全髋关节置换术后假体松脱率相当(1%~4%),术后特伦伯格步态(Trendelenburg)和坐骨神经损伤的发生率也相似[54]。

在全髋关节置换术前进行常规运动治疗,即使是终末期髋关节 OA 患者也能很好地耐受,并能够促进患者术后早期功能的改善[55]。术后物理治疗(或作业治疗)包括治疗性锻炼、转移训练、步态训练和日常生活活动指导[56]。人工髋关节置换术后早期下床活动(术后 1~2 天)[9]可最大限度地促进患者康复,减少深静脉血栓形成和症状性血栓栓塞等并发症[56]。

患者术后负重状态受多种因素影响,如假体是否被骨水泥妥善固定等,教育患者应当遵守骨科医师指定的负重状态[56]。很多患者可以安全地承受一定程度的重量[56]。在患者髋外展肌力恢复前应使用拐杖或助行器行走,直到脱离辅助器具后下肢无跛行现象[9]。后入路全髋关节置换术后应告知患者"髋关节预防措施"(例如,教患者避免髋关节内收、屈曲、内旋体位)以预防髋关节脱位[9]。指导患者使用升高的座椅和升高的马桶座,避免交叉双腿[9]。髋关节预防的建议持续 6 周至 6 个月。如患者术后有明显跌倒或突然出现疼痛应进行放射检查以明确有无脱位发生。

深静脉血栓和相关的静脉血栓栓塞预防措施包括早期下床活动、间歇充气加压袜、下腔静脉过滤器,以及药物治疗(如普通肝素、低分子量肝素、华法林以及合成戊糖)[56]。目前,尚不明确血栓预防的最佳疗程,但最近一项"变化趋势"的回顾性研究指出,全髋关节置换术后建议进行 10~35 天的疗程,但每个临床医师可以根据每个患者的症状性血栓形成或血栓栓塞风险来决定(需要权衡药物治疗引起出血的风险)[57]。

在急性期过后,全髋关节置换术后患者可以出院,要么住院康复(急性期或亚急性期),要么直接回家,这取决于患者术后疼痛、功能状态和家庭环境[9,56]。

对于人工关节置换术后出现慢性髋关节疼痛的患者,一例病例报道认为在超声引导下对股神经关节支行冷凝(60℃)射频[低温(60℃)射频]治疗可以缓解疼痛[58]。

潜在的疾病并发症

髋关节 OA 是一种退行性病变，其特点是股骨髋臼关节的破坏和症状逐渐恶化。髋关节 OA 可产生严重的疼痛、强直、功能受限，以及生活质量的下降。活动能力的下降会导致肌无力、骨质疏松、肥胖和心血管疾病。

潜在的治疗并发症

对乙酰氨基酚会引起肝功能损害，非甾体抗炎药损伤胃肠道、肾脏，增加心血管疾病风险，曲马多可引起镇静和头晕。髋关节注射有感染和术后症状加重的风险。髋关节置换术后有感染、神经损伤、脱位、假体松动、深静脉血栓形成和麻醉相关的副作用等并发症[56]。

（王青青 译　槐洪波 校　李铁山 审）

参考文献

1. Anderson K, Strickland SM, Warren R. Hip and groin injuries in athletes. *Am J Sports Med*. 2001;29:521–533.
2. Hashimoto N, Ando M, Yayama T, et al. Dynamic analysis of the resultant force acting on the hip joint during level walking. *Artif Organs*. 2005;29:387–392.
3. Tepper S, Hochberg MC. Factors associated with hip osteoarthritis: data from the First National Health and Nutrition Examination Survey (NHANES-I). *Am J Epidemiol*. 1993;137:1081–1088.
4. Coggon D, Kellingray S, Inskip H, et al. Osteoarthritis of the hip and occupational lifting. *Am J Epidemiol*. 1998;147:523–528.
5. Hoaglund FT, Steinbach LS. Primary osteoarthritis of the hip: etiology and epidemiology. *J Am Acad Orthop Surg*. 2001;9:320–327.
6. Croft P, Lewis M, Wynn Jones C, et al. Health status in patients awaiting hip replacement for osteoarthritis. *Rheumatology (Oxford)*. 2002;41:1001–1007.
7. Ackerman IN, Kemp JL, Crossley KM, et al. Hip and knee osteoarthritis affects younger people, too. *J Orthop Sports Phys Ther*. 2017;47(2):67–79.
8. Stitik TP, Kaplan RJ, Kamen LB, et al. Rehabilitation of orthopedic and rheumatologic disorders. 2. Osteoarthritis assessment, treatment, and rehabilitation. *Arch Phys Med Rehabil*. 2005;86(suppl 1):S48–S55.
9. Nicholas JJ. Rehabilitation of patients with rheumatic disorders. In: Braddom RL, ed. *Physical Medicine and Rehabilitation*. Philadelphia: WB Saunders; 1996:711–727.
10. Hoaglund FT, Oishi CS, Gialamas GG. Extreme variations in racial rates of total hip arthroplasty for primary coxarthrosis: a population-based study in San Francisco. *Ann Rheum Dis*. 1995;54:107–110.
11. Trousdale RT. Acetabular osteotomy: indications and results. *Clin Orthop Relat Res*. 2004;429:182–187.
12. Lesher JM, Dreyfuss P, Hager N, et al. Hip joint pain referral patterns: a descriptive study. *Pain Med*. 2008;9(1):22–25.
13. Clohisy JC, Knaus ER, Hunt DM, et al. Clinical presentation of patients with symptomatic anterior hip impingement. *Clin Orthop Relat Res*. 2009;467(3):638–644.
14. Cooper C, Inskip H, Croft P, et al. Individual risk factors for hip osteoarthritis: obesity, hip injury, and physical activity. *Am J Epidemiol*. 1998;147:516–522.
15. Stitik TP, Foye PM, Stiskal D, et al. Osteoarthritis. In: DeLisa JA, ed. *Physical Medicine and Rehabilitation: Principles and Practice*. 4th ed. vol. 1. Philadelphia: Lippincott Williams & Wilkins; 2005:765–786.
16. Lieberman JR, Berry DJ, Bono JV, et al. Hip and thigh. In: Snider RJ, ed. *Essentials of Musculoskeletal Care*. Rosemont, Ill: American Academy of Orthopaedic Surgeons; 1998:264–303.
17. Brown MD, Gomez-Marin O, Brookfield KF, et al. Differential diagnosis of hip disease versus spine disease. *Clin Orthop Relat Res*. 2004;419:280–284.
18. Reijman M, Hazes JM, Pols HA, et al. Validity and reliability of three definitions of hip osteoarthritis: cross sectional and longitudinal approach. *Ann Rheum Dis*. 2004;63:1427–1433.
19. Boegard T, Jonsson K. Hip and knee osteoarthritis. Conventional X-ray best and cheapest diagnostic method. *Lakartidningen*. 2002;99: 4358–4360 [in Swedish].
20. Croft P, Cooper C, Wickham C, et al. Defining osteoarthritis of the hip for epidemiologic studies. *Am J Epidemiol*. 1990;132:514–522.
21. Bluemke DA, Zerhouni EA. MRI of avascular necrosis of bone. *Top Magn Reson Imaging*. 1996;8:231–246.
22. Moller I, Bong D, Naredo E, et al. Ultrasound in the study and monitoring of osteoarthritis. *Osteoarthritis Cartilage*. 2008;16(suppl 3):S4–S7.
23. Tormenta S, Sconfienza LM, Iannessi F, et al. Prevalence study of iliopsoas bursitis in a cohort of 860 patients affected by symptomatic hip osteoarthritis. *Ultrasound Med Biol*. 2012;38:1352–1356.
24. Yoong P, Guirguis R, Darrah R, et al. Evaluation of ultrasound-guided diagnostic local anaesthetic hip joint injection for osteoarthritis. *Skeletal Radiol*. 2012;41:981–985.
25. Arokoski JP. Physical therapy and rehabilitation programs in the management of hip osteoarthritis. *Eura Medicophys*. 2005;41:155–161.
26. Foye PM. Weight loss in the treatment of osteoarthritis. *Phys Med Rehabil State Art Rev*. 2001;15:33–41.
27. Foye PM, Stitik TP, Chen B, et al. Osteoarthritis and body weight. *Nutrition Res*. 2000;20:899–903.
28. Fernandes L, et al. EULAR recommendations for the non-pharmacological core management of hip and knee osteoarthritis. *Ann Rheum Dis*. 2013;72(7):1125–1135.
29. Recommendations for the medical management of osteoarthritis of the hip and knee: 2000 update. American College of Rheumatology Subcommittee on Osteoarthritis Guidelines. *Arthritis Rheum*. 2000;43:1905–1915.
30. Stitik TP, Foye PM. Osteoarthritis physical medicine and rehabilitation: arthritis and connective tissue disorders. *eMedicine*. 2005. http://www.emedicine.com/PMR/topic93.htm. Accessed June 26, 2005.
31. Vasiliadis HS, Tsikopoulos K. Glucosamine and chondroitin for the treatment of osteoarthritis. *World J Orthop*. 2017;8(1):1–11.
32. Cochrane T, Davey RC, Matthes Edwards SM. Randomised controlled trial of the cost-effectiveness of water-based therapy for lower limb osteoarthritis. *Health Technol Assess*. 2005;9:iii–iv, ix–xi, 1–114.
33. Murphy NJ, Eyles JP, Hunter DJ. Hip osteoarthritis: etiopathogenesis and implications for management. *Adv Ther*. 2016;33(11):1921–1946.
34. Nicolson PJ, Bennell KL, Dobson FL, et al. Interventions to increase adherence to therapeutic exercise in older adults with low back pain and/or hip/knee osteoarthritis: a systematic review and meta-analysis. *Br J Sports Med*. 2017;51:791–799.
35. Peter WF, Jansen MJ, Hurkmans EJ, et al. Physiotherapy in hip and knee osteoarthritis: development of a practice guideline concerning initial assessment, treatment and evaluation. *Acta Reumatol Port*. 2011;36:268–281.
36. Nérot A, Nicholls M. Clinical study on the unloading effect of hip bracing on gait in patients with hip osteoarthritis. *Prosthet Orthot Int*. 2017;41(2):127–133.
37. Kawamura T. Development of the S-form Hip brace of Wakayama Medical College Type for osteoarthritis of the hip. *J Jpn Orthop Ass*. 1983;57:1665–1679.
38. Kim YJ, Bixby S, Mamisch TC, Clohisy JC, Carlisle JC. Imaging structural abnormalities in the hip joint: instability and impingement as a cause of osteoarthritis. *Semin Musculoskelet Radiol*. 2008;12(4):334–345.
39. Dorleijn DM, Luijsterburg PA, Reijman M, et al. Effectiveness of intramuscular corticosteroid injection versus placebo injection in patients with hip osteoarthritis: design of a randomized double-blinded controlled trial. *BMC Musculoskelet Disord*. 2011;12:280.
40. Foye PM, Stitik TP. Fluoroscopic guidance during injections for osteoarthritis. *Arch Phys Med Rehabil*. 2006;87:446–447.
41. Kullenberg B, Runesson R, Tuvhag R, et al. Intraarticular corticosteroid injection: pain relief in osteoarthritis of the hip? *J Rheumatol*. 2004;31:2265–2268.
42. Qvistgaard E, Christensen R, Torp-Pedersen S, Bliddal H. Intra-articular treatment of hip osteoarthritis: a randomized trial of hyaluronic acid, corticosteroid, and isotonic saline. *Osteoarthritis Cartilage*. 2006;14: 163–170.
43. Micu MC, Bogdan GD, Fodor D. Steroid injection for hip osteoarthritis: efficacy under ultrasound guidance. *Rheumatology (Oxford)*. 2010;49:1490–1494.

44. Atchia I, Kane D, Reed MR, et al. Efficacy of a single ultrasound-guided injection for the treatment of hip osteoarthritis. *Ann Rheum Dis.* 2011;70:110–116.

45. Kaspar S, de V de Beer J. Infection in hip arthroplasty after previous injection of steroid. *J Bone Joint Surg Br.* 2005;87:454–457.

46. Pereira LC, Kerr J, Jolles BM. Intra-articular steroid injection for osteoarthritis of the hip prior to total hip arthroplasty: is it safe? A systematic review. *Bone Joint J.* 2016;98-B(8):1027–1035.

47. Pourbagher MA, Ozalay M, Pourbagher A. Accuracy and outcome of sonographically guided intra-articular sodium hyaluronate injections in patients with osteoarthritis of the hip. *J Ultrasound Med.* 2005;24:1391–1395.

48. Migliore A, Bella A, Bisignani M, et al. Total hip replacement rate in a cohort of patients affected by symptomatic hip osteoarthritis following intra-articular sodium hyaluronate (MW 1,500-2,000 kDa) ORTOBRIX study. *Clin Rheumatol.* 2012;31:1187–1196.

49. Mulvaney SW. A review of viscosupplementation for osteoarthritis of the hip and a description of an ultrasound-guided hip injection technique. *Curr Sports Med Rep.* 2009;8:291–294.

50. Piccirilli E, Oliva F, Murè MA, et al. Viscosupplementation with intra-articular hyaluronic acid for hip disorders. A systematic review and meta-analysis. *Muscles Ligaments Tendons J.* 2016;6(3):293–299.

51. Eymard F, Maillet B, Lellouche H, et al. Predictors of response to viscosupplementation in patients with hip osteoarthritis: results of a prospective, observational, multicentre, open-label, pilot study. *BMC Musculoskeletal Disorders.* 2017;18:3. https://doi.org/10.1186/s12891-016-1359-2.

52. Araújo JP, Silva L, Andrade R, et al. Pain reduction and improvement of function following ultrasound-guided intra-articular injections of triamcinolone hexacetonide and hyaluronic acid in hip osteoarthritis. *J Biol Regul Homeost Agents.* 2016;30(4 suppl 1):51–62.

53. Di Sante L, Villani C, Santilli V, Valeo M, et al. Intra-articular hyaluronic acid vs platelet-rich plasma in the treatment of hip osteoarthritis. *Med Ultrason.* 2016;18(4):463–468. https://doi.org/10.11152/mu-874.

54. Jolles BM, Bogoch ER. Posterior versus lateral surgical approach for total hip arthroplasty in adults with osteoarthritis. *Cochrane Database Syst Rev.* 2004;1:CD003828.

55. Gilbey HJ, Ackland TR, Wang AW, et al. Exercise improves early functional recovery after total hip arthroplasty. *Clin Orthop Relat Res.* 2003;408:193–200.

56. Bitar AA, Kaplan RJ, Stitik TP, et al. Rehabilitation of orthopedic and rheumatologic disorders. 3. Total hip arthroplasty rehabilitation. *Arch Phys Med Rehabil.* 2005;86(suppl 1):S56–S60.

57. Budhiparama NC, Abdel MP, Ifran NN, et al. Venous thromboembolism (VTE) prophylaxis for hip and knee arthroplasty: changing trends. *Curr Rev Musculoskelet Med.* 2014;7(2):108–116.

58. Kim DJ, Shen S, Hanna GM. Ultrasound-guided radiofrequency lesioning of the articular branches of the femoral nerve for the treatment of chronic post-arthroplasty hip pain. *Pain Physician.* 2017;20(2):E323–E327.

第 56 章

髋关节盂唇撕裂

Jonathan T. Finnoff, DO

Brennan J. Boettcher, DO

同义词

无

ICD-10 编码

M24.859	其他非特指关节紊乱,其他未分类
M24.851	其他特指右髋关节紊乱,其他未分类
M24.852	其他特指左髋关节紊乱,其他未分类

定义

　　髋关节盂唇撕裂是指附着在髋臼周围的纤维软骨盘撕裂的一种病变。盂唇是一种马蹄形的纤维软骨结构,附着在髋臼的外缘,与股骨头的关节面相接触,其下方与横向髋臼韧带融合。盂唇在髋关节稳定和功能方面起着重要的生物力学作用。它使髋臼的有效深度增加了 20%,增加了静态稳定性;有助于维持关节腔内的静水压、润滑关节和分担压力;同时还具有本体感觉和伤害感受器的功能[1,2]。髋臼唇的神经支配在前上方和后上方最为丰富[3]。

　　盂唇由两个不同的区域组成:由致密结缔组织组成的血运丰富的关节外侧区域和无血管分布的关节内侧区域[4]。关节唇连接不均匀,其前上髋臼附着部位的生物力学强度较低,使得该区域盂唇撕裂的发生率较高[5]。

　　髋关节损伤占运动创伤的 3.1% ~ 8.4%,盂唇撕裂在主诉髋部不适的运动员中的发生率为 22% ~ 55%,38.6% 的患者并无明显症状[5-7]。盂唇撕裂常见于髋关节不稳、髂腰肌撞击、创伤和骨关节炎。许多盂唇撕裂伴有股骨髋臼撞击症(FAI)的存在[8,9]。FAI 是指由于骨形态异常导致股骨头颈交界区和髋臼缘撞击而产生疼痛的综合征。FAI 有三种分型:钳夹型、凸轮型和混合型[8]。钳夹型 FAI 是指髋臼对股骨头的覆盖过大(图 56.1),而凸轮型 FAI 是股骨

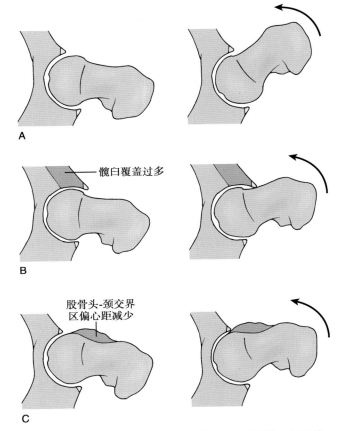

图 56.1　(A)正常髋关节,髋关节活动不受限。(B)髋臼对股骨头覆盖过多造成钳夹型股骨髋臼撞击症。(C)股骨头-颈交界区偏心距减少造成凸轮型股骨髋臼撞击症

头-颈交界区偏心距减少(图 56.1)。前者 FAI 常见于中年女性,而后者多见于 40 岁左右的男性。大多数患者同时存在钳夹型和凸轮型。

　　与 FAI 相关的盂唇撕裂常发生在前上部区域,凸轮型和钳夹型 FAI 的骨性异常可导致不同类型的盂唇撕裂。在钳夹形髋关节撞击症中,股骨颈与髋臼缘的前方反复摩擦导致盂唇变性、撕裂和关节内神经节形成,偶尔也会出现唇侧骨化。在凸轮型髋关节撞击症中,股骨头-颈交界区与髋臼之间的异常连接会导致髋臼软骨由外向内地磨损,以及髋臼软骨、邻近上唇和软骨下骨之间的分层[1]。盂唇撕裂往

319

往发生在关节内而不是关节囊表面。如患者没有骨性异常，盂唇撕裂可能是关节活动终末端重复性应力所致，多见于舞蹈者[8]。

症状

盂唇撕裂的患者常诉腹股沟区疼痛，长时间站立、坐或行走时加重。疼痛可放射至臀部或大转子区域。往往隐匿起病，患者通常无法回忆确切的激发事件。盂唇撕裂偶见于外伤后，男性比女性更容易发生急性损伤[10]。"咔嚓"声、交锁和不稳定的机械症状可表现多样，并不总是提示关节内病变。详细询问病史至关重要，包括询问儿童期疾病，如髋关节发育不良、Legg-Calve-Perthes 病和股骨头骺滑脱症。

体格检查

髋关节检查首先应观察患者的疼痛步态。髋部的触诊可发现腹股沟区的压痛，但不具有特异性。同时应评估腰椎、髋关节和膝关节的关节活动度。在进行髋关节活动度评估的过程中经常因髋关节内旋诱发出疼痛。查体还应包含下肢的神经系统检查，包括肌力、感觉和反射的评估。神经系统检查结果通常是正常的。FAI 和盂唇撕裂最可靠的试验是前髋撞击试验。将髋关节屈曲超过 90°，然后内收内旋髋关节（图 56.2）。如果诱发出了腹股沟前区疼痛，则考虑为前髋关节撞击试验阳性[11]。该试验对于敏感度达到 94%～99%。髋关节屈曲 90°并内旋的屈曲内旋试验，其敏感度为 96%[7]。髋关节研磨试验，即髋关节从外展外旋位开始，经过屈曲、中立旋

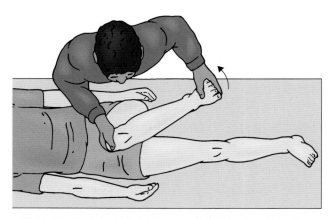

图 56.2　前撞击试验：屈髋 90°，内收内旋髋关节。出现髋关节疼痛为试验阳性

转位，最后内收内旋，如果存在盂唇撕裂，则可能诱发出疼痛和听到"咔嚓"声。被动伸展和外旋髋关节时引起疼痛提示存在后唇撕裂，通常又被称为后撞击试验。髋关节病变同样见于 4 字试验阳性的患者。该试验被称为 Patrick 试验或 FABER 试验，因为髋关节是处于屈曲（flexed）、外展（abducted）、外旋（externally rotated）的位置。髋关节的关节内疾病也可由仰卧位的抗阻直腿抬高试验诱发，通常又被称为 Stinchfield 试验。虽然详细的体格检查可以帮助临床医师判断疼痛是否来源于髋关节，但并不能帮助鉴别髋关节疼痛的多种不同病因。

功能受限

虽然功能受限并不常见，盂唇撕裂的患者在行走时可能会出现跛行或支撑相臀部向同侧倾斜（与未代偿的特伦伯格步态相似）。罕见情况下，患者需借助助行器行走。盂唇撕裂引起的疼痛可限制患者的活动，如体操和建筑类工作等需要重复性的髋部负重、轴性转动和深屈曲的活动。

诊断分析

X 线检查是评估髋关节疼痛的主要方法，至少需要采集两张不同方向的 X 线平片。合适的体位摆放对正确地评估骨性解剖至关重要。通常采用患侧髋关节的骨盆前后位片和侧位片检查。94.3% 的腹股沟区疼痛或 87% 的髋臼唇撕裂的患者，至少伴有一项与 FAI 相关的骨性异常[4,12,13]。男性 α 角增加和女性 Tonnis 分级增加或颈干角减小都提示较大可能的盂唇撕裂[14]。

钳夹型 FAI 可能是由于髋臼过深导致股骨头覆盖过多，或是由于髋臼后倾引起的局部覆盖过多。在骨盆前后位片上，正常髋臼应覆盖至少 75% 的股骨头。如果髋臼窝或股骨头位于髂坐骨线内侧，则会表现为一个深髋臼。"交叉征"提示局部髋臼后倾（图 56.3），表现为髋臼前壁的头端部分位于髋臼后壁的外侧。侧位片可显示关节后下间隙变窄。

凸轮型 FAI 可行骨盆前后位和侧位片进行检查。凸轮型 FAI 的主要影像学表现为前方或上方的股骨头颈间距减少，呈扁平或凸形，而不是凹形，凸轮型 FAI 股骨头颈结合处的非球面常被称为手枪握把畸形（图 56.4）。

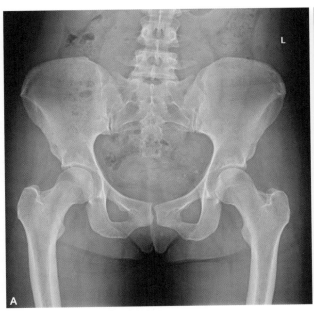

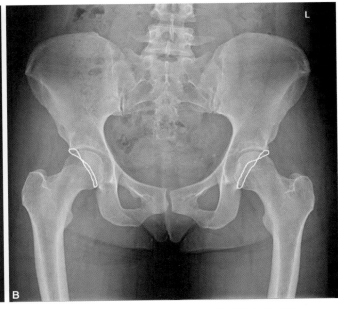

图 56.3 骨盆前后位 X 线平片显示双侧交叉征,提示髋臼后倾。(A)未标记(B)已标记出前后髋臼的边缘

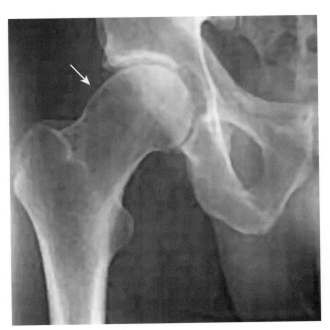

图 56.4 凸轮型 FAI 患者的右髋前后位片。箭头所示凸轮病变。股骨头颈异常形态通常称为"手枪握把"畸形

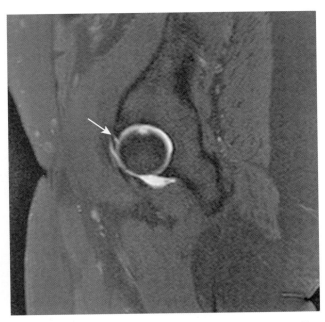

图 56.5 髋关节的矢状位 T_2 加权磁共振关节造影。箭头示盂唇撕裂

磁共振成像是诊断髋关节内病理变化的首选成像方式,可提供髋臼唇、髋关节软骨和关节间隙的高分辨率图像。磁共振关节造影是磁共振成像和关节内注射钆造影剂的结合,是评估髋关节盂唇的最佳方法(图 56.5)。与传统 3.0T 的磁共振成像(灵敏度和特异度分别为 63.6% 和 75.8%)相比,磁共振关节造影的灵敏度和特异性更高,分别为 92.9% 和 84.6%[15]。

髋关节盂唇撕裂的鉴别诊断

Legg-Calve-Perthes 病	股骨颈应力性骨折
股骨头骨骺滑脱症	转子滑囊炎
髋关节发育不良	腰神经根病
髋关节感染、炎症或	腹股沟疝
骨关节炎	髂腰肌肌腱炎
髋部恶性肿瘤	腰肌滑囊炎
髋关节弹响征	圆韧带撕裂
髋臼过深	周围神经卡压(如生殖股神经)
髋臼前突	股动脉血栓形成或夹层
股骨头缺血性坏死	股静脉血栓形成

治疗

早期治疗

盂唇撕裂的早期治疗是保守治疗,还包括局部物理治疗、口服缓解轻度疼痛的镇痛药如对乙酰氨基酚或 NSAID,以及康复治疗。如果这些方法都不能缓解患者的症状,可考虑关节腔内注射皮质类固醇[16,17]。应指导患者避免做加重症状的活动。

康复治疗

尽管缺乏高质量的文献证实康复是髋臼撕裂的首要治疗策略,但鉴于与手术相关的潜在病残率和死亡率,物理治疗仍然是治疗的首要方法。髋臼唇撕裂的康复计划应分三个阶段进行。第一阶段的重点应该是通过物理治疗、活动调整和温和的镇痛药来减轻疼痛。患者应致力于恢复无痛的全关节活动,并进行髋部肌群的静态力量性训练。引进核心力量训练,通过无痛的有氧训练来维持有氧适能。应识别并解决运动链的缺陷。训练项目中应包括本体感觉练习,如在平面上的单腿站姿或在不稳定平面上的双腿站姿训练。康复的第二阶段应逐步引入无痛的、动态的髋部肌群的力量训练和低至中等强度的有氧运动。与对照组相比,盂唇撕裂的患者髋关节屈曲力量下降,这一点尤其应该注意并解决[18]。在这一阶段的康复中,根据患者的耐受性,逐步升级核心稳定性和本体感觉训练。最后的康复阶段应过渡到运动专项训练(如果患者不是运动员,则为工作专项训练)和家庭训练,以保持髋部肌群力量和灵活性、核心稳定性、有氧适能和神经肌肉的协调能力[16]。

接受髋关节盂唇撕裂修复手术的患者,为了最大限度地恢复功能需进行恰当的术后康复治疗。有大量文献报道关节镜术后的康复计划,然而,系统回顾研究表明缺乏高质量的证据支持某个特定的方案[12,19]。具体的术后康复计划应取决于外科医师和物理治疗师的临床经验[13]。手术后,应立即采取措施减轻患者的不适症状,包括口服药物和局部物理治疗。采用定期加压的方法来减轻术后水肿。通常在术后第 1 周到第 2 周的步行期间使用支具,以防止髋关节屈曲超过 80°。晚上则建议患者佩戴制动支具,以防止髋关节外旋超过 20°,从而避免前关节囊结构过度紧张[20]。可采用适当的被动髋关节活动度练习和主动膝踝关节活动度练习。

术后两周患者应避免过度屈曲、内旋和外展髋关节。随着患者疼痛的缓解,可以进行无痛的全关节活动度的恢复性训练。一般是在术后 2~4 周开始进行。术后 4 周,可以进行髋部肌群和大腿肌肉的牵伸运动。

术后可以立即进行髋部和腿部的等长肌力训练,但应避免引起疼痛。术后 2~4 周可以开始以髋外展肌为重点的髋部的等张肌力训练。负重强化训练通常在术后 4~6 周开始,包括水平面运动,训练过程中应始终无痛。

根据手术类型和手术方式,术后 2~6 周可进行部分负重训练。在这段时间结束后,患者不需再拄拐杖。停止使用拐杖后应训练对称的步态模式,防止任何肌肉不平衡,如髋屈肌和竖脊肌的过度紧张以及臀肌和腹肌无力。这种模式通常被称为"下交叉综合征"[13]。

功能康复训练通常于术后 6~8 周开始。有氧运动可以从限制性的部分负重(如游泳池)到无冲击的全负重(如椭圆机),再到步行和慢跑。大多数人在术后 12~24 周后才可以进行有冲击的有氧运动(如跑步)和剪切或旋转运动。一般来说,体力劳动者可以在手术后 12~24 周回归工作,而运动员则需要 12~32 周才能恢复竞技运动,这都取决于手术类型和术后康复治疗的进展速度。即使采用相同的康复方案,专业运动员也会比业余运动员(4.2 个月 vs. 6.3 个月)更快地重返赛场[12]。

介入治疗

一些髋关节盂唇撕裂的患者通过关节内注射皮质类固醇可缓解症状。髋关节注射应在超声或 X 线等影像引导下进行,以确保药物准确地注射到髋关节内,尽量减少并发症,并最大限度地提高治疗效果。保守治疗无效的患者(如局部物理治疗、药物治疗和康复治疗)可以选择髋关节注射治疗。然而,如果患者的疼痛显著,导致影响康复训练,那么可以在治疗早期考虑关节内注射皮质类固醇,以减轻疼痛,使患者更好地完成康复治疗。但是髋关节注射症状缓解的维持时间较短,仅为 2 周左右[17]。关节内注射局部麻醉药经常作为一种"试验"来进行,用来评估盂唇麻醉的镇痛效果。需要注意的是,不能完全依赖这一点,因为关节腔麻醉效果与手术结果的相关性有限[21,22]。

技术设备

没有关于髋关节盂唇撕裂的治疗或者康复训

练的特殊技术设备。

手术

对于非手术治疗失败或有明显力学症状的患者,应考虑手术治疗。最早的髋关节盂唇撕裂的手术治疗是开放性的盂唇清创术。髋关节镜的出现使得盂唇手术的致残率明显降低。对于有症状的盂唇撕裂患者,关节镜是性价比较高的手术方法,其获益与患者年龄成反比。与单纯进行康复治疗相比,接受手术治疗的患者发展成症状性骨关节炎的概率降低,因此成本效益较高[23]。盂唇撕裂可以在关节镜下进行一期修复、清创或重建。关节镜下盂唇清创术的预后依病情而定,45岁以上的患者与站立位骨盆前后位X线片显示关节间隙小于2mm的骨关节炎患者获益甚微[9,24,25]。目前较为明确的是,为了恢复正常的功能,盂唇撕裂的最佳手术治疗方法是尽可能地修复,而非清创[11,26-28]。最常用的修复技术是简单地缝合。虽然目前盂唇修复是治疗金标准,但有些损伤是不可修复的,对这类患者可行清创和盂唇重建术。与单纯清创术相比,重建术用人工移植物代替原有盂唇更有利于改善髋关节稳定性和恢复关节内负压[29]。此外,清创术被认为是造成髋关节不稳的原因之一[30]。最近的研究表明,与单纯清创术相比,盂唇重建术能够获得良好的中期效果和预后[30,31]。未来需要通过高质量的临床研究来比较选择性的盂唇清创术或盂唇重建术的疗效[27,28]。盂唇重建术有可能使运动员恢复到高的竞技水平,文献报道85.7%的专业运动员在接受了关节镜下髂胫带盂唇重建术后得以重返赛场,81%恢复到相似的竞技水平[32]。

在盂唇撕裂的手术治疗中,许多外科医师主张同时解决引起FAI的骨性异常(例如,钳夹型FAI的髋臼成形术或凸轮型FAI的股骨成形术)。虽然近来倾向于骨性异常的处理,但没有确切的证据表明,对于骨性异常和盂唇撕裂的联合治疗比盂唇撕裂的单独治疗效果更好[1]。

潜在的疾病并发症

如果不进行治疗,盂唇撕裂可能会导致疼痛、机械力学症状(如折断、爆裂、交锁)、功能受限和潜在的骨关节炎。有人认为,盂唇的缺失会使关节内负压丧失,可能导致关节欠稳定、半脱位或脱位[9]。如果患者同时还合并FAI,股骨头或髋臼的形态学异常会导致股骨颈或股骨头与髋臼的异常接触。这会进一步导致盂唇和软骨的损伤。理论上,持续的异常接触导致软骨进一步恶化和磨损,最终导致关节炎[29]。在少数情况下,盂唇撕裂引起的囊肿已被报道可以导致坐骨神经、股神经、闭孔神经或髂静脉的压迫[33-35]。这些部位的损伤可能需要手术干预。

潜在的治疗并发症

大多数保守治疗方法的风险较小。患者可能对药物有过敏反应,或出现药物副作用(如消化不良),或药物相关并发症(如胃溃疡)。关节内注射的潜在并发症包括感染、过敏反应、缺血性坏死或损伤邻近的神经血管结构。

髋关节镜的潜在并发症主要与患者的体位和手术技术有关。髋关节镜检查需要牵引,这样会造成神经损伤。避免过度牵引和在会阴处放置一根宽柱可使损伤降到最低。在髋关节镜检查中,合适的入路位置是最重要的。这是因为不适当的位置可能导致神经血管的损伤和关节内视野不足,从而导致医源性的结构损伤[11]。

（陈修平 译　槐洪波 校　李铁山 审）

参考文献

1. Gwathmey FW Jr, Kadrmas WR. Intra-articular hip disorders in the military population: evaluation and management. *Clin Sports Med.* 2014;33(4):655–674.
2. Rakhra KS. Magnetic resonance imaging of acetabular labral tears. *J Bone Joint Surg Am.* 2011;93(suppl 2):28–34.
3. Alzaharani A, Bali K, Gudena R, et al. The innervation of the human acetabular labrum and hip joint: an anatomic study. *BMC Musculoskelet Disord.* 2014;15:41.
4. Huang R, Diaz C, Parvizi J. Acetabular labral tears: focused review of anatomy, diagnosis, and current management. *Phys Sportsmed.* 2012;40(2):87–93.
5. Smith CD. A biomechanical basis for tears of the human acetabular labrum. *Br J Sports Med.* 2009;43:574–578.
6. Lee AJ, Armour P, Thind D, et al. The prevalence of acetabular labral tears and associated pathology in a young asymptomatic population. *Bone Joint J.* 2015;97-B(5):623–627.
7. Reiman MP, Goode AP, Cook CE, et al. Diagnostic accuracy of clinical tests for the diagnosis of hip femoroacetabular impingement/labral tear: a systematic review with meta-analysis. *Br J Sports Med.* 2015;49(12):811.
8. Prather H, Cheng A. Diagnosis and treatment of hip girdle pain in the athlete. *PM R.* 2016;8(suppl 3):S45–S60.
9. Harris JD. Hip labral repair: options and outcomes. *Curr Rev Musculoskelet Med.* 2016;9(4):361–367.
10. Lindner D, El Bitar YF, Jackson TJ, et al. Sex-based differences in the clinical presentation of patients with symptomatic hip labral tears. *Am J Sports Med.* 2014;42(6):1365–1369.
11. Ejnisman L, Philippon MJ, Lertwanich P. Acetabular labral tears: diagnosis, repair, and a method for labral reconstruction. *Clin Sports Med.* 2011;30:317–329.
12. Grzybowski JS, Malloy P, Stegemann C, et al. Rehabilitation following hip arthroscopy - a systematic review. *Front Surg.* 2015;26(2):21.
13. Garrison JC, Osler MT, Singleton SB. Rehabilitation after arthroscopy of an acetabular labral tear. *N Am J Sports Phys Ther.* 2007;2(4):241–250.

14. Redmond JM, Gupta A, Hammarstedt JE, et al. Labral injury: radiographic predictors at the time of hip arthroscopy. *Arthroscopy*. 2015;31(1):51–56.
15. Tian CY, Wang JQ, Zheng ZZ, et al. 3.0 T conventional hip MR and hip MR arthrography for the acetabular labral tears confirmed by arthroscopy. *Eur J Radiol*. 2014;83(10):1822–1827.
16. Yazbeck PM, Ovanessian V, Martin RL, et al. Nonsurgical treatment of acetabular labrum tears: a case series. *J Orthop Sports Phys Ther*. 2011;41:5.
17. Krych AJ, Griffith TB, Hudgens JL, et al. Limited therapeutic benefits of intra-articular cortisone injection for patients with femoro-acetabular impingement and labral tear. *Knee Surg Sports Traumatol Arthrosc*. 2014;22(4):750–755.
18. Mendis MD, Wilson SJ, Hayes DA, et al. Hip flexor muscle size, strength and recruitment pattern in patients with acetabular labral tears compared to healthy controls. *Man Ther*. 2014;19(5):405–410.
19. Cheatham SW, Enseki KR, Kolber MJ. Postoperative rehabilitation after hip arthroscopy: a search for the evidence. *J Sport Rehabil*. 2015;24(4):413–418.
20. Lee S, Kuhn A, Draovitch P, et al. Return to play following hip arthroscopy. *Clin Sports Med*. 2016;35(4):637–654.
21. Krych AJ, Sousa PL, King AH, et al. Intra-articular diagnostic injection exhibits poor predictive value for outcome after hip arthroscopy. *Arthroscopy*. 2016;32(8):1592–1600.
22. Ladd LM, Keene JS, Del Rio AM, et al. Correlation between hip arthroscopy outcomes and preoperative anesthetic hip joint injections, MR arthrogram imaging findings, and patient demographic characteristics. *AJR Am J Roentgenol*. 2016;207(5):1062–1069.
23. Lodhia P, Gui C, Chandrasekaran S, et al. The economic impact of acetabular labral tears: a cost-effectiveness analysis comparing hip arthroscopic surgery and structured rehabilitation alone in patients without osteoarthritis. *Am J Sports Med*. 2016;44(7):1771–1780.
24. Krych AJ, Kuzma SA, Kovachevich R, et al. Modest mid-term outcomes after isolated arthroscopic debridement of acetabular labral tears. *Knee Surg Sports Traumatol Arthrosc*. 2014;22(4):763–767.
25. Wilkin G, March G, Beaulé PE. Arthroscopic acetabular labral debridement in patients forty-five years of age or older has minimal benefit for pain and function. *J Bone Joint Surg Am*. 2014;96(2):113–118.
26. Ayeni OR, Adamich J, Farrokhyar F, et al. Surgical management of labral tears during femoroacetabular impingement surgery: a systematic review. *Knee Surg Sports Traumatol Arthrosc*. 2014;22(4):756–762.
27. Larson CM, Giveans MR, Stone RM. Arthroscopic debridement versus refixation of the acetabular labrum associated with femoroacetabular impingement: mean 3.5-year follow-up. *Am J Sports Med*. 2012;40(5):1015–1021.
28. Krych AJ, Thompson M, Knutson Z, et al. Arthroscopic labral repair versus selective labral debridement in female patients with femoroacetabular impingement: a prospective randomized study. *Arthroscopy*. 2013;29(1):46–53.
29. Chahla J, Soares E, Bhatia S, et al. Arthroscopic technique for acetabular labral reconstruction using iliotibial band autograft. *Arthrosc Tech*. 2016;5(3):e671–e677.
30. Moya E, Ribas M, Natera L, et al. Reconstruction of nonrepairable acetabular labral tears with allografts: mid-term results. *Hip Int*. 2016;26(suppl 1):43–47.
31. Domb BG, El Bitar YF, Stake CE, et al. Arthroscopic labral reconstruction is superior to segmental resection for irreparable labral tears in the hip: a matched-pair controlled study with minimum 2-year follow-up. *Am J Sports Med*. 2014;42(1):122–130.
32. Boykin RE, Patterson D, Briggs KK, et al. Results of arthroscopic labral reconstruction of the hip in elite athletes. *Am J Sports Med*. 2013;41(10):2296–2301. 2013.
33. Tebib JG, Dumontet C, Carret JP, et al. Synovial cyst of the hip causing iliac vein and femoral nerve compression. *Clin Exp Rheumatol*. 1987;5(1):92–93.
34. Sherman PM, Matchette MW, Sanders TG, et al. Acetabular paralabral cyst: an uncommon cause of sciatica. *Skeletal Radiol*. 2003;32(2):90–94.
35. Yukata K, Arai K, Yoshizumi Y, et al. Obturator neuropathy caused by an acetabular labral cyst: MRI findings. *AJR Am J Roentgenol*. 2005;184(3 suppl):S112–S114.

第 57 章

股外侧皮神经病

Daniel Michael Clinchot, MD

Earl J. Craig, MD

同义词

感觉异常性股痛

Bernhardt-Roth 综合征

ICD-10 编码

G57.10	非特指下肢的感觉异常性股痛
G57.11	右下肢感觉异常性股痛
G57.12	左下肢感觉异常性股痛
G57.90	非特指下肢的非特异性单神经炎
G57.91	右下肢非特指单神经炎
G57.92	左下肢非特指单神经炎
G58.9	非特指的单神经病
R20.9	皮肤感觉障碍

定义

股外侧皮神经病,通常被称为感觉异常性股痛,是一种股外侧皮神经局灶性损伤导致的大腿外侧的疼痛和感觉受损的疾病。股外侧皮神经病在一般人群中的发生率为每年 4.3/万。有趣的是,这种神经病变在腕管综合征的患者中更为常见[1]。

股外侧皮神经是从第 2、第 3 腰椎神经根发出的纯感觉神经(图 57.1)。神经形成后,穿过腰大肌,沿着骨盆边缘,到达腹股沟韧带的外侧并穿过腹股沟韧带和髂前上棘(anterior superior iliac spine, ASIS)形成的通道穿出骨盆[2-4]。股外侧皮神经在此处容易受到压迫。股外侧皮神经的许多解剖学变异发生在骨盆出口处[5]。股外侧皮神经于穿出骨盆处存在异常者在人群中约占 25%[6]。在 ASIS 下方约 12cm 处,股外侧皮神经分成前、后分支。股外侧皮神经在大腿外侧支配皮肤感觉。支配区域的确切大小因个体而异。在 AISI 水平,股外侧皮神经的分支模式也有很高的变异性[7]。

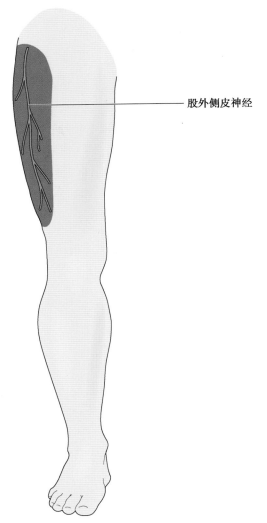

股外侧皮神经

图 57.1 股外侧皮神经为纯感觉神经,支配大腿前外侧的感觉

股外侧皮神经损伤的原因有很多,如表 57.1。在髋关节的前入路手术中,股外侧皮神经特别容易受损[7]。股外侧皮神经病在超重人群中更为常见,因为坐位时大腿屈曲,神经在 ASIS 处易受到压迫(由于腹围)。压迫也可能发生在骨盆内。股外侧皮神经病的病因通常难以明确,其中约 79% 的患者最终也找不到原因。

表57.1	股外侧皮神经病的病因
手术及术后并发症及瘢痕	髂骨移植
腹膜后肿瘤	挤压伤
腹膜后纤维化	衣服过紧
脊柱肿瘤	座椅安全带
感染	肥胖
妊娠	特发性
穿通伤	

症状

患者的典型症状是大腿外侧区的疼痛和麻木。麻木可被描述为麻刺感或感觉减退。而疼痛通常是烧灼样疼痛,也可描述为刺痛、钝痛或酸痛。患者也可能会描述有恼人的瘙痒感。在某些情况下,诱发动作会引起症状的产生,比如患者在乘车时在座位上长时间久坐,此时神经会受到挤压,尤其见于汽车座椅的边缘被抬高,使得屈髋角度减小的情况。此外,安全带系得较紧时也可能产生症状。在股外侧皮神经病的表现中,患者不会出现下肢的无力。该疾病诊断主要依赖于临床医师的判断。

体格检查

由于股外侧皮神经是纯感觉神经,在体格检查中唯一的典型表现是局限于大腿外侧、不同区域的感觉减退。在成年患者中,临床医师发现在大腿外侧存在毛发脱落的区域。触摸或轻拍 ASIS 可能会加重症状。

体格检查也被用来排除其他可能引起髋部、大腿和膝关节疼痛及无力的原因。需要对下背部、髋部和整个下肢进行完整的神经肌肉评估。该检查包括肌肉的不对称性或萎缩性检查、徒手肌力测试、肌肉牵张反射检查以及轻触觉和针刺觉的检查。对于股外侧皮神经病患者,检查时不会出现下肢肌肉萎缩、不对称或无力;反射是完整的,且大腿外侧以外区域的感觉功能检查也是正常的。

功能受限

通常,患者没有功能受限,是因为这种损伤只会让患者感到不适,但并不会真正致残。虽长时间站立和髋部伸展可能会加重疼痛,从而限制某些需长时间站立和行走的活动,但患者并非真正的无力。当患者坐位时,神经可能会进一步受压,导致症状加重,所以长时间坐车或乘飞机可能会很困难。同样,工作时需久坐的人可能会因为出现疼痛症状而导致其工作能力受限。

诊断

病史和体格检查是最重要的诊断依据,所有其他的检查都应作为补充。肌电图是主要的诊断工具,应包括股外侧皮神经感觉神经传导测定和下肢针极肌电图检查[3,4]。虽然常规的股外侧皮神经传导研究具有标准值,可与个体检查结果进行比较,但由于研究技术难度较大,一般建议与未受累的一侧下肢进行比较研究[4,8-10]。左右振幅比已被证明是一种更好的诊断方法[11]。2006 年,一项对 37 名健康志愿者的研究记录了股外侧皮肤皮节内两个位置的神经传导,发现这种技术有助于在左右侧对比中使用更真实的振幅[12]。然而,对于股骨外侧皮神经的最佳刺激部位仍存在争议。传统上,刺激电极被放置在 ASIS 内侧 1cm 处,记录电极放置在 ASIS 远端 4cm 处被认为是获得更可靠反应的一种方法[13]。针极肌电图用来排除其他病变,并且记录结果应是正常的。连续肌电图检查可以用于评估恢复过程。

躯体感觉诱发电位也可使用,但有研究报道感觉神经传导测定是评价股骨外侧皮神经更可靠的方法[14]。高分辨率的超声检查也被提倡用于评估股外侧皮神经病,并与电诊断结果高度相关[15]。超声引导下的诊断性神经阻滞可能有助于评估可疑的股骨外侧皮神经病。超声检查股外侧皮神经在鉴别占位性病变或神经本身的变化方面具有优势[16]。最近,有研究报道在感觉异常性股痛患者的神经皮区行皮肤活检,发现小的皮内神经纤维丢失的现象[17]。一旦确诊,则可能需要骨盆磁共振成像或计算机断层扫描来寻找造成侵犯的肿块。

鉴别诊断

腰椎神经根病
腰椎多发性神经根病
腰椎神经丛疾病
腰椎小关节综合征
腹膜后肿块
股神经病

治疗

早期治疗

股外侧皮神经病的治疗以减轻症状和促进神经恢复为重点。

早期和晚期的疼痛和麻木症状可以通过物理疗法和药物治疗得到缓解。如果怀疑有炎性改变,可使用非甾体抗炎药或皮质类固醇。当对乙酰氨基酚和抗炎药不能控制疼痛时,可使用麻醉剂。卡马西平和加巴喷丁等抗癫痫药作为膜稳定剂,对部分患者也是有用的[18,19]。

促进神经恢复的治疗因神经损伤的原因而异。大多数患者需要解除髂前区的压力。压力可由紧身衣、腰带、安全带、超重或其他生物力学因素引起。解除压力的方法包括减重或调整衣物。一旦刺激因素被去除,那些损伤不太严重的神经(神经失用)往往会在数小时至数周内痊愈。由于沃勒变性和神经再生,损伤更严重的神经(神经或轴索断伤)恢复所需的时间则更长。抗炎药物的使用也可有利于恢复过程。

康复

物理治疗可促进受损神经的恢复。大腿前侧和腹股沟的轻微伸展可预防屈髋肌挛缩。应用热敷或超声波促进拉伸。当患者骨盆边缘持续肿胀、发炎时,可以选择冰敷。在部分个体中,有助于减重的一般训练计划也可能有效。营养师可以帮助患者减重。有经验的治疗师可使用软组织松动术来帮助松解受挤压的发炎的神经。软组织动员技术可能是有用的技术之一。电刺激和经皮神经电刺激对于减少患者在治疗过程中的疼痛可能有益。经皮神经电刺激可用于疼痛的日常控制。

介入治疗

当保守治疗失败时,在 ASIS 处或其附近注射类固醇和局部麻醉剂可能有效(图 57.2)。如果类固醇注射的有效持续时间较短,苯酚或其他神经毒性药物神经阻滞可作为最后的治疗手段。

在无菌条件下,触诊骨盆并确定 ASIS 和腹股沟韧带。用一根 25G、2 英寸(1 英寸 = 2.54cm)的针头在 ASIS 内侧约 1 英寸和腹股沟韧带的下方的皮肤处垂直进入。针尖进入软组织的深度约 1 英寸(这取决于患者的体形和皮下组织的厚度)。有时,注射若能引起感觉异常,则进一步验证了针的位置;然

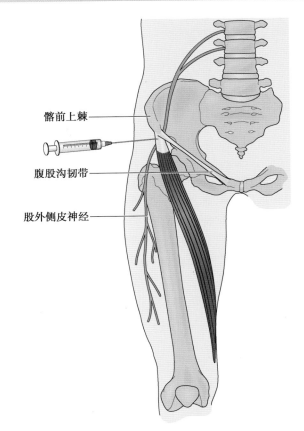

髂前上棘

腹股沟韧带

股外侧皮神经

图 57.2　类固醇和局部麻醉药的神经注射点在髂前上棘处或其附近

而,重要的是不要直接注射到神经上。一旦确定注射位置,注射 2~9mL 的局部麻醉药和类固醇溶液[如 1mL 醋酸甲泼尼龙(40mg/mL)和 8mL 甲哌卡因]。超声引导下股外侧皮神经的注射可以明确针的定位从而显著降低失败率[20]。在对 20 名有股外侧皮神经病症状的患者进行为期 12 个月的随访研究发现,超声引导下注射曲安奈德和布比卡因后,大部分患者的症状完全缓解,其余患者得到部分缓解[21]。

注射后的注意事项是冰敷穿刺处 10~15min,并嘱患者避免神经受压。

技术

目前,尚无该病在治疗或康复方面的特殊技术。

手术

对于由撞击导致的股外侧皮神经损伤,可采取手术解除压力。如果发现了神经瘤,神经瘤切除术或神经瘤近端的神经切除术也可能有效。对于有严重症状的患者,神经松解术也被证实有较好的疗效。即使对于有长期症状的患者也是如此[22]。然而,肥胖与神经松解术的不良预后相关[23]。

潜在的疾病并发症

经过治疗后,仍有持续的疼痛和麻木。

潜在的治疗并发症

治疗的并发症是不可避免的。每一种药物都有潜在的不良反应。非甾体抗炎药具有引起胃出血、肾血流量减少和血小板功能下降的风险。麻醉药有成瘾和镇静的风险。卡马西平可引起镇静和再生障碍性贫血。用卡马西平的患者需要动态检测全血细胞计数。加巴喷丁可以导致镇静。神经注射也有潜在的风险,包括出血、感染和疼痛加重。手术干预的潜在风险包括出血、感染和对麻醉剂的不良反应。

（徐萌萌 译　周君 校　李铁山 审）

参考文献

1. van Slobbe AM, Bohnen AM, Bernsen RM, et al. Incidence rates and determinants in meralgia paresthetica in general practice. *J Neurol.* 2004;251:294–297.
2. Moore KL. *Clinically Oriented Anatomy.* 2nd ed. Baltimore: Williams & Wilkins; 1985.
3. Kimura J. *Electrodiagnosis in Diseases of Nerve and Muscle: Principles and Practice.* 4th ed. New York: Oxford Press; 2013.
4. Dumitru D, Amato A, Zwarts M. *Electrodiagnostic Medicine.* Philadelphia: Hanley & Belfus; 2001.
5. Williams PH, Trzil KP. Management of meralgia paresthetica. *J Neurosurg.* 1991;74:76–80.
6. de Ridder VA, de Lange S, Popta JV. Anatomic variations of the lateral femoral cutaneous nerve and the consequences for surgery. *J Orthop Trauma.* 1999;13:207–211.
7. Rudin D, Manestar M, Ullrich O, et al. The anatomical course of the lateral femoral cutaneous nerve with special attention to the anterior approach to the hip joint. *J Bone Joint Surg Am.* 2016;98:561–567.
8. Butler ET, Johnson EW, Kaye ZA. Normal conduction velocity in the lateral femoral cutaneous nerve. *Arch Phys Med Rehabil.* 1974;55:31–32.
9. Lagueny A, Deliac MM, Deliac P, et al. Diagnostic and prognostic value of electrophysiologic tests in meralgia paresthetica. *Muscle Nerve.* 1991;14:51–56.
10. Sarala PK, Nishihara T, Oh SJ. Meralgia paresthetica: electrophysiologic study. *Arch Phys Med Rehabil.* 1979;60:30–31.
11. Seror P, Seror R. Meralgia paresthetica: clinical and electrophysiological diagnosis in 120 cases. *Muscle Nerve.* 2006;33:650–654.
12. Shin YB, Park JH, Kwon DR, Park BY. Variability in conduction of the lateral femoral cutaneous nerve. *Muscle Nerve.* 2006;33:645–649.
13. Russo MJ, Firestone LB, Mandler RN, Kelly JJ. Nerve conduction studies of the lateral femoral cutaneous nerve. Implications in the diagnosis of meralgia paresthetica. *Am J Electroneurodiagnostic Technol.* 2005;45:180–185.
14. Seror P. Lateral femoral cutaneous nerve conduction v somatosensory evoked potentials for electrodiagnosis of meralgia paresthetica. *Am J Phys Med Rehabil.* 1999;78:313–316.
15. Aravindakannan T, Wilder-Smith EP. High-resolution ultrasonography in the assessment of meralgia paresthetica. *Muscle Nerve.* 2012;45:434–435.
16. Damarey B, Demondion X, Boutry N, et al. Sonographic assessment of the lateral femoral cutaneous nerve. *J Clin Ultrasound.* 2009;37:89–95.
17. Wongmek A, Shin S, Zhou L. Skin biopsy in assessing meralgia paresthetica. *Muscle Nerve.* 2016;25:641–643.
18. Vorobeychik Y, Gordin V, Mao J, Chen L. Combination therapy for neuropathic pain. *CNS Drugs.* 2011;25:1023–1034.
19. Finnerup NB, Sindrup SH, Jensen TS. The evidence for pharmacologic treatment of neuropathic pain. *Pain.* 2010;150:573–581.
20. Tagliafico A, Serafini G, Lacelli F, et al. Ultrasound-guided treatment of meralgia paresthetica (lateral femoral cutaneous neuropathy). *J Ultrasound Med.* 2011;30:1341–1346.
21. Klauser AS, Abd Ellah MMH, Halpern EJ, et al. Meralgia paresthetica: ultrasound-guided injection at multiple levels with 12-month follow-up. *Eur Radiol.* 2016;26:764–770.
22. Berini SE, Spinner RJ, Jentoft ME, et al. Chronic meralgia paresthetica and neurectomy: a clinical pathologic study. *Neurology.* 2014;82:1551–1555.
23. Siu TL, Chandran KN. Neurolysis for meralgia paresthetica: an operative series of 45 cases. *Surg Neurol.* 2005;63:19–23.

第 58 章

梨状肌综合征

Thomas H. Hudgins, MD

Roger Wang, DO

Joseph T. Alleva, MD, MBA

同义词

臀袋神经病

钱包神经炎

ICD-10 编码

M25.551	右臀部疼痛
M25.552	左臀部疼痛
M25.559	非特指臀部疼痛
M79.1	梨状肌痛（肌肉骨骼痛）

定义

梨状肌和坐骨神经均由坐骨大切迹出骨盆，两者之间的解剖关系可发生多种变异（图 58.1）。尸检发现坐骨神经可以从梨状肌下方穿出，也可以从梨状肌肌腹穿出。此外，坐骨神经可以分支，分支可以从梨状肌上缘和梨状肌肌腹穿出，也可以从梨状

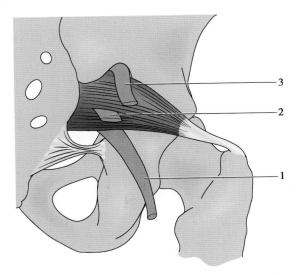

图 58.1 坐骨神经与梨状肌的位置关系的三种解剖变异。坐骨神经从梨状肌上缘穿出（3），从肌腹穿出（2），从下缘穿出（1）

肌下缘和梨状肌肌腹穿出[1,2]。最近，从一例梨状肌综合征患者发现了第五种情况，坐骨神经仍为一支，但由梨状肌上方穿出[3]。Yeoman[4] 于 1928 年首次描述梨状肌和坐骨神经两者之间的解剖关系。Robinson[5] 于 1947 年首次提出梨状肌综合征的概念。

梨状肌综合征是由于梨状肌压迫坐骨神经，导致坐骨神经病变而出现的临床综合征。原因是梨状肌本身的损伤（原发性综合征）或在骨盆出口受到压迫（继发性综合征）[6]。

尽管有文献记载梨状肌和坐骨神经的解剖关系，但对于诊断仍然存在争议。临床医师对梨状肌综合征的诊断尚未达成一致意见，因此没有发病率的记载[7]。尽管如此，Goldner[8] 预测在骨科手术中，梨状肌综合征的发病率低于 1%，男女发病率相同。

症状

梨状肌综合征常表现为臀部疼痛，急性或慢性发病，伴或不伴有下肢放射痛。多数患者有轻微外伤史，如臀部跌落伤。坐硬物可加重坐骨神经痛，偶尔可引起麻木和感觉异常，但不会造成无力。髋关节内收和内旋的活动也能使症状加重，如越野滑雪和网球中的头顶发球[9,10]。由于梨状肌与骨盆外侧壁的关系，患者可表现为排便痛，而女性患者也可表现为性交不适[11]。

体格检查

神经系统体格检查无异常，双下肢肌力对称和神经反射正常。从骶骨到股骨大转子可触及压痛，此区域为梨状肌代表区[12]。由于梨状肌在骨盆深部，直肠和骨盆检查时可触及痛性条索状结构[10]。被动髋外展与内旋可压迫坐骨神经，产生疼痛，即为 Freiberg 征。髋关节在抗阻主动外旋和外展时因梨状肌收缩，可诱发疼痛或患肢无力，即 Pace 征[13]。直

腿抬高试验阳性也有可能出现[14]。直肠检查可触及条索状肌束,但不推荐,见表58.1。

表 58.1　体格检查

检查	结果
Pace 征	髋关节和膝关节屈曲,髋关节主动外展及外旋对抗阻力时出现疼痛
Freiberg 征	被动髋关节外展和内旋时出现疼痛
Lasègue 征或直腿抬高试验	膝关节伸展,髋关节屈曲 90° 时出现坐骨大切迹疼痛
梨状肌征	持续外旋时出现的髋部疼痛
FAIR 试验	患者取侧卧位,患侧在上,髋关节屈曲、内收及内旋时出现疼痛

FAIR:屈曲(flexion),内收(adduction),内旋(internal rotation)。

功能受限

梨状肌综合征患者会因久坐和涉及髋关节内旋、内收的活动而出现疼痛。越野滑雪和单腿运动如网球头顶发球、踢足球,以及坐硬物如长凳及教堂长椅,或把钱包放在后面的口袋("钱包神经炎")均可加重症状。

诊断试验

梨状肌综合征是临床诊断。目前,梨状肌综合征尚无诊断金标准[22]。MRI 和 CT 有助于排除其他相关的坐骨神经病,是主要的检查手段。少数病例 MRI 和 CT 均可显示梨状肌肥大[15]。在有症状的患者中,电诊断显示 H 反射延长[16]。这在髋关节屈曲、内收和内旋(FAIR 试验)时已证实。FAIR 试验阳性的患者中,物理治疗和注射治疗效果较好的患者约占 70%[17]。在腰骶神经根病变的诊断中,电诊断也有助于排除梨状肌综合征。磁共振弥散张量成像和弥散张量纤维束成像有望成为未来的诊断工具[21]。

治疗

目前,尚无梨状肌综合征治疗的金标准[25]。

早期治疗

非甾体抗炎药和镇痛药可减少前列腺素介导的局部炎症、疼痛和痉挛[10]。物理疗法如热疗可能有助于增加胶原蛋白的膨胀性,并且符合物理治疗方案。避免加重的因素以及在久坐时使用软垫也是早期治疗推荐。

鉴别诊断

梨状肌综合征的继发性病因:
臀上、下动脉瘤
盆腔良性肿瘤
子宫内膜异位症
骨化性肌炎
与梨状肌综合征易混淆的疾病:
腰椎小关节综合征
$L_5 \sim S_1$ 神经根病[13]

康复治疗

使用热疗如超声波可以轻微牵伸梨状肌。屈髋 90° 以上后髋内旋,以及屈髋 90° 以内后髋外旋下可牵伸梨状肌[17]。强化髋关节外展肌,尤其是臀中肌十分重要。可以通过使用踝关节阻力带及横向行走来实现。臀中肌也可以通过横向和冠状面的跳跃得到加强。同时,对梨状肌综合征的高危患者,需纠正其生物力学失衡,其中包括髋关节旋前过度、髋关节外展无力、下腰椎功能障碍、骶髂关节活动受限和腘绳肌紧张[9,10]。生物力学失衡可能导致髋关节外旋、步长缩短和功能性患肢短缩等步态问题。

介入治疗

顽固性病例可能需要局部注射皮质类固醇[14]。如图 58.2 和图 58.3 所示,于骶髂关节下缘尾侧 1cm 和外侧 2cm 进针,此进针点位于经透视引导证实的坐骨神经分布区[18]。有一份尸检研究比较了 X 线透视引导下与超声引导下梨状肌注射的正确率,发现后者更高。该研究发现在透视引导下梨状肌注射的准确率为 30%,而在超声引导下注射的准确率为 95%[19]。然而,对于肥胖患者,超声引导下梨状肌注射也会出现偏差,这是超声成像应用的局限性。在一项对梨状肌综合征患者的研究中,10 例患者中有 9 例通过 CT 验证了超声引导下梨状肌注射的准确性[23]。同样,在一项包括 10 名健康者的研究中,经 MRI 证实,超声引导下梨状肌注射的准确率能达到 90%[25]。CT 引导下梨状肌注射是一种安全、有效的方法,比 MRI 引导更快,同时也不需要特殊设备[24]。然而,与男性或女性性腺进行 CT 检测相比,MRI 检

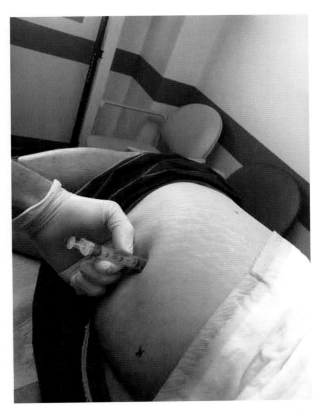

图 58.2　患者取俯卧位或侧卧位（患侧在上），在 X 线透视引导下，于骶髂关节下缘尾侧 1cm 和外侧 2cm 进针

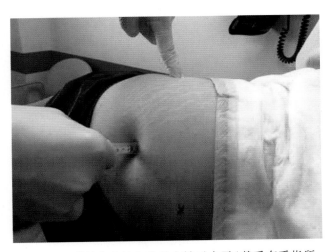

图 58.3　进针点大约在坐骨大转子水平（戴手套手指所指之处）。注射皮质类固醇前，通过神经刺激器判断穿刺针是否在坐骨神经附近

查受到辐射暴露风险的限制[25]。在一例利用先前获得的 CT 或 MRI 图像，使用三维计算机辅助并联合超声辅助电磁针追踪的案例研究表明，该方法可行，并且可以减少辐射暴露风险[26]。

硬膜外注射皮质类固醇使得下位骶神经暴露于皮质类固醇中，疗效并不确定。20 名难治性患者行 CT 引导下 A 型肉毒毒素（150U）注射，可缓解疼痛

和提高生活质量。此外，疗效在注射 12 周后仍十分显著，比注射皮质类固醇的持续时间更长。目前，尚无比较皮质类固醇与肉毒毒素疗效的比较研究[20]。在一项随机双盲对照研究中，局部注射麻醉药与局部注射麻醉药联合皮质类固醇效果相当[27]。

技术设备

目前，梨状肌综合征的治疗或康复尚无特殊技术设备。

手术

通过手术松解梨状肌来减轻压迫相对较少[12]。

肉毒素注射治疗格外有效[22]。梨状肌综合征预后良好，多数患者通过非手术治疗能获得良好的疗效[9]。

潜在的疾病并发症

梨状肌综合征容易漏诊，其主要的并发症是慢性坐骨神经痛。

潜在的治疗并发症

NAIDS 引起的出血、胃肠道和肾脏副作用已被充分证实。局部注射皮质类固醇的并发症包括感染、血肿或出血及局部软组织萎缩。手术治疗要警惕臀部神经的损伤。梨状肌分离导致的功能丧失影响不大，因为其他髋外展肌可以代偿其运动功能[12,18]。

（郭庆杰　译　周君　校　李铁山　审）

参考文献

1. Pecina M. Contribution to the etiological explanation of the piriformis syndrome. *Acta Anat (Basel)*. 1979;105:181–187.
2. Beaton LE, Anson BJ. Sciatic nerve and the piriformis muscle: their interrelation as a possible cause of coccydinia. *J Bone Joint Surg*. 1938;20:686–688.
3. Ozaki S, Hamabe T, Muro T. Piriformis syndrome resulting from an anomalous relationship between the sciatic nerve and piriformis muscle. *Orthopedics*. 1999;22:771–772.
4. Yeoman W. The relation of arthritis of the sacroiliac joint to sciatica. *Lancet*. 1928;2:1119–1122.
5. Robinson D. Piriformis syndrome in relation to sciatic pain. *Am J Surg*. 1947;73:355–358.
6. Papadopoulos EC, Khan SN. Piriformis syndrome and low back pain: a new classification and review of the literature. *Orthop Clin North Am*. 2004;35:65–71.
7. Silver JK, Leadbetter WB. Piriformis syndrome: assessment of current practice and literature review. *Orthopedics*. 1998;21:1133–1135.
8. Goldner JL. Piriformis compression causing low back and lower extremity pain. *Am J Orthop*. 1997;26:316–318.
9. Douglas S. Sciatic pain and piriformis syndrome. *Nurse Pract*. 1997;22:166–180.
10. Parziale JR, Hudgins TH, Fishman LM. The piriformis syndrome. *Am J Orthop*. 1996;25:819–823.
11. Barton PM. Piriformis syndrome: a rational approach to management.

Pain. 1991;47:345–352.

12. McCrory P, Bell S. Nerve entrapment syndromes as a cause of pain in the hip, groin and buttock. *Sports Med.* 1999;27:261–274.

13. Yuen EC, So YT. Sciatic neuropathy. *Neurol Clin.* 1999;17:617–631.

14. Hanania M, Kitain E. Perisciatic injection of steroid for the treatment of sciatica due to piriformis syndrome. *Reg Anesth Pain Med.* 1998;23:223–228.

15. Jankiewicz JJ, Hennrikus WL, Hookum JA. The appearance of the piriformis muscle syndrome in computed tomography and magnetic resonance imaging. A case report and review of the literature. *Clin Orthop.* 1991;262:205–209.

16. Fishman LM, Zybert PA. Electrophysiologic evidence of piriformis syndrome. *Arch Phys Med Rehabil.* 1992;73:359–364.

17. Fishman LM, Dombi GW, Michaelsen C, et al. Piriformis syndrome: diagnosis, treatment, and outcome—a 10-year study. *Arch Phys Med Rehabil.* 2002;83:295–301.

18. Benzon HT, Katz JA, Benzon HA, Iqbal MS. Piriformis syndrome: anatomic considerations, a new injection technique, and a review of the literature. *Anesthesiology.* 2003;98:1442–1448.

19. Finnoff JT, Hurdle MF, Smith J. Accuracy of ultrasound-guided versus fluoroscopically guided contrast-controlled piriformis injections. *J Ultrasound Med.* 2008;27:1157–1163.

20. Yoon SJ, Ho J, Kan HY, et al. Low-dose botulinum toxin type A for the treatment of refractory piriformis syndrome. *Parmacotherapy.* 2007;27(5):657–665.

21. Wada K, Hashimoto T, Miyagi R, Sakai T, Sairyo K. Diffusion tensor imaging and tractography of the sciatic nerve: assessment of fractional anisotropy and apparent diffusion coefficient values relative to the piriformis muscle, a preliminary study. *Skeletal Radiol.* 2017;46(3):309–314.

22. Jankovic D, Peng P, Zundert AV. Brief review: piriformis syndrome: etiology, diagnosis, and management. *Can J Anaesth.* 2013;60(10):1003–1012.

23. Fabregat G, Roselló M, Asensio-Samper JM, et al. Computer-tomographic verification of ultrasound-guided piriformis muscle injection: a feasibility study. *Pain Physician.* 2014;17:507–513.

24. Ozisik P, Toru M, Denk C, Taskiran O, Gundogmus B. CT-guided piriformis muscle injection for the treatment of piriformis syndrome. *Turk Neurosurg.* 2014;24(4):471–477.

25. Blunk JA, Nowotny M, Scharf J, Benrath J. MRI verification of ultrasound-guided infiltrations of local anesthetics into the piriformis muscle. *Pain Med.* 2013;14(10):1593–1599.

26. Clendenen S, Candler SA, Osborne MD, et al. Needle placement for piriformis injection using 3-D imaging. *Pain Physician.* 2013;16(3):301–310.

27. Misirlioglu T, Akgun K, Palamar D, Erden MG, Erbilir T. Piriformis syndrome: comparison of the effectiveness of local anesthetic and corticosteroid injections: a double-blinded, randomized controlled study. *Pain Physician.* 2015;18(2):163–171.

第 59 章

耻骨痛/耻骨区疼痛

Atul T. Patel, MD, MHSA

Atul T. Patel, MD, MHSA

同义词

运动员疝气

运动员耻骨痛

Gilmor 腹股沟

股薄肌综合征

腹股沟疼痛

腹股沟拉伤

腹股沟损伤

耻骨炎

耻骨肌综合征

运动疝气

ICD-10 编码

M77.9	肌腱炎
S39.91	腹股沟受伤（腹部）

添加第 7 个字符代表不同治疗时期

R10.30	腹股沟疼痛（下腹）
S39.011	腹股沟劳损（腹肌）
S39.011	髂腹股沟劳损（腹肌）
S39.011	腹股沟肌肉劳损（腹肌）
M85.38	骨炎等

定义

　　虽然对此病的定义没有一致地被接受,耻骨痛/耻骨区疼痛是指由于肌肉骨骼原因引起的腹股沟区疼痛。尽管这种情况很普遍,但文献中涉及多种原因及解剖学和术语。耻骨痛通常指的是腹股沟或下腹部的疼痛,常发生在从事重复性短跑、踢腿或扭转运动的运动员身上。大多数研究包括足球、橄榄球、冰球、跑步或足球运动员。这是一种典型的多因素情况,最初被认为是由于腹股沟管后壁薄弱引起(图59.1)。这些患者若没有明显的疝气或症状,如麻木,弹响,肿块,或排尿困难,可能提示其他原因。然而,在得出疼痛是由肌肉骨骼原因引起的结论之前,需要考虑和鉴别其他医学原因[1,2]。导致运动员慢性腹股沟疼痛的主要原因大多源自肌肉骨骼[3,4]。有充分的证据表明,这种情况在业余和职业运动员中比在普通人群中普遍得多[5-7]。

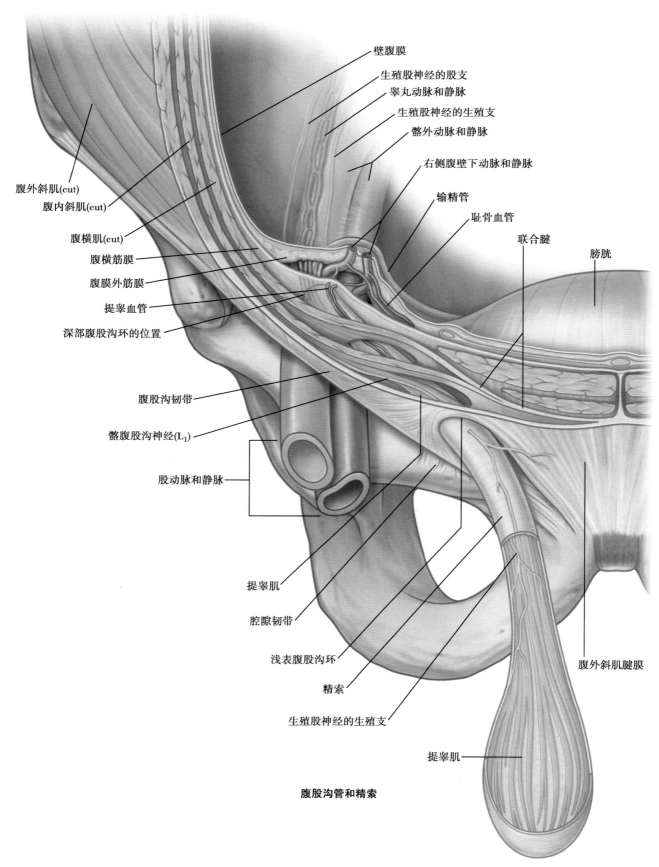

腹外斜肌(cut)

腹内斜肌(cut)

腹横肌(cut)

腹横筋膜

腹膜外筋膜

提睾血管

深部腹股沟环的位置

腹股沟韧带

髂腹股沟神经(L₁)

股动脉和静脉

提睾肌

腔隙韧带

浅表腹股沟环

精索

生殖股神经的生殖支

提睾肌

壁腹膜

生殖股神经的股支

睾丸动脉和静脉

生殖股神经的生殖支

髂外动脉和静脉

右侧腹壁下动脉和静脉

输精管

耻骨血管

联合腱

膀胱

腹外斜肌腱膜

腹股沟管和精索

图 59.1   腹股沟解剖层：显示各种肌肉和其他结构。腹直肌位于正中

症状

症状通常是不明确和弥漫性的,在下腹、腹股沟或大腿内侧。这种疼痛通常起病隐匿,为慢性疼痛型,但是在躯干过度伸展或髋关节过度外展后的急性疼痛不太常见[3,4]。大多数运动员不记得疼痛是如何或何时开始的。剧烈运动期间和剧烈运动之后,例如短跑,侧踩或踢腿,症状加重。腹部压力增加,例如咳嗽或打喷嚏,会加剧症状。疼痛可能会限制站立或坐的能力。在男性中,疼痛可以在所受累侧辐射到阴囊中及腹部和下背部区域。女性可能抱怨体力消耗或间歇性神经性疼痛,加重髂腹股沟神经分布处的腹股沟疼痛。

体格检查

体格检查的结果可能是耻骨联合区域的压痛[9,10],或髋屈肌,髋内收肌或腹肌收缩时的疼痛[11]。外侧腹股沟环没有明显肿块的疼痛和压痛可能与耻骨有关,但是肿块的存在可能表明腹股沟疝[12]。多达94%的运动疝气患者存在腹股沟外环的压痛和扩张[13]。臀部的短内收肌的关节活动度减少可能表明这些肌肉受伤。内收髋关节活动度的减少可能是由于耻骨炎,而髋关节活动范围的普遍减少提示髋关节病变。应触诊耻骨区域的肌肉,以评估可能的拉伤(内收肌,缝匠肌,股直肌和腹直肌)。应对该区域进行一般性检查,以评估可能引起症状的其他潜在原因。这应包括检查男性和女性直肠及男性睾丸,可在女性患者中进行妇科检查。应考虑对这些患者进行多学科的评估,考虑到潜在的诊断范围和所涉及的各个方面(腹部,泌尿生殖系统,肌肉骨骼系统)[14,15]。

功能受限

耻骨痛可限制患侧重复屈髋或髋外展活动。由于疼痛通常是通过活动引起的,它可以限制运动性活动,如踢,短跑或扭转。

诊断分析

骨盆 X 线平片可以帮助评估涉及臀部、骶髂关节和下脊柱的退行性变化。此外,它可以帮助评估其他骨骼病理,如应力性骨折或肿瘤。耻骨炎通常会产生对称的骨吸收和硬化,并可能显示耻骨联合

扩大[16]。磁共振成像(MRI)非常有助于评估骨盆和大腿近端的软组织。它还可以检测关于耻骨症的骨髓水肿和肌腱损伤。MRI 可以帮助识别髋关节病变,例如唇裂,这也可能与年轻人和中年患者的活动相关的腹股沟疼痛有关[17]。选择性注射对区分疼痛来源具有诊断价值。例如耻骨联合或髋关节[18]。这些通常在透视或超声引导下进行。疝造影术是诊断疝气的敏感方法[19]。超声正成为一种廉价且无创第评估腹股沟区域疝气和肌腱病变的方法[20]。

鉴别诊断

内收肌肌腱病

耻骨性骨炎

运动(隐匿性,早期)疝气

联合肌腱病变

腹直肌腱病

腹股沟管病变

治疗

早期治疗

通常患者出现慢性症状。然而,当患者出现急性腹股沟损伤或腹股沟疼痛时,治疗应包括休息,使用非甾体抗炎药(NSAID),镇痛药和冰敷。如果出现肌肉痉挛,患者可能会从肌肉松弛药中获益。

康复治疗

关于治疗耻骨痛或内收肌劳损的文献有限,手术后没有特定的治疗方案。临床经验表明急性治疗的干预措施包括预防进一步损伤和炎症。在急性期之后,目标是恢复髋关节活动范围并防止肌肉萎缩和失健作用同侧内收肌,下腹部肌肉,同侧臀中肌和臀小肌,以及对侧阔筋膜张肌倾向于肌力减弱。患者可能需要拉伸周围的肌肉并学习可以减轻疼痛的转移技术。术后患者可能有类似的缺陷,一旦伤口愈合稳定,可能会受益于相同的治疗方法。可能需要对内收肌进行摩擦。内收肌的拉伸应该从非负重体位开始,然后进入负重体位。最后,功能训练是康复计划的重要组成部分[21]。

介入治疗

耻骨炎患者可以通过氟化物或超声引导下的皮质类固醇注射来缓解症状。超声越来越受欢迎,以

帮助诊断和皮质类固醇注射治疗腹股沟区域的神经周围（髂腹股沟，髂腹部和股动脉）和肌肉起源（内收肌，股直肌，缝匠肌和腹直肌）。

技术设备

没有特定的技术设备来治疗或改善这种情况。

手术

尽管经历保守治疗，但许多患者仍然出现症状。因此，手术通常是消除疼痛并使其恢复到先前活动（包括参与体育运动）的选择。然而，大多数研究都是病例系列，没有与非手术治疗相比。手术选择分为两类：开腹手术和腹腔镜手术。但是，在任何研究中都没有对它们进行比较。只有一项前瞻性随机研究发现 66 名足球运动员的腹股沟疼痛保守性治疗失败。患者随机分为四组：开放性手术修复和神经切断术，个体训练，物理治疗和 NSAID，以及对照组[12]。仅发现手术组的症状改善和恢复运动能力具有统计学意义。其他手术包括：后壁缺损的开放性修复[8,22]。最近，腹腔镜手术变得越来越流行，他们有助于更快恢复和良好的反应[14,23-25]。

潜在的疾病并发症

在任何导致慢性疼痛的情况下，存在二次并发症的风险，即失用性萎缩，僵硬和受累关节的关节活动范围缩小并持续影响患者的功能和生活质量。

潜在的治疗并发症

- 镇痛药和 NSAID 具有众所周知的副作用，这些副作用最常影响胃，肝和肾系统，急性期应该避免内收肌的积极拉伸，因为这可能导致进一步的疼痛和可能的拉伤。疝造影是一种侵入性诊断研究，可能存在自发性肠穿孔（self-resolving bowel puncture）的风险。

（范成雷 译　周君 校　李铁山 审）

参考文献

1. Brown A, Abrahams S, Remedios D, Chadwick SJ. Sports hernia: a clinical update. *Brit J Gen Prac*. 2013;63:235.
2. Macintyre J, Johson C, Schroeder EL. Groin pain in athletes. *Curr Sports Med Rep*. 2006;5:293–299.
3. Meyers WC, McKechnie A, Phillipon MJ, et al. Experience with 'sports hernia' spanning two decades. *Ann Surg*. 2008;248(4):656–665.
4. Caudill P, Nyland J, Smith C, et al. Sports hernias: a systematic review. *Br J Sports Med*. 2008;42(12):954–964.
5. Zoga AC, Kavanagh EC, Omar IM, Morrison WB, et al. Athletic pubalgia and "sport's hernia": MR imaging findings. *Radiology*. 2008;247:797–807.
6. Hammoud S, Bedi A, Magennis E, Meyers WC, Kelly BT. High incidence of athletic pubalgia symptoms in professional athletes with symptomatic femoroacetabular impingement. *Arthroscopy*. 2012;28:1388–1395.
7. Robertson BA, Barker PJ, Fahrer M, Schache G. The anatomy of the pubic region revisited. *Sports Med*. 2009;39:225–234.
8. Grant T, Neuschler E, Hartz W III. Groin pain in women: use of sonography to detect occult hernia. *J Ultrasound Med*. 2011;30:1701–1707.
9. Farber AJ, Wilckens JH. Sports hernia: diagnostic and therapeutic approach. *J Am Acad Orthop Surg*. 2007;15:507–514.
10. Meyers WC, Foley DP, Garrett WE, Lohnes JH, Mandlebaum BR. Management of severe abdominal or inguinal pain in high-performance athletes. *Am J Sports Med*. 2000;28:2–8.
11. Ekstrand J, Ringborg S. Surgery versus conservative treatment in soccer players with chronic groin pain: a prospective randomized study in soccer players. *Eur J Sports Traumatol Rel Res*. 2001;23:141–145.
12. Williams P, Foster ME. Gilmore's groin – or is it? *Br J Sports Med*. 1995;29:206–208.
13. Genitsaris M, Goulimaris I, Sikas N. Laparoscopic repair of groin pain in athletes. *Am J Sports Med*. 2004;32:1238–1242.
14. Brown A, Abrahams S, Remedios D, Chadwick SJ. Sports hernia: a clinical update. *Br J Gen Pract*. 2013;63(608):e235–e237. https://doi.org/10.3399/bjgp13X664432.
15. Cohen B, Kleinhenz D, Schiller J, Tabaddor R. Understanding athletic pubalgia: a review. *R I Med J* [serial online]. Ipswich: Academic Search Complete; 2016;99:31–35. Available from 10.
16. Angoules AG. Osteitis pubis in elite athletes: diagnostic and therapeutic approach. *World J Orthop*. 2015;6(9):672–679. https://doi.org/10.5312/wjo.v6.i9.672.
17. Agten CAC. Hip imaging in athletes: sports imaging series. *Radiology*. 2016;280:351–369.
18. Brennan D, O'Connell MJ, Ryan M, et al. Secondary cleft sign as a marker of injury in athletes with groin pain: MR image appearance and interpretation. *Radiology*. 2005;235(1):162–167.
19. Drew MK, Osmotherly PG, Chiarelli PE. Imaging and clinical tests for the diagnosis of long-standing groin pain in athletes. A systematic review. *Phys Ther Sport*. 2014;15(2):124–129.
20. Vasileff WKW. Inguinal Hernia in Athletes: Role of Dynamic Ultrasound. *Sports Health*. 2017. https://doi.org/1941738117717009.
21. Hertling D, Kessler RM. Hip. In: Hertling D, Kessler RM, eds. *Management of Common Musculoskeletal Disorders: Physical Therapy Principles and Methods*. 4th ed. Philadelphia: Lippincott Williams & Wilkins; 2006:468–470.
22. de Sa DD. Athletic groin pain: a systematic review of surgical diagnoses, investigations and treatment. *Br J Sports Med*. 2016;50:1181–1186.
23. Larson CMC. Sports hernia/athletic pubalgia: evaluation and management. *Sports Health*. 2014;(6):139–144.
24. Minnich JM, Hanks JB, Muschaweck U, Brunt LM, Diduch DR. Sports hernia: diagnosis and treatment highlighting a minimal repair surgical technique. *Am J Sports Med*. 2011;39:1341–1349.
25. Larson CM, Pierce BR, Giveans MR. Treatment of athletes with symptomatic intra-articular hip pathology and athletic pubalgia/sports hernia: a case series. *Arthroscopy*. 2011;27:768–775.

股四头肌挫伤

J. Michael Wieting, DO, MEd
Dwan Perry, DO

定义

肌肉挫伤和拉伤占接触性运动相关损伤的90%[1,2]。股四头肌挫伤是由大腿前部钝性损伤引起的，最常见于足球、篮球和摔跤等接触性运动。受伤是由头盔、护肩、肘部或膝盖的直接撞击或在打曲棍球时被冰球击中造成的[3]。急性创伤会导致肌肉组织损伤，引起出血和后续的炎症反应。处于收缩状态的肌肉能够吸收更多的力，这会避免产生严重的损伤[4]。伤后 12~24h，股四头肌挫伤可分为轻度、中度或重度三个等级。轻度挫伤患者膝关节可屈曲90°以上，步态正常；中度挫伤患者膝关节屈曲介于45°和90°并伴有减痛步态；重度挫伤患者膝关节屈曲小于45°并伴有严重的减痛步态[4,5]。

症状

接触性损伤后，股四头肌挫伤可能不会立即显现。在 24h 内可出现疼痛、肿胀和膝关节活动度下降（特别屈膝）。随着肌肉主动收缩和被动牵伸，症状可能会加重。膝关节活动度的丧失可能是肌肉和关节水肿的结果，也可能是股四头肌群的生理抑制和疼痛所致的"夹板效应"的结果。在损伤后，股四头肌群往往会变得僵硬，患肢难以承受身体的重量，从而导致减痛步态。肌肉间的或肌肉内的出血会导致血肿形成。

体格检查

由于血肿形成和肌肉内出血，股四头肌挫伤的视诊可发现大腿前部有不同程度的肿胀和变色。触诊股四头肌群时可出现不同程度的疼痛。在大腿前侧可触及一个坚实的肿块，通常是由血肿形成引起；如果血肿很大，也可能出现膝关节腔积液。骨畸形和压痛则提示股骨、髌骨或胫骨平台骨折。需完善肢体远端脉搏和毛细血管充盈状态的检查以及评估邻近关节的活动度，以确保损伤局限于大腿前部。

关节活动度评估可发现屈膝能力下降，尤其发生于屈膝大于 90° 时；而伸膝比屈膝疼痛程度轻[6]。伸膝延迟或完全的伸膝不能提示股四头肌部分或完全断裂。对于股四头肌腱断裂，可能存在可触及的缺损。然而，股四头肌破裂是一种相对罕见的损伤，在 50 岁以上的患者中更为常见，通常与潜在的代谢或炎症性疾病有关[7]。患者髌腱处的膝反射可能受到抑制，在受伤后 24~72h 内应进行大腿周径的反复测量，以评估可能的骨筋膜室综合征。当患者出现感觉异常、脉搏消失、肢端苍白、剧烈疼痛和皮温降低时，临床医师应高度警惕，并考虑这一诊断（见第 67 章）。感觉检查应包括大腿以及小腿远端隐神经分布区。

合并间隔或筋膜鞘出血的肌间血肿可能更容易分散并导致远端瘀斑出现。如果挫伤发生在股四头肌的远端 1/3 处，由于重力作用常常会导致膝关节区域变色和肿胀。肌内血肿消退较慢，可能与骨化性肌炎和瘢痕挛缩有关。

功能障碍

最初可因患肢负重困难而出现减痛步态。康复通常分为三个阶段。在第一阶段(最初 24h),疼痛通常限制活动,且患者可能需要拐杖[8]。在数天至数周内,由于膝关节末端屈曲和伸展受限导致膝关节僵硬和疼痛,爬楼梯、跑步和"踢腿"活动将受到限制。大多数患者恢复得很顺利。

诊断分析

在中重度股四头肌挫伤时,首先要进行 X 线片检查,以排除同时存在骨折的可能。磁共振成像可以检测受累股四头肌,可用于辅助诊断。磁共振成像检测到的损伤恢复落后于功能恢复[9]。超声(ultrasound,US)有助于鉴别股四头肌的多种软组织病变,包括肌腱损伤、肌肉拉伤以及因血液充盈而导致的皮肤脂肪与筋膜的分离(Morel-Lavallée 损伤)。与其他成像方式相比,超声检查便携性高、成本低、动态评估性强,并且必要时可在超声引导下进行介入治疗[10-12]。股四头肌的超声评估将从大腿前中部横断面(短轴)开始。以股直肌、股中间肌与其下面的股骨的可视化作为起点。同时识别股内侧肌和股外侧肌。然后检查者可以从纵向(长轴)角度评估股四头肌[13]。急性肌肉挫伤的超声检查可发现股四头肌高回声区域和肿胀区域。随着时间的推移,局灶性的血肿会有不同的表现[11]。在 4~8 周内超声检查可鉴别钙化与骨化性肌炎相关的改变[14]。超声还可用于鉴别股四头肌挫伤和 Morel-Lavallée 损伤,后者超声可发现位于深部皮下脂肪和筋膜之间的可压缩的无回声或低回声液体信号[15]。核素骨扫描可在损伤后数天至数周内进行以评估创伤性骨化性肌炎的发展情况,异位骨化可见于近 20% 的损伤。骨扫描比普通 X 线检查对异位骨化的检测更为敏感,可用于检测异位骨化的恢复过程。已有文献报道,即使不伴骨折,在行保守治疗中一旦怀疑骨筋膜室综合征,也应考虑检测内部压力[9,16]。骨筋膜室综合征更可能发生在伴有骨折或疑似大血管损伤的患者身上。对于严重挫伤或表现出不适的患者,需进行实验室检测,包括肌酸激酶活性、血细胞比容测定以及凝血功能检测[17]。

鉴别诊断

股四头肌撕裂或拉伤

股四头肌肌腱断裂

软组织肿瘤

骨筋膜室综合征

股骨、髌骨或胫骨平台骨折

髋关节或膝关节牵涉痛

代谢异常导致的肌腱损伤(低钙血症、类固醇使用)

Morel-Lavallée 膝关节损伤

治疗

早期治疗

患者应立即停止活动。将膝盖轻轻抬高并屈膝 120°,在大腿前部冰敷(每次 20min,每 2~3h 一次)。应在受伤腿部和大腿周围使用支具或弹性绷带,以便在受伤后尽快保持膝关节屈曲 120°,并在受伤后第一个 24h 内进行轻度加压以减少血肿形成[18]。在第一个 24h 后,应去除支具或绷带并使其活动,需启动膝关节的无痛范围内活动,并行股四头肌静态力量训练和牵伸[4]。如果损伤较轻,可 2~3 天内反复冰敷;患者应拄拐以进行不负重或部分负重的转移。

在冰敷期间可使用大腿垫。如果伤势严重,可以暂时卧床休息。但是需在疼痛可耐受范围之内积极康复治疗。在伤后第 1~2 周避免按摩,以减少额外出血的可能。出于同样的原因,水肿稳定之前避免漩涡浴、热疗和超声波治疗。如果水肿持续或加重,或出现骨筋膜室综合征的征象,则需外科转诊以评估骨筋膜室综合征或活动性出血的可能。血肿的穿刺引流可减轻压力和疼痛[19]。

确定不同时间段的活动量,并做好恢复活动的准备,这对于受伤后的恢复是很重要的。肌肉挫伤的动物模型表明,继续使用患肢可以促进循环和静脉回流,最大限度地减少损伤后肿胀。由于血肿形成的风险,在受伤后的 24h 内应避免使用非甾体抗炎药(nonsteroidal anti-inflammatory drugs,NSAID)。NSAID 在肌肉损伤治疗中的作用尚不清楚。由于炎症细胞是清除坏死肌肉、再生和瘢痕形成的重要组成部分,因此 NSAID 是促进愈合还是延迟愈合目前尚存在争议[20]。炎症反应可能是软组织愈合的必要阶段。目前,临床上使用 NSAID,但也可考虑使用对乙酰氨基酚等替代止痛药。然而,在股四头肌挫伤的动物模型中,继续使用挫伤的肌肉比接受对乙酰氨基酚或 NSAID 更有助于恢复[20]。应避免使用类固醇,因为它可能会延迟愈合,降低肌肉的生物力学强度[1,4]。药物使用的目的应该是促进持续康复和对活动的耐受性。

康复治疗

康复包括三个阶段。第一阶段的目标是限制出血,包括维持膝关节完全屈曲,抬高患肢 24h 以及适当休息。避免过度运动或饮酒,以免加重伤害。第二阶段包括恢复运动,开始物理治疗并恢复负重。在这个阶段使用拐杖和部分负重,直到患者膝关节屈曲活动范围至少达 90°、有良好的股四头肌控制和短距离跛行。受伤 48h 后以及接下来的 2~5 天内,测试患者俯卧位时的关节活动度。在"无痛范围"内进行膝关节屈曲运动以及髋关节屈曲运动。这可以通过部分辅助的主动运动来进行。重要的是要避免暴力牵伸,因为这可能会加重伤害并减缓愈合。可以进行静态股四头肌训练。肌肉挫伤的动物模型表明,早期活动比制动更能提高肌肉的牵伸强度[21]。利用股四头肌和腘绳肌的交互抑制原理,进行本体感觉神经肌肉促进训练[22]。可在患者感知水平上使用脉冲超声波治疗或高速电刺激治疗,连续脉冲为每秒 80~120 次,持续 20~25min。干扰电治疗可能有助于进一步的水肿消退,但一旦水肿稳定下来,就应该同时使用超声波和电刺激治疗。谨慎使用超声波可以帮助增加血液吸收[22]。加压冰敷可能有助于减轻疼痛和肿胀。

当患者有 120°的无痛范围的屈膝活动和良好的股四头肌控制,即可开始第三阶段的康复治疗。此时可以恢复非接触性的涉及下肢的剧烈运动,以及改善膝关节活动度的主动运动、渐进性抗阻训练和自行车训练。在恢复活动之前,应以未受累的肢体达到 10°以内的无疼痛的膝关节活动度为目标。在恢复活动之前应进行相应的功能测试,评估跳跃、短跑和剪切活动的安全性,并将其纳入康复计划。若患者是运动员,则在受伤后的 3~6 个月的比赛中,应佩戴比原来挫伤更大的保护垫。大多数股四头肌挫伤在几周内就会痊愈,并发症也很少见。如果患者在受伤 3~4 周后没有实现无痛的全关节活动范围的活动,应进行影像学检查,以确定是否存在骨化性肌炎。恢复活动的时间是可变的,取决于损伤的严重程度;严重挫伤后,预计 5~8 周内可完全恢复。

介入治疗

有时,血肿穿刺抽吸治疗可减轻压力和疼痛。可于最初诊断后进行,或在前面所提的治疗措施效果不佳时进行。

技术设备

目前,尚无针对该病治疗或康复的特殊技术设备。

手术

这些损伤很少需要手术治疗,除非伴随骨筋膜室综合征或骨折。未经治疗的骨筋膜室综合征可能导致肌肉坏死、纤维化、瘢痕和挛缩。然而,即使是严重的股四头肌挫伤,也应采取疼痛管理和维持膝关节活动度的保守治疗[9]。

潜在的疾病并发症

如果股四头肌区域皮温增高且水肿明显加重,患者出现感觉异常,神经血管检查发现异常以及股四头肌肌力显著下降,则必须考虑骨筋膜室综合征的可能。据报道,一名患有股四头肌挫伤的健康运动员出现了骨髓炎[23]。

创伤性骨化性肌炎通常稳定,在保守治疗下可于受伤后 6 个月自行吸收[24]。X 线片可显示损伤后 2~4 周的异位骨形成,最常见的位置在股骨中部。在有症状的运动员中,可以进行一系列的骨扫描来监测异位骨的恢复。应在受伤至少 12 个月后异位骨足够成熟后才能进行异位骨手术切除治疗,这也是为了防止异位骨的扩大和复发。NSAID 是预防和早期治疗骨化性肌炎的首选治疗方法,其依据是对髋关节置换及其相关异位骨化的研究[4]。

潜在的治疗并发症

众所周知,镇痛药和 NSAID 具有副作用,常影响胃、肝脏和肾脏系统。在损伤后的急性期予以剧烈的软组织按摩和被动牵伸常可引起腘绳肌损伤,从而导致腘绳肌出血和血肿的形成。因此,它们可能发生在股四头肌挫伤中,应避免这些治疗。

（史小娟　译　周君　校　李铁山　审）

参考文献

1. Beiner JM, Jokl P, Cholewicki J, Panjabi MM. The effect of anabolic steroids and corticosteroids on healing of muscle contusion injury. *Am J Sports Med*. 1999;27:2–9.
2. Canale ST, Cantler ED Jr, Sisk TD, Freeman BL III. A chronicle of injuries of an American intercollegiate football team. *Am J Sports Med*. 1981;9:384–389.
3. LaPrade RF, Wijdicks CA, Griffith CJ. Division I intercollegiate ice hockey team coverage. *Br J Sports Med*. 2009;43:1000–1005.
4. Kary JM. Diagnosis and management of quadriceps strains and contusions. *Curr Rev Musculoskelet Med*. 2010;3:26–31.
5. Reid D. *Sports Injury Assessment and Rehabilitation*. New York: Churchill Livingstone; 1992.
6. Ryan JB, Wheeler JH, Hopkinson WJ, et al. Quadriceps contusions. West Point update. *Am J Sports Med*. 1991;19:299–304.
7. Katz T, Alkalay D, Rath E, et al. Bilateral simultaneous rupture of the quadriceps tendon in an adult amateur tennis player. *J Clin Rheumatol*. 2006;12:32–33.
8. Schenck RC Jr. *Athletic Training and Sports Medicine*. 3rd ed. Rosemont, IL: American Academy of Orthopaedic Surgeons; 1999.
9. Diaz JA, Fischer DA, Rettig AC, et al. Severe quadriceps muscle contusions in athletes. A report of three cases. *Am J Sports Med*. 2003;31:289–293.
10. Heyde CE, Mahlfeld K, Stahel PF, Kayser R. Ultrasonography as a reliable diagnostic tool in old quadriceps tendon ruptures: a prospective multi-centre study. *Knee Surg Sports Traumatol Arthrosc*. 2005;13:564–568.
11. Douis H, Gillett M, James SL. Imaging in the diagnosis, prognostication, and management of lower limb muscle injury. *Semin Musculoskelet Radiol*. 2011;15(1):27–41.
12. Weiss NA, Johnson JJ, Anderson SB. Morel-Lavallee lesion initially diagnosed as quadriceps contusion: ultrasound, MRI, and importance of early intervention. *West J Emerg Med*. 2015;16(3):438–441.
13. Jacobson JA. *Fundamentals of Musculoskeletal Ultrasound*. 2nd ed. Philadelphia: Saunders.
14. Walczak BE, Johnson CN, Howe BM. Myositis ossificans. *J Am Acad Orthop Surg*. 2015;23(10):612–622.
15. C1 Neal, Jacobson JA, Brandon C, et al. Sonography of Morel-Lavallee lesions. *J Ultrasound Med*. 2008;27(7):1077–1081.
16. Robinson D, On E, Halperin N. Anterior compartment syndrome of the thigh in athletes—indications for conservative treatment. *J Trauma*. 1992;32:183–186.
17. DeBerardino T, Milne L, DeMaio M. *Quadriceps Injury*. http://www.emedicine.com [accessed 25.02.17].
18. Aronen JG, Garrick JG, Chronister RD, McDevitt ER. Quadriceps contusions: clinical results of immediate immobilization in 120 degrees of knee flexion. *Clin J Sport Med*. 2006;16:383–387.
19. DeLee JC, Drez D. *Orthopaedic Sports Medicine: Principles and Practice*. Philadelphia: WB Saunders; 1994.
20. Rahusen FT, Weinhold PS, Almekinders LC. Nonsteroidal anti-inflammatory drugs and acetaminophen in the treatment of an acute muscle injury. *Am J Sports Med*. 2004;32:1856–1859.
21. Jarvinen MJ, Lehto MU. The effects of early mobilisation and immobilisation on the healing process following muscle injuries. *Sports Med*. 1993;15:78–89.
22. Geraci M. Rehabilitation of the hip, pelvis, and thigh. In: Kibler WB, Herring SA, Press JM, eds. *Functional Rehabilitation of Sports and Musculoskeletal Injuries*. Gaithersburg, MD: Aspen; 1998.
23. Bonsell S, Freudigman PT, Moore HA. Quadriceps muscle contusion resulting in osteomyelitis of the femur in a high school football player. A case report. *Am J Sports Med*. 2001;29:818–820.
24. Young JL, Laskowski ER, Rock MG. Thigh injuries in athletes. *Mayo Clin Proc*. 1993;68:1099–1106.

第61章

全髋关节置换术

Thomas D. Rizzo,Jr.,MD

同义词

全髋关节置换术

双极半髋关节置换术

单极半髋关节置换术

关节置换翻修术

ICD-10 编码

M16.0	双侧原发性髋关节骨性关节炎
M16.10	单侧原发性骨关节炎,非特指髋关节
M16.11	单侧原发性骨关节炎,右髋
M16.12	单侧原发性骨关节炎,左髋
M87.050	骨盆特发性无菌性坏死
M87.051	右侧股骨特发性无菌性坏死
M87.052	左侧股骨特发性无菌性坏死
M87.059	非特指股骨的特发性无菌性坏死
S72.011	右股骨非特异性囊内骨折
S72.012	左股骨非特异性囊内骨折
S72.019	股骨非特异性的囊内骨折
S72.001	右股骨颈部非特指部位的骨折
S72.002	左股骨颈非特指部位的骨折
S72.009	非特指股骨颈的非特指部位的骨折
S73.004	非特异性右髋关节脱位
S73.005	非特异性左髋关节脱位
S73.006	非特指髋关节的非特异性脱位
T84.030	右髋关节内假体关节机械性松动
T84.031	左髋关节内假体关节机械性松动
Z96.641	右侧人工髋关节
Z96.642	左侧人工髋关节
Z96.643	双侧人工髋关节

在 S72,S73 和 T84 编码后增加第7个字符代表不同治疗时期的鉴别诊断

感染

髋臼组件松动

应力性骨折

髂腰肌撞击性肌腱炎

隐匿性骨折

骨盆骨质溶解

金属或聚乙烯碎片引起的滑膜炎

血管病

腹股沟疝

转移性癌

腹膜后区病变

神经系统疾病(包括神经根病变或脊髓病变)

定义

全髋关节置换术(total hip arthroplasty,THA),通常称为髋关节置换术,包括病变、受损或强直的髋关节的重建。成人髋部疾病的最常见原因是骨关节炎、炎性关节炎、缺血性坏死、创伤后退变性关节疾病、先天性髋部疾病、肿瘤性骨病和累及髋关节的感染。髋关节炎的外科治疗已从 1821 年 Anthony White 进行的第一例切除性关节置换发展为现代 THA[1]。现代髋关节置换术始于 20 世纪 60 年代后期,John Charnley 爵士将一个连着聚乙烯底座的不锈钢股骨组件用聚甲基丙烯酸甲酯(骨水泥)固定在相邻的髋臼上。从此,髋关节置换术成为常见的成人髋关节疾病的公认标准治疗方法。现代髋关节置换术已使数百万人恢复了无痛运动,改善了生活质量[2],并且是最常应用的成人髋关节重建手术[3]。2010 年,进行了超过 310 000 例住院髋关节置换[4];根据美国关节置换登记处的资料,58% 的接受新髋关节手术的患者是女性[5]。大多数髋关节置换手术是由于骨关节炎(70%),股骨颈骨折占 10%,非血管性坏死和类风湿关节炎占 3%[6]。据估计,2010 年,美国有 250 万人(140 万女性和 110 万男性)接受了全髋关节置换术[7]。

髋关节置换术可以分为 THA 和半髋置换术,THA 用假体置换股骨近端和髋臼,半髋置换术只置换股骨近端,保留了髋臼原本的完整性。半髋关节

置换术适用于髋臼关节表面健康的患者,最常见于股骨近端骨折后。本章的重点是 THA,它是股骨和髋臼退行性改变患者的首选手术方法。髋关节置换术手术方式还可以从假体硬件组件、外科手术方法或假体固定方法(水泥与生物或"压缩-配合"整合)进行进一步分型。硬件类型、手术方法和修复固定的外科手术决策不在本章范围之内,但必须注意的是,在进行全髋关节置换术的外科专家中,没有发表关于最佳假体、手术入路、固定方法的共识指南。

症状

髋部疾病的主要症状是腹股沟疼痛,但也可能伴有牵涉性背痛或膝痛[8]。患者可能主诉活动能力、自我护理以及日常生活活动能力下降。他们可能步态异常,或者可能长途行走困难,需要辅助装置。日常生活中穿脱鞋袜、坐下或站起可能是困难的,也可能会抱怨不能参加娱乐活动或轻运动[3]。

体格检查

髋部疾病患者进行体检可能会有阳性发现,因此术后需要持续关注。检查者应检查双髋、膝和背部的关节活动范围。会发现受影响的髋关节活动范围减少,这可能是轻症患者首个体检发现。随着疾病的进展,被动活动引起的腹股沟疼痛将变得明显。应该对所有肢体进行彻底的神经血管检查。最常观察到的检查结果之一是避免疼痛的步态模式,这种步态模式是由于影响运动的疼痛、关节运动的结构

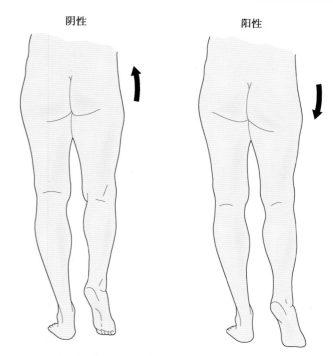

阴性　　　　　　　阳性

图 61.1　Trendelenburg 征(*From Goldstein B, Chavez F. Applied anatomy of the lower extremities.* Phys Med Rehabil State Art Rev. *1996;10;601-630.*)

性丧失、回避行为和无力共同导致。髋关节疼痛或髋关节外展肌无力可导致同侧下肢负重时,对侧骨盆倾斜或下降(Trendelenburg 征)(图 61.1)。在行走过程中,患者可将其躯干移到患髋上,以减轻关节的负担,这是 Trendelenburg 征步态的代偿。肌肉无力通常不是真正的神经性无力,而是代表与疼痛和避免疼痛有关的失用性无力。Thomas 试验可观察到髋关节屈曲挛缩(图 61.2)。髋关节屈曲挛缩或强直或髋关节伸展严重受限的患者可能会出现腰椎

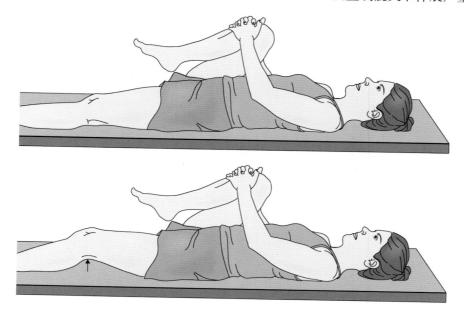

图 61.2　Thomas 测试,评估髋关节屈曲挛缩。患者仰卧位,屈曲一侧髋部,将膝部贴近胸部,使腰椎变平。患者将屈曲的髋膝用力紧贴胸部。如果存在髋关节屈曲挛缩,患者的另一条下肢将抬离桌面

前凸导致的腰椎强直,这可能导致正常的脊柱力学改变而继发机械性下腰痛。可能会观察到肢体长度的差异,髋关节受累的下肢变短。

功能受限

严重的髋部疾病导致的功能受限包括因为疼痛和无力导致的步行困难和移动困难,甚至是从坐位的转移困难。这可能会影响患者的穿衣、洗澡、做家务、参加娱乐活动以及室外工作的能力。在晚期病例中,患者将难以入睡。THA 的目标是改善疼痛,从而改善日常生活活动能力。

诊断分析

X 线片仍然是评估髋部疾病和 THA 术后评估的主要影像工具。影像学检查发现,在考虑进行 THA 的个体中,关节间隙明显缩小、关节不协调、骨赘形成、软骨下囊肿和硬化提示关节软骨明显丧失(图 61.3)。THA 术后的许多术后并发症可以通过 X 线片进行评估。考虑 THA 术后脱位的患者,应急诊行 X 线检查,因为必须将真正的脱位方便地重新复位(图 61.4)。考虑存在假体松动或假体周围骨折的患者也要行 X 线检查(图 61.5)。如果 THA 术后难确诊的髋关节疼痛患者行 X 线片检查未显示病理改变,则磁共振成像可以以最小的伪影显示假体周围软组织中的疾病,如滑膜炎、假体周围炎、骨溶解和髂腰肌腱炎[9]。由于腹股沟痛可能来自髋关节

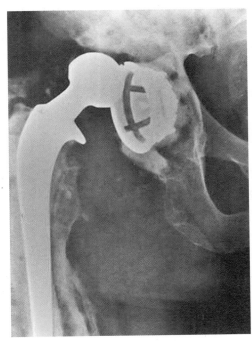

图 61.4　全髋关节置换术(脱位)。股骨相对于髋臼更容易向上和横向脱位。这种脱位是由于髋臼窝的不正常(直立)姿势,发生了松动(可见宽的骨水泥界面)(*From Katz DS, Math KR, Groskin SA. Radiology Secrets. Philadelphia:Hanley & Belfus;1998.*)

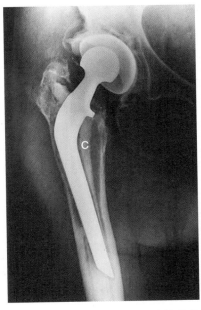

图 61.5　全髋关节置换术——松动的股骨组件。除了髋臼假体周围金属与骨之间的透亮区域,在不透明的骨水泥(C)与毗邻股骨近端中央位置的骨之间有一宽的亮区域。这些新发现暗示了组件的松动(*From Katz DS, Math KR, Groskin SA. Radiology Secrets. Philadelphia:Hanley & Belfus;1998.*)

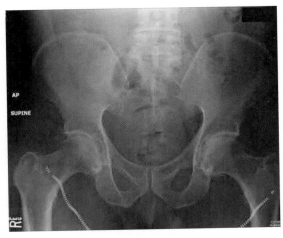

图 61.3　骨盆前后位片显示髋关节出现中度至严重的退行性改变。注意髋臼和股骨头的硬化性改变。注意关节间隙,尤其是下方关节间隙的减少和骨赘

病变、肌腱或肌肉病变或邻近疝，超声评估可能是缩小鉴别诊断范围的有价值的工具[10]。核成像，如标记的白细胞，F-18 氟脱氧葡萄糖正电子发射断层扫描（FDG-PET）或镓成像可能是有益的，但支持它们常规使用的信息不足[11]。

治疗

　　THA 术后的治疗方案大致可分为早期（急性术后）阶段和康复阶段。所有患者术后约 6 周将有负重和活动限制。这些限制并没有被普遍接受，因其受手术技术的影响（假体的骨水泥固定和非骨水泥固定），并可能因外科医师的偏好而有所不同。最终，手术后的限制应通过与外科医师的沟通加以确定。

早期治疗

　　早期阶段（术后急性期）通常包括术后 4 天，在住院期间进行。治疗一般从术后第一天开始，重点是让患者离床；进行安全转移教育，以及髋部肌肉、股四头肌和踝泵的静态练习。早期使用封闭动力链练习（如 mini-squats 指令）可以缩短急性期住院时间[12]。疼痛控制策略经常是静脉内注射麻醉剂（患者自控镇痛泵），冷冻疗法，适当的教育来减少焦虑。术后第 2 天至出院当天的康复策略应强调髋部活动的注意事项，遵守负重限制，早期使用辅助设备辅助活动、指导使用适应性设备（洗澡、梳洗）以实现功能独立和持续疼痛控制[13]。髋关节预防措施（表 61.1）因手术方法和术者的偏好而异[14]。髋关节预防措施的持续时间可能与愈合时间一致（如 6~12 周），也可能是永久性的。同样，这取决于外科医师。

表 61.1　全髋关节置换术入路的注意事项

手术路径	注意事项
前入路	不要伸展髋关节超过中线 请勿俯卧 不要向外旋转和伸展髋关节 不要进行臀桥练习
后入路	髋部屈曲度不要超过 90° 不要向内旋转髋部超过中线 不要内收腿超过中线

　　From Meftah M，Ranawat AmS，Ranawat AnS，Caughran AT. Total hip replacement rehabilitation：progression and restrictions. In：MR，Giangarra CE，eds. *Clini Orthop Rehab：Team Approach.* 2018：436-442.

　　疼痛控制应过渡到口服药物，可能需要非麻醉性镇痛药、NSAID、长效麻醉药或短效麻醉药的任意组合。近年来，静脉注射对乙酰氨基酚已被证明是一种安全、有效的关节置换术后镇痛药物，考虑到麻醉药对老年人的诸多不良反应，这点至关重要[15]。THA 术后初期其他干预措施包括围手术期预防性使用抗生素、自体输血治疗失血性贫血以及开展深静脉血栓预防。根据目前的临床实践指南和患者自身因素，患者可以接受药物或机械的深静脉血栓预防[16]。除了机械措施，最近的指南不支持积极的药物学预防深静脉血栓[17]。到术后第 3 天，除非有严重贫血或其他医疗问题导致进一步的功能限制，患者应能忍受每天 2~3h 的治疗。如果患者病情稳定，患者可以在术后第 3 天或第 4 天从急性期护理院出院。到那时，患者应该能够在辅助步态下行走 150 英尺（1 英尺＝0.30m），坚持髋关节术后建议的预防措施，并进行基本的自我护理活动[14]。

康复治疗

　　一旦初始（急性术后）阶段完成，需要为康复阶段确定最合适的环境。基于生理和社会因素，康复策略应由患者、患者的主要照顾者、外科医师、物理治疗医师、治疗师、护士、社会工作者共同决定。康复的目标是恢复最大的活动范围，减少疼痛，改善肌肉力量，促进活动和促进功能独立（表 61.2）。

表 61.2　全髋关节置换术后的康复目标

成功的手术后疼痛控制？
维持医疗稳定
成功完成手术切口的愈合
防止内固定脱位
防止卧床休息的危害（如血栓性静脉炎、肺栓塞、压疮、肺炎）
在预防范围内获得适当的（无痛）运动范围
加强髋部和膝关节肌肉组织？
获得功能强度
通过辅助设备给予转移和移动
成功地达到先前的生活状态？

　　Modified from Cameron H，Brotzman SB，Boolos M. Rehabilitation after total joint arthroplasty. In：Brotzman SB，ed. *Clinical Orthopaedic Rehabilitation.* St. Louis：Mosby；1996.

　　应遵循髋关节预防措施，并教导患者尽量减少髋关节脱位的可能性。关节周围组织薄弱、修复手术或既往脱位的患者发生脱位的风险最高，在术后第一周发生脱位的风险最大。大多数外科医师采用髋关节后外侧入路，髋关节过度屈曲（大于 90°）、内收和内旋时容易脱位。髋关节置换术后，这些运动组合增加了脱位的风险。因此，一个外展枕头或楔形垫可以放置在两腿之间，以保持一个安全的位置。告知患者不要使用低矮的椅子，也不要屈髋向前伸手及物。许多通过前侧和前外侧入路行全髋关节置换术的外科医师提倡采用这些入路，因为这样可以降低脱位的风险。有 Ⅱ 级证据表明，髋关节脱位的风险可通过直接前侧或前外侧入路降低，无需严格的髋关节预防措施[18]。

主动-助力运动以及肌力训练是在耐受范围内进行的。在开始的 4~6 周内应避免进行髋部抗阻运动，以防止植入物承受过大的扭转力[13,14]。鼓励加强伸膝的运动。如果在康复过程中不加以处理，股四头肌无力可在全髋关节置换术后持续 1 年。电刺激可用于股四头肌萎缩的患者。运动范围，包括屈髋肌和内收肌的肌力训练，应包括在防止步态异常的训练内容里。主观的下肢长度差异（通常行 THA 一侧较长）通常通过改善姿势和牵伸髋外展肌来纠正[13]。

早期保护下的步行过渡到在个体反应和负重限制的耐受的基础上的独立运动。THA 后步行训练开始于适当的辅助设备，如步行器。术后阶段的负重限制用于预防植入物发生脱离平面或扭转力。患者应学会一步一步地爬楼梯，并应引导对侧肢体，以避免对植入体产生扭转力。依据外科医师的偏好以及外科手术技术，制定负重限制标准；很少有文献支持术后负重限制的共识指南。然而，有证据表明，在采用往复步态模式的非骨水泥的全髋关节置换术后，早期不限制负重的康复治疗是可行的[14,19]。因为有过多的力通过髋部，这些患者术后第一个周应该进行保护下负重的爬楼梯训练[19]。大多数患者应该能够在社区内步行，最初使用助行器或拐杖[19]，然后在髋关节置换术后 4~12 周内进展到不需要辅助设备就可以移动或回到术前基线。步态训练的进展速度通常受手术时所建立的负重状况的限制。

术后步态变化包括速度减慢、步幅缩短、矢状位髋部运动范围缩小、髋部外展峰值减少、髋部屈伸峰值增加[20]。全髋关节置换术后 1 年，通过强化肌肉和运动再学习，患者步态对称性和速度得到了最大限度的改善[21]。

现有的文献不能让我们对全髋关节置换术后的一般运动或高危活动做出明确的结论[22-24]。在许多情况下，参加一项特定的运动取决于对所选活动的知识和经验。大多数外科医师认为，术后患者应避免接触高强度的体育运动[23]。部分患者术后 3~6 个

月可恢复非接触、低强度的体育运动。然而，体育活动与修复手术率之间的真实关系仍不清楚[22,24]。关于参与体育活动的建议是基于所累及的下肢影响、所需技能以及患者对环境的控制（或缺乏控制）（表 61.3）。患者应该被建议的细节是可能的并发症，手术假体失败和恢复术前体育活动[22,24]。

表 61.3 参加运动建议及相关水平对关节置换的影响		
影响等级	例子	建议
低	固定式脚踏车 健美操 高尔夫球 固定滑雪 游泳 走路 交际舞 水中有氧运动	可改善整体健康 适合大多数患者，但可能会增加磨损率 矫正器和运动修正可以减轻负荷影响 关注适应性和灵活度而不是肌力
潜在低	打保龄球 击剑 划船 等速举重 航行 快走 越野滑雪 乒乓球 爵士舞和芭蕾 骑自行车	适合大多数患者，但可能增加磨损率 需要外科医师进行术前评估、监测和指导方案的制订 平衡和本体感觉必须完好无损 矫形器和运动修正可以减少负荷影响 强调最小阻力下的高重复次数
中	自由举重 徒步旅行 骑马 滑冰 攀岩 低程度有氧运动 网球 轮滑 滑降	只适用于选定的患者 要求外科医师进行术前评估、监测和指导方针的制订 良好的身体状况是必须的 矫形器，防震鞋，频繁的 活动修正是必需的
高	棒球/垒球 篮球/排球 橄榄球 手球/壁球 慢跑/长跑 长曲棍球 足球 滑水 空手道	应该避免 受伤的可能性和修正的必要性

From Clifford PE, Mallon WJ. Sports participation for patients with joint replacements based upon level of impact loading. *Clin Sports Med.* 2005;24(1):182, Table 2 as referenced in Meftah M, Ranawat Am S, Ranawat AnS, Caughran AT. Total hip replacement rehabilitation: progression and restrictions. In: MR, Giangarra CE, eds. *Clin Orthop Rehab Team Approach.* 2018:436-442.

对日常生活活动进行评估,并根据每个人的独特需求和目标制订具体的、个性化的护理和治疗计划。应提供适当的适应设备,包括助袜器、助臂夹,敷料贴,以执行下半身的自我护理。卫生间移动和厨房活动也被纳入康复计划。通常,抬高的马桶座圈或洗浴盆和浴缸转移凳有助于防止髋部过度弯曲和脱位。

出院计划到下一阶段的护理,包括耐用的医疗设备、医疗随访和后续康复服务(无论是在家中还是在社区)这些必须与患者和家属沟通。出院后住院患者到康复中心,一直受到医疗保险和医疗补助服务中心的影响,他们决定康复医院是否有资格获得付款,如果满足以下条件则有资格:它是一个双侧手术过程;年龄 85 岁以上,BMI 指数高于 50kg/m²。

目前,经典髋关节置换术临床路径或住院患者康复方案是一个 7~10 天的项目[25]。许多出版的资料概述全髋关节置换术临床路径的益处和要素[13,26-28]。现在正从门诊康复计划的急性护理向家庭的快速转变,特别是在微创手术时代[29,30]。Cochrane 综述次级证据表明,早期多学科康复可以提高患者活动水平和术后的参与程度。在文献中讨论最适强度、频率、成本-效益及早期多学科康复的长期影响是缺乏的[31]。几项欧洲研究观察了 THA 术后几周的物理治疗,他们发现,无论是否有监督,运动能够改善步行速度和从坐到站的速度[32]。然而,一项在 THA 术后 12~18 周接受物理治疗的患者的研究显示,他们的情况比那些继续接受常规活动建议的患者有所改善[33]。

对于接受 THA 修正手术的患者来说,他们会有更加困难的术后康复经历;与初次接受髋关节置换手术的患者相比,他们在功能独立措施方面进展较慢、住院康复期更长以及住院费用更高。如果假体感染是关节翻修术的原因,这些结局差异会更加明显[34]。

介入治疗

伤口护理,固定钉或缝合线的移除,以及免缝胶带的应用通常在全髋关节置换术后进行。切口线的伤口护理是通过每天更换 1~2 次干燥无菌敷料来完成的。一旦伤口引流停止,包扎就不再必要了。术后 3~4 天内无红斑或硬结的浆液性引流是常见的。

技术设备

目前,还没有治疗或康复这种疾病的新技术设备。

手术

如果患者有严重的疼痛,影响患者的生活质量,在 X 线片上有退行性关节疾病的迹象,并且患者已经将保守治疗方案最大化,大多数外科医师会考虑 THA。然而,在选择患者方面没有最低标准或普遍接受的标准。手术患者的选择还可能受到患者术后配合康复计划的能力、严重的共病性医疗条件、病态肥胖、高活动水平、高跌倒风险或更年轻年龄的影响[35]。这些因素可能导致早期的手术失败和并发症发生。禁忌证包括局部或全身感染、神经肌肉损害、痴呆、骨质疏松和血管供血不良。

THA 组件包括股骨干、股骨颈、股骨头和有聚乙烯内衬衬垫的髋臼壳或杯(图 61.6)。这允许髋关节两侧的表面重新铺装,并允许对每个人进行最高程度的"定制"。

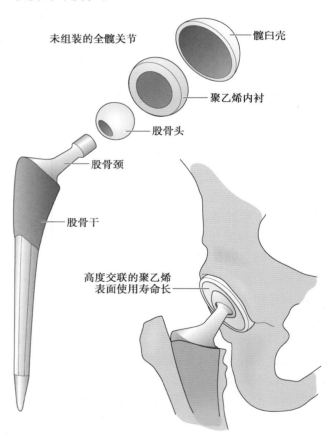

图 61.6　全髋关节置换的组成部分

后入路径由臀大肌和阔筋膜张肌之间的外侧切口进行。梨状肌和短的外旋肌与大转子分离。髋屈曲、外展、内旋以接近股骨头。

外侧或前外侧入路穿过髋关节外展肌,因此可能导致步态力学的改变和由于这些肌肉持续无力而跛行。

前入路是保留肌肉和由不同神经支配的肌肉之间的手术。切口位于缝匠肌(股神经支配)和阔筋膜张肌(臀上神经)之间。股直肌(股神经)和臀中肌(臀上神经)之间的分离仍在继续[14]。

THA 的康复将受到固定技术的影响:骨水泥固定与非骨水泥固定。骨水泥技术仅用于股骨干假体,在股骨远端管内放置一个水泥限流塞后,通过加压注水泥技术将新制备的聚甲基丙烯酸甲酯水泥插入股骨管内。股骨干的插入使假体与髓内管紧密配合,形成一个小的水泥环。水泥聚合牢固地固定了股骨成分。通常情况下,使用骨水泥假体的患者被允许立刻在耐受范围内承受重量,而使用非骨水泥加压假体的患者通常必须等待 6~8 周才能完全承受重量,以保证骨骼生长的稳定性。如果手术技术包括转子截骨,也会影响康复。如果在手术中进行大转子骨切开术,髋外展阻力训练通常受到限制。

接受全髋关节置换术的患者人数的变化正在推动全髋关节置换术的当前趋势。高需求、年轻的髋关节疾病患者群体导致了替代轴承表面的使用(陶瓷-陶瓷关节,金属-金属关节和改进的聚乙烯表面)。这些替代的轴承表面旨在提高耐用性和改善高度活跃患者的磨损。关于这些替代表面的安全性和结果(预后)的骨科文献越来越受到关注。然而,在目前没有更好的论文。为了促进康复和缩短康复时间,已发展了微创和小切口方法。导航技术已应用于全膝关节置换术,但目前正考虑协助髋关节置换术中植入物的定位(特别是使用微创方法)。保留骨骼的技术,包括表面置换技术和短茎骨植入物,也被考虑用于更年轻和更活跃的 THA 患者。使用直接入路或后外侧入路 THA 术后 6 周,组织损伤或功能预后无明显差异[36]。

尽管所有的患者亚组都显示出关节置换术后功能的改善,但年龄较小和男性与修正手术的风险增加有关。重修技术与全髋关节置换术的效果相同,因此可能适用于较年轻的患者[37]。在一次系统回顾中,年龄越大,男性的死亡率越高;年龄越大(尤其是女性),关节置换术后的功能越差[38]。

潜在的疾病并发症

全髋关节置换术后髋关节疾病的常见生理损害包括肌肉力量下降、髋关节活动范围受限、灵活性受限和步态异常。髋关节无力在手术后持续 2 年,这表明需要延长运动的时间。目前的数据显示,THA 患者术后至少持续 1 年的身体和功能受限。手术成功后持续的腹股沟疼痛在全髋关置换术中所占比例高达 18%[39]。因此,合理的做法是让患者继续进行治疗运动,以解决这些远远超过早期恢复期(前 12 周)的限制[40,41]。

潜在的治疗并发症

THA 的围手术期及术后并发症包括感染、深静脉血栓形成、肺栓塞、脱位、假体周围骨折、神经损伤、髂腰肌撞击、肢体长度不等、贫血、出血、心肌梗死和死亡[42]。

无预防性抗凝治疗的全髋关节置入术后深静脉血栓发生率为 45%~57% ,近端血栓(定义为腘静脉或近端以上血栓形成)的发生率为 23%~36% ,致命性肺栓塞的发生率为 0.7%~30%[43]。临床实践指南鼓励外科医师评估每位患者的血栓形成和出血风险,并帮助指导应采取何种预防性治疗[15]。术后肢体肿胀应通过静脉超声和多普勒波信号分析(通常称为双扫描)开展深静脉血栓监测筛查。如果在缺氧或呼吸短促的患者中怀疑有肺栓塞,则将胸片、心电图、通气/灌注扫描或计算机断层肺血管造影作为评估的一部分。

由于血红蛋白水平足够的患者通常比血红蛋白水平较低的患者更容易耐受活动和康复进展,因此对贫血的治疗给予了谨慎的关注。充足的营养、铁补充剂、维生素,如果需要,红细胞生成素可以使用。如果血红蛋白水平继续快速下降,并且存在血流动力学不稳定的担忧,或者患者有表明低灌注状态的症状或体格检查结果,则可能需要输血。

髋关节脱位并不少见,如果患者不能承受负重,肢体剧烈缩短并内旋[44]。或者患者由于过度疼痛而不能忍受髋关节的轻微运动,就应该怀疑是髋关节脱位。患者通常能给出导致脱位的确切时刻或事件。脱位往往导致严重的功能障碍,因为患者往往更谨慎和害怕执行日常生活和行动训练活动。减少这种情况通常需要镇静和肌肉放松,可能需要返回手术室。

手术切口周围的胶带灼伤是一个常见的问题,可以用水凝胶垫治疗大约 1 周。持续引流超过 7 天应引起临床医师怀疑伤口感染。手术中出现的问题应与外科医师沟通,以便进行额外的治疗,包括细菌培养、抗生素以及必要时进行更多的侵入性干预。

晚期髋关节假体血源性感染可能是一个严重的

并发症,往往需要广泛地住院治疗,静脉注射抗生素,并移除髋关节假体。最终再植是在感染被根除后进行的。目前,接受关节置换手术 2 年以上的健康人在进行侵入性手术前不需要预防性抗生素[45]。

髂腰肌撞击可在其他成功的全髋关节置换患者中引起显著疼痛。典型的罪魁祸首是医源性的,来自髋臼前悬垂的过大的髋臼部件、组件的相对后倾,后者固定螺丝的突出,都可导致髂腰肌肌腱撞击引起肌腱炎。

(王琳 译 张润宁 校 李铁山 审)

参考文献

1. Gomez PF, Morcuende JA. Early attempts at hip arthroplasty. *Iowa Orthop J*. 2005;25:25–29.
2. Jones CA, Pohar S. Health-related quality of life after total joint arthroplasty: a scoping review. *Clin Geriatr Med*. 2012;**28**:395–429.
3. Harkess JW, Crockarell JR. Arthroplasty of the hip. In: FB, Azar JH, Canale ST, eds. *Campbell's Operative Orthopaedics*. 2017:165–321.
4. *U.S. Department of Health and Human Services, Centers for Disease Control and Prevention*. National Center for Health Statistics; 2009. http://www.cdc.gov/nchs/.
5. Registry AJR. *Fourth AJRR Annual Report on Hip and Knee Arthroplasty Data*. Rosemont, IL;2017.
6. Registry AJR. *Third AJRR Annual Report on Hip and Knee Arthroplasty Data*. Rosemont, IL;2016.
7. Maradit Kremers H, et al. Prevalence of total hip and knee replacement in the United States. *J Bone Joint Surg Am*. 2015;97(17):1386–1397.
8. Erens G, Crowley M. Total hip arthroplasty. In: *UpToDate*. Available from https://www.uptodate.com/contents/total-hip-arthroplasty; 2017.
9. Cooper HJ, Ranwat AS, Potter HG, et al. Magnetic resonance imaging in the diagnosis and management of hip pain after total hip arthroplasty. *J Arthroplasty*. 2009;24:661–667.
10. Jacobson J. Hip and thigh ultrasound. In: Jacobson J, ed. *Fundamentals of Musculoskeletal Ultrasound*. Elsevier Inc; 2018:223–283.
11. Konigsberg BS, Hartman CW, Hewlett AL, Garvin KL. Current and future trends in the diagnosis of periprosthetic hip infection. *Orthop Clin North Am*. 2014;45:287-293.
12. Abbas C, Daher J. Pilot study: post-operative rehabilitation pathway changes and implementation of functional closed kinetic chain exercise in total hip and total knee replacement patient. *J Bodyw Mov Ther*. 2017;21(4):823–829.
13. Bhave A. Rehabilitation after total hip and total knee arthroplasty. In: Barrack RL, ed. *American Academy of Orthopaedic Surgeons' Orthopaedic Knowledge Update. Hip and Knee Reconstruction*. 3rd ed. Rosemont, IL: American Academy of Orthopaedic Surgeons. pp. 295-308.
14. Meftah M, Ranawat AmS, Ranawat AnS, Caughran AT. Total hip replacement rehabilitation: progression and restrictions. In: MR, Giangarra CE, eds. *Clinical Orthopaedic Rehabilitation: A Team Approach*. 2018:436–442.
15. Jahr JS, Breitmeyer JB, Pan C, et al. Safety and efficacy of intravenous acetaminophen in the elderly after major orthopaedic surgery: subset data analysis from 3, randomized, placebo-controlled trials. *Am J Ther*. 2012;19:66.
16. Mont MA, et al. Preventing venous thromboembolic disease in patients undergoing elective hip and knee arthroplasty. *J Am Acad Orthop Surg*. 2011;19(12):768–776.
17. Budhiparama NC, Abdel MP, Ifran NN, et al. Venous thromboembolism (VTE) prophylaxis for hip and knee arthroplasty: changing trends. *Curr Rev Musculoskelet Med*. 2014;7(2):108–116.
18. Restrepo C, et al. Hip dislocation: are hip precautions necessary in anterior approaches? *Clin Orthop Relat Res*. 2011;469(2):417–422.
19. Hol AM, Van Grinsven S, Lucas C. Partial versus unrestricted weight bearing after an uncemented femoral stem in total hip arthroplasty: recommendation of a concise rehabilitation protocol from a systematic review of the literature. *Arch Orthop Trauma Surg*. 2010;130:547–555.
20. Ewen AM, Stewart S, St Clair Gibson A. Post-operative gait analysis in total hip replacement patients-a review of current literature and meta-analysis. *Gait Posture*. 2012;36:1–6.
21. Hodt-Billington C, et al. Changes in gait symmetry, gait velocity and self-reported function following total hip replacement. *J Rehabil Med*. 2011;43(9):787–793.
22. Vogel LA, et al. Physical activity after total joint arthroplasty. *Sports Health*. 2011;3(5):441–450.
23. Meira EP, Zeni J Jr. Sports participation following total hip arthroplasty. *Int J Sports Phys Ther*. 2014;9(6):839–850.
24. Krismer M. Sports activities after total hip arthroplasty. *EFORT Open Reviews*. 2017;2(5):189–194.
25. Wang A, et al. Patient variability and the design of clinical pathways after primary total hip replacement surgery. *J Qual Clin Pract*. 1997;17(3):123–129.
26. *Clinical Pathways for Medical Rehabilitation*, 2nd ed. Delmar Cengage Learning; 2002.
27. Cameron H, BS, Boolos M. Rehabilitation after total joint arthroplasty. In: Brotzman SB, ed. *Clinical Orthopaedic Rehabilitation*. St. Louis: Mosby; 1996:284–311.
28. Dowsey MM, Kilgour ML, Santamaria NM, Choong PF. Clinical pathways in hip and knee arthroplasty: a prospective randomized controlled study. *Med J Aust*. 1999;170:59–62.
29. Berger RA, et al. Rapid rehabilitation and recovery with minimally invasive total hip arthroplasty. *Clin Orthop Relat Res*. 2004;429(429):239–247.
30. Sayeed Z, Abaab L, El-Othmani M, Pallekonda V, Mihalko W, Saleh KJ. *Total hip arthroplasty in the outpatient setting. Orthop Clin North Am*. 2018;49(1):27–33.
31. Khan F. Multidisciplinary rehabilitation programmes following joint replacement at the hip and knee in chronic arthropathy. *Cochrane Database Syst Rev*. 2008;(2):CD004957.
32. Mikkelsen LR, et al. Effect of early supervised progressive resistance training compared to unsupervised home-based exercise after fast-track total hip replacement applied to patients with preoperative functional limitations. A single-blinded randomised controlled trial. *Osteoarthritis and Cartilage*. 2014;22(12):2051–2058.
33. Monaghan B, et al. Randomised controlled trial to evaluate a physiotherapy-led functional exercise programme after total hip replacement. *Physiotherapy*. 2017;103(3):283–288.
34. Vincent KR, Vincent HK, Lee LW, et al. Outcomes after inpatient rehabilitation of primary and revision total hip arthroplasty. *Arch Phys Med Rehabil*. 2006;87:1026–1032.
35. Mancuso CA, Ranawat, CS, Esdaile JM. Indications for total hip and total knee arthroplasties: results of orthopaedic surveys. *J Arthroplasty*. 1996;11:34–46.
36. Rykov K. Posterolateral vs direct anterior approach in total hip arthroplasty (POLADA Trial): a randomized controlled trial to assess differences in serum markers. *J Arthroplasty*. 2017;32(12):3652–3658.
37. Ortiz-Declet VR, et al. Birmingham hip resurfacing vs total hip arthroplasty: a matched-pair comparison of clinical outcomes. *J Arthroplasty*. 2017;32(12):3647–3651.
38. Santaguida PL, Hawker GA, Hudak PL, et al. Patient characteristics affecting the prognosis of total hip and knee joint arthroplasty: a systematic review. *J Can Chir*. 2008;51:428–436.
39. Henderson RA, Lachiewicz PF. Groin pain after replacement of the hip: aetiology, evaluation and treatment. *J Bone Joint Surg Br*. 2012;94(2):145–151.
40. Long WT. Functional recovery of noncemented total hip arthroplasty. *Clin Orthop Relat Res*. 1993;228(288):73–77.
41. Brander VA, Stulberg SD, Chang RW. Rehabilitation following hip and knee arthroplasty. *Phys Med Rehabil Clin N Am*. 1994;5:815–836.
42. Hip replacement. Available from: https://www.mayoclinic.org/tests-procedures/hip-replacement/about/pac-20385042; 2017.
43. Colwell CW, Hardwick ME. Venous thromboembolic disease and prophylaxis in total joint arthroplasty. In: Barrack RL, ed. *American Academy of Orthopaedic Surgeons' Orthopaedic Knowledge Update. Hip and Knee Reconstruction*. 3rd ed. Rosemont, IL: American Academy of Orthopaedic Surgeons; 2006:233–240.
44. Zahar A, Rastogi A, Kendoff D. Dislocation after total hip arthroplasty. *Curr Rev Musculoskeletal Med*. 2013;6(4):350–356.
45. DeFroda SF, Antibiotic prophylaxis for patients with a history of total joint replacement. *J Am Board Fam Med*. 2016;29(4):500–507.

第 62 章

大转子疼痛综合征

Michael Fredericso, MD

Cindy Y. Lin, MD

Kelvin Chew, MBBCh, MSpMed

同义词

转子滑囊炎

髋关节滑囊炎

臀中肌肌腱病

ICD-10 编码

M25.551	右髋疼痛
M25.552	左髋疼痛
M25.559	髋部疼痛,非特指髋关节
M70.60	转子滑囊炎,非特指髋关节
S76.001	右髋肌肉、筋膜和肌腱损伤
S76.002	左髋肌肉、筋膜和肌腱损伤
S76.009	肌肉、筋膜和肌腱损伤,非特指髋关节

在 S76 编码后添加第 7 个字符代表不同治疗时期（A—早期治疗,D—后续治疗,S—后遗症）

M70.61	右髋转子滑囊炎
M70.62	左髋转子滑囊炎
M76.00	臀肌腱炎,非特指髋关节
M76.01	右髋臀肌腱炎
M76.02	左髋臀肌腱炎

定义

大转子疼痛综合征(greater trochanteric pain syndrome,GTPS)是引起髋关节外侧疼痛的常见原因。其临床特征是转子周围疼痛和局灶性压痛[1]。引起GTPS潜在原因有臀中肌、臀小肌肌腱病或撕裂,转子滑囊炎或弹响髋等[2]。传统上,人们认为是大转子附着处的臀肌腱过度摩擦导致了臀大肌下滑囊炎,因此被称为大转子滑囊炎[3]。然而,组织病理学和影像学研究仍无法一致地确定滑囊炎的存在,因此目前临床描述为 GTPS[2]。

GTPS 影响了高达 10% 的普通人群。据报道,在有下背痛的患者中 GTPS 患者占 20%[4,5]。在初级保健设置中,该病的年发病率为 1.8/1 000[6]。GTPS的发病高峰在 40~60 岁。女性的发病率是男性的 4 倍,导致性别差异的原因可能是骨盆和下肢生物力学的差异[4,7]。

GTPS 最常见的原因是积累性的微创伤和臀中肌、臀小肌肌腱在大转子处受到的异常应力负荷,导致臀中肌、臀小肌肌腱病或撕裂[8]。臀肌肌腱在大转子附着处的退变和撕裂可能与反应性滑囊炎有关[4]。造成这种情况的因素包括髋关节或膝关节骨关节炎、腰椎退行性疾病、肥胖、真性或功能性的下肢不等长、步态异常和髂胫束紧张[4,5,9]。GTPS 也可能发生在髋关节手术后,如股骨截骨术[10]、髋关节置换术或关节镜手术,或者也可能来源于髋关节术后外展肌无力。如果有全身的症状和体征,或髋关节外侧肿胀、发红或发热,需考虑鉴别其他少见的病因,包括感染和炎症性关节炎[11-13]。GTPS 也可因跌倒或接触性运动后的直接创伤导致[14]。

股骨大转子是臀中肌、臀小肌、梨状肌和闭孔内肌的止点,也是股外侧肌的起点[15]。三个主要的滑囊是臀大肌、臀中肌和臀小肌下滑囊[16]。臀大肌下滑囊是其中最大的滑囊,位于臀大肌和髂胫束下大转子的外侧。臀中肌下滑囊位于臀中肌肌腱的下方、大转子外侧面的后上方;臀小肌滑囊位于臀小肌肌腱下方、大转子的前上方缘。转子滑囊炎最常累及臀大肌下滑囊[3]。

症状

GTPS 的主要临床症状为大转子区域的髋关节外侧疼痛。疼痛可像神经根病(假神经根病)的形式向大腿外侧放射,但不会超过膝关节。髋关节运动(尤其是外旋和外展)会加重症状。站立、行走、爬楼梯、跷二郎腿、跑步或在倾斜的地面上跑步也诱发疼痛。躯体活动或运动训练的新近改变可能先于症状出现。因直接患侧卧位或健侧卧位时患侧髋关节被动内收均可造成疼痛,患者的睡眠可被干扰。

体格检查

直接触诊大转子常有局部压痛。患者取侧卧位,髋关节抗阻外展可诱发髋关节外侧疼痛。患者髋关节屈曲45°,主动内旋或外旋时也能引起疼痛[17]。

步态、髋关节、脊柱疾病和下肢不等长的评估是临床评估中的重要部分,因为运动链一个区域的异常运动和关节负荷可以导致GTPS。由于髋关节外展肌群无力或疼痛相关受限,GTPS可以出现Trendelenburg征[18]。在步行中,臀中肌和臀小肌在髋外展和稳定骨盆中起到重要的作用。GTPS患者由于患侧负重的单腿支撑受到影响,髋外展肌不能维持骨盆的动态稳定,从而导致对侧骨盆下降[19]。患者若出现活动相关性疼痛(特别是在腹股沟前区)或髋关节活动度受限,则提示存在髋关节内病变,如骨关节炎、股骨髋臼撞击症或盂唇疾病,此时需要进一步地检查。应进行详细的病史问诊和神经学检查,以排除腰骶神经根炎或神经根病。GTPS的神经检查结果应为正常。合并有膝骨性关节炎、骶髂关节疼痛或腰椎小关节疾病的患者,在转子滑囊内注射皮质类固醇后的治疗效果往往不如没有这些合并疾病的患者,表明了鉴别其他合并疾病的重要性[20]。

功能受限

GTPS会限制患者的活动和移动,并进一步导致髋关节外侧旋转肌群无力和去适应性作用。GTPS可影响日常生活的基本活动,包括散步、跑步和爬楼梯。疼痛还会干扰睡眠。

诊断分析

通常仅病史和体格检查便可诊断GTPS。若怀疑有感染或风湿性疾病,则需完善实验室检查。影像学检查主要用于排除引起髋关节外侧疼痛的其他潜在病因。当保守治疗后症状无明显改善、注射前或计划手术时,需完善影像学检查。

当临床中考虑髋关节外侧疼痛的其他病因时,磁共振成像有助于鉴别诊断。磁共振成像或超声可用于检测肌腱病变、肌肉撕裂、皮质不规则、滑囊积液或增厚以及肌肉萎缩[21,22]。多数情况下,滑囊积液被认为是GTPS局部病理改变的继发性表现而不是原发性的潜在进程[21]。

超声检查有助于观察大转子侧面的肌肉止点,以便明确病理进程。臀小肌肌腱止点为前面,臀中肌腱的止点在侧面和上外侧面,臀大肌止点和转子滑囊在后面(图62.1)[23]。无肌腱止点的"秃面"提示完全撕裂。肌腱内无回声的缺损提示部分撕裂。臀肌肌腱病的超声表现为肌腱增厚、回声不均匀和回声减弱(图62.2A和B)[21]。

髋关节X线平片可显示滑囊区钙化或臀肌肌腱止点处的钙化性肌腱病变[2,21]。

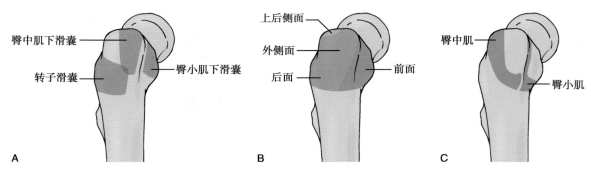

图62.1   大转子与肌腱止点和滑囊的解剖。(A)三个主要滑囊及其位置。(B)大转子不同面的几何结构。(C)臀中肌和臀小肌的止点覆盖区(*Modified from Domb BG, Nasser RM, Botser IB. Partial-thickness tears of the gluteus medius: rationale and technique for trans-tendinous endoscopic repair. Arthroscopy. 2010; 26: 1697-1705.*)

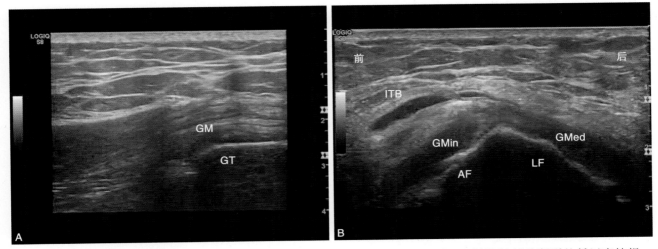

图 62.2 （A）长轴超声图显示臀中肌在大转子外侧面的止点。存在皮质不规则和远端肌腱纤维断裂的低回声缺损。（B）大转子上方矢状面的超声灰度图像。在髂胫束的前部和外侧均有皮质不规则，髂胫束深部有滑囊增厚，囊壁清晰可见。由于定位在矢状位和存在各向异性，臀肌肌腱在总体上是均匀的低回声。AF，前面；GM，臀中肌；GMed，臀中肌；GMin，臀小肌；GT，大转子；ITB，髂胫束；LF，外侧面（Image credit：YT Chen，MD）

鉴别诊断

髋骨性关节炎
腰骶神经根病
腰骶神经根炎
股骨头缺血性坏死
髂胫束综合征
髋关节应力性骨折
髋臼唇疾病
肿瘤

治疗

早期治疗

早期治疗主要是通过冰敷、止痛药或抗炎止痛药物、运动和活动的调整（如减少爬楼梯和其他加剧活动）来缓解急性疼痛。在睡眠时应避免直接压迫疼痛的髋关节外侧。在急性期，鼓励对髂胫束和阔筋膜张肌进行轻柔牵伸，但应避免在髋关节运动末端诱发疼痛。

康复

物理治疗需要结合肌力训练、牵伸和处理任何合并的会加重 GTPS 的脊柱或髋关节疾病。肌力训练应集中在核心肌群和髋关节外展、后伸和外旋肌群，在肌腱病病例中，应包括对臀肌进行缓慢的较大抗阻和离心负荷。肌筋膜软组织松解术、轻柔牵伸或治疗性超声治疗也可以在阔筋膜张肌-髂胫束复合体中使用。局部冰敷在受伤初期可能有效。还应该考虑通过矫形器或辅助设备治疗步态异常，如使用步行器或拐杖。对肥胖患者需建议减重。

介入治疗

对于非侵入性治疗无效的病例，放射性体外冲击波有利于缓解亚急性期到慢性期的疼痛[24]。皮质类固醇注射可以结合局部麻醉剂。虽然一些研究发现皮质类固醇注射在短期内（1~6 个月）对改善疼痛和活动有效，但其他研究报告称其远期的症状缓解不完全，且存在复发[20,24-28]。注射技术包括患者取侧卧位，患侧向上，膝关节舒适地屈曲。确定并标出大转子上方的最大压痛点。在无菌条件下，使用含有曲安奈德（40mg）和 1% 利多卡因（1~2mL）的 25 号针头注射器，进针至与大转子骨面接触，然后将针头回退几毫米。一旦出现阴性回抽结果，则证实针头不在血管内，推液时无抵抗感后注射药物溶液，以确保没有注射到肌腱内。在注射后的 1 个月内对患者进行重新评估，以评价疗效。

可采用超声或透视引导来加强注射的准确性[20,28]。超声波引导下可更精确地注射到大转子滑囊、臀中肌下滑囊或靶向的腱鞘周围[29]。目前尚未发现透视引导下的转子注射的疗效优于盲穿注射，且增加了相关的成本[28]。谨慎反复注射，因为可能导致肌肉和肌腱无力或断裂[30]。替代的介入治疗措施包括超声引导下注射富血小板血浆或经皮肌腱开窗术（也称为肌腱切开术）[31,32]。

技术设备

目前，尚无针对该病治疗或康复的特殊技术设备。

手术

保守治疗的难治性病例如果存在明显的功能受限，可考虑手术治疗。根据潜在的病理类型，可选择进行滑囊切除术[33]、髂胫束松解或延长术、开放或内镜下的臀腱修复术[23,34-36]。对于保守治疗没有改善的患者，可在内视镜下修复部分或全层撕裂的臀肌肌腱，能在1~2年随访中得到良好的疼痛缓解和功能预后[37,38]。

潜在的疾病并发症

GTPS是一种自限性疾病。如果症状持续存在，应考虑其他潜在病因。如果内在和外在的诱发因素没有得到处理，该综合征则可能复发或发展为慢性疼痛。这可能导致肌肉的去适应性作用、髋关节外展肌无力、功能下降，并增加跌倒的风险，尤其是老年人或身体虚弱的患者。

潜在的治疗并发症

使用NSAID的并发症包括药物过敏、胃溃疡、肾毒性以及长时间应用会增加心血管疾病风险。皮质类固醇注射的并发症包括出血、损伤、感染、药物过敏反应、肌腱断裂、神经损伤、脂肪萎缩和皮肤色素减少[27,30]。

（易江 译　张润宁 校　李铁山 审）

参考文献

1. Karpinski MR, Piggott H. Greater trochanteric pain syndrome. A report of 15 cases. *J Bone Joint Surg Br.* 1985;67:762–763.
2. Silva F, Adams T, Feinstein J, Arroyo RA. Trochanteric bursitis: refuting the myth of inflammation. *J Clin Rheumatol.* 2008;14:82–86.
3. Dunn T, Heller CA, McCarthy SW, Dos Remedios C. Anatomical study of the "trochanteric bursa." *Clin Anat.* 2003;16:233–240.
4. Segal NA, Felson DT, Torner JC, et al. Greater trochanteric pain syndrome: epidemiology and associated factors. *Arch Phys Med Rehabil.* 2007;88:988–992.
5. Tortolani PJ, Carbone JJ, Quartararo LG. Greater trochanteric pain syndrome in patients referred to orthopedic spine specialists. *Spine J.* 2002;2:251–254.
6. Lievense A, Bierma-Zeinstra S, Schouten B, Bohnen A, Verhaar J, Koes B. Prognosis of trochanteric pain in primary care. *Br J Gen Pract.* 2005;55(512):199–204.
7. Ferber R, Davis IM, Williams DS. Gender differences in lower extremity mechanics during running. *Clin Biomech (Bristol, Avon).* 2003;18:350–379.
8. Lin CY, Fredericson M. Greater trochanteric pain syndrome: an update on diagnosis and management. *Curr Phys Med Rehabil Rep.* 2015;3:60.
9. Shbeeb ML, Matteson EL. Trochanteric bursitis (greater trochanteric pain syndrome). *Mayo Clin Proc.* 1996;71:565–569.
10. Glassman AH. Complications of trochanteric osteotomy. *Orthop Clin North Am.* 1992;23:321–333.
11. Jaovisidha S, Chen C, Ryu KN, et al. Tuberculous tenosynovitis and bursitis: imaging findings in 21 cases. *Radiology.* 1996;201:507–513.
12. Yamamoto T, Iwasaki Y, Kurosaka M. Tuberculosis of the greater trochanteric bursa occurring 51 years after tuberculous nephritis. *Clin Rheumatol.* 2002;21:397–400.
13. Tanaka H, Kido K, Wakisaka A, et al. Trochanteric bursitis in rheumatoid arthritis. *J Rheumatol.* 2002;29:1340–1341.
14. Haller CC, Coleman PA, Estes NC, Grisolia A. Traumatic trochanteric bursitis. *Kans Med.* 1989;90:17–18. 22.
15. Jenkins DB. *Hollinshead's Functional Anatomy of the Limbs and Back.* 9th ed. St. Louis: Saunders Elsevier; 2009.
16. Bencardino JT, Palmer WE. Imaging of hip disorders in athletes. *Radiol Clin North Am.* 2002;40:267–287.
17. Ho GW, Howard TM. Greater trochanteric pain syndrome: more than bursitis and iliotibial tract friction. *Curr Sports Med Rep.* 2012;11:232–238.
18. Bird PA, Oakley SP, Shnier R. Prospective evaluation of magnetic resonance imaging and physical examination findings in patients with greater trochanteric pain syndrome. *Arthritis Rheum.* 2001;44:2138–2145.
19. Hardcastle P, Nade S. The significance of the Trendelenburg test. *J Bone Joint Surg Br.* 1985;67:741–746.
20. Park KD, Lee WY, Lee J, Park MH, Ahn JK, Park Y. Factors associated with the outcome of ultrasound-guided trochanteric bursa injection in greater trochanteric pain syndrome: a retrospective cohort study. *Pain Physician.* 2016;19(4):E547–557.
21. Kong A, Van der Vliet A, Zadow S. MRI and US of gluteal tendinopathy in greater trochanteric pain syndrome. *Eur Radiol.* 2007;17:1772–1783.
22. Kingzett-Taylor A, Tirman PF, Feller J, et al. Tendinosis and tears of the gluteus medius and minimus muscles as a cause of hip pain. *AJR Am J Roentgenol.* 1999;173:1123–1126.
23. Domb BG, Nasser RM, Botser IB. Partial-thickness tears of the gluteus medius: rationale and technique for trans-tendinous endoscopic repair. *Arthroscopy.* 2010;26:1697–1705.
24. Rompe JD, Segal NA, Cacchio A, et al. Home training, local corticosteroid injection, or radial shock wave therapy for greater trochanter pain syndrome. *Am J Sports Med.* 2009;37:1981–1990.
25. Barratt PA, Brookes N, Newson A. Conservative treatments for greater trochanteric pain syndrome: a systematic review. *Br J Sports Med.* 2017;51(2):97–104. Epub 2016 Nov 10.
26. Shbeeb MI, O'Duffy JD, Michet CJ Jr, et al. Evaluation of glucocorticosteroid injection for the treatment of trochanteric bursitis. *J Rheumatol.* 1996;23:2104–2106.
27. Brinks A, van Rijn RM, Willemsen SP, et al. Corticosteroid injections for greater trochanteric pain syndrome: a randomized controlled trial in primary care. *Ann Fam Med.* 2011;9:226–234.
28. Cohen SP, Strassels SA, Foster L, et al. Comparison of fluoroscopically guided and blind corticosteroid injections for greater trochanteric pain syndrome: multicentre randomised controlled trial. *BMJ.* 2009;338:b1088.
29. McEvoy JR, Lee KS, Blankenbaker DG, del Rio AM, Keene JS. Ultrasound-guided corticosteroid injections for treatment of greater trochanteric pain syndrome: greater trochanter bursa versus subgluteus medius bursa. *AJR Am J Roentgenol.* 2013;201(2):W313–W317.
30. Speed CA. Fortnightly review; corticosteroid injections in tendon lesions. *BMJ.* 2001;323:382–386.
31. Jacobson JA, Yablon CM, Henning PT, et al. Greater trochanteric pain syndrome: percutaneous tendon fenestration versus platelet-rich plasma injection for treatment of gluteal tendinosis. *J Ultrasound Med.* 2016;35(11):2413–2420. Epub 2016 Sep 23.
32. Lee JJ, Harrison JR, Boachie-Adjei K, Vargas E, Moley PJ. Platelet-rich plasma injections with needle tenotomy for gluteus medius tendinopathy: a registry study with prospective follow-up. *Orthop J Sports Med.* 2016;4(11):2325967116671692.
33. Fox JL. The role of arthroscopic bursectomy in the treatment of trochanteric bursitis. *Arthroscopy.* 2002;18:E34.
34. Slawski DP, Howard RF. Surgical management of refractory trochanteric bursitis. *Am J Sports Med.* 1997;25:86–89.
35. Bradley DM, Dillingham MF. Bursoscopy of the trochanteric bursa.

Arthroscopy. 1998;14:884–887.

36. Drummond J, Fary C, Tran P. The outcome of endoscopy for recalcitrant greater trochanteric pain syndrome. *Arch Orthop Trauma Surg.* 2016;136(11):1547–1554.

37. Chandrasekaran S, Gui C, Hutchinson MR, Lodhia P, Suarez-Ahedo C, Domb BG. Outcomes of endoscopic gluteus medius repair: study

of thirty-four patients with minimum two-year follow-up. *J Bone Joint Surg Am.* 2015;97(16):1340–1347.

38. McCormick F, Alpaugh K, Nwachukwu BU, Yanke AB, Martin SD. Endoscopic repair of full-thickness abductor tendon tears: surgical technique and outcome at minimum of 1-year follow-up. *Arthroscopy.* 2013;29(12):1941–1947.

前交叉韧带扭伤

William F. Micheo, MD

Fernando Sepúlveda, MD

Luis A. Sanchez, MD

Eduardo Amy, MD

同义词

前交叉韧带(ALC)撕裂

ACL 扭伤

ACL 缺陷膝

ICD-10 编码

M23. 611　　右膝前交叉韧带自发破裂

M23. 612　　左膝前交叉韧带自发破裂

M23. 619　　非特指膝前交叉韧带自发破裂

定义

　　前交叉韧带(ACL)是对于膝关节正常功能至关重要的关节内结构。在涉及一些复杂的活动,比如剪切或旋转时,通常 ACL 会受到损伤。在美国,预估每年有接近 250 000 例新增 ACL 的损伤患者,在相同的落地和旋转运动中,女性 ACL 患者是男性的 2~8 倍。在这些群体中,每年有超过 120 000 例患者做了 ACL 重建术,导致大量的社会负担[1-3]。ACL 损伤通常发生在高速运动后的突然急停,这个过程中需要股四头肌的强力收缩。其他的损伤机制包括外翻应力、过度伸展和外旋,如跳高落地时的外旋,以及内翻或过度拉伸引起的膝关节内旋。接近 70% 的急性 ACL 损伤与运动有关,且女性较男性严重,特别是在篮球和足球运动中[2]。非体育运动相关损伤可能包括冰上滑倒,或从很高的位置以膝过伸和外翻的姿势落地导致的。在过去的 20 年里,儿童 ACL 损伤的发生率和相应的诊断也有所增加,这与儿童参与高需求的接触和非接触运动,对损伤认知的提高和更好的成像技术有关[4]。ACL 损伤的危险因素有解剖、激素、环境、生物力学机制、神经肌肉控制。一些可改变的风险因素包括本体感觉、核心力量、降低的腘绳肌力量(和股四头肌力量有关)、环境、鞋子、训练场地、天气条件、训练技巧和跳跃或剪切运动后落地的生物力学机制的多样性。不可改变的因素包括性别、股骨髁间切迹缩小、胫骨平台坡度增大、膝关节过伸、生理性旋转松弛、前交叉韧带小、家族性倾向[1,3,5,6]。ACL 损伤可以是部分或者完全的撕裂。它可能连带其他关节结构同时损伤,最常见的就是内侧副韧带和内侧半月板。

　　ACL 是一个长约 38mm,宽约 10mm 的胶原组织。ACL 起自胫骨前外侧到胫骨前棘的宽阔基底。然后向后外侧方向穿过膝关节,在股骨髁间切迹的后外侧角呈宽扇形附着。以在胫骨的嵌入位置来命名它主要构成的两束[7]。前内侧束是较长的一束,控制着胫骨在股骨上的前移,在屈曲时会绷紧。后外侧束控制着旋转,在伸和内旋时会绷紧[8-10]。

　　借用尸体标本的生物力学研究已经评估出影响 ACL 的外力[11]。在伸膝的最后 30°、过伸或承受其他负荷的情况包括胫骨前移、内旋、内翻时,受力是最大的。ACL 对膝关节起着静态稳定的作用,它的一个重要功能是阻止过伸、屈曲位胫骨前移、提供旋转控制。同样起着膝在任何屈曲角度时内翻和外翻应力的二级约束作用。

症状

ACL损伤,患者通常会表现出疼痛、急性肿胀、关节活动度(ROM)的受限。受伤时可能听到"砰"的一声。在急性损伤期,患者会有严重的疼痛和行走困难。在慢性期,患者可能会反复发作膝关节的不稳定并伴随着肿胀和活动受限。患者可能会描述一种关节绞锁和打软腿的情景。患者还可能告诉你,他那还没有康复的膝关节有过早期损伤史。

体格检查

ACL诊断的体格检查已被证实是灵敏和特异的,并且与关节镜记录的膝关节损伤有关[1]。临床医生应该观察膝关节的不对称性、触诊压痛点、测量主动和被动ROM,记录肌肉萎缩情况。恐惧试验排除髌骨不稳定,膝关节完全伸直和30°屈曲位进行外翻和内翻试验评估附属韧带、触诊关节对线的评估和评估半月板损伤的McMurray试验都是寻找相关结构损伤是重要的。

评估急性损伤患者ACL完整性的关键物理检查手法是Lachman试验。具体方法是膝关节屈曲30°,临床医生在胫骨上施加一个向前的力,去尝试让胫骨在股骨上产生一个向前的移动(图63.1)。急性处理的另一个重要试验是侧方轴移手法。具体方法是膝关节屈曲,内旋腿并施加于膝关节一个外翻的应力去尝试重新产生前外侧不稳定,在这个过程中你会感觉到胫骨相对于股骨前移(图63.2)。损伤过后,

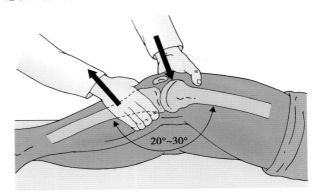

图63.1　Lachman试验的体位。膝盖弯曲至20°~30°。当一只手推胫骨近端向前时,另一只手使股骨末端稳定

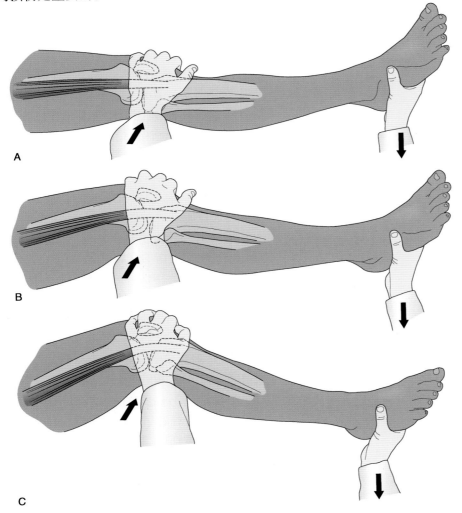

A

B

C

图63.2　外翻应力检查的位置。(A)注意把患者的膝关节摆放在完全伸直的位置,内旋小腿并施加外翻的应力。(B)当膝关节屈曲角度在20°~45°,外侧的胫骨平台呈半脱位状态。(C)当屈膝45°时,髂胫束是松弛的,当胫骨的位置降低时,施加外翻应力。这个测试可以发现前交叉韧带撕裂

Lachman 试验对于急性诊断是最灵敏的,但是,侧方轴移试验是更有特异性的并且展示出与未来运动参与和功能稳定性有密切关联[1,12]。那些可以屈膝至90°的患者,特别是慢性期或者复发的损伤,应进行前抽屉试验——施加于胫骨一向前的应力(图63.3)。在急性损伤期,由于在膝处于90°屈曲位时,二级稳定装置可能会减少胫骨的向前移位,所以这个试验可能就会导致结果的假阳性[13]。后抽屉试验是 ACL 损伤体格检查一个不可缺少的部分,它评估的是后交叉韧带(参见第76章);撕裂的后交叉韧带会导致胫骨后方半脱位,这可能就会导致前抽屉试验出现假阳性结果,因为此时的胫骨是下降的。总的来说,神经系统查体结果应该是正常的,包括肌力、感觉和反射;但是由于疼痛抑制或废用,可能会导致一些肌肉(特别是伸膝肌群)肌无力。

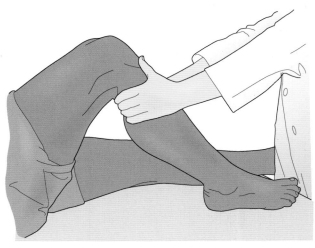

图 63.3　前抽屉试验的位置。髋关节屈曲45°,膝关节屈曲90°,胫骨处于内外旋的中立位,用双手施加于胫骨近端向前的应力

功能受限

受限包括膝关节活动度减少、肌无力和疼痛,这些会干涉有关绕轴旋转和跳跃的活动。反复发作的不稳定可能会限制剧烈运动的参与,例如篮球、足球、网球和排球[14,15]。膝关节打软腿的发作可能会增加韧带的松弛,导致日常活动受限,例如下楼梯和改变行走方向。

诊断分析

诊断性研究包括 X 线平片排除关节内骨折(胫骨棘撕裂、胫骨平台外侧骨折)、游离体和关节炎改变。

这些包括站立时的前后位、侧位、隧道位、站立后前45°屈曲位和髌骨的前屈视图。磁共振成像在急性期时可检查评估相关的病理改变,例如骨挫伤、半月板撕裂和其他的韧带损伤,这些评估可以帮助在联合损伤时制订治疗计划。在儿童和青少年运动员中,磁共振成像也许还可以看出可能会被忽略的骨骺损伤。尽管研究已经证明超声有能力部分显示 ACL,但是目前在大多数情况下并不是一个标准的实践。

鉴别诊断

后交叉韧带撕裂	关节内骨折
联合撕裂	髌骨脱位
后外侧韧带复合体撕裂	半月板撕裂
内侧副韧带和内侧半月板撕裂	

治疗

早期治疗

ACL 撕裂的早期处理包括相对休息、冰敷、加压、抬高和使用止痛药或者抗炎药。许多患者早期会得益于膝关节固定装置和拐杖的使用。如果膝关节肿胀、疼痛并且伴随着活动受限进而限制了治疗,可以施行关节穿刺术。膝关节吸引过程中有血存在可能表明伴随着 ACL 的其他可能主要结构的损伤。正确诊断和证实相关损伤的存在是重要的,因为这对于提示及时手术是非常关键的。这些损伤包括软骨或骨软骨的破裂、半月板撕裂和其他关节囊结构损伤。一般来说,单纯的 ACL 损伤,急性处理可以通过早期的保护性康复进行保守治疗。

ACL 损伤的治疗取决于很多因素,包括患者的年龄、活动水平、相关损伤的存在和复发,涉及加速、减速以及切割运动的运动训练的重要性。手术是 ACL 损伤完全康复的最佳治疗方法。但是这对于那些参与娱乐活动或工作时不会抱怨膝关节不稳定的老年患者并非必须。

一般而言,年轻患者和那些需要高活动等级的患者应该被考虑做 ACL 重建术(ACLR)。在损伤即刻就进行手术转诊是不必要的,但应在确认个人希望手术作为一种确切的治疗措施时尽快提供手术便利。如果存在联合损伤时,特别是它们引发了机械症状或者患者是优秀的竞技运动员,则应在过了前期炎症反应期以后以及已经完成一个合适的预康复项目即刻考虑手术治疗(图63.4)[16]。

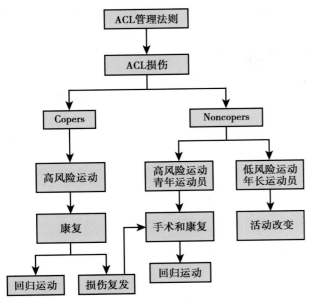

图 63.4　波多黎各中心的大学有关体育健康中前交叉韧带损伤管理系统。Copers,患者可以实现完全的膝关节稳定性和功能,在没有手术治疗时;Noncopers,患者有膝关节不稳定的临床表现(*From Micheo WM,Hernandez L,Seda C. Evaluation,management,and prevention of anterior cruciate ligament injury:current concepts. PMR. 2010;2:935-944.*)

康复治疗

　　ACL 损伤的康复开始于损伤即刻。康复管理的重点在减轻疼痛、恢复全范围活动度、恢复肌力、达到肌肉的平衡和帮助患者无症状地完成整个活动[17]。康复计划包括急性阶段、恢复阶段和功能阶段。在运动员人群中,应该增加回归体育运动阶段。

　　ACL 损伤的患者可能是急性损伤或者是复发损伤。损伤的急性期,附属结构的保护是至关重要的,康复进阶应该取决于其他膝关节结构的损伤程度。在早期使用闭链练习,允许功能增强的进阶,其操作要点是肢体远端固定,近端自由活动。这些练习在腘绳肌的共同参与下强化了股四头肌,并且降低了 ACL 的张力和最小化髌股关节的反作用力(表 63.1)[17,18]。

　　复发性膝关节不稳的患者会从康复的过程中受益。肌无力和本体感觉的改善以及功能再教育联合活动改变可以减少不稳定的复发,手术前,这些方面在那些低活动等级的患者中应该被考虑。

表 63.1　ACL 撕裂的康复

	急性期	恢复期	功能期
治疗干预	形式:冷冻疗法、高压直流电刺激、电刺激 主动辅助屈曲和伸展、静态股四头肌和腘绳肌练习 一般情况:自行车和水池内练习 使用拐杖步行	形式:浅层热疗、脉冲超声、电刺激 活动度和灵活性练习 下肢动态强化 闭链练习、下肢关节多维练习 一般情况 功能支撑下逐渐回归专项体育训练	一般灵活性、强化训练 下肢力量和耐力:对角线和多维运动,增强式训练 神经肌肉控制、本体感觉训练 功能支撑下回归专项体育的参与
进步的准则	疼痛减轻 恢复无痛活动 足够的膝关节肌肉控制 强化练习的耐力	无痛的全范围活动度 对称的股四头肌和腘绳肌力量 不灵活的修正 专项体育计划中无症状进阶	无临床症状 正常跑跳力学机制 正常的运动链整合 完成专项体育计划

急性期

　　本期注重组织损伤、临床症候和症状的治疗。本阶段的目的是组织痊愈的同时,减轻疼痛及炎症反应。需要重建无痛活动度、预防肌肉萎缩并维持整体的健康。康复阶段的进阶是依据准则进行的,本期可能会持续 1~4 周。

恢复期

　　此阶段重点关注获得正常的膝关节被动和主动运动,改善膝关节肌肉运动功能,使腘绳肌和股四头肌达到正常的肌肉平衡,并进行本体感觉训练。应开始解决生物力学和功能缺陷,包括僵硬和不能跑或跳。这个时期从损伤后 4 周持续到 12 周。

功能期

　　这一阶段的重点是增加下肢的力量和耐力,同时改善神经肌肉控制。此阶段的康复作用于整个运动链,解决特定的功能缺陷。这个计划应该是持续的,最终目标是防止损伤复发和促进安全恢复竞技活动。功能期可于伤后持续 12~24 周。

　　如果患者完成康复计划并愿意改变活动水平,包括限制涉及剪切和旋转动作的体育活动,则日常生活活动的功能预后良好[11]。在这组患者中,功能性支具可用于参与涉及方向变化的运动。这些支具可以减轻个体的不稳定症状,改善本体感觉,并可能减轻低需求活动中 ACL 的一些应力。

术后康复

对于 ACLR 的患者,应该在手术前进行康复。重建前应尝试减轻疼痛和肿胀,实现全膝关节活动度,主动肌激活,最后达到正常的肌力。手术后,应在手术后第一天进行康复。早期冰敷、加压、抬高已被证明可以减少术后肿胀。术后前几天实现完全伸展和开始早期主动屈曲非常重要。通常在术后立即开始使用拐杖辅助负重[19,20]。

康复进程的快速推进减少了与 ACL 膝关节手术相关的并发症,包括僵硬、肌肉萎缩、肌无力和髌股疼痛。在康复早期,必须采取特殊措施,以避免膝关节末端(0°~30°)抗阻伸展股四头肌锻炼对重建的韧带过度劳损。CKC 训练最早可在 2 周内开始。这包括微蹲、上下台阶和压腿,从而使股四头肌在承受剪切力的情况下增强移植物的力量。两种移植体在 4 周时均可考虑在限制的 90°~45°进行开放式动力链运动,但仅应对骨-髌腱-骨(BTB)

而非腘绳肌肌腱(HT)移植物施加额外阻力。ROM每周进步 10°~15°。对于术后 6~8 周使用 BTB 重建的患者和 10~12 周使用 HT 重建的患者,允许全关节抗阻伸展(表 63.2)[17-20]。一旦拆除缝线,就可以开始进行水上运动,允许在浮力的影响下逐步负重。个体在获得完全运动、正常力量、正常本体感觉和足够的特定运动技能的速度上会有所不同。在允许个人重返体育活动之前,应先实现这些目标。随着康复计划的加快,患者通常在手术后 6~8个月就能恢复活动。与非加速康复进程相比,加速康复进程不会导致增加膝盖前方松弛,加速和非加速康复进程在临床评估,患者满意度、功能表现、本体感觉、大腿肌肉等速收缩上似乎有同样的效果[21,22]。然而,研究发现,运动员在接受外科手术后,神经肌肉缺损会持续 9~12 个月。此外,一些与受伤相关的因素如骨挫伤、韧带化脓、肌肉无力、本体感觉和神经肌肉缺损——可能会持续 24 个月[23]。与不使用支具相比,使用术后功能性支具不会改善结果[24]。

表 63.2　前交叉韧带撕裂的术后康复

	急性期	恢复期	功能期	重返赛场
干预方法	模式:冷冻治疗,电刺激	模式:表面热,脉冲超声,电刺激	一般屈曲练习,加强练习	等速测试
	主动辅助屈曲,被动伸展	主动屈伸	下肢力量和耐力:带管道多平面对角线运动,轻的重量,药丸,增强式训练	功能测试,如跳和敏捷性
	股四头肌静态练习(90°~45°),动态腘绳肌练习,直腿抬高练习	动态股四头肌(90°~30°)腘绳肌练习	神经肌肉控制,本体感受训练	心理准备
	一般情况:上肢测力仪	闭链练习,多平面下肢关节训练	回到特定的体育领域	
	使用拐杖步行	一般情况:自行车,游泳,水上运动	使用功能支撑	
		使用可选功能支撑的练习,逐步回归到特定的体育领域		
推进标准	疼痛减少	完全屈曲,膝关节过伸	没有临床症状	肢体对称指数为 90%,对高要求运动的要求为 100%
	屈曲恢复 90°,完全伸展	股四头肌与腘绳肌肌力平衡	正常的跑跳力学	满意的心理准备
	充分的膝关节肌肉控制加强锻炼的容忍度	运动项目中的无症状进展	正常运动链整合 完成的特定体育活动	

重返赛场

重返赛场（RTP）基于各种客观判定标准。有几个因素影响 ACL 损伤后的预期疗效，尤其是当患者经历 ACLR 时。这些包括手术的时间和类型，患者的症状，身体检查，康复计划，等速运动和功能测试，以及心理准备[25]。

以前，RTP 发生在 ACLR 后 6～9 个月。然而，再受伤的风险在第一年急剧增加。目前已经发现，大多数运动员在 9 个月后达到客观标准，然后就可以安全地重返赛场[23,26]。最近公布的数据显示，81%的运动员回到了运动场上，65%回到了受伤前的水平，55%回到了竞技场上。然而，在 ACLR 之后的 2年里，只有 38%的人保持在同样的水平[27]。

客观测试

一系列测试包括等速测试（力量对称性评价）和由"跳跃测试"（运动质量评价）组成的功能测试，用于评价运动员的身体准备状态。测试结果必须显示肢体对称性指数（LSI）大于 90%。然而，对于高需求的运动，如篮球或足球，推荐 LSI 为 100%，其中 ACLR 肢体获得的值与未受伤肢体的 LSI 值相匹配[20]。

介入治疗

在受伤后最初 24～48h 内可尝试膝关节抽吸，以记录关节积血并协助诊断。如果受伤的个体由于肿胀和明显的活动受限而没有在治疗中取得进展，可以在治疗的后期进行抽吸以缓解症状。在无菌条件下，用 25 号 1 英寸无菌一次性针头，在髌骨近侧和外侧（或内侧）约 2cm 处把麻醉药注入皮肤。在此注射之后用 18 号 1.5 英寸的针再次注入关节囊，吸入任何液体注意其颜色和一致性。不拔出针头，取下注射器并清空。重复这个动作直到所有的液体都被吸出。用一只手按压髌上区域确保在操作完成前所有的液体都流出来。超声引导可用于提高手术的准确性和有效性。

抽吸后，冰敷膝关节 15min，然后每天两次或三次冰敷，每次 20min，日常坚持几天。

为了减少 ACL 损伤的长期负担，使用富含血小板的血浆和骨髓浓缩等再生技术可能是预防或治疗软骨退变或治疗相关软组织损伤的一种选择。

技术设备

目前，还没有专门的技术设备来治疗或康复这

种情况。

手术

手术适用于日常生活活动中反复发作不稳定的患者和有症状且不希望改变活动的活跃娱乐性的运动员。对于高要求的竞技运动员来说，外科手术是必需的。

一种称为桥接增强 ACL 修复术的新手术方法使用缝线加生物活性支架进行一期韧带修复，以促进撕裂韧带末端之间的充分桥接。最近的可行性研究表明，与使用腘绳肌肌腱移植物重建的 ACL 相比，该手术方式 3 个月时 ACL 愈合充分，强度比腘绳肌肌腱更好[28]。

可选的手术方式是关节镜辅助自体移植物，使用全内镜或双切口技术，使用髌骨-肌腱-骨移植物或 4股腘绳肌肌腱移植物。每种移植物来源和固定的支持者之间存在争议，尽管在长期研究中两者似乎相当相等[29,30]。HT 组开始时恢复较快，疼痛和肿胀较轻。然而，尽管 HT 移植物强度良好，移植物的固定以及移植物与骨的结合似乎弱于 BTB 移植物[15,31,32]。

另一方面，髌腱组具有更好的固定和融合，因为采用这种方法可实现骨-骨愈合，并且结果表现为生物力学上的单一单元。这些因素的综合使这种手术有了更可重复的结果，使其成为高要求运动员的首选移植[4,33]。其使用的缺点是容易产生较高的发病率，如肿胀、疼痛和最初难以获得运动。而且与术后髌股关节疼痛发生率较高有关。其他使用的移植物是股四头肌肌腱和对侧髌腱。同种异体肌腱材料，如髌腱和胫前肌腱，在老年患者中也得到普及。这些优点是明确的，包括较少供体部位发病率。缺点是有传播疾病的可能性，移植物融合较慢，移植物有拉伸的可能，年轻患者移植失败的风险增加，费用更高。

手术技术的一个重要进展是解剖型 ACLR，使用单束或双束重建[15]。双束技术包括重建 ACL 的前内侧束和后外侧束。体外研究表明，这种双束解剖型 ACLR 更好地控制了 ACL 缺损旋转不稳定性的重要方面。一项研究表明，解剖单束和双束技术的前后和旋转稳定性优于传统单束重建[15,34,35]。

越来越多的人参加竞技体育运动，引起了儿童前交叉韧带撕裂的多发。对骨骼未成熟人群中此类损伤的处理尚有争议。虽然有些人主张保守治疗，但这可能导致继发性结构损伤和随后的早期骨关节炎。因此，对于 ACL 缺损恢复高风险活动的患者，

提倡手术治疗。在该人群中描述了多种技术,包括保留骨骺、部分经骨骺和完全经骨骺手术。所有技术均获得了良好的功能结局。然而,保留骨骺的方法被认为是减少生长迟缓风险的一种方法[36]。

在手术治疗后,更好定义的等速和功能测试的结合为 RTP 决策提供了更客观的指导。使用这些标准可能降低损伤复发的风险。

疾病的潜在并发症

未经治疗的 ACL 损伤可导致膝关节改变从而显著改变患者的生活方式。继续参加剧烈运动的患者,疼痛和软组织损伤反复发作,并继发于前方松弛和旋转不稳定。这些发作可能导致相关结构损伤,如半月板、关节软骨和其他继发性受限。大量患者出现关节间隙变窄并伴有骨关节炎症状。与初始损伤和手术治疗后骨关节炎相关的风险因素包括关节软骨损伤、半月板撕裂、ROM 丧失(尤其是伸展)、高体重指数,以及可能的关节源性肌肉抑制导致股四头肌无力。手术重建后影像学检查发现膝骨性关节炎的患病率为 29% ~ 51%,与保守治疗(24% ~ 48%)相比差异无统计学意义。然而,据报告,单独 ACL 损伤中胫股骨关节炎的患病率(0 ~ 13%)低于 ACL 和半月板联合损伤(21% ~ 48%),因此强调了半月板损伤相关发病率的作用[1,11,37,38]。

一项荟萃分析表明,手术重建后同侧移植物撕裂的发生率为 5.8%,对侧撕裂的风险为 11.8%[39]。最近,通过改变神经肌肉风险因素(如肌肉无力、肌肉失衡和本体感觉缺陷),并致力于运动特殊技术(如剪切和跳跃),预防了初次或复发性 ACL 损伤。这些计划结合了加强力量、平衡和测压练习明显改善的动态稳定性和减少损伤发生率[39-42]。

治疗的潜在并发症

用药并发症包括用 NSAID 对胃、心血管及肾毒性的影响。注射剂存在感染风险(1% ~ 2% 的病例)。手术存在静脉血栓形成和麻醉并发症的风险。关节纤维化可继发于治疗进展不良或患者依从性差[39]。

移植物放置和固定不良可导致活动丧失和随后的移植物失效,并伴有复发性不稳定。在手术时发现软骨损伤或半月板撕裂的患者中,长期后遗症包括即使在重建后仍发生关节炎[6,34,37,38,42]。

(张兴来 译 张润宁 校 李铁山 审)

参考文献

1. Micheo W, Hernandez L, Seda C. Evaluation, management, and prevention of anterior cruciate ligament injury: current concepts. *PM R*. 2010;2:935–944.
2. Arendt E, Dick R. Knee injury patterns among men and women in collegiate basketball and soccer: NCAA data and review of literature. *Am J Sports Med*. 1995;23:694–701.
3. Acevedo R, Rivera-Vega A, Miranda G, Micheo W. Anterior cruciate ligament injury: identification of risk factors and prevention strategies. *Curr Sports Med Rep*. 2014;13(3):186–191.
4. Utukuri MM, Somayaji HS, Khanduja V, et al. Update on paediatric ACL injuries. *Knee*. 2006;13:345–352.
5. Smith H, Vacek P, Johnson R, et al. Risk factors for anterior cruciate ligament injury: a review of the literature—part 1: neuromuscular and anatomic risk. *Sports Health*. 2012;4:69–78.
6. Smith H, Vacek P, Johnson R, et al. Risk factors for anterior cruciate ligament injury: a review of the literature—part 2: hormonal, genetic, cognitive function, previous injury and extrinsic risk factors. *Sports Health*. 2012;4:155–161.
7. Thore Z, Petersen W, Fu F. Anatomy of the anterior cruciate ligament: a review. *Oper Tech Orthop*. 2005;15:20–28.
8. Amis A, Bull A, Denny T, et al. Biomechanics of rotational instability and anterior cruciate reconstruction. *Oper Tech Orthop*. 2005;15:29–35.
9. Yasuda K, Kondo E, Ichiyama H, et al. Surgical and biomechanical concepts of anatomic ACL reconstruction. *Oper Tech Orthop*. 2005;15:96–102.
10. Yagi M, Kuroda R, Yoshiya S, et al. Anterior cruciate ligament reconstruction: the Japanese experience. *Oper Tech Orthop*. 2005;15:116–122.
11. Fithian DC, Paxton LW, Goltz DH. Fate of the anterior cruciate ligament–injured knee. *Orthop Clin North Am*. 2002;33:621–636.
12. Kocher MS, Steadman JR, Briggs KK, et al. Relationships between objective assessment of ligament stability and subjective assessment of symptoms and function after anterior cruciate ligament reconstruction. *Am J Sports Med*. 2004;32:629–634.
13. Amy E, Micheo WM. Anterior cruciate ligament tear. In: Micheo WM, ed. *Musculoskeletal, Sports, and Occupational Medicine*. New York: Demos; 2011:25–27.
14. Boden BP, Griffin LY, Garrett WE. Etiology and prevention of noncontact ACL injury. *Phys Sports Med*. 2000;28:53–62.
15. Fu F, Bennett CH, Ma B, et al. Current trends in anterior cruciate ligament reconstruction. Part 2. Operative procedures and clinical correlations. *Am J Sports Med*. 2000;28:124–130.
16. Shelbourne KD, Foulk DA. Timing of surgery in acute anterior cruciate ligament tears on the return of quadriceps muscle strength after reconstruction using an autogenous patellar tendon graft. *Am J Sports Med*. 1995;23:686–689.
17. Gotlin RS, Huie R. Anterior cruciate ligament injuries: operative and rehabilitative options. *Phys Med Rehabil Clin N Am*. 2000;11:895–924.
18. Escamilla RF, Fleisig GS, Zheng N, et al. Biomechanics of the knee during closed kinetic chain and open kinetic chain exercises. *Med Sci Sports Exerc*. 1998;30:556–569.
19. Wright RW, Haas AK, Anderson J, et al. Anterior cruciate ligament reconstruction rehabilitation: MOON guidelines. *Sports Health*. 2015;7(3):239–243.
20. van Melick N, van Cingel REH, Brooijmans F, et al. Evidence-based clinical practice update: practice guidelines for anterior cruciate ligament rehabilitation based on a systematic review and multidisciplinary consensus. *Br J Sports Med*. 2016;50(24):1506–1515.
21. Beynnon BD, Uh BS, Johnson RJ, et al. Rehabilitation after anterior cruciate ligament reconstruction: a prospective, randomized, double-blind comparison of programs administered over 2 different time intervals. *Am J Sports Med*. 2005;33:347–359.
22. Beynnon BD, Johnson RJ, Naud S. Accelerated versus nonaccelerated rehabilitation after anterior cruciate ligament reconstruction: a prospective, randomized, double-blind investigation evaluating knee joint laxity using roentgen stereophotogrammetric analysis. *Am J Sports Med*. 2011;39:2536–2548.
23. Nagelli CV, Hewett TE. Should return to sport be delayed until 2 years after anterior cruciate ligament reconstruction? Biological and functional considerations. *Sports Med*. 2016:1–12.
24. Spindler KP, Wright RW. Clinical practice. Anterior cruciate ligament tear. *N Engl J Med*. 2008;359:2135–2142.
25. Ellman MB, Sherman SL, Forsythe B, LaPrade RF, Cole BJ, Bach BR Jr. Return to play following anterior cruciate ligament reconstruction. *J Am Acad Orthop Surg*. 2015;23(5):283–296.
26. Kyritsis P, Bahr R, Landreau P, Miladi R, Witvrouw E. Likelihood of ACL graft rupture: not meeting six clinical discharge criteria before

return to sport is associated with a four times greater risk of rupture. *Br J Sports Med*. 2016;50:946–951.

27. Ardern CL, Taylor NF, Feller JA, et al. Fifty-five percent return to competitive sport following anterior cruciate ligament surgery: an updated systematic review and meta-analysis including aspects of physical functioning and contextual factors. *BrJ Sports Med*. 2014;48: 1543–1552.

28. Murray MM, Flutie BM, Kalish LA, et al. The bridge-enhanced anterior cruciate ligament repair (BEAR) procedure. *Orthop J Sports Med*. 2016;4(11): 2325967116672176. eCollection 2016.

29. Cha P, Chhabra A, Harner C. Single bundle anterior cruciate ligament reconstruction using the medial portal technique. *Oper Tech Orthop*. 2005;15:89–95.

30. Herrington L, Wrapson C, Matthews M, et al. Anterior cruciate ligament reconstruction, hamstrings versus bone–patella tendon–bone grafts: a systematic literature review of outcome from surgery. *Knee*. 2005;12:41–50.

31. Roe J, Pinczewski LA, Russell VJ, et al. A 7-year follow-up of patella tendon and hamstring tendon grafts for arthroscopic anterior cruciate ligament reconstruction: differences and similarities. *Am J Sports Med*. 2005;33:1337–1345.

32. Freedman KB, D'Amato MJ, Nedeff DD, et al. Arthroscopic anterior cruciate ligament reconstruction: a metaanalysis comparing patellar tendon and hamstring tendon autografts. *Am J Sports Med*. 2003;31:2–11.

33. Foster MC, Foster IW. Patella tendon or four-strand hamstring? A systematic review of autografts for anterior cruciate ligament reconstruction. *Knee*. 2005;12:225–230.

34. Hussein M, Van Eck CF, Cretnik A, et al. Prospective randomized clinical evaluation of conventional single-bundle, anatomic single-bundle, and anatomic double-bundle anterior cruciate ligament reconstruction. *Am J Sports Med*. 2012;40:512–520.

35. Aglietti P, Cuomo P, Giron F, et al. Double bundle ACL reconstruction. *Oper Tech Orthop*. 2005;15:111–115.

36. McConkey MO, Bonasia DE, Amendola A. Pediatric anterior cruciate ligament reconstruction. *Curr Rev Musculoskelet Med*. 2011;4:37–44.

37. Shelbourne DK, Freeman H, Gray T. Osteoarthritis after anterior cruciate ligament reconstruction: the importance of regaining and maintaining full range of motion. *Sports Health*. 2012;4:79–85.

38. Oiestad BE, Engebretsen L, Storheim K, et al. Knee osteoarthritis after anterior cruciate ligament injury: a systematic review. *Am J Sports Med*. 2009;37:1434–1443.

39. Wright RW, Magnussen RA, Dunn WR, et al. Ipsilateral graft and contralateral ACL rupture at five years or more following ACL reconstruction: a systematic review. *J Bone Joint Surg Am*. 2011;93:1159–1165.

40. Wilk KE, Reinhold MM, Hooks TR. Recent advances in the rehabilitation of isolated and combined anterior cruciate ligament injuries. *Orthop Clin North Am*. 2003;34:107–113.

41. Wilk KE, Macrina LC, Cain EL, et al. Recent advances in the rehabilitation of anterior cruciate ligament injuries. *J Orthop Sports Phys Ther*. 2012;42:153–171.

42. Sepulveda F, Sanchez L, Amy E, Micheo W. Anterior cruciate ligament injury: return to play, function and long-term considerations. *Curr Sports Med Reports*. 2017;16(3):172–178.

第 64 章

Baker 囊肿

Darren C. Rosenberg,DO

Joao E. D. Amadera,MD,PhD

同义词

腘窝囊肿

ICD-10 编码

M71.20	腘窝滑膜囊肿（Baker），非特指膝盖
M71.21	右膝腘窝滑膜囊肿（Baker）
M71.22	左膝腘窝滑膜囊肿（Baker）

定义

Baker 囊肿是膝后最常见的囊肿，早在一个半世纪前由 Adams[1] 首次描述，后来又被 Baker[2] 描述。近 19% 的无临床症状的成年人（特别是 50 岁以上的成人）[3] 和 6.3% 的儿童受 Baker 囊肿影响[4]。这种情况在男孩和患有膝关节炎或多动症的儿童中更为常见[5]。存在两个发病高峰年龄：4～7 岁和 35～70 岁[6,7]。Baker 囊肿形成的三个关键因素：①膝关节和腘窝滑囊之间的交通；②单向阀的作用；③膝关节运动的不同角度中关节腔和滑囊之间不平等的压力[7]。

膝关节内的慢性刺激可能增加滑液的分泌，滑液可能在较高的关节内压力下从膝关节流向滑囊，直到由腓肠肌-比目鱼肌复合体形成的单项阀"关闭"，将液体困在一个腘窝滑囊内。黏液囊扩张形成一个可触及的肿块，在腘窝的后内侧更易触及[8]。从解剖学方面解释，由于腘窝部分缺乏支撑结构，使得此区容易形成囊肿[8]。最常见的是，这种慢性刺激物来源于一种炎症性或退行性关节疾病，如风湿关节炎或骨关节炎。此外，感染性关节炎、多发性关节炎、绒毛结节性滑膜炎、结缔组织疾病、髌骨软化症和持续性滑囊炎等疾病也常与 Baker 囊肿有关[9,10]。在一项对 40 例存在影像学证据的原发性膝关节骨性关节炎患者的研究中，22% 的患者经超声诊断为 Baker 囊肿[11]。腘窝囊肿与半月板撕裂（71%～82% 的病例）、前交叉韧

带功能不全（30% 的病例）和退行性软骨损伤（30%～60% 的病例）是相关的[9,10]。非交通性囊肿在成年人中少见，通常没有相关的膝关节疾病，可能是从反复创伤到与滑囊相关的肌肉活动造成的原发性滑囊扩大。外伤是引起儿童上述囊肿最常见的原因[4]。

症状

Baker 囊肿通常不痛，可表现为腘窝区波动性肿块（图 64.1）。在老年人群中，腘窝囊肿被发现与新出现的症状以及影像学上的关节结构异常如胫股骨赘、骨关节炎、软骨缺陷和更严重的西安大略大学和麦克马斯特大学骨关节炎指数（Western Ontario and McMaster Universities Osteoarthritis Index，WOMAC）呈正性相关[11]。如果存在典型症状，包括肿胀、疼痛，以及因活动而加剧的僵硬（如行走）。症状最容易在膝关节屈曲压迫充满液体的囊肿时被诱发，尽管膝

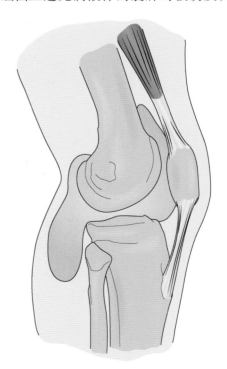

图 64.1　Baker 囊肿示意

关节伸展也可能通过扩大的腓肠肌-比目鱼肌引起囊肿紧张。肿块常伴有腿部肿胀或者弥漫性小腿压痛。如果神经或血管受累，小腿后部或足底侧面可能出现麻木或刺痛。

体格检查

在腘窝内侧常可见或至少可触及 Baker 囊肿。确定腘窝囊肿时，检查和触诊腘窝的同时，要求患者先伸直、再弯曲膝盖。圆形、平滑、波动，常为压痛的囊肿，在触诊时随膝关节伸展而变硬，在膝关节伸展 45°时变软或消失，这种现象称为 Foucher 征[12]。囊肿可以延伸到大腿或腿部，也可以沿着小腿有多个卫星囊肿，甚至可以延伸至足部。这些卫星囊肿与原发性囊肿可能相通，也可能不通。当囊肿伴关节积液时，寻找慢性刺激来源是有价值的。检查膝关节活动度，检查韧带松弛度，评估潜在的髌骨关节疼痛和半月板撕裂[9]。除此之外，坐骨神经及其到达腘窝分支的邻近区域，可能存在囊肿，在极少数情况下，神经压迫可能表现为足底侧面的感觉减退和胫后肌、趾长屈肌和拇长屈肌的萎缩[13-15]。当无临床症状时，体格检查不能准确检查出 Baker 囊肿[15a]。

功能受限

囊肿的损害程度取决于囊肿的大小和压痛的范围。除非有潜在的半月板损伤，否则囊肿通常是无痛的，几乎不影响运动。然而，较大的囊肿可能与适度的运动受限有关，尤其是行走。

诊断分析

膝关节 X 线平片可用于诊断潜在的退行性关节疾病，但很少用来诊断 Baker 囊肿。超声检查可区分实性和囊性肿块，因此在广泛的关节畸形时尤其有助于检查 Baker 囊肿，比如那些有风湿性关节炎的患者，会掩盖囊肿[16]。此外，如果诊断不确定时，超声检查是鉴别血栓性静脉炎和 Baker 囊肿的一种经济、有效的方法。关节造影术，通过在膝关节或滑囊内注射造影剂，可以清楚地显示扩大的滑囊结构。此外，CT 检查可以区分囊肿、脂肪瘤和恶性肿瘤，并可能显示非交通性囊肿和不在典型位置的囊肿。磁共振成像描绘了整个关节的解剖结构，是鉴别囊肿及其可能原因的一种敏感方法。磁共振成像也有助于排除可疑的实体瘤，并确定可能手术切除区域的病理变化。在磁共振成像上，Baker 囊肿在 T_1 加权图像上表现为低信号、边缘清晰的肿块，在 T_2 加权图像上表现为高信号的肿块（图 64.2）。超声和磁共振成像是检查可疑囊肿的两种最常见的放射学方法。它们各有优缺点[17]。

如果怀疑有炎症反应，测定红细胞沉降率可能是有帮助的。在对囊肿病因有疑问的情况下，抽吸液培养和分析有助于区分感染、炎症和机械机制。

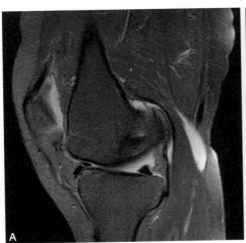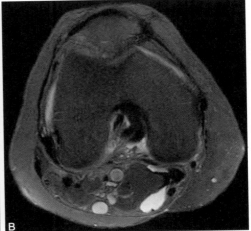

图 64.2 Baker 囊肿的磁共振成像。矢状位（A）和轴位（B）T_2 加权像（*Courtesy Dr. Jader José da Silva, Hospital do Coração.*）

治疗

早期

只有当 Baker 囊肿有症状时才需要干预。最简单的治疗方法是抽吸液体，因为抽吸会破坏囊肿，从而消除症状。然而，单独治疗囊肿可能并不足够，潜在的关节疾病的治疗是必要的。冰敷和抗炎药（非甾体抗炎药）可以减少退行性关节疾病引起的炎性渗出。股四头肌强化练习可用于治疗相关的髌骨综合征。在一些病例中，静脉硬化剂注射到囊肿中以防止其复发[12]。儿童的囊肿往往会自行恢复原状。

康复治疗

除物理治疗（如冰敷）和药物治疗（如非甾体抗炎药）外，康复治疗包括压迫和限制动作幅度，作为一种减轻肿胀的手段。此外，在退行性关节疾病、十字韧带撕裂和半月板损伤的病例中，阻力练习对维持和改善下肢肌肉力量可能有帮助。一个全面的康复计划可能会引导步态和执行日常活动时功能的进步。

介入治疗

囊肿穿刺抽吸是最有效的治疗方法，如果囊肿的诱发原因得以解决，通常症状和功能得以改善。此外，如果膝关节积液，抽吸联合关节内皮质类固醇注射，可能是有益的。在非交通性囊肿中，直接向囊肿内注射皮质类固醇有助于减轻肿胀。这种干预效果可以通过超声检查来持续观察[18]。另一方面，有证据表明，在膝关节骨性关节炎患者中，与关节内注射比较，用类固醇直接浸润囊肿有更好的效果[19]。必须排除血管畸形的可能性，可在囊肿抽吸之前通过用听诊器听诊囊肿或触诊囊肿搏动[20]。此外，成像技术，如超声可协助检测囊肿。

技术设备

目前，还没有专门的技术设备来治疗或康复这种疾病。

手术

只有在所有其他方法均失败、囊肿足够大且仍有症状时才尝试手术切除[21]。在过去，如果囊肿持续存在症状，开放切除是一种选择，但相关的复发率很高（高达 63%）[22]。有时，手术是必要的以纠正潜在的病理过程（例如，半月板撕裂手术、全膝关节置换手术和顽固性退行性关节疾病的关节镜手术）。因此，关节镜治疗腘窝囊肿一直是目前的选择。近年来，关节镜下入路通过重建正常的双向交流和治疗相关的关节内疾病来同时纠正瓣膜的开放，相关的关节内疾病是囊肿的持续性存在的原因。此外，大的开放性伤口是可以避免的[23,24]。目前，关于腘窝囊肿手术治疗的文献局限于回顾性病例系列，因此结果不能支持一种治疗策略优于另一种。从最近的系统回顾和荟萃分析来看，无论是关节镜下切除囊肿壁，关节镜下处理关节内病变，还是扩大囊肿与关节腔的交通对有症状的腘窝囊肿治疗均是有效的[24a]。

潜在的疾病并发症

Baker 囊肿最常见的并发症是剥离到小腿和破裂，导致小腿、脚踝和脚部瘀斑[12]。当囊肿破裂时，它产生一种"假血栓性静脉炎综合征"，这意味着它导致小腿剧烈疼痛和肿胀，但没有相关深静脉血栓形成。少见的情况下，Baker 囊肿产生筋膜室综合征[25]，周围神经病变[13,14] 或下肢跛行[26]。很少有囊肿被感染，如果存在关节-囊腔内交通，可能导致感染性关节炎[27]。此外，Baker 囊肿的一个可能的后遗症可能是肌肉分离，包括远侧部[28] 和较少出现的近侧部[29]。

潜在的治疗并发症

镇痛药和 NSAID 有众所周知的不良反应，通常影响胃、肝和肾脏系统。抽吸可导致复发、感染、出血和神经血管损害。手术可导致局部血管神经的并发症和囊肿的复发[22,30]。

（孙锦文 译　王靖 校　李铁山 审）

参考文献

1. Adams R. Chronic rheumatic arthritis of the knee joint. *Dublin J Med Sci*. 1840;17:520–522.
2. Baker WM. On the formation of the synovial cysts in the leg in connection with disease of the knee joint. *St Barth Hosp Rep*. 1877;13:245–261.
3. Tshirch F, Schmid M, Pfirrmann C, et al. Prevalence of size of meniscal cysts, ganglionic cysts, synovial cysts of the popliteal space, fluid-filled bursae, and other fluid collections in asymptomatic knees on MR imaging. *AJR Am J Roentgenol*. 2003;180:1431–1436.
4. De Maeseneer M, Debaere C, Desprechins B, Osteaux M. Popliteal cysts in children: prevalence, appearance and associated findings at MR imaging. *Pediatr Radiol*. 1999;29:605–609.
5. Neubauer H, Morbach H, Schwarz T, et al. Popliteal cysts in paediatric patients: clinical characteristics and imaging features on ultrasound and MRI. *Arthritis*. 2011;2011:751593.
6. Gristina A, Wilson P. Popliteal cysts in adults and children. *Arch Surg*. 1964;88:357–363.
7. Handy J. Popliteal cysts in adults: a review. *Semin Arthritis Rheum*. 2001;31:108–118.
8. Labropoulos N, Shifrin DA, Paxinos O. New insights into the development of popliteal cysts. *Br J Surg*. 2004;91:1313–1318.
9. Tinker R. *Orthopaedics in Primary Care*. Baltimore: Williams & Wilkins; 1979.
10. Fritschy D, Fasel J, Imbert JC, et al. The popliteal cyst. *Knee Surg Sports Traumatol Arthrosc*. 2006;14:623–628.
11. Naredo E, Cabero F, Palop M, et al. Ultrasonographic findings in knee osteoarthritis: a comparative study with clinical and radiographic assessment. *Osteoarthritis Cartilage*. 2005;13:568–574.
11a. Cao Y, Jones G, Han W, et al. Popliteal cysts and subgastrocnemius bursitis are associated with knee symptoms and structural abnormalities in older adults: a cross-sectional study. *Arthritis Res Ther*. 2014;16(2):R59.
12. Langsfeld M, Matteson B, Johnson W, et al. Baker's cysts mimicking the symptoms of deep vein thrombosis: diagnosis with venous duplex scanning. *J Vasc Surg*. 1997;25:658–662.
13. Ginanneschi F, Rossi A. Lateral cutaneous nerve of calf neuropathy due to peri-popliteal cystic bursitis. *Muscle Nerve*. 2006;34:503–504.
14. Willis JD, Carter PM. Tibial nerve entrapment and heel pain caused by a Baker's cyst. *J Am Podiatr Med Assoc*. 1998;88:310–311.
15. Dash S, Bheemreddy SR, Tiku ML. Posterior tibial neuropathy from ruptured Baker's cyst. *Semin Arthritis Rheum*. 1998;27:272.
15a. Akgul O, Guldeste Z, Ozgocmen S. The reliability of the clinical examination for detecting Baker's cyst in asymptomatic fossa. *Int J Rheum Dis*. 2014;17:204–209.
16. Katz WA. *Diagnosis and Management of Rheumatic Diseases*. 2nd ed. Philadelphia: JB Lippincott; 1988.
17. Jacobson J. Musculoskeletal ultrasound and MRI: which do I choose? *Semin Musculoskelet Radiol*. 2005;9:135–149.
18. Acebes JC, Sanchez-Pernaute O, Diaz-Oca A, Herrero-Beaumont G. Ultrasonographic assessment of baker's cysts after intra-articular corticosteroid injection in knee osteoarthritis. *Clin Ultrasound*. 2006;34:113–117.
19. Bandinelli F, Fedi R, Generini S, et al. Longitudinal ultrasound and clinical follow-up of Baker's cysts injection with steroids in knee osteoarthritis. *Clin Rheumatol*. 2012;31:727–731.
20. Birnbaum J. *The Musculoskeletal Manual*. New York: Academic Press; 1982.
21. Takahashi M, Nagano A. Arthroscopic treatment of popliteal cyst and visualization of its cavity through the posterior portal of the knee. *Arthrosc*. 2005;21:638.e1–e4.
22. Rauschning W, Lindgren PG. Popliteal cysts (Baker's cysts) in adults. 1. Clinical and roentgenological results of operative excision. *Acta Orthop Scand*. 1979;50:583–591.
23. Malinowski K, Synder M, Sibinski M. Selected cases of arthroscopic treatment of popliteal cyst with associated intra-articular knee disorders primary report. *Ortop Traumatol Rehabil*. 2011;13:573–582.
24. Lie CW, Ng TP. Arthroscopic treatment of popliteal cyst. *Hong Kong Med J*. 2011;17:180–183.
24a. Zhou X, Li B, Wang J, Bai L. Surgical treatment of popliteal cyst: a systematic review and meta-analysis. *J Orthop Surg Res*. 2016;11:22.
25. Sanchez JE, Conkling N, Labropoulos N. Compression syndromes of the popliteal neurovascular bundle due to Baker cyst. *J Vasc Surg*. 2011;54(6):1821–1829.
26. Zhang W, Lukan J, Dryjski M. Nonoperative management of lower extremity claudication caused by a Baker's cyst: case report and review of the literature. *Vasc*. 2005;13:244–247.
27. Izumi M, Ikeuchi M, Tani T. Septic arthritis of the knee associated with calf abscess. *J Orthop Surg (Hong Kong)*. 2012;20:272–275.
28. Fang CS, McCarthy CL, McNally EG. Intramuscular dissection of Baker's cysts: report on three cases. *Skeletal Radiol*. 2004;33:367–371.
29. Abdelrahman MH, Tubeishat S, Hammoudeh M. Proximal dissection and rupture of a popliteal cyst: a case report. *Case Rep Radiol*. 2012;2012:292414.
30. Kp V, Yoon JR, Nha KW, et al. Popliteal artery pseudoaneurysm after arthroscopic cystectomy of a popliteal cyst. *Arthrosc*. 2009;25:1054–1057.

第65章

膝关节软骨损伤

Michael Fredericson, MD

Prathap Jayaram, MD

Alison L. Cabrera, MD

Kurt Spindler, MD

同义词

膝关节游离体

髌骨软骨软化症

关节软骨疾病

非特指膝关节内紊乱

剥脱性骨软骨炎

膝关节内侧或外侧间室软骨软化症

ICD-10 编码

M23. 40	膝关节游离体,非特指膝关节
M23. 41	右侧膝关节游离体
M23. 42	左侧膝关节游离体
M22. 40	髌骨软化症,非特指部位
M22. 41	右侧髌骨软化症
M22. 42	左侧髌骨软化症
M24. 10	其他关节软骨疾病,非特指部位
M23. 90	非特指膝关节不明原因的内部紊乱
M23. 91	非特指右膝关节内部紊乱
M23. 92	非特指左膝关节内部紊乱
M93. 20	剥脱性骨软骨炎,非特指部位
M94. 261	右侧膝关节软骨软化症
M94. 262	左侧膝关节软骨软化症
M94. 269	膝关节软骨软化症,非特指膝关节

定义

软骨损伤是指关节透明软骨的正常厚度和结构有不同程度的缺损。软骨损伤可以发生在任何关节,但大多数文献都集中在膝关节,这也是本章的重点。Outerbridge 在 1961 年对损伤进行了分类[1],并且该分类沿用至今(图 65.1)。部分厚度的关节软骨损伤其软骨不能愈合,但很少伴有明显的临床症状。全层厚度的关节软骨损伤是指关节软骨的损伤达到软骨下骨的深度,可通过纤维软骨愈合,但与透明软骨相比,纤维软骨具有较差的生物力学和生物化学特性[2,3]。纤维软骨的愈合作用对较大、全厚度的软骨损伤收效甚微,而且常常会引发症状[2]。

急性软骨损伤的具体发生率尚不明确。运动量大的年轻患者在创伤后出现膝关节血肿,5% ~ 10%的患者会有软骨损伤[4]。许多研究回顾了用关节镜检查其他损伤后的软骨损伤发生率,发现全厚度的软骨损伤的发生率为 5% ~ 11%[5,6]。一项研究回顾了 25 124 例关节镜检查,发现有 60% 的病例存在软骨损伤。就年龄的差异而言,在接受关节镜检查的患者中,40 岁以下的患者局部 Ⅲ 级或 Ⅳ 级软骨损伤的发生率为 5% ~ 7% ,在 50 岁以下患者中为 7% ~ 9%[6,7]。这些研究包括急性和慢性软骨损伤。其中 Ⅱ 级软骨损伤最常见,占 42%[7]。最常见的损伤部位为髌骨关节面(36%)和股骨内侧髁(34%)[7]。70% 的软骨损伤与其他损伤相关,其中内侧半月板撕裂(37%)和前交叉韧带损伤(36%)最为常见[7]。

大多数作者认为软骨损伤进展为骨关节炎需要被关注。然而,到目前为止,几乎没有证据可以量化软骨损伤后骨关节炎的发生率或严重程度。根据软骨损伤的特点,需要更多的疾病史和研究结果来更好地预测患者发展为症状性骨关节炎的可能性。

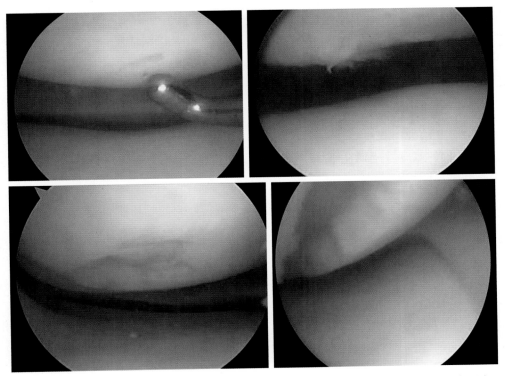

图 65.1　关节镜下的 Outerbridge 分类：Ⅰ级（左上）：软骨软化和肿胀；Ⅱ级（右上）：表面有裂隙的部分厚度缺损，未达软骨下骨或直径未超过 1.5cm；Ⅲ级（左下）：直径大于 1.5cm 的软骨下骨的水平裂隙；Ⅳ级（右下）：显露软骨下骨

症状

患者可能会出现关节积液、局部疼痛和机械力学相关症状。如果全层厚度关节的软骨部分或完全脱落，当软骨体在膝关节内移动时，患者可能会有绞锁或"游离体"的感觉（图 65.2）。如果损伤达到软骨下骨，则会出现关节血肿。一些患者可能有更不典型的症状，若没有大量积液和广泛的疼痛则会使诊断难以明确。

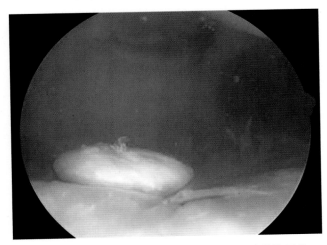

图 65.2　髌上囊的一个关节软骨游离体的关节镜图像

体格检查

检查者应评估有无关节积液和触诊时是否存在压痛。患者可能在软骨损伤的解剖区触诊存在压痛。患者可能在关节结合处有压痛，更详细地检查会发现最大压痛区在软骨损伤部位。应评估患者膝关节的主动和被动活动范围。存在明显的软骨损伤时，在活动范围内可能会出现摩擦音或弹响声。进行详细的韧带松弛度的检查是很重要的，可以用来排除其他的伴随损伤[7]。

功能受限

患者可能出现行走困难并可能伴有跛行。如爬楼梯和做家务等活动可能会因膝关节疼痛和肿胀受限。在多数情况下，在急性损伤后患者无法立即进行日常活动。

诊断分析

站立时的前后位、侧位和髌骨轴位的 X 线平片最初用来排除关节软骨骨折、骨性游离体、骨关节炎、剥脱性软骨炎和其他的撕裂性骨折。其他的可选拍摄角度包括用来评估力线的下肢全长位视图和用来改善观察早期关节间隙狭窄灵敏度的半弯曲45°的后前位视图。磁共振成像（MRI）是目前评估关节软骨损伤形态的标准，也可以评估韧带或半月板损伤。即使采用现有的 MRI 扫描参数，但软骨的评估需要专业知识来准确描述病变特征。包括软骨的 T_2 mapping、T_1 rho 成像、钠的磁共振成像和软骨磁共振延迟增强成像在内的生化成像新技术主要用于科研目的，但是它们的临床应用正在增加，以改善软骨损伤的检测和管理能力[8]。

鉴别诊断

半月板撕裂
前交叉韧带撕裂
骨关节炎
滑膜皱襞综合征
关节软骨骨折
剥脱性骨软骨炎

治疗

早期治疗

早期的治疗侧重于减轻疼痛和基本关节活动范围的恢复。正常的关节活动范围会受到积液的限制。休息、抬高和冰敷在内的非药物性治疗可以减轻关节的肿胀。不限制患者的关节活动度是很重要的，并且要让患者在无痛范围内进行运动。药物治疗方法包括缓解疼痛和控制炎症的抗炎药。如果患者有负重痛，拐杖应与冰敷和非甾体抗炎药联合使用。鉴于炎症是恢复关节正常活动范围的常见障碍，可以在关节腔内注射麻醉剂联合类固醇，以减轻疼痛并恢复正常的关节活动。可以使用支具以减轻患肢的负重，但其仍存在争议，因为它不能解决潜在的软骨损伤。动物实验表明，大部分关节内注射麻醉剂后存在关节软骨溶解，并且主要评价了布比卡因的毒性[9]。然而，关于人类软骨细胞的研究表明，相对于 0.5% 布比卡因，注射 0.5% 的罗哌卡因后能更好地改善软骨细胞活性[9]。完整的基质显示出了一种软骨保护作用[9]。目前我们已知，0.5% 布比卡因具有生物毒性，所以应谨慎使用。0.5% 罗哌卡因可能是一个更好的选择，但仍需要长期的人体研究。

康复治疗

建议早期物理治疗以恢复关节活动范围和肌肉力量，重点是股四头肌和腘绳肌的锻炼。大多数软骨损伤与其他损伤有关（例如，前十字韧带损伤），因此康复方案会有所不同。大量动物研究表明，软骨损伤后持续被动运动可改善软骨愈合反应[10,11]。然而，关于该主题目前只有少数的Ⅲ级研究，尚无相关的随机对照试验[12]。尽管如此，大多数外科医师同意使用连续被动运动以及在软骨修复手术后让患者避免承重。基于外科医师的治疗方案和患者的并发症，患者在 6~12 周禁止负重。

介入治疗

针对关节软骨病变的再生策略正在出现。自体骨髓来源间充质干细胞（BM-MSC）由于其形成骨软骨的潜能而受到很多关注。最近有证据建议将自体软骨细胞与自体 BM-MSC 结合使用，几项基于实验室的研究数据表明，与单独的 BM-MSC 相比，培养扩增的软骨细胞联合 BM-MSC 能产生更高质量的软骨基质[23-26]。随着再生策略的不断发展，其治疗潜力将有更明确的适应证。

技术设备

这种情况没有特定的新技术设备。

手术

大多数作者一致认为，软骨缺损包括年龄小于 40 岁、面积大于 $2cm^2$ 的全厚度的损伤（Outbridge Ⅲ级或Ⅳ级）的患者应考虑手术治疗[13,14]。一项研究中在不考虑软骨损伤分级的情况下，大于 $2cm^2$ 的软骨损伤发生率仅为 7%[7]。微骨折、骨软骨自体移植或植入（OAT）和自体软骨细胞移植（ACI）是可采用的主要的软骨修复手术。微骨折包括损伤软骨到稳定方形边缘的关节镜清创术。去除软骨钙化区域，并用骨锥进行皮质穿透，允许髓质出血和凝块形成（图 65.3）[13]。骨软骨自体移植或镶嵌成形术包括从关节的"非必需"部分获取结构完整的软骨和骨栓，并将自体移植物移植到软骨缺损处。ACI 包括在第一阶段手术期间从膝关节的非重要部位获取软骨细胞。标本在实验室中经历软骨细胞的扩增。然后，在第二阶段手术期间将软骨细胞放入培养基中，用覆盖着骨膜的补片或胶原支架将其植入于缺损处。较小的损伤（小于 $2cm^2$）最好用 MF 或 OAT 治疗。此外，在高需求患者中，OAT 具有更长的寿命、耐用性和更好的结局改善。OTA 或其他方案对中等大小的损伤（2~4cm²）显示出类似的治疗效果。对于较

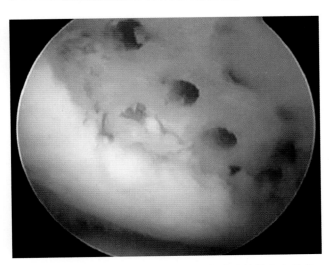

图 65.3　微骨折技术显示钻锥穿透皮质后骨髓出血的关节镜图像

大的损伤（大于 4cm²），ACI 或 OCA 已显示出最佳效果，OCA 可作为大型骨软骨炎剥离损伤和创伤后缺损的选择[20]。目前，文献缺乏包含自然病程作为对照组的一级研究，这使得在目前的外科手术程序之后的结果难以解释。由于没有任何一种外科治疗方法具有更显著的优势，微骨折在处理小面积损伤（小于 4cm²）受到青睐，因其技术较易，较低的供体移植部位发病率，以及较好的承受能力[13,15]。然而，最近的文献已经支持 ACI，并且显示它能改善功能结局和与周围软骨结合的软组织[19-22]。将 ACI 与微骨折进行比较时，无统一的证据支持其中一种方法优于另一种。

潜在的疾病并发症

大多数临床医师认为创伤性关节软骨损伤将继续发展为骨关节炎。然而，这些损伤的真实自然病程尚无正式研究，仍然是未知的。在一项历时 14 年观察 28 例严重软骨损伤患者的研究中，22 例患者损伤部位的关节间隙狭窄超过 50%[17]。

潜在的治疗并发症

软骨修复手术后常见的并发症包括关节纤维化、伤口表面感染和组织肥大[15]。深静脉血栓、关节血肿和移植物错位的发生率较低[15]。关节纤维化似乎在微骨折、ACI 和 OAT 手术中的发生频率相同[15]。损伤周围的组织肥大和反应性滑膜炎更常见于 ACI[15]。隆起或凹陷的移植物仅限于 OAT 手术[15]。ACI 似乎比微骨折的再次手术率更高[15,18]。与第一

代骨膜 ACI 技术相比，具有胶原膜贴片的全新全关节镜第二代 ACI 技术显示出较低的再手术率和较少的关节纤维化[18]。

（秦佳维　译　王靖　校　李铁山　审）

参考文献

1. Outerbridge RE. The etiology of chondromalacia patellae. *J Bone Joint Surg Br.* 1961;43:752–757.
2. Mankin HJ. The response of articular cartilage to mechanical injury. *J Bone Joint Surg Am.* 1982;64:460–466.
3. Furukawa T, Eyre DR, Koide S, et al. Biochemical studies on repair cartilage resurfacing experimental defects in the rabbit knee. *J Bone Joint Surg Am.* 1980;62:79–89.
4. Noyes FR, Basset RW, Grood ES, et al. Arthroscopy in acute traumatic hemarthrosis of the knee: incidence of anterior cruciate tears and other injuries. *J Bone Joint Surg Am.* 1980;62:687–695.
5. Aroen A, Loken S, Heir S, et al. Articular cartilage lesions in 993 consecutive knee arthroscopies. *Am J Sports Med.* 2004;32:211–215.
6. Hjelle K, Solheim E, Strand T, et al. Articular cartilage defects in 1000 knee arthroscopies. *Arthrosc.* 2002;18:730–734.
7. Widuchowski W, Widuchowski J, Trzaska T. Articular cartilage defects: study of 25,124 knee arthroscopies. *Knee.* 2007;14:177–182.
8. Jazrawi LM, Alaia MJ, Chang G, et al. Advances in magnetic resonance imaging of articular cartilage. *J Am Acad Orthop Surg.* 2011;19:420–429.
9. Piper SL, Kim HT. Comparison of ropivacaine and bupivacaine toxicity in human articular chondrocytes. *J Bone Joint Surg Am.* 2008;90:986–991.
10. Salter RB, Simmonds DF, Malcom BW, et al. The biological effect of continuous passive motion on the healing of full-thickness defects in articular cartilage. An experimental investigation in the rabbit. *J Bone Joint Surg Am.* 1980;62:1232–1251.
11. Martin-Hernandez C, Cebamanos-Celma J, Molina-Ros A, et al. Regenerated cartilage produced by autogenous periosteal grafts: a histologic and mechanical study in rabbits under the influence of continuous passive motion. *Arthrosc.* 2010;26:76–83.
12. Fazalare JA, Griesser MJ, Siston RA, et al. The use of continuous passive motion following knee cartilage defect surgery: a systematic review. *Orthop.* 2010;33:878.
13. Safran MR, Seiber K. The evidence for surgical repair of articular cartilage in the knee. *J Am Acad Orthop Surg.* 2010;18:259–266.
14. Mandelbaum BR, Browne JE, Fu F, et al. Articular cartilage lesions of the knee. *Am J Sports Med.* 1998;26:853–861.
15. Magnussen RA, Dunn WR, Carey JL, et al. Treatment of focal articular cartilage defects in the knee: a systematic review. *Clin Orthop Relat Res.* 2008;466:952–962.
16. Gudas R, Kalesinskas RJ, Kimtys V, et al. A prospective randomized clinical study of mosaic osteochondral autologous transplantation versus microfracture for the treatment of osteochondral defects in the knee joint in young athletes. *Arthrosc.* 2005;21:1066–1075.
17. Messner K, Maletius W. The long-term prognosis for severe damage to weight-bearing cartilage in the knee: a 14-year clinical and radiographic follow-up in 28 young athletes. *Acta Orthop Scand.* 1996;67:165–168.
18. Harris JD, Siston RA, Brophy RH, et al. Failures, re-operations, and complications after autologous chondrocyte implantation—a systematic review. *Osteoarthritis Cartilage.* 2011;19:779–791.
19. Roberts S, Hollander AP, Caterson B, Menage J, Richardson JB. Matrix turnover in human cartilage repair tissue in autologous chondrocyte implantation. *Arthritis Rheum.* 2001;44(11):2586–2598.
20. Briggs TWR, Mahroof S, David LA, Flannelly J, Pringle J, Bayliss M. Histological evaluation of chondral defects after autologous chondrocyte implantation of the knee. *J Bone Jt Surg.* 2003;85-B(7):1077–1083.
21. Roberts S, Menage J, Sandell LJ, Evans EH, Richardson JB. Immunohistochemical study of collagen types I and II and procollagen IIA in human cartilage repair tissue following autologous chondrocyte implantation. *Knee.* 2009;16(5):398–404.
22. McCarthy HS, Roberts S. A histological comparison of the repair tissue formed when using either chondrogide® or periosteum during autologous chondrocyte implantation. *Osteoarthritis Cartilage.* 2013;21(12):2048–2057.
23. Fischer J, Dickhut A, Rickert M, Richter W. Human articular chondrocytes secrete parathyroid hormone-related protein and inhibit hypertrophy of mesenchymal stem cells in coculture during chondrogenesis. *Arthritis Rheum.* 2010;62(9):2696–2706.
24. Cooke ME, Allon AA, Cheng T, et al. Structured threedimensional

co-culture of mesenchymal stem cells with chondrocytes promotes chondrogenic differentiation without hypertrophy. *Osteoarthritis Cart.* 2011;19(10):1210–1218.

25. Meretoja VV, Dahlin RL, Kasper FK, Mikos AG. Enhanced chondrogenesis in co-cultures with articular chondrocytes and mesenchymal stem cells. *Biomat.* 2012;33(27):6362–6369.

26. Thompson AD, Betz MW, Yoon DM, Fisher JP. Osteogenic differentiation of bone marrow stromal cells induced by coculture with chondrocytes encapsulated in three-dimensional matrices. *Tissue Eng Part A.* 2009;15(5):1181–1190.

第66章

侧副韧带扭伤

Paul Lento, MD

Ben Marshall, DO

Venu Akuthota, MD

同义词

膝关节韧带损伤

膝关节内侧或外侧副韧带损伤

膝关节外翻或内翻不稳定或功能不全

ICD10 编码

M23.641	右膝外侧副韧带自发断裂
M23.642	左膝外侧副韧带自发断裂
M23.649	膝关节外侧副韧带自发断裂
M23.631	右膝内侧副韧带自发断裂
M23.632	左膝内侧副韧带自发断裂
M23.639	膝关节内侧副韧带自发断裂
S83.421	右膝外侧副韧带扭伤
S83.422	左膝外侧副韧带扭伤
S83.429	膝关节外侧副韧带扭伤
S83.411	右膝内侧副韧带扭伤
S83.412	左膝内侧副韧带扭伤
S83.419	膝关节内侧副韧带扭伤

添加第七个字符表示护理过程

定义

内侧副韧带(MCL)和外侧副韧带(LCL)是预防膝关节外翻和内翻的重要结构(图66.1)。像其他韧带损伤一样,膝关节侧副韧带扭伤可被分为三个等级。第Ⅰ级,局部有压痛,但无明显松弛。在结构上仅有少量纤维撕裂。查体可发现关节面间隙小于5mm(例如,第Ⅰ级损伤+松弛)。中度或第Ⅱ级扭伤,有更广泛的压痛,但没有韧带松弛。第Ⅱ级扭伤可出现少量乃至全部纤维撕裂[1]。当施加应力时关节间隙可达5~10mm(例如,第Ⅱ级损伤+松弛)。严重或第Ⅲ级扭伤,根据定义为当韧带受力时,所有韧带纤维完全断裂,关节间隙大于10mm(例如,第Ⅲ级损伤+松弛)[2]。

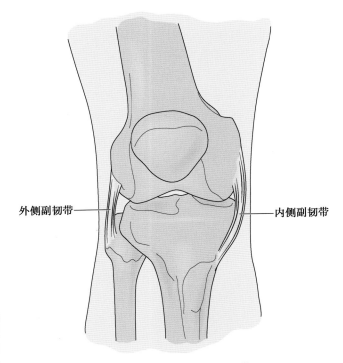

图66.1 内侧和外侧副韧带

（图中标注：外侧副韧带　内侧副韧带）

复杂的内侧损伤及由此导致的关节失稳

内侧副韧带扭伤是膝关节最常见的韧带损伤[3]。据估计,在美国该损伤的发生率为2.4%,且男性是女性的两倍[4]。该损伤通常由于膝关节受外翻力量所致[5]。接触性损伤常引起Ⅲ级内侧副韧带损伤,非接触性损伤可导致较低级别损伤。尽管内侧副韧带损伤是独立性损伤,但外翻力量仍可引起其他结构损伤[6]。发现关节旋转不稳应提示交叉韧带、半月板或后斜韧带受累[7]。

复杂的外侧损伤及由此导致的关节失稳

外侧副韧带发生损伤的概率明显低于内侧副韧带。单纯的外侧副韧带损伤是极为罕见的。直接侧向不稳需要一个较大的外侧方向的力量。因此,完全膝关节脱位如有直接侧向不稳发生,应当进行神经血管的探查[8]。后外侧旋转不稳比直接侧向不稳更容易发生。大多数学者认为后外侧旋转不稳由于弓状复合体、后交叉韧带和外侧副韧带断裂。后外侧旋转不稳常见的损伤机制是膝关节过伸和内旋[6,8]。

症状

膝关节侧副韧带损伤最为常见的症状是膝关节内侧或外侧的疼痛。值得注意的是,第Ⅰ级和第Ⅱ级损伤比第Ⅲ级损伤更容易引起疼痛[3,8]。疼痛常伴随着关节交锁的感觉[7]。这可能是由于肌腱收缩或者伴有半月板损伤。这在前交叉韧带损伤中更为常见,患者有时可听到声响[3]。关节打软的感觉或不稳定的感觉常被认定为严重损伤。同时,严重损伤患者常合并神经血管损伤。因此,这些患者常主诉为感觉缺失和肌力下降[7]。

物理评估

物理评估应该把未损伤的膝关节作为参考的评估基线。触诊与韧带松弛检查同样重要。触诊可显示副韧带的压痛、局部肿胀或组织缺损[7]。局部肿胀与内侧副韧带的损伤区域密切相关[9]。单纯关节线压痛,应怀疑潜在的半月板损伤。膝关节积液也可能提示副韧带损伤。然而,半月板或钩状韧带损伤更常见[11]。

内侧关节韧带的松弛程度由外展应力测试判断(图 66.2A),该测试是在关节屈曲 0° 和 30° 时对膝关节进行检查。如果检查结果是阴性的,可触及固定的终点。如果检查结果是强阳性,股骨和胫骨之间会因外翻应力而产生间隙,而当应力消除时又会发出“咔嗒”声[12]。尽管存在争议,外翻力作用下膝关节完全伸直后内侧关节松弛度增加,不仅意味着内侧副韧带表面和深部纤维损伤,还意味着后交叉韧带或后斜韧带断裂[13-15]。如果松弛发生在屈曲 30° 时而不是 0°,那可以充分相信是内侧副韧带损伤且保留后囊和后交叉韧带[9,12]。外翻应力在膝关节屈曲 30° 时,触及的软性终点即为完整的交叉韧带[15]。虽然前抽屉试验是检查慢性前交叉韧带撕裂的经典方法,但对于检测内侧副韧带或后斜韧带损伤也是一种有用的辅助试验[9]。

外侧膝关节韧带的松弛程度由内收应力测试决定,该测试是在关节屈曲 0° 和 30° 时对膝关节进行检查,同时与对侧膝关节进行对比(图 66.2B)。膝关节屈曲 30° 时外侧关节线间隙表明外侧副韧带损伤和弓状韧带复杂[11,14]。膝关节完全伸直位关节间隙不仅表明外侧副韧带损伤,还说明囊状韧带的中间 1/3、十字韧带、髂胫束损伤或弓形韧带复杂[6,16]。当外侧副韧带损伤与旋转不稳定性相关时,反向枢轴位移可能是有益的[17]。这个动作是通过内翻力作用于弯曲的膝盖来完成。一项阳性测试结果显示,当膝关节被动地从弯曲的位置伸展时,会发出一声撞击声响。撞击声是由于膝关节在屈曲中半脱位而移位的结果[10,14]。旋转失稳定性可通过外旋反屈试验来检查(图 66.3)。

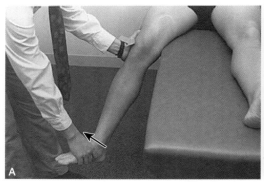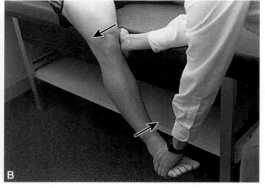

图 66.2　(A)膝关节屈曲 30° 进行外展应力测试检查内侧副韧带。(B)膝关节屈曲 30° 进行内收应力测试检查外侧副韧带(*From Mellion MB, Walsh WM, Shelton GL*. The Team Physician's Handbook, *2nd ed. Philadelphia: Hanley & Belfus: 1997.*)

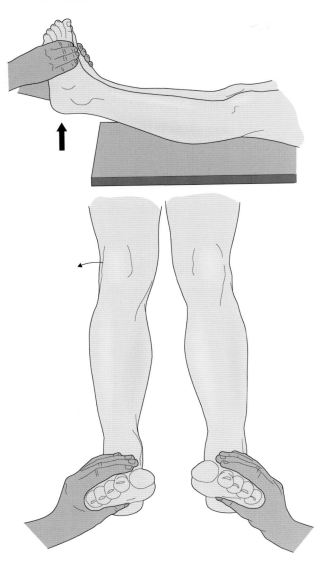

图 66.3　外旋反屈试验。握住双侧前足将双侧膝关节进行被动伸展。如果受累侧胫骨的外部旋转大于正常侧，测试结果为阳性，表明膝关节后外侧结构受到损伤

功能受限

　　内侧副韧带和外侧副韧带损伤患者的功能限制是由不稳定性引起的。一般来说，矢状面运动较额面或横面运动耐受性好。大多数 III 级内侧副韧带损伤的患者可以不使用辅助器具而舒适地步行。然而，很少有人能够跨台阶或做一个完整的膝盖下蹲[9]。患者也可能主诉转移困难和运动活动减少。后外侧韧带损伤可引起持续站立或膝过伸时疼痛。后外侧韧带松弛可最终导致膝内翻和胫骨内翻，即使是基本的活动，如行走和站立，也会产生疼痛[6]。

诊断检查

　　急性副韧带扭伤的 X 线片结果通常是正常的。X 线片在诊断撕脱伤和胫骨平台骨折方面可能有用[7]。例如，腓骨近端撕脱骨折可在内翻型损伤后发现，并伴有后外侧角损伤，即弓状征（图 66.4）[18]。在骨发育不成熟的患者中，压力视图可用于评估物理损伤。当前诊断检查的"金标准"是 MRI。MRI 可以检查伴随损伤以及副韧带损伤的严重程度[19]。骨挫伤在 X 线片上不明显的，可以在 MRI 中检测到[20]。这是一个重要的发现，特别是对于那些正在经历持续疼痛的患者。诊断性肌骨超声已被用于诊断和预测膝关节副韧带和后外侧角的损伤[21,22]。

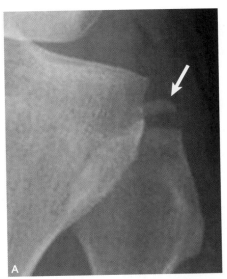

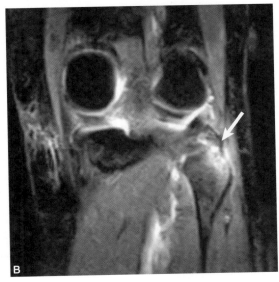

图 66.4　弧形征（A）额位 X 线片显示腓骨茎突横裂，产生小的椭圆形骨碎片（箭头处）。（B）冠状短时间反转恢复序列（STIR）图像显示腓骨头弓状韧带收缩（箭头）和骨髓水肿

治疗

早期治疗

在确定是否伴有副韧带损伤后,所有级别的副韧带损伤均以相同的方式进行初始治疗。可运用 PRICE(protect 保护、rest 休息、ice 冰敷、compression 加压、elevation 抬高)原则。疼痛明显可进行制动,但一般只在内外侧副韧带 II 级损伤的有限时间内进行[23]。另外,II 级和 III 级受伤的患者可能需要拐杖或在 20°~60° 锁定的铰链式膝关节支架来为不稳定的膝关节提供额外的支持,但这方面目前没有共识[24]。允许的支架活动范围在耐受范围内增加,以预防关节纤维化[7,11,25]。NSAID 可用于减轻疼痛,以及减少急性损伤相关的局部炎症[26]。

康复治疗

膝关节侧副韧带损伤的康复期目标是恢复关节活动度,增加稳定性与恢复无痛活动。III 级内侧副韧带损伤的康复方案已被描述[23]。损伤后 24~48h,静力性股四头肌等长收缩和电刺激可以减轻局部组织水肿和延缓肌肉萎缩[12,25]。关节活动度训练和轻柔的牵伸活动可在第一天之后进行[7]。提倡早期负重训练。有氧训练可以通过上半身的运动,固定式

自行车,或游泳时轻轻地踢腿来维持。维持阶段的康复应强调多层面的锻炼。康复最终强调功能性或运动特定性活动[23]。开链和闭链运动可以联合运用[23,27]。通常,轻度侧副韧带损伤需要 3~4 周后进行活动;II 级和 III 级损伤需要 8~12 周后[28]。提倡预防铰链式膝关节支架的使用,但有效性仍有争议[29-31]。对于伴有前交叉韧带、后交叉韧带或半月板修复的 III 级内外侧副韧带损伤,术后康复应由外科医师决定。每个外科医师在即刻负重、保护活动范围和完全恢复活动方面的建议都存在差异[32]。

介入治疗

皮质类固醇注射等治疗方法尚未被研究用于急性副韧带损伤[33]。生物制剂的使用,如富含血小板的血浆,已经在动物模型中被报道和研究,但目前缺乏有效的临床证据[34]。已有报道在内侧副韧带内针刺钙化灶[35]。

技术设备

目前,还没有专门的技术设备来治疗或康复这种情况。

手术

I 级和 II 级的内外侧副韧带损伤是非手术治疗。III 级损伤,尤其是合并损伤可能需要进行手术治疗。然而,大多数医师选择保守治疗孤立性 III 级内侧副韧带损伤,具有较高的愈合率[3,12,25,36]。修复内侧副韧带撕裂而不修复相关的前交叉韧带损伤可能导致高失败率[7]。相反的是,III 级外侧副韧带损伤或伴有或不伴有交叉韧带损伤的后外侧复杂撕裂,经非手术治疗后愈合不良[6,37,38]。在这种情况下,手术干预在两周内,解决弓韧带复合体、外侧半月板和交叉韧带,以提供最佳的结果[7]。

潜在的疾病并发症

最重要的疾病并发症是慢性膝关节不稳定。最常见的是后外侧关节复合体未被发现的损伤。另一个并发症是骨关节炎的发生风险增加。骨关节炎多发于内侧副韧带合并前交叉韧带断裂而非单纯的内侧副韧带损伤[39]。Pellegrini-Stieda 疾病也是罕见的并发症[40]。这种情况包括局部钙沉积在受伤的韧带区域,特别是在股骨髁的股骨插入处。按摩或手法可能加重病情。相反,针刺疗法可以刺激钙的再吸收[7,11,35]。

潜在的治疗并发症

　　镇痛药和非甾体抗炎药有众所周知的副作用，最常影响胃、肝和肾系统。如果受伤的膝关节被长时间固定，或者没有进行适当范围的运动，可能导致关节僵硬或伸展活动完全丧失。同样，如果外科医师将内侧副韧带的深部或浅表部分重新连接到股骨髁而不是上髁，可能会导致关节强直，限制屈曲和伸展[3]。

（龙艺 译　王靖 校　李铁山 审）

参考文献

1. Wijdicks CA, Griffith CJ, Johansen S, et al. Injuries to the medial collateral ligament and associated medial structures of the knee. *J Bone Joint Surg Am.* 2010;92:1266–1280.
2. Committee on the Medical Aspects of Sports, American Medical Association. *Standard Nomenclature of Athletic Injuries.* Chicago: American Medical Association; 1966:99–101.
3. Wilson BL, Johnson DL. Medial collateral ligament and posterior medial corner injuries. In: Miller M, Thompson S, eds. *Delee and Drez's Orthopaedic Sports Medicine: Principles and Practice.* Vol. 4. Philadelphia: WB Saunders; 2014:1183–1194.
4. Daniel DM, Pedowitz RA, O'Connor JJ, Akeson WH, eds. *Daniel's Knee Injuries: Ligament and Cartilage Structure, Function, Injury, and Repair,* 2nd ed. Philadelphia: Lippincott Williams & Wilkins; 2003.
5. Wijdicks CA, Ewart DT, Nuckley DJ, et al. Structural properties of the primary medial knee ligaments. *Am J Sports Med.* 2010;38:1638–1646.
6. Hughston JC, Andrews JR, Cross MJ, et al. Classification of knee ligament instabilities. Part II. The lateral compartment. *J Bone Joint Surg Am.* 1976;58:173–183.
7. LaPrade RF. Medial ligament complex and the posterolateral aspect of the knee. In: Arendt EA, ed. *Orthopaedic Knowledge Update.* Rosemont, IL: American Academy of Orthopedic Surgeons; 1999:327–347.
8. Adams S, Hamming MG, Mooreman CT. Lateral and posterolateral corner injuries of the knee. In: Miller M, Thompson S, eds. *Delee and Drez's Orthopaedic Sports Medicine: Principles and Practice.* Vol. 4. Philadelphia: WB Saunders; 2014:1195–1213.
9. Hughston JC, Andrews JR, Cross MJ, et al. Classification of knee ligament instabilities. Part I. The medial compartment and cruciate ligaments. *J Bone Joint Surg Am.* 1976;58:159–172.
10. Delee JC, Riley MB, Rockwood CA. Acute posterolateral rotatory instability of the knee. *Am J Sports Med.* 1983;11:199–207.
11. Simon RR, Koenigsknecht SJ. The knee. In: Simon RR, Koenigsknecht SJ, eds. *Emergency Orthopedics: The Extremities,* 3rd ed. Norwalk, CT: Appleton & Lange; 1995:437–462.
12. Reider B. Medial collateral ligament injuries in athletes. *Sports Med.* 1996;21:147–156.
13. Swenson TM, Harner CD. Knee ligament and meniscal injuries. *Orthop Clin North Am.* 1995;26:529–546.
14. Magee DJ. Knee. In: Magee DJ, ed. *Orthopedic Physical Examination,* 2nd ed. Philadelphia: WB Saunders; 1992:372–447.
15. Smyth MP, Koh JL. A review of surgical and nonsurgical outcomes of medial knee injuries. *Sports Med Arthrosc.* 2015;23(2):e15–e22.
16. Grood E, Noyes F, Butler D, Suntay W. Ligamentous and capsular restraints preventing straight medial and lateral laxity in intact human cadaver knees. *J Bone Joint Surg Am.* 1981;63:1257.
17. LaPrade RF, Terry GC. Injuries to the posterolateral aspect of the knee. Association of anatomic injury patterns with clinical instability. *Am J Sports Med.* 1997;25:433–438.
18. Huang GS, Joseph SY, Munshi M, et al. Avulsion fracture of the head of the fibula (the "arcuate" sign): MR imaging findings predictive of injuries to the posterolateral ligaments and posterior cruciate ligament. *AJR Am J Roentgenol.* 2003;180:381–387.
19. Zionts LE. Fractures around the knee in children. *J Am Acad Orthop Surg.* 2002;10:345–355.
20. Stoller DW, Cannon WD, Anderson LJ. The knee. In: Stoller DW, ed. *Magnetic Resonance Imaging in Orthopaedics and Sports Medicine,* 2nd ed. Philadelphia: JB Lippincott; 1997:203–442.
21. Finlay K, Friedman L. Ultrasonography of the lower extremity. *Orthop Clin North Am.* 2006;37:245–275, v.
22. Alves TI, Girish G, Kalume Brigido M, Jacobson JA. US of the knee: scanning techniques, pitfalls, and pathologic conditions. *Radiographics.* 2016;36(6):1759–1775.
23. Giannotti BF, Rudy T, Graziano J. The non-surgical management of isolated medial collateral ligament injuries of the knee. *Sports Med Arthrosc.* 2006;14:74–77.
24. LaPrade R, Wijdicks CA. The management of injuries to the medial side of the knee. *J Orthop Sports Phys Ther.* 2012;42:221–230.
25. Richards DB, Kibler BW. Rehabilitation of knee injuries. In: Kibler BW, Herring SA, Press JM, eds. *Functional Rehabilitation of Sports and Musculoskeletal Injuries.* Gaithersburg, MD: Aspen; 1998:244–253.
26. Mehallo CJ, Drezner JA, Bytomski JR. Practical management: nonsteroidal antiinflammatory drug (NSAID) use in athletic injuries. *Clin J Sport Med.* 2006;16:170–174.
27. Shelbourne K, Patel D, Adsit W, Porter D. Rehabilitation after meniscal repair. *Clin Sports Med.* 1996;15:595–612.
28. Brukner PKK. Acute knee injuries. In: Brukner PKK, ed. *Clinical Sports Medicine,* 4th ed. New York: McGraw-Hill; 2012:426–463.
29. Rovere GD, Haupt HA, Yates CS. Prophylactic knee bracing in college football. *Am J Sports Med.* 1987;15:111–116.
30. Teitz CC, Hermanson B, Kronmal R, Diehr P. Evaluation of the use of braces to prevent injury to the knee in collegiate football players. *J Bone Joint Surg Am.* 1987;69:2–9.
31. Hewson GF, Mendini RA, Wang JB. Prophylactic knee bracing in college football. *Am J Sports Med.* 1986;14:262–266.
32. Marchant MH, Tibor LM, Sekiya JK, et al. Management of medial-sided knee injuries, part 1: medial collateral ligament. *Am J Sports Med.* 2011;39:1102–1113.
33. Cole BJ, Schumacher HR. Injectable corticosteroids in modern practice. *J Am Acad Orthop Surg.* 2005;13:37–46.
34. Kopka M, Bradley JP. The use of biologic agents in athletes with knee injuries. *J Knee Surg.* 2016;29(5):379–386.
35. Muschol M, Müller I, Petersen W, Hassenpflug J. Symptomatic calcification of the medial collateral ligament of the knee joint: a report about five cases. *Knee Surg Sports Traumatol Arthrosc.* 2005;13:598–602.
36. Reider B, Sathy MR, Talkington J, et al. Treatment of isolated medial collateral ligament injuries in athletes with early functional rehabilitation. A five-year follow-up study. *Am J Sports Med.* 1994;22:470–477.
37. LaPrade RF, Hamilton CD, Engebretsen L. Treatment of acute and chronic combined anterior cruciate ligament and posterolateral knee ligament injuries. *Sports Med Arthrosc Rev.* 1997;5:91.
38. Kannus P. Nonoperative treatment of grade II and III sprains of the lateral ligament compartment of the knee. *Am J Sports Med.* 1989;17:83–88.
39. Lundberg M, Messner K. Ten-year prognosis of isolated and combined medial collateral ligament ruptures. A matched comparison in 40 patients using clinical and radiographic evaluations. *Am J Sports Med.* 1997;25:2–6.
40. Schein A, Matcuk G, Patel D, et al. Structure and function, injury, pathology, and treatment of the medial collateral ligament of the knee. *Emerg Radiol.* 2012;19:489–498.

第 67 章

腿部骨筋膜室综合征

Joseph E. Herrera,DO

Lisanne C. Cruz,MD,MSC

同义词

急性骨筋膜间室综合征

创伤性肌肉高张

沃克曼缺血

Calf 高血压

好腿骨筋膜间室综合征

慢性骨筋膜间室综合征

慢性劳累性骨筋膜室综合征

运动诱发性骨筋膜室综合征

胫前或胫内疼痛综合征

ICD-10 疾病编码

M62.9	肌肉异常,非特指
T79.A0	骨筋膜室综合征
T79.A2	骨筋膜室综合征(深部)(后部)(外伤性),下肢
T79.A29	不明下肢外伤性骨筋膜综合征

定义

骨筋膜室综合征可以是一种急性或慢性疾病,由封闭筋膜间隙内组织压力增加引起。尽管骨筋膜室综合征也会影响大腿或上肢,但本章主要是关注小腿的问题。

急性骨筋膜室综合征

急性骨筋膜室综合征(ACS)是一种由封闭空间内压力迅速升高引起的严重疾病,可导致相关腔室的肌肉和神经坏死。如果不及时处理,ACS 会进一步发展导致肢体挛缩、瘫痪、感染、坏疽以及系统性的问题,如肌红蛋白尿以及肾衰竭[1]。ACS 最常见于35 岁以下男性,大多数是由于创伤所造成的,例如骨折、挤压伤、肌肉的撕裂和肌肉受到外部直接的撞击以及环形烧伤等问题。由石膏或抗休克服产生的直接压力会增加患有骨筋膜室综合征的风险[2]。胫骨骨折中 ACS 的发生率多达 17%[3]。尽管许多筋膜室都会受影响,但一般来说胫骨前侧的部分是最容易出现问题的。

非创伤性类型的 ACS 更为罕见,这包括抗凝患者的骨筋膜室出血[2] 以及糖尿病性肌梗死后出现的骨筋膜室综合征[4]。在长时间肢体受压的意识水平下降的患者中,例如酒精或药物成瘾者,ACS 多因软组织受伤和肿胀所致[5]。

另一种非创伤性 ACS 见于缺血所致的高灌注,通常是发生于手术时间过长的截石位手术中。这又被称为"好腿骨筋膜室综合征"并且常在骨盆和会阴手术之后出现。在整个手术过程中,手术的时间长短、腿部固定的高度、整个围手术期间的失血总量、肥胖和周围血管疾病等都是产生这种问题的危险因素。术后筋膜室综合征在复杂的骨盆手术中的整体发病率高达 1/500[6]。

慢性劳累性骨筋膜室综合征(CECS)

在过量的运动中,腿部筋膜不能适应增加的血流量和组织液转移时就会出现 CECS[7],常因在耐力运动中做反复性动作而产生。通常在耐力训练,特别是室内压力升高时会妨碍血液的流动,当无法满足组织的代谢需求时,会出现局部缺血与疼痛[7]。合成代谢类固醇会增加 CECS 的风险,它能促使肌肉增生,从而造成骨筋膜室内压力的上升和筋膜弹性的下降[8]。CECS 最常见于跑步人群[9]、骑单车人群以及类似于参与篮球和足球这些需要跑、跳和横向移动等项目的运动员。由于大多数早期症状的人会在没有寻求专业医护人员的情况下[10]减少或改变他们的活动,所以 CECS 实际的发病率还不清楚。在正常的体力活动中,肌肉的体积可以增加 20%[11]。前侧的骨筋膜室最常受影响,其次是后部深层及侧部骨筋膜室,最后是后部浅层的骨筋膜室。

症状

发生症状的区域以及产生的类型主要取决于受

影响的骨筋膜室。

急性骨筋膜室综合征（ACS）

患者可能会出现与该区域损伤、肿胀或紧张程度不成比例的疼痛，还存在该骨筋膜室内的肌肉被动活动时出现剧烈的疼痛、相关肌肉的失活以及相关神经支配的区域会出现感觉变化和感觉异常等其他的症状[3,7]。经典理论认为动脉供血不足常常是ACS发生的信号，但这种说法并不正确。在五种典型的症状中（疼痛、颜色发白、脉搏消失、感觉异常、麻痹），通常只有疼痛与骨筋膜室综合征有关，尤其是在症状的早期最为明显[11]。

慢性劳累性骨筋膜室综合征（CECS）

在CECS患者中，疼痛的出现常常因训练强度的不断增加而增加，也和在坚硬的表面进行训练有关。这种疼痛常常被描述为酸痛、灼热痛、痉挛痛等，通常发生于特定肌群进行反复运动的时候。这类患者在运动时通常会出现疼痛（例如跑步15min后），并且继续运动疼痛感会增强或持续存在，在休息几分钟后疼痛感会降低甚至是消失。症状在双侧都可能发生[7]。

随着症状的发展，钝性疼痛可能会持续存在。尽管疼痛的产生通常与多个骨筋膜室有关，但有疼痛仍可能被局限于某一特定的骨筋膜室区域。麻木和刺痛可能由在相关骨筋膜室内的神经受损所引起。在其他的过度使用综合征中也可能会出CECS（例如，胫骨应力性骨折的并发症）。

体格检查

主要是对以下四个腿部骨筋膜室的检查（图67.1）：

前侧骨筋膜室包括能使踝关节背伸的胫前肌，能使脚趾背伸的趾长伸肌；胫前动脉以及为第一蹼间隙提供感觉的腓深神经。

侧骨筋膜室包括使踝关节外翻的腓骨长肌与腓骨短肌以及向足背部提供感觉的腓浅神经。

后表层骨筋膜室包含使足趾屈的腓肠肌和比目鱼肌以及为足外侧与远端小腿提供感觉腓肠神经[1,7,11]。

后深层骨筋膜室包括能使足跖屈与内翻的胫骨后肌以及能使足趾屈曲的蹑长屈肌，包括胫动脉以

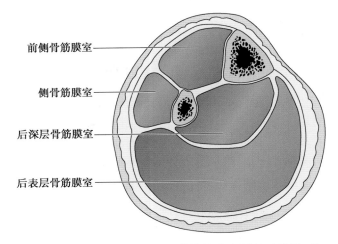

图67.1　骨筋膜室综合征的体格检查主要是对前侧、外侧、后表层以及后深层骨筋膜室的检查

及接收足底表面感觉的胫神经。这个骨筋膜室可能包含多个子隔间[12]。

急性骨筋膜室综合征（ACS）

ACS患者在检查中常见肢体肿胀和肌肉紧张。功能运动测试提示受影响的骨筋膜室肌肉出现无力或瘫痪现象，进行感觉测试会出现神经的麻木感。两点判别法是一种比针刺方法更容易对骨筋膜室综合征进行诊断的方法[12]。一般来说，脉搏与毛细血管的血流量都是正常的，因为只在骨筋膜室内产生极高压力的情况下才会影响它们[13]。

慢性劳累性骨筋膜室综合征（CECS）

对于CECS的体格检查通常是不明显的，但发现高达40%的人群中会出现筋膜的缺损，这些缺损可能是人体尝试自我舒缓代偿引起的[10]。触诊患处会感觉到坚硬的室筋膜与柔软的肌肉群。在前侧或者后侧骨筋膜室综合征的患者中，胫骨的后内侧表层也可能会有压痛感。在接近40%的案例中，能触摸到室内肌肉出现条索状，尤其是有腓浅神经穿过筋膜的前、外侧的骨筋膜室[14]。在严重时，对受累区域的神经进行感觉测试会出现麻木感，但通常在休息的时候不会出现什么问题。进行运动测试时可能出现无力的情况，不同的骨筋膜室受影响会有不同的动作表现：当前侧骨筋膜室受影响时会出现踝背伸无力；外侧骨筋膜室受影响时会导致足外翻无力；只要后骨筋膜室群的其中一个受影响时就会跖屈无力。重复性的运动会产生疼痛，例如抬高脚跟或原地跑步。骨筋膜室综合征多发于跑步胫骨内旋的患者，因此在体格检查时会经常发现胫骨内旋[1,7]。

功能受限

急性骨筋膜室综合征（ACS）

ACS 的后遗症表现为因神经肌肉的损伤而导致的足下垂、严重肌无力与挛缩。继而会导致出现异常步态及其所引起的活动受限例如爬楼梯、运动参与和日常生活活动。此外，有可能导致肌肉坏死，从而造成长期残疾[15]。

慢性劳累性骨筋膜室综合征（CECS）

CECS 患者中功能障碍常发生于每次运动的相同时间点，对于个体来说就是缺血阈值附近。例如，每当跑步者跑到半英里（804.67m）或者当骑自行车的人骑上一座大山时，症状就可能会出现。这会极大地限制患者的运动参与，严重可影响正常日常生活，如正常行走。

诊断分析

骨筋膜室内组织压力的测量是诊断的"金标准"。最常用于测量骨筋膜室内压力的设备是灯芯导管检测（图 67.2）[7]。现在越来越普遍使用像传感器倾斜探针成像这种较新的设备（图 67.3）[16]。超声引导下的传导器放置，对抗凝患者、体型较大的患者以及由于手术或创伤后导致解剖结构改变的患者都非常地有帮助[10]。

急性骨筋膜室综合征（ACS）

ACS 的正常室压小于 10mmHg。一般来说，高于 30mmHg 的绝对组织压力值是作为要进行筋膜切开术的临界值[7,17]。然而，仅仅因此而判断手术指征很可能会进行许多不必要的筋膜切开术。目前，对于高危患者建议使用室间压力持续性检测法，如下肢外伤合并胫骨骨折的案例。通过计算出舒张压减去肌肉组织间的压力的差值来决定治疗方案。如果压差小于 30mmHg[17,18]，则应进行筋膜切开术。研究表明，如果压差始终保持在 30mmHg 以上，即使软组织压力显著升高，不进行筋膜切开术患者的临床治疗效果也会很好[17,18]。由于室压测量具有侵入性，因此人们开始去探寻其他诊断工具。磁共振成像可能有助于诊断，使用造影剂钆（Ga-DTPA）可在 T_1 成像上显示出正常肌肉结构的丧失以及骨筋膜室内的水肿[19]。

慢性劳累性骨筋膜室综合征（CECS）

对于 CECS，在休息时、运动中和运动后所获得的绝对压力测量值能用于诊断。有趣的是，在出现症状时似乎没有一个特定的室压阈值，而且压力高的患者不一定比压力低的患者出现更严重的症状[18]。从症状出现到确定诊断的平均时间为 22 个月[7]。

以下是诊断前骨筋膜室综合征常用的一组数值[7,8]：

- 运动前压力>15mmHg

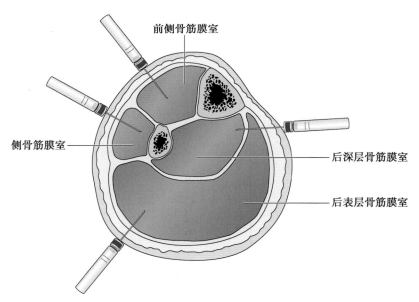

图 67.2 使用带芯导管检测筋膜室内软组织的压力，以诊断骨筋膜室综合征

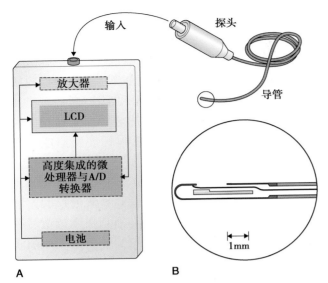

A　　**B**

图 67.3　传感器探头。（A）手持式装置。（B）具有压力传感器的导管探头（*From Willy C, Gerngross H, Sterk J. Measurement of intracompartmental pressure with use of a new electronic transducer-tipped catheter system.* J Bone Joint Surg Am. 1999;81:158-168.）

- 运动后 1min 压力>30mmHg
- 运动后 5min 压力>20mmHg

　　大型系统回顾分析发现，在运动前 CECS 患者的平均压力值在 7.4～50.7mmHg，对照组在 5.7～12mmHg；在 CECS 患者和对照组中，运动后间隔 1min 的压力值分别为 34～55mmHg 和 9～19mmHg。作者的结论是，当压力值高于对照组最高压力水平同时伴有相应病史时应高度怀疑 CECS[8]。

　　值得关注的是，患者的症状常与压力升高的骨筋膜室有关。出现症状的骨筋膜室在运动时压力会增加，并且异常地保持持续高压时间[8]。

　　后部骨筋膜室的压力值比较有争议。正常的静息压力小于 10mmHg，并且运动后 1～2min 内应恢复到静息水平[14]。压力测量方式的不足之处有：

- 侵入性检测会因出血或感染等原因导致数据更为复杂。
- 由于解剖学的原因，很难检测到深层后部筋膜室。
- 压力值取决于腿的位置和使用的技术，因此要严格地遵循标准。
- 耗费时间，每个筋膜室都必须单独进行测试，并且由于经常涉及多个区域，导致所有筋膜室都要进行测试。
- 在插着测试管的情况下，患者往往很难进行运动。

　　由于这些缺点，有时也会使用其他检测方式来确诊。运动前后可以采用 MRI 检查，在骨筋膜综合征患者运动后的 T₂ 加权像中，可以看到受影响的筋膜室信号强度会增加[20,21]。另外，也可以使用近红外光谱，测量组织的血红蛋白饱和度[8]。在 CECS 患者中，运动时肌肉会缺氧，并且运动后氧的恢复时间会变长。运动后 25min 内未能恢复到基线值是 CECS 的诊断依据[10]。虽然近红外光谱对前骨筋膜室综合征患者的检查有帮助，但深骨筋膜室的光吸收可能会改变，因此很难检测深骨筋膜室的压力[8]。其他测试方法，像铊压力测试和磁共振波谱分析对 CECS 的诊断都有一定的帮助[8]。在鉴别诊断中三维骨扫描和单光子发射计算机断层扫描可用于排除其他诊断，如胫骨内侧应力综合征或应力性骨折[10]。

　　最近研究发现，超声可作为鉴别 CECS 的一种重要的诊断工具。一项研究表明，发现在 0.5min、2.5min 和 4.5min 后，CECS 患者与对照组相比，前侧骨筋膜室平均厚度（ACT）显著增加[22]。作者的结论是，超声检查显示 CECS 患者的腿部前骨筋膜室 ACT 显著增加（图 67.4）。

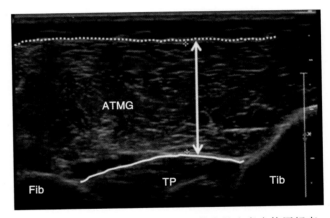

图 67.4　放置超声标记物，用于在休息的患者中使用超声测量前房厚度（*From Rajasekaran S, Beavis C, Aly AR, Leswick D. The utility of ultrasound in detecting anterior compartment thickness change in chronic exertional compartment syndrome: a pilot study.* Clin J Sport Med. 2013;23(4):305-311.）

鉴别诊断

急性筋膜室综合征	慢性劳累性骨筋膜室综合征
动脉闭塞	胫腓骨应力性骨折
严重肌肉创伤	胫骨内侧压力综合征或胫骨夹板
腓总神经、腓深神经或腓浅神经或胫神经的神经失用	动脉粥样硬化伴有血管性跛行
深静脉血栓	腓肠内侧肌异常插入致腘动脉受压
蜂窝织炎	肌肉发育过度导致腘动脉受压
骨折	囊性外膜病[23]

治疗

早期治疗

急性骨筋膜室综合征(ACS)

如果压差小于30mmHg,ACS的治疗方法为外科筋膜切开术[17]。在压差保持在30mmHg以上的情况时,用连续的压力测量来观察患者是安全的[24]。

慢性劳累性骨筋膜室综合征(CECS)

对于CECS,最初的治疗有休息、冰敷和非类固醇抗炎药。建议患者避免在坚硬的地面上跑步,使用矫形器来控制内旋,并且穿上有着适量的鞋垫和喇叭形鞋跟的跑鞋是很重要的[7]。至少应该开始为期6周的康复疗程,以监测功能的改善和疼痛的减轻[25]。尽管是保守治疗,若症状持续6~12周以上就通常进行手术治疗[12]。

康复治疗

急性骨筋膜室综合征(ACS)

ACS的康复仅限于筋膜切开术后阶段,康复进程取决于损伤的程度。适当的护理是十分必要的,包括手术区域伤口的愈合或皮肤移植区域的护理。足下垂通常使用踝足矫形器来矫正。手术后应尽快进行物理治疗,要考虑伤口愈合的问题,在柔和的运动范围内进行锻炼来防止组织挛缩。其他措施包括针对只受到部分影响的肌肉进行加强以及进行必要的步态训练,步态训练可能需要使用拐杖。对此无相关具体文献和指南支持的康复方案,因此应根据特定患者的需求对方案进行个性化的治疗。如果患者在日常生活活动中有缺陷,如穿衣或换药,那么作业治疗可能会有助于解决这些问题。

慢性劳累性骨筋膜室综合征(CECS)

关于CECS保守治疗的可行性存在争议[7]。目前的治疗建议是基于最初使用的PRICE原则(P保护、R休息、I冰敷、C加压,E抬高患肢),随着重建运动范围和活动软组织的进展,保守的治疗结合了拉伸、神经滑动技术、强化训练和对特异性活动期间的患者进行生物力学的分析[16]。在进行康复过程时,评估和明确根本原因是非常重要的,例如由过度内旋导致的CECS。对于过度内旋的治疗需要在整个运动链中建立正常的肌肉长度,特别是对腓肠肌和胫骨后肌进行拉伸并加强胫骨前肌的力量[27]。鞋矫形器对过度内旋的保守治疗可能也有帮助。如强度或持续时间的快速增加等错误的训练,都要得到解决和纠正。此外,软组织松动术和手法如按摩,肌筋膜拉伸和贴扎技术,这些都可能会增加肌筋膜的顺应性。这将从病理生理上解决包括筋膜厚度的增加、僵硬和压力增加内在的问题[26]。最近有一个铁人三项全能运动的奥运会运动员选择放弃手术的例子,这一案例说明了使用功能性和手法治疗的方法进行3~5个月的物理治疗后,是可以成功的康复并让他重新参与运动比赛的。这一方法解决了肌筋膜的限制,神经肌肉功能和运动控制能力的不足,并且在近三年的随访调查中显示改善的效果一直在持续[28]。

如果对CECS进行筋膜切开术,就要有术后的康复。在能忍受的情况下进行负重,以及在术后1~2天开始进行柔和的运动范围锻炼。在术后1~2周体力逐渐地恢复。要达到能完全进行跑步等活动时通常需要8~12周[29]。

介入治疗

在ACS中,除了测量室压,一般不进行其他操作。在ACS中由于手术的紧迫性常常否定保守治疗的可能性,而在CECS中微创手术可能是有益处的。最近一个案例报告显示,在超声引导下进行的经皮穿刺筋膜开窗术成功地治疗了一名有双侧前室和侧室CECS的患者,该患者是一名18岁的运动员(图67.5)[30]。这位运动员在术后1周内能够完全、无限制地参与活动。根据作者的结论,超声引导筋膜开窗术因其创伤性小、恢复运动速度快和有节约成本的可能,值得进一步研究,以确定其在CECS治疗中的作用[30]。

技术设备

对于这种情况没有特定的治疗或具体的康复技术设备。

手术

急性骨筋膜室综合征

ACS应尽快行筋膜切开术。通常在受影响的腔室中切开一个大的纵向切口并让切口逐渐愈合,或者采用中厚度皮片进行移植。缺血的时间和损伤的

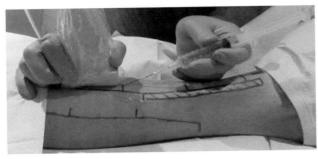

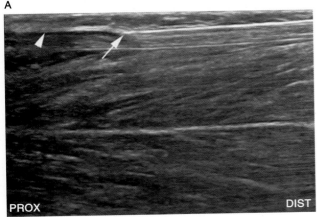

图 67.5　A. 超声引导下 18 号针进入皮肤,穿透下肢前骨筋膜室。B. 针管穿透左小腿外侧骨筋膜室的长轴超声图。筋膜(箭头),针尖(箭状物)。PROX,近端;DIST,远端(*From Finnoff JT, Rajasekaran S. Ultrasound-guided, percutaneous needle fascial fenestration for the treatment of chronic exertional compartment syndrome: a case report. PM R. 2016;8(3):286-290.*)

情况会影响手术结果的变化。然而,筋膜切开术的手术技术正在发展。现在内镜技术已经发展到能降低组织术后和伤口并发症的风险了[32]。虽然这项技术可以对前侧、外侧骨筋膜室进行皮下筋膜切开术,但仅应用于较深的部位。对于 ACS 患者是否需要将四个部分的骨筋膜室都切开这一问题存在争议。一项研究表明,单纯前骨筋膜室切开与将前骨筋膜室和侧骨筋膜室都切开相比较会产生相同的效果[33]。如果对 ACS 超过 12h 才进行治疗,那在相关骨筋膜室内的肌肉和神经可能已发生永久性的损伤。如有必要,可以进行后期的重建手术,以纠正肌肉挛缩或者进行肌腱移植术以改善足下垂的症状[31]。

慢性劳累性骨筋膜室综合征

筋膜切开术也是 CECS 外科治疗的主要方法[7]。用于治疗 CECS 的外科技术与用于 ACS 的不同。也就是说,不是打开所有的腔室,而是只对那些有症状或有高压迹象的腔室进行治疗。有几项研究发现,

经皮下内镜入路可安全、彻底地释放前、外侧骨筋膜室[32,34-36]。同样,在 CECS 的治疗中采用单切口入路的微创筋膜切开术也被证明是安全、有效的[37-39]。手术的结果通常是好的,症状减轻和恢复运动的平均成功率能达到 81%～100%[33,40]。

尽管有这些优势,内镜筋膜切开术需要专门的手术设备和特殊培训,而微创手术除非进行更大的切口以扩大组织暴露,否则会出现更高的神经血管损害的风险[34]。有人认为,超声引导可以代替内镜和微创手术,成为能减少组织破坏、增加对神经血管结构的视野且不需要昂贵的专业手术设备的一种方法[41]。一项对尸体的研究表明,超声引导下的小腿前外侧筋膜切开术可以安全地进行,其筋膜切开的长度与外科筋膜切开术相当[42]。同样,一项对患有 CECS 的年轻运动员并接受过超声引导筋膜切开术的调查研究发现,所有患者(n=7)的疼痛均降低,除 1 名患者外,其他所有患者均恢复到症状前的运动水平,35 天为恢复时长的中位数[41]。随着进一步研究的需求,超声引导可能提供一种安全、有效的室间隔释放,并使软组织的并发症达到最小化,并有可能够有把握更快地使患者恢复体力活动。

潜在的疾病并发症

急性骨筋膜室综合征

在 ACS 中,缺血少于 4h 通常不会造成永久性的损伤,如果超过 12h,就出现严重的损害,在 4～12h 也会造成严重的损伤,出现肌肉坏死与挛缩,神经功能丧失,感染,坏疽,肌红蛋白尿以及肾衰竭。有时必须要截肢,甚至可能因全身坏死或感染而死亡[1,3,7]。即使有所缓解,也有可能会复发。后期可能会出现钙化性肌病的副作用[43]。

慢性劳累性骨筋膜室综合征

如果 CECS 未经治疗,那它可能会出现急性的症状,并导致不可逆转的后遗症[12]。

潜在的治疗并发症

ACS 筋膜切开术有严重的潜在并发症,死亡率为 11%～15%,严重的并发症很常见,其中截肢率为 10%～20% 且肢体功能会下降 27%[44]。当筋膜的开口不足以使筋膜室完全减压时,就会发生不完全性的筋

膜切开。在一项研究中表明，当皮肤和筋膜开口太小时，不完全性筋膜切开引起的骨筋膜室综合征复发率为13%[45]。筋膜切开术术后也可能会发生一些感染、血肿、筋膜粘连、肿胀、淋巴囊肿和腿部出血等并发症[34]。有人认为腓骨浅部损伤的发生率为急诊腿部筋膜切开术患者的6%[46]。此外，人们认为单腿切口限制了视野暴露，易使腓神经和动脉在手术时受损。

　　CECS筋膜切开术对健康人群来说是一种不太常用的手术。潜在的并发症并不常见，但也可能会出现出血、血肿、感染、深静脉血栓的形成、伤口感染、淋巴囊肿和神经的损伤，尤其是腓浅神经的损伤。大多数患者在筋膜切开术术后没有出现运动受限的情况，但约4%的患者有轻微的神经损伤和持续性踝关节疼痛的症状[34]。一系列的案例显示，其复发率为3%～20%[34]。最常见的复发原因是瘢痕组织形成过多，导致筋膜室再次变紧，以及有限的筋膜切口长度导致筋膜压力释放不足。经一系列探讨对症状复发的患者通过反复筋膜切开术进行治疗的案例报告显示，70%的患者有良好或极好的治疗效果[47]。

　　筋膜切开术的一个潜在的长期并发症是由于小腿肌肉静脉泵的丧失而增加了发生慢性静脉功能不足的风险[48]。

（耿红荔 译　张照庆 校　李铁山 审）

参考文献

1. Swain R, Ross D. Lower extremity compartment syndrome. When to suspect acute or chronic pressure buildup. *Postgrad Med.* 1999;105:159–162, 165, 168.
2. Horgan AF, Geddes S, Finlay IG. Lloyd-Davies position with Trendelenburg—a disaster waiting to happen? *Dis Colon Rectum.* 1999;42:916–919. discussion 919–920.
3. Gulli B, Templeman D. Compartment syndrome of the lower extremity. *Orthop Clin North Am.* 1994;25:677–684.
4. Woolley SL, Smith DR. Acute compartment syndrome secondary to diabetic muscle infarction: case report and literature review. *Eur J Emerg Med.* 2006;13:113–116.
5. Beraldo S, Dodds SR. Lower limb acute compartment syndrome after colorectal surgery in prolonged lithotomy position. *Dis Colon Rectum.* 2006;49:1772.
6. Simms MS, Terry TR. Well leg compartment syndrome after pelvic and perineal surgery in the lithotomy position. *Postgrad Med J.* 2005;81(958):534–636.
7. DeLee JC, Drez D. *Orthopaedic Sports Medicine: Principles and Practice.* Philadelphia: WB Saunders; 2002:1612–1619.
8. Aweid O, Buono A, Malliaras P, et al. Systematic review and recommendations for intracompartmental pressure monitoring in diagnosing chronic exertional compartment syndrome of the leg. *Clin J Sport Med.* 2012;22:356–370.
9. Edwards PH Jr, Wright ML, Hartman JF. A practical approach for the differential diagnosis of chronic leg pain in the athlete. *Am J Sports Med.* 2005;33:1241–1249.
10. George C, Hutchinson M. Chronic exertional compartment syndrome. *Clin Sports Med.* 2012;31:307–319.
11. Newton EJ, Love J. Acute complications of extremity trauma. *Emerg Med Clin North Am.* 2007;25:751.
12. Murdock M, Murdock M. Compartment syndrome: a review of the literature. *Clin Podiatr Med Surg.* 2012;29:301–310.
13. Mars M, Hadley GP. Failure of pulse oximetry in the assessment of raised limb intracompartmental pressure. *Injury.* 1994;25:379–381.
14. Reneman RS. The anterior and the lateral compartmental syndrome of the leg due to intensive use of the muscles. *Clin Orthop Relat Res.* 1975;113:69–80.
15. Bong MR, Polatsch DB, Jazrawi LM, Rokito AS. Chronic exertional compartment syndrome: diagnosis and management. *Bull Hosp Jt Dis.* 2005;62:77.
16. Elliott KG, Johnstone AJ. Diagnosing acute compartment syndrome. *J Bone Joint Surg Br.* 2003;85:625–632.
17. Ozkayin N, Aktuglu K. Absolute compartment pressure versus differential pressure for the diagnosis of compartment syndrome in tibial fractures. *Int Orthop.* 2005;29(6):396–401.
18. White TO, Howell GE, Will EM, et al. Elevated intramuscular compartment pressures do not influence outcome after tibial fracture. *J Trauma.* 2003;55:1133–1138.
19. Rominger MB, Lukosch CJ, Bachmann GF. MR imaging of compartment syndrome of the lower leg: a case control study. *Eur Radiol.* 2004;14:1432–1439.
20. Lauder TD, Stuart MJ, Amrami KK, Felmlee JP. Exertional compartment syndrome and the role of magnetic resonance imaging. *Am J Phys Med Rehabil.* 2002;81:315–319.
21. Van den Brand JG, Nelson T, Verleisdonk EJ, van der Werken C. The diagnostic value of intracompartmental pressure measurement, magnetic resonance imaging, and near-infrared spectroscopy in chronic exertional compartment syndrome: a prospective study in 50 patients. *Am J Sports Med.* 2005;33:699–704.
22. Rajasekaran S, Beavis C, Aly AR, Leswick D. The utility of ultrasound in detecting anterior compartment thickness change in chronic exertional compartment syndrome: a pilot study. *Clin J Sport Med.* 2013;23(4):305–311.
23. Ni Mhuircheartaigh N, Kavanagh E, O'Donohoe M, Eustace S. Pseudo compartment syndrome of the calf in an athlete secondary to cystic adventitial disease of the popliteal artery. *Br J Sports Med.* 2005;39:e36.
24. McQueen MM, Court-Brown CM. Compartment monitoring in tibial fractures. The pressure threshold for decompression. *J Bone Joint Surg Br.* 1996;78:99–104.
25. Meulekamp MZ, Sauter W, Buitenhuis M, Mert A, van der Wurff P. Short-term results of a rehabilitation program for service members with lower leg pain and the evaluation of patient characteristics. *Mil Med.* 2016;181(9):1081–1087.
26. Schubert A. Exertional compartment syndrome: review of the literature and proposed rehabilitation guidelines following surgical release. *Int J Sports Phys Ther.* 2011;6:126–141.
27. Blackman PG, Simmons LR, Crossley KM. Treatment of chronic exertional anterior compartment syndrome with massage: a pilot study. *Clin J Sport Med.* 1998;8:14–17.
28. Collins CK, Gilden B. A non-operative approach to the management of chronic exertional compartment syndrome in a triathlete: a case report. *Int J Sports Phys Ther.* 2016;11(7):1160–1176.
29. Schepsis AA, Gill SS, Foster TA. Fasciotomy for exertional anterior compartment syndrome: is lateral compartment release necessary? *Am J Sports Med.* 1999;27:430–435.
30. Finnoff JT, Rajasekaran S. Ultrasound-guided, percutaneous needle fascial fenestration for the treatment of chronic exertional compartment syndrome: a case report. *PM R.* 2016;8(3):286–290.
31. Finkelstein JA, Hunter GA, Hu RW. Lower limb compartment syndrome: course after delayed fasciotomy. *J Trauma.* 1996;40:342–344.
32. Schepsis AA, Martini D, Corbett M. Surgical management of exertional compartment syndrome of the lower leg. Long-term followup. *Am J Sports Med.* 1993;21:811–817.
33. de Fijter WM, Scheltinga MR, Luiting MG. Minimally invasive fasciotomy in chronic exertional compartment syndrome and fascial hernias of the anterior lower leg: short and long term results. *Mil Med.* 2006;171(5):399.
34. Leversedge FJ, Casey PJ, Seiler JG, Xerogeanes JW. Endoscopically assisted fasciotomy: description of technique and in vitro assessment of lower-leg compartment decompression. *Am J Sports Med.* 2002;30:272–278.
35. Wittstein J, Moorman CT III, Levin LS. Endoscopic compartment release for chronic exertional compartment syndrome: surgical technique and results. *Am J Sports Med.* 2010;38:1661–1666.
36. Knight JR, Daniels M, Robertson W. Endoscopic compartment release for chronic exertional compartment syndrome. *Arthrosc Tech.* 2013;2:187–190.
37. Bramante C, Gandolfo L, Bosco V. Minimally invasive fasciotomy in the treatment of chronic exertional anterior compartment syndrome of the leg: personal technique. *Chir Ital.* 2008;60:711–715.
38. Maffulli N, Loppini M, Spiezia F, et al. Single minimal incision fasciotomy for chronic exertional compartment syndrome of the lower leg. *J Orthop Surg Res.* 2016;11:61–68.

39. Drexlet M, Rutenberg TF, Rozen N, et al. Single minimal incision fasciotomy for the treatment of chronic exertional compartment syndrome: outcomes and complications. *Arch Orthop Trauma Surg.* 2017;137(1):73–79.

40. Balius R, Bong DA, Ardebol J, Pedret C, Codina D, Dalmau A. Ultrasound-guided fasciotomy for anterior chronic exertional compartment syndrome of the leg. *J Ultraound Med.* 2016;35(4):823–829.

41. Lueders DR, Sellon JL, Smith J, Finnoff JT. Ultrasound-guided fasciotomy for chronic exertional compartment syndrome: a cadaveric study. *PM R.* 2016:1–8.

42. Packer JD, Day MS, Nguyen JT, et al. Functional outcomes and patient satisfaction after fasciotomy for chronic exertional compartment syndrome. *Am J Sports Med.* 2013;41:430–436.

43. Snyder BJ, Oliva A, Buncke HJ. Calcific myonecrosis following compartment syndrome: report of two cases, review of the literature, and recommendations for treatment. *J Trauma.* 1995;39:792–795.

44. Heemskerk J, Kitslaar P. Acute compartment syndrome of the lower leg: retrospective study on prevalence, technique, and outcome of fasciotomies. *World J Surg.* 2003;27:744–747.

45. Jensen SL, Sandermann J. Compartment syndrome and fasciotomy in vascular surgery. *Eur J Vasc Endovasc Surg.* 1997;13(1):48–53.

46. Kashuk JL, Moore EE, Pinski S, et al. Lower extremity compartment syndrome in the acute care surgery paradigm: safety lessons learned. *Patient SAf Surg.* 2009;3(1):11–17.

47. Schepsis AA, Fitzgerald M, Nicoletta R. Revision surgery for exertional anterior compartment syndrome of the lower leg: technique, findings, and results. *Am J Sports Med.* 2005;33:1040–1047.

48. Singh N, Sidawy AN, Bottoni CR, et al. Physiological changes in venous hemodynamics associated with elective fasciotomy. *Ann Vasc Surg.* 2006;20:301–305.

第 68 章

腘绳肌拉伤

John Cianca, MD

Paolo Mimbella, MD, MSc

同义词

腘绳肌挫伤

腘绳肌拉伤

腘绳肌撕裂

腘绳肌撕脱伤

迟发性股后肌肉酸痛

股后损伤

腘绳肌肌腱病

ICD-10 编码

S76.309A	腘绳肌损伤
S76.319A	腘绳肌拉伤、撕裂
S73.199A	腘绳肌扭伤
M76.899	腘绳肌起点肌腱炎
S76.399A	腘绳肌撕脱伤
S76.392A	左侧腘绳肌撕脱伤
S76.391A	右侧腘绳肌撕脱伤

定义

腘绳肌是最常发生损伤的肌肉之一,运动员尤甚。随着年龄的增长,腘绳肌拉伤的发病率逐渐升高。据文献报道,运动员的发病率最高,尤其见于足球以及有短跑成分(包含短跑)的运动。尽管大多数腘绳肌拉伤发生在训练当中(约68%),但在比赛中的发生率高达前者的两倍[1]。腘绳肌由三条肌肉构成。股二头肌长头起自坐骨结节,短头起自股骨干,两头合并后止于腓骨头,构成了腘绳肌的外侧部。半腱肌和半膜肌均起自坐骨结节,止于胫骨内侧。

腘绳肌拉伤包括延迟性肌肉酸痛、部分撕裂以及肌肉肌腱完全断裂[2]。损伤可呈急性、亚急性或慢性,损伤来源有直接作用力和间接作用力。直接作用力导致撕裂伤和挫伤。有报道称腘绳肌起自坐骨结节的近端部分的完全性撕裂常发生于划水运动员[3-5]。骨骼尚未成熟的孩子和年长者身体情况欠佳,若在保持膝关节完全伸展的同时强迫髋关节持续屈曲,则更容易发生上述损伤。

然而,大多数腘绳肌损伤发生于间接作用力下,例如跑步、冲刺跑、跨栏时肌肉劳损。多数发生在肌肉(尤其股二头肌)与肌腱的移行处。在肌肉离心收缩的过程中,随着肌肉拉长,力量逐渐增加,损伤也多发生于此时[4]。腘绳肌的离心收缩主要发生在功能性的步行减速,特别是在改变方向时,腘绳肌会处于较高的拉伤风险。其他报道的危险因素包括腘绳肌柔韧性不足、不充分的热身活动、股四头肌和腘绳肌肌力不平衡、对侧腘绳肌群不平衡、训练量或训练速度增多以及疲劳。但是,腘绳肌拉伤最大的危险因素是既往腘绳肌拉伤的病史[7]。腘绳肌拉伤可以发生在各类人群中,包括从年轻人到老年人、从"周末战士"到优秀运动员。

腘绳肌肌腱病由过度劳损导致,且随时间悄然发生,呈急性或慢性发作,与腘绳肌拉伤一样常见。坐和活动后坐骨结节近端的酸痛是常见的主诉。与急性拉伤不同的是,肌腱病往往没有损伤史。尽管缺少明确的触发事件,患者的功能障碍则较为明显(图68.1)。

腘绳肌是多关节肌,作用于两个关节。腘绳肌像其他双关节肌肉群一样(如股直肌、腓肠肌和肱二头肌),比单关节肌更容易受伤。腘绳肌跨髋关节和膝关节(除股二头肌短头外)。在步态的摆动末期,腘绳肌离心收缩使伸膝减速。在首次触地时,腘绳肌向心收缩以协助髋关节后伸。跑步时,这种快速的功能变化使肌肉损伤的风险增加;跑步速度和关节角速度越快,足跟触地期的受力就越大,因此肌纤维被拉长[8,9]。强大有力的股四头肌和腘绳肌肌力不平衡也会使大腿后侧肌群处于不利条件。通常在主动-拮抗肌群中,如果其中一方肌肉比另一方肌肉力量强大得多,则剧烈地收缩可导致较弱的肌肉拉伤。在共同收缩时尤其如此。任何对跑步过程中神经肌

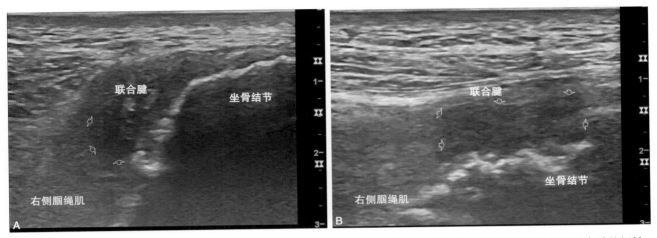

图 68.1　腘绳肌肌腱病,显示起点附近的肌腱增粗,呈低回声,伴随所附着的皮质改变。(A)腘绳肌起点的联合腱的短轴视图。(B)腘绳肌起点的联合腱的长轴视图。箭头,肌腱病区域

肉的协调性产生不利影响的因素都可能导致肌肉拉伤,包括缺乏适当的神经肌肉和特定动作热身、训练不足、肌肉疲劳以及随后的应对不当。

腘绳肌拉伤可根据其严重程度分为三个等级:

1. 一级或 1 度拉伤:轻度拉伤伴最低程度的肌肉损伤(肌纤维断裂少于 5%)。有疼痛但肌力无减弱或者轻微减弱(图 68.2)。

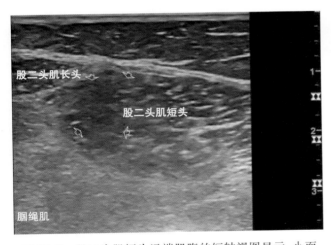

图 68.2　股二头肌短头远端肌腹的短轴视图显示,小面积的低回声区域和正常肌肉结构的丧失,与一级肌肉撕裂表现一致。箭头,肌纤维断裂区域

2. 二级或 2 度拉伤:中度拉伤伴更严重的部分肌肉撕裂,但肌腱单位未完全断裂。有疼痛且膝关节屈曲力量下降。

3. 三级或 3 度拉伤:肌腱单位完全撕裂。疼痛严重且膝关节屈曲力量明显下降(图 68.3)[2,10]。

腘绳肌肌腱在其位于坐骨或胫骨/腓骨远端的起止点处的撕脱伤分级与经典的肌腱拉伤不同。这

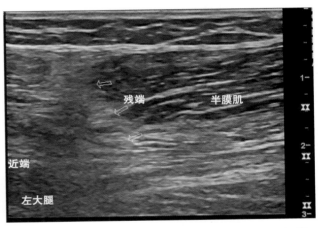

图 68.3　超声检查仪"扩展视野"显示半膜肌三级撕裂。箭头,撕裂的半膜肌的末端纤维呈现为远端的肌肉残端

些损伤通常是完全或部分的撕脱伤,可通过 X 线等影像学来描述。

症状

发生损伤时,患者通常会描述大腿后侧突发尖锐的疼痛。有些患者会描述听见"砰砰"的声音或出现撕裂的感觉。在病变区域有广泛性的疼痛和压痛点。患者可能会描述有紧张感、无力和关节活动受限。根据损伤程度的不同,患者可能有(或没有)能力继续活动,偶尔无法用患侧肢体负重。肿胀和瘀斑可能表现多样,并持续数天。由于血液会沿着撕裂的筋膜下移,瘀斑可能会向下扩散并出现在大腿远端、膝关节后方、腓肠和踝关节附近。

若无这一谨慎的发现,腘绳肌结构的损伤便值得怀疑。与任何病理过程一样,临床医师心里应列出鉴别诊断的清单。比如,如果主诉是在不活动的情况下出现腘绳肌起止点局部疼痛,应考虑腘绳肌肌腱病。通常,这种情况的患者最讨厌久坐。有时,患者可能描述麻木、针刺感和远端肢体无力的症状。若出现上述症状,必须进一步完善坐骨神经的检查。完全撕裂和腘绳肌近端撕脱伤也可能导致大量血肿或瘢痕组织,尽管不常见,但会压迫坐骨神经[10,11]。

快速增加训练量或改变训练模式,可能会导致腘绳肌损伤和迟发性肌肉酸痛,之前未接受过训练的患者尤为突出。这被认为是局部炎性反应后出现轻微损伤的结果[12]。这些情况通常无明确急性损伤史。症状在活动结束后出现,通常在运动后 24~48h 出现[13]。

体格检查

体格检查从评估步态异常开始。腘绳肌损伤的患者常表现为步行或跑步步幅缩短,同时伴有减痛步态。肿胀和瘀斑可能在受伤的最初几天内不易被发现,出血量取决于拉伤的严重程度。如前所述,腘绳肌拉伤后血液会沿着筋膜面活动,导致损伤位置远端出现瘀斑[14]。

检查大腿后面是否存在缺损、畸形、不对称、肿胀和瘀斑。整个腘绳肌长度范围内都应触诊,包括坐骨结节旁的近端起点和膝后方的远端止点。大腿后部若有可触及的缺损,提示损伤较为严重,肌肉可能已完全断裂。软组织缺损伴远端隆起,增加了肌腹回缩的可能,提示可能为部分或者完全断裂。

神经检查结果应为正常,但腘绳肌群的肌力测试结果除外。罕见坐骨神经激惹体征。在此类病例中,可能存在无力,尤其值得注意的是跖屈能力下降,以及患侧跟腱反射消失。

功能受限

大多数患者没有遗留功能障碍,能够回到以前的功能水平。但部分患者可能有步行或跑步困难、作业活动减少和推迟重返体育运动。腘绳肌愈合较慢,如果太早重返活动,再次损伤的风险很高。在损伤恢复的过程中,应检查腘绳肌的主动和被动活动范围,并与对侧进行对比。膝关节的关节活动度可以在仰卧位或坐位且髋关节屈曲 90° 的情况下进行测量。膝关节和髋关节活动范围受限是很常见的,重点是要查明导致活动受限的疼痛。患者应在坐位和俯卧位进行腘绳肌向心收缩和离心收缩的检查。膝关节屈曲和髋关节后伸无力也很常见。如果损伤严重,患者可能需要一年才能恢复受伤前的活动水平。某些完全断裂的病例中,患者再也无法回到伤前的功能水平[15]。

诊断分析

腘绳肌拉伤是一种典型的临床诊断。但中重度损伤的病例可能需要影像学检查。如果损伤发生在腘绳肌起点附近,X 线片可能会帮助判断髋部的异常,例如坐骨结节骨性撕脱伤。年龄在两端的情况下(包括青少年和老年人),由于骨质的原因,患者损伤的风险较高。其他影像学检查结果可能包括与慢性骨化性肌炎或晚期肌腱病变一致的异位钙化[6,16]。肌骨超声(ultrasound, US)和磁共振成像可用于确定损伤程度和确定完全性近端撕脱伤(图 68.4)。在急性期,对腘绳肌进行超声检查是一种实用和经济的方式。超声检查的优势是廉价、便携、可视化、鉴别软组织和能够实现结构的动态评估(图 68.5)。尽管检查的准确性取决于超声医师的技术,但这种特定损伤的影像学结果往往十分明显,即使是初学者也能轻易发现。US 和 MRI 均不能用于确定返回比赛的时机(图 68.6)[17,18]。

鉴别诊断
腰骶神经根病
腘绳肌综合征
神经根病
坐骨结节骨性撕脱或骨突炎
髋关节骨性关节炎
骶髂关节综合征
坐骨结节滑囊炎(织工臀)
坐骨神经损伤
骨盆、股骨颈或股骨干应力性骨折
内收肌群拉伤
盆底功能障碍
大腿后侧慢性疲劳性筋膜室综合征
梨状肌综合征

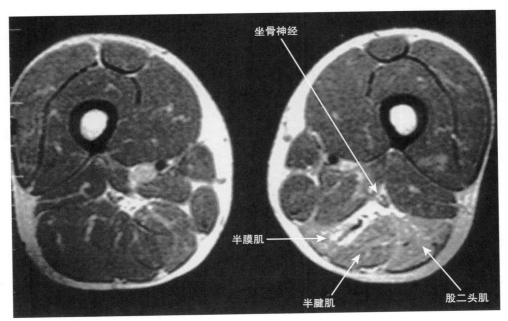

图 68.4　轴向磁共振图像显示以下肌肉损伤：半腱肌，半膜肌和股二头肌。坐骨神经位于上述肌肉前方、损伤后的血肿内

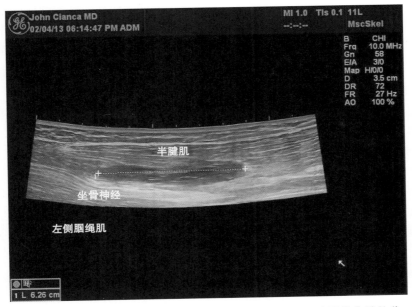

图 68.5　在联合腱平面的半腱肌近端的二、三级撕裂，显示了联合腱的分离和半腱肌的回缩。+符号之间有 6.26cm 的间隙，里面充满了血液和水肿

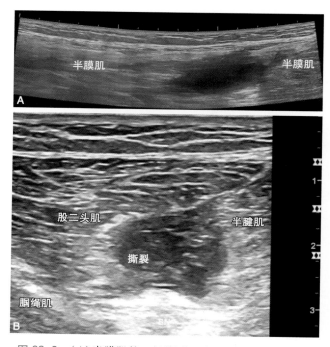

图 68.6　（A）半膜肌的三级撕裂。在图像的右侧显示回缩的肌肉，图像的中间显示血液和水肿的区域，图像的左侧显示了紊乱、回缩的半膜肌纤维。（B）显示了联合肌腱的纵向撕裂（见图 68.5），这里显示了股二头肌纤维横向的回缩和半腱肌内侧方向的回缩，联合腱分离的肌纤维和水肿性的液体在撕裂形成的空洞内

治疗

早期治疗

治疗腘绳肌拉伤的主要目标是恢复至伤前的功能水平（或运动员的成绩），并且能使再次损伤的风险降到最低[19]。腘绳肌早期的处理包括 PRICE 原则（保护、休息、冰敷、加压和抬高）。相对的休息并不是绝对的制动，保护包含负重要在可承受范围内、避免更高级别的损伤（Ⅱ级或Ⅲ级损伤）和使用手杖或拐杖步行。组织的激惹性和其产生的炎症会延长恢复的时间，步行辅具的使用可以减少这种情况。应该使用辅助设备，直到患者能够恢复正常的足跟-足趾的行走和无痛步态。鉴于冰的局部作用和 NSAID 的潜在并发症/禁忌证，使用冷疗作为控制疼痛和减轻过度炎症反应的手段优于 NSAID。贴扎或弹力带加压大腿联合患肢抬高可以减少出血，有助于控制水肿和疼痛。NSAID 和其他镇痛药通常用于在最初几天限制炎症反应和控制疼痛。但需要注意的是，由于目前已知 NSAID 在胃、肾脏、血液系统方面的影响以及药物之间的相互作用，无论是在急性期还是在远期，都应避免过度应用。损伤前 5 天内

应避免在疼痛部位进行激进的软组织松动术，因为这可能会加剧炎症反应。

康复治疗

腘绳肌康复方案的主要要素包含无痛范围内的渐进性牵伸、力量训练和特定的体育活动训练。在急性期，应尽快实现无痛的活动范围，以便优化功能恢复并防止以后的活动范围减少。应从无痛的主动活动范围开始训练，并渐进到无痛的被动活动范围训练和轻柔牵伸。为实现腘绳肌的最大牵伸，髋关节必须屈曲 90°、膝关节完全伸直。牵伸最好在仰卧位进行，毛巾可以帮助拉长腘绳肌（图 68.7）。提高整个脊柱和下肢的柔韧性也很关键。当患者达到全力主动牵伸而没有疼痛的时候，就可以进行力量训练。最好从静力性收缩开始，例如多角度亚极量等长训练[20]。一旦这些训练可以 100% 全力进行而没有疼痛，患者可以过渡到等张训练，例如俯卧位腘绳肌力量训练和等速训练（如果有条件）。向心肌力训练之后进行离心肌力训练，最后在可承受范围内进行特定的体育活动训练。多种方法可用于加强离心收缩的力量，有些方法非常具有挑战性。离心收缩训练的例子包括北欧的腘绳肌运动、直腿风车运动、直腿硬举运动和飞轮训练[21]。回归体育运动的标准包括：触诊无疼痛、双侧离心收缩和向心收缩的力量相等无减弱、无运动恐惧症和能够无痛执行高强度特定体育动作[22]。腘绳肌-股四头肌比值应该是对称的[8]。腘绳肌的柔韧性是康复过程中的重点，以防止再次损伤和关节挛缩。但是，如上所述，在早期应该避免激进的柔韧性训练，因为这可能会延长恢复的时间[22]。在整个康复过程中应连续进行有氧训练。推荐骑无踏脚套式自行车（踏脚套增加了腘绳肌的使用）、水中游泳或慢跑或上肢功率自行车训练。敏捷性训练联合躯干稳定性训练的康复计划已被证实有助于降低再次受伤的概率[23]。

教育患者如何预防腘绳肌损伤复发至关重要，包括在参加体育运动之前有一个的良好热身时期。完全回归运动必须是渐进的，因为再次损伤的风险很高。回想一下，腘绳肌拉伤的最大危险因素是先前的拉伤史。有腘绳肌拉伤史的患者有 2~6 倍的可能性遭受另一种拉伤[24]。此外，应避免错误训练，例如突然转换到坚硬的场地或突然增加训练强度。在回归正常活动的期间，考虑纠正潜在的、不适当的生物力学/运动链机制很重要。

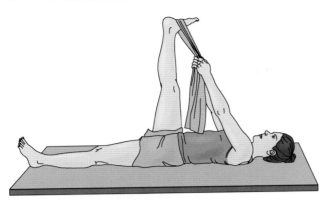

图 68.7　腘绳肌完全牵伸需要髋关节屈曲 90°，同时踝关节背屈。应当避免强力牵伸

介入治疗

常见的腘绳肌拉伤中通常不进行介入治疗。不推荐直接肌内注射糖皮质激素。这些药物可能会使肌腱退化并增加完全破裂的风险[25]。但使用富血小板血浆辅助治疗腘绳肌拉伤越来越受到欢迎[26]。包括针刺、干细胞和自体血注射等介入治疗方法的结果有好有坏，需进行更多的研究[27,28]。鉴于腘绳肌的血管供应丰富，通过积极治疗、康复训练和整合技术，腘绳肌损伤通常能完全恢复。腘绳肌群中某条肌肉完全断裂的情况除外。

技术设备

目前，尚无针对该病的特定治疗或康复技术设备。

手术

常规腘绳肌拉伤不需要手术干预，保守的康复训练效果良好。但对于腘绳肌从坐骨结节发生完全撕脱或中段完全撕裂的病例，建议进行手术修复，因为非手术治疗的患者会遗留无力和功能丧失[3,4,29]。对于坐骨神经周围瘢痕增生这种罕见的并发症，推荐神经松解术[10,11]。若怀疑有严重拉伤或完全撕裂，需进行 MRI 检查，并且可能需要咨询骨科医师。

潜在的疾病并发症

腘绳肌拉伤最常见的并发症是再次损伤。腘绳肌柔韧性下降和无力以及神经肌肉协调性降低导致患者易于再次损伤，特别是在未完全恢复时就回归伤前活动的情况。高复发率主要是由于没有恢复足够的力量之前就在腘绳肌处于拉长的位置进行运动[30]。

有两例腘绳肌完全撕裂后大腿后侧筋膜室综合征的病例报道，其中一例由于受伤导致，另外一例则是并发于抗凝治疗[31,32]。如前所述，严重的腘绳肌撕裂可以导致大腿后侧坐骨神经周围大量的瘢痕形成。患者可能出现神经根症状，包括感觉异常和足下垂，但是需要再次强调的是，这是一种罕见的情况。

腘绳肌从坐骨结节处发生慢性完全性撕脱伤的患者可能会描述疼痛、无力、痉挛、步行或跑步困难以及腿部控制能力下降（特别是下坡时）[4]。

潜在的治疗并发症

已知 NSAID 有胃肠道、肾脏和肝脏方面的副作用。人们一直关注长期使用 NSAID 可能导致延迟愈合、组织功能减弱、功能受限和原有损伤进展[33]。缺乏高质量的证据支持非甾体抗炎药的处方[34]。然而，如果没有禁忌证，短期（不超过 7 天）应用 NSAID 或止痛药对于早期治疗腘绳肌损伤以控制疼痛是合理的。对于严重拉伤的急性期（尤其是怀疑有出血的情况下），为防止进一步出血，应避免超声波治疗和热疗[32]。手术修复撕脱性骨折的潜在并发症包括切口感觉减退和术后坐骨神经痛[35]。

（张瑜 译　张照庆 校　李铁山 审）

参考文献

1. Dalton SL, Kerr ZY, Dompier TP. Epidemiology of hamstring strains in 25 NCAA sports in the 2009-2010 and 2013-2014 academic years. *Am J Sports Med.* 2015;43(11):2671.
2. Kujala UM, Orava S, Järvinen M. Hamstring injuries: current trends in treatment and prevention. *Sports Med.* 1997;23:397–404.
3. Brewer BJ. Athletic injuries; musculotendinous unit. *Clin Orthop.* 1962;23:30–38.
4. Blasier RB, Morawa LG. Complete rupture of the hamstring origin from a water skiing injury. *Am J Sports Med.* 1990;18:435–437.
5. Wood DG, Packham I, Trikha SP, Linklater J. Avulsion of the proximal hamstring origin. *J Bone Joint Surg Am.* 2008;90(11):2365–2374.
6. Morris AF. *Sports Medicine: Prevention of Athletic Injuries.* Dubuque: William C. Brown Publishers; 1984:162–163.
7. Hägglund M, Waldén M, Ekstrand J. Previous injury as a risk factor for injury in football: a prospective study over two consecutive seasons. *Br J Sports Med.* 2006;40(9):767–772.
8. Young JL, Laskowski ER, Rock M. Thigh injuries in athletes. *Mayo Clin Proc.* 1993;68:1099–1106.
9. Agre JC. Hamstring injuries: proposed aetiological factors, prevention, and treatment. *Sports Med.* 1985;2:21–33.
10. Street CC, Burks RT. Chronic complete hamstring avulsion causing foot drop. *Am J Sports Med.* 2000;28:1–3.
11. Hernesman SC, Hoch AZ, Vetter CS, Young CC. Foot drop in a marathon runner from chronic complete hamstring tear. *Clin J Sport Med.* 2003;13:365–368.
12. Brockett CL, Morgan DL, Proske U. Predicting hamstring strain injury in elite athletes. *Med Sci Sports Exerc.* 2004;36:379–387.
13. Costello JT, Baker PR, Minett GM, Bieuzen F, Stewart IB, Bleakley C. Whole-body cryotherapy (extreme cold air exposure) for preventing and treating muscle soreness after exercise in adults. *Cochrane Database Syst Rev.* 2015;(9):CD010789.
14. Best TM. Soft-tissue injuries and muscle tears. *Clin Sports Med.*

1997;16:419–434.

15. Salley PI, Friedman RL, Coogan PG, et al. Hamstring muscle injuries among water skiers: functional outcome and prevention. *Am J Sports Med*. 1996;24:130–136.

16. Zarins B, Ciullo JV. Acute muscle and tendon injuries in athletes. *Clin Sports Med*. 1983;2:167–182.

17. Petersen J, Thorborg K, Nielsen MB, et al. The diagnostic and prognostic value of ultrasonography in soccer players with acute hamstring injuries. *Am J Sports Med*. 2014;42(2):399–404.

18. De Vos RJ, Reurink G, Goudswaard GJ, Moen MH, Weir A, Tol JL. Clinical findings just after return to play predict hamstring re-injury, but baseline MRI findings do not. *Br J Sports Med*. 2014;48(18):1377–1384.

19. Heiderscheit BC, Sherry MA, Silder AC, Chumanov ES, Thelen DG. Hamstring strain injuries: recommendations for diagnosis, rehabilitation, and injury prevention. *J Orthop Sports Phys Ther*. 2012;40(2):67–81.

20. Worrel TW. Factors associated with hamstring injuries: an approach to treatment and preventative measures. *Sports Med*. 1994;17:338–345.

21. Opar D, Williams M, Shield A. Hamstring strain injuries. *Sports Med*. 2012;42:209–226.

22. Sherry MA, Johnston T, Heiderscheit BC. Rehabilitation of acute hamstring strain injuries. *Clin Sports Med*. 2015;34:263–284.

23. Ali K, Leland M. Hamstring strains and tears in the athlete. *Clin Sports Med*. 2012;31:263–272.

24. Freckelton G, Pizzari T. Risk factors for hamstring muscle strain injury in sport: a systematic review and meta-analysis. *Br J Sports Med*. 2013;47(6):351–358.

25. Tempfer H, Gehwolf R, Lehner C, Wagner A. Effects of crystalline glucocorticoid triamcinolone acetonide on cultured human supraspinatus tendon cells. *Acta Orthop*. 2009;80(3):357–362.

26. Sherry MA, Best TM. A comparison of 2 rehabilitation programs in the treatment of acute hamstring strains. *J Orthop Sports Phys Ther*. 2004;34:116–125.

27. Hamilton B, Tol JL, Almusa E, et al. Platelet rich plasma does not enhance return to play in hamstring injuries: a randomized controlled trial. *Br J Sports Med*. 2015;49(14):943–950.

28. A Hamid MS, Mohamed Ali MR, Yusof A, George J, Lee LP. Platelet rich plasma injections for the treatment of hamstring injuries: a randomized controlled trial. *Am J Sports Med*. 2014;42(10):2410–2418.

29. Cross MG, Vandersluis R, Wood D, Banff M. Surgical repair of chronic complete hamstring tendon rupture in the adult patient. *Am J Sports Med*. 1998;26:785–788.

30. Schmitt B, Tim T, McHugh M. Hamstring injury rehabilitation and prevention of reinjury using lengthened state eccentric training: a new concept. *Int J Sports Phys Ther*. 2012;7:333–341.

31. Oseto MC, Edwards JC, Acus RW. Posterior thigh compartment syndrome associated with hamstring avulsion and chronic anticoagulation therapy. *Orthopedics*. 2004;27:229–230.

32. Kwong Y, Patel J. Spontaneous complete hamstring avulsion causing posterior thigh compartment syndrome. *Br J Sports Med*. 2006;40:723–724.

33. Almekinders LC. Anti-inflammatory treatment of muscular injuries in sport. An update of recent studies. *Sports Med*. 1999;28(6):383.

34. Ziltener JL, Leal L, Fournier PE. Non-steroidal anti-inflammatory drugs for athletes: an update. *Ann Phys Rehabil Med*. 2010;53(4):278–288.

35. Birmingham P, Muller M, Wickiewicz T, et al. Functional outcome after repair of proximal hamstring avulsions. *J Bone Joint Surg Am*. 2011;93:1819–1826.

第 69 章

髂胫束综合征

Venu Akuthota，MD

Sonja K. Stilp，MD

Paul Lento，MD

Peter Gonzalez，MD

Alison R. Putnam，DO

同义词

髂胫带摩擦综合征

髂胫束摩擦综合征

弹响髋

ICD-10 编码

M24.851	右髋关节紊乱,无其他分类(弹响髋)
M24.852	左髋关节紊乱,无其他分类(弹响髋)
M24.859	无指定的髋关节紊乱,无其他分类(弹响髋)
M76.30	髂胫束综合征,非特指腿
M76.31	髂胫束综合征,右腿
M76.32	髂胫束综合征,左腿

定义

　　髂胫束(iliotibial band,ITB)是在膝关节和髋关节外侧的致密筋膜。ITB 近端起自臀大肌、臀中肌和阔筋膜张肌(tensor fascia lata,TFL)组成的筋膜(图69.1)[1]。近端起点附着在髂骨粗隆和髂嵴[2,3]。在大腿远端,ITB 附着在股骨嵴和股骨外上髁的上缘[3]。ITB 穿过股骨外上髁后分成两个部分[4]。ITB 的远端部分(髂胫束)附着在胫骨近端前外侧的 Gerdy 结节。ITB 的髂髌带与髌骨和股外侧肌有腱膜连接[4]。其他远端的附着点包括股二头肌、髌骨外侧支持带以及髌腱[4,5]。在股骨外上髁水平处 ITB 的后下方可找到解剖学小袋[6]。关于该小袋是否为滑囊、膝关节的滑膜延伸或退行性组织还存在争议[6,7]。有学者报道称高度神经支配的脂肪垫覆盖在股骨外上髁[8]。

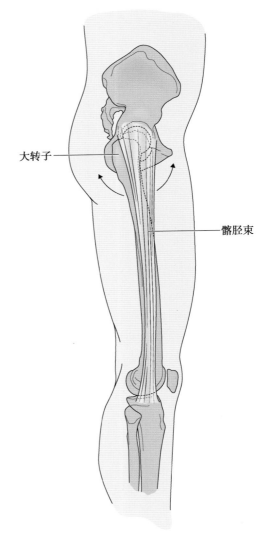

大转子

髂胫束

图 69.1　髂胫束的解剖,当前后滑过大转子的突出时能够引起"弹响"

　　髂胫束综合征(iliotibial band syndrome,ITBS)或髂胫束摩擦综合征是一种过度使用导致的损伤,通常指由于远端 ITB 撞击股骨外上髁导致的膝外侧疼痛。少见 ITB 在大转子上运动造成的髋关节疼痛。

本章主要讨论的是远端 ITBS。ITBS 的疑似疼痛如何产生与外上髁周围的解剖学一样具有争议性。据推测,它可能是滑囊炎、滑膜炎,也可能由脂肪垫、ITB 的后部纤维或骨膜的刺激导致[3,5,8-11]。尽管对解剖学疼痛感受器的了解尚不完全,但 ITB 远端部位的疼痛被认为是由于 ITB 的纤维经过股骨外上髁伴随膝关节屈曲和伸展引起的[5,10]。

摩擦被认为是 ITBS 中最重要的因素[7,10]。当 ITB 的后部纤维在膝关节屈曲 20°~30°,假定的"撞击区域"穿过股骨外上髁时,产生的摩擦最大[7]。反复的膝关节屈曲和伸展(特别是每周增加跑步里程)会产生摩擦,并且已被证明可使个体易患膝关节外侧疼痛[7,10]。ITBS 是跑步者膝外侧疼痛的最常见的原因[5]。在自行车运动中,摩擦也被证实起到了一定的作用。骑行引发的 ITBS 被认为是由于循环的重复活动造成的,这种在撞击区域的时间要少于跑步活动[10]。还有学者推测,疼痛不仅是由于摩擦造成的,还有可能是由于 ITB 和股骨外上髁之间脂肪垫的挤压造成的。与先前的报道相似,研究发现脂肪垫的挤压在 30°屈曲时达到最大,并且在膝关节屈曲期间随着胫骨内旋而增加[5,8]。

其他因素也可能增加 ITBS 的风险。尽管尚未对其进行深入研究,但神经肌肉控制不佳似乎是 ITBS 的重要且可以改变的危险因素。有研究发现 ITBS 中髋外展肌群无力[5]。然而,在一项涉及 10 名患有 ITBS 的跑步者的研究中,并未发现其在髋关节外展力量方面与对照组相比有差异[12]。具体而言,需要神经肌肉控制以减弱在足跟着地后膝盖处外翻内旋的矢量。如果没有适当的控制,ITB 可能会在其插入位置突然增加张力[9,13,14]。已经注意到在女性跑步者中髋内收和膝内旋增加,这表明 ITB 的紧张度增加是一种损伤机制[14]。在有 ITBS 病史的休闲跑步者尽力跑期间,发现足内翻、最大膝关节屈曲和膝内旋增加[15]。与对照组相比,35 名有 ITBS 病史的女性跑步者的后足外翻的最大值、膝内旋角度和髋内收角度增加[16]。然而,一项涉及 18 名患有 ITBS 的跑步者与对照组相比的研究得出了矛盾的结果。结果显示 ITBS 的患者髋内收角度减少,但发现在早期髋关节屈曲和膝关节屈曲的时候他们缺乏"协调性"[17]。研究发现,与年龄匹配的健康对照组相比,发展为 ITBS 的女性跑步者在站立相 ITB 的拉伤率增加;有 ITBS 病史的休闲跑步者中 ITB 的拉伤率也同样增加[1,15]。加强臀中肌、阔筋膜张肌的力量以及减少膝关节外

翻内旋的矢量已被证明可以减轻 ITBS 的症状[9]。缺乏动态灵活性(尤其是 ITB)与 ITB 受伤的易感性有关[5,14,18,19]。然而,到目前为止,尚无研究揭示 ITB 的紧张度与其受伤的相关性。理论上,ITB 和与其相连肌肉的紧张会增加 ITB 对股骨外侧上髁的撞击[7]。其他能够减弱危险的因素包括穿着合适的鞋子或足部矫形器,包括大量的足-踝旋前和旋后的练习[5,15]。错误的训练也会增加 ITBS 的风险,例如在日常训练、爬山训练、跨步练习中快速改变以及过度的步行[5,11]。与穿旧鞋跑步一样,增加的地面反作用力也可能增加膝盖处的摩擦力并加重症状[7]。内在或其他不可改变的因素(如骨排列不齐或 ITB 的远端较宽)也可能会促进 ITBS 的发生[19]。

症状

ITBS 的症状通常发生在股骨外上髁,但也可能来自 ITB 远端附着在胫骨上的 Gerdy 结节[5,11]。患者有急性或灼热的膝外侧疼痛且在重复活动后会加重。这种疼痛可能会放射到大腿外侧或向下放射到 Gerdy 结节[20]。跑步者经常描述症状出现在特定的、重复的时刻[21]。跑步后疼痛通常会消退,但在严重的情况下,持续性疼痛可能会导致在行走或上下楼梯时出现症状[22]。跑步者还注意到在下坡跑步时疼痛更明显,这是由于在碰撞区域的时间增加[7,22]。矛盾的是,跑步者表示快跑和短跑通常不会产生疼痛。快跑时运动员的膝关节活动角度超过 30°的时间更多[7]。自行车选手在蹬车的时候会出现的有节奏的刺痛。他们特别描述了在下行程快结束时或上行程刚开始时的疼痛[20]。具有不正确的鞍座高度和夹板位置的骑车者的症状可能更为明显[20,23]。

ITBS 的症状也可能发生在外侧的弹响髋。随着髋关节从伸展到屈曲,当 ITB 向前快速经过大转子时,髋关节的外侧或表面发生弹响[24]。运动员,尤其是舞者,有时会在着地不良(髋关节外旋减少)和骨盆前倾斜过度时出现可闻及的痛性弹响[25]。

体格检查

体格检查先从损伤部位上方和下方的关节筛查开始。髋关节带检查包括评估关节活动度、是否对称以及肌力(特别是髋外展肌)[9,26]。改良的 Thomas

和 Ober 试验用于评估 ITB 和髋、膝关节相关肌肉组织的灵活性(图 69.2 和图 69.3)[5,11,27]。最近的一项实验室研究表明,在 ITB 横断后对尸体进行 Ober 试验和改良 Ober 试验时,大腿的内收没有发生变化。然而,当横断臀中肌/臀小肌、与髋关节囊连接得完整 ITB 后,髋内收有显著变化,表明 Ober 试验还评估了 ITB 以外的结构[28]。

膝关节的检查包括触诊、髌骨附属运动[29]和 Noble 压迫试验(图 69.4)[7]。在股骨外上髁(外侧关节线上方)或 Gerdy 结节处注意有无膝关节压痛。触诊检查还应包括对肌筋膜的紧张和大腿外侧肌肉组织触发点的全面评估[21,22]。在极少数情况下,ITB 会有肿胀、捻发音并伴有压痛。也可以通过 Noble 压迫试验诱发疼痛[5]。通过相关的体格检查可有效地排除其他一些情况。

足踝检查在确定腓肠肌-比目鱼肌的灵活性、距下关节活动是否受限和特殊的足形状方面特别有用(例如:足前掌内翻)。最后,可以对特定的体育活动进行生物力学评估。观察步行者和跑步者的异常情况,例如足-踝内旋过度、无法减轻膝盖受到的冲击或者骨盆呈现出 Trendelenburg 步态[22,23,30]。自行车运动员可观察脚放踏板上的位置、鞍座高度以及膝关节在脚踏转动时的角度是否合适[23]。舞者可通过表演半圈摆腿或大蹲(芭蕾舞动作)以观察有无合适的穿着和骨盆稳定性[25]。

神经系统检查的结果通常是正常的,包括力量、感觉和反射。由于失用或疼痛的保护反应,髋关节外展肌群和外旋肌群的力量会受影响。

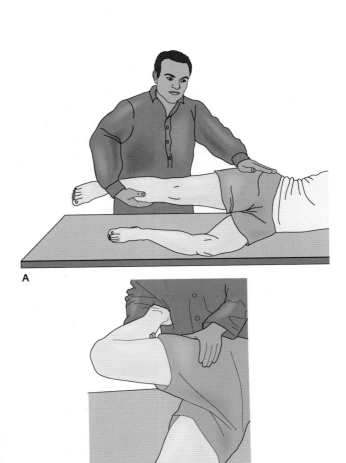

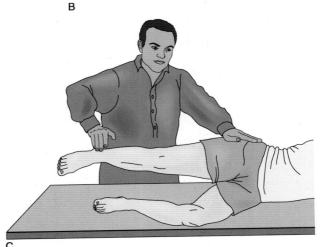

图 69.3　Ober 试验用于评估 ITB 挛缩。患者取侧卧位,下方腿髋关节和膝关节屈曲。检查者被动外展和后伸患者上方的髋关节,同时使膝关节伸直(A)或屈曲 90°(B)。如果患者上方腿保持外展而且不会掉下床面,则试验结果为阳性(C)

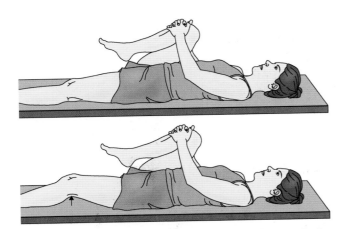

图 69.2　Thomas 试验用于评估髋关节挛缩。患者取仰卧位,检查者屈曲一侧髋关节,屈曲膝关节使其尽量贴近胸壁,使腰椎变平。嘱患者抱住膝关节以保持体位。若存在髋关节挛缩,则患者的另一侧腿会抬离床面

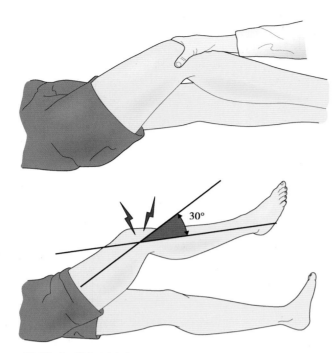

图 69.4　Nobel 压迫试验用于明确膝关节处的 ITB 有无摩擦。患者取仰卧位，膝关节屈曲 90°（髋关节也屈曲）。检查者用拇指按压股骨外上髁并同时慢慢伸直膝关节。若患者在 30° 时股骨外上髁有严重疼痛，则试验为阳性

功能受限

　　ITB 的疼痛通常会限制运动员的体育活动，但一般不会限制日常活动。然而，当由于生物力学的缺陷（例如臀肌无力和 ITB 紧张）导致 ITB 组织损伤，同时为了避免因损伤引起的疼痛（髋关节外旋肌群）而进行相关的功能代偿，这样就形成一个恶性循环[31]。

诊断分析

　　由于 ITBS 通常是临床诊断，影像学检查的作用有限。X 线片很少有用[11]。诊断性超声可用于测量 ITB 厚度，因为已经在未受伤的受试者中确定了正常值[32]。在超声诊断研究中，发现 ITB 前部和深部的液体在无症状的休闲跑者中 100% 存在[33]。在后续研究中，尸检时发现外侧滑膜凹陷是医源性膝关节积液的液体来源，有人认为滑膜刺激可能是导致膝关节外侧疼痛和 ITBS 的原因[34]。当需要明确诊断或排除其他诊断时，磁共振成像可显示 ITB 增厚，ITB 周围水肿（轴向 T_2 加权图像上呈高信号）或 ITB 深部积液[8,33]。

治疗

早期治疗

　　急性期治疗类似于其他肌肉骨骼系统的损伤。相对休息包括改良活动方式，尤其是限制那些加剧疼痛症状的活动[5,22]。在多数情况下，这并不意味着完全停止活动。临床医师需向患者强调相对休息的积极方面，并提供替代的训练方案。如果患者可以将他或她的活动保持在疼痛阈值以下，则 ITB 可以进行相对的去负重活动。通常可以通过简单地降低强度或训练持续时间来实现。非甾体抗炎药等药物可能有助于在受伤的前几周减轻疼痛和炎症。如果存在肿胀，一些作者提倡在早期局部注射皮质类固醇[21,22]。同样，早期应用冰敷、冰按摩、超声波、离子电渗疗法和超声药物透入等疗法有助于减少早期炎症和疼痛[5,10,22]。在早期解决 ITB 损伤的生物力学原因十分重要[22]。

鉴别诊断

ITB：髋
髋关节疾病
感觉异常性股痛
转子性滑囊炎
内部弹响髋
腰椎的牵涉痛或放射痛
原发性肌筋膜疼痛
ITB：膝
腘肌肌腱炎
外侧副韧带损伤
外侧腘绳肌拉伤
外侧面半月板撕裂
髌股关节痛
腓总神经损伤
Fabella 综合征
外侧皱襞综合征
压力性骨折
原发性肌筋膜疼痛

康复治疗

　　超声、超声药物透入疗法、离子电渗疗法和电刺激也可用于减少早期炎症和疼痛[22]。亚急性康复阶段主要解决体格检查中发现的生物力学缺陷。通常在 ITB、髂腰肌、股四头肌和腓肠肌-比目鱼肌中可见

灵活性不足[21,22]。建议将灵活性和力量强化训练纳入康复治疗[5,12,22]。适当的拉伸适用于所有三个平面,并应包括近端和远端肌腱纤维。在一项关于三种常用站立位 ITB 牵伸相对有效性的研究中发现,当在站立位的 ITB 牵伸中增加高举过头的上臂伸展时,可以增加 ITB 的长度和外部内收的力矩[18]。该牵伸是在有症状的腿伸展、未受累的腿内收的情况下进行的。受试者躯干朝对侧侧屈,伸展两侧手臂并高举过头(图 69.5)。一项研究评估了 Ober 试验的有效性(图 69.3)以及改良的 Ober 试验对 ITB 和 ITB 最远端部分的牵伸。除了膝盖仍保持在 0° 伸展,两者结果相同。研究人员使用超声检查来评估 ITB 的软组织变化,结果发现这两种试验在牵伸的初始阶段都是有效的。然而,当允许额外的髋关节内收时,改良的 Ober 试验可以提供更大的 ITB 牵伸效果[35]。在一项尸体研究中发现,与对照组(直腿抬高)相比,使用改良 Ober 试验和髋关节屈曲、内收、外旋以及膝关节屈曲(HIP)来延长 ITB 的能力有限,尽管 HIP 试验的张力更加显著。研究人员在同一项研究的另一侧肢体中发现,阔筋膜张肌等长收缩的长度变化很小,故而得出牵伸的重点应是 ITB 复合体的肌肉组成部分这一结论[3]。因为筋膜和关节的限制,一些肌群不会对牵伸产生反应,这种情况要由经验丰富的治疗师或自我管理技术来解决[21,22]。在一项系统回顾中,没有任何一项研究证明横向按摩

的研究是有益的[10]。通过解决紧张的屈髋肌或前关节囊等拮抗的紧张结构,可以实现对髋关节周围组织的适当易化[27]。结合灵活性和关节松动训练,可以开始加强弱肌群或抑制强肌群的练习。强化的治疗方案最终需要从基础转向更多功能性的活动,例如单蹲和弓步,重点是正确的骨盆和核心稳定训练[22,26]。

最后,维持阶段的重点是让患者回归各自的活动,并对其功能能力充满信心。在这个阶段,运动员在运动环境中被理想地观察或录像。通常,跑步者会有偏离,导致不受控制的膝关节外翻-内旋。这些异常包括前足过度旋前、膝关节无法减震以及骨盆在 Trendelenburg 额状面的步态[22,23,30]。对跑步者中与 ITBS 相关的生物力学危险因素的横断面研究进行的荟萃分析发现,患有 ITBS 的女性在站立相期膝关节内旋角度和躯干向同侧屈曲的角度增加[36]。根据对 2011 年 ITB 文献的系统回顾,作者认为足部或胫骨的异常生物力学不太可能增加 ITB 的张力,并提出一个更直接的原因[30]。为了支持这一观点,同一组进行了两项研究,研究二维和三维姿势变化的 ITB 紧张度。在第一项的二维研究中,当骨盆和躯干向站立腿另一侧倾斜时(增加髋关节内收角度和髋膝关节在髋部的内收力矩),ITB 紧张度显著增加。在后面的三维研究中,ITB 的紧张度随着髋内收、外旋和后伸而增加[37]。关于髋部后伸,这与其他的研究发现相矛盾,后者认为是髋关节屈曲增加了 ITB 紧张度。这被认为与位置(负重和非负重)不同以及尸体与活体受试者不同的阔筋膜张肌的激活有关[37]。足部矫形器也被提倡用于下肢受伤的跑步者。然而它们的好处来自经验。骑车者通常可以通过装备和调整自行车来纠正他们的 ITB 问题[23]。表演半圈摆腿或大蹲的舞者可以通过保持外开(芭蕾舞动作)和中立的骨盆位置达到治疗目的[27]。在进行了针对体育运动的调整后,运动员需要循序渐进和个体化的原则重新参加活动。

介入治疗

皮质类固醇注射可以在 ITB 的不同位置进行。提倡有持续性疼痛和肿胀的患者,在股骨外上髁的解剖学小袋进行注射是一个相对简单的操作(图 69.6)[21]。将麻醉剂(例如 1mL 1% 利多卡因)和长效类固醇(例如 1mL 倍他米松)的混合剂注射到受累部位。一项随机对照研究对 ITB 急性疼痛症状的跑步者进行皮质类固醇注射并评估其疗效,结果发现注射组跑步者在跑步活动中的疼痛症状较轻[38]。只有在初次注射后患者的症状获得足够的缓解,才应

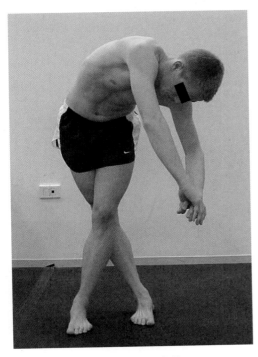

图 69.5　ITB 牵伸

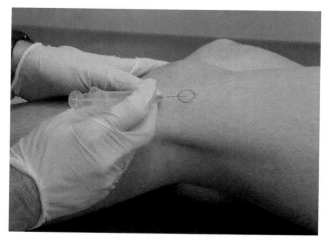

图 69.6　位于股骨外侧髁的 ITB 远端注射技术

重复进行类固醇注射。患者可以在疼痛允许的情况下恢复运动。

技术设备

目前,尚无针对该病治疗或康复的特殊技术设备。

手术

很少需要手术治疗 ITBS。手术包括切除 ITB 的后半部分,因为它穿过股骨外上髁;使用开放或内镜技术进行 Z 字形延长或切除下面的假囊[11,39,40]。这些方法结果似乎不同,并且应该仅当患者穷尽其他方法(包括前面所述的综合康复计划)仍旧无效时还可以慎重考虑手术治疗。

潜在的疾病并发症

如果没有正确处理 ITBS,可能会发生生物力学适应调整[30,31]。慢性疼痛、进展性的残疾是其潜在的并发症。

潜在的治疗并发症

罕见康复并发症。NSAID 和镇痛药具有众所周知的副作用,可能会影响胃肠道、肝脏或肾功能。皮质类固醇注射具有潜在的并发症,包括感染、皮肤褪色和注射部位突发的症状等。ITBS 的外科手术具有固有的风险。在手术干预前,应向患者解释术后感染和其他标准的风险。总体而言,ITB 的介入治疗很少有风险或并发症。

（王龙平　译　张照庆　校　李铁山　审）

参考文献

1. Hamill J, Miller R, Noehren B, Davis I. A prospective study of iliotibial band strain in runners. *Clin Biomech.* 2008;23(8):1018–1025.
2. Sher I, Umans H, Downie SA, Tobin K, Arora R, Olson TR. Proximal iliotibial band syndrome: what is it and where is it? *Skelet Radiol.* 2011;40(12):1553–1556. https://doi.org/10.1007/s00256-011-1168-5.
3. Falvey EC, Clark Ra, Franklyn-Miller A, Bryanta L, Briggs C, McCrory PR. Iliotibial band syndrome: an examination of the evidence behind a number of treatment options. *Scand J Med Sci Sport.* 2010;20(4):580–587. https://doi.org/10.1111/j.1600-0838.2009.00968.x.
4. Terry G. The anatomy of the iliopatellar band and iliotibial tract. *Am J Sport Med.* 1986;14(1):39–45.
5. Baker RL, Souza RB, Fredericson M. Iliotibial band syndrome: soft tissue and biomechanical factors in evaluation and treatment. *PM R.* 2011;3(6):550–561. https://doi.org/10.1016/j.pmrj.2011.01.002.
6. Nemeth WC, Sanders BL. The lateral synovial recess of the knee: anatomy and role in chronic Iliotibial band friction syndrome. *Arthroscopy.* 1996;12(5):574–580.
7. Orchard JW, Fricker PA, Abuda T, Mason BR. Biomechanics of iliotibial band friction syndrome in runners. *Am J Sport Med.* 1996;24(3):375–379.
8. Fairclough J, Hayashi K, Toumi H, et al. The functional anatomy of the iliotibial band during flexion and extension of the knee: implications for understanding iliotibial band syndrome. *J Anat.* 2006;208(3):309–316. https://doi.org/10.1111/j.1469-7580.2006.00531.x.
9. Fredericson M, Cookingham CL, Chaudharia M, Dowdell BC, Oestreicher N, Sahrmann SA. Hip abductor weakness in distance runners with iliotibial band syndrome. *Clin J Sport Med.* 2000;10(3):169–175.
10. Ellis R, Hing W, Reid D. Iliotibial band friction syndrome–a systematic review. *Man Ther.* 2007;12(3):200–208. https://doi.org/10.1016/j.math.2006.08.004.
11. Strauss E, Kim S, Calcei J, Park D. Iliotibial band syndrome: evaluation and management. *J Am Acad Orthop Surg.* 2011;16:728–736.
12. Grau S, Krauss I, Maiwald C, Best R, Horstmann T. Hip abductor weakness is not the cause for iliotibial band syndrome. *Int J Sport Med.* 2008;29(7):579–583. https://doi.org/10.1055/s-2007-989323.
13. Powers CM. The influence of abnormal hip mechanics on knee injury: a biomechanical perspective. *J Orthop Sport Phys Ther.* 2010;40(2):42–51. https://doi.org/10.2519/jospt.2010.3337.
14. Noehren B, Davis I, Hamill J. ASB clinical biomechanics award winner 2006 prospective study of the biomechanical factors associated with iliotibial band syndrome. *Clin Biomech.* 2007;22(9):951–956. https://doi.org/10.1016/j.clinbiomech.2007.07.001.
15. Miller RH, Lowry JL, Meardon SA, Gillette JC. Lower extremity mechanics of iliotibial band syndrome during an exhaustive run. *Gait Posture.* 2007;26(3):407–413. https://doi.org/10.1016/j.gaitpost.2006.10.007.
16. Ferber R, Noehren B, Hamill J, Davis IS. Competitive female runners with a history of iliotibial band syndrome demonstrate atypical hip and knee kinematics. *J Orthop Sport Phys Ther.* 2010;40(2):52–58. https://doi.org/10.2519/jospt.2010.3028.
17. Grau S, Krauss I, Maiwald C, Axmann D, Horstmann T, Best R. Kinematic classification of iliotibial band syndrome in runners. *Scand J Med Sci Sport.* 2011;21(2):184–189. https://doi.org/10.1111/j.1600-0838.2009.01045.x.
18. Fredericson M, White JJ, MacMahon JM, Andriacchi TP. Quantitative analysis of the relative effectiveness of 3 iliotibial band stretches. *Arch Phys Med Rehabil.* 2002;83(5):589–592. https://doi.org/10.1053/apmr.2002.31606.
19. Lavine R. Iliotibial band friction syndrome. *Curr Rev Musculoskelet Med.* 2010;3:18–22. https://doi.org/10.1007/s12178-010-9061-8.
20. Holmes J, Pruitt A, Whalen N. Lower extremity overuse in bicycling. *Clin Sport Med.* 1994;13:187–205.
21. Fredericson M, Guillet M, Debenedictis L. Quick solutions for iliotibial band syndrome. *Phys Sport.* 2000;28(2):53–68.
22. Fredericson M, Wolf C. Iliotibial band syndrome in runners: innovations in treatment. *Sport Med.* 2005;35(5):451–459.
23. Baker RL, Souza RB, Fredericson M. Iliotibial band syndrome: soft tissue and biomechanical factors in evaluation and treatment. *PM R.* 2011;3(6):550–561. https://doi.org/10.1016/j.pmrj.2011.01.002.
24. Allen W, Cope R. Coxa saltans: the snapping hip revisited. *J Am Acad Orthop Surg.* 1995;3(5):303–308.
25. Khan K, Brown J, Way S. Overuse injuries in classical ballet. *Sport Med.* 1995;19:341–357.
26. Geraci MC, Brown W. Evidence-based treatment of hip and pelvic inju-

ries in runners. *Phys Med Rehabil Clin N Am.* 2005;16(3):711–747. https://doi.org/10.1016/j.pmr.2005.02.004.

27. Geraci MC. Rehabilitation of the hip, pelvis, and thigh. In: Kibler W, Herring S, Press J, eds. *Functional Rehabilitation of Sports and Musculoskeletal Injuries.* Gathersburg; 1998:216–243.

28. Willett G, Keim S, Lomneth C, Shostrom V. An anatomic investigation of the ober test. *Am J Sports Med.* 2016;44(3):696–701.

29. Puniello MS. Iliotibial band tightness and medial patellar glide in patients with patellofemoral dysfunction. *J Orthop Sport Phys Ther.* 1993;17(3):144–148.

30. Louw M, Deary C. The biomechanical variables involved in the aetiology of iliotibial band syndrome in distance runners - a systematic review of the literature. *Phys Ther Sport.* 2014;15(1):64–75. https://doi.org/10.1016/j.ptsp.2013.07.002.

31. Press J, Herring S, Kibler W. Rehabilitation of the combatant with musculoskeletal disorders. In: Dillingham T, Belandres P, eds. *Rehabilitation of the Injured Combatant.* Washington, DC: Office of the Surgeon General; 1999:353–415.

32. Gyaran IA, Spiezia F, Hudson Z, Maffulli N. Sonographic measurement of iliotibial band thickness: an observational study in healthy adult volunteers. *Knee Surg Sport Traumatol Arthrosc.* 2011;19(3):458–461. https://doi.org/10.1007/s00167-010-1269-z.

33. Jelsing EJ, Finnoff J, Levy B, Smith J. The prevalence of fluid associated with the iliotibial band in asymptomatic recreational runners: an ultrasonographic study. *PM R.* 2013;5(7):563–567.

34. Jelsing EJ, Maida E, Finnoff JT, Smith J. The source of fluid deep to the iliotibial band: documentation of a potential intra-articular source. *PM R.* 2014;6(2):134–138.

35. Wang T-G, Jan M-H, Lin K-H, Wang H-K. Assessment of stretching of the iliotibial tract with Ober and modified Ober tests: an ultrasonographic study. *Arch Phys Med Rehabil.* 2006;87(10):1407–1411.

36. Aderem J, Louw QA. *UK DRAFFT - A Randomised Controlled Trial of Percutaneous Fixation with Kirschner Wires Versus Volar Locking-Plate Fixation in the Treatment of Adult Patients with a Dorsally Displaced Fracture of the Distal Radius;* 2011.

37. Tateuchi H, Shiratori S, Ichihashi N. The effect of three-dimensional postural change on shear elastic modulus of the iliotibial band. *J Electromyogr Kinesiol.* 2016;28:137–142. https://doi.org/10.1016/j.jelekin.2016.04.006.

38. Gunter P, Schwellnus MP. Local corticosteroid injection in iliotibial band friction syndrome in runners: a randomised controlled trial. *Br J Sport Med.* 2004;38(3):269–272. https://doi.org/10.1136/bjsm.2003.000283.

39. Hariri S, Savidge ET, Reinold MM, Zachazewski J, Gill TJ. Treatment of recalcitrant iliotibial band friction syndrome with open iliotibial band bursectomy: indications, technique, and clinical outcomes. *Am J Sport Med.* 2009;37(7):1417–1424. https://doi.org/10.1177/0363546509332039.

40. Ilizaliturri VMJ, Camacho-Galindo J. Endoscopic treatment of snapping hips, iliotibial band, and iliopsoas tendon. *Sport Med Arthrosc Rev.* 2010;18(2):120–127.

第 70 章

膝骨关节炎

David M. Blaustein, MD
Edward M. Phillips, MD

概述

膝关节退行性变
退行性关节炎
膝关节破坏
骨关节炎

ICD-10 编码

M17.0	双侧原发性膝骨关节炎
M17.10	单侧原发性骨关节炎,非特指膝关节
M17.11	单侧原发性骨关节炎,右膝关节
M17.12	单侧原发性骨关节炎,左膝关节
M17.4	其他的双侧继发性膝骨关节炎
M17.5	其他的单侧继发性膝骨关节炎
M12.561	创伤性关节炎,右膝
M12.562	创伤性关节炎,左膝
M12.569	创伤性关节炎,非特指膝关节

定义

骨关节炎(osteoarthritis, OA)正逐渐成为中年人最常见的致残原因,并已成为 65 岁以上老年人最常见的致残原因[1]。膝关节是下肢最常发生 OA 的部位[2]。预计近 50% 的成年人在一生中都会出现有症状的膝关节炎[3]。随着膝 OA 老年患者人数的增加,越来越多的之前膝关节损伤的运动员可能会经历创伤性膝 OA。膝 OA 是由机械性和特发性因素导致的结果。目前,虽然 OA 已知是一种涉及整个关节的复杂情况,但 OA 的特点是关节软骨和软骨下骨在降解和合成之间的平衡发生了改变。

OA 可累及任何或全部膝关节的三个主要间室:内侧室、髌股室或外侧室。内侧室最常受累,导致内侧关节间隙塌陷,从而导致膝内翻(O 形腿)畸形。外侧室受累可导致膝外翻(X 形腿)畸形。

关节炎可通过改变生物力学应力模式,最终导致另一区受累。

OA 影响关节内和周围的所有结构。透明关节软骨消失。发生骨重塑,伴有关节囊伸展和关节周围肌肉无力。部分患者会出现滑膜炎,有时也会出现韧带松弛。骨髓中的病变也可能发生。OA 累及关节的病变通常并不均一,且会集中于局部。局部区域的软骨丢失可增加局部关节两侧的应力,导致进一步的软骨丢失。随着足够大面积的软骨丢失或骨重塑,关节变得倾斜,关节骨的排列不齐进一步发展。

膝关节骨排列不齐是膝关节结构恶化的最有力的危险因素[4]。通过进一步增加局部集中负荷的程度,排列不齐造成关节损伤的恶性循环,并最终可能导致关节衰竭。已有研究证实肥胖是膝 OA 发生的危险因素。一项大规模的、基于人口的前瞻性研究发现,与体重指数低于 25 的人相比,体重指数为 30 或更高的人患膝 OA 的风险要高 7 倍,甚至更高[5]。另外,体重少 5kg 的女性(平均身高)患膝 OA 的风险会降低 50%[6]。

运动损伤和剧烈运动被认为是膝 OA 的重要危险因素。参加足球、冰球等高强度运动的运动员患膝 OA 的风险增加[7]。膝 OA 在需要高强度躯体运动的工作中很常见,尤其是如果涉及膝盖弯曲、蹲下、跪或重复使用关节的活动[8]。目前,尚未清楚膝 OA 与这些工作相关活动的联系是继发性于工作的性质还是因为这些活动使受伤的可能性增加。

症状

膝 OA 的特点是关节疼痛、压痛、关节活动度下降、骨擦音、偶尔积液以及不同程度的炎症。OA 的初始症状通常很轻,隐匿起病且逐渐进展。典型的疼痛发生在膝关节周围,特别是在负重期间,在一天的晚些时候趋于加重,并随着休息而减轻。随着疾病的进展,疼痛可以持续存在,甚至发生在休息时。疼痛也可能放射到邻近的部位,因为 OA 间接导致了其他诸如韧带、肌肉、神经和静脉等解剖结构的生物力学改变。

关节僵硬可能发生在一段时间的不活动之后,比如晨起或长时间坐位之后。患者通常在早上出现更严重的疼痛,但持续时间通常不到 30min。患者经常因关节僵硬或肿胀而运动受限。许多患者表述其膝关节会有一种"锁住"或"卡住"的感觉(实际的膝关节锁定通常与半月板撕裂有关[见第 72 章])。这可能是由于各种原因造成的,包括关节软骨或半月板退化的碎片,即"游离体",增加了相对粗糙的关节面的粘连性;包括肌肉无力,甚至组织炎症。僵硬会影响活动。这引发了一个循环,导致关节障碍、功能下降以及疼痛加剧。

气压变化,如与之相关的潮湿、多雨天气变化,往往会增加疼痛的强度[9]。患者通常会强调他们感到膝盖"打软",或者有时感到不稳定。

体格检查

体格检查目的是要查出膝关节疼痛的各种可能原因。因此,检查整个肢体,从髋部到踝关节,再加上对侧的肢体。重要的是要发现股四头肌无力或萎缩,膝关节和髋关节的屈曲挛缩,以及脚部异常,如过度旋前。步态应当用于观察是否存在跛行、功能性的下肢不等长(由于 OA 的膝关节屈曲挛缩,患肢常相对较短),或者屈曲。当患者站立时,通常表现为膝内翻或外翻状态。

受累的膝关节应与健侧未受累的膝关节进行比较。膝关节检查可显示继发于渗出或骨赘(两者都可见)的膝关节伸展或屈曲活动度下降。股骨髁上的骨刺可通过触诊发现,特别是沿着股骨远端内侧。触诊可提示髌骨或髌旁压痛。当膝关节屈曲或伸展时,沿着膝关节线可听到骨擦音,这是由于粗糙的关节软骨表面的并置导致的。轻微的渗出和压痛可沿内侧关节线或在鹅足滑囊处出现。韧带检查可揭示侧副韧带或十字韧带松弛。髌骨外侧半脱位可在膝外翻患者中发现(表 70.1)。另外一条提示关于患者可能患有膝 OA 的线索是可见的手指骨骼增大(外伤骨疣)。

由于失用或疼痛继发性的保护导致肌肉特别是股四头肌的力量下降,神经学检查的其他检查结果通常都是正常的。

表 70.1	膝骨关节炎的典型体征
视诊	骨性肥大
	由于内侧室受累所导致的内翻畸形
触诊	皮温升高
	关节积液
活动度	屈膝疼痛
	疼痛所致屈曲受限
	骨擦音(粗糙感)
关节稳定性	中外侧失稳

功能受限

患有膝关节炎的人可能会描述他们从坐到站的能力不足,尤其是从低矮的椅子上或从车里出来的能力。此外,上下台阶、步速和长距离行走能力也可能受到影响。

诊断分析

OA 是根据病史和体格检查进行临床诊断的。然而,影像学可以用来确诊和鉴别诊断。X 线改变包括关节间隙变窄、软骨下硬化、关节负重区域的骨囊肿形成以及在低受力区特别是沿着关节边缘区域分布的骨赘。早期可发现关节间隙变窄,其次是软骨下硬化,然后是骨赘形成,最后是有硬化边缘的囊肿(已知的滑膜囊肿、软骨下囊肿、关节下假性囊肿或坏死性假性囊肿)。

OA 的影像学证据与症状没有很好的相关性。然而,骨赘和软骨下硬化的存在与膝关节疼痛有很强的相关性,而关节间隙变窄的缺失或存在与疼痛无关[10]。

在确定功能损害方面,膝关节疼痛的程度比 OA 的 X 线片严重程度更为重要[11]。X 线片的适应证包括创伤、渗出、体格检查结果难以解释的症状、严重疼痛、术前计划和保守治疗失败。推荐的摄片体位有负重(站立)前后位、侧位和髌骨位。在膝关节完全伸展和部分屈伸的负重过程中所拍摄的 X 线片可以显示与 OA 有关的一系列发现,包括关节间隙(典型的内侧室)不对称性变窄、骨赘、硬化和软骨下囊肿(图 70.1)。一项 Merchant 检查可特异性地评估髌股关节间隙或者髌骨旋转的情况。不负重的侧位片可帮助评估髌股关节及胫股关节间隙。隧道视图可帮助可视化松弛的骨软骨体。

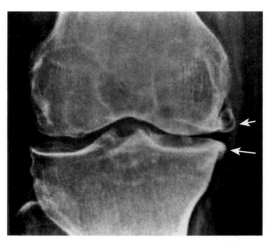

图 70.1　膝关节 X 线片显示骨赘形成（箭头所示）以及内侧关节间隙变窄，与退行性关节炎一致（*From West SG. Rheumatology Secrets. Philadelphia：Hanley & Belfus；1997.*）

磁共振成像（magnetic resonance imaging，MRI）通常会给膝 OA 的评估增加少量的成本。虽然 MRI 可显示 OA 的早期改变，但在老年人慢性膝关节疼痛中，MRI 并不是特别适用。MRI 可以有附带的发现，如半月板撕裂，这在中年人和老年人中十分常见，无论伴或不伴有膝部疼痛。肌骨超声（musculoskeletal ultrasonography，MUS）对骨侵蚀、滑膜炎、肌腱疾病和肌腱端病有潜在的诊断价值。与 MRI 相比，它具有许多明显的优点，包括患者的耐受性好以及在短时间内可扫描多个关节。虽然没有丰富的数据，但现有几项研究表明，MUS 在检测膝 OA 方面，具有良好的信度和效度[12]。但描述标准化扫描方法的数据以及超声病理变化的标准化定义仍十分有限。

实验室检查结果通常是正常的，但可以进行分析，特别是对老年患者，用以建立基线（如血尿素氮浓度、肌酐浓度或肝功能测试，在使用 NSAID 或对乙酰氨基酚之前）或排除其他情况，如类风湿关节炎。除非怀疑有破坏性、结晶性或化脓性关节炎，否则没有必要进行滑液分析。

全年龄段膝关节痛常见病因的鉴别诊断

儿童或青少年	髌骨半脱位
	Osgood-Schlatter 病
	髌腱炎/髌股疼痛症
	牵涉痛（如，股骨头骨骺滑脱）
	剥脱性骨软骨炎
	软骨下骨折
	遗传或先天缺陷
	化脓性关节炎
	肿瘤
成年人	髌股疼痛综合征（髌骨软化症）
	内侧滑膜皱襞综合征
	鹅足黏液滑囊炎
	创伤：韧带扭伤
	半月板撕裂
	炎性关节病：类风湿关节炎，Reiter 综合征
	化脓性关节炎
	中腰段神经根病
	肿瘤
老年人	骨关节炎
	晶体性炎性关节病：痛风，假性痛风
	类风湿关节炎
	腘窝囊肿
	肿瘤

解剖层面膝关节痛的鉴别诊断

膝关节前侧疼痛	髌骨半脱位或者错位/髌腱炎
	跳跃膝
	胫骨骨突炎（Osgood-Schlatter 损伤）
	股四头肌肌腱炎
	髌股疼痛综合征（髌骨软化症）
膝关节内侧疼痛	内侧副韧带扭伤
	内侧半月板撕裂
	鹅足黏液滑囊炎
	内侧滑膜皱襞综合征
膝关节外侧疼痛	外侧副韧带扭伤
	外侧半月板撕裂
	髂胫束肌腱炎
膝关节后侧疼痛	腘窝囊肿（Baker 囊肿）
	后交叉韧带损伤

治疗

早期治疗

PRICE 方案可能有助于初步缓解疼痛:通过使用手杖或调整运动来减轻压力,从而达到限制负重的保护(protection)作用;相对休息(rest)(或者一整天充足的休息,尽量避免长时间站立、爬楼梯、跪姿、深蹲);冰敷(ice,可以用毛巾包绕以保护皮肤,每次最多 15min,一天可敷多次。需要注意的是,部分有慢性疼痛的患者会发现用热湿敷能更好地缓解疼痛),加压(compression,假如有肿胀,用弹力绷带或者袜套缠绕可能会有帮助),以及抬高(elevation,可减轻早期肿胀)。对于膝关节炎有多种早期治疗选择。美国风湿病学会在最新的指南上提出,建议将对乙酰氨基酚用于 OA 的一线治疗[13],其次是口服或局部应用 NSAID。先前建议的外用辣椒碱乳膏和营养干预,例如氨基葡萄糖硫酸盐和硫酸软骨素都不再推荐。矫形器和鞋子修改也被列入治疗选择中,将在下一章节进一步讨论。

康复治疗

运动

运动是膝 OA 的非药物和非手术治疗的主要方法。最近一项荟萃分析显示,运动对膝 OA 的治疗效果等同于口服止痛药[14]。随机研究试验也明确了运动有利于改善膝 OA 患者的疼痛、功能和生活质量(即使以居家活动为主)[15]。由于目前仍没有治愈 OA 的方法,在评估运动作为一种治疗方法来减轻疾病症状和增强功能方面,大多数研究仍在继续。

膝 OA 的标准运动内容一般有:①下肢伸展;②下肢力量性训练,尤其关注股四头肌、腘绳肌及髋部肌群;③固定式自行车、跑步机、水上有氧运动或椭圆训练机等有氧训练;④平衡及本体感受性训练或摄动练习。

虽然等张、等长、等速和有氧运动已经被证明了能改善疼痛、残疾和提高步行速度,但是在各项之间的优越性方面的研究结果也有矛盾的发现,目前尚无普遍的一致性意见[16]。

针对膝 OA,目前尚未明确阻力大小和重复次数;但是最近的一项荟萃分析显示,与不遵循美国运动医学会对于力量训练的指南的膝 OA 患者相比,遵循该指南的患者能达到更好的下肢力量改善的目标。建议的指南包括使用大于一次重复的 40% 的外部负荷,训练 2~4 组,每组重复 8~12 次[17]。

了解膝关节炎症状性质的消长变化以及灵活地根据疼痛和系列表现来调整阻力是很重要的。对于疼痛剧烈的患者,可以做稳定性训练如股四头肌等长或水上运动训练。闭链运动例如弓步和墙滑运动比开链运动更好,因为闭链运动对膝关节能有更多的运动控制。如果可能,阻力应随着时间逐渐增加,冰敷应该用于缓解治疗期间的疼痛。自行车锻炼和步行被推荐使用来增强有氧能力。在膝关节有积液的情况下应避免深蹲运动。对于有髌骨外侧半脱位的膝外翻的患者,在加强股四头肌肌力训练时要特别注意。维持活动对于维持功能至关重要。甚至计划实施全膝关节置换术的患者也应进行静态和动态的力量性训练。此外,术前的心血管调节也有助于术后康复[18]。

现在,OA 也有一些新的治疗方法,包括太极拳和全身振动(whole body vibration,WBV),前者已被最近的一项随机试验证实,其疗效等同于标准的物理治疗[19]。WBV 让患者站在振动板上,通过刺激肌肉和肌腱,改善神经肌肉的效能。对于 WBV 在膝 OA 方面的作用,目前尚无高质量的随机试验完成[20]。

治疗方法

经皮神经电刺激,通过皮肤施加电流来达到调节疼痛的目的,是膝 OA 中经常使用的治疗方法。虽然这是一种比较普遍的治疗方法,但仍缺乏研究来支持这个方法的有效性[21]。

其他治疗方法,例如电刺激或者按摩也可能是有用的。治疗师还可以运用调整姿势对齐和关节位置的办法,尤其是在患者睡觉时应用。特别是很多患者喜欢在仰卧位时在弯曲的膝盖下使用枕头,这种做法应该避免,因为这可能导致膝关节屈曲挛缩,即使角度很小,也可能显著增加步行过程中膝关节的压力。腘绳肌和股四头肌的前伸治疗可能有利。患者应避免长时间穿高跟鞋,因为这可能导致内侧膝 OA[22]。

自适应设备

自适应设备,如手杖或助行器,能减少髋部或膝关节的负荷,从而减轻疼痛。它也可能降低平衡功能障碍患者的跌倒风险。正确的手杖训练是很重要的,因为它不但可以减少对侧髋关节的负荷,也放大了同侧髋关节的力量。

支具和鞋类

膝 OA 单室的膝关节支具的基本原理是通过减轻患者的症状来提高功能。理论上通过减少受累膝关节间室的生物力学负荷来实现。

一篇关于膝关节支具的综述指出了以往的临床试验的局限性，但也承认了有限地使用支具改善疼痛和提高功能的证据[23]。

在 OA 和膝内翻畸形的患者中，鞋楔（外侧较厚）会在行走过程中使负荷的中心向侧面分散，这种变化会从足延伸到膝，以减轻膝关节内侧负荷。虽然这种鞋的改变可以减少内翻的不对齐，但研究表明，与正中位置嵌入的膝 OA 患者相比，内侧室受累的患者疼痛并没有减少[23]。

髌骨倾斜或排列不齐可能导致髌股疼痛。使用支具或贴布将髌骨拉回股骨滑车沟或减少其倾斜来达到髌骨复位，可减轻疼痛。在临床试验中发现，与安慰剂相比，用贴布将髌骨复位至沟内并防止其倾斜，可使膝关节疼痛、关节活动度和本体感觉得到改善[24]。然而，患者可能会发现使用贴布很困难，而且皮肤的刺激十分常见。商用的髌骨支具也可使用，但他们的效果尚未正式研究。

在腿长不一致的情况下，可能需要鞋垫或组合鞋，以防止腿长的一侧膝关节出现代偿性的屈曲步态。在存在膝关节畸形的情况下，治疗师还可评估生物力学的改变（例如膝内翻可导致股骨内旋，导致胫骨代偿性外旋，这使患者更容易发生关节炎的变化）。治疗师也可拜访患者的家庭和工作场所，提出调整的建议，例如提高卫生间的座位、扶手等。

介入治疗

关节内注射糖皮质激素有助于减轻局部炎症和改善症状。因此，选择疑似有膝关节炎症的患者，往往会对这些注射产生更好的反应。反应通常很快，但可能无法长期维持。一项关于关节内糖皮质激素注射的系统性回顾研究证实其缓解疼痛的疗效可以一直持续到注射后 6 周[25]。由于关节内糖皮质激素是直接给药的，全身的毒性也达到最小。虽然关节内注射糖皮质激素还没有被证实是否会导致软骨损伤，但一般每年注射次数不超过 3 次。鉴于糖皮质激素注射治疗的短期疗效和注射频率的限制，其作为辅助治疗最常应用于急性或严重突发症状。表70.2 列出了糖皮质激素注射的潜在全身副作用。对于不愿意接受注射的患者，可选择离子导入给药。

表 70.2	减少关节内糖皮质激素注射的潜在副作用的方法
副作用	**降低风险的方法**
全身作用	避免大剂量和多种药物同时注射，使用正确的注射技术
肌腱断裂、脂肪萎缩、肌肉消耗、皮肤色素改变	避免注射方向错误，考虑使用肌骨超声引导技术
化脓性关节炎	无菌操作，对高危患者避免治疗
神经和血管损伤	用精准的注射技术
注射后症状加重或滑膜炎	避免为以后的注射操作做相同的准备
局部发红	避免过大剂量
急性过敏反应	注意药物过敏史
类固醇关节病	避免大剂量和过度频繁地注射

膝关节注射可选择六种不同的入路方式，包括髌骨上缘的内侧和外侧，髌骨中部的内侧和外侧，以及髌骨前缘的内侧和外侧。后两种入路均在膝关节屈曲时操作，而前面的入路在膝关节伸直时操作。学习两种不同的方法是最好的，因为关节炎所引起的改变可能是非对称的，这使得进入出现了明显关节间隙变窄或骨赘的关节区域更加困难。然后，临床医师操作时可以选用另一个穿刺点。图 70.2 详细说明了这一种注射技术。

透明质酸原本作为一种天然存在的黏多糖，作为一种黏性补充，如今市场上应用的都是分子量不同的几种形式。作为一种黏性补充剂的基本原理是赋予滑膜液保护功能，包括减震、能量消耗和关节表面的润滑。透明质酸盐可以连续注射 3 周（2mL 的

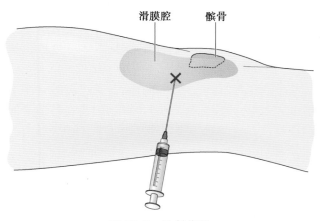

图 70.2　注射位置

小瓶或预充注射器）或以更大剂量进行单次注射。治疗通常是每年重复 2~3 次。临床试验表明，黏性补充剂在缓解疼痛方面效果有限[26]。与糖皮质激素注射相比，透明质酸的作用似乎不那么显著，但更持久。在一项荟萃分析中，对两种干预措施进行了比较，发现透明质酸在注射后的前 4 周对缓解疼痛效果较差。到第 4 周，两种方法的疗效相同。8 周以后，透明质酸疗效更为明显[27]。副作用包括局部炎症和注射部位疼痛加重。没有证据表明注射透明质酸会改变软骨损伤的生物学进程和进展。透明质酸以与类固醇相同的方式注入膝关节。应告知患者，在注射 5 周以后，他们可能才看得到部分的临床改善。没有证据表明哪一种黏性补充剂在功效上优于另一种黏性补充剂[28]。

　　针灸作为一种已经存在数千年的技术，对于 OA 的治疗方法已引起了人们的兴趣。然而，关于其在膝 OA 治疗中的有效性，存在着相互矛盾的证据。一项荟萃分析显示，假针灸与针灸具有相同的效果，因此，人们认为安慰剂效应发挥了作用[29]。ACR 有条件的建议，在无法进行手术干预的慢性中、重症 OA 患者中可使用针灸。

生物制剂

　　在过去的 20 年里，PRP 注射在各种肌肉骨骼损伤中的应用已经扩大，诊断明确的膝 OA 已选用该治疗方法。整个治疗过程包括抽取患者的血液，在离心机中旋转，将血小板从包括血浆在内的其他血液制品中分离出来。少量的自体血浆与这些高度浓缩的血小板在溶液中结合，随后溶液被注入退化的关节或肌腱内。血小板含有多种生长因子和细胞因子，它们被认为可以以多种方式启动愈合过程和促进组织再生，包括刺激细胞复制、促进血管生成和刺激慢性肌肉骨骼疾病的炎症级联反应[30]。最近一项关于 PRP 注射治疗膝关节 OA 的荟萃分析观察了 10 项随机试验，结果显示，PRP 和黏性补充剂治疗在注射后 6 个月有相似的疗效，但在注射后 1 年时 PRP 有更明显的疼痛缓解和功能改善[31]。虽然这些早期的发现很有希望，但还需要进行进一步的研究来证实其有效性。PRP 注射不包括在保险范围内，也没有明确的适应证。一般来说，这种操作治疗在轻度至中度 OA 中更有效，当所有其他的 OA 保守治疗无效或膝关节置换术有禁忌证时，可使用这种治疗。

技术设备

　　虽然全膝关节置换术（total knee replacement, TKR）仍然是严重的多部位受累的 DJD 的主要治疗手段，但是更有优势的髌股关节成形术可以帮助有单纯的髌股关节炎的年轻患者避免更激进的操作。如果患者已经通过仔细排查明确了髌股关节炎确实是产生症状的根源，那么髌股关节置换术也是一个可行的选择。第一代髌骨关节成形术由于髌股轨道不良导致较高的失败率，造成胫股关节炎的进展这一长时间的并发症。但是当代更多的治疗技术已解决了这一问题并且取得了中长期不错的疗效。然而，这些假体的耐久性仍然不确定，而且也缺少长期的追踪性研究[32]。

手术（表 70.3）

表 70.3　膝 OA 的手术选择

已确定的技术	适应证	预后
关节镜下清创术	半月板症状和体征 滑膜炎 骨赘撞击 游离体导致的关节交锁	大多数报告显示 50%~80% 的患者症状有所改善，但是随着时间的推移有所弱化
胫骨近端或股骨远端截骨术	主要累及内侧室	恢复时间延长 症状缓解不完全
单室膝关节置换术	主要累及内侧室 最低限度的外侧室受累疾病 次要的膝关节前侧疼痛 膝关节稳定 可矫正的内翻畸形 屈曲畸形小于 10°	种植体 20 年存活率为 90%
髌股关节置换术	单纯的髌股关节受累	结果多样
全膝关节置换术	三个间室疾病	15 年后生存率在 84%~98%

　　关节镜下清创术包括冲洗和移除游离体、碎片、关节软骨的可移动碎片、不稳定的半月板撕裂和撞击的骨赘。然而，从文献中可以清楚地看到，在许多临床系列中，钻孔、磨损软骨成形术、微骨折、碟形手术、缺口成形术、骨赘切除、滑膜切除术和关节松解

术也是同时进行的。有短暂病史和突然出现机械症状的患者以及膝关节积液的患者可能会有更好的疗效[33]。半月板的症状和体征、滑膜炎或滑膜撞击、骨赘撞击、游离体导致关节交锁的存在利于取得良好的预后。严重的不稳定和对位不齐是不良预后的因素。有神经根体征的晚期退变的患者不太可能受益[34]。

虽然关节镜手术已经被广泛地应用于膝 OA，其有效性的科学证据仍旧缺乏。但大多数支持其应用的骨科文献都是基于回顾性研究。然而，在一项以关节镜手术治疗膝 OA 的随机对照试验发现，其对优化的物理和药物治疗并无额外的益处[35]。

多达 1/4 的膝 OA 患者有内侧室受累。对于那些年龄较轻、活动活跃的患者，外科手术的选择有些争议，包括内侧单室膝关节置换术（unicompartmental knee replacement，UKR）、胫骨近端或股骨远端截骨术和 TKR（见第 80 章）。截骨术与膝关节置换相比，是一种不那么激烈的措施，因为它保留了膝关节，而且往往受到较年轻、单室症状的活跃患者的青睐。在截骨术中，从股骨或胫骨取出楔形骨块，使膝关节恢复到更符合生理对齐的位置。此手术将负重轴移至损伤较小的部位。恢复时间较长，症状的缓解往往不彻底，但截骨术可能延迟，甚至避免 TKR[36]。成功的治疗可能使患者恢复运动。手术的具体风险取决于所采用的技术，包括截骨部位骨不连、腓总神经损伤、近端胫腓骨关节疼痛以及畸形的过度矫正或不足。骨科医师群体内部正在进行争论，考虑胫骨高截骨术和 UKR 在年轻患者中的相对优势。一项对这两种方法进行比较的荟萃分析并没有显示出一种方法比另一种方法有显著的益处[37]，虽然 UKR 的患者往往恢复得更快，膝关节活动也更好。UKR 现已成为内侧室关节炎的老年患者所接受的一种治疗方法。UKR 的先决条件包括关节稳定、可矫正的内翻畸形、固定屈膝畸形小于 10° 以及最小限度的外侧室疾病。

UKR 在外侧室疾病中的结果尚未完全确定。在 UKR，聚乙烯假体的磨损也是一个问题，但是保持前交叉韧带和后交叉韧带的能力是 UKR 优于 TKR 的一个优势[38]。而 TKR，有长达 1/4 世纪的相关跟踪记录，通常能为大多数患者提供良好的疼痛缓解效果。严重的髌骨软化症可能需要切除髌骨（髌骨切除术）。膝关节固定术（融合术）现在通常保留给那些膝关节置换手术失败，并且相对年轻、功能水平较高和膝关节伸展不良的患者。其他较少使用的手术方法，如滑膜切除术和小假体（矫正畸形）也是可能的。

潜在的疾病并发症

进展性膝 OA 可能因制动和去适应作用而导致活动下降和全身多系统并发症。减痛步态可导致对侧髋关节疾病（如大转子滑囊炎）。膝关节活动能力下降会增加跌倒的风险。慢性疼痛的症状可能来自最初没有得到充分的治疗的膝 OA。

潜在的治疗并发症

抗炎药物和糖皮质激素注射的并发症是众所周知的。感染是一种罕见的，但可能发生在关节注射或手术中。当然，冷疗或热疗会导致冻伤或灼伤。注射透明质酸可导致局部短暂性疼痛或渗出。

关节镜检查可损伤关节表面的膜，从而对未受累的软骨造成损伤。关节镜下刮伤有时与持续性疼痛有关。尽管感染和深静脉血栓形成（deep venous thrombosis，DVT）以及术中死亡的可能性极小，但其真实的可能性限制了手术的应用并成为最后的选择。关于抗凝药在常规围手术期的使用仍有争议，现已被建议需针对病人的危险因素来进行个体化方案的确定。最近一项基于人群的病例对照研究证实，膝关节镜检查后 DVT 的风险较高，显示韧带重建进一步增加了 DVT 的风险。低分子量肝素并没有被发现能降低 DVT 的风险[39]。机械性磨损和假体松动，尤其是接合假体，通常会在十年后需要修复。

（蒋慧宁　译　尹晶　校　李铁山　审）

参考文献

1. Bashaw RT, Tingstad EM. Rehabilitation of the osteoarthritic patient: focus on the knee. *Clin Sports Med*. 2005;24:101–131.
2. Hootman J, Bolen J, Helmick C, Langmaid G. Prevalence of doctor-diagnosed arthritis and arthritis-attributable activity limitation—United States, 2003-2005. *MMWR Morb Mortal Wkly Rep*. 2006;55:1089–1092.
3. Murphy L, Schwartz TA, Helmick CG, et al. Lifetime risk of symptomatic knee osteoarthritis. *Arthritis Rheum*. 2008;59:1207–1213.
4. Sharma L, Song J, Felson DT, et al. The role of knee alignment in disease progression and functional decline in knee osteoarthritis. *JAMA*. 2001;286:188–195.
5. Toivanen AT, Heliövaara M, Impivaara O, et al. Obesity, physically demanding work and traumatic knee injury are major risk factors for knee osteoarthritis—a population-based study with a follow-up of 22 years. *Rheumatology (Oxford)*. 2010;49:308–314.
6. Pai Y-C, Rymer WZ, Chang RW, et al. Effect of age and osteoarthritis on knee proprioception. *Arthritis Rheum*. 1997;40:2260–2265.
7. Driban J, Hootman JM, Sitler MR, Harris KP, Cattano NM. Is participation in certain sports associated with knee arthritis? A systematic review. *J Athl Train*. 2017;52(6):497–506.
8. Hunter DJ, March L, Sambrook PN. Knee osteoarthritis: the influence of environmental factors. *Clin Exp Rheumatol*. 2002;20:93–100.

9. McAlindon T, Formica M, Schmid CH, Fletcher J. Changes in baro-metric pressure and ambient temperature influence osteoarthritis pain. *Am J Med*. 2007;120(5):429–434.

10. Szebenyi B, Hollander AP, Dieppe P, Quilty B, Duddy J, Clarke S, Kirwan JR. Associations between pain, function and radiographic features in osteoarthritis of the knee. *Arthritis Rheum*. 2006;54(1):230–235.

11. Bruyere O, Honore A, Giacovelli G, et al. Radiologic features poorly predict clinical outcomes in knee osteoarthritis. *Scand J Rheumatol*. 2002;31:13–16.

12. Razek AAKA, El-Basyouni SR. Ultrasound of knee osteoarthritis: interobserver agreement and correlation with Western Ontario and MacMaster Universities Osteoarthritis. *Clin Rheumatol*. 2016;35(4):997–1001.

13. Hochberg MC, Altman RD, April RT, et al. American College of Rheumatology 2012 recommendations for the use of nonpharmacologic and pharmacologic therapies in osteoarthritis of the hand, hip, and knee. *Arthritis Care Res*. 2012;64(4):465–474.

14. Henriksen M, Hansen JB, Klokker L, Bliddal H, Christensen R. Comparable effects of exercise and analgesics for pain secondary to knee osteoarthritis:a meta-analysis of trials included in Cochrane systematic reviews. *J Comp Eff Res*. 2016;5(4):417–431.

15. Fransen M, McConnell S, Harmer AR, Van der Esch M, Simic M, Bennell KL. Exercise for osteoarthritis of the knee. *Cochrane Database Syst Rev*. 2015;1:CD004376.

16. Huang MH, Lin YS, Yang RC, Lee CL. A comparison of various therapeutic exercises on the functional status of patients with knee osteoarthritis. *Semin Arthritis Rheum*. 2003;32(6):398–406.

17. Bartholdy C, Juhl C, Christensen R, Lund H, Zhang W, Henriksen M. Comparing clinical outcomes of exercise interventions according to the American College of Sports Medicine guidelines for strength training to other types of exercise in knee osteoarthritis: a systematic review and meta-analyses. *Osteoarthr Cartil*. 2016;24:S483–S484.

18. Swank AM, Kachelman JB, Bibeau W, et al. Prehabilitation before total knee arthroplasty increases strength and function in older adults with severe osteoarthritis. *J Strength Cond Res*. 2011;25:318–325.

19. Wang C, Schmid CH, Iversen MD, et al. Comparative effectiveness of Tai Chi versus physical therapy for knee osteoarthritis: a randomized trial. *Ann Intern Med*. 2016;165(2):77–86.

20. Xin L, Wang XQ, Chen BL, Huang LY, Liu Y. Whole body vibration exercise for knee osteoarthritis: a systematic review and meta-analysis. *Evid Based Complement Alternat Med*. 2015;2015:758147.

21. Palmer S, Domaille M, Cramp F, et al. Transcutaneous electrical nerve stimultion as an adjunct to education and exercise for knee osteoarthritis: a randomized controlled trial. *Arthritis Care Res*. 2014;66(3):387–394.

22. Kerrigan D, Todd M, O'Reilly P. Knee osteoarthritis and high heeled shoes. *Lancet*. 1998;351:1399–1401.

23. Duivenvoorden T, Brouwer RW, van Raaij TM, Verhagen AP, Verhaar JA, Bierma-Zeinstra SM. Braces and orthoses for osteoarthritis of the knee. *Cochrane Database Syst Rev*. 2015;3:CD004020.

24. Cho HY1, Yoon YW. Kinesio taping improves pain, range of motion and proprioception in older patients with knee osteoarthritis: a randomized controlled trial. *Am J Phys Med Rehabil*. 2016;95(1):e7–8.

25. da Costa, Bruno R, Jüni P. Intra-articular corticosteroids for osteoarthritis of the knee. *JAMA*. 2016;316(24):2671–2672.

26. Rutjes AW, Jüni P, da Costa BR, et al. Viscosupplementation for osteoarthritis of the knee: a systematic review and meta-analysis. *Ann Intern Med*. 2012;157:180–191.

27. Bannuru RR, Natov NS, Obadan IE, et al. Therapeutic trajectory of hyaluronic acid versus corticosteroids in the treatment of knee osteoarthritis: a systematic review and meta-analysis. *Arthritis Rheum*. 2009;61:1704–1711.

28. Gigis I, Fotiadis E, Nenopoulos A, Tsitas K, Hatzokos I. Comparison of two different molecular weight intra-articular injections of hyaluronic acid for the treatment of knee osteoarthritis. *Hippokratia*. 2106;20(1):26–31.

29. Manheimer E, Linde K, Lao L, Bouter LM, Berman BM. Meta-analysis: acupuncture for osteoarthritis of the knee. *Ann Intern Med*. 2007;146(12):868–877.

30. Sampson S, Gerhardt M, Mandelbaum B. Platelet rich plasma injection grafts for musculoskeletal injuries: a review. *Curr Rev Musculoskelet Med*. 2008;1(3):165–174.

31. Dai WL, Zhou AG, Zhang H, Zhang J. Efficacy of platelet–rich plasma in the treatment of knee osteoarthritis arthroscopy. *Arthroscopy*. 2017;33(3):659–670.

32. Lustig S. Patellofemoral arthroplasty. *Orthop Traumatol Surg Res*. 2014;100(1):S35–43.

33. Day B. The indications for arthroscopic débridement for osteoarthritis of the knee. *Orthop Clin North Am*. 2005;36:413–417.

34. Felson DT, Buckwalter J. Débridement and lavage for osteoarthritis of the knee. *N Engl J Med*. 2002;347:132–133.

35. Kirkley A, Birmingham TB, Litchfield RB, et al. A randomized trial of arthroscopic surgery for osteoarthritis of the knee. *N Engl J Med*. 2008;359:1097–1107.

36. Bonasia DE, Governale G, Spolaore S, Rossi R, Amendola A. High tibial osteotomy. *Curr Rev Musculoskelet Med*. 2014;7(4):292–301.

37. Fu D, Li G, Chen K, Zhao Y, Hua Y, Cai Z. Comparison of high tibial osteotomy and unicompartmental knee arthroplasty in the treatment of unicompartmental osteoarthritis. *J Arthroplasty*. 2013;28(5):759–765.

38. Parratee S, Argenson JN, Pearce O, Pauly V, Auquier P, Aubaniac JM. Medial unicompartmental knee replacement in the under-50s. *Bone Joint J*. 2009;91(3):351–356.

39. van Adrichem RA, Nelissen RG, Schipper IB, Rosendaal FR, Cannegieter SC. Risk of venous thrombosis after arthroscopy of the knee: results from a large population-based case-control study. *J Thromb Haemost*. 2015;13(8):1441–1448.

第71章

膝部滑囊病

Luis Baerga-Varela, MD

Raul A. Rosario-Concepión, MD

ICD-10 编码

M71.561	滑囊炎,无其他分类,右膝
M71.562	滑囊炎,无其他分类,左膝
M71.569	滑囊炎,无其他分类,非特指膝
M71.80	其他特指的滑囊病,非特指部位
M71.861	其他特指的滑囊病,右膝
M71.862	其他特指的滑囊病,右膝
M71.869	其他特指的滑囊病,非特指膝
M71.9	滑囊病,非特指的
M76.40	胫骨侧副滑囊炎,非特指腿
M76.41	胫骨侧副滑囊炎,右腿
M76.42	胫骨侧副滑囊炎,左腿
M70.40	髌前滑囊炎,非特指膝
M70.41	髌前滑囊炎,右膝
M70.42	髌前滑囊炎,左膝
M70.50	膝关节其他滑囊炎,非特指膝
M70.51	膝关节其他滑囊炎,右膝
M70.52	膝关节其他滑囊炎,左膝
M71.161	其他感染性滑囊炎,右膝
M71.162	其他感染性滑囊炎,左膝
M71.169	其他感染性滑囊炎,非特指膝
M06.261	类风湿滑囊炎,右膝
M06.262	类风湿滑囊炎,左膝
M06.269	类风湿滑囊炎,非特指膝

定义

滑囊是一种充满滑液的封闭囊性结构。传统上,滑囊炎一直是描述滑囊疼痛最常用的术语。近年来,由于临床上无法确定急性炎症的存在,因此许多人倾向于改用滑囊病来替代以往的名称[1]。与肌腱类似,对于肌腱病变,更倾向于用术语肌腱病来描述,而非肌腱炎。出于讨论目的,即使术语滑囊炎更常见于文献中,但此处我们将继续使用术语滑囊病。

膝关节周围有 11 个滑囊,其主要功能是减少如肌腱、韧带和骨骼等组织间的摩擦。根据位置不同,可将膝关节周围滑囊分为四个区域:前侧、内侧、外侧和后侧。

前侧 膝关节前侧滑囊包括髌上囊或凹陷、髌前囊以及深部和浅层的髌下囊[2-5]。髌上囊是膝关节上方的凹陷,深入股四头肌腱和髁间窝前方[3,5]。髌前囊位于髌骨前方皮下[2,3]。浅层髌下囊可位于胫骨结节前方,而深部髌下囊则位于髌腱远端和胫骨前方之间[2,3,5]。

后侧 膝关节后侧滑囊包括腓肠肌-半膜肌滑囊和腘肌滑囊[2,3,5]。在腘肌腱鞘远端,有腘肌滑囊,该滑囊有时会与胫腓关节相通[2,5]。腓肠肌-半膜肌滑囊位于半膜肌腱、腓肠肌内侧头和股骨内侧髁之间[3,4]。从关节囊到腓肠肌-半膜肌滑囊间瓣膜状连通是一种常见的解剖变异。关节液受到挤压后通过连通进入滑囊内可造成腘窝囊肿,也称为 Baker 囊肿[6,7]。

外侧 膝关节外侧滑囊包括髂胫束滑囊[3-5]和外侧副韧带-股二头肌滑囊[3,5]。髂胫束滑囊位于髂胫束和股骨外侧髁之间。外侧副韧带-股二头肌滑囊向浅部位于外侧副韧带处而向深部位于股二头肌长头的前支[3]。

内侧 膝关节内侧滑囊包括鹅足滑囊、半膜肌-胫侧副韧带滑囊和内侧副韧带(medial collateral ligament, MCL)滑囊[2-5,8]。鹅足滑囊位于胫骨面上内侧和鹅足的汇合点处[9]。MCL 滑囊位于 MCL 的两层之间[2]。半膜肌-胫侧副韧带滑囊位于鹅足滑囊后上方处的半膜肌腱和 MCL 之间[1,2]。

症状

在膝关节滑囊病的患者中,最常见的主诉是膝关节局部疼痛、肿胀和受累滑囊区域的压痛。这些症状可伴或不伴有关节活动受限或减痛步态。发热提示化脓性滑囊炎,特别是有贯通伤的病史时[10]。髌前滑囊病(髌前囊炎)表现为由于直接外伤和过度使用导致髌骨前方出现的疼痛和肿胀。这种病变常见于需要经常爬行或跪姿工作的人群中,例如木匠、佣人、园丁和屋顶工[10];在全身性疾病,例如痛风、类风湿关节炎、系统性红斑狼疮和尿毒症等疾病时,虽不常见,但有时也会出现这种病变[2,10]。

浅表性髌下滑囊病(牧师膝)继发于膝关节过度伸展,在髌骨下方出现肿胀和疼痛(图71.1)。跳跃运动员、赛跑者和幼年特发性关节炎患者中常见深部髌下滑囊病[2,11]。

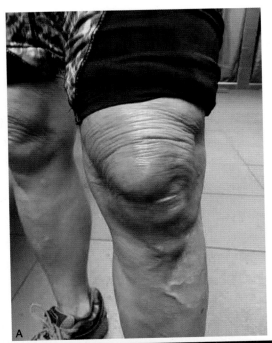

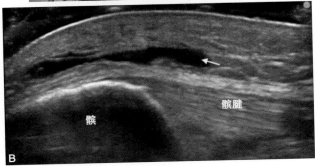

图71.1　髌前滑囊病(髌前囊炎)。(A)患者由于外伤导致的髌前滑囊病。(B)超声影像评估显示髌前滑囊中填充满液体(箭头处)

鹅足滑囊病表现为疼痛和在胫骨内上方鹅足肌腱处压痛[9]。它可能是由于该处直接外伤或肌腱运动反复摩擦导致[12]。其好发于伴有肥胖、骨性关节炎、外翻畸形、扁平足、糖尿病及类风湿关节炎的

女性[9,12]。

内侧副滑囊病表现为膝关节内侧疼痛,通常由触诊和外翻应力[13]引起,内侧副滑囊病必须与诸如鹅足滑囊病、内侧半月板撕裂、MCL损伤、半膜肌滑囊病或内侧滑膜皱襞综合征等其他疾病相区别。它可能出现于类似骑马或骑摩托车一类膝关节内侧受到摩擦的运动中[14]。

半膜肌-胫侧副韧带滑囊病可以是原发性的,或继发于半膜肌腱病变。其主要症状为膝关节内侧疼痛,且很难与其他累及膝关节内侧的病变相鉴别。超声影像技术可用于确认半膜肌滑囊[1,15]。

体格检查

完整的膝关节检查应当包括视诊、触诊、关节活动度、韧带稳定性、膝关节特殊检查以及为了和其他病变相区别的神经学检查。视诊时应注意肿胀、肌肉萎缩、渗出、红斑和发热。解剖学可以引导触诊,可能会在受累的滑囊区域出现压痛。还应进行详细的髋关节和腰椎检查,从而排除来自髋或腰椎的牵涉痛。

功能受限

膝关节滑囊病可能会影响患者不同的功能,包括活动性和日常生活活动。正如前面所讨论的,膝关节滑囊病可能与诸如跪姿、爬行和攀爬等某些特定的体力活动和职业活动相关,可能会导致患者的职业活动、休闲活动和体育运动受限。

诊断分析

膝关节滑囊病可根据患者完整的病史和体格检查的结果进行临床诊断。影像学可用来将滑囊病与其他潜在的肌腱病变或其他病理状况进行鉴别诊断。普通X线片可用于与临床疑似存在的退行性改变、骨折或肿瘤进行鉴别诊断。超声是一种有效、便宜且便于使用的检查方法,可作为膝关节浅层诊断性评估的一部分,且可对存在病变的滑囊进行可视化评估[1,12,16-18]。它在辨别滑囊病和其他软组织病变时非常有用。MRI可用来评估诸如半月板、韧带和软骨等关节内部结构[2]。若疑似存在化脓性滑囊炎,血液样本和滑囊液的抽取及培养可用于评估[10]。

鉴别诊断

肌腱病变
关节炎（骨性关节炎、类风湿关节炎、银屑病关节炎、痛风）
半月板撕裂
副韧带扭伤或撕裂
骨折（髌骨、胫骨平台、骨缺损）
缺血性骨坏死
感染（例如化脓性膝关节炎）
肿瘤

治疗

早期治疗

初始治疗应当包括 PRICE（保护、相对休息、冰敷、加压和抬高）[10]。在初始治疗阶段使用非甾体类抗炎药物可能有助于控制疼痛和炎症。

当存在化脓性滑囊炎和感染时，口服抗生素是必要的。多数感染是由金黄色葡萄球菌引起。若出现全身症状，应入院接受静脉用抗生素治疗[10]。

康复治疗

首先，可使用牵伸和力量训练来纠正所存在的生物力学失衡情况。需特别关注股四头肌、腘绳肌、腓肠肌、髋内收肌群和髂胫束。康复时应当考虑到对运动链和活动专项康复的评估和治疗。作业治疗可帮助改善出现症状的活动，特别是通过避免进一步的膝关节损伤或过度使用而发挥作用。

使用物理因子治疗的证据非常有限，其中有一篇研究显示表面热疗、超声波和电刺激疗法可以起到正向作用[19]。物理因子应结合力量训练和牵伸训练共同进行。肌内效贴可能有助于鹅足滑囊病的治疗[20]。

介入治疗

滑囊液抽吸和药物浸润术可用于缓解急性疼痛。局部麻醉和糖皮质激素注射可用于疑似有炎症的急性滑囊病。可在保守治疗效果不佳时使用，可以快速止痛，从而增加患者对康复的耐受性。出血的风险较低。因此，在进行治疗前、注射前，无须停止服用抗凝药和抗血小板药物。注射的绝对禁忌证包括菌血症、脓毒症、局部皮肤感染和关节内骨折[21]。相对禁忌证为高血糖和超治疗量的国际标准化比率（INR）水平。若临床疑似有感染或凝血功能障碍，在注射前需要完善包括 CBC、PT、PTT 和 INR 等实验室检查。

近期的研究表明，超声引导下的膝关节滑囊浸润治疗可以提高基于体表标志技术的精准性[1,12,13]。但就声学引导下的滑囊浸润是否优于触诊引导还有待进一步研究。

目前，有使用再生性药物来治疗慢性肌肉骨骼疾病的趋势。在本章撰写时，仅有一篇研究使用富血小板血浆来治疗鹅足滑囊病[22]。目前，并没有充分的证据表明再生性治疗可作为膝关节滑囊病的标准治疗手段。

技术设备

无特定的技术设备用于该疾病的治疗或康复。

手术

本类疾病通常并无手术指征。如果是难治性的化脓性滑囊炎对静脉用抗生素和保守治疗的反应较差，则需考虑手术治疗。主要的手术方法是引流[10]。通常进行开放式清洁和清创术，但也有一些内镜下滑囊切除术[23,24]。尚未有研究探究滑囊切除术的长期效果。

潜在的疾病并发症

若未经恰当治疗，膝关节滑囊病会导致慢性疼痛，从而出现抑制性无力、失用性肌萎缩、体能下降和步态问题，特别是在老年人群中显著。

潜在的治疗并发症

并发症可能由口服药物、滑囊内注射或物理治疗引起。NSAID 的一个主要副作用是消化道溃疡。出于这个原因，NSAID 仅推荐短期使用。此外，也应考虑到肾脏、心血管和肝脏方面的副作用。糖皮质激素注射产生的严重副作用罕见[21]。过度使用糖皮质激素可能导致骨质疏松、Cushingoid 综合征或缺血性骨坏死。然而，和所有注射治疗类似，激素注射可能导致药物过敏、感染、神经损伤、肌腱撕裂和脂肪萎缩。需特别关注糖尿病患者的血糖控制情况。一些患者可能出现注射后剧痛，持续 2～3 天，应向患者说明糖皮质激素注射后剧痛的相关内容[21]。给予物理治疗时需采取基本的预防措施以防止出现治疗相关的并发症。滑囊切除术可能出现的并发症包括伤口愈合问题、慢性瘢痕疼痛、感觉减退和复发[10]。

（王欣 译　尹晶 校　李铁山 审）

参考文献

1. Onishi K, Sellon J, Smith J. Sonographically guided semimembranosus bursa injection: technique and validation. *PM R*. 2016;8:51–57.
2. Steinbach L, Stevens K. Imaging of cysts and bursae about the knee. *Radiol Clin North Am*. 2013;51:433–454.
3. Draghi F, Corti R, Urciuoli L, et al. Knee bursitis: a sonographic evaluation. *J Ultrasound*. 2015;18:251–257.
4. Chatra P. Bursae around the knee joints. *Indian J Radiol Imaging*. 2012;22:27.
5. Chhabra A, Cerniglia CA. Bursae, cysts and cyst-like lesions about the knee. *J Am Osteopath Coll Radiol*. 2013;2:2–13.
6. Cao Y, Jones G, Han W, et al. Popliteal cysts and sub gastrocnemius bursitis are associated with knee symptoms and structural abnormalities in older adults: a cross-sectional study. *Arthritis Res Ther*. 2014;16(2):R59.
7. Frush TJ, Noyes FR. Baker's cyst: diagnostic and surgical considerations. *Sports Health*. 2015;7(4):359–365.
8. Pedersen R. The medial and posteromedial ligamentous and capsular structures of the knee: review of anatomy and relevant imaging findings. *Semin Musculoskelet Radiol*. 2016;20(01):12–25.
9. Lee J, Kim K, Jeong Y, et al. Pes anserinus and anserine bursa: anatomical study. *Anat Cell Biol*. 2014;47(2):127.
10. Baumbach S, Lobo C, Badyine I, et al. Prepatellar and olecranon bursitis: literature review and development of a treatment algorithm. *Arch Orthop Trauma Surg*. 2013;134(3):359–370.
11. Alqanatish J, Petty R, Houghton K, et al. Infrapatellar bursitis in children with juvenile idiopathic arthritis: a case series. *Clin Rheumatol*. 2010;30(2):263–267.
12. Finnoff J, Nutz D, Henning P, et al. Accuracy of ultrasound-guided versus unguided pes anserinus bursa injections. *PM R*. 2010;2(8):732–739.
13. Jose J, Schallert E, Lesniak B. Sonographically guided therapeutic injection for primary medial (tibial) collateral bursitis. *J Ultrasound Med*. 2011;30(2):257–261.
14. McCarthy C, McNally E. The MRI appearance of cystic lesions around the knee. *Skeletal Radiol*. 2004;33(4):187–209.
15. De Maeseneer M, Marcelis S, Boulet C, et al. Ultrasound of the knee with emphasis on the detailed anatomy of anterior, medial, and lateral structures. *Skeletal Radiol*. 2014;43(8):1025–1039.
16. Toktas H, Dundar U, Adar S, et al. Ultrasonographic assessment of pes anserinus tendon and pes anserinus tendinitis bursitis syndrome in patients with knee osteoarthritis. *Mod Rheumatol*. 2014;25(1):128–133.
17. Uysal F, Akbal A, Gökmen F, et al. Prevalence of pes anserine bursitis in symptomatic osteoarthritis patients: an ultrasonographic prospective study. *Clin Rheumatol*. 2014;34(3):529–533.
18. Imani F, Rahimzadeh P, Abolhasan Gharehdag F, et al. Sonoanatomic variation of pes anserine bursa. *Korean J Pain*. 2013;26(3):249.
19. Sarifakioglu B, Afsar S, Yalbuzdag S, et al. Comparison of the efficacy of physical therapy and corticosteroid injection in the treatment of pes anserine tendino-bursitis. *J Phys Ther Sci*. 2016;28(7):1993–1997.
20. Homayouni K, Foruzi S, Kalhori F. Effects of kinesiotaping versus non-steroidal anti-inflammatory drugs and physical therapy for treatment of pes anserinus tendino-bursitis: a randomized comparative clinical trial. *Phys Sportsmed*. 2016;44(3):252–256.
21. Freire V, Bureau N. Injectable corticosteroids: take precautions and use caution. *Semin Musculoskelet Radiol*. 2016;20(05):401–408.
22. Rowicki K, Płomiński J, Bachta A. Evaluation of the effectiveness of platelet rich plasma in treatment of chronic pes anserinus pain syndrome. *Ortop Traumatol Rehabil*. 2014;16(3):307–318.
23. Dillon J, Freedman I, Tan J, et al. Endoscopic bursectomy for the treatment of septic pre-patellar bursitis: a case series. *Arch Orthop Trauma Surg*. 2012;132(7):921–925.
24. Huang YW. Endoscopic treatment of prepatellar bursitis. *Int Orthop*. 2010;35(3):355–358.

第 72 章

半月板损伤

Paul Lento, MD
Ben Marshall, DO
Venu Akuthota, MD

同义词

软骨撕裂
膝关节交锁

ICD-10 编码

M23.300	其他半月板紊乱,非特指的外侧半月板,右膝
M23.301	其他半月板紊乱,非特指的外侧半月板,左膝
M23.302	其他半月板紊乱,非特指的外侧半月板,非特指的膝关节
M23.303	其他半月板紊乱,非特指的内侧半月板,右膝
M23.304	其他半月板紊乱,非特指的内侧半月板,左膝
M23.305	其他半月板紊乱,非特指的内侧半月板,非特指的膝关节
M23.306	其他半月板紊乱,非特指的半月板,右膝
M23.307	其他半月板紊乱,非特指的半月板,左膝
M23.309	其他半月板紊乱,非特指的半月板,非特指的膝关节
S83.251	外侧半月板桶柄状撕裂,急性损伤,右膝
S83.252	外侧半月板桶柄状撕裂,急性损伤,左膝
S83.259	外侧半月板桶柄状撕裂,急性损伤,非特指的膝关节

在 S83 后添加第 7 个字符代表不同治疗时期

M23.341	半月板紊乱,外侧半月板前角,右膝
M23.342	半月板紊乱,外侧半月板前角,左膝
M23.349	半月板紊乱,外侧半月板前角,非特指的膝关节
M23.351	半月板紊乱,外侧半月板后角,右膝
M23.352	半月板紊乱,外侧半月板后角,左膝
M23.359	半月板紊乱,外侧半月板后角,非特指的膝关节
M23.361	其他半月板紊乱,其他外侧半月板,右膝
M23.362	其他半月板紊乱,其他外侧半月板,左膝
M23.369	其他半月板紊乱,其他外侧半月板,非特指的膝关节
S83.241	其他内侧半月板撕裂,急性损伤,右膝
S83.242	其他内侧半月板撕裂,急性损伤,左膝
S83.249	其他内侧半月板撕裂,急性损伤,非特指的膝关节
S83.281	其他外侧半月板撕裂,急性损伤,右膝
S83.282	其他外侧半月板撕裂,急性损伤,左膝
S83.289	其他外侧半月板撕裂,急性损伤,非特指的膝关节

定义

半月板在维持关节健康、稳定和功能方面起着重要的作用[1]。内侧和外侧半月板的解剖有助于解释其生物力学功能。从上方观察,可见内侧半月板呈 C 形,外侧半月板呈 O 形(图 72.1)[1]。每个半月板的外缘较厚且为凸形(角),但其中心变薄且呈凹形。这种轮廓为圆形股骨髁和相对扁平的胫骨提供了更大的面积。半月板不能单独活动。它们通过韧带相互连接在一起,并与前交叉韧带、髌骨、股骨和胫骨相连[2,3]。

内侧半月板的活动性较外侧半月板差。这是由于内侧半月板与膝关节囊和内侧副韧带的连接十分牢固。较差的活动性再加上内侧半月板后部较宽,这常常被认为是内侧半月板撕裂发生率高于外侧半

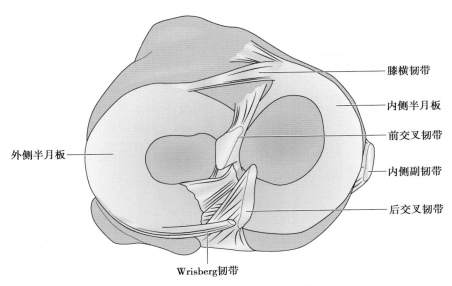

图 72.1　内侧和外侧半月板的上面观

外侧半月板

膝横韧带
内侧半月板
前交叉韧带
内侧副韧带
后交叉韧带

Wrisberg韧带

月板的原因[1]。半膜肌(通过关节囊的附件)有助于内侧半月板向后回缩,以避免膝盖屈曲时对内侧半月板的卡压和损伤[3]。外侧半月板没有附着在关节囊上。与内侧半月板不同,外侧半月板也没有附着于侧副韧带上。同时,腘肌腱将外侧半月板的后外侧与关节囊分离。因此,外侧半月板的活动性比内侧半月板大[1,3]。在膝关节开始旋转以脱离锁扣机制时,腘肌腱与后外侧半月板的连接确保了外侧半月板的动态收缩,从而使膝关节可以从完全伸展和锁定的状态开始进行屈曲[2]。因此,内侧和外侧半月板通过附着在肌肉结构上,以共同的机制避免损伤。

半月板血管供应结构对其愈合有重要的意义[1,4]。毛细血管从外缘穿透半月板并为其提供营养。出生 18 个月以后,随着负重的增加,半月板中心部分的血液供应逐渐减少。事实上,研究表明,最终只有半月板外周 10%～30% 的区域(红区)才有这种毛细血管网(图 72.2)[5]。因此,随着年龄的增长,这些纤维软骨结构的中心部分(白区)变得没有血管分布,依赖于通过关节液的渗透来获得营养。由于这种血管分布,半月板的外周比中心和后外侧更容易愈合[4]。

半月板的主要功能是在分散膝关节的受力并增强其稳定性[1,6-8]。多项研究表明,如果半月板被部分或全部切除,关节传递负荷的能力会显著降低[1,6,7,9]。1948 年发表的一篇开创性文章指出半月板对保护关节面至关重要[10]。据报道,接受半月板全切除术的患者表现出过早的骨关节炎。

半月板撕裂根据其复杂性、破裂平面、方向、位

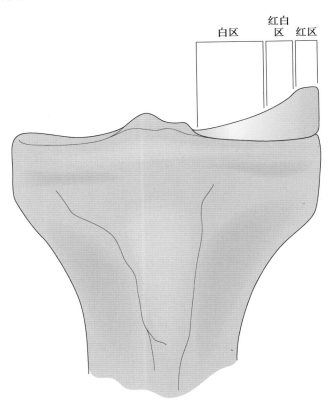

白区　红白区　红区

图 72.2　半月板的血管分布。红区的撕裂愈合的可能更高

置和整体形状进行分类。撕裂相对于胫骨表面而言通常被定义为垂直撕裂、横裂、纵裂或斜裂(图72.3)[11]。大多数年轻患者的半月板撕裂是垂直纵行撕裂,而水平劈裂撕裂更多见于老年患者[12]。桶柄状撕裂是最常见的垂直(或纵向)撕裂类型(图72.4)[13]。撕裂也被描述为完全撕裂、全层撕裂或部

纵裂

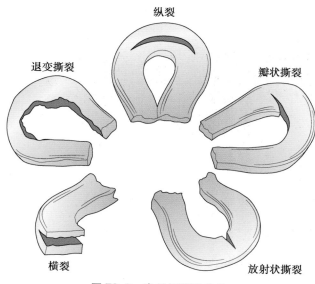

退变撕裂

瓣状撕裂

横裂

放射状撕裂

图 72.3　半月板撕裂分类

纵裂

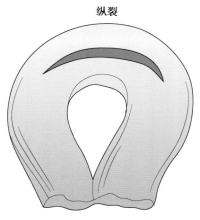

图 72.4　桶柄状撕裂

分撕裂。完全撕裂和全层撕裂因其从胫骨表面延伸到股骨表面而得名。此外，内侧半月板撕裂发生率是外侧半月板撕裂的 2~5 倍[14,15]。

半月板损伤可能由急性损伤或随年龄增长而逐渐退化造成[16]。垂直撕裂（如桶柄状撕裂）通常发生在 20~30 岁的人身上，并且通常位于半月板后 2/3 的位置[13,17]。与半月板损伤相关的运动有英式足球、足球、篮球、棒球、摔跤、滑雪、橄榄球和长曲棍球等。当轴向负荷通过同时旋转的屈曲或伸展的膝关节传递时，通常会发生损伤[16]。相反，退变撕裂通常是横向的，常见于伴有退行性关节改变的老年人[13,18]。

根据关节镜检查，大多数急性半月板外周损伤与某种程度的前交叉韧带松弛有关[19]。此外，前交叉韧带撕裂还与半月板后角的损伤有关[19]。外侧半月板撕裂似乎在急性前交叉韧带损伤中更常见，而内侧半月板撕裂在慢性前交叉韧带损伤中发生率更

高。对于慢性前交叉韧带损伤，内侧半月板可能会更容易受损，因为其后角在辅助前后稳定性中起着重要的作用[20]。最后，除了男性半月板的平均体积较大，男性和女性的半月板结构基本相同。然而，半月板的退变模式确实因性别而有所不同，男性倾向于内侧半月板先退变而女性倾向于外侧。理论上，这更多地与骨盆带施加的生物力学差异有关，而不是膝盖本身固有的差异[1,3]。

症状

病史有助于诊断 75% 的半月板损伤[12]。经历半月板撕裂的年轻患者在回忆起损伤过程时 80%~90% 的在受伤时可能会有听到"砰"或"啪"的一声。深屈膝活动通常伴有疼痛，30% 的患者可能会出现机械交锁[21]。在机械交锁伴有伸展受限的情况下，应怀疑桶柄状撕裂[16]。如果在损伤后大约第 1 天就报告有交锁，这可能是由于腘绳肌腱挛缩造成的"假交锁"[14]。膝关节也有可能发生血肿，尤其当累及富含血管的外侧半月板时。事实上，20% 的急性创伤性膝关节血肿是由单纯半月板损伤引起的[22]。然而，更典型的是，膝关节肿胀大约发生在损伤的 1 天后，因为半月板撕裂在关节内引起机械刺激产生反应性渗出。通常，这种渗出是继发于半月板中部的病变[16]。

相反，半月板退变撕裂通常与创伤史无关。事实上，损伤机制可能不是患者所报告的，而是简单的日常活动，例如从椅子上起来和支撑足进行旋转[16]。退变撕裂的患者经常报告膝关节反复肿胀，尤其是活动后。

体格检查

体格检查有助于为 70% 的半月板损伤患者做出准确诊断[23]。步态分析可显示疼痛步态，表现为患侧支撑相缩短和伸膝受限[22]。半月板撕裂的患者中出现膝关节积液者约占 1/2[24]。损伤几周后可能出现股四头肌萎缩。触诊关节线常可出现压痛。后内侧或外侧的压痛提示可能有半月板的撕裂[12]。回弹试验也可能是阳性。当患者的膝关节被动伸展至完全的过程中出现疼痛或者交锁现象，表示测试结果为阳性[14]。半月板撕裂患者 McMurray 试验的阳性率为 58%，但是也有 5% 的正常人呈阳性（图 72.5）[13]。而 Apley 研磨试验对于半月板损伤并不敏感。在研磨试验中，患者采取俯卧位屈膝 90°，并施加轴向负荷

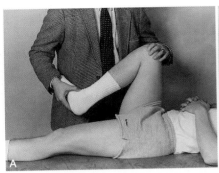
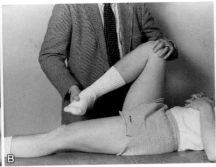
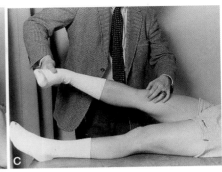

图 72.5　McMurray 试验。(A)内侧半月板试验的起始体位。膝关节极度屈曲,足和胫骨外旋。(B)外侧半月板试验的起始体位。膝关节极度屈曲,足和胫骨内旋。(C)外侧半月板试验的终止体位。患者的膝关节在维持内旋的同时被动伸膝。内侧半月板试验的终止体位相似但处于外旋姿势。如果膝关节出现疼痛或者弹响,即本试验为阳性(*From Mellion MB. Office Sports Medicine, 2nd ed. Philadelphia : Hanley & Belfus ; 1996.*)

(图 72.6)。若出现疼痛反应,则考虑为确诊试验,有报道称其敏感度为 45%[22]。Thessaly 试验是一种动态功能测试,可用于检测半月板撕裂。试验中患者患侧单腿站立,膝关节保持屈曲 5° 或 20° 的同时,身体进行内旋或者外旋。当有关节线附近不适、有交锁声或交锁感出现,则提示半月板撕裂[24]。前瞻性研究表明,其敏感性和特异性类似于其他特殊试验,而对于外侧半月板撕裂的预测能力更强[25]。与关节镜或磁共振成像(magnetic resonance imaging,MRI)相比,没有哪个单一的半月板激发试验被证明可以预测半月板损伤[25]。对于伴有前交叉韧带损伤的患者,体格检查结果变得更加不可靠[14,23]。除非由于疼痛或乏力而出现保护机制,特别是膝关节伸展异常(股四头肌抑制),此类患者的神经检查结果一般是正常的,包括感觉和深反射。

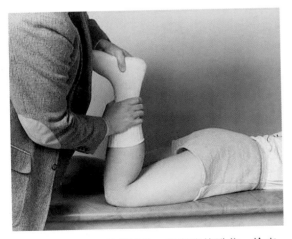

图 72.6　Apley 研磨试验。患者取俯卧位。检查者从足底向检查台方向施加压力,同时将胫骨进行内旋和外旋(*From Mellion MB.* Office Sports Medicine, 2nd ed. Philadelphia ; Hanley & Belfus ; 1996.)

功能受限

半月板损伤的患者可能难以进行深屈膝活动,如爬楼梯、蹲下或如厕。此外,慢跑、跑步甚至步行都可能存在问题,特别是有任何旋转动作时更加明显。重复下蹲的劳动者可能在伸膝时出现交锁,起立时膝关节不能完全伸展。

诊断

单纯性半月板损伤的站立位 X 线平片通常是正常的。而骨关节炎与半月板退变撕裂一样,可以通过负重下膝关节前后和外侧 X 线平片来检查。而对于非退变撕裂,MRI 是首选的成像方式。然而,半月板撕裂也可以出现在无症状的个体中,并且随着年龄的增长,发生的可能性越大[12,26]。矢状位图可显示半月板的前角和后角,冠状位图在诊断桶柄状撕裂和鹦鹉嘴样撕裂方面至关重要[1,14]。根据 MRI 中黑色所示软骨内 T_2 的信号强度,可将半月板损伤分为 3 个等级。根据定义,只有 3 级撕裂才算真正的半月板撕裂。然而,有少数 MRI 上表现为 2 级损伤的病例在关节镜检查下却被发现是真正的撕裂(图 72.7)[27]。以关节镜检查为"金标准",MRI 的灵敏度为 64% ~ 95%,准确率为 83% ~ 93%[16]。MRI 有10% 的假阳性率[1,22]。此外,还有文献报告了 MRI 有5% 的假阴性率,这可能是由于在半月板滑膜连接处的撕裂容易漏诊[28]。超声也被用于半月板撕裂的诊断,虽然近年来在技术和医师培训方面的改进显著提高了其实用性,但传统上超声诊断半月板撕裂的特异性和敏感性仍低于 MRI[29]。

有趣的是,尽管超声检查和 MRI 最近得到可行

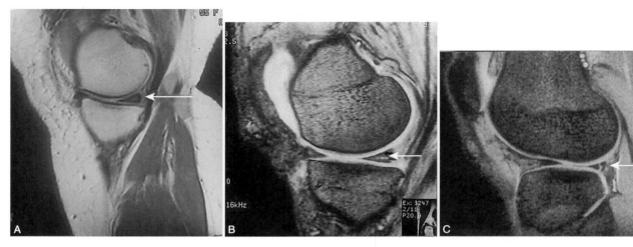

图 72.7　半月板撕裂的 MRI 分级。(A)边界不清的"球状"区域(箭头)信号增强,为 1 级改变。(B)与关节面不连通的高信号线性区(箭头),为 2 级改变。(C)与两侧关节面均相连的高信号线性带(箭头),为 3 级改变,即完全撕裂(*From Mellion MB.* Office Sports Medicine,*2nd ed. Philadelphia*;*Hanley & Belfus*;*1996.*)

性和进步,但有经验的医师进行临床检查费用更低,而且在半月板撕裂的诊断上似乎和 MRI 一样准确[29,30]。然而,当病史和体格检查结果不明确,需要医师做出快速诊断时,特别是在考虑手术时,MRI 可能会特别有用[13,21]。

鉴别诊断

前交叉韧带或后交叉韧带撕裂

内侧副韧带撕裂

骨关节炎

滑膜皱襞综合征

腘肌腱炎

骨软骨病变

游离体

髌股关节疼痛

脂肪垫撞击综合征

炎性关节炎

髌板骨折

肿瘤

治疗

早期治疗

由半月板撕裂而导致的膝交锁应该在受伤后 24h 内减轻。另外,半月板的急性撕裂可以在最初通过休息、冰敷和加压包扎来治疗,在可耐受范围内进行负重。患者可能需要使用拐杖。膝关节支具可以提高患者的舒适性,尤其是在韧带损伤膝关节不稳的时候[21]。

镇痛药如对乙酰氨基酚或阿片类药物可用于镇痛。NSAID 可用于治疗疼痛和炎症。

当有明显的积液时,关节穿刺可用于诊断和治疗(理想时间为前 24~48h 内)。

康复治疗

并非所有半月板损伤都需要手术干预或切除。事实上,有些半月板损伤的症状在 6 周内会逐渐消失,3 个月后功能恢复正常[11]。非手术方法可治疗的撕裂类型包括非穿透性的纵向(垂直)撕裂、小(< 5mm)的外周全层撕裂以及轻微的内缘或退变撕裂[31]。红区撕裂被治愈的可能性最大[32]。一般来说,只有症状持续的半月板损伤才应考虑手术治疗。

非手术和部分半月板切除术的患者均予以相似的康复方案。拐杖可以用来减轻患肢的负重。当患者行走时没有跛行,可予以停用[33]。第一周的目标是减少疼痛和肿胀,同时增加关节活动度、肌力和耐力。静态强化训练结合电刺激可以延缓股四头肌萎缩[28]。只要患者能耐受自行车训练或水中慢跑,就可以开始有氧训练。随着时间的推移,在所有三个平面(矢状面、冠状面和横断面)上的开链运动和闭链运动的组合训练可以和下肢伸展训练同时进行。在接下来的几周里,会逐渐引入更多的功能性活动。更具挑战性的本体感觉和平衡训练也可以在适当的时候开始。最后进行增强式训练,并逐步将患者引入运动专项训练中。

半月板修复术后有多种康复方案。康复方案需要根据具体的修复类型进行个性化制定。此外,医师们对手术修复后不久患者的负重和固定状态存在相当大的争议[28,34-37]。然而,一般来说,最初的训练是非攻击性的,避免了关节活动范围内可能发生的动态剪切力。因此,运动最初是静态的,主要训练目标是髋关节的外展、内收和伸展肌群。在静态股四头肌练习时要小心进行,以避免膝关节末端伸展。当髌骨在向上内侧活动的同时,要强调下肢肌肉在多个平面的拉伸。2~3 周后,训练目标主要是增加关节活动度和提高负重状态,同时引入抗阻训练。在没有明显积液和疼痛的情况下,应将膝关节活动度从 5°提高到 110°。这时候可能会开展更加积极的关节主动活动,特别是如果修复的是半月板的外周或有血管分布的区域,因为这里愈合的成功率更高[28]。弹力带会逐渐引入更多的功能活动当中。随着时间的推移和患者抗阻能力的增强,本体感觉神经肌肉促通法也会实施,从而确保患者在冠状面、横断面和矢状面都能得到恢复[37]。

　　如果最初使用了支具保护,此时可能停用,特别是当患者本体感觉测试正常时。患者应避免跑步、切割和旋转活动。然而,当不存在积液、膝关节力量超过正常的 70%且可以进行全范围活动时,运动专项训练便可以开始[36]。运动员在血管区修复约 16 周后、非血管区修复约 24 周后,就可以恢复其个体活动。

介入治疗

　　急性损伤后出现积液的患者可从关节腔抽液治疗中获益,不仅有助于缓解不适和僵硬,而且有助于辨别是否存在关节积血或骨髓脂肪(用于排除隐性骨折)。使用生物制剂,如富含血小板的血浆,在系列病例中已有报道,并在动物模型中进行了研究,但目前缺乏显著的疗效证据[38]。

技术设备

　　目前,通过组织或材料工程来开发和临床应用生物仿制半月板或支架的工作正在进行中,并取得了一定的成果。尽管现在国外有几种半月板替代品,但 FDA 尚未批准其在美国使用[39]。

手术

　　特定类型的撕裂可能不需要手术修复,包括纵向(垂直)部分撕裂,稳定的外周全层撕裂(<5mm 长)和短的放射状撕裂(<5mm)[32]。这些撕裂通常是稳定的,可能不需要缝合固定或制动。然而,关节镜检查可能仍然是必要的,以确定其稳定性并通过磨削术来促进愈合[11]。

　　一些较大或更复杂的纵向、根部和放射状半月板撕裂在没有手术干预的情况下愈合的可能性很小。虽然进行了积极的早期康复治疗,但顽固性病例可能仍需进行部分半月板切除术以保留尽可能多的半月板[32]。此外,软骨的内部可能是凹凸不平的,可以用锉刀或刮刀削平,从而提供一个光滑的表面以消除机械症状。

　　有时,半月板的其他撕裂,由于它们的大小和位置关系,最好的治疗方法是对其进行缝合和修复[32]。通常情况下,在半月板外缘超过 5mm 的纵向撕裂是最适合的,因为它们有很高的愈合率[33]。在老年人中,即使没有骨关节炎的放射学证据,仅仅存在水平或退行性劈开撕裂也不足以作为切除的理由,因为这些半月板仍可能参与重要的负荷传递,但又不一定引起症状[11,40]。因此,对这些退变撕裂的治疗是非手术的,然而,如果保守治疗无效,关节镜检查时可切除不稳定的部分[40]。

潜在的疾病并发症

　　一旦半月板发生撕裂,关节本身就变得不稳定。这种不稳定性可能会促进初始撕裂的进一步扩展,将非手术性损伤转变为需要关节镜下修复的损伤。长期而言,半月板损伤继发的异常运动增多也可能导致关节面损伤,并使得早发性骨关节炎更容易发生[12]。

潜在的治疗并发症

　　镇痛药如对乙酰氨基酚和非甾体抗炎药有众所周知的副作用,可能影响胃、心脏、肝脏和肾脏系统。过于激进的治疗方案可能会导致撕裂的延长或半月板无法愈合。相反,过于保守的康复方案也可能导致肌肉萎缩从而导致力量的显著丧失,还会导致关节活动度减少。如果手术中大量半月板组织被切除,膝关节可能会像在 1948 年描述的那样易发骨关节炎[10]。隐神经损伤和感染也是半月板修复手术和关节镜检查后常见的并发症[12]。

(曾城 译　尹晶 校　李铁山 审)

参考文献

1. Renström P, Johnson R. Anatomy and biomechanics of the menisci. *Clin Sports Med*. 1990;9:523–538.
2. Norkin C, Levangie P. The knee complex. In: Norkin C, Levangie P, eds. *Joint Structure and Function*, 2nd ed. Philadelphia: FA Davis; 1992:337–378.
3. Maitra RS, Miller MD, Johnson DL. Meniscal reconstruction. Part I: indications, techniques, and graft considerations. *Am J Orthop*. 1999;28: 213–218.
4. Gray J. Neural and vascular anatomy of the menisci of the human knee. *J Orthop Sports Phys Ther*. 1999;29:23.
5. Arnoczky SP, Warren RF. The microvasculature of the meniscus and its response to injury. An experimental study in the dog. *Am J Sports Med*. 1983;11:131–141.
6. Seedholm BB. Transmission on the load in the knee joint with special reference to the role of the menisci: I. Anatomy, analysis and apparatus. *Eng Med*. 1979;8:207–219.
7. Walker PS, Erkiuan MJ. The role of the menisci in force transmission across the knee. *Clin Orthop*. 1975;109:184.
8. Ahmed A, Burke D. In-vitro measurement of static pressure distribution in synovial joints—part I: tibial surface of the knee. *J Biomech Eng*. 1983;105:216.
9. Krause W, Pope M, Johnson R, Wilder D. Mechanical changes in the knee after meniscectomy. *J Bone Joint Surg Am*. 1976;58:599.
10. Fairbank T. Knee joint changes after meniscectomy. *J Bone Joint Surg Br*. 1948;30:664–670.
11. Newman AP, Daniels A, Burks RT. Principles and decision making in meniscal surgery. *Arthrosc*. 1993;9:33–51.
12. Maak TC, Rodeo SA. Meniscal injuries. In: Miller M, Thompson S, eds. *Delee and Drez's Orthopaedic Sports Medicine: Principles and Practice*. Vol. 4. Philadelphia: WB Saunders; 2014:1112–1133.
13. Oberlander MA, Pryde J. Meniscal injuries. In: Baker CL, ed. *The Hughston Clinic Sports Medicine Book*. Baltimore: Williams & Wilkins; 1995:465–472.
14. Hardin GT, Farr J, Bach BR Jr. Meniscal tears: diagnosis, evaluation, and treatment. *Orthop Rev*. 1992;21:1311–1317.
15. Metcalf RW. The torn medial meniscus. In: Parisien JS, ed. *Arthroscopic Surgery*. New York: McGraw-Hill; 1988:93–110.
16. Tuerlings L. Meniscal injuries. In: Arendt EA, ed. *Orthopaedic Knowledge Update. Sports Medicine 2*. Rosemont, IL: American Academy of Orthopaedic Surgeons; 1999:349–354.
17. Baker BE, Peckham AC, Pupparo F, Sanborn JC. Review of meniscal injury and associated sports. *Am J Sports Med*. 1985;13:1–4.
18. Rodkey W. Basic biology of the meniscus and response to injury. *Instr Course Lect*. 2000;49:189–193.
19. Poehling G, Ruch D, Chabon S. The landscape of meniscal injuries. *Clin Sports Med*. 1990;9:539–549.
20. Bellabarba C, Bush-Joseph C, Bach B. Patterns of meniscal injury in the anterior cruciate–deficient knee: a review of the literature. *Am J Orthop*. 1997;26:18–24.
21. Simon RR, Koenigsknecht SJ. The knee. In: Simon RR, Koenigsknecht SJ, eds. *Emergency Orthopedics: The Extremities*, 3rd ed. Norwalk, CT: Appleton & Lange; 1995:437–462.
22. Muellner T, Nikolic A, Vécsei V. Recommendations for the diagnosis of traumatic meniscal injuries in athletes. *Sports Med*. 1999;27:337–345.
23. Rose NE, Gold SM. A comparison of accuracy between clinical examination and magnetic resonance imaging in the diagnosis of meniscal and anterior cruciate ligament tears. *Arthrosc*. 1996;12:398–405.
24. Anderson AF, Lipscomb AB. Clinical diagnosis of meniscal tears. Description of a new manipulative test. *Am J Sports Med*. 1986;14:291–293.
25. Blyth M, Anthony I, Francq B, et al. Diagnostic accuracy of the thessaly test, standardised clinical history and other clinical examination tests (apley's, mcMurray's and joint line tenderness) for meniscal tears in comparison with magnetic resonance imaging diagnosis. *Health Technol Assess*. 2015;19(62):1–62.
26. Englund M, Guermazi A, Gale D, et al. Incidental meniscal findings on knee MRI in middle-aged and elderly persons. *N Engl J Med*. 2008;359(11):1108–1115.
27. Baratz ME, Rehak DC, Fu FH, Rudert M. Peripheral tears of the meniscus. The effect of open versus arthroscopic repair on intraarticular contact stresses in the human knee. *Am J Sports Med*. 1988;16: 1–6.
28. Auberger SS, Mangine RE. Innovative approaches to surgery and rehabilitation. In: Mangine RE, ed. *Physical Therapy of the Knee*, 2nd ed. New York: Churchill Livingstone; 1995:233–249.
29. Cook JL, Cook CR, Stannard JP, et al. MRI versus ultrasonography to assess meniscal abnormalities in acute knees. *J Knee Surg*. 2014;27(4):319–324.
30. Ercin E, Kaya I, Sungur I, et al. History, clinical findings, magnetic resonance imaging, and arthroscopic correlation in meniscal lesions. *Knee Surg Sports Traumatol Arthrosc*. 2012;20:851–856.
31. DeHaven KE. Injuries to the menisci of the knee. In: Nicholas JA, Hershman EB, eds. *The Lower Extremity and Spine in Sports Medicine*. St. Louis: Mosby; 1986:905–928.
32. Urquhart MW, O'Leary JA, Griffin JR, Fu FH. Meniscal injuries in the adult. In: DeLee JC, Drez D, eds. *Orthopedic Sports Medicine: Principles and Practice*, 2nd ed. Philadelphia: WB Saunders; 2003: 1668–1686.
33. Dehaven K, Bronstein RD. Injuries to the menisci of the knee. In: Nicholas JA, Hershman EB, eds. *The Lower Extremity and Spine in Sports Medicine*. 2nd ed. St. Louis: Mosby; 1995:813–823.
34. Brukner PKK. Acute knee injuries. In: Brukner PKK, ed. *Clinical Sports Medicine*, 4th ed. New York: McGraw-Hill; 2012:426–463.
35. Shelbourne K, Patel D, Adsit W, Porter D. Rehabilitation after meniscal repair. *Clin Sports Med*. 1996;15:595–612.
36. Kozlowski EJ, Barcia AM, Tokish JM. Meniscus repair: the role of accelerated rehabilitation in return to sport. *Sports Med Arthrosc*. 2012;20:121.
37. Gray G. Lunge tests. In: Gray GW, ed. *Lower Extremity Functional Profile*. Adrian, MI: Wynn Marketing; 1995:100–108.
38. Kopka M, Bradley JP. The use of biologic agents in athletes with knee injuries. *J Knee Surg*. 2016;29(5):379–386.
39. Hutchinson ID, Moran CJ, Potter HG, Warren RF, Rodeo SA. Restoration of the meniscus: form and function. *Am J Sports Med*. 2014;42(4): 987–998.
40. Khan M, Evaniew N, Bedi A, Ayeni OR, Bhandari M. Arthroscopic surgery for degenerative tears of the meniscus: a systematic review and meta-analysis. *CMAJ*. 2014;186(14):1057–1064.

第 73 章

髌骨肌腱病（跳跃膝）

Thomas H. Hudgins, MD

Tommie Berry, Jr. , MD

Joseph T. Alleva, MD, MBA

同义词

髌腱炎

股四头肌腱炎

髌骨肌腱病

膝根尖炎

髌韧带部分撕裂

ICD 编码

M76. 50	髌腱炎	未指明的膝关节
M76. 51	髌腱炎	右侧膝
M76. 52	髌腱炎	左侧膝

定义

髌骨肌腱病或跳跃膝，首次描述于 1973 年[1]，主要是由于膝关节伸膝装置过度紧张导致的髌韧带慢性过度损伤。从事需要重复跳跃、跑步和踢腿运动（如排球、篮球、网球、田径）的运动员发病风险最大。排球运动员发病率为 22% ~ 39%[2]。与女性相比，男性的髌骨肌腱病发病率明显较高。此外，髌骨关节综合征更常见于女性，包括优秀运动员和周末健身族。由于男性普遍有着较高的身高和体重，导致伸膝装置受力更大[3,4]。加速、减速、离地和落地产生的离心力可能是传统向心力和静态力量的 3 倍。这些离心力超过髌腱的固有强度，导致骨和肌腱分界面出现微小撕裂[2,5,6]。随着应力的不断增加，形成一个微撕裂、退化和再生的循环，从而使肌腱力量减弱，导致肌腱断裂。

与其他过度损伤一样，跳跃膝的诱发因素包括外因（如错误的训练方式），以及内因（如生物力学缺陷）。错误的训练方式包括不适当的热身或缓和运动，快速增加训练的频率或训练强度，以及在硬地面上进行训练[5,6]。许多学者也提及生物力学缺陷，如肌肉力量和灵活性不平衡（跳跃者膝关节的腘绳肌紧张和过度股前倾）和跳跃的力学[2,7]也是跳跃膝的诱发因素。最后，越来越多的青少年期胫骨结节软骨病和特发性膝前痛最后发展为跳跃膝[5]。

由于对髌腱的组织学研究显示很少有胶原变性或急性炎症的证据，许多作者认为"髌骨肌腱病"是比"髌腱炎"更精确的描述[8-10]。这一区别对康复和注射治疗具有重要的意义。在治疗髌骨肌腱病和其他慢性过度使用肌腱疾病时，治疗团队应强调恢复功能，而不是控制炎症。这是一种过度使用综合征，没有年龄或性别偏好。此外，与皮质类固醇疗法相比，再生疗法在治疗持续性症状方面疗效更好。

症状

患者通常主诉钝痛，膝前疼痛，最初是在剧烈运动或比赛后出现，起病隐匿，定位明确[9]。在骨与肌腱的交界处下缘受累最多（65%），其次是髌骨上缘（25%）和胫骨结节（10%）。其他症状可能包括久坐或爬楼梯后僵硬或疼痛[5]，髌骨周围肿胀或充盈感，以及膝关节伸肌无力。不稳定的机械症状——例如锁定、卡住和膝关节打软——并不常见。

跳跃膝的发展经历了四个时期：第一期，仅在活动后出现疼痛，与功能障碍无关；第二期，疼痛持续于活动期间和活动之后，但不限制运动表现，休息后症状缓解；第三期，疼痛持续存在，并与逐渐受损的表现有关；第四期，肌腱完全断裂。

随着疾病的进展，疼痛变得更剧烈，更严重而且持续不断（不仅表现在运动上，而且表现在步行和其他的日常生活活动上）。如果不进行治疗，这种疾病可能导致肌腱断裂-表现为突然地疼痛伴随着无法伸直膝关节[9]。

体格检查

跳跃膝的特征是受累部位出现压痛，通常位于膝盖下缘[9]。这种症状最好在完全伸直膝关节时触诊[9]，当膝关节伸直抗阻力时，疼痛会加剧[5]。尽管膝关节积液很少见，但有时可能会出现肌腱和脂肪垫肿胀[5]。另外，体格检查中常出现轻度的髌骨股骨关节捻发音和髌骨股骨关节压痛[5]。在疾病晚期，患者可能有股四头肌萎缩，但徒手肌力测试和腘绳肌紧张度测试时没有明显的无力[5,9]。膝关节韧带松弛试验结果阴性。检查者也应该排除神经系统阳性定位体征。

功能受限

大部分跳跃膝患者在早期阶段几乎没有功能障碍。然而，随着病情的发展，由于持续的疼痛和膝关节伸展受限而导致日益严重的残疾从而损害运动表现。最终，步行和日常生活的基本活动能力，如上楼或下楼，可能会受到损害。若发生髌骨肌腱断裂，导致功能完全受损，不能伸直受影响的膝关节，从而限制负重和行走，则需要手术修复。

诊断分析

在髌骨肌腱病变的前 6 个月很少有影像学改变，这限制了影像学在最初评估中的作用[6]。影像学检查一般包括前后、外侧、髁间、地平线（或日出线）跟踪髌骨[5]。有文献记载的发现包括受累部位的透光性、受累部分变长，偶尔在受累变长与髌骨的主要部分交界处发生骨折。有时可看到受累肌腱钙化、不规则，甚至受累撕脱[1]。

超声检查具有早期诊断和肌腱动态成像的优点，同时具有廉价、无创、可重复性和对 0.1mm 大小的病变敏感性强的特点。一些作者认为超声检查是评估跳跃膝的首选方法。它已被用来确认诊断，指导类固醇注射，并观察术后肌腱的状况[6]。在保守治疗 4~6 周无效，诊断受到质疑时，应考虑行超声检查确认诊断是否准确。超声检查发现跳跃膝患者病变处肌腱增厚[6,11]。在超声图像上跳跃膝患者肌腱最厚处的低回声病灶与其磁共振成像（MRI）、计算机断层扫描和组织学检查上的病灶有很好的相关性[5,12]。然而，超声检查的评价者已经注意到无症状运动员的异常。这一现象可由疾病的临床前或临床后期来解释。MRI 平扫、增强 MRI、MRI 关节造影可用来证实跳跃膝的临床诊断。所有保守治疗无效的患者 MRI 检查均可见髌腱增厚[13,14]。MRI 在排除其他内在关节疾病方面也有优势。当怀疑髌骨软骨

炎或这些区域的其他病理过程时，MRI 关节成像在检查髌骨和股骨软骨表面时特别有用。如果患者对 4~6 周的物理治疗效果不佳时，超声是确认诊断的首选检查。MRI 是评价半月板和前/后交叉韧带完整性的最佳选择。

鉴别诊断

髌股的对位不良

支持带疼痛

脂肪垫损伤

树枝状脂肪瘤

髌下滑囊炎

部分前交叉韧带撕裂

半月板损伤

髌软骨软化

滑膜皱襞综合征

隐神经卡压

胫骨结节软骨病

辛丁-拉森-约翰逊氏病[5,6,9]

治疗

早期治疗

由于该综合征是进行性的，其康复缓慢并伴有难度，早期诊断和治疗尤为重要[15]。最初的干预措施包括使用非甾体抗炎药、冰敷和制动休息来控制疼痛。被动的物理因子治疗如超声和离子导入也可用于控制疼痛。

康复治疗

一个全面的康复计划应该解决肌肉骨骼检查中发现的生物力学缺陷。这些包括功能缺陷（导致生物力学改变的不灵活性）和亚临床适应性（弥补功能缺陷的替代模式）[16]。这种方法可用于治疗所有过度使用综合征。在髌骨肌腱病中，必须解决腘绳肌和股四头肌的紧张和无力。随着康复计划的推进和疼痛的减轻，应强调离心力量训练。这种力量强化训练对肌腱疾病的康复是最佳的，因为它使肌肉和肌腱单元承受最大的张力负荷（图 73.1）[17]。这种训练刚开始可能会激发疼痛，肌肉肌腱单元负荷增加[18]。康复的最后阶段还应包括体育专项技能和训练。膝关节支架和反作用力保护带用于减轻疼痛，通过改变髌腱的动力学，取得了良好的效果[6,19]。

的患者改善更快，包括疼痛减轻和功能改善[27]。另一项关于自体血液注射的研究涉及用针将肌腱开窗，然后注射自体血液样本。这项研究发现自体血液注射和生理盐水注射均能有效地缓解症状，两者之间差异无统计学意义[28]。进一步的研究表明，超声引导下再生疗法（10% 葡萄糖），与处理前基线相比，可以显著减轻疼痛和改善病变处结构[24,29]。

技术设备

虽然跳跃膝还没有专门的治疗或康复技术设备，但超声正日益被用作其诊断和治疗的工具。随着再生医学的研究越来越多，可利用该技术建立最佳的白细胞浓度以优化结果。

手术

在跳跃膝的晚期，如果能充分证实保守治疗失败，或者肌腱断裂，则需要手术治疗。有几种方法，结果喜忧参半，最常被提及的是肌腱切除和肌腱缝合术，作者报告采用这种方法治疗，77% ~ 93% 的患者取得了良好或极好的效果[21,22]。

然而，当考虑进行更多的侵入性治疗，如注射或手术时，医师应该在宣布"保守治疗失败之前"确保全面的康复计划得到彻底执行。保守治疗失败的标准在文献中常常定义不清。术后康复应该从股四头肌等长收缩训练，恢复关节活动范围开始，并在 6 ~ 12 周内渐进到离心力量训练。

潜在疾病并发症

髌骨应力反应、应力性骨折、髌骨肌腱断裂是一些较严重的并发症。其他包括青少年副小骨的形成，撕脱性骨折，加速或抑制骨生长[23]。

潜在的治疗并发症

NSAID 的胃肠道出血和肾脏副作用已经有明确报道。皮质类固醇注射的并发症包括出血、感染和注射部位的软组织萎缩。肌腱变弱可能增加肌腱断裂的发生率也被报道。手术可能会无意中损伤胫神经或腓神经。

（刘雅婷 译　武欢 校　李铁山 审）

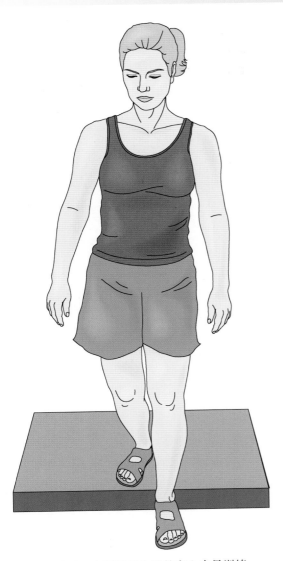

图 73.1　右侧股四头肌的离心力量训练

介入治疗

一些学者建议如果非侵入性保守治疗失败可以在腱鞘内注射类可以在腱鞘内注射类固醇[5,6]。这需要在超声引导下进行以确保进针的位置准确无误。临床已经证明在脂肪垫注射比在肌腱处注射类固醇更能减轻疼痛[5]。既往组织学研究显示手术标本中炎症成分极少，这些方法的作用机制尚不清楚[6]。此外，研究发现肌腱断裂与类固醇注射有关[6,20]。

再生疗法，如富血小板血浆（PRP）注射，自体血液注射（ABI），干细胞注射，增生疗法和冲击波疗法最近已有研究评估其有效性。一些有趣的证据支持使用富血小板血浆治疗来获得短期（<2 个月）[25] 和长期缓解疗效（多达 6 ~ 12 个月）。聚焦冲击波疗法也有相似的短期疗效。然而，相比之下，PRP 似乎远期疗效更佳[26]。最近的研究也表明，与注射自体血浆的患者相比，接受自体皮肤源性肌腱细胞血浆注射

参考文献

1. Blazina ME, Kerlan RK, Jobe FW, et al. Jumper's knee. *Orthop Clin North Am*. 1973;4:665–678.
2. Ferretti A, Puddu G, Mariani PP, Neri M. The natural history of jumper's knee. *Int Orthop*. 1985;8:239–242.
3. Zwerves J. Prevalence of jumpers knee among non-athletes of different

sports; a cross sectional survey. *Am J Sports Med.* 2015;39(9):84–88.

4. Lian QB. Prevalence of jumpers knee among elite athletes from different sports: a cross sectional study. *Am J Sports Med.* 2015;33(4):561–567.

5. Duri ZA, Aichroth PM, Wilkins R, Jones J. Patellar tendonitis and anterior knee pain. *Am J Knee Surg.* 1999;12:99–108.

6. Fredberg U, Bolvig L. Jumper's knee. *Scand J Med Sci Sports.* 1999;9:66–73.

7. Colosimo AJ, Bassett FH. Jumper's knee diagnosis and treatment. *Orthop Rev.* 1990;19:139–149.

8. Popp JE, Yu JS, Kaeding CC. Recalcitrant patellar tendinitis. *Am J Sports Med.* 1997;25:218–222.

9. Lian O, Engebretsen L, Ovrebo RV, Bahr R. Characteristics of the leg extensors in male volleyball players with jumper's knee. *Am J Sports Med.* 1996;24:380–385.

10. Richards DP, Ajemian SV, Wiley JP, Zernicke RF. Knee joint dynamics predict patellar tendinitis in elite volleyball players. *Am J Sports Med.* 1996;24:676–683.

11. Visentini PJ, Khan KM, Cook JL, et al. The VISA score: an index of severity of symptoms in patients with jumper's knee (patellar tendinosis). *J Sci Med Sport.* 1998;1:22–28.

12. Khan KM, Cook JL, Kiss ZS, et al. Patellar tendon ultrasonography and jumper's knee in female basketball players: a longitudinal study. *Clin J Sport Med.* 1997;7:199–206.

13. Davies SG, Baudouin CJ, King JB, Perry JD. Ultrasound, computed tomography, and magnetic resonance imaging in patellar tendinitis. *Clin Radiol.* 1991;43:52–56.

14. Khan KM, Bonar F, Desmond PM, et al. Patellar tendinosis (jumper's knee): findings at histopathologic examination, US, and MRI imaging. *Radiology.* 1996;200:821–827.

15. Jensen K, Di Fabio R. Evaluation of eccentric exercise in treatment of patellar tendinitis. *Phys Ther.* 1989;69:211–216.

16. Gotlin RS. Effective rehabilitation for anterior knee pain. *J Musculoskeletal Med.* 2000;17:421–432.

17. Stanish WD, Rubinovich RM, Curwin S. Eccentric exercise in chronic tendinitis. *Clin Orthop Relat Res.* 1985;285:65–68.

18. Rabin A. Is there evidence to support the use of eccentric strengthening exercises to decrease pain and increase function in patients with patellar tendinopathy? *Phys Ther.* 2006;86:450–456.

19. Palumbo PM. Dynamic patellar brace: a new orthosis in the management of patellofemoral disorders. *Am J Sports Med.* 1981;9:45–49.

20. Ismail AM, Balakrishnan R, Rajakumar MK, Lumpur K. Rupture of patellar ligament after steroid infiltration. *J Bone Joint Surg Br.* 1969;51:503–505.

21. Verheyden F, Geens G, Nelen G. Jumper's knee: results of surgical treatment. *Acta Orthop Belg.* 1997;63:102–105.

22. Pierets K, Verdonk R, De Muynck M, Lagast J. Jumper's knee: postoperative assessment. *Knee Surg Sports Traumatol Arthrosc.* 1999;7:239–242.

23. Cook JL, Khan KM, Harcourt PR, et al. A cross sectional study of 100 athletes with jumper's knee managed conservatively and surgically. *Br J Sports Med.* 1997;31:332–336.

24. Reeves KD, Hassanein K. Randomized prospective double-blind placebo-controlled study of dextrose prolotherapy for knee osteoarthritis with or without ACL laxity. *Altern Ther Health Med.* 2000;6(2):68–74. 77-80.

25. Ackermann PW, Renstrom P. Tendinopathy in sport. *Sports Health.* 2012;4(3):193–201.

26. Vetrano M, Castorina A, Vulpiani M, et al. Platelet-rich plasma versus focused shock waves in the treatment of jumper's knee in athletes. *Am J Sports Med.* 2013;41(4):795–803.

27. Clarke AW, Alyas F, Morris T, Robertson CJ, et al. Skin-derived tenocyte-like cells for the treatment of patellar tendinopathy. *Am J Sports Med.* 2011;39(3):614–623.

28. Resteghini P, Khanbhai TA, Mughal S, et al. Double-blind randomized controlled trial: injection of autologous blood in the treatment of chronic patella tendinopathy-a pilot study. *Clin J Sport Med.* 2016;26(1):17–23.

29. Ryan M, Wong A, Rabago D, et al. Ultrasound-guided injections of hyperosmolar dextrose for overuse tendinopathy: a pilot study. *Br J Sports Med.* 2011;45(12):972–977.

第74章

髋股综合征

Thomas H. Hudgins, MD
Ankur Verma, DO
Wyatt Kupperman, DO
Joseph T. Alleva, MD, MBA

同义词

膝关节前部疼痛

髌骨软化

髌股关节痛

髌骨疼痛

运动轨迹异常髌骨痛[1,2]

ICD-10 编码

M17.9	膝关节骨性关节炎,不详
M13.861	其他特征性关节炎,右膝
M13.862	其他特征性关节炎,左膝
M13.869	其他特征性关节炎,非特指膝关节
M23.50	慢性膝关节不稳,非特指膝关节
M23.51	慢性膝关节不稳,右膝
M23.52	慢性膝关节不稳,左膝
M25.561	右膝疼痛
M25.562	左膝疼痛
M25.569	非特指膝关节疼痛
M22.2X1	髌股关节紊乱,右膝
M22.2X2	髌股关节紊乱,左膝
M22.2X9	髌股关节紊乱,非特指膝关节
M22.3X1	其他髌骨损伤,右膝
M22.3X2	其他髌骨损伤,左膝
M22.3X9	其他髌骨损伤,非特指膝关节
M22.40	髌骨软化症,非特指膝关节
M22.41	髌骨软化症,右膝
M22.42	髌骨软化症,左膝

定义

髌股综合征(patellofemoral syndrome, PFS)是运动和非运动人群中最常见的膝关节疾病[3-5]。在运动损伤中,25%的膝关节疼痛患者被诊断为PFS,且女性该病的发病率是男性的2倍[3]。尽管PFS较为常见,但其定义、病因和病理生理学方面还没有达成明确的共识[6]。最常见的理论是,PFS是因为髌股关节被重复性超负荷使用,造成了髌股关节生理和生物力学的损伤[6]。许多文献已经开始关注影响生物力线,髌骨在股骨滑车沟内滑行,从而对髌股关节产生一定压力的危险因素。可能的疼痛源包括软骨下骨、支持带、关节囊和滑膜[7]。过去,软骨软化症的组织学诊断或软骨退化被认为与PFS相关。然而,软骨软化症与PFS发生的相关性较小[5]。

症状

PFS会伴随起病隐袭,弥漫性、不明确的疼痛[3]。最常见的疼痛部位是膝关节前部,但是部分患者也会出现腘窝处的疼痛[4]。长时间的屈膝坐姿(剧院征),上下楼梯和下蹲都会向髌股关节施加较大的压力,使症状加重[8]。伸膝时可能会出现瞬间的非自主性的限制障碍[9,10]。

体格检查

检查的重点是确定导致关节失调的危险因素,排除与膝关节前侧疼痛相关的其他病理过程。髌骨内外侧边缘可出现触痛和少量积液[3]。膝关节体格检查,如拉赫曼试验(前交叉韧带)和回旋挤压(半月板)试验可为阴性。

应确定是否存在股骨颈前倾、胫骨内旋、足过度内旋、Q角增大和屈髋肌、股四头肌、髂胫束和小腿三头肌紧张[11]。在站立位与坐位,评估患者髌骨位置(下移或上移,内旋或外旋)。这些因素都会直接或间接影响髌骨与股骨的运动轨迹(图74.1)。

Q角是髂前上棘与髌骨连线和胫骨结节与髌骨的连线的夹角(图74.2)。男性Q角一般小于15°,女性

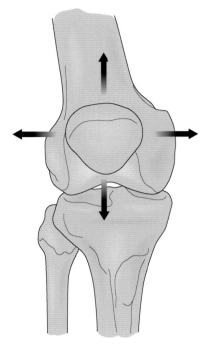

图 74.1　在髌股综合征中髌骨所受的力。股四头肌收缩（上方的箭头）和髌腱（下方的箭头）会影响髌骨关节面内侧（右侧的箭头）和外侧（左侧的箭头）的受力

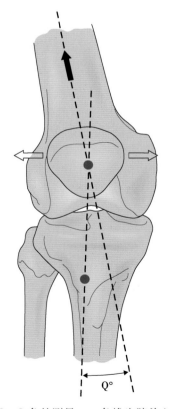

图 74.2　Q 角的测量。一条线为髂前上棘与髌骨中点的连线。另一条线为胫骨结节与髌骨中点的连线。两条线之间的夹角即为 Q 角。以 Q 角为基础，股四头肌收缩会产生向内侧（右侧的箭头）和向外侧（左侧的箭头）的牵拉力

Q 角一般小于 20°。Q 角增加会伴随着股骨颈前倾与髌股关节扭转[9]。但是，目前缺乏对 Q 角增大的重要性的共识[6]。屈髋肌、股四头肌、腘绳肌、小腿三头肌紧张会增加膝关节屈曲角度，从而导致髌股关节间压力增大。髂胫束紧张会增加外侧支持带向外侧牵拉髌骨的力[12,13]。髋关节等长收缩强度不足并不是导致女性 PFS 疼痛的因素[22]。必须评估下肢运动链中的每一个环节，为每个人量身制订物理治疗方案（表 74.1）。

表 74.1　生物力学改变的原因	
生物力学的改变	病因
膝关节屈曲角度增大	屈髋肌，股四头肌，腘绳肌，小腿三头肌紧张
髌骨两侧的牵拉力	髂胫束紧张，股内侧肌的斜肌腱无力
股骨颈前倾	Q 角增大
胫骨内旋	足过度内旋

功能限制

PFS 患者应避免引起不适的活动，如爬楼梯。PFS 患者长时间乘车可能很困难。在慢性、渐进性病例中，行走即可引发疼痛，使所有日常活动变得困难[14]。

诊断分析

PFS 是一种临床诊断。X 线可用来评估 Q 角和髌骨上下移位。对保守治疗无效的顽固性病例，可以用先进的成像技术，如磁共振成像，排除关节内疾病。骨闪烁图显示 50% PFS 患者的髌股关节有弥漫性吸收（图 74.3）。

鉴别诊断

髌骨骨折

髌骨脱位

股四头肌断裂

髌腱炎

髌前滑囊炎

胫骨粗隆炎

半月板损伤

韧带损伤

滑膜皱襞综合征

分离性骨软骨炎

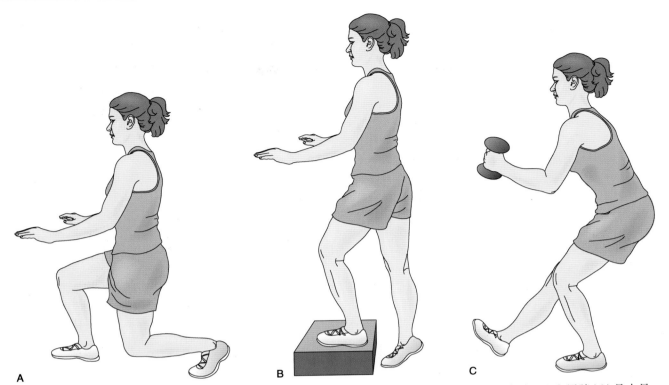

图 74.3　技能训练可以通过增强力量和神经肌肉协调性改善膝关节前侧疼痛。弓步（A）、下台阶（B）和屈膝（C）是力量吸收的技能训练的例子。这种类型的训练能有效地提高力量，进一步增加稳定性。为了得到最好的训练效果，在屈膝时，患者的膝关节应对准鞋带的位置

治疗

早期治疗

与其他过度使用损伤一样，初期治疗主要是减轻疼痛。冰敷是有益的，尤其是在活动后。需谨慎使用非甾体抗炎药。相对静止与非负重有氧运动也是必要的。带有髌骨口的氯丁橡胶膝套有助于增加本体感觉反馈。在急性期，可以用麦康奈尔贴扎减少疼痛并增加治疗性训练项目的耐受性。但是，对于体重指数较高、外侧髌股角较大和 Q 角较小的患者效果较差[13,15-17,21]。髌骨带被证明可以帮助 PFS 患者减轻疼痛，改善功能，但是效果不如治疗性训练[18]。对于 78% 的疼痛指数较低、穿着支撑性较低的鞋子、踝关节背屈范围受限的患者，使用足部矫形器后可以缓解症状。尤其是使用足部矫形器进行单腿下蹲时，疼痛可即刻减轻。在同一项研究中，佩戴足矫形器进行单腿深蹲时疼痛即刻缓解是预测 PFS 患者使用足矫形器 12 周后疼痛能否缓解的主要指标[23]。

康复治疗

由于 PFS 的病因和病理生理学尚未达成共识，

不同研究使用了不同的治疗方案和治疗方法[19]。尽管如此，大多数患者认为治疗性训练作为一种直接的康复方法是有效的[12,13]。康复计划应改善力量，柔韧性和本体感觉。可以通过开链运动与闭链运动进行力量训练。进行开链运动时，腿部伸展的过程中，远端肢体（足）允许在空间自由运动。在闭链运动中，足与地面接触，引起了多关节的闭链运动，如蹲下、蹬腿等[13]。在膝关节屈曲 0°～45°时，髌股关节在闭链运动中产生的压力比开链运动少[20]。

运用 A 型肉毒杆菌毒素为确诊为 PFS 的患者排除功能性无力的股外侧肌进行选择性治疗，经 12 周治疗后，患者疼痛明显减轻[24]。

在一个功能性康复计划中，这些训练可以在多个平面上起作用（图 74.3 与图 74.4）。这可能需要患者在冠状面、矢状面和水平面分别进行弓步训练（闭链运动），模拟日常生活活动中的姿势。也可以通过在闭眼状态下进行弓步训练，训练患者的平衡能力。通过功能性或技能性训练，获得有效的神经肌肉相互作用，使患者为完成所有的功能性任务做好准备[8]。

许多研究将选择性地强化股内侧斜肌作为髌骨内侧动态稳定的治疗。因为股内侧斜肌肌纤维起源

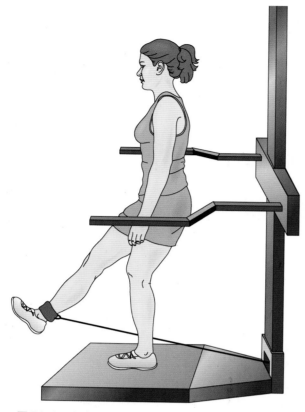

图 74.4　这个固定缆绳的训练器是技能训练的一个例子。患者通过对抗缆绳所提供的阻力进行锻炼，可同时提高平衡能力

于大收肌腱，还有小部分起源于长收肌，可以通过髋关节内收来选择性地强化股内侧斜肌[3]。然而，单纯强化训练与股外侧肌密切相关的股内侧斜肌的尝试已经证明不可能实现。尽管如此，通过上述的闭链运动与功能锻炼强化股四头肌的训练应该纳入康复计划。

介入治疗

由于 PFS 是一种轨迹不良的现象，其疼痛产生的原因尚未形成共识，因此不建议进行局部注射治疗。近期的研究证明 PFS 患者局部注射如富血小板血浆注射不会产生长期效益。因为 PFS 是一种生物力学改变的现象，需要解决轨迹不良的根本原因。尤其是，一项研究评估了干针技术对 PFS 的作用，发现其 3 个月时没有效果[25]。

技术设备

目前，尚无治疗或康复 PFS 的具体技术设备。

手术

PFS 患者很少需要做手术治疗，而一个定制的康复计划对其往往是有效的[4]。然而，一些文献中已经列举了几种手术方式，包括外侧支持带松解以减少侧向力，再次调整近端和远端肢体，以及抬高胫骨结节[1]。

潜在疾病并发症

顽固性慢性前膝关节疼痛可能表现为髌股关节进行性退行性改变，如严重（Ⅳ级）髌骨软骨软化症。

潜在治疗并发症

对 PFS 患者施行手术（如外侧支持带松解术）治疗，可能导致其对对线异常过度代偿。外科医师可能会松解过多的纤维，导致内侧滑动增加。骨骼发育成熟的患者应该进行许多肢体自我重新调整[1]。

（解益 译　武欢 校　李铁山 审）

参考文献

1. Thomee R, Augustsson J, Karlsson J. Patellofemoral pain syndrome: a review of current issues. *Sports Med*. 1999;28:245–262.
2. Beckman M, Craig R, Lehman RC. Rehabilitation of patellofemoral dysfunction in the athlete. *Clin Sports Med*. 1989;8:841–860.
3. Powers CM. Rehabilitation of patellofemoral disorders: a critical review. *J Orthop Sports Phys Ther*. 1998;5:345–354.
4. Goldberg B. Patellofemoral malalignment. *Pediatr Ann*. 1997;26:32–35.
5. Sanchis-Alfonso V. Pathogenesis of anterior knee pain syndrome and functional patellofemoral instability in the active young. *Am J Knee Surg*. 1999;12:29–40.
6. Baker MM, Juhn MS. Patellofemoral pain syndrome in the female athlete. *Clin Sports Med*. 2000;19:314–329.
7. Papagelopoulos PJ, Sim FH. Patellofemoral pain syndrome: diagnosis and management. *Orthop*. 1997;20:148–157.
8. Gotlin RS. Effective knee rehabilitation for anterior knee pain. *J Musculoskeletal Med*. 2000;17:421–432.
9. Hilyard A. Recent developments in the management of patellofemoral pain. *Physiother*. 1990;76:559–565.
10. Kannus P, Niittymaki S. Which factors predict outcome in the nonoperative treatment of patellofemoral pain syndrome? A prospective follow-up study. *Med Sci Sports Exerc*. 1993;26:289–296.
11. Insall J, Falvo KA, Wise DW. Chondromalacia patellae. *J Bone Joint Surg Am*. 1976;58:1–8.
12. Juhn MS. Patellofemoral pain syndrome: a review and guidelines for treatment. *Am Fam Physician*. 1999;60:2012–2018.
13. Press JM, Young JA. Rehabilitation of patellofemoral pain syndrome. In: Kibler WB, Herring SA, Press JM, eds. *Functional Rehabilitation of Sports and Musculoskeletal Injuries*. Gaithersburg, MD: Aspen; 1998:254–264.
14. Naslund JE. Diffusely increased bone scintigraphic uptake in patellofemoral syndrome. *Br J Sports Med*. 2005;39:162–165.
15. McConnell J. The management of chondromalacia patellae: a long term solution. *Aust J Physiother*. 1986;32:215–233.
16. Kowall MG, Kolk G, Nuber GW. Patellar taping in the treatment of patellofemoral pain. *Am J Sports Med*. 1996;24:61–65.
17. Larsen B. Patellar taping: a radiographic examination of the medial glide technique. *Am J Sports Med*. 1995;23:465–471.
18. Lun VM, Wiley JP, Meeuwisse WH, Yanagawa TL. Effectiveness of patellar bracing for treatment of patellofemoral pain syndrome. *Clin J Sport Med*. 2005;15:235–240.
19. Arroll B. Patellofemoral pain syndrome. *Am J Sports Med*. 1997;25:207–212.
20. Steinkamp LA. Biomechanical considerations in patellofemoral joint rehabilitation. *Am J Sports Med*. 1993;21:438–442.
21. Lan TY, Lin WP, Jiang CC, et al. Immediate effect and predictors of effectiveness of taping for patellofemoral syndrome: a prospective

cohort study. *Am J Sports Med.* 2010;38:1626–1630.

22. Thijs Y, Pattyn E, Tiggelen DV, et al. Is hip muscle weakness a predisposing factor for patellofemoral pain in female novice runners? A prospective study. *Am J Sports Med.* 2011;39:1877–1882.

23. Barton CJ, Menz HB, Crossley KM. Clinical predictors of foot orthoses efficacy in individuals with patellofemoral pain. *Med Sci Sports Exerc.* 2011;43(9):1603–1610.

24. Chen JT, Tang AC, Lin SC, Tang SF. Anterior knee pain caused by patellofemoral pain syndrome can be relieved by botulinum type A injection. *Clin Neurol Neurosurg.* 2015;129(suppl 1):S27–S29.

25. Espi-Lopez GV, Serra-Añó P, Vicent-Ferrando J, et al. Effectiveness of indclusion of dry needling in a mulitmodal therapy program for patellofemoral pain: a randomized parallel-group trial. *J Orthop Sports Phys Ther.* 2017;47(6):392–401.

第 75 章

腓神经病

David R. Del Toro, MD

Dana Seslija, MD

John C. King, MD

同义词

单腓神经病

腓神经卡压性神经病

腓骨麻痹

足下垂麻痹

外侧腘神经病

ICD-10 编码

G62.9	多发性神经病,非特指
G57.90	不明原因下肢单神经病
G57.91	右下肢单神经病
G57.92	左下肢单神经病
M21.371	足下垂,右足
M21.372	足下垂,左足
M21.379	足下垂,非特指左右

定义

腓神经病变是下肢最常见的神经卡压病变[1],包括腓神经任何位置的卡压。这些位置可能出现在腓神经自坐骨神经的起点至其在小腿和足部的止点中的任意位置,坐骨神经中腓神经与胫神经全程保持独立。腓总神经在腘窝上缘与胫神经完全分离,然后向外横行,绕过腓骨头表面。在行至腓骨小头前,分出小腿外侧皮神经分支,支配小腿上部外侧的皮肤感觉。腓总神经行至腓骨小头附近,依据它们绕过腓骨头时的相对位置,分成腓浅神经和腓深神经。由于腓深神经紧挨着坚硬的骨表面,所以更容易在腓骨头处受压损伤,这是腓神经常见的损伤部位[2,3]。

腓总神经分为小腿外侧皮支和腓骨头上方的股二头肌短头的运动支。腓浅神经主要是感觉神经,传递小腿外侧和大部分足背皮肤感觉。腓浅神经也支配足外翻肌、腓骨长肌和腓骨短肌。腓深神经主要是运动神经,支配踝关节和趾背屈肌,但它在足部的第一个趾间隙支配很小的皮肤感觉区域。腓浅神经的常见解剖学变异是副腓深神经,支配趾短伸肌的运动,其变异率为18.8%[4]。腓骨头是处最常见的损伤部位,其危险因素包括体重减轻[2,5]、糖尿病[2]、周围神经病变[2]、固定姿势和局部长时间压力[7](例如,习惯性跷二郎腿或长时间蹲下)[2]。应采集这种存在持续压迫的病史。

图75.1显示了急性和非急性损伤的最常见原因。医源性原因包括手术麻醉导致制动和可能的固定姿势问题[7,8];髋关节[9,10]、膝关节[11]或踝关节手术[12];因脓毒症或昏迷而导致感觉减退的长时间卧床休息[2];压迫和挤压[2,13]以及不恰当的踝足矫形

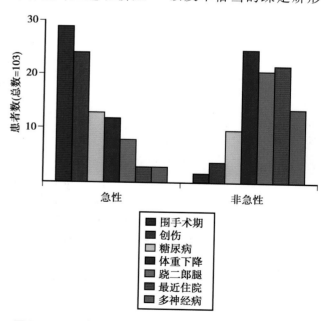

图 75.1　103 例急性与非急性腓神经病变的易感因素分析（*From Katirji MB, Wilbourn AJ. Common peroneal mononeuropathy: a clinical and electrophysiologic study of 116 lesions. Neurology. 1988;38:1723-1728.*）

器[6,14]。严重内翻性踝关节扭伤或踝关节、小腿或腓骨头钝伤的病史有助于确定可能的病理生理机制。

牵拉损伤通常发生在髋部，可能与髋关节手术（例如，全髋关节置换术，尤其是肢体延长）[9] 或创伤性髋关节脱位有关。坐骨神经的腓神经部分由于其位置靠近外侧，比胫神经部分更容易受到牵拉损伤，梨状肌与腓骨头之间的距离比梨状肌与跗骨隧道之间的距离短（即这两条神经的相对固定部位）。腓浅神经远端牵拉损伤也可发生在穿过腓骨长肌的部位。此外，卒中后马蹄内翻足也会导致腓神经损伤[15]。

症状

腓神经麻痹通常表现为急性足下垂，但有时会在几天至几周中发生。这种足下垂可以是完全性的，也可以是不完全性的，患者经常以频繁跌跤、绊倒或跌倒为主诉。麻木或感觉障碍经常发生在小腿外侧和足背，而疼痛并不常见。如果有疼痛存在，它通常局限在膝盖周围，表现为深部和位置不明确的疼痛[2]。此外，当疼痛显著和病理征典型时，应该考虑坐骨神经的腓骨部分的牵拉伤。

体格检查

检查应密切了解相关解剖，重点研究腓神经各组成部分的病变因素。

小腿上部外侧的感觉缺失（图 75.2）提示腓骨头部近侧有病变。为了排除是否合并胫神经损害，需要进行足内翻测试。若存在胫神经损害，则坐骨神经可能是损伤部位。进行足内翻测试时，为了得到最佳的肌力测试效果，必须将足稍微被动背屈，因为当足相对跖屈时，内翻力量通常很弱。在休息状态下，由于现存的足下垂，检查期间足通常处于跖屈位[1]。在股二头肌长头完好的情况下，尽管股二头肌短头力量减弱，膝关节屈曲仍会正常。触诊可能显示股二头肌短头所在位置缺乏肌张力。然而，这仅在急性完全性腓骨神经损伤且胫骨支配的肌腱肌肉相对保留的情况下才具有鉴别意义。通过肌电诊断测试可以更准确地确定股二头肌长头

和短头的功能和神经支配。如果两者都受损，膝关节屈曲将很弱，足跖屈和足趾屈曲也是减弱的，提示坐骨神经损伤。髋关节外展力量测试有助于鉴别足下垂患者的腓神经病变和 L5 神经根病变[16]。除非坐骨神经受到严重损害，否则肌肉牵伸反射通常是正常的，在这种情况下，内侧腘绳肌反射和跟腱反射可能减退或消失。

小腿下外侧和足背大部分的感觉缺失提示腓浅神经或坐骨神经的这一部分受累（见图 75.2）。足外翻无力与腓浅神经损害相一致。如果腓浅神经损伤是单独发生的，那么跟腱、股四头肌和腘绳肌内侧牵伸反射将是正常的。

如果足外翻力量很强，但背屈力量很弱，提示局灶性腓深神经受损。患侧足第一趾间隙背侧区域可能有感觉障碍或感觉异常（图 75.3）。腓深和腓浅神经分支合并损害经常发生，通常对深支的影响比浅支更严重，尤其是腓骨头损伤时。

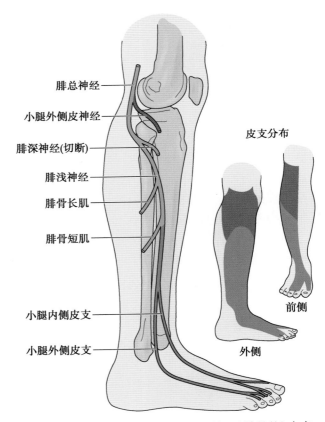

腓总神经

小腿外侧皮神经

腓深神经(切断)

腓浅神经

腓骨长肌

腓骨短肌

小腿内侧皮支

小腿外侧皮支

皮支分布

前侧

外侧

图 75.2　腓总（蓝色）、腓浅（紫色）神经（腓骨的）皮支及运动支分布（*From Haymaker W, Woodhall B. Peripheral Nerve Injuries: Principles of Diagnosis. Philadelphia: WB Saunders; 1953.*）

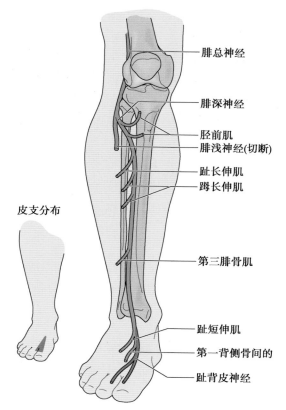

图 75.3　腓深（蓝色区域）神经皮支和运动支分布（*From Haymaker W, Woodhall B*. Peripheral Nerve Injuries: Principles of Diagnosis. *Philadelphia*: WB Saunders; 1953. ）

功能受限

最常见的功能受限是足下垂。这可能导致频繁地跌跤、绊倒或跌倒，并导致足拍地、划圈或髋上抬步态改变。这些步态异常造成更多的能量消耗，除非使用踝足矫形器，否则会增加摔倒风险。任何需要足外翻或背屈肌肉参与的任务都可能导致患者受伤，这些任务包括走路、跑步、穿裤子、洗澡、体育活动或开车（特别是当右侧受影响时）[17]。

诊断分析

目前，电生理学研究是诊断疑似腓神经病变的"金标准"[1,18]。这些研究可以将损害的部位和严重程度与其他可能导致足下垂的原因区分开来（见"鉴别诊断"框）[1,2]。这包括腓浅神经的感觉神经传导研究和对功能不足肌肉如胫前肌、腓骨长肌进行腓总、腓深、腓浅神经的运动神经传导研究。虽然多发性神经病筛查时，常用趾短伸肌进行腓骨运动神经测试，但这不是评估足下垂或踝背屈肌无力的靶

肌肉，因为在运动神经传导研究中，胫前肌与足下垂和踝背屈无力更相关[2]。针式肌电图（electromyography，EMG），尤其是针对股二头肌短头的 EMG，可以确定病变是否靠近腓骨头。通过针式肌电图研究以及受累侧和非受累侧之间的神经传导系统的比较，可以判断本病的预后和病情严重程度。

如果病史和体格检查不能确定病因，那么影像学可以帮助识别不太常见的非创伤性的腓神经麻痹。最常见的影像学检查是沿神经走行的磁共振成像（MRI）扫查[30]。超声是另一诊断工具，有助于提供互补的解剖学信息以指导诊断和治疗。由于腓神经绕腓骨头的路径曲折，研究发现，电诊断定位差错率可达 30%[18]。在局灶性压迫的情况下，腓神经横截面积增大。已证明，影像学检查尤其是 MRI，在腓神经麻痹评估中非常有价值[19,20]，而超声在诊断腓神经病变的敏感性方面刚刚开始量化[21-23]。少见非创伤性腓神经麻痹原因有神经节[23]、神经肿瘤[24]、血肿（特别是抗凝或出血）[2]、动脉瘤[25]、静脉血栓[26,27] 和膝关节骨关节炎[28,29]。

鉴别诊断

脑损伤（如卒中），特别是中线皮质
脊髓损伤，Brown-séquard 综合征
腰骶神经根病，尤指 L$_5$
腰骶丛神经病
小腿骨筋膜室综合征（特别是前筋膜室）
急性或亚急性多发性神经病
运动神经元病

治疗

早期治疗

治疗取决于病变部位和电生理检查发现的预后因素。如果预测预后良好，则建议密切观察，并采取预防措施，以最大限度地减少功能影响，直到完全恢复。移除受累区域的压迫至关重要，睡觉时需要改良床垫或膝周护具。应评估和修改可能对受累区域造成压力的工作或运动活动和服装，以消除任何不必要的压力或用于尽量减少钝性创伤影响的填充物。习惯跷二郎腿的患者必须改变这种行为。通过减压，神经麻痹通常会在 6 周内显著改善。如果病变是由于轴突拉伸，则恢复可能需要更长的时间，轴突再生每毫米需要一天。完全失去神经支配的肌肉大

约需要 18 个月才能恢复。病变部位越高,远端肌肉的预后越差。如果预后不好,例如近端坐骨神经严重损伤,应计划更长期的家庭预防计划,以及可能的手术考虑,尤其是儿童[31]。

如果疼痛本质上是神经性的(例如灼伤,刺痛,或伴有多发性),应考虑使用抗惊厥药或三环抗抑郁药等神经性疼痛药物。必须从低剂量开始,常规服用,缓慢滴定;需要一个稳定的水平来帮助阻断受损神经新的异常钠通道,这是这类药物减少神经性疼痛的机制之一。这类药物不像其他止痛药那样按需使用。随着疼痛治疗的成功,这些神经病理性疼痛药物如果不是需要无限期服用,通常需要服用 6 个月至 2 年来维持其长期有效性[3]。

康复治疗

由于踝背屈肌的局灶性无力和由此导致的肌肉不平衡,必须每天主动牵伸踝跖屈肌,以防止几周内发生挛缩。同样,如果足外翻受损,足内翻肌也需要每天在家庭锻炼计划中进行牵伸。夹板可以帮助预防和治疗足外翻。

一旦徒手肌力测试肌力大于 3/5 级(即抗重力但无法抗阻),就可开始强化肌力训练。这种情况常发生在腓骨头受到三面压迫的最初的几个月。将重新恢复神经支配的肌肉锻炼至力竭是不可取的,但是中度肌力训练是可以很好地耐受的。患者可以使用踝足矫形器(ankle foot orthosis, AFO)纠正步态障碍和防止跌倒。在社区步行前,需完成去掉踝足矫形器的家庭步行。应建议患者在预期长时间步行时使用踝足矫形器,即使徒手肌力测试显示 5/5 级力量时,也应建议患者使用踝足矫形器,因为初期强化时会出现早期疲劳。

介入治疗

虽然腓骨头处损伤的腓神经病变很少合并严重疼痛,但坐骨神经或腓浅神经远端牵拉损伤伴轴突损伤可导致神经性疼痛。主要治疗方法是口服和局部用药,偶尔会用神经阻滞来缓解疼痛。

技术设备

适应性装置包括踝足矫形器,如果不存在其他并发症,它可以是简单的固定踝关节的现成支具。这种支具能够防止足下垂,并改善脚在摆动阶段的步态。如果单纯只有腓神经病变,则不存在足底感觉缺失,因此不必担心 AFO 与皮肤接触的压力问题。如果患者合并胫神经损伤,则应考虑定制 AFO 以最小化对皮肤的接触压力。如果预后较差或不能很快恢复,向 AFO 增加背屈辅助可能有助于恢复比固定踝关节版本更正常的步态模式。有严重肥胖或水肿,或有严重多发性神经病需要特殊调节性鞋子时,双直立 AFO 可以通过向在 AFO 的后通道增加弹簧来完成增加背屈辅助的功能。如果患者有驾驶困难且右脚受累,则必须增加背屈辅助。大多数患者使用 AFO 可以获得稳定和安全的步态,而不需要额外的步态辅助设备,例如步行器、拐杖或手杖。但是当有需要时,任何必要辅助设备的步态训练都应该通过物理治疗来进行。

手术

当未出现预期的功能改善或影像学显示损害神经功能结构时,则需要手术探查、减压、神经切除术或切除受损肿瘤、滑膜囊肿、神经节或其他结构。对于预后不良的近端坐骨神经和接近完全或完全性腓神经病变,将胫神经纤维移植到失神经支配的胫骨前肌中的新技术,已经成功地恢复足下垂[31]。肌腱移植也取得了不同程度的成功[3]。

潜在的疾病并发症

腓神经病的一个常见或功能性损伤是足下垂及其对步态和平衡的影响,导致跌倒和创伤。感觉障碍使小腿外侧和足背部分处于压疮或急性损伤的风险中,这些区域由于疼痛和保护性的感觉减退而没有得到适当的治疗。如果踝部的运动范围没有得到适当的处理,可能导致踝关节挛缩,进一步影响步态和 AFO 的使用。

潜在的治疗并发症

任何手术治疗都有潜在的感染、出血过多、麻醉死亡和病情加重风险。同样,手术(如神经松解、肌腱移植)也可能使病情恶化,仅在疼痛难以忍受、药物干预不耐受时使用。止痛药,如三环类抗抑郁药(如阿米替林)和抗惊厥药(如加巴喷丁),这些都有禁忌证和副作用。NSAID 和阿片类药物也有副作用。由于腓神经损伤引起的神经病理性疼痛通常是一个慢性问题,因此必须考虑阿片类药物的生理依赖性和耐受性。

(陈晨 译　武欢 校　李铁山 审)

参考文献

1. Masakado Y, Kawakami M, Suzuki K, et al. Clinical neurophysiology in the diagnosis of peroneal nerve palsy. *Keio J Med.* 2008;57:84–89.
2. Katirji B. Peroneal neuropathy. *Neurol Clin.* 1999;17:567–591.
3. Poage C, Roth C, Brandon S. Peroneal nerve palsy: evaluation and management. *J Am Acad Orthop Surg.* 2016;24:1–10.
4. Tomaszewski KA, Roy J, Vikse J, et al. Prevalence of the accessory deep peroneal nerve: a cadaveric study and meta-analysis. *Clin Neurol Neurosurg.* 2016;144:105–111.
5. Weyns FJ, Beckers F, Vanormelingen L, et al. Foot drop as a complication of weight loss after bariatric surgery: is it preventable? *Obes Surg.* 2007;17:1209–1212.
6. Stamboulis E, Vassilopoulos D, Kalfakis N. Symptomatic focal mononeuropathies in diabetic patients: increased or not? *J Neurol.* 2005;252:448–452.
7. Tacconi P, Manca D, Tamburini G, et al. Bed footboard peroneal and tibial neuropathy. a further unusual type of Saturday night palsy. *J Peripher Nerv Syst.* 2004;9:54–56.
8. Wang J, Wong T, Chen J, et al. Bilateral sciatic neuropathy as a complication of craniotomy performed in the sitting position: localization of nerve injury by using magnetic resonance imaging. *Childs Nerv Syst.* 2012;28:159–163.
9. Higuchi Y, Hasegawa Y, Ishiguro N. Leg lengthening more than 5cm is a risk for sciatic nerve injury after total hip arthroplasty for adult hip dislocation. *Nagoya J Med Sci.* 2015;77(3):455, 63.
10. Mall NA, Schoenecker PL, Goldfarb CA. Bilateral peroneal nerve palsy after bilateral hip osteotomy in a patient with multiple hereditary exostosis: a case report and review of the literature. *JBJS Case Connector.* 2012;2:1–4.
11. Asp L, Jonathan P, Rand J. Peroneal nerve palsy after total knee arthroplasty. *Clin Orthop Relat Res.* 1990;261:233–237.
12. Lui TH, Chan V. Deep peroneal nerve injury following external fixation of the ankle: case report and anatomic study. *Foot Ankle Int.* 2011;32:S550–S555.
13. Babwah T. Common peroneal neuropathy related to cryotherapy and compression in a footballer. *Res Sports Med.* 2010;19:66–71.
14. Ryan MM, Darras BT, Soul JS. Peroneal neuropathy from ankle-foot orthoses. *Pediatr Neurol.* 2003;29:72–74.
15. Tsur A. Common peroneal neuropathy in patients after first-time stroke. *Isr Med Assoc J.* 2007;9:866–869.
16. Jeon C, Chung N, Lee Y, et al. Assessment of hip abductor power in patients with foot drop: a simple and useful test to differentiate lumbar radiculopathy and peroneal neuropathy. *Spine (Phila Pa 1976).* 2013;38:257–263.
17. King JC. Peroneal neuropathy. In: Frontera WR, Silver JK, Rizzo TD, eds. *Essentials of Physical Medicine and Rehabilitation,* 3rd ed. Philadelphia: WB Saunders; 2015:389–393.
18. Marciniak C. Fibular (peroneal) neuropathy: electrodiagnostic features and clinical correlates. *Phys Med Rehabil Clin N Am.* 2013;24:121–137.
19. Iverson DJ. MRI detection of cysts of the knee causing common peroneal neuropathy. *Neurology.* 2005;65:1829–1831.
20. Lee PP, Chalian M, Bizzell C, et al. Magnetic resonance neurography of common peroneal (fibular) neuropathy. *J Comput Assist Tomogr.* 2012;36:455–461.
21. Lee H, Brekelmans GJ, Visser LH. Quantitative assessment of nerve echogenicity as an additional tool for evaluation of common fibular neuropathy. *Clin Neurophysiol.* 2016;127(1):874–879.
22. Visser LH, Hens V, Soethout M, et al. The diagnostic value of high-resolution sonography in common fibular neuropathy at the fibular head. *Muscle Nerve.* 2013;48:171–178.
23. Grant TH, Omar IM, Dumanian GA, et al. Sonographic evaluation of common peroneal neuropathy in patients with foot drop. *J Ultrasound Med.* 2015;34:705–711.
24. Visser LH. High resolution sonography of the common peroneal nerve: detection of intraneural ganglia. *Neurology.* 2006;67:1473–1475.
25. Jan SH, Lee H, Seung Hoon H. Common peroneal nerve compression by a popliteal venous aneurysm. *Am J Phys Med Rehabil.* 2009;88:947–950.
26. Yamamoto N, Koyano K. Neurovascular compression of the common peroneal nerve by varicose veins. *Eur J Vasc Endovasc Surg.* 2004;28:335–338.
27. Bendszus M, Reiners K, Perez J, et al. Peroneal nerve palsy caused by thrombosis of crural veins. *Neurology.* 2002;58:1675–1677.
28. Flores LP, Koerbel A, Tatagiba M. Peroneal nerve compression resulting from fibular head osteophyte-like lesions. *Surg Neurol.* 2005;64:249–252.
29. Fetzer GB, Prather H, Gelberman RH, Clohisy JC. Progressive peroneal nerve palsy in a varus arthritic knee. *J Bone Joint Surg Am.* 2004;86:1538–1540.
30. Vieira RLR, Rosenberg ZS, Kiprovski K. MRI of the distal biceps femoris muscle: normal anatomy, variants, and association with common peroneal entrapment neuropathy. *AJR Am J Roentgenol.* 2007;189:549–555.
31. Giuffre J, Bishop AT, Spinner RJ, et al. Surgical technique of a partial tibial nerve transfer to the tibialis anterior motor branch for treatment of peroneal nerve injury. *Ann Plast Surg.* 2012;69:48–53.

第76章

后交叉韧带扭伤

Alexander Sheng, MD

Lauren Splittgerber, MD

同义词

后交叉韧带撕裂

ICD-10 编码

M23.621	右膝后交叉韧带其他自发性断裂
M23.622	左膝后交叉韧带其他自发性断裂
M23.629	非特指膝盖后交叉韧带其他自发性断裂
S83.521	右膝后交叉韧带扭伤
S83.522	左膝后交叉韧带扭伤
S83.529	非特指膝盖后交叉韧带扭伤

在 S83 编码后添加第 7 个字符代表不同治疗时期（A—早期治疗，D—后续治疗，S—后遗症）

定义

后交叉韧带（PCL）是一种关节内滑膜外膝关节结构，起于胫骨平台的后侧（距关节面约 1cm），从前交叉韧带（ACL）的后面绕过，止于股骨内侧髁外侧部分（图 76.1）[1,2]。其整体的延展断裂强度是所有膝关节韧带中最大的[1]。它由胫神经的分支支配，其血液供应来自膝中动脉[3]。

PCL 的主要功能是抵抗胫骨相对于股骨的后移，但它也可以作为胫骨外旋的辅助约束[4]。与 ACL 一起，PCL 有助于膝关节的"锁扣"机制，通过该机制，胫骨能滑到其膝关节伸直的准确位置[5]。

PCL 由两束胶原纤维组成：较大且更强的前外侧

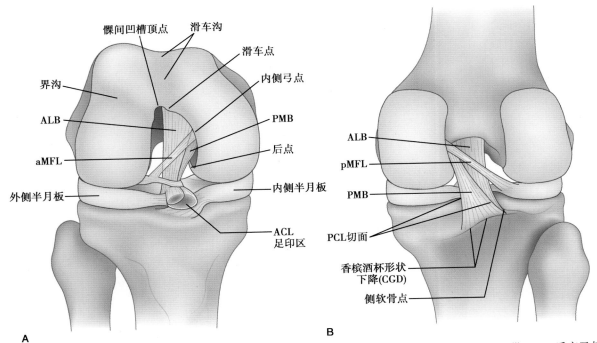

A　　　　　　　　**B**

图 76.1　后交叉韧带的前（A）和后（B）面观。ACL，前交叉韧带；ALB，前外侧束；aMFL，前半月板韧带；PCL，后交叉韧带；PMB，后内侧束；pMFL，后半月板韧带（*From Bedi A, Musahl V, Cowan JB. Management of posterior cruciate ligament injuries: an evidence-based review. J Am Acad Orthop Surg. 2016; 24[5]: 277-289; with original source: Anderson CJ, Ziegler CG, Wijdicks CA, Engebretsen L, LaPrade RF. Arthroscopically pertinent anatomy of the anterolateral and posteromedial bundles of the posterior cruciate ligament. J Bone Joint Surg Am. 2012; 94[21]: 1936-1945.*）

束在屈曲时紧绷,而后内侧束在伸展时紧绷[1,6]。传统上,这两个部分被认为是独立作用的结构,屈曲以前外侧束为主,伸展以后侧束为主。但是,最近的证据已经提示其作用比以前想象得更紧密[4]。前外侧束与后内侧束的股骨附着处中心的平均距离是(12.1 ± 1.3)mm,在胫骨侧的距离是(8.9 ± 1.2)mm[7]。

两个独立的韧带,前半月板股骨韧带(humphrey)和后半月板股骨韧带(wrisberg),在PCL周围形成Y形悬带[6]。这些韧带被设想对股骨后移位起到辅助抑制作用,尽管并非所有膝关节都有这两个韧带[1]。

据报道,在急性膝关节损伤中,PCL损伤的发生率在1%~44%[8]。PCL撕裂(扭伤)程度是根据膝盖的松弛程度以及存在或不存在伴随对其他膝关节结构的损害进行分级的。表76.1列出了PCL损伤的普遍分级[9]。单纯性PCL损伤(Ⅰ~Ⅲ级)相对罕见,因为大多数PCL扭伤都合并其他膝关节损伤,包括ACL、内侧副韧带和后外侧角的损伤[4]。最近在明尼苏达州奥姆斯特德进行的一项基于人群的研究发现,单纯性完全PCL撕裂的年发病率为每100 000个体中有2个人[10]。与ACL损伤相反,单纯及合并性PCL损伤似乎在男性中发病率更高[4,11]。

表76.1	后交叉韧带损伤分级	
分级	定义	松弛度/mm
Ⅰ	PCL部分撕裂	<5
Ⅱ	PCL部分撕裂	5~9
Ⅲ	PCL完全撕裂	>10
Ⅳa	PCL合并LCL,后外侧损伤	>12
Ⅳb	PCL合并MCL,后外侧损伤	>12
Ⅳc	PCL合并ACL损伤	>15

注:Ⅰ级到Ⅲ级为单纯性损伤,Ⅳ为复合型损伤,ACL前交叉韧带。

LCL,侧副韧带 MCL,内侧副韧带,PCL,后交叉韧带。

通常,PCL撕裂发生在当膝关节屈曲胫骨向后异常移位时。PCL损伤的常见机制包括机动车事故(仪表板损伤)和脚底弯曲时屈膝着地。PCL也可能由于过度拉伸或迫使过度屈曲而破裂[8]。如果受伤时还有旋转力,则还必须考虑合并其他膝关节结构的损伤,尤其是后外侧角[12]。

症状

患者可能会陈述包括上述的常见损伤机制的病史,虽然在某些情况下损伤机制可能不是很清楚。与持续性ACL损伤的患者相比,持续性PCL损伤的患者很少有听到或感觉到膝部爆裂或撕裂的情况。有急性PCL损伤的患者更有可能在后膝出现疼痛或不适,并产生膝关节不稳定的感觉。还可能会有膝关节僵硬和肿胀[8]。在亚急性或慢性情况中,患者的膝关节疼痛可能不太明显,并且可能位于前方。他们还可能报告在下楼梯或下坡时以及减速时疼痛最明显[4]。

体格检查

由于上述合并性PCL损伤的发生率较高,因此通过对膝关节进行全面彻底的检查来评估对其他韧带或半月板结构的损伤是非常必要的。这包括一个仔细的神经血管检查,以排除腘动脉、胫神经和腓总神经的损伤。

在急性PCL损伤的情况下,在检查中可以发现胫前或腘后窝有明显的挫伤瘀斑。膨胀和积液是可变的并且也可能都没有。但是由于疼痛或不活动可能会检测到部分肌力减弱。与膝关节全关节活动相比,关节活动度测试的范围可能显示出屈曲度减少10°~20°[13]。步态评估可能显示膝内翻推力,应该高度怀疑伴有后外侧角的损伤[4]。

在评估PCL本身时,目标是为了确定当发生PCL功能不全时会发现胫骨半脱位。多种检查策略可用于评估PCL的完整性。这些是后抽屉试验,后(反)拉赫曼,后凹陷,股四头肌活动,反向枢轴移位和动态后移测试。每种测试如下都有的简要说明,表76.2比较了每种测试的敏感性和特异性。

表76.2	评估后交叉韧带损伤及其相关敏感性和特异性的体格检查活动度(如果有多方面的研究结果,以范围表示)	
体格检查	敏感度	特异度
后抽屉试验	0.22~1.00	0.98[a]
拉赫曼试验	0.63[a]	0.89[a]
后塌陷试验	0.46~1.00	1.00[a]
股四头肌活动	0.53~0.98	0.96~1.00
反向枢轴	0.19~0.26	0.95[a]
动态后移	0.58[a]	0.95[a]

[a] 表示只有一项研究的数据可用。

Modified from Kopkow C, Freiberg A, Kirschner S, Seidler A, Schmitt J. Physical examination tests for the diagnosis of posterior cruciate ligament rupture: a systematic review. *J Orthop Sports Phys Ther.* 2013; 43(11): 804-813; modified from presentation in: LaPrade CM, Civitarese DM, Rasmussen MT, LaPrade RF. Emerging updates on the posterior cruciate ligament: a review of the current literature. *Am J Sports Med.* 2015; 43(12): 3077-3092.

尽管一些人将后抽屉试验（图76.2）确定为检测 PCL 功能障碍的最灵敏、最特异的试验[13]，但其他研究发现这种方法的灵敏度不同[14]。在此测试中，髋关节屈曲45°时膝关节屈曲90°。重要的是要了解正常胫骨平台内侧距股骨髁内侧前方前有 1cm 距离。没有这个距离应提醒临床医师 PCL 受伤的可能性。检查者随后对胫骨施加后向压力，同时稳定同侧足。记录胫骨内侧平台的位移量和终点的质量，并与对侧膝关节进行比较。后外侧不稳定性可以通过在足部外旋15°时通过后抽屉试验来评估。同样，后内侧不稳定性也可以在足部内旋15°时通过后抽屉试验来检测。在伴有后抽屉应力位片中胫骨后移 10mm 以上的后抽屉试验三级扭伤，证明除 PCL 的完全破坏外，还伴有后外侧角损伤[15]。

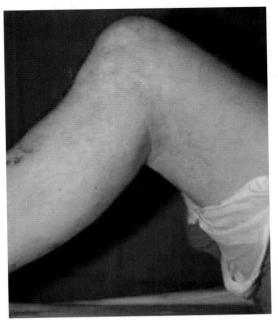

图76.3 后塌陷试验显示胫骨近端"下垂"，提示 PCL 功能限制（*From Hochstein P，Schmickal T，Grützner PA，Wentzensen A. Diagnostic and incidence of the rupture of the posterior cruciate ligament. Un-fallchirurg. 1999；102：753-762.*）

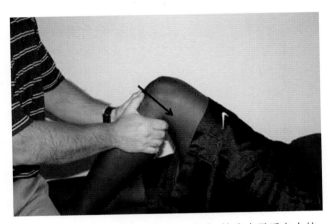

图76.2 后抽屉试验体位和检查技术，箭头表示后向力的轨迹，后抽屉试验的应用（*From Rosenthal MD，Rainey CE，Tog-noni A，Worms R. Evaluation and management of posterior cruciate ligament injuries. Phys Ther Sport. 2012；13：196-208.*）

后拉赫曼测试是在膝关节保持屈曲30°，同时向胫骨近端施加后向压力。评估位移量和终点质量，并将其与对侧膝关节进行比较。

患者仰卧，髋关节屈曲45°，膝关节屈曲90°。进行后凹陷试验（图76.3）[16]。临床医师从侧面有利的位置观察膝关节，寻找损伤的膝关节后方胫骨移位；如果胫骨近端出现后移或"下垂"，则与 PCL 功能障碍相符[13,17]。

股四头肌活动测试（图76.4）是在屈膝90°时进行的，同时将同侧脚固定在检查台上；然后患者试图伸膝。从半脱位的位置，肱骨前移超过 2mm，可以证明 PCL 功能障碍[13]。

反向轴移位移测试包括一个从90°屈曲到完全伸展时外旋膝关节。当胫骨后方移位复位时，在20°~30°屈曲度时可感觉到轴向移位，显示阳性的测

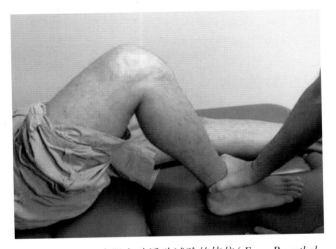

图76.4 股四头肌主动活动试验的体位（*From Rosenthal MD，Rainey CE，Tognoni A，Worms R. Evaluation and manage-ment of posterior cruciate ligament injuries. Phys Ther Sport. 2012；13：196-208.*）

试结果[13]。如果在该试验中发现肱骨的后外侧移位，则可能提示后外侧角损伤[4]。

动态后移测试是在将髋关节从90°屈曲时将膝关节从90°的屈曲到完全伸展。如果在完全伸展时通过"喀嗒"声复位了胫骨，则会显示阳性结果。

功能受限

PCL 撕裂导致的功能受限可能包括下坡困难、下

楼梯困难、进行需要减速的活动或运动困难。对因慢性功能受限而表现出持续症状性松弛或疼痛的患者应考虑手术干预[4,8]。然而,总的来说,只要选择适当的治疗方案,PCL 损伤的非手术和手术治疗的结果都是良好的,恢复体育活动通常也是可能的[18-20]。

一些研究表明,非手术治疗的 PCL 损伤能让许多运动员回到他们的独立运动的松弛水平[18,19]。在接受非手术治疗的患者中,67% 的Ⅰ级或Ⅱ级撕裂患者能恢复到相当于或高于运动水平[18]。一项对非手术治疗、单纯性、Ⅰ级或Ⅱ级 PCL 撕裂患者的长期疗效进行的研究发现,患者报告的对其膝关节症状的主观评估总体上是有利的。残留松弛程度与患者主观结果无相关性。此外,在长期随访中(受伤后至少 10 年),研究中 45% 的患者仍参与跳跃和旋转运动,39% 的患者参与其他不那么剧烈的运动(包括高尔夫和网球)。然而,在这项研究中,16% 的患者在长期随访中显示日常生活活动受限[19]。

在接受过单纯性 PCL 撕裂(Ⅱ级或更高)手术治疗的患者中,一项长期随访研究比较了采用两种重建技术之一(经胫骨方法和胫骨嵌体方法)的患者的运动康复率。在这些组中,能够恢复运动的患者比例相似,大约 58%(经胫骨)和 63%(胫骨嵌体)[20]。

诊断分析

诊断测试可作为临床检查有力的辅助手段。急性损伤后,应拍摄包括前后位、外侧、隧道和日出位的 X 线平片,以排除骨折、PCL 撕脱[17]。

有几种诊断辅助工具可以帮助临床医师获得疑似 PCL 损伤中胫骨半脱位程度的客观测量结果。KT-1000 关节测量仪在检测更高等级的(Ⅱ~Ⅲ级)PCL 撕裂方面具有很高的特异性[21]。应力位片也有助于记录后移的不稳定性程度,并帮助鉴别部分和完全性 PCL 撕裂[17]。

磁共振成像(MRI)是一种很好的成像方法,因为它对 PCL 损伤的评估是高度敏感性和特异性的,尤其是在使用脂肪抑制和快速旋转技术时[17,22-24]。通常,T_2 加权矢状视图是 MRI 评估 PCL 的最佳方法(图 76.5)[12]。MRI 也是评估其他膝关节结构(包括后外侧角)可能损伤的好方法。超声波(US)也被作为一种诊断工具。二维 US 中 PCL 厚度的增加已被证明与物理检查中 PCL 损伤的存在以及 PCL 病变的 MRI 严重程度分级有关[25]。最后,诊断性关节镜也可直接显示 PCL[26]。

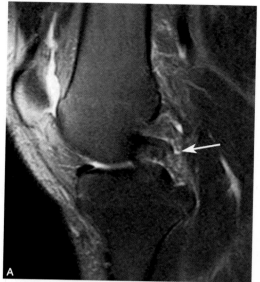
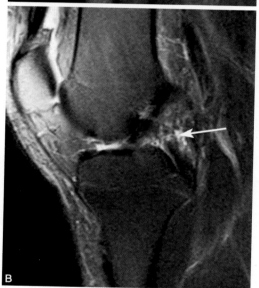

图 76.5　急性完全性后交叉韧带撕裂,连续的(A 和 B)矢状脂肪饱和快速脊柱回波 T_2 加权图像显示,高信号通过中央部分(箭头)的 PCL,符合完全撕裂(*From Kam CK,Chee DWY,Peh WCG. Magnetic resonance imaging of cruciate ligament injuries of the knee. Can Assoc Radiol J. 2010;61(2):80-89.*)

鉴别诊断

ACL 撕裂
副韧带撕裂
半月板撕裂
骨软骨骨折
髌骨韧带断裂
髌骨脱位
胫骨平台骨折

治疗

早期治疗

早期治疗包括保护、休息、冰敷、加压和抬高（PRICE），以及使用减轻负荷重量的拐杖和伸展支架。如果需要，可以使用短效镇痛药来控制急性期的疼痛。然后必须确定最佳治疗计划，可能是手术，也可能是非手术。这一决定取决于若干因素，包括损伤等级、相关损伤或膝关节脱位的存在，以及慢性环境中的症状性松弛或其他功能限制因素。

应当指出，意大利研究人员的两项研究记录了长期的临床观察，即与 ACL 相比，PCL 可能在局部损伤部位自动愈合，从而改善稳定性和功能[27-29]。这是由于关节囊与韧带邻接，与 ACL 相比，它具有更好的重建机会[5]。完整的半月板韧带也可能在愈合阶段支持损伤的 PCL，这种半月板韧带的支架效应可能是 PCL 损伤愈合的另一个原因。因此，由于 PCL 具有一定固有的愈合特性和较好的报道结果，单纯性、轻度（Ⅰ级或Ⅱ级）的 PCL 损伤患者通常建议非手术治疗[4,8,21]。有些人建议对 3 级急性单纯性损伤以及新诊断的慢性单纯性 PCL 损伤进行非手术治疗[4,30]，尤其是这些类别的患者有轻度症状或无症状，同时活动量少或有久坐的生活方式时[8]。

更有可能建议接受手术治疗的患者包括：急性 PCL 撕裂合并有其他韧带或半月板损伤的患者，PCL 撕裂伤，与功能受限的慢性 PCL 损伤患者以及严重撕裂损伤的运动员。

康复治疗

非手术治疗的康复开始于急性损伤征兆和症状减轻后，通常为 7~10 天。具有Ⅰ级和Ⅱ级撕裂的患者通常在受伤后 4~16 周内恢复活动，但Ⅲ级撕裂的患者可能需要更长的愈合时间[13,17]。康复、负重和支撑的具体方案尚未在文献中明确定义，但总的来说，渐进式负重，渐进式运动锻炼和渐进式股四头肌抗阻训练阻力锻炼是 PCL 损伤后康复计划中的关键组成部分[8,13,17]。尽管缺乏高质量的证据来证明这种方法是有效的，但使用功能性 PCL 支具来抵消胫骨后方下垂的趋势可能更有利于在生理位置愈合。尽管如此，仍有一些人赞成使用这种方法，并且一些患者也认为这是有帮助的[4,31]。

非手术治疗的Ⅰ级和Ⅱ级撕裂患者的康复计划应侧重于加强力量、下肢运动学、下肢闭链运动，以改善平衡和本体感觉。非手术治疗的Ⅲ级撕裂患者应固定在伸展位，并保持部分负重限制数周；早期康复阶段可包括直腿抬高。在 2~4 周时，有负重限制的患者可以在耐受的情况下进行负重训练；渐进的关节活动度训练和股四头肌的训练也可能在这个时候开始，然后是功能性的练习（例如爬楼梯）和针对运动员的特定运动训练，最终的目标是恢复运动[13]。

术后康复计划也有不同的具体方案，但许多有类似的原则和一般准则。患者最初可能会在术后几天内伸展位固定，然后使用支具来防止胫骨后移位。由于与 PCL 移植物愈合时间较慢，患者可在术后 6 周避免负重，6~12 周内渐进式负重[4]。术后 6 周内，渐进关节活动度训练是重点，许多治疗计划要求在前 4~8 周屈曲不能超过 90°。然后，可以做关节活动度训练和负重训练[32]。运动员术后 24 周左右可能会开始进行特定的专项运动活动，同时也会撤掉支具。然后，患者可能会进行直线跑、敏捷性训练，理想的情况是，最终会回归体育运动[4]。

介入治疗

可进行关节穿刺术以治疗疼痛性积液（关节水肿）。手术处理如下讨论。

技术设备

没有专门的技术设备用于 PCL 损伤的治疗和康复。

手术

对于撕脱性骨折，复合型和慢性症状性 PCL 松弛的患者，特别是其干扰了专业运动员进行运动比赛时，通常提倡手术干预[31]。重要的是要记住，Ⅲ级 PCL 病变几乎总是与后外侧角损伤相关，必须在 PCL 重建期间解决这个问题，以取得良好的临床效果。

PCL 撕脱性骨折，尤其是有移位的骨折，最好的治疗方法是采用切开复位螺钉或关节镜下锚线固定，尽管有些人主张对非移位的撕脱性骨折进行非手术治疗[26,33]。

多种外科手术技术已用于 PCL 本身的重建，但争议仍然存在，即哪一个是最佳的方案[4,20]。手术的总体目标是用最常见的移植骨或自体骨组织代替受损的 PCL，以恢复膝关节的稳定性。供体部位包括髌韧带、腘绳肌腱，少数情况还包括股四头肌腱[34]。自体跟腱移植也非常有用，由自体腘绳肌腱（半腱肌和股薄肌)和胫骨前肌腱移植组成的混合肌腱移植也取得了良好的效果[35]。PCL 人造韧带重建也是一种可选择的治疗方法[36]。

PCL 重建可通过关节镜或开放式进行[30]。两种常见的 PCL 重建技术是胫骨和胫骨嵌体技术，这两种技术的不同在于 PCL 移植物在胫骨的放置和固定方式。胫骨嵌体技术源于对 PCL 移植物完整性的关注，其完整性可能会随着时间的推移而退化，这是由于进行连接时会发生"致命转弯"，即 PCL 移植物从穿透胫骨并延伸至股骨的隧道中退出。如上所述，尚不清楚哪种技术更好[4,8]。最近的一项长期随访研究比较了两种技术，结果显示为相似的长期临床和影像学结果，特别是运动的恢复率，残余松弛性和骨关节炎(OA)发展，在两者之间没有显著差异[20]。

关于 PCL 的单束重建或双束重建哪个更可取也存在争议。双束重建理论发展基于，它将更接近于 PCL 在膝关节上的正常生物力学结构。但是，需要更多的研究来确定双束重建实际上是否比单束重建具有更好的结果[4,8,17]。单束和双束重建均使用胫骨嵌体法和胫骨上端固定法进行。

膝关节 PCL 合并后外侧角损伤的手术治疗中应考虑胫骨近端斜率。研究表明，增加胫骨后斜率可改善 PCL 合并后外侧角缺损患者的矢状面稳定性[37]。

潜在的疾病并发症

潜在的疾病并发症包括疼痛和功能或活动的限制；单纯性 PCL 撕裂的患者往往比合并韧带损伤的患者更好[18]。正如前面所指出的，如果被建议非手术治疗的患者持续抱怨，则应转为考虑手术。

PCL 损伤后发生的退行性关节炎一直是令人关注的问题，也是正在研究的话题。在先前持续 PCL 损伤后的患者中，内侧和髌骨隔室可见退行性关节炎(OA)，可能与 PCL 损伤后生物力学改变和髌骨关节接触压力升高有关[10,20]。目前尚不清楚接受 PCL 重建治疗的患者 OA 的发生率是否低于非手术患者[20]。最近的一项研究报道，非手术治疗的 PCL 损伤(Ⅲ级)比没有 PCL 损伤史的膝关节 OA 发生可能性高 6 倍[10]。另一项评估非手术治疗单纯性 PCL 损伤的长期预后的研究发现，PCL 损伤后 OA 的患病率略低于上述研究(11% vs. 23%)，尽管该研究包括轻度的撕裂。在这项研究中，OA 的发生与 PCL 的松弛之间没有显著的关联；PCL 松弛程度与患者

的主观报告结果或客观测量的运动范围和股四头肌强度之间也没有关联[19]。

类似的研究调查了手术治疗的患者骨关节炎的发生率。一项研究比较了经胫骨和胫骨嵌体技术治疗单纯性 PCL 损伤后 OA 的发生率。一项研究比较了单纯性 PCL 损伤使用胫骨与胫骨镶嵌技术进行手术治疗之后 OA 的发生率。他们发现两个手术组的 OA 发生率相近(分别为 16.7% 和 10.0%，这一差异无统计学意义)[20]。但是，无法将这些结果与非手术治疗的 PCL 缺失的患者或没有 PCL 损伤史的患者直接进行比较。因此，尚不清楚手术是否能降低 PCL 损伤后 OA 的发生率。

最后，在 PCL 缺失的膝关节中，其他结构可能会损伤或再次损伤，有人认为是运动学和膝关节接触压力(特别是髌骨关节和内侧隔室)的变化可能会导致膝关节后外侧结构压力增加和后续损伤[8]。

潜在的治疗并发症

残余松弛是手术重建患者术后最常见的并发症[17]。但近期的一项研究表明，术后松弛与 PCL 重建后的临床结果或 PCL 重建后的 OA 的发生无明显关系[20]。

其他可能但不太常见的手术并发症包括感染，硬体疼痛，神经血管结构损伤，特别是腘动脉损伤[17]。长期的支撑或制动会导致明显的肌肉无力和萎缩。使用镇痛药治疗的患者应被告知这些药物的潜在副作用。

（汪杰 译   刘勇 校   李铁山 审）

参考文献

1. Bowman KF, Sekiya JK. Anatomy and biomechanics of the posterior cruciate ligament, medial and lateral sides of the knee. *Sports Med Arthrosc*. 2010;18(4):222–229.
2. Voos JE, Mauro CS, Wente T, et al. Posterior cruciate ligament anatomy, biomechanics, and outcomes. *Am J Sports Med*. 2012;40(1):222–231.
3. Stevens CG, Jarbo K, Economopoulos K, Chhabra A. Anatomy and biomechanics of the posterior cruciate ligament and their surgical implications. In: Fanelli GC, ed. *Posterior Cruciate Ligament Injuries: A Practical Guide to Management*, 2nd ed. Switzerland: Springer; 2015.
4. LaPrade CM, Civitarese DM, Rasmussen MT, et al. Emerging updates on the posterior cruciate ligament: a review of the current literature. *Am J Sports Med*. 2015;43(12):3077–3092.
5. Kannus P, Bergfeld J, Jarvinen M, et al. Injuries to the posterior cruciate ligament of the knee. *Sports Med*. 1991;12:110–131.
6. Amis AA, Gupte CM, Bull AM, Edwards A. Anatomy of the posterior cruciate ligament and the meniscofemoral ligaments. *Knee Surg Sports Traumatol Arthrosc*. 2006;14:257–263.
7. Anderson CJ, Ziegler CG, Wijdicks CA, et al. Arthroscopically pertinent anatomy of the anterolateral and posteromedial bundles of the posterior cruciate ligament. *J Bone Joint Surg Am*. 2012;94:1936–1945.
8. Bedi A, Musahl V, Cowan JB. Management of posterior cruciate ligament injuries: an evidence-based review. *J Am Acad Orthop Surg*.

2016;24(5):277–289.

9. Janousek AT, Jones DG, Clatworthy M, et al. Posterior cruciate ligament injuries of the knee joint. *Sports Med.* 1999;28:429–441.

10. Sanders TL, Pareek A, Barrett IJ, et al. Incidence and long-term follow-up of isolated posterior cruciate ligament tears. *Knee Surg Sports Traumatol Arthrosc.* 2017;25(10):3017–3023.

11. Parolie JM, Bergfeld JA. Long-term results of nonoperative treatment of isolated posterior cruciate ligament injuries in the athlete. *Am J Sports Med.* 1986;14:35–38.

12. Griffin JW, Miller MD. MRI of the knee with arthroscopic correlation. *Clin Sports Med.* 2013;32(3):507–523.

13. Rosenthal MD, Rainey CE, Tognoni A, Worms R. Evaluation and management of posterior cruciate ligament injuries. *Phys Ther Sport.* 2012;13:196–208.

14. Kopkow C, Freiberg A, Kirschner S, et al. Physical examination tests for the diagnosis of posterior cruciate ligament rupture: a systematic review. *J Orthop Sports Phys Ther.* 2013;43(11):804–813.

15. Sekiya JK, Whiddon DR, Zehms CT, Miller MD. A clinically relevant assessment of posterior cruciate ligament and posterolateral corner injuries. Evaluation of isolated and combined deficiency. *J Bone Joint Surg Am.* 2008;90:1621–1627.

16. Hochstein P, Schmickal T, Grützner PA, et al. Diagnostic and incidence of the rupture of the posterior cruciate ligament. *Unfallchirurg.* 1999;102:753–762.

17. Colvin AC, Meislin RJ. Posterior cruciate ligament injuries in the athlete: diagnosis and treatment. *Bull Hosp Jt Dis.* 2009;67(1):45–51.

18. Shelbourne KD, Davis TJ, Patel DV. The natural history of acute, isolated, nonoperatively treated posterior cruciate ligament injuries. *Am J Sports Med.* 1999;27:276–283.

19. Shelbourne KD, Clark M, Gray T. Minimum 10-year follow-up of patients after an acute, isolated posterior cruciate ligament injury treated nonoperatively. *Am J Sports Med.* 2013;41(7):1526–1533.

20. Song E, Park H, Ahn Y, et al. Transtibial versus tibial inlay techniques for posterior cruciate ligament reconstruction: long term follow-up study. *Am J Sports Med.* 2014;42(12):2964–2971.

21. Rubinstein RA Jr, Shelbourne KD, McCarroll JR, et al. The accuracy of the clinical examination in the setting of posterior cruciate ligament injuries. *Am J Sports Med.* 1994;22:550–557.

22. Gross ML, Grover JS, Bassett LW, et al. Magnetic resonance imaging of the posterior cruciate ligament: clinical use to improve diagnostic accuracy. *Am J Sports Med.* 1992;20:732–737.

23. Schaefer F, Schaefer P, Brossmann J, et al. Value of fat-suppressed PD-weighted TSE-sequences for detection of anterior and posterior cruciate ligament lesions—comparison to arthroscopy. *Eur J Radiol.* 2006;58:411–415.

24. Ilaslan H, Sundaram M, Miniaci A. Imaging evaluation of the postoperative knee ligaments. *Eur J Radiol.* 2005;54:178–188.

25. Wang L, Yang T, Huang Y, et al. Evaluating posterior cruciate ligament injury by using two-dimensional ultrasonography and sonoelastography. *Knee Surg Sports Traumatol Arthrosc.* 2017;25:3108–3115.

26. White EA, Patel DB, Matcuk GR, et al. Cruciate ligament avulsion fractures: anatomy, biomechanics, injury patterns, and approach to management. *Emerg Radiol.* 2013;20(5):429–440.

27. Bellelli A, Mancini P, Polito M, et al. Magnetic resonance imaging of posterior cruciate ligament injuries: a new classification of traumatic tears. *Radiol Med (Torino).* 2006;111:828–835.

28. Mariani P, Margheritini F, Christel P, et al. Evaluation of posterior cruciate ligament healing: a study using magnetic resonance imaging and stress radiography. *Arthrosc.* 2005;21:1354–1361.

29. Margheritini F, Mancini L, Mauro CS, et al. Stress radiography for quantifying posterior cruciate ligament deficiency. *Arthroscopy.* 2003;19:706–711.

30. Margheritini F, Mariani PF, Mariani PP. Current concepts in diagnosis and treatment of posterior cruciate ligament injury. *Acta Orthop Belg.* 2000;66:217–228.

31. St. Pierre P, Miller MD. Posterior cruciate ligament injuries. *Clin Sports Med.* 1999;18:199–221.

32. Kim JG, Lee YS, Yang BS, et al. Rehabilitation after posterior cruciate ligament reconstruction: a review of the literature and theoretical support. *Arch Orthop Trauma Surg.* 2013;133:1687–1695.

33. Chen SY, Cheng CY, Chang SS, et al. Arthroscopic suture fixation for avulsion fractures in the tibial attachment of the posterior cruciate ligament. *Arthrosc.* 2012;28:1454–1463.

34. Wu CH, Chen AC, Yuan LJ, et al. Arthroscopic reconstruction of the posterior cruciate ligament by using a quadriceps tendon autograft: a minimum 5-year follow-up. *Arthrosc.* 2007;23:420–427.

35. Yang JH, Yoon JR, Jeong HI, et al. Second-look arthroscopic assessment of arthroscopic single-bundle posterior cruciate ligament reconstruction: comparison of mixed graft versus achilles tendon allograft. *Am J Sports Med.* 2012;40:2052–2060.

36. Chen CP, Lin YM, Chiu YC, et al. Outcomes of arthroscopic double-bundle PCL reconstruction using the LARS artificial ligament. *Orthopedics.* 2012;35:e800–e806.

37. Petrigliano FA, Suero EM, Voos JE, et al. The effect of proximal tibial slope on dynamic stability testing of the posterior cruciate ligament– and posterolateral corner–deficient knee. *Am J Sports Med.* 2012;40:1322–1328.

第 77 章

股四头肌腱病

Jonathan S. Halperin, MD

Bianca A. Tribuzio, DO

同义词

股四头肌腱变性

ICD-10 编码

M76.891	右下肢肌腱端病,足除外
M76.892	左下肢肌腱端病,足除外
M76.899	未定下肢肌腱端病,足除外
S83.90	未定的膝关节非特指部位的扭伤
S83.91	右膝关节非特指部位的扭伤
S83.92	左膝关节非特指部位的扭伤
S89.90	非特指的小腿损伤
S89.91	右小腿损伤
S89.92	左小腿损伤
S99.911	右踝损伤
S99.912	左踝损伤
S99.919	非特指踝关节损伤
S99.921	右足损伤
S99.922	左足损伤

定义

股四头肌肌腱起于股四头肌(股直肌,股内侧肌,股外侧肌,股中间肌)止于髌骨上方,其功能为膝关节伸直机制的一部分(图 77.1)。股四头肌腱变性或股四头肌腱病是一种过度使用综合征,其特征是股四头肌肌腱重复超负荷工作。常见的损伤机制是微创伤,即重复的损伤超过组织固有的自我修复能力[1]。股四头肌肌腱病变常发生在训练或活动有变化的运动员身上[2]。由于股四头肌肌腱在髌骨上方的止点宽大,在临床上股四头肌腱的病变比髌腱病变出现得更少[2]。文献中没有描述发病率有性别或年龄的差别。股四头肌肌腱病在跳跃或高冲击负荷运动(例如,篮球和排球)中更容易发生。

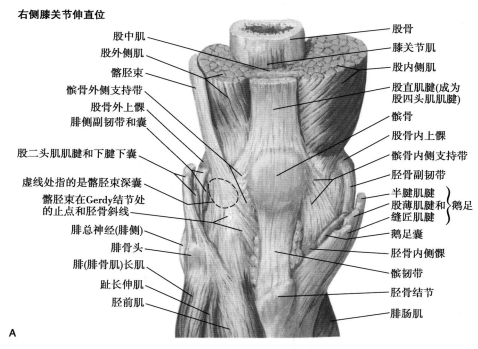

右侧膝关节伸直位

股中肌
股外侧肌
髂胫束
髌骨外侧支持带
股骨外上髁
腓侧副韧带和囊
股二头肌肌腱和下腱下囊
虚线处指的是髂胫束深囊
髂胫束在Gerdy结节处的止点和胫骨斜线
腓总神经(腓侧)
腓骨头
腓(腓骨肌)长肌
趾长伸肌
胫前肌

股骨
膝关节肌
股内侧肌
股直肌腱(成为股四头肌肌腱)
髌骨
股骨内上髁
髌骨内侧支持带
胫骨副韧带
半腱肌腱
股薄肌腱和缝匠肌腱 } 鹅足
鹅足囊
胫骨内侧髁
髌韧带
胫骨结节
腓肠肌

A

图 77.1 股四头肌肌腱的(A)前侧和(B)外侧解剖图

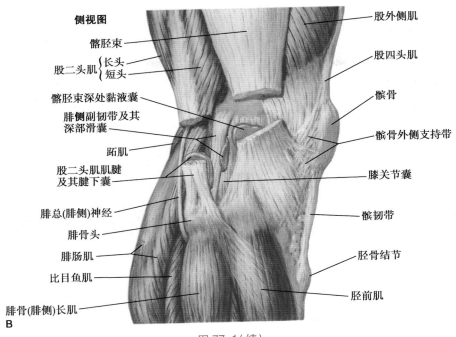

图 77.1（续）

侧视图

髂胫束
股二头肌 { 长头 / 短头 }
髂胫束深处黏液囊
腓侧副韧带及其深部滑囊
跖肌
股二头肌肌腱及其腱下囊
腓总（腓侧）神经
腓骨头
腓肠肌
比目鱼肌
腓骨（腓侧）长肌
B

股外侧肌
股四头肌
髌骨
髌骨外侧支持带
膝关节囊
髌韧带
胫骨结节
胫前肌

症状

患者描述了在跑步和跳跃活动中的膝关节疼痛的隐匿性发作。主诉常常是位于髌骨上方的膝关节前侧的疼痛。这种疼痛可伴随伸肌的活动而加重，包括弯曲膝盖，爬楼梯，跑步和跳跃。运动能力有显著变化的患者中，如果出现伸膝时疼痛或无力，临床医师应考虑为股四头肌肌腱部分或全层撕裂的诊断[2]。

体格检查

检查膝关节时，压痛点仅局限于髌骨上缘和股四头肌腱。股四头肌肌腱痛可以通过膝关节极度屈曲和抗阻力下的膝关节伸展而引出[2]。临床医师也应注意可触摸到的凹陷，这是股四头肌肌腱部分断裂的指征。神经功能和膝关节韧带的检查结果是正常的。

鉴别诊断

髌腱病	腰骶神经根病
髌股综合征/髌骨软化症	异常感觉性股痛
髌前滑囊炎	股神经病变
髌骨隆突炎	髌骨骨折
滑膜皱襞	股骨应力性骨折
剥脱性骨软骨炎	骨筋膜室综合征
股四头肌肌腱拉伤，挫伤，撕裂伤，肌腱断裂	骨或软组织肿瘤
前脂肪垫综合征	

功能受限

股四头肌肌腱病几乎不会影响日常生活活动。通常会在爬楼梯、跑步、跳跃和起立时感到疼痛。运动员会在参与包括跑步和跳跃活动的体育活动中感到受限和困难。

诊断分析

股四头肌肌腱病是一种临床诊断，通常不需要进一步做影像学检查。肌骨超声是一种有用的临床检查辅助手段（图 77.2）。在办公室就可以轻松进行，并且对排除股四头肌肌腱的部分或全层撕裂也很有用。它也可用于识别肌腱病变的特征：肌腱厚度增加或肌腱回声改变，病灶低回声信号改变（这与间质撕裂一致），病灶钙化改变和新生血管[3]。

如果怀疑有股四头肌肌腱部分或全层撕裂，磁共振成像有助于确诊和计划进一步治疗。

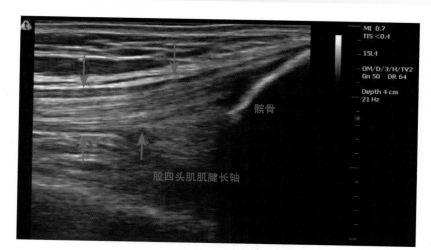

图 77.2　股四头肌肌腱的超声图像

治疗

早期治疗

由于影像学显示的肌腱病理情况与患者自述的不适之间存在差异,因此根据患者的反馈制订治疗计划非常重要[4]。

肌腱病的初期治疗应包括从加重病情的活动中得到相对的休息。活动的改良包括在保护下的离心运动或高负荷膝关节伸展(如上下楼梯,屈膝,跳跃)。任何运动前应进行适当的热身和牵拉运动。冷疗可能也有帮助。非甾体抗炎药对治疗疼痛和炎症可能有效[4]。在某些情况下,可以使用膝关节固定器,但膝关节固定器长期使用可能导致肌力下降和失用性萎缩。

康复治疗

主要的康复方式是离心肌力强化和温和的牵伸。所有的肌肉强化训练都要在无痛范围内进行。等长运动可以减少髌骨关节的压力。离心肌力强化训练对股四头肌肌腱病有帮助,这是一直都被推荐的[4-6]。治疗设备包括体外冲击波、超声波、超声药物透入疗法和离子电渗疗法都有用[2-5]。推荐使用综合训练方案,例如水中运动或固定单车训练。

介入治疗

由于存在肌腱断裂的风险,不应进行局部皮质类固醇注射[1]。可注射的生物制剂,例如富含血小板的血浆和间充质干细胞,都已被用于治疗其他的肌腱病,但目前还没有研究支持它们在股四头肌肌腱病中的应用[6-7]。

技术设备

这种疾病的治疗或康复没有特定的技术设备。

手术

股四头肌腱病首选非手术治疗。在肌腱部分或全层断裂这种罕见情况下,需要进行手术干预[2]。

潜在的疾病并发症

随着慢性症状的发展,可能会出现功能恶化。股四头肌肌腱病患者的高级功能或竞技能力通常都能恢复和维持。有极少数个案,受伤部位进行性的微创伤,可能导致肌腱断裂。

潜在的治疗并发症

与使用 NSAID 有关的并发症包括胃炎的进展以及肾、肝受累。皮质醇注射可能使肌腱断裂,如前所述不推荐[1]。

(何月 译　刘勇 校　李铁山 审)

参考文献

1. Scott A, Backman LJ, Speed C. Tendinopathy: update on pathophysiology. *J Orthop Res*. 2015;45(11):833–841.
2. Hak DJ, Sanchez A, Trobisch P. Quadriceps tendon injuries. *Orthopedics*. 2010;33(1):40–46.
3. Robinson P. Sonography of common tendon injuries. *Am J Roentgenol*. 2009;193(3):607–618.
4. Rees JD, Mauffulli N, Cook J. Management of tendinopathy. *Am J Sports Med*. 2009;37(9):1855–1867.
5. Loppini M, Mauffulli N. Conservative management of tendinopathy: an evidence based approach. *Muscles Ligaments Tendons J*. 2012;1(4):134–137.
6. Mauffuli N, Longo UC, Loppini M, Spiezia F, Denaro V. New options in the management of tendinopathy. *J Sports Med*. 2010;1:29–37.
7. Filardo G, et al. Platelet-rich plasma injections for the treatment of refractory Achilles tendinopathy: results at 4 years. *Blood Transfus*. 2014;12(4):533–540.

第78章

胫痛症候群

Michael F. Stretanski, DO, AME

同义词

内侧胫骨压力综合征

骨膜炎

胫骨内侧骨膜痛

ICD-10 编码

M89.9	骨骼疾病,非特指
S83.90	非特指膝关不明部位的扭伤
S83.91	右膝非特指部位扭伤
S83.92	左膝非特指部位扭伤

在 S83 编码后添加第 7 个字符代表不同治疗时期

(A—早期治疗,D—后续治疗,S—后遗症)

定义

胫痛症候群是一种临床综合征,表现为从小腿前内侧到外侧部分的疼痛和不适,通常与坚硬表面上的重复活动或强制过度使用足部屈肌有关。由于实际的临床综合征和病理解剖学存在不同的共识,这一术语经常被广泛而多变的使用。此类疾病的诊断应局限于伴有骨膜炎的解剖部位的肌肉骨骼系统炎症[2]。它排除了压力性骨折、饮食相关疾病[1]、缺血性或血管性疾病、踝关节肌腱疾病、踝关节扭伤或拉伤、慢性或劳力性骨筋膜室综合征,尽管这些诊断可能同时存在。

胫痛症候群最常见于训练活动突然增加或改变的运动员。这种疾病发生在跑步者、具有高冲击负荷的球类运动员或田径运动员以及体操运动员、交叉体能训练者和芭蕾舞者中,可单独存在或与其他过度使用综合征一起发生[3]。它在世界各地的军事人员中也有很好的记载和研究[4-6]。一项研究[5]指出,虽然胫痛症候群可能不是军队人群中最常见的诊断,但它要为初期基本军事训练-肌肉骨骼康复资源消耗负 20%的责任。

胫痛症候群的病因尚不清楚,但可能是多因素的,多个研究表明,脚和脚踝的生物力学异常,鞋子减震性能差,运动场地坚硬,以及训练失误都是相关因素。其他因素可能包括前群和后群肌肉组织无力、热身不足、长短腿、胫骨扭转、股骨前倾过度和Q角增加[7,8],这些因素在女性中可见。

一项针对军校学员的前瞻性研究[6]观察了 7 个解剖变量,该研究指出男性较大的髋关节内旋、外旋活动度和较低的小腿平均周长与运动性胫骨内侧疼痛的高发生率相关。同时,在女性中它也表现为高的损伤率,但没有明确的内在因素。营养和内分泌因素更有可能在应激反应中引起该病发生。在学龄期运动员和参加季节性运动的成年人中,当他们恢复运动或开始一项新的陆地运动(例如,高中或大学运动员从篮球运动改为越野或田径运动)时,可能会出现胫痛症候群。

对于临床医师来说,区分胫痛症候群(一种相对良性的情况)与急性骨筋膜室综合征(一种潜在的紧急情况)以及该区域可能发生的不同类型的应力性骨折是非常重要的。小腿前部易患骨筋膜室综合征,原因是其易受损伤,且其对骨筋膜室的顺应性相对有限[9]。我们通常会对这些诊断进行共同研究,因为许多诊断可能是共存的,症状是重叠的。关于这些其他诊断的进一步讨论可以在各自的章节中找到。胫骨骨膜炎被描述为结节性多动脉炎的最初表现[10]。本地区还报道了原发性釉质瘤[11],一种罕见的低级原发性骨肿瘤以及包虫性骨疾病[12]。

症状

胫痛症候群患者常诉胫骨后内侧或胫骨前侧的中、远端 1/3 交界区附近有钝痛和酸痛(图 78.1)。临床医师应了解该区域疼痛的广泛鉴别诊断,并非所有胫骨前部疼痛都是胫痛症候群。它的症状通常表现为双侧,运动时出现,休息时缓解[13]。最初的疼痛可能通过持续的跑步得到缓解,但随着运动时间的延长会复发。而对于胫痛症候群较严重者,正常行走、日常生活或休息时都有可能会出现持续的疼痛。

图 78.1 重复性的微小创伤和跑步时过度使用会导致软组织甚至骨受损,这一过程通常被称为胫痛症候群。肌肉过度牵拉可导致骨膜炎、拉伤或骨小梁破裂。沿着胫骨后皮质邻近内踝尖端约 13cm 的区域似乎风险最高。

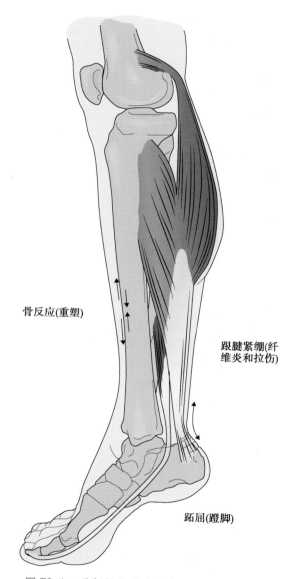

骨反应(重塑)

跟腱紧绷(纤维炎和拉伤)

跖屈(蹬脚)

图 78.1　重复性的微小创伤和跑步时过度使用会导致软组织甚至骨头破裂,这一过程通常被称为胫痛症候群。肌肉过度牵拉可导致骨膜炎、拉伤或小梁破裂。沿着胫骨后皮质邻近内踝尖端约 13cm 的区域似乎风险最高

体格检查

体格检查通常沿着胫骨内侧有压痛,可能有轻微肿胀。抗阻踝跖屈、趾屈曲或抬高可能会加重症状,疼痛抑制性无力可能是明显的。敲击一个

128Hz 的音叉并将其放在胫骨上,可能会重现与应力性骨折相关的疼痛。应力性骨折患者通常会在骨折部位的骨上出现压痛点。对于 50 岁左右的患者而言,下肢特发性骨坏死最常见于胫骨平台内侧处[14],而胫痛症候群的患者触诊时会有比其他疾病更为广泛的触痛。然而,胫骨纵向应力反应可能有一个共同的解剖区域疼痛分布,一项研究[15]显示胫骨应力反应在相同的远端 1/3 区域。

下肢检查侧重于运动链的静态和动态成分,以此来发现下肢同时存在的体征,这些将可能成为诱因。其包括前脚掌内旋、高弓足、扁平足以及足跟外翻或内翻过度。导致身体活动的个体出现胫骨内侧应力综合征(MTSS)风险的主要因素是体重指数增加、舟状骨下降的增加、踝关节跖屈活动度增大和髋关节外旋活动度增大。这些主要危险因素可以指导医疗专业人员预防和治疗 MTSS[8]。荟萃分析研究证实了除女性性别和既往有跑步损伤外,这些因素也包括在内[16]。在以后的康复目标中,应注意下肢肌肉群相对较紧或较弱的情况。尤其应检查踝关节背屈、跖屈、内翻和外翻的肌肉力量。对发热、发冷、盗汗,无原因的体重减轻,与运动相关的神经失弛缓症或对于肠道或膀胱功能的丧失,这些系统的检查应该是阴性的,因为这些可能是更严重的潜在的病理学特点。包括感觉和肌肉牵拉反射的神经系统的检查,应为正常。

功能受限

在胫痛症候群的早期阶段,活动受限最常发生在跑步或参与弹道活动时。当症状更严重时,可能在行走或休息时出现进一步的功能受限。运动员可能无法继续参加他们的运动,当尝试交叉训练进入其他有冲击力的运动时可能导致症状恶化。水上运动不仅有更好的耐受性,而且从静水压的角度来看,有更好的治疗效果,同时使运动员能够保持心血管健康状态,从而使他们不太可能过早去尝试并且回到高强度的运动中以致使他们重新受伤。

诊断分析

X 线片通常在疾病的早期过程是正常的,但如果症状表现为单侧时,它可以用来排除更为严重的疾病,稍晚期可能有骨膜增厚的迹象。放射性核素骨扫描有助于区分胫痛症候群和应力性骨折。延迟

期沿胫骨内侧或后内侧弥漫性放射性同位素吸收是胫痛症候群常见的模式。全时段的局灶性摄取区域与应力断裂更为一致[16]。在 X 线平片可显示出骨膜反应之前，磁共振压脂成像也可用于区分应力性骨折和胫痛症候群[17]。诊断性超声在显示骨膜增厚和与水肿相关的液体方面具有普遍的作用，并可能有助于证实这一主要临床诊断。运动性骨筋膜室综合征并不常见，但如果临床上高度怀疑，必须进行筋膜室压力测量以排除这种情况。筋膜室压测量没有绝对禁忌证，可以相对简单地进行[18]，最近还可以用无创性压力相关超声进行[19]。建议避开覆盖蜂窝织炎区域。虽然侵入性手术本身具有一定的感染风险，但通常可以通过适当的技术操作来避免。

如果在鉴别诊断是否为腰椎神经根病变，或在老运动员以及伴有先天性椎管狭窄的年轻运动员怀疑存在腰椎管狭窄时，则可进行腰椎的磁共振成像检查。电诊断研究基本上应该是正常的，但是在任何发炎的肌肉中都可以看到膜的兴奋性改变，表现为阳性的锐波或纤颤波。在没有任何伴随性神经压迫的情况下，神经传导应该是正常的，而像在骨筋膜室综合征中看到的那样，传导阻滞在运动诱导的神经性失用症中是可以预料的。

鉴别诊断

应力性骨折

慢性疲劳性骨筋膜室综合征

肌腱炎

肌肉拉伤

肌肉疝

血管和肌肉异常

胫骨纵向疲劳骨折

血肿

原发性肌肉疾病

腓神经卡压

筋膜缺损

深静脉血栓形成

肉瘤或骨肉瘤

包虫性骨病

治疗

早期治疗

与许多过度使用综合征一样，相对休息（也就是说，仅在无痛情况下进行能够完成的活动）才是早期

治疗的关键。如果减少里程数、球场时间或演出时间，或只是减少强度使运动员保持无痛状态，则可以接受继续进行该活动。然而，一般来说，即使是症状轻微的情况下，运动员也应至少在 1~2 周内避免重复性下肢压力活动。在更严重的情况下，运动员可能需要更长的时间停止跑步。如果走路很痛，就需要拐杖。市面上可买到的各种现成支具可以减轻与负重相关的疼痛。当骨筋膜室综合征被排除在外时，使用弹性压缩绷带可以防止额外的肿胀，因为压迫可能加重血管症状。

对相关部位进行拉伸和冰敷或冰按摩是有帮助的。非甾体抗炎药可以消炎并帮助控制疼痛。止痛药可用于止痛，但应注意使用过程中不要造成进一步的过度训练。传统上尝试使用涡流、发声、电离子导入和超声治疗，可能在症状处理或减轻炎症方面起到作用。电刺激在诊断中应被视为禁忌，在此诊断中，发病原因首先是肌肉过度收缩和反应性骨膜炎。

为了解决下肢的畸形问题，可在选定的患者中使用矫形器，如带或不带足跟内侧楔形的纵弓支架。尽管文献综述未能为广泛使用这些干预措施提供任何客观证据，但最令人鼓舞的证据似乎是减震鞋垫的使用[4,20]。在一项对健康女性跑步者的研究中，定制的矫形器植入物已经被证明可以减少后足的外翻角度和速度以及内翻运动，同时也可以减少冠状面和矢状面的踝关节动力学，尽管与胫痛症候群的特殊相关性尚不清楚，但对这些测量指标的进一步研究是有价值的[21]。

康复治疗

对于那些在最初的保守治疗后仍然疼痛的患者，物理疗法可以减轻疼痛，并进一步对患者进行疾病的宣教。尽管从病理生理学角度上与慢性疲劳性筋膜室综合征不同，胫痛症候群曾被认为是慢性疲劳性筋膜室综合征的一种形式，反之亦然，慢性劳力性骨筋膜室综合征也曾被认为是胫痛症候群的一种表现形式[22]，而且这两个疾病很少在相互独立的背景下讨论。运动前使用冰敷、被动疗法（电刺激除外）和非甾体抗炎药可能有助于康复计划的实施。

一旦症状减轻，康复计划便集中为提高肌肉力量、柔韧性和耐力，并防止损伤复发[23]。用大脚趾"书写"字母可以使脚踝在所有的平面上进行全方位的运动，应当尽早开始。

被认为与胫痛症候群有关的主要肌肉是趾长屈

肌和比目鱼肌。也有人认为是胫骨后部,但它的附着点比典型胫痛症候群症状的部位更靠后,而且实际上它附着在骨间膜上的面积比内侧胫骨多[24]。小腿深筋膜也附着在胫骨后内侧。胫痛症候群的长期康复包括提高相关肌肉的柔韧性、力量和耐力并避免相关诱发因素。前筋膜室伸展运动、跟腱伸展和整个下肢柔韧性运动都很重要。拮抗肌群的离心强化也有用。疼痛可以作为康复计划进展的指导。

运动员在恢复他们之前的活动或参加比赛之前,应该有全范围的关节活动度,也就是说,与健侧对比其活动度和肌肉力量应当是对称的。在获得高强度、耐力和灵活性之前,应避免使用增强训练。如果可能,应通过低强度运动来维持心血管的健康,如功率自行车、游泳或水中跑步训练。回到先前的运动水平应该是一个渐进、个体化的过程,应基于运动员的反应逐步地增加训练的强度。合适的运动鞋必不可少。跑鞋在使用 250 英里(1 英里=1 609 米)后会失去 60% 以上的减震性能[7]。对于那些有足部异常的人,如扁平足,矫形器通常是必要的。更具体地说,定制矫形器或鞋垫可以帮助对齐和稳定脚和脚踝,减轻小腿的压力。早在康复的第三阶段就提出了一个增强和调理的强化式的方案[25],但尚未报告恢复运动成果。

介入治疗

文献中没有提到支持任何注射操作的益处,例如局部外源性糖皮质激素注射。对于硬化治疗方案的作用,存在有限的经验观点,该方案具有促进骨筋膜室综合征发生、周围神经损伤或神经溶解的风险。富血小板血浆(PRP)在大多数肌腱病和肌腱炎中起着理论作用,但 PRP 具有高度的操作依赖性,并且没有对照研究来支持其使用。在考虑程序性干预时,必须非常小心地确保正确的诊断,因为在处理并存的骨筋膜室综合征时可能会发生潜在的灾难性的后果。疼痛管理可能适用于功能下降的慢性顽固性病例,但阿片类药物不应简单地用于运动员使其能够继续训练。

技术设备

随着越来越多的医师接受了培训,超声诊断和超声指导治疗介入操作的使用越来越普及和应用,并且超声在研究生医学培训中的应用也进入了课程。

手术

外科手术很少被推荐,但是通过使用后内侧筋膜切开术,放松内侧比目鱼肌筋膜桥和后腔室深筋膜压力,并进行骨膜烧灼的方法已经被描述。这样的手术具有相当大的风险,会使运动员在本赛季失去比赛,即使是职业运动员也不太可能恢复到手术前的表现水平[26]。如果使用微创技术,则倾向于将重点放在超声引导下的部分筋膜切开术,从而直接针对临床慢性疲劳性骨筋膜室综合征[27,28]。

潜在的疾病并发症

如果胫痛症候群没有得到治疗并且其生物力学也没有得到调整,则可能发生应力性骨折和潜在的真正骨折。这将导致疾病进展、更长时间地停止活动以及功能的进一步下降。任何慢性肌腱病变理论上都会导致肌腱减弱,随后断裂[8],随后疼痛加剧,功能减退。

潜在的治疗并发症

涉及胃肠道、心血管和泌尿系统的并发症可能由 NSAID 治疗引起。筋膜切开术可能导致后续遗留无力。过度积极的康复或错误诊断下的康复可能会加重损伤,造成继发性损伤,或延误更加严重的疾病的诊断。大多数熟悉硬化疗法的临床医师都曾见过硬化疗法注射后反射性交感神经营养不良和周围神经损伤的病例。

(曹玛丽 译 刘勇 校 李铁山 审)

参考文献

1. Lowdon J. Rickets: concerns over the worldwide increase. *J Fam Health Care*. 2011;21:25–29.
2. Batt ME. Shin splints–a review of terminology. *Clin J Sport Med*. 1995;5(1):53–57.
3. Stretanski MF, Weber GJ. Medical and rehabilitation issues in classical ballet. *Am J Phys Med Rehabil*. 2002;81:383–391.
4. Meulekamp MZ, Sauter W, Buitenhuis M, Mert A, van der Wurff P. Short-term results of a rehabilitation program for service members with lower leg pain and the evaluation of patient characteristics. *Mil Med*. 2016;181(9):1081–1087.
5. Sharma J, Greeves JP, Byers M, Bennett AN, Spears IR. Musculoskeletal injuries in British Army recruits: a prospective study of diagnosis-specific incidence and rehabilitation times. *BMC Musculoskelet Disord*. 2015;16:106.
6. Burne SG, Khan KM, Boudville PB, et al. Risk factors associated with exertional medial tibial pain—a 12 month prospective clinical study. *Br J Sports Med*. 2004;38:441–445.
7. Steinberg N, Dar G, Dunlop M, Gaida JE. The relationship of hip muscle performance to leg, ankle and foot injuries: a systematic review. *Phys Sportsmed*. 2017;45(1):49–63.
8. Winkelmann ZK, Anderson D, Games KE, Eberman LE. Risk factors for medial tibial stress syndrome in active individuals: an evidence-

based review. *J Athl Train.* 2016;51(12):1049–1052.

9. Simon RR, Koenigsknecht SJ. *Emergency Orthopedics of the Extremities*, 4th ed. New York: McGraw-Hill; 2001.

10. Vedrine L, Rault A, Debourdeau P, et al. Polyarteritis nodosa manifesting as tibial periostitis [in French]. *Ann Med Interne (Paris)*. 2001;152:213–214.

11. Ulmar B, Delling G, Werner M, et al. Classical and atypical location of adamantinomas—presentation of two cases. *Onkologie*. 2006;29:276–278.

12. Kalinova K, Proichev V, Stefanova P, et al. Hydatid bone disease: a case report and review of the literature. *J Orthop Surg (Hong Kong)*. 2005;13:323–325.

13. Andrish JA. The leg. In: DeLee JC, Drez D, eds. *Orthopaedic Sports Medicine: Principles and Practice*. Philadelphia: WB Saunders; 1994:1603–1607.

14. Valenti JR, Illescas JA, Bariga A, Dlöz R. Idiopathic osteonecrosis of the medial tibial plateau. *Knee Surg Sports Traumatol Arthrosc*. 2005;13:293–298.

15. Ruohola JS, Kiuru MJ, Pihlajamaki HK. Fatigue and bone injuries causing anterior lower leg pain. *Clin Orthop Relat Res*. 2006;444:216–223.

16. Reinking MF, Austin TM, Richter RR, Krieger MM. Medial tibial stress syndrome in Active Individuals: A Systematic Review and Meta-analysis of Risk Factors. *Sports Health*. 2017;9(3):252–261.

17. Aoki Y, Yasuda K, Tohyama H, et al. Magnetic resonance imaging in stress fractures and shin splints. *Clin Orthop Relat Res*. 2004;421:260–267.

18. Yadav A, Sikdar J, Anand V, Singh R, Sidhu V. Quantitative measurement of intra-compartmental pressure of the leg in acute traumatic injury: as a routine trend. *J Clin Orthop Trauma*. 2015;6(4):230–235.

19. Sellei RM, Hingmann SJ, Kobbe P, et al. Compartment elasticity measured by pressure-related ultrasound to determine patients "at risk" for compartment syndrome: an experimental in vitro study. *Patient Saf Surg*. 2015;9(1):4. eCollection 2015.

20. Thacker SB, Gilchrist J, Stroup DF, Kimsey CD. The prevention of shin splints in sports: a systematic review of the literature. *Med Sci Sports Exerc*. 2002;34:32–40.

21. MacLean C, Davis IM, Hamill J. Influence of a custom foot orthotics intervention on lower extremity dynamics in healthy runners. *Clin Biomech*. 2006;21:623–630.

22. Whitesides TE, Haney TC, Morimoto K, Harada H. Tissue pressure measurements as a determinant for the need of fasciotomy. *Clin Orthop Relat Res*. 1975;113:43–51.

23. Windsor RE, Chambers K. Overuse injuries of the leg. In: Kibler WB, Herring SA, Press JM, eds. *Functional Rehabilitation of Sports and Musculoskeletal Injuries*. Gaithersburg, MD: Aspen; 1998:265–267.

24. Beck BR, Osternig LR. Medial tibial stress syndrome: the location of muscles in the leg in relation to symptoms. *J Bone Joint Surg Am*. 1994;76:1057–1061.

25. Herring KM. A plyometric training model used to augment rehabilitation from tibial fasciitis. *Curr Sports Med Rep*. 2006;5:147–154.

26. Waterman BR, Laughlin M, Kilcoyne K, Cameron KL, Owens BD. Surgical treatment of chronic exertional compartment syndrome of the leg: failure rates and postoperative disability in an active patient population. *J Bone Joint Surg Am*. 2013;95(7):592–596.

27. Balius R, Bong DA, Ardèvol J, Pedret C, Codina D, Dalmau A. Ultrasound-guided fasciotomy for anterior chronic exertional compartment syndrome of the leg. *J Ultrasound Med*. 2016;35(4):823–829.

28. Drexler M, Rutenberg TF, Rozen N, et al. Single minimal incision fasciotomy for the treatment of chronic exertional compartment syndrome: outcomes and complications. *Arch Orthop Trauma Surg*. 2017;137(1):73–79.

第79章

应力性骨折

Sheila A. Dugan, MD
Sol M. Abreu Sosa, MD

同义词

衰竭骨折

疲劳性骨折

行军骨折

ICD-10 编码

S72.301	右股骨干非特指骨折
S72.302	左股骨干非特指骨折
S72.309	非特指的股骨干非特指骨折
S82.201	右胫骨干非特指骨折
S82.202	左胫骨干非特指骨折
S82.209	非特指的胫骨干非特指骨折
S82.401	右腓骨干非特指骨折
S82.402	左腓骨干非特指骨折
S82.409	非特指的腓骨干非特指骨折
M84.471	病理性骨折,右踝
M84.472	病理性骨折,左踝
M84.473	病理性骨折,未特指的踝关节
S92.201	右跗骨非特指骨折
S92.202	左跗骨非特指骨折
S92.209	非特指足的跗骨非特指骨折
S92.301	右跖骨非特指骨折
S92.302	左跖骨非特指骨折
S92.309	非特指足的跖骨非特指骨折

定义

应力性骨折是由于微创伤的累积而导致的完全或部分骨折[1]。正常的骨骼通过不断地重塑来适应应力。如果这个重塑系统不能跟上施加的应力,就会发生应力反应(微骨折),最终导致应力性骨折。应力性骨折是骨对应力反应的最终结果。青少年、青年和绝经前的女性运动员骨骼应力性损伤的发生率高于男性[2,3]。青少年应力性骨折非常少见[4]。这种骨吸收和骨沉积的不平衡既有外在因素,也有内在因素[5]。下肢对线不良、柔韧性差等内在因素与鞋子不合适、训练部位的变化,以及不合理地增加训练强度和时间等外在因素,均会导致应力性骨折。

运动员的应力性骨折因运动而异,最常见于下肢[2,6]。下肢应力性骨折占所有应力性骨折的80%～90%,占所有运动医学损伤的0.7%～20%。跑步者的应力骨折比较特殊,其发生率接近所有损伤的16%。最常见的应力性骨折发生在胫骨(占23.6%),其次发生于舟形跗骨(17.6%),跗骨(16.2%),股骨(6.6%)以及骨盆(1.6%)[7]。骨折发生的部位是承受压力最大的部位,如胫骨内侧小腿肌肉的起点处[8]。在一项对新兵的研究中,较窄的胫骨内外侧宽度是股骨、胫骨和足部发生应力性骨折的危险因素[9]。对女性跑步者的研究表明,有胫骨应力性骨折史的女性比没有受伤的女性有更高的应力负荷率[10]。相反,在有或没有发生胫骨应力性骨折病史的两组跑步者之间相比较,地面反应力、骨密度或胫骨的几何参数方面没有发现差异[11]。

在下肢应力性骨折方面,对新兵进行了广泛的研究。在对179名18～20岁的芬兰新兵的研究中,高个子、身体条件差、髋部低骨矿物质含量及骨密度、血清高甲状旁腺激素水平均为应力性骨折的危险因素[12]。对于维生素D不足的患者,补充维生素应该能降低血清甲状旁腺激素水平,并可能减少应力性骨折发生,作者认为,有必要开展这方面的干预性研究。最近对9项观察性研究的系统回顾和荟萃分析检验了血清25(OH)D水平与军队应力性骨折之间的关系,结论是维生素D的低水平可能是导致军人应力性骨折发生的一个因素,监测并确保血清25(OH)D水平充足可能有助于降低应力性骨折的风险[13]。一个包含13项随机预防试验在内的系统综述表明,在鞋子中使用减震物品可能会降低军人应力性骨折的发生率[14]。但是没有足够的证据来确定哪一种减震物品是最佳的设计。

应力性骨折可能与骨骼异常有关,例如女性运动员由于运动引起的月经异常导致骨密度降低[15,16]。过早的骨质疏松会增加应力性骨折的风险。一项研究观察了绝经前的女性跑步者和大学生运动员，得出的结论是，无月经或月经不规律的女性在进行主动训练时，肌肉骨骼损伤发生的风险更高[16]。跳跃运动员腓肠肌-比目鱼肌的肌肉缺陷也与胫骨应力性骨折有关。骨损伤可能是继肌肉功能衰竭后的继发性损伤[17]。除了钙和维生素 D 的营养缺乏，诸如类固醇、抗惊厥药、抗抑郁药和抗酸药等药物也是导致应力性骨折的危险因素[18]。

近年来，研究人员已经证实股骨应力性骨折与长期服用二膦酸盐之间的联系。二膦酸盐用于绝经后骨质疏松症患者，研究表明，服用二膦酸盐药物可以提高骨密度，防止骨质流失，减少骨折发生[19]。二膦酸盐通过诱导破骨细胞凋亡，抑制破骨细胞骨吸收，从而抑制成骨到破骨的骨转换。骨再吸收与骨再生的协同作用是骨重建过程的基础[20]。如果这种协同作用受损，在正常生理条件下原本可以被修复的微损伤可能会累积，导致引发骨折所需的能量水平大大地降低。这些骨折都是低能损伤，在股骨 X 线片上有明显的特征：有一条起源于骨皮质外侧的横向骨折线和骨折附近的外侧骨皮质增厚。此外，还可能存在由衰竭骨折变化导致的大腿疼痛的前驱症状。此种骨折的特征是其发生所需要的能量非常小，患者在日常生活活动中经常发生无非创伤的自发性骨折。

由于残疾而不能行走或行走受限的个体是另一个患有异常骨质和过早骨质疏松症的人群。对于卒中患者，偏瘫侧存在明显的骨流失，这在功能缺陷最严重的患者中最为明显[21]。脊髓损伤不仅会导致骨流失，还会改变骨的宏观结构和微观结构[22]。对于这些患者，如果发生过度使用损伤，鉴别诊断时应考虑可能发生了应力性骨折。

症状

患者可能反映在增加训练或运动水平或训练条件改变时会产生症状。由于骨损伤部位的疼痛，患者在微骨折或损伤应激反应阶段会前去求医。如果他们没有充足的休息（避免引起疼痛的活动），则可能进展到应力性骨折，甚至完全性骨折；疼痛会随着活动的增加而逐渐加重，也可能发生在不那么剧烈的运动中，比如散步，甚至在休息时。总的来说，疼痛会随着休息而改善。疼痛会导致运动的减少。患者能观察到受损骨周围的肿胀。如存在感觉异常和麻木等症状，这提醒临床医师在诊断时应该考虑其他疾病。

体格检查

做体格检查时，在骨受损部位，医师会发现有一块细腻、柔软、皮温增高和肿胀的区域。足部受累时表现为足底一侧有瘀斑出现。骨折邻近区域的叩诊可引起疼痛。将振动的音叉放置在骨折部位会加剧疼痛[23]。胫骨应力性骨折主要发生在内侧缘，其发生频率依次为上、下、中部。腓骨应力性骨折通常发生在距外踝近一掌宽的地方[5]。跗骨或跖骨的应力性骨折伴有局限性足压痛。负重运动，如单腿跳跃试验，增加地面反作用力会引发疼痛。如怀疑存在股骨应力性骨折，可让患者取坐位，股骨远端伸到坐位边缘，医师对股骨远端施加向下的力可以引起疼痛（图 79.1）。

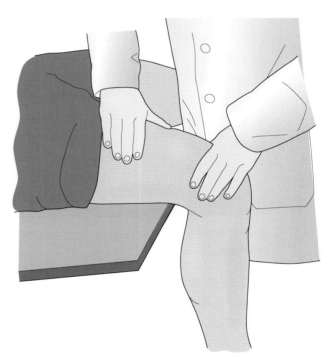

图 79.1　评估股骨压力性骨折的检查技术

检查者对远端股骨施加向下的压力，以检查台为支点，增加透过骨折部位的力量。患者出现疼痛反应则为阳性。

体格检查必须包括对腰椎和下肢的检查，以评估是否存在解剖上的对位不良或生物力学的异常。例如，患者如果存在很僵硬的足内翻或足部肌肉无力,就可能会向胫骨传递更多的地面反作用力。在体格检查中,医师可以发现问题并确定治疗计划。

肌力应该是正常的,但偶尔会因为疼痛而受影响。感觉和肌肉的牵张反射也应该是正常的。

功能受限

需要通过患肢负重的娱乐类和体育类活动可能会受疼痛的限制。例如,跑步会导致地面反作用力通过腿部传递。患者如果在混凝土跑道上跑步,其受到的作用力比在塑胶跑道上跑步的作用力要大。在一些急性病例中,步行也会疼痛。

诊断分析

X 线平片可能需要长达 6 周才能显示骨折,而在多达 2/3 的患者中,X 线平片最初是正常的[24]。^{99m}Tc 二膦酸盐骨扫描能获得应力性骨折的最早确认数据,于骨折后 1~4 天出现“热点”[22]。在 5 个月或更长时间后的骨扫描中,骨折部位可能无法恢复正常,因此在临床上用骨扫描评估恢复情况是没有意义的。CT 对于鉴别骶骨和跗骨舟骨的应力性骨折是必要的[25]。磁共振成像能提供骨折部位和愈合的状态(图 79.2)。MRI 也可以对软组织的应力反应或肌腱炎症进行识别。MRI 虽然可以在急性期明确诊断,但是通常不能在早期确诊。磁共振成像的发现可以帮助做出是否可以恢复活动或娱乐的临床决策。对有前侧小腿疼痛的新兵进行的一项回顾性调查显示,只有 56% 的人在 MRI 检查中有阳性发现,说明疼痛的根源不是骨,而是软组织[26]。在一项研究中,男性大学生篮球运动员中 12% 的无症状足在 MRI 上显示骨髓水肿。作者指出,这种早期发现可能引导制定预防策略,以避免伤害[27]。

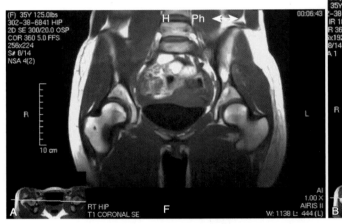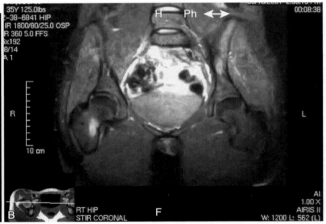

图 79.2　1 例 35 岁女性马拉松运动员股骨颈受压侧股骨应力性骨折冠状面磁共振成像显示 T_1(A)及短 T_1 反转恢复成像(STIR)(B)(*Images courtesy of David A. Turner, MD, Chairman, Department of Radiology, Rush University Medical Center, Chicago.*)

利用短 T_1 反转恢复序列(STIR)促进了 MRI 分级系统的发展。从 1 级(在 STIR 或 T_2 加权像上显示骨膜水肿)到 4 级(T_1 或 T_2 加权像上可见损伤线)描述了 4 个级别的异常[28]。骨应力损伤的放射学分级可以在临床试验中更具体地描述对治疗的反应。对于绝经的女性患者应考虑进行骨密度测试[3]。

鉴别诊断

胫骨内侧压力症候群	膝关节病(如:鹅足滑囊炎)
骨样骨瘤	骨肿瘤
骨筋膜室综合征	骨髓炎
深静脉血栓形成	

治疗

早期治疗

疼痛和水肿的早期治疗原则为 PRICE(保护、制动、冰敷、加压及抬高肢体)。一些作者不鼓励使用 NSAID,因为 NSAID 不利于组织愈合。此外,对疼痛的掩盖可能会减少症状反馈,从而影响愈合[29,30]。对乙酰氨基酚可能对那些制动但仍有疼痛的患者有帮助。应当避免能够激发疼痛的活动。如果行走时疼痛,运动员将被置于无负重状态或全拐杖辅助行走,以消除负重时的疼痛[31]。在无负重受试者中,每 2 天进行一次步行试验,一旦行走时疼痛消失,就开始使用拐杖进行完全步行。具有不愈合倾向的骨折,如胫骨中轴应力性骨折和跗舟骨骨折,可能需要立即用双瓣矫形靴固定。股骨颈上缘张力性骨折可发生移位,需要在早期使用腋拐,以便处于严格的无负重状态[32]。跖骨应力性骨折可采用硬鞋、直棍或硬性矫形器治疗。足舟骨骨折可能需要短腿石膏固定。

对于因运动引起闭经的女性运动员,应力性骨折的治疗方案中必须包括营养咨询和能量负债的纠正。如果这些干预措施不能使月经周期恢复正常,对于使用口服避孕药来恢复月经是有争议的。一项研究表明,服用口服避孕药的骨折的运动员比没有骨折的运动员要少[33]。此外,无应力性骨折的女性比有应力性骨折的女性钙摄入量更高。研究人员将9名患有应力性骨折的优秀跑步运动员与未患应力性骨折的对照者进行了比较,发现他们每年的月经次数(骨折组较少)和月经初潮年龄(骨折组延迟)存在显著差异[34]。

对于股骨转子下区或高透亮区的双膦酸盐相关应力性骨折,目前仍有争论的是应该采用非手术治疗还是手术治疗,尽管最近的一项研究认为既然这些骨折最终可能变得完整和移位,需要最终的固定,那就应该进行预防性固定[19]。

康复治疗

物理疗法如热和干扰电刺激用于增加局部血流和促进愈合。然而,缺乏对照研究来证明其有效性。可采用深层软组织按摩,包括横向摩擦按摩,对起源于胫骨内侧的肌肉进行补充拉伸。如果没有疼痛感,正在进行的心血管强化运动应该延续。慢跑,骑固定自行车,或者使用椭圆机都可以代替跑步。一旦步行和交叉训练(cross training)不出现疼痛,运动员就可以恢复跑步。但是,训练计划应该修改,疼痛可以被用来作为调整训练计划的指标[35]。在低风险应力性骨折的情况下,如果活动可以被调整到骨折部位有最小的压力,运动员可以继续参加[36]。在重返赛场之前,必须进行专项训练。

必须仔细关注训练场地和设备。如果前足或后足有明显的生物力学异常,可以使用定制的足部矫正器。可以暂时运用贴扎技术以保证足踝的稳定性。下肢肌力训练根据症状可采用从静态训练到向心性肌力训练再到离心性肌力训练的进阶训练方式。重返比赛前需进行增强式训练(离心性负重)。建议使用减震鞋垫和在减震跑道上跑步,以减少传递到下肢

骨骼的地面反作用力[12]。在一项没有参照对象的运动员的前瞻性研究中,使用气动下肢支架制动,使运动员能更早地参加改良训练计划。作者们总结出,支架促进了愈合,同时限制了穿过骨折部位的力[37]。

对易受影响的残障人士,可采用 Rocker-bottom 和钢柄预防和治疗下肢应力性骨折。

介入治疗

这种损伤没有特定的非手术介入治疗方法。

技术设备

这种情况没有专门的技术设备来治疗或康复。

手术

保守治疗成功地治疗了少数的下肢应力性骨折。股骨颈应力性骨折的张力性侧(上方侧)如果在无负重的情况下仍没有愈合则可能需要内固定钉住。胫骨中段骨折有骨不连的危险,必须制动并密切观察;发生骨不连的情况时可采用开放性植骨。跗舟骨应力性骨折对保守治疗无效,表现为移位、粉碎性骨折或骨不连,可能需要切开复位内固定。在26例32处骨折的患者中,经过2年及以上的治疗后发现,从长期效果看,对于舟骨应力性骨折,手术固定与保守治疗具有相同的效果[38]。

潜在的疾病并发症

如果在治疗过程中没有强调生物力学和训练原则,应力性骨折可能会复发。月经异常和过早骨质疏松症的女性运动员,如果不能治疗这些疾病,也可能导致应力性骨折的复发。为避免应力性骨折,还应强调适当摄入钙和维生素 D。医学研究所根据年龄和性别推荐的目标靶值如下:对于每天摄入维生素 D 的推荐剂量:9~70 岁人群为 600IU/d,70 岁以上人群为 800IU/d;对于每天钙的摄入推荐量:9~18 岁人群为 1 300mg/d,19~50 岁女性及 19~70 岁男性为 1 000mg/d,51 岁以上的女性及 71 岁以上的男性为 1 200mg/d[39]。

潜在的治疗并发症

制动会导致丧失关节活动范围和降低肌力。NSAID 的治疗风险包括胃肠道、肝脏和肾脏的副作用。此外,必须考虑其对骨愈合的有害影响。一项

大型回顾性研究发现,使用 NSAID 的患者发生骨折(非脊髓型)的风险与未接受非甾体抗炎药治疗的对照组相比高 1. 47 倍[40]。口服避孕药治疗闭经会增加血栓及其后遗症的风险。用双膦酸盐治疗早发性骨质疏松会产生食管侵蚀或溃疡的风险。手术并发症包括骨不连和其他少见的典型并发症(如感染、出血等)。手术治疗跗骨舟骨应力性骨折的患者比非手术治疗的患者更有可能感到持续性的压痛[38]。

(徐睿华 译　孟萍萍 校　李铁山 审)

参考文献

1. McBryde AM. Stress fractures in runners. *Clin Sports Med*. 1985;4: 737–752.
2. Bennell KL, Brukner PD. Epidemiology and site specificity of stress fractures. *Clin Sports Med*. 1997;16:179–196.
3. Nattiv A, Armsey TD. Stress injury to bone in the female athlete. *Clin Sports Med*. 1997;16:197–219.
4. Niemeyer P, Weinberg A, Schmitt H, et al. Stress fractures in the juvenile skeletal system. *Int J Sports Med*. 2006;27:242–249.
5. Reid DC. Exercise induced leg pain. In: Reid DC, ed. *Sports Injury Assessment and Rehabilitation*. New York: Churchill Livingstone; 1992:269.
6. Sanderlin BW, Raspa RF. Common stress fractures. *Am Fam Physician*. 2003;68:1527–1532.
7. Kahanov L, Eberman LE, Games KE, Wasik M. Diagnosis, treatment, and rehabilitation of stress fractures in the lower extremity in runners. *Open Access J Sports Medicine*. 2015;6:87–95.
8. Markey KL. Stress fractures. *Clin Sports Med*. 1987;6:405–425.
9. Giladi M, Milgrom C, Simkin A, et al. Stress fractures: identifiable risk factors. *Am J Sports Med*. 1991;19:647–652.
10. Grimston SK, Engsberg JR, Kloiber R, Hanley DA. Bone mass, external loads and stress fractures in female runners. *Int J Sports Biomech*. 1991;7:292–302.
11. Bennell K, Crossley K, Jayarajan J, et al. Ground reaction forces and bone parameters in females with tibial stress fracture. *Med Sci Sports Exerc*. 2004;36:397–404.
12. Valimaki VV, Alfthan H, Lehmuskallio E, et al. Risk factors for clinical stress fractures in male military recruits: a prospective cohort study. *Bone*. 2005;37:267–273.
13. Dao D, Sodhi S, Tabasinejad R, et al. Serum 25 hydroxyvitamin D levels and stress fractures in military personnel: a systematic review and meta-analysis. *Am J Sports Med*. 2015;43(8):2064–2072.
14. Rome K, Handoll HH, Ashford R. Interventions for preventing and treating stress fractures and stress reactions of bone of the lower limbs in young adults. *Cochrane Database Syst Rev*. 2005;2:CD000450.
15. Barrow G, Saha S. Menstrual irregularity and stress fracture in collegiate female distance runners. *Am J Sports Med*. 1988;16:209–216.
16. Lloyd T, Triantafyllou SJ, Baker ER, et al. Women athletes with menstrual irregularity have increased musculoskeletal injuries. *Med Sci Sports Exerc*. 1986;18:374–379.
17. Keats TE. *Radiology of Musculoskeletal Stress Injury*. Chicago: Year Book; 1990.
18. Tenforde AS, Kraus E, Fredericson M. Bone stress injuries in runners. *Phys Med Rehabil Clin N Am*. 2016;27(1):139–149.
19. Banffy MB, Vrahas MS, Ready JE, et al. Nonoperative versus prophylactic treatment of bisphosphonate-associated femoral stress fractures. *Clin Orthop Relat Res*. 2011;469(7):2028–2034.
20. Isaacs JD, Shidiak L, Harris IA, et al. Femoral insufficiency fractures associated with prolonged bisphosphonate therapy. *Clin Orthop Relat Res*. 2010;468(12):3384–3392.
21. Beaupre GS, Lew HL. Bone-density changes after stroke. *Am J Phys Med Rehabil*. 2006;85:464–472.
22. Jiang SD, Dai LY, Jiang LS. Osteoporosis after spinal cord injury. *Osteoporosis Int*. 2006;17:180–192.
23. Young JL, Press JM. Rehabilitation of running injuries. In: Buschbacher R, Braddom R, eds. *Sports Medicine and Rehabilitation: A Sport-Specific Approach*. Philadelphia: Hanley & Belfus; 1994:123–134.
24. Hersman EB, Mally T. Stress fractures. *Clin Sports Med*. 1990;9: 183–214.
25. Pavlov H, Torg JS, Freiberger JH. Tarsal navicular stress fractures: radiographic evaluation. *Radiology*. 1983;148:641–645.
26. Ruohola JP, Kiuru MJ, Pihlajamaki HK. Fatigue bone injuries causing anterior lower leg pain. *Clin Orthop Relat Res*. 2006;444:216–223.
27. Major NM. Role of MRI in prevention of metatarsal stress fractures in collegiate basketball players. *AJR Am J Roentgenol*. 2006;186: 255–258.
28. Fredericson M, Bergman AG, Hoffman KL, et al. Tibial stress reaction in runners. Correlation of clinical symptoms and scintigraphy with a new magnetic resonance imaging grading system. *Am J Sports Med*. 1995;23:472–481.
29. Stovitz SD, Arendt EA. NSAIDs should not be used in treatment of stress fractures [comment]. *Am Fam Physician*. 2004;70:1452–1454.
30. Wheeler P, Batt ME. Do non-steroidal anti-inflammatory drugs adversely affect stress fracture healing? A short review. *Br J Sports Med*. 2005;39:65–69.
31. Arendt E, Agel J, Heikes C, Griffith H. Stress injuries to bone in college athletes: a retrospective review of experience at a single institution. *Am J Sports Med*. 2003;31:959–968.
32. Windsor RE, Chambers K. Overuse injuries of the leg. In: Kibler WB, Herring SA, Press JM, eds. *Functional Rehabilitation of Sports and Musculoskeletal Injuries*. Gaithersburg, MD: Aspen; 1998:186–187.
33. Myburgh KH, Hutchins J, Fataar AB, et al. Low bone density is an etiologic factor for stress fracture in athletes. *Ann Intern Med*. 1990;113:754–759.
34. Carbon R, Sambrook PN, Deakin V, et al. Bone density of elite female athletes with stress fractures. *Med J Aust*. 1990;153:373–376.
35. Brody DM. Techniques in the evaluation and treatment of the injured runner. *Orthop Clin North Am*. 1982;13:541.
36. Kaeding CC, Yu JR, Wright R, et al. Management and return to play of stress fractures. *Clin J Sports Med*. 2005;15:442–447.
37. Whitelaw GP, Wetzler MJ, Levy AS, et al. A pneumatic leg brace for the treatment of tibial stress fractures. *Clin Orthop*. 1991;207: 301–305.
38. Potter N, Brukner P, Makdissi M, et al. Navicular stress fractures: outcomes of surgical and conservative management. *Br J Sports Med*. 2006;40:692–695.
39. Institute of Medicine. Dietary references intakes for calcium and vitamin D. *Natl Acad Sci*. Nov 2010.
40. Van Staa TP, Leufkens HG, Cooper C. Use of nonsteroidal anti-inflammatory drugs and risk of fractures. *Bone*. 2000;27:563–568.

第 80 章

全膝关节成形术

Mark I. Ellen, MD

David R. Forbush, MD

Thomas E. Groomes, MD

同义词

全膝关节置换

全膝关节植入

膝关节单髁置换术

膝关节翻修术

ICD-10 编码

M17.10　单侧原发性骨关节炎,非特指膝
　　　　关节

M17.11　单侧原发性骨关节炎,右侧膝关节

M17.12　单侧原发性骨关节炎,左侧膝关节

M17.5　其他单侧继发性膝关节炎

定义

关节成形术是指通过改变自然存在的因素、人工置换或两者联合的方式对病变、损伤或强直的关节进行重建。全膝关节置换术(total knee arthroplasty,TKA)包括切除异常的关节表面,并主要使用金属和聚乙烯材料重新塑造关节面[1]。

全膝关节置换术有三种基本类型:全限制型、半限制型和非限制型。被构建进人工关节中的限制体的数量反映了这个硬件能够提供的稳定性的程度。限制型关节的股骨部分与胫骨部分进行了物理连接,两者间无韧带或软组织的支持。半限制型的全膝置换有两个相互滑动的独立部件,但是胫骨部分的物理特性防止了股骨的过度滑动。非限制型装置完全依赖于自身的韧带和软组织保持关节的稳定性。半限制型和非限制型膝关节植入体最常用。一般来说,非限制型植入体可以提供最正常的关节活动范围和步态[3]。

膝关节置换术中的一种亚型被称为膝关节单髁置换术(unicompartmental knee arthroplasty,UKA)。它不同于传统的膝关节置换术之处在于,这种方法只置换膝关节的一侧(通常是内侧部)。据报道,膝关节单髁置换术比起胫骨高位截骨术更能缓解疼痛,在年轻患者和女性患者中,训练有素的手术医师进行的膝关节单髁置换术比全膝关节置换术有更好的功能性结果[4]。膝关节单髁置换术的一个要求是为了稳定膝关节,在手术中前交叉韧带和后交叉韧带必须被完整保留并具有功能。值得注意的是,由于类风湿关节炎患者的骨与软骨病变有扩散到整个膝关节的趋势,故膝关节单髁置换术被禁止用于类风湿关节炎[3]。

美国每年约有 70 万例膝关节置换术,全膝关节置换术最常见的年龄段为 65~84 岁。随着美国人口的老龄化,预计到 2030 年,每年进行膝关节置换术的人数将增加至 300 多万例[2]。

膝关节置换术的绝对禁忌证包括化脓性关节炎、肺结核或其他活动性感染[3]。由于肌肉无力、血液循环不良或功能良好的膝关节融合术而导致的伸肌功能不全、复发性脱臼也是禁忌证。相对禁忌证可能包括神经病关节,病态肥胖、既往有骨髓炎史,及手术野内的皮肤病,如银屑病[14,13]。

症状

难治性膝关节疼痛是全膝关节置换术患者术前最常见的症状,关节僵硬、畸形和不稳定也常见。围手术期,急性手术疼痛在术后 2 周最为剧烈。关节周围软组织的损害和炎症表现为软组织僵硬,这种僵硬的程度与晚期关节炎术前的僵硬不同。手术性的肌肉和关节断裂可在术后立即损害本体感觉,并使膝关节不稳定。患者的平衡和本体感觉在围手术期可能会受影响,但在恢复期似乎有所改善[11]。有时术后患者可能会听到关节内声音或出现如爆裂或研磨样感觉,已有病例报告术后的碎片(生物或磨损颗粒)可能可以解释这种现象[12]。

体格检查

体格检查首先要对患者的四肢进行全面检查。应检查双腿的皮肤应检查有无血管疾病或感染的迹象。触诊膝关节有无积液，关节力线、副韧带有无压痛。患者的步态模式应该被仔细记录膝关节可能出现的侧动（即膝关节的异常的向内侧或向外侧的运动），这可能意味着韧带不稳定及膝关节外翻或内翻畸形。术前应记录膝关节的活动范围，以评估伸膝机制。检查中应注意挛缩或先天性韧带过度松弛，因为这个问题需在手术中解决。由于全膝关节置换手术中保留内侧和外侧副韧带十分重要，所以术前必须对这些韧带的稳定性进行评估。同时应常规检查腰部和髋部，以排除从腰部和髋部疾病引发的膝关节牵涉症状[13]。

功能受限

晚期关节病可能影响一个人功能性任务的表现能力，如从椅子上站起来，行走或爬楼梯。表 80.1 描述了特定功能性活动任务所需的膝关节活动范围。在相对健康的患者人群中，膝关节炎可能会妨碍娱乐或体育活动，甚至日常生活中最基本的活动。这些功能限制在选择进行全膝关节置换术获益最大的患者中起着重要的作用。术后运动能力恢复机会最高的是那些相对体重指数较轻、合并症少、膝关节活动范围较大、下肢力量保留较好、术前 6min 步行试验测量术前运动较好的男性患者[5,6]。相反，具有较高体重指数的女性、并发症多、膝关节剧烈疼痛、膝关节屈曲活动受限、膝关节力量缺失、术前活动差的女性患者术后的运动恢复较差[6]。

表 80.1　各种活动所需的关节活动范围	
日常生活活动	**伸-屈**
步行站立期	15°～40°
步行摆动期	15°～70°
爬楼梯	0°～83°
从椅子站起	0°～93°
从马桶站起	0°～105°
弯腰捡物体	0°～117°
系鞋带	0°～106°

多项研究进一步确定和证实了术后功能恢复不理想的相关因素[5,7]，包括明显的功能受限，剧烈疼痛，心理健康评估结果差和在全膝关节置换前存在的其他合并疾病。这些因素还与术后 1 年和 2 年预后较差有关[7]。这些研究有一个共同的发现即那些术前低功能状态的患者术后功能低于术前功能状态较高的患者[5]。

还有一些研究认为股四头肌肌力是术后功能恢复的显著促进因素[8-10]。他们发现，术前股四头肌肌力基线较高的患者全膝关节置换术后早期功能性指标下降，但术后恢复比预期更快，且长期预后更好。股四头肌肌力和功能表现的高相关性提示术后强调股四头肌力量训练对加强全膝关节置换术的功能获益至关重要[8]。术前股四头肌力量训练是否能改善全膝关节置换术后的长期功能预后还有待证实[9,10]。

诊断分析

膝关节 X 线平片仍然是诊断和术前计划的主要依据，通常使用三种基本投照位置，包括站立位前后位，是在关节负重下评估内侧和外侧关节间隙；侧位，评估所有关节腔包括髌股关节和髌骨的位置；还有屈膝位置下髌骨轴位，评估髌股关节间隙[15]。第四种位置，Notch 或 Rosenberg 位置在评估股骨髁后部和早期关节炎关节边缘的改变是不可缺少的。磁共振成像在评估软骨、半月板和韧带完整性方面比 X 线平片更敏感，但对老年人半月板和韧带损伤的评估可能出现高估，而对关节表面退行性损伤的评估则不足[16,17]。

对于类风湿关节炎患者应该考虑进行颈椎射线检查。这些患者寰枢关节不稳定的风险增加，因此在围手术期因体位、运动、手法治疗而继发脊髓冲撞伤的风险也大大地增加[18]。类风湿关节炎患者受感染的风险是骨关节炎患者的 2.6 倍。因此类风湿关节炎患者在行全膝关节置换术前需要筛查感染的潜在因素，包括尿路感染、皮肤感染和牙源性感染[19]。

在全膝关节置换术前，所有怀疑膝关节感染的情形都应该被充分评估和处理。膝关节抽液，行需氧和厌氧菌群培养并进行药物敏感性检测是诊断感染最可靠的方法。整个抽液过程必须使用严格的无菌技术[20]。

治疗

早期治疗

在术后的 48～72h 内，患者可接受静脉或硬膜外控制性的镇痛治疗。也可口服阿片类药物，根据临床医师和患者的偏好选择使用缓释和短效阿片类药物,也可以按固定的时间用药止痛,或两者兼有。应用滴定法给予阿片类药物可以在尽量减少副作用的情况下达到镇痛效果[16,34-36]。研究发现NSAID 可以通过作用于前列腺素而阻碍骨的愈合[37]。

只要术后切口存在引流,就要重复使用干燥无菌的纱布敷料来护理。切口可能继续出血,通过外科引流,这些血液可以收集起来并再次输注,从而减少对献血的需求[38]。无骨水泥假体的出血量往往大于骨水泥假体。手术后 10~14 天,可以安全取出固定物和缝合线[39,40]。

术后应使用膝关节固定器来维持膝关节伸展,避免屈曲挛缩。应尽早进行物理治疗师指导下的关节活动度训练。正确使用高达大腿的弹力袜以及局部冷冻疗法可控制肿胀[41-44]。

如果患者在术前口服抗凝药物,可考虑使用低分子量肝素化合物进行桥接治疗[45]。即使患者术前未使用抗凝药物,术后预防性的抗凝治疗将显著降低住院期间症状性静脉血栓栓塞(venous thromboembolism,VTE)的发生率[46]。在选择预防药物时,应考虑如出血风险、肾功能和其他疾病等患者特异性因素[46]。

间歇性充气加压治疗也用于预防血栓的发生,它主要通过增加腿部深静脉的血流量和减少纤溶酶原激活物抑制剂而起作用[47]。已发现,这种机械性预防作用不及华法林有效,根据推理,也不及其他药物的预防效果。对处在静脉血栓栓塞高危风险的患者,当药物有禁忌时,机械性预防可单独或联合药物使用[46]。

围手术期抗生素的使用已在文献中讨论,证据支持术前、术中抗生素的应用管理[48]。2013 年举行的假体周围关节感染国际共识会议建议术前抗生素的预防性使用应在膝关节置换术 1h 前开始[49]。尽管术前和术中使用抗生素已达成共识,但术后预防性使用抗生素的疗效尚未确定,通常限制在术后 24h内使用[48]。常用的抗生素为万古霉素,也可以使用其他抗生素[50]。

康复治疗

全膝关节置换患者术后康复的重点应包括关节活动度训练,股四头肌肌力训练,步态训练和日常生活活动训练。具体方案可因外科医师喜好、切口类型、植入物类型和患者骨量而有所不同,但一般来说,康复方案应贯穿于各个阶段或时期。

第一阶段

术后即刻,受抑制的股四头肌和腘绳肌可能无法充分稳定膝关节,膝关节固定器可以有助于转移和行走。在最初的步态训练时,患者通常需要双手辅助装置(如助行器或腋下拐杖)来保持平衡和本体感觉。用于洗澡或穿衣的辅助设备(如浴缸或淋浴座椅、扶手、穿衣辅助器、鞋拔)对早期的活动度受限通常也非常有用。部分患者在术后第 1 周没有足够的关节活动度来完成爬楼梯的动作。运动反应通常在第 3 周恢复正常,因此,如果患者能够独立转移进汽车,并能够忍受长时间的坐位(表 80.2),则可恢复驾驶活动[51]。

康复早期,膝关节僵硬往往是全膝关节置换术后的一个并发症[52]。持续性被动活动(continuous passive motion,CPM)设备已经被用于减轻僵硬,但其成本和不便是否会带来显著的临床获益尚不明确。2015 年发表的一篇 Cochran 系统综述表明,与传统物理治疗相比,持续性被动活动在 6 周时膝关节主动屈曲活动,6 个月时的功能情况和生活质量方面并没有获益。有一个结果显示持续性被动活动可能获益,它统计的是 6 周时需要手法操作的患者量,但证据等级比较低[53]。没有实质性的证据表明持续性被动活动会影响全膝关节置换术后的肿胀程度、静脉血栓的风险、伤口感染的发生率和切口的并发症[54]。鉴于缺乏已证实的疗效,建议临床医师考虑停止对简单的原发性全膝关节置换术后常规使用持续性被动活动[53]。

表 80.2　第一阶段康复临床路径

术后天数	训练	移动	行走	日常生活活动
0	深呼吸	坐椅转移		
	诱导性肺量器			
	股四头肌和臀肌群	持续性被动活动设备的指导		
	直腿抬高			
	髋外展			
	踝泵			

表 80.2　第一阶段康复临床路径（续）

术后天数	训练	移动	行走	日常生活活动
1	深呼吸 下肢静态抗阻训练 踝泵和踝转圈 持续被动活动	床上移动 戴有膝关节固定器 　的床椅转移		评估辅助设备：拾物器，长柄沐浴刷和鞋拔
2	继续先前的训练 股四头肌短弧度 　训练 戴膝关节固定器的 　直腿抬高 上肢力量强化	继续床上移动和转 　移，开始如厕转移	帮助下房间内行走， 　部分负重或戴有 　膝关节固定器下 　可耐受性负重	增高坐便器 坐位下梳洗和穿衣得体
3	继续之前的训练 坐位下全弧度屈曲 　和伸直活动 结合平卧位被动屈 　曲和伸直	基本转移中逐渐减 　少辅助	使用拐杖或助行器在 　房间内独立行走 尝试走廊行走，尽 　可能练习通过 　2~4 个台阶	独立如厕和梳洗 关节保护和能量节省技术教育
根据社区资源和家居安全及家庭支持力量的获得程度，患者可以准备出院和急性期后的康复治疗。				
4	继续进行之前的训 　练并增加强度 开始辅助下主动关 　节活动训练及股 　四头肌、腘绳肌 　自我牵伸	独立进行基本转移	步态训练改变步行 　模式和耐力 间断性使用膝关节 　固定器（如果股 　四头肌力量大于 　3 级）	继续之前的日常生活活动
5~6	继续之前的训练 从被动过渡到辅助主 　动关节活动训练		在辅助设备下独立 　行走 开始爬有栏杆的楼 　梯，可用助行器	逐渐减少辅助器械下独立穿衣

第二阶段

　　在全膝关节置换术后康复的第二阶段（第 1~4周），患者可以进行受累下肢的低阻力动态训练。这可以在设定低阻力的固定自行车上进行。在此阶段，有些患者可能更愿意进行水上运动。建议在监督下通过楼梯。有抑制性肌肉募集的患者可以考虑进行股四头肌电刺激[57]。软组织松动术可促进髌骨滑动。患者在本阶段要提高至在所有的基础性日常生活活动中达到独立。在过去的 20 年，以患者为中心的家庭锻炼计划在早期门诊康复得到逐步推进。在这方面，还没有可复制和必须执行的指南可统一应用[77-79]。

第三阶段

　　在全膝关节置换术后康复的第三阶段（第 4~8周），患者的膝关节活动范围应该达到 0°~115°[58-60]。

患者可以进阶到动态抗阻训练计划、更自由地进行开链闭链运动和动态平衡训练。患者可以达到在有单手辅助设备或者无辅助设备的情况下，在不同地面进行不同速度的步行。我们也期望患者可以独立地爬楼梯。

第四阶段（末期）

　　在最后康复阶段（第 8~12 周），患者可以恢复到术前运动，娱乐活动及跪位训练。大多术前参加体育运动的患者可以参与低强度的体育活动和训练方案。患者可以返回久坐，轻、中度的工作岗位。术前请病假超过 6 个月的患者不太可能重返工作岗位。有证据表明体力活动的程度不影响全膝关节置换提前翻修[61]。然而，年轻患者可能因为他们的体力活动程度而出现过早翻修的情况[62]。建议不要进行对抗型运动，高强度的有氧活动也应谨慎[63-67]。

手法松解

一些膝关节活动度恢复不满意的患者可能需要进行手法松解治疗。手法松解对于 TKA 患者术后挛缩的作用仍存在争议。关于手法松解是否能提高患者的功能性结局和生活质量在各种研究中也存在分歧。这种手法操作通常在手术室进行,需要使用全身麻醉或硬膜外麻醉,这样做的目的是避免股四头肌阻力消除后出现关节纤维化损伤。当受累膝关节的活动范围<75°时,手法操作应在术后第 2 周或第 3 周进行[55,56]。

技术设备

最近,关节置换领域的发展催生了膝关节微创手术(MIS)的概念。微创术是由前面提到的手术方式变异而来的一种手术方式;"微创"是指对解剖结构的有限破坏[21],而不是因为切口小。尽管美观不是选择该手术方式的原因,但是该手术方式只需要较小的皮肤切口,伴随较小的关节切开和髌下囊和上囊的松解[24]。微创手术能够减少或不需要髌骨外翻,这降低了伸肌断裂和股四头肌永久性功能障碍的风险。微创术中失血相对较少,这也减少了术中输血和相关并发症的发生[25-27]。

手术

全膝关节置换的手术入路有很多种方式(图 80.1)。髌旁内侧关节切开术,也称为经前内侧入路,通常是暴露膝关节最常用的入路方式[21]。另外,经股内侧肌入路和经股内侧肌下入路两种方式在全膝关节置换中也很常见[22]。不同的入路方式有各种技术上的考虑。内侧髌旁入路将导致 1/3 的内侧股四头肌腱损害,从而产生较多的术后髌股并发症。股中入路切开股内侧肌[21],但不会破坏膝关节的伸肌机制。股下入路也保留了伸肌机制的完整性,但不会跟其他两种入路方式一样暴露膝关节[23]。

一旦切开关节,将从胫骨和股骨截骨,为假体提供空间。切除指南将帮助外科医师以精准的方式完成截骨以便日后获得更好的假体配适和对准。随后放置合适尺寸的假体[21]。这些指南可在附图中看到(图 80.2)。

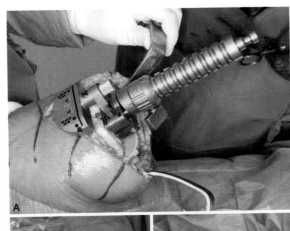
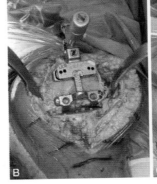
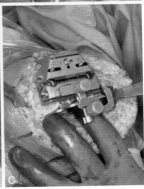

图 80.2　(A)远端股骨切骨板。(B)股骨测量板。(C)股骨切除物(*Pictures taken from* Insall & Scott Surgery of the Knee,5th ed.)

假体的固定可以用骨水泥,无骨水泥或者两者的联合来完成[1]。出于对骨水泥会随着时间推移而失效的担忧,20 世纪 80 年代发展出了无水泥假体。第一代无水泥假体是用多孔的、锯齿状的或锯齿形表层来促进宿主骨的生长(图 80.3)[28-30]。

相比骨水泥假体,第一代无骨水泥假体失败率较高[31,32],因此已经被改进。但新版本的无水泥假体

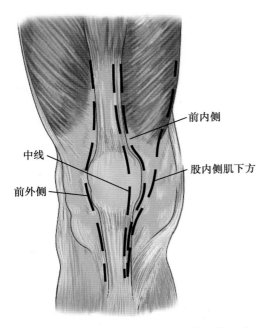

图 80.1　全膝关节置换术的手术入路方式(*Pictures taken from* Insall & Scott Surgery of the Knee,5th ed.)

前内侧

中线

前外侧

股内侧肌下方

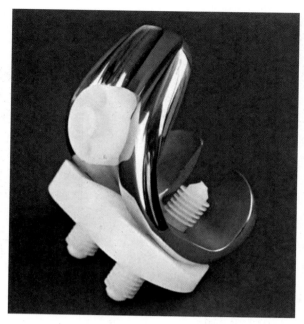

图80.3　一种无骨水泥膝关节假体（*Pictures taken from* Insall & Scott Surgery of the Knee,5th ed. ）

在 5 年内仍存在较高的发生无菌性松动的风险[33]。更好的评估结果的长效研究一直在进行中。

潜在的疾病并发症

首次全膝关节置换的总体感染率为 1% 左右[75]。合并糖尿病、风湿性关节炎晚期、膝关节置换翻修术或假体受限的患者感染率较高。在术后几天至几个月内都可能随时发生感染。感染经常表现为持续增加的疼痛、肿胀和发热。如前所述，关节液检查可确诊感染。全膝关节置换感染最有效的治疗方法是假体部件分为两阶段再植入。通常，在取出假体和再植入这个过程的中间，需要 2~6 周抗生素治疗[76]。感染的症状与假体无菌性松动是相同的。除非有其他证据，通常在假体与其周围骨之间进行射线通透性照射可以确诊感染。即使膝关节液检查阴性，红细胞沉降率和 C 反应蛋白水平正常，增强扫描检查正常，也不排除假体感染的可能。甚至所有的检查结果都正常，术中也可能发现假体感染，而必须取出假体。

潜在的治疗并发症

需要手术翻修被认为是全膝关节置换术后并发症的一个有临床意义的终点指标。根据瑞典膝关节置换登记机构的数据显示，假体翻修的比率稳步下降，从 20 世纪 70、80 年代的 20% 左右降至 2006、2009 年的 5% 以下[68]。

植入体松动是关节置换失败和可能翻修的最常见原因[69]。与松动相关的因素包括感染、植入体受限制、未能达到中位力线、稳定性差和骨水泥技术。假体松动和组件失败的前期症状是膝关节疼痛和肿胀的增加，伴有或不伴有膝关节成角畸形[70]。放射性检查会出现假体和邻近骨之间的放射透光区扩大。松动可能发生在假体与骨水泥界面或骨与水泥层。机械性的和生物性的因素都可能产生假体松动。机械因素包括肢体对线、韧带平衡和收缩的后交叉韧带的保留。假体松动的发生或早或晚，早期松动通常发生在前 2 年内，表现为假体与骨相互锁定的机械机制的破坏。

全膝关节假体的晚期松动往往是继发于宿主对假体碎片的生物反应，从而削弱假体与骨的机械结合。在假体周围软组织中会发现由于金属成分磨损而产生的碎片，这种反应被称为金属化[71]。金属碎片可能会诱导宿主炎症细胞释放细胞因子，这种释放物有可能会加速骨溶解和假体松动。炎症细胞也可能浸润滑膜，导致滑膜炎，出现疼痛性渗出[72]。此外，金属碎片可能对人的骨髓间充质干细胞有直接的毒性作用。骨溶解越严重，翻修手术就越困难。生物和机械因素在早期和晚期都会促成无菌性松动[73]。

全膝关节置换术的其他潜在并发症包括假体周围骨折、髌股关节并发症、感染、深静脉血栓形成/肺栓塞以及感觉异常。

假体周围骨折可能发生在髌骨、股骨组件周围或胫骨组件周围，后者较罕见[74]。骨质疏松和风湿性关节炎也增加了假体周围骨折的风险。

髌股关节并发症，如髌骨不稳、髌骨部件松动或失效、髌骨骨折、髌骨卡压综合征和外部机制引起的断裂是全膝关节置换术后再次手术的潜在原因。髌骨卡压综合征是股四头肌肌腱纤维化的结果，当膝关节从 60° 主动伸展到 30° 时，患者可能会听到"咔咔"声。

深静脉血栓的形成和随后发生的致死性肺栓塞是全膝置换的另一并发症。如果未进行预防，全膝置换术后深静脉血栓的发生率为 40% ~ 80%，无症状性肺栓塞发生率为 10% ~ 20%，有症状性肺栓塞发生率为 0.5% ~ 3%，死亡率为 10% ~ 20%。若进行预防，深静脉血栓和肺栓塞的发生率分别降至 1% 和 0.3% 以下[77]。

最常见的神经系统并发症是腓总神经麻痹（common peroneal nerve palsy，CPNP），其临床表现包括感觉异常和踝关节背屈无力。该并发症发生率小

于 1% 。一项研究发现腓总神经麻痹与患者年龄较
小、体重指数较高有密切相关。患者完全恢复的比例
是变化的,有研究报告说 75% 的患者可以完全恢复[78]。
术后肢体的位置摆放值得注意,这样可避免下肢外旋
和床垫、床上用品或医疗设备对腓神经产生压力[79]。

(张晗 译　孟萍萍 校　李铁山 审)

参考文献

1. Insall JN, Clark HD. Historical development, classification, and characteristics of knee prostheses. In: Insall JN, ed. *Surgery of the Knee*, 2nd ed. New York: Churchill Livingstone; 1993.
2. Kurtz S, Ong K, Lau E, et al. Projections of primary and revision hip and knee arthroplasty in the United States from 2005 to 2030. *J Bone Joint Surg Am*. 2007;89:780.
3. Tateishi H. Indications for total knee arthroplasty and choice of prosthesis. *JMAJ*. 2001;44(4):153–158.
4. van der List JP, Chawla H, Villa JC, Pearle AD. The role of patient characteristics on the choice of unicompartmental versus total knee arthroplasty in patients with medial osteoarthritis. *J Arthroplasty*. 2017;32(3):761–766.
5. Jones CA, Voaklander DC, Suarez-Alma ME. Determinants of function after total knee arthroplasty. *Phys Ther*. 2003;83:696–706.
6. Parent E, Moffet H. Preoperative predictors of locomotor ability two months after total knee arthroplasty for severe osteoarthritis. *Arthritis Rheum*. 2003;49:36–50.
7. Lingard EA, Katz JN, Wright EA, Sledge CB, Kinemax Outcomes Group. Predicting the outcome of total knee arthroplasty. *J Bone Joint Surg Am*. 2004;86:2179–2186.
8. Mizner RL, Petterson SC, Stevens JE, et al. Preoperative quadriceps strength predicts functional ability one year after total knee arthroplasty. *J Rheumatol*. 2005;32:1533–1539.
9. Beaupre LA, Lier D, Davies DM, Johnston DB. The effect of a preoperative exercise and education program on functional recovery, health related quality of life, and health service utilization following primary total knee arthroplasty. *J Rheumatol*. 2004;31:1166–1173.
10. McKay C, Prapavessis H, Doherty T. The effect of a prehabilitation exercise program on quadriceps strength for patients undergoing total knee arthroplasty: a randomized controlled pilot study. *PM R*. 2012;4:647–656.
11. Swanik CB, Lephart SM, Rubash HE. Proprioception, kinesthesia, and balance after total knee arthroplasty with cruciate-retaining and posterior stabilized prostheses. *J Bone Joint Surg Am*. 2004;86-A(2): 328–334.
12. Atkinson HDE. The negatives of knee replacement surgery: complications and the dissatisfied patient. *Orthop Trauma*. 2017;31:25–33.
13. Martin GM, Thornhill TS. Total knee arthroplasty. 2017. In: UpToDate. Waltham, MA: UpToDate; 2017.
14. Palmer SH. *Total knee arthroplasty*. 2017. emedicine.medscape.com/article/1250275-overview.
15. Lassen MR, Ageno W, Borris LC, et al. Rivaroxaban versus enoxaparin for thromboprophylaxis after total knee arthroplasty. *N Engl J Med*. 2008;358:2776.
16. Bourne MH. Analgesics for orthopedic postoperative pain. *Am J Orthop*. 2004;33:128–135.
17. Rosenberg TD, Paulos LE, Parker RD. The forty-five-degree posteroanterior flexion weight-bearing radiograph of the knee. *J Bone Joint Surg Am*. 1988;70(10):1479–1483.
18. Grauer JN, Tingstad EM, Rand N, et al. Predictors of paralysis in the rheumatoid cervical spine in patients undergoing total joint arthroplasty. *J Bone Joint Surg Am*. 2004;86:1420.
19. Poss R, Thornhill TS, Ewald FC, et al. Factors influencing the incidence and outcome of infection following total joint arthroplasty. *Clin Orthop Relat Res*. 1984;182:117.
20. Lonner JH, Siliski JM, Della Valle C, et al. Role of knee aspiration after resection of the infected total knee arthroplasty. *Am J Orthop*. 2001;30:305–309.
21. Patil N, Nett M, Tria A. Surgical approaches in total knee arthroplasty: standard and MIS techniques. In: Insall JN, ed. *Surgery of the Knee*, 2nd ed. New York: Churchill Livingstone; 1993.
22. Younger AS, Duncan CP, Masri BA. Surgical exposures in revision total knee arthroplasty. *J Am Acad Orthop Surg*. 1998;6:55–64.
23. Scuderi GR, Tenholder M, Capeci C. Surgical approaches in mini-incision total knee arthroplasty. *Clin Orthop Relat Res*. 2004;428:61–67.
24. Price AJ, Webb J, Topf H. Rapid recovery after oxford unicompartmental arthroplasty through a short incision. *J Arthroplasty*. 2001;16(8):970–976.
25. Laskin RS. New techniques and concepts in total knee replacement. *Clin Orthop Relat Res*. 2003;416:151.
26. Scuderi GR. Minimally invasive total knee arthroplasty with limited medial parapatellar arthrotomy. *Oper Tech Orthop*. 2006;16:145.
27. Tenholder M, Clarke HD, Scuderi GR. Minimal-incision total knee arthroplasty: the early clinical experience. *Clin Orthop Relat Res*. 2005;440:67.
28. Landon GC, Galante JO, Maley MM. Noncemented total knee arthroplasty. *Clin Orthop Relat Res*. 1986;205:49–57.
29. Freeman MAR, Sculco T, Todd RC. Replacement of the severely damaged arthritic knee by the ICLH (Freeman-Swanson) arthroplasty. *J Bone Joint Surg Br*. 1977;59:64.
30. Freeman MAR, Samuelson KM, Bertin KC. Freeman-Samuelson total arthroplasty of the knee. *Clin Orthop Relat Res*. 1985;192:46.
31. Duffy GP, Berry DJ, Rand JA. Cement versus cementless fixation in total knee arthroplasty. *Clin Orthop Relat Res*. 1998;356:66.
32. Rand JA, Trousdale RT, Ilstrup DM, Harmsen WS. Factors affecting the durability of primary total knee prostheses. *J Bone Joint Surg Am*. 2003;85:259.
33. Behery OA, Kearns SM, Rabinowitz JM. Cementless vs cemented tibial fixation in primary total knee arthroplasty. *J Arthroplasty*. 2017;32(5):1510–1515.
34. Farag E, Dilger J, Brooks P, Tetzlaff JE. Epidural analgesia improves early rehabilitation after total knee replacement. *J Clin Anesth*. 2005;17:281–285.
35. Cheville A, Chen A, Oster G, et al. A randomized trial of controlled-release oxycodone during inpatient rehabilitation following unilateral total knee arthroplasty. *J Bone Joint Surg Am*. 2001;83:572–576.
36. Huenger F, Schmachtenberg A, Haefner H, et al. Evaluation of post-discharge surveillance of surgical site infections after total hip and knee arthroplasty. *Am J Infect Control*. 2005;33:455–462.
37. Geusens P, Emans PJ, de Jong JJ. NSAIDs and fracture healing. *Curr Opin Rheumatol*. 2013;25(4):524–531.
38. Rauh MA, Bayers-Thering M, LaButti RS, Krackow KA. Preoperative administration of epoetin alfa to total joint arthroplasty patients. *Orthopedics*. 2002;25:317–320.
39. Lucas B. Nursing management issues in hip and knee replacement surgery. *Br J Nurs*. 2004;13:782–787.
40. Engel C, Hamilton NA, Potter PT, Zautra AJ. Comparing compression bandaging and cold therapy in postoperative total knee replacement surgery. *Perianesthes Ambul Surg Nurs*. Update. 2002;10:51.
41. Esler CAN, Blakeway C, Fiddian NJ. The use of a closed-suction drain in total knee arthroplasty: a prospective, randomised study. *J Bone Joint Surg Br*. 2003;85:215–217.
42. Smith J, Stevens J, Taylor M, Tibbey J. A randomized, controlled trial comparing compression bandaging and cold therapy in postoperative total knee replacement surgery. *Orthop Nurs*. 2002;21:61–66.
43. Lieberman JR. A closed-suction drain was not beneficial in knee arthroplasty with cement. *J Bone Joint Surg Am*. 2003;85:2257.
44. Brosseau L, Milne S, Wells G, et al. Efficacy of continuous passive motion following total knee arthroplasty: a metaanalysis. *J Rheumatol*. 2004;31:2251–2264.
45. Rauh MA, Bayers-Thering M, LaButti RS, Krackow KA. Preoperative administration of epoetin alfa to total joint arthroplasty patients. *Orthopedics*. 2002;25:317–320.
46. Pineo GF. Prevention of venous thromboembolic disease in surgical patients. In: UpToDate. Waltham, MA: UpToDate; 2017.
47. Comerota AJ, Chouhan V, Harada RN, et al. The fibrinolytic effects of intermittent pneumatic compression: mechanism of enhanced fibrinolysis. *Ann Surg*. 1997;226:306.
48. Thornley P, Evaniew N, Riediger M. Postoperative antibiotic prophylaxis in total hip and knee arthroplasty: a systematic review and meta-analysis of randomized controlled trials. *CMAJ Open*. 2015;3(3):E338–E343.
49. Gehrke T, Parvizi J. *Proceedings of the International Consensus Meeting on Periprosthetic Joint Infection*; 2013. Rolle (Switzerland). [accessed 2017 Feb]. Available at https://www.efort.org/wp-content/uploads/2013/10/Philadelphia_Consensus.pdf.
50. Ponce B, Raines BT, Reed RD. Surgical site infection after arthroplasty: comparative effectiveness of prophylactic antibiotics. Do surgical care improvement project guidelines need to be updated? *J Bone Joint Surg Am*. 2014;96:970–977.

51. Pierson JL, Earles DR, Wood K. Brake response time after total knee arthroplasty: when is it safe for patients to drive? *J Arthroplasty*. 2003;18:840–843.

52. Kim J, Nelson CL, Lotke PA. Stiffness after total knee arthroplasty. Prevalence of the complication and outcomes of revision. *J Bone Joint Surg Am*. 2004;86-A(7):1479–1484.

53. Chaudhry H, Bhandari M. Cochrane in *CORR*®: continuous passive motion following total knee arthroplasty in people with arthritis. *Clin Orthop Relat Res*. 2015;473(11):3348–3354.

54. Lenssen AF, de Bie RA, Bulstra SK, van Steyn MJA. Continuous passive motion (CPM) in rehabilitation following total knee arthroplasty: a randomised controlled trial. *Phys Ther Rev*. 2003;8:123–129.

55. Bong MR, Di Cesare PE. Stiffness after total knee arthroplasty. *J Am Acad Orthop Surg*. 2004;12:164–171.

56. Ellis TJ, Beshires E, Brindley GW, et al. Knee manipulation after total knee arthroplasty. *J South Orthop Assoc*. 1999;8:73–79.

57. Avramidis K, Strike PW, Taylor PN, Swain ID. Effectiveness of electric stimulation of the vastus medialis muscle in the rehabilitation of patients after total knee arthroplasty. *Arch Phys Med Rehabil*. 2003;84:1850–1853.

58. Epps CD. Length of stay, discharge disposition, and hospital charge predictors. *AORN J*. 2004;79:975–976, 979-981, 984-997.

59. Weaver FM, Hughes SL, Almagor O, et al. Comparison of two home care protocols for total joint replacement. *J Am Geriatr Soc*. 2003;51:523–528.

60. Kramer JF, Speechley M, Bourne R, et al. Comparison of clinic- and home-based rehabilitation programs after total knee arthroplasty. *Clin Orthop Relat Res*. 2003;410:225–234.

61. Jones DL, Cauley JA, Kriska AM, et al. Physical activity and risk of revision total knee arthroplasty in individuals with knee osteoarthritis: a matched case-control study. *J Rheumatol*. 2004;31:1384–1390.

62. Harrysson OL, Robertsson O, Nayfeh JF. Higher cumulative revision rate of knee arthroplasties in younger patients with osteoarthritis. *Clin Orthop Relat Res*. 2004;421:162–168.

63. Chatterji U, Ashworth MJ, Lewis PL, Dobson PJ. Effect of total knee arthroplasty on recreational and sporting activity. *ANZ J Surg*. 2005;75:405–408.

64. Kuster MS. Exercise recommendations after total joint replacement: a review of the current literature and proposal of scientifically based guidelines. *Sports Med*. 2002;32:433–445.

65. Lamb SE, Frost H. Recovery of mobility after knee arthroplasty: expected rates and influencing factors. *J Arthroplasty*. 2003;18:575–582.

66. Hassaballa MA, Porteous AJ, Newman JH, Rogers CA. Can knees kneel? Kneeling ability after total, unicompartmental and patellofemoral knee arthroplasty. *Knee*. 2003;10:155–160.

67. Clifford PE, Mallon WJ. Sports after total joint replacement. *Clin Sports Med*. 2005;24:175–186.

68. Carr AJ, Robertsson O, Graves S, Price AJ, Arden NK, Judge A. Knee replacement. *Lancet*. 2012;379:1331–1340.

69. Swedish Knee Arthroplasty Register. *Annual report 2010*. Lund: Swedish Knee Arthroplasty Register; 2010.

70. Dennis DA. Evaluation of painful total knee arthroplasty. *J Arthroplasty*. 2004;19(suppl 1):35–40.

71. Schiavone PA, Vasso M, Cerciello S, et al. Metallosis following knee arthroplasty: a histological and immunohistochemical study. *Int J Immunopathol Pharmacol*. 2011;24:711–719.

72. Romesburg JW, Wasserman PL, Schoppe CH. Metallosis and metal-induced synovitis following total knee arthroplasty: review of radiological findings. *J Radiol Case Rep*. 2010;4:7–17.

73. Abu-Amer Y, Darwech I, Clohisy JC. Aseptic loosening of total joint replacements: mechanisms underlying osteolysis and potential therapies. *Arthritis Res Ther*. 2007;9(suppl 1):S6.

74. Martin GM, Thornhill TS. Complications of total knee arthroplasty. In: UpToDate. Waltham, MA: UpToDate; 2017.

75. Leone JM, Hanssen AD. Management of infection at the site of a total knee arthroplasty. *J Bone Joint Surg Am*. 2005;87:2335–2348.

76. Cha MS, Cho SH. Two-stage total knee arthroplasty for prosthetic joint infection. *Knee Surg Relat Res*. 2015;27(2):82–89.

77. Januel JM, Chen G, Ruffieux C, et al. Symptomatic in-hospital deep vein thrombosis and pulmonary embolism following hip and knee arthroplasty among patients receiving recommended prophylaxis: a systematic review. *JAMA*. 2012;307:294.

78. Park JH, Restrepo C, Norton R. Common peroneal nerve palsy following total knee arthroplasty: prognostic factors and course of recovery. *J Arthroplasty*. 2013;28(9):1538–1542.

79. Idusuyi OB, Morrey BF. Peroneal nerve palsy after total knee arthroplasty. Assessment of predisposing and prognostic factors. *J Bone Joint Surg Am*. 1996;78(2):177–184.

跟腱病

Michael F. Stretanski,DO,AME

同义词

跟腱炎
腱周炎
足跟腱炎

ICD-10 编码

M76.60	跟腱炎,非特指腿
M76.61	跟腱炎,右腿
M76.62	跟腱炎,左腿
S96.811	其他特指肌肉、踝、足水平上的扭伤,右腿
S96.812	其他特指肌肉、踝、足水平上的扭伤,左腿
S96.819	其他特指肌肉、踝、足水平上的扭伤,非特指腿

在 S96 后添加适当的第七个字符表示护理过程

定义

跟腱病包括从腱周炎到肌腱炎或肌腱病和肌腱完全撕裂等一个疾病谱系。病理过程包括跟腱和腱周的疼痛、肿胀和压痛。跟腱特别紧的运动员可能更容易受伤。这种情况通常会影响打网球、篮球或其他快速起-停运动的中年男性。跟腱断裂有 200 倍的风险导致对侧跟腱断裂[1],但与非创伤性疾病也有相关性,如链球菌感染后反应性关节炎的关节周围表现[2],应与非创伤性有相当多的不同。胶原血管疾病、炎性疾病、肾衰竭、实体器官移植、药物副作用和糖尿病也可能是危险因素[3]。跟骨近端 5~7cm 相对无血供的区域长期以来被认为是一种病理解剖结构上的危险因素,因为肌腱在这个部位变薄,发生扭转[3]。然而,跟

腱病变时,存在于肌腱内的形态学和生化差异为这一共识提供了一个最新的补充。黄疸常见于未治疗的家族性高胆固醇血症[4] 和肥胖患者的跟腱和手部掌指关节伸肌腱,跟腱处的异常沉积可能在断裂的病理组织学中起到一定的作用[5]。跟腱病中胶原蛋白 1、胶原蛋白 3 与 mRNA 纤连蛋白、肌腱蛋白 C、纤维调节素,以及退化因子基质金属蛋白酶 2、基质金属蛋白酶 9 和基质金属蛋白酶 2 组织抑制因子[6],似乎增加了对于跟腱病临床表现的细胞分子基础方面的理解。组织病理学特征为肌腱体血管成纤维细胞增生(肌腱变性、退行性过程),并伴有腱周内潜在的继发性炎症反应[7]。这些疾病常同时发生,但也可能单独发生。肌腱病与长期服用喹诺酮类药物的联系有相关记载[8],而长期同时服用泼尼松和他汀类药物的患者通常情况更糟,但这可能与跟腱无关[9]。

症状

跟腱疼痛和压痛是主要症状,通常与跑步、快速"剪切"运动和其他健身活动有关[10]。快速启动和停止或快速离心收缩的活动,如古典芭蕾[11],会增加症状和完全撕裂的风险。在一些患者中,疼痛实际随着下肢运动而改善。超声测量的剪切波弹性成像显示,经常锻炼的人的非优势侧踝关节的跟腱强直程度明显高于不经常锻炼的人[12]。通常,疼痛是随着活动或训练计划的改变而发生的。肌腱病性症状最常见的位置是在跟腱弯曲的顶端。不同的活动可导致跟腱其他区域的病理改变,即在跟骨嵌入处伴或不伴 Haglund 畸形或在肌腱连接处。急性创伤事件的病史中,患者反映有"啪"声可能提示跟腱撕裂,尽管类似的弹响声可发生在足底、腓骨肌或胫骨后肌腱撕裂或断裂。应注意喹诺酮类药物暴露史、糖尿病、

胶原血管疾病、合成代谢类固醇使用史或吸烟史。

体格检查

体格检查的基本要素是对跟腱关键区域肿胀和压痛的定位,关键区域位于跟腱曲线的顶端,距骨插入点近端约2.5英寸(1英寸 = 2.54cm)。由于治疗方案和康复目标不同,应区分为副肌腱病、插入性跟腱病和中段跟腱病。触诊强烈的压痛是一项有代表性的检查发现。踝足底压力的产生程度与疼痛呈较强的负相关关系,还有一种标准化的力量测试系统被提出并在一小部分患者中是可靠的[13]。可触摸的热通常是不明显的,除非腱鞘炎是一个主要问题。跟腱通常很紧,踝关节背屈很少超过90°。相关的发现可能包括不正常的足部姿势(扁平足或高弓足),紧绷的腘绳肌,以及整个臀部和腿部的肌肉无力。足尖站立时脚后跟可能无法活动到正常的内翻位置。神经学评估的结果,包括力量、感觉和深层肌腱反射,是正常的。

检查还应包括观察可触及的凹陷和汤普森(Thompson)试验(挤压小腿,应导致跟腱附着的足跖屈),以确定跟腱是否断裂(图81.1)。

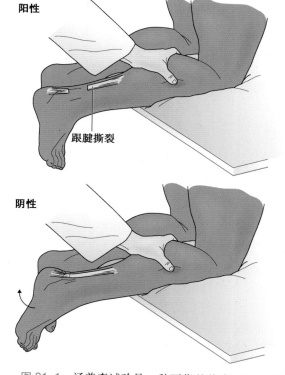

阳性

跟腱撕裂

阴性

图81.1   汤普森试验是一种可靠的临床试验,可鉴别跟腱的完全撕裂。当跟腱撕裂时,挤压小腿没有看到踝跖屈,就会得到一个阳性的测试结果。当小腿受到挤压,足发生跖屈,检测结果为阴性

功能受限

影响承重的活动,如慢跑和跑步,通常是有限的。舞蹈或典型田径运动中的往返"动作"几乎是不可能的。无影响的健身活动,如骑自行车和使用椭圆健身机,也可能导致症状。患者可能会在日常活动中抱怨疼痛,比如在工作时走路或爬楼梯。尽管存在个体差异,早期足跖屈的恢复通常是由于拇长屈肌的代偿,几乎没有功能的改变[14]。

诊断分析

除一种特殊形式的钙化性跟腱病发生在跟骨的嵌入端外,跟腱病常规 X 线片通常是正常的。诊断性超声或磁共振成像(MRI)能够确定肌腱病变和腱鞘炎的程度,但系列磁共振检查,尤其是术后的检查,不能表明什么,也不与功能结果相关[15]。局部断裂是超声诊断的难题,如有怀疑,仍应以超高场强 MRI 作为诊疗标准[15]。MRI 在记录完全撕裂的距离和位置,以及诊断超声检查中可能出现正常或可疑的部分撕裂的存在方面也更有用。电诊断研究,特别是针极肌电图和 H 反射(电诊断价值相当于跟腱牵拉反射),可能有助于定义 S_1 的根性特征,但正常的电诊断研究并不排除感觉刺激性神经根炎。这些研究一般只建议帮助确定预后或对康复治疗不敏感的患者,以及正在考虑手术或其他诊断的患者。血液与全身疾病密切相关,HIV、红细胞沉降率、HbA_{1c}、TSH、抗核抗体、风湿因子、抗链球菌溶血素抗体滴度[2] 可能适用。

鉴别诊断

Haglund 畸形

跟骨后滑囊炎

外膜的滑囊炎

跟腱断裂

胫骨应力性骨折

内侧腓肠肌撕裂

S_1(L_5)神经根病

治疗

早期治疗

早期治疗的目标是减轻疼痛,减少出现的炎症。

需要被提及的是,被诊断为跟腱病变的患者不仅要从外周[16],还要从中枢调控疼痛,这增加了他们疼痛管理的复杂程度。因此剧烈活动后的休息至关重要。冰敷(20min,每天 2~3 次)和 NSAID 或镇痛剂可以被用于疼痛和炎症。从重复的低能量冲击波治疗[17]、硬化剂[18]和局部硝化甘油[19]到低水平激光治疗,各种各样的新疗法在小规模的研究中得到了不同程度的混杂结果。考虑到非炎症性组织病理学和组织愈合与修复的需要,富血小板血浆(platelet-rich plasma,PRP)注射作为复合治疗方案的一部分可能是更合理的方法之一[20]。在某一点上,海兰 GF-20 似乎很有希望,但最近的一项研究[21]表明应该避免这种情况。这些结果表明,海兰 GF-20 可能具有硬化或促炎作用,可以与 PRP 结合使用[22]。

在任何负重活动之前热身,之后用冰降温仍然是经验上的建议。对于轻中度肌腱分离的依从性患者,非手术治疗 3 个月后,大多数患者通常能获得良好的功能效果[23]。鉴于越来越多的证据表明血脂异常与跟腱病变相关[5,24],那么重视潜在的血脂异常应该是合理的。与任何超重患者一样,治疗方案应包括与可持续减肥相关的生活方式改变,如饮食咨询。

康复治疗

康复过程的重点是损伤的肌腱和腱鞘的生物改善和功能恢复,而不是最初治疗阶段的舒适效果。康复最好是在有组织的物理治疗项目中开始,随后跟上家庭治疗性运动。非负重状态和腋拐可能在治疗的急性阶段起作用,并在耐受的情况下恢复负重。10°~15℃的跖屈位短腿石膏或夹板固定也可能在急性期治疗中有短期作用。反作用力支撑通常是有用的,如果合适的话,可以使达到 ADL 活动水平。一个简单的足跟垫(0.32~1.27cm)已明确显示可以减少跟腱的负荷。这种益处产生的机制被假设为从内侧到外侧三头肌负荷的重新分配[25],但确切机制知之甚少。被动的物理因子疗法包括治疗性超声、离子导入和超声透入疗法,通常能增强依从性并使康复计划得以实施。在面对过度使用的病因和肌肉纤维的逆向生理运动单元募集时,电刺激应认为是禁忌的,它只会将肌腱拉长,可能会将部分撕裂转变为完全撕裂。

由于力量、耐力和柔韧性缺陷很常见,治疗性训练需要指向完整的运动链,大多数下肢运动以模式化的运动记忆方式进行。力量、本体感觉和耐力测试通常有助于发现相对弱点和监测康复进展。在整

个力量建设康复阶段,有控制的离心运动可能是有益的,避免额外的肌腱分离[26]。

通过对跟腱的反力支撑或矫形器可以实现对超重负荷的控制,以尽量减少不正常的足部姿势。通过在水中形式的运动,可开始逐渐恢复对跑步的控制力。恢复运动或跑步需要包括等长运动和离心运动的过渡。完全恢复通常需要正常的力量、耐力和灵活性。然而,有一些证据表明,即使经过 5min 的静态拉伸,肌腱的硬度没有变化[27]。在马拉松全程 1h 后,肌腱不会被拉伸或变得更加柔韧[28],这也使得人们质疑拉伸或锻炼与跟腱本身硬度之间的联系。

反复受伤并不少见,一般在 6~12 周内恢复正常活动,这取决于参与程度(职业运动员还是周末运动员),伤害的严重程度以及一般的医疗和运动状况。

介入治疗

外源性糖皮质激素注射是禁忌的,因为细胞死亡和肌腱无力与肌腱断裂的潜在进展是密切相关的。虽然海兰 GF-20 可能具有推动发展的作用,但是情况正在发生改变。同样,体外冲击波疗法可以在理论上去除损伤的基质成分而起作用[29];脉冲超声[30],磷酸-铟-镓-铝二极管激光照射[31]和在动物肌腱切断术模型中的 P 物质注射[32]都已被研究并显示出不同程度的潜力。高压氧[33]可能有一个稍微更有希望的作用。

技术设备

本质上,没有治疗跟腱的新技术。然而,随着诊断性和指导性超声的使用和有效性的提高,早期和更准确的肌腱撕裂数据将成为临床实践中的一种预测趋势。使用 PRP,虽然不是一种新的治疗方案,但在小的非学术背景的使用却增加了。

手术

康复治疗的失败可能需要手术治疗的干预,以解决问题为目标而不是接受现在的弊端和活动的替代方式。最佳的外科治疗策略是有争议的,但该区域相对供血不足,这使得伤口治疗过程中始终面临着并发症和感染加重的风险。近年来,研究表明,手术方法应考虑腓动脉及手术创伤所在区域的脆弱性[34]。手术的概念包括切除有症状的腱鞘炎组织和切除跟腱内异常的腱鞘组织,以及剩余邻近的正常跟腱的修复。这通常用标准的缝合线或金属丝来完成,但是,纤维蛋白的密封剂已经开始使用[35],至少在

表面上,这看起来是一种贴近生物学的方法。手术方案包括开放、微创或经皮修复。如果切除所有病理组织,进行再吻合,并实施适当的术后康复,手术效果会更好。早期活动可减少萎缩、成纤维细胞浸润和产生胶原蛋白,并恢复力量、耐力和灵活性[36]。

如怀疑有肌腱断裂的情况,有必要进行外科会诊。内镜技术随着开放和微创[37]的发展而发展,但有相对的再撕裂率。为了让精英运动员返回体育运动具备更大的可能性,经皮修复似乎是一种更好的选择[38],但其并发症发生率较高。对于经皮穿刺技术的在手术上的应用是否应该被局限性开放手术替代,人们存在着不同的意见[39]。不同的跟腱植入的手术方法,可能影响老年人的趾长屈肌腱的强度,但它们似乎对健康的个体没有任何影响[40]。

潜在的疾病并发症

慢性症状可导致跟腱的无力以及随后的完全断裂。其他动力链失衡,出现慢性顽固性疼痛,以及继发步态异常,步态的显著改变可导致继发性膝关节、髋关节、前足或下腰痛。带有并发症的未确诊的系统性疾病,应纳入考虑范畴。

潜在的治疗并发症

非甾体类抗炎药的副作用包括胃、肾和肝并发症。长时间的制动可能会导致压疮、失用性无力、萎缩,当可以尝试回归到日常活动时,运动控制难以协调,以及潜在的腓肠神经病。腓肠神经损伤发生于开放性手术或经皮修复[41]。对腓肠肌-比目鱼复合体过度的物理治疗或电刺激可能导致疼痛和炎症的增加,最终导致肌腱无力和潜在的肌腱断裂。手术并发症,如出血、感染、胫骨、腓骨或腓肠神经损伤,是众所周知的。也可能发生重复撕裂。

（张宪 译 孟萍萍 校 李铁山 审）

参考文献

1. Kongsgaard M, Aagaard P, Kjaer M, Magnusson SP. Structural Achilles tendon properties in athletes subjected to different exercise modes and in Achilles tendon rupture patients. *J Appl Physiol.* 2005;99:1965–1971.
2. Sarakbi HA, Hammoudeh M, Kanjar I, et al. Poststreptococcal reactive arthritis and the association with tendonitis, tenosynovitis, and enthesitis. *J Clin Rheumatol.* 2010;16:3–6.
3. Bidell MR, Lodise TP. Fluoroquinolone-associated tendinopathy: does levofloxacin pose the greatest risk? *Pharmacotherapy.* 2016;36:679–693.
4. Hommer H, Saglimbeni MD. *Achilles Tendon Injuries Drugs & Diseases > Physical Medicine and Rehabilitation Medscape;* 2016.
5. Scott A, Zwerver J, Grewal N. Lipids, adiposity and tendinopathy: is there a mechanistic link? Critical review. *Br J Sports Med.* 2015;49(15):984–988.
6. Pingel J, Fredberg U, Qvortrup K, et al. Local biochemical and morphological differences in human Achilles tendinopathy. *BMC Musculoskelet Disord.* 2012;13:53.
7. Kraushaar B, Nirschl R. Tendinosis of the elbow (tennis elbow). Clinical features and findings of histological, immunohistochemical, and electron microscopy studies. *J Bone Joint Surg Am.* 1999;81:259–278.
8. Kawtharani F, Masrouha KZ, Afeiche N. Bilateral Achilles tendon ruptures associated with ciprofloxacin use in the setting of minimal change disease: case report and review of the literature. *J Foot Ankle Surg.* 2016;55(2):276–278.
9. Spoendlin J, Layton JB, Mundkur M, Meier CR. The risk of Achilles or biceps tendon rupture in new statin users: a propensity score-matched sequential cohort study. *Drug Saf.* 2016;39(12):1229–1237.
10. Nirschl R. Surgical considerations of ankle injuries. In: O'Connor F, Wilder R, eds. *The Complete Book of Running Medicine.* New York: McGraw-Hill; 2001.
11. Stretanski MF, Weber GJ. Medical and rehabilitation issues in classical ballet. *Am J Phys Med.* 2002;81:383–391.
12. Siu WL, Chan CH, Lam CH, Lee CM, Ying M. Sonographic evaluation of the effect of long-term exercise on Achilles tendon stiffness using shear wave elastography. *J Sci Med Sport.* 2016;19(11):883–887.
13. Finni T, Hodgson JA, Lai AM, et al. Muscle synergism during isometric plantarflexion in Achilles tendon rupture patients and in normal subjects revealed by velocity-encoded cine phase-contrast MRI. *Clin Biomech (Bristol, Avon).* 2006;21:67–74.
14. Wagnon R, Akayi M. Post-surgical Achilles tendon and correlation with functional outcome: a review of 40 cases. *J Radiol.* 2005;86(Pt 1):1783–1787.
15. Fouré A. New imaging methods for non-invasive assessment of mechanical, structural, and biochemical properties of human Achilles tendon: a mini review. *Front Physiol.* 2016;7:324.
16. Nefeli T, van Dieën JH, Coppieters MW. Central pain processing is altered in people with Achilles endinopathy. *Br J Sports Med.* 2016;50(16):1004–1007.
17. Rompe JD, Nafe B, Furia JP, Maffulli N. Eccentric loading, shockwave treatment, or a wait-and-see policy for tendinopathy of the main body of tendo achillis: a randomized controlled trial. *Am J Sports Med.* 2007;35:374–383.
18. van Sterkenburg MN, de Jonge MC, Sierevelt IN, van Dijk CN. Less promising results with sclerosing ethoxysclerol injections for midportion Achilles tendinopathy: a retrospective study. *Am J Sports Med.* 2010;38:2226–2232.
19. Paoloni JA, Appleyard RC, Nelson J, Murrell GA. Topical glyceryl trinitrate treatment of chronic noninsertional Achilles tendinopathy. A randomized, double-blind, placebo-controlled trial. *J Bone Joint Surg Am.* 2004;86:916–922.
20. Sartorio F, Zanetta A, Ferriero G, Bravini E, Vercelli S. The EdURéP approach plus manual therapy for the management of insertional Achilles tendinopathy. *J Sports Med Phys Fitness.* 2018;58(5):664–668.
21. Wu PT, Jou IM, Kuo LC, Su FC. Intratendinous injection of hyaluronate induces acute inflammation: a possible detrimental effect. *PLoS One.* 2016;11(5):e0155424.
22. Gentile P, De Angelis B, Agovino A, et al. Use of platelet rich plasma and hyaluronic acid in the treatment of complications of Achilles tendon reconstruction. *World J Plast Surg.* 2016;5(2):124–132.
23. Gaulke R, Krettek C. Tendinopathies of the foot and ankle: evidence for the origin, diagnostics and therapy. *Unfallchirurg.* 2017;120(3):205–213.
24. Huisman E, Guy P, Scott A. Vancouver data supports a weak association between tendon pathology and serum lipid profiles. *Br J Sports Ed.* 2016;50:1485–1486.
25. Weinert-Aplin RA, Bull AM, McGregor AH. Orthotic heel wedges do not alter hindfoot kinematics and Achilles tendon force during level and inclined walking in healthy individuals. *J Appl Biomech.* 2016;32(2):160–170.
26. Wiegerinck JI, van Dijk NC. Treatment of midportion Achilles tendinopathy: an evidence-based overview. *Knee Surg Sports Traumatol. Arthrosc.* 2016;24(7):2103–2111.
27. Chiu TC, Ngo HC, Lau LW, et al. An investigation of the immediate effect of static stretching on the morphology and stiffness of Achilles tendon in dominant and non-dominant legs. *PLoS One.* 2016;11(4):e0154443.
28. Peltonen J, Cronin NJ, Stenroth L, Finni T, Avela J. Achilles tendon stiffness is unchanged one hour after a marathon. *J Exp Biol.* 2012;215(Pt 20):3665–3671.
29. Waugh CM, Morrissey D, Jones E, Riley GP, Langberg H, Screen HR. In vivo biological response to extracorporeal shockwave therapy in human

tendinopathy. *Eur Cell Mater*. 2015;29:268–280; discussion 280.

30. Yeung CK, Guo X, Ng YF. Pulsed ultrasound treatment accelerates the repair of Achilles tendon rupture in rats. *J Orthop Res*. 2006;24:193–201.
31. Salate AC, Barbosa G, Gaspar P, et al. Effect of in-Ga-Al-P diode laser irradiation on angiogenesis in partial ruptures of Achilles tendon in rats. *Photomed Laser Surg*. 2005;23:470–475.
32. Steyaert AE, Burssens PJ, Vercruysse CW, et al. The effects of substance P on the biomechanic properties of ruptured rat Achilles' tendon. *Arch Phys Med Rehabil*. 2006;87:254–258.
33. Barata P, Cervaens M, Resende R, et al. Hyperbaric oxygen effects on sports injuries. *Ther Adv Musculoskelet Dis*. 2011;3:111–121.
34. Chen TM, Rozen WM, Pan WR, Ashton MW, Richardson MD, Taylor GI. The arterial anatomy of the Achilles tendon: anatomical study and clinical implications. *Clin Anat*. 2009;22(3):377–385.
35. Kuskucu M, Mahirogullari M, Solakoglu C, et al. Treatment of rupture of the Achilles tendon with fibrin sealant. *Foot Ankle Int*. 2005;26:826–831.
36. Sorrenti SJ. Achilles tendon rupture: effect of early mobilization in rehabilitation after surgical repair. *Foot Ankle Int*. 2006;27:407–410.
37. Rompe JD, Furia JP, Maffulli N. Mid-portion Achilles tendinopathy—current options for treatment. *Disabil Rehabil*. 2008;30:1666–1676.
38. Maffulli N, Longo UG, Maffulli GD, et al. Achilles tendon ruptures in elite athletes. *Foot Ankle Int*. 2011;32:9–15.
39. Maes R, Copin G, Averous C. Is percutaneous repair of the Achilles tendon a safe technique? A study of 124 cases. *Acta Orthop Belg*. 2006;72:179–183.
40. Hunt KJ, Cohen BE, Davis WH, Anderson RB, Jones CP. Surgical treatment of insertional Achilles tendinopathy with or without flexor hallucis longus tendon transfer: a prospective, randomized study. *Foot Ankle Int*. 2015;36(9):998–1005.
41. Majewski M, Rohrbach M, Czaja S, Ochsner P. Avoiding sural nerve injuries during percutaneous Achilles tendon repair. *Am J Sports Med*. 2006;34:793–798.

第82章

踝关节炎

David Wexler,MD,FRCS(Tr & Orth)
Melanie E. Campbell,MS,
ATC,RNFA,FNP-C
Dawn M. Grosser,MD
Todd A. Kile,MD

同义词

踝关节退行性疾病

ICD-10 编码

M19.071	原发性骨关节炎,右踝和足
M19.072	原发性骨关节炎,左踝和足
M19.079	原发性骨关节炎,非特指踝关节和足
M19.271	继发性骨关节炎,右踝和足
M19.272	继发性骨关节炎,左踝和足
M19.279	继发性骨关节炎,非特指踝关节和足
M12.571	创伤性关节病,右踝和足
M12.572	创伤性关节病,左踝和足
M12.579	创伤性关节病,非特指踝关节和足

定义

踝关节炎是由多种因素引起的胫距关节软骨的退行性变,其中最常见的是创伤性退行性关节病。急性损伤或外伤后数年才出现症状,或者长时间轻微、反复的小创伤会导致关节软骨破坏逐渐加重,最终都会导致关节退行性疾病[1]。其他常见类型有原发性骨关节炎、炎性关节病(包括类风湿、银屑病、痛风)及脓毒性关节炎。骨关节炎通常比类风湿关节炎炎症轻,但也可同时累及多个关节。

症状

与所有其他关节炎一样,踝关节炎的典型症状有疼痛(在一天内不同时间可能不同,并因活动而加剧)、肿胀、僵硬和进行性畸形[1]。踝关节在最初负重时可能出现僵硬,在步行一段时间后会有所改善,但随着活动量加大会再次加重。休息后,疼痛常常会缓解。软骨碎片可能脱落形成关节内游离体,关节会"交锁"或"卡住"在某一个位置引起急性剧烈的疼痛,直到软骨游离体从两个不规则的关节面之间移出。另一个症状是关节"打软"或不稳,这可能是关节周围肌肉无力或韧带松弛的结果。随着关节炎的进展,夜间疼痛可能会成为患者的主要症状。

体格检查

触诊可发现踝关节肿胀、疼痛及局部皮温升高。最痛的部位通常位于距前关节线,疼痛进展加重是典型表现。如果患者的对侧踝关节是正常的,那么两侧对比极为重要。对包括膝关节在内的整个下肢对线进行评估也十分重要。可以发现踝关节畸形与跖屈和背屈活动范围减小(正常:踝背屈 20°,跖屈 45°)。患者常表现为减痛步态或跛行。因此,应评估步态模式以确定脚落地时是否存在任何异常的负重模式。急性关节炎的表现非常不同。起病迅速并伴有红、肿、热、剧烈疼痛,被动关节活动受限,同时可伴随发热、寒战等全身症状。

应检查下肢的其他关节,特别是膝关节。神经血管检查结果通常正常。下肢感觉减退会增加诊断为引起关节破坏的夏科特关节的可能性(见第129章)。

功能受限

功能受限包括远距离行走后出现疼痛、爬楼梯或者斜坡困难。随着关节退变逐渐加重,即使是长时间站立也会变得无法忍受。夜间疼痛会导致睡眠障碍。患者通常会因疼痛而调整活动,导致活动量大幅减少,特别是锻炼时。

诊断分析

站立时前后位和侧位 X 线片可在疾病后期提供充足的信息（图 82.1 和图 82.2）。MRI 可在疾病早期显示出关节软骨损伤和关节积液。在评估 X 线片时，应注意后足的其他关节，因为这些关节会影响治疗方案。此外，还应注意全身骨密度和骨排列的情况。

在某些情况下，患者表现出邻近关节不同程度的退行性变，例如距下关节或膝关节。通过在影像学引导下运用局部麻醉进行关节阻滞（例如单独阻滞踝关节或距下关节），临床医生可确定哪些关节有症状。骨扫描可能有帮助。在急性期，全血细胞计数与白细胞计数变化、血清尿酸浓度以及关节穿刺阳性结果可有助于明确诊断。

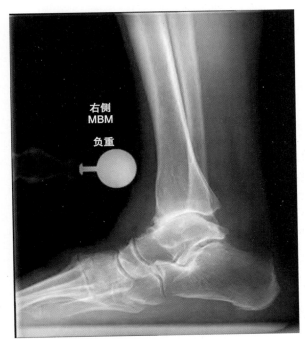

图 82.1 提示骨关节炎的踝关节侧位 X 线可见关节间隙明显狭窄，骨质硬化（骨密度增加）和骨赘（骨刺形成）

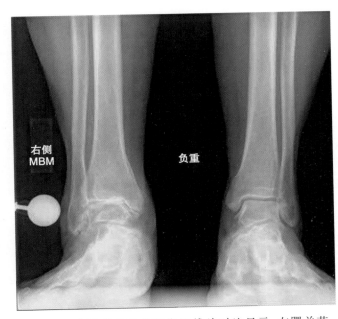

图 82.2 踝关节负重前后位 X 线片对比显示，左踝关节正常，右踝关节有严重的骨关节炎，表现为关节间隙明显狭窄，骨质硬化（骨密度增加），骨赘（骨刺）形成。此外，还显示软骨下囊肿形成和内翻畸形（距骨或踝骨向中线倾斜）

鉴别诊断

水肿（如充血性心力衰竭继发的水肿）

距下关节退行性疾病

胫骨后腱鞘炎

骨软骨缺损

骨折

骨坏死

治疗

早期治疗

早期治疗主要是缓解疼痛和减轻炎症。NSAID 或镇痛药可缓解关节疼痛。预制矫形器，从弹性柔软的橡胶护踝、系带或环绕脚踝式的支具到更刚性的支具或步行靴，都能用来增强踝关节的稳定性，减少踝关节的活动，从而减轻疼痛程度。

康复治疗

由有经验的矫形器制作师依据患者自身模型定制的刚性踝足矫形器，配合圆底鞋（大多数鞋匠都可以完成改造）都可明显缓解大多数踝关节炎患者的关节疼痛。物理治疗师可以指导患者用对侧手正确使用拐杖。这是一种简单而又有效的辅助方法，可在患者活动时减少通过踝关节的力量。

松动术、拉伸技术及关节活动练习可以帮助减轻关节疼痛和僵硬。非负重运动很重要，如果有条件，有研究证明水疗是一种非常有用且有效的辅助方法。牵引和滑动移动技术可以改善关节活动范围。加强踝关节周围肌群肌力的练习和本体感觉康复可以增强踝关节的稳定性。

介入治疗

除疑难病例中用于确定病理变化的部位外，注射疗法通常不用于治疗踝关节炎。皮质类固醇注射治疗的疗效一般只能持续有限的时间,而且类固醇具有软骨毒性(引起软骨损伤)。但是,皮质类固醇注射可短时间内明显缓解关节炎终末期患者的疼痛。黏弹性补充疗法(用于治疗膝关节炎)现仍处于试验阶段,目前不作推荐。

技术设备

目前,还没有专门的技术设备用于治疗或康复踝关节炎。

手术

非手术治疗失败的患者,尤其是持续疼痛的患者,应行手术治疗。在踝关节炎的早期阶段,关节镜下冲洗和踝关节软骨清创可显著缓解患者的疼痛。

随着疾病的进展,需要进行更广泛的手术。从微创关节镜下关节融合术到开放式融合术(使用硬件)有很多不同的融合技术[1-6]。踝关节牵开成形术使用外固定架一段时间是年轻患者踝关节融合术或全踝关节置换术的替代方案,目前已经显示出一定的治疗效果。自20世纪70年代以来,全踝关节置换术(关节成形术)已成为特定人群踝关节融合的替代方案(图82.3和图82.4)。因为早期的手术治疗方案被证明是失败的,结果无法预测,所以它经历了一系列的变化[7,13]。

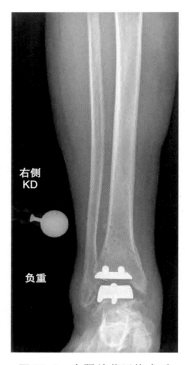

图82.3　全踝关节置换术后的负重前后位X线片

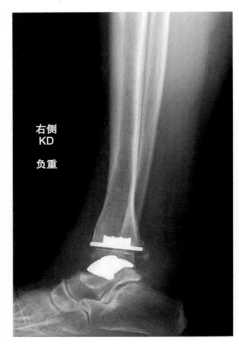

图82.4　全踝关节置换术后的负重侧位X线片

目前,美国使用的全踝关节置换方式有五种。近年来,研究在比较关节融合术和全踝关节置换术的疗效方面取得了重大的进展[8,9,13]。患者的选择至关重要,对于那些有高期望和高要求的患者(徒步旅行、打网球、跑步)来说,采用一种易于预测、更稳定的关节融合术可能好于采用一种失败可能性更高、更需要改进的替代方案。

潜在的疾病并发症

踝关节炎可导致关节进行性活动减少、踝关节活动永久性丧失、骨塌陷导致双下肢不等长及慢性顽固性疼痛。

潜在的治疗并发症

镇痛药和NSAID的副作用众所周知,最常见的是影响胃、肝脏和肾脏。关节镜检查可因神经损伤或极少发生的化脓性关节炎而复杂化。有时,对于关节固定术后无法实现关节融合[10]。步态的异常很常见[11]。关节成形术的并发症包括感染、血栓栓塞、骨塌陷、植入物磨损和松动、软组织撞击和关节纤维化[13]。踝关节牵开成形术的并发症包括浅表穿针部位感染、穿针断裂、过早松动、胫后神经失用和足跟麻木[12]。

（王静　译　马钊　校　白玉龙　审）

参考文献

1. Richardson EG. Arthrodesis of ankle, knee and hip. In: Canale ST, ed. *Campbell's Operative Orthopaedics*, 9th ed. St. Louis: Mosby; 1988:165–182.
2. Thordarson DB. Ankle and hindfoot arthritis: fusion techniques. In: Craig EV, ed. *Clinical Orthopaedics*. Philadelphia: Lippincott Williams & Wilkins; 1999:883–890.
3. Mann RA, Van Manen JW, Wapner K, Martin J. Ankle fusion. *Clin Orthop*. 1991;268:49–55.
4. Morgan CD, Henke JA, Bailey RW, Kaufer H. Long-term results of tibiotalar arthrodesis. *J Bone Joint Surg Am*. 1985;67:546–550.
5. Kile TA. Ankle arthrodesis. In: Morrey B, ed. *Reconstructive Surgery of the Joints*, 2nd ed. New York: Churchill Livingstone; 1996:1771–1787.
6. Kile TA, Donnelly RE, Gehrke JC, et al. Tibiotalocalcaneal arthrodesis with an intramedullary device. *Foot Ankle*. 1994;15:669–673.
7. McGuire MR, Kyle RF, Gustilo RB, Premer RF. Comparative analysis of ankle arthroplasty versus ankle arthrodesis. *Clin Orthop Relat Res*. 1988;226:174–181.
8. Haddad SL, Coetzee JC, Estok R, et al. Intermediate and long-term outcomes of total ankle arthroplasty and ankle arthrodesis: a systematic review of the literature. *J Bone Joint Surg Am*. 2007;89:1899–1905.
9. Cracchiolo A III, DeOrio JK. Design features of current total ankle replacements: implants and instrumentation. *J Am Acad Orthop Surg*. 2008;16:530–540.
10. Smith RW. Ankle arthrodesis. In: Thompson RC, Johnson KA, eds. *Master Techniques in Orthopaedic Surgery. The Foot and Ankle*. Philadelphia: Raven Press; 1994:467–482.
11. Mazur JM, Schwartz E, Simon SR. Ankle arthrodesis: long-term follow-up with gait analysis. *J Bone Joint Surg Am*. 1979;61:964–975.
12. Bernstein M, Reidler J, Fragomen A, Rozbruch SR. Ankle distraction arthroplasty: indications, technique, and outcomes. *J Am Acad Orthop Surg*. 2017;25(2):89–99.
13. Saltzman CL, Mann RA, et al. Prospective controlled trial of STAR total ankle replacement versus ankle fusion: initial results. *Foot Ankle Int*. 2009;30(7):579–596.

第 83 章

踝关节扭伤

Brian J. Krabak, MD, MBA
Aaron W. Butler, MD

同义词

内翻扭伤

ICD-10 编码

S93.401	非特指的右踝韧带扭伤
S93.402	非特指的左踝韧带扭伤
S93.409	非特指的踝韧带扭伤
S93.601	非特指的右踝扭伤
S93.602	非特指的左踝扭伤
S93.609	非特指的踝扭伤

定义

踝扭伤包括踝部韧带的拉伤和撕裂。踝关节损伤在普通人群和运动员中较为常见,在美国每天预计有 25 000 位踝关节扭伤患者需要进行医疗处理[1]。对于 15~24 岁的人群,男性较女性更容易发生踝关节扭伤(发生率比为 1.04),同时较为年轻的群体扭伤的发生率是年龄较大群体的 9 倍[2]。然而,最近的一项荟萃分析显示,总体来说女性较男性的发病率更高(13.6/1 000 vs. 6.94/1 000)[3]。对高中的运动员来说,每 10 000 名运动员中平均就有 5.23 名存在踝关节损伤,常见为男子篮球、女子篮球和男子足球运动员,可见外伤性的韧带损伤[4]。在大学的运动员中,踝关节扭伤占所有损伤中的 15%,而在大学的男子和女子篮球以及女子排球运动员中踝关节损伤占 25%[5,6]。

在所有的踝关节扭伤中将近有 85% 发生在踝关节的侧面,包括距腓前韧带(ATFL)和跟腓韧带(CFL)(图 83.1)[7]。另 5%~10% 是韧带联合及高位的踝关节扭伤,包括远端胫腓前韧带的部分撕裂。韧带联合损伤的鉴别极为重要,因为相对于踝关节外侧的轻度扭伤,这些损伤需要更长的恢复期,同时这些损伤也更有可能需要手术治疗。在所有的踝关节扭伤中只有 5% 是踝关节的内侧扭伤,因为内侧三

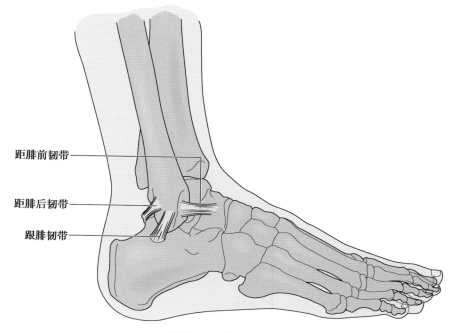

距腓前韧带 ————

距腓后韧带 ————

跟腓韧带 ————

图 83.1　外踝的韧带

角韧带有较强的抗撕裂能力。根据踝关节损伤的等级，大部分踝关节扭伤都需要几周至几月的恢复时间。而有 20% ~ 40% 的踝关节扭伤会出现慢性后遗症[8]。踝关节扭伤后久治不愈可能和其他结构的损伤有关，故有必要进行进一步的检查。

具体撕裂的部位取决于损伤的机制。最常见的原因是足部的旋后和内翻导致的踝外侧结构的撕裂（主要是 ATFL）。足踝部外翻的压力将会导致内侧结构的撕裂（三角韧带），同时踝背屈的同时外旋将会导致韧带联合处的损伤[7,9]。

韧带损伤分成以下三级：

Ⅰ级指部分撕裂并不伴有松弛只有轻度水肿。

Ⅱ级指部分撕裂伴有轻度松弛和中度的疼痛，肿胀，压痛以及失稳。

Ⅲ级指完全断裂包括明显的肿胀，更剧烈的疼痛，明显的松弛以及常常出现关节失稳现象（图83.2）。

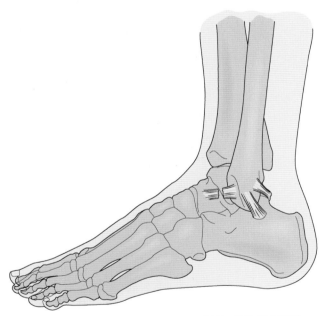

图83.2　Grade Ⅲ 级踝关节扭伤：距腓前韧带的完全撕裂

症状

急性期，受伤的患者将会有疼痛、肿胀以及受损韧带处的压痛。一些患者描述在受伤时听到"啪"的声音。刚开始，他们只有患肢的承重困难，之后出现移动困难。在最初 24 ~ 48h，患者可能会出现瘀斑。在腓肠神经、腓浅神经及腓深神经分布区域可能会出现一些感觉症状。据报道，Ⅱ级和Ⅲ级损伤较常出现踝关节失稳同时伴有功能受限和活动度减

少的情况。

体格检查

根据损伤的程度，在踝关节的损伤区域可见水肿有时伴有瘀斑。踝关节活动度可能因为肿胀和疼痛而受限。踝关节扭伤可能会导致踝背屈活动的减少[10]。触诊主要包括 ATFL、CFL、联合韧带区及内侧三角韧带处。此外，检查者还需触诊腓骨远端、内踝、第五跖骨基底部、骰骨以及距骨外侧突（评估是否为滑雪者骨折）和骶区来评估是否可能有潜在的骨折[11,12]。患者的力量下降及异常反射也应该评估，这些在损伤的同时也会显现。尽管不常见，踝关节的内翻损伤有时也会引起神经损伤，由此可能导致足背部（腓浅神经）或者第一趾蹼区（腓深神经）的感觉障碍。腓深神经损伤会导致背屈和外翻力量的减弱。若没有骨折，单腿平衡测试可以评估其本体感觉损害的程度。

踝关节稳定性可以通过与健侧对比进行一些测试来评估关节的异常平移。踝关节前抽屉试验（图83.3）可以评估 ATFL 的完整性。具体操作为将踝关节置于跖屈接近 30° 的位置，同时一只手固定胫骨，另一只手在跟骨的位置给予一个向前的力。与另一侧对比，若平移增加则提示 ATFL 损伤。在尸体标本上的研究显示此试验可以准确地检测踝关节外侧的异常运动，具有 100% 的灵敏度和 75% 的特异

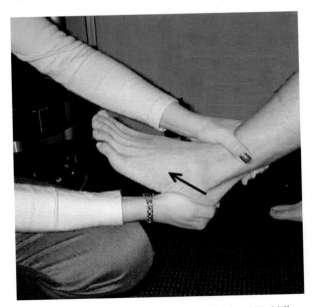

图83.3　踝关节前抽屉试验（*From Brinker MR, Miller MD. Fundamentals of Orthopaedics. Philadelphia：Saunders；1999.* ）

度[13,14]。距骨倾斜试验(图83.4)是将踝关节置于中立位来评估 CFL 的完整性[14]。挤压试验(图83.5)主要用来诊断韧带联合的损伤。它主要通过挤压小腿中部的腓骨和胫骨近端,若引起韧带联合部位的疼痛则为阳性。同样,外旋应力试验是通过将踝关节置于中立位置,外旋胫骨,从而引起韧带联合部位的疼痛来检测的[15]。遗憾的是,一些研究已经证明临床应力试验结果与韧带断裂程度之间的相关性较差[16]。

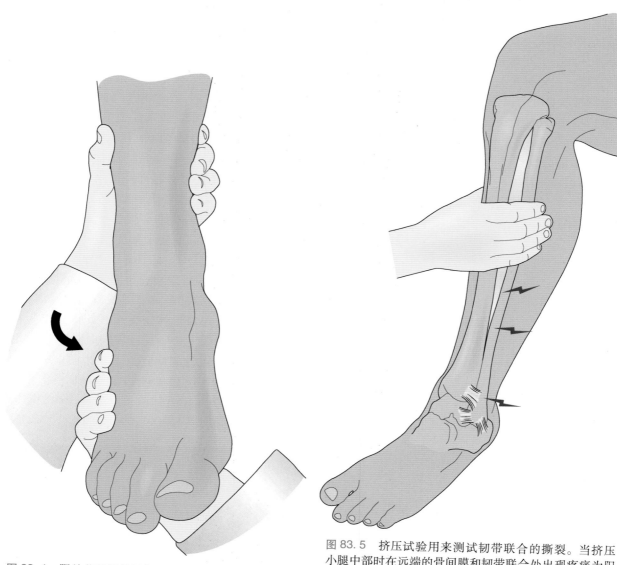

图 83.4 踝关节的距骨倾斜试验(内翻应力)

图 83.5 挤压试验用来测试韧带联合的撕裂。当挤压小腿中部时在远端的骨间膜和韧带联合处出现疼痛为阳性结果

功能受限

患者可能因为疼痛和肿胀而行走困难。受伤踝关节的本体感觉和平衡都会出现异常,同时受伤的脚进行单腿站立的时候也会比对侧脚困难[17]。运动员在疼痛和肿胀消退、完全康复之前很难回归训练。尚未完全恢复或康复不充分时可能会导致患者再次受伤[18]。值得注意的是,单腿平衡试验有助于预测哪些运动员可能在下一个赛季中脚踝受伤[19]。慢性踝关节扭伤可导致踝关节失稳,所有患者在检查时均发现存在客观不稳定或松弛的情况[20]。

诊断分析

在外踝、踝关节、联合韧带或其他骨结构有压痛的情况下,应考虑行标准的前后位、正位(图83.6)和侧位 X 线检查,以排除潜在骨折[7,11]。渥太华踝关节准则(图83.7)阐明了行踝关节 X 线检查的适应证。准则建议在受伤当时和急诊时,若在内外踝后侧缘下方6cm、内外踝尖、手舟骨、第五跖骨底部有

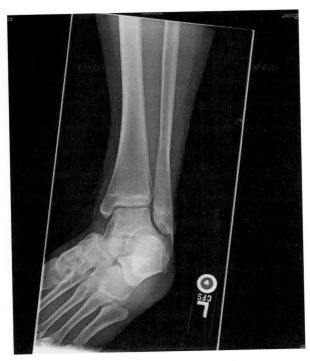

图 83.6　踝关节 X 线片（正位相）

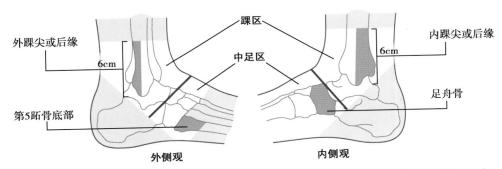

图 83.7　渥太华踝关节规则（*From Derksen RJ，Knijnenberg LM，Fransen G，et al. Diagnostic performance of the Bernese vs. Ottawa ankle rules：results of a randomised controlled trial. Injury. 2015；46（8）：1645-1649.*）

压痛，并且无法负重时应进行影像检查。遵循这些原则在避免严重的骨折的同时又可以减少 30% X 线的暴露[11,12]。对那些外踝损伤后恢复缓慢的患者，如果 4～6 周时疼痛没有明显缓解或改善，尤其初期没有进行 X 线检查的患者，应进行 X 线检查评估。

当经过充分的康复治疗后，踝关节仍未痊愈，则需要进行 MRI 检查来评估有无软组织及骨软骨关节面的损伤。骨软骨损伤可能不会被立即发现，但迟早会表现出来，特别是那些慢性踝关节失稳的患者身上。可以选择拍摄应力位 X 线片，但因为踝关节的正常活动范围较大，所以可靠性有限[21]。超声可用于进一步评估踝关节软组织结构，包括韧带损伤和相关的肌腱半脱位。超声具有无辐射及价格低廉的优点[22]。对 120 例慢性外踝韧带损伤患者的超声

检查与手术检查进行比较，结果显示超声检查对 ATFL 损伤的敏感度、特异度和准确度分别为 98.9%、96.2% 和 84.2%，对 CFL 损伤的敏感度、特异度和准确度分别为 93.8%、90.9% 和 83.3%[23]。

鉴别诊断

高位踝关节扭伤，联合韧带扭伤
距骨顶的骨软骨骨折
腓总神经、腓浅神经以及腓深神经的麻痹
距骨外侧突骨折（滑雪者骨折）
腓骨尖撕脱或骨折
第 5 跖骨基底骨折
腓骨肌腱损伤
距下关节失稳
三角籽骨后部的撞击或骨折

治疗

早期治疗

在受伤后首先应立即按照保护、适当休息、冰敷、加压以及抬高（protection，relative rest，ice，compression，and elevation，PRICE）原则进行治疗[24]。但是也没有充足的证据表明对于急性踝关节扭伤后进行休息、冰敷、加压及抬高是有效的[25]。如果负重导致疼痛，使用拐杖是合理的。当行走的时候疼痛减轻后，拐杖也就可以停止使用了（通常在 2～3 天内）。Ⅱ级和Ⅲ级扭伤后的辅助器具使用时间往往会更长。应提醒患者避免将踝关节置于跖屈位，因为这可能会拉扯到受伤的 ATFL。将踝关节置于背屈终点位也能减少关节渗出。在达到无疼痛负重之前，在更严重的损伤中偶尔也会使用可拆卸的塑形塑料步行靴或充气夹板。根据受伤程度的不同，这些器具可以使用数周到数月。应该谨慎对待长时间的固定，有随机对照试验表明，长时间固定（超过 4 周）不如早期进行功能治疗有效[26]。局部冰敷 20～30min，每天 3～4 次，同时受伤后立即加压，可有效减轻水肿、疼痛和功能障碍。NSAID 可用于减轻疼痛和炎症。其他治疗方法包括热疗、电疗以及超声波疗法尚未显示出明显的效果。

康复治疗

踝关节扭伤的康复已经向早期活动的方向发展，这样可以减少肿胀，减轻疼痛，并预防慢性踝关节问题[27,28]。一旦能够耐受，尽早开始不抗阻的、所有平面上的关节主动活动。先从等长收缩开始进行背屈和外翻练习，当患者能够达到无痛负重时，进阶到向心和离心收缩。双足提趾发展到单足提趾，如果患者在平地上不能完成，可以在水中进行锻炼。在患者能够耐受的情况下，应增加耐力和下肢肌肉的混合强化训练。本体感觉训练可以先从坐位开始，然后进阶到站立平衡练习。站立训练从单腿站立开始，同时摆动抬起的那条腿。然后，再进行单腿下蹲训练。最后，训练进展到单腿站立的功能性或特定运动的活动，如运球、接球或踢球。一项比较 PRICE 方法和早期活动的随机研究表明，对于Ⅰ级和Ⅱ级的踝关节扭伤的患者，早期活动组在损伤后 2 周功能恢复较好，到 16 周时两组无明显差异，并且两组的再损伤率也相近[27]。有监督的训练比传统的家庭训练恢复得更好[29]。

一些研究强调了早期康复中的本体感受训练对踝关节扭伤和慢性功能失稳的重要性（如环摆板训练或在不同表面上行走）。一项对排球运动员的前瞻性队列研究显示，进行平衡训练的运动员，第一年踝关节扭伤减少了 21%，第二年减少了 49%[30]。此外，此研究显示进行平衡训练的运动员踝关节扭伤较少复发，而且扭伤超过一次的患者受益最多。一项系统回顾表明，本体感觉和平衡训练能显著地促进功能恢复，并能降低损伤的复发率[31]。因此，应尽早将本体感觉训练和平衡训练加入康复训练计划中。最近的一项针对足球运动员预防踝关节扭伤的荟萃分析显示神经肌肉、本体感觉、力量和牵伸运动的训练具有保护作用（相对风险为 0.60）[32]。

矫形支具的使用是有一定争议的。早期的研究表明，支具和贴扎可以降低受过伤的脚踝的复发率，但对于之前没有受过伤的运动员，并没有明显的效果[33,34]。对 182 例首次出现Ⅰ、Ⅱ级踝关节韧带扭伤的患者进行前瞻性随机研究，结果表明，与单纯使用充气支具或单纯弹力绷带或步行石膏进行固定 10 天相比，充气支具与弹力绷带联合使用能更早地恢复损伤前的功能[33]。有趣的是，最近的一项荟萃分析表明，在复发性踝关节扭伤或功能性踝关节失稳的患者中，使用踝关节支具或踝关节弹力带对增强本体感觉无效[35]。这些研究表明，受伤率的下降并非由于踝关节本体感觉的增强。

尽管有这些发现，许多运动员还是会考虑使用支具来防止复发性扭伤。一项前瞻性随机研究表明，在健康的竞技足球运动员中使用踝关节支具对速度、灵活性或踢球准确性没有显著影响[36]。作者提出了将来进一步研究踝关节损伤对运动员影响的必要性。

介入治疗

再生技术，如富血小板血浆（PRP），是软组织损伤的新兴治疗方法。这些注射治疗在最近几年受到了越来越多的关注，特别是在精英运动员和职业运动员中。PRP 疗法指从患者自身血液中提取高浓度的血小板注入损伤的部位。这样可以使免疫活性蛋白释放而促进组织的再生和愈合。PRP 疗法的疗效尚存在争议。一项小规模的随机对照试验比较了在急诊室采用 PRP 和标准治疗方案的急性踝关节损伤患者，结果显示 PRP 在功能和疼痛方面都没有明显的获益[37]。针对 PRP 在踝关节扭伤中的临床应用需要进一步研究。

技术设备

此病尚未有具体的治疗或康复的技术设备。

手术

大多数伴有 ATFL 完全撕裂和不稳定的 Ⅲ 级踝关节扭伤不需要手术治疗,除非它们导致了慢性失稳[38]。如有必要,手术修复可在运动赛季完成后进行,并且成功率较高。踝外侧韧带的重建包括韧带的解剖重建(改良 Brostrom)和腓骨肌腱的编织(Watson-jones,Chrisman-snook)[39]。即使是在受伤多年后,韧带的直接修复也能非常成功。尽管有各种各样的技术,但是文献综述并没有报道手术修复的益处,也没有推荐在不考虑严重程度情况下对急性侧韧带复合损伤进行手术治疗[40,41]。

潜在的疾病并发症

反复扭伤可能导致机械性(严重松弛)和功能性(打软腿)不稳定。患者可能会有未确诊的继发性疼痛,这些疼痛源需要鉴别(见"鉴别诊断"框)。慢性难治性疼痛是另一种潜在的并发症。

潜在的治疗并发症

对踝关节扭伤认识缺乏和亚急性后遗症的普及不足可能导致治疗不足和随后的慢性疼痛失稳。NSAID 可引起胃、肝脏或肾脏并发症。长时间的固定会导致僵硬、肌肉萎缩,以及不能工作或运动。在充分的康复和治愈之前就回去工作、运动或者活动可能会导致慢性的疼痛、打软腿(功能失稳)和严重的松弛(机械松弛)。如前所述,在损伤的急性期应避免使用热浴和冷热交替浴,因为这些理疗可能会加重肿胀和出血。最后,手术并发症可能包括关节注射、关节活动度减少和代偿步态。

(何嫱 译 马钊 校 白玉龙 审)

参考文献

1. Kerr ZY, Collins CL, Fields SK, Comstock RD. Epidemiology of player–player contact injuries among US high school athletes, 2005-2009. *Clin Pediatr (Phila)*. 2011;50(7):594–603.
2. Waterman BR, Owens BD, Davey S, Zacchilli MA, Belmont PJ Jr. The epidemiology of ankle sprains in the United States. *J Bone Joint Surg Am*. 2010;92(13):2279–2284.
3. Doherty C, Delahunt E, Caulfield B, Hertel J, Ryan J, Bleakley C. The incidence and prevalence of ankle sprain injury: a systematic review and meta-analysis of prospective epidemiological studies. *Sports Med*. 2014;44(1):123–140.
4. Nelson AJ, Collins CL, Yard EE, Fields SK, Comstock RD. Ankle injuries among United States high school sports athletes, 2005-2006. *J Athl Train*. 2007;42(3):381–387.
5. Hootman JM, Dick R, Agel J. Epidemiology of collegiate injuries for 15 sports: summary and recommendations for injury prevention initiatives. *J Athl Train*. 2007;42(2):311–319. Review.
6. Beynnon BD, Vacek PM, Murphy D, et al. First-time inversion ankle ligament trauma: the effects of sex, level of competition, and sport on incidence of injury. *Am J Sports Med*. 2005;33:1485–1491.
7. Safran MR, Benedetti RS, Bartolozzi AR 3rd, Mandelbaum BR. Lateral ankle sprains: a comprehensive review. part 1: etiology, pathoanatomy, histopathogenesis, and diagnosis. *Med Sci Sports Exerc*. 1999;31(suppl 7):S429–S437.
8. Rodriguez-Merchan EC. Chronic ankle instability: diagnosis and treatment. *Arch Orthop Trauma Surg*. 2012;132(2):211–219. Epub 2011 Nov 5. Review.
9. Tiemstra JD. Update on acute ankle sprains. *Am Fam Physician*. 2012;85(12):1170–1176.
10. de Noronha M, Refshauge KM, Herbert RD, et al. Do voluntary strength, range of motion, or postural sway predict occurrence of lateral ankle sprain? *Br J Sports Med*. 2006;40:824–828.
11. Jenkin M, Sitler MR, Kelly JD. Clinical usefulness of the Ottawa Ankle Rules for detecting fractures of the ankle and midfoot. *J Athl Train*. 2010;45(5):480–482.
12. Bachmann LM, Kolb E, Koller MT, et al. Accuracy of Ottawa ankle rules to exclude fractures of the ankle and mid-foot: systematic review. *BMJ*. 2003;326:417.
13. Bahr R, Pena F, Shine J, et al. Mechanics of the anterior drawer and talar tilt tests. A cadaveric study of lateral ligament injuries of the ankle. *Acta Orthop Scand*. 1997;68:435–441.
14. Phisitkul P, Chaichankul C, Sripongsai R, Prasitdamrong I, Tengtrakulcharoen P, Suarchawaratana S. Accuracy of anterolateral drawer test in lateral ankle instability: a cadaveric study. *Foot Ankle Int*. 2009;30(7):690–695.
15. Hertel J, Denegar C, Monroe M, Stokes W. Talocrural and subtalar joint instability after lateral ankle sprain. *Med Sci Sports Exerc*. 1999;31:1501–1507.
16. Fujii T, Luo ZP, Kitaoka HB, An KN. The manual stress test may not be sufficient to differentiate ankle ligament injuries. *Clin Biomech (Bristol, Avon)*. 2000;15:619–623.
17. Docherty CL, Valovich McLeod TC, Shultz SJ. Postural control deficits in participants with functional ankle instability as measured by the balance error scoring system. *Clin J Sport Med*. 2006;16:203–208.
18. Ross SE, Guskiewicz KM. Examination of static and dynamic postural stability in individuals with functionally stable and unstable ankles. *Clin J Sport Med*. 2004;14:332–338.
19. Trojian TH, McKeag DB. Single leg balance test to identify risk of ankle sprains. *Br J Sports Med*. 2006;40:610–613.
20. Hubbard TJ, Hertel J. Mechanical contributions to chronic lateral ankle instability. *Sports Med*. 2006;36:263–277.
21. Hubbard TJ, Kaminski TW, Vander Griend RA, Kovaleski JE. Quantitative assessment of mechanical laxity in the functionally unstable ankle. *Med Sci Sports Exerc*. 2004;36:760–766.
22. Guillodo Y, Varache S, Saraux A. Value of ultrasonography for detecting ligament damage in athletes with chronic ankle instability compared to computed arthrotomography. *Foot Ankle Spec*. 2010;3(6):331–334.
23. Cheng Y, Cai Y, Wang Y. Value of ultrasonography for detecting chronic injury of the lateral ligaments of the ankle joint compared with ultrasonography findings. *Br J Radiol*. 2014;87(1033):20130406.
24. van den Bekerom MP, Kerkhoffs GM, McCollum GA, Calder JD, van Dijk CN. Management of acute lateral ankle ligament injury in the athlete. *Knee Surg Sports Traumatol Arthrosc*. 2013;21(6):1390–1395.
25. van den Bekerom MP, Struijs PA, Blankevoort L, Welling L, Van Dijk CN, Kerkhoffs GM. What is the evidence for rest, ice, compression, and elevation therapy in the treatment of ankle sprains in adults? *J Athl Train*. 2012;47(4):435–443.
26. Kerkhoffs GM, Rowe BH, Assendelft WJ, Kelly K, Struijs PA, van Dijk CN. Immobilisation and functional treatment for acute lateral ankle ligament injuries in adults. *Cochrane Database Syst Rev*. 2002;(3):CD003762. Review.
27. Bleakley CM, O'Connor SR, Tully MA, et al. Effect of accelerated rehabilitation on function after ankle sprain: randomized controlled trial. *BMJ*. 2010;340:c1964.
28. Kerkhoffs GM, van den Bekerom M, Elders LA, et al. Diagnosis, treatment and prevention of ankle sprains: an evidence-based clinical guideline. *Br J Sports Med*. 2012;46(12):854–860.
29. Van Rijn RM, van Ochten J, Luijsterburg PAJ, van Middelkoop M, Koes BW, Bierma-Zeinstra SMA. Effectiveness of additional supervised exercises compared with conventional treatment alone in patients with

acute lateral ankle sprains: systematic review. *BMJ*. 2010;341:c5688.

30. Bahr R, Bahr IA. Incidence of acute volleyball injuries: a prospective cohort study of injury mechanisms and risk factors. *Scand J Med Sci Sports*. 1997;7:166–171.

31. McKeon PO, Hertel J. Systematic review of postural control and lateral ankle instability, part II: is balance training clinically effective? *J Athl Train*. 2008;43(3):305–315.

32. Grimm NL, Jacobs JC Jr, Kim J, Amendola A, Shea KG. Ankle injury prevention programs for soccer athletes are protective: a level-I meta-analysis. *J Bone Joint Surg Am*. 2016;98(17):1436–1443.

33. Beynnon BD, Renstrom PA, Haugh L, et al. A prospective, randomized clinical investigation of the treatment of first-time ankle sprains. *Am J Sports Med*. 2006;34:1401–1412.

34. Olmsted LC, Vela LI, Denegar CR, Hertel J. Prophylactic ankle taping and bracing: a numbers-needed-to-treat and cost-benefit analysis. *J Athl Train*. 2004;39:95–100.

35. Raymond J, Nicholson LL, Hiller CE, Refshauge KM. The effect of ankle taping or bracing on proprioception in functional ankle instability: a systematic review and meta-analysis. *Med Sci Med Sport*. 2012;15(5):386–392.

36. Putnam AR, Bandolin SN, Krabak BJ. Impact of ankle bracing on skill performance in recreational soccer players. *PM R*. 2012;4(8):574–579.

37. Rowden A, Dominici P, D'Orazio J, Manur R, Deitch K, Simpson S, et al. Double-blind, randomized, placebo-controlled study evaluating the use of platelet-rich plasma therapy (PRP) for acute ankle sprains in the emergency department. *J Emerg Med*. 2015;49(4):546–551.

38. Petersen W, Rembitzki IV, Koppenburg AG, Ellermann A, Liebau C, Bruggemann GP, et al. Treatment of acute ankle ligament injuries: a systematic review. *Arch Orthop Trauma Surg*. 2013;133(8):1129–1141.

39. Liu SH, Baker CL. Comparison of lateral ankle ligamentous reconstruction procedures. *Am J Sports Med*. 1992;20:594–600.

40. Kerkhoffs GM, Handoll HH, de Bie R, Rowe BH, Struijs PA. Surgical versus conservative treatment for acute injuries of the lateral ligament complex of the ankle in adults. *Cochrane Database Syst Rev*. 2007;(2):CD000380. Review.

41. Chaudhry H, Simunovic N, Petrisor B. Cochrane in CORR (R): surgical versus conservative treatment for acute injuries of the lateral ligament complex of the ankle in adults (review). *Clin Orthop Relat Res*. 2015;473(1):17–22.

第 84 章

踇囊炎和小趾囊炎

David Wexler, MD, FRCS (Tr & Orth)
Melanie E. Campbell, MS,
ATC, RNFA, FNP-C
Dawn M. Grosser, MD
Todd A. Kile, MD

同义词

踇外翻
踇指外侧偏斜

ICD-9 编码

727.1	踇囊炎
727.1	小趾囊炎
735.0	踇外翻（获得性）

ICD-10 编码

M20.10	踇外翻（获得性），非特指足
M20.11	踇外翻（获得性），右足
M20.12	踇外翻（获得性），左足

踇囊炎

定义

踇囊炎（bunion）的词根来源于拉丁文 Bunio，意思是"萝卜"，形象地提示了关节周围明显增生或增大。其所对应的医学术语就是踇外翻。在拉丁语中并没有与第五趾所对应词语，因此与踇囊炎有类似进程的但是发生在第五跖趾关节（MTP）上的疾病则被称为小趾囊炎。踇外翻是常见的前足畸形，这种畸形最好发的部位是踇指的跖趾关节，常常引起疼痛（图 84.1 和图 84.2）。此病理生理过程同时在近端趾骨和跖骨上发生。踇指的近端趾骨从第一跖骨头向外侧偏斜，踇指内收肌的牵拉也加重踇外翻。外侧关节囊会逐渐短缩，而内侧结构会逐渐变弱。跖骨向内侧偏斜，但是下方的籽骨仍会与第二跖骨存在一定的联系，从而导致跖骨-籽骨复合体的分离。由于上述两种变化同时发生，对于踇展肌的牵拉活动会更偏向足底方向，而对伸肌肌腱的牵拉更偏向外侧，这会导致踇指内旋和进一步向外侧偏斜。随着跖骨头的逐渐暴露，形成显著的内侧隆起或踇囊炎。在跖骨头和皮肤间存在一个滑囊，发生炎症会引起疼痛。根据第一跖骨轴向旋转的程度以及踇指的内旋角度的大小，首先出现第一跖列的功能障碍，从而导致更远侧的跖骨的负重增加和"转移性跖骨痛"，导致前足底疼痛[1]。踇外翻有多种病因，可以是内因性，也可以是外因性[2]。内因主要是与基因相关的，并且与第一跖列（第一跖骨）与内侧楔状骨关

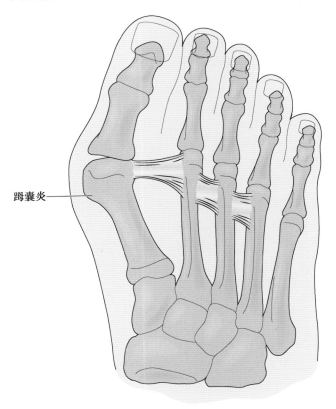

图 84.1 踇囊炎解剖

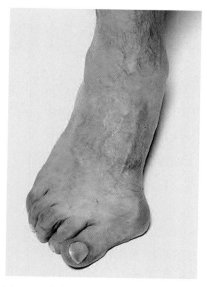

图 84.2　临床照片显示蹈囊炎或蹈外翻畸形。注意也存在足趾内旋

节的运动过度相关。韧带松弛（如马方综合征、Ehlers-Danlos 综合征）可以导致这种畸形，同样会引起跖骨头形状的变化（如圆头比平头更不稳定）。另一个因素是第一跖骨内翻或内侧偏斜，这两个因素都可能与青少年蹈囊炎相关[3]。也有研究评估过扁平足和第一跖骨长度与蹈内翻的发生，但是研究结果也模棱两可[4]。造成蹈外翻的主要外因是不恰当的、不合脚的鞋子，这些鞋子往往存在异常的外翻力造成畸形[5]。尤其多见于那些穿窄头高跟鞋的女性。蹈外翻的男女发生率比为 15：1[6]。

症状

蹈囊炎症状不一。患者可能只存在无痛性内侧隆起。但是更常见的则是在穿紧束的鞋子时出现疼痛加重，而在赤脚或穿开放式鞋头的鞋子时疼痛减轻。如果有严重的关节炎，患者在走路时会出现跖趾关节全范围活动均有疼痛。随着关节囊扩大以及表面的皮肤被鞋子摩擦损伤，蹈囊炎可表现为皮肤发红并伴感染。患者将难以找到舒适的鞋子。随着蹈趾偏离至外翻时，它可能会撞击到第二足趾的内侧趾腹，造成挤压和疼痛[7]。

体格检查

一般表现为跖骨头内侧明显增大，偶有炎症表现（滑囊炎）。蹈指将向外侧偏斜，随着畸形的加重，逐渐发生内旋（轴向旋转）。前足或整体偏斜，并且在第二趾的跖骨头下方可见硬结。跖骨痛——跖骨头下方疼痛，即使没有硬结也可能发生。蹈趾跖趾

关节的被动背伸检查会发现可能的关节活动范围受限（正常大约在 70°）。这表明合并跖趾关节的关节退行性病变。有评估针对蹈指的第一跖骨内侧楔状骨关节的活动度与第二跖骨的关系。锤状指往往是因为穿小鞋大足趾挤在鞋里造成的。根据患者的既往病史（如糖尿病），神经肌肉检查有助于评估振动觉缺失、两点辨别觉缺失，或其他神经损害引起的症状。否则，神经肌肉评估应该是正常的。

功能受限

功能受限主要表现在远距离步行和长时间穿尖头鞋或高跟鞋。随着蹈外翻的进展，可能会并发关节炎，从而导致活动时的僵硬和疼痛（骑车、徒步、短距离步行，甚至站立）。

诊断分析

负重位 X 线平片可提供大部分的有用信息。正位（图 84.3）提示第一和第二跖骨间的角度（图 84.4）（跖骨间角）。第一跖趾关节的匹配度也可用作评价关节炎的证据。这些检查皆与后续的手术有关系[8,9]。

鉴别诊断
痛风
蹈僵直
风湿性关节炎
感染

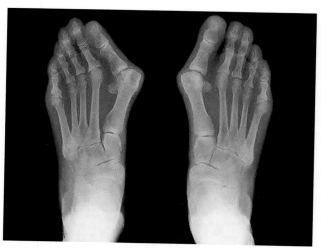

图 84.3　双侧蹈外翻患者的双足站立位正位 X 线平片。左侧更为明显。注意籽骨也存在外侧偏斜

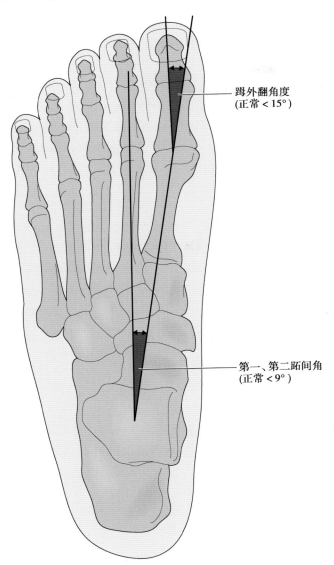

蹈外翻角度
(正常 < 15°)

第一、第二跖间角
(正常 < 9°)

图 84.4　从患者站立位正位片测量踇外翻角度和第一、第二跖间角

治疗

早期治疗

NSAID 和止痛药用于缓解疼痛。但是,核心治疗包括穿鞋的宣教:低跟鞋、合适的足垫、额外的深度和宽松的足趾空间。有很多种矫形器,并且效果各不相同。包括置于第一趾璞的海绵楔形垫,更正规的支具是将踇趾牵拉至更中立的位置,以及防止足内旋及给予足弓支持的定制矫形器。有研究表明,在接受保守治疗仍存在疼痛的踇外翻患者中,使用伴踇趾分离的全接触足垫可改善疼痛、行走能力以及在影像学上减小踇外翻角度[10]。

康复治疗

一旦结构畸形形成,物理治疗的作用就很有限了。康复治疗包括第一跖趾关节松动术和足内肌的力量训练,或有助于改善症状,康复治疗也关注步态训练[11]。牵伸技术如内翻牵伸或足趾垫片也可能有一定的帮助。

介入治疗

第一跖趾关节的局部麻醉药和激素注射可能会短时间缓解疼痛,但是并不会痊愈,因此一般不推荐上述治疗,因为激素注射可能会对软组织和软骨带来不利影响。

技术设备

目前,没有与踇囊炎和趾囊炎相关的新技术设备。

手术

在保守治疗失败后,才考虑手术治疗。近年来,针对该症有超过 100 种术式[3,12,17]。但是并没有一种术式能够提供充足的证据证明其优于其他术式。手术治疗的并发症和复发率都较高,因此很难让患者满意。有研究报道手术患者的预期预后有三部分:"在穿习惯的鞋子时不存在问题"且踇趾的疼痛减轻,滑囊炎改善,踇囊炎外观的改善,以及能满足患者期望的步行能力[13]。这些并不是不合理的目标,但是非常重要的是要在手术前取得患者的知情同意,向他们解释并发症,并且重申无法保证患者能在术后再次穿上时髦的高跟鞋[14]。手术的主要目标是减轻疼痛以及让患者穿上鞋子[15]。手术类型——无论是远端软组织手术联合近端跖骨截骨术,还是单纯的远端截骨术,抑或是跖趾关节固定,主要取决于解剖畸形和复杂程度。

潜在的疾病并发症

并发症包括内侧突出处溃疡、跖骨痛、硬结、锤状指畸形和小趾的应力性骨折。

潜在的治疗并发症

止痛药和非甾体抗炎药物有着众所周知的副作用,最常影响胃、肝脏和肾脏。治疗会导致反复的踇外翻畸形、手术过矫正引起的踇内翻[16]和踇背伸畸形(cock-up toe)。第一跖骨过度缩短的术式会导致跖骨痛转移。如果血供破坏严重会发生第一跖骨头部的骨坏死。截骨术和跖趾关节固定术后会发生骨折不愈合。

小趾囊炎

定义

小趾囊炎类似于蹞囊炎,也是跖骨头骨突处疼痛及上面的滑囊疼痛,但是受累部位是第五跖骨。第五跖骨向外侧偏斜并且第五趾向内侧偏斜。也被称为"裁缝小趾囊炎",因为盘腿坐姿,往往与裁缝相关,会引起第五趾压力增加,可能会加速这种畸形的形成。类似于蹞囊炎,小趾囊炎也与紧束的鞋子高度相关,女性发生率远高于男性(4:1)[4]。

症状

患者可以是无症状的或是在穿紧或硬的鞋子出现外侧隆起部位激惹症状。当他们穿露趾鞋对小趾囊炎没有压力时则不会出现不适。但当滑囊出现炎症时,就会出现急性疼痛和皮肤变红。这时如果患者调整他们穿的鞋子样式,疼痛能够缓解。

体格检查

第五跖骨头突出会使前足看上去更宽。患者可能在骨突部位形成外侧或足底的硬结。蹞外翻或与之并存,如果两种畸形同时存在称为"八字脚"[4]。

功能受限

患者在穿紧的鞋时出现疼痛,当他们赤脚或穿开口鞋、人字拖时,第五跖骨头未受压时,疼痛就会改善或消失。当穿了不合适的鞋子时,步行耐力将会受影响。

诊断分析

需完善足部三个相位的X线平片,包括正位、侧位和斜位。能够在影像学中发现的解剖异常或影响手术的术式。图84.5显示了三种类型:Ⅰ型,增大的第五跖骨头;Ⅱ型,第五跖骨干异常的外侧凸起;Ⅲ型,第四、第五跖骨间角增大。

治疗

早期治疗

提醒患者穿紧鞋与疾病有关是第一步。宽的、加深的鞋子或者网球鞋能够帮助减轻刺激和滑囊炎。有时,旋前会加重外侧突出处与鞋子间的压力,此时矫形器能够减压或改变位置缓解压力。患者也可以将皮鞋带到鞋匠处,将皮鞋的局部高压力部位扩大。

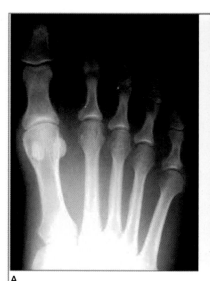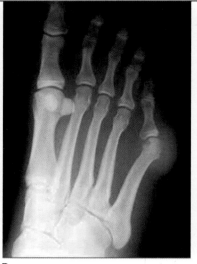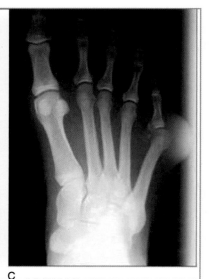

图84.5　小趾囊炎畸形的影像学分类。负重下正位片显示了小趾囊炎的分类。(A)Ⅰ型跖骨头外侧凸起;(B)Ⅱ型第五跖骨干外侧异常隆起;(C)Ⅲ型第四、第五跖骨间角增大(*From Cohen BE, Nicholson CW. Bunionette deformity. J Am Acad Orthop Surg. 2007;15(5):300-307.*)

介入治疗

如果出现硬结,可以将其清除或建议患者在每天沐浴后使用磨石将外侧或足底过度肥厚的组织磨去。因为小趾囊炎的不适是由挤压造成,注射治疗无效。在穿了合适的鞋子以及保持硬结扁平的情况下,合并畸形的小趾囊炎或会得到改善。

手术

能矫正小趾囊炎畸形的术式已经报道了 20 余种。包括:外侧髁切除术或远端截骨术治疗 I 型小趾囊炎,跖骨干中部或远端斜行截骨术治疗 II 型小趾囊炎,以及近端截骨术治疗 III 型小趾囊炎[4]。

潜在的疾病并发症

如果患者持续穿紧束的鞋子,会发生压疮和硬结。

潜在的治疗并发症

治疗可能导致畸形复发,尤其是孤立性外侧髁切除术;跖骨头切除术后连枷趾;截骨术后的骨畸形愈合或骨不连;血管损伤导致的骨坏死,尤其是近端截骨术后。

(陆蓉蓉 译 马钊 校 白玉龙 审)

参考文献

1. Richardson EG, Donley BG. Disorders of the hallux. In: Canale ST, ed. *Campbell's Operative Orthopaedics*, 13th ed. Vol. 2. Philadelphia: Elsevier; 2017:3923–4032.
2. Pedowitz W. Hallux valgus. In: Craig EV, ed. *Clinical Orthopaedics*. Philadelphia: Lippincott Williams & Wilkins; 1999:904–912.
3. Austin D, Leventen E. A new osteotomy for hallux valgus: a horizontally directed V displacement osteotomy of the metatarsal head for hallux valgus and primus varus. *Clin Orthop Relat Res*. 1981;157:25–30.
4. Coughlin M, Saltzman C, Anderson R. *Mann's Surgery of the Foot and Ankle*, 9th ed. Philadelphia: Elsevier; 2014:155–321.
5. Seale KS. Women and their shoes: unrealistic expectations? *Instr Course Lect*. 1995;44:379–384.
6. Hardy RH, Clapham JC. Observations on hallux valgus; based on a controlled series. *J Bone Joint Surg Br*. 1951;33:376–391.
7. Hertling D, Kessler RM. The leg, ankle and foot. In: Hertling D, Kessler RM, eds. *Management of Common Musculoskeletal Disorders*, 4th ed. Philadelphia: Lippincott Williams & Wilkins; 2006:393–410.
8. Mann RA. Decision making in bunion surgery. *Instr Course Lect*. 1990;39:3–13.
9. Bordelon RL. Evaluation and operative procedures for hallux valgus deformity. *Orthopaedics*. 1987;10:38–44.
10. Torkki M, Malmivaara A, Seitsalo S, et al. Hallux valgus: immediate operation versus 1 year of waiting with or without orthoses: a randomized controlled trial of 209 patients. *Acta Orthop Scand*. 2003;74:209–215.
11. Menz HB, Lord SR. Gait instability in older people with hallux valgus. *Foot Ankle Int*. 2005;26:483–489.
12. Donnelly RE, Saltzman CL, Kile TA, Johnson KA. Modified osteotomy for hallux valgus. *Foot Ankle*. 1994;15:642–645.
13. Schneider W, Knahr K. Surgery for hallux valgus. The expectations of patients and surgeons. *Int Orthop*. 2001;25:382–385.
14. Hattrup SJ, Johnson KA. Chevron osteotomy: analysis of factors in patients' dissatisfaction. *Foot Ankle*. 1985;5:327–332.
15. Mann RA, Rudicel S, Graves SC. Repair of hallux valgus with a distal soft-tissue procedure and proximal metatarsal osteotomy. *J Bone Joint Surg Am*. 1992;74:124–129.
16. Tourne Y, Saragaglia D, Picard F, et al. Iatrogenic hallux varus surgical procedure: a study of 14 cases. *Foot Ankle Int*. 1995;16:457–463.
17. Paul D, Merrell K, Mindi F. Is our current paradigm for evaluation and management of the bunion deformity flawed? A discussion of procedure philosophy relative to anatomy. *J Foot and Ankle Surg*. 2015;54:102–111.

第 85 章

慢性踝关节不稳

Michael D. Osborne, MD
Stephan M. Esser, MD

同义词

踝无力

ICD-10 编码

M25.371	其他不稳,右踝
M25.372	其他不稳,左踝
M25.373	其他不稳,非特指的踝关节
M25.374	其他不稳,右足
M25.375	其他不稳,左足
M25.376	其他不稳,非特指的足
M25.571	右踝及右足关节疼痛
M25.572	左踝及左足关节疼痛
M25.579	非特指的踝及足关节疼痛

定义

慢性踝关节不稳是由一系列症状为特征的一种疾病,典型症状包括疼痛、无力以及间断性踝关节"打软"的感觉,这些症状在踝关节扭伤后会持续存在。尽管急性外踝扭伤后持续存在慢性踝关节不稳也可以发生在单次踝关节扭伤后,但是更常见于反复踝扭伤后。有报道指出,40%踝关节不稳的患者既往有踝关节扭伤的病史,且踝关节不稳发生距初次踝关节扭伤的间隔最长可达6年半[1]。解剖学上外踝韧带松弛及结构不稳、腓骨肌无力和踝关节本体感觉缺陷被认为是导致慢性踝关节不稳和症状持续存在的三个主要因素。腓骨肌和比目鱼肌间存在的关节源性肌肉抑制也被视为导致慢性踝关节不稳的可能诱因[2]。这些诱因或与踝关节的其他病理过程共存,可能会加重踝关节不稳或使功能性不稳迁延不愈。即使存在其他诊断也并不能除外慢性踝关节不稳。

症状

常见症状是踝关节疼痛、外踝周围肿胀、踝关节外翻无力,并会感觉到踝关节阵发性不稳。功能性不稳这一术语描述的是一种主观"打软"的感觉,通常在踝关节扭伤后持续存在[3]。功能性不稳在韧带松弛和无松弛患者中均可发生。在初次损伤后,症状可持续数月或数年,轻重程度不一,并且常表现为反复的急性外踝扭伤。

体格检查

客观检查结果通常各种各样,并且经常程度轻微。慢性踝关节不稳的患者表现为踝关节主被动关节活动度的减少、外踝肿胀、瘀斑、外踝压痛(通常是在外侧韧带复合体或腓骨肌肌腱上)、腓骨肌无力、本体感觉缺陷(表现为单腿站立能力减退)和力学松弛(与对侧踝关节相比,前抽屉试验或距骨倾斜试验的活动度增加)[4]。距骨内翻、距骨外翻或扁平足等对线异常也很明显。患者可能存在跛行。在体格检查中,应该常规与健患侧踝关节的对比。

神经学检查如感觉和腱反射往往正常。除踝关节周围肌肉可能因失用或疼痛导致无力外,徒手肌力测试结果也应该是正常的。双侧下肢均有可能存在平衡障碍,因此这些检查结果到底是损伤的危险因素还是既往损伤导致的结果,目前还不甚明了。慢性踝关节不稳的预测因素包括首次外踝扭伤后2周内仍无法完成跳跃着地任务,以及首次外踝扭伤后6个月仍然存在动态姿势控制差和较低的自我功能评价[5]。

功能受限

患者存在运动参与困难,尤其是那些需要快速启动和停止、切入和跳跃的运动(如足球,橄榄球和篮球),以及需要大量侧方移位的运动(如网球)。当症状严重时,上楼梯、步行以及长时间站立都会出现困难。据估计,踝关节功能不稳使6%的患者不能重返工作；5% ~ 15% 的患者在伤后 9 个月至 6 年半仍存在职业功能障碍，然而也有 36% ~ 85% 患者能够在 3 年内完全康复[1,2,6,7]。

诊断分析

　　确诊需要具备如下条件：既往扭伤史，由其导致的一系列功能不稳的典型症状，以及与上述相符的体检结果。辅助诊断检查有助于确诊，尤其有助于可能导致相似症状的病变的确诊。有助于诊断慢性踝关节不稳的检查包括常规摄片、应力下摄片、计算机断层扫描、骨扫描、MRI、踝关节造影和 MRI 下关节造影。常规摄片有助于排除陈旧性和慢性骨折（最多见于腓骨、胫骨、距骨和第五跖骨）、评估踝关节轴位的完整性以及评估踝关节骨关节炎。成套常规摄片应该包括正位、侧位和踝穴位。踝穴位踝关节间隙增宽可能提示联合韧带损伤或严重的三角韧带撕裂。对所有初次损伤即为严重外伤的患者都应该进行常规摄片。应力下摄片或有助于确定是否存在慢性力学不稳。尽管是否把应力下摄片作为常规摄片尚存在争议，但是如果在前抽屉检查时出现距骨前向移位超过 5mm 是异常的[8]。反向应力下摄片中，双侧对比胫距倾斜角大于 5° 也是异常的[7]。但是，一篇综述发现关于应力下摄片的数据变异性太大，以至于难以确定急性或慢性扭伤时所对应的正常值[9]。应力下摄片对诊断慢性外侧韧带撕裂（经由手术证实）的敏感性较低，但是其特异性较高[8]。计算机断层扫描能够识别微小的距骨骨折以及其他骨科疾病，如肿瘤。骨扫描在识别应力性骨折时尤其有用，并且在评估持续性踝关节疾病（如严重的骨关节炎、感染、肿瘤和反射性交感神经营养不良）中是一种有用的筛查工具。磁共振成像和磁共振关节造影主要反映软组织损伤，但是其对于识别骨折（如骨软骨骨折）、肿瘤和慢性感染也有帮助。磁共振成像和磁共振关节造影对识别慢性韧带撕裂均有较高的特异性，但是磁共振关节造影的敏感性更高[10]。这些先进的影像学检查介入的合适时间各不相同，并且是根据以下三种临床情况来决定的：①临床怀疑进一步损伤；②常规摄片上不明显的病理改变；③接受了合适的治疗症状仍持续存在。图 85.1 和图 85.2 显示了踝关节造影下观察到的距腓前和跟腓韧带撕裂。

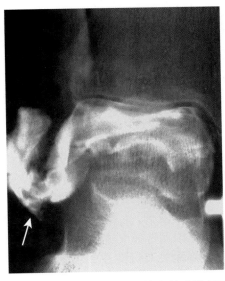

图 85.1　踝关节造影。在踝关节注射示踪剂后的正位踝关节 X 线平片，显示因距腓前韧带撕裂造成的外侧示踪剂溢出（箭头）。腓骨肌腱鞘并没有充盈（*From Berquist TH*. Radiology of the Foot and Ankle, 2nd ed. *Philadelphia：Lippincott Williams & Wilkins；2000；Mayo Foundation.*）

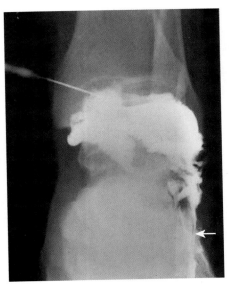

图 85.2　踝关节造影。在踝关节注射示踪剂后的正位踝关节 X 线平片，显示因跟腓韧带损伤造成的腓骨肌腱鞘内示踪剂充盈（*From Berquist TH*. Radiology of the Foot and Ankle, 2nd ed. *Philadelphia：Lippincott Williams & Wilkins；2000；Mayo Foundation.*）

鉴别诊断

腓骨肌腱病：半脱位，撕裂，慢性肌腱炎
踝关节撞击综合征
跗骨窦综合征
距下不稳
扭伤：中足，距下
骨折：胫腓远端，距骨，骨软骨，应力性骨折，第五跖骨，骨骺
关节病：退变，炎症，结晶，感染

治疗

早期治疗

初始治疗方案一般由症状剧烈程度以及近期有无扭伤来决定。初始治疗选择包括冰敷、加压、抬高、贴扎或支具，以及应用 NSAID 或止痛药。这个时期佩戴支具的目的是防止反复扭伤，避免进一步损伤组织。综述文献证实了使用踝关节支具预防再损伤的价值[11-13]。许多患者能够在康复治疗后成功摆脱外部支撑。但是，高需求的运动员可能需要在运动比赛时无限期选择支具或贴扎。佩戴窄外侧足跟楔形垫可将踝关节保持在轻微的外翻位，并且能够减轻踝关节不稳症状以及减少活动时踝关节自发内翻的习惯。可用于对线正常的患者的短期症状管理措施。最后，通过矫形器重建足和踝中立位对线结构。在扁平足患者中推荐使用 3/4 足全长的硬质内侧纵弓鞋垫。在踝关节存在内翻或外翻对线的患者中推荐穿足跟坚固的鞋子。

康复治疗

在踝关节活动度正常后开始康复，最初的治疗重点是恢复踝关节的背曲和外翻。这部分治疗包括伸膝位的跟腱牵伸（牵伸腓肠肌）、屈膝 30° 的跟腱牵伸（牵伸比目鱼肌）以及外翻牵伸（牵伸胫骨后肌）。需要注意避免反复给予踝关节内翻应力，因为这会造成外侧关节囊韧带持久的松弛。如果症状允许，患者就可以开始进行成组的踝关节肌肉力量训练，主要是针对踝关节外翻的力量。在踝关节活动范围内没有疼痛且可以充分耐受负重后，就可以开始踝关节的抗阻训练[14]。训练从低级别力量训练（如亚极量等长运动）开始，遵循无痛训练模式逐渐增加到动态和等速力量训练。尤其是要将开链和闭链相结合的力量训练融入康复训练中[15]。开链训练包括使用踝关节负重和使用抗阻弹力带。闭链训练更多地以功能为基础，如足部置于地面，患者参与到需要激活稳定踝关节的拮抗肌的运动中。平衡训练以及本体感觉训练也是慢性踝关节不稳康复中的重要组成部分，并且这些训练能够减轻功能性不稳所导致的症状和降低再损伤的发生率[16,17]。在踝关节不稳的患者中，踝关节圆盘或平衡板可促进本体感觉、强化功能和减轻疼痛[18,19A]。这些训练不需要专门的设备，可以从患者患肢单腿站立开始，通过闭眼睛或站在枕垫上逐渐增加所需要的技能等级。除了

针对踝关节的训练，针对近端肌肉功能的步态再训练也能够促进功能恢复[18A]。当满足以下条件时，患者可开始进行功能训练以及运动专项训练：患者能够全关节活动范围内活动，没有疼痛，并且腓骨肌力量至少是健侧的 85%。这些训练可以逐渐增加挑战难度，促使患者达到动态力量和平衡。这些训练包括慢跑、跑步、双脚跳、单脚跳、跳绳、8 字训练、外侧切向应力训练和多角度等长收缩训练。患者应该从低强度开始，如果在训练时无痛，训练后无疼痛和肿胀的情况下可逐渐增加训练强度和难度。理疗在整个康复过程中都有帮助，包括治疗后常规冰疗（冰按摩、冰敷和低温加压踝套），或热疗（表浅加热或超声）促进僵硬关节的关节活动度增加。电刺激有助于疼痛和水肿的控制。

介入治疗

不建议在踝关节韧带周围进行类固醇注射，因为这可能会进一步削弱韧带功能，加重力学不稳。可以进行再生治疗，即在踝关节关节囊韧带周围注射刺激性液体。注射液（一般为低浓度葡萄糖或苯酚、甘油和葡萄糖的混合液）作为一种局部组织刺激物并且激活炎症级联反应[20]。根据它的作用机制，再生治疗有时是一种伴有疼痛的治疗。这个治疗的预期结果是韧带和关节囊的过度增生，减少松弛，进而减轻疼痛[20]。目前，并没有随机对照研究或大样本病例报道证实再生治疗可应用于慢性踝关节不稳，但是在治疗骨关节炎引起的膝关节松弛和疼痛时，有证据支持该治疗有一定的帮助[21,22]。在撰写本章节时，将富血小板血浆和自体干细胞这类关节生物技术用于治疗功能性踝关节不稳并没有证据支持。如果要推荐这类治疗的应用，还需要进一步研究。

技术设备

无特别的技术设备可用于踝关节不稳的治疗或康复。

手术

对于反复出现外踝扭伤，或虽然经过合适的康复治疗但仍存在显著的踝关节不稳的症状的患者，需要考虑手术治疗。手术目的是重建踝关节的力学稳定，从而减少或消除慢性踝关节不稳的症状。不考虑手术类型，对于慢性外侧不稳并在后期接受重建的患者，手术成功率近 85%[23]。关节内病变（尤其是韧带联合增宽）、距骨骨软骨病变和籽骨是韧带重

建疗效不佳的预测因素[24]。距腓和跟腓韧带前部的单纯解剖修复是踝关节韧带重建的首选方法[23]。但是，在一些踝关节过度松弛或关节囊组织不足的患者中，应用如 Chrisman-Snook 术式，使用分离出来的腓骨短肌腱、半腱肌，或者同种异体韧带进行重建可能更好[25,26]。如果患者踝关节不稳是由严重的内翻造成的，那么 Dwyer 闭式楔形跟骨截骨术或者外侧跟骨切削截骨术可能是合适的术式。

潜在的疾病并发症

慢性踝关节不稳的长期潜在并发症包括踝关节撞击综合征、慢性腓骨肌腱病或半脱位、胫距骨软骨损伤、退行性关节炎、腓浅神经病变、慢性疼痛综合征如 I 型复杂区域性疼痛综合征（反射性交感神经营养不良）。

潜在的治疗并发症

潜在的治疗相关并发症包括过度冰敷或冰按摩导致冻伤，不适合的踝关节贴扎、缠绕和支具使用所致的水肿增加，疼痛增加或物理治疗时再损伤。止痛药和非甾体抗炎药有着众所周知的副作用，最常影响胃、肝脏和肾脏系统。手术并发症包括修复失败、伤口或骨的感染、过度重建导致踝关节活动度减少，以及持久的踝关节疼痛（即使做了合适的康复或手术修复或重建，但依旧存在）。

（高天昊　译　马钊　校　白玉龙　审）

参考文献

1. Verhagen R, de Keizer G, van Dijk CN. Long term follow-up of inversion trauma of the ankle. *Arch Orthop Trauma Surg.* 1995;114:92–96.
2. McVey ED, Palmieri RM, Docherty CL, et al. Arthrogenic muscle inhibition in the leg muscles of subjects exhibiting functional ankle instability. *Foot Ankle Int.* 2005;26:1055–1061.
3. Freeman M. Instability of the foot after injuries to the lateral ligaments of the foot. *J Bone Joint Surg Br.* 1965;47:669–677.
4. Hoch MC, Staton GS, Medina McKeon M, et al. Dorsiflexion and dynamic postural control deficits are present in those with chronic ankle instability. *J Sci Med Sport.* 2012;15:574–579.
5. Doherty C, et al. Recovery from a first-time lateral ankle sprain and the predictors of chronic ankle instability. *Am J Sports Med.* 2016;44:995–1003.
6. Schaap G, Keizer G, Marti K. Inversion of the ankle. *Arch Orthop Trauma Surg.* 1989;108:272–275.
7. van Rijn RM, van Os AG, Bernsen RM, et al. What is the clinical course of acute ankle sprains? A systematic literature review. *Am J Med.* 2008;12:324–331.
8. Miller MD, Cooper DE, Warner JP. *Review of Sports Medicine and Arthroscopy.* Philadelphia: WB Saunders; 1995:90.
9. Frost SC, Amendola A. Is stress radiography necessary in the diagnosis of acute or chronic ankle instability? *Clin J Sport Med.* 1999;9:40–45.
10. Chandnani VP, Harper MT, Ficke JR, et al. Chronic ankle instability: evaluation with MR arthrography, MR imaging, and stress radiography. *Radiology.* 1994;192:189–194.
11. Handoll HH, Rowe BH, Quinn KM, de Bie R. Interventions for preventing ankle ligament injuries. *Cochrane Database Syst Rev.* 2001;3:CD000018.
12. Hume PA, Gerrard DF. Effectiveness of external ankle support: bracing and taping in rugby union. *Sports Med.* 1998;25:285–312.
13. Dizon J, Reyes J. A systematic review on the effectiveness of external ankle supports in the prevention of inversion ankle sprains among elite and recreational players. *J Sci Med Sport.* 2010;13:309–317.
14. Demaio M, Paine R, Drez D. Chronic lateral ankle instability-inversion sprains: part I. *Orthop.* 1992;15:87–96.
15. Osborne MD, Rizzo TD. Prevention and treatment of ankle sprain in athletes. *Sports Med.* 2003;33:1145–1150.
16. Riva D, et al. Proprioceptive training and injury prevention in a professional men's basketball team: a six-year prospective study. *J Strength Cond Res.* 2016;30(2):461–475.
17. Wortmann MA, Docherty CL. Effect of balance training on postural stability in subjects with chronic ankle instability. *J Sport Rehabil.* 2013;22:143–149.
18. Linens S, et al. Wobble board rehabilitation for improving balance in ankles with chronic ankle instability. 2016;26(1):76–82.
18A. Doherty C, et al. *J Sci Med Sport.* 2016;19(7):524–530.
19. Demaio M, Paine R, Drez D. Chronic lateral ankle instability-inversion sprains: part II. *Orthop.* 1992;15:241–248.
19A. Wright C. A randomized controlled trial comparing rehabilitation efficacy in chronic ankle instability. *J Sport Rehabil.* 2017;26(4):238–249.
20. Rabago D, Best TM, Beamsley M, Patterson J. A systematic review of prolotherapy for chronic musculoskeletal pain. *Clin J Sport Med.* 2005;15:376.
21. Reeves KD, Hassanein KM. Long-term effects of dextrose prolotherapy for anterior cruciate ligament therapy. *Altern Ther Health Med.* 2003;9:58–62.
22. Rabago D, Zgierska A, Fortney L, et al. Hypertonic dextrose injections (prolotherapy) for knee osteoarthritis: results of a single-arm uncontrolled study with 1-year follow up. *J Altern Complement Med.* 2012;18:408–414.
23. Colville MR. Surgical treatment of the unstable ankle. *J Am Acad Orthop Surg.* 1998;6:368–377.
24. Choi WJ, Lee JW, Han SH, et al. Chronic lateral ankle instability: the effect of intra-articular lesions on clinical outcome. *Am J Sports Med.* 2008;36:2167–2172.
25. Peters JW, Trevio SG, Renstrom PA. Chronic lateral ankle instability. *Foot Ankle.* 1991;12:182–191.
26. Marsh JS, Daigneault JP, Polzhofer GK. Treatment of ankle instability in children and adolescents with a modified Chrisman-Snook repair: a clinical and patient-based outcome study. *J Pediatr Orthop.* 2006;26:94–99.

第 86 章

足和踝的滑囊炎

Allen Neil Wilkins, MD

同义词

纤维组织滑液囊

腺囊(关节处减轻摩擦的小囊)

Haglund 畸形[①]

Albert 病[②]

高位跟骨

黄瓜跟[③]

High-prow 后跟[③]

knobby 旋钮脚跟[③]

前喙畸形[③]

摩擦性后跟病

足跟部滑囊炎

跟腱滑囊炎

冬季跟[④]

斧头状后跟[④]

跟腱痛

跖骨间滑囊炎

跖骨滑囊炎

ICD-10 编码

M76.60	跟腱炎,非特指侧
M76.61	跟腱炎,右侧
M76.62	跟腱炎,左侧
M70.90	非特指的软组织疾患,与使用、过度使用和压迫有关
M71.57	其他无法分类的踝、足滑囊炎
M71.571	其他无法分类的右踝、足滑囊炎
M71.572	其他无法分类的左踝、足滑囊炎
M71.579	其他无法分类的,非特指的踝、足滑囊炎
M71.9	其他黏液囊病
M77.30	跟骨骨刺,非特指的
M77.31	跟骨骨刺,右足
M77.32	跟骨骨刺,左足

定义

滑囊是滑膜样的薄膜包被的闭合小囊,它们内含滑液,常位于产生摩擦的区域。它们的作用是减轻摩擦,使得骨和韧带、骨和皮肤、肌腱和韧带之间的相对运动更为容易。

黏液囊以它们的位置进行分类,见表 86.1[1,2]。

表 86.1 基于位置的滑囊分类		
滑囊类型	例子	描述
深部的	跟骨后滑囊	多在包绕滑囊的纤维结构之下 从胎儿时期即开始发育 常与关节相交通
皮下的	鹰嘴滑囊,髌前滑囊	自儿童时期开始发育 不常与毗邻的关节相交通
不定的	踝关节滑囊,跖骨头滑囊	常有厚的、纤维化的壁 受炎症变化影响

踝部滑囊的产生最常见的原因是踝骨和患者鞋袜间不正常的剪切力,尤其是在穿着靴子或包绕脚踝的运动鞋时产生的剪切力。滑囊可以发生在踝内侧或外侧,但内侧滑囊更为常见[1]。踝部的骨性突起几乎没有固有软组织来分担过度的压力。机体通过在受到外界压力的区域产生一个获得性的滑液囊来应对这种不正常的压力,皮肤和皮下组织就可从骨的隆突上滑过,分散多余的力。有时,这些滑囊可能会被感染,导致滑囊炎。

足跟后部包含位于跟骨和跟腱止点之间的跟骨后滑囊,和位于跟腱和皮肤之间的跟腱后滑囊。每个滑囊都有潜在的感染风险。跟后滑囊炎最常见的原

[①] 译者注:表现为跟骨后突增大畸形。

[②] 译者注:也称为阿耳伯特氏病,跟腱(黏液)囊炎。

[③] 译者注:均为 Haglund 畸形的俗称。

[④] 译者注:均为跟腱后滑囊炎的俗称。

因是不合适的、后跟过硬的鞋袜,它们会擦伤跟腱止点。跟后滑囊炎同时与跟骨后上方、导致滑囊受刺激的骨性突起相关,称为跟骨后突增大畸形(Haglund 畸形)或者摩擦性后跟病。这种结构经常与跟后滑囊炎相辅相成,同时也是止点性跟腱炎的一个要素。

尽管 Haglund 畸形在穿着高跟鞋的女性中更为常见,它有时也会发生在穿着坚硬鞋跟后衬的曲棍球运动员中。存在跟骨上外侧骨性突起的患者群体相对于跟后滑囊炎患者群体更为年轻[3]。很多生物医学上的危险因素与 Haglund 畸形相关。它们包括高弓足、后足内翻、后足马蹄足以及儿童时期的骨骺损伤(图 86.1)[4-6]。

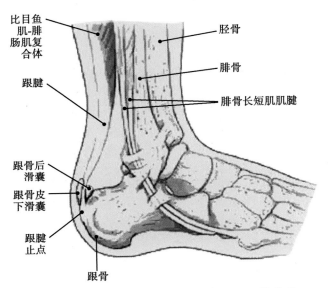

比目鱼肌-腓肠肌复合体
胫骨
腓骨
跟腱
腓骨长短肌肌腱
跟骨后滑囊
跟骨皮下滑囊
跟腱止点
跟骨

图 86.1　踝关节周围结构的解剖(*From Morelli V*, *James E. Achilles tendonopathy and tendon rupture*: *conservative versus surgical management. Prim Care. 2004*;*31*:*1039-1054.*)

滑囊炎也可以发生在前足,并且可能与跖骨间滑囊或者跖骨头下的侧滑囊有关。跖骨间滑囊炎经常意味着跖骨头处慢性的摩擦和挤压[7]。

足和踝滑囊炎的危险因素已经在表 86.2 中列出。跑步者,尤其是进行上坡训练的跑步者,持续地进行踝关节背屈。这一动作带来的反复压力会导致滑囊炎。同时,跑步者和散步者如果突然增加运动里程,就会带来产生跟腱止点附近压痛、肿胀、泛红以及疼痛症状的风险。踝关节滑囊炎最为常见的原因是穿着有坚硬鞋跟后衬的、过紧的鞋子。穿着高跟鞋的女性,穿着不合适的或者过度磨损的跑鞋的跑步者、溜冰者,以及下肢水肿患者都容易罹患踝关节滑囊炎。其他重要的滑囊炎诱因,在一般状况下,有外伤、感染、类风湿关节炎以及痛风。

表 86.2　足、踝滑囊炎的危险因素	
滑囊炎种类	危险因素
踝的	常见于穿着靴子的运动员进行反复、过度的活动,比如滑冰运动员
跟骨后的	运动员过度活动导致的反复损伤 最常见于以上坡跑作为训练方式的长跑运动员 后足内翻 足第一序列跖屈受限
跟腱后的	常见于穿着高跟鞋的女性 在运动员群体中,常见于穿着可造成摩擦的坚硬后跟衬垫鞋子的曲棍球运动员 跟后滑囊炎 止点性跟腱炎 高弓足 前足内翻 前足马蹄足 童年的骨骺损伤
跖骨的	第一跖骨:舞蹈者,软式墙网球运动员及滑雪者 第二至第四跖骨:慢性感染性关节炎

症状

踝关节滑囊炎可能出现受感染滑囊周围的、在内踝上方产生压痛的波动性肿块,并有踝关节活动度下降。

跟后滑囊炎的标志是跟腱前方和/或跟腱止于跟骨处上方的疼痛。在每次踝关节背屈时,跟骨和跟腱之间的滑囊都会受到挤压;在跑步者中,因为上坡时踝关节背屈的角度会增加,这样的循环数不胜数,尤其是在上坡训练时。患者常常跛行,鞋子的穿着可能会诱发疼痛。因此,经常上坡训练的长跑运动员罹患跟后滑囊炎极为常见。

跟腱后滑囊炎患者通常是无症状的。然而,当症状出现时,患者常常出现疼痛并有压痛,越过跟腱的皮下肿块,肿块常常处在鞋子后跟内衬高度的位置。覆盖肿块的皮肤可表现为过度角化或者泛红。

跖骨头滑囊炎患者常见受感染的滑囊周围剧烈的压痛,跖骨头周围的肿胀,伴随跖趾关节活动度下降。这些症状在第三跖骨间隙中发生率最高[8]。

体格检查

滑囊炎的体格检查发现在表 86.3 中列出。

表 86.3 滑囊炎——体征	
滑囊炎种类	**体征**
踝的	踝部表面疼痛并有压痛的皮下肿块 表面的皮肤可能过度角化或泛红
跟骨后的	跟腱及其止点内外侧缘的压痛 被动踝背屈时出现后跟痛 主动对抗跖屈时出现后跟痛 双指挤压试验阳性：在使用两个手指在跟腱止点的上方和前方对滑囊的中间和侧面同时进行压迫时可诱发疼痛
跟腱后的	跟腱表面疼痛并有压痛的皮下肿块，常与鞋后跟在同一水平，并且在跟腱的侧面 表面的皮肤可能过度角化或泛红
跖骨的	表浅的滑囊感染时可表现为急性感染的症状，出现有波动感且皮温升高的肿块 深部的滑囊感染时，组织紧张且充血 直接按压、挤压或背屈受累脚趾均可引起疼痛 表面的皮肤硬结常可提示此处为患者平常步态下的受压点

体格检查包含在静息和负重时对患者的脚进行视诊。对患足的视诊可发现肿胀、骨的变形、瘀斑及皮肤损伤。治疗师应对骨隆突、跟骨和跖骨附近的肌腱止点进行触诊，以获知有无压痛点及明显的病损。足和踝关节的被动活动度可用于评估活动受限。当患者负重时，视诊评估脚的姿势和行为模式；治疗师需要留意异常的旋前及其他的生物力学问题。同时，应当检查鞋后内侧壁的样式。

总之，发炎的滑囊是有波动感的，并且有些伴随着压痛和皮温升高。应该仔细检查患者有无红斑、水肿、超敏反应、发热或肿大的淋巴结，以排除脓毒性滑囊炎。

肌腱附着点炎包含退行性的和非感染性的，大部分发生于跟腱及其附着的跟骨粗隆（止点性跟腱炎）。显著的止点性跟腱炎源自跟后滑囊炎或骨之间的撞击。尽管这两种原因值得区分，但是它们可能是同一疾病的连续病程或者可以共存，所以很难区分开来。

功能受限

附着于表浅部位的滑囊限制了相关关节的活动度。疼痛是导致功能受限的常见因素。患者可能会出现行走、上楼梯以及体育运动的受限。患者可能会无法穿上一些鞋子，比如起保护作用的工作靴。

诊断分析

仔细的体格检查通常能找出大部分后跟痛的原因。尽管如此，治疗师也常使用影像学检查来进行辅助检查并排除骨骼原因所导致的疼痛。滑囊炎的影像学表现在表 86.4 中列出。

表 86.4 滑囊炎——影像学发现	
滑囊种类	**影像学发现**
踝的	基本靠临床诊断，进一步影像学评估并非必需
跟骨后的	MRI 中，积聚的滑液在 T_1 加权成像中显示为低信号，在 T_2 加权和 STIR 成像中显示为高信号 前后径大于 1mm，上下径大于 7mm 或横径大于 11mm 的滑囊被认为是异常的
跟腱后的	基本靠临床诊断，进一步影像学评估并非必需 可能在为评估足跟外伤拍摄的 MRI 中偶然发现。它表现为在跟腱远端的后方积聚滑液，和跟后滑囊炎的信号显示一样
跖骨的	MRI 显示为压力点处轮廓分明的积液，T_1 加权成像中显示为低信号，T_2 加权和 STIR 成像中显示为高信号 横径小于或等于 3mm 的小量积液被认为可能是生理性的 钆喷酸葡胺造影可见周围强化[8]

常规 X 线片在评估非外伤导致的新发成人足跟痛中价值有限，并且不是必要的初始评估[9]。因此，影像学检查应该在患者症状缓解不理想，患者有特殊病史或体格检查结果有疑义时进行。

很多研究试图从影像学上跟骨的高度、长度和成角关系上来描绘 Haglund 畸形。大部分作者并不能指出某个有助于始终一致地提示这一骨性突出，或者对于做出诊断或治疗计划有帮助的特定影像学表现。超声可以用于显示液性无回声区，有助于药物治疗的定位[10]。

对于更加复杂的以及隐匿的跖骨间滑囊炎病例，可能需要进行超声或 MRI 检查。

鉴别诊断

跖骨滑囊炎

外伤

弗莱伯氏病（跖骨头骨软骨炎，又称骨骺病，缺血性骨坏死，多见于第二跖骨）

感染

关节炎

肌腱疾病

非肿瘤性质的肿物

肿瘤

莫顿神经瘤（Morton's neuroma）

跖骨压力性骨折

踝或足跟的滑囊炎

跟腱炎

跟骨压力性骨折

类风湿关节炎

痛风

血清阴性脊柱病

腓神经炎

治疗

滑囊炎的治疗总结于表 86.5。

表 86.5　滑囊炎——治疗	
滑囊炎种类	**治疗**
踝	对靴子进行修改或者改变足部穿着 使用适合于踝部的圆环状衬垫 休息及使运动更和缓
跟骨后	休息及改变运动模式（比如避免跑步及走路上坡及上楼梯） 鼓励运动员定期更换跑鞋 生物力学的调控：包括临时垫高足跟，使用胶带固定，以及如果存在不正常的旋前，使用定制的足矫形器 使用薄片后跟垫轻微垫高足跟 夜间使用夹板可有助于保持跟腱以及足底筋膜的牵伸，以缓解晨间的急性疼痛及僵硬
跟腱后	休息及使运动更和缓 热敷 使用衬垫 穿着柔软的非限制性的无后跟鞋子（比如木屐、凉鞋）
跖骨	休息及使运动更和缓 保护性的衬垫 改善足部穿着 对于潜在的畸形或足的异常功能类型进行评估 在严重的急性病例中，保留类固醇治疗方案

早期治疗

踝足滑囊炎的非手术治疗为首选。通常后跟痛的保守治疗包括 NSAID、物理治疗，并避免重复高强度活动[11]。如果患足跟或足底筋膜病，夜间佩戴夹板有助于减轻晨起时的急性疼痛。

一般后跟痛的保守治疗还包括嘱患者抬起脚跟和穿露背鞋。可以将鞋跟的一部分切掉，并用柔软的皮革内衬代替，以减少摩擦。应避免使用没有鞋带的鞋子。应将足跟杯垫插入鞋中，使脚部炎症区域抬高到鞋跟上方，避免摩擦。足跟杯垫也应放在另一只鞋中，防止双侧下肢不等长。穿有足跟的鞋子时，可长期使用耐压硅胶垫。定制矫形器适用于那些潜在结构异常引起症状的患者。

康复治疗

滑囊炎的康复治疗总结于表 86.6。

表 86.6　滑囊炎——康复治疗	
滑囊炎种类	**康复治疗**
踝的	物理治疗一般是不必要的，除非关节活动度受累。关节活动度受累时物理治疗有助于维持踝关节活动度
跟骨后的	物理治疗用于进行跟腱及足底筋膜的牵伸训练指导 急性期可进行一日数次，一次 15~20min 的冰敷。有些医师同时建议使用冷热交替浴 可选用如游泳、水中有氧训练以及其他的水上运动持续牵伸并维持心血管健康
跟腱后的	物理治疗用于进行跟腱的牵伸训练指导
跖骨的	物理治疗用于被动活动度训练及超声治疗 跖趾关节的长轴牵引及背向/跖向滑动可用作自我活动的技术

踝部滑囊炎的患者被允许在耐受范围内负重，并被要求在不行走时抬高患肢。如果患者之前进行过手术，敷料应当在术后 3 天被移除，患者此时可允许沐浴。患者被鼓励进行主动范围内的活动练习，至少每天 3 次，每次持续 10min。一旦患者可以耐受穿着平常的鞋子，他们被允许穿着这些鞋子。

物理治疗被用于踝部滑囊炎患者跟腱及足底筋膜的牵伸训练指导，以维持活动度。这种逐渐进行性的跟腱牵伸可能有助于缓解对于跟腱下滑囊的冲击。可以用如下方法牵伸跟腱：将患足足底置于地上，身体向墙前倾直到感觉身体同侧跟腱有温和的牵拉感；保持此姿势牵伸 20~60s 后放松。此种牵伸也可通过膝外展实现，通过膝关节屈曲而重复，见图86.2。为使得牵伸项目获益最大化，每组重复数次牵伸，每天做几组。避免冲击性的（突然，急速）牵伸。小腿在楼梯上倾斜可以实现功能性的牵伸和离心肌力的强化。

踝关节滑囊炎患者可以在患病后 7 天内提升肌力，感觉运动控制以及活动度的强化训练中获益，这与踝扭伤后的患者很相似[12]，但鲜有研究。

针对跖骨滑囊炎，初始治疗包含规律的冰敷及足部抬高。在开始的 24h 建议不负重，之后，可开始被动范围内的活动以及超声治疗。跖趾关节的长轴牵引，及背向和跖向滑动的自我活动技术，可被应用于整个治疗进程之中。一旦患者疼痛缓解，即可开始力量训练。感染缓解时，被动活动训练可过渡为主动训练。增加背屈活动度的治疗使得胫骨越过足向前移动的范围增加，以此减轻前足的压力。足趾屈肌的力量练习可能增加足趾的负重能力。

在跖骨滑囊炎的处理中使用跖骨垫或其他矫形装置也可能会缓解症状。跖骨垫可以减轻跖骨头的高压力。在一项双盲研究中，泪珠状的聚氨基甲酸酯跖骨垫可以显著减轻运动中的最大压力及缩短压力达峰时间，这二者均与减轻跖骨滑囊炎的疼痛和得到更好的功能结局相关[13]。

在处理踝和足部的滑囊炎时，冷热交替浴以及冰敷也用于急性期治疗。在急性期，冰敷可一天进行几次，每次持续 15~20min。

运动员可能会希望通过物理治疗解决主要症状（如跛行、触痛）后，不受限制地重返赛场，并且在特定运动训练中保持足够的状态且没有复发。

介入治疗

如果患者始终有症状，或者认为滑囊影响美观，可以抽吸滑囊并注射 1~2mL 类固醇溶液。不少医师倾向于单次注射，因为考虑到类固醇注射带来的有限益处和注射带来的肌腱断裂风险，因此重复注射类固醇并不值得。肌腱断裂是当类固醇直接注射到肌腱表面时的一种并发症[14,15]。尽管大部分行医者认为超声引导可以降低注射入肌腱的概率，然而并没有有用的证据支持踝部滑囊炎类固醇注射和跟腱断裂相关。

技术设备

并没有用于此种疾病的治疗或康复治疗的特殊技术设备。

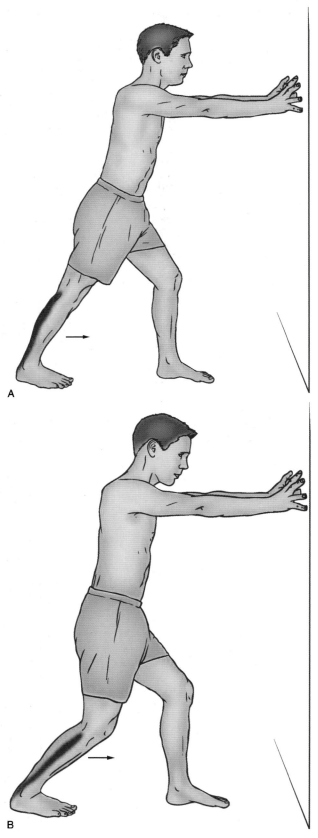

图 86.2 踝跖屈肌力的力量练习。（A）腓肠肌；（B）比目鱼肌（*From Muscolino JE. The Muscle and Bone Palpation Manual with Trigger Points, Referral Patterns, and Stretching. St. Louis: Mosby; 2009.*）

手术

大约 10% 对保守治疗无反应的跟骨后滑囊炎或跟骨上滑囊炎患者需要手术处理[16]。开放性外科手术技术集中于跟骨后上部分切除术或跟骨楔形截骨术，伴随或不伴随病变跟腱的清创术。内镜技术可通过内镜检查显示肌腱与骨骼之间的关系，并可进行精确的清创术并对残余撞击进行评估。更小的开放入路使创口容易闭合，并且术后所需护理更少。小切口能最大限度地减少伤口开裂、瘢痕疼痛和瘢痕组织中神经卡压的可能性，并有出色的美容效果。相对于开放手术治疗，内镜治疗有更高的患者满意度和更低的并发症发生率[17]。

潜在的疾病并发症

慢性滑囊炎是最主要的疾病并发症，它伴有顽固的疼痛，可能限制穿鞋并限制关节活动。粘连性滑囊炎是另一种潜在的疾病并发症，它可能伴随慢性滑囊炎而出现。在粘连性滑囊炎中，滑囊相邻的两层可能粘连，并造成关节活动度显著下降。

在滑囊炎的病程中，也可能并发感染引起化脓性滑囊炎。在这种情况下，应立即进行手术清创和静脉使用抗生素。金黄色葡萄球菌是最常见的致病菌，需要使用适当的抗生素治疗。

潜在的治疗相关并发症

长期使用 NSAID 的风险包括胃肠道出血、肾毒性、高血压和其他心血管并发症，因此应使用最短的疗程。仅对患处局部使用 NSAID 可以减少全身并发症[18]。

开放式手术、内镜手术和荧光镜手术的并发症包括皮肤破裂、跟腱撕脱、局部减压不足伴反复发作的疼痛、敏感且影响外观的瘢痕、感觉改变和僵硬。在一个队列研究中，开放治疗的感染率为 14%，伤口破裂率为 17%，瘢痕压痛率为 23%，感觉改变率为 38%。

皮质类固醇注射在治疗跟骨后滑囊炎中的作用是有争议的。有很多病例报道报告了肌腱炎或肌腱病患者在定期注射皮质类固醇治疗后出现肌腱断裂。然而，关于跟骨后滑囊内注射治疗滑囊炎的此类报道很少。一些动物研究已经探索了皮质类固醇对跟腱的作用。一项研究探讨了注射类固醇后兔跟腱的力学特性和组织学变化[19]。这项研究发现，在肌腱内和跟骨后滑囊中局部注射皮质类固醇，都会对兔跟腱的生物力学特性产生不利影响。另一项动物研究也显示，局部注射（在肌腱内和跟骨后滑囊中注射）皮质类固醇对跟腱的生物力学特性有不利影响[20]。

长时间制动可能导致粘连和继发的关节僵硬。因此，患者应在踝部轻度扭伤后早期运动，以免增加踝部滑囊炎的风险。

（沈雪彦 译　陈翰 校　白玉龙 审）

参考文献

1. Brown TD, Varney TE, Micheli LJ. Malleolar bursitis in figure skaters: indications for operative and nonoperative treatment. *Am J Sports Med.* 2000;28:109–111.
2. Ashman CJ, Klecker RJ, Yu JS. Forefoot pain involving the metatarsal region: differential diagnosis with MR imaging. *Radiographics.* 2001;21:1425–1440.
3. Schepsis AA, Jones H, Hass AL. Achilles tendon disorders in athletes. *Am J Sports Med.* 2002;30:287–305.
4. Clement DB, Taunton JE, Smart GW, et al. A survey of overuse running injuries. *Phys Sportsmed.* 1981;9:47–58.
5. James SL, Bates BT, Osternig LR. Injuries to runners. *Am J Sports Med.* 1978;6:40–50.
6. Krissoff WB, Ferris WD. Runners' injuries. *Phys Sportsmed.* 1979;7:54–64.
7. Bauer T, Gaumetou E, Klouche S, Hardy P, Maffulli N. Metatarsalgia and Morton's disease: comparason of the outcomes between open procedure and neurectomy, versus percutaneous metatarsal osteotomies and ligament release with a minimum of 2 years of follow-up. *J Foot Ankle Surg.* 2015;54(3):371–377.
8. Zanetti M, Strehle JK, Zollinger H, Holder J. Morton neuroma and fluid in the intermetatarsal bursae on the MR images of 70 asymptomatic volunteers. *Radiology.* 1997;203(2):516–520.
9. Levy JC, Mizel MS, Clifford PD, Temple HT. Value of radiographs in the initial evaluation of nontraumatic adult heel pain. *Foot Ankle Int.* 2006;27:427–430.
10. Checa A, Chun W, Pappu R. Ultrasound-guided diagnostic and therapeutic approach to retrocalcaneal bursitis. *J Rheumatol.* 2011;38:391–392.
11. Mazzone MF, McCue T. Common conditions of the Achilles tendon. *Am Fam Physician.* 2002;65:1805–1810.
12. Bleakley CM, O'Connor SR, Tully MA, et al. Effect of accelerated rehabilitation on function after ankle sprain: randomised controlled trial. *BMJ.* 2010;340:c1964.
13. Kang JH, Chen MD, Chen SC, His WL. Correlations between subjective treatment repsonses and plantar pressure parameters of metatarsal pad treatment in metatarsalgia patients: a prospective study. *BMC Musculoskelet Disord.* 2006;95(7).
14. Morelli V, James E. Achilles tendonopathy and tendon rupture: conservative versus surgical management. *Prim Care.* 2004;31:1039–1054.
15. Wilson JJ, Best TM. Common overuse tendon problems: a review and recommendations for treatment. *Am Fam Physician.* 2005;72:811–818.
16. McGarvey WC, Palumbo RC, Baxter DE, Leibman BD. Insertional achilles tendinosis: surgical treatment through a central tendon splitting approach. *Foot Ankle Int.* 2002;23:19–25.
17. Wiegerinck JI, Kok AC, van Dijk CN. Surgical treatment of chronic retrocalcaneal bursitis. *Arthroscopy.* 2012;28:283–293.
18. Taylor GJ. Prominence of the calcaneus: is operation justified? *J Bone Joint Surg Br.* 1986;68:467–470.
19. Martin DF, Carlson CS, Berry J, et al. Effect of injected versus iontophoretic corticosteroid on the rabbit tendon. *South Med J.* 1999;92:600–608.
20. Hugate R, Pennypacker J, Saunders M, Juliano P. The effects of corticosteroids on biomechanical properties of rabbit Achilles tendons. *J Bone Joint Surg Am.* 2004;86:794–801.

第 87 章

蹈僵硬

David Wexler, MD, FRCS (Tr & Orth)
Melanie E. Campbell,
MS, ATC, RNFA, FNP-C
Dawn M. Grosser, MD
Todd A. Kile, MD

同义词

第一跖趾关节骨关节炎或退行性关节病
大足趾的骨关节炎[1]

ICD-9 编码

735.2   蹈僵硬

ICD-10 编码

M20.20   蹈僵硬,未特指的足
M20.21   蹈僵硬,右足
M20.22   蹈僵硬,左足

定义

蹈僵硬是指第一跖趾关节(metatarsophalangeal joint, MTP)退行性关节病或关节软骨磨损所致的痛性运动受限。第一跖趾关节的正常运动范围从跖屈 30°~45° 至背屈接近 90°。近节趾骨基底部背侧和跖骨头背侧的骨质过度生长(骨赘或"骨刺"),当蹈趾背屈时彼此相互撞击会加剧蹈僵硬的关节运动范围受限和疼痛[2]。蹈僵硬是第一跖趾关节仅次于蹈外翻的第二常见病种。在 50 岁以上的人群中,每 40 人就会有 1 人进展为蹈僵硬[3]。

一般来说,蹈僵硬原因不明,尽管它与累及其他关节的全身性骨关节炎以及反复性微创伤(例如,常见于足球运动员)有关。持续重复性草皮趾型损伤(蹈趾 MTP 的过度背屈使足底关节囊和韧带发生延展变薄弱,轻则扭伤,重则完全破裂)也可导致这种类型的早期关节退变[4]。蹈趾过度伸展会损伤第一跖趾关节的足底关节囊韧带复合体,这可能会导致关节面的急性受压,引起关节损害或造成慢性的关节不稳,易于发生 MTP 退行性病变和蹈僵硬[5]。

症状

典型患者主诉疼痛,呈间歇性或持续性,走路时出现,休息可缓解。它起病隐匿,发病时可伴有关节僵硬、肿胀,有时会有炎症发生。也可因软骨游离体而发生关节交锁。患者可能会注意到他们会使用脚的外侧走路,以避免在步态周期的支撑末期和足趾离地时蹈趾蹬地。随着退变加重,疼痛可能会加剧并改变步态。

体格检查

视诊第一跖趾关节周围通常表现为肿胀,关节线处可伴有触痛。可触及背侧骨赘,它可能因穿鞋摩擦刺激到上覆的皮肤。用力背屈蹈趾可再现疼痛,疼痛也会限制运动范围。跖屈也可能受影响。患者可能使用减痛(痛苦)步态,单支撑相的提踵困难是由于第一跖趾关节疼痛,而不是因为胫骨后肌肌腱缺损。神经系统检查的结果,包括力量、感觉和反射通常都正常。

功能受限

功能受限或障碍包括长距离行走、跑步和上楼梯。随着病情加重,甚至短距离行走、日常活动和长期站立都会变得很困难。柔软的鞋子以及鞋头偏紧的鞋子可能会让人觉得不舒服,因为这可能导致压力集中在背侧骨赘。

诊断分析

站立相前后位和侧位的 X 线平片通常足以明确

诊断(图 87.1)。该体征与退行性关节病一致,即关节间隙狭窄和消失、足背侧大骨赘(骨刺)形成、骨质硬化(骨密度增加)、软骨下囊肿,可能会有关节内游离体。根据放射学和临床表现严重程度,可将这个疾病过程分为三个等级,这有助于指导手术治疗。

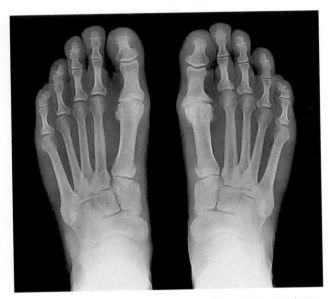

图 87.1　双脚站立前后位 X 线片。这幅图显示了双侧蹈僵硬或蹈趾跖趾关节的退行性病变。X 线征象是关节间隙变窄,骨赘形成和骨质硬化。右足更为严重

Ⅰ级:X 线平片可见足背侧有小的骨赘形成但 MTP 间隙正常,步行时有典型的间歇性疼痛。Ⅱ级:X 线平片显示中等程度的足背侧骨赘形成、关节间隙不对称地狭窄,并且经常在行走时出现持续性疼痛。Ⅲ级:骨赘广泛形成,足背侧和足底关节间隙明显变窄,常见有明显的游离体。临床上,患者行走时会有持续性疼痛和明显的活动受限[6]。

鉴别诊断

痛风
蹈外翻
草皮趾
骨折

治疗

早期治疗

　　NSAID 可能会缓解症状。调整鞋型、使用能够减少 MTP 关节应力的矫形器(碳纤维嵌入物或 Mor-

ton 背伸矫形器)以及避免穿高跟鞋或鞋底非常软的鞋子,如极简主义运动鞋,这些保守治疗方法可能都有效[7]。

康复治疗

　　有资质的矫形鞋制造师可以提供更高级的鞋型改进,包括钢柄底和弧形底。他们可适用于各种不同类型的鞋底,包括运动鞋。有意思的是,许多患者会优先选择使用钢柄,这是因为它不会改变鞋子的外观。而采用弧形底则需要改变鞋底,有时会在外观上不太容易被患者所接受。

　　如果有其他足部畸形的证据(例如扁平足),那么插入式矫形器可为步态生物力学提供矫正与帮助。

　　物理治疗一般不是必要的,但可使用基本手法治疗和松懈技术以及蹈趾屈肌和伸肌力量的练习以提高关节稳定性。理疗,如冷热交替浴和冰冷刺激可有助于控制疼痛。

介入治疗

　　关节内 X 线引导或超声引导下行 MTP 关节注射局部麻醉药和类固醇可短时间缓解疼痛。

技术设备

　　没有专门的技术用于治疗或康复蹈僵硬。

手术

　　手术的主要适应证是持续疼痛和非手术治疗失败。视退行病变的严重程度,有两种主要的手术方法。对于Ⅰ级和Ⅱ级,通常采用保留关节的术式,即切除撞击的背侧骨赘,缩小关节,从而改善背屈[8-10]。关节唇切除术大约会切除 30% 的背侧距骨头关节面,同时,也会进行近节趾骨截骨术以改善背屈。这类手术既保留了关节的运动范围和稳定性又不会像关节融合或成形术导致关节破坏[11]。对于Ⅲ级病变,则采用第二种方法即牺牲关节的术式。这类手术包括从关节切除成形术到关节融合术的一系列手术(图 87.2),前者形成一个松弛或连枷缩短的脚趾,后者则形成僵硬固定的脚趾[6,12,13]。目前,关节融合术仍然是严重蹈僵硬的标准治疗方法。然而,融合技术种类繁多,包括 U 形针、克氏针、背侧钢板和螺钉(图 87.3)[11]。很多制造商试图生产由硅胶、金属、聚乙烯或陶瓷材料制成的人工蹈趾关节[14,15]。但长期结果显示各种人工关节均未达到预期效果。一项

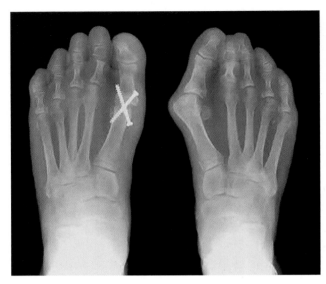

图87.2　双脚站立前后位 X 线片。这幅图显示的是左足使用了交叉空心螺钉,这是跖趾关节融合技术中的其中一种。右足为跗外翻畸形

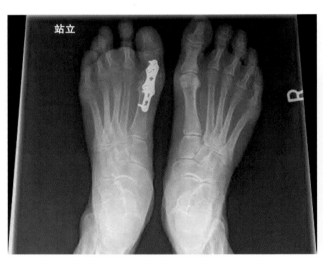

图87.3　使用背侧钢板和螺钉的关节固定术修正术。双脚站立前后位 X 线片。这幅图显示右足正常。再造关节面的半关节成形术是管理跗僵硬的外科技术之一。在左脚,显示植入物松动导致再造关节面的半关节成形术失败后使用背板和螺钉进行修正手术

比较关节融合术与关节成形术的随机对照研究发现关节融合术的患者疼痛改善更明显、满意度更高且成本比更佳。接受关节成形术的患者,其运动范围改善很小,步态力学持续改变,为了松弛关节,有约25% 的患者需要移除植入物[16]。植入性关节成形术也被提倡作为关节融合术的替代治疗用于 III 级退行病变患者。植入关节形成术包括关节唇切除术和趾骨基底切除术,同时在两个关节表面之间使用生物垫片。常使用的生物垫片包括同种异体移植物、自

体移植物、肌腱和关节囊[17,18]。人羊膜(羊膜和绒毛膜)是一种较新的尝试材料[16,17]。关节镜手术也被用于清理关节软骨面,或使不规则关节软骨表面变得平滑。

潜在的疾病并发症

跗僵硬会导致难治性疼痛和活动减少。

潜在的治疗并发症

镇痛药和 NSAID 的副作用众所周知,最常见的是影响胃、肝脏和肾脏。类固醇注射很少会导致感染。手术的并发症包括从骨赘切除不足所致的改善甚微到足趾缩短随后发生的转移性跖骨痛(疼痛在小脚趾的跖骨头下)。关节成形术的并发症包括植入失败(图 87.4)、硅胶磨损和随后的碎片生成、异物反应和骨质溶解。关节融合术的并发症包括跖骨痛、畸形愈合和骨不连。

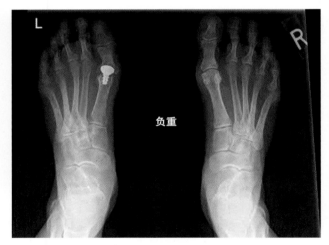

图87.4　双脚站立前后位 X 线片。这幅图显示右足正常,而在左足,植入物松动导致再造关节面的半关节成形术失败

（张安静　译　陈翰　校　白玉龙　审）

参考文献

1. O'Malley MJ. Hallux rigidus. In: Craig EV, ed. *Clinical Orthopaedics*. Philadelphia: Lippincott Williams & Wilkins; 1999:913–919.
2. Richardson EG. Disorders of hallux. In: Azar F, Canale ST, eds. *Campbell's Operative Orthopaedics*, 13th ed. Vol. 2. Elsevier; 2016: 3805–3906.
3. Coughlin MJ, Saltzman C, Anderson RB. *Mann's Surgery of the Foot and Ankle*, 9th ed. St. Louis: Mosby; 2013, Chapter 19.
4. Mann RA. Disorders of the first metatarsophalangeal joint. *J Am Acad Orthop Surg*. 1995;3:34–40.
5. Sammarco GJ. Biomechanics of the foot. In: Frankel VH, Nordin M,

eds. *Biomechanics of the Skeletal System*. Philadelphia: Lea & Febiger; 1980:193–219.

6. Wagner E, Wagner P, Ortiz C. Arthrodesis of the hallux metatarsophalangeal joint. *JBJS Essent Surg Tech*. 2015;5(4):e20.

7. Hertling D, Kessler RM. The leg, ankle and foot. In: Hertling D, Kessler RM, eds. *Management of Common Musculoskeletal Disorders*, 4th ed. Philadelphia: Lippincott Williams & Wilkins; 2005:379–443.

8. Haverstock BD. Current and emerging techniques for hallux rigidus. *Pod Today*. 2013:7.

9. Hattrup SJ, Johnson KA. Subjective results of hallux rigidus following treatment with cheilectomy. *Clin Orthop*. 1988;226:182–189.

10. Kitaoka H. Cheilectomy with and without proximal phalangeal (Moberg) osteotomy. In: Kitaoka H, ed. *Master Techniques in Orthopaedic Surgery: The Foot and Ankle*, 3rd ed. Wolters Kluwer; 2013:39–54.

11. Deland JT, Williams BR. Surgical management of hallus rigidus. *J Am Acad Orthop Surg*. 2012;20:347–358.

12. Coughlin MJ. Arthrodesis of first metatarsophalangeal joint. *Orthop Rev*. 1990;19:177–186.

13. Curtis MJ, Myerson M, Jinnah RH, et al. Arthrodesis of the first metatarsophalangeal joint: a biomechanical study of internal fixation techniques. *Foot Ankle*. 1993;14:395–399.

14. Patel A, Boc SF. Implant arthroplasty versus arthrodesis for end stage hallux rigidus. *J Foot Ankle*. 2014;7(3):1.

15. Gibson JN, Thomson CE. Arthrodesis or total replacement arthroplasty for hallux rigidus: a randomized controlled trial. *Foot Ankle Int*. 2005;26:680–690.

16. Raikin SM, Ahmad J, Pour AE, Abidi N. Comparison of arthrodesis and metallic hemiarthroplasty of the hallux metatarsophalangeal joint. *J Bone Joint Surg Am*. 2007;89(9):1979–1985.

17. Kennedy JG, Chow FY, Dines J, et al. Outcomes after interposition arthroplasty for treatment of hallux rigidus. *Clin Orthop Relat Res*. 2006;445:210–215.

18. Zelen CM, Snyder RJ, et al. The use of human amnion/chorion membrane in the clinical setting for lower extremity repair: a review. *Clin Pod Med Surg*. 2015;32:135–146.

第88章

锤状趾

Daniel P. Montero, MD, CAQSM
Glenn G. Shi, MD

同义词

近端趾间关节屈曲挛缩
小脚趾畸形
锤状趾综合征

ICD-10 编码

M20.40	锤状趾(后天),非特指
M20.41	锤状趾(后天),右足
M20.42	锤状趾(后天),左足
M20.5X1	其他足趾畸形(后天),右足
M20.5X2	其他足趾畸形(后天),左足
M20.5X9	其他足趾畸形(后天),非特指

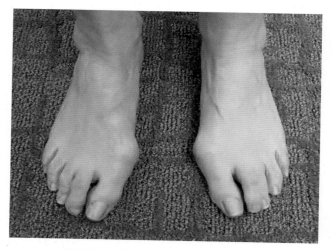

图 88.1 第二趾锤状趾畸形伴踇囊炎

定义

锤状趾为除踇趾以外的其余一个或多个足趾的近端指间(proximal interphalangeal, PIP)关节异常屈曲状态。若屈曲挛缩较严重且病程长,则会同时出现跖趾(metatarsophalangeal, MTP)关节过度伸展,远端指间(distal interphalangeal, DIP)关节也可能伸展。锤状趾畸形通常只影响一个或两个足趾,而与之不同的是,爪形趾畸形患者的所有足趾可能都出现 PIP 和 DIP 的屈曲挛缩[1]。锤状趾通常分为两种类型,柔软性(可被动恢复)与僵硬性(无法被动恢复)。最常累及第二趾,其他足趾亦有可能受累[2]。

小脚趾最常发生的畸形即为锤状趾,主要为矢状位上的变化。锤状趾可能是足踝外科医师门诊最常见的就诊原因。锤状趾好发于女性,随着年龄增大,发病率亦有升高[3,4]。

危险因素包括长时间穿着不合脚的鞋子,特别是尖头鞋。踇外翻对脚趾的挤压与覆盖也是起病原因(图88.1)。若第二足趾较长,也有可能出现屈曲而导致畸形。其他诱因包括糖尿病,结缔组织病及创伤等[1]。

症状

患者通常主诉 PIP 关节处的疼痛或压痛,穿鞋或负重情况下明显[5]。当患者需要化妆(穿高跟鞋)时通常感到困扰。由于鞋子的挤压,PIP 关节背侧可能形成鸡眼或胼胝,引起疼痛。若 MTP 过度伸展,跖骨头上的压力增加,可能造成跖骨及远端脂肪垫移位,继发下方胼胝形成及跖骨痛[2]。

体格检查

若存在 MTP 关节过度伸展、PIP 关节屈曲及 DIP 关节伸展,可诊断锤状趾。触诊:PIP 关节通常出现压痛,尤其是跖面。

视诊:判断 PIP 关节的屈曲程度,记录伴随的足趾畸形,如 PIP 关节与足趾尖的溃疡、胼胝。站立情况下,锤状趾畸形更突出。受累足趾活动检查有助于区分足趾畸形是否柔软。同时,需观察关节活动时是否存在摩擦音。在踝背屈及跖屈状态观察是否存在趾长屈肌挛缩,若踝关节跖屈时,足趾畸形可恢复正常,则表示为柔软性。相反,踝关节背屈可加重畸形[6]。

Kelikian 上推试验可用于评估足趾的僵硬程度。若为柔软性畸形,当从足跖面向上推跖骨头时,MTP 关节可恢复伸直状态,近节趾骨亦可回复至正常位置。

轻度锤状趾畸形提示 MTP 关节或 PIP 关节的弹性屈曲挛缩,但负重时畸形程度加重。中度锤状趾畸形表示 PIP 关节部分,甚至完全僵硬,伴随 MTP 关节无或轻度过伸。重度锤状趾畸形代表 PIP 关节完全僵硬且 MTP 关节过伸,同时可能存在跖骨头处的趾骨脱位或半脱位[7]。

同样需观察的还有足趾的肿胀、温度变化或是否存在红斑(畸形处可能存在感染或处于风湿活动期)。

观察患者的鞋子有助于评估前足部对鞋子前部的适应情况,若鞋子不合脚,PIP 关节处可能出现鸡眼或胼胝,有时甚至可出现溃烂。

单纯锤状趾畸形无神经系统检查异常或血管异常。若患者存在腓浅神经损伤导致的足下垂畸形,可由于伸肌代偿从而导致锤状趾。同样,腓肠肌肌力下降可引起屈肌代偿,从而引起锤状趾。

若患者存在周围血管性疾病或粥样硬化,若足趾处无新鲜血液供应,PIP 关节的溃疡可能造成足趾离断。

功能受限

"鸡眼"、胼胝形成引起行走或其他负重活动的疼痛,从而导致功能受限。此外,若鞋子挤脚,患者可耐受负重的时间则减少。

诊断分析

主要通过临床检查来诊断。负重位放射学检查有助于评估僵硬性锤状趾。MTP 关节的前后位放射学检查若出现明显的关节间隙变窄提示近节趾骨半脱位[5,7]。

鉴别诊断

爪状趾
槌状趾
趾间神经瘤
跖趾关节非特异性滑膜炎
扳机趾(类似扳机指)[8]
风湿性或银屑病性关节炎
足底断裂

治疗

早期治疗

患者教育最为关键。首先要求患者更换合脚的鞋,鞋子前部较宽,或直接穿凉鞋,以适应近节趾骨的背屈位。尽可能不穿高跟鞋。可使用软性鞋垫,有助于缓解压力[8]。足趾内垫或保护套有助于减轻锤状趾与鞋子之间的摩擦。跖骨垫可减轻跖骨痛。轻度柔软性锤状趾畸形可使用 Budin 支具,该支具是一个弹性的橡皮圈套在 PIP 关节处减轻畸形[1,8,9]。口服或局部使用非甾体抗炎药(non-steroidal anti-in-flammatory drugs,NSAID)有助于减轻疼痛和炎症。也可口服镇痛药来减轻疼痛。同时,需处理溃疡及鸡眼,要求患者定期关注皮肤情况,尤其是有周围神经病变的患者。

局部冰敷同样有助于缓解急性疼痛(每天 2~3 次,每次 10min)。然而,若患者有明显的周围血管疾病,禁用冰敷,因其可引起血管收缩。患者感觉障碍(如周围神经病)同样禁用冰敷,因其有冻伤风险。

需告知患者,非手术治疗主要缓解症状而非矫正畸形,较难有长期效果,这些治疗手段的主要目的为适应足趾畸形以增加舒适度及功能。

康复治疗

除部分患者在接受蜡疗及牵伸治疗后可得到缓解外,多无针对锤状趾的标准康复治疗流程。

牵伸治疗可缓解僵硬性或半僵硬性畸形患者的"绷紧感"。针对足内在肌的牵伸及肌力训练通常采用足趾抓毛巾的方式。

功能性矫形支具有助于提高屈肌稳定性,并且可能缓解屈曲畸形患者的过度内翻状态。支具有助于改善足的生物力学,从而减缓畸形的发展。

临床医师可建议患者改穿鞋头宽大的鞋子,或者将现有的鞋垫在跖骨头远端进行修剪来获得适应足趾的深度。足趾周围也可垫以羊毛或毛毡。使用跖骨棒或摇椅底的鞋可增加患者舒适度。也可选用特制的捆扎支具及锤状趾矫形支具。再次重申,有周围血管性疾病或周围神经病的患者慎用或禁用。

介入治疗

若患者 PIP 关节囊炎存在明显疼痛或继发于锤状趾的关节炎急性发作,可联合使用激素注射与足趾垫或支具。将类固醇与局部麻醉药混合,使用 27

号针头,从关节的背侧或背外侧注射入关节腔。注射均需遵循外科无菌操作,并告知患者可能出现激素耀斑、足底骨折或皮肤刺激。

技术设备

无特殊技术设备对此病治疗或康复。

手术

若保守治疗失败可考虑手术治疗,仅考虑美观需求并非手术最佳适应证。为获得较好的预后,通常合并进行相关的畸形矫正手术(如姆外翻)[8]。

锤状趾的手术治疗有多种方案,取决于畸形的严重程度与僵硬程度[10-16]。手术方案不同,预后也不尽相同。以下介绍几种使用较广且有数据支持的术式:

(1)轻度畸形/柔软性锤状趾(MTP关节或PIP关节可被动恢复正常):屈肌腱转位至伸肌腱,通常选择趾长屈肌。

(2)中度畸形/僵硬性锤状趾伴MTP关节半脱位(PIP关节屈曲挛缩,MTP关节背伸半脱位):成形、融合PIP关节,延长趾长伸肌,切断趾短伸肌;切开MTP背侧关节囊,松解侧副韧带。

(3)中度至重度畸形/僵硬性锤状趾伴MTP关节脱位:与MTP关节半脱位的治疗类似,另加跖骨截骨(如Weil截骨术)。

(4)重度畸形/重叠趾(PIP关节屈曲挛缩,MTP关节内翻或外翻位半脱位):切除近节趾骨髁突,侧副韧带/关节囊修复;趾短伸肌腱转移[2,11]。

亦可选用髓内钉来维持足趾位置,促进PIP关节融合、成形。该内植物目前接受度不高,一旦手术失败,移除将变得十分困难,移除可能导致大量骨丢失,为后续的修复手术带来极大的挑战[15]。目前,普遍认同使用克氏针来固定锤状趾3~6周(图88.2)[11,16,17]。

术后康复

下肢抬高2~3天后,患者即可开始进行负重,需穿着术后专用硬底鞋3~6周。术中植入克氏针的患者,通常在此时间段移除克氏针,具体根据术者的习惯以及畸形的严重程度变化。通常于6周进行负重位X线检查,以评估矫正情况及术后的骨稳定性。术后8周左右患者可穿着舒适网球鞋逐渐增加活动。冲击性运动如跑步,最好于术后12周以后进行。以上这些建议通常根据畸形的严重程度与手术

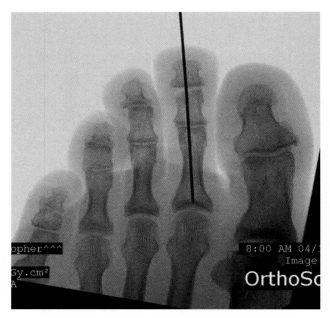

图88.2　第二趾锤状趾畸形伴姆囊炎

的复杂程度有所变化。

潜在的疾病并发症

并发症包括慢性难治性疼痛(限制活动)、跖骨痛、足底与接触点溃疡(足部感觉障碍)、关节痛与关节僵硬(半脱位)、趾甲畸形、关节囊炎或滑膜炎。这些问题引起的步态异常可能导致更多其他近端肢体或躯体的疼痛症状(如下背痛及髋关节痛)。

糖尿病性神经病变以及晚期周围血管疾病是非手术矫正支具的相对禁忌证。

并发症还包括PIP关节过度受压产生的溃疡、足部僵硬以及疼痛导致的步态异常,甚至整体姿势异常。

潜在的治疗并发症

局部冰敷可能导致血管收缩,引起冻伤。镇痛药、NSAID及环氧化酶-2抑制剂的副作用为人所熟知,主要包括对胃、肝、肾的影响。局部使用NSAID,可减轻全身吸收,副作用较小。术后并发症主要包括足趾缺血、足趾麻木、不愈合、排列不齐、足趾活动度下降、足趾僵硬及过直、持续性水肿、连枷趾及骨质增生。手术矫正引起的连枷趾或"过软"趾可通过侧副韧带修复或关节融合术进行矫正。术前或术后均有可能出现感染甚至骨髓炎[7,18,19]。若静脉滴注抗生素无效,可能需要进行部分或完全截趾术。若使

用内植入物，亦可能出现特有的并发症。随着时间延长，克氏针、螺钉、可吸收针、髓内钉等内植物均可能出现断裂或松动，导致矫形效果减弱、患者焦虑并可能出现疼痛[20]。临床医师需谨慎选择合适的患者进行手术，尽量减少术后并发症。

（陆沈吉 译　陈翰 校　白玉龙 审）

参考文献

1. Shirzad K, Kiesau CD, DeOrio JK, Parekh SG. Lesser toe deformities. *J Am Acad Orthop Surg.* 2011;19(8):505–514.
2. Schrier JC, Verheyen CC, Louwerens JW. Definitions of hammer toe and claw toe: an evaluation of the literature. *J Am Podiatr Med Assoc.* 2009;99(3):194–197.
3. DiPreta JA. Metatarsalgia, lesser toe deformities, and associated disorders of the forefoot. *Med Clin North Am.* 2014;98(2):233–251.
4. Coughlin MJ. Lesser toe abnormalities. *Instr Course Lect.* 2003;52:421–444.
5. Hammertoe. Correcting a painful problem. *Mayo Clin Health Lett.* 2010;28(6):7.
6. Sarrafian SK. Correction of fixed hammertoe deformity with resection of the head of the proximal phalanx and extensor tendon tenodesis. *Foot Ankle Int.* 1995;16(7):449–451.
7. Coughlin MJ, Dorris J, Polk E. Operative repair of the fixed hammertoe deformity. *Foot Ankle Int.* 2000;21(2):94–104.
8. Henriques M. Hallux valgus and hammer toe. *Acta Med Port.* 2013;26(6):758.
9. Angirasa AK, Augoyard M, Coughlin MJ, Fridman R, Ruch J, Weil L Jr. Hammer toe, mallet toe, and claw toe. *Foot Ankle Spec.* 2011;4(3):182–187.
10. Yassin M, Garti A, Heller E, Robinson D. Hammertoe correction with K-wire fixation compared with percutaneous correction. *Foot Ankle Spec.* 2016.
11. Richman SH, Siqueira MB, McCullough KA, Berkowitz MJ. Correction of hammertoe deformity with novel intramedullary PIP fusion device versus K-wire fixation. *Foot Ankle Int.* 2016.
12. Schrier JC, Keijsers NL, Matricali GA, Louwerens JW, Verheyen CC. Lesser toe PIP joint resection versus PIP joint fusion: a randomized clinical trial. *Foot Ankle Int.* 2016;37(6):569–575.
13. Catena F, Doty JF, Jastifer J, Coughlin MJ, Stevens F. Prospective study of hammertoe correction with an intramedullary implant. *Foot Ankle Int.* 2014;35(4):319–325.
14. Khan F, Kimura S, Ahmad T, D'Souza D, D'Souza L. Use of Smart Toe(©) implant for small toe arthrodesis: a smart concept? *Foot Ankle Surg.* 2015;21(2):108–112.
15. Guelfi M, Pantalone A, Cambiaso DJ, Vanni D, Guelfi MG, Salini V. Arthrodesis of proximal inter-phalangeal joint for hammertoe: intramedullary device options. *J Orthop Traumatol.* 2015;16(4):269–273.
16. Kramer WC, Parman M, Marks RM. Hammertoe correction with k-wire fixation. *Foot Ankle Int.* 2015;36(5):494–502.
17. Hood CR, Blacklidge DK, Hoffman SM. Diverging dual intramedullary Kirschner wire technique for arthrodesis of the proximal inter-phalangeal joint in hammertoe correction. *Foot Ankle Spec.* 2016;9(5):432–437.
18. Kernbach KJ. Hammertoe surgery: arthroplasty, arthrodesis or plantar plate repair? *Clin Podiatr Med Surg.* 2012;29(3):355–366.
19. Harmonson JK, Harkless LB. Operative procedures for the correction of hammertoe, claw toe, and mallet toe: a literature review. *Clin Podiatr Med Surg.* 1996;13(2):211–220.
20. Sung W, Weil L Jr, Weil LS Sr. Retrospective comparative study of operative repair of hammertoe deformity. *Foot Ankle Spec.* 2014;7(3):185–192.

槌状趾

Heikki Uustal，MD

定义

槌状趾是指远趾间关节的异常屈曲畸形（图89.1）。其跖趾关节和近趾间关节通常处于中立位，

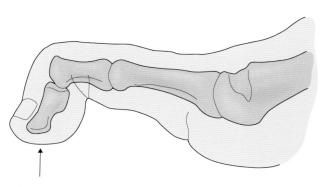

图 89.1　槌状趾（箭头所指处为常见的皮肤过度角化或溃疡形成区）（From Maguire S. Mallet toe. In：Frontera WR，Silver JK，Rizzo TD Jr，eds. Essentials of Physical Medicine and Rehabilitation，2nd ed. Philadelphia：WB Saunders；2008.）

既不过伸也不过屈。槌状趾最好发于最长的足趾，通常为第二足趾。其导致的畸形可能为僵硬性（僵直的）、半僵硬性或松弛性畸形；可以是单侧发生，也可能是双侧同时发生；可以是获得性的，也可能是遗传性的[1]。槌状趾的病因尚不明确，但可能和外伤、关节炎、基因、神经肌肉和代谢性疾病相关[2]。高跟鞋和窄头鞋可能会加重畸形，故该病女性更为多见[3,4]。一些观察性的研究认为当一个足趾比邻近的足趾长很多的时候，这个足趾更容易发生畸形（如槌状趾、锤状趾、爪状趾）[5]。槌状趾的发病率比锤状趾低得多，二者比率接近 1:10[6]。临床上，槌状趾、锤状趾和爪状趾的区别是，锤状趾为近趾间关节的屈曲畸形，而槌状趾只累及远趾间关节。相比于槌状趾畸形，锤状趾通常导致更多的问题。爪状趾则同时存在近趾间关节和远趾间关节的屈曲畸形。

症状

患者的主诉通常为远趾间关节背侧或足趾远端的疼痛或者僵硬，多在穿鞋子的时候出现，特别是当鞋子头部低且窄时。跑步等负重运动时症状也会加重。患者还有可能的主诉是趾甲畸形，并最终会引起疼痛。由于鞋子的摩擦，远趾间关节的背侧或足趾的远端可能出现痛性老茧或鸡眼。

体格检查

需要测量在负重及非负重状态下远端趾间关节的屈曲角度。被动关节活动度检查可以判断畸形是属于松弛性的、僵硬性的或者半僵硬性的，这会影响治疗方式的选择。还需要检查病变足趾背侧和远端的皮肤，观察有无红斑、皮肤破损（鸡眼）等。鸡眼可能会进展成溃疡，引起表皮或深层的感染，特别是在有神经病变的糖尿病患者中。如果患者有周围动脉疾病，溃疡可能会导致坏死，甚至引起足趾缺损。

肿胀、皮温升高、皮疹提示可能存在关节炎或关节感染。需要检查患者的鞋子，看鞋头的高度是否

能够容纳畸形的足趾。对于不是很复杂的槌状趾，一般的神经、血管检查通常没有异常的发现。

功能限制

步行功能受限多是由疼痛引起，特别是穿着过紧的鞋子和做负重运动时。散步也可能受限，高冲力的运动如跑步则可能会引起剧痛。不管是男性还是女性，可能都会抱怨没有办法在工作场合穿所需的时尚鞋子（高跟的鞋子）。当有畸形无疼痛时，一般不会引起功能受限，不需要手术治疗[7]。

诊断分析

槌状趾的诊断主要靠临床方法。但是，足部放射性检查有助于评估外伤、退变或关节炎引起的远趾间关节僵硬性畸形。负重下观察更有助于鉴别功能性或活动性（相对于僵硬性）畸形。单纯的非负重下影像或放大的足趾影像也是有帮助的。对于可疑存在肢体缺血的患者，在开始治疗前尤其是手术治疗前，可用无创性动脉检查（趾臂指数）来评估肢体的血流灌注情况。

> **鉴别诊断**
>
> 爪状趾
> 锤状趾
> cock-up 趾（常见于第五脚趾）
> 扳机趾（类似于发生在下肢的扳机指）[8]
> 风湿性关节炎
> 银屑病性关节炎

治疗

早期治疗

患者宣教：关键是让患者对该种畸形有所了解，并知道穿着合适的鞋子。建议选择鞋面柔软，以及鞋头足够高（或调整后足够高）的鞋子以容纳畸形的足趾（例如：加深的鞋子，鞋头足够高的鞋子）。在鞋底加一个跖骨垫可减少或延缓脚趾受到的转移性负荷。与畸形不相符合的鞋子，特别是高跟鞋，尽量不穿。软的鞋底对于缓解足趾远端的压力是有帮助的[9,10]。有疼痛的鸡眼处可以使用软的棉布垫或软胶鸡眼垫，但药物性（如含水杨酸）的护垫在糖尿病或周围血管性疾病的患者中要慎用。如果护垫的位置不当，或者滑到其他部位，护垫上的水杨酸可能会刺激鸡眼边上的皮肤。口服 NSAID 和镇痛药可以用于缓解疼痛，但是建议仅短期使用。初期首选保守治疗，而不是直接手术矫正畸形。使用（定制、预制、手工）支具如趾背垫，可缓解受累关节或足趾远端的压力，从而使松弛的畸形得到被动的调整。疼痛的鸡眼可以使用趾套、袖套或者硅胶垫进行治疗。由鸡眼发展成的浅表性溃疡，可以通过减重装置和局部的伤口护理来治疗。有神经病变或血管病变高危险因素的患者需要每天仔细检查皮肤有无破损。

康复治疗

一般不需要正规的物理治疗，除非足趾畸形是神经肌肉病变引起的全足畸形中的一部分。尽管针对足趾和足的屈肌训练往往作用甚微，但可减轻松弛性或半僵硬性足趾畸形患者的僵硬感，并可预防或延缓更为严重畸形的发生。功能性足部支具可通过控制中足的过度旋前来减轻屈肌肌腱的过度牵伸，从而减轻畸形所引起的疼痛。在有些情况下，即使是很深的鞋子也不能提供足够的空间以容纳畸形的足趾，这个时候就需要定制鞋。矫形术后的物理治疗一般是针对减轻水肿和保持活动度。

介入治疗

激素注射可用于槌状趾畸形患者存在炎症性关节疼痛的情形（图 89.2）。在无菌条件下，使用 27 或 30 号的注射器，采用可溶性激素和局部麻醉药混合液进行关节腔内注射，可暂时缓解疼痛。需要提醒患者可能存在注射后疼痛加剧。

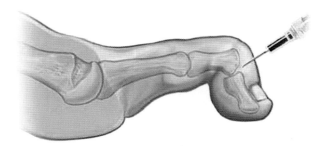

图 89.2 药物被直接注射进入远端趾间关节

技术设备

对于槌状趾畸形，没有特别的治疗或康复技术设备。

手术

当保守治疗无效，皮肤破损持续存在并引起疼痛，尤其是溃疡或感染进展时，需要考虑手术治疗。仅为了美观而进行手术矫形是不合适的。手术治疗取决于病因、范围和畸形的程度。合并的远端或前足畸形（如踇外翻、锤状趾、骑跨趾或叠趾畸形）也同时需要进行矫形以获得最佳手术效果，手术还包括对同一趾的近趾间关节屈曲畸形或跖趾关节畸形进行矫正。对于轻度的松弛性，可手法复位的畸形，可行软组织手术，如趾长屈肌肌腱切断术，同时行或不行远趾间关节囊切开术。对于更为严重的畸形以及僵硬性畸形，可以行远趾间关节的骨性和关节性手术（如关节切除成形术、关节融合术、药物阻滞伸肌[11]）。槌状趾畸形并不一定需要做融合手术[12]。严重的畸形，伴有感染性溃疡征兆的畸形，需要行部分脚趾离断术[13,14]。远端趾骨骨髓炎的患者通常也需要做适当平面的足趾离断术。对于严重的畸形，回顾性研究提示远趾间关节成形术联合趾屈肌腱切断术可以改善预后[13,14]。远趾间关节融合术可以有端-端固定和孔内固定等术式。孔内固定术可以使肌腱缩短，以减少趾长屈肌的张力。临时用 0.045 英寸（0.11cm）的克氏针经皮固定的端-端关节融合术的效果会比较好。

潜在的疾病并发症

可能的疾病并发症包括活动受限，慢性、难治性的疼痛，跖骨疼痛，足趾背部或远端的角化过度或溃疡，特别是在感觉异常的足中多见，关节疼痛或僵硬，脚指甲畸形，关节囊炎，滑囊炎。步态异常（减痛步态）可能会导致腰部、髋部和膝部的疼痛。非手术治疗可能的并发症是足趾的位置改变，尤其是出现第二足趾重叠趾。

潜在的治疗并发症

镇痛药和 NSAID 可引起明确的副作用，最常累及胃、肝、肾脏。激素注射治疗后可能会有局部皮肤色素减退，感染，暂时的血糖升高，以及注射后疼痛。手术后并发症包括足趾局部缺血、趾神经麻痹、关节面骨折不愈合、关节对线不良、足趾过分僵硬或笔直、远趾间关节连枷状、持续的慢性的足趾肿胀、慢性疼痛、感染、连枷趾及关节周围骨质增生。

（刘光华 译 陈翰 校 白玉龙 审）

参考文献

1. Hannan MT, Menz HB, Jordan JM, Cupples LA, Cheng CH, Hsu YH. High heritability of hallux valgus and lesser toe deformities in adult men and women. *Arthritis Care Res (Hoboken)*. 2013;65(9):1515–1521.
2. Shirzad K, Kiesau CD, DeOrio JK, Parekh SG. Lesser toe deformities. *J Am Acad Orthop Surg*. 2011;19:505–514.
3. Birrer RB, DellaCorte MP, Grisafi PJ, eds. *Common Foot Problems in Primary Care*. Philadelphia: Hanley & Belfus; 1992.
4. Goud A, Khurana B, Chiodo C, Weissman BN. Woman's musculoskeletal foot conditions exacerbated by footwear: an imaging perspective. *Am J Orthop*. 2011;40:183–191.
5. Coughlin MJ, Mann RA. Lesser toe deformities. In: Coughlin MJ, Mann RA, eds. *Surgery of the Foot*, 6th ed. St. Louis: Mosby; 1993:341–412.
6. Caselli MA, George DH. Foot deformities: biomechanical and pathomechanical changes associated with aging, part I. *Clin Podiatr Med Surg*. 2003;20:487–509.
7. Badlissi F, Dunn JE, Link CL, et al. Foot musculoskeletal disorders, pain, and foot-related functional limitation in older persons. *J Am Geriatr Soc*. 2005;53:1029–1033.
8. Martin MG, Masear VR. Triggering of the lesser toes at a previously undescribed distal pulley system. *Foot Ankle Int*. 1998;19:113–117.
9. Hunt GC, McPoil TG, eds. *Physical Therapy of the Foot and Ankle*, 2nd ed. New York: Churchill Livingstone; 1995.
10. Guldemond NA, Leffers P, Schaper NC, et al. Comparison of foot orthoses made by podiatrists, pedorthists and orthotists regarding plantar pressure reduction in the Netherlands. *BMC Musculoskelet Disord*. 2005;6:61–67.
11. Wada K, Yui M. Surgical treatment of mallet toe of the hallux with the extension block method: a case report. *Foot Ankle Int*. 2011;32:1086–1088.
12. Nakamura S. Temporary Kirschner wire fixation for a mallet toe deformity of the hallux. *J Orthop Sci*. 2007;12:190–192.
13. Coughlin MJ. Operative repair of the mallet toe deformity. *Foot Ankle Int*. 1995;16:109–116.
14. Molloy A, Shariff R. Mallet toe deformity. *Foot Ankle Clin*. 2011;16:537–546.

第 90 章

跖骨痛

Prathap Jacob Joseph, MD
Stuart Kigner, DPM
Robert J. Scardina, DPM

同义词

足跖球痛
跖骨头周围痛
前足跖底痛
跖骨前部痛
小跖骨痛

ICD-10 编码

M77.41	跖骨痛,右足
M77.42	跖骨痛,左足
M77.40	跖骨痛,未特指的足

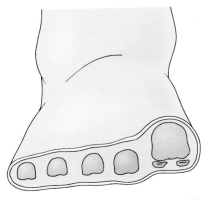

图 90.1 跖骨头的横断面。第一跖骨头的抬高导致小跖骨头的负重过大

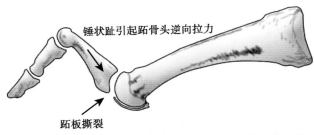

图 90.2 锤状趾伴有跖板撕裂。锤状趾对跖骨头产生逆向的跖屈力

定义

跖骨痛是指前足第二和第三跖骨远端区域足底表面的疼痛。这种疼痛通常是由于跖骨头区域构成的正常横弓及经跖骨韧带的支撑被破坏所致。原发性、继发性和医源性其中的任何一种或多种原因同时存在均可引起此病。原发性跖骨痛可能是由于解剖学异常改变了通过前足的压力。影响𧿹趾的先天性和退行性疾病,包括𧿹外翻(𧿹囊炎)、𧿹趾僵硬(退行性关节炎)和第一序列在矢状面活动过多导致负重转移至前足外侧和小跖骨头(图 90.1)。伴有𧿹趾(metatarsophalangeal, MTP)关节背侧挛缩的锤状趾将对跖骨头产生逆向跖屈力(图 90.2)。除了足部解剖学变化,马蹄足、下肢不等长、脊柱侧凸和脊柱后凸的病症也可能加重前足压力。

继发性跖骨痛是由于施加于跖骨区域的作用力异常所致。MTP 关节滑膜炎发生于类风湿关节炎、银屑病关节炎、反应性关节炎和系统性红斑狼疮等疾病。炎症可导致关节周围的稳定结构被削弱或破坏,进而小跖骨头上的足趾向背侧发生半脱位[1]。Freiberg 梗死(跖骨头缺血性坏死)可导致小 MTP

关节的退化性关节炎。

随着前足手术次数的增加,医源性跖骨痛的发病率也在增加[2]。用于矫正𧿹外翻的第一跖骨截骨术可能导致第一跖骨过度缩短或抬高,而造成相邻序列的负重过大[3]。

症状

前足底疼痛通常在步态支撑相的推进期(足跟抬起和足趾离地之间)因负重增加而加剧。这种感觉类似踩在石头上。通常起病隐匿,没有明显的诱发原因。小 MTP 关节可能出现晨僵。神经炎放射性疼痛可能因炎症或活动受限等刺激足底相邻跖骨神经诱发,也可能提示其他疾病,例如莫顿神经瘤。

难以描述的前足疼痛通常是类风湿关节炎患者的早期症状。其他症状还包括 MTP 关节对称性肿胀和休息后僵硬。

体格检查

检查可以明确可能导致跖骨痛的解剖结构异常，并且激发性测试可以确认或直接提示其他诊断。当负重时进行一般视诊时，注意是否存在前足畸形，包括踇外翻、槌状趾、足趾内侧或外侧半脱位或 MTP 关节背侧挛缩。扁平足改变了通过足部的力的传导，而易导致跖骨痛。前足部位老茧的形成可提示该区域的负重过大。前足的检查，通过触诊跖骨头或 MTP 关节正下方以诱发疼痛。评估 MTP 关节在被动活动范围内的偏移和疼痛程度，并注意是否肿胀。判断是否存在第一跖骨活动度过大，可于第一跖骨头下方施加背屈压力。如果存在关节活动度过大，则第一跖骨头将高于第二跖骨头[4]。通过检查膝关节屈曲和伸展时踝关节的背屈功能来确定（Silfverskiöld 试验）的独立腓肠肌挛缩与前足过大的压力相关[5]。通过触诊，侧向挤压邻近跖骨头引起压痛，并伴有"咔哒"声，可判断足底跖骨神经瘤（Mulder 征）。应力性骨折，通常可以通过跖骨颈部位出现肿胀、触痛或骨痂形成来证实。通过检查跖骨头近节趾骨基底背侧的平移（抽屉试验），可判断是否存在跖板或关节囊的破坏。用于评价足趾肌力的"纸张拉出测试"，要求患者通过弯曲足趾来抵抗放在地上足趾下的纸张被拉出。如果纸张不能从足趾下方拉出，则测试结果为阳性。如果患者站立时相邻足趾呈 V 形排列，则表明指蹼变宽，提示早期滑膜炎[6]、足底跖骨间神经瘤或其他占位性肿块的存在。赤脚站立时双侧或单侧足足跟抬起常会加重跖骨疼痛。在步态检查中，应观察早期足跟离地，减痛步态，距下关节旋前过度或不足，步态的不对称性以及足趾抓地力量的不足。通过检查鞋底和鞋垫，如发现有过度或不均匀磨损的迹象，表明区域压力增加或足部力学异常。

功能受限

前足疼痛可能会限制站立、行走以及高强度活动的参与，如跑步或跳跃。为了穿鞋的舒适性，在鞋型的选择方面受到一定限制。跖骨痛对需要长时间站立或行走在硬质地面的工作（例如，收银、准备食物或家务工作）的人带来极大的影响。需要穿正装鞋的销售工作可能有困难。当进行购物或乘坐公共交通时，跖骨痛患者的步行速度可能会减慢。在进行一些休闲活动，如徒步、打网球、打篮球或跑步机的斜坡跑步时，都可能导致剧烈疼痛。

诊断分析

足部负重位 X 线可显示跖骨和可能表现的水平面展开的相对长度。前足轴位图可显示跖骨头髁的结构异常或由于跖屈导致的跖骨头的相对突下垂。跖骨应力性骨折可被识别，但因为在最初的 X 线片上可能表现不明显而较少甄别出。X 线还可以显示移位骨折、异物、肿瘤特征、骨髓炎和炎性或非炎性关节炎。超声和磁共振成像可用于评估炎性关节炎，MTP 关节跖板破坏，早期应力性骨折，韧带或肌腱撕裂，脓肿和足底跖间神经瘤。如果怀疑有炎症性关节炎或感染，可以进行实验室检查。

鉴别诊断

滑囊炎（跖骨间或足底跖骨头）
跖趾关节（MTP）关节滑膜炎
屈肌腱鞘滑膜炎
MTP 关节囊炎
MTP 关节跖板破裂
炎性和非炎性关节炎
Freiberg 不全骨折
跖间足底神经瘤
跖骨应力性骨折
感染（脓肿或骨髓炎）
足底胼胝
顽固性足底角化病
跖疣（足底疣）
异物
肿瘤（软组织或骨）
神经根病（腰骶部）
跗管综合征
周围神经病或神经炎
血管性跛行
神经源性跛行

治疗

早期治疗

采用毛毡或泡沫橡胶孔垫来减轻单个跖骨头的负荷，从而减少足底局部压力，即在单个跖骨头或多个相邻跖骨头的近端放置泡沫橡胶或毛毡跖骨垫/条。从商店可以购买到预制的足底垫。跖骨垫可以直接用于足底或鞋垫上（图 90.3）。由泡沫板、橡胶和 Spenco 鞋垫等材料组成的缓冲鞋垫可用于代替现有的整个鞋垫。也有带有跖骨垫/条的预制鞋垫。定制的足部矫形器可以设计成在跖骨头疼痛部位下方做成凹陷结构或带有跖骨垫/条。尽管目前的科学证据对支持这些应用仍有限，足部矫形器和具有抗扭转功能的跑步鞋可能会缓解由于异常生物力学引起的跖骨头下方压力和剪切力升高的情况。推荐穿带有全长硬鞋底或前足下方"摇椅"鞋底的鞋子[7]。鞋子的鞋跟要低，有柔软的鞋垫以及有足够的深度以容纳定制或成品鞋垫。由于工作原因而基本整体需要站立的患者，建议可以使用缓冲地垫。如果怀疑有关节囊或跖板撕裂（图 90.2），可以使用预制步行靴进行初步制动。徒手减少背侧 MTP 关节挛缩的情况，可以在足趾基底部周围缠绕胶带并将其固定在足底[8]。预制的可拆卸足趾夹板也可能对这种情况有效。口服 NSAID 可以缓解症状。至今尚未发现局部制剂有效。早期口服治疗疾病的抗风湿药物可以改善继发于类风湿或其他炎症性关节炎的跖骨痛[9]。

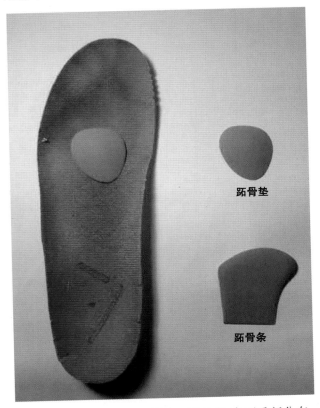

图 90.3　跖骨垫附着于鞋垫。跖骨垫/条可重新分布以分散跖骨头部的压力

康复治疗

如果后下方小腿肌肉紧张，建议进行腓肠肌或比目鱼肌的牵伸运动[10]。相比跑步和跳跃，水上运动和骑自行车可能更合适。在跑步或健身步行时尽量减小步幅也是有益的。手法牵伸治疗可改善背侧 MTP 关节的挛缩[8]。在对小跖骨进行 Weil 外科手术后，应积极进行物理治疗，以加强足趾屈肌肌力，并在手术后 1 周尽快保持跖屈活动范围[11,12]。姆外翻手术后为了防止"转移"跖骨痛，可采取的康复训练包括加强腓骨长肌肌力，改善姆趾跖屈、姆趾近端趾节的跖向和背向滑动的手法操作，第一 MTP 关节的振动牵引，以及向心加强姆趾屈肌和伸肌的肌力[13]。

介入治疗

通过对足底跖间神经的进行诊断性局部麻醉阻滞，可鉴别跖间神经瘤的疼痛和跖骨头/MTP 关节的跖骨痛。将局部麻醉剂如利多卡因注射到跖骨间隙（通常是第三跖骨间）后疼痛缓解，可诊断跖间神经瘤。

手术

Weil 截骨术，包括跖骨头部斜形或平行的截骨，近年来临床应用最广泛，据报道可获得良好至优异的效果[14]。替代性经皮介入手术，如跖骨远端干骺端截骨术（distal metatarsal metaphyseal osteotomy, DMMO），有报道在术后 MTP 关节可获得更大的活动范围，因此越来越受欢迎[15,16]。传统上，一般通过切除小跖骨头并融合第一 MTP 关节来缓解类风湿关节炎患者的跖骨痛。最近，随着早期使用抗风湿性关节炎疾病缓解药物以保持低水平疾病活动状态甚至缓解病情，采取保留 MTP 关节的手术被推荐使用。但是目前，支持这种方法的证据仍有限[17]。MTP 关节跖板断裂可以被根本性修复。槌状趾手术，采取近端指间关节的关节固定术结合关节囊松解术，进而延长伸肌肌腱，将减少对跖骨头产生的逆向足底压力。据报道，在单纯的腓肠肌缩短的患者中，内侧腓肠肌近端松解术可缓解跖骨痛症状[18]。姆囊炎切除术和第一跖骨截骨术，通过减小第一、第二跖骨间的夹角，进而减少第二跖骨头下的痛性胼胝体[19]，而医源性第一跖骨缩短可采用截骨延长术来缓解跖骨痛症状[20]。

技术设备

没有专门的技术设备可用于治疗跖骨痛或进行康复。

潜在的治疗并发症

跖骨痛可能导致功能障碍，如减痛步态，在老年患者中可能发生跌倒。跖板和侧副韧带的破裂可能引起 MTP 关节不稳定，背侧足趾半脱位，水平面足趾位置畸形，包括重叠趾。

潜在的治疗并发症

对于表现为小 MTP 关节易位综合征，一般不建议关节内注射皮质类固醇，尤其是醋酸类固醇[8]。已有报道在皮质类固醇注射后出现 MTP 关节脱位[21]和足底脂肪垫萎缩[22]。注射皮质类固醇后的其他不良反应，包括注射部位皮肤色素沉着、感染、短暂性的血糖浓度升高和注射后症状加剧。由于在20%乙醇（硬化剂）注射后会导致不同程度的纤维化[23]，患者需要接受技术要求更高的神经瘤切除手术，但术后可能导致粘连性神经炎或"残端"神经瘤形成。局部外用水杨酸治疗痛性足底胼胝可能会损伤皮肤导致开放性伤口和感染，尤其对于糖尿病患者。口服 NSAID 和缓解疾病的抗风湿药的相关不良反应已在本文其他地方列举。坚硬的跷板底鞋可能引起步态不稳而导致跌倒，尤其是在老年患者群体中。

当采用缩短截骨术治疗跖骨痛时，很难精准确定跖骨的最佳长度，过度缩短可能导致相邻跖骨头的跖骨痛，而缩短不足可能导致一定程度的持续性疼痛[10]。小跖骨截骨术可能发生的常见并发症是"浮趾"，表现为在站立和行走时足趾不能完全抓住地板[10]。足部矫形器可能导致的并发症，包括韧带、肌腱或肌肉的轻微扭伤；矫形器边缘对皮肤的刺激；以及鞋子不合脚。跖骨垫的放置不当可能增大跖骨头下方的压力。

（秦文婷　译　王芗斌　校　白玉龙　审）

参考文献

1. Loveday DT, Jackson GE, Geary NP. The rheumatoid foot and ankle: current evidence. *Foot Ankle Surg.* 2012;18:94–102.
2. Besse JL. Metatarsalgia. *Orthop Traumatol Surg Res.* 2017. pii: S1877-0568(16)30189-X.
3. Zembsch A, Trnka H, Ritschl P. Correction of hallux valgus metatarsal osteotomy versus excision arthroplasty. *Clin Orthop Relat Res.* 2000;376:183–194.
4. Roberts MM, Greisberg J. Examination of the foot and ankle. In: DiGiovanni CW, Greisberg J, eds. *Foot and Ankle: Core Knowledge in Orthopaedics.* Philadelphia: Elsevier Mosby; 2007:10–15.
5. Jastifer JR, Martson J. Gastrocnemius contracture in patient with and without foot pathology. *Foot Ank Int.* 2016;37(11):1165–1170.
6. Panchbhavi VK, Trevino S. Clinical tip: a new clinical sign associated with metatarsophalangeal joint synovitis of the lesser toes. *Foot Ankle Int.* 2007;28:640–641.
7. Jeng CL, Logue J. Shoes and orthotics. In: Pinzur MS, ed. *Orthopaedic Knowledge Update: Foot and Ankle,* 4th ed. Rosemont, IL: American Academy of Orthopaedic Surgeons; 2008:15–24.
8. Yu GV, Judge MS, Hudson JR, et al. Predislocation syndrome. Progressive subluxation/dislocation of the lesser metatarsophalangeal joint. *J Am Podiatr Med Assoc.* 2002;92:182–199.
9. Saag KG, Teng GG, Patkar NM, et al. American College of Rheumatology 2008 recommendations for the use of nonbiologic and biologic disease-modifying antirheumatic drugs in rheumatoid arthritis. *Arthritis Rheum.* 2008;59:762–784.
10. Espinosa N, Maceira E, Myerson MS. Current concept review: metatarsalgia. *Foot Ankle Int.* 2008;29:871–879.
11. Barouk P, Bohay DR, Trnka HJ, et al. Lesser metatarsal surgery. *Foot Ankle Spec.* 2010;3:356–360.
12. Myerson MS. *Reconstructive Foot and Ankle Surgery,* 2nd ed. Philadelphia: WB Saunders; 2010.
13. Schuh R, Hofstaetter SG, Adams SB, et al. Rehabilitation after hallux valgus surgery: importance of physical therapy to restore weight bearing of the first ray during the stance phase. *Phys Ther.* 2009;89:934–945.
14. Hofstaetter SG, Hofstaetter JG, Petroutsas JA, et al. The Weil osteotomy: a seven year follow-up. *J Bone Joint Surg Br.* 2005;87:1507–1511.
15. Redfern D, Vernios J. Percutaneous surgery for metatarsalgia and the lesser toes. *Foot Ankle Clin N Am.* 2016;21:528–550.
16. Yeo N, Loh B, Chen J, et al. Comparison of early outcome of Weil osteotomy and distal metatarsal mini-invasive osteotomy for lesser toe metatarsalgia. *J Orthop Surg.* 2016;24(3):350–353.
17. Jeng C, Campbell J. Current concept review: the rheumatoid forefoot. *Foot Ankle Int.* 2008;29:959–968.
18. Morales-Muñoz P, Sanz P, Pérez J, et al. Proximal gastrocnemius release in the treatment of mechanical metatarsalgia. *Foot Ankle Int.* 2016;37(7):782–789.
19. Mann RA, Rudicel S, Graves S. Repair of hallux valgus with a distal soft-tissue procedure and proximal metatarsal osteotomy. *J Bone Joint Surg Am.* 1992;74:124–129.
20. Singh D, Dudkiewicz I. Lengthening of the shortened first metatarsal after Wilson's osteotomy for hallux valgus. *J Bone Joint Surg Br.* 2009;91:1583–1586.
21. Reis ND, Karkabi S, Zinman C. Metatarsophalangeal joint dislocation after steroid injection. *J Bone Joint Surg Br.* 1989;71:864.
22. Basadonna P, Rucco V, Gasparini D, et al. Plantar fat pad atrophy after corticosteroid injection for an interdigital neuroma: a case report. *Am J Phys Med Rehabil.* 1999;78:283–285.
23. Hughes RJ, Ali K, Jones H, et al. Treatment of Morton's neuroma with alcohol injection under sonographic guidance: follow-up of 101 cases. *AJR Am J Roentgenol.* 2007;188:1535–1539.

第 91 章

Morton 神经瘤

Gleen G. Shi, MD

同义词

神经纤维瘤

Morton 神经痛

跖骨间神经瘤

趾骨间神经瘤

趾间神经压迫综合征

ICD-10 编码

G57.90	下肢非特指单神经病
G57.91	右下肢单神经病
G57.92	左下肢单神经病
G57.60	足底神经损伤,非特指肢体
G57.61	足底神经损伤,右下肢
G57.62	足底神经损伤,左下肢

定义

Morton 神经瘤是由第三趾蹼内的跖骨间韧带远端边缘压迫趾间神经而导致的卡压性神经病变。Thomas Morton 曾认为此病变为趾间神经被第三和第四跖骨头压迫引起,后来的解剖学研究推翻了这一理论,发现神经位于跖骨间韧带的足底部。不管怎样,Morton 神经瘤是描述压迫性神经病变的一个常用名词,更恰当地应称为趾间神经痛[1]。

解剖和放射研究证明 Morton 神经瘤不是真正的神经瘤,很可能是由于前足区域靠近跖骨间韧带的微血管和神经微创伤导致纤维组织增生产生瘢痕、神经周围的纤维增殖、质量效应及血管分布障碍[2-4]。这些因素导致患者易发感觉过敏和疼痛。Morton 神经瘤的疼痛最常见于接受来自内外侧足底神经的双重支配的趾间神经的第三趾蹼处(图91.1),此外,移动第四和第五跖骨会导致摩擦和拉扯相对固定的第三跖骨周围神经,造成牵拉神经痛。Morton 神经瘤患者平均年龄为 55 岁,以女性占多数(比例 4:1)[5]。虽然患者大多数出现单侧症状,但3%~15%的患者会出现双侧前足疼痛[6]。

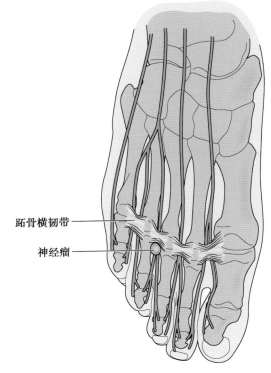

跖骨横韧带

神经瘤

图91.1 趾间神经从横韧带下方穿出,可能导致重复性的微创伤和纤维化

症状

Morton 神经瘤患者临床就诊的主要原因是第三趾蹼处与活动相关的前足疼痛。患者经常反馈疼痛、抽筋、麻木和可能会辐射到第三和第四趾的偶发烧灼感。一些患者会表现出一种逆行 Valleix 现象,疼痛以横韧带水平的远端为中心向足部近端或背侧放射,有时患者会描述成一种足下卷起袜子的感觉,而且这种感觉不会减退。穿限制性鞋具,如高跟鞋,症状容易恶化。大多数患者注意到脱除限制性鞋具时疼痛缓解。

体格检查

在坐位检查时,触摸第三趾蹼时会出现疼痛。沿着内外侧用手指压迫可以模拟患者在限制性鞋中的疼痛体验（图 91.2）。95% 趾蹼压痛呈阳性的患者选择手术切除[7]。Mulder 的点击试验是有帮助的，并已被描述与神经瘤有关。此检查要求患者坐位，膝屈曲 90°，医师对第三趾蹼进行背侧向跖侧的加压，而另一只手提供内外侧压力。感受到咔嗒的感觉为测试阳性，通常也导致疼痛。

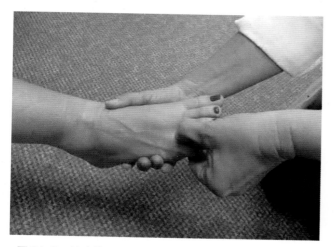

图 91.2　约在第三趾蹼处施加背侧向跖侧的压力，同时进行内外侧加压可使疼痛再现

　　临床上必须检查前足，以考虑其他引起前足疼痛的原因，如跖骨痛、滑膜炎、神经根病、跗管综合征、跖板撕裂和锤状趾畸形。评估滑膜炎或足底脂肪垫萎缩时，必须触诊跖趾关节（metatarsophalangeal joints，MTPJ）。MTPJ 的稳定性必须通过稳定跖骨头，对近端趾骨进行抽屉试验来检测。MTPJ 的不稳定可能是牵拉性趾间神经痛的潜在原因，使已有的疼痛进一步被加重。

　　在正常情况下，患者应进行 Siverskild 试验评估是否存在马蹄足挛缩。这个测试确定挛缩是源于腓肠肌还是跟腱。在孤立性腓肠肌挛缩中，当膝关节屈曲至 90°时，比起膝伸展时表现的马蹄足，踝关节背屈改善多达 10°。临床上明显的马蹄足挛缩可引起额外的前足压力，往往使症状性神经瘤或跖骨痛更明显。

功能受限

　　Morton 神经瘤患者很少出现步态异常，他们经常抱怨不能穿时尚鞋子的不便。当症状继续恶化时，可能需要限制负重活动。

诊断检查

　　Morton 神经瘤的诊断一般是根据患者病史和体

格检查进行，敏感度高达 98%[8]。负重情况下的前后正位、斜位和侧位足 X 线片可以排除骨病理学诊断。影像中的骨长度或关节角度与症状性 Morton 神经瘤无相关性[9]。

　　先进的成像技术，如超声波或磁共振成像可以证实 Morton 神经瘤，以及在诊断不确定 Morton 神经瘤时有参考价值。它们对鉴别诊断更有用，如甄别跖板撕裂、软组织肿瘤、应力性骨折和韧带的损伤[10]。这些影像中神经瘤的大小和临床症状的严重程度没有关系。有证据表明，年龄和神经瘤的大小是预测在皮质类固醇注射后 2 年内进一步治疗的指标[12]。

　　既往肌电图和神经传导速度的研究没有被证实有助于诊断 Morton 神经瘤，但这些研究可能有助于排除其他诊断，如神经根病变、周围神经病变或跗管综合征等类似神经瘤的诊断。

鉴别诊断
跖骨应力性骨折
跖骨缺血性坏死/Freiberg 梗死
跖趾关节滑膜炎
跖板破裂
跗管综合征
周围神经病变
肿瘤

治疗

早期治疗

　　非手术治疗应该是治疗 Morton 神经瘤的首选。患者教育从适当的鞋子选择和活动调整开始。宽鞋头和硬底鞋应是选鞋的主要选择。放置在跖骨头近侧的跖骨垫可以减少经过跖骨头的足底驱动力，从而减少疼痛。

　　当跖骨垫能改善患者的疼痛水平时，可以考虑用跖骨棒作为长久矫形器来维持。这方面的处方应由有专业执照的矫形医师给患者定制矫形器。

康复治疗

　　如果检查时发现马蹄足挛缩，那么患者可能需要一段短时间的物理治疗和家庭牵伸展常规训练，以减少前足过载。

　　术后应指导患者经常将脚抬高到高于鼻子的高度，以改善和控制肿胀，减少切口的张力。通常情况下,肿胀感在术后将持续 6 个月,物理治疗可能有助于步态训练。然而,对大多数患者来说,日常生活的常规活动足以恢复他们的力量。

介入治疗

用 1% 利多卡因与皮质类固醇一起注射到患侧趾蹼进行诊断和治疗性操作可以帮助鉴别疼痛的来源。临床医师必须确保注射的合适深度,因为利多卡因必须穿过跖间横韧带。使用异丙醇湿巾清洁足背和足底皮肤(如果足底皮肤被意外渗入),同时使用 25 号针进行足踝注射,以减少注射时产生的不适程度。

注射可以在临床进行,在有或没有超声波的情况下都能达到相同的成功率[11];可以用 1mL 0.5% 布比卡因,不含肾上腺素和皮质类固醇,注射后短期效果可以接受,但长期效果变化很大。虽然 30 例患者的缓解期超过 1 年,但应谨慎使用。

有几个系列的研究结果显示,酒精制剂对神经外局部组织的硬化效果存在高度差异。短期止痛效果的范围为 22% ~ 94% ,其中 64% 为 5 年内疼痛复发或选择手术切除[13,14]。在一项随机、双盲安慰剂对照试验中,对 58 例 Morton 神经瘤患者进行治疗,辣椒素组比起安慰剂组疼痛明显减轻。没有中长期的随访研究[15]。

另一项研究探索了体外冲击波疗法(extracorporeal shockwave therapy,ESWT)对 Morton 神经瘤患者的随机试验。与假刺激相比,ESWT 在短期内明显缓解疼痛[16]。

在考虑前足注射时应谨慎,因为没有足够的长期证据能让患者相信一系列的酒精硬化剂注射的好处大于其可能存在的风险。皮质类固醇注射可以尝试使用或不使用超声作为诊断和治疗方法,不应超过每隔 3 个月的频率,因为它们与永久性疼痛的解决不相关[1]。

技术设备

目前,还没有治疗或康复这种疾病的专门技术设备。

手术

神经松解术与神经切断术两种手术方法可供那些非手术治疗失败的患者选择。Morton 神经瘤切除术是最常用的手术方法(图 91.3),通常外科医师采用背部入路,以避免前足底瘢痕引起的疼痛。可从

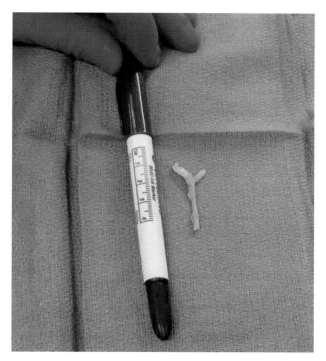

图 91.3　趾间神经瘤的术中标本

神经的背侧或足底侧接近神经瘤,并在分叉处的近端切除[17-20]。51% ~ 91% 的患者报告了良好的效果。

在第一个前瞻性研究中,报道在连续 99 名患者中,观察了接受神经瘤切除术的前后患者的情况,有 78.8% 的患者取得了良好或极好的效果。63% 的患者报告在最后的随访中无疼痛[21]。另一组 41 例接受 Morton 神经瘤神经切除治疗的患者平均随访时间为 7.4 年,76% 的患者得到持续的疼痛缓解[20]。另一项涉及 120 名接受神经瘤切除手术的患者的长期研究显示,在平均 66.7 个月的随访后,只有 51% 的研究对象评分达到良好或优秀[22]。

神经松解术是另一种患者可以考虑的治疗方法。50 名患者,手术时检查趾间神经。神经松解后,如果神经呈球根状和纤维化,则切除神经,而无肉眼伪神经瘤的神经则保留。如果神经状况良好,可以选择保留神经从而避免趾间麻木[23]。神经松解术可结合神经切开术治疗相邻趾蹼的趾间神经瘤(例如第二和第三趾间神经瘤)。对 23 例相邻的趾间神经瘤患者进行评估,其中一根神经切除,另一根神经松解,95% 的患者在随访结束时表示满意[24]。

几项研究着眼于 Morton 神经瘤患者的微创减压手术,其短期效果良好,恢复速度比传统的开放手术更快。在 14 例小样本研究中,11/14 的患者报告在微创减压术后症状没有复发[25]。

潜在的疾病并发症

潜在的疾病并发症包括持续性、难治性或顽固性神经疼痛，活动能力下降，功能受限和穿鞋限制。

潜在的治疗并发症

类固醇注射相关的并发症包括皮肤变色、感染、脂肪垫萎缩，跖板和副韧带撕裂。与 Morton 神经瘤切除相关的具体并发症包括伤口并发症，趾血管断裂，跖骨应力性骨折，副韧带损伤后交叉或锤状趾，残端神经瘤持续疼痛。此外，接受多次皮质类固醇和酒精注射的患者通常会产生延迟愈合和局部软组织损伤等并发症。

（刘罡 译　王芗斌 校　白玉龙 审）

参考文献

1. Weinfeld SB, Myerson MS. Interdigital neuritis: diagnosis and treatment. *J Am Acad Orthop Surg.* 1996;4:328–335.
2. Bossley CJ, Cairney PC. The intermetatarsophalangeal bursa–its significance in Morton's metatarsalgia. *J Bone Joint Surg Br.* 1980;62-B:184–187.
3. Ha'Eri GB, Fornasier VL, Schatzker J. Morton's neuroma–pathogenesis and ultrastructure. *Clin Orthop Relat Res.* 1979;256–259.
4. Graham CE, Graham DM. Morton's neuroma: a microscopic evaluation. *Foot Ankle.* 1984;5:150–153.
5. Ouzounian TJ, Shereff MJ. In vitro determination of midfoot motion. *Foot Ankle.* 1989;10:140–146.
6. Mann RA, Reynolds JC. Interdigital neuroma–a critical clinical analysis. *Foot Ankle.* 1983;3:238–243.
7. Owens R, Gougoulias N, Guthrie H, Sakellariou A. Morton's neuroma: clinical testing and imaging in 76 feet, compared to a control group. *Foot Ankle Surg.* 2011;17:197–200.
8. Pastides P, El-Sallakh S, Charalambides C. Morton's neuroma. A clinical versus radiological diagnosis. *Foot Ankle Surg.* 2012;18:22–24.
9. Naraghi R, Bremner A, Slack-Smith L, Bryant A. Radiographic analysis of feet with and without Morton's neuroma. *Foot Ankle Int.* 2017;38(3):310–317.
10. Claassen L, Bock K, Ettinger M, Waizy H, Stukenborg-Colsman C, Plaass C. Role of MRI in detection of Morton's neuroma. *Foot Ankle Int.* 2014;35:1002–1005.
11. Mahadevan D, Attwal M, Bhatt R, Bhatia M. Corticosteroid injection for Morton's neuroma with or without ultrasound guidance: a randomised controlled trial. *Bone Joint J.* 2016;98-B:498–503.
12. Mahadevan D, Salmasi M, Whybra N, Nanda A, Gaba S, Mangwani J. What factors predict the need for further intervention following corticosteroid injection of morton's neuroma? *Foot Ankle Surg.* 2016;22:9–11.
13. Gurdezi S, White T, Ramesh P. Alcohol injection for Morton's neuroma: a five-year follow-up. *Foot Ankle Int.* 2013;34:1064–1067.
14. Hughes RJ, Ali K, Jones H, Kendall S, Connell DA. Treatment of Morton's neuroma with alcohol injection under sonographic guidance: follow-up of 101 cases. *AJR Am J Roentgenol.* 2007;188:1535–1539.
15. Campbell CM, Diamond E, Schmidt WK, et al. A randomized, double-blind, placebo-controlled trial of injected capsaicin for pain in Morton's neuroma. *Pain.* 2016;157:1297–1304.
16. Seok H, Kim SH, Lee SY, Park SW. Extracorporeal shockwave therapy in patients with Morton's neuroma a randomized, placebo-controlled trial. *J Am Podiatr Med Assoc.* 2016;106:93–99.
17. Akermark C, Crone H, Skoog A, Weidenhielm L. A prospective randomized controlled trial of plantar versus dorsal incisions for operative treatment of primary Morton's neuroma. *Foot Ankle Int.* 2013;34:1198–1204.
18. Killen MC, Karpe P, Limaye R. Plantar approach for Morton's neuroma: an effective technique for primary excision. *Foot (Edinb).* 2015;25:232–234.
19. Kundert HP, Plaass C, Stukenborg-Colsman C, Waizy H. Excision of Morton's neuroma using a longitudinal plantar approach: a midterm follow-up study. *Foot Ankle Spec.* 2016;9:37–42.
20. Reichert P, Zimmer K, Witkowski J, Wnukiewicz W, Kulinski S, Gosk J. Long-term results of neurectomy through a dorsal approach in the treatment of Morton's neuroma. *Adv Clin Exp Med.* 2016;25:295–302.
21. Bucknall V, Rutherford D, MacDonald D, Shalaby H, McKinley J, Breusch SJ. Outcomes following excision of Morton's interdigital neuroma: a prospective study. *Bone Joint J.* 2016;98-B:1376–1381.
22. Womack JW, Richardson DR, Murphy GA, Richardson EG, Ishikawa SN. Long-term evaluation of interdigital neuroma treated by surgical excision. *Foot Ankle Int.* 2008;29:574–577.
23. Villas C, Florez B, Alfonso M. Neurectomy versus neurolysis for Morton's neuroma. *Foot Ankle Int.* 2008;29:578–580.
24. Hort KR, DeOrio JK. Adjacent interdigital nerve irritation: single incision surgical treatment. *Foot Ankle Int.* 2002;23:1026–1030.
25. Zelent ME, Kane RM, Neese DJ, Lockner WB. Minimally invasive Morton's intermetatarsal neuroma decompression. *Foot Ankle Int.* 2007;28:263–265.

第 92 章

足底筋膜炎

Glen G. Shi, MD

John Taliaferro, MD

同义词

足底筋膜退化

足跟骨刺综合征

ICD-10 编码

M72.2　　　足底筋膜炎

定义

　　足底筋膜炎是最常见的足跟疼痛原因之一,对内科医师和骨外科医师而言都是一种挑战。估计大约有15%的成年人会发生足跟疼痛并寻求医疗帮助。足底筋膜炎常被描述为一种过度使用的损伤,起因于跟骨内侧的炎症性改变定义。疼痛的典型特点是晨起初次行走的前几步疼痛加重,后逐渐缓解,长时间工作后疼痛再次加重[2]。常见于步行较多的工作包括看护和建筑工人,而肥胖久坐的患者也会遭受足底筋膜炎,这说明其根本原因是多因素的,而不是单纯的过用损伤[3,4]。足底筋膜是多层肥厚的腱膜,起自跟骨内侧结节,延伸为三个不同的条带(内侧带、中间带、外侧带)。这些条带各自分成不同的纤维延伸到每个足趾的近端趾骨,这些纤维延伸到每个足趾的掌侧板、骨膜和屈肌腱鞘,形成绞盘机制(图92.1)[5,6]。

　　筋膜炎部分损伤源于足底筋膜起始处的重复性微小创伤,引起该部分炎症反应增加。一些研究表明创伤区域的炎症细胞很少,意味着损伤其实是变性过程而不是炎症过程。因此,很多专家称这种疾病是一种筋膜退化病变,而不是筋膜炎[7,8]。

　　这种筋膜变性过程对男性和女性都有同样的影响。典型的是,运动强度增加与足底筋膜炎发生相关,尤其是跑步者增加训练强度时[9,10]。有些职业包括警察和老师,需要长时间的站立,也增加了损伤的风险。除了职业风险因素,其他躯体风险因素包括肥胖、扁平足、足过度旋前、跟腱挛缩等,对于疾病的形成都有影响。传统观点认为足底筋膜

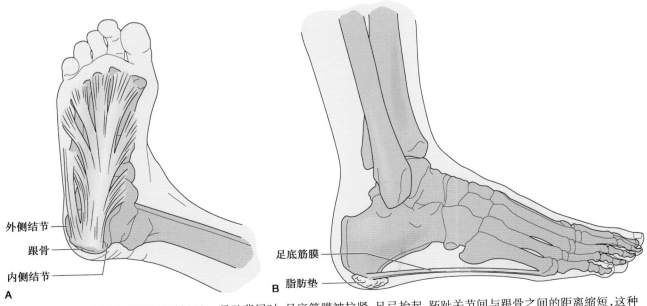

外侧结节

跟骨

内侧结节

A

足底筋膜

脂肪垫

B

图92.1　从足底视角看绞盘机制(A)。足趾背屈时,足底筋膜被拉紧,足弓抬起,跖趾关节间与跟骨之间的距离缩短,这种简单的模式让足部从行走时柔软的着地缓冲垫切换为在步态周期中坚硬的蹬离点(B)

炎与跟骨骨刺有关,足底筋膜的牵拉会导致骨质增生[11,12]。但更多的研究显示足跟骨刺并不一定发生足底筋膜炎,跟骨骨刺的大小与症状的严重程度不相关[13]。

症状

患者描述的症状是跟骨足底侧的灼烧、刺痛感,通常位于足跟的内侧缘。晨起前几步非常疼痛(运动后的运动障碍),随后疼痛会逐渐减轻。疼痛开始具有隐匿性,很少被描述为与创伤有关[14]。有些患者描述自己晨起是"脚尖行走者",以避免晨起行动时最初的疼痛刺激。这些症状在白天通常会减轻,但是多数会在近一天工作结束时再次出现。由于双侧足底疼痛常见,医师也应该询问对侧肢体的症状。真正的足底筋膜炎不会有麻木和感觉异常的症状,如出现这些症状,医师应该考虑导致足跟痛的其他诊断。

体格检查

足底触诊是鉴别足底筋膜炎与其他疾病的基本方法。典型表现为,足底筋膜起始处,即覆盖在跟骨内侧结节区的疼痛。足趾尤其是跖趾关节背屈,会增加筋膜的张力,通常会加重患者的症状[15-17]。评估跟腱挛缩是必要的,因为很多患者合并有跟腱紧张[18,19]。叩诊跗管会诱发患者的症状,这提示足底外侧神经(Baxter 神经)卡压,而不是真正的足底筋膜炎[20]。背屈受限是跟腱挛缩或腓肠肌挛缩引起的。足底筋膜炎的患者除非合并有其他病理(或神经疾病)改变,均应表现为肌力和感觉正常,有正常的神经反射。

功能受限

足底筋膜炎通常有两类患者:肥胖、久坐的人群或者足部行走、站立等活动过多的人群,如运动员和工人[21,22]。久坐的患者,晨起时的疼痛症状可能让生活受限,会改变参与躯体运动的能力,因此会加剧与肥胖有关的病理改变。对工人而言,特别是大部分时间站立工作的患者(护士、医师、体力劳动者等),足底筋膜炎会严重限制活动,导致薪金减少、工作时间缩短或者需要调整工作[23,24]。

诊断分析

由于足底筋膜炎的典型症状和临床表现,通常不需要借助实验室检查和高级影像学成像[25,26]。然而,实验室检查和其他诊断方法,在鉴别诊断时可能需要用来排除其他病理改变。X 线检查可能是任何骨科方面主诉的判定依据。大部分患者没有外伤,其 X 线检查很可能是正常的。虽然可能发现跟骨骨刺,但不能提示是足底筋膜炎[11]。侧位片上可以发现明显的跟骨应力性骨折。MRI 可以用来排除其他的病理改变,包括 Baxter 神经卡压、感染、肿瘤或应力性骨折[3]。MRI T_2 加权像显示跟骨附着处筋膜增厚,呈高信号影,然而这些改变可能没有特异性(图 92.2)[27,28]。骨扫描更适合用来诊断潜在的跟骨应力性骨折,可以发现骨折处的放射性吸收增加。超声可以用来显示足底筋膜起始端增厚。超声可以发现卡压的神经血流信号增加来帮助诊断神经卡压[29]。肌电图并不能发现单纯的足底筋膜炎,但是对于排除单凭临床查体难以区分的神经根病和周围神经卡压[20]。

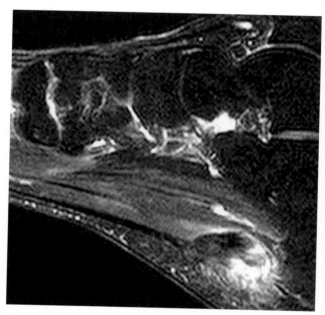

图 92.2　T_2 压脂序列加权像显示足底紧密起点处信号增高,注意影像中可能有骨水肿,可以反映炎症的程度

患者的病史可以指导实验室检查。患者出现系统性症状,包括体重下降或发热,则需要高度关注潜在的肿瘤或感染,同时需要做感染相关的实验室检查。如果患者有多个主诉,包括双侧的足跟疼痛和其他相关的关节疼痛,则需要进行风湿性疾病的检查,包括类风湿因子和抗核抗体在内的相关指标[7]。

鉴别诊断

神经卡压(足底外侧神经/Baxter 神经)

神经源性疼痛(饮酒史或糖尿病史)

腰椎管狭窄,尤其是 S_1 神经根病

跟骨应力性骨折

骨髓炎

恶性肿瘤

Paget 骨病

Haglund 综合征

跟腱病

脂肪垫萎缩

反应性关节炎或类风湿脊柱炎

治疗

早期治疗

鉴于真正的足底筋膜炎是一种"机械性"的疾病,故从病理上首选保守治疗。由于 95% 的患者可以自行康复,在进行侵入性的治疗之前,非手术的治疗方法应该尝试至少 6 个月[30]。最初的治疗方法是休息、冰敷、抬高患肢,大多数的足跟疼痛患者在寻求医疗帮助前可能都已经尝试。跟腱和足底筋膜的牵拉在早期治疗是必要的,可以起到很好的疗效[31]。对大多数患者包括老年人而言,跑步者牵伸很容易做到。然而,必须告知患者不能过度训练,是因为过多的牵伸会引起重复性损伤的增加,从而导致症状加重[22]。如果存在跟腱挛缩,那么应侧重牵拉跟腱。医师还应该告知患者在牵伸治疗的早期,疼痛感会增加。短期应用非甾体抗炎药治疗是可以获益的,并且有全身性炎症的患者可以延长使用时间[32]。足部支具,包括足跟垫,需要与牵伸联合应用,才能帮助改善症状。矫形器或贴布的使用时间很重要,要教育患者除洗澡和休息时,在其他所有时段都穿矫形鞋具。患者赤足行走,即使只是在家的范围,也会加重原疼痛症状。睡眠时使用夜间夹板保持患足在中立位也可以获益,尤其是针对晨起第一步足跟痛的患者。局部注射麻醉剂和激素可用于诊断和治疗难以控制的症状。但是这种方法是有争议的,有医师担心足底筋膜断裂,进而避免使用该方法。但换一个角度看,从长远来讲足底筋膜断裂可能会减轻疼痛。注射局部麻醉药可以暂时减轻疼痛,可以用来进行诊断性治疗[33,34]。体外冲击波治疗常被作为治疗肾结石的主要疗法,有限的证据表明该技术也

康复治疗

对大多数患者而言,加强下肢的牵伸和力量增强是一个好的开始。康复的侧重点是足部,尤其是足部疼痛的区域。经典的方法是指导患者站在一个小球(网球)上,利用小球辅助牵拉足底筋膜。小腿、大腿、臀部和背部也是康复治疗关注的重点。患者在牵拉的早期阶段,由于局部损伤,疼痛感会增加,这一点应提前告知。鼓励做重复的牵拉练习,建议一天多次,而不是一天一次长时间的练习。肌肉持续性的牵伸可显著获益,因此一天牵拉 10 次,每次 30s,比一天牵拉一次,一次 5min 的疗效要好。以上方法可以加强肌肉的延展性,给患者详尽的时间安排以便遵循训练。除家庭牵伸康复计划之外,还要指导患者从根本上学会牵拉足部固有肌、增强其肌力的方法。比如让患者把小的毛巾,卷成小球,然后只用脚趾把毛巾展开,这可以起到反复屈曲和伸展足趾的作用。物理因子治疗作为辅助牵伸方案的疗法可以发挥作用。目前的文献中,虽然没有证据表明这种方法可以促进足底筋膜潜在炎症的吸收,但是可以显著减轻疼痛,从而可以让患者更进一步地参与物理康复。一旦症状减轻,如果患者参与运动或体育项目,他们可能就可制订返回运动场的计划。要告诉患者不建议他们突然回到完全的活动水平,以免症状复发。

介入治疗

虽然在跟骨内侧结节(足底筋膜的起始处)注射类固醇可以减轻炎性症状,但是可能会导致足底筋膜的断裂或脂肪垫的萎缩[36]。这两种情况都会引起更严重的疼痛,从而加重患者的不适。超声引导下的操作可以预防此类并发症,起到短期内减轻疼痛的效果[37]。

体外冲击波是治疗肾结石最常用的手段,它可以作为治疗顽固性足底筋膜炎的独特的辅助治疗方法[38]。该治疗的有效性仍在研究中,据分析有两种减轻症状的机制:一是发出的脉冲波影响疼痛受体的生理特性,因此减轻足底筋膜的疼痛反应。二是冲击波本身导致足底筋膜局部组织的创伤,从而上调局部生长因子,引发愈合反应。

技术设备

目前,尚没有特殊的技术可以用来治疗和处理

足底筋膜炎。

手术

上述治疗后，如果患者仍有顽固的症状可以考虑外科手术治疗。可以通过经皮、内镜下的或开放性的外科手术松解足底筋膜内侧带的张力。5级证据推荐足底筋膜部分切除术可以用来预防潜在的瘢痕形成和足底筋膜炎的复发。远端跗管的减压也可以帮助减轻疼痛，尤其是针对同时患有足底筋膜炎和Baxter神经卡压的患者。联合松解和减压术显示了良好的效果，多达70%的患者的症状可以减轻[39,40]。

潜在的疾病并发症

有些医师认为足底筋膜炎是一种自限性疾病，随着时间延长疾病会好转[1]。然而慢性的炎症会引起患者一系列长期的问题。有种观点认为如果不治疗，足底筋膜微小撕裂面积会持续增大，从而导致足底筋膜的断裂。这本身会引发剧痛，而绞盘机制的缺失也会导致足弓的内侧无法形成。由于筋膜炎导致足跟疼痛增加，同时形成不良的步态，很多患者会开始出现外侧足弓痛，从而导致应力性骨折，特别是第五跖骨应力性骨折，继发于该区域的负重增加。

潜在的治疗并发症

筋膜内侧的外科松解术，尤其是经皮松解术，会引起足底外侧神经或Baxter神经损伤，也有可能导致足跟脂肪垫附近出现神经瘤，从而导致症状加重。在足底筋膜处，长期反复注射类固醇会减弱足底筋膜的功能，导致筋膜断裂，引起剧痛；也会导致内侧足弓不稳定。在足跟脂肪垫区，注射类固醇也会导致足跟脂肪垫的萎缩，这种萎缩会带来很严重的问题：每次足跟撞击都会导致跟骨的受力增加，进一步加重足跟的疼痛。

（李秀明 译　王芗斌 校　白玉龙 审）

参考文献

1. Young CC, Rutherford DS, Niedfeldt MW. Treatment of plantar fasciitis. *Am Fam Physician.* 2001;63:467–474, 477–468.
2. Gould JS. Chronic plantar fasciitis. *Am J Orthop (Belle Mead NJ).* 2003;32:11–13.
3. Sammarco GJ, Helfrey RB. Surgical treatment of recalcitrant plantar fasciitis. *Foot Ankle Int.* 1996;17:520–526.
4. Riddle DL, Pulisic M, Pidcoe P, Johnson RE. Risk factors for plantar fasciitis: a matched case-control study. *J Bone Joint Surg Am.* 2003;85-A:872–877.
5. Labovitz JM, Yu J, Kim C. The role of hamstring tightness in plantar fasciitis. *Foot Ankle Spec.* 2011;4:141–144.
6. Warren BL. Anatomical factors associated with predicting plantar fasciitis in long-distance runners. *Med Sci Sports Exerc.* 1984;16:60–63.
7. Snider MP, Clancy WG, McBeath AA. Plantar fascia release for chronic plantar fasciitis in runners. *Am J Sports Med.* 1983;11:215–219.
8. Lemont H, Ammirati KM, Usen N. Plantar fasciitis: a degenerative process (fasciosis) without inflammation. *J Am Podiatr Med Assoc.* 2003;93:234–237.
9. Filippou DK, Kalliakmanis A, Triga A, Rizos S, Grigoriadis E, Shipkov CD. Sport related plantar fasciitis. Current diagnostic and therapeutic advances. *Folia Med (Plovdiv).* 2004;46:56–60.
10. Warren BL. Plantar fasciitis in runners. Treatment and prevention. *Sports Med.* 1990;10:338–345.
11. Kosmahl EM, Kosmahl HE. Painful plantar heel, plantar fasciitis, and calcaneal spur: etiology and treatment. *J Orthop Sports Phys Ther.* 1987;9:17–24.
12. Johal KS, Milner SA. Plantar fasciitis and the calcaneal spur: fact or fiction? *Foot Ankle Surg.* 2012;18:39–41.
13. Ahmad J, Karim A, Daniel JN. Relationship and classification of plantar heel spurs in patients with plantar fasciitis. *Foot Ankle Int.* 2016;37:994–1000.
14. Thompson JV, Saini SS, Reb CW, Daniel JN. Diagnosis and management of plantar fasciitis. *J Am Osteopath Assoc.* 2014;114:900–906.
15. Kwong PK, Kay D, Voner RT, White MW. Plantar fasciitis. Mechanics and pathomechanics of treatment. *Clin Sports Med.* 1988;7:119–126.
16. Kibler WB, Goldberg C, Chandler TJ. Functional biomechanical deficits in running athletes with plantar fasciitis. *Am J Sports Med.* 1991;19:66–71.
17. Chandler TJ, Kibler WB. A biomechanical approach to the prevention, treatment and rehabilitation of plantar fasciitis. *Sports Med.* 1993;15:344–352.
18. Martin JE, Hosch JC, Goforth WP, Murff RT, Lynch DM, Odom RD. Mechanical treatment of plantar fasciitis. A prospective study. *J Am Podiatr Med Assoc.* 2001;91:55–62.
19. Cornwall MW, McPoil TG. Plantar fasciitis: etiology and treatment. *J Orthop Sports Phys Ther.* 1999;29:756–760.
20. Alshami AM, Babri AS, Souvlis T, Coppieters MW. Biomechanical evaluation of two clinical tests for plantar heel pain: the dorsiflexion-eversion test for tarsal tunnel syndrome and the windlass test for plantar fasciitis. *Foot Ankle Int.* 2007;28:499–505.
21. Wilk BR, Fisher KL, Gutierrez W. Defective running shoes as a contributing factor in plantar fasciitis in a triathlete. *J Orthop Sports Phys Ther.* 2000;30:21–28; discussion 29–31.
22. Glazer JL. An approach to the diagnosis and treatment of plantar fasciitis. *Phys Sportsmed.* 2009;37:74–79.
23. Kulthanan T. Operative treatment of plantar fasciitis. *J Med Assoc Thai.* 1992;75:337–340.
24. Uden H, Boesch E, Kumar S. Plantar fasciitis - to jab or to support? A systematic review of the current best evidence. *J Multidiscip Healthc.* 2011;4:155–164.
25. Kier R. Magnetic resonance imaging of plantar fasciitis and other causes of heel pain. *Magn Reson Imaging Clin N Am.* 1994;2:97–107.
26. Gill LH. Plantar fasciitis: diagnosis and conservative management. *J Am Acad Orthop Surg.* 1997;5:109–117.
27. Chang R, Kent-Braun JA, Hamill J. Use of MRI for volume estimation of tibialis posterior and plantar intrinsic foot muscles in healthy and chronic plantar fasciitis limbs. *Clin Biomech (Bristol, Avon).* 2012;27:500–505.
28. DiMarcangelo MT, Yu TC. Diagnostic imaging of heel pain and plantar fasciitis. *Clin Podiatr Med Surg.* 1997;14:281–301.
29. Wall JR, Harkness MA, Crawford A. Ultrasound diagnosis of plantar fasciitis. *Foot Ankle.* 1993;14:465–470.
30. Neufeld SK, Cerrato R. Plantar fasciitis: evaluation and treatment. *J Am Acad Orthop Surg.* 2008;16:338–346.
31. Assad S, Ahmad A, Kiani I, Ghani U, Wadhera V, Tom TN. Novel and conservative approaches towards effective management of plantar fasciitis. *Cureus.* 2016;8:e913.
32. Shashua A, Flechter S, Avidan L, Ofir D, Melayev A, Kalichman L. The effect of additional ankle and midfoot mobilizations on plantar fasciitis: a randomized controlled trial. *J Orthop Sports Phys Ther.* 2015;45:265–272.
33. Karimzadeh A, Raeissadat SA, Erfani Fam S, Sedighipour L, Babaei-Ghazani A. Autologous whole blood versus corticosteroid local injection in treatment of plantar fasciitis: a randomized, controlled multicenter clinical trial. *Clin Rheumatol.* 2016.
34. Karls SL, Snyder KR, Neibert PJ. Effectiveness of corticosteroid injections in the treatment of plantar fasciitis. *J Sport Rehabil.* 2016;25:202–207.

35. Lou J, Wang S, Liu S, Xing G. Effectiveness of extracorporeal shock wave therapy without local anesthesia in patients with recalcitrant plantar fasciitis: a meta-analysis of randomized controlled trials. *Am J Phys Med Rehabil*. 2016.

36. Tsikopoulos K, Vasiliadis HS, Mavridis D. Injection therapies for plantar fasciopathy ('plantar fasciitis'): a systematic review and network meta-analysis of 22 randomised controlled trials. *Br J Sports Med*. 2016;50:1367–1375.

37. McMillan AM, Landorf KB, Gilheany MF, Bird AR, Morrow AD, Menz HB. Ultrasound guided corticosteroid injection for plantar fasciitis: randomised controlled trial. *BMJ*. 2012;344:e3260.

38. Eslamian F, Shakouri SK, Jahanjoo F, Hajialiloo M, Notghi F. Extra corporeal shock wave therapy versus local corticosteroid injection in the treatment of chronic plantar fasciitis, a single blinded randomized clinical trial. *Pain Med*. 2016;17:1722–1731.

39. Wheeler P, Boyd K, Shipton M. Surgery for patients with recalcitrant plantar fasciitis: good results at short-, medium-, and long-term follow-up. *Orthop J Sports Med*. 2014;2:2325967114527901.

40. Yanbin X, Haikun C, Xiaofeng J, Wanshan Y, Shuangping L. Treatment of chronic plantar fasciitis with percutaneous latticed plantar fasciotomy. *J Foot Ankle Surg*. 2015;54:856–859.

第 93 章

胫后肌腱功能障碍

David Wexler,MD,
FRCS(Tr & Orth)
Melanie E. Campell,MS,
ATC,RNFA,FNP-C
Todd A. Kile,MD
Dawn M. Grosser,MD

同义词

慢性腱鞘炎

胫后肌腱不足

非对称性扁平足

成人获得性平足畸形[1]

ICD-9 编码

726.72　　　胫肌腱炎(后侧)

ICD-10 编码

M76. 821　　胫后肌腱炎,右侧

M76. 822　　胫后肌腱炎,左侧

M76. 829　　胫后肌腱炎,非特指

定义

　　胫骨后肌起点位于胫骨和腓骨近端,走向远端,止点较广泛,包括足舟骨、楔形骨、骰骨和跖骨基底部的足底侧。正常功能是内翻距下关节并内收前足。它的主要拮抗肌是腓骨短肌,可外翻距下关节外展前足。胫后肌腱功能障碍,顾名思义,是一种以胫后肌腱功能丧失为特征的功能障碍。这种功能障碍可能由创伤、退行性变或炎性关节炎引起,最常见于中年肥胖女性[2,3]。这些病理过程可导致肌腱有效偏移减少,甚至肌腱断裂,从而引起内侧弓足塌陷、中足外展和前足旋前进行性加重。其他风险因素包括肥胖、糖尿病、高血压、韧带松弛、类固醇的使用史以及参与高强度运动史。胫后肌腱功能障碍是成年人获得性平足最常见的病因。通常,胫后肌腱功能

障碍是一个缓慢而进展性的过程,但对于长期接受类固醇治疗或经受创伤的患者来说,肌腱可发生自发性断裂[3,4]。

　　从病理生理学角度上来说,胫后肌腱与腓肠肌-比目鱼复合体共同作用起到稳定后足的作用。足纵弓主要由骨关节和韧带结构(弹簧韧带、跟距骨间韧带、浅三角韧带)来维持稳定,其次由胫后肌腱支撑。病理过程起始于胫后肌腱为维持足纵弓而引起的典型肌腱病。随着肌腱效率的降低,内侧韧带结构受到的压力增大,韧带结构会逐渐减弱,导致足纵弓逐渐塌陷、中足逐渐外展[3,5]。胫后肌腱开始萎缩,而趾长屈肌增厚以实现功能代偿[6]。随后,跟骨出现外翻错位,改变跟腱的杠杆臂长度,导致跟腱挛缩。最后,腓骨短肌失去拮抗肌限制,加剧畸形形成。

症状

　　患者最常见为中年女性,主要表现为脚踝和后足内侧疼痛。随着功能障碍的进展,旋前加剧,导致中足背外侧疼痛[7,8]。通常情况下,这会导致足弓逐渐塌陷伴随着疼痛的进一步加剧。

　　患者少有急性损伤后肌腱断裂急速塌陷的病史[9,10],仅有报道 6 例 30 岁以下的运动员(篮球运动员和跑步选手)急性胫后肌腱断裂[11-14]。

体格检查

　　体格检查提示内踝周围区域局限性肿胀。一般来说,肌腱走行区域有异常压痛,特别是在内踝远端,肌腱最常断裂处[15,16]。

　　下肢负重体位下的检查能很好地显示畸形的基

本要素:后足(跟骨)外翻、中足外展和前足内旋。这种复杂的畸形在临床上表现为"多趾征",即从后面看时,受累一侧的脚趾似乎比未受累一侧的多。患者症状的严重程度取决于功能障碍的慢性化过程和肌腱功能受损的程度,足内侧纵弓甚至可能会完全塌陷。

当患者下意识地试图恢复足弓时,胫前肌腱可能比健侧更明显。患者难以用脚尖行走,或者在握住临床医师的手时难以进行单侧脚趾站立。足跟也无法翻转到内翻位置。当要求患者足跖屈位抗阻内翻时,检查者可轻易阻止此内翻。卧位检查显示,由于对腓骨短肌的作用没有拮抗的力量,足部对位对线发生了改变,中足内侧足底区域可见茧。

胫后肌腱功能障碍根据治疗可分为三个阶段。Ⅰ期为腱鞘炎,肌腱功能正常,无畸形。Ⅱ期为疾病谱包括肌腱病及胫后肌腱功能不足和胫后肌无力。可见内侧弓缺失和足跟进行性外翻,轻度外侧撞击症状。在第Ⅱ阶段早期,患者可能能够进行单侧足跟提高,但随着这一阶段的进展,这一功能最终会丧失。最重要的是,此阶段,足的柔韧性由基本正常的距下关节、跗骨间关节和前足活动来维持。随着距下关节退行性变加重带来关节活动的减少,足部畸形也会变得更加僵硬,肌腱功能障碍可能会持续发展到第Ⅲ阶段。由于腓骨远端与跟骨间的撞击,出现外侧压痛。在大多数情况下,跟腱挛缩也很明显。

功能受限

患者可能在少量的活动后感到疲劳,因为他们的步态力学随着渐进式旋前而改变,他们可能很难找到合适的鞋子。疼痛通常是患者们最明显的主诉,这也限制了步行和相关的运动[17]。

诊断分析

负重体位下足和踝关节的 X 线片通常是有帮助的检查手段,取决于临床发现的严重程度。在腱鞘炎的早期阶段,即使临床上有一些轻微的内侧纵弓塌陷,X 线片通常是正常的。随着问题的加重,X 线片也会有变化(图 93.1,图 93.2)。其中包括:从正位面看,距骨头部露出(当足舟骨向外侧移动时),距骨体与跟骨体之间的角度增大;从侧位看,距骨跖屈,舟楔关节塌陷,以及四个内侧跖骨重叠。

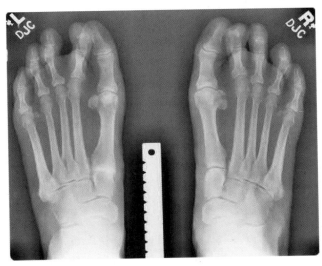
图 93.1　足的前后正位片。Ⅱ期距骨头露出

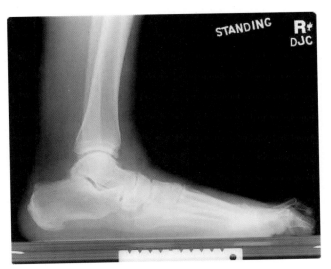
图 93.2　足的侧位片,Ⅱ期距骨高度减小,距骨-第一跖骨角度减少

超声检查曾用于静态和动态观察胫后肌腱,并显示肌腱的滑动。目前,"金标准"是用磁共振成像来评价肌腱的连续性。这种方法可准确地观察腱鞘内炎症和滑液的程度,并能确定是否存在肌腱撕裂。

鉴别诊断

跗骨联合痉挛性扁平足
退行性关节炎性畸形
特发性灵活扁平足
神经源性关节病(如;继发于糖尿病)
跗骨间塌陷
先天性扁平足
Lisfranc 脱位
全身发育不良(韧带松弛)

治疗

早期治疗

在第一阶段,治疗胫骨后肌腱功能不足的首要方法是矫形器。加州大学生物力学实验室证实带有纵弓支撑和内侧鞋跟提升垫片的定制矫形设备,刚性踝足矫形器,甚至双直立支具可能是必要的。然而,没有证据表明任何矫形器可以阻止这种疾病的发展,如果畸形的柔韧性较差,矫形器可能也难以耐受。有时,穿戴短腿石膏或控制式踝关节运动步行靴4~6周以便休息。如果患者疼痛严重需要靴子或石膏,也需要同时使用轮椅和助行器使肢体不负重。建议非负重至少持续2周。如果疼痛减轻,他们可以在穿戴靴子的前提下逐渐增加负重。当他们穿戴靴子负重没有疼痛时,可穿有缓冲垫和足弓支撑的系带鞋。疼痛应该用来指导患者多快可以进展到负重训练。抗炎药可能有助于减轻腱鞘炎引起的疼痛。对于肥胖者来说,减轻体重至关重要[20,21]。

康复治疗

一旦急性炎症消退,可以开始进行锻炼来加强胫骨后肌腱力量。这包括用弹性材料(如弹力带或赛乐棒)进行的主动抗阻练习,以及类似于"用足底拾起地毯"或"抓毛巾"的练习。进一步的方法包括肌肉牵伸和增强技术,特别是针对跟腱。在摇板上的本体感觉训练和步态再教育也很重要。

术后康复包括腱鞘切除术后的关节活动范围训练,肌腱转移术后的肌腱复合体训练,距下关节或者三关节融合术后患者需要较长时间的石膏固定,因此步态再教育也是有益的。

介入治疗

对于肌腱鞘内注射局部麻醉剂和类固醇目前存在有争议,由于存在肌腱断裂的可能性,不推荐使用。

技术设备

目前,尚无胫骨后肌腱功能障碍的治疗或康复新技术设备。

手术

根据疾病不同的阶段,推荐不同的手术方案。腱鞘炎(Ⅰ期)的持续疼痛和非手术治疗的失败是腱鞘切除术的主要适应证,以移除所有发炎的滑膜。术后需要一段时间的石膏固定。肌腱不完全撕裂可进行修补手术或者进行肌腱转移加强。对于完全性的肌腱断裂,在没有骨塌陷的情况下(Ⅱ期),可以通过跟腱延长和肌腱转移,并结合趾长屈肌转移与跟骨截骨并内移来治疗。距下或三重关节融合术可用于渐进性畸形加剧和后足外侧疼痛(Ⅲ期)患者[3,18,19]。

肌腱转移和截骨术后患者步态分析结果显示,与术前相比,踝关节蹬离功率、步长、速度和步频均有改善[20]。此方案的长期满意度较高:97%的患者疼痛改善,94%的患者功能改善,84%的患者不需要矫形器或者特制的鞋子[21]。

潜在的疾病并发症

胫后肌功能障碍可导致进行性疼痛和畸形,活动受限,膝关节外翻畸形,内侧中足塌陷引起内侧纵弓溃疡形成,导致该区域负重压力增大。

潜在的治疗并发症

镇痛药和NSAID有众所周知的副作用,最常见的是影响胃肠道、肝脏和肾脏。类固醇注射可能会引起肌腱断裂。手术并发症包括伤口感染(在一个可能愈合非常慢的区域)和尝试关节融合术时骨不连或融合失败。

（夏晓萱 译　王艿斌 校　白玉龙 审）

参考文献

1. Deland JT. Posterior tibial tendon dysfunction. In: Craig EV, ed. *Clinical Orthopaedics*. Philadelphia: Lippincott Williams & Wilkins; 1999:883–890.
2. Richardson EG. Disorders of tendons and fascia. In: Canale ST, ed. *Campbell's Operative Orthopaedics*, 9th ed. Vol. 2. St. Louis: Mosby; 1998:1889–1923.
3. Yao K, Yang TX, et al. Posterior tibialis tendon dysfunction: overview of evaluation and management. *Healio Orthopedics*. 2015;38(6):385–391.
4. Bubra PS, Keighley G, et al. Posterior tibial tendon dysfunction: an overlooked cause of foot deformity. *J Family Med Prim Care*. 2015;4(1):26–29.
5. Mann RA. *Surgery of the Foot and Ankle*, 7th ed. St. Louis: Mosby; 1999:745–767.
6. Wacker J, Calder JD, Engstrom CM, Saxby TS. MR morphometry of posterior tibial muscle in adult acquired flatfoot. *Foot Ankle Int*. 2003;24:354–357.
7. Hertling D, Kessler RM. The leg, ankle and foot. In: Hertling D, Kessler RM, eds. *Management of Common Musculoskeletal Disorders*, 4th ed. Philadelphia: Lippincott Williams & Wilkins; 2006:598–632.
8. Mann RA. Biomechanics of the foot and ankle. In: Mann RA, Coughlin MJ, eds. *Mann's Surgery of the Foot and Ankle*, 9th ed. Philadelphia: Mosby; 2014:3–36.
9. Myerson MS. Adult acquired flatfoot deformity. *J Bone Joint Surg Am*. 1996;78:780–792.

10. Mann RA, Thompson FM. Rupture of the posterior tibial tendon causing flat foot. Surgical treatment. *J Bone Joint Surg Am.* 1985;67:556–561.

11. Henceroth WD 2nd, Deyerle WM. The acquired unilateral flatfoot in the adult: some causative factors. *Foot Ankle.* 1982;2:304–308.

12. Woods L, Leach RE. Posterior tibial tendon rupture in athletic people. *Am J Sports Med.* 1991;19:495–498.

13. Trevino S, Gould N, Korson R. Surgical treatment of stenosing tenosynovitis at the ankle. *Foot Ankle.* 1981;2:37–45.

14. Kettelkamp DB, Alexander HH. Spontaneous rupture of the posterior tibial tendon. *J Bone Joint Surg Am.* 1969;51:759–764.

15. Johnson KA, Strom DE. Tibialis posterior tendon dysfunction. *Clin Orthop Relat Res.* 1989;239:196–206.

16. Johnson KA. Tibialis posterior tendon rupture. *Clin Orthop.* 1983;177:140–147.

17. Pedowitz WJ, Jovatis P. Flatfoot in the adult. *J Am Acad Orthop Surg.* 1995;3:293–302.

18. Myerson MS, Corrigan J. Treatment of posterior tibial tendon dysfunction with flexor digitorum longus tendon transfer and calcaneal osteotomy. *Orthopaedics.* 1996;19:383–388.

19. Toolan B. Lateral column lengthening with medial column stabilization for adult acquired flatfoot. In: *Master Techniques in Orthopaedic Surgery. The Foot and Ankle.* Philadelphia: Lippincott William and Wilkins; 2013:285–300.

20. Brodsky JW. Preliminary gait analysis results after posterior tibial tendon reconstruction—a prospective study. *Foot Ankle Int.* 2004;25:96–100.

21. Myerson MS, Badekas A, Schon LC. Treatment of stage II posterior tibial tendon deficiency with FDL transfer and calcaneal osteotomy. *Foot Ankle Int.* 2004;25:445–450.

第 94 章

胫神经病变（跗管综合征）

David R. Del Toro, MD

Dana Seslija, MD, MS

同义词

踝关节胫骨单一神经病变

胫神经压迫或卡压性神经病

跗管综合征

胫后神经卡压

ICD-10 编码

G57.50　　　跗管综合征，下肢

G57.51　　　跗管综合征，右下肢

G57.52　　　跗管综合征，左下肢

定义

　　跗管综合征（tarsal tunnel syndrome，TTS）是由于胫神经或其在跗管内任何分支受压引起的症状和体征的统称（图 94.1）。胫神经分支位于跗管内，主要包括足底内侧神经、足底外侧神经、Baxter 神经（也称为足底外侧神经第一分支或跟下神经）以及跟骨内侧神经[1]。在解剖学上，跗管是一个纤维-骨性通道，始于内踝后方，上为屈肌支持带（也称为撕裂韧带），下为胫骨后肌、趾长屈肌和姆长屈肌的肌腱组成。通常胫神经在踝关节处分为三个分支：

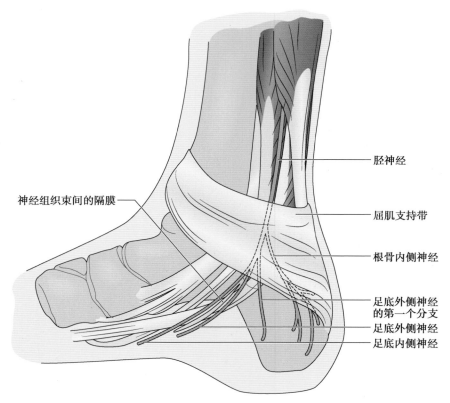

神经组织束间的隔膜

胫神经

屈肌支持带

根骨内侧神经

足底外侧神经的第一个分支

足底外侧神经

足底内侧神经

图 94.1　右足内侧。胫神经穿过跗管，其分支分为根骨内侧神经、足底内侧神经和足底外侧神经以及足底外侧神经的第一个分支（如 Baxter 神经）。注意根骨内侧神经分支可能会穿过屈肌后带，因为它们可能向足后跟内侧走行

足底内侧神经、足底外侧神经和跟骨内侧神经[2,3]。但是 Baxter 神经通常由足底外侧神经（也可以从胫神经）分出，该神经遍布整个前外侧的足跟，终止于第五足（小）趾外展肌运动支[2]。与其他已知的局灶性卡压性神经病相比（如腕管综合征、肘部尺神经病变和膝关节腓神经病变等），踝管综合征发生率较低。事实上，在一篇关于单一的胫神经病变的回顾性研究中，Baxter 神经病变发生率（17%）远高于 TTS（5%）[4]。

一般认为 TTS 的病因主要有五种：创伤和创伤后的改变，肿块或占位性病变引起的压迫，全身性疾病的局部表现，与关节结构或畸形相关的生物力学改变以及其他特殊的原因。但 TTS 病理生理机制尚不清楚。部分文献认为其可能与脱髓鞘改变有关，也有其他研究表明轴突变性在其中发挥的作用更大[5,6]。一般来说，踝管可包裹胫神经的近端，也可能只包裹其远端的某一个分支，如足底内侧神经[1]。足底外侧的第一个分支（如 Baxter 神经）常常被认为是足后跟疼痛的原因之一[7-10]。因此，对于临床上怀疑 TTS 的病例，应全面评估胫神经及其主要分支（包括足底内侧神经、足底外侧神经、Baxter 神经）的功能情况[4]。

在目前的研究中，没有发现 TTS 的发生有明确的好发年龄和性别上的差异，这可能与发生率较低以及发病原因多种多样有关。

症状

患者通常表现为脚底疼痛或感觉异常，可伴有麻木[1,11]。疼痛的典型表现为烧灼样疼痛或钝痛，也有表现为搏动样、抽搐样，甚至肌肉发紧样疼痛，疼痛可延伸至小腿内侧。长时间站立或行走往往会加重症状，夜间症状可能更加严重，但局部症状可能不太明显。然而，如果感觉障碍的分布仅局限于脚部的特定区域，这些症状可能与涉及的胫神经分支有关（如足内侧底疼痛，可能与足底内侧神经有关）。很少有患者会主诉足部肌肉出现明显萎缩，一般只有导致明显的足部畸形或步态不稳定时才可能表现出来。TTS 患者一般表现为单侧症状。

体格检查

TTS 的患者在感觉检查中常常表现出与胫神经某一或所有的分支一致的，足底轻触觉或针刺觉减弱（图 94.2）。足部肌肉运动检查是一项具有挑战性的工作，因为患者很难独立地收缩这些肌肉。不过，患者常常可以观察到双足的外观不对称，患足的肌肉呈现萎缩[1]。TTS 患者在胫神经或踝管内的胫神经分支上常表现出 Tinel 征阳性（图 94.3）。但由于其敏感性较低，特异性低，对踝关节胫神经卡压的诊断价值有限[12]。部分患者踝关节胫神经上的叩击会引起沿胫神经向近端放射的疼痛，这个现象被称为 Valleix 现象。踝管的胫神经也可能触及明显压

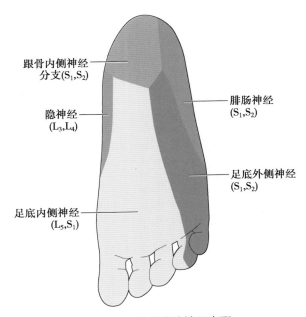

图 94.2 足底皮肤神经支配

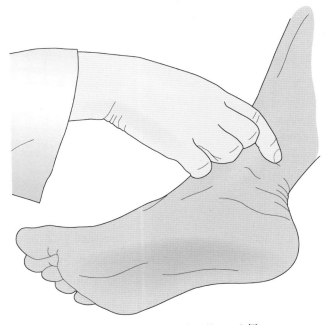

图 94.3 内踝后胫神经的 Tinel 征

痛。另外,蹈趾的伸展和踝关节的持续外翻这两个动作可能诱发足部和踝关节的症状[1]。双下肢(包括髌骨、内侧腘绳肌和跟腱)的肌肉牵张反射一般正常并且对称。胫骨后和足背的周围血管搏动通常都可以扪及。如果足部的生物力学结构发生严重的改变,就可以观察到步态的异常。

功能受限

患者主诉的唯一功能障碍可能是平衡受损或因足底疼痛或感觉异常而感到不稳定。因此,患者可能会主诉行走耐力受限、行走距离缩短、绊脚或跌倒。

诊断分析

对临床怀疑 TTS 的患者应进行电诊断试验:这是唯一一项评估胫神经及其主要终端分支电生理功能的诊断方法。需要使用针极肌电图和神经传导实验(如运动、感觉和混合神经)。若临床怀疑 TTS 的发生和胫神经的三个分支有关,针极肌电图和 NCS 可以提供准确的评估方法[4,10]。MRI 检查在明确有无侵犯或压迫踝管内胫神经的占位性病变中发挥重要的作用[13]。MRI 检查也可以为踝管的手术探查及神经解压提供指导意见[14]。超声检查在 TTS 的诊断中也发挥重要的作用[15],虽然目前关于超声检查诊断神经横断面的敏感性还不清楚,但是许多文献已经证实其在识别病因(如神经压迫、涉及的胫骨远端的神经分支)方面有重要的价值[16,17]。

鉴别诊断

足底筋膜炎
周围神经病变
坐骨神经病变
腰骶神经丛病变
胫后功能障碍
腰骶神经根病

治疗

早期治疗

早期治疗通常包括 NSAID 和神经病理性疼痛类药物(如加巴喷丁)。如果患足存在可以矫正的生物力学问题,内侧足弓支撑(用于内旋足)或足矫形器(用于足外翻)可以让患者受益[7]。对一些患者来说,短腿步行支架或靴子支架可以缓解症状[18],保守治疗方法在大多数 TTS 病例中是有效的,因此大多数患者应给予足够的疗程,一般至少 3~6 个月。如果最初的保守治疗无效,在没有进一步的治疗或手术的情况下,针灸在 TTS 慢性疼痛管理中也可能是一个可行的选择[19]。

康复治疗

在某些情况下,康复治疗可能是有效的。如药物离子导入疗法可减轻炎症反应,深层按摩松解瘢痕组织,脱敏治疗以及各种各样的训练,如趾屈肌的主动及被动的牵伸训练、踝关节肌肉群的牵伸训练(如背屈肌、跖屈肌、外翻肌),同时配合神经电刺激训练[20]。为维持肌肉间力量的平衡性,针对趾屈肌、伸肌及踝关节肌肉群的强化训练均可有效。此外,步态训练和静、动态平衡训练也是必要的。另外,患者可能需要深度鞋(extra-depth shoes)来适应内足弓支撑装置或定制的踝足矫形器,因此需要矫形器医师介入。

介入治疗

为了诊断和治疗,在踝管内局部注射麻醉剂和类固醇可以立即部分缓解胫神经周围的局部肿胀和炎症。但是患者是否可以从局部的麻醉剂注射及胫神经远端分支的射频消融治疗中获益目前尚无定论[21]。

技术设备

目前,还没有专门的技术来治疗这种情况。

手术

手术治疗包括松解屈肌支持带、松解胫神经及其末梢分支(例如,足底内侧神经和足底外侧神经、Baxter 神经),以及探查可能的占位性病变(由外科医师决定)。此外,一些外科医师提倡松解压迫胫神经及其末梢运动支的拇外展肌深、浅筋膜。踝管松解的成功率尚不确切(有些效果一般,有些效果很好),根据相关研究报道,成功率为 44%~78%[14]。在某些情况下,内镜下踝管松解可能是一种可行的手术选择[14,22]。

潜在的疾病并发症

TTS 患者由于感觉障碍,可能出现皮肤破裂,包括溃疡。由于感觉受损，尤其是本体感觉和轻触觉受损，患者平衡功能下降，或者会有一种"不稳定的感觉"，也或者由于患者足部的生物力学结构受到破坏，这些都会引起患者步态改变。而步态改变则有可能导致腰痛或下肢关节痛（最可能是髋关节和膝关节）。

潜在的治疗并发症

口服 NSAID 最常引起胃肠或肾脏的并发症。若踝足矫形器不合适，足部或踝部可能会发生皮肤破损。若局部的类固醇注射位置不准确（如屈肌腱鞘），可能会导致肌腱断裂。此外，部分患者在局部麻醉注射和踝管减压术后足部疼痛、麻木和感觉异常的症状可能会进一步加重。

（华艳　译　杨霖　校　白玉龙　审）

参考文献

1. Park TA, Del Toro DR. Electrodiagnostic evaluation of the foot. *Phys Med Rehabil Clin N Am*. 1998;9:871–896.
2. Sarrafian SK. *Anatomy of the Foot and Ankle*. Philadelphia: JB Lippincott; 1983:356–390.
3. Govsa F, Bilge O, Ozer MA. Variations in the origin of the medial and inferior calcaneal nerves. *Arch Orthop Trauma Surg*. 2006;126:6–14.
4. Zaza DI, Del Toro DR, White KT. A retrospective review of isolated tibial neuropathies in the foot. *Muscle Nerve*. 2006;34:517.
5. Kraft GH. *Tarsal Tunnel Entrapment. Course E: Entrapment Neuropathies*. Boston: AAEE Ninth Annual Continuing Education Course; 1986:13–18.
6. Spindler HA, Reischer MA, Felsenthal G. Electrodiagnostic assessment in suspected tarsal tunnel syndrome. *Phys Med Rehabil Clin N Am*. 1994;5:595–612.
7. Przylucki H, Jones CL. Entrapment neuropathy of muscle branch of lateral plantar nerve. *J Am Podiatr Med Assoc*. 1981;71:119–124.
8. Schon LC, Baxter DE. Heel pain syndrome and entrapment neuropathies about the foot and ankle. In: Gould JS, ed. *Operative Foot Surgery*. Philadelphia: WB Saunders; 1994:192–208.
9. Park TA, Del Toro DR. Isolated inferior calcaneal neuropathy. *Muscle Nerve*. 1996;19:106–108.
10. Ngo KT, Del Toro DR. Electrodiagnostic findings and surgical outcome in isolated first branch lateral plantar neuropathy: a case series with literature review. *Arch Phys Med Rehabil*. 2010;91:1948–1951.
11. Patel AT, Gaines K, Malamut R, et al. American Association of Neuromuscular and Electrodiagnostic Medicine. Usefulness of electrodiagnostic techniques in the evaluation of suspected tarsal tunnel syndrome: an evidence-based review. *Muscle Nerve*. 2005;32:236–240.
12. Datema M, Hoitsma E, Roon K, et al. The Tinel sign has no diagnostic value for nerve entrapment or neuropathy in the legs. *Muscle Nerve*. 2016;54(1):25–30.
13. Duran-Stanton AM, Bui-Mansfield LT. Magnetic resonance diagnosis of tarsal tunnel syndrome due to flexor digitorum accessorius longus and peroneocalcaneus internus muscles. *J Comput Assist Tomogr*. 2010;34:270–272.
14. Haddad SL. Compressive neuropathies of the foot and ankle. In: Myerson MS, ed. *Foot and Ankle Disorders*. Philadelphia: WB Saunders; 2000:808–833.
15. Hobson-Webb LD, Padua L. Ultrasound of focal neuropathies. *J Clin Neurophysiol*. 2016;33:94–102.
16. Fantino O. Role of ultrasound in posteromedial tarsal tunnel syndrome: 81 cases. *J Ultrasound*. 2014;17:99–112.
17. Presley JC, Maida E, Wojeiech P, et al. Sonographic visualization of the first branch of the lateral plantar nerve (Baxter nerve). *J Ultrasound Med*. 2013;32:1643–1652.
18. Mann RA. Diseases of the nerves. In: Coughlin MJ, Mann RA, eds. *Surgery of the Foot and Ankle*. St. Louis: Mosby; 1999:502–524.
19. Vicers AJD, Klaus L. Acupuncture for chronic pain. *JAMA*. 2014;311(9):955–966.
20. Kavlak Y, Uygur F. Effects of nerve mobilization exercise as an adjunct to the conservative treatment for patients with tarsal tunnel syndrome. *J Manipulative Physiol Ther*. 2011;34:441–448.
21. Aslan A, Koca TT, Utkan A, et al. Treatment of chronic plantar heel pain with radiofrequency neural ablation of the first branch of the lateral plantar nerve and medial calcaneal nerve branches. *J Foot Ankle Surg*. 2016;55(4):767–771.
22. Krishnan KG, Pinzer T, Schackert G. A novel endoscopic technique in treating single nerve entrapment syndromes with special attention to ulnar nerve transposition and tarsal tunnel release: clinical application. *Neurosurgery*. 2006;59(suppl 1):ONS89–ONS100.

第二部分

疼痛

第 95 章

腹壁疼痛

Sagar S. Parikh, MD

Nicolas Perez, MD

Laurent Delavaux, BS, MS, MD

Sara Cuccurullo, MD

同义词

慢性腹壁综合征

慢性非内脏性腹痛

腹壁神经卡压综合征

腹部皮神经卡压综合征

腹直肌神经综合征

肌筋膜疼痛综合征

ICD-10 编码

G58.0	肋间神经病
G58.8	其他特指的单神经病
S39.011A	腹部肌肉、筋膜、肌腱损伤初期
S39.011D	继发的腹部肌肉、筋膜、肌腱损伤
S39.011S	腹部肌肉、筋膜、肌腱损伤后遗
G89.29	其他慢性疼痛

定义

腹痛(abdominal pain)可以有多种内脏性和周围性的病因。腹壁疼痛(abdominal wall pain)是腹部疼痛的一种特殊的亚型,经常被医疗工作者忽视。一项研究估计,在某一特定人群中,100 名腹壁疼痛患者在最终确诊前接受了 400 多次检查[1]。显然,这会导致医疗成本的增加和治疗的滞后。

来源于腹部的疼痛可有不同的病因。从开始就区别患者的疼痛是起源于腹腔内脏器,还是腹壁本身,对诊断非常有帮助。据估计,有 2%~3% 的主诉为腹痛的患者实际上诊断为腹壁疼痛[2],这种可能性在慢性腹痛且无任何病理学改变的患者中比例会增加到 30%。从诸多研究看来,这个比例在 11%~30%。

腹壁疼痛在普通人群的患病率尚不清楚。腹壁疼痛最常见的原因是前部皮神经卡压(anterior cutaneous nerve entrapment, ACNES),据报道在腹痛患者中此病患病率为 2%。

女性患腹壁疼痛的可能性是男性的 4 倍,其原因尚不清楚[3],有报道认为可能与妊娠以及使用口服药避孕药物有关,原因是雌激素和黄体酮对软组织水肿产生影响[4,5]。理解腹壁疼痛的病理生理学,以及腹壁疼痛和内脏疼痛之间的差异,可以帮助医师充分鉴别和治疗这种疾病。

了解腹壁的解剖结构对诊断和治疗策略的制定具有重要的作用。从肌肉组织开始,腹壁前方由垂直的腹直肌提供保护,腹直肌由一层纤维层(称为白线)中央连接。这个纤维层作为腹部肌肉组织的腱膜。腹直肌的侧面是另一层筋膜,称为半月线,它与腹斜肌直接相连。在腹内斜肌的表面,可以看到腹外斜肌。在腹斜肌的深处,可以看到腹横肌层。这些肌肉层的主要动脉供应来自胸内动脉(供给上腹壁动脉)和髂外动脉(供给下腹壁动脉)的分支。

腹壁的神经支配来源于 $T_7 \sim T_{12}$ 脊神经后支的肋间神经。肋间神经沿着各自肋骨下缘走行,直至腹直肌外侧缘,在腹直肌外侧缘神经向前做 90° 转弯,从后直肌鞘开始,穿过直肌(与半月线相邻)中的神经血管通道,然后穿过前鞘,在前鞘中再做 90° 转弯,直至腹前壁。由于感觉神经的走行迂回,可能存在多个部位卡压而导致腹壁疼痛。此外,由于脊髓可接收不同内脏和躯体神经汇合的信息,腹壁疼痛能源于中枢性的内脏源性牵涉疼痛。最后,胸部神经根性疼痛可表现为腹壁痛,神经根 $T_6 \sim T_{12}$ 受累可表现为后侧筋膜至前腹壁的放射痛(图 95.1)。

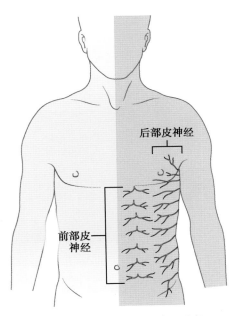

后部皮神经

前部皮神经

图 95.1　前部、后部皮神经示意

症状

患者常主诉腹部某一特定区域的局部疼痛。疼痛往往被描述为尖锐、刺痛或钝痛，患者或检查人员很容易就能定位。虽然可以有一定程度的放射钝痛感，但患者通常都可以用一个指尖多次精确地指出最痛的点。然而，在严重的情况下，疼痛可以扩散放射到更大的区域[6]。也可能出现一定程度的感觉过敏和痛觉超敏（不常见）[7]。患者常常主诉疼痛是持续性或波动性的，而不是发作性的（来源于 Suleiman 等的研究）。然而，他们可能偶尔几个月都没有疼痛主诉。这种疼痛最常发生在腹直肌外侧缘[2]。在某些病例中，可能会发生神经远端卡压的逆行性向近端的放射痛（Valleix 现象），类似胸椎神经根病[8,9]。疼痛水平通常不会随进食或排便而波动[2]。但在腹部肌肉张力增加的情况下会加剧，例如在举重、咳嗽、大笑或 Valsalva 动作时[10]。患者往往难以向患侧卧，因为疼痛往往在侧卧时加重[11]，仰卧时缓解。在这一点上，腹壁疼痛在本质上倾向于体位性，可以通过坐直或稍微弯曲的仰卧位来缓解疼痛[6]。

术后瘢痕或紧身衣（如腰带、紧身胸衣和腰椎支架）压迫受累的腹部感觉神经也可能是引起这种疼痛的原因之一。在更严重的情况下，例如由于腹直肌撕裂或腹壁动脉断裂引起的直肌鞘血肿，随着时间的推移会出现面色苍白、意识模糊和低血容量休克。腹直肌鞘血肿常与腹部钝挫伤或抗凝治疗有关[12]。

体格检查

腹壁疼痛的诊断通常是临床诊断。如前所述，患者常能在腹直肌的外侧边缘找到一个表面最大的尖锐压痛区域。有 2/3 的患者，特别是诊断为前部皮神经卡压的患者被指出存在痛觉过敏和感觉迟钝。体型肥胖的患者可能存在检查困难。检查患者时，最好仰卧位，腹部暴露，注意皮肤表面的皮疹或红斑，沿着腹部的四个象限进行轻触诊和深触诊。

在某些情况下，检查者可以触诊腹直肌神经肌肉孔的椭圆形腱膜开口。一般来说，T_6、T_7 和 T_8 位于它们各自的肋骨与腹直肌边缘相交处，T_{10} 位于脐水平腹直肌外侧缘，T_{12} 位于腹股沟内环中线附近。

浅层和深层触诊可为体格检查提供重要的信息。卡内特试验（Carnett test）是检查该病被推崇的方法。卡内特试验是首先让患者仰卧，检查者视诊疼痛部位，然后嘱患者绷紧腹壁，检查者按压疼痛区域，如果疼痛无变化或者加剧为阳性，提示为腹壁疼痛。相反，腹壁肌肉紧张时，来源于腹部脏器的疼痛明显减轻为阴性[2]。卡内特试验对腹壁疼痛诊断的灵敏度为 78%，特异度为 88%[6]。

腹壁痛诊断流程（图 95.2）进一步说明了卡内特试验结果的不同情况[13]。如果疼痛是由于非疝气性的手术瘢痕附近引起，我们可以进行诊断性阻滞，局部麻醉注射后疼痛可完全缓解。如果疼痛随着脊柱曲、伸或旋转而加重，则考虑是胸椎神经根病。如果这种性质的运动不能重现疼痛，那么注意力应回到腹壁上来，肌筋膜疼痛、腹直肌神经综合征，甚至血肿都有可能被检查出来。根据疼痛的部位，我们可以调查分析疼痛的具体原因。使用流程图可能是有益的，因为与单独的卡内特试验相比，它的灵敏度为 85%，特异度为 97%，而卡内特试验的灵敏度为 78%，特异度为 88%。

"悬停试验"（Hover test）被认为是诊断腹直肌神经综合征的特异性试验。在这个测试中，检查者伸直手指放在压痛区域外侧的皮肤上，然后缓慢地以微小的圆周运动向这个最大的压痛点移动，一旦移到最痛点上，手指慢慢施压。腹直肌神经综合征患者会因为疼痛而突然退缩[9]。这被认为是压力直接施加到皮肤神经卡压区域而出现的疼痛。

最后，在腹直肌鞘血肿的情况下，患者可能会出现脐周瘀斑，也称为"卡伦征"（Cullen sign），由于血肿位于腹直肌层内或邻近腹直肌，因此很少延伸至腹部两侧。瘀斑可能在 3~5 天的过程中缓慢吸收。

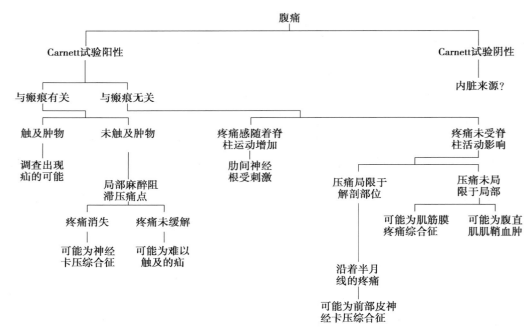

图 95.2   腹痛的诊断流程(*Adapted from Gallegos NC. Abdominal wall pain. Brit J Surg. 1990;77:1167-1170.*)

功能受限

在腹壁疼痛的患者中,这种情况可能几个月都没有被诊断出来,最终导致功能受限。这些疼痛常常在腹肌收缩时出现,而这些肌肉的收缩运动在每天的日常活动中非常常见。严重腹壁疼痛的患者,由于核心肌群的激活问题广泛存在,难以从仰卧位起来或者进行锻炼。此外,由于咳嗽、Valsalva 动作,甚至腰带或紧身衣诱发的剧烈疼痛会导致保护性反应和其他行为改变。

诊断分析

腹壁疼痛通常通过详细的病史和体格检查诊断出来。然而,为进一步明确诊断和治疗,可进行局部麻醉。局部麻醉应直接注射到疼痛部位,通常用 5mL 1% 的利多卡因注射液在腹腔不同深度注射。如果是真正的腹壁疼痛,这种局部注射应该使疼痛明显缓解(至少 50%)或完全缓解 2~3min,而且卡内特试验不会再诱发疼痛[2]。如果诊断性注射不能缓解疼痛,临床医师应首先考虑确认注射位置是否正确,然后再重新考虑其他的疼痛鉴别诊断。到目前为止,还没有影像学研究证实直观可视腹部皮神经卡压。然而,超声已被用作引导治疗性注射的一种方式。此外,超声是初步鉴别腹直肌鞘血肿的有效工具,且可被 CT 扫描充分显示证实。

鉴别诊断

前皮神经卡压综合征
髂腹股沟/髂腹下神经卡压
肌筋膜疼痛综合征
下肋痛综合征(滑肋综合征和肋骼撞击综合征)
腹壁疝/撕裂
腹直肌鞘血肿
手术瘢痕/神经瘤
胸神经根病/带状疱疹感染/带状疱疹后神经痛
腹壁肿瘤(脂肪瘤,硬纤维瘤,瘤转移)
腹壁子宫内膜异位症

治疗

早期治疗

确诊腹壁疼痛后,多学科的治疗方法可以有效地减轻症状,提高生活质量,包括运动治疗、物理因子治疗及注射治疗。患者教育是治疗的一个重要辅助手段。对患者解释症状,让其了解病情可以让患者放心,并可能有助于减轻压力。认知行为疗法可在短期内改善慢性腹痛患者的疼痛和不适[14]。然而,其在改善慢性腹壁疼痛方面的作用尚未得到研究。治疗方法可以与包括药物管理在内的其他保守疗法联合使用。用于非特异性治疗腹壁疼痛的系统药理学疗法包括对乙酰氨基酚和 NSAID。因为真正的腹部皮神经卡压综合征是由于机械神经刺激引起神经病理性疼痛这一因素,所以患者可能从某些抗惊厥药物(加巴喷丁和普瑞巴林)或抗抑郁药物(阿米替林)中获益。局部治疗,如 5% 利多卡因贴剂和辣椒素乳膏也已单独使用或与全身治疗相结合。1 例报告应用阿米替林、利多卡因贴剂联合对乙酰氨基酚、曲马多治疗疼痛效果良好[15]。1 例单纯应用普瑞巴林可部分缓解疼痛[12]。研究报告多缺乏科学研究证据,因此还没有明确的推荐药物治疗腹壁疼痛的方法。药物管理通常是在治疗慢性腹壁疼痛的第一步。

康复治疗

分级的手法松动技术已被证明对腹壁疼痛有一定的疗效,尤其是在有肌筋膜成分的情况下。松动技术常配合局部热敷,然后进行轻柔地拉伸,注意不要过度拉伸患者,使其疼痛加剧。注意髋屈肌的柔韧性,其中一个消息来源指出"收缩-放松"练习有益于屈髋柔韧性提高。对于因下肋骨滑动而引起的腹痛,治疗包括姿势纠正、肌内效贴、手法治疗联合神经阻滞,症状可以得到缓解[16]。值得注意的是,这些治疗方法经常与药理方面观点相结合。例如,一个结构化方案包括局部热疗和松动技术治疗,同时使用小剂量的抗抑郁药物、神经病理性药物(如加巴喷丁)、阿片类药物治疗,以及必要时行多次麻醉注射[17]。

经皮神经电刺激(transcutaneous electrical nerve stimulation,TENS)已被广泛应用于各种各样的疼痛病因的治疗,并作为一种短期的止痛方式。虽然这项技术还没有专门针对腹痛进行研究,但它已成功地应用于许多患者群体。

介入治疗

对剧烈疼痛区域注射局部麻醉和/或皮质类固醇既是诊断也是治疗。有一篇特别的综述报道了使用 5mL 1% 利多卡因注射至腹壁不同深度进行诊断确认,并及时获得止痛效果[2]。随机对照试验进一步提供了麻醉阻滞的有效性[18]。

虽然没有足够明确的证据来比较皮质类固醇与单纯使用麻醉剂的效果,但相比之下,同时使用麻醉剂和类固醇整体上有更高的成功率。一些初步研究结果证实,与单纯使用布比卡因相比,联合使用布比卡因和曲安奈德能在较大程度上缓解疼痛,延长疼痛缓解持续时间,当然还需更多的研究来证实[2]。一项特别的研究观察了注射 0.5% 布比卡因、2% 利多卡因和倍他米松的混合液的长期疗效,报告显示即使注射后 3 个月,仍有 86.5% 的研究参与者报告疼痛症状得到缓解[19]。据报道,部分或完全缓解疼痛可以持续 25 个月[20]。据认为,注射类固醇的细胞膜稳定作用和抗炎作用产生了这些效果。

另外,一种使用肉毒杆菌毒素治疗 ACNES 的技术已被使用。在多普勒超声引导下,在无局部麻醉药的情况下,在离腹部皮神经出口最近的压痛最明显点注射 40IU/mL 肉毒杆菌毒素。然而,目前还没有关于这种技术的结果评估的报道,对于肉毒杆菌毒素治疗腹壁疼痛的有效性还需要做更多的研究。

超声引导已被用于靶向治疗注射,提高了精准度。腹直肌与腹内斜肌并置,由半月线分开的可视化模式有助于定位位于腹直肌内侧的腹前皮神经[21]。

另一种通常由麻醉医师和疼痛介入医师使用的超声引导的干预方法是腹横面(transverse abdominis plane,TAP)阻滞。要进行 TAP 阻滞,需要将局部麻醉剂注入腹内斜肌和腹横肌之间的筋膜层。从 T_6 到 L_1 的感觉神经穿过这个筋膜层。这种技术常用于腹部或妇产科手术后控制疼痛。

最后,可以进行肌筋膜触发点注射,尤其是在肌筋膜疼痛被认为是腹痛的主要原因时。肌筋膜疼痛综合征的特征是肌肉束紧,其中有一个或多个疼痛的肌纤维结节,当受到干扰时,可以引起抽搐反应。触发点注射包括干针刺触发点本身,从而反复引起抽搐反应并产生疲劳,随后在每个点注射麻醉剂。

在神经卡压点使用苯酚进行神经毁损治疗,这在文献中也被描述为针对腹部皮神经卡压综合征的靶向治疗。在该项操作技术中,使用神经电刺激仪识别累及神经的腹直肌出口点,然后注射 5% 或 6% 的苯酚 2～3mL。一项研究使用苯酚进行神经毁损技术治疗了 44 例临床诊断为的腹部皮神经卡压综合征患者,其中 42 例患者在 4～6 周后完全或部分缓解。值得注意的是,患者在神经毁损后出现了感觉过敏,这被认为是继发神经炎,但这些病例都在 6 个月内缓解[22]。在先前的一项研究中,慢性腹痛患者用苯酚进行神经毁损治疗,103 例患者中,60 例报告完全缓解,33 例获得部分缓解,10 例无反应。在 3～4 年后的随访中,58 例患者持续缓解[23]。

在 1 例检查射频消融术(radiofrequency ablation,RFA)应用的病例中,患者接受了双侧 T_{10}～T_{11} 在椎间孔镜引导下注射 0.25% 布比卡因后进行脉冲射频消融术的治疗,10 个月内疼痛明显减轻[24]。另一个已发表的病例描述了在 T_{11} 和 T_{12} 水平背根神经节进行射频消融治疗腹部皮神经卡压综合征，也取得了良好的效果[25]。其他一些研究已经研究了在相应的胸段使用背根神经节的脉冲或热射频消融治疗肋间神经痛的病例[26-29]。总的来说，这种方法在治疗肋间神经痛方面显示出了可能性。虽然腹部皮神经卡压综合征与肋间神经痛有不同的病因，意味着有更多的周围神经刺激，这些发现给出了射频消融术在治疗这一问题方面未来研究的一个方向。

技术设备

目前，还没有专门的技术来治疗或康复这种情况。

手术

对于保守治疗难以控制症状的患者，可选择手术治疗。一项随机对照研究显示，有73%通过触发点注射不能长期缓解的患者在接受前神经切除术后，疼痛减轻幅度超过50%[30]。其他手术技术，如腹腔镜下植入聚四氟乙烯网片已有报道，但缺乏长期结果数据。

在患者有腹直肌血肿，血流动力学不稳定的情况下，需要手术引流血肿，结扎出血血管，修复任何撕裂的肌肉组织。

潜在的疾病并发症

慢性腹壁疼痛会使人虚弱，而且常常难以明确诊断。一般来说，慢性疼痛产生长期的不良的压力反应，影响内分泌、心血管、免疫和精神神经系统。这可能会导致多种并发症，如去适应作用、疲劳、激素失调、免疫力受损、抑郁和认知缺陷[31]。

潜在的治疗并发症

采用超声引导以确保穿刺针的正确位置。然而，大多数注射治疗仍然是盲法穿刺，利用阻力变化来确定合适的位置。这种技术如果操作不当，会导致注射位置不正确或有注射入腹腔的风险[32]。

已证实同时注射麻醉药和类固醇能获得更持久的症状缓解，但是在某些情况下，肌内注射尤其是反复注射类固醇会导致肌肉萎缩。

（李蕊 译 杨霖 校 白玉龙 审）

参考文献

1. Hershfield NB. The abdominal wall, a frequently overlooked source of abdominal pain. *J Clin Gastroenterol*. 1992;14:199–202.
2. Koop H, et al. Chronic abdominal wall pain: a poorly recognized clinical problem. Review article. *Deutsches Arzteblatt International*. 2016;113(4):51–57.
3. Boelens OB, van Assen T, Houterman S, Scheltinga MR, Roumen RM. A double-blind, randomized, controlled trial on surgery for chronic abdominal pain due to anterior cutaneous nerve entrapment. *Ann Surg*. 2013;257(5):845–849.
4. Costanza CD, Longstreth GF, Liu AL. Chronic abdominal wall pain: clinical features, health care costs, and long-term outcome. *Clin Gastroenterol Hepatol*. 2004;2:395–399.
5. Peleg R. Abdominal wall pain caused by cutaneous nerve entrapment in an adolescent girl taking oral contraceptive pills. *J Adolsec Health*. 1999;24:45–47.
6. Meraj S, Das G. Thoracic facet arthropathy presenting with pain abdomen: an unusual presentation. *J Recent Adv Pain*. 2016;2(1):31–32.
7. Suleiman, et al. The abdominal wall: an overlooked source of pain. *Am Fam Physician*. 2001;Aug 1;64(3):431–439.
8. Van Assen T, Boelens OB, van Eerten PV, Perquin C, Scheltinga MR, Roumen RM. Long-term success rates in patients with an abdominal cutaneous nerve entrapment. *J Am Board Fam Med*. 2013;26(6):738–744.
9. Gallegos NC, Hobsley M. Abdominal wall pain: an alternative diagnossis. *Br J Surg*. 1990;77:1167–1170.
10. Mehta M, Ranger I. Persistent abdominal pain. Treatment by nerve block. *Anaesthesia*. 1971;26(3):330–333.
11. Carnet J. Intercostal neuralgia as a cause of abdominal pain and tenderness. *Surg Gyn Obstet*. 1926;42:625–632.
12. Imajo Y, Komasawa N, Fujiwara S, Minami T. Transversus abdominal plane and rectus sheath block combination for intractable anterior cutaneous nerve entrapment syndrome after severe cholecystitis. *J Clin Anesth*. 2016;31:119.
13. Srinivasan R, Greenbaum D. Chronic abdominal wall pain: a frequently overlooked problem. Practical approach to diagnosis and management. *Am J Gastroenterol*. 2002;97:824–830.
14. Hall PN, Lee APB. Rectus nerve entrapment causing abdominal pain. *Br J Surg*. 1988;75:917.
15. Roderick B, Norman B. Anterior cutaneous nerve entrapment syndrome: an unusual cause of abdominal pain during pregnancy. *Int J Obstet Anesth*. 2016;25:96–97.
16. Chapman RC, Gavin J. Suffering: the contributions of persistent pain. *Lancet*. 1999;353:2233–2237.
17. Stachenfield N. Hormonal changes during menopause and the impact on fluid regulation. *Reprod Sci*. 2014;21(5):555–561.
18. Chrona E, et al. Anterior cutaneous nerve entrapment syndrome: management challenges. *J Pain Res*. 2017;10:145–156.
19. Applegate WV. Abdominal cutaneous nerve entrapment syndrome. *Surgery*. 1972;71:118–124.
20. Stirler MA, Raymakers JT, Rakic S. Intraperitoneal onlay mesh reinforcement of the abdominal wall: a new surgical option for treatment of anterior cutaneous nerve entrapment syndrome – a retrospective cohort analysis of 30 consecutive patients. *Surg Endosc*. 2016;30(7):2711–2715.
21. Boelens OB, Scheltinga MR, Houterman S, Roumen RM. Randomized clinical trial of trigger point infiltration with lidocaine to diagnose anterior cutaneous nerve entrapment syndrome. *Br J Surgery*. 2013;100(2):217–221.
22. Nazareno J. Long-term follow-up of trigger point injections for abdominal wall pain. *Can J Gastroenterol*. 2005;19(9):561–565.
23. McGrady EM, Marks RL. Treatment of abdominal nerve entrapment syndrome using a nerve stimulator. *Ann R Coll Surg Engl*. 1988;70(3):120–122.
24. Birthi P, Calhoun D, Grider J. Pulsed radiofrequency for chronic abdominal pain. *Pain Physician*. 2013;16:E443–E450.
25. Gregory, et al. Musculoskeletal problems of the chest wall. *Sports Med*. 2002;32(4):235–250.
26. Téllez Villajos L, Hinojal Olmedillo B, Moreira Vicente V, et al. Radiofrecuencia pulsada en el tratamiento del síndrome de atrapamiento del nervio cutáneo abdominal. *Gastroenterol Hepatol*. 2015;38(1):14–16.
27. Stolker RJ, Vervest ACM, Groen GJ. The treatment of chronic thoracic segmental pain by radiofrequency percutaneous partial rhizotomy. *J Neurosurg*. 1994;80(6):986–992.
28. Van Kleef M, Spaans F. The effects of producing a radiofrequency lesion adjacent to the dorsal root ganglion in patients with thoracic seg-

mental pain by radiofrequency percutaneous partial rhizotomy. *Clin J Pain*. 1995;11(4):325–332.

29. Engel A. Utility of intercostal nerve conventional thermal radiofrequency ablations in the injured worker after blunt trauma. *Pain Physician*. 2012;15(5):E711–E718.

30. Clarke S, Kanakarajan S. Abdominal cutaneous nerve entrapment syndrome. *Contin Educ Anaesth Crit Care Pain*. 2015;15(2):60–63.

31. Saravanakumar K, et al. Chronic abdominal wall pain and ultrasound-guided abdominal cutaneous nerve infiltration: a case series. *Pain Med*. 2011;12(3):382–386.

32. Kuan LC, et al. Efficacy of treating abdominal wall pain by local injection. *Taiwan J Obstet Gynecol*. 2006;45(3):239–243.

第 96 章

蛛网膜炎

Michael D. Osborne, MD

Timothy Howard, MD

同义词

脊髓粘连性蛛网膜炎

腰骶部脊柱纤维化

慢性软脑(脊)膜炎

ICD-10 编码

G03.9   蛛网膜炎(脊柱)NOS

定义

脑膜是一个由围绕中枢神经系统的三层保护膜组成的系统,由软脑膜、蛛网膜和硬脑膜层组成。蛛网膜炎是脑膜中的蛛网膜和软脑膜层的慢性炎症和进行性纤维化的发展过程。这被认为是一种源于最初的损伤,如化学刺激或物理操作,而导致炎性级联反应[1]。它最常见于脊柱手术的后遗症或鞘内注射放射染料,或具有神经毒性保护作用的药物的结果,但它可以在多种情况下发生[2]。表 96.1 列出了一些与蛛网膜炎发生有关的原因。由于蛛网膜炎很少见,具体的发病率和流行率目前尚不明确。

表 96.1 一些与蛛网膜炎相关的因素

注入蛛网膜下腔的药物
造影剂(尤其是碘苯酯)
鞘内化疗(两性霉素 B,甲氨蝶呤)
局部麻醉药加血管收缩剂
含有聚乙二醇或苯甲醇防腐剂的皮质类固醇
脊柱手术或外伤
硬膜外手术,如椎板切除、椎间盘切除和融合
硬膜内手术
脊柱骨折
鞘内血液
蛛网膜下腔出血
出血性腰椎穿刺
不慎鞘内注射的血块
感染
椎间盘炎,椎体骨髓炎
脊柱结核
椎管狭窄
特发性

Modified from Bourne IH. Lumbo-sacral adhesive arachnoiditis: a review. *J R Soc Med.* 1990;83:262-265.

当蛛网膜和软脑膜的血管系统发生微型创伤时,它会损害控制脑膜纤维化的正常机制[2]。这可能导致蜘蛛膜中胶原蛋白纤维带沉积,并使神经根彼此粘连,以及与硬膜囊粘连。蛛网膜炎的病理生理机制涉及从神经根感染(神经根炎)到根粘连(纤维化)的进展。在严重的情况下,蛛网膜纤维化可导致压迫性神经根缺血,随后可能出现进行性神经功能缺损[3]。当这种情况发生在颈部和胸部区域的脑膜中时,脊髓也会被缠住、受限。疼痛是硬脑膜粘连、神经根牵拉和神经缺血共同作用的结果。通常情况下,蛛网膜炎在最初损伤后的几个月内发展缓慢,尽管它可能会持续发展多年,进而导致疼痛和感觉异常恶化或进行性神经损伤[2]。

症状

与蛛网膜炎相关的症状是异质性的,通常很难与其他疾病过程相区别,如神经根病、椎管狭窄、马尾综合征和神经病变。此外,由于蛛网膜炎在脊柱疾病的评估和治疗过程中常常因医源性获得,患者除了蛛网膜炎相关症状,还常常伴有机械性背痛或肌筋膜痛的症状。

蛛网膜炎主要表现为灼痛或感觉异常。然而,这些症状往往不遵循典型的神经根模式。疼痛通常是持续的,但运动会加剧疼痛。有些患者会出现继发性肌肉痉挛。也可能出现虚弱和肌肉萎缩,肠或膀胱括约肌功能障碍并不少见。发病隐匿,症状可能在发病数年后首次出现[4]。症状可以从轻微(如四肢轻微刺痛)到严重(如剧烈疼痛伴进行性神经功能恶化)。蛛网膜炎也可能是无症状的,仅在磁共振成像(magnetic resonance imaging,MRI)上偶然发现。

体格检查

神经系统检查通常显示下运动神经元缺损呈斑

块状分布。检查结果可能包括反射减弱、肌肉无力、肌肉萎缩、麻木、步态不稳和直肠张力降低[3]。不太常见的是,蛛网膜炎可能累及脊髓。在这些情况下,检查可发现上运动神经元的表现(反射亢进、痉挛、巴宾斯基征的出现)。

在初次诊断时应进行完整的神经系统检查。在症状恶化的情况下,该检查可作为确定是否发生神经系统恶化的基准。在出现进行性神经功能衰退的情况下,在治疗医生有责任先排除其他相关病情(如新的椎间盘突出),才能把神经系统恶化完全归因于进行性蛛网膜纤维化。

功能受限

蛛网膜炎患者可能表现出各种各样的功能受限,其程度与神经系统损伤的程度和疼痛的严重程度相对应。步态不稳定、活动能力下降和日常生活活动受损并不少见。随着时间的推移,患者往往会受到固定和解除固定的继发性效应,造成进一步的功能损害。剧烈的疼痛和行动不便往往会使患者在社会上孤立,并限制他们的工作能力。由于与蛛网膜炎相关的疼痛即便在休息时也会出现,尽管活动受到限制,但久坐不动的工作或轻松的工作不一定能改善患者的症状,从而促进就业。

诊断分析

目前,蛛网膜炎的诊断多采用MRI。以往,脊髓造影通常用于诊断蛛网膜炎,特征性的发现包括观察突出的神经根以及各种类型的充盈缺损。计算机断层扫描(computed tomography,CT)和MRI的出现使诊断变得更容易。

MRI因其无创性而优于CT脊髓造影。典型征象包括位于鞘囊中央的附着根(被认为是轻度蛛网膜炎)、一个"空囊"(根部附着在鞘囊壁上)和一团替代蛛网膜下腔的软组织(神经根粘连程度严重)[5]。这些发现在T_2加权轴位图像上可以很好地看到(图96.1和图96.2)。磁共振造影可以排除肿瘤、感染等鉴别诊断中的其他疾病,但对蛛网膜炎的特征性表现不需要增强造影[6]。

CT脊髓造影也可以做出诊断。如果先前融合手术的脊柱器械在MRI和CT上产生过多的伪影,甚至可以使用常规X线摄影的脊髓造影。现在使用的水溶性脊髓造影剂(如碘己醇)比以前使用的

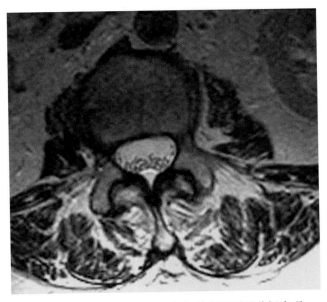

图 96.1　正常腰神经根 T_2 加权轴位序列磁共振表现

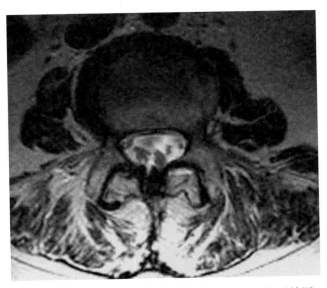

图 96.2　腰椎磁共振成像显示特征性神经根丛提示蛛网膜炎

油基造影剂(碘苯酯)安全得多,涉及中枢神经系统的严重不良反应极为罕见(<0.1%)[7]。目前还没有使用碘海醇脊髓造影术治疗粘连性蛛网膜炎的病例[7]。

鉴别诊断	
脊椎病	脊柱感染
神经根病变	脑膜炎
马尾综合征	硬膜外血肿
神经源性跛行	术后硬膜外纤维化
脊柱肿瘤	

治疗

早期治疗

药物经常用于蛛网膜炎的姑息性治疗。抗抑郁药或抗惊厥镇痛药被认为是药物治疗的主要手段，尽管其他种类的药物也可能带来益处。多年来，许多抗抑郁药和抗惊厥药被用于治疗神经病理性疼痛，疗效合理。三环类抗抑郁药最常见。美国食品药品管理局（Food and Drug Administration, FDA）最近批准了几种用于特定神经病理性疼痛综合征的新药：度洛西汀和普瑞巴林治疗糖尿病神经病变，加巴喷丁和普瑞巴林治疗疱疹后神经痛。这些药物用于蛛网膜炎患者常常疗效各异。抗抑郁药和抗惊厥镇痛药通常以相对较低的剂量开始，并在耐受时逐渐增加。确切的起始剂量和最终最大剂量通常取决于药物副作用的耐受性。表96.2中列出了一些给药方案的示例。对于大多数药物，通常需要几周的时间才能达到最佳的镇痛效果。

表96.2　抗惊厥和抗抑郁镇痛药的给药方案示例			
药物	起始剂量	增加剂量和间隔	最大剂量
三环类抗抑郁药	每晚10~25mg	10~25mg/w	150mg/d
度洛西汀	20~30mg/d	20~30mg/w	60mg/d
加巴喷丁	100~300mg bid-tid	100~300mg/w	1 800~3 600mg/d
普瑞巴林	50~75mg bid-tid	50~75mg/w	600mg/d

抗炎药（如NSAID）是常用的，具有中等程度的疗效。这可能是因为这些患者经常出现背痛。通常，蛛网膜炎患者伴有腰椎间盘退行性变或小关节骨关节炎，可能对抗炎药有部分反应。同样，背痛患者可能受益于肌肉松弛药或更有效的肌肉收缩抑制剂（抗消散剂）的使用，如巴氯芬和替扎尼定，巴氯芬也被用于神经病理性疼痛的治疗。

阿片类药物的处方常常取得不同程度的成功。一般来说，与伤害性疼痛相比，神经病理性疼痛似乎对阿片类药物的反应较小，一些人主张使用美沙酮，因为美沙酮具有N-甲基-*D*-天冬氨酸（N-methyl-D-aspartate, NMDA）受体拮抗剂活性，这可能使其对神经病理性疼痛综合征更有效。阿片类药物的主要限制之一是耐受性的发展趋势，需要剂量增加。

康复治疗

康复干预可分为改善疼痛的物理因子治疗，改善

头痛和功能的治疗性训练。物理因子治疗，如热敷（浅敷和深敷）和冰敷，可有效地治疗蛛网膜炎患者常伴有的机械性背痛和肌筋膜痛。冷热交替浴可用于远端肢体疼痛，当患者出现外周交感神经功能障碍的症状时也有帮助。电刺激主要用于治疗神经病理性疼痛，但也可以改善相关的肌肉骨骼和肌筋膜疼痛。经皮神经电刺激和经皮电神经刺激可在椎旁水平或沿周围神经进行，以帮助减轻神经病理性疼痛。

虽然运动通常很少作为改善严重神经病理性疼痛的直接手段，但是运动仍然是治疗的重要组成部分。如前所述，蛛网膜炎患者可能会出现其他肌肉骨骼疼痛，治疗性运动（如伸展、力量训练和有氧运动）通常可以改善伴随的功能障碍及相关疼痛[8,9]。顽固性疼痛患者常常因为疼痛加剧或害怕疼痛刺激而避免活动。因此，他们往往容易出现失用。水疗法通常具有很好的耐受性，可以作为改善许多健康问题及失用的方法，例如改善关节运动、柔韧性、有氧能力和肌肉力量。

介入治疗

很少有研究支持神经轴突皮质类固醇注射在蛛网膜炎治疗中的作用，如硬膜外类固醇和神经根阻滞。有一些观点认为可以观察到短时间的改善，并且秉持一种"尝试做并观察"的观点来操作。

神经调节可能是治疗蛛网膜炎等难治性神经病理性疼痛最有前途和发展最快的方法。脊髓刺激（spinal cord stimulation, SCS），也称为后束刺激（dorsal column stimulation），是指在脊髓背侧放置刺激电极（经皮或经椎板切开）（图96.3和图96.4）。电极

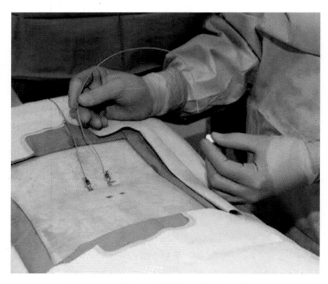

图96.3　脊髓刺激器导联的术中放置

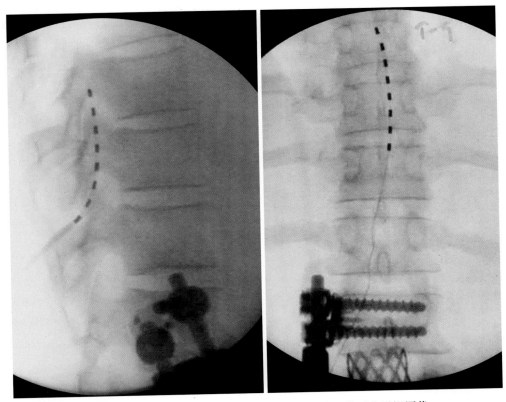

图 96.4　胸椎背侧经皮脊髓刺激器导线的侧位和前后位透视图像

放置的水平和位置取决于患者疼痛的位置。通常，患者在永久性植入前要接受经皮试验以测试刺激器的疗效。常规 SCS 的目的是用低水平的电脉冲刺激脊髓，产生一种非伤害性的感觉异常来调节（掩盖）患者的疼痛。

　　一项关于传统脊髓刺激的最大规模的研究，研究纳入不同诊断的患者，其中最多的是背部手术失败综合征患者。据估计，6% ~ 16% 的背部手术失败综合征患者患有蛛网膜炎。50% ~ 60% 的背部手术失败综合征患者接受脊髓刺激 SCS 治疗后，症状得到 50% 以上的缓解[10,11]。研究脊髓刺激 SCS 对硬膜外纤维化或硬膜内纤维化（蛛网膜炎）有更明确诊断的患者的疗效，还发现疼痛改善（60%），疼痛药物需求减少（40%），工作能力提高（25%）[12,13]。脊髓刺激 SCS 似乎对神经性疼痛更有效，与机械性或肌肉骨骼性疼痛相比。此外，与以背痛为主的症状相比，肢体疼痛通常更容易治疗[13]。近年来，神经调节领域已经扩展到包括不同类型的刺激波形和神经靶点，这些刺激波形和靶点可能提供传统（紧张型）SCS 之外的额外疗效。鞘内给药是另一种可能的治疗方法，已被证明对那些慢性疼痛患者有益，无论是神经性的、伤害性的，还是内脏性的。阿片类药物、局部麻醉药、α 肾上腺素能受体激动剂、NMDA 受体

拮抗剂等药物均已成功应用[14,15]。鞘内注射齐考诺肽治疗蛛网膜下腔炎有一定的前景[16]。所有这些干预措施，必须考虑到建议的治疗的安全性，特别要考虑到将任何鞘内药物置入已经发生病理改变的椎管的风险[14]。

技术设备

　　新的神经刺激技术已经开发出来，可能有潜力挽救先前治疗失败的蛛网膜炎患者的神经性病理疼痛，包括传统（紧张型）SCS。FDA 最近批准了在美国使用背根神经节（dorsal root ganglion，DRG）刺激，短阵快速脉冲电刺激和高频电刺激。DRG 刺激包括在 DRG 的上方放置一个小的刺激电极，该电极与患者的疼痛程度密切相关。DRG 被认为是慢性疼痛条件下神经末梢的重要部位。最近的一项多中心随机对照试验显示，与传统 SCS 相比，DRG 刺激对复合性区域疼痛综合征有更好的止痛效果[17]。DRG 刺激最适合治疗对应一个或两个特定的神经根水平的更多局部疼痛[18]。爆发式 SCS 是一种独特的刺激波形，能在 5 个快速脉冲中提供刺激。研究表明，在传统（紧张型）SCS 不能完全控制疼痛的患者中，爆发式 SCS 可进一步改善与疼痛性糖尿病神经病变相关的疼痛[19]。高频 SCS 包括向背柱传送 10 000Hz 的

极高脉冲频率。研究表明,与传统(紧张型)SCS 相比,高频治疗能更好地减轻背痛和腿痛[20]。然而,值得注意的是,没有专门针对这些新的神经调节技术在蛛网膜炎中的运用的研究。

手术

手术干预对蛛网膜炎的治疗作用不大。尽管已经进行了尝试,目前还没有一种方法能够成功地通过外科手术松解开粘连的神经根[21]。手术指征包括神经系统迅速进行性恶化,如进行性脊髓空洞症引起的脊髓病或骨化性蛛网膜炎引起的马尾综合征。在这些情况下,可以考虑手术干预(分流安置或钙化块移除)。如果蛛网膜炎的分布有限,手术绕过病理区域可以改善脑脊液流动[22]。这种干预的重点是阻止或延缓神经系统的进一步恶化。这种手术能改善疼痛的可能性只是猜测。已经有一些文献记录了蛛网膜下腔内镜检查来进行粘连松解术,但长期的效益尚未确定[23]。

潜在的疾病并发症

在严重的蛛网膜炎病例中,导致神经根粘连的纤维带可能会增生,从而导致进行性神经根损伤(神经根病、多神经根病)或脊髓损伤(马尾综合征、脊髓病),脊髓血管收缩引起缺血和局灶性脱髓鞘。这种血管缺血和正常脑脊液流动的相关改变已经被观察到会导致蛛网膜囊肿,脊髓空洞症,甚至交通性脑积水的形成[24,25]。纤维钙化环境可导致一种称为蛛网膜炎骨化的情况,这种疾病可能导致进行性神经根或脊髓压迫[26]。

潜在的治疗并发症

药物副作用常见,抗惊厥和抗抑郁镇痛药往往产生镇静或精神状态改变。阿片类药物也能产生镇静作用以及严重的便秘。最近,针对阿片类药物依赖和成瘾的"流行病"现象,疾病控制中心已经公布了阿片类药物治疗慢性良性疼痛的使用指南,强调谨慎使用阿片类药物[27]。众所周知,非甾体抗炎药会引起胃肠道副作用,也可能对肾脏和肝脏产生不利影响,并加剧高血压和哮喘。

康复干预通常是安全的,尽管患者可能因浅表物理因子治疗的操作不当而遭受热损伤。起搏器是经皮神经电刺激和经皮电神经刺激治疗的禁忌证。

治疗性运动可能会加重疼痛症状。

SCS 有一定的风险,然而,并发症通常很小,出血、感染或神经损伤等新的神经损伤的发生率很小[11]。最常见的并发症通常是导致机电故障,如经皮导线移位,此时刺激不再覆盖有症状的身体区域。大多数机电并发症可以通过系统的修订来修复。新型神经调节的长期持久性和有效性仍有待观察。

(李莹莹 译　杨霖 校　白玉龙 审)

参考文献

1. Neal JM, et al. Anatomy and pathophysiology of spinal cord injury associated with regional anesthesia and pain medicine: 2015 update. *Reg Anesth Pain Med*. 2015;40(5):506–525.
2. Bourne IH. Lumbo-sacral adhesive arachnoiditis: a review. *J R Soc Med*. 1990;83:262–265.
3. Rice I, Wee MY, Thomson K. Obstetric epidurals and chronic adhesive arachnoiditis. *Br J Anaesth*. 2004;92:109–120.
4. Wright MH, Denney LC. A comprehensive review of spinal arachnoiditis. *Orthop Nurs*. 2003;22:215–219.
5. Delamarter RB, Ross JS, Masaryk TJ, et al. Diagnosis of lumbar arachnoiditis by magnetic resonance imaging. *Spine*. 1990;15:304–310.
6. Johnson CE, Sze G. Benign lumbar arachnoiditis: MR imaging with gadopentetate dimeglumine. *AJR Am J Roentgenol*. 1990;155:873–880.
7. RxMed, Inc. Comprehensive resource for physicians, drug and illness information: omnipaque. http://www.rxmed.com/b.main/b2.pharmaceutical/b2.prescribe.html. Accessed July 25, 2006.
8. Demirbag C, Oguzoncul F. Effects of education and exercise on pain, depression and quality of life in patients diagnosed with fibromyalgia. *HealthMed*. 2012;6:962–970.
9. Verhagen AP, Cardoso JR, Bierma-Zeinstra SM. Aquatic exercise and balneotherapy in musculoskeletal conditions. *Best Pract Res Clin Rheumatol*. 2012;26:335–343.
10. Burchiel KJ, Anderson VC, Brown FD, et al. Prospective, multicenter study of spinal cord stimulation for relief of chronic back and extremity pain. *Spine*. 1996;21:2786–2794.
11. Turner JA, Loeser JD, Bell KG. Spinal cord stimulation for chronic low back pain: a systematic literature synthesis. *Neurosurgery*. 1995;37:1088–1096.
12. de la Porte C, Siegfried J. Lumbosacral spinal fibrosis (spinal arachnoiditis). Its diagnosis and treatment by spinal cord stimulation. *Spine*. 1983;8:593–603.
13. Probst C. Spinal cord stimulation in 112 patients with epi-/intradural fibrosis following operation for lumbar disc herniation. *Acta Neurochir (Wien)*. 1990;107:147–151.
14. Buvandendran A, Diwan S. Intrathecal drug delivery for pain and spasticity. *Interventional and Neuromodulatory Techniques for Pain Management*. Vol. 2. Philadelphia: Elsevier Saunders; 2012.
15. Moens M, et al. Intrathecal bupivacaine for arachnoiditis ossificans: a case report. *Clin Neurol Neurosurg*. 2013;115(7):1162–1163.
16. Codipietro L, Maino P. Aseptic arachnoiditis in a patient treated with intrathecal morphine infusion: symptom resolution on switch to ziconotide. *Neuromodulation*. 2015;18(3):217–220.
17. Deer TD, Levy RM, Kramer J, et al. Dorsal root ganglion stimulation yielded higher treatment success rate for complex regional pain syndrome and causalgia at 3 and 12 months: a randomized comparative trial. *Pain*. 2017;0:1–13.
18. Verrills P, Sinclair C, Barnard A. A review of spinal cord stimulation systems for chronic pain. *J Pain Res*. 2016;9:481–492.
19. De Vos CC, Bom MJ, Vanneste S, et al. Burst spinal cord stimulation evaluated in patients with failed back surgery syndrome and painful diabetic neuropathy. *Neuromodulation*. 2014;17:152–159.
20. Kapural L, et al. Novel 10-kHz high-frequency therapy (HF10 Therapy) is superior to traditional low-frequency spinal cord stimulation for the treatment of chronic back and leg pain: the SENZA-RCT randomized controlled trial. *Anesthesiology*. 2015;123(4):851–860.
21. Mitsuyama T, Asamoto S, Kawamata T. Novel surgical management of spinal adhesive arachnoiditis by arachnoid microdissection and ventriculo-subarachnoid shunting. *J Clin Neurosci*. 2011;18:1702–1704.
22. Tachibana T, et al. Subarachnoid-subarachnoid bypass for spinal adhesive arachnoiditis. *J Neurosurg Spine*. 2014;21(5):817–820.

23. Warnke JP, Mourgela S. Endoscopic treatment of lumbar arachnoiditis. *Minim Invasive Neurosurg*. 2007;50:1–6.

24. Tumialan LM, Cawley CM, Barrow DL. Arachnoid cyst with associated arachnoiditis developing after subarachnoid hemorrhage. *J Neurosurg*. 2005;103:1088–1091.

25. Koyanagi I, Iwasaki Y, Hida K, Houkin K. Clinical features and pathomechanisms of syringomyelia associated with spinal arachnoiditis.

Surg Neurol. 2005;63:350–355.

26. Domenicucci M, Ramieri A, Passacantilli E, et al. Spinal arachnoiditis ossificans: report of three cases. *Neurosurgery*. 2004;55:985–991.

27. Dowell D, Haegerich TM, Chou R. CDC guideline for prescribing opioids for chronic pain – United States, 2016. *MMWR Recomm Rep*. 2016;65(1):1–49.

第 97 章

化疗诱导的周围神经病

Christian M. Custodio, MD

Sasha E. Knowlton, MD

同义词

神经病

周围神经病

神经毒性

ICD-10 编码

G62.0 药物诱导的多神经病(如化疗引起的周围神经病)

G62.9 多神经病,非特指

D49.9 多神经病,癌症相关

和 G63

T45.1X5A 抗肿瘤药物和免疫抑制剂的副反应

定义

化疗诱导的周围神经病(chemotherapy-induced peripheral neuropathy,CIPN)被定义为继发于化疗药物的外周神经系统的损伤和功能障碍,常见化疗药物包括铂类、紫杉烷类、长春花生物碱、沙利度胺和硼替佐米等(表 97.1)。在完成化疗的第一个月内,大约 68% 的患者发生 CIPN,而 6 个月的 CIPN 患病率为 30%[1]。CIPN 是剂量依赖性的,因此化疗的类型、总剂量、频率和治疗持续时间导致不同程度的神经损伤[2]。CIPN 的危险因素包括存在神经病变基础,如糖尿病、年龄、吸烟和低肌酐清除率[1,3]。CIPN 的其他可能预测因素包括感觉变化,如化疗期间的冷感觉异常性疼痛和痛觉过敏以及药物遗传易感性[1]。神经病变的严重程度一般会逐渐增加,直至治疗停止。然而,与铂类药物相关的症状可能在治疗完成后仍有进展,该过程长达 3~4 个月,这种现象被称为"滑行"效应[2,4]。

许多量表被用来评估 CIPN,但缺乏标准化和可

表 97.1 已知可诱导神经病变的常见化疗药物[4,7-9]

药物	机制
铂类药物(顺铂,卡铂,奥沙利铂)	交联损伤背根神经节内的 DNA,引起神经元病变/神经节病变伴感觉轴索病变,导致细胞凋亡
长春花生物碱(长春新碱,长春碱,长春瑞滨,长春地辛)	抗微管蛋白药物,抑制干扰轴突运输,引起感觉运动轴突神经病变
紫杉醇(紫杉醇、亚伯拉罕、依他索)	通过增加微管交联,干扰轴突运输
埃博霉素(伊沙匹隆,沙戈匹隆)	微管稳定剂,干扰轴突运输
沙利度胺/来那度胺/泊马度胺	神经元变性
硼替佐米	抑制 26S 蛋白酶体,降低 NFκB 活性
苏拉明	背根神经节轴突变性
布林(Eribulin)	与 β 微管蛋白结合

重复性。建议使用具有良好有效性和可靠性的量表来进行评估,如美国国立癌症研究院通用毒性标准(National Cancer Institute Common Toxicity Criteria)、总神经病变评分量表-临床版(the Total Neuropathy Score clinical version),以及改良的炎症性神经病变病因和治疗组感觉评分(the modified Inflammatory Neuropathy Cause and Treatment group sensory sum-score)[5]。表 97.2 为美国国立癌症研究院通用不良事件术语标准,用于感觉和运动症状,被认为是评估 CIPN 的标准[6]。

表 97.2	美国国立癌症研究院通用不良事件术语标准（v4.03）（感觉和运动结合）	
等级	描述	干预
0	正常	无需干预
1	轻度，无症状，仅临床或诊断性所见，仅检查时虚弱，深部肌腱反射缺失或感觉异常	无需干预
2	中度症状，工具性日常生活活动受限	减少剂量
3	症状严重，自理性日常生活活动受限，需要辅助治疗	减少剂量或停止治疗
4	威胁生命的后果，需要紧急治疗，致残	停止治疗，需要紧急干预
5	死亡	

From Common Terminology Criteria for Adverse Events (CTCAE). Version 4.0. Published 5/28/2009, v4.03:6/14/2010. U.S. Department of Health and Human Services. National Institutes of Health. National Cancer Institute.

症状

症状的出现可能是急性的或随着时间的推移缓慢进展，取决于受影响的神经纤维的类型。感觉神经更常受累，因为它们的细胞体在背根神经节（dorsal root ganglion，DRG）中，位于保护性血-脑屏障之外[8]。症状取决于受影响的神经纤维形态（例如，苏拉明倾向于损伤大的纤维，而硼替佐米累及小的纤维）[4]。患者可以以对称的远端长度依赖性模式出现麻木、感觉异常、感觉迟钝和疼痛的组合症状[4,9,10]。症状还取决于神经损伤的病理生理学，如轴突受损或神经断裂。如表97.1，紫杉烷类和长春花生物碱等药物引起微管破裂，影响轴突运输，导致轴突受损，呈"手套状"分布，但总体预后较好[4,7-9]。而铂类药物更容易引起DRG损伤，导致细胞凋亡和神经病变，呈"手套-袜子"分布，且预后较差[4,7-9]。患者也可能存在冷敏感、异常性疼痛、麻木。疼痛出现或早或晚，可能是慢性的，常被描述为烧灼样、刺痛、抽痛、休克样或电击样[4,9,10]。

运动神经纤维细胞体位于脊髓内，受血-脑屏障保护，具有远端发芽和再生的能力。CIPN同样也可能影响运动纤维，导致远端肌肉无力（如足下垂）、肌痛、行走困难、共济失调、手足徐动或抽搐。如果自主神经受影响，患者会出现直立性低血压、便秘、尿潴留、心律不规则和性功能障碍[4,10]。

体格检查

疑似CIPN患者的体格检查应评估其感觉缺失，包括轻触觉、针刺觉、本体感觉和温度觉[4,10]。可能存在Lhermitte征，即患者颈部屈曲时脊柱出现闪电样感觉[4]。患者可能在损伤边缘对针刺或轻触有超敏反应，这也可能是一种慢性现象[4]。运动功能，特别是远端运动功能，应与平衡和步态一起评估[4,10]。粗大和精细运动可能变差，步态可能受到肌力减弱、本体感觉改变、协调功能或平衡功能的影响而出现异常[4,8,9]。可观察到假性疼痛和痉挛。深部肌腱反射通常不存在或减弱。

功能受限

CIPN可能是一种剂量限制的副作用，可能会干扰患者接受全剂量癌症治疗的能力或达到最佳治疗结果所需的频率，最终危及患者的存活。症状的严重程度从轻微的不适和疼痛到严重的失能和瘫痪，功能独立性下降，生活质量下降。下肢的肌力减弱和本体感觉障碍可能导致行动困难、平衡障碍和步态异常，从而增加跌倒和受伤的风险。累积化疗剂量高、神经病理性症状多、CIPN量表评分差、肌肉无力严重和存在平衡障碍的CIPN患者，更容易发生跌倒意外[11]。在一项研究中，接受紫杉烷类药物治疗的患者比接受铂类药物治疗的患者更容易发生跌倒[11]。在另一项研究中，11.9%的CIPN患者在过去的3个月里经历了一次跌倒，而运动神经病变患者跌倒风险更高[12]。据报道，近27%的CIPN患者至少有一种功能障碍，最常见的是购物困难和轻家务劳动困难。上肢无力和感觉障碍可能会导致一些精细运动障碍，如扣扣子、系鞋带、切食物、打开药盒、敲击电脑键盘或操作手机。CIPN与患者生活质量下降密切相关[13]。

鉴别诊断
脊髓病
神经根病
多发性神经病
多发性神经根神经病
神经丛病
多发性单神经病
由于非化疗引起的周围神经病变
副肿瘤性疾病

诊断检查

CIPN 诊断评估目前尚缺乏标准化或金标准的诊断。客观评价方法如神经传导检测（nerve conduction studies，NCS）和肌电图（electromyography，EMG）可用来评估神经功能和损伤类型如轴突病变或脱髓鞘病变或两者皆有。然而，NCS 的变化可能与症状的严重程度无关，因为可能损伤小的感觉纤维或 DRG，而且变化往往滞后于症状的出现[2,10]。也可采用定量感觉测试，但像 NCS 和 EMG 一样，客观的发现往往与症状没有很好的相关性[10]。可进行皮肤或神经活检，虽然后者通常无阳性结果发现[2]。应进行相应检查排除其他原因造成的神经病变，包括全血细胞计数、红细胞沉降率、C 反应蛋白、维生素 B_{12}、甲基丙二酸、同型半胱氨酸、叶酸、综合代谢指标来评估空腹血糖、肾功能、肝功能、甲状腺功能测试、血清蛋白免疫固定电泳、尿液分析、尿蛋白免疫固定电泳、药物和毒素筛查和抗-Hu、抗-Yo、抗-Mag 法筛查副肿瘤性疾病[10,14]。磁共振成像可以排除压迫性神经病和神经根病[10]。

治疗

早期治疗

预防一直是许多研究的主题，但迄今为止还没有明确的预防手段[15,16]。理想情况下，在实施神经毒性化疗前，患者应进行神经病变的基线筛查评估，并定期对神经病变进行评估[10]。CIPN 的主要治疗方法是减少化疗的剂量或频率，或完全消除致病因素。然而，改变治疗方案需要与治疗的整体疗效进行权衡。

许多药物已被研究用于治疗化疗引起的周围神经病变有关的疼痛。抗抑郁药（包括度洛西汀、文拉法辛、阿米替林和诺曲林）、抗癫痫药物（如加巴喷丁、普瑞巴林和拉莫三嗪）、阿片类药物、外用药物，也对非药物治疗如针灸和神经电刺激的治疗效果进行了研究[17]。从理论上讲，这些药物在历史上一直用于治疗 CIPN，因为它们早用于治疗其他类型的神经病变，如糖尿病神经病变。针对这些药物的随机对照试验研究数量有限，缺乏改善 CIPN 症状的阳性结果[17]。与安慰剂相比，含有巴氯芬、阿米替林和氯胺酮的外用制剂有改善 CIPN 症状的趋势[18]。普加巴林已被证明有助于减少奥沙利铂导致的 CIPN 的神经病变症状[19]。

度洛西汀是一种 5-羟色胺去甲肾上腺素再摄取抑制剂，已被证明可以减少 CIPN 的神经性疼痛，并通过减轻疼痛从而提高日常生活能力和改善生活质量[20]。美国临床肿瘤学会 CIPN 实践指南推荐使用度洛西汀治疗 CIPN 患者[15]。其他药物疗效的证据有限，但对于疼痛的 CIPN 患者，可以尝试使用阿米替林、诺曲林、加巴喷丁或局部含有巴氯芬、阿米替林和氯胺酮的制剂[15]。

这些药物中的每一种都有助于缓解 CIPN 的阳性症状，如疼痛、感觉异常或感觉迟钝，但对其他神经病理性症状，如无力、麻木或本体感觉缺失，却没有效果。虽然很少见，但是像低血压这样的自主症状可以通过缓慢起床、摄入足够的盐和水、腹部绑带和弹力袜减少静脉淤积来治疗。顽固性低血压患者可使用米多君或氟氢化可的松治疗。

康复治疗

CIPN 患者可出现明显的功能障碍，包括感觉障碍、肌肉无力、平衡障碍和步态异常。这些功能障碍会增加跌倒和骨折等风险。在化疗过程中，客观和主观的评估或患者自我报告的功能指标都可能出现恶化。紫杉烷类药物治疗的患者在第一个治疗周期后出现平衡功能下降和行走速度变慢的现象，这种情况会随着紫杉烷剂量累积而加重[21]。这一现象已通过几种平衡评估方法，如起立行走试验（Timed Up and Go）、Fullerton 高级平衡量表和平衡评估测试系统在癌症患者群体得到可靠的验证。针对平衡障碍的干预措施通常从静态站立活动开始，然后发展到静态站立加简单的操作活动（如拿一杯水），然后步行，再然后步行加操作活动。步态训练和下肢肌肉力量训练已被证实能改善 CIPN 患者的平衡功能[22]。辅助装置如拐杖、助步车、轮椅或踝足矫形器对患者的平衡是有益的，这些辅助装置也可用于弥补不可逆的功能缺失，并进一步改善安全活动能力。节能策略和环境改造如消除或固定松散的地毯和保持房间良好的照明，可以进一步减少跌倒的风险。

CIPN 引起的手内肌肌力下降和感觉障碍对上肢功能和精细运动的 ADL 有负面影响。除了加强肌力和神经肌肉再学习训练，作业疗法可以帮助指导患者在实践活动中的适当改良（如使用尼龙搭扣鞋带代替传统鞋带）和评估合适的设备需求（如组合用具手柄或按钮钩），以便更加独立的 ADL。由于存在感觉障碍，皮肤保护的教育非常重要，包括每天检查脚部皮肤以发现受伤的迹象和避免手部烧伤。

介入治疗

神经电刺激如经皮神经电刺激（transcutaneous nerve stimulation，TENS）在部分病例上可以帮助改善周围神经病变的相关症状。神经电刺激通过闸门理论在脊髓水平提高疼痛的阈值，从而发生重塑[23]。皮肤神经电刺激可作为辅助治疗以减少疼痛、改善感觉异常和与CIPN相关的感觉迟钝。不同类型的皮肤神经电刺激能减轻CIPN引起的疼痛[23,24]。在小样本研究中，已经证明某些类型的皮肤电刺激可以减少刺痛感和麻木感[24]。针灸治疗和TENS一样也可以缓解CIPN相关神经症状，包括麻木[25]。一项荟萃分析研究回顾了TENS治疗癌症相关疼痛（非特异性CIPN相关的疼痛），但并没有发现疼痛治疗的有效性[26]。可以考虑使用其他治疗方法如针灸[27,28]。

技术设备

针对这种情况，目前还没有专门的治疗或康复的技术设备。

手术

目前，尚无治疗CIPN的手术。然而，在某些情况下，脊髓电刺激可有助于治疗神经病理性疼痛[29]。

潜在的疾病并发症

CIPN治疗的主要潜在并发症是化疗剂量调整对化疗效果的干扰。CIPN的症状会降低一个人的功能和生活质量。CIPN可能是一种剂量限制的副作用，可降低患者接受全剂量化疗的能力，导致癌症治疗不足。

潜在的治疗并发症

不同的药物有其各自的治疗副作用。度洛西汀可引起恶心、口干、便秘或腹泻，应避免同时使用其5-羟色胺再摄取抑制剂，以防止5-羟色胺综合征，也应避免与他莫昔芬合用，因为它可以减少他莫昔芬的活性代谢物[20]。其他神经性疼痛治疗药物应在使用前告知患者其副作用。

任何潜在的CIPN治疗都应进行评估，以避免干扰化疗的抗肿瘤效果。上述每一种可用于治疗CIPN的药物，包括度洛西汀、加巴喷丁、普瑞加林和三环类抗抑郁药，都应在抗肿瘤治疗的同时评估其相互作用和副作用。

（王瑜元 译 杨霖 校 白玉龙 审）

参考文献

1. Seretny M, Currie GL, Sena ES, et al. Incidence, prevalence, and predictors of chemotherapy-induced peripheral neuropathy: a systematic review and meta-analysis. *Pain.* 2014;155(12):2461–2470.
2. Grisold W, Cavaletti G, Windebank AJ. Peripheral neuropathies from chemotherapeutics and targeted agents: diagnosis, treatment and prevention. *Neuro Oncol.* 2012;14(suppl 4):iv45–iv54.
3. Hershman DL, Till C, Wright JD, et al. Comorbidities and risk of chemotherapy-induced peripheral neuropathy among participants 65 years or older in Southwest Oncology Group clinical trials. *J Clin Oncol.* 2016;34(25):3014–3022.
4. Windebank AJ, Grisold W. Chemotherapy-induced neuropathy. *J Peripher Nerv Syst.* 2008;13:27–46.
5. Cavaletti G, Cornblath DR, Merkies ISJ, et al. The chemotherapy-induced peripheral neuropathy outcome measures standardization study: from consensus to the first validity and reliability findings. *Ann Oncol.* 2013;24:454–462.
6. Common Terminology Criteria for Adverse Events (CTCAE). Version 4.0. Published 5/28/2009, v4.03: 6/14/2010. U.S. Department of Health and Human Services. National Institutes of Health. National Cancer Institute. https://evs.nci.nih.gov/ftp1/CTCAE/CTCAE_4.03_2010-06-14_Quick Reference_8.5x11.pdf.
7. Argyriou AA, Kyritsis AP, Makatsoris T, Kalofonon HP. Chemotherapy-induced peripheral neuropathy in adults: a comprehensive update of the literature. *Cancer Manag Res.* 2014;6:135–147.
8. Cavaletti G, Marmiroli P. Chemotherapy-induced peripheral neurotoxicity. *Curr Opin Neurol.* 2015;28:500–507.
9. APTA Oncology CIPN Fact Sheet.
10. Stubblefield MD, Burstein HJ, Burton AW, et al. NCCN task force report: management of neuropathy in cancer. *J Natl Compr Canc Netw.* 2009;7(suppl 5):S1-S26.
11. Tofthagen C, Overcash J, Kip K. Falls in persons with chemotherapy-induced peripheral neuropathy. *Supp Care Cancer.* 2012;20:583–589.
12. Gewandter JS, Fan L, Magnuson A, et al. Falls and functional impairments in cancer survivors with chemotherapy-induced peripheral neuropathy (CIPN): a University of Rochester CCOP study. *Supp Care Cancer.* 2013;21:2059–2066.
13. Mols F, Beijers T, Vreugdenhil G. Chemotherapy-induced peripheral neuropathy and its association with quality of life: a systematic review. *Supp Care Cancer.* 2014;22:2261–2269.
14. England JD, Gronseth GS, Franklin G, et al. Practice parameter: the evaluation of distal symmetric polyneuropathy: the role of laboratory and genetic testing (an evidence-based review). *PM R.* 2009;1:5–13.
15. Hershman DL, Lacchetti C, Dworkin RH, et al. Prevention and management of chemotherapy-induced peripheral neuropathy in survivors of adult cancers: American Society of Clinical Oncology clinical practice guideline. *J Clin Oncol.* 2014;32(18):1941–1967.
16. Wilkinson M, Cocilovo C, Vargas HI, et al. Reduction of paclitaxel neuropathy with cryotherapy. *Cancer Survivorship Symposium.* 2016. Abstract #124.
17. Pachman DR, Watson JC, Lustberg MB, et al. Management options for established chemotherapy-induced peripheral neuropathy. *Supp Care Cancer.* 2014;22:2281–2295.
18. Barton DL, Wos EJ, Qin R, et al. A double-blind, placebo-controlled trial of a topical treatment for chemotherapy-induced peripheral neuropathy: NCCTG trial N06CA. *Supp Care Cancer.* 2011;19:833–841.
19. Saif MW, Syrigos K, Kaley K, Isufi I. of pregabalin in treatment of oxaliplatin-induced sensory neuropathy. *Anticancer Res.* 2010;30:2927–2934.
20. Lavoie Smith EM, Pang H, Cirrincione C, et al. Effect of duloxetine on pain, function and quality of life among patients with chemotherapy-induced painful peripheral neuropathy: a randomized clinical trial. *JAMA.* 2013;309(13):1359–1367.
21. Montfort SM, Pan X, Patrick R, et al. Gait, balance, and patient-reported outcomes during taxane–based chemotherapy in early-stage breast cancer patients. *Breast Cancer Res Treat.* 2017. Published online 03.
22. Fernandes J, Kumar S. Effect of lower limb closed kinematic chain exercises on balance in patients with chemotherapy-induced peripheral neuropathy: a pilot study. *Int J Rehabil Res.* 2016;39:368–371.

23. Smith TJ, Coyne PJ, Parker GL, et al. Pilot trial of a patient-specific cutaneous electrostimulation device (MC5-A Calmare®) for chemotherapy-induced peripheral neuropathy. *J Pain Symptom Manage.* 2010;40(6):883–891.

24. Pachman DR, Weisbrod BL, Seisler DK, et al. Pilot evaluation of Scrambler therapy for the treatment of chemotherapy-induced peripheral neuropathy. *Supp Care Cancer.* 2015;23:943–951.

25. Wong R, Major P, Sagar S. Phase 2 study of acupuncture-like transcutaneous nerve stimulation for chemotherapy-induced peripheral neuropathy. *Integr Cancer Ther.* 2016;15(2):153–164.

26. Robb K, Oxberry SG, Bennett MI, et al. A Cochrane systematic review of transcutaneous electrical nerve stimulation for cancer pain. *J Pain Symptom Manage.* 2009;37(4):746–753.

27. Franconi G, Manni L, Schroder S, et al. A systematic review of experimental and clinical acupuncture in chemotherapy-induced peripheral neuropathy. *Evid Based Complement Alternat Med.* 2013;2013;516916.

28. Lindblad K, Bergkvist L, Johansson A. Evaluation of the treatment of chronic chemotherapy-induced peripheral neuropathy using long-wave diathermy and interferential currents: a randomized controlled trial. *Supp Care Cancer.* 2016;24:2523–2531.

29. Majithia N, Loprinzi CL, Smith TJ. New practical approaches to chemotherapy-induced neuropathic pain: prevention, assessment, and treatment. *Oncology.* 2016;30(11):1020–1029.

第98章

慢性疼痛综合征

S. Ali Mostoufi, MD

同义词

顽固性疼痛
慢性疼痛综合征

ICD-10 编码

G89.4　　　　慢性疼痛综合征
G89.29　　　慢性疼痛

定义

疼痛是一种与实际或潜在组织损伤相关的不愉快的感觉与情绪体验[1]。慢性疼痛是指疼痛持续时间超过组织愈合的常规时间,或是通过积极的治疗仍持续 6 个月或更长时间。它之所以被称为综合征,是因为慢性疼痛患者通常会出现一系列的多种症状。慢性疼痛综合征(chronic pain syndrome, CPS)的最常见疾病包括头痛、背痛、神经病变、纤维肌痛、挥鞭样损伤、重复性应激损伤、退行性关节疾病、癌症、复杂性区域性疼痛综合征、带状疱疹、中枢性疼痛和多次手术后疼痛[2-4]。

统计学和人口统计学:超过 5 000 万美国人患有 CPS 且有一定程度的损伤或残疾[5]。慢性疼痛通常是一个隐匿的问题,是个人可能不愿与家人或朋友分享的问题。这可能会影响整个社会对 CPS 的认识。由于不能正常工作以及各项医疗费用、其他福利成本的增加,每年疼痛症造成的损失高达 1 000 亿美元。在美国,每年近 200 亿美元用于护理青少年慢性疼痛[6]。慢性疼痛在各个年龄段都很普遍。患有慢性疼痛的儿童在青少年和青年时期经常继续遭受慢性疼痛[7]。据一些学者报告,有过儿童虐待和人格障碍史(边缘型,自恋型)的人患有 CPS 的概率较高[8]。女性 CPS 的患病率较高,在某些疾病(如纤维肌痛)中高达两倍[9,10]。研究表明,慢性疼痛与种族、社会经济地位之间存在一定关系。这些研究发现,18～49 岁的非裔美国人的疼痛和残疾发生率明显较高,而且也生活在社会经济较低的社区[11]。生活在社会经济地位较低的社区与感觉、情感、疼痛相关的残疾和情绪障碍的增加有关[11]。

由于缺乏明确的病理生理学、诊断测试和成功的治疗方案,CPS 已成为医疗人员面临的挑战。大多数患者通常对治疗效果不满意,导致其出现心理社会应激、慢性疼痛行为、寻求药物、损伤、活动受限、参与受限和残疾等问题。

症状

主要症状是一种与客观病理生理过程不相称的持久性疼痛。表 98.1 列出了疼痛伴随的症状。慢性疼痛可能是局部的,也可能是广泛的。疼痛严重程度的测量具有主观性,通常依赖于患者的主诉以及功能状况评估(工作、日常生活活动、爱好)。用于评估疼痛的疼痛数字评分法(0～10)或视觉模拟评分法(visual analog scale, VAS)通常不能正确地反映疼痛强度。尽管医师对疼痛的治疗方案做出调整,评分反映的患者疼痛程度依然没有变化。因此,临床医师可能会把功能改善作为衡量治疗是否成功的标准,而不是放在患者的数字评分或 VAS 评分下降的报告上。

表 98.1　慢性疼痛综合征常见的相关症状和体征

抑郁	睡眠障碍
焦虑	肠易激
情绪不稳	认知困难(记忆力、注意力)
慢性疲劳	疼痛行为
寻求药物治疗	症状戏剧化
求医	诉讼——再次获益

在 CPS 中,通常存在相关的疼痛行为以帮助确诊。这些行为包括不良姿势、故意跛行或面部做鬼脸、僵硬运动,以及使用未经医学处方的辅助装置(手杖、轮椅、电动滑板车)。行为治疗旨在解决疼痛行为,是多学科疼痛项目的关键组成部分,可有效地减轻疼痛。

抑郁、焦虑、情绪不稳定和愤怒等情绪和情感障碍通常与 CPS 有关[12]。疼痛的长期性、病因不明确以及治疗效果不佳导致 CPS 患者的情绪问题。一些研究报道称,慢性背痛患者的抑郁症增加了 4 倍[13]。简单地治疗疼痛而不解决其心理社会因素将导致不良后果,产生进一步的痛苦。多学科疼痛管理方案成功的部分原因就是对患者社会心理因素进行了干预。

CPS 患者普遍存在睡眠障碍。研究表明,失眠的严重程度与疼痛的严重程度相关[14]。对 CPS 患者来说,失眠是需要预见和治疗的。安眠药结合认知行为疗法有助于改善失眠。治疗失眠的认知-行为方法包括睡眠教育、认知控制和心理治疗、睡眠限制、被动唤醒、刺激控制、睡眠卫生、放松训练和生物反馈等[15]。临床医师应该意识到老年失眠患者服用药物会导致认知障碍加重。这可能导致跌倒、损伤和疼痛加剧[16]。最近在慢性疼痛中使用医用大麻也可以解决 CPS 患者的失眠问题。

体格检查

体格检查旨在寻找慢性疼痛的病因,包括进行系统而详细的肌肉骨骼和神经系统检查。也可根据患者主诉,进行其他系统如胃肠道、泌尿系统和骨盆带等的检查。如果 CPS 发生在受伤后,则需要注意检查受损的身体部位。体格检查的一个重要部分是观察患者的步态、身体运动、姿势和面部表情,并寻找异常的疼痛行为。在体格检查中,经常会出现全身无力、非肌无力和非皮肤性麻木。如果反复进行精确的体检,CPS 患者的体检结果可能不一致。在重复检查时重新引导患者的注意力可能会改变检查结果,并可能指向疼痛行为。例如,如果患者的注意力被转移,则弥漫性痛点可能不痛。另一个例子是同一患者坐位直腿试验的结果是阴性(患者对此了解较少),而仰卧位直腿试验为阳性。有些诊断性的检查结果可能被关注到,比如痛觉异常和营养变化。这些可能出现在初始损伤区域或不同的身体部位。

功能限制

通常 CPS 患者功能下降程度和损伤严重程度、年龄不成比例。恐惧-回避行为会导致日常生活活动能力的失调和下降[17],进而导致对疼痛的感知增加,生活质量降低,以及进一步的社会心理压力和残疾。如果这种异常的疼痛行为被医护人员或患者家

属强化,将导致疼痛的长期性和功能的进一步下降。

诊断分析

在 CPS 中,诊断性检查是为了找到导致持久性疼痛的病因。这些研究的结果通常是不确定的或正常的。诊断性测试可包括实验室检查、电诊断和影像。除非症状明显改变,否则重复昂贵的检查是没有意义的。心理测试同样重要。明尼苏达多相人格测验是慢性疼痛患者最常用的心理测验方法,它有助于理解疼痛行为和其对慢性疼痛患者的心理影响(表 98.2)[18]。

表 98.2　慢性疼痛综合征的鉴别诊断

疾病	描述
躯体形式障碍	精神疾病组(包括躯体化障碍,转换性障碍,疑病症和伴病症),可导致无法解释的身体症状
躯体化障碍	慢性身体症状涉及多个部位,但找不到生理上的原因 疼痛通常与胃肠道、假性神经病和性疾患相关 症状不是故意捏造的
转换性障碍	严重丧失自主运动或感觉功能(例如,无法行走、突然失明、瘫痪) 没有证据表明症状是假的或故意制造;功能丧失不是由于疾病
疑病症	在没有实际躯体疾病情况下过度关注或担心患重病
做作性障碍	故意制造或伪造症状只为扮演病态角色而患病
伴病症	捏造或夸大精神或身体疾病的症状以达到各种获益动机

鉴别诊断	
躯体形式障碍	疑病症
躯体化障碍	做作性障碍
转换性障碍	伴病症

治疗

早期治疗

CPS 治疗的重点是通过增强身体和社会心理功能来治疗疼痛,增加功能,提高生活质量。大量研究

表明,多学科治疗慢性疼痛优于单学科治疗,如药物治疗或物理治疗[19]。多学科治疗慢性疼痛的方法注重支持患者实现个人目标。多学科治疗不仅有利于缓解疼痛,还利于重返工作岗位和使用医疗保健资源等。多学科疼痛管理团队的成员包括患者、疼痛专家、初级保健医师、心理健康专家、物理治疗师和作业治疗师。理想情况下,每天康复 2~3 小时,每周 3 天,持续数周[20]。此外,患者每周都会去看心理健康顾问,并由疼痛专家进行监控,该专家除了辅助治疗(小手术和医疗管理)外,还负责监督整个治疗过程。

患者教育

对于 CPS 患者而言,对其进行关于疾病的复杂性和影响疼痛管理的可能因素的教育至关重要。患者应该主动参与制订治疗计划。患者和家属都应该对慢性疼痛的多因素性质和多学科管理的益处有充分的了解。患者的教育应由多学科治疗团队的所有成员完成。

心理健康治疗

心理干预有助于患者找到接受并适应病情的方法。心理咨询的重点是研究疼痛行为并教育患者这种非典型行为的不良后果。患者需要了解由疼痛引起的消极想法会影响情绪、行为、睡眠和疼痛的慢性化。个人或群体治疗包括生物反馈、放松训练、应对机制训练、临床催眠和认知治疗技术[21]。这些方法可能会提高疼痛管理的能力。高级心理或精神治疗包括治疗情绪问题、情感障碍、焦虑障碍、睡眠障碍和恐慌发作的药物干预。表 98.3 列出了治疗 CPS 心理障碍的常用药物。如果正在考虑使用阿片类药物治疗 CPS,则需要咨询疼痛心理学家以确定未来滥用的风险。

表 98.3　用于解决慢性疼痛综合征心理问题的常用药物

分类	例子
抗抑郁药	阿米替林、诺替林、氯硝西泮,文拉法辛、西酞普兰、氟西汀,安非他酮、依西酞普兰、舍曲林
抗焦虑药	劳拉西泮、氯硝西泮、奥沙西泮、地西泮、阿普唑仑、丁螺环酮
情绪稳定剂	双丙戊酸、锂剂、加巴喷丁

药物

在 CPS 中,止痛药和辅助药物通常不能消除疼痛,但镇痛作用可改善功能,提高康复效果,恢复睡眠和改善心情。表 98.4 列出了 CPS 中常用的止痛药和辅助药物。疼痛医学专家应评估患者,开出适当的药物,监测使用情况和效果,并在必要时进行调整。短期使用药物治疗疼痛很少令人担忧,但长期使用可能会增加不良反应的可能性,包括胃肠道副作用、认知和记忆缺陷以及步态不稳。使用阿片类镇痛药治疗慢性疼痛虽然存在争议,但很常见。阿片类镇痛药的使用必须非常谨慎,并且要了解长期使用阿片类药物相关的管理、监管方面的存在的问题,知晓患者使用时可能产生的社会耻辱感。1970年,美国国会通过了"受控麻醉品法"[22]。由于美国各地阿片类药物滥用的增加,许多州现在已经对医疗人员实施了更严格的阿片类药物处方指南,以确保安全地开立处方和使用麻醉性止痛药。这包括强制性医师教育和在线处方监测程序,以帮助其获得尽可能多的必要信息来评估患者的依从性。如果麻醉剂被认为是治疗慢性疼痛的药物,作者建议签订阿片类药物合同,并让初级保健医师参与决策。为了确保依从性、安全使用和有效治疗,需要经常和随机地进行血液或尿液药物检测(麻醉药品和非法药物)、药片计数、阿片类药物轮换和常规再评价。

表 98.4　慢性疼痛的止痛药和辅助药物

分类	药物治疗
非甾体止痛药	水杨酸盐:阿司匹林 芳烷酸:双氯芬酸、依托洛酸、吲哚美辛、萘丁美酮 芳基丙酸:酮洛芬、布洛芬、萘普生 氧肟酸:吡罗昔康、美洛昔康 环氧合酶抑制剂:塞来昔布
阿片类镇痛药	可待因、哌替啶、氢可待因、氢吗啡酮、吗啡(短效和长效)、羟考酮(短效和长效)、美沙酮、芬太尼、曲马多、泰潘多尔
部分 μ 类阿片激动剂和阿片受体拮抗剂	丁丙诺啡
辅助药物	抗癫痫药:普瑞巴林、加巴喷丁、拉莫三嗪、托吡酯、氯硝西泮 抗抑郁药(见表 98.3)
镇静剂	苯二氮䓬类药物:替马西泮、地西泮 非苯二氮䓬类药物:伊索匹克隆、扎来普隆、唑吡坦

医用大麻

目前可用的证据表明,医用大麻对某些类型的慢性疼痛(如艾滋病、癌症、神经病变、多发性硬化症)有中等疗效[23],但其有益的效果可能被严重的身体损害[24-25]、可能的副作用(包括急性记忆、协调和判断障碍)以及可能的慢性影响(如大麻使用障碍、认知障碍和慢性支气管炎)所抵消[26]。此外,在工作或上学时可能会出现社会功能障碍,并且增加机动车事故发生的可能性[26]。吸食大麻可帮助该类人群减轻疼痛,改善情绪,帮助入睡[25]。大麻素类化合物包括植物大麻素类、内生大麻素类和合成大麻素类。两种主要的植物大麻素是δ-9-四氢大麻酚和大麻二酚,在脑和外周组织中具有 CB1 受体,免疫和造血系统中有 CB2 受体。大麻的给药途径很重要,因为吸入与口服/舌下给药的生物利用度和代谢有很大的差异[27]。到 2017 年,美国 50% 以上的州已将医用大麻的使用合法化,其他许多州正在合法化过程中。截至 2017 年,大麻在美国仍然是 I 类物质[28]。尚需开展大规模、设计精良的试验,以明确医用大麻应用在慢性疼痛中的利弊。

康复治疗

门诊和住院的护理模式都可用于治疗慢性疼痛。这些患者初始的功能水平较低,因此治疗周期一般长于肌肉骨骼疼痛患者的平均时间。康复团队(物理治疗师、作业治疗师、娱乐治疗师)将与患者共同建立一天的日程体系,包括监督锻炼。基本的锻炼结构包括训练、伸展活动、渐进式核心和全身强化以及有氧运动训练。有氧运动可以在水环境中进行。重点还将放在纠正身体力学、正确的姿势、功能重建、改变不适应的行为,以及通过结合模式(热、冰、超声)和放松技术来缓解疼痛[29]。

深层组织按摩、肌筋膜松解、经皮神经电刺激(transcutaneous electrical nerve stimulation,TENS)、普拉提、太极和瑜伽可为慢性疼痛患者提供额外治疗方法。研究表明,与假针灸和不针灸对照比较,针灸与慢性疼痛的减轻有关[30]。

在跨学科治疗疼痛的背景下,手法治疗是改善疼痛和功能的有效方法[31]。对 23 个低风险的偏倚随机对照试验的系统回顾表明,对于慢性脊柱疼痛,中度至强度的证据表明,与假手法组相比,单纯手法治疗在短期内对改善疼痛、功能和整体健康有利。有中度的证据认为与运动和背部训练相比,"手法加软组织技术和运动"在慢性脊柱疼痛的短期和长期治疗中,有利于改善疼痛、功能和生活质量[32]。

TENS 装置有助于减轻慢性疼痛患者的疼痛和培养其独立性[23]。

娱乐治疗师检查患者先前的兴趣和重返休闲活动的障碍。在一个正式的项目中,娱乐治疗师设计和评估有助于促进患者身心健康的休闲活动。康复团队面临的挑战仍然是避免恐惧的行为。

介入治疗

根据疼痛发生机制的不同,特定镇痛术可能会帮助 CPS 患者减轻疼痛。如果先前的医疗护理没有充分解决疼痛症状,则此特定镇痛术尤其可被用于治疗。可能有效的镇痛术包括椎管阻滞、周围神经阻滞、射频消融治疗、外周关节注射、触发点注射、慢性头痛的肉毒杆菌注射、针灸及疼痛的囊和肌腱注射。影像引导可提高此类干预措施的准确性,并可改善预后[33-34]。复杂性区域性疼痛综合征(见第 99 章)或术后背痛综合征的慢性疼痛可通过植入脊髓或周围神经刺激器进行神经调节治疗。鞘内给药适用于晚期癌症相关的疼痛,但也有有限的指征应用在难以控制的非癌性疼痛。当通过镇痛术来减轻疼痛时,就鼓励和期望减少疼痛药物和增加康复治疗。

技术设备

大多数技术设备进步和设计严谨的研究都是在神经调节领域(包括高频脊髓刺激、周围神经刺激、DRG 刺激、迷走神经刺激)。最近,FDA 加快了对可能减少阿片类药物使用的新技术的批准。这包括低强度激光和许多非处方小型设备(用于慢性疼痛的可穿戴设备、微电流点刺激)。许多较新的技术设备还没有得到很好的研究,需要进一步研究其安全性和有效性。

手术

如果疼痛原因明确,并且现代的手术方法可用于治疗,则可以考虑手术;否则,慢性疼痛手术的指征有限。尽管有手术治疗,患者仍有可能继续遭受慢性疼痛。慢性椎间盘源性腰痛的患者可受益于脊柱融合或椎间盘置换术。疼痛性终末期退行性关节病患者可能会受益于关节置换术。当临床症状和其他非侵入性治疗失败时,可以考虑鞘内给药系统和脊髓或周围神经刺激器,两者都需要手术植入。

潜在的疾病并发症

继发于疼痛以及自杀意念或行为（继发于心理社会共病）之后的严重残疾可能使临床情况复杂化。

潜在的治疗并发症

康复计划的强度超过患者的功能情况，可能导致低满意度和依从性差，并可能恶化恐惧-回避行为。用于治疗慢性疼痛的药物可导致特定类别的副作用。非甾体抗炎药通常有胃肠道和肾脏副作用。肌肉松弛药、5-羟色胺去甲肾上腺素再摄取抑制剂、抗焦虑药和三环类药物可引起中枢神经系统抑制。麻醉剂可导致恶心、便秘、呼吸抑制、精神状态改变和内源性阿片类药物的抑制，也可出现依赖、耐受和滥用情况。颈动脉夹层是脊柱手法治疗的一种可能并发症。神经注射有潜在的并发症，包括感染、神经损伤和血管并发症。以上所列的任何外科治疗都可能与特定的手术并发症有关。医用大麻可导致急性记忆、协调和判断障碍，或慢性呼吸道疾病。

（李丽　译　刘祚燕　校　白玉龙　审）

参考文献

1. LaRocca H. A taxonomy of chronic pain syndromes. *Spine*. 1992;17 (suppl):S344–S355.
2. American Chronic Pain Association. Pain fact sheets. www.theacpa.org.
3. Arnold LM, Choy E, Clauw DJ, et al. Fibromyalgia and chronic pain syndromes: a white paper detailing current challenges in the field. *Clin J Pain*. Sep 016;32(9):737–746.
4. American Society of Regional Anesthesia and Pain Medicine (ASRA). *Types of Chronic Pain*. Web Publication; 2017. www.asra.com/page/45/types-of-chronic-pain.
5. Nahin RL. Estimates of pain prevalence and severity in adults: United States. *J Pain*. Aug 2015;16(8):769–780.
6. Groenewald CB, et al. The economic costs of chronic pain among a cohort of treatment seeking adolescents in the United States. *J Pain*. 2014;15(9):925–933.
7. Knook LM. The course of chronic pain with and without psychiatric disorders: a 6-year follow-up study from childhood to adolescence and young adulthood. *J Clin Psychiatry*. 2012;73:e134–e139.
8. Craig TK, Drake H. The South London somatisation study II. *Br J Psychiatry*. 1994;165:248–258.
9. Unruh AM. Gender variations in clinical pain experience. *Pain*. 1996;65:123–167.
10. Wolfe F, Ross K, Anderson J, et al. The prevalence and characteristics of fibromyalgia in the general population. *Arthritis Rheum*. 1995;38:19–28.
11. Green CR. The association between race and neighborhood socioeconomic status in younger black and white adults with chronic pain. *J Pain*. 2012;13:176–186.
12. Currie SR, Wang J. Chronic back pain and major depression in the general Canadian population. *Pain*. 2004;107:54–60.
13. Sullivan MJ, Reesor K, Mikail S, Fisher R. The treatment of depression in chronic low back pain: review and recommendations. *Pain*. 1992;50:5–13.
14. Wilson KG, Eriksson MY, D'Eon JL, et al. Major depression and insomnia in chronic pain. *Clin J Pain*. 2002;18:77–83.
15. Pigeon WR. Treatment of adult insomnia with cognitive-behavioral therapy. *J Clin Psychol*. 2010;66:1148–1160.
16. Jennifer G, Krista L, Nathan H. Sedative hypnotics in older people with insomnia: meta-analysis of risks and benefits. *BMJ*. 2005;331:1169–1173.
17. Pfingsten M, Leibing E, Harter W, et al. Fear-avoidance behavior and anticipation of pain in patients with chronic low back pain: a randomized controlled study. *Pain Med*. 2001;2:259–266.
18. McGill JC, Lawlis GF, Selby D, et al. The relationship of Minnesota Multiphasic Personality Inventory (MMPI) profile clusters to pain behaviors. *J Behav Med*. 1983;6:77–92.
19. Scascighini L. Multidisciplinary treatment for chronic pain: a systematic review of interventions and outcomes. *Rheumatology (Oxford)*. 2008;47:670–678.
20. Gatchel R, Okifuji A. Evidence-based scientific data documenting the treatment and cost-effectiveness of pain programs for chronic nonmalignant pain. *J Pain*. 2006;7:779–793.
21. Weitz SE, Witt PH, Greenfield DP. Treatment of chronic pain syndrome. *N J Med*. 2000;97:63–67.
22. Controlled Substances Act. FDA title 21. DEA diversion online. https://www.deadiversion.usdoj.gov/21cfr/21usc/.
23. Fine PG, Resenfeild MJ. The endocannabinoid system, cannabinoids, and pain. *Rambam Maimonides Med J*. 2013;4(4):e0022. Published online 2013.
24. Martín-Sánchez E, Furukawa TA, Taylor J, Martin JL. Systematic review and meta-analysis of cannabis treatment for chronic pain. *Pain Med*. 2009;10:1353–1368.
25. Ware M, Wang T, Shapiro S. Smoked cannabis for chronic neuropathic pain: a randomized controlled trial. *CMAJ*. 2010;182:E694–E701.
26. Schrot RJ, Hubbard JR. Cannabinoids: medical implications. *Ann Med*. 2016;48(3):128–141.
27. Jensen B, et al. Medical marijuana and chronic pain: a review of basic science and clinical evidence. *Curr Pain Headache Rep*. 2015;19(10):50.
28. Throckmorton DC. *FDA Regulation of Marijuana: Past Actions, Future Plans*; 2016. Web Presentation. WWW.FDA.GOV.
29. Stanos SP, McLean J, Rader L. Physical medicine rehabilitation approach to pain. *Med Clin North Am*. 2007;91:57–95.
30. Vickers AJ, Linde K. Acupuncture for chronic pain. *JAMA*. 2014;311(9):955–956.
31. Lambert M. ICSI releases guideline on chronic pain assessment and management. *Am Fam Physician*. 2010;82:434–439.
32. Hidalgo B, et al. The efficacy of manual therapy and exercise for different stages of non-specific low back pain: an update of systematic reviews. *J Man Manip Ther*. 2014;22(2):59–74.
33. Sehgal N, Shah RV, McKenzie-Brown AM, Everett CR. Diagnostic utility of facet (zygapophysial) joint injections in chronic spinal pain: a systematic review of evidence. *Pain Physician*. 2005;8:211–224.
34. Levin J, Wetzel R, Smuck M. The importance of image guidance during epidural injections: rates of incorrect needle placement during non–image guided epidural injections. *J Spine*. 2012;1:2.

第 99 章

尾骨痛

Ariana Vora, MD
Sophia Chan, DPT

同义词

尾症痛

尾骨痛

提肛肌综合征

肛部痛

盆腔张力肌痛

耻骨直肠肌综合征

ICD-10 编码

K59.4　痉挛性肛部痛

M53.3　尾骨痛

定义

尾骨痛(coccydynia)是指位于脊柱底端、尾骨附近的疼痛。疼痛可位于低位骶骨、尾骨及邻近的肌肉和软组织。疼痛发病隐匿或突然出现。坐位(特别是向后靠坐)、久站、从坐位站起可诱发症状[1]。

尽管尾骨痛发病年龄范围较广,但青少年和成年人更常见[1]。最常见的诱发因素是尾骨外伤、周围软组织的垂直轴向撞击和阴道分娩的积累损伤。然而,有 1/3 的病例为特发性尾骨痛[2]。病理学特点包括骶尾部骨折脱位、尾骨韧带损伤。大多数病例有尾骨底部半脱位或活动过度(图 99.1 和图 99.2)[3]。

尾骨由 3~5 节退化的椎骨构成。尾椎的第一节段有横突,与骶骨形成关节,偶与骶骨融合。尾椎第一节段通常与尾椎的其他节段分离;其他节段可部分或全部融合,使尾椎出现 1~4 个骨性节段的解剖变异[2]。

纤维骶尾联合将骶骨和尾骨的各节段连接起来。骶尾韧带可强化此关节,包绕 S_5 神经根穿出的

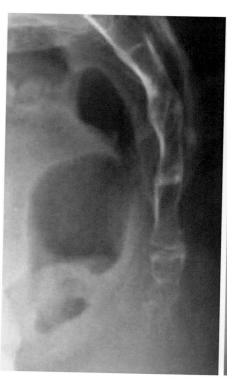
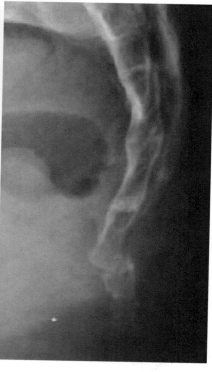

图 99.1　尾骨半脱位侧位(*From Doursounian L, Maigne JY, Faure F, et al. Coccygectomy for instability of the coccyx.* Int Orthop. *2004; 28:176-179.*)

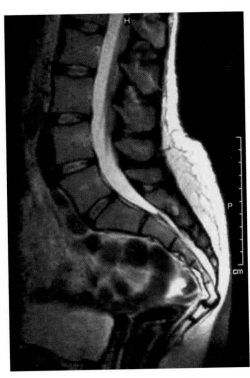

图 99.2　尾骨骨折移位矢状位磁共振成像（*From Pennicamp PH, Kraft CN, Stuetz A, et al. Coccygectomy for coccygodynia: does pathogenesis matter? J Trauma. 2005;59:1414-1419.*）

最后一个椎间孔。S_4、S_5 和尾椎神经根构成尾丛，为肛门、会阴和生殖器提供丰富的躯体神经和自主神经支配。肛提肌（由 $S_3 \sim S_5$ 神经根分支、阴部神经的会阴神经和直肠下神经分支支配）[4] 和尾骨肌（由 $S_3 \sim S_5$ 神经根分支支配）[5] 与尾骨连接，并在排便和分娩中支持尾骨。臀大肌与尾骨外侧相连，可以感受坐位时的压力。

尾骨形态可能与尾骨痛有关。尾骨曲度过大、向前成角、向前半脱位、侧向移位或有骨刺时更易发生尾骨痛[2,3,6]。肥胖是尾骨痛发生的独立危险因素。体重增加改变了坐位时的重量分配，也决定了损伤的部位[6]。椎间盘退变、椎间盘疾病放射痛、骶丛受压[2,7] 也与尾骨痛有关。也有一些少见尾骨痛病理过程的报道，如结核、肿瘤及关节和韧带的钙化。女性尾骨痛的发生率是男性的 4~5 倍[8,9]。除了产科创伤[10]，女性尾骨的位置比男性更靠后、更大，导致其更易损伤[11]。尾骨痛的少见病因还包括肿瘤、膀胱结石和感染[3]。

症状

尾骨痛的部位一般位于尾骨尖部或旁边，一般呈钝痛，安静时有疼痛，活动时可出现短暂锐痛，使疼痛加重。患者通常感觉尾部有压力或有便意。尾骨痛与性交困难、排便困难、痛经和梨状肌综合征有关。坐于坚硬表面、久坐、从坐位到站立位时症状加重。减少尾骨受压可以使症状减轻。

提肛肌综合征（levator ani syndrome）和痉挛性肛部痛（proctalgia fugax）是尾骨痛的变异型。

提肛肌综合征的特点是直肠区域的钝痛或受压感，疼痛发作每次大于 30min，症状持续超过 3 个月。白天症状重于夜间。肛提肌、梨状肌、闭孔内肌的损伤或张力过高，或盆筋膜腱弓炎症都可引起症状[12]。对于经产女性而言，耻尾肌损伤最常见[13]。提肛肌综合征时，在直肠检查中牵拉肛提肌的耻骨直肠肌部分，会有肌肉疼痛。

痉挛性肛部痛指突然发生的、令人痛苦的肛门疼痛，持续几秒或几分钟，一般短于 30min，发作后可完全消失。其特点是盆底肌肉的痉挛性收缩。典型症状与排便无关，但可能与性交、焦虑增加和应激有关。症状常在夜间出现，可打断患者睡眠。与尾骨痛（更常见于女性）不同的是，痉挛性肛部痛男女患病比例相同[14]。

体格检查

骶尾部视诊包括肛门及其周围皮肤，软组织有无囊肿、瘘管、外痔及肛裂。触诊骨盆区域有无淋巴结肿大、盆腔肿块，除外肿瘤或感染性疾病（参见鉴别诊断部分）。触诊骨盆带有无压痛点或异常，包括尾骨尖部有无骨刺。触诊周围关节也非常重要。尾骨痛的典型发现是直接触诊尾骨、骶尾韧带和耻尾韧带时出现剧烈疼痛。评估长短腿、骨盆倾斜、骶髂关节活动、骶髂关节压痛等，如存在这些问题，需要后续治疗纠正。需要检查下肢肌力、反射及感觉以评估局灶性神经功能缺损，尾骨痛患者上述检查正常。直肠指检注意有无隐血、肿块及肛提肌压痛。轻柔地检查尾骨尖部、耻尾韧带和耻尾关节有无压痛和活动过度[15]。

功能受限

由于坐位可加重尾骨痛，开车会非常痛苦。需要久坐的静坐式工作可加重症状，需要患者经常休息。患者通常会由于坐位时疼痛避免社交。由于尾骨受压或性高潮时会阴部肌肉收缩，通常性亲密行为因加重症状而被避免。马术活动、自行车和有身体接触的运动项目也会非常痛苦。

诊断分析

尾骨痛通常与尾骨尖半脱位和过度活动有关（图 99.3），动态 X 线摄片时较为常见[7,16]。在区分尾骨形态差异时，单一位置平面帮助不大。患者在坐位和站立位时进行侧向和斜向的动态侧位 X 线摄片，可以显示骨盆旋转、尾骨活动度、骶尾关节融合及上方的尾骨间关节[7,16]。

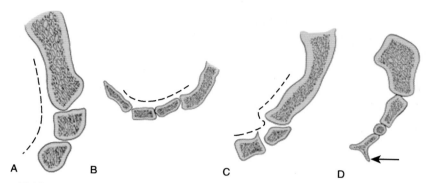

图 99.3　尾骨屈曲活动度示意。(A)正常尾骨站立位图示;(B)患者坐位时屈曲活动度增加;(C)患者坐位时尾骨向后半脱位;(D)尾骨背侧表面生长的骨刺(箭头)(*From Fogel GR,Cunningham PY,Esses DI. Coccygodynia:evaluation and management.* J Am Acad Orthop Surg. 2004;12:49-54.)

骨扫描和磁共振成像可以显示炎症、骨折和骨碎片。由于这些是静态摄片，在诊断尾骨活动过度和半脱位方面不及动态 X 线摄片[1]。然而，在检查尾骨周围炎症反应、骨信号改变和水肿、椎间盘改变或尾骨肿瘤时将磁共振成像等进一步的影像学检查作为二线手段可能有所帮助[17]。动态 X 线摄片无异常发现时，上述检查可提供一定的临床信息，指导治疗。

文献报道了肛门测压试验（anal manometry test），在效用方面的结果互相矛盾。肛门测压试验的理论基础是肛门括约肌长时间收缩或张力障碍会导致尾骨痛。肛门测压试验异常支持痉挛性肛部痛的诊断，但是由于发作不频繁，该检查不能用于诊断痉挛性肛部痛。诊断尾骨痛时不推荐常规进行肛门测压试验。

鉴别诊断

尾骨骨折，韧带拉伤或脱白
尾骨尖滑囊炎
创伤后骶尾骨关节炎
尾骨或腰椎间盘退变
阴部内神经卡压（Alcock 管综合征）
下部骶神经蛛网膜炎
直肠裂
骨盆或肛周脓肿
藏毛囊肿或窦
血栓性外痔
前列腺炎
盆腔器官脱垂
结直肠、骶骨、前列腺或卵巢肿瘤
术后粘连

治疗

早期治疗

由于尾骨痛的自然病程通常不会恶化，保守治疗是金标准。药物治疗包括肛周局部应用利多卡因乳膏或凝胶、肠道养生计划或缓泻剂、对乙酰氨基酚和非甾体抗炎药。

尽管坐浴、肌肉松弛药、抗痉挛药、三环类抗抑郁药、针灸、电离子导入疗法、生物反馈、直流电刺激这些是相对安全的干预，但文献尚未报道其有效性。

康复治疗

通常推荐进行身体工程学调整。最初可使用圆环形或楔形坐垫，将重量从尾骨转移。推荐调整生活方式，例如减少马术、自行车和有身体接触的运动项目可能对患者有益。

尾骨痛采用物理治疗是安全、有效的。一项回顾性综述中，79 例尾骨痛患者在接受一个疗程骨盆底物理治疗后平均疼痛评分降低了 62%。尾骨痛持续时间和外伤史不影响治疗效果。物理治疗需要注重盆底放松技术，包括盆底按摩和手法治疗，骨盆关节松动、姿势再训练和膈式呼吸训练。治疗中使用 2% 利多卡因凝胶可以使患者更好地耐受阴道内和直肠内肌筋膜手法[18]。纠正长短腿、骨盆倾斜和骶髂关节活动有助于改善放射性骶髂痛。一项小规模的随机对照临床研究发现牵伸髂腰肌和梨状肌有效[19]。心理支持也非常关键。

介入治疗

对耻骨直肠肌和耻尾肌进行肉毒毒素注射可以缓解肌张力增高引起的疼痛。一项小型随机安慰剂对照的临床试验发现,对盆底肌肉进行肉毒毒素 A 注射治疗后症状与基线时相比有明显变化[20]。同时,患者生活质量有提高,但并未见统计学差异。肉毒毒素注射治疗还可以减轻盆底肌肉压痛。副作用包括便秘、压力性尿失禁和大便失禁,但并不常见[21]。

增生治疗(prolotherapy)是指注射增殖性制剂以缓解肌腱端病的疼痛,促进骶尾韧带和耻尾韧带撕裂的再生修复。其安全性得到了广泛证实。在一项前瞻性观察性研究中,使用右旋脯氨酸治疗(dextrose prolotherapy)了 37 例顽固性尾骨痛,30 例患者得到了缓解[22]。

最近,一些研究报道了介入治疗的成功应用,如奇神经节穿刺阻滞或射频消融术。奇神经节(又称 Walther 神经节)是尾骨前间隙的一个独立结构,位于交感神经链的尾端,参与会阴的伤害性刺激和交感神经支配。一些小规模的前瞻性研究证实,在透视、超声波成像或计算机断层扫描引导下经尾骨或尾骨外等不同技术,处理保守治疗难以治愈的慢性会阴痛和尾骨痛,可以缓解疼痛[23-25]。

一些非对照研究发现骶尾神经射频消融术是安全、有效的[26]。病例系列报道提示聚焦体外冲击波治疗也是安全、有效的[27]。

如果有尾骨脱位,在麻醉下行手法复位可能有所帮助,但是对此技术的有效性尚无统一结论。

这些方法可作为手术治疗的替代方案。

技术设备

尾骨痛尚无治疗或康复的特异性技术设备。

手术

大部分患者经过数周至数月的保守治疗可恢复。但是如果存在尾骨过度活动或尾骨骨刺,提示其对保守治疗反应不佳[25]。一些少见的尾骨痛是由症状性骶神经周围囊肿引起的,行显微外科切除术可改善尾骨痛[28]。一些观察性研究建议对难治性尾骨痛行尾骨切除术,可以改善部分患者的疼痛和功能[29]。一些非对照研究报道部分或全部尾骨切除术可以改善难治性尾骨痛患者的疼痛症状。尾骨切除术治疗有效通常与尾骨活动异常、尾骨过度活动、畸形和对注射治疗反应好有关[30]。行尾骨切除术后仍然持续疼痛的患者可从盆底物理治疗中获益[18]。

潜在的疾病并发症

尾骨痛是一个症状而非疾病。主要的并发症是由于局部疼痛导致的功能受限,会限制坐姿耐力、性生活及运动耐力。

潜在的治疗并发症

长期使用对乙酰氨基酚或 NSAID 可出现胃肠道、肝脏、肾脏并发症。类固醇注射可出现皮肤脱色和一过性血糖升高。反复进行类固醇注射可导致韧带断裂和骶尾韧带活动度改变。所有的侵入性治疗,包括注射、神经阻滞、脉冲射频和手术都可以导致感染。尾骨切除术的并发症包括出血或血肿、伤口延迟愈合和伤口裂开[9]。

（徐丽丽 译　刘祚燕 校　白玉龙 审）

参考文献

1. Lirette LS, Chaiban G, Tolba R, Eissa H. Coccydynia: an overview of the anatomy, etiology, and treatment of coccyx pain. *Ochsner J*. 2014;14(1):84–87.
2. Lee JY, Gil YC, Shin KJ, et al. An anatomical and morphometric study of the coccyx using three-dimensional reconstruction. *Anat Rec*. 2016;299:307–312.
3. Nathan ST, Fisher BE, Roberts CS. Coccydynia: a review of patho-anatomy, aetiology, treatment and outcome. *J Bone Joint Surg Br*. 2010;92(12):1622–1627.
4. Grigorescu BA, Lazarou G, Olson TR, et al. Innervation of the levator ani muscles: description of the nerve branches to the pubococcygeus, iliococcygeus, and puborectalis muscles. *Int Urogynecol J Pelvic Floor Dysfunct*. 2008;19:107–116.
5. Roshanravan SM, Wieslander CK, Schaffer JI, Corton MM. Neurovascular anatomy of the sacrospinous ligament region in female cadavers: implications in sacrospinous ligament fixation. *Am J Obstet Gynecol*. 2007;197:660.e1–660.e6.
6. Maigne JY, Doursounian L, Chatellier G. Causes and mechanisms of common coccydynia: role of body mass index and coccygeal trauma. *Spine (Phila Pa 1976)*. 2000;25:3072–3079.
7. Maigne JY, Guedj S, Straus C. Idiopathic coccygodynia: lateral roentgenograms in the sitting position and coccygeal discography. *Spine (Phila Pa 1976)*. 1994;19:930–934.
8. Ryder I, Alexander J. Coccydynia: a woman's tail. *Midwifery*. 2000;16:155–160.
9. Karadimas EJ, Trypsiannis G, Giannoudis PV. Surgical treatment

of coccygodynia: an analytic review of the literature. *Eur Spine J.* 2011;20:698–705.

10. Kaushal R, Bhanot A, Luthra S, et al. Intrapartum coccygeal fracture, a cause for postpartum coccydynia: a case report. *J Surg Orthop Adv.* 2005;14:136–137.

11. Yamashita K. Radiological study of 1500 coccyces. *Nippon Seikeigeka Gakkai Zasshi.* 1988;62:23–36.

12. Montenegro ML, Mateus-Vasconcelos EC, Rosa e Silva JC, et al. Importance of pelvic muscle tenderness evaluation in women with chronic pelvic pain. *Pain Med.* 2010;11(2):224–228.

13. Quinn M. Injuries to the levator ani in unexplained, chronic pelvic pain. *J Obstet Gynaecol.* 2007;27(8):828–831.

14. Rao SSC, Bharucha AE, Chiarioni G, et al. Anorectal disorders. *Gastroenterology.* 2016;150(6):1430–1442.

15. Armañanzas L, Arroyo A, Ruiz-Tovar J, et al. Chronic idiopathic anal pain. Results of a diagnostic-therapeutic protocol in a colorectal referral unit. *Cirugía Española.* 2015;93(1):34–38.

16. Hodges SD, Eck JC, Humphreys SC. A treatment and outcomes analysis of patients with coccydynia. *Spine J.* 2002;4:138–140.

17. Maigne JY, Pigeau I, Roger B. Magnetic resonance imaging findings in the painful adult coccyx. *Eur Spine J.* 2012;21:2097–2104.

18. Scott KM, Fisher LW, Bernstein IH, Bradley MH. The treatment of chronic coccydynia and postcoccygectomy pain with pelvic floor physical therapy. *PM R.* 2017;9(4):367–376.

19. Mohanty PP, Pattnaik M. Effect of stretching of piriformis and iliopsoas in coccydynia. *J Bodyw Mov Ther.* 2017;21(3):743–746.

20. Abbott JA, Jarvis SK, Lyons SD, et al. Botulinum toxin type A for chronic pain and pelvic floor spasm in women: a randomized controlled trial. *Ostet Gynecol.* 2006;108(4):915–923.

21. Morrissey D, El-Khawand D, Ginzburg N, et al. Botulinum toxin A injections into pelvic floor muscles under electromyographic guidance for women with refractory high-tone pelvic floor dysfunction: a 6-month prospective pilot study. *Female Pelvic Med Reconstr Surg.* 2015;21(5):277–282.

22. Khan SA, Kumar A, Varshney MK, et al. Dextrose prolotherapy for recalcitrant coccygodynia. *J Orthop Surg (Hong Kong).* 2008;16:27–29.

23. Datir A, Connell D. CT-guided injection for ganglion impar blockade: a radiological approach to the management of coccydynia. *Clin Radiol.* 2010;65:21–25.

24. Gunduz OT, Sencan S, Kenis-Coskun O. Pain relief due to transsacrococcygeal ganglion impar block: a pilot study. *Pain Med.* 2015;16(7):1278–1281.

25. Galhom A, Al-Shatouri M, El-Fadl SA. Evaluation and management of chronic coccydynia: fluoroscopic guided injection, local injection, conservative therapy and surgery in non-oncological pain. *Egyptian J Radiology and Nuclear Med.* 2015;46(4):1049–1055.

26. Chen Y, Huang-Lionnet JH, Cohen SP. Radiofrequency ablation in coccydynia: a case series and comprehensive, evidence-based review. *Pain Med.* 2017;18(6):1111–1130.

27. Marwan Y, Dahrab B, Esmaeel A, et al. Extracorporeal shock wave therapy for the treatment of coccydynia: a series of 23 cases. *Eur J Orthop Surg Traumatol.* 2017;27(5):591–598.

28. Elsawaf A, Awad TE, Fesal SS. Surgical excision of symptomatic sacral perineurial Tarlov cyst: case series and review of the literature. *Eur Spine J.* 2016;25(11):3385–3392.

29. Hanley EN, Ode G, Jackson I, et al. Coccygectomy for patients with chronic coccydynia: a prospective, observational study of 98 patients. *Bone Joint J.* 2016;98-B(4):526–533.

30. Buchanan D, Thimigouda A, Spilsbury J. BASS 2017 Posters: outcome of treatment of coccydnia. *Spine J.* 2017;17(3):S23–S24.

第 100 章

复杂性区域疼痛综合征

Jiaxin Tran, MD

V. S. Ramachandran, MD, PhD

Eric L. Altschuler, MD, PhD

同义词

反射性交感神经营养不良

创伤后营养不良

创伤后骨萎缩

坐骨神经综合征

灼痛

骨营养不良

神经-痛性营养障碍

创伤后骨质疏松

肩-手综合征

交感性持续疼痛

ICD-10 编码

G90.511	复杂性区域疼痛综合征 I 型,右上肢
G90.512	复杂性区域疼痛综合征 I 型,左上肢
G90.519	复杂性区域疼痛综合征 I 型,非特指的上肢
G90.521	复杂性区域疼痛综合征 I 型,右下肢
G90.522	复杂性区域疼痛综合征 I 型,左下肢
G90.529	复杂性区域疼痛综合征 I 型,非特指的下肢
G90.59	复杂性区域疼痛综合征 I 型,非特指的其余部位
G56.40	灼痛,非特指的上肢
G56.41	灼痛,右上肢
G56.42	灼痛,左上肢
G57.70	灼痛,非特指的下肢
G57.71	灼痛,右下肢
G57.72	灼痛,左下肢
G58.9	单神经病,非特指

定义

复杂性区域疼痛综合征(complex regional pain syndrome,CRPS)是人体的神经、骨骼、软组织或结缔组织受到损伤后发生的一种复杂的临床疾病。即使临床检查及影像学评估显示伤口已愈合,患者仍可能存在显著疼痛。这种疼痛与愈合的伤口,有时甚至与损伤本身不成比例。除了疼痛,患者还可能在损伤部位出现感觉过敏或异常性疼痛。奇怪的是,患肢的皮温可能与另一侧不同,还可能有毛发、指甲、皮肤的改变。在某些情况下,这些变化会从损伤部位扩散到整个肢体,在最糟糕的情况下,除了极度严重的疼痛和痛觉过敏,皮肤会变得肥厚。

在 1994 年前,这种奇怪的病症和一系列症状被称为反射性交感神经营养不良。尽管这种病症有此名称,但它从来没有被证明其症状的所有组成部分均由交感神经系统所介导,也不是由外周反射或反馈环路引起。在 1994 年,业内学者举行了一次会议来阐明这种病症的分类[1]。会议将这种病症重新命名为 CRPS,并分为两类:无明确神经损伤的称为 CRPS I 型,有明确神经损伤的称为 CRPS II 型。这种病症很复杂,通常是区域性的,而不局限于皮区、肌节或单个周围神经支配区域。疼痛是这种病症的主要特征,对有外伤史的患者来说,疼痛是诊断的必要条件。有趣的是,这个新名字并没有以前的名字那么具体,表明目前对这种病症尚缺乏全面的了解。有理论认为,大脑皮质的感觉神经元在对相应身体区域的周围损伤做出反应时,中枢的重新映射可能是引起疼痛的根本原因,并最终导致其他问题[2]。根据这项假设,会有新的、可能有用的治疗方案出现[3]。

CRPS 相对少见。即使是骨折这种最常见的诱因,也只有约 1% 的患者会发展成 CRPS[4]。据估算,CRPS 的年发病率约达 26/100 000[5]。CRPS I 型的发病率通常高于 CRPS Ⅱ型。下肢比上肢更易受累[①]。女性、成人年龄、绝经后状态和吸烟都是其发生的危险因素[6]。在儿科人群中，CRPS 的发生率在青春期前增加[7]。

人们对这种病症的病理生理机制仍然知之甚少。有新的证据表明，CRPS 不只影响周围神经系统。功能磁共振成像[9]、单光子发射计算器断层扫描、脑电图和经颅磁刺激图均显示中枢神经系统的功能和结构重组[8]。这与大脑皮质的体感[10]和运动[11]神经系统的神经可塑性有关。一种假说认为，错误的感觉和运动映射是促使 CRPS 患者自发性疼痛和忽略症状的原因。

症状

CRPS 是一种临床诊断。根据患者目前病史可做出诊断，对损伤的记录很重要，包括有无明显的神经损伤。损伤可以有多种形式，可以是创伤性的（如挤压伤、枪伤、烧伤或长时间分娩[12]），也可以是非创伤性的（如麻风病[13]）。"损伤"也可以是一种简单的手术。当伤口愈合时，患者的疼痛在强度、受累部位和持续时间上呈不同程度的进展。CRPS Ⅰ型和Ⅱ型患者都可能报告神经病理性疼痛，这种疼痛通常强烈、持续、呈灼烧样，即使没有刺激或运动也会出现。症状并不局限于特定的神经或解剖区域；CRPS 可扩展[14]至对侧肢体，甚至可累及四肢。除了疼痛，运动障碍也很常见，包括无力、痉挛和僵硬。患者也可能存在忽略的体征[15]，更微妙的是，一些患者可能以第三人称提及患肢（例如"它不动"）。重要的是，在病史中还要询问有无异常的出汗模式、局部水肿以及皮肤潮红等自主神经功能障碍的迹象。

CRPS 的症状和体征在发病过程中呈三个阶段。

虽然 CRPS 不总是遵循着一个按部就班的过程进展，但这些阶段在病史描述上是有用的。第 1 阶段包括严重疼痛和炎症症状（如凹陷性水肿、肿胀、毛发增多和指甲生长）。第 2 阶段以剧烈疼痛、肌肉水肿、苍白、脊状指甲和骨质疏松为特征。第 3 阶段的主要特征是难以缓解的疼痛和不可逆的皮肤和骨

骼变化（如营养不良、挛缩和进展的骨质疏松）。随着时间推移，根据疼痛强度对这个综合征进行分类（即轻、中、重度）或许在临床进程是个更为适合的方法。CRPS 还可分为可逆的（即没有皮肤肥厚改变）或不可逆的（即有皮肤肥厚改变）。

情绪障碍常见于该病的慢性阶段。当病情在第 2 个月之后继续恶化时，患者往往会表现出焦虑；到第 6 个月时，所有患者都会表现出不同程度的抑郁、睡眠障碍和焦虑[16]。

体格检查

检查损伤部位或邻近受累部位的皮肤有无破损。损伤可能是很久之前的，仅留下瘢痕。如果可能，将所有发现与对侧进行比较，以确定有无细微的不对称。寻找自主神经功能紊乱的证据，可表现为局部水肿、皮肤颜色改变和异常出汗模式；注意最好在自然光下观察皮肤颜色。晚期 CRPS 的特点是营养改变，如毛发和指甲生长异常、皮肤薄而发亮以及纤维化。在休息时，失用性萎缩是最明显的运动障碍，也可以观察到辅助肌肉出现自发性肌束收缩、震颤和痉挛。

继续在受累部位进行轻柔触诊。需注意有无明显的皮温不对称。研究表明，临床医师不需要特殊的仪器就能够充分识别皮温和肢体围度的不对称[17]。尽管如此，红外温度计或表面探头温度计可以测量得更为精确。疾病受累的身体区域和相对应的未受累的部位之间的温度差可超过 1.1℃，这个差异是显著的[1]，但临床医师应警惕 CRPS 的发生，即使很小的皮温变化也可能临床相关。其次，评定感觉障碍的程度，如敏感性增加（感觉过敏）、对疼痛刺激的过度疼痛反应（痛觉过敏）、对无害刺激的疼痛反应（异常性疼痛），以及某些患者的感觉异常迟钝[18]，需要反复测试以确定异常情况。感觉检查包括轻触觉、针刺觉、温度觉、振动觉和本体感觉。如果患者描述了同侧的感觉障碍，可以考虑测试前额皮肤[19]。

让患者积极地活动受累关节。注意运动起始困难和关节活动障碍，反过来还需再进行被动关节活动范围来评估挛缩。然后，临床医师可以进行全面的肌肉骨骼和神经系统检查，包括肌力、稳定性和反射以评估功能缺陷，无论是否与 CRPS 相关。

功能受限

最直接的影响是由于患肢失用而导致日常生活

[①] 译者注：原文为上肢比下肢更易受累。[Upper extremities were more often affected than lower extremities (59.2% versus 39.1%, p <0.001).] de Mos M1, de Bruijn AG, Huygen FJ, Dieleman JP, Stricker BH, Sturkenboom MC. The incidence of complex regional pain syndrome: a population-based study. Pain. 2007 May; 129 (1-2): 12-20. Epub 2006 Nov 7.

活动能力障碍。患者可能会停用或严重限制其优势上肢的使用。下肢受累可导致步态障碍。即使得到适当的治疗，患者也可能有很长一段时间继续经历残疾和生活质量下降的侵扰[20]。如果挛缩状态随着时间推移继续发展，可能会导致永久性残疾。慢性疼痛还会导致众所周知的退化综合征、睡眠障碍、焦虑和抑郁状态。如果治疗不当，生活质量会受到严重影响，往往还会对社会、教育、经济和职业造成毁灭性的后果。

诊断分析

　　CRPS 的诊断没有"金标准"，它是一种排除性诊断。有几个系列的诊断标准，但没有一种被证明是更有说服力的[21]。国际疼痛研究协会（International Association for the Study of Pain，IASP）的诊断标准是文献中引用最广泛的，由以下四个部分组成：①存在确定的伤害性事件或有制动的诱因；②持续性疼痛、异常性疼痛或痛觉过敏，且与任何刺激事件不成比例；③水肿、皮肤血流改变或汗腺分泌异常；以及④排除其他引起这些症状的病因诊断[1]。IASP 诊断标准由于评定者间信度较差以及仅 36% 的特异度，其应用受到明显限制[22]。这些诊断标准上的缺陷在布达佩斯诊断标准中被修订，该诊断标准号称其特异性有所升高[23]。布达佩斯诊断标准取代了 IASP 诊断标准中的第二和第三部分，在以下四类中至少有一种症状和体征：感觉、血管舒缩、汗腺分泌或水肿、运动或营养改变。

　　诊断性检查应注重排除其他诊断。定期需要进行的检查包括血常规以筛查感染或急性炎症、X 线片检查以筛查骨折，电诊断检查以筛查同时存在的神经损伤和肌纤维减少。

　　如果临床怀疑神经损伤，肌电图和神经传导检查可帮助识别。多普勒流量计、血管闪烁图和毛细血管显微镜检查可评估血管舒缩性变化。定量汗腺活动轴索运动反射测试可测量轻度电刺激后的排汗量。

　　在早期，X 线片通常是正常的。在第 2 个月，骨质脱失可能会表现得明显。磁共振成像可显示非特异性骨髓水肿、软组织肿胀和关节积液。还有一个最具有启发性的发现是骨闪烁成像，可发现患肢关节周围（骨代谢）增加，其敏感性和特异性具有可变性[24]。一项荟萃分析支持使用三相骨扫描进行评定，因为它具有较高的敏感性和阴性预测值[25]。肌骨超声检查是另一种可考虑的诊断方法[26]。

鉴别诊断

蜂窝织炎
淋巴水肿
隐匿性或应力性骨折
急性滑膜炎
化脓性关节炎
化脓性腱鞘炎
硬皮病
神经丛炎、周围神经病
带状疱疹后神经痛
周围血管病变、动脉功能不全
深静脉血栓、静脉炎
血管炎

治疗

早期治疗

　　一系列研究表明，在肢体创伤或手术后立即开始，50 天为一疗程、每天至少 500mg 的维生素 C，可以预防 CRPS 的发展[27,28]。尽管这项推荐还没有达成普遍共识，它还是纳入了美国矫形外科医师学会的临床指南[29,30]。

　　当预防无效时，在病程早期积极处理 CRPS 可将长期损伤最小化。药物治疗、物理和/或作业治疗、介入性疼痛处理以及神经调节是最常见的处理选择。

抗炎药

　　炎症至少与 CRPS 的早期发展有关，因此 NSAID 常被作为一线药物。尚没有确凿的证据支持这种治疗方法[31]。局部涂抹二甲基亚砜和 N-乙酰半胱氨酸是可行的选择，这两种自由基清除剂都被认为可以缓解炎症过程中多余的副产品。三项随机对照试验（randomized controlled trials，RCT）发现局部涂抹二甲基亚砜和 N-乙酰半胱氨酸可对 I 型 CRPS 稍有缓解疼痛和改善功能的作用[32]。皮质类固醇被用于处理炎症已有成功先例，现有的 RCT 大多表明口服泼尼松可能在最初能够改善炎症症状，但通常不会转化为功能改善[33]。

神经性药物

　　有很好的证据表明抗抑郁药和抗惊厥药治疗神

经性疼痛的有效性,但它们对 CRPS 的作用仍缺乏研究。两项 RCT[34,35] 显示加巴喷丁有一定的疗效,但另一项研究中未发现有统计学意义[36]。这两种药物的镇静副作用可以对治疗睡眠障碍提供额外益处。相反,可乐定在 CRPS 的管理中似乎没有效果[37]。

阿片类药物和 N-甲基-D-天冬氨酸受体拮抗剂

阿片类药物可能在 CRPS 的急性期对疼痛的控制有用,但这是有争议的,尤其是考虑到药物成瘾的可能性。由于美沙酮具有 N-甲基-D-天冬氨酸(N-methyl-D-aspartate,NMDA)受体拮抗剂活性,可减轻通过背角细胞向中枢神经系统传递的疼痛,可用于阿片类药物耐受性强的神经性疼痛患者。

氯胺酮是一种非竞争性的 NMDA 受体拮抗剂,静脉注射和 10% 外用制剂已被证实能轻微改善疼痛[38]。然而,静脉注射氯胺酮需要密切监测,因为有致幻事件的风险,反复给药与急性变应性鼻炎有关[39]。美金刚是另一种非竞争性 NMDA 受体拮抗剂,它单独使用时的有效性还需进一步验证[40]。

二膦酸盐

局灶性骨质脱失是 CRPS 的一个显著的放射学特征,与废用可能有一定关系。二膦酸盐用于治疗病理性骨代谢病。少量随机对照试验表明,口服和静脉使用二膦酸盐制剂可在急性炎症期改善疼痛[41]。还需进行更多的研究以确定最佳配方、剂量和疗程。

新型药物

近年来,研究者对一些新型药物进行了研究。这些研究规模较小,只报告了短期结果,但它们代表着医学界为 CRPS 寻找更好的药物治疗在不断努力。他达拉非是一种磷酸二酯酶抑制剂,旨在逆转 CRPS 的血管收缩作用,是正在研究的此类药物之一,可能减轻下肢发冷的 CPRS 患者的疼痛[42]。静脉注射免疫球蛋白可改善特定患者群体的疼痛[43]。目前正在进行一项多中心、安慰剂对照的 RCT,以确定其效果[44]。两个病例系列研究表明,持续血浆交换可能有助于小部分慢性 CRPS 患者[45,46]。

许多药物已被证明无效,包括来那度胺[47]和英利西单抗[48]。静脉注射镁剂在最后的两项 RCT 中出现了不同的结果[49]。关于其他药物的更多细节,包括巴氯芬、利多卡因和降钙素鼻喷剂,可参考 Van Zundert 等[50]的系统综述。

康复治疗

物理和作业治疗

物理和作业治疗可能对改善疼痛和功能水平有效。相对于作业治疗,物理治疗可能以更低成本更快地减轻疼痛[51]。研究发现,通过改变治疗的频率或项目一般无法发现更大的益处[52]。物理治疗和作业治疗的重点应在于鼓励和改善主动运动、负重和步行。只要没有禁忌证,应利用物理形式作为辅助治疗,以帮助改善主动运动。

气功可以长期为慢性、难治性 CRPS 患者缓解焦虑[56]。

镜像疗法

镜像疗法作为一种治疗工具,被设计出来用于缓解活动能力差或痉挛性幻肢痛的截肢患者的疼痛[57]。在镜像疗法中,患者活动双侧肢体——在观察健侧肢体的倒影时,尽可能地移动患肢(图 100.1)。视觉上的反馈来自健侧肢体的倒影——它看起来像患肢在正常运动——反馈到患肢的运动控制回路中,理想情况下可以促进患肢的运动[2,3]。RCT[58,59,59A]、病例报道[3,60,61]以及一项系统综述[62]已经证实了镜像疗法对 CRPS 有益处。

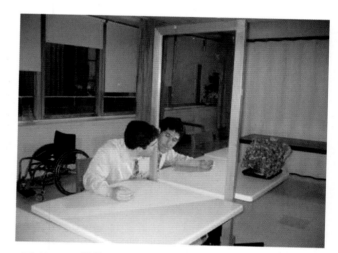

图 100.1　镜像疗法中患肢(图中为左上肢)隐藏于镜子后方。然后受试者跟随健侧肢体的倒影,同时调动两侧肢体

镜像疗法可以通过视觉反馈提供一种"积极的帮助",以促进和改善运动。它还可以通过进行性接触练习,同时在镜子中观察未受累肢体的倒影,缓解感觉过敏和异常性疼痛。

一般来说,我们要求尽可能地使用肢体,并收回肢体的"所有权"(例如,不使用第三人称称呼肢体)。希望 CRPS 患者能够尽早接受镜像疗法、康复治疗、药物治疗和其他方法的干预,以预防 CRPS 患者进展至皮肤肥厚、不可逆转的阶段。

介入治疗

三项大型随机对照试验表明,针灸、针刺疗法和电针治疗卒中后 CRPS 可改善疼痛、水肿和功能[53]。另一项针对创伤后 CRPS 的研究中没有发现类似的效果[54]。一项报告的结果显示高压氧治疗可能改善疼痛和水肿[55]。

与脊髓刺激不同,重复经颅磁刺激被美国 FDA 批准用于治疗难治性抑郁症。它利用电磁流来刺激皮质靶点,这在以前被证明对慢性疼痛的管理是有效的。两项针对 CRPS 的研究[63,64]发现,重复经颅磁刺激可以改善疼痛,可能在感觉辨别和情感方面。早期使用直接运动皮质电刺激的尝试已取得一些成功,但还需要进一步研究[65]。

有两种交感神经阻滞普遍应用于 CRPS:星状神经节阻滞和腰交感神经阻滞。星状神经节阻滞又称颈胸神经节阻滞,靶点是咽旁的神经节细胞。从理论上来说,它可以阻断上肢传入的疼痛信号。腰交感神经阻滞的靶点是沿脊柱 $L_2 \sim L_4$ 水平的神经节细胞,目的在于阻断下肢传入的疼痛信号。胸交感神经阻滞较少见,以 $T_2 \sim T_4$ 神经节细胞为靶点。在现有的研究中,这三种药物的疗效是不一的,平均显示只有短暂的阵痛作用[66]。还有射频消融、化学性和非侵入性神经阻滞及松解的 RCT 研究,但它们的证据都是有限的[67,68]。

Bier 阻滞可用于上肢或下肢,包括使用止血带限制血流进入患肢,同时静脉注射局部麻醉药。20 世纪 80 年代的一项小型 RCT 研究发现,在治疗上肢反射性交感神经营养不良性疼痛时,连续使用胍乙啶进行 Bier 阻滞与利多卡因阻滞效果相当。然而,近期的研究还没有证明静脉注射胍乙啶、布比卡因或甲强龙对大多数患者有效[69]。

脊髓电刺激被美国 FDA 批准用于治疗难治性 CRPS 和神经病理性疼痛。其作用归功于中枢兴奋性被抑制。三项中等规模的 RCT 研究发现,脊髓电刺激结合物理治疗在短期内比单独物理治疗更有效地控制疼痛,但这一结果在长期内似乎没有持续存在[70]。

手术

严重 CRPS 患者可尝试经皮颈胸或腰椎交感神经切除术,但这项手术的效果有待商榷[71]。

技术设备

目前还没有特定的新技术设备表明对 CRPS 有效。然而,部分重量轴承辅助装置可以作为实现完全独立承重的一步。随着虚拟现实设备的改进,它可能成为一种有效的方式,为一些患者提供镜像治疗。

潜在的疾病并发症

CRPS 的疼痛和感觉过敏引起的功能障碍是一个值得关注的问题。最可怕的并发症是患肢向皮肤肥厚进展,这是一种不可逆转的状况。患者将面临严重的慢性疼痛。肢体挛缩和肌肉萎缩可导致肢体功能丧失,并可能导致永久性残疾。

潜在的治疗并发症

药物治疗的副作用根据所选择的药物而异。例如,长时间服用皮质类固醇会导致严重的内分泌紊乱,应当避免;NSAID 对胃、肝和肾脏的副作用是众所周知的。药物治疗可能是必须的,因此应谨慎选择不会引起副作用和相互作用的药物。星状神经节阻滞的潜在并发症是不慎将药物注射至动脉和喉返神经引起损伤。在腰椎交感神经阻滞时可能发生主动脉、腔静脉或肾脏穿孔。脊髓电刺激最常见的并发症包括硬件故障、导线移位、感染和无法缓解疼痛。即使是表面上无害的康复治疗如镜像疗法,也应注意患者在活动能力增强的同时,跌倒的风险也会增加。

(邱晓 译 刘祚燕 校 白玉龙 审)

参考文献

1. Merskey H, Bogduk N. *Classification of Chronic Pain: Descriptions of Chronic Pain Syndromes and Definitions of Pain Terms.* Seattle, WA: IASP Press; 1994.
2. Ramachandran VS. *Decade of the Brain Symposium.* University of California at San Diego; 1998.
3. Ramachandran VS, Altschuler EL. The use of visual feedback, in particular mirror visual feedback, in restoring brain function. *Brain.* 2009;132(Pt 7):1693–1710.
4. Baron R, Binder A, Pappagallo M. Complex regional pain syndromes. In: Pappagallo M, ed. *The Neurological Basis of Pain.* New York: McGraw-Hill; 2005:359–378.
5. de Mos M, de Bruijn AG, Huygen FJ, et al. The incidence of com-

plex regional pain syndrome: a population-based study. *Pain.* 2007; 129:12–20.

6. An HS, Hawthorne KB, Jackson WT. Reflex sympathetic dystrophy and cigarette smoking. *J Hand Surg Am.* 1988;13:458–460.

7. Wilder RT. Management of pediatric patients with complex regional pain syndrome. *Clin J Pain.* 2006;22:443–448.

8. Lee DH, Lee KJ1, Cho KI. Brain alterations and neurocognitive dysfunction in patients with complex regional pain syndrome. *J Pain.* 2015;16(6):580–586.

9. Freund W, Wunderlich AP, Stuber G, et al. Different activation of opercular and posterior cingulate cortex (PCC) in patients with complex regional pain syndrome (CRPS I) compared with healthy controls during perception of electrically induced pain: a functional MRI study. *Clin J Pain.* 2010;26:339–347.

10. Maihöfner C, Handwerker HO, Neundörfer B, Birklein F. Cortical reorganization during recovery from complex regional pain syndrome. *Neurology.* 2004;63:693–701.

11. Maihöfner C, Baron R, DeCol R, et al. The motor system shows adaptive changes in complex regional pain syndrome. *Brain.* 2007;130:2671–2687.

12. Butchart AG, Mathews M, Surendran A. Complex regional pain syndrome following protracted labour. *Anaesthesia.* 2012;67:1272–1274.

13. Garg R, Dehran M. Leprosy: a precipitating factor for complex regional pain syndrome. *Minerva Anestesiol.* 2010;76(9):758–760.

14. van Rijn MA, Marinus J, Putter H, et al. Spreading of complex regional pain syndrome: not a random process. *J Neural Transm.* 2011;118:1301–1309.

15. Kolb L, Lang C, Seifert F, Maihöfner C. Cognitive correlates of "neglect-like syndrome" in patients with complex regional pain syndrome. *Pain.* 2012;153:1063–1073.

16. Brown GK. A causal analysis of chronic pain and depression. *J Abnorm Psychol.* 1990;99:127–137.

17. Perez RS, Burm PE, Zuurmond WW, et al. Physicians' assessments versus measured symptoms of complex regional pain syndrome type 1: presence and severity. *Clin J Pain.* 2005;21:272–276.

18. Rommel O, Malin JP, Zenz M, et al. Quantitative sensory testing, neurophysiological and psychological examination in patients with complex regional pain syndrome and hemisensory deficits. *Pain.* 2001;93:279–293.

19. Drummond PD, Finch PM. Sensory changes in the forehead of patients with complex regional pain syndrome. *Pain.* 2006;123:83–89.

20. Sava S, Balolu HH, Ay G, et al. The effect of sequel symptoms and signs of complex regional pain syndrome type 1 on upper extremity disability and quality of life. *Rheumatol Int.* 2009;29:545–550.

21. Perez RS, Collins S, Marinus J, et al. Diagnostic criteria for CRPS I: differences between patient profiles using three different diagnostic sets. *Eur J Pain.* 2007;11:895–902.

22. Bruehl S, Harden RN, Galer BS, et al. External validation of IASP diagnostic criteria for complex regional pain syndrome and proposed research diagnostic criteria. *Pain.* 1999;81:147–154.

23. Harden RN, Bruehl S, Perez RS, et al. Validation of proposed diagnostic criteria (the "Budapest criteria") for complex regional pain syndrome. *Pain.* 2010;150:268–274.

24. Todorovic-Tirnanic M, Obradovic V, Han R, et al. Diagnostic approach to reflex sympathetic dystrophy after fracture: radiology or bone scintigraphy? *Eur J Nucl Med.* 1999;22:1187–1193.

25. Cappello ZJ, Kasdan ML, Louis DS. Meta-analysis of imaging techniques for the diagnosis of complex regional pain syndrome type I. *J Hand Surg Am.* 2012;37:288–296.

26. Vas L, Pai R. Musculoskeletal ultrasonography to distinguish muscle changes in complex regional pain syndrome type 1 from those of neuropathic pain: an observational study. *Pain Pract.* 2016;16(1):E1–E13.

27. Shibuya N, Humphers JM, Agarwal MR, et al. Efficacy and safety of high-dose vitamin C on complex regional pain syndrome in extremity trauma and surgery—systematic review and meta-analysis. *J Foot Ankle Surg.* 2013;52:62–66.

28. Chen S, Roffey DM, Dion CA, et al. Effect of perioperative vitamin C supplementation on postoperative pain and the incidence of chronic regional pain syndrome: a systematic review and meta-analysis. *Clin J Pain.* 2016;32(2):179–185.

29. Lichtman DM, Bindra RR, Boyer MI, et al. Treatment of distal radius fractures. *J Am Acad Orthop Surg.* 2010;18:180–189.

30. Ekrol I, Duckworth AD, Ralston SH, et al. The influence of vitamin C on the outcome of distal radial fractures: a double-blind, randomized controlled trial. *J Bone Joint Surg Am.* 2014;96(17):1451–1459.

31. Breuer AJ, Mainka T, Hansel N, et al. Short-term treatment with parecoxib for complex regional pain syndrome: a randomized, placebo-controlled double-blind trial. *Pain Physician.* 2014;17(2):127–137.

32. Perez RS, Zollinger PE, Dijkstra PU, et al. Evidence based guidelines

33. Kalita J, Misra U, Kumar A, et al. Long-term prednisolone in post-stroke complex regional pain syndrome. *Pain Physician.* 2016;19(8):565–574.

34. van de Vusse AC, Stomp-van den Berg SG, Kessels AH, et al. Randomised controlled trial of gabapentin in complex regional pain syndrome type 1. *BMC Neurol.* 2004;4:13.

35. Lee SK, Yang DS, Lee JW, et al. Four treatment strategies for complex regional pain syndrome type 1. *Orthopedics.* 2012;35(6):e834–e842.

36. Tan AK, Duman I, Taskaynatan MA, et al. The effect of gabapentin in earlier stage of reflex sympathetic dystrophy. *Clin Rheumatol.* 2007;26:561–565.

37. Rauck RL, North J, Eisenach JC. Intrathecal clonidine and adenosine: effects on pain and sensory processing in patients with chronic regional pain syndrome. *Pain.* 2015;156(1):88–95.

38. Connolly SB, Prager JP, Harden RN. A systematic review of ketamine for complex regional pain syndrome. *Pain Med.* 2015;16(5):943–969.

39. Noppers IM, Niesters M, Aarts LP, Bauer MC. Drug-induced liver injury following a repeated course of ketamine treatment for chronic pain in CRPS type 1 patients: a report of 3 cases. *Pain.* 2011;152:2173–2178.

40. Ahmad-Sabry MH, Shareghi G. Effects of memantine on pain in patients with complex regional pain syndrome–a retrospective study. *Middle East J Anaesthesiol.* 2015;23(1):51–54.

41. Varenna M, Adami S, Rossini M, et al. Treatment of complex regional pain syndrome type I with neridronate: a randomized, double-blind, placebo-controlled study. *Rheumatology (Oxford).* 2013;52(3):534–542.

42. Groeneweg G, Huygen FJ, Niehof SP, et al. Effect of tadalafil on blood flow, pain, and function in chronic cold complex regional pain syndrome: a randomized controlled trial. *BMC Musculoskelet Disord.* 2008;9:143.

43. Goebel A, Baranowski A, Maurer K, et al. Intravenous immunoglobulin treatment of the complex regional pain syndrome: a randomized trial. *Ann Intern Med.* 2010;152:152–158.

44. Goebel A, Shenker N, Padfield N, et al. Low-dose intravenous immunoglobulin treatment for complex regional pain syndrome (LIPS): study protocol for a randomized controlled trial. *Trials.* 2014;15:404.

45. Aradillas E, Schwartzman RJ, Grothusen JR. Plasma exchange therapy in patients with complex regional pain syndrome. *Pain Physician.* 2015;18(4):383–394.

46. Goebel A, Jones S, Oomman S, et al. Treatment of long-standing complex regional pain syndrome with therapeutic plasma exchange: a preliminary case series of patients treated in 2008-2014. *Pain Med.* 2014;15(12):2163–2164.

47. Manning DC, Alexander G, Arezzo JC. Lenalidomide for complex regional pain syndrome type 1: lack of efficacy in a phase II randomized study. *J Pain.* 2014;15(12):1366–1376.

48. Dirckx M, Groeneweg G, Wesseldijk F. Report of a preliminary discontinued double-blind, randomized, placebo-controlled trial of the anti-TNF-α chimeric monoclonal antibody infliximab in complex regional pain syndrome. *Pain Pract.* 2013;13(8):633–640.

49. Fischer SG, Collins S, Boogaard S, et al. Intravenous magnesium for chronic complex regional pain syndrome type 1. *Pain Med.* 2013;14(9):1388–1399.

50. Van Zundert J, Hartrick C, Patijn J, et al. Evidence-based interventional pain medicine according to clinical diagnoses. *Pain Pract.* 2011;11:423–429.

51. Oerlemans HM, Oostendorp RA, de Boo T, et al. Adjuvant physical therapy versus occupational therapy in patients with reflex sympathetic dystrophy/complex regional pain syndrome type I. *Arch Phys Med Rehabil.* 2000;81:49–56.

52. Smart KM, Wand BM, O'Connell NE. Physiotherapy for pain and disability in adults with complex regional pain syndrome (CRPS) types I and II. *Cochrane Database Syst Rev.* 2016;2:CD010853.

53. Albazaz R, Wong YT, Homer-Vanniasinkam S. Complex regional pain syndrome: a review. *Ann Vasc Surg.* 2008;22:297–306.

54. Korpan MI, Dezu Y, Schneider B, et al. Acupuncture in the treatment of posttraumatic pain syndrome. *Acta Orthop Belg.* 1999;65:197–201.

55. Kiralp MZ, Yildiz S, Vural D, et al. Effectiveness of hyperbaric oxygen therapy in the treatment of complex regional pain syndrome. *J Int Med Res.* 2004;32:258–262.

56. Wu WH, Bandilla E, Ciccone DS, et al. Effects of qigong on late-stage complex regional pain syndrome. *Altern Ther Health Med.* 1999;5:45–54.

57. Ramachandran VS, Rogers-Ramachandran D, Cobb S. Touching the phantom limb. *Nature.* 1995;377:489–490.

58. Pervane VS, Nakipoglu YGF, Sezgin OD, et al. Effects of mirror therapy in stroke patients with complex regional pain syndrome type 1: a randomized controlled study. *Arch Phys Med Rehabil.*

for complex regional pain syndrome type 1. *BMC Neurol.* 2010;10:20.

2016;97(4):575–581.

59. Cacchio A, De Blasis E, Necozione S, et al. Mirror therapy for chronic complex regional pain syndrome type 1 and stroke. *N Engl J Med.* 2009;361:634–636.

59A. McCabe CS, Haigh RC, Ring EF, Halligan PW, Wall PD, Blake DR. A controlled pilot study of the utility of mirror visual feedback in the treatment of CRPS type I. *Rheumatology (Oxford).* 2003;42:97–101.

60. Vladimir Tichelaar YI, Geertzen JH, Keizer D, Paul van Wilgen C. Mirror box therapy added to cognitive behavioural therapy in three chronic complex regional pain syndrome type I patients: a pilot study. *Int J Rehabil Res.* 2007;30:181–188.

61. Bultitude JH, Rafal RD. Derangement of body representation in complex regional pain syndrome: report of a case treated with mirror and prisms. *Exp Brain Res.* 2010;204:409–418.

62. Méndez-Rebolledo G, Gatica-Rojas V, Torres-Cueco R, et al. Update on the effects of graded motor imagery and mirror therapy on complex regional pain syndrome type 1: a systematic review. *J Back Musculoskelet Rehabil.* 2016.

63. Picarelli H, Teixeira MJ, de Andrade DC, et al. Repetitive transcranial magnetic stimulation is efficacious as an add-on to pharmacological therapy in complex regional pain syndrome (CRPS) type I. *J Pain.* 2010; 11:1203–1210.

64. Pleger B, Janssen F, Schwenkreis P, et al. Repetitive transcranial magnetic stimulation of the motor cortex attenuates pain perception in complex regional pain syndrome type I. *Neurosci Lett.* 2004;356:87–90.

65. Velasco F, Carrillo-Ruiz JD, Castro G, et al. Motor cortex electrical stimulation applied to patients with complex regional pain syndrome. *Pain.* 2009;147:91–98.

66. O'Connell NE, Wand BM, Gibson W, et al. Local anaesthetic sympathetic blockade for complex regional pain syndrome. *Cochrane Database Syst Rev.* 2016;7:CD004598.

67. Manjunath PS, Jayalakshmi TS, Dureja GP, Prevost AT. Management of lower limb complex regional pain syndrome type 1: an evaluation of percutaneous radiofrequency thermal lumbar sympathectomy versus phenol lumbar sympathetic neurolysis—a pilot study. *Anesth Analg.* 2008;106:647–649.

68. Liao CD, Tsauo JY, Liou TH, et al. Efficacy of noninvasive stellate ganglion blockade performed using physical agent modalities in patients with sympathetic hyperactivity-associated disorders: a systematic review and meta-analysis. *PLoS One.* 2016;11(12):e0167476.

69. van Eijs F, Stanton-Hicks M, Van Zundert J, et al. Evidence-based interventional pain medicine according to clinical diagnoses. 16. Complex regional pain syndrome. *Pain Pract.* 2011;11:70–87.

70. Kemler MA, de Vet HC, Barendse GA, et al. Effect of spinal cord stimulation for chronic complex regional pain syndrome type I: five-year final follow-up of patients in a randomized controlled trial. *J Neurosurg.* 2008;108:292–298.

71. Straube S, Derry S, Moore RA, McQuay HJ. Cervico-thoracic or lumbar sympathectomy for neuropathic pain and complex regional pain syndrome. *Cochrane Database Syst Rev.* 2010;7:CD002918.

第 101 章

肋骨综合征

Jennifer Kurz, MD

同义词

非典型胸痛

软骨炎 M94. 8X9 肋骨的 (肋软骨炎) M94. 0

结节状软骨病 M94. 0

肋软骨炎 (costal chondritis) M94. 0

肋软骨炎 (costochondritis) M94. 0

胸肋软骨病 M94. 0

肋间风湿病 M79. 0

疼痛剑突综合征 M94. 0

肋骨滑动综合征 M94. 0

肋软骨炎综合征/肋软骨炎疾病 M94. 0

ICD-10 编码

M94. 0　　肋软骨交界处综合征 (肋软骨炎),
　　　　　肋软骨炎

定义

肋骨综合征,或者称为前胸壁综合征,是一个非常常见但是不易理解的肌肉骨骼疼痛综合征,通常是因为非心源性的问题导致的胸痛。在初级保健机构中肋骨综合征是最常见的引起胸痛的疾病[1]。它通常也被称为肋软骨炎,涉及肋骨的肋软骨关节或者前胸壁的胸肋关节炎症和压痛。

还有一个与之相关的更少见的名称,为 Tietze 综合征。Tietze 综合征首先在 1921 年被德国的一个叫 Alexander Tietze (1864—1927 年) 的外科医师提出,被认为是肋软骨炎的一种急性形式,通常会出现单侧肋软骨的肿胀。这与肋骨和肋软骨关节温度升高和红斑、红疹的产生有关,通常涉及第二和第三肋骨。这个在 70% 的情况下涉及单根肋骨,常见于 40 岁以下的年轻患者[2]。最重要的是肋软骨炎综合征常和感染、恶性肿瘤或者其他炎症性风湿病相关。

肋骨综合征或者肋软骨炎的诊断通常是通过排除更严重的情况来进行的。胸部疼痛是出现在医院就诊时最常见的主诉之一,患病率超过 50%[3,4]。

13% ~36% 主诉急性胸痛的成年患者 (视情况而定) 和 14% ~39% 的青少年会被诊断为肋软骨炎[2]。在一个前瞻性研究中,发现因胸痛入急诊室的成年人中有 30% 被诊断为肋软骨炎[4]。这些患者中大部分会在确诊他们的疼痛并非心源性疼痛前进行充分的检查。引起胸痛更严重的原因必须在诊断为肋骨综合征前通过恰当的临床评估来排除 (例如必须排除心肺疾病、恶性肿瘤、感染和自身免疫性疾病,并且进行恰当的治疗)。

引起前胸壁疼痛的相关自身免疫性疾病包括:骨关节炎、风湿性关节炎、强直性脊柱炎、莱特尔综合征、银屑病关节炎以及 SAPHO 综合征 (滑膜炎、痤疮、脓疱症、骨质增生和骨炎)[5,6,17]。

文献中还有很多关于胸壁感染的报道。感染可能和静脉注射毒品或者创伤性损伤有关,后者常见于贯通伤、开胸术后和其他心肺手术。肋骨关节的感染和肺结核、真菌 (例如:足分支菌病、肺曲菌球和白念珠菌)、梅毒、病毒甚至是大肠杆菌有关[7]。最常见的病原体包括:金黄色葡萄球菌、铜绿假单胞菌和白念珠菌。

肋骨关节的恶性肿瘤也必须被排除。这些恶性肿瘤可能是原发性恶性肿瘤如软骨肉瘤、胸腺瘤,也有可能来自转移性癌,最常见的来自胸部、肾脏、甲状腺、支气管、肺或者前列腺[8,9]。软骨瘤和多发性外生骨疣是最常见的良性肿瘤。其他引起非心源性胸痛的原因可能包括焦虑、胃食管反流疾病、动脉瘤、肺栓塞或者相关的内脏痛。

关于肋骨综合征准确的发病机制尚不清楚,但是相关的理论包括神经病变,尤其是肋间神经,肌肉不平衡和肌筋膜疼痛。肋骨综合征没有诊断的金标准。诊断大部分依靠询问病史和临床检查。肋软骨炎通常与疾病、咳嗽或创伤有关。重复过度使用肋骨关节引起的损伤可能和其退行性变有关,这种退行性变可由患者的胸片提示[10]。

症状

锐痛、酸痛或者压榨性胸痛是最常见的症状,伴或者不伴肩部、手臂、颈前或者肩胛区的放射痛。疼痛发作与姿势改变和活动导致胸壁结构受压有关,而和强体力活动诱发的单纯的心脏问题无关。在绝大多数病例中,肋软骨炎涉及多层胸壁压痛,最常见的是第二至第五肋骨关节和第三、第四肋骨。相比之下,Tietze 综合征通常只累及单关节(表 101.1 和图 101.1)。肋骨综合征常累及左侧胸壁。

表 101.1　肋软骨炎和肋软骨炎综合征的比较

特征	肋软骨炎	肋软骨炎综合征
炎症表现	无	有
肿胀	无	有或无表示问题的严重性
对关节的影响	多关节和单侧>90% 通常影响第二至第五肋软骨关节	通常单关节和单侧 通常影响第二和第三肋软骨关节
发病率	相当普遍	不常见
影响的年龄组	所有的年龄组,包括青少年和老年	常见于年轻组别
疼痛表现	酸痛,锐痛,压榨感	酸痛,锐痛,起初刺痛,后来持续钝痛
疼痛发作时间	重复的体力活动引起疼痛,极少在休息时出现[11]	新的剧烈活动例如过度咳嗽或呕吐,胸部撞击[9]
疼痛加剧[9]	上半身活动,深呼吸,体力活动	活动
相关的其他情况	血清阴性关节病,心绞痛[12]	没有相关性
诊断	"鸡鸣"检查(crowing rooster maneuver)[3] 和其他体格检查结果	体格检查,不包括风湿性关节炎,化脓性关节炎[2,3]
影像学	胸部 X 线、计算机断层扫描或核素骨骼扫描,以排除临床怀疑的感染或肿瘤[4]	骨显像和超声检查可用于各种情况的筛查[10,11]
治疗	安慰,止痛,非甾体抗炎药,局部冷敷和热敷,牵伸手法治疗[8,13],难治性患者可注射皮质类固醇或者柳氮磺吡啶[12]	安慰,使用非甾体抗炎药止痛[3,9],局部热敷。难治性患者可采用皮质类固醇加利多卡因进行软骨注射或肋间神经阻滞[3,10]

肋软骨炎疼痛没有固定的时间模式。在一项研究中,胸壁综合征中 52% 的患者有局部的胸骨后疼痛,69.2% 的患者有左胸痛,55.4% 的患者在 6 个月后仍存在胸痛[1]。简单的"四点评分法"可用于帮助临床医师进行诊断:①局部肌肉紧张;②刺痛;③触诊后疼痛;④无咳嗽。该评分法可信度为 95%。

体格检查

视诊和触诊是诊断肋骨综合征的关键。在视诊时,检查者必须观察不正常或者不对称的姿势,例如患者可能通过保持肩部僵硬的中立位来固定胸壁关节[8,14]。患者可能会有与呼吸或者特定的颈部/手臂活动相关的疼痛表现。患者皮肤暴露后,检查者可

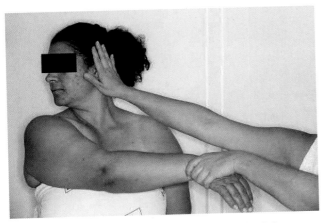

图 101.1　诊断肋骨综合征的水平屈曲测试

以观察到局部肋骨或关节肿胀,肌肉骨骼畸形,肌肉肿胀或者瘀斑,早前创伤或者手术留下的胸壁伤口,感染或者像带状疱疹或银屑病的皮疹。这些症状、体征也见于 Tietze 综合征。

通过对胸壁前、后和侧壁区、软骨关节和胸骨关节施加轻柔压力进行触诊。触诊应引起可重复产生的局部压痛,最好是用单指温柔按压。检查者应触摸胸骨、胸锁关节、剑突、肋间隙、双侧胸骨旁关节、肋骨、胸大肌和上斜方肌[8,11]等。触摸上述全部或某些部位可能会再次引发患者的疼痛。完整的肌肉骨骼检查还应包括颈椎、锁骨、肩关节和胸椎以排除其他因疼痛导致重复转诊的原因。检查者也应该记住,该身体区域也会存在慢性肌筋膜疼痛,它的定义与重复的扳机点有关。

检查者必须注意到深呼吸或进行同侧上肢活动时有无胸痛发生。呼吸、咳嗽、躯体和上肢的活动均可引起胸廓运动。明确上呼吸道疾病伴咳嗽、剧烈运动或上肢过度用力时是否伴随疼痛发作,有助于诊断。一种称为水平屈曲测试的体格检查(图101.1)操作方法如下:患者的手臂屈过前胸,并在水平方向上施加稳定的长时间牵引,同时,头部尽可能地向同侧肩部旋转[8]。另一种称为"Crowing rooster"的操作试验(图 101.2),这个试验是通过让患者尽量朝向天花板看,来尽量伸展患者的颈部,同时测试者站在患者的后方,对患者后方伸出的手臂施以牵引[8,11]。

另外,可以通过体格检查明确的综合征包括滑肋综合征和疼痛剑突综合征。人们认为,软骨尖端"蜷缩"并覆盖上肋骨的内侧面,导致相关的肋间神经受累,最终导致滑肋综合征[15]。该综合征常见于儿童,并出现反复的下胸或上腹部疼痛。运动员重复的躯干运动也可能引起过度活动肋骨上的滑动。有一种诊断剑状软骨疼痛的"钩式手法",即在剑状软骨上施加压力来引起疼痛[9,15]。

如果有明确的外伤史或者过度用力史,检查者则必须观察包括胸肌、肋间肌、前锯肌或腹内/外斜肌在内的肌肉劳损和/或肌肉撕裂。肌肉劳损,特别是胸肌劳损,是最常见的导致肌肉骨骼胸痛的原因,通常会进行保守治疗。和其他肌肉损伤一样,伸展或收缩肌肉都可能引起疼痛,并且相关的肌肉会出现压痛。肌肉撕裂可表现为手臂或者肩部突然疼痛,同时伴有可听到的爆裂声,随后出现肿胀和瘀斑。例如,举重运动员胸肌撕裂后,可能或出现腋前皱襞不对称、可触及的肌肉缺损以及手臂内收力

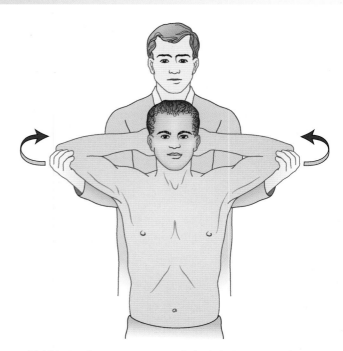

图 101.2　"Crowing rooster",这个测试是通过让患者尽量朝向天花板看来尽量伸展患者的颈部,同时测试者站在患者的后方,对患者后方伸出的手臂施以牵引(*From Ayloo A, et al. Evaluation and treatment of musculoskeletal chest. Prim Care Clin Off Pract. 2013;40(4):863-887.*)

减弱[15,16,18]。

需要关注的是,肋骨综合征是一个排除性的诊断,这点很重要。因此,如果有相关危险因素的患者怀疑胸腔内或其他内脏病变时,进一步地评估这些情况就显得尤为重要。对于有心源性危险因素的中年或者老年患者来说,至少要做一次全面的心肺检查,包括基本生命体征(脉搏、血压、氧饱和度和体温)、心脏和肺部听诊以及胸部叩诊。

功能受限

肋骨综合征常被认为是一种良性的、自限性疾病,可以自愈,但在某些情况下,疼痛可能导致残疾并且变成慢性疼痛。

疼痛会导致涉及上肢的日常生活活动受限,包括上举、洗澡、熨烫衣服、梳头和锻炼。患者可能需要若干周的轻体力活动来避免上肢和躯干的负荷[8]。即便是在患者进行全面检查后排除了心脏的问题,他/她也可能无法恢复全职工作、娱乐或日常活动,并可能在数年内仍然在功能上受到损害[19,20]。重要的是要教育这些患者:内科和急诊室间的过度就诊、药物消耗、重复住院、重复做侵入性的检查都会增加他们的医疗压力,导致功能残疾,更不用说会增加医

疗费用和减少工作收入。在一个前瞻性群组的研究中发现，因持续胸痛至医疗机构就医的患者约占55.5%，其中将近11%的患者有不恰当的医疗处方，如没有临床意义的额外的诊断检查[21]。

诊断分析

单凭体格检查结果并不能排除心肺或者其他恶性疾病。如果患者有明显的胸痛病史或有其他较严重的胸痛病因，则应做进一步的诊断性检查。在有胸痛和胸壁压痛的成年人中，有3%～6%的人确实存在冠状动脉疾病[22]。此外，肋骨综合征还可能与其他心肺或者内脏疾病共存。对疼痛的描述可能会指导临床的猜测、假说，但还是有例外的情况。当疼痛被描述为刺痛、位于肋膜或者固定位置，且触诊后疼痛会再次发生时，实际急性冠脉综合征或心肌梗死的似然比则为0.2:0.3。

心源性检查对胸痛的共识是，对35岁以上有心源性危险因素或相关心肺症状的患者进行检查是合理的。基本的诊断性检查包括：生命体征、心脏实验室检查、心电图和胸部X线检查。患者如果有临床指征，可以在心脏病专家的指导下进行进一步的心肺检查，包括压力测试和血管造影[23,24]。

在肺栓塞、恶性肿瘤和感染的情况下，胸壁可能会有压痛。如有外伤或者怀疑外伤史，包括肺挫伤、肝、脾或肾损伤、气胸或血胸等脏器损伤，应考虑X线或胸部CT扫描。任何儿童出现肋骨骨折都应怀疑是否受到虐待。

有发热、咳嗽、肉眼可见的胸壁肿胀或者呼吸问题的患者，必须进行胸部X线片检查。除非临床上怀疑有感染、自身免疫性疾病或者其他急性炎症，否则通常不进行实验室检查。在肋骨综合征的鉴别诊断中，疾病特定性的实验室检查（例如血细胞计数、红细胞沉降率、类风湿因子、抗核抗体）可以作为指征来排除其他疾病，例如类风湿关节炎、强直性脊柱炎、莱特综合征和银屑病关节炎。随着抗生素的出现，引起肋软骨炎疼痛感染的原因已经减少，但仍然可以在有静脉注射药物史、胸骨切开术史、静脉置管、烧伤、胸部、乳房及腹部手术史、闭合性心肺复苏、创伤和胸壁辐射史的患者中看到[28]。

当真正怀疑有感染或者恶性肿瘤时，无论有无组织活检，都应进行CT检查。[99m]Tc核素扫描已用于肋软骨炎的检查，但尚未发现其对诊断的特异性。核素扫描有助于诊断隐性骨折[25]。这两项检查都不

具有足够的特异性，不能真正区分软骨结合部的恶性和良性疾病[2,25]。肋软骨炎综合征的患者应密切随访，特别是随着时间的推移，肿胀有所加重，在这种情况下，应进行早期组织活检以排除恶性肿瘤。

如果有相关的外伤史或者胸肌过度使用史，可应用超声对肌肉和肌腱损伤及血肿进行快速的初步评估（图101.3A和B）。磁共振成像（MRI）仍然是详细评估肌腱损伤、骨损伤/隐性骨折和明确可能的手术指征（例如完全的肌腱撕裂）的金标准。

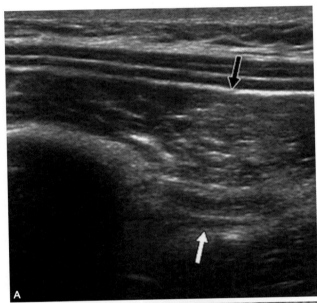

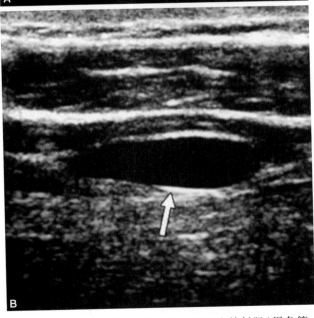

图101.3　肌肉撕裂的超声影像。（A）腹外斜肌（黑色箭头）和腹内斜肌（白色箭头）正常的超声影像；（B）腹内斜肌撕裂（箭头）后嵌入缺口（*From Obaid H, Nealon A, Connell D. Sonographic appearance of side strain injury. AJR Am J Roentgenol. 2008;191(6):265.*）

治疗

早期治疗

首先,建议患者进行活动的调整,例如减少导致疼痛的动作或者活动的频率或强度,或者治疗慢性咳嗽/支气管痉挛等长期存在的因素。药物治疗包括非甾体抗炎药(nonsteroidal anti-inflammatory drug, NSAID)、对乙酰氨基酚、柳氮磺吡啶和其他镇痛药。当出现疼痛时热敷和冷敷也有所帮助,通常每次15~20min,每天最多3~4次。如果没有禁忌证,可以进行经皮神经电刺激和针灸治疗,以及局部使用镇痛药和利多卡因贴剂。

如果病情转为亚急性或者慢性,治疗则包括物理治疗、肌筋膜放松、按摩疗法、注射和手法或者脊椎按摩。

康复治疗

鼓励肋骨综合征患者进行牵伸训练和深呼吸。很多相关的综合征,包括肌筋膜疼痛、生物力学紊乱、背部和胸部肌肉组织的不平衡,临床工作者也可以使用这样的训练。教会患者正确的人体工学、姿势矫正、伸展运动及力量训练(图101.4)[30]。

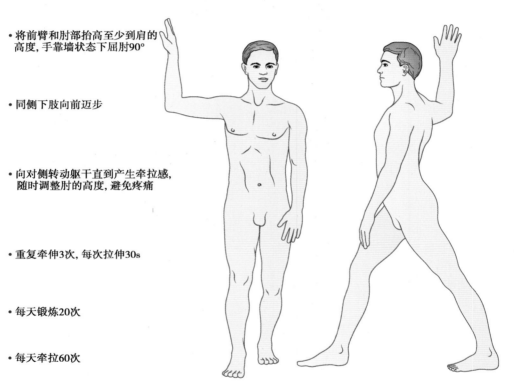

- 将前臂和肘部抬高至少到肩的高度,手靠墙状态下屈肘90°
- 同侧下肢向前迈步
- 向对侧转动躯干直到产生牵拉感,随时调整肘的高度,避免疼痛
- 重复牵伸3次,每次拉伸30s
- 每天锻炼20次
- 每天牵拉60次

图101.4　肋软骨炎的牵伸训练(*From Ayloo A, et al. Evaluation and treatment of musculoskeletal chest. Prim Care Clin Off Pract. 2013;40(4):863-887.*)

一些研究报道了手法治疗,例如 Graston 技术、运动治疗、肌内效贴,专项训练和高速低振幅的活动在肋骨综合征患者中的成功应用[26]。

针对慢性胸骨或者非心源性胸痛综合征的治疗中也有相关的心理干预的描述。

介入治疗

尽管尚未进行临床试验,但在临床实践中类固醇注射还是经常用于难治性病例,通常是将利多卡因/塞罗卡因和皮质类固醇注射到疼痛的肋骨关节、胸锁骨关节或者肋骨软骨区域。这些可以通过几种方法在办公室进行:①触诊解剖标志(在胸肋关节在肋骨附着于胸骨的部位可以感觉到轻微的凸起;图101.5);②在超声下;或者③在透视(X线引导)下。

在腋后线进行肋间阻滞后疼痛完全缓解,是一种有助于诊断肋骨综合征的高度可靠的检查方法[8,11]。对于心脏病患者来说,这对他们的疼痛只有一点或者几乎没有影响,因为来自心脏的疼痛通路是位于脊椎旁交感神经传入的。这些神经传导阻滞既可以是诊断性的,也可以是治疗性的。然而,虽然

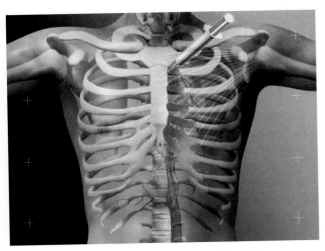

图 101.5　第二胸肋关节注射点示意

肋间神经阻滞常见于胸部和乳房围手术期或术后，主要由麻醉医师操作，但还是要注意气胸以及其他的一些基本过程危险（例如感染、出血、疼痛）。在该区域发生不准确、深入的针刺出现纵隔创伤或者心脏压塞是非常少见的。

如果诊断为胸椎神经根病，则可进行胸段硬膜外类固醇注射或其他脊柱治疗。

技术设备

目前，尚无治疗和康复这种疾病的技术设备。

手术

针对肋骨疼痛的手术治疗是非常少见的。如果所有保守治疗都失败，可行肋胸骨或胸锁骨狭窄关节融合术。对于儿童难治性病例，可对受累的肋软骨进行软骨下摘除术，这样可以在门诊手术过程中将受影响的软骨摘除而保留软骨膜[27]。对于有疼痛的剑突综合征患者，可以在疼痛部位局部注射皮质类固醇或利多卡因，严重者可以进行保留剑突软骨的手术切除治疗[15]。

潜在的疾病并发症

很少需要进行手术治疗[9]。如果保守治疗都不能提供令人满意的结果，可行胸肋骨或胸锁关节融合术。肋骨综合征是良性的，极少发生并发症。该疾病为自限性疾病[31]，在大多数病例中症状通常在 1 年后缓解[4]。体力活动和过度负重会使疼痛加剧，但随后会自愈。然而，如前所述，因为很多疾病的病理学过程可能会和肋骨综合征疼痛一样，所以需要临床工作者仔细排除潜在的心脏、肺、胸、纵隔疾病。

潜在的治疗并发症

镇痛药如非甾体抗炎药的全身性并发症众所周知，最常见的是影响胃、肝脏和肾脏。在进行局部类固醇联合局部麻醉药注射时，如果注射针头位置太偏或者太深，并入侵胸膜间隙可能会导致气胸[9]。心脏压塞同纵隔膜创伤一样，虽然少见但是也会发生。如果临床医师密切注意针的精准定位[9]或者在超声引导下进行注射，这些并发症可以大大地减少。1 例慢性肋软骨炎患者在关节内注射糖皮质激素 8h 后记录到短暂的明显的低磷血症[29]。该患者主要表现为肢体感觉障碍、无力，其次是关节炎[29]。所有的这些症状都在几小时内缓解，甚至在低磷血症改善之前[29]。如果没有严格遵守无菌操作，也可能会发生医源性感染[12]。

（顾秋燕　译　刘祚燕　校　白玉龙　审）

参考文献

1. Bosner S, etal. Chest wall syndrome in primary care patients with chest pain: presentation, associated features and diagnosis. *Fam Pract.* 2010;27(4):363–369.
2. Proulx AM, Zyrd TW. Costochondritis: diagnosis and treatment. *Am Fam Physician.* 2009;80(6):617.
3. Eslick GD, Talley NJ. Natural history and predictors of outcome for non-cardiac chest pain: a prospective 4-year cohort study. *Neurogastroenterol Motil.* 2008;20(9):989–997.
4. Disla E, Rhim HR, Reddy A, etal. Costochondritis. A prospective analysis in an emergency department setting. *Arch Intern Med.* 1994;154:2466–2469.
5. Aeschlimann A, Kahn MF. Tietze's syndrome: a critical review. *Clin Exp Rheumatol.* 1990;8:407–412.
6. Freeston J, Karim Z, Lindsay K, etal. Can early diagnosis and management of costochondritis reduce acute chest pain admissions? *J Rheumatol.* 2004;31:2269–2271.
7. Yang S-C, Shao P-L, Hsueh P-R, etal. Successful treatment of *Candida tropicalis* arthritis, osteomyelitis and costochondritis with caspofungin and fluconazole in a recipient of bone marrow transplantation. *Acta Paediatr.* 2006;95:629–630.
8. Imamura M, Cassius DA. Costosternal syndrome. In: Frontera WR, Silver JK, Rizzo TD Jr, eds. *Essentials of Physical Medicine and Rehabilitation.* 3rd ed. Philadelphia, PA: Elsevier Saunders; 2015.
9. Waldman SD. Tietze's syndrome. In: Waldman SD, ed. *Atlas of Common Pain Syndromes.* Philadelphia: WB Saunders; 2002:158–160.
10. Wolf E, Stern S. Costosternal syndrome: its frequency and importance in differential diagnosis of coronary heart disease. *Arch Intern Med.* 1976;136:189–191.
11. Bonica JJ, Sola AF. Chest pain caused by other disorders. In: Bonica JJ, ed. *The Management of Pain.* Vol. II. Philadelphia: Lea & Febiger; 1990:1114–1145.
12. Disla E, Rhim HR, Reddy A, etal. Costochondritis. A prospective analysis in an emergency department setting. *Arch Int Med.* 1994;154:246–249.
13. Oh RC, Johnson JD. Chest pain and costochondritis associated with Vitamin D deficiency: a report of two cases. *Case Rep Med.* 2012; 2012:375730.
14. Waldman SD. Tietze's syndrome. In: Walkman SD, ed. *Atlas of Common Pain Syndromes.* Philadelphia: WB Saunders; 2002:158–160.
15. Ayloo A, etal. Evaluation and treatment of musculoskeletal chest pain. *Prim Care Clin Office Pract.* 2013;40:863–887.
16. Hopper MA, Tirman P, Robinson P. Muscle injury of the chest wall and

upper extremity. *Semin Musculoskelet Radiol*. 2010;14(2):122–130.

17. Mukerji B, Mukerji V, Alpert MA, etal. The prevalence of rheumatologic disorders in patients with chest pain and angiographically normal coronary arteries. *Angiology*. 1995;46:425–430.

18. Gregory PL, Biswas AC, Batt ME. Musculoskeletal problems of the chest wall in athletes. *Sports Med*. 2002;32:235–250.

19. Lavey EB, Winkle RA. Continuing disability of patients with chest pain and normal coronary arteriograms. *J Chron Dis*. 1979;32:191–196.

20. Papanicolau MN, Calif RM, Hlatky MA, etal. Prognostic implications of angiographically normal and insignificant narrowed coronary arteries. *Am J Cardiol*. 1986;58:1181–1187.

21. Glombiewski JA, etal. The course of nonspecific chest pain in primary care. *Arch Int Med*. 2010;170(3):251–255.

22. Swap CJ, Nagurney JT. Value and limitations of chest pain history in the evaluation of patients with suspected acute coronary syndromes. *JAMA*. 2005;294:2623–2629.

23. McConaghy JR, Oza RS. Outpatient diagnosis of acute chest pain in adults. *Am Fam Physician*. 2013;87:177–182.

24. Wise CM, Semble EL, Dalton CB. Musculoskeletal chest wall syndromes in patients with noncardiac chest pain: a study of 100 patients. *Arch Phys Med Rehabil*. 1992;73:147–149.

25. Mendelson G, Mendelson H, Horowitz SF, etal. Can [99m]technetium methylene diphosphonate bone scans objectively document costochondritis? *Chest*. 1997;111:1600–1602.

26. Hudes K. Low-tech rehab and management of a 64 year old male with acute idiopathic onset of costochondritis. *J Can Chiropr Assoc*. 2008:227.

27. Fu R, Iqbal WB, Jaroszewiski DE, etal. Costal cartilage excision for the treatment of pediatric slipping rib syndrome. *J Pediatr Surg*. 2012;47(10):1825–1827.

28. Cayley WE Jr. Diagnosing the cause of chest pain. *Am Fam Physician*. 2005;72:2012–2021.

29. Roberts-Thomson KC, Iyngkaran G, Fraser RJ. Intra-articular glucocorticoid injection: an unusual cause of transient hypophosphatemia. *Rheumatol Int*. 2006;27:95–96.

30. Rovetta G, Sessarego P, Monteforte P. Stretching exercises for costochondritis pain. *G Ital Med Lav Ergon*. 2009;31:169–171.

31. Calabro JJ, Jeghers H, Miller KA, Gordon RD. Classification of anterior chest wall syndromes. *JAMA*. 1980;243:1420–1421.

第 102 章

纤维肌痛

Joanne Borg-Stein, MD

Michelle E. Brassil, MD

Haylee E. Borgstrom, MD, MS

同义词

纤维组织炎

ICD-10 编码

M79.7	纤维肌痛
M00-M99	肌肉骨骼系统和结缔组织疾病
M70-M79	其他软组织疾病
M79	其他未分类的软组织疾病

定义

纤维肌痛是一种持续至少 3 个月的慢性弥漫性疼痛综合征。它是一种与神经心理症状相关的多系统疾病,包括疲劳、僵硬、睡眠障碍、认知功能障碍、焦虑和抑郁[1]。纤维肌痛大多数患者是女性,据估计女性发病率是男性的 3 倍。发病率一般随着年龄的增长而增加,最高出现在五十多岁[2]。

纤维肌痛的独立病因学尚未得到证实。现有证据表明,中枢和外周神经系统的敏感化是控制疼痛和纤维肌痛其他核心症状的关键[3-6]。可能跟基因有关,因为具有某些基因型的个体更有可能发展为慢性疼痛,并且在其生命周期中对疼痛的敏感性增加。这些基因包括儿茶酚胺甲基转移酶、钠和钾通道等。环境因素,如身体或精神创伤,以及感染(如 Epstein-Barr 病毒、莱姆病、细小病毒),可能与遗传因素相互作用,促进纤维肌痛的发展[6]。

1990 年,一项多中心研究首次对纤维肌痛的诊断进行了标准化,促使美国风湿病学会(American College of Rheumatology,ACR)于 1990 年基于压痛点检查制定了纤维肌痛分类标准。这种分类后来被 2010 年 ACR 纤维肌痛诊断标准所取代[7],包括以下内容:

1. 弥漫性疼痛指数(widespread pain index,

WPI)评分至少为 7 分且症状严重程度评分(symptom severity scale,SSS)至少为 5 分,或 WPI 分值至少为 3 分且 SSS 分值至少为 9 分。

2. 类似疼痛症状至少持续 3 个月。

3. 患者没有其他可以引起疼痛的疾病。

2010 年的标准在 2011 年进行了修订,为了研究需要允许研究者根据患者的自我评价报告来做出诊断。最近,Wolfe 等提出了基于 2010 年/2011 年标准的 2016 年修订版(表 102.1),它结合了医师和患者调查问卷,最大限度地减少了对区域性疼痛障碍的错误分类,并消除了关于诊断排除标准的建议。2016 年的标准包括:

表 102.1　2016 年修订版纤维肌痛标准

纤维肌痛标准——2016 版

如果满足以下条件,则患者满足 2016 年修订纤维肌痛标准:

1. WPI≥7 分和 SSS 评分≥5 分或 WPI 为 4~6 分和 SSS 评分≥9 分
2. 广泛的疼痛,定义为至少 5 个区域中的 4 个区域的疼痛。下颌、胸部和腹部疼痛不包括在广泛疼痛的定义中
3. 症状一般已出现至少 3 个月
4. 纤维肌痛的诊断是可靠的,与其他诊断无关。纤维肌痛的诊断并不排除其他临床上重要疾病的存在

WPI(0~19 分,每个位置 1 分)

区域 1:左上肢	区域 2:右上肢
左下颌	右下颌
左肩	右肩
左上臂	右上臂
左前臂	右前臂
区域 3:左下肢	**区域 4:右下肢**
左髋部(臀部,大转子)	右髋部(臀部,大转子)
左大腿	右大腿
左小腿	右小腿

表 102.1　2016 年修订版纤维肌痛标准（续）
区域 5：中轴区域
颈部
上背部
下背部
胸部
腹部
SSS（总分，0~12 分）
SSS 第 1 部分（每个症状的等级为 0~3，0 = 没问题，1 = 一点/轻度/间歇发作，2 = 中度/频繁发作，3 = 严重/弥漫性/持续发作）
SSS 第 2 部分（在过去的 6 个月里，患者每出现一种症状记 1 分）
疲倦
头痛
醒来昏沉
下腹疼痛或绞痛
认知症状
抑郁

SSS，症状严重程度评分；WPI，弥漫性疼痛指数。
Data from Wolfe F, Clauw D, Walitt B, et al. 2016 Revisions to the 2010/2011 fibromyalgia diagnostic criteria. *Semin Arthritis Rheum.* 2016; 46:319-329.

1. WPI 评分至少为 7 分且 SSS 评分至少为 5 分，或者 WPI 为 4~6 分且 SSS 评分至少为 9 分。

2. 广泛的疼痛，定义为至少 5 个区域中的 4 个区域的疼痛。下颌、胸部和腹部疼痛不包括在广泛疼痛的定义中。

3. 症状一般已出现至少 3 个月。

4. 纤维肌痛的诊断是可靠的，与其他诊断无关。纤维肌痛的诊断并不排除其他临床上疾病的存在。

2016 年修订版还发布了纤维肌痛严重程度量表，它是 WPI 和 SSS 的总和，范围从 0（无症状）至 31（最严重的症状）。这个分数可以帮助监测病情的发展[8]。

症状

纤维肌痛的特点是腰部以上和以下、身体两侧弥漫、持久的疼痛（>3 个月）。患者通常报告一系列其他症状，包括明显的疲劳、僵硬、睡眠障碍、认知障碍（如注意力不集中、健忘、理解力下降）、焦虑、抑郁、颞下颌关节综合征、感觉异常、头痛、泌尿生殖道表现（如间质性膀胱炎、慢性前列腺炎、外阴痛）、肠易激综合征和直立体位不耐受[4]。

体格检查

虽然纤维肌痛患者的一般医学检查无明显异常，但是彻底的体格检查仍至关重要。一项研究发现，在因疑似纤维肌痛而转诊到风湿病专家的患者中，有 45% 的患者被接诊医师漏诊了炎性或退行性关节炎或软组织性风湿病。由于在起立床试验中纤维肌痛患者出现神经调节性低血压的发生率升高，患者应记录血压。因为纤维肌痛患者终身都患有情绪障碍，评估情绪和情感也很重要，情绪障碍主要是抑郁症，发病率为 20%~86%[9]。

如前所述，压痛点检查并非诊断标准的一部分。然而，纤维肌痛患者也不能排除与激痛点相关的区域性肌筋膜疼痛[10]。激痛点是骨骼肌周围筋膜上的高激惹点。激痛点可在肌肉上触诊为结节样或条带样，激痛点的刺激可以引起抽搐反应[10]。检查时找到激痛点至关重要，因为可以应用特定的干预措施（参见针刺与注射治疗部分）。识别和治疗肌筋膜痛和其他常见的肌肉骨骼疾病，如滑囊炎、肌腱炎、神经根病等，有助于区分继发于纤维肌痛的疼痛，更好地了解其对治疗的反应。

功能受限

由于疼痛和疲劳，患者的日常活动和运动耐力受限。很大一部分患者存在认知功能障碍。这被称为"纤维雾"（fibro fog）。研究发现，与健康对照组相比，纤维肌痛患者的认知抑制，即在干扰的环境下集中注意力的能力会持续受损，工作记忆也是如此。有学说表明纤维肌痛患者中的认知功能障碍的发生是因为用于疼痛处理的大脑资源不能用于认知任务[9]。大约 25% 的纤维肌痛患者称自己为残疾，并正获取某些残疾补贴。如果患者报告疼痛评分较高、从事繁重的体力劳动、应对疼痛策略不佳且感到无助，或卷入诉讼案，则更有可能成为功能障碍者[11-13]。

诊断分析

纤维肌痛是一种临床诊断。其他条件有待排查，但基本的实验室检查是适当的，例如完整的血细胞计数、红细胞沉降率、促甲状腺激素浓度、肝脏转氨酶和肌酸激酶活性。原发性睡眠障碍可能需要通过睡眠研究来确诊。如果怀疑骨性关节炎、神经根病、椎管狭窄或内在关节疾病，则可完善放射检查或磁共振成像。

电诊断研究可能有助于排除周围神经卡压症或神经根病。越来越多的文献表明，许多纤维肌痛患者也伴有小纤维神经病。然而，这一点的意义尚不清楚，因为在其他不伴有弥漫性疼痛的情况下也发现了小纤维神经病[14]。

鉴别诊断	
甲状腺肌病	神经病变
代谢性肌病	情绪和睡眠障碍
风湿性疾病	躯体形式疼痛障碍
莱姆病	肌筋膜疼痛综合征

治疗

早期治疗

初始治疗包括患者教育、轻柔地运动、放松训练以及考虑药物干预。纤维肌痛的治疗推荐使用逐步、多学科、共同决策的方法。

做出临床诊断后，第一步是提供症状、预后和潜在干预措施的信息。应强调睡眠、锻炼和减轻压力的重要性[15]。患者教育已被证明有治疗效果，这种教育包括个人、团体课程学习纤维肌痛的症状，强调坚持治疗计划的重要性，并营造一种集体感。应为患者提供良好的课程以及治疗计划[16-20]。此外，患者应首先治疗并发症，如情绪或睡眠障碍。

第二步是联合非药物治疗和药物治疗策略（如果有适应证），治疗应着重于制订个体化治疗计划。患者应开始有氧运动计划，并进行认知行为治疗（cognitive-behavioral therapy，CBT）。可考虑使用一些药物，包括 5-羟色胺和去甲肾上腺素再摄取抑制剂、抗惊厥药或三环抗抑郁药，特别是对有抑制症状或某些并发症的患者。

第三步是考虑将那些诊断不确定或症状难以治愈的患者转诊到风湿病学、物理医学、神经病学、精神病学或疼痛管理等专业就诊[15]。

纤维肌痛的药物治疗不是必需的，应该作为非药物治疗方法的辅助，目的是使睡眠模式正常化，减轻疲劳和疼痛。目前的一线药物包括普瑞巴林、度洛西汀、米那普仑和阿米替林——它们都只发挥中等程度疗效[15,21-23]。需要治疗达到至少 50% 的疼痛

缓解的典型疼痛评分为 5~10 分[15,21-23]。因此经常使用联合疗法。以治疗特定的并发症为目标的，经过反复考量后选择药物可以获得更大的益处。例如，度洛西汀适用于并发抑郁症患者，普瑞巴林或阿米替林用于并发睡眠障碍患者，普瑞巴林或度洛西汀用于并发焦虑症患者[15]。

药物应从低剂量开始，并根据患者耐受性逐步向上调整。治疗纤维肌痛推荐使用初始和最高剂量如下：阿米替林每晚 10mg，每晚最多 50mg；普瑞巴林每晚 50mg，每天两次，每天最多 225mg；度洛西汀每天 30mg，每天最多 60mg；米那普仑每天 12.5mg，逐步增加到 50mg，每天两次服用，最大剂量为 100mg，每天两次。对于有其他并发症的患者，推荐使用更高的剂量[21-23]。

二线治疗方案包括加巴喷丁、环苯扎林、选择性 5-羟色胺再摄取抑制剂（如氟西汀、帕罗西汀），以及曲马多单独或与对乙酰氨基酚合用[15,21,24,25]。曲马多可考虑用于合并风湿性疾病或晚期骨关节炎的患者[21]。其他药物的使用，如低剂量的纳曲酮、大麻素和喹硫平，仍被认为是实验性药物。目前很少有高质量的直接对比研究或联合用药研究。

一般而言，虽然疼痛缓解本身并不一定与改善功能或感知幸福有联系，但预计药物治疗可以为 50% 的患者减轻至少 30% 的疼痛，1/3 的患者减轻至少 50% 的疼痛[21]。

治疗纤维肌痛不推荐长期使用非甾体抗炎药（NSAID）和阿片类药物。长期使用 NSAID 可导致心血管和胃肠道副作用的风险增加[26-27]，长期使用阿片类药物可导致阿片类药物诱导的痛觉过敏以及对个人和整个社会的其他方面的不利影响[15]。理想情况下，纤维肌痛的治疗几乎不需要药物，因药物治疗只能给予适当疗效和频繁的副作用。

如果没有推进患者教育、通过认知行为疗法治疗患者的心理健康、采取运动的手段，症状的长期缓解进而改善功能是很难实现的，所有这些都得到了 1A 级证据的支持。这些成本效益低、低风险的干预措施的总体有效性和持续受益程度经常超过药物治疗所取得的效果[15]。

其他非药物疼痛控制方法包括针灸、激痛点注射、肌筋膜释放疗法、整脊手法、按摩、水疗、瑜伽、太极和生物反馈[6,28-30]。

康复治疗

物理疗法可为患者提供牵伸、肌力训练和心血

管适应性训练。有氧运动处方包括低影响的锻炼如散步和游泳，从低强度逐渐增加到中等强度的运动[16]。这可以改善体适能和躯体功能，也可减轻疼痛。作业治疗可以参与评估工作场所的人体工程学和日常生活活动情况。强调简化，协调任务，使功能最大化[31-34]。

心理健康专家在康复阶段可以帮助教育患者制订心身减压计划，其中可能包括认知行为治疗、放松疗法和生物反馈。正念减压疗法被证明可用来减轻压力、改善睡眠障碍和对疾病的感知[35]。引导想象和催眠被证明可以减少疼痛和心理痛苦[36]。催眠结合认知行为治疗可能比单独使用用认知行为更有益[19,37,38]。许多此类干预的目的是教会患者去积极应对慢性疼痛。合并抑郁症和焦虑症的患者经常需要心理药物治疗。

介入治疗

可在肌筋膜触发点注射 1% 利多卡因，以减少局部疼痛并提高痛阈[15,39]。顽固性慢性肌筋膜疼痛患者可能对注射肉毒毒素有反应[40]。

干针疗法是一个广义的术语，用于区分"非注射"针法和"注射"针法。与注射药物不同，在触发点针刺中，干针使用实心细丝针，依靠刺激靶组织的特定反应来达到治疗效果[41]。有证据支持对纤维肌痛患者使用干针。然而，目前尚不清楚干针治疗对疼痛和疲劳的改善时间有多长。因此，使用干针的最佳频率尚不确定[41]。

如果患者同时患有滑囊炎、腱鞘炎或神经卡压，可以进行治疗性注射来治疗这些特定病种。

针灸可用于治疗疼痛和疲劳。研究表明，治疗效果可能会持续几个月，但很可能会随着时间的推移而减弱。每周 2 次，一共 6 次治疗似乎是必要的。针灸治疗的最佳次数和频率尚不确定[2,42-44]。

手术

纤维肌痛没有手术指征。

技术设备

对于这种疾病，目前还没有特定技术设备治疗或康复。

潜在的疾病并发症

未能做出早期诊断可能导致治疗延迟、功能退化，以及进行昂贵、不必要的医学检查。尽管经过治疗，慢性顽固性疼痛仍可能发生。

潜在的治疗并发症

由于只有少数患者通过药物干预才能达到有意义的镇痛效果，因此持续评估药物的不良作用是很重要的。三环类抗抑郁药物可能与抗胆碱能副作用有关，如尿潴留、镇静、便秘和体重增加。普瑞巴林可能导致镇静、头晕、周围水肿和体重增加。选择性 5-羟色胺再摄取抑制剂药物可能与性功能障碍、胃肠不耐受和厌食症有关。此外，这类药物具有黑框警告，患有严重抑郁症的年轻人自杀倾向增加[25]。曲马多降低了癫痫发作的阈值。此外，选择性 5-羟色胺再摄取抑制剂联合曲马多可增加癫痫发作的风险[45]。过度激进的运动项目可能会暂时增加一些患者的疼痛。如果注射不当，可能会导致局部疼痛、瘀斑、刺破血管或气胸。

（曹永武　译　孙莉敏　校　白玉龙　审）

参考文献

1. Queiroz L. Worldwide epidemiology of fibromyalgia. *Curr Pain Headache Rep.* 2013;17(8):356.
2. Walitt B, Nahin R, Katz R, Bergman M, Wolfe F. The prevalence and characteristics of fibromyalgia in the 2012 national health interview survey. *Plos One.* 2015;10(9):e0138024.
3. Bennett R. Fibromyalgia: present to future. *Curr Rheumatol Rep.* 2005;7:371–376.
4. Goldenberg DL. Diagnosis and differential diagnosis of fibromyalgia. *Am J Med.* 2009;122:S14–S21.
5. Staud R. Abnormal pain modulation in patients with spatially distributed chronic pain: fibromyalgia. *Rheum Dis Clin North Am.* 2009;35:263–274.
6. Goldenberg DL, Clauw DJ, Fitzcharles MA. New concepts in pain research and pain management of the rheumatic diseases. *Semin Arthritis Rheum.* 2011;41:319–334.
7. Wolfe F, Clauw DJ, Fitzcharles M, et al. The American College of Rheumatology preliminary diagnostic criteria for fibromyalgia and measurement of symptom severity. *Arthritis Care Res.* 2010;62:600–610.
8. Wolfe F, Clauw D, Walitt B, et al. 2016 Revisions to the 2010/2011 fibromyalgia diagnostic criteria. *Semin Arthritis Rheum.* [serial online]. 2016;46:319–329.
9. Borchers A, Gershwin M. Fibromyalgia: a critical and comprehensive review. *Clin Rev Allergy Immunol.* 2015;49(2):100.
10. Travell J, Simons D, Simons L. *Myofascial Pain and Dysfunction: The Trigger Point Manual,* 2nd ed. Vol 2. Baltimore: Lippincott Williams & Williams; 1999.
11. Bennett RM. Fibromyalgia and the disability dilemma. *Arthritis Rheum.* 1996;19:1627–1633.
12. Kurtze N, Gundersen KT, Svebak S. The impact of perceived physical dysfunction, health-related habits, and affective symptoms on employment status among fibromyalgia support group members. *J Musculoskel Pain.* 2001;9:39–53.
13. Henriksson CM, Liedberg GM, Gerdle B. Women with fibromyalgia: work and rehabilitation. *Disabil Rehabil.* 2005;27:685–695.
14. Clauw D. 1: Diagnosing and treating chronic musculoskeletal pain based on the underlying mechanism(s). *Best Pract Res Clin Rheumatol* [serial online]. 2015;29:6–19.
15. Clauw DJ. Fibromyalgia: a clinical review. *JAMA.* 2014;311(15):1547–1555.
16. Wilson B, Spencer H, Kortebein P. Exercise recommendations in

patients with newly diagnosed fibromyalgia. *PM R.* 2012;4:252–255.

17. Dadabhoy D, Clauw DJ. Fibromyalgia: progress in diagnosis and treatment. *Curr Pain Headache Rep.* 2005;9:399–404.

18. Borg-Stein J. Treatment of fibromyalgia, myofascial pain and related disorders. *Phys Med Rehabil Clin N Am.* 2006;17:491–510.

19. Goldenberg DL, Burckhardt C, Crofford L. Management of fibromyalgia syndrome. *JAMA.* 2004;292:2388–2395.

20. Arnold LM, Clauw DJ, Dunegan LJ, Turk DC. A framework for fibromyalgia management for primary care providers. *Mayo Clin Proc.* 2012;87:488–496.

21. Häuser W, Walitt B, Fitzcharles M, Sommer C. Review of pharmacological therapies in fibromyalgia syndrome. *Arthritis Res Ther.* 2014;16:201.

22. Wiffen PJ, Derry S, Moore RA, et al. Antiepileptic drugs for neuropathic pain and fibromyalgia - an overview of Cochrane reviews. *Cochrane Database Syst Rev.* 2013;(11):CD010567.

23. Lunn MPT, Hughes RAC, Wiffen PJ. Duloxetine for treating painful neuropathy, chronic pain or fibromyalgia. *Cochrane Database Syst Rev.* 2014;(1):CD007115.

24. Moldofsky H, Harris HW, Archambault WT, et al. Effects of bedtime very low dose cyclobenzaprine on symptoms and sleep physiology in patients with fibromyalgia syndrome: a double-blind randomized placebo-controlled study. *J Rheumatol.* 2011;38:2653–2663.

25. Walitt B, Urrútia G, Nishishinya MB, Cantrell SE, Häuser W. Selective serotonin reuptake inhibitors for fibromyalgia syndrome. *Cochrane Database Syst Rev.* 2015;(6):CD011735.

26. Mansour A, Perace M, Johnson B, et al. Which patients taking SSRIs are at greatest risk of bleeding? *J Fam Pract.* 2006;55:206–208.

27. Trelle S, Reichenbach S, Wandel S, et al. Cardiovascular safety of non-steroidal anti-inflammatory drugs: network meta-analysis. *BMJ.* 2011;342. c7086.

28. Wang C, Schmid CH, Rones R, et al. A randomized trial of tai chi for fibromyalgia. *N Engl J Med.* 2010;363:743–754.

29. Carson JW, Carson KM, Jones KD, et al. A pilot randomized controlled trial of the yoga of awareness program in the management of fibromyalgia. *Pain.* 2010;151:530–539.

30. Mist SD, Firestone KA, Jones KD. Complementary and alternative exercise for fibromyalgia: a meta-analysis. *J Pain Res.* 2013;6:247–260.

31. Gowans SE, deHueck A, Voss S, Richardson M. A randomized, controlled trial of exercise and education for individuals with fibromyalgia. *Arthritis Care Res.* 1999;12:120–128.

32. Rosen NB. Physical medicine and rehabilitation approaches to the management of myofascial pain and fibromyalgia syndromes. *Baillieres Clin Rheumatol.* 1994;8:881–916.

33. Kingsley JD, Panton LB, Toole T, et al. The effects of a 12-week strength-training program on strength and functionality in women with fibromyalgia. *Arch Phys Med Rehabil.* 2005;86:1713–1721.

34. Tomas-Carus P, Gusi N, Häkkinen A, et al. Eight months of physical training in warm water improves physical and mental health in women with fibromyalgia: a randomized controlled trial. *J Rehabil Med.* 2008;40:248–252.

35. Cash, et al. Mindfulness meditation alleviates fibromyalgia symptoms in women: results of a randomized clinical trial. *Ann Behav Med.* 2015;49:319–330.

36. Zech, et al. Guided imagery/hypnosis in fibromyalgia. *Eur J Pain.* 2017;21:217–222.

37. Kaplan KH, Goldenberg DL, Galvin-Nadeau M. The impact of a meditation-based stress reduction program on fibromyalgia. *Gen Hosp Psychiatry.* 1993;15:284–289.

38. Glombiewski JA, Sawyer AT, Gutermann J, et al. Psychological treatments for fibromyalgia: a meta-analysis. *Pain.* 2010;151:280–295.

39. Affaitati G, Costantini R, Fabrizio A, et al. Effects of treatment of peripheral pain generators in fibromyalgia patients. *Eur J Pain.* 2011;15:61–69.

40. Göbel H, Heinze A, Reichel G, et al. Dysport myofascial pain study group. Efficacy and safety of a single botulinum type A toxin complex treatment for the relief of upper back myofascial pain syndrome: results from a randomized double-blind placebo-controlled multicentre study. *Pain.* 2006;125:82–88.

41. Casanueva B, Rivas P, Rodero B, Quintial C, Llorca J, González-Gay M. Short-term improvement following dry needle stimulation of tender points in fibromyalgia. *Rheumatol Int [serial online].* 2014;34(6):861–866.

42. Mayhew E, Ernst E. Acupuncture for fibromyalgia—a systematic review of randomized clinical trials. *Rheumatology (Oxford).* 2007;46:801–804.

43. Targino RA, Imamura M, Kaziyama HHS, et al. A randomized controlled trial of acupuncture added to usual treatment for fibromyalgia. *J Rehabil Med.* 2008;40:582–588.

44. Amezaga Urruela M, Suarez-Almazor ME. Acupuncture in the treatment of rheumatic diseases. *Curr Rheumatol Rep.* 2012;14:589–597.

45. Gardner JS, Blough D, Drinkard CR, et al. Tramadol and seizures: a surveillance study in a managed care population. *Pharmacotherapy.* 2000;20:1423–1431.

第 103 章

头痛

Blessen C. Eapen, MD
Donald McGeary, PhD, ABPP
Carols A. Jaramillo, MD, PhD

同义词

总称
  良性头痛
  非恶性头痛
偏头痛
  呕吐性头痛
  血管性头痛
丛集性头痛
  自杀性头痛
  睡眠性头痛
  组胺性头痛
  偏头痛性神经痛
  自主神经性头痛
紧张性头痛
  日常性头痛
  肌收缩性头痛
  紧张性头痛

ICD-10 编码

G44.209	张力性头痛,未特指的,非难治性
G43.909	偏头痛,不明原因,非难治性,无偏头痛状态
R51	头痛
G44.029	慢性丛集性头痛,非难治性

定义

原发性头痛临床上常见的主要有偏头痛、丛集性头痛和紧张性头痛[1]。虽然这三个症状都具有慢性、复发性并有潜在致残性的特点,但明确诊断很重要,因为三者有不同的病史和治疗方法。

根据国际头痛疾病分类标准(ICHD)将头痛进行分类,ICIDH 是由国际头痛协会于 1988 年首次提出,并于 2004 年进行修订,最近第三次修订在 2013 年被审查为"测试版",最终在 2018 年确定为 ICHD 第三版(ICHD-3)[1,2,2a]。ICHD-3 作为测试版发布,供公众审查,并就这些标准如何与世界卫生组织最近的国际疾病分类-11 修订版保持一致提出公众意见。该标准已经正式通过,并可通过官网搜索。在 ICHD-3 中,对于三类原发性头痛疾病的标准改动相对较少。

除了少数罕见的偏头痛亚型,所有其他类型的头痛的诊断仍然以收集的临床信息为诊断依据,如患者的病史和排除继发性头痛病因的检查(本章未涉及)。ICHD 标准是为研究目的而制定的,因此在临床环境中使用时可能缺乏敏感性。偏头痛和紧张型头痛在女性中更常见,而丛集性头痛群体则通常是男性。偏头痛的发病高峰时期出现在中年时期,该阶段几乎 25% 的女性和约 10% 的男性患有偏头痛[3]。反复发作的头痛在儿童中并不少见,但由于儿童头痛的症状表现与成年人不同,并且儿童可能难以描述区分不同亚型的头痛特征,因此儿童头痛的准确诊断可能会比较困难[4,5]。

偏头痛

偏头痛可分为无先兆偏头痛(表 103.1)和先兆偏头痛(表 103.2)。根据 ICHD-3,"慢性偏头痛"之前列为偏头痛并发症类,现在也归入偏头痛亚型类。患者头痛发作每月超过 15 天,连续 3 个月或 3 个月以上,并且每月有 8 天或 8 天以上的偏头痛症状,可考虑为慢性偏头痛。根据国际疾病分类-3,慢性偏头痛归入亚型类,因为"在频繁发作的或持续性头痛患者中无法区分是否为单一性质的头痛发作"[2]。约 20% 的患者通常在头痛之前有先兆性症状,包括局部神经体征或症状,在头痛开始后 30~60min 内逐渐消失。最常见的先兆类型包括视觉障碍,典型表

表 103.1　无先兆症状的偏头痛诊断标准
A. 至少满足 B-D 中 5 项症状
B. 头痛发作持续 4~72h（未治疗或未控制住）
C. 头痛至少有下列两种特点：
1. 单侧
2. 搏动性
3. 中等程度或严重强度（限制或妨碍每天日常活动）
4. 头痛因活动加重或使日常体力活动减少
D. 在头痛时出现至少一项症状：
1. 恶心和/或呕吐
2. 畏光或恐响
E. 无法用 ICHD-3 其他诊断解释

From Headache Classification Subcommittee of the International Headache Society. The International Classification of Headache Disorders, 3rd ed. *Cephalalgia*. 2018；38：1-211.

表 103.2　先兆偏头痛的诊断标准
A. 至少满足 B 和 C 两项
B. 至少满足下列一项可完全逆转的先兆症状：
1. 视觉
2. 感觉
3. 言语和/或语言
4. 运动
5. 脑干
6. 视网膜
C. 至少满足以下六项特征的三项：
1. 至少一种先兆症状发作超过 5min
2. 至少两种症状接连出现
3. 每种先兆症状持续 5~60min
4. 至少一种先兆症状单侧发作
5. 至少一种先兆症状阳性
6. 先兆症状伴随头痛出现，或出现在头痛发作 60min 后
D. 头痛无法由其他 ICHD-3 诊断解释，排除短暂性脑缺血发作

From Headache Classification Subcommittee of the International Headache Society. The International Classification of Headache Disorders, 3rd ed. *Cephalalgia*. 2018；38：1-211.

现为暗点扩大，但患者也能看到一些形状，如星形、锯齿形或其他视觉扭曲下的形状，包括视野缺损和光幻视。然而，视物模糊通常不被认为是先兆症状的一部分。感觉或运动症状在偏头痛患者中少见。偏头痛也可分为发作性偏头痛或慢性偏头痛（每月有 15 天或 15 天以上的偏头痛）。通过认真地记录跟踪，一些患者能够确定头痛的诱因，包括劳累、某些食物、气味和激素的影响。有三种基因突变已经确定与有

先兆偏头痛中一个特殊亚型即家族性偏瘫性偏头痛相关。这些基因影响神经元细胞膜的稳定性[6,7]。

许多偏头痛患者报告前驱症状：打哈欠，颈部和肩部肌肉不适，流涎过多，食欲、情绪、睡眠、胃肠功能和排尿的变化。其中一些症状可能在头痛本身发作前几天就已开始。偏头痛后期症状包括疲劳、运动不耐受和颈部和肩部肌肉不适。如果头痛没有得到治疗，80% 的患者最终会出现痛觉异常，即对于正常的无痛刺激出现疼痛反应。一旦出现痛觉异常，疗效可能欠佳[8]。此外，偏头痛的认知症状也越来越受到重视，这可能会致残。减轻疼痛相关的残疾是偏头痛治疗的公认目标，因此建议对患者偏头痛相关认知症状进行评估。

丛集性头痛

丛集性头痛严格来说是单侧头痛，男性较女性更常见，但在总人口中发病率近 0.1%[9]。这种疼痛剧烈而稳定，和偏头痛引起的搏动性头痛不同，其局限在眼眶区域。诊断标准要求在头痛期间至少出现一种自主神经症状或体征，如疼痛侧球结膜充血、流泪、流涕、眼睑下垂或瞳孔缩小。

丛集性头痛因头痛通常呈规律性丛集性发作而得名，即通常在 2 周至 3 个月的时间内，每天发作 1~8 次。然后，丛集性头痛完全缓解持续数月或数年。在慢性丛集性头痛中，没有不发作时期或者缓解期，或持续时间少于 2 周[10]。丛集性头痛患者通常在发作期间有酒精耐受不良和强烈的不安感。

紧张性头痛

紧张性头痛发作时长为 30min 至 7 天。紧张型头痛的诊断标准在 ICHD-3 中基本没有变化。典型表现是双侧对称性，头痛程度属中度，常诉有头部受压感，紧束感并且不受体力活动影响。一些相关症状一般不存在或轻微：如恶心、呕吐、畏光和畏声。紧张性头痛，分为偶发性紧张性头痛（每月发作次数少于 1 天）、频发性紧张性头痛（每月发作次数为 1~14 天）、慢性紧张性头痛（每月发作次数不少于 15 天，持续时间至少为 6 个月）[1]。紧张性头痛患者一般不会主诉头痛以外的其他自发产生的症状。如果同时出现恶心和畏光的症状，这些症状被认为是偏头痛时交感神经兴奋所引起的，那就应重新审查偏头痛的诊断。

体格检查

原发性头痛通过病史诊断。体格和神经检查主

要目的是排除存在继发性头痛疾病。因此,最重要的体格检查包括眼底镜检查以排除乳头状水肿,神经学检查以排除可能提示恶性肿瘤的局灶性缺陷、血管性疾病(如卒中或出血)、胶原蛋白性血管疾病、感染性原因等。

- 总的来说,原发性头痛的生理和神经检查结果是正常的。即使发现了另一种疾病,它与原发性头痛也没有因果关系。与正常对照组相比,在偏头痛患者中发现了轻微的小脑病变体征,如肌张力障碍和平衡异常,但这些症状在典型的检查中通常无法检测到[11]。如果患者在头痛发作时进行检查,检查者会注意以下几点:偏头痛患者会安静地平躺,避免活动,可能出现苍白和发汗。他们通常表现出强烈畏光和畏声,可能会呕吐。

- 与偏头痛患者相比,丛集性头痛患者在身体上是不安的。头部撞击和躁动是丛集性头痛的常见症状[12],并且任何自主神经的征象都应该记录下来以证实诊断。在发作期间,持续性上睑下垂和结膜充血可偶尔出现。

- 紧张型头痛患者可能会感到不适,但一般不会丧失去正常生活的能力。

- 在所有主要头痛类型的长时间发作患者中颈、肩、下颌紧绷感很常见,并不一定是头痛的潜在原因。

在大多数情况下,头痛只要给予适当治疗,这些症状就会得到改善,不需要分别处理。紧张性头痛患者的肌张力异常增高没有相关证据证明。事实上,肌电图对偏头痛或紧张型头痛没有诊断或治疗意义[13]。虽然生物反馈辅助肌肉放松对偏头痛和紧张型头痛有明显的好处,但它可能通过肌肉松弛以外的机制发挥作用。

功能受限

生活质量调查和其他数据表明,原发性头痛患者的功能受损程度比通常所发现的要严重[14]。显然,偏头痛和丛集性头痛的急性发作损害日常功能,如果不治疗,一般需要卧床休息。视觉先兆症状发作使驾驶或其他活动变得具有危险性,甚至使患者难以进行相关活动。紧张型头痛一般不会让患者丧失日常活动的能力,但可能会使其减少活动。患者经常感觉自己功能完好却难以进行日常活动。在许多情况下,严重受影响的患者报告说,对可能的头痛的恐惧和焦虑导致他们避免、放弃或拒绝工作、社交和

学习机会。抑郁症是头痛控制不佳的一种常见合并症,伴有控制不良的头痛,也可能导致功能受损,而且人们越来越认识到焦虑和创伤后应激障碍等其他常见精神疾病的致残影响。非特异性镇静剂治疗偏头痛或预防性治疗对许多患者造成的功能限制也未得到充分认识,这些治疗可能导致疲劳、运动不耐受、体重增加和抑郁。

诊断分析

原发头痛疾病是临床诊断,除了罕见的偏瘫偏头痛综合征。一般来说,影像学研究或实验室测试都是为了排除继发性头痛障碍,而不是确认原发病。除了对家族性偏瘫偏头痛相关的基因进行基因检测,目前还没有实验室、遗传或影像学标记来证实个别患者普通偏头痛的诊断,不论有无先兆。然而,确实存在可以将偏头痛亚组(如偏瘫性偏头痛患者)相互间或与正常对照组区分开的生物学标志物[15]。需要注意继发性头痛信号的一些危险信号,包括头痛模式的改变、醒来时的头痛、任何相关的神经功能缺陷以及老年发作的头痛。

鉴别诊断

偏头痛
癫痫
鼻窦感染
早期蛛网膜下腔出血
胶原蛋白血管病变
脑膜炎
占位性中枢神经系统病变
创伤后头痛
丛集性头痛
三叉神经痛
海绵窦血栓形成
中枢神经系统或耳鼻喉部肿瘤
眶蜂窝织炎或骨折
蛛网膜下腔出血
牙脓肿
紧张型头痛
轻度或严重偏头痛发作
颞下颌关节紊乱
占位性中枢神经系统病变

治疗

早期治疗

头痛治疗包括非药物治疗、生活方式的改变和

急性发作的顿挫疗法[16]。另一种选择是预防性治疗，即每天服用药物以减少头痛发作的频率和严重程度，适用于无法从顿挫疗法中得到缓解的患者或每周有两次以上头痛发作的患者。虽然各种头痛疾病在治疗方案上有重叠，但也存在重要的差别。特别是丛集性头痛患者常常误用偏头痛药物治疗多年，收效甚微或毫无效果[17]。

偏头痛

生活方式的改变 包括有规律且充足的睡眠和补充水分，避免摄入过量的咖啡因，饮食规律，戒酒（不是所有偏头痛患者的诱因），以及有规律的有氧运动。通常建议大多数偏头痛患者不吃巧克力、乳制品，或其他与偏头痛有关的食物，但没有科学证据证明其有作用。识别和避免可能会诱发头痛或加重头痛的情景因素（如压力、空气污染物）是有意义的。值得注意的是，这些"发作概况"非常个体化，因此医疗提供者应与每个患者密切合作，探索可能解决表意性头痛诱因的特定饮食和生活方式变化[18]。

非药物治疗 包括物理疗法、认知行为疗法、生物反馈辅助放松疗法和针灸疗法。在一项将偏头痛的物理治疗联合药物治疗与单独的药物治疗进行对比的试验中，物理治疗并未被证明有效[19]。如果使用物理疗法，应该是短期的，重点进行有氧运动或其他运动项，而不是被动的治疗模式。一项研究确实表明，每周进行 3 次 40min 的有氧运动的效果和服用托吡酯、进行放松训练一样有效[20]。当生物反馈治疗作为心理治疗性干预手段或放松策略的辅助手段时，它还可以为偏头痛患者提供长期效益。针刺疗法可推荐用于反复发作性偏头痛的患者，并可减少非药物治疗的患者或不耐受预防性药物的患者疾病的发作频率[21]。

睡眠干预 给各种表型头痛者带来了希望，有有力的证据支持睡眠质量与头痛两者间的关系[22]。头痛发作往往与睡眠有关，头痛随着睡眠时间的异常而加剧（包括过多和不足）。偏头痛患者会遭受入睡后醒来的频率增加，以及失眠的概率可能增加一倍[23]。

顿挫疗法 包括 NSAID，含或不含咖啡因；异美汀类化合物；阿片类药物，含或不含阿司匹林或对乙酰氨基酚；含巴比妥类化合物（例如，布他比妥/阿司匹林/咖啡因、布他比妥/对乙酰氨基酚/咖啡因、布他比妥/对乙酰氨基酚）；麦角碱（例如，磷酸麦角毒碱/咖啡因、二氢麦角胺）；以及曲坦类药物（舒马曲坦、利扎曲普坦、佐米曲普坦、那拉曲普坦、氟伐曲坦、依立曲坦、阿莫曲普坦）。为了更好地监测头痛，应向患者强调写头痛日记的重要性，内容包括日期、时间、强度、先驱的症状、可能的诱发因素和使用的药物以及它们的功效。

预防性治疗 包括 NSAID；托吡酯；β-受体阻滞剂，特别是普萘洛尔（除外那些具有拟交感神经活性药物）；钙通道拮抗剂；三环类抗抑郁药（tricyclic antidepressants，TCA），特别是阿米替林；核黄素（维生素 B_2）；丙戊酸钠；选择性 5-羟色胺再摄取抑制剂（疗效证据不足）。最近，美国神经病学学会和美国头痛学会发布预防偏头痛的治疗指南，根据疗效评估，将丙戊酸钠、普萘洛尔、美托洛尔和托吡酯列为首选治疗方案[24]。

丛集性头痛

生活方式的改变 包括戒酒和减压。虽然丛集性头痛的症状显然因烟草制品的使用而加重，实际上，丛集性头痛患者中烟草使用的比例高于普通人群[25]。其他治疗包括加强戒酒和戒烟，并鼓励采用减压技巧（如呼吸放松、肌肉渐进放松、冥想）。

非药物治疗 在头痛发作时使用非换气面罩吸氧 10~15min，100% 氧气 10~12L，80% 的患者头痛中止。

顿挫疗法 一般必须是注射用药物，因为头痛发作是短暂突然的。选择包括如前面所述的氧气；二氢麦角胺，1mg，皮下注射；舒马曲坦，6mg，皮下注射；以及肠外阿片类药物。

预防性治疗 包括碳酸锂、类固醇类药物（必须限制时间和剂量以避免副作用，主要在等待其他预防药物获得结果时使用）、维拉帕米（高剂量）、丙戊酸钠（疗效不明）和托吡酯（疗效不明）。

紧张性头痛

生活方式的改变 包括规律且充足的睡眠和有氧运动。虽然紧张型头痛的潜在机制仍不清楚，但有足够的证据支持肌肉放松治疗。

非药物治疗 包括生物反馈（热量或肌电图），常用作放松技术的辅助手段。物理治疗理疗的重点是牵伸和力量强化运动而不是被动的运动方式，虽然针刺的研究还在发展，最近针刺应用于紧张型头痛的治疗获得支持[26]。

急性治疗 包括 NSAID 和异美汀联合治疗。通常应该避免阿片类或巴比妥酸类化合物，担心会增加慢性头痛,镇静和习惯形成成瘾的风险。

预防性治疗 包括 NSAID 或 TCA。支持 TCA 使用的证据参差不齐,鉴于其不良副作用,它可能更适合慢性或频繁的紧张型头痛患者。

康复治疗

目前,常规疗法难以治疗的头痛患者会存在严重的残疾。继发性抑郁症和药物滥用可能会进一步发展,并伴随着家庭功能障碍和工作表现不佳。慢性疼痛综合征(在这种情况下,患者的残疾程度与潜在疾病不匹配,并伴有相关的行为异常)需要跨学科的治疗才能取得最佳效果。治疗理念从治疗向管理转变,必须为患者和家属所接受。尽管头痛持续存在,减少药物治疗,增加"起床"时间和定期体育锻炼,参与业余爱好或重返工作,以及心理干预,这些都有助于使患者恢复正常的生活[27]。对于严重的药物过度使用者,需要减少麻醉药品或巴比妥类药物用量的患者,或有相关的医学或精神疾病而无法进行门诊治疗的患者,住院康复可能是必要的。由于保险公司不愿赔偿,美国只存在少数这样的项目。

介入治疗

2010 年,美国食品药品管理局(FDA)批准将 A 型肉毒杆菌毒素注射到颅周肌肉组织中,用于治疗慢性偏头痛。两项随机对照试验的综合数据显示,它对慢性偏头痛患者(即每月头痛 15 天或以上)很有用,尽管它的使用受到成本和保险覆盖范围的限制[28,29]。局部激痛点注射或枕神经阻滞的手段对伴有明显颅周肌肉痉挛或疼痛的阵发性或慢性头痛的患者有效[30,31]。头痛的激痛点注射是对头部或颈部一块或多块肌肉进行小剂量注射。注射可仅限局部麻醉,如浓度为 0.25% 或 0.5% 的布比卡因 0.5 ~ 1.5mL,或结合类固醇,如 0.5% 的布比卡因 1.5mL 和 20mg/mL 的甲强龙琥珀酸钠 0.25mL。激痛点注射可根据需要,每两个月重复注射一次[30]。枕大神经阻滞的方法是在枕骨隆突外侧 2cm 处注射局部麻醉药和类固醇的混合制剂,常用剂量为 2% 浓度的利多卡因 2mL 和 5mg 曲安奈德[31]。

技术设备

使用可穿戴电极进行非侵入性神经刺激治疗头痛的新技术正揭示治疗头痛的可能。一种用于偏头痛治疗的装置(Cefaly;Cefaly Technology Sprl, Herstal,比利时),通过电极发送经皮电流刺激传入颅脑神经,并被 FDA 批准用于头痛治疗。临床试验和安全研究正在进行中,但很有希望。其他正在发展和研究的方法包括经颅直流电刺激和持续的、有针对性的冷却(或加热)治疗。

手术

第 V 对脑神经消融手术(射频,冷冻治疗,酒精)用于治疗顽固性丛集性头痛。对某些患者来说,植入蝶腭神经节刺激器是一种很有前景的研究方法。一些偏头痛的女性考虑行卵巢切除术,因为她们认为阻断激素循环可以消除偏头痛。事实上,突然的手术绝经似乎更糟,而不是改善偏头痛,因此不建议该类手术。卵圆孔未闭封堵术是否有助于先兆偏头痛的治疗尚无明确证据。将枕神经刺激器用于治疗顽固性偏头痛的方法还在研究中。其他外科手术方法,如"激痛点"松解手术,几乎没有证据证明其有效,在缺乏大规模试验的情况下,一般不应推荐使用。

潜在的疾病并发症

头痛处理不当,会直接或间接导致抑郁、自杀、药物成瘾和依赖综合征、失业、离婚以及在学校和工作场所进步欠佳。新兴的证据表明,一些长期的控制不良的偏头痛患者的大脑结构发生了改变[32]。包括脑干区的铁沉积、白质病变和灰质体积减小。偏头痛是缺血性脑卒中的一个危险因素,也可能增加冠心病的风险。患有偏头痛的女性更容易发生先兆子痫和产后卒中[33]。

潜在的治疗并发症

注射可能引起的并发症包括对药物的过敏反应和感染。丛集性头痛手术的潜在并发症包括痛觉缺失、干眼症和面部麻木或虚弱。口服药物的多种反应可能存在,临床医师应该知道任何药物的副作用。FDA 的一份咨询意见警告说,在同时使用选择性 5-羟色胺再摄取抑制剂或 5-羟色胺-去甲肾上腺素再摄取抑制剂和曲普坦类,有可能出现 5-羟色胺综合征。从临床的角度来看,这种风险似乎非常低,但值得考虑的是,这两种药物的联用可能导致副作用。然而,大多数专家并不认为这种组合是绝对禁忌的。过度使用头痛的对症药物可能会导致难以治疗的药物滥用头痛综合征。

（黄云 译 孙莉敏 校 白玉龙 审）

参考文献

1. Headache Classification Subcommittee of the International Headache Society. The International Classification of Headache Disorders, 2nd ed. *Cephalalgia.* 2004;24(suppl 1):9–160.

2. Headache Classification Committee of the International Headache Society (IHS). The International Classification of Headache Disorders, 3rd edition (beta version). *Cephalalgia.* 2013;33:629–808. https://doi.org/10.1177/0333102413485658.

2a. Headache Classification Committee of the International Headache Society (IHS). The International Classification of Headache Disorders, 3rd ed. *Cephalalgia.* 2018;38:1–211.

3. Lipton RB, Stewart WF, Diamond S, Diamond ML, Reed M. Prevalence and burden of migraine in the United States: data from the american migraine study II. *Headache.* 2001;41:646–657.

4. Alfonzo M, Chen L. Acute migraine management in children. *Pediatr Emerg Care.* 2015;31:722–727; quiz 728-730. https://doi.org/10.1097/PEC.0000000000000590.

5. Özge A, Yalin OÖ. Chronic migraine in children and adolescents. *Curr Pain Headache Rep.* 2016;20:14. https://doi.org/10.1007/s11916-016-0538-z.

6. Vanmolkot KRJ, Kors EE, Turk U, Turkdogan D, Keyser A, Broos LAM, et al. Two de novo mutations in the Na,K-ATPase gene ATP1A2 associated with pure familial hemiplegic migraine. *Eur J Hum Genet EJHG.* 2006;14:555–560. https://doi.org/10.1038/sj.ejhg.5201607.

7. Kors EE, Melberg A, Vanmolkot KRJ, Kumlien E, Haan J, Raininko R, et al. Childhood epilepsy, familial hemiplegic migraine, cerebellar ataxia, and a new CACNA1A mutation. *Neurology.* 2004;63:1136–1137.

8. Burstein R, Yarnitsky D, Goor-Aryeh I, Ransil BJ, Bajwa ZH. An association between migraine and cutaneous allodynia. *Ann Neurol.* 2000;47:614–624.

9. Fischera M, Marziniak M, Gralow I, Evers S. The incidence and prevalence of cluster headache: a meta-analysis of population-based studies. *Cephalalgia Int J Headache.* 2008;28:614–618. https://doi.org/10.1111/j.1468-2982.2008.01592.x.

10. Sandrini G, Tassorelli C, Ghiotto N, Nappi G. Uncommon primary headaches. *Curr Opin Neurol.* 2006;19:299–304. https://doi.org/10.1097/01.wco.0000227042.00824.e0.

11. Sándor PS, Mascia A, Seidel L, de Pasqua V, Schoenen J. Subclinical cerebellar impairment in the common types of migraine: a three-dimensional analysis of reaching movements. *Ann Neurol.* 2001;49:668–672.

12. Blau JN. Behaviour during a cluster headache. *Lancet Lond Engl.* 1993;342:723–725.

13. Jensen R, Fuglsang-Frederiksen A, Olesen J. Quantitative surface EMG of pericranial muscles in headache. A population study. *Electroencephalogr Clin Neurophysiol.* 1994;93:335–344.

14. Lipton RB, Stewart WF, Sawyer J, Edmeads JG. Clinical utility of an instrument assessing migraine disability: the migraine disability assessment (MIDAS) questionnaire. *Headache.* 2001;41:854–861.

15. Loder E, Harrington MG, Cutrer M, Sandor P, De Vries B. Selected confirmed, probable, and exploratory migraine biomarkers. *Headache.* 2006;46:1108–1127. https://doi.org/10.1111/j.1526-4610.2006.00525.x.

16. Silberstein SD. Practice parameter: evidence-based guidelines for migraine headache (an evidence-based review): report of the Quality Standards Subcommittee of the American Academy of Neurology. *Neurology.* 2000;55:754–762.

17. van Vliet JA, Eekers PJE, Haan J, Ferrari MD. Dutch RUSSH Study Group. Features involved in the diagnostic delay of cluster headache. *J Neurol Neurosurg Psychiatry.* 2003;74:1123–1125.

18. Peris F, Donoghue S, Torres F, Mian A, Wöber C. Towards improved migraine management: determining potential trigger factors in individual patients. *Cephalalgia Int J Headache.* 2017;37(5):452–463. https://doi.org/10.1177/0333102416649761.

19. Biondi DM. Physical treatments for headache: a structured review. *Headache.* 2005;45:738–746. https://doi.org/10.1111/j.1526-4610.2005.05141.x.

20. Varkey E, Cider A, Carlsson J, Linde M. Exercise as migraine prophylaxis: a randomized study using relaxation and topiramate as controls. *Cephalalgia Int J Headache.* 2011;31:1428–1438. https://doi.org/10.1177/0333102411419681.

21. Linde K, Allais G, Brinkhaus B, Fei Y, Mehring M, Vertosick EA, et al. Acupuncture for the prevention of episodic migraine. *Cochrane Database Syst Rev.* 2016;(6):CD001218. https://doi.org/10.1002/14651858.CD001218.pub3.

22. Almoznino G, Benoliel R, Sharav Y, Haviv Y. Sleep disorders and chronic craniofacial pain: characteristics and management possibilities. *Sleep Med Rev.* 2017;33:39–50. https://doi.org/10.1016/j.smrv.2016.04.005.

23. Uhlig BL, Engstrøm M, Ødegård SS, Hagen KK, Sand T. Headache and insomnia in population-based epidemiological studies. *Cephalalgia Int J Headache.* 2014;34:745–751. https://doi.org/10.1177/0333102414540058.

24. Loder E, Burch R, Rizzoli P. The 2012 AHS/AAN guidelines for prevention of episodic migraine: a summary and comparison with other recent clinical practice guidelines. *Headache.* 2012;52:930–945. https://doi.org/10.1111/j.1526-4610.2012.02185.x.

25. Schürks M, Diener H-C. Cluster headache and lifestyle habits. *Curr Pain Headache Rep.* 2008;12:115–121.

26. Linde K, Allais G, Brinkhaus B, Fei Y, Mehring M, Shin B-C, et al. Acupuncture for the prevention of tension-type headache. *Cochrane Database Syst Rev.* 2016;4:CD007587. https://doi.org/10.1002/14651858.CD007587.pub2.

27. McAllister MJ, McKenzie KE, Schultz DM, Epshteyn MG. Effectiveness of a multidisciplinary chronic pain program for treatment of refractory patients with complicated chronic pain syndromes. *Pain Physician.* 2005;8:369–373.

28. Evers S, Olesen J. Botulinum toxin in headache treatment: the end of the road? *Cephalalgia Int J Headache.* 2006;26:769–771. https://doi.org/10.1111/j.1468-2982.2006.01160.x.

29. Aurora SK, Dodick DW, Diener H-C, DeGryse RE, Turkel CC, Lipton RB, et al. OnabotulinumtoxinA for chronic migraine: efficacy, safety, and tolerability in patients who received all five treatment cycles in the PREEMPT clinical program. *Acta Neurol Scand.* 2014;129:61–70. https://doi.org/10.1111/ane.12171.

30. Mellick GA, Mellick LB. Regional head and face pain relief following lower cervical intramuscular anesthetic injection. *Headache.* 2003;43:1109–1111.

31. Ashkenazi A, Young WB. The effects of greater occipital nerve block and trigger point injection on brush allodynia and pain in migraine. *Headache.* 2005;45:350–354. https://doi.org/10.1111/j.1526-4610.2005.05073.x.

32. Kruit MC, van Buchem MA, Hofman PAM, Bakkers JTN, Terwindt GM, Ferrari MD, et al. Migraine as a risk factor for subclinical brain lesions. *JAMA.* 2004;291:427–434. https://doi.org/10.1001/jama.291.4.427.

33. James AH, Bushnell CD, Jamison MG, Myers ER. Incidence and risk factors for stroke in pregnancy and the puerperium. *Obstet Gynecol.* 2005;106:509–516. https://doi.org/10.1097/01.AOG.0000172428.78411.b0.

第 104 章

肋间神经痛

Susan J. Dreyer, MD

同义词

肋骨神经痛

肋间神经瘤

肋间神经痛

ICD-10 编码

G58.0　　肋间神经痛

G58.0　　肋间神经病变

定义

　　肋间神经痛是由肋间神经引起的胸壁或上腹部疼痛。肋间神经痛通常较尖锐,表现为枪击痛或烧灼痛,可向胸壁或上腹部放射。它可能伴随触觉敏感性改变,如痛觉异常或痛觉过敏。肋间神经痛通

常发生在胸廓切开术后[1-4]。在年老体弱并且无明确诱因的患者中也比较常见[5]。其他原因包括肋骨创伤,罕见的良性骨膜脂肪瘤[6],妊娠[7]。肋间神经为周围神经,沿着每根肋骨下缘伴随血管束走行(图104.1)。肋间神经源于第1~12胸神经的腹侧分支(图104.2),基于解剖差异,第1、2、3和12胸神经位置不太典型。在一项研究中,只有17%的肋间神经位于肋骨下缘[8]。在另一项研究中,肋间神经位于肋骨中间位置最为常见,为73%。另外10%的肋间神经位于肋骨上缘。肋间神经向前发出四个主要分支:灰色的交通支,后皮支,侧皮支和前皮支。

　　肋间神经痛常见于胸内冠状动脉旁路移植术及肿瘤切除的胸廓切开术后(高达81%的患者)。在胸廓切开术(如开胸或视频辅助胸腔镜手术)中,肋间神经在手术切除肋骨时可能直接被损伤,或被牵开器压迫,或被术后正在愈合的肋骨骨折处挤压。

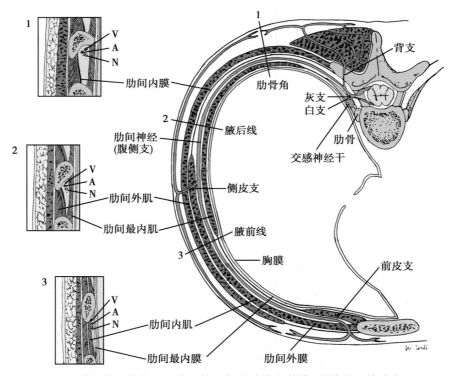

图 104.1　肋间神经的位置。肋间神经伴随动脉和静脉,沿肋骨下缘走行(*From Chung J. Thoracic pain. In:Sinatra RS,Hord A,Ginsberg C,et al.,eds. Acute Pain. St. Louis:Mosby;1992.*)

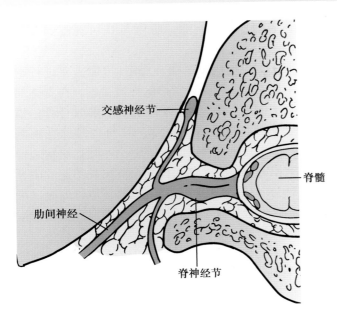

图 104.2　肋间神经起源于第 1~12 胸神经的腹侧分支（*From Saberski LR. Cryoneurolysis in clinical practice. In : Waldman S, ed. Interventional Pain Management, 2nd ed. Philadelphia : WB Saunders ; 2001.*）

其他类型的胸部创伤也可能伴随肋间神经痛。这种情况可能类似于带状疱疹疼痛，但不伴有皮疹，老年人也可能在没有明显创伤的情况下发生肋间神经痛。

神经性疼痛的机制可能是由于轴突损伤后再生轴芽产生的异位信号引起的，这种新生的神经可能成为疼痛的来源，特别是当它被瘢痕组织挤压并形成神经瘤时。另一种机制可能是结缔组织覆盖处的传入神经受到压迫或破坏，产生周围神经性疼痛。

症状

单侧胸痛是肋间神经痛的主要症状。肋间神经损伤导致周围神经损伤和产生神经性疼痛，而不是伤害性疼痛。神经性疼痛通常为持续、枪击样、烧灼样和深度的疼痛。国际疼痛研究协会将神经性疼痛定义为神经系统的原发病变或功能障碍引起的疼痛[9]。神经性疼痛的三种典型症状：感觉障碍，阵发性疼痛和异常性疼痛[10]。痛觉障碍是一种不愉快的异常感觉。患者通常使用酸痛、绞痛、压痛和灼痛等术语来描述痛觉障碍。阵发性疼痛是一种波动性疼痛，通常被描述为刺痛或电击痛。痛觉异常是在受到正常的非疼痛机械性刺激或热刺激后对疼痛的异常感知[11]。痛觉异常的患者可能在轻触时即可产生过度的疼痛反应，或者在施加使用冷刺激时称有热

的感觉。

体格检查

肋间神经痛患者的体格检查应侧重于排除导致胸部和腹部疼痛的其他因素。首先，排除源于心脏和其他内脏来源的疼痛十分重要（表 104.1）。尽管压痛点在心肌梗死中不常见，但压痛点的存在并不能排除明显的心脏疾病。在肋间神经痛中，并不存在全身症状，如发热、呼吸困难、出汗或呼吸短促。如果既往有心血管或肺部疾病，心肺检查结果应正常或稳定。

表 104.1　胸痛的其他原因

心血管	肠道
心肌缺血	消化性溃疡
心包炎	胃炎
主动脉夹层	癌症
肺部	**肌肉骨骼**
肺炎	椎体压缩性骨折
气胸	Tietze 综合征
胸膜炎	胸神经根病变
肺栓塞	胸椎间盘突出
肿瘤	颈椎间盘突出
胃肠道	肋软骨炎
食管	肋骨骨折
食管炎	肋椎疼痛
回流	胸部挫伤
穿孔	脊柱炎
痉挛	**感染**
癌症	带状疱疹
胆道	**精神心理**
胆石症	抑郁
胆囊炎	焦虑
胆管炎	换气过度
绞痛	**肾脏**
胰腺	肾结石
胰腺炎	肾盂肾炎
癌症	肿瘤

肋间神经痛常见于胸廓切开术后[1-3]。然而，在开胸肿瘤切除术的无痛期后，胸痛很可能（90%）是源于肿瘤复发。另一方面，胸廓切开术后持续数月或数年的疼痛很可能（70%）是源于肋间神经痛[12]。

一旦被确定为源于神经、肌肉、骨骼和非内脏性疼痛，那么接下来应进行肋间神经痛与胸神经根病变、带状疱疹、肋骨骨折、肋软骨炎和局部挫伤疼痛

的鉴别诊断。创伤、瘀斑、捻发音和肋骨压痛点的病史表明存在肋骨骨折。如果创伤较轻，则挫伤或肋间神经痛可能是引起不适的原因。挫伤通常在数周内快速恢复，并且普通的镇痛药都有较好的疗效，如对乙酰氨基酚和 NSAID。相反，如果肋间神经痛引起的疼痛持续存在，那么对乙酰氨基酚、NSAID 甚至小剂量麻醉药对疼痛的疗效则不佳。

沿着胸廓切口的瘢痕或肋骨进行仔细地触诊可能会发现伴有 Tinel 征的神经瘤。MRI 通常可以观察到较大的神经瘤。而感觉检查通常能发现一小段（1~2cm）皮肤的感觉丧失。

肋间神经痛患者的胸椎全活动范围并无压痛。相反，胸神经根病变可能在活动范围内伴有疼痛，有时存在胸椎压痛。另外，胸神经根病变引起的疼痛性质和分布与肋间神经痛相似。

肋间神经痛不同于带状疱疹后遗神经痛，肋间神经痛的病例中没有发现带状疱疹病毒。在大多数带状疱疹的病例中，胸痛出现后几天至几周内会出现带状分布的水疱皮疹。绝大多数带状疱疹后遗神经痛是带状疱疹损伤皮肤引起的。

功能受限

肋间神经痛通常为轻度至中度的疼痛，但可能会使人感到虚弱，因为它可能会影响患者着装的舒适感。一项研究报道，在近 10% 的胸廓切开术后患者会存在中度至重度的疼痛，并且平均持续时间为 19.5 个月，需要每天服用镇痛剂，进行神经阻滞、放松疗法、针灸或转诊至疼痛门诊。疼痛也可影响睡眠。特别是如果神经瘤已经形成，则躯体运动可能刺激到肋间神经，最终导致患者功能活动开始受限。

诊断分析

肋间神经痛的诊断往往采取排除法。根据肋间神经受累情况，肋间神经痛引起的胸痛可能需要进行初步的检查，如心电图，心脏酶分析，心脏计算机断层扫描（computed tomography，CT）或 MRI，以及其他检查来排除心脏引起的疼痛。在肋间神经痛中胸椎旁肌的肌电图记录结果正常，而胸椎间盘突出或椎间孔狭窄引起的胸神经根病变肌电图可显示胸椎旁肌的活动性失神经支配电位。高级成像技术（胸部 MRI、CT 或计算机断层扫描脊髓造影）也有助于证明胸椎间盘突出或椎管狭窄是神经压迫的来源，

并确诊为胸神经根病变。肋骨 MRI 可观察到较大的肋间神经瘤。

有恶性疾病病史的疼痛患者，可能需要进行胸片、CT 和支气管镜检查以排除肿瘤复发。在有胸部创伤病史的患者中，肋骨 X 线片和必要时行骨扫描有助于确诊肋骨骨折。胸部 MRI 可以排除在解剖相关区域的椎间盘突出。回想一下，没有症状的椎间盘突出并不罕见。如果椎间盘突出并不造成明显压迫，但在疼痛分布中紧靠胸神经，则电诊断测试可排除胸神经根病变。肋间神经病变不会导致胸椎椎旁肌肉失神经支配。

当怀疑有术后神经瘤时，细致地触诊通常会发现存在 Tinel 征。疑似部位的 MRI 可能会发现神经瘤。小型神经瘤在 MRI 检查中可能会被遗漏，只有在手术切除后才能被发现。

一些警示信号，包括恶性疾病史、不明原因的体重减轻、身体不适和严重的夜间疼痛，需怀疑肋骨肿瘤转移的可能性，而不是肋间神经痛引起患者胸痛。另外，还应进行适当的肿瘤学检查，如骨扫描、实验室检查，必要时还应进行正电子发射断层扫描。

鉴别诊断	
胸神经根病变	胆囊炎
恶性肿瘤（原发性或转移性）	消化性溃疡
肋骨骨折	胰腺炎
椎体压缩性骨折	胆绞痛
胸壁挫伤	胸膜炎
疱疹后神经痛	肺栓塞
带状疱疹	气胸
心脏、肺、血管或胃肠	肋软骨炎
疾病引起的牵涉痛	白化病综合征
心绞痛	肾结石病
主动脉夹层	肾盂肾炎
心肌梗死	肋椎或肋软骨关节炎
食管疾病	脊柱炎

治疗

早期治疗

胸神经根病变、带状疱疹后遗神经痛和肋间神经痛均为神经性疼痛的形式，对于它们的初级治疗有许多相同之处。一般采用治疗神经性疼痛的原则，而不依据特定的疾病情况[13,14]。通常这些药物还

未在肋间神经痛患者人群中进行专门的测试。因此，医师只能参考其他神经性疼痛的治疗原则，并将这些原则应用于肋间神经痛患者的治疗。与伤害性疼痛相比，神经性疼痛通常对对乙酰氨基酚、NSAID和低剂量麻醉剂的反应较差[15,16]。但是，如果是轻中度的疼痛，通常可首选这些药物。局部药物治疗存在明显的感觉超敏或感觉迟钝症状时可能有效。由于患者可能很难触碰到患处，可能需要家属的帮助来使用外用制剂。辣椒碱软膏可在非处方柜台买到，而辣椒碱贴剂则可通过医师开具处方获得（实际适应证为带状疱疹后遗神经痛）。该软膏应每天使用三次或四次，并且最初使用时可能由于 P 物质的消耗，会导致疼痛加剧。局部利多卡因凝胶，局部麻醉剂混合物或利多卡因贴剂也可作为另一种选择[17]。

数十年以来，三环类抗抑郁药（如阿米替林、去甲替林、地昔帕明）一直用于治疗神经性疼痛[18]。镇痛的剂量通常低于治疗抑郁症的剂量，其药效可能在几天至几周内发挥。该药治疗神经性疼痛的机制为通过选择性抑制去甲肾上腺素或 5-羟色胺的再摄取来调节下行抑制通路。三环类抗抑郁药具有抗胆碱能作用，可能引起意识模糊，增加跌倒和受伤的风险，并且可导致尿潴留。因此，建议 65 岁以上的患者避免使用阿米替林。尽管如此，阿米替林仍然是一种广泛用于治疗神经性疼痛的三环类抗抑郁药。通常可在睡前服用该药，首次从 10mg/d 开始，在患者耐受的情况下，每隔 2~3 天可增加剂量。5-羟色胺和去甲肾上腺素再摄取抑制剂（serotonin and nor-epinephrine reuptake inhibitors，SNRI），如度洛西汀、米那普仑和文拉法辛通常适用于神经性疼痛的患者，尽管只有度洛西汀被批准用于神经性诊断（痛性糖尿病神经病变）。SNRI 会引起恶心。米那普仑倾向对去甲肾上腺素的再摄取抑制作用，可能导致血压升高。对于神经性疼痛的老年或体弱患者，SNRI比三环类抗抑郁药可作为更好的选择。

抗惊厥药是治疗神经性疼痛的另一种主要药物。抗惊厥药可通过多种方式发挥作用，包括抑制阵发性放电和全部神经元的过度兴奋[19]。卡马西平和苯妥英等传统药物的治疗窗口较窄，会出现严重药物不良反应的风险。在使用这些药物时需密切监控。据报道，服用卡马西平的患者中高达 1% 的会出现骨髓抑制，严重的皮肤反应，如 Stevens-Johnson综合征和表皮坏死。抗惊厥药，比如加巴喷丁和普瑞巴林，往往用来进行神经性疼痛的治疗，因为该类药物具有较少的副作用，较好的疗效以及与其他药物的相互作用有限[20]。加巴喷丁和普瑞巴林通常具有镇静作用以及可能引起水肿，两者均适用于糖尿病性周围神经病变的神经性疼痛。另外，这些药物不需要通过血样来监测药物代谢水平。通常在夜间服用该药并且从低剂量开始。例如，许多患者在睡前服用加巴喷丁，第一次从 300mg 开始，逐渐增加至600~800mg，每天分两或三次服用。有时甚至需要服用更高的剂量。肾功能不全的患者剂量应减少。普瑞巴林也可在睡前服用，从低剂量 50mg 开始，逐渐增加至 300mg，分两次服用，但每次超过 150mg 比较少见。加巴喷丁和其他抗惊厥药物应在停药前逐渐减量。与加巴喷丁和普瑞巴林类似，托吡酯也被用于肋间神经痛的非适应证治疗[21]。

阿片类药物有时也用于肋间神经痛的治疗，但易上瘾，应谨慎服用。并且需要足够的止痛药来提升持续镇痛效果，并防止停用止痛药后身体功能失调。最初的治疗应使用短效药物，如氢可酮 5mg 和对乙酰氨基酚 325mg，每 4h 使用一次。肋间神经痛的治疗时间可能会延长，因此患者经常改用长效药物进行维持。如果疼痛是进展性的，应重新进行评估诊断，并重新考虑隐匿性肿瘤的可能性。

对于比较难治的神经性疼痛，疼痛专科医师可使用可乐定，一种肾上腺素激动剂和氯胺酮，一种N-甲基-D-天冬氨酸受体拮抗剂进行治疗[10]。

康复治疗

物理治疗和作业治疗有助于防止身体机能由于失用而出现下降。此外，也可采用脱敏技术。对焦虑、抑郁或惊恐症状的患者进行心理咨询，有助于缓解源于心理压力的疼痛或患者对疼痛反应行为的负面影响。放松疗法和针刺疗法同样也取得了较好的治疗效果[4]。

如果疼痛较严重，肋间神经痛可能导致患者出现逃避性活动和身体功能减退。因此，在康复过程中让患者尽早进行身体活动十分重要。严格卧床休息 2 周的患者肌力每天下降 1.0%~1.5%。在制动的第一周，肌力下降最明显。因此，如果患者活动能力因疼痛而受限，应尽早制订缓解疼痛的物理治疗方案，从而防止身体功能减退。治疗师在鼓励患者活动的时可采用脱敏技术、热疗、冷疗和经皮神经电刺激这些方法来控制疼痛。

对表现出惊恐、焦虑和与疼痛相关的抑郁症状的患者进行心理咨询有助于后期的康复。有时也可采用生物反馈技术和放松治疗。生物反馈技术通过仪器来提供各种生理反应的反馈,如肌肉紧张。它通常用于放松和增强自我调节。两种常见的放松疗法是自主训练和渐进式肌肉放松。放松疗法和生物反馈技术在疼痛调节方面具有同等疗效。

介入治疗

当口服药和外用药物不能充分缓解疼痛时,可使用皮质类固醇和局部麻醉剂(局部浸润神经瘤)、肋间神经阻滞、硬膜外留置导管和脊髓神经注射来控制肋间神经痛[2]。

如果发现局灶性神经瘤,可使用几毫升的局部麻醉剂和40mg的长效皮质类固醇,如甲泼尼龙或曲安奈德,通常会产生明显的镇痛作用。除有较好的消炎作用外,同时皮质类固醇还可减少神经的异常放电。注射过程中应注意避免导致气胸。

肋间神经阻滞应在适当的监测下进行。介入性疼痛管理手册中较好地阐述了几种技术[22]。其中一种常见的技术是,患者俯卧位,操作者确定骶棘肌正外侧的肋骨角(图104.3)。将皮肤向上移动到肋骨上方,接着针头向下插入至肋骨后方,然后向下走行。在针插入前将皮肤向头侧移过肋骨的优点是,在针接触骨后,可以很容易地将针向下移动。在肋骨角,肋骨的厚度通常仅为8mm,因此必须非常谨慎,不要穿刺过度而导致气胸;超声、透视或CT引导有助于进行靶向定位并防止穿刺过度。通常情况

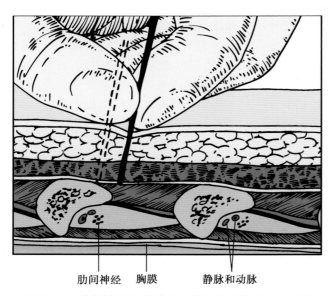

肋间神经　胸膜　　静脉和动脉

图104.3　肋间神经注射技术。将针插入肋骨上。首次接触明确后部神经的深度。然后将皮肤和针从肋骨向下移动,应注意避免针向前移动太远而导致气胸(From Chung J. Thoracic pain. In: Sinatra RS, Hord A, Ginsberg C, Preble L, eds. Acute Pain. St. Louis: Mosby; 1992.)

下,可单独注射3~5mL的局部麻醉剂或与长效皮质类固醇,比如曲安奈德、甲泼尼龙、倍他米松、地塞米松,相结合使用。在安全取出针头之前,应将针头稍微收回并移回至肋骨上。另一种方法是从腋窝正中入路,可作为术后和急症患者的首选,因为这些患者较难进行俯卧。另外,也可在坐位下进行超声引导下注射。

如果症状通过肋间神经阻滞治疗后得到较好的控制,但又复发,则可使用苯酚或乙醇进行神经破坏性注射使周围神经失支配[22]。硬膜外留置导管可使用最少量的药物来达到局部麻醉的效果。一项关于肋间神经痛的孕妇患者的研究报道这种方法安全且有效[7]。

另一种方法为冷冻疗法,通过冷冻来中断周围神经传递疼痛的能力。冷冻疗法已被用于神经瘤和受损的肋间神经的治疗[23]。

脊髓刺激器已被植入体内用于肋间神经痛的治疗,但其疗效低于由于糖尿病性周围神经病变引起的神经性疼痛以及灼性神经痛[24]。慢性的胸廓切开术后疼痛和肋间神经痛很难得到控制。在一项研究中,高达40%的胸廓切开术后的患者需要进行疼痛治疗,包括触发点注射、肋间神经阻滞、硬膜外类固醇注射和星状神经节阻滞[2]。

对于缓解胸壁和上腹部癌性疼痛,或作为治疗非终末期肋间神经痛的最后一步,肋间神经的射频消融技术可代替化学性神经松解术[25,26]。射频损伤通常插入的一个针状探头进行,它能产生可预测的极少量热量,从而来破坏神经系统。射频消融和其他注射技术可通过体表标志和CT引导、荧光透视或可视化超声进行[26-28]。这些技术在疼痛管理的章节中有比较好的描述。高频线性超声治疗仪为便携式的,不同于荧光透视和CT引导,其可在床边进行可视化操作。另外,可视化超声也可消除与电离辐射相关的风险。

技术设备

对于这种疾病,目前还没有特定技术设备的治疗或康复。

手术

手术切除神经瘤是有效的,但只适用于保守治疗失败并对肋间神经阻滞仅有短暂反应的病例。背根入路消融技术是指当药物治疗无法控制疼痛时,通过手术来破坏脊髓内的伤害性感受性二级神经

元[29,30]。该技术包括硬膜内脊髓暴露及椎板切除术。在手术显微镜下,通过射频探头加热受累侧具有一系列病变的脊髓后角。

潜在的疾病并发症

未经治疗的上肋间神经痛可导致肩周炎,因为对疼痛的反应限制了患者手臂的活动。肋间神经痛也可能导致慢性疼痛综合征及其并发症。与慢性神经性疼痛相关的心理社会功能障碍包括睡眠障碍、食欲下降和性欲下降。

潜在的治疗并发症

所有药物均存在风险,许多用于神经性疼痛的药物(抗惊厥药、三环类抗抑郁药、麻醉剂)会导致镇静。另外,在疼痛区域进行注射会存在气胸、出血和感染的风险。手术切除可能会导致进一步的神经损伤,以及出现疼痛、感染、出血和气胸。

（陈灿 译　孙莉敏 校　白玉龙 审）

参考文献

1. Landreneau RJ, Mack MJ, Hazelrigg SR, et al. Prevalence of chronic pain after pulmonary resection by thoracotomy or video-assisted thoracic surgery. *J Thorac Cardiovasc Surg.* 1994;107:1079–1085.
2. Keller SM, Carp NZ, Levy MN, et al. Chronic post thoracotomy pain. *J Cardiovasc Surg (Torino).* 1994;35(suppl 1):161–164.
3. Mailis A, Umana M, Feindel CM. Anterior intercostal nerve damage after coronary artery bypass graft surgery with the use of internal thoracic artery graft. *Ann Thorac Surg.* 2000;69:1455–1458.
4. Dajczman E, Gordan A, Kreisman H, et al. Long-term postthoracotomy pain. *Chest.* 1991;99:270–274.
5. Jubelt B. Viral infections. In: Rowland P, ed. *Merritt's Neurology*, 11th ed. Philadelphia: JB Lippincott; 2005.
6. Kim HK. Intercostal neuralgia caused by a periosteal lipoma of the rib. *Ann Thorac Surg.* 2006;85:1901–1903.
7. Sax TW, Rosenbaum RB. Neuromuscular disorders in pregnancy. *Muscle Nerve.* 2006;34:559–571.
8. Hardy PA. Anatomical variation in the position of the proximal intercostal nerve. *Br J Anaesth.* 1988;61:338–339.
9. International Association for the Study of Pain. IASP pain terminology. http://www.iasp-pain.org. Accessed February 24, 2007.
10. Milch RA. Neuropathic pain: implications for the surgeon. *Surg Clin North Am.* 2005;85:1–10.
11. Ropper AH, Brown RH. Pain. In: Victor M, Ropper AH, eds. *Adams and Victor's Principles of Neurology*, 8th ed. New York: McGraw-Hill; 2005.
12. McGarvey ML, Cheung AT, Stecker MM. Neurologic complications of cardiac surgery. In: Post T, ed. UpToDate. Waltham, MA: UpToDate; 2006.
13. Woolf CJ. Pain: moving from symptom control toward mechanism-specific pharmacologic management. *Ann Intern Med.* 2004;140:441–451.
14. Smith HS, Sang CN. The evolving nature of neuropathic pain: individualizing treatment. *Eur J Pain.* 2002;6(suppl B):13–18.
15. Beydoun A. Neuropathic pain: from mechanisms to treatment strategies. *J Pain Symptom Manage.* 2003;25(suppl):S1–S3.
16. Portenoy RK, Forbes K, Lussier D. Difficult pain problems: an integrated approach. In: Doyle D, Hanks G, MacDonald N, eds. *Oxford Textbook of Palliative Medicine*, 2nd ed. New York: Oxford University Press; 1998:438–458.
17. Devers A, Galer BS. Topical lidocaine patch relieves a variety of neuropathic pain conditions: an open label study. *Clin J Pain.* 2000;16:205–208.
18. Onghena P, Van Houdenhove B. Antidepressant induced analgesia in chronic non-malignant pain: a meta-analysis of 39 placebo controlled studies. *Pain.* 1992;49:205–219.
19. Tremon-Lukats IW, Megeff C, Backonja MM. Anticonvulsants for neuropathic pain syndromes: mechanisms of action and place in therapy. *Drugs.* 2000;60:1029–1052.
20. Matsutani N, Dejima H, Takahashi Y, Kawamura M. Pregabalin reduces post-surgical pain after thoracotomy: a prospective, randomized, controlled trial. *Surg Today.* 2015;45(11):1411–1416.
21. Bajwa ZH, Cami N, Warfield CA, et al. Topiramate relieves refractory intercostal neuralgia. *Neurology.* 1999;52:1917–1921.
22. Kopacz DJ, Thompson GE. Intercostal nerve block. In: Waldman S, ed. *Interventional Pain Management*, 2nd ed. Philadelphia: WB Saunders; 2001:401–408.
23. Saberski LR. Cryoneurolysis in clinical practice. In: Waldman S, ed. *Interventional Pain Management*, 2nd ed. Philadelphia: WB Saunders; 2001:226–242.
24. Kumar K, Toth C, Nath RK. Spinal cord stimulation for chronic pain in peripheral neuropathy. *Surg Neurol.* 1996;46:363–369.
25. Waldman S. Intercostal nerve block: radiofrequency lesioning. In: Waldman S, ed. *Atlas of Interventional Pain Management*. Philadelphia: Elsevier/Saunders; 2015:344–350.
26. Best C. Use of radiofrequency ablation of dorsal root ganglion technique for precision diagnosis and treatment for intercostal neuralgia. *J Pain.* 2016;17(4S):S92–S93.
27. Waldman S. Intercostal nerve block. In: Waldman S, ed. *Atlas of Interventional Pain Management*. Philadelphia: Elsevier/Saunders; 2015:370–375.
28. Wisotzky EM, Saini V, Kao C. Ultrasound-guided intercostal nerve block for intercostobrachial neuralgia in breast cancer patients: a case series. *PM R.* 2016;8(3):273–277.
29. Brewer R, Bedlack R, Massey E. Diabetic thoracic radiculopathy: an unusual cause of post-thoracotomy pain. *Pain.* 2003;103:221–223.
30. Spai M, Ivanovi S, Slavik E, Anti BDREZ. (dorsal root entry zone) surgery for the treatment of the postherpetic intercostal neuralgia. *Acta Chir Iugosl.* 2004;51:53–57.

第 105 章

肌筋膜疼痛综合征

Danielle Perret Karimi,MD

Youhans Ghebrendrias,MD

同义词

肌硬化

纤维组织炎

ICD-10 编码

M79.1　　　肌筋膜疼痛综合征

定义

肌筋膜疼痛综合征(myofascial pain syndrome, MPS)是一种以存在肌筋膜激痛点(myofascial trigger points, MTrP)为特征的疼痛性疾病,在骨骼肌纤维的致密带中[1]有明显的敏感点,可产生局部和牵涉性疼痛。因此,MPS 的特征是运动异常(肌肉内的绷紧或硬结)和感觉异常(压痛和牵涉痛)[2](图 105.1)。除了疼痛,该疾病还伴有自主神经现象以及焦虑和抑郁。MPS 的病理生理机制尚不清楚,部分原因是缺乏可靠有效的研究。此外,MPS 患者的伴随性疾病以及多种的行为和社会心理致病因素导致人类研究的复杂性。MPS 的症状通常与体育活动有关,这些体育活动被认为是导致"肌肉超载"的原因,可能是突然超载引起的,也可能是由于长期重复性活动导致的[3]。据报道,MPS 具有 30% ~ 93% 的发病缓解率,并且多见于局部肌肉骨骼疼痛综合征。但是,MPS 可分为区域性或全身性[4]。一些作者将肌筋膜疼痛的定义扩大至包括任何软组织来源的局部疼痛综合征。因此,MPS 可被认为是引起局部或区域性疼痛综合征的原发性疾病,或是由于某些其他疾病(如神经根病或脊椎关节病)引起的继发性疾病。

MTrP 通常被认为是 MPS 的标志,因此,学界广泛关注其在骨骼肌中的特点[5,6]。MTrP 的一个特征是抽搐反应,这种局部反应被认为是 MTrP 的一种特征性发现。机械刺激("快速"触诊、按压或针刺)可引起局部抽搐反应,常紧接着产生非皮区、非肌区的牵涉痛[7]。抽搐反应伴随着包含激活触发点的肌肉带内的电活动("终板电位")的暴发,而在其他肌肉带上没有活动。终板电位在 MTrP 中比位于 MTrP 之外但仍在终板区内更为普遍存在[8]。这一观察结果归因于脊髓反射,因为运动神经消融或局部麻醉注射可消除该反应。此外,超过 MTrP 神经水平的脊

以45°角施加的压力对皮肤产生缺血、抑制作用。

存在多种作用:

- ☑ 暂时中止血液循环,压力释放时"充盈"组织
- ☑ 抑制神经活动
- ☑ 刺激局部机械感受器,产生疼痛门控信息
- ☑ 释放局部内啡肽和脑啡肽
- ☑ 组织的机械拉伸
- ☑ 促进凝胶状组织转变为较软的"溶胶"状态
- ☑ 松开激痛点的紧张带
- ☑ 根据中医理论增强能量传导

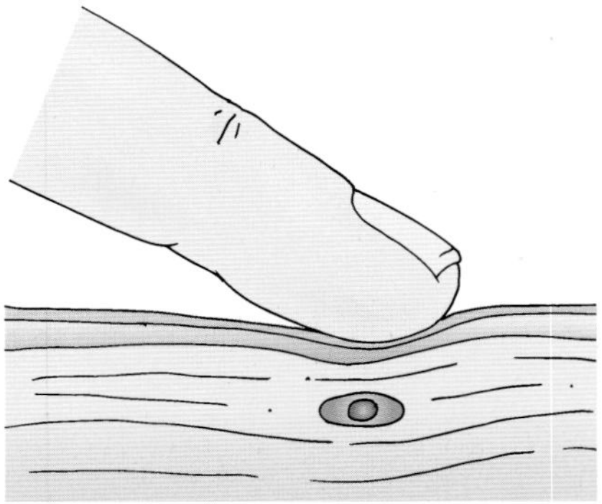

激痛点

图 105.1　肌筋膜触发点示意(*From Chaitow L.* Modern Neuromuscular Techniques, *3rd ed. New York:Churchill Livingstone:2011.*)

髓离断不能永久改变特征性反应。

已经提出了一些假设[9,10]来解释在 MTrP 中观察到的结果。一种理论认为仅在肌梭上可以发现 MTrP。然而,这个想法并不能完全解释在 MTrP 上记录的肌电图(electromyo-graphic,EMG)结果。另一种理论与乙酰胆碱在异常终板处过度释放有关[5],因为在激痛点记录的肌电图活动类似于终板区域描述的结果[8]。乙酰胆碱的异常和过度释放缩短了肌节并产生一个"收缩结",这被认为是 MTrP 产生的机制。肉毒杆菌毒素是乙酰胆碱释放的一种抑制剂,可以减少局部肌肉收缩,因此学界对其在 MPS 中的作用进行了研究[11]。

由于中枢致敏作用,肌筋膜疼痛可能会持续存在,从而导致慢性疼痛。中枢神经系统的作用越来越被视为慢性疼痛综合征的重要因素。内侧丘脑是疼痛传递到扣带回前皮质的主要中继站,外周组织疼痛如慢性肌筋膜疼痛持续刺激这一通路,已被证实可改变扣带回皮质的神经元[12]。因此,持续性疼痛与扣带回前皮质的形态、神经化学和基因表达的长期变化有关,扣带回前皮质与自主神经唤醒有最直接的联系,从而导致疼痛的维持和加重[13]。在 MPS 中,有证据表明激痛点可以通过持续的疼痛性传入使后角神经元致敏,从而导致神经元微结构的改变。弥散峰度成像技术,对神经元微结构的小变异特别敏感,已被用于监测 MPS 相关的慢性有害刺激引起的 MTrP 相关神经元微结构改变。与健康对照组相比,慢性肌筋膜疼痛患者大脑灰质和整个边缘系统(即扣带回、海马旁回、岛叶和丘脑)出现异常。激活边缘系统和丘脑有助于调节骨骼肌疼痛和由此产生的情感、情绪和压力反应[14]。因此,除了引起中枢致敏,MPS 患者出现的牵涉痛现象被认为是中枢致敏所产生的结果。新的研究进一步证明了 MPS 对脑部的影响。慢性 MPS 患者的背侧和腹侧前额叶皮质出现灰质萎缩,其萎缩程度与患者疼痛阈值相关(萎缩程度越大,疼痛阈值越低),表明存在疼痛去抑制。海马体前部也可见灰质萎缩,但没有证据表明萎缩与应激有关。进一步的研究应该判断观察到的萎缩是导致慢性疼痛持续状态的原因还是由持续的痛觉传入引起的萎缩[15]。

纤维肌痛症是一种主要影响女性的慢性肌肉骨骼疼痛症状,其特征是弥漫性肌肉疼痛、疲劳、睡眠障碍、抑郁和皮肤敏感(见第 102 章)[16]。美国风湿病学会纤维肌痛症初步诊断标准包括三条:第一,广泛疼痛指数(widespread pain index,WPI)≥7 分和症状严重程度(symptom severity,SS)量表评分≥5 分或 WPI 3~6 分和 SS 量表评分≥9 分;第二,症状需要维持在一个类似的水平至少 3 个月;第三,患者无其他能解释这种疼痛的疾病[17]。MPS 和纤维肌痛症的治疗类似,有证据支持运动、认知行为疗法、教育和社会支持在纤维肌痛和慢性 MPS 治疗中的作用。但是,关于纤维肌痛症和 MPS 是具有不同的病理过程还是具有重叠的病理过程引起类似的临床症状仍存在争议。组织学研究发现,Z 带紊乱、肌线粒体数目和形态异常是纤维肌痛症肌肉异常的客观证据。生化研究和磁共振光谱也显示了三磷酸腺苷和磷酸肌酸水平的异常。目前尚不清楚这些异常是否为身体失调的结果,这可能与两种情况有关,或者异常是否为由于能量代谢问题造成的。没有明确的生化标志物来区分纤维肌痛患者。因此,尽管发病机制尚不清楚,但有证据表明纤维肌痛患者脑脊液中促肾上腺皮质激素释放激素和 P 物质增加,血清中 P 物质和白细胞介素 6 和白细胞介素 8 物质增加[16]。一个假设支持这样一种观点,即纤维肌痛是一种免疫内分泌疾病,在这种疾病中,神经元释放促肾上腺皮质激素释放激素和 P 物质的增加会触发局部肥大细胞释放促炎性和神经增敏分子。如果纤维肌痛和 MPS 之间存在病理联系,那么这个假设与在患者的激痛点肌肉中发现神经肽很吻合[18]。

症状

MPS 患者常主诉钝痛或隐痛,疼痛有时难以定位,特别是在重复性活动或需要持续保持姿势的活动中出现疼痛。随着肌肉触痛区域压力值的增加,症状随着患者通常疼痛的再发而加剧;症状随着休息或重复活动的停止而减轻。与之相对的,纤维肌痛症患者常表现为睡眠障碍、情绪低落和疲劳。

体格检查

通常认为体格检查最重要的作用是发现和定位 MTrP,以准确诊断 MPS。《特拉维尔和西蒙斯肌筋膜疼痛和功能障碍:激痛点手册》(*Travell & Simons' Myofascial Pain and Dysfunction: The Trigger Point Manual*)一书认为:激痛点手法治疗[19]是 MTrP 定位和治疗的参考标准。活动性 MTrP,表现为明显的局部压痛,可将疼痛向远处放射,影响运动功能,或引起自主神经病变。需要进行特定的临床培训,以熟练识别 MTrP。有证据表明，"未经培训"的临床医师不能准确地触诊到紧张束和局部抽搐反应[20]。为了在临床上确诊 MTrP，临床医师可在肌纤维的紧张、索状带的结节部分触摸到一个局部触痛点。用手按压触发点会引起该部位疼痛，也可能引起指尖下方远处疼痛（牵涉痛）（图 105.2）。当触压到 MTrP 时，会诱发患者既往经历过的疼痛。施加压力通常会使疼痛再发。针刺、快速触压，甚至是指尖直接在触发点上的轻叩，都可诱发可被检测者感觉到的短暂肌肉收缩。这种肌纤维的快速收缩称为局部抽搐反应[3]。在移动相对较小的肌群或表浅的大肌群（如

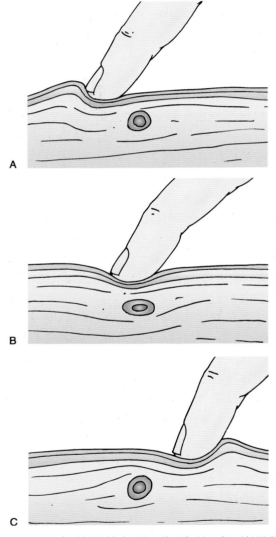

图 105.2　水平触诊技术，用于检查仅从一侧可触及的肌肉。（A）示指将皮肤推向一侧。（B）指尖扫过肌肉，感觉紧张束在下面滚动。（C）将皮肤推到另一侧，完成运动。当用力完成该技术时，被称为深压触诊（*From Simons DG, Travell JG, Simons LS. Travell & Simons' Myofascial Pain and Dysfunction: The Trigger Point Manual, 2nd ed. Baltimore: Williams & Wilkins; 1999.*）

手指伸肌或臀大肌）中，当检测者将针插入触发点时，可引起肢体明显移动，是很容易看到的反应。自主神经系统的局部异常反应可引起立毛肌收缩、局部出汗，甚至由于血流动力学改变导致皮肤局部温度变化[9,21,22]。通过在臀部和大腿区域触诊进行主动和潜在的 MTrP 检测，已经证明具有中度到实质性的检测者组间和组内信度[23]。

功能受限

与纤维肌痛症相似，患者的日常活动和运动耐力可能受到疼痛和疲劳的限制。然而，与纤维肌痛症不同，认知功能障碍不是 MPS 的标志。如果患者口述更高的疼痛评分，从事需要繁重的体力劳动的工作，应对策略差并感到无助，或卷入诉讼，患者可能会存在更多疼痛导致的障碍。

诊断分析

目前，尚没有明确的实验室或影像学检查方法可以诊断 MPS。因此，诊断主要是通过病史和体格检查。虽然没有特定的实验室检查来诊断（或排除）MPS[24,25]，但一些检查有助于寻找易感因素，如甲状腺功能减退、低血糖和维生素缺乏。在这方面可能有帮助的特异性检查包括全血细胞计数、生化、红细胞沉降率以及维生素 C、维生素 B_1、维生素 B_6、维生素 B_{12} 和叶酸的水平。如果有甲状腺疾病的临床特征，则需要检测促甲状腺激素水平[26]。

鉴别诊断	
纤维肌痛症	关节功能障碍
转子滑囊炎	牵涉痛
神经性疼痛	肌病
运动后肌肉酸痛	神经根病变

治疗

早期治疗

应让患者明白在 MPS 的治疗中自我护理的重要性，这是一种相对简单的治疗手段。其中包括积极进行体育活动和牵拉、更多被动疗法（如浅表热疗、按摩和使用非阿片类镇痛剂），如有必要，应鼓励患者积极参与治疗。患者一旦明确了某些药物（如

他汀类药物）会导致肌肉疼痛，某些全身性疾病（如帕金森病）会导致肌肉功能障碍和加剧肌筋膜疼痛，此时医师应让患者知晓有许多种治疗可供选择，如生物反馈、超声波和按摩等，可有助于缓解原发疼痛，使患者积极参与运动计划[27]。有数据表明，加用物理治疗[1,3,24,28]，如热疗以及各种形式的肌肉和神经刺激，有利于 MPS 的初步治疗。生物反馈、治疗性超声、经皮神经电刺激（transcutaneous electrical nerve stimulation，TENS）和激光治疗都是治疗 MPS 的电疗方式。如果这些治疗效果不明显，可通过手法、激痛点注射（trigger point injections，TPIS）和/或干针（dry needling，DN）实施的 MTrP 失活疗法，可用于抑制慢性过度活跃/过度敏感的肌肉组织。持续地积极参与和进行家庭锻炼计划，特别是建立和保持肌肉弹性，对老年患者特别重要，是治疗 MPS 的重要环节，但往往被忽视。

对乙酰氨基酚和非甾体抗炎药（nonsteroidal an-ti-inflammatory drugs，NSAID）可能是基于 MPS 主动运动治疗的辅助药物，但通常认为应与主动治疗方案结合使用而发挥作用。然而，没有随机安慰剂对照临床试验支持这些药物在这种情况下的疗效。有趣的是，在一项小的临床试验中，当 NSAID 双氯芬酸钠被注射到 MTrP 中，其疗效被证明优于利多卡因[29]。加巴喷丁是一种抗惊厥药，被认为是一种神经性镇痛剂，已被证明对 MPS 的治疗有效[30]。小剂量阿米替林广泛应用于纤维肌痛症患者，被认为有助于改善患者的睡眠周期[31]。在 MPS 患者中，一项开放性试验显示三环类抗抑郁药（阿米替林和诺替林）及加巴喷丁具有良好的药物治疗效果，54.8%的患者通过口述疼痛量表测得的疼痛改善率超过50%[32]。肌肉松弛药也对 MPS 患者有益，例如，一种常用的肌肉松弛药，盐酸环苯扎林，被认为是休息和物理治疗的辅助用药，可缓解急性肌肉骨骼疼痛导致的肌肉痉挛。与服用低剂量（5mg，每天三次）环苯扎林相比，高剂量（10mg，每天三次）引起更多的嗜睡和口干。重要的是，嗜睡和疼痛缓解之间似乎并无关联。一项大型、多中心、社区为基础的急性疼痛和肌肉痉挛患者试验对比了单用低剂量环苯扎林（5mg，每天三次）与联合使用双倍剂量布洛芬治疗的疗效[33]。

单用小剂量环苯扎林或单用大剂量布洛芬可能足以缓解急性肌肉骨骼疼痛，但对于口服药物，对服用者存在着潜在的不良反应，尤其是在老年人中，应谨慎使用这些药物。对于局部用药选择，与安慰剂相比 5% 利多卡因贴片被证明可降低上斜方肌 MTrP 的疼痛强度和肌电活动。安慰组与对照组治疗前的自发疼痛水平基线相似，但治疗后利多卡因组的疼痛水平基线显著降低。在肌电图上，利多卡因组的最大肌肉收缩率更高[34]。其他各种局部用药，如局部水杨酸甲酯、薄荷醇、双氯芬酸和硫秋水仙苷，都具有良好的安全性，如有必要，可以试用。

康复治疗

物理治疗技术的重点是通过定向拉伸矫正肌肉缩短，增强受影响的肌肉力量，纠正不良的姿势和生物力学因素，通常被认为是治疗 MPS 最有效的方法[35-37]。生物力学因素的校正可包括人体工程学评估。手法治疗包括拉伸（如等长收缩后放松、喷雾和拉伸）和/或按摩疗法（如缺血性压迫和肌筋膜松解）。结合纠正姿势和生物力学因素，这一康复方法得到了一系列证据的支持，这些证据检验了肌肉负荷与 MTrP 之间的关系[36,38]，表明运动与 MPS 之间存在直接关系。

一项对有限数量试验的系统评价表明，牵拉和力量训练相结合对 MPS 的疼痛有低到中等强度的积极影响[39]。MPS 治疗的目标是使患者积极参与治疗，以预防慢性疼痛综合征的发展，和/或使患者在出现相互作用的症状时及早康复防止失能。肌筋膜疼痛综合征不是一种诊断，而是一个描述性的术语，它不仅表现为持续性疼痛，而且还表现为应对能力差、功能活动自我限制、严重生活干扰和功能失调性疼痛行为。慢性疼痛综合征的其他常见症状与伴随的失用综合征相关，包括多种身体系统的失调及失眠、疲劳、焦虑和抑郁[40]。慢性 MPS 的一个主要特征是一种失能信念，并由此产生了对运动的回避，即从事功能性活动会增加疼痛（恐惧回避）[41]。先前的研究表明，患者对疼痛的认知程度是执行任务的表现[42]、遵从医疗方案[43]、长期康复的最佳预测因子，该研究强调了解决这种信念的至关重要性[44]。要防止这种失能信念的发展，首先要帮助患者从生物医学的角度出发，即不断寻找"治愈"或"修复"疾病的原因，转向生物-心理-社会康复的角度[41,44]。这一观点认为 MPS 是一种多因素的疾病，如果患者积极管理，则无须禁用。认知行为疗法是一种心理学方法，它关注于改变功能失调的信念或"模式"，个体通过这些信念或图式来处理、储存和处理信息[45]。对于慢性疼痛患者来说，要成功地参与以功能为导向的康复治疗，他们需要了解或相信以下几点：

1. 疼痛的性质已经被彻底评估,而且没有治愈的方法(即通过手术或其他方法)。

2. 康复方法包括体育活动和调节,将提高功能水平,并最终减少痛苦。

3. 通过身体锻炼而产生的疼痛不会造成伤害。

4. 再次受伤或疼痛状况恶化是不太可能的,而且功能提高对个体最为有利。

第一点最常由坐诊的内科医师提出,但患者信念的转变,即承认疼痛不会造成伤害,通常要求患者秉持与以前的生活经验相反的思维方式并反复实践,这种思维方式为"如果某件事具有伤害性,就应该停止做这件事"。对于 MPS 患者来说,为了避免疼痛,经常需要进行这种持续的、充分的、与常识相矛盾的锻炼,并且需要跨学科的团队帮助。在这种方法中,物理治疗师通过渐进的物理修复方案教育和指导患者。医师定期对患者进行重新评估,让患者安心并告知他们调整药物是为了更好地促进其参与训练,病情不会出现相反的变化。同时,心理学家提供压力管理、步调和疼痛应对策略方面的培训。这最好是在一个能包容患者的反应和能使其展现真实的自己的群体环境中完成,在这种环境中,患者同伴的社会支持和鼓励是非常有益的。不过,最终患者在训练过程中承受了反复增加的可忍受的疼痛,而没有造成功能伤害,这样一来随着功能的改善,改变了患者对疼痛的信念和对活动的恐惧回避。正是由于这个原因,包括认知行为疗法在内的多学科疼痛治疗在一系列关键结果中对慢性疼痛患者最为有效[46]。认知行为和功能恢复方法对慢性 MPS 特别有效,因为与许多其他慢性疼痛情况不同,我们可以肯定,通过增加活动所经历的疼痛不仅不会造成伤害,而且会带来长期的好处。

除了注意到的认知变化,还应教育患者了解引起交感神经兴奋("压力反应")增强的疼痛的相互作用,交感神经兴奋可导致肌肉紧张和疼痛加剧。因此,患者可以通过减少对疼痛和生活中其他压力源的反应来减轻疼痛。这样做的技巧包括放松训练、渐进式肌肉放松、正念冥想和催眠。催眠越来越多地融入多学科的治疗方法中:在训练患者形成放松反应的同时,催眠提供者还可以穿插一些建议,鼓励他们改变对压力和唤醒的想法[47-49]。换言之,催眠是一种工具,它不仅可以用来帮助患者减少对疼痛的注意,更重要的是,它可以减少患者的情感困扰和自主反应。另一种减少情感痛苦和对疼痛的自主反应的方法是正念冥想。正念被定义为"以一种特定的方式关注:有目的的,当下的,不带评判的"[49,50]。Zeidan 和同事们[51] 扩展了这一描述,把正念定义为包括"(a)对感觉、情绪和认知事件的即时效应和特征的持续关注,(b)对瞬间、短暂和多变的事件的认识(这些事件的过去和未来的表示形式被认为是认知抽象),以及(c)因此缺乏对这些事件的情感或认知评价和/或反应。"从实用的角度来看,这往往包括集中注意力(萨马塔冥想)和开放意识(内观冥想)的训练。患者被教导,这样的想法是短暂的,转瞬即逝的,不必对它们做出反应。虽然正念减压被视为"黄金标准",但包括正念认知疗法在内的其他疗法[52]。例如,短暂的正念训练可以对实验诱导的疼痛和认知产生显著影响[51]。虽然具体的机制尚不清楚,但越来越多的证据表明,通过神经可塑性的过程,与疼痛处理有关的大脑结构可能发生重大变化,特别是前额皮质和前扣带回皮质[53]。用这种方法,我们可以利用大脑的神经可塑性来加强对疼痛的控制,以一种与前面描述的中枢敏化相反的方式。

介入治疗

最常见的靶向拉伸与其他治疗相结合,使激痛点失活成为多学科管理 MPS 患者的有效辅助手段[54]。MTrP 注射,也被称为 TPI,应针对患者和临床医师进行个体化选择。用来清洁皮肤的乙醇,应让它完全干燥,以防止额外的疼痛。无需使用手术室或配有监测装置的特殊程序(无菌)室,来进行小口径针的肌内注射。大多数病人可以由有经验的临床医师在诊室安全治疗。发现活跃的 MTrP 所需的诊断技能取决于触诊能力、权威的训练和丰富的广泛的临床经验[3]。TPI 的应用首先要根据患者的需要、临床医师的训练和注射的解剖靶点来确定设备的需要。通常情况下,1.0mL 结核菌素型注射器和 5/8 英寸(1 英寸 = 2.54cm)25 号针头足以用于浅表肌肉。对于小肌肉(如面部肌肉),一根 1 英寸 30 号针头就足够了。对于较大的肌肉,1 英寸或 11/2 英寸 25 号针头就足够。当患者处于可以放松所需肌肉的体位后,再对 MTrP 进行定位。MTrP 通常是通过指尖末端或圆珠笔以 1cm 的间隔轻轻按压来确定的。在触诊过程中要密切观察患者,因为对明显变软的 MTrP 施加压力通常会导致患者跳起来、畏缩或大叫。每一块肌肉都有一种特定的诱发牵涉痛模式,对于活跃的 MTrP 来说,这种疼痛模式是患者所熟悉的。因此,患者会认为这种压力再现了通常的疼痛,患者会描述在离检查者手指下一点稍远的部位的疼痛感觉。MTrP 定位后,在皮肤上标记准备,若回抽血阴性,在每个部位注射不超过 1mL 的注射剂(通常为局部麻醉药)。TPI 显著改善了肌筋膜疼痛,而针进入 MTrP 可能会引起局部抽搐反应,但这种局部抽搐反应并不是所有时间都能观察到。其他可能有助于确定针进入 MTrP 的包括:针穿入肌肉后患者确认此疼痛与之前相仿,以及当针从正常肌肉组织进入紧绷带时,临床医师感觉阻力增加。针刺的重要性在于它可减少交感神经系统的过度活跃和运动终板的刺激,因而也被研究[55]。

干针疗法(dry needle,DN)通常采用长丝针,是一种治疗 MPS 的非针刺西药技术,它最初是由 Dravell 博士推荐的,现在仍然很受欢迎。DN 已被用于评估肌筋膜疼痛,并在一些研究中显示,与局部麻醉一样有效[56,57]。对 DN 的一项荟萃分析显示,DN 在增加活动范围方面更有效,但在术后 3~4 周减轻疼痛方面效果不明显[58]。另一项研究观察 DN 对治疗 6 周后慢性肌筋膜疼痛的益处。DN 治疗后患者疼痛评分持续下降,早期干预有助于维持临床疗效[59]。一项关于 DN 的随机临床试验的系统回顾发现,DN 即使在短期内也有一定的积极作用[60]。另一项系统回顾和荟萃分析研究了 DN 对颈肩激痛点的疗效,发现 DN 值得推荐,它对术后短期和中期都有积极的影响[61]。也有证据表明 DN 对身体多个区域的激痛点有帮助[62]。

针灸是一种东方传统医学技术,使用长针刺激身体上的穴位(通常沿着经络线),在治疗肌筋膜疼痛方面也很受欢迎,因为它被认为可以使激痛点的神经回路失活,减轻疼痛和肌肉紧张[63-65]。在独立研究中,普通针刺和电针已经被证明可以减少 MPS 的疼痛和强度[65,66]。一项针对 MPS 的系统回顾和荟萃分析发现,通过刺激 MTrP,普通针刺可以帮助缓解疼痛和肌肉刺激,尽管还需要进一步研究来确定最佳的治疗次数[67]。一项系统评价显示,尽管科学证据等级较弱,针灸似乎有助于减轻肌筋膜颞下颌关节紊乱症的疼痛[68]。

如果其他传统疗法失败,应该考虑使用肉毒杆菌毒素治 MPS。Khalifeh 等对肉毒杆菌毒素 A(botulinum toxin A,BoTN-A)治疗 MPS 的疗效进行了系统的综述。他们发现,接受 BoTN-A 治疗的那组患者在治疗后 2~6 个月疼痛明显减轻[69]。肉毒杆菌毒素也被证明对颅周肌筋膜疼痛有帮助。那些有反应的患者头痛天数减少了 70% 以上,颈椎疼痛和肌肉压痛减少了 50% 以上,曲坦类药物的使用减少了

81%[70]。肉毒杆菌毒素注射也可以与物理治疗相结合,通常用于治疗肌筋膜盆腔疼痛。在髂尾肌、耻骨直肠肌、闭孔内肌、直肌激痛点注射肉毒毒素,以及麻醉下行软组织肌筋膜松解术。治疗后,这些患者的疼痛评分降低了 58%,激痛点也减少了[71]。

在 MPS 的治疗中,除 TPI 外通常不采用介入治疗(如硬膜外类固醇注射、骶髂关节注射、内侧支传导阻滞)。然而,有时,肌筋膜疼痛与其他潜在条件有关或由其他潜在条件引起。例如,腰肌筋膜疼痛也可能是腰椎小关节病变的一部分。腰椎背根内侧支神经阻滞和射频神经阻断术,单独或联合其他疗法(如肌肉松弛药),可共同缓解肌筋膜疼痛。因此,潜在的疾病可能会对更积极的干预方法做出反应,并反过来协同地为 MPS 患者缓解疼痛。

技术设备

MPS 的诊断依赖于详尽的病史和检查。目前正在研究一些新技术以帮助诊断。超声成像已被用于评价 MTrP。在一项研究中,对胸锁乳突肌进行了评估,并在传感器上安装了一个测力仪来监测肌肉应力水平。在有压力和无压力的情况下,对肌肉进行超声检查。然后测量应变和弹性模量。通过这种方式,我们发现 MTrP 比肌肉的正常部分更硬[72]。对于治疗,治疗性超声被认为是利用高频波刺激真皮下组织;这些高频波可能通过改善血液流速,减少炎症和疼痛来缩短愈合过程。因此,超声被认为是一种潜在的治疗 MPS 的方法。尽管系统回顾和荟萃分析显示,目前的数据并不支持超声作为治疗 MPS 的有效方法[73]。然而,治疗性超声无论是否伴肌肉拉伸都被发现优于单独的肌肉拉伸[74],连续超声在减轻 MPS 患者休息时的疼痛方面被证明优于脉冲超声[75]。其他的肌电技术,如表面肌电生物反馈、经皮神经肌肉电刺激和低能量激光治疗,也有一定的效果。虽然表面肌电还没有专门用于 MPS 的治疗,但表面肌电生物反馈利用表面肌电图来测量肌肉活动,为患者提供自我缓解肌肉张力的反馈。TENS 通过刺激内源性阿片类物质的释放和刺激非痛觉传入纤维,通过门控理论抑制痛觉输入,已被广泛应用于疼痛治疗。在一项研究中,高频率、高强度的 TENS 被发现可以有效地减少肌筋膜疼痛,但不能改变局部激痛点的敏感性[76]。超声已被证明在改善上斜方肌激痛点患者的镇痛反应和颈椎活动范围方面比 TENS 更有效[77]。低频激光疗法(low-level laser therapy,LLLT)使用一种低功率激光,通常波长限制在

600~1 000nm，应用于身体表面，目的是细胞再生和缓解疼痛。LLLT 治疗和肌肉电刺激（intramuscular electrical stimulation，IMS）尚未得到证实，文献常常相互矛盾，但一些研究显示了治疗 MPS 的有效性：一项随机对照研究评估了 LLLT 联合拉伸与 IMS 联合拉伸治疗 MPS 的疗效，发现结果有统计学意义，与对照组或单独拉伸组相比，联合拉伸与 LLLT 或 IMS 组的疼痛有显著改善[78]。尽管还需要更多的研究支持，但这些低成本、安全的治疗方法似乎是治疗 MPS 的合理方法。

生物标志物（如缓激肽、P 物质、降钙素基因相关肽、肿瘤坏死因子 α、白细胞介素 1β、白细胞介素 8、白细胞介素 6、5-羟色胺和去甲肾上腺素）可为 MTrP 的诊断提供客观的检测手段，然而生物标志物的样品检测和技术并不是在 MPS 的背景下被开发的，因为 MTrP 可以通过人工触诊诊断，所以此手段可能无效。

MPS 的其他新技术治疗方案包括体外冲击波治疗（extracorporeal shockwave treatment，ESWT）。ESWT 可能通过增加组织灌注、增强血管生成和改变缺血 MPS 组织中的疼痛信号使患者受益。此外，应用 ESWT 后自由神经末梢退化，在神经肌肉交界处产生短暂的神经兴奋性功能障碍，从而减轻疼痛；另一种可能的解释是，冲击波可以破坏肌动蛋白-肌球蛋白在激痛点的联系，从而改善 MPS 患者的疼痛[79]。

一项随机、双盲、析因设计和安慰剂对照的临床试验研究了肌肉深层刺激和重复经颅磁刺激治疗慢性 MPS 的效果[80]。结果显示，两种治疗方法都能缓解疼痛，而无协同作用。其他较新的镇痛技术，如虚拟现实技术，尚未在 MPS 中进行研究，但可能通过分散注意力使 MPS 患者受益。

手术

MPS 患者不需要手术治疗。

潜在的疾病并发症

MPS 患者可能会发展为慢性疼痛综合征。对慢性 MPS 患者的治疗已在前面描述。未经治疗的进展性 MPS 最大的并发症可能是发展为一种体力活动不足综合征，这可能导致心血管疾病、虚弱、肌肉减少症和失能。有证据表明，心血管疾病的发病率和死亡率与体力活动呈负相关，呈剂量-反应关系。因此，如果不进行治疗，MPS 患者继续发展为慢性疼

痛和缺乏体育活动，就有很高的心血管疾病和早逝风险。增加成年人的体育锻炼（他们不是心血管疾病的高危人群）显示出对各种重要健康结果的持续益处[81]。这可能有助于预防未来心血管疾病的发展和早期死亡。

潜在的治疗并发症

同意接受 MTrP 注射的患者应告知其出血、感染和疼痛加重的一般潜在风险。治疗 MPS 患者的最大风险与胸部激痛点注射有关。由于肺尖的解剖位置接近上斜方肌或斜角肌，临床医师必须意识到在该区域激痛点注射可能导致气胸。应避免长（> 2.54cm）细针的使用，因为长细针一旦插入肌肉就容易弯曲，而尖端会不经意地刺破胸膜。而短（< 2.54cm）针头可应用于靠近肺尖部位的注射。此外，针头应远离有意外穿刺危险的结构。为了在注射过程中提供额外的本体感觉反馈，可以抓住拇指和示指之间的肌肉，让临床医师触摸待注射组织的厚度。瘦弱的患者或潜在疾病导致肺活量降低的患者尤其危险，因此临床医师在对这些患者进行激痛点注射时应采取额外的预防措施。

（郝赤子 译　孙莉敏 校　白玉龙 审）

参考文献

1. Borg-Stein J, Simons DG. Focused review: myofascial pain. *Arch Phys Med Rehabil*. 2002;83:S40–S47, S48–S49.
2. Gerwin RD. Classification, epidemiology, and natural history of myofascial pain syndrome. *Curr Pain Headache Rep*. 2001;5:412–420.
3. Simons DG, Mense S. Diagnosis and therapy of myofascial trigger points. *Schmerz*. 2003;17:419–424.
4. Lisi AJ, et al. Deconstructing chronic low back pain in the older adult–step by step evidence and expert-based recommendations for evaluation and treatment: part II: myofascial pain. *Pain Med*. 2015;16(7):1282–1289.
5. Hong CZ, Simons DG. Pathophysiologic and electrophysiologic mechanisms of myofascial trigger points. *Arch Phys Med Rehabil*. 1998;79:863–872.
6. Macgregor J, Graf von Schweinitz D. Needle electromyographic activity of myofascial trigger points and control sites in equine cleidobrachialis muscle—an observational study. *Acupunct Med*. 2006;24:61–70.
7. Hong CZ. Pathophysiology of myofascial trigger point. *J Formos Med Assoc*. 1996;95:93–104.
8. Simons DG, Hong CZ, Simons LS. Endplate potentials are common to midfiber myofascial trigger points. *Am J Phys Med Rehabil*. 2002;81:212–222.
9. Rivner MH. The neurophysiology of myofascial pain syndrome. *Curr Pain Headache Rep*. 2001;5:432–440.
10. Simons DG. Myofascial pain syndromes: where are we? Where are we going? *Arch Phys Med Rehabil*. 1988;69:207–212.
11. Cartagena-Sevilla J, García-Fernández MR, Vicente-Villena JP. Analgesic effect of botulinum toxin A in myofascial pain syndrome patients previously treated with local infiltration of anesthetic and steroids. *J Pain Palliat Care Pharmacother*. 2016;30(4):269–275.
12. Shyu BC, Vogt BA. Short-term synaptic plasticity in the nociceptive thalamic-anterior cingulate pathway. *Mol Pain*. 2009;5:51.
13. Cao H, Gao YJ, Ren WH, et al. Activation of extracellular signal-regulated kinase in the anterior cingulate cortex contributes to the induction and expression of affective pain. *J Neurosci*. 2009;29:3307–3321.

14. Xie Peng, et al. Microstructural abnormalities were found in brain gray matter from patients with chronic myofascial pain. *Front Neuroanat.* 2016:10.

15. Niddam DM, Lee SH, Su YT, Chan RC. Brain structural changes in patients with chronic myofascial pain. *Eur J Pain.* 2017;21(1):148–158.

16. Arnold LM. Biology and therapy of fibromyalgia. New therapies in fibromyalgia. *Arthritis Res Ther.* 2006;8:212.

17. Goldenberg DL. Clinical manifestations and diagnosis of fibromyalgia in adults. In: Post T, ed. UpToDate. Waltham, MA: UpToDate; 2017.

18. Lucas HJ, Brauch CM, Settas L, Theoharides TC. Fibromyalgia—new concepts of pathogenesis and treatment. *Int J Immunopathol Pharmacol.* 2006;19:5–10.

19. Simons DG, Travell JG, Simons LS. *Travell & Simons' Myofascial Pain and Dysfunction: The Trigger Point Manual.* Baltimore: Williams & Wilkins; 1999.

20. Hsieh CY, Hong CZ, Adams AH, et al. Interexaminer reliability of the palpation of trigger points in the trunk and lower limb muscles. *Arch Phys Med Rehabil.* 2000;81:258–264.

21. McPartland JM. Travell trigger points—molecular and osteopathic perspectives. *J Am Osteopath Assoc.* 2004;104:244–249.

22. Mense S, Simons DG, Hoheisel U, Quenzer B. Lesions of rat skeletal muscle after local block of acetylcholinesterase and neuromuscular stimulation. *J Appl Physiol.* 2003;94:2494–2501.

23. Rozenfield E, Finestone AS, Moran U, Damri E, Kalichman L. Test-retest reliability of myofascial trigger point detection in hip and thigh areas. *J Bodyw Mov Ther.* 2017;21(4):914–919.

24. Auleciems LM. Myofascial pain syndrome: a multidisciplinary approach. *Nurse Pract.* 1995;20(18):21–22. 24–28, passim.

25. Escobar PL, Ballesteros J. Myofascial pain syndrome. *Orthop Rev.* 1987;16:708–713.

26. Saravanan P, Dayan CM. Thyroid autoantibodies. *Endocrinol Metab Clin North Am.* 2001;30:315–337. viii.

27. Hou CR, Tsai LC, Cheng KF, et al. Immediate effects of various physical therapeutic modalities on cervical myofascial pain and trigger-point sensitivity. *Arch Phys Med Rehabil.* 2002;83:1406–1414.

28. Fricton JR. Myofascial pain syndrome. *Neurol Clin.* 1989;7:413–427.

29. Frost A. Diclofenac versus lidocaine as injection therapy in myofascial pain. *Scand J Rheumatol.* 1986;15:153–156.

30. Wheeler AH. Myofascial pain disorders: theory to therapy. *Drugs.* 2004;64(1):45–62.

31. Borg-Stein J. Treatment of fibromyalgia, myofascial pain, and related disorders. *Phys Med Rehabil Clin N Am.* 2006;17:491–510. viii.

32. Haviv Y, et al. Myofascial pain: an open study on the pharmacotherapeutic response to stepped treatment with tricyclic antidepressants and gabapentin. *J Orofac Pain Headache.* 2015;29:144–151.

33. Childers MK, Borenstein D, Brown RL, et al. Low-dose cyclobenzaprine versus combination therapy with ibuprofen for acute neck or back pain with muscle spasm: a randomized trial. *Curr Med Res Opin.* 2005;21(9):1485–1493.

34. Firmani M, Rodolfo M, Rodrigo C. Effect of lidocaine patches on upper trapezius EMG activity and pain intensity in patients with myofascial trigger points: a randomized clinical study. *Acta Odontol Scand.* 2015;73(3):210–218.

35. McClaflin RR. Myofascial pain syndrome. Primary care strategies for early intervention. *Postgrad Med.* 1994;96:56–59. 63–66, 69–70, passim.

36. Nicolakis P, Erdogmus B, Kopf A, et al. Effectiveness of exercise therapy in patients with myofascial pain dysfunction syndrome. *J Oral Rehabil.* 2002;29:362–368.

37. Rosen NB. Physical medicine and rehabilitation approaches to the management of myofascial pain and fibromyalgia syndromes. *Bailliéres Clin Rheumatol.* 1994;8:881–916.

38. Itoh K, Okada K, Kawakita K. A proposed experimental model of myofascial trigger points in human muscle after slow eccentric exercise. *Acupunct Med.* 2004;22:2–12; discussion 12–13.

39. Mata Diz JB, de Souza JR, Leopoldino AA, Oliveira VC. Exercise, especially combined stretching and strengthening exercise, reduces myofascial pain: a systematic review. *J Physiother.* 2017;63(1):17–22.

40. Feldman JB. The neurobiology of pain, affect and hypnosis. *Am J Clin Hypn.* 2004;46:187–200.

41. Aronoff GM, Feldman JB, Campion TS. Management of chronic pain and control of long-term disability. *Occup Med.* 2000;15:755–770. iv.

42. Lackner JM, Carosella AM. The relative influence of perceived pain control, anxiety, and functional self efficacy on spinal function among patients with chronic low back pain. *Spine (Phila Pa 1976).* 1999;24:2254–2260; discussion 2260–2261.

43. Reitsma B, Meijler WJ. Pain and patienthood. *Clin J Pain.* 1997;13:9–21.

44. Jensen MP, Turner JA, Romano JM. Changes in beliefs, catastrophizing, and coping are associated with improvement in multidisciplinary pain treatment. *J Consult Clin Psychol.* 2001;69:655–662.

45. Butler AC, Chapman JE, Forman EM, Beck AT. The empirical status of cognitive-behavioral therapy: a review of meta-analyses. *Clin Psychol Rev.* 2006;26:17–31.

46. Flor H, Fydrich T, Turk DC. Efficacy of multidisciplinary pain treatment centers: a meta-analytic review. *Pain.* 1992;49:221–230.

47. Nielson WR, Weir R. Biopsychosocial approaches to the treatment of chronic pain. *Clin J Pain.* 2001;17:S114–S127.

48. Osborne TL, Raichle KA, Jensen MP. Psychologic interventions for chronic pain. *Phys Med Rehabil Clin N Am.* 2006;17:415–433.

49. Rainville P, Bao QV, Chretien P. Pain-related emotions modulate experimental pain perception and autonomic responses. *Pain.* 2005;118:306–318.

50. Kabat-Zinn J, Lipworth L, Burney R. The clinical use of mindfulness meditation for the self-regulation of chronic pain. *J Behav Med.* 1985;8:163–190.

51. Zeidan F, Gordon NS, Merchant J, Goolkasian P. The effects of brief mindfulness meditation training on experimentally induced pain. *J Pain.* 2010;11:199–209.

52. Ma SH, Teasdale JD. Mindfulness-based cognitive therapy for depression: replication and exploration of differential relapse prevention effects. *J Consult Clin Psychol.* 2004;72:31–40.

53. Zeidan F, Martucci KT, Kraft RA, et al. Brain mechanisms supporting the modulation of pain by mindfulness meditation. *J Neurosci.* 2011;31:5540–5548.

54. Criscuolo CM. Interventional approaches to the management of myofascial pain syndrome. *Curr Pain Headache Rep.* 2001;5:407–411.

55. Abbaszadeh-Amirdehi M, et al. Therapeutic effects of dry needling in patients with upper trapezius myofascial trigger points. *Acupunct Med.* 2016; acupmed-2016.

56. Cotchett MP, Landorf KB, Munteanu SE. Effectivenss of dry needling and injections of myofascial trigger points associated with plantar heel pain: a systematic review. *J Foot Ankle Res.* 2010;3:18.

57. Ay S, Evcik D, Tur BS. Comparison of injection methods in myofascial pain syndrome: a randomized controlled trial. *Clin Rheumatol.* 2010;29(1):19–23.

58. Rodríguez-Mansilla Juan, et al. Effectiveness of dry needling on reducing pain intensity in patients with myofascial pain syndrome: a meta-analysis. *J Tradit Chin Med.* 2016;36(1):1–13.

59. Gerber Lynn H, et al. Beneficial effects of dry needling for treatment of chronic myofascial pain persist for 6 weeks after treatment completion. *PM R.* 2017;9(2):105–112.

60. Espejo-Antúnez L, et al. Dry needling in the management of myofascial trigger points: a systemic review of randomized controlled trials. *Complement Ther Med.* 2017.

61. Liu Lin, et al. Effectiveness of dry needling for myofascial trigger points associated with neck and shoulder pain: a systematic review and meta-analysis. *Arch Phys Med Rehabil.* 2015;96(5):944–955.

62. Boyles R, et al. Effectiveness of trigger point dry needling for multiple body regions: a systematic review. *J Man Manip Ther.* 2015;23(5):276–293.

63. Chow LW, Hsieh YL, Chen HS, Hong CZ, Kao MJ, Han TI. Remote therapeutic effectiveness of acupuncture in treating myofascial trigger point of the upper trapezius muscle. *Am J Phys Med Rehabil.* 2011;90(12):1036–1049.

64. Stux G, Pomerantz B. *Basics of Acupuncture.* Berlin, Germany: Springer-Verlag; 1995.

65. Sun MY, Hsieh CL, Cheng YY, et al. The therapeutic effects of acupuncture on patients with chronic neck myofascial pain syndrome: a single-blind randomized controlled trial. *Am J Chin Med.* 2010;38(5):849–859.

66. Koski BL, Dunn KS, Shebuski MR. Daily activity patterns of an adult experiencing lower back pain undergoing electro-acupuncture: a case study. *Pain Manag Nurs.* 2009;10(4):188–196.

67. Wang R, et al. Manual acupuncture for myofascial pain syndrome: a systematic review and meta-analysis. *Acupunct Med.* 2017; acupmed-2016.

68. Fernandes AC, et al. Acupuncture in temporomandibular disorder myofascial pain treatment: a systematic review. *J Oral Facial Pain Headache.* 2017;31(3):225.

69. Khalifeh M, et al. Botulinum toxin type A for the treatment of head and neck chronic myofascial pain syndrome: a systematic review and meta-analysis. *J Am Dental Assoc.* 2016;147(12):959–973.

70. Ranoux D, et al. OnabotulinumtoxinA injections in chronic migraine, targeted to sites of pericranial myofascial pain: an observational, open label, real-life cohort study. *J Headache Pain.* 2017;18(1):75.

71. Halder GE, et al. Botox combined with myofascial release physical therapy as a treatment for myofascial pelvic pain. *Investig Clin Urol.* 2017;58(2):134–139.

72. Jafari M, et al. Novel method to measure active myofascial trigger point stiffness using ultrasound imaging. *Bodyw Mov Ther.* 2017.

73. Xia P, et al. Effectiveness of ultrasound therapy for myofascial pain syndrome: a systematic review and meta-analysis. *J Pain Res.* 2017;10:545.

74. Majlesi J, Unalan H. High-power pain threshold ultrasound technique in the treatment of active myofascial trigger points: a randomized, double-blind, case control study. *Arch Phys Med Rehabil.* 2004;85(5):833–836.

75. Ilter L, Dilek B, Batmaz I, et al. Efficacy of pulsed and continuous therapeutic ultrasound in myofascial pain syndrome: a randomized controlled study. *Am J Phys Med Rehabil.* 2015;94(7):547–554.

76. Graff-Radford SB, Reeves JL, Baker RL, Chiu D. Effects of transcutaneous electrical nerve stimulation on myofascial pain and trigger point sensitivity. *Pain.* 1989;37(1):1–5.

77. Amjad F, Shahid HA, Batool S, Ahmad A, Ahmed I. A comparison on efficiency of transcutaneous electrical nerve stimulation and therapeutic ultrasound in treatment of myofascial trigger points. *KMUJ: Khyber Med Univ J.* 2016;8(1):3–6.

78. Sumen A, Sarsan A, Alkan H, Yildiz N, Ardic F. Efficacy of low laser therapy and intramuscular electrical stimulation on myofascial pain syndrome. *J Back Musculoskelet Rehabil.* 2015;28(1):153–158.

79. Ramon S, et al. Update on the efficacy of extracorporeal shockwave treatment for myofascial pain syndrome and fibromyalgia. *Int J Surg.* 2015;24:201–206.

80. Medeiros LF, et al. Effect of deep intramuscular stimulation and transcranial magnetic stimulation on neurophysiological biomarkers in chronic myofascial pain syndrome. *Pain Med.* 2016;17(1):122–135.

81. Patnode CD, et al. Behavioral counseling to promote a healthful diet and physical activity for cardiovascular disease prevention in adults without known cardiovascular disease risk factors: updated evidence report and systematic review for the US Preventive Services Task Force. *JAMA.* 2017;318(2):175–193.

枕神经痛

Blessen C. Eapen, MD

Bruno S. Subbarao, DO

定义

国际头痛疾病分类第三版（ICHD-3）关于枕神经痛的 β 诊断标准如下：

1. 单侧或双侧痛并符合标准 2~5

2. 位于任一和/或所有枕神经的分布区域中（图 106.1）

3. 具有以下至少两条的特征：

  a）持续数秒或数分钟的阵发性复发

  b）重度疼痛

  c）疼痛性质被描述为放射痛，刺痛或锐痛

4. 与疼痛有关的感觉迟钝和/或由头皮刺激引起的痛觉过敏及伴有以下一条或两条特征：

  a）神经通路上的压痛和/或

  b）C_2 的枕神经分布区域的触发点

5. 神经阻滞麻醉后缓解

6. 其他 ICHD-3 相关诊断难以解释的头痛[1]

尽管枕神经痛的病因学涉及的范围很宽泛，但大部分的病例均为特发性，未见明显病变。潜在原

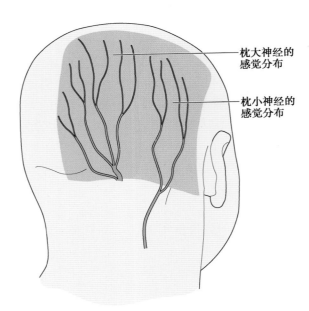

图 106.1　枕神经解剖。枕大神经在上颈线下方伴行动脉穿入筋膜。它支配后头皮的内侧部分。枕下神经沿胸锁乳突肌后缘向上走行，分为支配头皮外侧部和耳郭颅面部的皮支（*From Waldman SD. Greater and lesser occipital nerve block. In: Waldman SD, ed. Atlas of Interventional Pain Management, 2nd ed. Philadelphia: WB Saunders; 2004.*）

因包括上段颈椎周围肌肉的筋膜紧张、C_2 神经根创伤（挥鞭伤）、前颅骨或枕骨下手术、其他类型的神经卡压、寰枢椎（$C_1 \sim C_2$）韧带肥厚、颈肌持续紧张、血管病、肿瘤和颈椎小关节病变[2-8]。其他在文献中报道的枕神经痛的罕见原因包括上呼吸道感染[9]、带状疱疹或带状疱疹后神经痛[10]、C_2 脊髓炎[11]、C_1 椎体活动度高[12]和巨细胞性动脉炎[13,14]。

然而，枕神经痛的实际发病率现在仍未知，可能因误诊或缺少病例报道[15]。

解剖

枕大神经支配从枕下到顶部的后颅骨部。它由第二颈神经后部的内侧支（感觉支）形成[5]，在位于下斜肌下缘的寰椎和椎板之间穿出，然后在下斜肌和半棘肌间斜行上升[5]。枕大神经的走行在男女间似

乎没有区别[16]。

枕小神经由第三颈神经后部的内侧支(感觉)形成,上升支和枕大神经相似,穿过位于枕大神经内侧的头夹肌和斜方肌[5]。之后它沿着头皮向顶部上行,发出感觉纤维支配头皮外侧到枕大神经的区域。

前两条颈神经根没有被后面的椎弓根和小关节保护,因为相对于脊柱其他椎间关节而言,寰枢关节具有其独特的结构。因此,前两根颈神经相对易受到伤害。寰枕关节位于第一颈神经穿出的位置,与下位的寰枢关节相比较不易活动。因此,C_2颈神经根没有被保护地穿过一个高度灵活的关节,这可能解释了枕大神经在枕神经痛中占主导地位的原因[17]。

症状

枕神经痛的症状和ICHD-3诊断标准一致,但也略有差别。例如,由于几个神经元连接可能导致眶后疼痛、耳鸣、视觉障碍、头晕等症状[18]。严重的眼痛也被归因为来自颈上神经根的不良感觉输入传入三叉神经核[4,9,10,19]。

枕神经痛可能与其他类型的头痛同时发生。比如,根据一项研究报道,35个连续出现枕神经痛的患者中有20个同时存在偏头痛[20]。我们应当特别注意在鉴别诊断环节所面临的重要挑战,这是因为枕神经痛和偏头痛之间存在很多相似症状,包括阵发性疼痛、感觉过敏、枕骨压痛,甚至神经阻滞治疗后的反应表现。

体格检查

检查中,疼痛通常由枕大小神经的触诊所诱发。触诊诱发的疼痛或痛觉过敏可能在神经分布区域中有所表现。颈部或肩部可能存在肌筋膜疼痛。疼痛可能会限制颈部活动范围。头部、颈部和上肢的神经学检查结果一般正常。

颈椎附近的神经受压可能会导致头部和颈部在屈曲、伸展或旋转时出现更严重的症状。如果颈部退行性病变是神经痛的原因,用手掌在患者头顶加压压迫颈部(spurling征、压头试验),特别是伴有颈部向患侧的伸展和旋转,可能会引发或增加患者的

痛苦。一般情况下当患者存在头痛症状时,在颈部和枕部沿枕神经走形施加压力,或在$C_2 \sim C_3$小关节处施加压力会引起发的疼痛。即使真正的病变在颈椎,枕神经在上项线(superior nuchal line)的压痛也通常存在。

功能受限

一般而言,枕神经痛的患者并不存在神经功能缺损。然而,这个疾病带来的疼痛可能导致严重的日常生活活动能力受限。在恶化过程中,患者可能有严重的功能受限,包括失眠、工作时间减少、不能进行体力活动或驾车。涉及颈椎或上肢参与的任务,比如打电话、电脑办公、读书、做饭、园艺工作和驾驶,可能感到疼痛和受限。

诊断检查

枕神经痛的诊断可根据病史和体格检查,依照ICHD-3诊断标准进行临床诊断。诊断性局部麻醉的神经传导阻滞可以使用皮质类固醇,也可以不加[5,22]。同样重要的是,不同的诊断方法不能更好地解释患者出现的临床症状[1]。

拍摄X线片作为初步的筛查手段,可以排除严重的结构异常,但通常不会提供诊断所需的详细证据。颈椎的影像学退行性病变不一定与患者的症状和检查结果相关,但在没有其他严重病变或明显的影像学异常的情况下,可将$C_2 \sim C_3$关节炎性改变解释为病因。颈椎CT与MRI将有助于排除肿瘤、血管畸形、感染或脊椎炎等可能压迫$C_2 \sim C_3$内侧支(感觉支)的解剖原因[23]。单光子发射计算机断层扫描和正电子发射断层扫描可考虑用于某些头痛综合征的诊断和治疗,如果涉及功能性病理改变,或试图区分枕神经痛、丛集性头痛或偏头痛,则可能对枕神经痛的诊断有帮助[17]。

最后,超声在辅助诊断中的应用变得越来越普遍,因为它具有成本效益优势,而且可以在医师办公室实施操作。通过这种方法,医师可以直接观察到:

a) 枕下肌、血管内或肿块所致的神经压迫。

b) 枕大神经横截面积增大,通常为$(2.0 \pm 0.1)\,mm^2$。

c) 神经自身的直接损伤[24]。

治疗

早期治疗

治疗的关键是提供关于枕神经痛和治疗计划的宣教、支持、保障。早期治疗的保守方案可能包括冷疗或热疗、按摩、维持正确姿势的宣教，避免颈椎过度屈伸和旋转、物理治疗、针灸和/或经皮电刺激神经疗法的应用[25]。

尽管对于枕神经痛的药理学治疗效果还需要更多的研究，但可以考虑使用 NSAID、对乙酰氨基酚、三环类抗抑郁药、抗惊厥药和肌肉松弛药[21]。

康复治疗

对于亚急性或慢性枕神经痛患者来说，颈旁肌和肩胛周围肌肉的拉伸和力量训练可能是合适的治疗手段，特别是对于疼痛由颈椎或躯干活动不当引起的患者。体位训练和放松练习应被纳入运动方案。如果在工作场所的活动使疼痛加剧，应遵循人体工效学的原则对工作环境进行改造（例如使用电话耳机、文件支架等）。

手法治疗，包括整脊疗法和脊柱松动术，已经被用来治疗颈源性头痛的患者。一篇关于整脊疗法治疗颈源性头痛的综述文献表明，两项试验在头痛强度、头痛持续时间和药物摄入方面均为阳性[26]，只有一项试验显示头痛频率减少。在将来的临床研究工作中，我们需要进行随机对照试验来评估这些疗法[27]。任何脊椎手法在操作时都应该谨慎，因为如果操作不当，就会有严重的风险[28]。有相关研究支持在某些情况下可进行颈椎牵引试验。

神经阻滞

枕大或枕小神经的局部阻滞麻醉是诊断性和治疗性的手段（图 106.2）。疼痛的缓解时间从几个小时至几个月。通常，至少 50% 的患者在一次注射后病情会得到缓解超过一周。已经有研究报道在五个阻滞区进行局部麻醉后，少部分患者疼痛缓解超过 17 个月。对于是否在注射剂中加入可的松制剂是有争议的，但它可能带来额外的好处[29]。

一般来说，里程碑式的技术已被应用于枕神经阻滞。Ward[30] 描述了一种盲技术，其中发现枕大神经位于枕动脉内侧，沿着上颈线（superior nuchal line）走行，并描述了神经刺激器[31] 引导阻滞和 CT 引

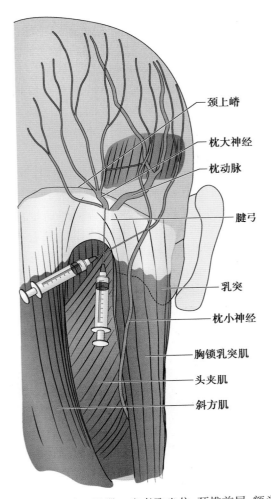

　　颈上嵴
　　枕大神经
　　枕动脉
　　腱弓
　　乳突
　　枕小神经
　　胸锁乳突肌
　　头夹肌
　　斜方肌

图 106.2　枕神经阻滞。患者取坐位，颈椎前屈，额头放于一个加垫的床头柜上。在一个 12mL 的无菌注射器中抽取 8mL 局部麻醉剂。在第一个阻滞区的局部麻醉药和随后的阻滞区的局部麻醉药中分别加入 80mL 和 40mL 的合成类固醇。枕动脉在颈上嵴水平触诊。用消毒液处理皮肤后，将带有 22 或 25 号，1.5 英寸（1 英寸 = 2.54cm）针头的注射器插入枕动脉内侧，垂直推进，直到针头接近枕骨下的骨膜。这时可能会出现感觉异常。然后将针头转向上方，轻轻地抽吸后，将 5mL 的溶液注入扇形分布区，并注意避开枕骨大孔（*From Waldman SD. Greater and lesser occipital nerve block. In：Waldman SD, ed. Atlas of Interventional Pain Management, 2nd ed. Philadelphia：WB Saunders；2004.*）

导阻滞[4]。以枕大神经已知的走行变化为依据,超声引导技术被认为优于传统的标志性技术[32],但临床研究尚未证实这一假设。

C_1、C_2、C_3、C_4 的脊神经后根切断术也已被报道,71%~77% 的患者称有显著的效果[19,28,30,33]。在脊神经后根切断术前,为了诊断,应对可疑的内侧支(感觉)进行局部麻醉阻滞。

脉冲射频(pulsed radiofrequency,PRF)治疗枕神经痛可改善症状 6 个月或更长时间。一份报告还显示,在 PRF 治疗难治性枕神经痛的患者中有很大一部分受益[34]。一份近期随机双盲的关于 PRF 与类固醇注射治疗枕神经痛或偏头痛伴枕神经压痛的疗效比较研究表明,PRF 能持续 6 个月发挥缓解疼痛的作用[15]。

枕大神经注射 A 型肉毒毒素也有被报道[29],但证据有限[33]。

技术设备

虽然对于枕神经痛的治疗没有确切的方法,但是一些非侵入性的神经刺激装置已经出现在治疗头痛疾病的市场上。美国食品药品监督管理局批准使用 Cefaly 装置,这是一种非侵入性的经皮眶上神经刺激器,用于偏头痛的预防性治疗。在针对发作性偏头痛患者的一项双盲、随机、假对照试验中,Cefaly 装置减少了发作频率,头痛总天数和减少了对抗偏头痛药物的依赖[35]。没有关于使用这项设备的严重副作用被报道,但有一些短暂的副作用包括头痛恶化,感觉异常,疲劳和局部激惹[36]。具有较少研究对象的其他类似装置包括迷走神经刺激仪和单脉冲经颅磁刺激仪[37]。

手术

在保守治疗失败后可考虑手术治疗。这些保守治疗包括但不限于膜稳定剂、三环类抗抑郁药、类阿片、整脊疗法、枕神经或颈内侧支阻滞和 C_1~C_3 部分后根切断术[4]。在破坏性的、不可逆转的外科手术之前,可以考虑可逆的干预措施[38]。推荐一些关于枕神经痛的手术操作,比如神经切除、C_1~C_2 减压术、后根进入松解术和 C_2 神经节切除术[39]。据报道,切除术后有意义的疼痛缓解率为 60%~67%[40-41]。

手术松解下斜肌被认为是治疗枕神经痛的一种潜在疗法,特别是当怀疑下斜肌压迫神经时。在一项小型的回顾性研究中,10 名患者的平均视觉模拟疼痛评分从 8/10 降至术后的 2/10[42]。

Weiner 和 Reed 描述了通过使用神经刺激器成功治疗枕神经痛。这种方法在枕下区皮下植入导联调节传入疼痛伤害性纤维,以减少疼痛冲动的传递。这被认为是根据疼痛的闸门控制学说发生的,或者可能是通过调节中枢神经系统中的神经递质来实现的(图 106.3)[43]。2015 年,神经外科医师大会发布了一份系统综述和基于循证的指南,支持使用枕神

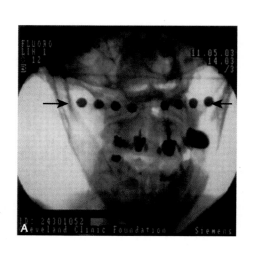
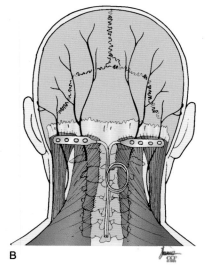

图 106.3　枕神经刺激器。枕神经电刺激手术导联定位中线皮下入路的 X 线片 A 及示意图 B。(A)初始调整后和术中刺激试验前皮下导联(箭头)的双侧位置。需要注意,两个导联都位于 C_1~C_2 神经节点的水平,并横向对齐。(B)皮下枕区导联定位示意图。请注意,导线延长线从植入体位置正下方形成环路并通过相同的中线切口(*From Kapural L, Mekhail N,Hayek SM,et al. Occipital nerve electrical stimulation via the midline approach and subcutaneous surgical leads for treatment of severe occipital neuralgia:a pilot study. Anesth Analg. 2005;101:171-174.*)

经刺激器治疗难治性枕神经痛,但由于目前缺乏高质量的研究,仅作为三级推荐[44]。

潜在的疾病并发症

枕神经痛通常是一种自限性疾病,但在某些情况下可能发展为慢性顽固性疼痛综合征。在难处理的情况下,排除更糟的情况是至关重要的。参与法律诉讼或有社会心理压力或职业纠纷的患者的预后可能会更差。

潜在的治疗并发症

根据治疗方法,并发症可能有所不同。非甾体抗炎药与三环类抗抑郁药有一定的副作用(表106.1)。目前,很少有研究可以证明枕大、枕小神经麻醉阻滞的并发症发生率,但估计为 5%~10%,可包括出血、感染、神经损伤、痉挛性血管内注射局部麻醉、枕后动脉刺伤、头晕、视物模糊和晕厥[45]。神经刺激器的植入同样会因感染而很难处理,而导联移位则会使情况更加难以处理[18]。

表 106.1　枕神经痛的药物治疗

药物	剂量	常见副作用
非甾体抗炎药	可变	胃肠道出血,消化不良,恶心,头痛,头晕,皮疹,液体滞留,荨麻疹,肝毒性,急性肾衰竭
环氧化酶 2 抑制剂塞来昔布	塞来昔布:100mg bid 或 200mg qd	消化不良,恶心,腹痛,便秘,厌食症,肝酶升高,急性肾衰竭,过敏反应,粒细胞缺乏症
三环抗抑郁药:阿米替林、去甲替林、丙米嗪	从 10mg qh 开始,滴定至 75mg qh 或直到临床有反应	口干,便秘,尿路阻塞,镇静,体位性高血压,发作阈值降低
卡马西平	从 100mg bid 开始,滴定至 400mg bid	镇静,不稳定,恶心,视力模糊,癫痫,肝炎,再生障碍性贫血
加巴喷丁	从 300mg qd 开始,滴定至 1 200mg bid	消化不良,头晕,震颤,协调问题,失眠,腹泻,心悸,神经质,头痛,耳鸣,抑郁症,皮疹,口干,厌食,疲劳,心律失常
普加巴林	开始于 50mg po q8h,可在 1 周内增加至 100mg po q8h(视需要而定),但不得超过 300mg/d	头晕,嗜睡,周围水肿,共济失调,疲劳,口干,体重增加,震颤,视物模糊,复视
美西律	开始于 150mg qd×3d,然后 300mg qd×3d,然后 10mg/kg qd	嗜睡,头晕,共济失调,疲劳,眼球震颤,视物模糊,肌痛,体重增加,恶心,健忘症,白细胞减少症

(李新 译　张峰 校　白玉龙 审)

参考文献

1. Headache Classification Committee of the International Headache Society (IHS). The International Classification of Headache Disorders, 3rd edition. (beta version). *Cephalalgia Int J Headache*. 2013;33:629–808. https://doi.org/10.1177/0333102413485658.
2. Hammond SR, Danta G. Occipital neuralgia. *Clin Exp Neurol*. 1978;15:258–270.
3. Slavin KV, Nersesyan H, Wess C. Peripheral neurostimulation for treatment of intractable occipital neuralgia. *Neurosurgery*. 2006;58:112–119.
4. Kapoor V, Rothfus WE, Grahovac SZ, Amin Kassam SZ, Horowitz MB. Refractory occipital neuralgia: preoperative assessment with CT-guided nerve block prior to dorsal cervical rhizotomy. *AJNR Am J Neuroradiol*. 2003;24:2105–2110.
5. Star MJ, Curd JG, Thorne RP. Atlantoaxial lateral mass osteoarthritis. A frequently overlooked cause of severe occipitocervical pain. *Spine*. 1992;17:S71–S76.
6. Kuhn WF, Kuhn SC, Gilberstadt H. Occipital neuralgias: clinical recognition of a complicated headache. A case series and literature review. *J Orofac Pain*. 1997;11:158–165.
7. Hecht JS. Occipital nerve blocks in postconcussive headaches: a retrospective review and report of ten patients. *J Head Trauma Rehabil*. 2004;19:58–71.
8. Kim CH, Hu W, Gao J, Dragan K, Whealton T, Julian C. Cryoablation for the treatment of occipital neuralgia. *Pain Physician*. 2015;18:E363–E368.
9. Mourouzis C, Saranteas T, Rallis G, Anagnostopoulou S, Tesseromatis C. Occipital neuralgia secondary to respiratory tract infection. *J Orofac Pain*. 2005;19:261–264.
10. Hardy D. Relief of pain in acute herpes zoster by nerve blocks and possible prevention of post-herpetic neuralgia. *Can J Anaesth*. 2005;52:186–190. https://doi.org/10.1007/BF03027727.
11. Boes CJ. C2 myelitis presenting with neuralgiform occipital pain. *Neurology*. 2005;64:1093–1094. https://doi.org/10.1212/01.WNL.0000154470.19225.49.
12. Post AF, Narayan P, Haid RW. Occipital neuralgia secondary to hypermobile posterior arch of atlas. Case report. *J Neurosurg*. 2001;94:276–278.
13. González-Gay MA, García-Porrúa C, Brañas F, Alba-Losada J. Giant cell arteritis presenting as occipital neuralgia. *Clin Exp Rheumatol*. 2001;19:479.
14. Jundt JW, Mock D. Temporal arteritis with normal erythrocyte sedi-

mentation rates presenting as occipital neuralgia. *Arthritis Rheum.* 1991;34:217–219.

15. Cohen SP, Peterlin BL, Fulton L, et al. Randomized, double-blind, comparative-effectiveness study comparing pulsed radiofrequency to steroid injections for occipital neuralgia or migraine with occipital nerve tenderness. *Pain.* 2015;156:2585–2594. https://doi.org/10.1097/j.pain.0000000000000373.

16. Natsis K, Baraliakos X, Appell HJ, Tsikaras P, Gigis I, Koebke J. The course of the greater occipital nerve in the suboccipital region: a proposal for setting landmarks for local anesthesia in patients with occipital neuralgia. *Clin Anat.* 2006;19:332–336. https://doi.org/10.1002/ca.20190.

17. Hunter CR, Mayfield FH. Role of the upper cervical roots in the production of pain in the head. *Am J Surg.* 1949;78:743–751.

18. Choi I, Jeon SR. Neuralgias of the head: occipital neuralgia. *J Korean Med Sci.* 2016;31:479–488. https://doi.org/10.3346/jkms.2016.31.4.479.

19. Fishman S, Ballantyne J, Rathmell JP, Bonica JJ. *Bonica's Management of Pain;* 2010.

20. Sahai-Srivastava S, Zheng L. Occipital neuralgia with and without migraine: difference in pain characteristics and risk factors. *Headache.* 2011;51:124–128. https://doi.org/10.1111/j.1526-4610.2010.01788.x.

21. Dougherty C. Occipital neuralgia. *Curr Pain Headache Rep.* 2014;18:411. https://doi.org/10.1007/s11916-014-0411-x.

22. Kapural L, Mekhail N, Hayek SM, Stanton-Hicks M, Malak O. Occipital nerve electrical stimulation via the midline approach and subcutaneous surgical leads for treatment of severe occipital neuralgia: a pilot study. *Anesth Analg.* 2005;101:171–174., table of contents. https://doi.org/10.1213/01.ANE.0000156207.73396.8E.

23. Cerrato P, Bergui M, Imperiale D, et al. Occipital neuralgia as isolated symptom of an upper cervical cavernous angioma. *J Neurol.* 2002;249:1464–1465.

24. Narouze S. Occipital neuralgia diagnosis and treatment: the role of ultrasound. *Headache.* 2016;56:801–807. https://doi.org/10.1111/head.12790.

25. Vanelderen P, Rouwette T, De Vooght P, et al. Pulsed radiofrequency for the treatment of occipital neuralgia: a prospective study with 6 months of follow-up. *Reg Anesth Pain Med.* 2010;35:148–151.

26. Fernández-de-Las-Peñas C, Alonso-Blanco C, Cuadrado ML, Pareja JA. Spinal manipulative therapy in the management of cervicogenic headache. *Headache.* 2005;45:1260–1263. https://doi.org/10.1111/j.1526-4610.2005.00253_1.x.

27. Fernández-de-las-Peñas C, Alonso-Blanco C, San-Roman J, Miangolarra-Page JC. Methodological quality of randomized controlled trials of spinal manipulation and mobilization in tension-type headache, migraine, and cervicogenic headache. *J Orthop Sports Phys Ther.* 2006;36:160–169. https://doi.org/10.2519/jospt.2006.36.3.160.

28. Oppenheim JS, Spitzer DE, Segal DH. Nonvascular complications following spinal manipulation. *Spine J.* 2005;5:660–666. https://doi.org/10.1016/j.spinee.2005.08.006. 667.

29. Volcy M, Tepper SJ, Rapoport AM, Sheftell FD, Bigal ME. Botulinum toxin A for the treatment of greater occipital neuralgia and trigeminal neuralgia: a case report with pathophysiological considerations. *Cephalalgia.* 2006;26:336–340. https://doi.org/10.1111/j.1468-2982.2005.00959.x.

30. Ward JB. Greater occipital nerve block. *Semin Neurol.* 2003;23:59–62.

https://doi.org/10.1055/s-2003-40752.

31. Naja ZM, El-Rajab M, Al-Tannir MA, Ziade FM, Tawfik OM. Occipital nerve blockade for cervicogenic headache: a double-blind randomized controlled clinical trial. *Pain Pract.* 2006;6:89–95. https://doi.org/10.1111/j.1533-2500.2006.00068.x.

32. Cho JC-S, Haun DW, Kettner NW. Sonographic evaluation of the greater occipital nerve in unilateral occipital neuralgia. *J Ultrasound Med.* 2012;31:37–42.

33. Linde M, Hagen K, Stovner LJ. Botulinum toxin treatment of secondary headaches and cranial neuralgias: a review of evidence. *Acta Neurol Scand Suppl.* 2011:50–55. https://doi.org/10.1111/j.1600-0404.2011.01544.x.

34. Huang JHY, Galvagno SM, Hameed M, et al. Occipital nerve pulsed radiofrequency treatment: a multi-center study evaluating predictors of outcome. *Pain Med.* 2012;13:489–497. https://doi.org/10.1111/j.1526-4637.2012.01348.x.

35. Riederer F, Penning S, Schoenen J. Transcutaneous supraorbital nerve stimulation (t-SNS) with the cefaly(®) device for migraine prevention: a review of the available data. *Pain Ther.* 2015;4:135–147. https://doi.org/10.1007/s40122-015-0039-5.

36. Magis D, Sava S, d'Elia TS, Baschi R, Schoenen J. Safety and patients' satisfaction of transcutaneous supraorbital neurostimulation (tSNS) with the Cefaly® device in headache treatment: a survey of 2,313 headache sufferers in the general population. *J Headache Pain.* 2013;14:95. https://doi.org/10.1186/1129-2377-14-95.

37. Miller S, Sinclair AJ, Davies B, Matharu M. Neurostimulation in the treatment of primary headaches. *Pract Neurol.* 2016;16:362–375. https://doi.org/10.1136/practneurol-2015-001298.

38. Khan FR, Henderson JM. Does ganglionectomy still have a role in the era of neuromodulation? *World Neurosurg.* 2012;77:280–282. https://doi.org/10.1016/j.wneu.2011.09.034.

39. Rasskazoff S, Kaufmann AM. Ventrolateral partial dorsal root entry zone rhizotomy for occipital neuralgia. *Pain Res Manag.* 2005;10:43–45.

40. Acar F, Miller J, Golshani KJ, Israel ZH, McCartney S, Burchiel KJ. Pain relief after cervical ganglionectomy (C2 and C3) for the treatment of medically intractable occipital neuralgia. *Stereotact Funct Neurosurg.* 2008;86:106–112. https://doi.org/10.1159/000113872.

41. Lozano AM, Vanderlinden G, Bachoo R, Rothbart P. Microsurgical C-2 ganglionectomy for chronic intractable occipital pain. *J Neurosurg.* 1998;89:359–365. https://doi.org/10.3171/jns.1998.89.3.0359.

42. Gille O, Lavignolle B, Vital J-M. Surgical treatment of greater occipital neuralgia by neurolysis of the greater occipital nerve and sectioning of the inferior oblique muscle. *Spine.* 2004;29:828–832.

43. Stojanovic MP. Stimulation methods for neuropathic pain control. *Curr Pain Headache Rep.* 2001;5:130–137.

44. Sweet JA, Mitchell LS, Narouze S, Sharan AD, Falowski SM, Schwalb JM, et al. Occipital nerve stimulation for the treatment of patients with medically refractory occipital neuralgia: Congress of Neurological Surgeons systematic review and evidence-based guideline. *Neurosurgery.* 2015;77:332–341. https://doi.org/10.1227/NEU.0000000000000872.

45. Pingree MJ, Sole JS, O'Brien TG, Eldrige JS, Moeschler SM. Clinical efficacy of an ultrasound-guided greater occipital nerve block at the level of C2. *Reg Anesth Pain Med.* 2017;42:99–104. https://doi.org/10.1097/AAP.0000000000000513.

第 107 章

骨盆疼痛

Tayyaba Ahmed, DO

Isabel Chan, MD

同义词

骨盆区域疼痛

慢性骨盆痛

ICD-10 编码

N41.1	慢性前列腺炎
N73.9	女性盆腔炎, 非特指
N30.10	间质性膀胱炎(慢性), 无血尿
N94.10-19	性交困难
R10.2	骨盆和会阴痛

定义

慢性骨盆痛(chronic pelvic pain, CPP)是女性的一种常见病,在其一生中的某个阶段会影响多达 1/4 的育龄妇女[1,2]。对于男性,文献中的慢性骨盆痛已与慢性非细菌性前列腺炎(chronic abacterial prostatitis, CAP)互换使用。对于患有慢性骨盆疼痛的男性, CAP 作为概括性术语,可能导致分类不准确,从而造成治疗不当和误诊[3]。对患有 CPP 的男性和女性的诊断和治疗都很困难,甚至对最有经验的临床医师构成了挑战。尽管对于这种疾病的成因有不同的看法,但 CPP 的一个被广泛接受的定义是非周期性疼痛,主要局限于解剖学上的骨盆、脐或脐以下的前腹壁、腰骶棘或臀部[4]。一般认为, CPP 必须持续 6 个月且疼痛严重到足以引起功能障碍或需要治疗。它可能是由妇科、泌尿科、胃肠道、肌肉骨骼、神经系统等单独或数种共存疾病作为病因所引发。CPP 引起的疼痛可分为躯体性、内脏性、神经性疼痛或牵涉痛。

15 ～ 73 岁的女性中 CPP 的患病率预计为 3.8%,与哮喘、背痛和偏头痛相似。根据美国国立卫生研究院对慢性前列腺炎症状指数的研究,对于 20～74 岁的男性, CAP 的患病率为 10%。在初级健康护理站,预估有 39% 的女性受骨盆疼痛困扰[1,2,5]。

前列腺炎是 50 岁以下的男性最常见的泌尿系统疾病,并且在老年男性泌尿系统疾病中位列第三[6]。

由于众多的鉴别诊断和许多类似的症状,很难找到 CPP 的病因(以及相应的治疗方法)(各个器官系统相关疾病的完整列表,参见表 106.1)。此外,这些诊断并不相互排斥,在许多情况下可以共存。例如,子宫内膜异位症或前列腺炎通常可伴有肌筋膜疼痛。

最初的诊断方法应从完整的病史记录开始,以缩小鉴别诊断的范围。疼痛史应包括疼痛特征,如首次出现情况、位置、持续时间、频率、诱发因素和缓解因素、与排尿和排便的关系、放射痛的模式、强度以及疼痛对生活活动的影响(例如,日常生活活动,坐、睡觉、工作、性生活以及社交或娱乐活动)。每月的疼痛日历记录发作时间、位置、严重程度和相关因素,有利于获取准确、详细的信息。系统性和历史性的全面回顾还应包括前期的治疗、药物滥用史、性生活史、身体和心理虐待史、感染史、前期的手术史以及生殖史。为了简化获取 CPP 患者病史的过程,国际骨盆疼痛协会创建了骨盆疼痛评估表,该表为良好的(excellent)且可自由复制的评估工具,可以在其网站上找到[7]。

以下是 CPP 的常见病因。

粘连性疾病

腹壁粘连与 CPP 的相关性目前尚不清楚,相关研究也很有限。某些类型的粘连,特别是肠道和腹膜紧密的血管粘连可导致 CPP。此项诊断只能由腹腔镜检查得出,因此没有可靠有用的查体结果、实验室检查结果或影像学诊断。危险因素包括既往盆腔手术史,如剖宫产、盆腔炎症性疾病(pelvic inflammatory disease, PID)、子宫内膜异位症、肠炎、放疗和腹膜透析[8]。

慢性盆腔炎

PID 是女性上生殖道的炎症性疾病,包括输卵管炎,输卵管卵巢脓肿,盆腔腹膜炎和子宫内膜炎[9]。PID 最初可作为一种自限性的急性诊断,但可以发展为慢性病,导致 CPP。从急性 PID 到慢性 PID 的转变机制尚不完全清楚,有 18%~35% 的女性患有急性 PID。延迟治疗或未完全治愈可能是发展为慢性 PID 的危险因素。不孕症可能是 PID 的后遗症。PID 的诊断标准包括下生殖道炎症的临床表现,如阴道分泌物中白细胞增多,宫颈损伤和宫颈分泌物,并至少符合下述三项标准:

- 口腔温度>101 ℉(> 38.3℃);
- 宫颈或阴道黏液脓性分泌物异常排出;
- 生理盐水镜检阴道分泌液中有大量白细胞;
- 红细胞沉降率升高;
- C 反应蛋白升高;
- 有淋病奈瑟球菌或沙眼衣原体宫颈感染的实验室记录[10]。

胃肠:肠易激综合征

肠易激综合征是一种常见的功能性肠道疾病,病因不明,其特点是慢性反复发作的腹痛和排便习惯的改变。虽然并不是所有肠易激综合征患者都寻求治疗,但在北美,估计患病率为 14.1%,只有 3.3% 左右被医学诊断[11]。腹痛和盆腔痛通常为绞痛且位置不同,常会由于情绪压力和饮食习惯改变而加剧,并可通过排便而减轻。

Rome Ⅲ标准用于诊断肠易激综合征,患者必须有以下两种症状:排便可缓解疼痛,与排便频率改变有关的疼痛发作或起病与大便形态(外观)改变有关[12]。

妇科:子宫内膜异位症,子宫肌瘤,子宫腺肌病

子宫内膜异位症是影响育龄妇女的常见妇科疾病。其特征是除子宫外的器官存在子宫内膜组织,常累及卵巢、输卵管、输尿管、腹膜、肠、膀胱,少数病例累及肺部、剖宫产瘢痕、阑尾切除瘢痕及外阴切除后[13]。宫外子宫内膜植入物对激素刺激的反应与宫内子宫内膜的反应相同,可造成腹膜、卵巢、输卵管等敏感组织的周期性出血。此后可导致盆腔粘连、瘢痕组织形成和子宫内膜异位。

有 10%~15% 的育龄妇女,25%~40% 接受不孕治疗的妇女和 33% 接受过胃镜检查的妇女被发现

患有 CPP。该病的危险因素包括:月经初潮早、月经周期短(<27 天)和阴道或子宫血流阻塞的米勒管异常(müllerian anomalies)。症状包括:盆腔疼痛、痛经、月经过多、深性交困难、背痛、排便痛、乏力、不孕、不规则出血、便秘、月经腹泻、运动痛、盆腔检查痛、排尿痛及腹胀。

子宫平滑肌瘤(子宫肌瘤或肌瘤)是子宫的良性平滑肌肿瘤,是育龄妇女中最常见的肿瘤。非洲裔美国女性似乎更易得此种疾病。在美国对随机选择的 35~49 岁女性进行的一项研究表明,非洲裔美国女性 35 岁时子宫肌瘤的发病率为 60%,50 岁时发病率上升到 80% 以上,而白种人女性在 35 岁时的发病率为 40%,在 50 岁时的发病率将近 70%[14]。子宫肌瘤被认为是受雌激素的刺激而生长的,因为很少出现在初潮之前[15],而在绝经后又会消退[16]。子宫肌瘤最常见的症状是骨盆压迫感,疼痛,痛经和异常子宫出血。症状的严重程度与肿瘤的大小、数量和位置有关,但许多患有子宫肌瘤的妇女无症状。停经后迅速生长的肌瘤与平滑肌肉瘤有关。子宫平滑肌肉瘤是一种罕见的肿瘤,每 100 万名妇女每年发生 6.4 例[17]。

与子宫内膜异位症相似,子宫腺肌病是子宫肌层内存在异位子宫内膜组织,与子宫内膜无直接联系。子宫腺肌病是由子宫内膜基底层异常腺体发育造成的,在月经来潮之前、期间和之后都会引起疼痛。此外,女性可能会出现月经过多、性高潮和剧烈运动后不适等[13]。一些女性会经历剧烈的盆腔痉挛和压力,这种不适感会辐射到下背部、腹股沟、直肠和大腿前部。有症状的子宫腺肌病通常出现在 35~50 岁的女性中,但子宫腺肌病也可在无症状的女性中发现。

肌肉骨骼

肌筋膜盆腔疼痛是由于盆底肌短缩、痉挛、力量不足以及触发了柔软的盆底肌内散在的特征性触发点和骨骼肌结节内小的高敏感的区域等因素所引发。触发点可引起局部疼痛,久而久之可导致局部和弥漫性盆腔疼痛以及内脏功能障碍,如便秘或膀胱刺激征。肌筋膜盆腔疼痛综合征的确切患病率尚不清楚。确定 CPP 是由肌筋膜病引起还是由其他疾病引起依然是个难题。事实上,由盆腔疼痛综合征中包含的多种疾病引起疼痛的情况较为常见。在患有慢性盆腔疼痛综合征的男性中,13%~14% 的

患者存在盆底内、外疼痛[18]。当肌肉受伤时，炎症介质会在局部释放。随着时间的推移，肌肉痛觉感受器对刺激产生条件反射，对炎症介质和机械刺激的反应阈值降低，导致肌肉痛觉过敏。

生理、机械、全身系统和心理因素都与触发点的形成有关。生理因素包括分娩或手术时神经和肌肉的损伤。导致肌筋膜盆腔疼痛的机械因素包括姿势异常、下肢长度差异、步态异常、骶髂关节功能障碍和腹直肌分离，上述所有因素均可使上提肌使用不对称。诸如亚临床甲状腺功能减退，营养不足，慢性过敏和睡眠障碍等全身性因素，也与触发点的发生和激活有关。

当对肌筋膜触发点施加压力时，肌筋膜盆腔疼痛患者常会出现疼痛症状，该症状通常见于骨盆底的耻、尾骨肌和髂尾骨肌。

盆腔充血综合征

盆腔充血综合征是卵巢静脉或髂内静脉血管充血导致盆腔疼痛的一种疾病。静脉造影术可见卵巢静脉扩张、功能不全和反流的特征性表现。卵巢静脉的静脉瓣单向阀功能障碍被认为是潜在的病因。由于没有明确的诊断标准，目前对这种情况的患病率了解甚少。盆腔淤血综合征只在绝经前妇女中被发现，通常为 20 岁末或 30 岁出头，并且有生育史者患病的可能性更高[13]。通常情况下，长时间站立、行走或负重后疼痛会加重，在早上和躺下休息后疼痛有所缓解。

泌尿外科疾病

在没有其他可确定病因的情况下，慢性膀胱疼痛被称为疼痛膀胱综合征（painful bladder syndrome，PBS）。PBS 也被称为间质性膀胱炎（interstitial cystitis，IC）；但是，这实际上是一个错误的名称，因为没有证据表明该综合征存在潜在的炎症迹象。该综合征的患病率因国家而异，从荷兰的 8/100 000 到美国的 500/100 000[19]。由于缺乏标准化诊断标准，因此很难确诊该综合征。PBS/IC 的特征症状包括夜尿症，排尿困难，尿频和疼痛[20]。PBS/IC 通常与其他慢性疼痛综合征并存，例如纤维肌痛，肠易激综合征或肌筋膜盆腔疼痛综合征等[21]。其潜在病因尚未明确阐明，但可能是与感染或炎性途径导致膀胱的糖胺聚糖层完整性改变有关。感觉神经敏化和肥大细胞

上调是其他可能的潜在病因[20]。

症状

CPP 的具体症状虽然差异很大，但是非常重要，因为症状可以提供诊断线索。如果疼痛是周期性的，则表明存在激素作用成分，应考虑子宫内膜异位或多囊卵巢综合征。性交进入困难可能是苔藓硬化症，萎缩性阴道炎或外阴痛的症状。深度性交困难可能是子宫内膜异位症，肌筋膜盆腔疼痛综合征或慢性 PID 的症状。患有外阴局部疼痛综合征的女性中，将近 90% 将其症状描述为局限于外阴前庭的灼热感[22]。仰卧时疼痛的改善和直立时疼痛的加剧提示骨盆淤血综合征。疼痛伴有尿流不畅，尿潴留或便秘的症状，提示肌筋膜盆腔疼痛综合征，前列腺炎，盆底肌肉功能障碍或解剖缺陷（如盆腔器官脱垂）。疼痛随着膀胱充盈而增加，并伴有尿频，夜尿症或排尿疼痛，提示 PBS/IC。侧位疼痛伴血尿可能提示尿石症或尿路梗阻。

放射至下肢的疼痛可能表明肌筋膜盆腔疼痛综合征、骶髂关节功能障碍或脊髓疾病，如神经根病或脊髓受压。

腹部绞痛伴腹泻或便秘提示肠易激综合征或憩室疾病。

体格检查

临床医师可在询问全面的病史和系统回顾后缩小鉴别诊断范围。体格检查的目的是尽可能重现病人的痛苦。因此，我们需要注意的是临床医师要明白这个过程可能会使患者感到压力大且不愉快。事实上，身体检查的整个评估过程应该是系统和有条理的。在 CPP 病例中，诊断和治疗的多专业方法现在被认为是护理的标准。因此，临床医师在治疗 CPP 患者时，应熟悉骨盆周围多器官系统的基本身体检查，但这些检查可能会引起疼痛症状。这些临床医师最好是来自不同专业领域的专家，如胃肠病学家、结直肠外科医师、妇科专家、初级护理专家、精神病学家、心理学家和泌尿科专家，以确保诊断方法的完整。

在对腰骶棘进行检查后，患者仰卧位继续检查骨盆。医师应该要求患者辨认最疼的地方，然后进行四象限腹部检查，浅层和深层触诊（最好在患者的腹部放松时进行），直到最后找出最疼痛的部位，并

记录不适、疝气、肿块和手术瘢痕的情况。如果在表皮检查中发现有过敏现象,提示此处可能为肌筋膜触发点。Carnett 试验是一种简单的操作,可用于区分肌筋膜疼痛与腹部内脏痛。在进行 Carnett 试验时,检查者用一两根手指触摸患者腹部的疼痛区域,然后患者通过抬起双腿并离开床面,主动收缩腹部。如果触诊部位的疼痛增加,则可能为肌筋膜的触发点;如果疼痛减轻,很可能是内脏引起的疼痛。

　　下一步检查需要患者取截石位。患者应再次向医师指出疼痛最严重的部位,并在最后检查该部位。首先,检查外骨盆,观察腹股沟、外生殖器和会阴是否存在不对称或皮肤异常,如皮肤增厚或裂口。对于女性,可使用棉签的软端来评估前庭、前庭窝和阴唇的疼痛(图 107.1);如果这些部位有疼痛,可能是外阴疼痛或外阴皮肤疾病的症状。检查男性患者时,注意检查尿道口、有无包皮、会阴部、阴茎轴、阴囊、精索内容物、睾丸和有无疝的存在(图 107.2)。必须对男性和女性外括约肌进行评估,并对任何可能引起疼痛的严重异常状况进行评估(图 107.3)。

阴囊和睾丸

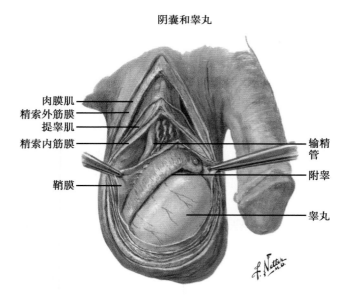

图 107.2　男性外生殖器(From *Netter FH*. Atlas of Human Anatomy, *3rd ed. NJ*; *Novartis*; 2003, plate 370.)

还能感觉到一层收缩的肌肉组织。肌筋膜触发点是一小块短而收缩的组织,触诊时非常柔软,可产生直接或间接的疼痛。注意患者有无主动放松阴道和/或直肠的能力,以及是否存在这两者的非主动收缩。对于女性,应触诊膀胱底、膀胱囊、子宫颈、子宫和附件,再次注意触诊时有无压痛、对称性和膀胱充盈情况如何,这可能是子宫内膜异位症或盆腔肿块的表现。对于男性,应触诊前列腺,注意前列腺的平滑性或是否规则,如是否存在不对称或结节。一次全面彻底的检查还应对所有患者行直肠检查,以判断有无不规则的压痛区和肌张力升高问题。尾骨和阴部管(Alcock's canal,阿尔科克管)的检查可以轻轻地在直肠后方和侧面引导来触诊。

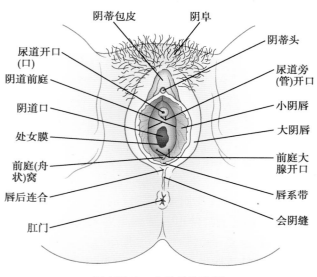

图 107.1　女性外生殖器

　　接下来对盆底进行润滑后的肛指检查(single-digit examination),应在放置窥阴器或行轻柔的双合诊之前完成。检查可能会加重盆底肌肉的疼痛,并引起剧烈的疼痛。对于女性患者可用一个手指进入阴道,男性可以通过直肠指检进行内部检查。检查高张力疾病患者时,除可找到肌筋膜触发点外,通常

　　对于女性来说,泌尿生殖系统检查的最后一部分是窥镜检查。建议使用小镜,因为如果有疼痛和不适,大镜很难进入阴道。临床医师应再次注意宫颈位置的对称性,子宫骶韧带缩短引起宫颈侧向移位是子宫内膜异位症的典型表现。阴道和宫颈的培养标本可根据需要获取,特别是当怀疑有慢性 PID 时。阴道萎缩见于绝经后妇女,表现为阴道皱襞消失,阴道壁的正常淡红色泽变浅,这种情况可给女性造成不适感,应用阴道雌激素可极易治愈。

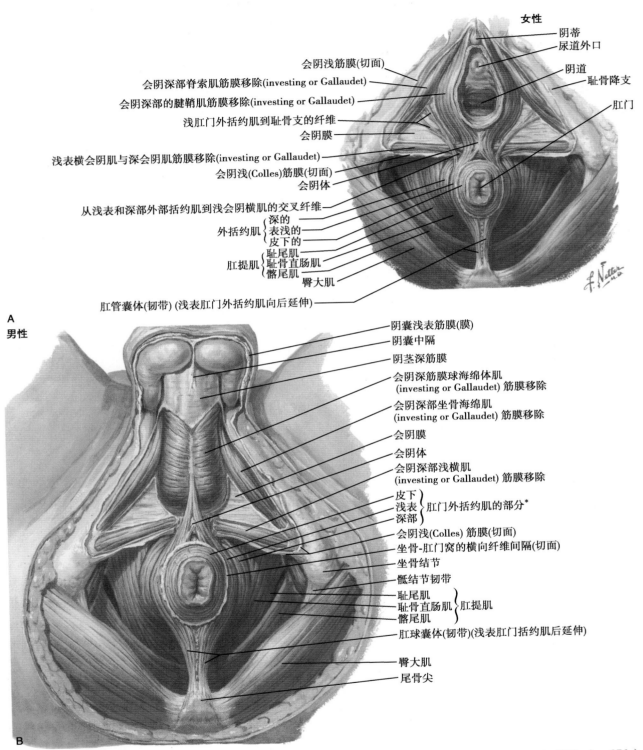

女性

阴蒂
尿道外口
阴道
耻骨降支
肛门

会阴浅筋膜(切面)
会阴深部脊索肌筋膜移除(investing or Gallaudet)
会阴深部的腱鞘肌筋膜移除(investing or Gallaudet)
浅肛门外括约肌到耻骨支的纤维
会阴膜
浅表横会阴肌与深会阴肌筋膜移除(investing or Gallaudet)
会阴浅(Colles)筋膜(切面)
会阴体
从浅表和深部外部括约肌到浅会阴横肌的交叉纤维

外括约肌 { 深的
　　　　 表浅的
　　　　 皮下的
肛提肌 { 耻尾肌
　　　　 耻骨直肠肌
　　　　 髂尾肌
臀大肌

肛管囊体(韧带) (浅表肛门外括约肌向后延伸)

A

男性

阴囊浅表筋膜(膜)
阴囊中隔
阴茎深筋膜
会阴深筋膜球海绵体肌
　(investing or Gallaudet) 筋膜移除
会阴深部坐骨海绵肌
　(investing or Gallaudet) 筋膜移除
会阴膜
会阴体
会阴深部浅横肌
　(investing or Gallaudet) 筋膜移除

皮下 }
浅表 } 肛门外括约肌的部分*
深部 }

会阴浅(Colles) 筋膜(切面)
坐骨-肛门窝的横向纤维间隔(切面)
坐骨结节
骶结节韧带

耻尾肌 }
耻骨直肠肌 } 肛提肌
髂尾肌 }

肛球囊体(韧带)(浅表肛门括约肌后延伸)
臀大肌
尾骨尖

B

图 107.3　男女盆腔肌肉,韧带和解剖结构(From *Netter FH*. Atlas of Human Anatomy , *3rd ed. NJ : Novartis* ; 2003 , *plate 376.*)

功能受限

CPP 通常会导致明显的功能受限。慢性疼痛综合征患者一般都会由于诊断和治疗的延迟而出现心理困扰。众所周知,慢性未缓解的疼痛会导致焦虑、抑郁、睡眠障碍以及家庭和社会角色的改变,从而影响所有功能。坐姿或站立时间延长可能会增加骨盆底肌筋膜疼痛,从而限制患者参与工作,社交和娱乐活动。此外,直肠和膀胱功能可能会受影响。在某些情况下,大小便失禁可能会严重影响个人的社会参与能力。许多 CPP 患者还抱怨性交困难会影响正常的性功能。

诊断检查

在 CPP 评估中,病史和体格检查是主要诊断依据,但一些研究可能有助于缩小差异,确定或排除特定诊断。一般来说,超声检查是对盆腔器官最有用的成像方式,它可以检测子宫肌瘤,子宫内疾病,附件疾病(例如子宫内膜瘤,卵巢肿瘤)和子宫腺肌病。磁共振成像可更好地诊断子宫腺肌病。如果高度怀疑盆腔淤血综合征,可以进行盆腔静脉造影。尽管没有影像学检查可用于诊断肌筋膜盆腔疼痛综合征,但表面肌电图检查可提供肌肉功能障碍的客观证据。近年来,磁共振神经造影已成为一种有用的工具,用以标记骨盆深部神经异常[23]。排尿膀胱尿道造影有助于检测反流,膀胱功能障碍和/或梗阻。

实验室检查包括尿液分析和培养,性传播感染测试,全血细胞计数,红细胞沉降率或甲状腺测定,具体方法的选择取决于患者的危险因素和合并症。存在子宫内膜异位时,实验室检查的结果如 CA-125 可升高,这可用于初步筛查,但用 CA-125 进行诊断的准确性尚不确定[24]。当存在泌尿系统症状时,应进行尿液分析以排除潜在的感染。血尿患者应进行膀胱镜检查。在慢性前列腺炎患者中可以测定前列腺特异性抗原,但其相关性和临床意义尚存争议[3]。

腹腔镜检查可用作诊断方案的扩展。实际上,所有腹腔镜检查中有 40% 是针对 CPP 进行的,其中又发现 33% 的女性患有子宫内膜异位症,24% 的女性患有盆腔粘连性疾病,而 35% 的女性没有可见的疾病[25]。腹腔镜检查发现的任何病理表现实行组织活检是很重要的,因为子宫内膜异位症的视觉诊断通常不可靠。出现胃肠道症状的患者应转诊给肠胃科医师,并接受结肠镜检查作为评估的一部分。

鉴别诊断

清单 106.1

胃肠病
慢性便秘
憩室炎
痔疮
炎症性肠病
前列腺炎
直肠炎
脐疝

妇科
硬化性苔藓
卵巢囊肿
卵巢残余综合征
骨盆粘连
盆腔充血综合征
盆腔炎
骨盆静脉曲张
持续性生殖器唤醒障碍
多囊卵巢综合征
复发性酵母菌感染
结核性输卵管炎
阴道痉挛
外阴疼痛综合征[a]

肌肉骨骼学
提肛肌痉挛

肌筋膜疼痛
耻骨炎
梨状肌综合征
骶髂关节疼痛
椎体骨折

神经病学
慢性局部疼痛综合征
会阴股神经痛
下腹胃神经痛
髂腹股沟神经
神经痛
神经性疼痛
阴部神经痛
神经根病

肿瘤学
良性囊性间皮瘤
肿瘤
放射性膀胱炎

风湿病
纤维肌痛
类风湿关节炎
脊椎病

泌尿外科
经阴道网状并发症
尿道憩室

a. 前外阴痛,前庭痛,外阴前庭炎或局灶性外阴炎。

治疗

早期治疗

建立基于信任和具有信心的医患关系对于治疗 CPP 非常重要。在艰难的诊断过程中,医师应表达对患者的关心,并确认其症状。与任何慢性疼痛情况相同,医师与患者共同讨论对症状改善和处理的期望也很重要。CPP 的治疗通常需要时间和多模式的方法,包括初级医疗护理提供者,各专业的医师以及骨盆物理治疗师。患者应完成至少 6 周的骨盆底内物理治疗。对患者的宣教也是治疗的基本组成部分。

当患者进行诊断过程时,根据检查结果和诊断概率开始经验性治疗是合理的。当作出具体诊断时,应开始有针对性地治疗。使用药效最大的 NSAID 的 4~6 周试验是轻度症状患者的首选一线治疗。如果此方法无效,则可以尝试使用第二种 NSAID 治疗,因患者对各种药物的反应不一。对于其他的医学合并症,包括心脏、肾脏和胃肠道疾病,必须谨慎对待。

部分 CPP 患者可能出现神经性疼痛。神经性疼痛是指在没有持续的组织损伤的情况下由于神经系统功能障碍而引起的疼痛,其特征是尖锐痛、枪击痛或灼烧痛。疼痛往往是慢性的,并引起患者极大的不适。神经性疼痛可以用阿米替林、去甲替林、加巴喷丁、普瑞巴林或度洛西汀治疗[26,27]。阴道可使用苯二氮䓬类药物(如地西泮),有时与局部麻醉药和肌肉松弛药联合使用,有助于减轻疼痛和肌肉痉挛。两项小型回顾性研究表明,用 5~10mg 地西泮治疗阴道疼痛后疼痛评分降低[28,29]。

在 NSAID 之外,当患者存在妇科疾病时,激素治疗可以顺接或同时开始。口服避孕药应以标准方式用药或尝试连续用药 2~3 个周期。如果 2~3 个月的 NSAID 与连续口服避孕药联合使用不成功,可以尝试二线药物,包括孕激素和促性腺激素释放激素(gonadotropin-releasing hormone,GnRH)激动剂。

轻度肠易激综合征的初期治疗包括患者宣教、饮食调整和行为改变。如果患者有中度或重度症状,可以添加药物。

对于 PBS/IC 患者,应采取分步治疗的方法。从简单的措施开始,例如对耻骨上区域进行热敷或冷敷,避免食物或活动加剧疼痛以及液体管理。由于羟嗪具有抗胆碱能、抗焦虑、镇痛等作用,可通过神经源性刺激抑制膀胱肥大细胞的激活,故常用于 IC 患者。膀胱镇痛药可以首选诸如苯偶氮吡啶或乌洛托品等。对于长期治疗,可以在处理其他慢性疼痛的原则指导下使用非麻醉性止痛药。在膀胱内灌注含肝素或碳酸氢钠的艾多卡因可用于控制疼痛加剧。

一些妇女发现通过补充和替代疗法(例如心理咨询,行为和放松反馈,正念冥想,针灸,穴位按压以及营养评估与补充)可缓解 CPP 症状。由于在医学文献中缺乏高质量的研究,这些方式的选择应因人而异。

以下是需要特定治疗方法的具体诊断。

肌筋膜盆腔疼痛综合征(myofascial pelvic pain syndrome,MPPS)

肌筋膜盆腔疼痛的治疗最好采用多学科方法。肌筋膜盆腔疼痛常与其他诊断相关,如肠易激综合征、子宫内膜异位症、抑郁、便秘、膀胱疼痛综合征、慢性尿路感染。如果发现存在伴随诊断,则非常重要,因为这可能正是刺激或加剧肌筋膜疼痛的原因。MPPS 的主要治疗包括通过盆底物理治疗(pelvic floor physical therapy,PFPT)手法松解肌筋膜、拉伸和强化受累区域。在理想情况下,PFPT 由经过专业的软组织手法操作和盆底康复训练的物理治疗师进行。在治疗过程中,患者仰卧位,由物理治疗师手动松解触发点以及活动受限的结缔组织和肌肉,例如阴道、腹部、臀部、大腿、下背部,有时还有直肠等部位。部分治疗师也会使用其他方法,如干针,以快速松解手术瘢痕周围的疼痛组织。一位有经验的盆底物理治疗师对于保证患者的疗效至关重要,除了外部软组织操作和触发点松解手法,加上阴道内松解的物理治疗则效果更佳[30]。使用保守治疗方法,如冰敷、热敷、牵伸、自我按摩和运动,有时可以帮助暂时缓解与 MPPS 相关的不适症状。压力处理也是治疗计划的重要组成部分,因为慢性的日常或间歇性的压力会加剧肌肉紧张。

子宫内膜异位症

子宫内膜异位症应该被视为一种慢性疾病,需要终身的治疗计划,其目标是最大限度地使用药物治疗和避免重复的外科手术[31]。对于轻度至中度疼痛且没有子宫内膜瘤超声证据的女性,NSAID 和持续的激素避孕药是首选治疗方法,因为这些疗法风险低,副作用少,可缓解许多妇女的症状。口服避孕药会造成相对的雌激素减少状态,从而减少子宫外子宫内膜组织的增殖。长效孕酮,例如肌内甲羟孕酮,依托孕酮皮下植入物或左炔诺孕酮宫内节育器,也可用于达到雌激素低下状态。对于症状严重,对上述疗法无反应或复发的女性,可以进行 GnRH 激动剂联合激素治疗或腹腔镜检查以进行诊断和治疗(如果尚未这样做)[32]。对于服用 GnRH 激动剂仍难以治愈的女性,应采用芳香酶抑制剂进行治疗,这种疗法可改善症状,但长期使用这类药物治疗子宫内膜异位症的研究数据较少[33,34]。对药物治疗无效的女性,应行腹腔镜检查用以诊断和治疗。手术可切除子宫内膜植入物、子宫内膜瘤和粘连。可以根据妇女的生育计划,保留或切除子宫和卵巢组织。手术后进行激素抑制以防止症状复发[31,32]。

子宫平滑肌瘤

缓解症状(例如异常子宫出血、疼痛、压力)是处理具有明显症状的妇女的主要目标[35]。任何干预措施的类型和时机都应根据症状的类型和严重程度,肌瘤的大小,肌瘤的位置,患者的年龄和生育计划以及生育史而定。GnRH 激动剂是治疗子宫肌瘤最有效的药物。这些药物最初通过增加促性腺激素的释放来起作用,随后脱敏并下调至促性腺激素减少、性腺减少的状态,临床表现类似更年期。大多数妇女会在开始这种治疗的前 3 个月内发生闭经,贫血改善以及子宫尺寸明显缩小(35% ~ 60%),从而使两类的肌瘤症状均得到改善[36-38]。由于症状和副作用复发迅速,GnRH 激动剂主要被选择性地用作术前治疗。GnRH 激动剂被批准在肌瘤相关手术前与铁补充剂一起使用 3~6 个月,以促进手术过程并纠正贫血[27]。子宫肌瘤切除术(宫腔镜或腹腔镜),子宫动脉栓塞术和子宫动脉闭塞术(尽管经验有限),以及子宫切除术是其他的治疗方法。平滑肌瘤的去除或缩小可以缓解慢性压力症状。CPP 是平滑肌瘤的罕见表现,因此,通常不建议治疗这类肿瘤以减轻慢性疼痛。子宫动脉栓塞术后应避免妊娠,子宫肌瘤切除术后妊娠通常建议剖宫产。如果女性接近更年期并且有轻度或中度症状,则可以合理地使用 NSAID 进行治疗,并在更年期后重新评估。在绝经后激素水平下降的情况下,绝经后女性平滑肌瘤通常变小且无症状。因此,通常不建议进行干预。

对绝经后伴有新发的或增大的盆腔肿块的妇女应进行评估以排除肉瘤,因为在伴有新发的或增大的盆腔肿块、子宫异常出血和盆腔疼痛的妇女中肉瘤的发生率为 1% ~ 2%。子宫切除术是缓解症状和预防复发性平滑肌瘤相关症状的权威方法。

康复治疗

综合的多学科联合诊疗方式在 CPP 的治疗过程中至关重要,特别是物理治疗在其中起着不可或缺的作用。物理治疗师要评估可能导致骨盆疼痛或使疼痛持续,或由骨盆疼痛所引起的结构、生物力学、姿势、功能、肌肉骨骼和神经功能障碍。强烈建议在骨盆疼痛的早期介入物理治疗。康复干预包括结缔组织手法,进行姿势、活动、直肠和膀胱习惯的行为训练和宣教,治疗性运动,神经肌肉再训练,关节、软组织和筋膜的手法治疗技术[39]。当考虑到所有这些因素并通过循序渐进和个性化的治疗计划解决疼痛问题时,物理疗法似乎是最有效的。

介入治疗

对于肌筋膜盆腔疼痛综合征的患者,物理疗法

不能完全改善他们的症状,但可能会受益于盆底肌触发点注射。触发点注射通常是在局部麻醉下进行的,例如利多卡因或布比卡因[40]。A 型肉毒杆菌毒素注射也已用于减少 CPP 和盆底肌肉痉挛[41]。对于接受物理治疗但仍具有难治性疼痛的妇女,无论是否使用触发点注射,注射 A 型肉毒杆菌毒素都是一种选择。肉毒杆菌毒素可阻止乙酰胆碱从神经肌肉接头的神经末梢突触前释放,从而防止肌肉收缩[42]。此外,它对副交感神经系统产生阻断作用,并可能抑制其他神经递质或影响传入神经元冲动的传递[43]。不过它的效果是暂时的,可持续 3~6 个月。

周围神经阻滞可以是诊断性的,也可以是治疗性的,可以在超声引导下进行。节段性神经阻滞用于治疗可能源自脊柱层面神经病理的疼痛,疼痛可转移至骨盆区域。腹下上神经丛阻滞是针对交感神经系统特定区域的一种精准的交感神经阻滞。奇神经节阻滞用于治疗内脏、骨盆、生殖器、会阴和肛门疼痛。神经节穿刺阻滞可用于治疗交感神经介导的疼痛,恶性肿瘤继发性疼痛,神经性疼痛和术后疼痛。

对肌筋膜盆腔疼痛患者,植入骶骨神经调节器是一种额外的治疗选择,并已被用于治疗难治性、非阻塞性尿潴留、尿频或尿急、急迫性尿失禁。虽然美国食品药品管理局(Food and Drug Administration,FDA)没有批准它用于治疗 PBS/IC 或盆腔疼痛,但一些研究表明,该方法对患者有益[44]。对于膀胱相关症状和疼痛,骶神经根神经调节器是最好的研究方法,但所有的试验都是观察性的。已发表的对临床病例总结的综述表明,放置单侧或双侧导联后,盆腔疼痛症状的改善率为 40% ~ 60%[45]。在某些病例系列分析中,随访长达 3 年。现已有一些关于腹腔镜下腹腔内放置神经假体治疗 CPP 的信息,但这项工作仍处于早期开发阶段,尚未被广泛应用[46;47]。

手术

如果药物治疗无法改善患者的症状,则应进行诊断性和潜在治疗性腹腔镜检查。腹腔镜下粘连松解可暂时缓解盆腔粘连症状,但粘连往往会迅速复发。子宫切除术治疗特发性 CPP 中的作用存在争议,因为其疼痛缓解的失败率为 40%。此外,哪些患者可以从子宫切除术中获益,哪些患者不能,目前尚不清楚[48]。对于子宫腺肌病,子宫切除术被认为是对药物治疗无效者的最终治疗方法。其他用于 CPP 的手术,如骶前神经切除术和子宫骶神经消融术,都

可以考虑应用,并且进一步的研究将有助于证实这些干预措施的有效性[49]。

技术设备

没有用于治疗或康复这种疾病的特定技术设备。

潜在的疾病并发症

如果不及时治疗,无论是从个人角度还是从社会角度来看,CPP 都有可能导致患者极度虚弱。生活质量下降,抑郁,人际关系困难,收入降低,以及缺乏社会参与都会对患者产生长期影响。

潜在的治疗并发症

所有的干预措施都是风险和收益并存。腹腔镜手术和注射可能导致周围结构的损伤,可能需要进一步的补救程序。腹腔镜检查的初始并发症(血管或肠道损伤)发生率较低,为 1%,而延迟性并发症(如疝)的发生率约为 6%[50]。没有关于盆腔周围注射方法并发症发生率的数据。没有关于盆底康复并发症的资料。从理论上讲,如果康复治疗不正确,疼痛可能会加重。

(赵美丹 译 张峰 校 白玉龙 审)

参考文献

1. Howard FM. Chronic pelvic pain. *Obstet Gynecol*. 2003;101:594–611.
2. Grace VM, Zondervan KT. Chronic pelvic pain in New Zealand: prevalence, pain severity, diagnoses and use of the health services. *Aust N Z J Public Health*. 2004;28:369–375.
3. Sindhwani P, Wilson CM. Prostatitis and serum prostate-specific antigen. *Curr Urol Rep*. 2005;6(4):307–312.
4. ACOG Committee on Practice Bulletins—Gynecology. ACOG practice bulletin No. 51. Chronic pelvic pain. *Obstet Gynecol*. 2004;103:589–605.
5. Mathias SD, Kuppermann M, Liberman RF, et al. Chronic pelvic pain: prevalence, health-related quality of life, and economic correlates. *Obstet Gynecol*. 1996;87:321–327.
6. Krieger JN, Nyberg L, Nickel JC. NIH consensus definition and classification of prostatitis. *JAMA*. 1999;282(3):236–237.
7. International Pelvic Pain Society. http://www.pelvicpain.org/resources/handpform.aspx. Accessed February 1, 2013.
8. Barbieri RL. Patient education: chronic pelvic pain in women (beyond the basics). In: Post T, ed. UpToDate. Waltham, MA: UpToDate inc. http://www.uptodate.com/. Accessed March 2017.
9. Wiesenfeld HC, Sweet RL, Ness RB, et al. Comparison of acute and subclinical pelvic inflammatory disease. *Sex Transm Dis*. 2005; 32:400–405.
10. Centers for Disease Control and Prevention. Pelvic inflammatory disease: 2010 treatment guidelines. https://www.cdc.gov/std/treatment/2010/pid.htm; 2017.
11. Hungin APS, Chang L, Locke GR, Dennis EH, Barghout V. Irritable bowel syndrome in the United States: prevalence, symptom patterns and impact. http://www.medscape.com/viewarticle/506173_4; 2005.
12. Longstreth GF, Thompson WG, Chey WD, et al. Functional bowel disorders. *Gastroenterology*. 2006;130:1480–1491.
13. Steege, Metzger, Levy. *Chronic Pelvic Pain: An Integrated Approach*; 1998:126.
14. Day Baird D, Dunson DB, Hill MC, Cousins D, Schectman JM. High cumulative incidence of uterine leiomyoma in black and white women: ultrasound evidence. *Am J Obstet Gynecol*. 2003;188(1):100–107.
15. Fields KR, Neinstein LS. Uterine myomas in adolescents: case reports and a review of the literature. *J Pediatr Adolesc Gynecol*. 1996;9(4):195–198.
16. Cramer SF, Patel A. The frequency of uterine leiomyomas. *Am J Clin Pathol*. 1990;94(4):435–438.
17. Harlow BL, Weiss NS, Lofton S. The epidemiology of sarcomas of the uterus. *J Natl Cancer Inst*. 1986;76:399–402.
18. Strauss AC, Dimitrakov JD. New treatments for chronic prostatitis/chronic pelvic pain syndrome. *Nat Rev Urol*. 2010;7(3):127–135.
19. Nickel JC. Interstitial cystitis: characterisation and management of an enigmatic urologic syndrome. *Rev Urol*. 2002;4(3):112–121.
20. Dawson TE, Jamison J. Intravesical treatments for painful bladder syndrome/ interstitial cystitis. *Cochrane Database Syst Rev*. 2007;4:CD006113.
21. Bogart LM, Berry SH, Clemens JQ. Symptoms of interstitial cystitis, painful bladder syndrome and similar diseases in women: a systematic review. *J Urol*. 2007;177:450–456.
22. Bergeron S, Binik YM, Khalifé S, et al. Vulvar vestibulitis syndrome: reliability of diagnosis and evaluation of current diagnostic criteria. *Obstet Gynecol*. 2001;98:45.
23. Wadhwa V, et al. Pudendal nerve and branch neuropathy: magnetic resonance neurography evaluation. *Acta Radiol*. 2016.
24. Kitawaki J, et al. Usefulness and limits of CA-125 in diagnosis of endometriosis without associated ovarian endometriomas. *Human Reprod*. 2005;20(7):1999–2003.
25. Howard FM. The role of laparoscopy in the chronic pelvic pain patient. *Clin Obstet Gynecol*. 2003;46:749–766.
26. Chavez NF, Zweizig SL, Stewart EA. Neuropathic uterine pain after hysterectomy. A case report. *J Reprod Med*. 2003;48:466.
27. Eisenberg E, McNicol ED, Carr DB. Efficacy and safety of opioid agonists in the treatment of neuropathic pain of nonmalignant origin: systematic review and meta-analysis of randomized controlled trials. *JAMA*. 2005;293:3043.
28. Rogalski MJ, Kellogg-Spadt S, Hoffmann AR, et al. Retrospective chart review of vaginal diazepam suppository use in high-tone pelvic floor dysfunction. *Int Urogynecol J*. 2010;21:895.
29. Carrico DJ, Peters KM. Vaginal diazepam use with urogenital pain/pelvic floor dysfunction: serum diazepam levels and efficacy data. *Urol Nurs*. 2011;31:279.
30. FitzGerald MP, Kotarinos R. Rehabilitation of the short pelvic floor. II: treatment of the patient with the short pelvic floor. *Int Urogynecol J Pelvic Floor Dysfunct*. 2003;14:269.
31. Practice Committee of the American Society for Reproductive Medicine. Treatment of pelvic pain associated with endometriosis: a committee opinion. *Fertil Steril*. 2014;101:927.
32. Dunselman GA, Vermeulen N, Becker C, et al. ESHRE guideline: management of women with endometriosis. *Hum Reprod*. 2014;29:400.
33. Attar E, Bulun SE. Aromatase inhibitors: the next generation of therapeutics for endometriosis? *Fertil Steril*. 2006;85:1307.
34. Mousa NA, Bedaiwy MA, Casper RF. Aromatase inhibitors in the treatment of severe endometriosis. *Obstet Gynecol*. 2007;109:1421.
35. Alternatives to Hysterectomy in the Management of Leiomyomas. ACOG Practice Bulletin No. 96. American College of Obstetricians and Gynecologists. *Obstet Gynecol*. 2008;112:201.
36. Friedman AJ, Barbieri RL, Doubilet PM, et al. A randomized, double-blind trial of a gonadotropin releasing-hormone agonist (leuprolide) with or without medroxyprogesterone acetate in the treatment of leiomyomata uteri. *Fertil Steril*. 1988;49:404.
37. Carr BR, Marshburn PB, Weatherall PT, et al. An evaluation of the effect of gonadotropin-releasing hormone analogs and medroxyprogesterone acetate on uterine leiomyomata volume by magnetic resonance imaging: a prospective, randomized, double blind, placebo-controlled, crossover trial. *J Clin Endocrinol Metab*. 1993;76:1217.
38. Minaguchi H, Wong JM, Snabes MC. Clinical use of nafarelin in the treatment of leiomyomas. A review of the literature. *J Reprod Med*. 2000;45:481.
39. McKinney J. Pelvic floor muscle pain and dysfunction. In: Bailey A, Bernstein C, eds. *Pain in Women: A Clinical Guide*. New York: Springer Science; 2012.
40. FitzGerald MP, Kotarinos R. Rehabilitation of the short pelvic floor. I: background and patient evaluation. *Int Urogynecol J Pelvic Floor Dysfunct*. 2003;14:261–268.

41. Jarvis SK, Abbott JA, Lenart MB, et al. Pilot study of botulinum toxin type A in the treatment of chronic pelvic pain associated with spasm of the levator ani muscles. *Aust N Z J Obstet Gynaecol.* 2004;44:46–50.

42. Volknandt W. The synaptic vesicle and its targets. *Neuroscience.* 1995;64:277.

43. Erbguth FJ, Naumann M. Historical aspects of botulinum toxin: Justinus Kerner (1786-1862) and the "sausage poison." *Neurology.* 1999;53:1850.

44. Peters KM. Neuromodulation for the treatment of refractory interstitial cystitis. *Rev Urol.* 2002;4(suppl 1):S36–S43.

45. Mayer RD, Howard FM. Sacral nerve stimulation: neuromodulation for voiding dysfunction and pain. *Neurotherapeutics.* 2008;5:107.

46. Possover M. Laparoscopic management of neural pelvic pain in women secondary to pelvic surgery. *Fertil Steril.* 2009;91:2720.

47. Possover M, Baekelandt J, Chiantera V. The laparoscopic approach to control intractable pelvic neuralgia: from laparoscopic pelvic neurosurgery to the LION procedure. *Clin J Pain.* 2007;23:821.

48. ACOG criteria set. Hysterectomy, abdominal or vaginal for chronic pelvic pain. Number 29, 1997, Committee on Quality Assessment. American College of Obstetricians and Gynecologists. *Int J Gynaecol Obstet.* 1998;60:316–317.

49. Jarrell JF, et al. Consensus guidelines for the management of chronic pelvic pain. *J Obstet Gynaecol Can.* 2005;27(9):869–910.

50. Molloy D, Kaloo PD, Cooper M, Nguyen TV. Laparoscopic entry: a literature review and analysis of techniques and complications of primary port entry. *Aust N Z J Obstet Gynaecol.* 2002;42(3):246.

第 108 章

幻肢痛

Moon Suk Bang, MD, PhD

Se Hee Jung, MD, PhD

同义词

疼痛的幻肢觉

幻觉痛

幻肢综合征

ICD-10 编码

G54.6　　　伴随疼痛的幻肢综合征

定义

幻肢痛是指继发于手术切除或外伤失去身体一部分后,所缺失部位的疼痛感觉[1]。幻肢痛不同于残余肢体或残余部分的残端痛,也不同于非疼痛性质的缺失部位的残肢觉。周围神经、脊髓节段、中枢系统和心理方面的诸多因素都可能导致幻肢痛的产生,越来越多的功能神经影像学研究证明了幻肢痛的中枢神经机制[2-6]。

幻肢痛一般在截肢几天后出现,但也可能在数月或数年后才出现。研究报告的幻肢痛的流行病学发生率差别较大,范围为 40% ~ 90%[1,7]。然而,幻肢痛不太常见于先天性肢体缺损或幼年的截肢。幻肢痛的发生率与性别、年龄(成年后)、截肢程度或截肢侧、优势侧和截肢的病因学无关。

一些研究报道幻肢痛的疼痛强度一般保持不变,但是久而久之疼痛发生的频率和持续时间会明显减少[8]。只有小部分患者经历过疼痛强度的逐步减少。幻肢痛会导致超过 40% 截肢者的永久残疾,而疼痛病程超过 6 个月的患者很难治疗。

据报道,幻肢痛的产生与残肢痛、身体活动、截肢前疼痛的严重程度和持续时间、有害的术中输入(比如组织切除的疼痛)、急性的术后疼痛、双侧截肢和较低部位的肢体截肢息息相关。

症状

术后即刻疼痛是其显著特点,而且这种疼痛不是稳定的,会随着时间发生质变。幻肢痛通常是间歇性的模式,但是也有患者会有持续性的疼痛并且逐步恶化。疼痛发作的持续时间可能为数秒、数分钟、数小时或者数天。幻肢痛一般定位于缺失肢体的远端,通常是脚或手。

疼痛可被描述为刺痛、跳痛、酸痛、针刺感、挤压感、刀割痛、枪击样抽动、捏痛或痉挛痛。一些患者有时自述自己被截去肢体处于一个疼痛的位置或者有肢体的抽动或痉挛感。患者疼痛的强度和性质差别很大,从轻度到重度不等。幻肢痛可由以下因素触发或加重:物理因素(例如:雨天、低温、假肢的使用、排尿、排便、量、肌紧张)、社会心理因素(例如:注意力)和情绪方面的刺激(例如:焦虑和压力)。幻肢痛不会随着姿势变化而减轻。

体格检查

体格检查通常无法查出原因。然而,患者有时可以自己辨别引起幻肢痛的残肢的触发点。因此,残肢上的任何疼痛的来源或触发区域都应该进行评估。我们需要检查残肢上神经瘤、囊肿、滑囊、骨刺、压力过大的位置,同时也应寻找其他的诱因如假肢不合适或应力刺激等。

局部疾病:例如,椎间盘突出或脊髓疾病引发的不良感觉会向幻肢或神经瘤放射,可能造成神经性的疼痛。患者需要接受全面的身体评估,尤其是包括肌力、关节活动度、肌肉牵张反射和肌张力的神经性检查,以排除任何可能发生的中枢性或周围性神经痛。

功能受限

幻肢痛引起的功能障碍包括睡眠障碍、假肢训练和使用的干扰、行走能力的降低、无法重返工作岗位、就业情况的变化和社会活动的参与障碍。相比无幻肢痛的截肢患者,幻肢痛患者更加绝望,具有更多的抑郁症状、更多的不良人际关系、更差的社会心理调节能力和更低的生活质量[9]。

诊断分析

幻肢痛通常是根据既往史和身体检查进行临床诊断的。X 线和超声检查可用于诊断引发幻肢痛的潜在病情,例如神经瘤、脓肿、黏液囊炎、骨刺或骨碎片、或神经卡压等。如怀疑存在其他问题,可进行磁共振成像检查、电生理学检测或实验室检查。

治疗

常用于幻肢痛的治疗见表 108.1。

表 108.1　幻肢痛的治疗方法

药理学	压力管理
传统镇痛剂	转移注意力
阿片类药物	催眠
抗惊厥药物	麻醉
抗抑郁药物	局部麻醉
N-甲基-D-天冬氨酸	神经阻滞
受体拮抗剂	交感神经阻滞
抗精神病药物	硬膜外阻滞
康复	手术
镜像治疗	残端修整术
运动想象	神经切除术
生物反馈	交感神经阻滞术
幻肢运动执行	背根入路消融
感觉辨别训练	背根神经切断术
物理治疗	脊髓前侧柱切断术
假肢训练	丘脑切开术
经皮神经电刺激	脊髓刺激
超声	脑深部刺激
手法	脑皮质切除术
心理治疗	其他
心理行为疼痛管理	针灸
放松技巧	

早期治疗

患者在截肢前应被告知幻肢痛不是一个并发症而是正常的截肢后副作用。幻肢痛的宣教会减少患者的焦虑和痛苦。预期症状相关的宣教课程应该及时提供给处于截肢后和假肢适应训练过程中的患者。术前或术后早期的硬膜外或一般路径的提前麻醉是一种预防幻肢痛的举措,但是效果不佳。术后

早期压力袜或残端套的使用是很有帮助的。

长期以来,三环类抗抑郁药和抗惊厥药物被当作首选药物[1]。临床对照研究表明,三环类抗抑郁药对幻肢痛的效果存在争议[10,11]。抗惊厥药物例如卡马西平、加巴喷丁、托吡酯和拉莫三嗪的效果很好。

随机对照研究表明鸦片类药物可用于幻肢痛,并且对大脑皮质重组有影响[12-14]。吗啡在短期内可有效减轻疼痛强度[14-16]。曲马多同时具有单胺能的和类鸦片类药物的活性,对长期疼痛有效果。N-甲基-D-天冬氨酸受体拮抗剂,如克他命有利于控制幻肢痛[15-17]。

其他药物治疗,例如 β 受体阻断药、美金刚、阿米替林、辣椒碱软膏、降血钙素、NSAID、非阿片类镇痛药和肉毒素,可被建议使用,但是没有相关对照研究进行验证[15]。

康复治疗

经皮神经电刺激一直以来被认为是一种有效的疗法,它可以在术后早期开始实施且没有明显的副作用。然而,最近发表的一篇 Cochrane 综述表明,没有找到足够的证据来证明其对幻肢痛的效果[18]。冷热刺激、手法、震动、按摩和针灸可以尝试使用,但是这些疗法的效果都没有循证证据的支持。

很多研究证明了生物反馈的有效作用,包括肌电生物反馈、热生物反馈和肌肉放松训练[1,19]。一个近期研究报道在神经康复面颊触觉反馈过程中,使用视觉反馈可以有效地缓解幻肢痛[20]。感觉辨别训练或触觉刺激都被报道可以减少幻肢痛,并且伴随有皮质的逆转重组[21]。假肢使用给患者提供了感觉、视觉和运动反馈练习,相应地减少了幻肢痛[22,23]。

镜像治疗、运动想象、幻肢运动执行和非侵入性脑刺激都已被证明可以减少幻肢痛,验证了疼痛存在的中枢机制和可塑性驱动治疗对减轻幻肢痛的可能性[2,3,21,24-30]。还建议使用虚拟现实系统进行神经康复以减少幻肢痛[31]。

介入治疗

局部麻醉,包括神经丛或神经阻滞,交感神经阻滞和硬膜外阻滞,适用于难治性幻肢痛[32]。据报道,连续的神经周围输注局部麻醉剂能有效地预防和减少幻肢痛[33]。

技术设备

幻肢痛的康复治疗没有针对性的技术设备。

手术

手术通常不适用于幻肢痛。残端修整术，例如神经瘤切除术，适用于特定的由于神经瘤导致残端痛的患者。神经瘤切除术的目的是消除残端痛，而不是幻肢痛[33,34]。

潜在的疾病并发症

幻肢痛可能导致明显的残疾。它使截肢者无法参与日常活动，对他们的日常生活、社会活动、休闲娱乐活动和工作造成极大的干扰。相较没有幻肢痛的截肢者，有幻肢痛的截肢者有着较差的健康相关的生活质量。

潜在的治疗并发症

药物治疗的副作用已经被详细记载了。局部麻醉的副作用是局部感觉缺失，注射过程的生理影响（例如：高血压、不适当的注射和阻滞）和周围结构的损害。脊髓刺激基本没有严重的并发症。手术切除术的并发症包括 Horner 综合征、感觉迟钝、运动性麻痹（sudomotor paralysis）、虚弱无力、泌尿系统并发症和呼吸系统疾病。选择合适患者实行手术切除是成功的重要开始。

鉴别诊断

非疼痛性幻肢感觉

残端痛

慢性术后痛

神经痛

心绞痛

（欧阳壤歌 译　张峰 校　白玉龙 审）

参考文献

1. Flor H. Phantom-limb pain: characteristics, causes, and treatment. *Lancet Neurol*. 2002;1(3):182–189.
2. Diers M, et al. Mirrored, imagined and executed movements differentially activate sensorimotor cortex in amputees with and without phantom limb pain. *Pain*. 2010;149(2):296.
3. Raffin E, et al. Disentangling motor execution from motor imagery with the phantom limb. *Brain*. 2012;135(2):582–595.
4. Saitoh Y, Yoshimine T. Stimulation of primary motor cortex for intractable deafferentation pain. *Operat Neuromodul*. 2007:51–56.
5. Vase L, et al. Cognitive-emotional sensitization contributes to wind-up-like pain in phantom limb pain patients. *Pain*. 2011;152(1):157–162.
6. Raffin E, et al. Primary motor cortex changes after amputation correlate with phantom limb pain and the ability to move the phantom limb. *NeuroImage*. 2016;130:134–144.
7. Kooijman CM, et al. Phantom pain and phantom sensations in upper limb amputees: an epidemiological study. *Pain*. 2000;87(1):33.
8. Nikolajsen L, et al. The influence of preamputation pain on postamputation stump and phantom pain. *Pain*. 1997;72(3):393–405.
9. van der Schans CP, et al. Phantom pain and health-related quality of life in lower limb amputees. *J Pain and Symptom Manage*. 2002;24(4):429–436.
10. Robinson LR, et al. Trial of amitriptyline for relief of pain in amputees: results of a randomized controlled study. *Arch Phys Med Rehabil*. 2004;85(1):1–6.
11. Wilder-Smith CH, Hill LT, Laurent S. Postamputation pain and sensory changes in treatment-naive patients: characteristics and responses to treatment with tramadol, amitriptyline, and placebo. *Anesthesiology*. 2005;103(3):619–628.
12. Bergmans L, et al. Methadone for phantom limb pain. *Clin J Pain*. 2002;18(3):203–205.
13. Huse E, et al. The effect of opioids on phantom limb pain and cortical reorganization. *Pain*. 2001;90(1):47–55.
14. Wu CL, et al. Analgesic effects of intravenous lidocaine and morphine on postamputation pain: a randomized double-blind, active placebo-controlled, crossover trial. *Anesthesiology*. 2002;96(4):841–848.
15. Alviar MJM, Hale T, Dungca M. Pharmacologic interventions for treating phantom limb pain. *Cochrane Database Syst Rev*. 2016;10:CD006380.
16. McCormick Z, et al. Phantom limb pain: a systematic neuroanatomical-based review of pharmacologic treatment. *Pain Med*. 2014;15(2):292–305.
17. Eichenberger U, et al. Chronic phantom limb pain: the effects of calcitonin, ketamine, and their combination on pain and sensory thresholds. *Anesth Analg*. 2008;106(4):1265–1273.
18. De Roos C, et al. Treatment of chronic phantom limb pain using a trauma-focused psychological approach. *Pain Res Manag*. 2010;15(2):65.
19. Halbert J, Crotty M, Cameron ID. Evidence for the optimal management of acute and chronic phantom pain: a systematic review. *Clin J Pain*. 2002;18(2):84–92.
20. Ichinose A, et al. Somatosensory feedback to the cheek during virtual visual feedback therapy enhances pain alleviation for phantom arms. *Neurorehabil Neural Rep*. 2017;31(8):717–725.
21. Ortiz-Catalan M, et al. Phantom motor execution facilitated by machine learning and augmented reality as treatment for phantom limb pain: a single group, clinical trial in patients with chronic intractable phantom limb pain. *Lancet*. 2016;388(10062):2885–2894.
22. Dietrich C, et al. Sensory feedback prosthesis reduces phantom limb pain: proof of a principle. *Neurosci lett*. 2011.
23. Lotze M, et al. Does use of a myoelectric prosthesis prevent cortical reorganization and phantom limb pain? *Nat Neurosci*. 1999;2:501–502.
24. Borghi B, et al. The use of prolonged peripheral neural blockade after lower extremity amputation: the effect on symptoms associated with phantom limb syndrome. *Anesth Analg*. 2010;111(5):1308–1315.
25. Chan BL, et al. Mirror therapy for phantom limb pain: *N Engl J Med*. 2007;357(21):2206–2207.
26. Moseley GL. Graded motor imagery for pathologic pain: a randomized controlled trial. *Neurology*. 2006;67(12):2129–2134.
27. Moseley GL, Gallace A, Spence C. Is mirror therapy all it is cracked up to be? Current evidence and future directions. *Pain*. 2008;138(1):7–10.
28. Foell J, et al. Mirror therapy for phantom limb pain: brain changes and the role of body representation. *Eur J Pain*. 2014;18(5):729–739.
29. Bolognini N, et al. Motor and parietal cortex stimulation for phantom limb pain and sensations. *Pain*. 2013;154(8):1274–1280.
30. Finn SB, et al. A randomized, controlled trial of mirror therapy for upper extremity phantom limb pain in male amputees. *Front Neurol*. 2017;8.
31. Osumi M, et al. Restoring movement representation and alleviating phantom limb pain through short-term neurorehabilitation with a virtual reality system. *Eur J Pain*. 2017;21(1):140–147.
32. Vaso A, et al. Peripheral nervous system origin of phantom limb pain. *Pain*. 2014;155(7):1384–1391.
33. Mailis-Gagnon A, et al. Spinal cord stimulation for chronic pain. *Cochrane Database Syst Rev*. 2004;(3):3.
34. Mailis-Gagnon A, Furlan A. Sympathectomy for neuropathic pain. *Cochrane Database Syst Rev*. 2002;1.

第 109 章

带状疱疹后遗神经痛

Ariana Vora, MD

Sophia Chan, DPT

同义词

带状疱疹

带状疱疹病毒

水痘-带状疱疹

ICD-10 编码

B02.21	带状疱疹后遗膝状神经节炎
B02.22	带状疱疹后遗三叉神经痛
B02.29	带状疱疹后遗神经系统受累

定义

带状疱疹后遗神经痛是最常见的由水痘-带状疱疹病毒引起的带状疱疹感染或带状疱疹并发症[1]。水痘-带状疱疹病毒是一种脂包膜双链 DNA 甲疱疹病毒,其按自身基因序列表达出非结构蛋白、非结构蛋白酶和晚期结构蛋白[2]。晚期结构蛋白包含 DNA 核心,可感染宿主细胞,并在宿主细胞核内复制。

急性水痘-带状疱疹或水痘由病毒的初次感染引起,在儿童中比较常见。典型皮疹出现之前可能有发热和不适的症状。皮疹的演变过程始于麻疹样红斑,在 2~4 天内发展成分布广泛的水疱或脓疱并结痂。该病毒具有高度传染性,通过飞沫传播或与含有大量病毒的水疱液直接接触传播。在儿童中,水痘通常是自限型的疾病[3]。

带状疱疹由潜伏的水痘-带状疱疹病毒的再激活所引发。急性带状疱疹感染后,病毒潜伏在脊髓后根神经节和脑神经感觉神经节内[4]。由于压力、疾病、药物、衰老或其他特发性原因,细胞介导的免疫功能通常会下降,随后病毒就会被重新激活[5]。随后,病毒在神经节内复制,然后沿着周围神经传播到皮肤。这将导致沿途受累的皮肤出现疼痛的红斑皮疹。在极少数情况下,炎症扩散到脊髓前角可能导致瘫痪[4]。免疫功能不全的患者可能会出现多处皮肤受累,这表明感染可能危及生命[5]。这是一种与年龄高度相关的疼痛疾病,在 50 岁以上的人群中,带状疱疹的发病率是正常人群的三倍多[6]。它对男性和女性的影响是一样的,一般在几周内就会消退。

带状疱疹后遗神经痛通常被描述为带状疱疹痊愈后,受累的皮肤仍有持续 3 个月的神经性疼痛。急性带状疱疹痊愈后,20%~35% 的患者会出现疱疹后神经痛。随着年龄的增长,急性疼痛程度的加重,受带状疱疹皮疹影响的皮肤水疱比例的增加,以及对身体或社会功能的疼痛干扰程度的增加,发生疱疹后神经痛的可能性也会增加[1,7]。带状疱疹后遗神经痛的发病机制可能源于水痘-带状疱疹病毒引起的潜在神经损伤,这种病毒已被发现可引起神经炎症,并对神经节和脊髓造成损伤。带状疱疹后遗神经痛与较严重的神经损伤有关,可导致浅表感觉神经动作电位降低,表皮下神经密度降低[7]。一项研究发现疱疹后神经痛患者脑脊液中炎性因子水平升高,神经生长因子和脑源性神经营养因子水平相应降低。这些发现与年龄和病史无关[9]。与疱疹后神经痛相关的神经性疼痛的可能机制包括:神经末梢受损导致痛觉感受器异位放电增加,抑制性神经元的缺失导致中枢信号转导中断,中枢敏化引起疼痛放大,炎性因子升高改变皮肤环境的化学成分引起持续的外周刺激[8]。在一项研究中,急性带状疱疹感染后 6 个月的视觉模拟评分中明显大于 6 的疼痛被认为是一个较差的预后指标,极有可能出现持续性的慢性带状疱疹后遗神经痛,疼痛持续数月至数年[10]。

症状

前驱症状可能出现于水痘-带状疱疹病毒激活前数天至一周。这些症状包括低热和全身不适,并有受累皮肤的感觉过敏、感觉迟钝、感觉异常或皮肤瘙痒。

暴发性带状疱疹的特征是突发红斑,并有单感觉神经或脑神经分布区的严重烧灼感或刺痛感。随后暴发充满液体的丘疹、团块和小疱。新的皮疹通常会持续出现 3~5 天。胸廓皮肤最常受累。在此期间,前驱低热和不适症状可能继续存在,也可伴有淋巴结肿大。

带状疱疹累及的暴露部位可能会对光或风的刺激较为敏感,同时也存在对轻度触摸的过度敏感,表现为不愿意在受累皮肤区域有衣服覆盖。除上述情况,短暂的射击痛也是常见的。

在脑神经中,三叉神经的眼支受累最严重。如果有眼支受累,可能存在畏光症状。这被称为带状疱疹眼,可导致单眼失明。它在普通人群中的发病率为 1%[11]。

膝状神经节发生带状疱疹是非常少见的情况,会影响第七和第八脑神经。症状包括耳痛、眩晕、耳鸣、共济失调、听力丧失、味觉丧失,甚至同侧面瘫。这被称为拉姆齐亨特综合征(耳带状疱疹)。

在大多数情况下,症状往往在皮疹愈合后不久消失。但是,约 20% 的患者在皮疹消退后 3 个月和 15% 的患者在皮疹消退后 2 年后,神经痛可能会持续存在。疱疹后神经痛的疼痛种类多种多样,包括持续的深部疼痛或灼烧痛,阵发性、撕裂性疼痛,痛觉过敏以及异常性疼痛。

体格检查

带状疱疹典型的皮疹一般在受累神经支配皮区分布,表现为隆起的充满液体的水疱。一旦水疱破裂并释放出含有活病毒的液体,它们就会结痂。小疱结痂后,患者就不再具有传染性。皮损区对轻触摸非常敏感。如果有更深的真皮累及,可看到瘢痕和变色。

眼部带状疱疹通常在鼻睫状神经支配皮区以及沿鼻侧(Hutchinson sign,哈金森征)分布的皮疹。眼眶周围水肿、点状出血、结膜炎、巩膜炎,角膜敏感性也通常与眼部带状疱疹有关[11]。哈金森征和不明原因的红眼是眼科会诊的指征。

Ramsay Hunt 综合征表现为耳郭及外耳出疹,伴有耳痛、前庭耳蜗功能障碍和面神经麻痹。患者如果存在任何疑似 Ramsay Hunt 综合征的征象都应立即请耳鼻喉科会诊。

在检查时,带状疱疹后遗神经痛患者可能没有明显的皮肤异常。然而,患者可能描述为痛觉异常或痛觉过敏。

带状疱疹短期疼痛量表是一种有效和方便的评估急性带状疱疹和带状疱疹后神经痛的工具[6]。

功能受限

带状疱疹后神经痛会明显降低患者的生活质量[10]。带状疱疹引起的功能障碍包括活动困难,例如感染皮区无法耐受压力(如衣服遮盖或者触摸)及热量(如阳光)。如果累及三叉神经的面部支配区或耳部周围,某些患者可能不能忍受戴防护帽或面罩,以及面部暴露在阳光或风中。如果胸部皮肤受感染,穿衣服甚至背部接触办公椅都可能增加疼痛。性行为和接触性运动都不能进行。入睡困难可能是由于床单接触皮肤不舒服造成的。洗澡和用毛巾擦拭常常会加重受损区域皮肤的疼痛。

如果视神经或三叉神经的眼支受到带状疱疹感染,单眼视力受损可能导致深感觉受损和视野减小。如果患者患有带状疱疹,会使听力、平衡、味觉和面部肌肉运动受损。因此,带状疱疹累及三叉神经或膝状神经节会影响驾车。

诊断分析

根据近期带状疱疹感染史及体格检查,带状疱疹后遗神经痛通常很容易诊断。一般来说,实验室检查诊断带状疱疹病毒的再激活没有临床用途[6]。对于非典型病例,美国疾病控制和预防中心建议进行直接荧光抗体检测,以便快速诊断[12]。若要获得标本,可用无菌棉在开放创面基底部取样,或者取部分结痂硬皮(这种方法一般不推荐)送检。

鉴别诊断	
复杂区域性疼痛综合征	其他疱疹的神经痛
接触性皮炎	非疱疹病毒感染
与毒品有关的过敏感染	脊神经根炎
湿疹	三期梅毒

治疗方法

早期治疗

在这种情况下,预防是很重要的。儿童水痘疫苗接种是水痘的主要预防措施。美国疾病控制与预防中心和免疫实践咨询委员会建议,60 岁或以上的老年人接种带状疱疹疫苗,以预防带状疱疹病毒的再激活[13]。一项随机对照Ⅲ期试验表明,带状疱疹亚单位疫苗在减少 70 岁以上成年人带状疱疹发病率方面,有效率为 90%[14]。带状疱疹患者数的减少使接种疫苗人群中带状疱疹后遗神经痛发生率降低。然而,带状疱疹患者中疱疹后神经痛的发生率并没有因使用疫苗而降低。带状疱疹疫苗的禁忌证包括:对疫苗成分有既往过敏史,原发性或继发性免疫缺陷,人类免疫缺陷病毒/获得性免疫缺陷综合征,细胞免疫缺陷,使用免疫抑制疗法,活动性且未治疗结核病,妊娠[15]。

如果在症状出现后 72h 内服用抗病毒药物,口服阿昔洛韦、伐昔洛韦或泛昔洛韦已被证明可减轻急性带状疱疹疼痛和缩短皮疹持续时间,随后可降低发生带状疱疹后神经痛的风险[10]。

神经阻滞,包括椎旁注射布比卡因和甲泼尼龙以及连续或重复的硬膜外阻滞,可能有助于减少带状疱疹相关疼痛的持续时间和带状疱疹后神经痛的发生率[16]。一项 132 例带状疱疹患者的随机研究比较了口服抗病毒药物和止痛剂的标准治疗和辅助性椎旁注射的标准治疗。干预组疱疹后神经痛发生率为 2%,标准治疗组为 16%[17]。

美国食品药品管理局(FDA)批准的治疗带状疱疹后神经痛的外用药物疗法包括利多卡因和辣椒素治疗。利多卡因有 5% 的贴剂和凝胶膏两种。研究表明,与安慰剂相比,利多卡因贴剂在疼痛、疼痛异常、生活质量和睡眠测量方面有显著改善,包括在老年患者中也具有良好的安全性[18,19]。

带状疱疹后神经痛患者中,外用辣椒素贴片或凝胶可以安全有效的止痛[20]。辣椒素是从红辣椒中提取的一种物质,它是一种香草酸受体 TRPV1 激动剂,TRPV1 在这些患者皮肤的痛觉神经末梢被上调。激动剂作用可能使疼痛暂时增强;但长时间的作用会导致感觉神经元脱敏,从而抑制疼痛的传播。小剂量辣椒素贴片(0.025% ~ 0.075%)需要全天多次连续使用。这种使用频率可能会影响患者的依从性[21]。高剂量辣椒素(8%)贴片需要经过培训的人员来应用,每次可贴 60 ~ 90min,贴于无破损皮肤上最痛的部位;如果疼痛复发或持续,可以每 90 天再给药。外用辣椒素治疗可能是首选的初始治疗,因为其有较低系统毒性和没有药物相互影响。然而,在临床实践中,它通常被用于二线治疗[20]。外用辣椒素的副作用包括自限性应用部位灼烧、疼痛、红斑、瘙痒、丘疹、肿胀、干燥和高血压。

其他已被研究的外用药物治疗包括外用阿司匹林、吲哚美辛和双氯芬酸。这些外用疗法的作用没有被很好地证实,也没有在临床中广泛应用[21]。

治疗疱疹后神经痛的有效的口服药物包括抗癫痫药、抗抑郁药和阿片类镇痛药[22]。抗惊厥药加巴喷丁和普瑞巴林被 FDA 批准用于治疗带状疱疹后神经痛。加巴喷丁和普瑞巴林都是钙通道调节剂。加巴喷丁能显著改善带状疱疹后神经痛患者的日常疼痛程度、睡眠、情绪和生活质量[23]。普瑞巴林的作用类似加巴喷丁,在带状疱疹后神经痛中也同样有用[24]。加巴喷丁缓释制剂有明显的缓解疼痛作用,但随着剂量的增加,不良反应也增加,包括头晕、嗜睡和外周性水肿。加巴喷丁、依那普利被发现对带状疱疹后神经痛更有效、更安全,无明显不良反应[23]。

虽然阿米替林是被研究最多的,但由于其副作用,通常首选二胺三环类药物,如去甲三嗪。然而,它们不被推荐作为一线治疗,因为有更多的证据支持使用度洛西汀和普雷加巴林治疗神经性疼痛[24]。

使用阿片类药物和阿片类镇痛药,包括曲马多、羟考酮、吗啡和美沙酮等,可减轻带状疱疹后神经痛的重度疼痛[25]。使用阿片类药物和阿片类镇痛药需要谨慎和密切监测副作用和药物滥用情况[26]。

褪黑素受体的表达,被认为对带状疱疹后神经痛有镇痛作用。一项大鼠研究表明,给药后热痛潜伏期随剂量增加而增加。普乐沙福是一种骨髓兴奋剂,目前用于治疗非霍奇金淋巴瘤和多发性骨髓瘤,也被提议用于治疗难治性带状疱疹后神经痛,并且干细胞疗法已被证明有助于动物模型的神经元修复[27]。

一些治疗带状疱疹后神经痛的指南在推荐的治疗方案中略有不同。大多数人会考虑外用利多卡因,三环抗抑郁药,加巴喷丁或普加巴林为一线药物。外用辣椒素、曲马多和阿片类镇痛药是二线或三线疗法[6,28]。联合治疗可以更好地处理疼痛,同时尽量减少药物副作用[28,29]。

康复治疗

物理治疗是针对带状疱疹后神经痛的多模式治疗方案中的重要组成部分。慢性神经性疼痛可引发持续的保护和恐惧回避行为,导致生理功能和社会功能下降。积极的运动训练可以有助于患者身体机能的恢复[30]。

脱敏治疗,如冷热交替暴露,振动,反复轻敲受累皮肤区域,可能会对患者产生帮助,但尚无有力的证据加以证实。

在眼睛受累的情况下,作业治疗师可以指导视力低下和外围视觉下降的患者进行视扫描技术训练。如果膝状神经节受感染,作业治疗师可以采用治疗听力障碍或前庭耳蜗功能障碍的技术。作业治疗师还可以帮助减少跌倒的风险,比如去除松软的地毯,改善照明,减少家庭和工作环境中的杂物。

其他切实可行的改善功能的措施包括:重新设计患者的工作场所,减少敏感区域与座椅靠背和扶手的接触;穿丝绸等低摩擦面料的衣服,使用手握式淋浴头减少水流对疼痛皮区的冲击,改变性爱姿势。

经皮神经电刺激(transcutaneous electrical nerve stimulation,TENS)是一种广泛使用的非药物治疗方法,它通过刺激较大的有髓传入神经纤维来减少小δ纤维和无髓神经纤维的痛感,但其确切作用机制仍不清楚。一项随机临床试验发现,与维生素 B_{12} 注射液和利多卡因注射液联合使用相比,TENS 联合维生素 B_{12} 注射液与利多卡因注射液在减轻疼痛方面有显著的疗效[31]。虽然有理论支持将 TENS 作为神经性疼痛的治疗方法,而且最近已经与其他药物联合进行了研究,但是有必要对带状疱疹后神经痛患者进行单独与安慰剂对照的研究。虽然对电压、脉冲持续时间或脉冲频率没有一致的意见,但在没有不适感的最大剂量下使用 TENS 被认为是最有效的。

介入治疗

三叉神经痛和带状疱疹后神经痛的患者在使用常规治疗方式效果欠佳的情况下,采用皮下注射肉毒杆菌毒素 A 的治疗方案,能够缓解疼痛,改善睡眠,并减少阿片类药物在的使用[32]。

交感神经阻滞可考虑作为多种治疗方法的一部分用于治疗带状疱疹后神经痛。一项回顾性研究表明,交感神经阻滞的疼痛缓解率与 5% 利多卡因贴膏相似。但是,交感神经阻滞组中疼痛缓解彻底的患者数量较多[33]。

硬膜外注射类固醇可在疱疹后神经痛中起到适度的、短期的止痛效果。在一项随机对照试验中,598 名患者接受了标准的口服抗病毒药物和止痛治疗,按照接受或不接受硬膜外类固醇注射分为两组,结果表明,注射布比卡因和甲泼尼龙治疗带状疱疹后神经痛后 1 个月内有中等疗效,但对于预防带状疱疹后神经痛的长期效果欠佳[34]。

在对 277 例难治性带状疱疹后神经痛患者的随机试验中,鞘内注射甲泼尼龙和利多卡因可显著降低疼痛强度和疼痛面积。鞘内注射甾体类药物组的患者也减少了非甾体类抗炎药物的使用[35]。

其他干预措施,如枕大神经阻滞、颈深神经阻滞、星状神经节阻滞、Jaipur 皮下利多卡因阻滞、布比卡因阻滞和甲泼尼龙阻滞,在病例报告和观察研究中偶尔有改善症状的作用[36]。冷冻治疗、经皮神经刺激和射频治疗的效果尚未确定。脊髓刺激可能对具有多种药物敏感性、多药治疗和严重共病症状的医学复杂性患者有益[37]。虽然这些干预措施还没有得到充分的研究,但它们可能有一些治疗顽固性的疱疹后神经痛症状的疗效。一项随机对照试验表明,脉冲射频治疗联合普加巴林与单独使用普加巴林相比,可提高脑源性神经营养因子的表达。这与早期疼痛的减轻有关[38]。

技术设备

目前,还没有专门的技术设备来治疗或康复这种疾病。

手术

带状疱疹后神经痛一般不需要手术治疗。

对躯干和眼带状疱疹后神经痛采用外周电场刺激治疗已经取得了不同程度的成功。该手术需要将经皮电极植入皮下平面,并连接到脉冲发生器上。其确切机制尚不清楚,提出的理论包括:局部血流的改变,抑制细胞去极化和神经传导,刺激内源性内啡肽的释放。一项小型回顾性研究报告显示,对采用其他治疗方法无效的难治性患者进行长期随访后,手术治疗使疼痛评分平均持续下降 75%[39]。

潜在的疾病并发症

眼部带状疱疹引起的急性视神经炎可能导致永久性失明,这种病通常是由病毒介导的视网膜灌注损伤,导致视网膜坏死。视网膜坏死通常发生在免疫功能严重受损的患者[40]。

带状疱疹还与眶尖综合征有关。眶尖综合征是一种动眼神经炎症,被认为与眼眶尖内继发性脉管炎有关。该综合征可引起眼球运动障碍,常表现为眼球共轭失调和复视。

同样,Ramsay Hunt综合征可能导致永久性面神经麻痹和前庭耳蜗功能障碍。

根据一项基于人群的队列研究报告,带状疱疹后神经痛患者患冠心病的风险增加[41]。

潜在的治疗并发症

外用利多卡因治疗的耐受性一般较好,只有轻微至中度的局部皮肤反应[16]。然而,外用辣椒素可能引起局部皮肤更大的反应,包括发红、灼痛和瘙痒[18]。

加巴喷丁和普雷加巴林最常见的副作用是头晕和嗜睡。所有的三环类抗抑郁药物都可能导致疲劳或镇静状态、头晕、口干、视物模糊、便秘、尿潴留、体位性低血压、Q-T间期延长或心律失常。阿片类药物和阿片类镇痛药的副作用包括便秘、嗜睡、恶心、头晕和呕吐等典型的麻醉药物副作用[26]。

胃肠道、肝脏和肾脏并发症可能由长期使用对乙酰氨基酚、抗病毒药物或非甾体抗炎药引起。

所有的介入治疗都有疼痛、感染和出血的风险。交感神经阻滞也可引起低血压、心动过缓、无意的运动阻滞和神经性传入神经损伤。硬膜外注射和椎旁注射可导致血肿或脓肿形成。鞘内注射甲泼尼龙的并发症包括低血压、神经根刺激、蛛网膜炎、横断面脊髓炎和化脓性脑膜炎。

脊髓刺激的不良反应包括感染、硬膜穿刺、刺激器组件引起的疼痛、设备故障和脱位。这些可能需要重新操作或删除程序。

（杨振辉 译　张峰 校　白玉龙 审）

参考文献

1. Kawai K, Rampakakis E, Tsai TF, et al. Predictors of postherpetic neuralgia in patients with herpes zoster: a pooled analysis of prospective cohort studies from North and Latin American and Asia. *Int J Infect Dis*. 2015;34:126–131.
2. Cohrs RJ, Hurley MP, Gilden DH. Array analysis of viral gene transcription during lytic infection of cells in tissue culture with varicella-zoster virus. *J Virol*. 2003;77:11718–11732.
3. Tull T, Jone RM. Common cutaneous infections. *Medicine*. 2017. https://doi.org/10.1016/j.mpmed/2017.03.005.
4. Jeon YH. Herpes zoster and postherpetic neuralgia: practical consideration for prevention and treatment. *Korean J Pain*. 2015;28(3):177–184.
5. Hadley GR, Gayle JA, Ripoll J, et al. Post-herpetic neuralgia: a review. *Curr Pain Headache Rep*. 2016;20:17.
6. Johnson RW, Rice AS. Postherpetic neuralgia. *N Engl J Med*. 2014;371: 1526–1533.
7. Zografakis C, Tiniakos DG, Palaiologou M, et al. Increased density of cutaneous nerve fibres in the affected dermatomes after herpes zoster therapy. *Acta Derm Venereol*. 2014;94:168–172.
8. Renna R, Erra C, Almeida V, Padua L. Ultrasound study shows nerve atrophy in post-herpetic neuralgia. *Clin Neurol Neurosurg*. 2012;114: 1343–1344.
9. Zhao WX, Wang Y, Fang QW, et al. Changes in neurotrophic and inflammatory factors in the cerebrospinal fluid of patients with postherpetic neuralgia. *Neurosci Lett*. 2017;637:108–113.
10. Pica F, Gatti A, Divizia M. One-year follow-up of patients with long-lasting post-herpetic neuralgia. *BMC Infect Dis*. 2014;14:556.
11. Opstelten W, Zaal MJ. Managing acute herpes zoster in primary care. *BMJ*. 2005;331:147.
12. Dubinsky RM, Kabbani H, El-Chami Z, et al. Practice parameter: treatment of postherpetic neuralgia: an evidence-based report of the Quality Standards Subcommittee of the American Academy of Neurology. *Neurology*. 2004;63:959–965.
13. National Center for Immunization and Respiratory Diseases. General recommendations on immunization: recommendations of the Advisory Committee on Immunization Practices (ACIP). *MMWR Recomm Rep*. 2011;60:1–64.
14. Cunnigham AL, Lei H, Kovac M, et al. Efficacy of the herpes zoster subunit vaccine in adults 70 years of age or older. *N Engl J Med*. 2016;375(11):1019–1032.
15. Giovanni G, Nicoletta V, Parvane K, et al. Prevention of herpes zoster and its complications: from the clinic to the real-life experience with the vaccine. *J Med Microbiol*. 2016;65(12):1363–1369.
16. Kim HJ, Ahn HS, Lee JY, Chol SS. Effects of applying nerve blocks to prevent postherpetic neuralgia in patients with acute herpes zoster: a systematic review and meta-analysis. *Korean J Pain*. 2017;30(1):3–17.
17. Quan K, Hammack B, Kittelson J, Gilden D. Improvement of postherpetic neuralgia after treatment with intravenous acyclovir followed by oral valacyclovir. *Arch Neurol*. 2006;63:940–942.
18. Sabatowski R, Rosl I, Konlg S. Treatment of postherpetic neuralgia with 5% lidocaine medicated plaster in elderly patients – subgroup analyses from three European clinical trials. *Curr Med Res Opin*. 2017;33(3):595–603.
19. Binder A, Rogers P, Hans G, Baron R. Impact of topical 5% lidocaine-medicated plasters on sleep and quality of life in patients with postherpetic neuralgia. *Pain Manag*. 2015;6(3):229–239.
20. Yong YL, Tan LT, Ming LC, et al. The effectiveness and safety of topical capsaicin in postherpetic neuralgia: a systematic review and meta-analysis. *Front Pharmacol*. 2017;7:538.
21. Laklouk M, Baranidharan G. Profile of the capsaicin 8% patch for the management of neuropathic pain associated with postherpetic neuralgia: safety, efficacy, and patient acceptability. *Patient Prefer Adherence*. 2016;10:1913–1918.
22. De Benedittis G, Lorenzetti A. Topical aspirin/diethyl ether mixture versus indomethacin and diclofenac/diethyl ether mixtures for acute herpetic neuralgia and postherpetic neuralgia: a double-blind crossover placebo-controlled study. *Pain*. 1996;65:45–51.
23. Wang J, Zhu YY. Different doses of gabapentin formulations for postherpetic neuralgia: a systematical review and meta-analysis of randomized controlled trials. *J Dermatol Treat*. 2017;28(1):65–77.
24. Derry S, Wiffen PJ, Aldington D, Moore RA. Nortriptyline for neuropathic pain in adults. *Cochrane Database Syst Rev*. 2015;1:CD011209.
25. McNicol ED, Midbari A, Eisenberg E. Opioids for neuropathic pain (review). *Cochrane Database Syst Rev*. 2013;8:CD006146.
26. Deng YK, Ding JF, Liu J, Yang YY. Analgesic effects of melatonin on post-herpetic neuralgia. *Int J Clin Exp Med*. 2015;8(4):5004–5009.
27. Xie F, Li XY, Bao MM, et al. Plerixafor may treat intractable post-herpetic neuralgia. *Med Hypotheses*. 2015;85:491–493.
28. Mellick-Searle T, Snodgrass B, Brant JM. Postherpetic neuralgia: epidemiology, pathophysiology, and pain management pharmacology. *J Multidisc Healthc*. 2015;9:447–454.
29. Gilron I, Bailey JM, Tu D, et al. Nortriptyline and gabapentin, alone and in combination for neuropathic pain: a double-blind, randomized controlled crossover trial. *Lancet*. 2009;374:1252–1261.
30. Jone RCW, Lawson E, Backonja M. Managing neuropathic pain. *Med Clin North Am*. 2016;100(1):151–167.
31. Gang X. Transcutaneous electrical nerve stimulation in combination with cobalamin injection for post-herpetic neuralgia: a single-center randomized controlled trial. *Ann Phys Rehabil Med*. 2014;57S:e323.
32. Shackleton T, Ram S, Black M, et al. The efficacy of botulinum toxin for the treatment of trigeminal and postherpetic neuralgia: a systematic review with meta-analyses. *Oral Surg Oral Med Oral Pathol Oral Radiol Endod*. 2016;122(1):61–71.
33. Malec-Milewska M, Horosz B, Sekowska A. 5% lidocaine medicated plasters vs. sympathetic nerve blocks as a park of multimodal treatment strategy for the management of postherpetic neuralgia: a retrospective,

consecutive, case-series study. *Neurol Neurochir Pol.* 2015;49(1):24–28.

34. van Wijck AJ, Opstelten W, Moons KG, et al. The PINE study of epidural steroids and local anaesthetics to prevent postherpetic neuralgia: a randomized controlled trial. *Lancet.* 2006;367:219–224.

35. Kotani N, Kushikata T, Hashimoto H, et al. Intrathecal methylprednisolone for intractable postherpetic neuralgia. *N Engl J Med.* 2000;343: 1514–1519.

36. Naja ZM, Maaliki H, Al-Tannir MA, et al. Repetitive paravertebral nerve block using a catheter technique for pain relief in post-herpetic neuralgia. *Br J Anaesth.* 2006;96:381–383.

37. Harke H, Gretenkort P, Ladleif HU, et al. Spinal cord stimulation in postherpetic neuralgia and in acute herpes zoster pain. *Anesth Analg.* 2002;94:694–700.

38. Saxena AK, Lakshman K, Sharma T, et al. Modulation of serum BDNF levels in postherpetic neuralgia following pulsed radiofrequency of intercostal nerve and pregabalin. *Pain Manag.* 2016;6(3):217–227.

39. Zibly Z, Sharma M, Shaw A, Deogoankar M. Peripheral field stimulation for thoracic post herpetic neuropathic pain. *Clin Neurol Neurosurg.* 2014;127:101–105.

40. Zaal MJ, Volker-Dieben HJ, D'Amaro J. Visual prognosis in immunocompetent patients with herpes zoster ophthalmicus. *Acta Ophthalmol Scand.* 2003;81:216–220.

41. Tsai PS, Chang JC, Huang CJ. Postherpetic neuralgia is associated with an increased risk of coronary heart disease: a population-based cohort study. *Int J Cardiol.* 2014;177:1052–1053.

第 110 章

乳房切除术后疼痛综合征

Lauren Elson, MD

同义词

腋窝淋巴结清扫术后疼痛

乳痛症

幻乳痛

ICD 编码

I89.0	淋巴水肿,其他未分类的
G89.28	慢性术后疼痛
M79.2	神经痛
M79.1	肌筋膜痛
N64.4	乳痛症

定义

乳房切除术后疼痛综合征(post-mastectomy pain syndrome,PMPS)是一种胸部术后典型的慢性神经性疼痛[1],尽管与切除多个淋巴结相比,前哨淋巴结手术可以减轻乳房切除术后的疼痛症状[2-3],但 PMPS 仍可发生于多种胸部手术之后,包括乳房切除术、乳房肿瘤切除术、乳房重建、隆胸术后等。有 40% ~ 52% 的患者在胸部术后会发生 PMPS[3-5]。PMPS 的定义目前无统一标准,为了促进研究和讨论的一致性,我们已经尝试对其定义进一步规范。最新的定义为排除由于复发和感染在内的所有其他原因导致的疼痛,在胸部术后持续至少 6 个月的疼痛称为乳房切除术后疼痛综合征[6]。PMPS 发展的危险因素包括低龄、广泛的腋窝淋巴结清除术、放疗、化疗、位于胸部外上象限的肿瘤、术后急性期疼痛、原有的慢性疼痛以及心理因素包括压力、焦虑和抑郁[2,4,5,7-11]。PMPS 通常分为以下几种:胸部幻痛,切口疼痛,或者前后胸壁神经性疼痛,腋窝痛和/或上臂痛[12]。早期管理包括控制疼痛、脱敏技术、维持肩关节活动度。慢性期的管理包括神经疼痛剂的使用、手术介入和康复。管理的首要目的包括睡眠的保留、肩关节功能的维持以及职业康复。

PMPS 的分类可以归为以下四种:幻乳痛、肋间神经痛、肌源性疼痛以及神经瘤痛[13]。23% 的患者在乳房切除术后出现幻乳痛,这是在胸部切除后切除区域内出现的一种疼痛感[14]。肋间神经来源于第二胸神经根的后外侧支,与腋窝静脉伴行,支配腋窝与胸部感觉(图 110.1)。这是导致 PMPS 的一个常见原因,在腋窝淋巴结清扫时经常会对肋间神经产生牵拉或切除[13,15]。肌源性疼痛在乳房切除术后也很常见,这与手术的创伤和新陈代谢相关。胸部手术的瘢痕也是导致疼痛的原因之一。此外,这种疼痛可能与术后神经瘤的形成、轴突撞击和瘢痕回缩有关。

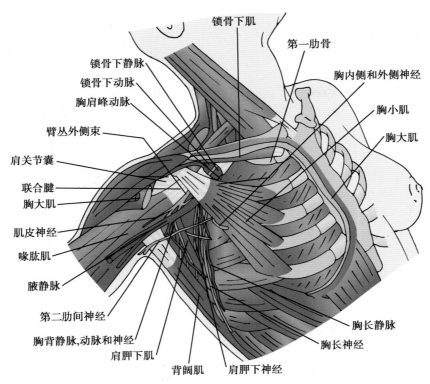

锁骨下肌
第一肋骨
锁骨下静脉
锁骨下动脉
胸肩峰动脉
臂丛外侧束
肩关节囊
联合腱
胸大肌
肌皮神经
喙肱肌
腋静脉
第二肋间神经
胸背静脉,动脉和神经
肩胛下肌
背阔肌
肩胛下神经
胸内侧和外侧神经
胸小肌
胸大肌
胸长静脉
胸长神经

图 110.1　乳房切除术后疼痛的相关局部解剖

症状

PMPS 的症状包括位于胸部、腋窝或者上臂中部的放射痛、刺痛、灼烧感、牵拉痛、针刺感[1,3,13,17]。此外,患者还会有腋窝的紧绷感和胀痛。肩关节的活动、伸展、牵拉和衣服的直接接触都会加剧疼痛[3,17]。PMPS 的症状通常并非进行性加重的,在 9 年的观察中发现有 50% 的患者会有持续性的疼痛[1,17]。PMPS 导致的功能障碍和睡眠困难可能是目前最常见的问题[1,16]。

体格检查

体格检查主要是为了排除其他原因导致的明确疼痛和对 PMPS 进行分类。基本检查应包含对肌肉萎缩、对称性及肌肉量的评估。对于骨骼肌肉的评估应该着重于肩关节的活动范围及功能,胸大肌收缩受限的范围。肩胛胸壁、肋椎的肌筋膜疼痛以及肋软骨和肋骨完整性。关于皮肤的检查同样需要仔细评估,如瘢痕的粘连情况、纤维化、瘢痕的延展性、神经瘤的形成、感染、恶性疾病的复发。淋巴结的检查包括淋巴结各分布区域的淋巴结肿大情况。神经系统的检查包括肩胛带的运动测试,主要关注胸部

手术有可能影响的运动神经(胸背神经、胸长神经和胸内外侧神经)。感觉测试应包括 $T_1 \sim T_5$ 节段的皮肤感觉。胸背皮肤尤其需要注意,因为它可能与脊髓疾病相关。腋窝的感觉评定需要明确定位、严重性和异常感觉的类型。完整的神经评估应包括上肢末端的运动,反射及感觉功能等。

功能受限

PMPS 导致的主要功能障碍包括肩关节活动范围受限,上抬受限以及睡眠障碍。肩关节活动受限是由于内收的姿势更加舒适,患者长期保持该姿势,从而导致外展外旋受限[17]。同时,胸大肌、胸小肌的限制会导致上肢前屈和外展受限。上抬的受限导致日常生活活动能力(吸尘、洗衣等)下降、职业能力的减弱(货架的整理)[1,16,17]。PMPS 致使 50% 的患者有睡眠障碍,而睡眠障碍又进一步加重日间的失能[17]。

诊断分析

诊断相关的检查主要是为了排除导致疼痛的其他原因。可以通过乳房 X 线检查、超声、磁共振成像或正电子发射断层扫描排除恶性肿瘤的复

发。胸椎专用成像可排除其他怀疑的乳房皮区神经病理性疼痛，例如神经根病变。电诊断有助于排除运动神经异常以及神经丛病变。

鉴别诊断

肿瘤复发
肋骨骨折
副肿瘤性神经病
肺实质病变
化疗后神经病变
胸段神经根损伤
放射治疗后的神经丛损害
肋间神经瘤

治疗

早期治疗

PMPS 的早期干预从围手术期开始，主要措施包括手术切除范围最小化，神经保护以及早期的疼痛控制[18]。由于严重的围手术期疼痛是 PMPS 的一个重要组成部分，因此早期的疼痛控制势在必行[5]。术前口服加巴喷丁以及椎旁神经阻滞对于减轻术后急性疼痛有较好的效果[19,20]。阿片类药物和对乙酰氨基酚对术后早期疼痛控制有显著的效果。一项研究发现术前和术后 12h 单次剂量应用 75mg 的普瑞巴林可减轻术后疼痛[21]。另有研究显示在术区使用局部麻醉药膏的低共熔混合物对于 3 个月内评估的胸壁和腋窝少数的慢性疼痛可发挥作用[22]。进行椎旁神经阻滞似乎对于预防后遗症是一个重要的保证[23]。

术后，一旦切口愈合，即可应用早期脱敏帮助抑制神经痛的症状。对于出现影响睡眠及日常功能的不可控疼痛，可以使用神经痛的药物。一些药物如辣椒素、阿米替林、去甲替林、加巴喷丁、普瑞巴林、利多卡因贴剂已经被研究并证实是有效的[13,21,24]。由于心理危险因素可导致或加重慢性疼痛，因此最好的干预手段是结合药物和社会心理治疗[9,25]。

康复治疗

从康复的角度，对于 PMPS 的干预应该在术后立即实行。影响康复干预的首要因素是明确功能受限。显而易见，肩关节受限是 PMPS 导致的最大的功能障碍。肩关节的康复从盂肱关节的活动度开始，紧接着牵伸胸肌和背阔肌，最后是肩胛关节的再训练。一旦盂肱关节的活动度恢复正常就可以进行上肢肌力训练。训练的肌群包括背阔肌、斜方肌、肩胛稳定肌群、肩袖肌群以及三角肌。力量训练应该遵循低负荷和高重复率。康复的后期是专项训练，由基本的日常生活活动进阶到家务活动，工作相关的任务和娱乐活动。通过指导乳腺癌幸存者重获全范围的活动来避免不必要的损伤是非常重要的。手法治疗能够帮助减少瘢痕组织的粘连。初步的研究发现瑜伽和干扰治疗对于这类患者的疼痛有潜在的效果[26]。

介入治疗

PMPS 程序性的管理包括为控制疼痛的节段性的神经阻滞[27]。对于那些进行性的肩关节功能受限和关节活动疼痛，在肩峰下局部注射可能有效。另外，使用麻醉剂或者内毒素进行肌筋膜注射来治疗肌源性疼痛是有效的。肋间神经阻滞可以作为一种治疗相关疼痛的联合手段[28]。针灸可用于治疗与乳腺癌手术相关的一些症状，包括神经和肌肉疼痛、感觉过敏、关节活动度受限和淋巴水肿[29,30]。前锯肌平面阻滞也作为一种控制 PMPS 的潜在治疗手段在被研究中[31]。已经应用于治疗中的其他的神经调节方式包括星状神经节阻滞、内毒素注射、大脑/脊髓刺激和硬脊膜的局部麻醉注射[26]。

技术设备

目前，针对这种疾病没有特殊技术设备用于治疗措施或康复手段。

手术

PMPS 的手术治疗主要针对胸壁疼痛或者肩关节功能障碍。胸壁疼痛伴随瘢痕受限主要是进行瘢痕的清理。另外，附着于胸壁的软组织可能需要手术修复，肩关节进行性的关节活动缺失所致的粘连性关节囊炎症可能需要在麻醉下进行全关节松动。肋间神经瘤的切除已被证实极度有效[32]。

潜在的疾病并发症

PMPS 主要的潜在疾病的并发症包括关节囊

粘连,肩关节功能丧失和受累肢体的承载力降低。这种功能的丧失的结果会使患者失业并且失去职能和娱乐能力。一个潜伏的且改变生活的 PMPS 并发症是睡眠障碍。睡眠障碍能导致整体的功能障碍和健康相关的并发症。

潜在的治疗并发症

治疗的并发症主要与药物的不良反应有关。辣椒素由于其作用机制会导致皮肤疼痛反应。三环类抗抑郁药含有抗胆碱能的副作用,心律不齐的患者要慎重使用。加巴喷丁主要的副作用包括镇静、震颤和眩晕。局部的利多卡因贴片可能会导致脱皮。治疗过程中会出现出血、感染和神经刺激的并发症。手术过程中的并发症包括麻醉下的手法治疗和瘢痕清除,会导致疼痛加剧和继发的软组织受限。

（郑逸逸 译　王鑫〈江苏〉校　白玉龙 审）

参考文献

1. Macdonald L, Bruce J, Scott NW, et al. Long-term follow-up of breast cancer survivors with post-mastectomy pain syndrome. *Br J Cancer*. 2005;92:225–230.
2. Schulze T, Mucke J, Markwardt J, et al. Long-term morbidity of patients with early breast cancer after sentinel lymph node biopsy compared to axillary lymph node dissection. *J Surg Oncol*. 2006;93:109–119.
3. Smith WC, Bourne D, Squair J, et al. A retrospective cohort study of post mastectomy pain syndrome. *Pain*. 1999;83:91–95.
4. Alves Nogueira Fabro E, Bergmann A, do Amaral E Silva B, et al. Post-mastectomy pain syndrome: incidence and risks. *Breast*. 2012;21:321–325.
5. Tasmuth T, von Smitten K, Hietanen P, et al. Pain and other symptoms after different treatment modalities of breast cancer. *Ann Oncol*. 1995;6:453–459.
6. Waltho D, Rockwell G. Post-breast sugery pain syndrome: establishing a consensus for the definition of post-mastectomy pain syndrome to provide a standardized clinical and research approach—a review of the literature and discussion. *Can J Surg*. 2016;59:342–350.
7. Meretoja TJ, Leidenius MH, Tasmuth T, et al. Pain at 12 months after surgery for breast cancer. *JAMA*. 2014;311:90–92.
8. Katz J, Poleshuck EL, Andrus CH, et al. Risk factors for acute pain and its persistence following breast cancer surgery. *Pain*. 2005;119:16–25.
9. Edwards RR, Mensing G, Cahalan C, et al. Alteration in pain modulation in women with persistent pain after lumpectomy: influence of catastrophizing. *J Pain Symptom Manage*. 2013;46:30–42.
10. Steegers MA, Wolters B, Evers AW, et al. Effect of axillary lymph noe dissection on prevalence and intensity of chronic and phantom pain after breast cancer surgery. *J Pain*. 2008;9:813–822.
11. Mejdahl MK, Angersen KG, Gartner R, et al. Persistent pain and sensory disturbances after treatment for breast cancer: six year nationwide follow-up study. *BMJ*. 2013;246:f1865.
12. Meijuan Y, Zhiyou P, Yuwen T, et al. A retrospective study of post-mastectomy pain síndrome: incidence, characteristics, risk factors, and influence on quality of life. *Scientific World Journal*. 2013; 2013:159732.
13. Jung BF, Ahrendt GM, Oaklander AL, Dworkin RH. Neuropathic pain following breast cancer surgery: proposed classification and research update. *Pain*. 2003;104:1–13.
14. Rothemund Y, Grüsser SM, Liebeskind U, et al. Phantom phenomena in mastectomized patients and their relation to chronic and acute pre-mastectomy pain. *Pain*. 2004;107:140–146.
15. Vecht CJ. Arm pain in the patient with breast cancer. *J Pain Symptom Manage*. 1990;5:109–117.
16. Kärki A, Simonen R, Mälkiä E, Selfe J. Impairments, activity limitations and participation restrictions 6 and 12 months after breast cancer operation. *J Rehabil Med*. 2005;37:180–188.
17. Stevens PE, Dibble SL, Miaskowski C. Prevalence, characteristics, and impact of postmastectomy pain syndrome: an investigation of women's experiences. *Pain*. 1995;61:61–68.
18. Taira N, Shimozuma K, Ohsumi S, et al. Impact of preservation of the intercostobrachial nerve during axillary dissection on sensory change and health-related quality of life 2 years after breast cancer surgery. *Breast Cancer*. 2014;21:183.
19. Kairaluoma PM, Bachmann MS, Rosenberg PH, Pere PJ. Preincisional paravertebral block reducs the prevalence of chronic pain after breast surgery. *Anesth Analg*. 2006;103:703–708.
20. Grover VK, Mathew PJ, Yaddanapudi S, Sehgal S. A single dose of pre-operative gabapentin for pain reduction and requirement of morphine after total mastectomy and axillary dissection; randomized placebo-controlled double-blind trial. *J Postgrad Med*. 2009;55:257.
21. Kim SY, Song JW, Park B, et al. Pregabalin reduces post-operative pain after mastectomy: a double blinded, randomized, placebo-controlled study. *Acta Anaesthesiol Scand*. 2011;55:290–296.
22. Fass oulaki A, Sarantopoulos C, Melemeni A, et al. EMLA reduces acute and chonic pain after breast surgery for cancer. *Reg Anesth Pain med*. 2000;25:350–355.
23. Ilfeld BM, Madison SJ, Suresh PJ, et al. Persistent postmastectomy pain and pain-related physical and emotional functioning with and without a continuous paravertebral nerve block: a prospective 1 year follow-up assessment of a randomized, triple masked, placebo-controlled study. *Ann Surg Oncol*. 2015;22:2017–2025.
24. Devers A, Galer B. Topical lidocaine patch relieves a variety of neuropathic pain conditions: an open-label study. *Clin J Pain*. 2000;16:205–208.
25. Bokhari F, Sawatzky JA. Chronic neuropathic pain in women after breast cancer treatment. *Pain Manag Nurs*. 2009;10:197.
26. Fakhari S, Atashkhoei S, Pourfathi H, et al. Postmastectomy pain syndrome. *Int J Womens Health*. 2017;5:18–23.
27. Kwekkeboom K. Postmastectomy pain syndromes. *Cancer Nurs*. 1996;19:37–43.
28. Wisotsky EM, Saini V, Kao C. Ultrasound-guided intercostobrachial nerve block for intercostobrachial neuralgia in breast cancer patients: a case series. *PM R*. 2016;8:273–277.
29. Richardson MA, Sanders T, Palmer JL, et al. Complementary/alternative medicine use in a comprehensive cancer center and the implications for oncology. *J Clin Oncol*. 2000;18:2515.
30. Dos Santos S, Hill N, Morgan A. Acupuncture for treating common side effects associated with breast cancer treatment: a systematic review. *Medical Acupuncture*. 2010;22:81.
31. Takimoto K, Nishijima K, Ono M. Serratus plane block for persistent pain after partial mastectomy and axillary node dissection. *Pain Physician*. 2016;19(3):E481–E486.
32. Wong L. Intercostal neuromas: a treatable cause of postoperative breast surgery pain. *Ann Plast Surg*. 2001;47:481.

第 111 章

开胸术后疼痛综合征

Chloe Slocum,MD,MPH

同义词

无

ICD-10 编码

G89.12　急性开胸术后疼痛
G89.22　慢性开胸术后疼痛

定义

胸廓切开术后疼痛综合征（post-thoracotomy pain syndrome,PTPS)是在开胸术后切口部位或肋间神经的皮支分部范围复发或持续超过 2 个月的疼痛[1-3]。胸廓切开术用于接触胸腔内容物,如肺、食管、心脏。开胸术最常见的适应证是肿瘤切除。经典的胸廓切开术术式包括胸廓的后外侧切口、背阔肌和前锯肌、肋骨分离对切、肋间神经中断和胸膜切口。胸廓切开术被认为是最痛苦的外科手术之一,因为它们涉及对疼痛敏感结构的创伤,例如多个肌肉层、筋膜、神经血管束、骨、关节和壁胸膜[1-10]。胸廓切开术后疼痛综合征的发生率范围很广（5%~90%),但平均而言,40%~50% 的患者会出现术后慢性疼痛[2,4]。92% 的患者行胸廓切开术后疼痛综合征为轻度至中度;50% 的患者会对日常生活活动能力造成干扰。25%~30% 的患者会出现睡眠中断。据估计,3%~5% 的胸廓切开术后疼痛综合征患者会出现严重的致残性疼痛[5,6]。胸廓切开术后疼痛综合征进展的预测因素包括术后 24h 疼痛增加、女性、术前阿片类药物的使用和放射治疗[4,8]。

肋间神经痛是慢性胸廓切开术后疼痛综合征最常见的原因[1]。其他导致疼痛的因素在表 111.1 中列出。前锯肌和背阔肌的局部肌肉破坏会导致肩关节力学异常,肩关节异常是开胸术后运动功能丧失的常见原因之一[7]。

表 111.1　开胸术后疼痛相关的因素[1,4]

肋间神经瘤	肋软骨脱位
肋骨骨折	肋软骨炎
粘连性关节囊炎	局部肿瘤复发
感染	肌筋膜疼痛
胸膜炎	椎体塌陷

症状

胸廓切开术后疼痛综合征通常表现为痛觉超敏、感觉迟钝和归因于肋间神经痛的刺痛症[4]。此外,患者可能在切口部位有疼痛、胸膜炎疼痛和局灶性压痛的症状[1,4]。肩部运动、深呼吸、咳嗽和患侧卧位躺下会加重这些症状[4]。肩部动作和直接接触切口部位通常会使疼痛加剧。胸廓切开术后疼痛综合征也可能表现为由于持续性疼痛症状导致的肩部功能障碍和睡眠中断。

体格检查

对于胸廓切开术后疼痛综合征患者的检查包括切口部位的检查和胸腔运动以及呼吸偏移。可诱发胸膜炎疼痛的深呼吸动作是检查项目的另一个组成部分。触诊切口部位以评估瘢痕粘连,超敏反应或肋间神经所支配的皮支范围内疼痛也是检查的一个部分。由于肋骨的结构在手术中被破坏,所以必须评估持续性骨折、肋软骨破裂和肋软骨炎。评估局部肌肉组织术后断裂、萎缩、运动障碍和肌筋膜疼痛很重要。粘连性囊炎和肩胛带功能障碍是导致胸廓切开术后疼痛综合征的因素,因此,肩关节的主、被动活动范围和肩胛关节力学评估十分必要。神经病学检查包括受累肢体与未受累一侧的对比运动测试,肩胛翼和运动障碍的评估,以及对横断的肋间神经支配的皮肤分布进行评估。

功能受限

胸廓切开术后疼痛综合征导致 50% 的患者日常

活动受限[5]。一项研究表明，采用 36 项简评量表进行评定发现，大多数患者在术后 4 ~ 48 周功能是减退的[9]。在胸廓切开术后的患者中，15% ~ 33% 患者在一年内出现胸壁疼痛引起的肩关节活动受限，粘连性关节囊炎以及前锯肌和背阔肌断裂[7]。肩部活动受限可能导致睡眠功能障碍，提举能力下降和涉及肩胛带全范围运动的活动受到限制。此外，功能受限可能是因手术所引起的呼吸障碍或潜在肺部疾病所造成。

诊断检查

相关诊断检查包括行肋骨的 X 线片评估骨的破坏。此外，胸部 X 线片和计算机断层扫描（computed tomography，CT）可用于筛查胸腔内部结构，如胸膜粘连、肺炎和原发性恶性疾病的复发。可进行诊断性肋间神经阻滞以识别肋间神经痛。

鉴别诊断

肋骨骨折
肋软骨脱位
椎体塌陷
粘连性关节囊炎
肋软骨炎
胸膜炎
肌筋膜疼痛
肌肉破裂疼痛
肿瘤复发
胸椎神经根病
肋间神经瘤
心脏缺血
主动脉夹层
伤口感染、胸膜感染、胸膜腔感染和肺实质感染

治疗

早期治疗

胸廓切开术后疼痛综合征初始治疗应该是从早期积极的疼痛控制开始。术前镇痛是指术前通过破坏疼痛通路减少术后疼痛[1]。它包括用于特定肋间神经区域的胸段硬膜外麻醉、锥旁阻滞、服用阿片类药物和非甾体类抗炎药（NSAID）[1]。胸部硬膜外麻醉已被证实可减少胸廓切开术后的急性术后疼痛[10]，Tamura 及其同事进行的一项随机对照试验表明，使用罗哌卡因的硬膜外阻滞在减少开胸术后疼痛方面明显优于外科手术中的椎旁阻滞[11]。平衡麻醉与术前区域麻醉，阿片类药物和 NSAID 可将胸廓切开术后疼痛综合征的发生率从 50% 降低至 9.9%[2,4]。手术方法对术后疼痛也有一定的影响。较小的手术切口和保留肌肉的胸廓切开术可以通过减少对局部解剖结构的累积手术创伤，来减少术后疼痛[1]。此外，早期去除胸管与减少疼痛和改善肺功能有关[12]。

针对胸廓切开术后疼痛综合征所引起的急性术后疼痛，其管理包括胸部硬膜外给予阿片类药物联合局部麻醉和非甾体类抗炎药。一项针对 56 例接受选择性开胸手术患者的前瞻性随机研究发现，使用阿片类药物、麻醉和 NSAID 的联合方法显著降低了急性胸廓切开术后疼痛，并且接受联合镇痛方法的患者需要少量的镇痛药即可保持其术前-术后肺功能[13]。此外，一旦瘢痕愈合完成，实行早期的瘢痕管理可通过减少对胸壁结构的粘连和减少超敏反应来减少长期疼痛。这样做的主要技术是轻柔按摩和对切口部位的重复刺激。研究发现经皮神经电刺激单元也可有效减少胸廓切开术后疼痛综合征[14,15]。

胸廓切开术后疼痛综合征引起的急性胸廓切开术后疼痛的药物治疗包括术后早期使用阿片类药物和非甾体抗炎药联合治疗[2]。通过贴剂（利多卡因）递送局部麻醉剂也可用于胸廓切开术后疼痛综合征中的疼痛控制[2]。在一项随机对照试验中，对接受非小细胞肺癌开胸手术的患者进行研究，并没有发现早期应用普瑞巴林的疗效优于硬膜外麻醉和 NSAID 的标准治疗[16]。在一项系统的文献综述中，Moyse 发现氯胺酮在减少开胸术后急性疼痛方面具有疗效，但没有足够的证据能够推荐氯胺酮作为慢性胸廓切开术后疼痛的预防剂[17]。慢性胸廓切开术后疼痛综合征的治疗通常是通过使用神经性疼痛药物，包括三环类抗抑郁药和加巴喷丁类药物。加巴喷丁已被特别研究用于胸廓切开术后疼痛的治疗，研究显示 73% 的受试者耐受性良好且疼痛减轻，42% 的受试者有超过 50% 的疼痛缓解[18]。在其他疾病中使用但未在胸廓切开术后疼痛综合中研究证实的神经性疼痛药物包括阿米替林和去甲替林。如果口服疼痛药物治疗无效，可考虑使用鞘内注射阿片类药物。

康复治疗

胸廓切开术后疼痛综合征治疗在术前就应开始进行，包括营养评估与加强营养。胸内疾病患者常常因原发性疾病引起营养问题，最大限度地提高营

养状况有利于术后康复。术前管理的第二个因素是维持或获得肩部的正常运动范围。如上所述，肩关节和肌肉功能障碍发生率在开胸患者中可高达33%。术前保持关节的最大活动范围，功能和肌肉力量可以减少继发于手术后的功能丧失。

对于接受开胸手术的患者，肺功能康复很重要，主要是因为许多人患有肺部疾病。术前肺部康复内容包括呼吸技术，保持体能，用药指引，分泌管理和有氧耐力训练。康复的目的是减少因术后常出现的呼吸深度降低所引起的并发症，包括分泌物滞留、肺不张、肺炎[10]。术后开始肺部康复，采用呼吸技术，分泌物管理和辅助咳嗽以稳定胸腔受损病情。看护者宣教可以促进肺康复和改善肺切除术患者出院后的肺功能[19]。

瘢痕松解对于早期疼痛缓解很重要。瘢痕可增加继发于胸壁结构粘连的疼痛，潜在的神经压迫和肩部运动范围受限。早期的瘢痕松解包括轻柔地按摩，以保持切口及切口周围软组织结构的移动性。当有足够的伤口愈合时，再开始软组织的按摩。

肩关节功能障碍是胸廓切开术后疼痛综合征的常见后遗症。多种因素可导致肩部功能障碍，包括肌肉紊乱、肩部运动引起的胸壁疼痛、肌筋膜疼痛。手术中背阔肌和前锯肌的损伤可直接导致肩部功能障碍。前锯肌使肩胛骨稳定在胸壁上并且辅助伸展。如果前锯肌失用，肩关节的外展就会受限。背阔肌是强有力的上肢内收肌。背阔肌受限可导致盂肱关节前屈和外展不足。肌肉非损伤性开胸术降低了破坏背阔肌和前锯肌的风险。由于肌肉连续性在中断后恢复需要时间，康复过程可能会延迟。最初的康复计划包括对受影响的肌肉群进行轻柔按摩和摆动练习。接下来是温和的关节活动度的主动训练，当肌肉的连续性完全恢复，就进入被动的运动范围训练。然后是力量训练，过程可以长达一整年。需要注意的是，背阔肌可能存在肌无力，此时需要适当的限制运动。前锯肌的主要问题是获得正常的肩胛力学和正常的肩胛带节律。这可能需要有很好的肩部力学知识的治疗师进行专门的物理治疗。肩部康复可能会由于术后限制而延迟，这可能包括仅能进行主动活动，和术后至少6周内不能提大于10磅（1磅=0.45kg）的物件。通常不建议在术后12周内进行可忍受的最大提拉。Reeve及其同事研究发现接受开胸术的患者术后3个月在物理治疗师指导下进行运动计划后，可显示出明显的疼痛减轻和肩部功能改善[20]。

康复的下一步计划是通过耐力训练恢复甚至可能超过术前功能。耐力训练有低冲击力的下肢运动，例如在疼痛允许的范围内行走或静止骑行。通常在12周后，患者可以在胸壁完全愈合的情况下进行高负荷活动（例如，跑步、游泳、攀爬）。最后一步是重返工作岗位和职业康复。重要的是在康复早期设定目标，以便康复医师和患者设定目标，最大限度地提高生活质量和恢复功能。

介入治疗

胸廓切开术后疼痛综合征的介入手术管理包括围手术期疼痛管理和必要的慢性疼痛管理。如前所述，围手术期管理涉及术前区域麻醉的先发性镇痛[2,4]。胸段硬膜外麻醉是围手术期和术后早期管理的主要手段，通常包括输注阿片类药物和麻醉剂[1]。肋间神经阻滞可用于慢性胸廓切开术后疼痛综合征管理[2]。胸腔神经根阻滞和肋间神经的射频消融也是治疗胸廓切开术后疼痛综合征的方法[2]。长期疼痛管理的维持可以通过鞘内阿片给药和脊髓刺激来完成[2]。

手术

肋间椎旁神经切除术已经在肺癌患者胸廓切开术后疼痛综合征中进行了试验，结果显示在120天内，没有明显胸廓切开术后疼痛综合征症状减轻，已发表的文献中也没有针对胸廓切开术后疼痛的手术治疗[21]。

技术设备

对于胸廓切开术后疼痛综合征，没有特别有效的技术设备对其治疗或者康复。

潜在的疾病并发症

胸廓切开术后疼痛综合征的潜在并发症主要是包括继发于呼吸深度减少的术后呼吸功能障碍，包括分泌物的滞留和肺不张。此外，持续的胸壁疼痛可导致肩部运动减少和粘连性囊炎。肩部功能也可能受到前锯肌和背阔肌破坏的影响从而分别导致肩胛骨功能障碍和盂肱关节功能障碍。最后，胸廓切开术后疼痛综合征患者会出现睡眠中断，抑郁，功能和职业能力下降。

潜在的治疗并发症

　　胸廓切开术后疼痛综合征的潜在治疗并发症主要是介入手术引起的局部并发症，包括血肿、感染、神经破坏以及对镇痛药物的全身或局部过敏反应。此外，术后使用阿片类药物和非甾体类抗炎药可导致胃肠功能紊乱。加巴喷丁可用于治疗神经性疼痛，它的常见副作用是可使胸廓切开术后疼痛综合征患者出现镇静（24%）和头晕（6%）[14]。

　　　　　　（孟昭建　译　王鑫〈江苏〉校　白玉龙　审）

参考文献

1. Hazelrigg SR, Cetindag IB, Fullerton J. Acute and chronic pain syndromes after thoracic surgery. *Surg Clin North Am*. 2002;82:849–865.
2. Erdek M, Staats PS. Chronic pain after thoracic surgery. *Thorac Surg Clin*. 2005;15:123–130.
3. Merskey H. Classification of chronic pain: description of chronic pain syndromes and definitions of pain terms. *Pain*. 1986;3:S138–S139.
4. Karmakar M, Ho A. Postthoracotomy pain syndrome. *Thorac Surg Clin*. 2004;14:345–352.
5. Maguire MF, Ravenscroft A, Beggs D, Duffy JP. A questionnaire study investigating the prevalence of the neuropathic component of chronic pain after thoracic surgery. *Eur J Cardiothorac Surg*. 2006;29:800–805.
6. Perttunen K, Tasmuth T, Kalso E. Chronic pain after thoracic surgery: a follow up study. *Acta Anaesthesiol Scand*. 1999;43:563–567.
7. Li W, Lee T, Yim A. Shoulder function after thoracic surgery. *Thorac Surg Clin*. 2004;14:331–343.
8. Gotoda Y, Kambara N, Sakai T, et al. The morbidity, time course and predictive factors for persistent post-thoracotomy pain. *Eur J Pain*. 2001;5:89–96.
9. Ochroch EA, Gottschalk A, Augostides J, et al. Long-term pain and activity during recovery from major thoracotomy using thoracic epidural analgesia. *Anesthesiology*. 2002;97:1234–1244.
10. Yegin A, Erdogan A, Kayacan N, Karsli B. Early postoperative pain management after thoracic surgery; pre- and postoperative versus postoperative epidural analgesia: a randomised study. *Eur J Cardiothorac Surg*. 2003;24:420–424.
11. Tamura T, Mori S, Mori A, et al. A randomized controlled trial comparing paravertebral block via the surgical field with thoracic epidural block using ropivacaine for post-thoracotomy pain relief. *J Anesth*. 2017;31(2):263–270.
12. Refai M, Brunelli Salati M, et al. The impact of chest tube removal on pain and pulmonary function after pulmonary resection. *Eur J Cardiothorac Surg*. 2012;41:820–822.
13. Richardson J, Sabanathan S, Mearns AJ, Evans CS, Bembridge J, Fairbrass M. Efficacy of pre-emptive analgesia and continuous extrapleural intercostal nerve block on post-thoracotomy pain and pulmonary mechanics. *J Cardiovasc Surg (Torino)*. 1994;35(3):219–228.
14. Erdogan M, Erdogan A, Erbil N, et al. Prospective, randomized, placebo-controlled study of the effects of TENS on postthoracotomy pain and pulmonary function. *World J Surg*. 2005;29:1563–1570.
15. Fiorelli A, Morgillo F, Milione R, et al. Control of post-thoracotomy pain by transcutaneous electrical nerve stimulation: effect on serum cytokine levels, visual analogue scale, pulmonary function and medication. *Eur J Cardiothorac Surg*. 2012;41:861–868.
16. Miyazaki T, Sakai T, Sato S, et al. Is early postoperative administration of pregabalin beneficial for patients with lung cancer?-randomized control trial. *J Thorac Dis*. 2016;8(12):3572–3579.
17. Moyse DW, Kaye AD, Diaz JH, Qadri MY, Lindsay D, Pyati S. Perioperative ketamine administration for thoracotomy pain. *Pain Physician*. 2017;20(3):173–184.
18. Sihoe AD, Lee TW, Wan IY, et al. The use of gabapentin for postoperative and post-traumatic pain in thoracic surgery patients. *Eur J Cardiothorac Surg*. 2006;29:795–799.
19. Jeong JH, Yoo WG. Effects of pulmonary rehabilitation education for caregivers on pulmonary function and pain in patients with lung cancer following lung resection. *J Phys Ther Sci*. 2015;27(2):489–490.
20. Reeve J, Stiller K, Nicol K, et al. A postoperative shoulder exercise program improves function and decreases pain following open thoracotomy: a randomised trial. *J Physiother*. 2010;56(4):245–252.
21. Koryllos A, Althaus A, Poels M, et al. Impact of intercostal paravertebral neurectomy on post thoracotomy pain syndrome after thoracotomy in lung cancer patients: a randomized controlled trial. *J Thorac Dis*. 2016;8(9):2427–2433.

第112章

放射性纤维化综合征

Terrence Pugh, MD

Katarzyna Ibanez, MD

Michael D. Stubblefield, MD

同义词

放射的迟发效应

脊髓-神经根-神经丛-神经-肌病

头下垂综合征

放射所诱导的颈部肌张力障碍

ICD-10 编码

T66	非特异性放射性疾病,非特指
G24.8	获得性扭转性肌张力障碍 NOS
R25.2	痉挛及抽搐
J70.1	放射性纤维化
R29.898	头下垂综合征

定义

癌症治疗后放射所致的毒性效应可能导致严重的长期的功能障碍。放射性纤维化是指发生于放射暴露后的、隐匿的病理性纤维组织的硬化。放射性纤维化综合征(radiation fibrosis syndrome,RFS)这个术语主要用于描述可能由放射治疗后导致的进展性纤维组织硬化的种种临床表现。据估计,在美国约1 550万癌症幸存者中,有差不多50%的人在其疾病疗程中会接受放射治疗[1,2]。放射性纤维化综合征的发病率不是很明确,其严重程度受多种因素影响(见后)。由于放疗常常同手术或是化疗结合治疗,因此,在临床上这些治疗方式带来的毒性效应可能会累积并且很难区分是哪种治疗的毒性。

放射治疗的目标是通过自由基介导的 DNA 损失诱导细胞凋亡或有丝分裂细胞死亡来杀死那些快速增殖的肿瘤细胞[3]。虽然也规定了不同的使用剂量来减少对正常组织的暴露,但是仍然不能完全消除辐射对正常细胞的影响[4]。放射的副作用可以是急性的(治疗期间出现或是治疗后即刻出现的)、早期迟发的(完成治疗 3 个月内出现的),或是晚期迟发的(完成治疗 3 个月后发生的)[5]。放射后纤维化综合征通常是放射治疗后的一个迟发并发症,并且在治疗后多年在临床上可能会更加明显。它的进程可能是隐匿的或是快速发展的,但是其总是不可逆的[6,7]。放射后纤维化综合征可能会损伤多种不同种类的组织类型,包括皮肤、肌肉、韧带、肌腱、神经、内脏以及骨骼[8]。近来,由多种炎症细胞、间叶细胞以及上皮细胞产生的转化生长因子 β_1(transforming growth factor beta 1,TGF-β_1)已经被证实在将成纤维细胞转化为肌成纤维细胞中扮演了重要角色。TGF-β_1 也控制上皮生长因子、成纤维细胞生长因子、肿瘤坏死因子α以及白细胞介素 1[9]。放射性纤维化可以归纳为三个不同的病理学阶段:纤维前阶段、纤维形成阶段以及后期的纤维萎缩阶段[2,9]。

放射性纤维化综合征的长期症状主要取决于放射区域的大小、放射的类型、放射区域下组织的敏感性、患者本人对放射效果的抵抗。其他影响因素包括患者的年龄、整体健康状况、内科疾病以及退化性疾病状况,尤其是退行性脊髓疾病;癌症状况;对神经、心脏的毒害及其他化疗类型;实施放射治疗的时间[10]。若要确定 RFS 的症状或体征,则要么同位于放射区域内的结构相关,要么同穿过放射区域的神经、血管、淋巴、肌肉、肌腱或其他重要结构有关。因此,了解治疗患者所涉及的放射区域的类型是很有必要的,它可以确定患者所出现的症状、体征或是功能障碍是否可归因于 RFS。霍奇金淋巴瘤(Hodgkin lymphoma,HL) 常用的放射区域如图 112.1 所示。广泛的放射区域,如用于治疗 HL 的遮盖区放射可能导致出现 RFS 的大范围后遗症。而头颈部癌(head and neck,HNC)患者接受放射治疗后很可能出现 RFS,一是因为为了控制肿瘤的生长需要用大剂量的射线,二是因为有许多重要组织靠近放射区域[11]。

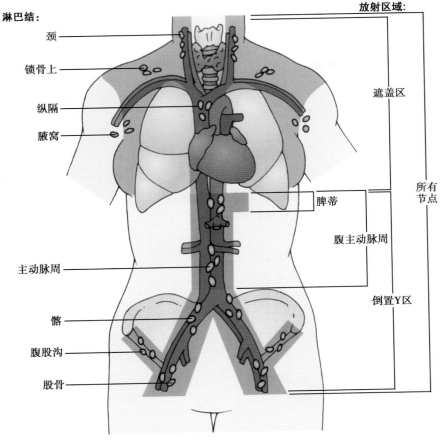

淋巴结:
- 颈
- 锁骨上
- 纵隔
- 腋窝
- 主动脉周
- 髂
- 腹股沟
- 股骨

放射区域:
- 遮盖区
- 脾蒂
- 腹主动脉周
- 倒置Y区
- 所有节点

图 112.1　治疗霍奇金淋巴瘤的放射区域。这些区域包括大量的正常组织,极易出现明显的后遗症,尤其是在 1980 年中期接受高剂量治疗的患者中

症状

由于几乎每个器官系统都会受影响,因此 RFS 患者会出现各种症状。表现出的症状在解剖学上应与放射治疗的区域及涉及的相关组织相对应。HL 幸存者常常表现为颈部伸肌无力(头下垂综合征)、疼痛及颈肩部的活动度受限,但是要找到合适的方法去评估和量化颈部纤维化是具有一定的挑战性[12]。患者也会出现虚弱、疲劳、步态问题、灵活性问题、神经损伤症状以及日常生活活动参与障碍。其出现的肌肉痉挛常被描述为紧张、牵拉或抽搐的感觉。此外,肌腱和韧带可能失去弹性,变短从而引起挛缩。放射治疗也可能使骨骼变得脆弱,从而使患者更容易出现下颌骨放射性坏死或其他骨质疏松性骨折[9]。放射性皮炎也是常见的后遗症之一,常常伴有进行性纤维化和硬化的改变。而神经性疼痛通常被描述为灼烧、刺痛或剧烈的疼痛。HNC 患者通常出现牙关紧闭症,在接受放射治疗的患者中,其发病率为 25% ~ 42%,而在放射治疗 6 个月后其发生率最高[13]。HNC 患者也可能出现颈部张力障碍、面部淋巴水肿、吞咽困难和构音障碍。放射所致的三叉神经痛(通常分布在受累侧的 $V_2 \sim V_3$ 区域,但也可能累及双侧)及颈前神经痛也是常见的并发症。RFS 患者的神经性疼痛可能是很严重的,并且明显同病理过程不成比例。如果脊髓在放射区域内,患者可能出现痉挛性双下肢瘫或四肢瘫,瘫痪程度取决于受放射影响的脊髓节段。

早期迟发性放射所引起的脊髓病变一般是可逆的,而晚期迟发性放射所引起的病变则往往是进展性和永久性的[14]。如果影响自主神经,患者可能出现体位性低血压、压力感受器失效,直肠及膀胱功能障碍以及性功能障碍。HL 患者经过遮盖区放射治疗后出现的呼吸短促可能是由于双侧膈神经功能障碍引起的肺功能不全[15],也可能是由于弥漫性肺泡损伤所致[9]。

体格检查

综合检查是至关重要的,它包括详细的神经肌肉和肌肉骨骼的评估。体格检查的结果有个体化差异,但是对体格检查结果的详细说明不在本章讲述的范围内。

　　HL 治疗患者的检查通常提示颈胸椎旁、肩胛带以及菱形肌萎缩,同时由于胸肌的相对强壮使肩颈位置朝前移而使颈胸椎呈 C 形(图 112.2)。HNC 患者则常因颈部过度紧张、疼痛以及斜方肌、胸锁乳突肌、斜角肌的痉挛等原因导致头颈部位置不对称。这种由放射治疗引起的颈部张力障碍可能发展为颈前肌的固定性挛缩[16]。HNC 患者所出现的牙关紧闭症通常与咀嚼肌和翼状肌的痉挛有关(图 112.3)。在放射区域内,关节的活动度及功能的损害可以很明显看到。继发于 C_5 和 C_6 神经根病或上臂丛神经疾病的肩关节紊乱可引发肩袖肌腱炎和粘连性关节囊炎[17]。神经学检查可以测评患者有无感觉的损伤,包括轻触觉、疼痛觉、温度觉、振动觉及本体感觉。虚弱和步态功能障碍可能继发于神经组织(脊髓、臂丛、马尾神经、周围神经)或肌肉本身的损伤。其临床表现与脊髓-神经根-神经丛-神经肌肉的损伤程度相吻合,从而呈现全部或部分的神经肌肉系统受到不同程度的影响,这种情况并不少见。头颈部放射治疗的区域常常包括上臂丛,上臂丛更容易受到放

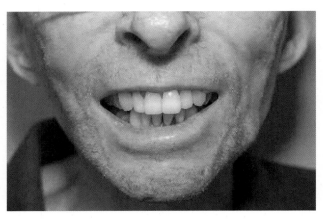

图 112.3　一位接受大剂量放射治疗后的扁桃体癌患者出现的严重牙关紧闭症。这个患者正积极地试着张开他的前牙。他主要从他的后牙摄取营养液。而他的口腔卫生、癌症复发监测以及其他功能都受到他有限的牙关开合的严重影响

射治疗的影响,因为相对于中、下干,它处于颈部顶端位置,以及它的纤维穿过了很长的距离。胸廓和锁骨本身的锥体形状在上臂丛的周围只能提供较少的保护组织(从而使其受到的放射影响更加明显),但这种现象的临床效度并不明确[18]。

功能受限

　　感觉丧失、疼痛和无力可能对步态和日常生活活动能力产生深远的影响。感觉缺失也使患者更容易继发肌肉骨骼方面的损伤。严重牙关紧闭症的患者可能遇到说话、进食、喝水和口腔卫生方面的问题,但又不仅限于这些问题。由于进展性纤维化和颈前肌的挛缩而无法控制头部的位置也会影响吞咽、发声以及与工作相关的任务。颈伸肌无力的患者经常不得不停止开车,从而限制了他们对工作和休闲活动的参与。此外,功能受限也可能同直肠、膀胱和性功能障碍相关。

诊断检查

　　影像学在 RFS 的评估中是非常有用的。对出现 RFS 的 HL 患者的整个脊柱和 HNC 患者的颈椎进行基础的磁共振成像(magnetic resonance imaging,MRI)扫描,可以排除脊柱的退化或继发性恶性肿瘤。而加入钆造影剂是为了排除脑转移、脊髓肿瘤或软脑膜疾病,同时对有手术史患者的肿瘤和瘢痕组织或纤维化组织进行区分。此外,在接受大剂量放射治疗的 HL 患者中,有些患者的脊柱 MRI 可能显示明显的脱髓鞘

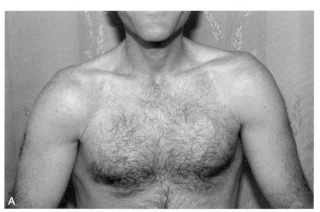

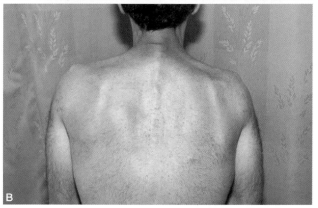

图 112.2　一位以前接受遮盖区放射治疗后的霍奇金淋巴瘤患者表现出的典型的 C 形坐姿(A)和颈胸椎旁肌肉萎缩(B)

病变或马尾结节性增强,类似于软脑膜疾病(图112.4)。计算机断层扫描(computed tomography,CT)采用的对比增强主要用来检查胸部、腹部及骨盆内内脏有无转移病灶或进展性疾病。如果因为禁忌证(例如体内有起搏器、动脉瘤夹或乳腺组织扩张器)而无法使用 MRI 也可以选用 CT 检查。当金属硬体造成过度的伪影而无法充分显示椎管时,使用 CT 脊髓造影可以显示。而放射线摄影在检查可疑的脊柱不稳或关节置换松动方面非常有效。

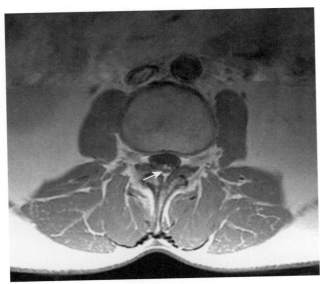

图 112.4　一位曾经接受了主动脉周放射治疗后的霍奇金淋巴瘤患者的钆增强 T_1 加权磁共振扫描图像显示有马尾增强(箭头)

鉴别诊断

面部疼痛	脊髓病变
三叉神经痛	神经根病变
颞下颌关节紊乱	神经丛病变
牙关紧闭症	神经病变
颈痛	单发性神经病变
颈部肌张力障碍	多发性神经病变
脊神经根痛	肌肉病变
颈前神经痛	肿瘤或赘生物
头下垂综合征	原始发
肌筋膜痛	复发的
肩痛	条索样疼痛
肩袖肌腱炎	肌肉骨骼障碍
粘连性关节囊炎	纤维肌痛
C_5 或 C_6 神经根病变	芳香酶抑制剂所诱发的
上躯干臂丛神经病变	肌肉关节疼痛
剧烈疼痛及无力	

电诊断检查可在识别、定位、确认或鉴别 RFS 患者有无神经根病变、神经丛病变、神经病变或肌肉病变方面提供宝贵信息。而肌电图可确认肌肉是否失去神经控制,并可确认有无肌纤维颤动、肌肉自发收缩和肌肉痉挛。由于电诊断检查中有极大可能出现多种重叠性的疾病表现,因此这些研究应由在评估复杂神经肌肉疾病方面具有丰富经验的肌电学家来解释。

治疗

早期治疗

虽然目前还没有治愈或阻止 RFS 的纤维化组织进一步硬化的方法,但患者的症状和功能可能会通过适当的治疗而得到改善。治疗方法主要针对患者的主诉和功能障碍。专业的照护和多学科交叉的方法是患者康复成功的关键。对患者的教育是非常重要的,要着重强调终身家庭锻炼的益处。许多患者,尤其是 HL 幸存者,他们都需要物理治疗、作业治疗和淋巴水肿的治疗。物理治疗的目标是通过牵拉紧张的结构、强化肌肉组织的力量(核心肌及颈伸肌)以及提高患者的本体觉和耐力,来恢复肌肉的平衡状态、调整异常姿势及躯体力学结构。物理治疗和作业治疗是 HNC 患者牙关紧闭和颈部张力障碍康复的关键因素。此外,牙关紧闭患者也能从语言治疗和吞咽治疗中获益。

康复治疗

不管潜在的原因是什么,矫形器是根据其他神经肌肉和肌肉骨骼疾病的使用原则来设定的。颈伸肌无力的患者可以使用颈矫形器来帮助自己,如校长领(对称设计,加拿大不列颠哥伦比亚省盐泉岛)。它只适用于间断式使用,并被用作一种节能装置。上肢矫形器可用于严重神经根病或神经丛病的患者,但不常使用。下肢矫形器如踝足矫形器,可用于任何原因引起的足下垂患者,包括脊髓病、神经根病(通常为 $L_4 \sim L_5$)、神经丛病(腰骶干)以及其他神经病变(坐骨神经、腓总神经、腓深神经)。其中,弹簧式踝足矫形器是最为常用的,因为它比其他矫形器更轻、体积更小。过度痉挛(在 RFS 中很少见,除了以脊髓病变为主的)或踝关节极度不稳的患者需要使用定制的踝足矫形器。此外,有时也需要关注患者的膝关节控制,以防止其屈曲。股四头肌肌力减弱的患者可出现代偿性膝反屈,从而引起膝关节疼痛和退行性改变。老年患者和那些肌力减弱而影响多个关节的患者可能受益于膝关节固定器。如果同时存在伸膝和踝关节背屈肌力的减弱,通常可以制作一种膝关节固定器,使其以模块化的方式安装在踝足矫形器之上,其往往比膝踝足矫形器更容易制作[2,9]。

RFS 患者常常需要服用药物来改善疼痛和肌肉痉挛。为了有效地控制疼痛,必须确定疼痛的本质是神经性的还是肌肉骨骼性(躯体)的。在许多患者中,神经病理性疼痛和躯体性疼痛可能同时存在。在某种程度上,神经稳定剂可能对神经性疼痛和 RFS 相关的肌肉痉挛都有作用。普瑞巴林因其良好的药代动力学、疗效和较低的药物相互作用而优于加巴喷丁[19]。度洛西汀也是一种治疗 RFS 神经性疼痛的较好的药物,可与普雷加巴林联合使用。度洛西汀作为一种血清素和去甲肾上腺素再摄取抑制剂,可能与其他血清素再摄取抑制剂相互作用,所以一般应避免使用三环类抗抑郁药、曲马多和曲坦类药物。在需要时,阿片类药物通常联合普瑞巴林或度洛西汀使用,但在选择该类药物时应考虑二代药。三环类抗抑郁药可能有助于缓解神经性疼痛,但其不良副作用(抗副交感作用导致口干、视物模糊、便秘、尿潴留、心律失常、嗜睡、体位性低血压、性功能障碍)限制了它们的使用。短效的非甾体类抗炎药,尤其是在症状急性加重期间,可用于控制由肩袖炎症、粘连性关节囊炎和其他可能的退行性变所引起的躯体性疼痛。考虑到非甾体抗炎药已知的胃肠道和心血管副作用,不建议长期使用该类药物,尤其是对 HL 幸存者来说,出现副作用的风险会增加。当非甾体抗炎药无效或有禁忌时,常常选用阿片类药物来控制躯体性疼痛。肌肉松弛药可能有助于缓解与肌肉痉挛有关的疼痛,包括巴氯芬、替扎尼定和苯二氮䓬类药物,但如果在短时间使用后无效则应停止使用。

牙关紧闭症患者应该用下颌伸展器进行评测。在治疗的前 6 个月,患者可以使用 TheraBite 颌骨运动康复系统(西印度群岛西埃利斯阿托斯医疗公司)。而对慢性牙关紧闭症患者来说,动态牙关紧闭系统(美国马里兰州锡弗纳帕克动态支具)通常是其首选,因为它是可定制的,并且使用小力矩、长时间拉伸的原则,这在实验中被证实能更有效地改善活动范围[13,20]。

神经肌肉电刺激已被证实可以改善 HNC 患者

的放射性纤维化症状。它通过调控 TGF-β_1 的通路,从而限制其进一步纤维化[21]。此外,其他形式的肌筋膜放松技术作为临床技术的辅助技术,包括干针疗法和拔火罐(如针灸和按摩疗法),需要进一步的研究来证明其对放射性纤维化的疗效。

介入治疗

激痛点注射和肉毒毒素注射在某些特定的条件下对 RFS 治疗有特别的帮助[22]。激痛点注射可能在 1 个月内有效缓解患者的疼痛,其主要通过对患者出现痉挛性疼痛的斜方肌,肩胛提肌、菱形肌、颈旁肌肉及其他痉挛肌肉进行注射。注射时通常使用 0.25% 的布比卡因或其他类似的麻醉剂 2~5mL 于需要注射的各个部位,最多可以使用 20mL 布比卡因注射于 1~10 个部位。肉毒毒素注射不仅可以作为主要手段来解决患者的肌肉骨骼疼痛、肌肉痉挛、僵直、偏头痛、神经性疼痛及其他各种疾病,也可以作为辅助治疗的方式来解决这些问题[23]。一些专家研究了癌症相关的肉毒毒素注射的指征,其包括颈淋巴结清除术后所出现的慢性和神经性疼痛,头部和颈部放疗后的肌肉痉挛,以及放射引起的牙关紧闭[16,24,25]。

对保守治疗无效的有 RFS 相关的神经肌肉和肌肉骨骼疼痛的患者也可从介入性治疗中获益,包括硬膜外类固醇注射、周围神经阻滞和关节腔注射。放置植入性硬膜外药物泵通常不建议,因为这会影响患者以后进行 MRI 检查,但这个检查又可能是患者疾病监督所必须的。

技术设备

RFS 的治疗新技术设备是有限的。据推测,光生物调节(也称为低水平激光治疗)可以有效地治疗 RFS,因为它已被证实对因为 HNC 而接受放射治疗后出现口腔黏膜炎的患者是有效的[26]。而在小鼠实验中,使用 α-硫辛酸给药已被证实可以有效预防放射性纤维化[27]。现在专家们已对 RFS 的病理生理学有了更深入的了解,因此以后就会有更多的预防干预和治疗策略。

手术

一般来说,保守治疗是临床的主要治疗方法,因为手术不太可能改善由 RFS 所引起的显著进行性神经肌肉系统疾病。而严重功能障碍和潜在的神经肌肉结构萎缩则会导致较差的手术结果。尽管临床证据不足,但是对保守治疗失败的重度牙关紧闭症患者也可以考虑行冠状突切除术[28]。

潜在的疾病并发症

如前所述,RFS 的临床并发症个体差异性很大,且其取决于多种因素。RFS 公认的并发症包括多种非神经肌肉系统相关的并发症(如疲劳、脱发、淋巴水肿、食管炎、心包炎、肠扭转)以及神经肌肉骨骼系统疾病相关的并发症(如脊髓-神经根-神经丛-神经-肌肉疾病,骨质疏松症,放射性骨坏死,粘连性关节囊炎)。接受遮盖区放疗或其他放疗的霍奇金淋巴瘤患者次生癌发生的风险大大地增加(包括甲状腺、乳腺、肺和肉瘤),且会加速出现心脑血管疾病(包括动脉粥样硬化、心脏瓣膜病、心包疾病、心肌病、心律失常,颈和锁骨下动脉狭窄)[29]。儿童癌症幸存者出现并发症的风险最大,包括出现放射性肿瘤、骨坏死和骨生长异常,这些并发症可能来自于影响内分泌系统的头部放疗,也可能由于受放疗影响,生长板异常成熟。

潜在的治疗并发症

用于治疗肌肉痉挛以及神经病理性疼痛和躯体疼痛的药物可能会导致明显的副作用,从而导致患者在某些情况下主动停药。这个问题通常可以通过缓慢的剂量调整来寻找药物的最低有效剂量来避免。激痛点及肉毒毒素注射如果由经验丰富的医师进行,则其出现不良反应的风险较低。此外,应考虑到放疗和外科手术所造成的解剖学改变。从眼皮下垂、颈部伸展无力到其可能出现的不良反应包括气胸、出血和感染。肉毒毒素注射可导致局部肌肉无力,严重者可出现吞咽困难且需要放置鼻饲管。但幸运的是,这些影响一般是暂时的。注射肉毒毒素的初始剂量应该较低,且只针对相对强壮的肌肉进行注射。

(马锡超 译 王鑫〈江苏〉校 白玉龙 审)

参考文献

1. Mariotto AB, Yabroff KR, Shao Y, et al. Projections of the cost of cancer care in the United States: 2010–2020. *J Natl Cancer Inst.* 2011;103:117–128.
2. Stubblefield MD. Clinical evaluation and management of radiation fibrosis syndrome. *Phys Med Rehabil Clin N Am.* 2017;28(1):89–100.
3. Hauer-Jensen M, Fink LM, Wang J. Radiation injury and the protein C pathway. *Crit Care Med.* 2004;32(suppl):S325–S330.
4. Bhide SA, Nutting CM. Recent advances in radiotherapy. *BMC Med.* 2010;8:25.
5. New P. Radiation injury to the nervous system. *Curr Opin Neurol.* 2001;14:725–734.
6. Johansson S, Svensson H, Denekamp J. Dose response and latency for radiation-induced fibrosis, edema, and neuropathy in breast cancer patients. *Int J Radiat Oncol Biol Phys.* 2002;52:1207–1219.
7. Johansson S, Svensson H, Denekamp J. Timescale of evolution of late radiation injury after postoperative radiotherapy of breast cancer patients. *Int J Radiat Oncol Biol Phys.* 2000;48:745–750.
8. Libshitz HI, DuBrow RA, Loyer EM, Charnsangavej C. Radiation change in normal organs: an overview of body imaging. *Eur Radiol.* 1996;6:786–795.
9. Hojan K, Milecki P. Opportunities for rehabilitation of patients with radiation fibrosis syndrome. *Rep Pract Oncol Radiother.* 2013;19(1):1–6.
10. Zackrisson B, Mercke C, Strander H, et al. A systematic overview of radiation therapy effects in head and neck cancer. *Acta Oncol.* 2003;42:443–461.
11. Marcus KJ, Tishler RB. Head and neck carcinomas across the age spectrum: epidemiology, therapy, and late effects. *Semin Radiat Oncol.* 2010;20:52–57.
12. Moloney EC, Brunner M, Alexander AJ, Clark J. Quantifying fibrosis in head and neck cancer treatment: an overview. *Head Neck.* 2015;37(8):1225–1231.
13. van der Geer SJ, Kamstra JI, Roodenburg JL, et al. Predictors for trismus in patients receiving radiotherapy. *Acta Oncol.* 2016;55(11):1318–1323.
14. Giglio P, Gilbert MR, eds. Neurologic complications of cancer and its treatment. *Curr Oncol Rep.* 2010;12:50–59.
15. Avila EK, Goenka A, Fontenla S. Bilateral phrenic nerve dysfunction: a late complication of mantle radiation. *J Neurooncol.* 2011;103:393–395.
16. Stubblefield MD, Levine A, Custodio CM, Fitzpatrick T. The role of botulinum toxin type A in the radiation fibrosis syndrome: a preliminary report. *Arch Phys Med Rehabil.* 2008;89:417–421.
17. Tytherleigh-Strong G, Hirahara A, Miniaci A. Rotator cuff disease. *Curr Opin Rheumatol.* 2001;13:135–145.
18. Jaeckle KA. Neurological manifestations of neoplastic and radiation-induced plexopathies. *Semin Neurol.* 2004;24:385–393.
19. Stubblefield MD, Burstein HJ, Burton AW, et al. NCCN task force report: management of neuropathy in cancer. *J Natl Compr Canc Netw.* 2009;7(suppl 5):S1–S26; quiz S27–S28.
20. Usuba M, Akai M, Shirasaki Y, Miyakawa S. Experimental joint contracture correction with low torque–long duration repeated stretching. *Clin Orthop Relat Res.* 2007;456:70–78.
21. Peng G, Masood K, Gantz O, et al. Neuromuscular electrical stimulation improves radiation-induced fibrosis through TGF-β1/MyoD homeostasis in head and neck cancer. *J Surg Oncol.* 2016;114(1):27–31.
22. Stubblefield MD. Radiation fibrosis syndrome: neuromuscular and musculoskeletal complications in cancer survivors. *PM R.* 2011;3:1041–1054.
23. Royal MA. Botulinum toxins in pain management. *Phys Med Rehabil Clin N Am.* 2003;14:805–820.
24. Lou JS, Pleninger P, Kurlan R. Botulinum toxin A is effective in treating trismus associated with postradiation myokymia and muscle spasm. *Mov Disord.* 1995;10:680–681.
25. Van Daele DJ, Finnegan EM, Rodnitzky RL, et al. Head and neck muscle spasm after radiotherapy: management with botulinum toxin A injection. *Arch Otolaryngol Head Neck Surg.* 2002;128:956–959.
26. Zecha JA, Raber-Durlacher JE, Nair RG, et al. Low level laser therapy/photobiomodulation in the management of side effects of chemoradiation therapy in head and neck cancer: part 1: mechanisms of action, dosimetric and safety considerations. *Supp Cancer Care.* 2016;24(6):2781–2792.
27. Ryu SH, Park EY, Kwak S, et al. Protective effect of α-lipoic acid against radiation-induced fibrosis in mice. *Oncotarget.* 2016;7(13):15554–15565.
28. Bhrany AD, Izzard M, Wood AJ, Futran ND. Coronoidectomy for the treatment of trismus in head and neck cancer patients. *Laryngoscope.* 2007;117:1952–1956.
29. Ng AK, Mauch PM. Late effects of Hodgkin's disease and its treatment. *Cancer J.* 2009;15:164–168.

第113章

重复性劳损

Kelly C. McInnis, DO

ICD-10 编码

M79.641	右手痛
M79.642	左手痛
M79.643	非特指的手痛
M79.609	非特指的肢体痛
G70.9	肌神经疾病，非特指（肌痛）
M60.9	肌炎，非特指

定义

重复性劳损（repetitive strain injury，RSI）是指在职业环境中经常发生的非特异性上肢疼痛。RSI 被认为是由反复的和强度大的手上精细作业引起的，也被称为累积性创伤病、职业性过度使用综合征和非特异性工作相关的上肢疾病。但是这些不同的命名是有争议的，因为没有对它的解剖结构，疾病严重程度，合适的治疗方案，以及预期的预后进行深入了解。虽然与工作相关的肌肉骨骼疾病的分类系统通常包括特定的诊断，如腕管综合征和 De Quervain 腱鞘炎，但是作为重复性劳损，我们一致认为 RSI 是职业疾病的一种完全独立的类别[1]。RSI 的症候群也不符合另一种诊断分类，如特殊的肌腱病或神经卡压。典型的 RSI 缺乏客观体征和明显的病理改变。

RSI 是一个重大的医疗问题，每年职业病的报告病例中大约有 65% 是由重复创伤导致的[1,2]。美国职业安全与健康管理局估计，与工作相关的肌肉骨骼疾病造成的伤害和疾病超过 60 万起[3]，占美国劳工统计局报告的所有工作日损失的 34%[4]。据估计，这些疾病每年的直接费用为 200 亿美元，间接费用高达 5 倍[4]。由手部和腕部的职业性肌肉骨骼疾病引起的长期停工，比其他解剖区域疾病导致的生产率和工资损失更大[1]。此外，有证据表明，重复性劳损实际上没有得到充分报道[5]。

RSI 重要的危险因素包括手臂或手腕的重复运动，需要达到手或手臂终末端位置的运动，长时间静态姿势，以及振动。如果时间周期小于 30s，或者相同类型的活动执行了 50% 的工作时间，则重复性被定义为实质性的[6]。其他风险因素可能包括不良的人体工效学工作环境，任务单一，缺乏自主性和在工作场所的高度心理压力。此外，女性似乎更容易发生重复性劳损[7]。RSI 可以发生在工作场所以外的个人身上，这些人的业余爱好或活动连续使他们重复运动以及长时间地保持姿势。长期频繁使用移动电话和其他用于信息和通信技术的设备可能导致 RSI 的发生和加重相关症状[8]。

患 RSI 风险最大的职业是服务业和制造业，包括任何涉及计算机处理和键盘使用的工作[1]。这些职业对上肢精细作业的要求最大。由于危险因素在评估方面的限制，无法获得每个职业中"可接受"的危险因素的定量水平[9]。在临床上，RSI 的发生和持续似乎是多方面的，病因尚未被证实，但它被认为是由肌肉、肌腱、神经、疏松结缔组织或骨的重复微创超过组织的自愈能力发展来的。在动物模型中，慢性重复运动会刺激组织急性炎症反应。如果负荷和重复降到足够低，这种最初的反应最终会消退，然后纤维化反应可能使组织完全修复[10]。然而，在高重复或高强度的情况下，急性炎症反应之后组织变性和纤维化会导致瘢痕产生。在啮齿动物屈指肌腱被证实存在暴露依赖的组织病理学变化，包括炎症加重，疼痛感受器相关的神经肽免疫表达和纤维化[11,12]。正是因为这种组织环境可能会导致重复性劳损的非特异性疼痛模式。

异常的肌肉疲劳也可能导致疼痛[13]。长期保持静态肩部姿势的装配线工人患有慢性斜方肌痛，从他们身上采集的斜方肌活检标本显示，其肌肉血流量减少，局部组织缺氧[14]。此外，与相同工作强度的对照组相比，RSI 患者前臂静态收缩期间的局部肌肉氧合和血流减少。同样的研究人员后来证明，RSI 患者受影响的手臂存在运动引起的肱动脉血流减弱和血管内皮功能受损的现象[16]。随后的一项研究发现，单侧肢体重复性劳损患者受影响的手臂和对侧未受影响手臂在运动后的血流量和耗氧量都有类似的衰减，这表明可能会发生系统性血管适应性变化[15]。这些结果表明,在这种情况下,潜在的血管系统可能受损。目前还不清楚这些数据是否可以推断出所有关于上肢 RSI 的病理生理机制。

RSI 也可能是神经源性的。有证据表明,在完成重复性任务后,中枢神经系统的多个层面会发生神经重组[1]。痛觉传入神经纤维的反复刺激可使受体变得高度敏感,也可扩大其接受域,还可增加脊髓次级神经元的兴奋性。这些变化可能导致与重复性劳损引起的慢性疼痛相关的痛觉过敏。此外,躯体感觉皮质水平上的重复任务也可能是中枢神经系统重组的一个因素[1]。图 113.1 介绍中枢神经系统中躯体感觉通路的分布。

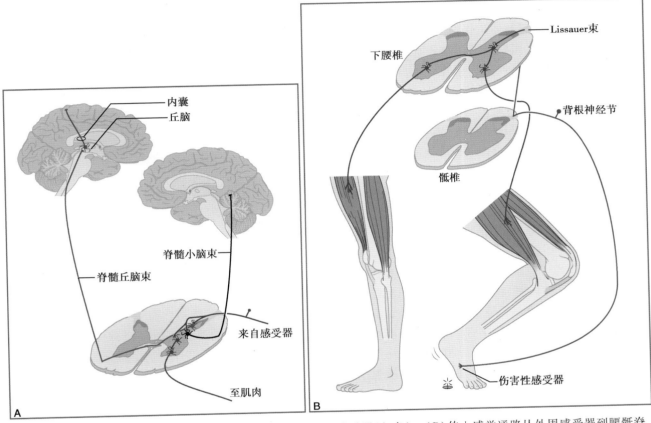

图 113.1　(A)脊髓丘脑束和脊髓小脑束至肌肉(蓝色)、来自感受器(红色)。(B)传入感觉通路从外周感受器到腰骶脊髓(*From Nolte J. Elsevier's Integrated Neuroscience. St. Louis:Mosby;2008.*)

不管导致 RSI 发展的因素是什么,在管理与工作相关的肌肉骨骼疾病患者时,通常存在一个复杂的动态过程。这类患者常常存在索赔问题,当他们扮演索赔人的这一角色时,那么患者和照顾者在疾病治愈和康复过程的很多方面的认知会发生变化。对于治疗 RSI 的医师来说,考虑到法律上的影响是至关重要的。事实上,工人补偿制度在报告和与工作相关的疾病的控制上有很大的影响[17]。

症状

重复性劳损的主要症状是上肢疼痛。这种不适通常从前臂或手完成重复运动任务后钝痛开始出现,它可能是间歇性的,并通过休息得到缓解。当刺激性行为规律地重复,这种疼痛的强度可能会增加。在工作场所甚至在进行简单的日常生活活动(如穿衣或梳洗)时,最小的刺激也会触发剧烈疼痛。这些症状通常开始于肢体的一个相对局部的区域(如,腕、肘或前臂),但可能会迅速蔓延至整个手臂,有时波及对侧。在工作日,疼痛倾向于逐渐增加,在工作的最后几个小时达到高峰。但是减少活动会使疼痛减轻,例如,周末、假期。

其他症状可能包括感觉异常、麻木、无力。如果这些症状存在,它们可能不会沿着皮节或周围神经分布。患者也可能抱怨手臂或手部肌肉抽筋,异常性疼痛、僵硬、手部精细动作缓慢或不协调。

患者经常抱怨夜间疼痛,从而导致睡眠不好。对睡眠习惯的详细问诊很重要,因为睡眠中断在 RSI

中很常见。如果持续疼痛和失眠,可能会导致心理困扰增大和抑郁。事实上,通过手臂、肩和手的残疾调查问卷进行自述评估的上肢健康状况似乎受抑郁症和疼痛焦虑症影响[18]。一部分患者也可能表现出对疾病的不适应,如小题大做和恐惧回避。

在记录患者病史时,医师应该准确获得患者的工作说明和日常工作。全面评定患者身体位置和姿势的生物力学特点以及工作场所的环境布局是非常重要的。应特别注意具体工作细节,包括频率、持续时间和条件。例如,如果患者在办公室工作,每天都面对计算机,那么询问一下办公桌和椅子的设计以及计算机显示器和键盘的摆放情况是很重要的。临床医师还应注意患者对工作场所的看法和满意度[19]。不满的员工常因工作相关的医疗索赔而声名狼藉,这个信息可以给临床医师提供有价值的信息。

体格检查

RSI 是一种排除性诊断,通常缺少客观体格检查来发现此病。因此,体格检查应是全面的,以排除其他诊断为重点。它应该包括一个彻底的肌肉骨骼检查,包括颈椎、肩、肘、腕和手指的检查、触诊和主被动关节活动度检查。通常没有肌肉萎缩或其他畸形的证据。只是主动和被动关节活动时可能会有疼痛,但当检查者做关节全范围活动时,运动一般不会受到限制。在症状区域触诊可能会产生弥漫性肌筋膜疼痛。此外,可能有证据表明,一个或多个局灶性纤维肌压痛点存在于有症状或无症状区域(图 113.2)[20]。

神经病学评估可以通过研究皮节、肌节或周围神经异常来排除局部神经疾病。在 RSI 中,深腱反射是正常和对称的。应该进行徒手肌肉牵拉试验,但一般是不一致的,因为这取决于患者的努力程度和疼痛程度。如果检查者给予的阻力不确定,可以用手握测力仪或夹捏式测力仪进行有目的和重复性的强度测试。计算机驱动的等速测力仪可以更可靠地应用于像肘关节这种单轴关节的肌力测试。感觉检查可以通过轻触和针刺来进行。这部分的神经检查往往是困难的,因为主观异常是常见的。已报道的感觉障碍通常不遵循皮节的分布。

重现特定疼痛模式的刺激性测试可以帮助排除其他诊断。例如,用于颈椎神经根病诊断的 Spurling 试验,用于肩袖撞击诊断的 Neer 和 Hawkins 试验,用于肱骨外上髁炎诊断的腕或手的抗阻牵伸试验,用

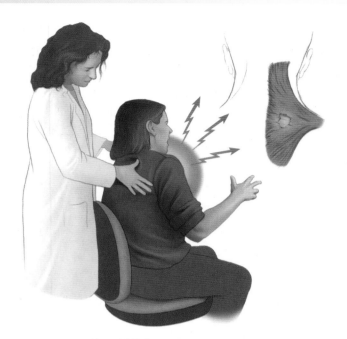

图 113.2　颈部肌纤维痛(*From Waldman S. Atlas of Common Pain Syndromes*, 3rd ed. *Philadelphia*:*WB Saunders*;2012.)

于尺神经沟尺神经炎诊断的 Tinel 征和用于 De Quervain 腱鞘炎诊断的 Finkelstein 试验。刺激性动作可排除腕管综合征包括腕部 Tinel 征、屈腕试验、反屈腕试验和腕管压迫。重要的是记住,叩击手腕正中神经、肘管尺神经或肘部桡神经可能引起 RSI 疼痛或感觉异常,但这并不一定意味着有神经损伤。

功能受限

RSI 可将上肢功能限制在不同的程度[21]。患者可能在家中进行日常生活活动中有困难,如穿衣、梳洗或做饭。疼痛障碍可能会限制他们参加自己喜欢的娱乐活动。在工作相关的活动中也会相当受限。例如,疼痛可能会影响患者工作中的效率,因为他(她)发现使用计算机键盘或鼠标会困难。雇主通常提倡功能能力评估,以便更客观地确定患者能够安全完成的体力劳动数量。

诊断检查

如果病史和体格检查后仍诊断不清,如果检测结果将改变管理,或者由于法医学原因需要进行检测,则应进行诊断性检测。检查后,这些测试用于排除可能存在于鉴别诊断中的一些其他的明确疾病。针式肌电图和神经传导研究通常是必要的,以排除

周围神经损伤,如腕部正中神经卡压。电诊断研究具有独特的优势,通过一种独立于患者疼痛行为的方式量化神经损伤的程度,从而提供客观的数据。受伤的工人对索赔收益感兴趣这件事是应该重视的,因为这可能会使在体格检查时运动和感觉功能评估结果不可靠。

RSI 的中影像很可能是正常的。在没有钝挫伤的情况下,疾病可疑部位的 X 线平片一般不会显示骨折,但可能显示潜在的退行性改变,而这些退行性改变可能可以解释,也可能不可以解释患者的症状。颈椎和肩部的 MRI 通常被用来排除椎间盘突出、神经孔狭窄和肩袖疾病。这种方法只有在基于体格检查的诊断时才有用[22]。MRI 的检查费用很高,在无症状的人身上也常常发现椎间盘突出和退行性脊椎病等异常,也可能无法解释目前的复杂症状。

除非怀疑有潜在的系统性疾病,否则在初次评估时很少需要上述检查。

鉴别诊断

颈神经根病
肌筋膜疼痛综合征
胸廓出口综合征
肩袖或肱二头肌肌腱病
外/内上髁炎
压迫性神经病(如腕管综合征)
De Quervain 腱鞘炎
骨关节炎
骨折

治疗

早期治疗

重复性劳损的治疗应以保守治疗为主。如果可能,第一步是限制患者暴露于特定的重复性活动中,这些活动可能会导致 RSI 的发展,并继续引起疼痛。在任何可能的情况下,工作场所的设施都应该优化,使患者能够继续按雇主对他们的要求继续工作。本章后面将讨论计算机职业的几种策略。如有必要,应协助患者早日返回过渡时期安排的工作。RSI 患者应该避免请病假,因为它可能使其发展成慢性残疾。即使在第一次返回工作岗位后,很大一部分工人也会因受伤存在而缺勤。事实证明,休假时间是伤残抚恤金多少的一个强有力的预测因素。充分遵守与工作相关的限制条件可以使患者工作时保持高效[23]。

不幸的是,几乎没有证据表明有任何针对重复性劳损的明确的医疗干预是有效的。临床治疗的目的通常是减轻疼痛和急性炎症以及恢复活动范围。炎症的治疗通常采用 PRICE 原则:保护(防止进一步的损伤,可以通过支具固定),休息或活动调整(如前所述),冷敷,加压包扎和抬高患肢使水肿最小化。

每天冷敷患肢 3 次,每次 20min,并联合使用腕或肘矫形器可以减轻症状。其他可能有助于控制治疗急性期疼痛的方法包括超声、离子导入和应用于软组织区域的经皮电刺激。手法治疗、喷雾和拉伸技术与蒸汽冷却剂喷雾、石蜡浴也可能减轻一些患者的疼痛,虽然治疗的有效性尚缺乏证据。

药物也可以用来控制疼痛和炎症。NSAID 通常是治疗急性炎症的一线药物。市场上有很多 NSAID 可供选择,有些甚至可以在柜台上买到。尝试使用几种不同类型的 NSAID 通常是有用的,因为患者的反应可能是异质的。抗癫痫药物,如加巴喷丁、普瑞巴林和卡马西平,也常用于治疗疼痛。它们通常对神经性疼痛最有效,但目前没有证据表明它们在治疗 RSI 中有明确的用途。如果把局部麻醉贴(如利多卡因)放在手臂疼痛的区域,可能对其会有帮助。用局部麻醉或干针进行触发点注射也可以被认为是减轻肌筋膜疼痛的方法。一般避免口服麻醉药。

恢复睡眠有助于减轻患者疼痛感以及降低抑郁症发生发展的风险。使用低剂量三环类抗抑郁药物(如,去甲替林或阿米替林)可能是有效的。一项随机对照试验发现,与安慰剂相比,低剂量阿米替林并没有显著减少患 RSI 的参与者的手臂疼痛;然而,它确实显著改善了手臂功能以及提高了幸福感[24]。此外,用于治疗纤维肌痛的抗抑郁药物度洛西汀也可以考虑用于治疗与 RSI 相关的疼痛。如果有抑郁症的迹象,可以建议进行适当的综合治疗并转诊给精神病学家或心理学家进行诊治。

康复治疗

RSI 患者最好的康复方法是在医师监督治疗计划和跟踪患者病情进展的情况下采用多学科交叉。一项基于证据的管理策略的综述表明,生物医学治疗不应被忽视,但社会心理管理方法似乎对职业结果更有影响。建议患者进行相关的物理技能训练和作业治疗[25]。治疗师可能会提供很多治疗方法(前面提到过),以减少疼痛,促进主动牵伸以及增加力量。研究的重点不仅是受影响的肢体，还包括患者在工作站和家中时的全身生物力学和姿势控制。可以采用渐进式抗阻运动方案，但随着运动量的增加，疼痛症状的恶化往往是一个问题。如果渐进式抗阻训练的阻力能从小增量开始，从而让患者可以慢慢调整，那么效果可能会更好。这种方法可以提高患者的参与性，从而有利于增加力量。再就是进行有氧锻炼，满足患者的个人兴趣，建立一个家庭锻炼计划可能会减少疼痛，改善压力管理，提高工作能力。所以尽可能多地鼓励患者参加体育活动是很重要的。有氧训练一般可以有效地鼓励患者形成一种健康观念。

放松训练对慢性、非特异性的局部手臂疼痛也有帮助[26]。持续监督和治疗心理健康问题在恢复过程中是必不可少的。认知行为治疗技术可用于治疗有不良信仰和误解并伴随上肢功能障碍的患者[27]。此外，如果需要，减肥和戒烟也应该包括在任何可以改善整体健康的计划中。

其他针对肢体重复性劳损的康复措施包括定制矫形器和引进适配设备，这些设备可能有助于患者在家庭和工作场所的功能性活动。一些治疗师接受了专门的培训，包括对工作场所进行评估和人体功效学方面的改进。根据职业特点，修改的范围可以从调整椅子的高度和鼠标的位置，到更换大的操作工具。对于计算机用户，一般建议椅子的高度是前臂与地面平行，手腕处于中立位。在打字时，手腕的掌侧可以放在桌面上的腕部支撑或键盘前面的托板上。键盘应该直接放在打字员的前方，尽量减小两手腕的尺偏。鼠标应该放在靠近中线的位置。也可以考虑使用立式工作站的方式。

越来越多的证据证实人体工效学干预措施在管理和预防方面的有用性[29-32]。Goodman 等对计算机用户上肢累积性创伤障碍的最有效干预措施进行了系统综述[33]。其中在人体工效学、前臂支撑、人体工效学键盘、人体工效学鼠标和运动/中场休息等方面的教育和训练的证据级别最高。大多数临床医师认为，这种干预措施是全面康复计划中的一个有价值的组成部分。人体工效学干预可能使工作场所变得更舒适，并且可以鼓励患者重返工作岗位以及可能预防工作残疾[34]。但是适当的人体工效学的教育应该使患者在工作和家庭中花费的成本最低。

许多因素会限制加工硬化和工作调节程序的有效性。对于那些难以恢复到以前工作水平的人，应该对他们的替代工作进行评估。如果双方都同意，可以考虑和现在的雇主申请换一个新职位。可丰富事业发展机会的工作重设可能是有效的。事实上，研究表明，改变工人对单调乏味工作的看法的干预措施，更好的工作发展机会，增加工作模式的自由度，以及改善雇主和雇员之间的沟通，这些对雇主可能是有益和划算的[35]。然而，在某些情况下，必须从事完全不同的职业。如果是这种情况，建议咨询职业康复专家。

介入治疗

在肢体重复性劳损中很少有程序。在这样一个诊断不明确的群体中，治疗失败是经常发生的。因此，可以尝试触发点注射、外侧髁注射、腕管注射等来观察症状是否改善。每个程序的风险和好处都应该详细说明，包括没有减轻疼痛的风险。

技术设备

分离式键盘和提供轨迹球的键盘可以帮助前臂和手的定位。还有其他工具可帮助减少 RSI 患者的症状，如人体工效学设计的计算机触控板、脚控鼠标和文件夹可以帮助减少 RSI 症状。对于那些症状难以治愈的患者，可以应用很多设备上的声控软件[28]。站立式工作站可以为上肢提供另一种人体工效学环境。跑步机办公桌也是可用的。

手术

重复性劳损患者不建议手术。

潜在的疾病并发症

RSI 最可怕的并发症是生活各方面的功能损害和残疾的加重。如果患者感到无法使用他（她）的手臂或手，则负面的影响可能会发生，这可能会导致无法参与家庭、工作和娱乐活动。抑郁和社交孤立也可能伴随长期停工而产生。

潜在的治疗并发症

治疗引起并发症的风险很少见。大多数并发症与止痛药副作用有关。镇痛药和 NSAID 的副作用众所周知，最常见的是对胃、肝和肾脏系统有影响。抗癫痫药可引起疲劳、共济失调、水肿或恶心等症状。三环类抗抑郁药物可引起高度的疲劳、头晕、口干和便秘症状。患者在用药前应了解每种药物的副作用情况。应检查患者的完整药物清单，以处理同时服用的药物之间的潜在副作用。

（王莎莎 译　王鑫〈江苏〉校　白玉龙 审）

参考文献

1. Barr AE, Barbe MF, Clark BD. Work-related musculoskeletal disorders of the hand and wrist: epidemiology, pathophysiology, and sensorimotor changes. *J Orthop Sports Phys Ther*. 2004;34(10):610–627.
2. Giang GM. Epidemiology of work-related upper extremity disorders: understanding prevalence and outcomes to impact provider performances using a practice management reporting tool. *Clin Occup Environ Med*. 2006;5(2):267–283, vi.
3. Fuller TP. *Basics of Occupational Safety and Health*. Itasca, IL: National Safety Council; 2014.
4. United States Department of Labor. Bureau of Labor Statistics: Nonfatal occupational injuries and illnesses requiring days away from work. 2015; http://www.bls.gov/news.release/pdf/osh2.pdf. Accessed November 10, 2016.
5. Morse T, Dillon C, Kenta-Bibi E, et al. Trends in work-related musculoskeletal disorder reports by year, type, and industrial sector: a capture-recapture analysis. *Am J Ind Med*. 2005;48(1):40–49.
6. Houvet P, Obert L. Upper limb cumulative trauma disorders for the orthopaedic surgeon. *Orthop Traumatol Surg Res*. 2013;99(suppl 1): S104–S114.
7. Lacerda EM, Nacul LC, Augusto LG, Olinto MT, Rocha DC, Wanderley DC. Prevalence and associations of symptoms of upper extremities, repetitive strain injuries (RSI) and 'RSI-like condition.' A cross sectional study of bank workers in Northeast Brazil. *BMC Public Health*. 2005;5:107.
8. İnal EE, Demİrcİ k, Çetİntürk A, Akgönül M, Savaş S. Effects of smartphone overuse on hand function, pinch strength, and the median nerve. *Muscle Nerve*. 2015;52(2):183–188.
9. Mani L, Gerr F. Work-related upper extremity musculoskeletal disorders. *Prim Care*. 2000;27(4):845–864.
10. Barr AE, Barbe MF. Pathophysiological tissue changes associated with repetitive movement: a review of the evidence. *Phys Ther*. 2002;82(2):173–187.
11. Fedorczyk JM, Barr AE, Rani S, et al. Exposure-dependent increases in IL-1beta, substance P, CTGF, and tendinosis in flexor digitorum tendons with upper extremity repetitive strain injury. *J Orthop Res*. 2010;28(3):298–307.
12. Bove GM, Harris MY, Zhao H, Barbe MF. Manual therapy as an effective treatment for fibrosis in a rat model of upper extremity overuse injury. *J Neurol Sci*. 2016;361:168–180.
13. Helliwell PS, Taylor WJ. Repetitive strain injury. *Postgrad Med J*. 2004;80(946):438–443.
14. Larsson SE, Bodegard L, Henriksson KG, Oberg PA. Chronic trapezius myalgia. Morphology and blood flow studied in 17 patients. *Acta Orthop Scand*. 1990;61(5):394–398.
15. Brunnekreef JJ, Thijssen DH, Oosterhof J, Hopman MT. Bilateral changes in forearm oxygen consumption at rest and after exercise in patients with unilateral repetitive strain injury: a case-control study. *J Orthop Sports Phys Ther*. 2012;42(4):371–378.
16. Brunnekreef J, Benda N, Schreuder T, Hopman M, Thijssen D. Impaired endothelial function and blood flow in repetitive strain injury.

17. Harding WE. Worker's compensation litigation of the upper extremity claim. *Clin Occup Environ Med*. 2006;5(2):483–490, xi.
18. Ring D, Kadzielski J, Fabian L, Zurakowski D, Malhotra LR, Jupiter JB. Self-reported upper extremity health status correlates with depression. *J Bone Joint Surg Am*. 2006;88(9):1983–1988.
19. Coelho DA, Tavares CS, Lourenco ML, Lima TM. Working conditions under multiple exposures: a cross-sectional study of private sector administrative workers. *Work*. 2015;51(4):781–789.
20. Helliwell PS, Bennett RM, Littlejohn G, Muirden KD, Wigley RD. Towards epidemiological criteria for soft-tissue disorders of the arm. *Occup Med*. 2003;53(5):313–319.
21. Ring D, Guss D, Malhotra L, Jupiter JB. Idiopathic arm pain. *J Bone Joint Surg Am*. 2004;86-A(7):1387–1391.
22. Hassett RG. The role of imaging of work-related upper extremity disorders. *Clin Occup Environ Med*. 2006;5(2):285–298. vii.
23. Baldwin ML, Butler RJ. Upper extremity disorders in the workplace: costs and outcomes beyond the first return to work. *J Occup Rehabil*. 2006;16(3):303–323.
24. Goldman RH, Stason WB, Park SK, et al. Low-dose amitriptyline for treatment of persistent arm pain due to repetitive use. *Pain*. 2010;149(1):117–123.
25. Driver DF. Occupational and physical therapy for work-related upper extremity disorders: how we can influence outcomes. *Clin Occup Environ Med*. 2006;5(2):471–482, xi.
26. Spence SH, Sharpe L, Newton-John T, Champion D. Effect of EMG biofeedback compared to applied relaxation training with chronic, upper extremity cumulative trauma disorders. *Pain*. 1995;63(2):199–206.
27. Derebery J, Tullis WH. Prevention of delayed recovery and disability of work-related upper extremity disorders. *Clin Occup Environ Med*. 2006;5(2):235–247, vi.
28. Foye PM, Cianca JC, Prather H. Industrial medicine and acute musculoskeletal rehabilitation. 3. Cumulative trauma disorders of the upper limb in computer users. *Arch Phys Med Rehabil*. 2002;83(3 suppl 1): S12–S15, S33–S19.
29. Vinay D, Kwatra S, Sharma S, Kaur N. Ergonomic implementation and work station design for quilt manufacturing unit. *Indian J Occup Environ Med*. 2012;16(2):79–83.
30. Baydur H, Ergor A, Demiral Y, Akalin E. Effects of participatory ergonomic intervention on the development of upper extremity musculoskeletal disorders and disability in office employees using a computer. *J Occup Health*. 2016;58(3):297–309.
31. Ratzon NZ, Bar-Niv NA, Froom P. The effect of a structured personalized ergonomic intervention program for hospital nurses with reported musculoskeletal pain: an assigned randomized control trial. *Work*. 2016;54(2):367–377.
32. Verhagen AP, Karels C, Bierma-Zeinstra SM, et al. Ergonomic and physiotherapeutic interventions for treating work-related complaints of the arm, neck or shoulder in adults. *Cochrane Database Syst Rev*. 2006;(3):CD003471.
33. Goodman G, Kovach L, Fisher A, Elsesser E, Bobinski D, Hansen J. Effective interventions for cumulative trauma disorders of the upper extremity in computer users: practice models based on systematic review. *Work*. 2012;42(1):153–172.
34. Pearce B. Ergonomic considerations in work-related upper extremity disorders. *Clin Occup Environ Med*. 2006;5(2):249–266. vi.
35. Colombini D, Occhipinti E. Preventing upper limb work-related musculoskeletal disorders (UL-WMSDS): new approaches in job (re)design and current trends in standardization. *Appl Ergon*. 2006;37(4):441–450.

Int J Sports Med. 2012;33(10):835–841.

第114章

颞下颌关节功能障碍

Saurabha Bhatnagar, MD

Hans E. Knopp, DO

Ogochukwu Azuh, MD

同义词

颞下颌关节功能障碍

颞下颌关节功能障碍综合征

颞下颌紊乱

ICD-10 编码

M26.60	颞下颌关节紊乱,非特指
M26.29	其他特异性颞下颌关节紊乱

定义

颞下颌关节功能障碍(temporomandibular joint dysfunction,TMJD)表现为下颌出现某种疼痛或其功能性降低。这是由于关节本身的病因(关节内)或由于关节周围的肌肉问题(关节外)所引起的。需要注意临床术语包括关节、颞下颌关节(temporomandibular joint,TMJ)和颞下颌关节紊乱(这是一种临床综合征,TMJD)间的不同。

TMJ 是一种滑膜关节,存在于双侧的颞骨(上部分)和下颌骨(下部分)间。其关节内无血供的纤维盘将关节分隔为上下空间。关节盘向前与翼外肌相连;向后延续为富含神经和血管的盘后组织,与双板区(包括下面的下颌骨髁板和上面的颞板)相连。整个关节被颞下颌韧带封闭(图114.1)。

下颌骨会参与两种基本的运动:一种是旋转或铰链运动,这种模式在张口动作的起始 1/3 过程中为主导运动;另一种是平移运动,在这种模式中下颌骨由前向后和由内侧向外侧移动[1]。正常张口动作常可以达到 40~50mm[1]。张口动作是通过咀嚼肌同步地放松和收缩来完成的,在这个过程中关节盘分隔关节腔,向前滑动辅助完成张口动作(下颌骨的平移)。

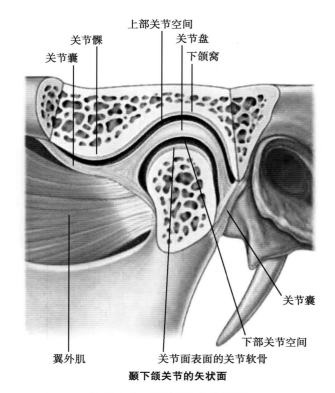

颞下颌关节的矢状面

图 114.1 颞下颌关节的解剖

TMJ 内部失序是一种关节内功能失衡的表现,在关节盘与下颌骨髁间的正常结构和功能紊乱时时出现,这种失序可以长期存在或可复原。复原是下颌骨髁在移位的关节盘上滑动的过程,最终会返回下颌窝内。最常见的一种失序是关节盘前移伴/不伴结构复原[2]。由于关节盘后组织与关节腔接触并富含神经和血管,出现这种情况时患者自觉异常疼痛。下颌骨髁在关节盘上的前后滑动会出现咔咔声。随着疾病的发展,关节难以复原,并且下颌骨髁已经不能在向前移位的关节盘上滑动,导致下颌骨张口的最大范围仅有 25mm[1]。尽管 TMJD 的确定病因还不明确,但人们认为 TMJD 是多种因素作用的产物,因素包括生物力学、神经和心理所导致的病理现象。关于 TMJD 的病因有一些争论,包括牙齿咬合不正(咬合模式的改变)和磨牙(反复的咀嚼肌活动出现的牙齿咬紧和研磨动作)。几项研究指出磨牙的出现和 TMJD 形成存在较弱的关系的证据很有限[3]。关于牙齿咬合不正,人们仍旧认为咬合模式的改变能够引起无法抵消的机械力,这将增加 TMJ 和周围咀嚼肌的应力,引起不平衡从而诱发关节的疼痛和变形重塑,但并没有任何证据支持这一论点。

TMJD 是一个包罗万象的疾病,影响人群多达 15% 的人们,发病高峰年龄在 20 ~ 40 岁[4,5]。女性发病率是男性的两倍。目前并不能完全解释这个性别间的不同。但一些研究表明荷尔蒙的影响和雌激素水平的升高可能是一个因素[6]。

症状

TMJD 的症状包括关节区域的疼痛和相关骨骼肌的疼痛(肌筋膜痛),下颌骨活动时伴随的咔咔声和下颌骨的活动幅度或功能减退[2]。疼痛经常是明显表现,触摸 TMJ 或其周围的肌肉常常会加重疼痛。患者可能也会出现下颌关节绞索(突然张口减小),常见表现为牙关紧闭,除了下颌骨活动时伴随的咔咔声还常常试图把嘴张得更大。患者偶尔伴有头痛,经常发生于后枕部,但经常被诊断为紧张或偏头痛[7]。TMJD 的其他症状包括耳鸣、头晕和言语障碍。

体格检查

体格检查首先应观察关节区域在大小上有无任何异常,皮肤的完整性,并应该与身体对侧区域进行对比。接下来应该仔细地触摸关节周边和咀嚼肌,了解有无疼痛,疼痛区域的范围或肿块。还应该进行张口幅度的评估,包括最大幅度和在张口过程中下颌有无任何偏移[1]。如果下颌关节出现向前移位但可以复位,那么在张口闭口时应该会有咔咔声。随着病理性转差,关节盘的移动会受到限制,最终关节将无法复位(图 114.2)。这时,在张口至最大限度时会出现关节绞索。检查张口时关节处有无捻发音也是十分重要的,这可能预示着关节的改变。如果怀疑有头部或颈部的外伤,应该进行完整的头和颈部的检查。

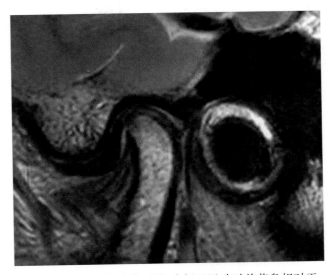

图 114.2 磁共振成像显示,在闭口运动时关节盘相对于下颌髁向前移位(*Reprinted with permission from Maizlin ZV, Nutiu N, Dent PB, Vos PM, Fenton DM, Kirby JM, et al. Displacement of the temporomandibular joint disk: correlation between clinical findings and MRI characteristics*. J Can Dent Assoc. 2010; 76; a3.)

功能受限

随着关节内部失序的进行性加重(最常见的是关节盘的向前移位),功能受限可能会发展几年至十年。一旦出现疼痛,就可以看到下颌的活动受限(牙关紧闭)[7]。咀嚼和/或说话时可能会出现疼痛。如果头痛作为综合征的一种表现,那么可能影响睡眠。由于这种情况下会出现慢性疼痛,因此其他心理社会因素可能会影响睡眠和心理状态[8]。

诊断分析

最常用于初步评估口面部疼痛的影像学方法全景 X 线片。这种方法适用于评估骨折或关节炎性改变,但无法识别受 TMJD 影响的软组织和韧带结构[9]。锥状射线断层扫描(cone-beam computed tomography, CBCT)是一种越来越多使用的影像学方法,其有利于从矢状面、冠状面和横断面来观察 TMJ。这一技术特别应用于决定骨性组织的改变,包括骨折、侵蚀、骨赘和肿瘤增长。但 CBCT 不能用来评估软组织或 TMJ 的关节盘。一个研究在评估 TMJD 的患者中骨性关节炎的发病率时发现约有 70% 的关节出现某种退化,并且多数退化出现在下颌髁处[10]。

为了观察到软组织结构,磁共振成像(magnetic resonance imaging, MRI)是评估 TMJD 的"金标准"。

MRI 能够对 TMJ 的关节盘、盘后组织、相关的肌肉和韧带结构（图 114.3）进行三维分析。MRI 应该与临床症状结合在一起考虑，这些症状包括：疼痛、下颌活动时的异常声音或是否怀疑肿瘤[9]。与应用关节镜来评估 TMJD 相比，MRI 有 95% 的敏感度和 88%的特异度[11]。

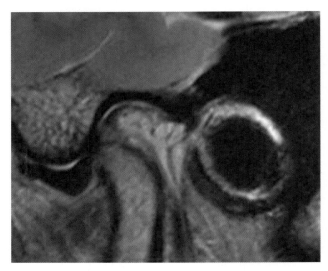

图 114.3　磁共振成像显示，在嘴张开时移位的关节盘无法复位，对于这类患者，嘴张开受到限制（*Reprinted with permission from Maizlin ZV, Nutiu N, Dent PB, Vos PM, Fenton DM, Kirby JM, et al. Displacement of the temporomandibular joint disk: correlation between clinical findings and MRI characteristics. J Can Dent Assoc. 2010; 76: a3.*）

鉴别诊断

感染	颞动脉炎
肿瘤	痛风/假性痛风
移位	肌病
骨折	蜱虫传染病
头痛	三叉神经痛

治疗

早期阶段

　　保守方法是 TMJD 的主要治疗手段，40% 患者的症状会自愈，在未能自愈的患者中 90% 是可以仅通过保守治疗获得满意的效果[12,13]。对患者进行教育辅导、行为调节和 10 ~ 14 天的非类固醇抗炎试验性治疗是具有代表性的一线治疗方法。在此阶段还应该关注一些伴随症状如睡眠、头痛或肌肉问题。

康复治疗

　　在康复范畴内有很多不同类型的治疗方法和使用类型。之前的研究主要聚焦在手法治疗、主动训练、针灸和生物反馈。最常使用的方法是将手法松动和主动训练结合起来。手法松动中的一个特殊技术是利用肌肉力量的方法。这个方法是让患者在主动张口达到最大限度时，通过肌肉的等长收缩与临床治疗人员进行相等力量的抵抗动作。这种收缩应该持续 3 ~ 5s，然后放松休息，这样患者张口就会增大到一个新的范围，然后再进行等长收缩。治疗的目的是让受影响的关节活动范围增大。针对 TMJ 使用的肌肉能量技术需要下颌骨在几个平面上移动，包括下颌张开和向左右方向的移动，从而改善其活动范围[14]。事实上，最近的荟萃分析表明，与治疗 TMJD 的保守方法相比，采用肌肉力量治疗对增加下颌张开范围和疼痛改善有明显效果[15]。运动训练方法近乎产生同样的效果，但这些研究也常包含一些其他形式的手法松动治疗或训练模式，因此单纯使用运动训练方法治疗 TMJD 的效果仍不明确[16]。

介入治疗

　　根据疾病的病因和症状学，针对 TMJD 的治疗操作的选择广泛。例如，如果问题是肌肉张力高，那么扳机点注射可能是有效的。这种注射方法也会有诊断功能；如果注射后疼痛依然存在，那么应该考虑其他方法[5]。对于主要影响关节内的病因，关节内注射有效。接下来的问题是应该将药物注射到由关节内关节盘分隔的那个关节腔内。一项最近的试验研究了这个问题，发现与之前的只注射到上关节腔的惯用方法不同，注射到两个关节腔会有较好的效果[17]。

　　当 TMJD 变得很严重以至于患者开始出现头痛时，肉毒毒素注射可能是一种切实可行的治疗方法。最近的一个研究中实验者将肉毒毒素注射到患者咬肌，其结果显示疼痛降低且止痛药的使用减少[18]。

　　针灸是另一种减轻疼痛的方式。依据近期的系统回顾和荟萃分析研究表明，针灸治疗 TMJD 疼痛的效果不如对照组[19]。

技术设备

　　这个疾病的部分一线治疗方法是使用牙齿咬合面夹板，这个夹板通常由树脂材料制作并可以去除。相对容易使用和便宜的价格使得夹板成为一线治疗里的优选方案。这个方法能增加下颌的最大张口活动范围、缩短伴有疼痛的咔咔声时长，并从整体上减少疼痛[20]。近期出现了针对各种病因的基因导向治疗和干细胞移植疗法。这种趋势在治疗TMJD上也有据可循，比如有几个研究正尝试制造出能够移植到TMJ的生物组织[21]。针对TMJD的研究和治疗方法仍有待探索，因为许多问题使治疗变得复杂，如TMJ的狭小空间和所涉及的组织，及外科手术能否进入这个狭小空间的问题[21]。

手术

外科手术方法较少应用于TMJD患者，只有在保守和低侵入性治疗无效时才考虑使用。关节盘移位并无法复位的患者身上能够得到很好的验证。尽管关节镜对功能的恢复有较好的疗效，但关节冲洗和关节镜对减轻疼痛有相同的效果[22,23]。对于有较严重关节失序的患者，可能需要考虑全关节置换术。当前有三种TMJ置换系统可供患者选择，对于减轻疼痛和改善功能这三种系统有着相近的效果（图114.4）[24]。

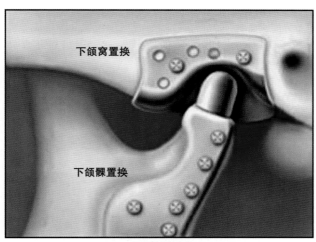

图 114.4　颞下颌关节置换

潜在的疾病并发症

由于功能障碍病因的不同，疾病的并发症也有所变化。如果有某种形式的内部失序，可能因下颌张口范围减小而引起疼痛，同时伴有下颌功能的降低。也可能出现下颌周围肌肉的张力增高，可能会诱发头痛。可能出现磨牙或牙齿间有规律地研磨，这种现象多见于夜晚。严重的骨性关节炎会影响

TMJ，加重疼痛和减少下颌张口幅度。TMJ感染少见，常见局部或全身的炎症反应症状。当TMJD进展超过若干月，引起广泛的慢性疼痛，进而影响睡眠，可能出现一定程度的抑郁或焦虑。

潜在的治疗并发症

患者通常佩戴夹板，但如果频繁佩戴可能在受挤压区域出现形态的改变，可能导致疼痛。对TMJ进行注射尤其自身的风险，包括注射部位皮下瘀斑、出血、感染和血管或神经损伤。任何用于治疗TMJD的止痛药物都存在出现治疗其他疾病疼痛时的副作用风险。鼻咽癌用于治疗鼻咽癌的放射治疗法本身就是引起TMJD的主要原因，放疗在完成整个疗程后2~3年内成为出现牙关紧闭的危险因素。常规来说，早期识别和预防恶化的牙关紧闭症是一线治疗方法[25]。手术方法同其他的任何开放性手术一样有风险，这些风险应该在手术医师和患者间进行充分沟通。

（孙嘉慧 译　王朴 校　白玉龙 审）

参考文献

1. Dym H, Israel H. Diagnosis and treatment of temporomandibular disorders. *Dent Clini North Am*. 2012;56(1):149–161.
2. Basat SO, Surmeli M, Demirel O. Assessment of the relationship between clinicophysiologic and magnetic resonance imaging findings of the temporomandibular disorder patients. *J Craniof Surg*. 2016;27(8):1946–1949.
3. Jiménez-Silva A, Peña-Durán C, Tobar-Reyes J, Frugone-Zambra R. Sleep and awake bruxism in adults and its relationship with temporomandibular disorders: a systematic review from 2003 to 2014. *Acta Odontol Scand*. 2016;75(1):36–58.
4. Liu F, Steinkeler A. Epidemiology, diagnosis, and treatment of temporomandibular disorders. *Dent Clini North Am*. 2013;57(3):465–479.
5. Gauer RL, Semidey MJ. Diagnosis and treatment of temporomandibular disorders. *Am Family Physician*. 2015;91(6):378–386.
6. Wadhwa S, Kapila S. TMJ disorders: future innovations in diagnostics and therapeutics. *J Dent Educ*. 2008;72(8):930–947.
7. Graff-Radford SB, Bassiur JP. Temporomandibular disorders and headaches. *Neurol Clini*. 2014;32(2):525–537.
8. Resende CM, Alves AC, Coehlo LT, et al. Quality of life and general health in patients with temporomandibular disorders. *Braz Oral Res*. 2013;27:116–121.
9. Ferreira LA, Grossmann E, Januzzi E, et al. Diagnosis of temporomandibular joint disorders: indication of imaging exams. *Braz J Otorhinolaryngol*. 2016;82(3):341–352.
10. Mani FM, Sivasubramanian SS. A study of temporomandibular joint osteoarthritis using computed tomographic imaging. *Biomed J*. 2016;39(3):201–206.
11. Alarabawy RA, El Ahwal HM, El Serangy MAES, et al. Magnetic resonance imaging evaluation of temporo-mandibular joint disorders, criterial analysis and significance in comparison with arthroscopy. *Egypt J Radiol Nucl Med*. 2016;47(2):467–475.
12. Garefis P, Grigoriadou E, Zarifi A, et al. Effectiveness of conservative treatment for craniomandibular disorders: a 2-year longitudinal study. *J Orofac Pain*. 1994;8(3):309–314.
13. Indresano A, Alpha C. Nonsurgical management of temporomandibular joint disorders. In: Fonseca RJ, Marciani RD, Turvey TA, eds. *Oral and Maxillofacial Surgery*, 2nd ed. St. Louis, MO: Saunders/Elsevier; 2009:881–897.
14. Nicholas AS, Nicholas EA. *Atlas of Osteopathic Techniques*. Philadel-

phia: Wolters Kluwer Health/Lippincott Williams & Wilkins; 2008.

15. Martins WR, Blasczyk JC, De Oliveira MAF, et al. Efficacy of musculoskeletal manual approach in the treatment of temporomandibular joint disorder: a systematic review with meta-analysis. *Man Ther.* 2016;21:10–17.

16. Dickerson SM, Weaver JM, Boyson AN, et al. The effectiveness of exercise therapy for temporomandibular dysfunction: a systematic review and meta-analysis. *Clin Rehabil.* 2016:1–10.

17. Li C, Zhang Y, Lv J, et al. Inferior or double joint spaces injection versus superior joint space injection for temporomandibular disorders: a systematic review and meta-analysis. *J Oral Maxillofac Surg.* 2012;70(1):37–44.

18. Pihut M, Ferendiuk E, Szewczyk M, et al. The efficiency of botulinum toxin type A for the treatment of masseter muscle pain in patients with temporomandibular joint dysfunction and tension-type headache. *J Headache Pain.* 2016;17(1):1–6.

19. Jung A, Shin BC, Lee MS, et al. Acupuncture for treating temporomandibular joint disorders: a systematic review and meta-analysis of randomized, sham-controlled trials. *J Dent.* 2011;39(5):341–350.

20. Zhang C, Wu JY, Deng DL, et al. Efficacy of splint therapy for the management of temporomandibular disorders: a meta-analysis. *Oncotarget.* 2016:1–11.

21. Aryaei A, Vapniarsky N, Hu JC, Athanasiou KA. Recent tissue engineering advances for the treatment of temporomandibular joint disorders. *Curr Osteoporos Rep.* 2016;14(6):269–279. Review.

22. Goudot P, Jaquinet AR, Hugonnet S, et al. Improvement of pain and function after arthroscopy and arthrocentesis of the temporomandibular joint: a comparative study. *J Craniomaxillofac Surg.* 2000;28(1):39–43.

23. Reston JT, Turkelson CM. Meta-analysis of surgical treatments for temporomandibular articular disorders. *J Oral Maxillofac Surg.* 2003;61(1):3–10.

24. Johnson NR, Roberts MJ, Doi SA, Batstone MD. Total temporomandibular joint replacement prostheses: a systematic review and bias-adjusted meta-analysis. *Int J Oral Maxillofac Surg.* 2017;46(1):86–92. Review.

25. Wu VWC, Lam YN. Radiation-induced temporo-mandibular joint disorder in post-radiotherapy nasopharyngeal carcinoma patients: assessment and treatment. *J Med Radi Sci.* 2015;63(2):124–132.

第 115 章

脑卒中后中枢性疼痛

Alice J. Hon, MD

Eric L. Altschuler, MD, PhD

同义词

脑卒中后中枢性疼痛

丘脑性疼痛综合征

Dejerine-Roussy 丘脑性疼痛综合征

中枢性疼痛

ICD-10 编码

G89.0　　　中枢性疼痛综合征

定义

脑卒中后中枢性疼痛（central post-stroke pain, CPSP），以前被称为丘脑性疼痛综合征，是一种复杂的慢性、致功能残疾的疼痛综合征，常出现在脑血管意外、脑梗死或脑出血后，以疼痛和温度感觉异常为特征。它于 1906 年被首次提出，与丘脑损伤的病理生理联系紧密，Dejerine 和 Roussy 描述它为"偏瘫侧严重的持续性的、阵发性、通常不能忍受的疼痛，镇痛治疗不能缓解"[1]。在 19 世纪早期，Edinger[2] 及其他人对损伤后中枢性的疼痛有更早的描述。

一项研究指出，该疾病影响 8%～12% 脑卒中的患者，9% 的出血性卒中患者存在丘脑的损伤[3-6]。在 Wallenberg 外侧延髓综合征的患者中，CPSP 的发生率高达 25%[7]。脑卒中患者的疼痛症状始发于脑血管意外发生后数周至数月的时间[3]。CPSP 被认为是一种发生在缺血性或出血性卒中后，持续性的中枢神经病变的疼痛，脑卒中无周围性因素。尽管发病机制还不清楚，但其受累部位可能不仅限于由 Dejerine 最初描述的丘脑，而且也可能是沿着脊髓丘脑路径任何一处导致疼痛和温度敏感的损伤引起[8-10]。因此，"丘脑性疼痛"被"脑卒中后中枢性疼痛"取代[11]。有趣的是，并非所有沿脊髓丘脑路径有损伤的患者都有 CPSP[12,13]。很多 CPSP 患者通过磁共振成像观察到有很多损伤都与疼痛无关[14]。

那些预测发病风险的因素并不清楚，但在一项研究中，有丘脑性脑卒中但并无丘脑性疼痛的对照组患者，他们受损伤的部位主要更多地位于丘脑前外侧核，而 CPSP 患者的损伤部位在磁共振成像中观察到主要位于外侧和后侧丘脑核团[13]。

症状

CPSP 的特征为轻度偏瘫，偏身感觉迟钝，痛觉过敏并伴有烧灼感，偏侧共济失调，实体感觉缺失，动作障碍（尤其是舞蹈手足徐动症），半侧整个身体、臂部、腿、足或者手的阳性或阴性的疼痛感持续数小时或一直持续[15,16]。将患者暴露在温度改变中，测量通常用测温探针，测量触觉刺激时用单丝，以及用通常来画油画的尖硬毛刷的刷动，患者将疼痛感觉描述为烧灼痛、冷痛、刀刺痛、尖锐痛、刺痛、挤压痛、放射痛、针刺感或者沉重感[17]。特别令人难以忍受的是感觉异常，尤其是温度感觉包括灼烧感、滚烫感，或者除了其他模糊的描述阳性或阴性感觉异常的灼烧或冰冻感．症状可能是持续性的或者间歇性的[16]。尽管症状通常是在最初的 6 个月内开始，但也能延至脑卒中后 10 年才发生[3,18]。在每天的日常活动中，疼痛可能会变化差异很大[19]。但是运动、触摸、温度、情绪紧张都能加重潜在的疼痛[14,19]。由于发作的多样性和一系列的症状，患者通常被误诊[20]。

体格检查

在考虑 CPSP 诊断时，进行完整的肌肉骨骼系统和神经系统体格检查以排除其他原因的疼痛是非常重要的。CPSP 患者的体格检查可能包括轻度或更严重的偏瘫，感觉过敏，或者感觉迟钝。患者的针刺觉、温度觉以及触觉受损，而振动觉和关节本体感觉受影响较少见[14]。

在一项基于 207 例患者的前瞻性研究中，观察到 87 例受试者（16 例 CPSP，71 例无疼痛）感觉异常。对比无疼痛但感觉异常的患者，CPSP 组患者被观察到出现对冷热刺激有更多的感觉异常。16 例 CPSP 患者可诱发出感觉迟钝或者痛觉超敏(对通常无痛性的刺激感到疼痛)[3]。

功能受限

引起 CPSP 的脑卒中通常只与轻度的偏瘫相关,尽管有一些患者可伴有中度或者严重的偏瘫以及功能受限。CPSP 的疼痛通常是导致功能受限更严重的原因,有时达到使患者丧失能力的程度。

诊断分析

CPSP 患者的大脑影像学通常在脊髓丘脑路径上发现损伤,但并非所有有这些损伤的患者会患有 CPSP[12,13]。

鉴别诊断

周围神经病变
创伤性脑损伤
脊髓空洞症
多发性硬化
复杂性腹部疼痛综合征
肩部疾病(冻结肩,肩袖肌疾病)
深静脉血栓

治疗

早期治疗

从既往研究结果可得出,CPSP 对药物和外科治疗都比较顽固[21]。尽管 CPSP 患者的生活质量有很严重的影响,但关于其治疗的科学证据却很有限[22]。

从最初的报告中,温度和振动敏感性被认为是 CPSP 的主要症状[1,20]。触摸能引起严重的感觉过敏、感觉迟钝、痛觉超敏[3,20]。因此,必须进行测量来控制以防止疼痛加重,包括室内加温或降温,衣物的使用(在患者耐受的情况下)从而使温度达到控制疼痛的最优程度。患者描述开车的时候,尤其是交通拥堵时,由于振动或者甚至是一阵微风吹到皮肤上,疼痛都可以是极痛苦的。

仅有的通过随机对照临床试验表明能减轻疼痛的药物有阿米替林(每天 75mg)[23],拉莫三嗪(每天 200mg)[24] 和加巴喷丁[25]。因此,这些药被认为是治疗 CPSP 的一线药。遗憾的是,即使使用这些药物,只能轻度缓解疼痛,对很多患者根本没有疗效。另一些药物在公开的临床试验中被发现有一些效果,例如去甲替林、地昔帕明、丙米嗪、多塞平、文拉法辛、马普替林、加巴喷丁、普瑞巴林、卡马西平、盐酸美西律、氟伏沙明。苯妥英被认为是第二线治疗药物[14,22-24,26-29]。在一项随机盲法平行组安慰-对照研究中,在对疼痛的评分变化中,每天 150~600mg 普瑞巴林相比对照组来说并没有显著的区别,但在改善睡眠和焦虑方面则有显著的统计学差异。研究表明选择性血清素的再摄取抑制剂对治疗 CPSP 无效[30,31]。

对治疗抵抗的患者,使用了阿片类(例如一项随机对照双盲试验研究了左啡诺),使一小组人群而不是大样本人群有了一定程度的疼痛减轻[32]。在一项研究中,静脉注射吗啡对一些患者有一定的短期效果[33]。不推荐使用长期的苯二氮䓬类,因为其对 γ-氨基丁酸有抑制效应,但可对 CPSP 患者的焦虑治疗短期使用[15]。静脉内注射 γ-氨基丁酸的拮抗剂硫喷妥钠,静脉内注射异丙酚,以及鞘内注射巴氯芬可以缓解 CPSP 患者部分疼痛[34-36],但口服剂量的巴氯芬和异戊巴比妥无效[36,37]。在一项研究中,对比接受非类固醇治疗的患者,接受口服剂量递减的甲泼尼龙的患者在治疗 1 天后和康复出院前一天需要的止痛药量显著减少,非类固醇的药物包括阿米替林、氟伏沙明、加巴喷丁、普瑞巴林、拉莫三嗪不同的组合形式[38]。

康复治疗

康复治疗始于对脑卒中后各种不同后遗症的处理。阻碍治疗的障碍包括由于脑血管事件导致的认知和交流障碍[20]。

迄今为止,用药物或者手术方法治疗 CPSP 很困难[20]。CPSP 的疼痛是一个大脑产生的"假"信号。疼痛是表明某部位出现损伤的一种症状,但在 CPSP 中没有机体结构的损伤。最理想的是发现一种能够"连接"并重新训练丘脑或者其他的大脑区域功能的方法,实际上相关脑区没有损伤,因此应该没有疼痛。脑卒中镜像治疗可有效治疗卒中后的运动障碍[39],其运用对健侧肢体影像的视觉反馈来帮助调控运动控制环路[40]。该方法按照常规模式应用在 CPSP 患者[40](甚至是有 CPSP 和脑卒中后轻偏瘫且镜像治疗曾帮助轻偏瘫的患者)身上时不起作用,我们也不应期望其有效,因为此难点是感觉性疼痛障碍,而非运动困难。也许 CPSP 的感觉过敏可以通过运用镜像视觉反馈使之去敏感化，当患者从一面与矢状面平行放置的镜子注视健侧（看起来像患侧）的影像时，治疗师轻抚（或者轻扎，如果这样疼痛更少）患侧和健侧（注意到肢体的一些运动对增加镜像视觉反馈效果的强度是有帮助的）。这种方法需要对照性研究来验证。

操作

除了口服药物，肌电生物反馈、疼痛应对技巧、行为治疗如放松、可视化治疗和药物治疗都进行过实验[41]。经皮神经电刺激结合类似经皮神经电刺激的低频针灸被报道有短暂疗效[10,42]。

极为有限的研究表明针灸对 CPSP 是有帮助的。在一项研究中，8 例受试者进行了针灸，3 周后其可视化视觉类比疼痛评分减少[43,44]。需要大样本的对照研究来评估这些替代操作。

手术

当所有其他的方法都失败时，可考虑手术治疗。运动皮质刺激（中央前回皮质的慢性刺激）的操作被证明对 CPSP 可有一些改善，而感觉皮质刺激则发现能使疼痛加重[45]。

已经有实验进行了深部脑刺激，即将刺激电极插入导水管周围灰质和脑室周围灰质、特定的丘脑核团、内囊。有一项研究表明对 CPSP 的患者有 70%（10/15）的有效率，另一例病例报告发现在 6 个月后的随访中，深部脑刺激仍然有效[10,46,47]。在另一例在脑室周围灰质区域植入电极的深部脑刺激患者，他的疼痛缓解持续了 4 个月[21]。

神经外科破坏性的选择包括交感神经切断术、脊髓切断术、内侧丘脑切断术以及中脑切开术，在数量有限的中央性和去传入性疼痛患者中进行了尝试，他们的触摸痛和痛觉过敏有所提高，但对灼烧痛或者痛觉迟钝[48]效果不好。由于不可预期的效果和严重的发病率和死亡率，不再推荐这些治疗[10]。因为神经消融被认为是最后一种手段，所以应该先尝试更保守一些的方法，包括深部脑刺激。

技术设备

没有技术设备被证明对 CPSP 有效。

潜在的疾病并发症

疾病的并发症包括严重的疼痛和它典型的影响

CPSP 患者生活质量的后遗症。有资料表明 CPSP 降低生活质量、身体功能、社交活动以及心理健康，导致抑郁、焦虑、睡眠影响、药物依赖和较差的社会互动[49]。因为中枢性疼痛的身体和心理效应，通常影响工作和社会生活，需要不同的认知和行为技巧来进行应对[50]。在一项研究中，27 例 CPSP 的患者认为疼痛是一种很大的负担，他们中的大多数将疼痛评分评为高，对比脑干的损伤，对休闲活动的影响更大[19]。男性更多地使用侧重于外部或者环境因素的以问题为中心的应对方法，而女性则更多使用以情感为中心的应对方法。例如，观察到有一组女性患者比男性患者更经常运用精神和宗教活动作为应对策略[50]。

潜在的治疗并发症

治疗并发症包括药物或者手术操作的副作用，并根据药物或者进行手术的不同而不同。考虑到这一点，并将药物间的相互作用对患者影响最小化是重要的，尤其是对那些服用多种药物的患者。

（陈泓颖　译　王朴　校　白玉龙　审）

参考文献

1. Dejerine J, Roussy G. Le syndrome thalamique. *Rev Neurol (Paris)*. 1906;14:521–532.
2. Edinger L. Giebt es central antstehender schmerzen? *Dtsch Z Nervenheilk*. 1891;1:262–282.
3. Andersen G, et al. Incidence of central post-stroke pain. *Pain*. 1995;61(2):187–193.
4. Kumral E, et al. Thalamic hemorrhage. A prospective study of 100 patients. *Stroke*. 1995;26(6):964–970.
5. Schott GD. From thalamic syndrome to central poststroke pain. *J Neurol Neurosurg Psychiatry*. 1996;61(6):560–564.
6. Hansen AP, et al. Pain following stroke: a prospective study. *Eur J Pain*. 2012;16(8):1128–1136.
7. MacGowan DJ, et al. Central poststroke pain and Wallenberg's lateral medullary infarction: frequency, character, and determinants in 63 patients. *Neurology*. 1997;49(1):120–125.
8. Bowsher D, Leijon G, Thuomas KA. Central poststroke pain: correlation of MRI with clinical pain characteristics and sensory abnormalities. *Neurology*. 1998;51(5):1352–1358.
9. Boivie J, Leijon G, Johansson I. Central post-stroke pain–a study of the mechanisms through analyses of the sensory abnormalities. *Pain*. 1989;37(2):173–185.
10. Kim JS. Post-stroke pain. *Expert Rev Neurother*. 2009;9(5):711–721.
11. Akyuz G, Kuru P. Systematic review of central post stroke pain: what is happening in the central nervous system? *Am J Phys Med Rehabil*. 2016;95(8):618–627.
12. Vestergaard K, et al. Sensory abnormalities in consecutive, unselected patients with central post-stroke pain. *Pain*. 1995;61(2):177–186.
13. Bogousslavsky J, Regli F, Uske A. Thalamic infarcts: clinical syndromes, etiology, and prognosis. *Neurology*. 1988;38(6):837–848.
14. Kumar B, et al. Central poststroke pain: a review of pathophysiology and treatment. *Anesth Analg*. 2009;108(5):1645–1657.
15. Segatore M. Understanding central post-stroke pain. *J Neurosci Nurs*. 1996;28(1):28–35.
16. Widar M, Ek AC, Ahlstrom G. Coping with long-term pain after a stroke. *J Pain Symptom Manage*. 2004;27(3):215–225.
17. Greenspan JD, et al. Allodynia in patients with post-stroke central pain (CPSP) studied by statistical quantitative sensory testing within indi-

viduals. *Pain*. 2004;109(3):357–366.

18. Nasreddine ZS, Saver JL. Pain after thalamic stroke: right diencephalic predominance and clinical features in 180 patients. *Neurology*. 1997;48(5):1196–1199.

19. Leijon G, Boivie J, Johansson I. Central post-stroke pain–neurological symptoms and pain characteristics. *Pain*. 1989;36(1):13–25.

20. Henry JL, Lalloo C, Yashpal K. Central poststroke pain: an abstruse outcome. *Pain Res Manag*. 2008;13(1):41–49.

21. Pickering AE, et al. Analgesia in conjunction with normalisation of thermal sensation following deep brain stimulation for central post-stroke pain. *Pain*. 2009;147(1-3):299–304.

22. Frese A, et al. Pharmacologic treatment of central post-stroke pain. *Clin J Pain*. 2006;22(3):252–260.

23. Leijon G, Boivie J. Central post-stroke pain–a controlled trial of amitriptyline and carbamazepine. *Pain*. 1989;36(1):27–36.

24. Vestergaard K, et al. Lamotrigine for central poststroke pain: a randomized controlled trial. *Neurology*. 2001;56(2):184–190.

25. Serpell MG. Gabapentin in neuropathic pain syndromes: a randomised, double-blind, placebo-controlled trial. *Pain*. 2002;99(3):557–566.

26. Lampl C, Yazdi K, Roper C. Amitriptyline in the prophylaxis of central poststroke pain. Preliminary results of 39 patients in a placebo-controlled, long-term study. *Stroke*. 2002;33(12):3030–3032.

27. Sumpton JE, Moulin DE. Treatment of neuropathic pain with venlafaxine. *Ann Pharmacother*. 2001;35(5):557–559.

28. Canavero S, Bonicalzi V. Lamotrigine control of central pain. *Pain*. 1996;68(1):179–181.

29. Awerbuch GI, Sandyk R. Mexiletine for thalamic pain syndrome. *Int J Neurosci*. 1990;55(2-4):129–133.

30. Bowsher D. Central pain following spinal and supraspinal lesions. *Spinal Cord*. 1999;37(4):235–238.

31. Sindrup SH, et al. Antidepressants in the treatment of neuropathic pain. *Basic Clin Pharmacol Toxicol*. 2005;96(6):399–409.

32. Rowbotham MC, et al. Oral opioid therapy for chronic peripheral and central neuropathic pain. *N Engl J Med*. 2003;348(13):1223–1232.

33. Attal N, et al. Effects of IV morphine in central pain: a randomized placebo-controlled study. *Neurology*. 2002;58(4):554–563.

34. Yamamoto T, et al. Pharmacological classification of central post-stroke pain: comparison with the results of chronic motor cortex stimulation therapy. *Pain*. 1997;72(1-2):5–12.

35. Canavero S, et al. Propofol analgesia in central pain: preliminary clinical observations. *J Neurol*. 1995;242(9):561–567.

36. Taira T, et al. Spinal intrathecal baclofen suppresses central pain after a stroke. *J Neurol Neurosurg Psychiatry*. 1994;57(3):381–382.

37. Koyama T, et al. Effect of barbiturate on central pain: difference between intravenous administration and oral administration. *Clin J Pain*. 1998;14(1):86–88.

38. Pellicane AJ, Millis SR. Efficacy of methylprednisolone versus other pharmacologic interventions for the treatment of central post-stroke pain: a retrospective analysis. *J Pain Res*. 2013;6:557–563.

39. Ramachandran VS, Rogers-Ramachandran D, Cobb S. Touching the phantom limb. *Nature*. 1995;377(6549):489–490.

40. Ramachandran VS, Altschuler EL. The use of visual feedback, in particular mirror visual feedback, in restoring brain function. *Brain*. 2009;132(Pt 7):1693–1710.

41. Edwards CL, et al. Electromyographic (EMG) biofeedback in the comprehensive treatment of central pain and ataxic tremor following thalamic stroke. *Appl Psychophysiol Biofeedback*. 2000;25(4):229–240.

42. Leijon G, Boivie J. Central post-stroke pain–the effect of high and low frequency TENS. *Pain*. 1989;38(2):187–191.

43. Yen HL, Chan W. An East-West approach to the management of central post-stroke pain. *Cerebrovasc Dis*. 2003;16(1):27–30.

44. Cho SY, et al. Bee venom acupuncture point injection for central post stroke pain: a preliminary single-blind randomized controlled trial. *Complement Ther Med*. 2013;21(3):155–157.

45. Nguyen JP, et al. Motor cortex stimulation in the treatment of central and neuropathic pain. *Arch Med Res*. 2000;31(3):263–265.

46. Owen SL, et al. Deep brain stimulation for the alleviation of post-stroke neuropathic pain. *Pain*. 2006;120(1-2):202–206.

47. Alves RV, Asfora WT. Deep brain stimulation for Dejerine-Roussy syndrome: case report. *Minim Invasive Neurosurg*. 2011;54(4):183–186.

48. Tasker RR. Thalamotomy. *Neurosurg Clin N Am*. 1990;1(4):841–864.

49. Sahin-Onat S, et al. The effects of central post-stroke pain on quality of life and depression in patients with stroke. *J Phys Ther Sci*. 2016;28(1):96–101.

50. Nogueira M, Teixeira MJ. Central pain due to stroke: cognitive representation and coping according to gender. *Arq Neuropsiquiatr*. 2012;70(2):125–128.

第 116 章

胸廓出口综合征

Lei Lin,MD,PhD

Karl-August Lindgren,MD,PhD

同义词

颈肋综合征

肋锁关节综合征

前斜角肌综合征

ICD-10 编码

G54.0　　胸廓出口综合征

定义

胸廓出口综合征是一种复杂的综合征,由穿过胸廓出口的一个或多个神经血管结构受压导致[1,2]。胸廓出口在有限的空间内包含了很多结构。胸廓出口的底部是由第一肋骨和 Sibson 筋膜构成,该筋膜附着在第七颈椎的横突、胸膜及第一肋。出口上缘由锁骨下肌和锁骨构成,前方由前斜角肌构成,后方由中斜角肌构成。臂丛神经和锁骨下动脉位于前斜角肌和中斜角肌之间,并穿过第一肋(图116.1)。

神经血管受压最常发生在以下三个层面:

1. 位于胸廓出口上缘,后靠脊柱,前方为胸骨柄,侧方为第一肋。

2. 位于肋骨裂孔,前方是前斜角肌,后方为中斜角肌,尾部由第一肋构成。

3. 位于肋锁关节通路,上方是锁骨,后方为前斜角肌及其插入位置,下缘是第一肋骨。

根据受压结构可将胸口出口综合征的临床症状分为五类。真性神经性胸廓出口综合征通常是由于神经丛下主干的 $C_8 \sim T_1$ 神经根或近端纤维牵拉导致,或是由于未正常发育的颈肋尖端到第一胸肋的先天性紧张而从上方将神经牵拉成角形成。最常见的胸廓出口综合征类型是争议性的神经性胸廓出口综合征。之所以称为"争议性"是因为这个综合征的很多基本原则都处于争议中。静脉胸廓出口综合征是一种相对罕见的疾病,与锁骨下腋静脉的静脉

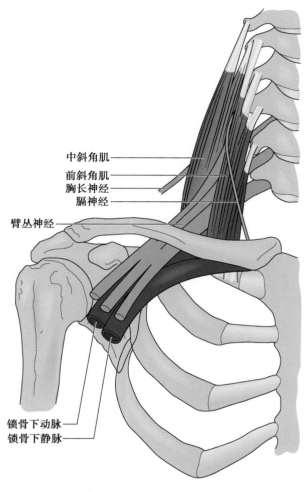

图116.1　胸廓出口处的解剖(*Reprinted from the Christine M. Kleinert Institute for Hand and Microsurgery,Inc.*)

中斜角肌

前斜角肌

胸长神经

膈神经

臂丛神经

锁骨下动脉

锁骨下静脉

血栓形成有关系[3,4]。这是一种单侧发病的疾病,年轻患者多见,他们从事的身体活动通常需要大量上肢和肩部的重复活动(例如板球,网球和棒球)[5]。动脉胸廓出口综合征是非常少见的,疑似患者会出现"手臂跛行"(claudication of the arm)、寒冷以及手指或手的缺血;这通常也是单侧发病,好发于年轻人[6-8]。外伤性神经血管胸廓出口综合征少见,通常发生在锁骨远端中轴骨折后。通常会合并有神经和血管损伤,在年轻男性中更常见是一侧损伤[9]。

大多数的胸廓出口综合征患者都有先天的束带

和韧带。颈肋被认为是诱发因素,发病率为 0.5% ~ 2%[6]。大多数的颈肋是无症状的[10]。与真性神经性胸廓出口综合征有关的颈肋往往是不完整的(没有与胸骨柄相连),是中等长度的,而且通过纤维带与第一胸肋相连[11]。在第一胸肋的个案中,肋椎和肋横关节是可以沿着肋骨长轴进行一定旋转的。此外,这根肋骨和附着于它的前斜角肌和中斜角肌可以通过抬高胸廓或屈曲旋转脊柱的颈椎部分来活动。这样一来,第一肋相对其他肋骨来说承受了更多的压力和限制,最大的压力和限制在肋横关节[12]。第一肋的肋横关节更常观察到骨性关节炎的发生。上缘支持韧带的缺失可能可以解释为什么第一肋的这个关节相比其他肋骨更易损伤[12]。

吸气时肋骨的抬高增加了上胸廓的前后径。老年人群中这个活动范围是下降的。上胸廓孔径功能失调将诱发胸廓出口综合征。第一肋的肋横关节功能失调会导致第一肋的活动受限[13]。在真性神经性胸廓出口综合征的患者中,C_8 和 T_1 的神经根是最容易损伤的。纤维带通常在前初级支末端与下丛相连,由于 T_1 前初级支位于 C_8 前初级支的下方,T_1 的前初级支与 C_8 相比会牵伸更多[14]。这些神经根被认为是臂丛神经的组成部分,最接近肋横关节。星状神经节位于第一肋横关节附近,与 C_8 和 T_1 有大量的连接。与静态的、反复工作相关的较小创伤,会导致上胸廓孔径承受异常的压力,而且第一肋的肋横关节由于不稳定会出现半脱位,尤其容易发生在年轻女性人群。第一肋横关节半脱位会激惹位于关节前的 C_8 和 T_1 神经根。这就解释了患者主诉是疼痛和尺侧的感觉缺失。手无力和多种与复杂区域疼痛综合征类似的多种症状可能可以解释为星状神经节的激惹导致。

症状

大多数真性神经性胸廓出口综合征的患者会出现手内在肌的无力和萎缩,由于 T_1 的运动轴突比 C_8 影响更大,因此大鱼际症状最明显(图 116.2)。其他常见的运动症状包括进行性的手功能下降和灵活性变差。感觉障碍是相对较小的;多数患者在下丛(尤其是 T_1)支配的区域有较长时间的间歇性疼痛和感觉异常[6]。相反,争议性神经性胸廓出口综合征最常见的症状是疼痛和感觉异常。可能涉及下丛或上丛。对于下丛类型来说,相关的感觉运动异常出现在 C_8 和/或 T_1 支配区,上丛类型是 C_5 和/或 C_6 支配区[15]。寒冷、易疲劳、手或手指的缺血,

抬起后变苍白都考虑是动脉源性的症状。水肿、变色以及手部发沉则考虑是静脉源性症状。水肿、感觉过敏、变色以及冷热交替的感觉则是复杂区域疼痛综合征。

创伤性胸廓出口综合征会在创口处出现疼痛,通常会放射至内侧束支配的上肢。这些患者的疼痛可能是由于星状神经节被牵伸导致的[12]。一般来说,如果没有外周血栓,多数的血管症状或雷诺现象是由交感神经激惹导致的,而不是胸廓出口处的锁骨下动脉压迫所致。常见的特征是上肢在肩水平之上的活动使此种症状被诱发并间断出现。症状通常在活动后加重,而不是活动期间。

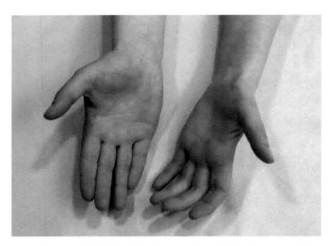

图 116.2   真性神经性胸廓出口综合征患者的手。左侧手的消瘦清晰可见

体格检查

胸廓出口综合征是基于临床的详细病史和体格检查进行诊断的。多数患者有精神心理上的问题,一个完整的临床检查包含了有逻辑性地解释症状,因而会减少患者的心理负担。

体格检查从视诊颈、肩和上肢开始,皮肤颜色、肌肉萎缩、水肿、温度和指甲都要进行检查。这就要求患者去除上衣配合检查。接着检查颈椎以排除由颈椎间盘或椎间孔引起的颈源性症状。典型症状是疼痛放射至 C_5 ~ C_8 支配区,意味着出现了神经根的激惹。颈伸展时出现局部疼痛提示是关节突关节的问题。

神经系统检查包括感觉测试,肌力测试(C_5 ~ C_8)和反射。测试 Tinel 征阳性与否以排除腕管综合征。触诊腋下至手部的正中神经、尺神经和桡神经支配区域可能会有压痛。在检查时几乎所有的临床测试都是为了诱发出患者正经历的症状,假定在测

试中刺激了受压的结构,从而激惹了胸口出口处的神经血管组织。而通常来说这些操作是不可靠的[16]。

临床上广泛使用的一个测试是 Adson 试验[17]。患者坐位,双手放松放于双侧大腿上,检查者同时触摸患者双侧的桡动脉脉搏。嘱患者大力吸气,颈部过度后伸,头转向患侧,触诊到桡动脉脉搏消失,同时可在锁骨上听诊到杂音。近些年这个测试发生了一些改变。1972 年,Adson 介绍这个测试时,血管的改变被认为是胸廓出口综合征的病理征。后来发现,神经学的改变比血管的改变更常见,而且当头部向对侧(健侧)旋转比对向同侧(患侧)旋转能更好地检测出神经学的改变。

正常人群中69%能观察到桡动脉脉搏消失或锁骨下杂音[18]。所有的研究都清楚地显示,当上肢和头处于多种位置时都会发生桡动脉脉搏消失,这是正常现象,与胸廓出口综合征并没有相关性。

在过度外展测试(hyperabduction test)中,上肢的过度外展会诱发症状。尽管如此,超过80%的正常人群在这个测试中也出现了桡动脉脉搏消失的现象[19]。这个检查也被称为 Eden 测试,类似士兵在训练中听到"注意"口令时的动作,肩锁关节在检查中朝后拉动,从而诱发症状。在这个检查中没有任何解剖学的诱发因素,位于第一肋骨和锁骨间的神经血管结构会受到压迫。这个检查也被称为肋锁关节测试。60%无症状的人群在进行此测试时出现动脉受压。

外展-外旋测试(abduction-external rotation test)也被称为 Roos 试验或高举上肢压力测试(elevated arm stress test,EAST)。患者的手处于"抵抗"位置,然后反复张开握紧持续3min。Roos[10]认为是由于双侧

的动脉和臂丛神经同时受压引起,因此也将此测试称为跛行测试(claudication test)。尽管他后来被说服认为胸廓出口综合征是神经源性而不是血管源性疾病,但仍然声称 EAST 是最可靠的测试。Roos 也宣称 EAST 是具有很强特异性的测试,即胸廓出口综合征的测试结果是阳性的,而腕管综合征和颈神经根病变则是阴性结果。尽管如此,在一个对照研究中,EAST 对诊断腕管综合征仍是很好的测试;结果显示腕管综合征患者中92%是阳性的,正常控制组中74%是阳性的[20]。正常人群在这些测试中出现位置性的受压是常见的现象,Adson 测试、肋锁关节测试和过度外展测试中出现的脉搏减弱被认为是正常现象而不是病理征。这些测试中没有一个能够明确地诊断是否存在胸廓出口综合征。Ribble 和他的同事[21]用"胸口出口综合征指数"进行诊断。通过这些研究者们的研究结果,胸廓出口综合征患者至少要具备以下四个症状或迹象中的三项:

1. 病史:上肢处于抬高位置时症状会加剧
2. 病史:$C_8 \sim T_1$ 节段的感觉异常
3. 锁骨上臂丛神经压痛
4. 手抬起(外展-外旋位)测试结果阳性

因为所有的诱发检查手段都不可靠,所以应该检查胸廓上孔径(thoracic upper aperture)的功能,可以使用颈部旋转-侧屈试验(cervical rotation-lateral flexion test)对功能进行分析[22]。患者颈部处于中立位,检查者被动地最大范围地将颈部旋转远离测试目标侧,在这个位置上,轻柔地最大可能地屈曲颈部,使其耳尽量朝胸部移动。双侧都要进行。活动中侧屈受限提示结果阳性;而不受限的活动提示阴性结果(图116.3)。阳性测试结果意味着上胸廓孔

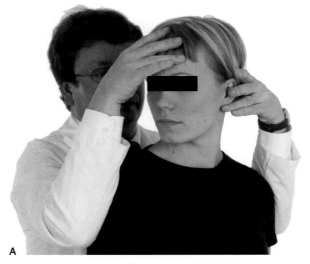
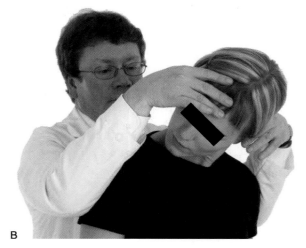

图 116.3　颈部旋转-侧屈试验的操作。(A)头部远离测试目标侧进行旋转。(B)在这个体位下,颈部超前倾斜,将耳朝向胸口方向。如果该活动受限,测试结果为阳性,提示第一肋骨的功能障碍。正常自由的活动提示阴性结果(*Reproduced with permission of Kustannus Oy Duodecim.*)

径功能不正常。这个测试也表明第一肋骨的肋横关节存在半脱位。同时用于衡量接受手术治疗的患者和保守治疗两年后患者的治疗效果[24]。

在一系列手术[23]中假设第一肋骨的残段依然是半脱位的,因而手术后仍然会出现症状。其他研究已经强调了残段长度的重要性[25,26]。必须要坚持上胸廓孔径功能的检查,不能仅仅依赖诱发症状的临床测试,因为这样可能会导致患者进行没有必要的手术治疗。

功能受限

胸廓出口综合征的患者很困难从事水平面的活动,例如擦窗子和拉窗帘。而静态工作,例如敲击键盘也会由于感觉异常和难以控制上肢活动而变得困难。很多患者不能"依靠"手。一天活动后的疼痛和刺痛感也会影响睡眠。

诊断分析

胸廓出口综合征放射学检查可以检测颈肋,第一和第二肋骨的骨异常现象,C_7 横突的凸起,肿瘤或垂肩综合征(droopy shoulder syndrome)。

临床典型的动脉压迫导致发病概率是极低的,现已应用侵入性较低的多普勒超声检查取代了传统的侵入性较强的动脉造影检查。超声可以检测出静脉狭窄、闭塞,动脉血栓形成或腱鞘后动脉瘤[27]。计算机断层扫描(computed tomography,CT)血管造影能对血管异常现象进行更详细的检查。这些检查如果显示动脉血流下降,即可证实为动脉压迫导致。

静脉源性胸廓出口综合征可以通过临床和影像学特征确诊。静脉超声(彩色双面成像)是一种选择。当超声检查结果未明确时,可使用 CT 和 CT 静脉造影,但这与射线暴露和骨相关影像退化是有相关性的。对比增强磁共振成像和磁共振静脉造影是最有助于确定血栓形成的程度和是否慢性的方式[28]。

创伤性神经血管胸廓出口综合征的诊断是相对直接明了。胸片和锁骨轴位片可鉴别骨折,血管多普勒成像可显示血管异常。21 天后进行电诊断可以更好地判断是否存在神经受累[14]。

用于诊断真性神经性胸廓出口综合征的多数研究是电诊断和放射成像。真性神经性胸廓出口综合征特征性电诊断的特征反映了慢性轴突缺失的过程,这主要影响臂丛神经的较低部分,T_1 比 C_8 涉及的感觉和运动纤维比例更大[14]。

对争议性胸廓出口综合征的合适检查包括通过电诊断以鉴别真性神经源性的问题,通过放射成像鉴别任何解剖学上的异常。当血管症状特征提示有动脉、静脉或创伤性胸廓出口综合征时,那么有必要进行血管成像检查。

鉴别诊断	
晚期的腕管综合征	肺上叶肿瘤
C_8、T_1 神经根病变	颈部的肌筋膜疼痛综合征
多发性硬化	斜方肌扭伤
脊髓空洞症	肘和前臂过度使用导致的损伤
盂肱关节不稳定	肩锁关节损伤
颈段脊髓肿瘤	肩峰撞击综合征

治疗

早期治疗

经过彻底的临床检查和详细的病史回顾,检查医师必须向患者解释他所怀疑的症状来源。良好的疼痛管理,不仅是使用止疼药物,还要考虑睡眠健康,这是很重要的。需要咨询多专业的团队,因此能考虑到多种治疗方式。这个团队包括医师、物理治疗师、作业治疗师、社工和心理学家,同时,也必须有可能咨询神经病学、精神病学、胸外科和神经外科的专家。

静脉胸口出口综合征的最佳治疗方案必须是个体化的。一旦怀疑是静脉源性,治疗方法包括抗凝和缓解症状(卧床休息、抬高肢体、温热敷和止痛药)。确诊后开始溶栓治疗,1 周内开始治疗最为有效[29]。高凝状态伴压迫性损伤的患者要进行手术减压治疗[30],减压术后要开始长期抗凝治疗。

外伤性胸廓出口综合征的适当治疗取决于病变的严重程度和特定的血管、锁骨和神经损伤。血管损伤通常要求立即进行手术干预。不完全性神经损伤的保守治疗是神经性疼痛药物和合适的支撑带[31]。物理治疗会关注关节活动范围和牵拉,也会进行肌力训练。

争议性胸廓出口综合征应该考虑颈肩胛骨疼痛综合征,最好采取保守治疗[31]。物理治疗应该判断患者的姿势异常和肌肉不平衡,教育患者维持合适姿势,开始对病理性短缩的肌肉进行牵伸治疗。

康复治疗

要让所有不同类型的患者获得最好的治疗效果,要求康复医学、骨科、血管外科专家及物理治疗师都加入其中。Chandra 的研究中[32]，41 名患胸廓出口综合征的竞赛运动员参与了强制性胸廓出口综合征特定的物理治疗，目的在于模拟胸廓出口处的放松。物理治疗后效果不显著的运动员接受了手术治疗。研究结果发现，特定物理治疗和手术最终都获得了 81% 回归运动的可能性。病程较短（低于 3 个月）的 9 名运动员持续进行物理治疗；其中的 7 名（78%）都能够重返运动，甚至没有进行手术治疗。研究者还发现术后训练和肌力训练随着时间推移改善了症状。Thompson[33] 报告了已经确诊的 13 名神经性胸廓出口综合征的美国职业棒球大联盟的投手接受了手术和术后（10.8±1.5）个月的物理治疗。13 个投手中的 10 名队员已重返联盟。研究者认为

胸廓出口减压术合并足够时间的术后康复对职业生涯受神经性胸廓出口综合征威胁的专业运动员来说是有效的治疗。

　　激活前、中和后斜角肌的运动训练是最重要的组成部分（图 116.4）。这些训练已经表明能够纠正第一肋骨的任何功能障碍，因此能够将上胸廓孔径功能正常化，促进第一肋骨的正常活动。肩胛带肌群的牵伸包括了上斜方肌、胸锁乳突肌、肩胛提肌和胸小肌。同时包括前锯肌的肌力训练，以提高肩胛骨的稳定性。神经松动术用于恢复神经的活动性。整个过程中必须有物理治疗师、心理学家、作业治疗师和社工的参与。由于复发很常见，所以要对患者进行相当长一段时间的观察随访。

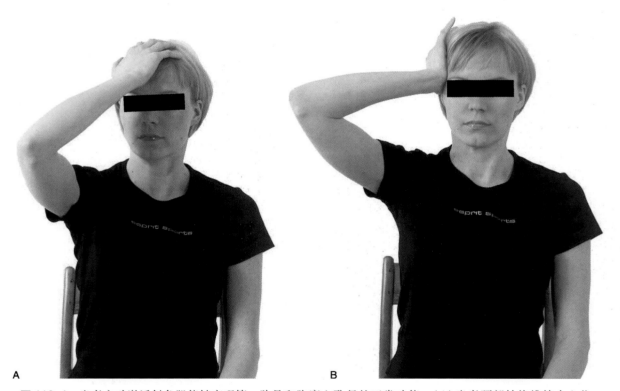

A　　　　　　　　　　　　　　　　　　　B

图 116.4　患者主动激活斜角肌能够实现第一肋骨和胸廓上孔径的正常功能。（A）患者颈部始终维持中立位，手掌压在前额以首次激活前斜角肌。（B）手掌压住头侧以激活中斜角肌。每一个动作持续 5s，进行 5 次或 6 次，活动中间间隔 15s。双侧都需要进行以上活动（*Reproduced with permission of Kustannus Oy Duodecim.*）

　　如果即使恢复了功能但仍有症状，应该回顾鉴别诊断。冗长的保守治疗和常见的复发不应成为手术干预的原因。只有出现明显的运动功能丧失、萎缩或血管血栓形成等迹象时，手术才是可行的选择。整个过程中都应该考虑心理学因素的影响。评价胸廓出口综合征症状与患者生活状况和心理社会能力的关系，对评价患者的致残程度具有重要意义。

　　工作场所和个体在胸廓出口综合征的发病机制

和进程中有相关性。必须考虑职业因素的影响，因此评估工作场所也是重要的。

介入治疗

　　Kim 等[34] 比较了类固醇注射和 2 周的日常活动训练对临床检查后疑似胸廓出口综合征，但电诊断无异常的患者的疗效。治疗者在超声引导下对 20 例患者，分别于前、中斜角肌肌腹注射 0.5mL 的

20mg 曲安奈德；另外 20 例患者接受日常自我训练项目，包括肌肉牵伸以缓解肌肉痉挛和紧张，以及避免可能会加重症状的姿势。视觉模拟评分（visual analog scale）用于评估感觉异常的变化，结果显示与治疗前相比，治疗后两组均有显著的 VAS 分数下降。注射药物组 VAS 评分在治疗后下降了 90%（20 例中有 18 例），日常训练组下降了 25%（20 例中有 5 例）。

技术设备

目前，对胸廓出口综合征没有特殊的技术设备用于治疗或康复。

手术

真性神经性胸廓出口综合征通常是通过带状切除手术和入路切除 C_7 骨性异常部分[31]。

出现急性动脉损害的动脉源性胸廓出口综合征患者必须治疗以恢复末端动脉血流。18 世纪首次进行了血管减压手术和压缩性结构的移除。如果确诊动脉瘤，需要通过手术进行修复。当发现有血栓形成的动脉瘤或动脉时，需要进行旁路手术以恢复血流。锁骨下动脉重建需要进行锁骨上入路手术治疗[8,27]。

患者接受斜角肌的肉毒杆菌注射去神经支配对于缓解症状是有效的，尤其患者在最终的减压术的等待期。尽管如此，一项随机试验显示化学性的去神经支配疗法对于胸廓出口症患者并没有在疼痛、感觉异常或功能等结果上有临床的或统计学意义上的改善[35]。

潜在的疾病并发症

对创伤后胸廓出口症患者，去侦测有无潜在的疾病并发症是非常重要的。这些症状可能会恶化，例如肌力下降，疼痛加剧，神经性根性刺痛，以及非特异性的症状例如眩晕和面部疼痛。患者如果发生了这些问题，则必须考虑选择手术[36]。据报道真性神经性胸廓出口症非常少见。而过度的诊断是由于未能意识到这些广泛症状是发生在晚期腕管综合征的患者或 C_8、T_1 神经根病变的患者，症状出现的区域通常在正中神经支配区域之外。未能意识到这点可能会强化患者不正常的行为，尤其是他们并未进行神经生理学检查以确诊是否有神经异常，但却已经接受了不必要的臂丛或尺神经手术[37]。如果这些问题未能得到正确的解决，那么患者会面对相当长一段时间不止一种症状的困扰。这些症状可能包括肌肉萎缩，锁骨上窝肿胀，异常姿势以及特定动作的细微变化。主要症状就是手部的麻木笨拙，但是枕骨-肩区的疼痛也是很重要的一个症状[38]。如果没有合适的治疗，这些症状都可能会加重。

潜在的治疗并发症

胸廓出口综合征手术治疗并不像人们曾经认为的那样无害。Dale[39] 研究发现超过 50% 的患者在术后出现了臂丛神经损伤，严重到产生了临床可发现的肌肉无力，几乎 25% 的患者损伤是永久性的。近十年也有大量手术失败的报道。臂丛神经损伤、感染以及威胁生命的出血，甚至死亡等治疗并发症也有报道。Franklin 和同事[40] 的研究发现有 60% 的患者接受胸廓出口综合征减压术后 1 年仍不能回归工作。

（唐欣 译　王朴 校　白玉龙 审）

参考文献

1. Klaassen Z, Sorenson E, Tubbs RS, et al. Thoracic outlet syndrome: a neurological and vascular disorders. *Clin Anat*. 2014;27:724–732.
2. Kuhn JE, Lebus VGF, Bible JE. Thoracic outlet syndrome. *J Am Acad Orthop Surg*. 2015;23:222–232.
3. Moore R, Wei LY. Thoracic outlet syndrome. *Vasc Med*. 2015;20: 182–189.
4. Lindblad B, Tengborn L, Bergqvist D. Deep vein thrombosis of the axillary-subclavian veins: epidemiology data, effects of different types of treatment and late sequelae. *Eur J Vasc Surg*. 1988;2:161–165.
5. Mall NA, Van Thiel GS, Heard WM, et al. Paget-Schroetter syndrome: a review of effort thrombosis of the upper extremity from a sports medicine prospective. *Am J Sports Med*. 2012;5:353–356.
6. Ferrante MA. The thoracic outlet syndrome. *Muscle Nerve*. 2012;45: 780–795.
7. Wilbourn AJ. The most commonly asked questions about thoracic outlet syndrome. *Neurologist*. 2001;7:309–312.
8. Daniels B, Michaud L, Sease F Jr, et al. Arterial thoracic outlet syndrome. *Curr Sports Med Rep*. 2014;13:75–80.
9. Della SD, Naraka A, Bonnard C. Late lesions of the brachial plexus after fracture of the clavicle. *Ann Hand Surg*. 1991;10:531–540.
10. Roos DB. Historical perspectives and anatomic considerations. *Semin Thorac Cardiovasc Surg*. 1996;8:183–189.
11. Chang KZ, Likes K, Davis K, et al. The significance of cervical ribs in thoracic outlet syndrome. *J Vasc Surg*. 2013;57:771–775.
12. Schulman J. Brachial neuralgia. *Arch Phys Med Rehabil*. 1949;30:150–153.
13. Lindgren KA, Leino E. Subluxation of the first rib: a possible thoracic outlet syndrome mechanism. *Arch Phys Med Rehabil*. 1988;69:692–695.
14. Tsao BE, Ferrente MA, Wilbourn AJ, et al. Electrodiagnostic features of true neurogenic thoracic outlet syndrome. *Muscle Nerve*. 2014;49:724–727.
15. Leffert RD. Thoracic outlet syndrome. *J Am Acad Orthop Surg*. 1994;2: 317–325.
16. Nord KM, Kapoor P, Fisher J, et al. False positive rate of thoracic outlet syndrome diagnostic maneuvers. *Electromyogr Clin Neurophysiol*. 2008;48:67–74.
17. Adson AW, Coffey JR. Cervical rib: a method of anterior approach for relief of symptoms by division of the scalenus anticus. *Ann Surg*. 1927;85:839–857.
18. Gilroy J, Meyer JS. Compression of the subclavian artery as a cause of ischaemic brachial neuropathy. *Brain*. 1963;86:733–746.

19. Wright IS. The neurovascular syndrome produced by hyperabduction of the arms. *Am Heart J.* 1945;29:1–29.
20. Costigan DA, Wilbourn AJ. The elevated arm stress test: specificity in the diagnosis of the thoracic outlet syndrome. *Neurology.* 1985;35(suppl 1):74–75.
21. Ribbe E, Lindgren S, Norgren L. Clinical diagnosis of thoracic outlet syndrome—evaluation of patients with cervicobrachial symptoms. *Man Med.* 1986;2:82–85.
22. Lindgren KA, Leino E, Manninen H. Cervical rotation lateral flexion test in brachialgia. *Arch Phys Med Rehabil.* 1992;73:735–737.
23. Lindgren KA. Reasons for failures in the surgical treatment of thoracic outlet syndrome. *Muscle Nerve.* 1995;18:1484–1486.
24. Lindgren KA. Conservative treatment of thoracic outlet syndrome: a 2-year follow-up. *Arch Phys Med Rehabil.* 1997;78:373–378.
25. Geven LI, Smit AJ, Ebels T. Vascular thoracic outlet syndrome. Longer posterior rib stump causes poor outcome. *Eur J Cardiothorac Surg.* 2006;30:232–236.
26. Mingoli A, Sapienza P, di Marzo L, et al. Role of first rib stump length in recurrent neurogenic thoracic outlet syndrome. *Am J Surg.* 2005;190:156.
27. Aljabri B, Al-Omran M. Surgical management of vascular thoracic outlet syndrome: BA teaching hospital experience. *Ann Vasc Dis.* 2013;6:74–79.
28. Demodion X, Bacqueville E, Paul C, et al. Thoracic outlet: assessment with MRI imaging in asymptomatic and symptomatic populations. *Radiology.* 2003;227(2):461–468.
29. Divi V, Proctor MC, Axelrod DA, et al. Thoracic outlet decompression for subclavian vein obstruction: experience in 71 patients. *Arch Surg.* 2005;140:54–57.
30. Guzzo JL, Chang K, Desmos J, et al. Preoperative thrombolysis and venoplasty affords no benefit in patency following first rib resection and scalenectomy for subacute and chronic subclavian vein thrombosis. *J Vasc Surg.* 2010;52:658–662.
31. Wilbourn AJ. Thoracic outlet syndrome. *Neurol Clin.* 1999;17:477–497.
32. Chandra V, little C, Leii JT. Thoracic outlet syndrome in high performance athletes. *J Vasc Surg.* 2014;60(4):1012–1018.
33. Thompson RW, Dawkins C, Vemuri C, et al. Performance metric in professional baseball pitchers before and after surgical treatment for neurogenic thoracic outlet syndrome. *Ann Vasc Surg.* 2017;39:216–227.
34. Kim YW, Yoon SY, Park YB, et al. Comparison between steroid injection and stretching exercise on the scalene of patients with upper extremity paresthesia: randomized cross-over study. *Yonsei Med J.* 2016;57(2):490–495.
35. Finlayson HC, O'Connor RJ, Brasher PM, et al. Botulinum toxin injection for management of thoracic outlet syndrome: a double-blind, randomized, controlled trial. *Pain.* 2011;152:2023–2028.
36. Alexandre A, Coro L, Azuelos A, et al. Thoracic outlet syndrome due to hyperextension-hyperflexion cervical injury. *Acta Neurochir Suppl.* 2005;92:21–24.
37. Burke D. Symptoms of thoracic outlet syndrome in women with carpal tunnel syndrome. *Clin Neurophysiol.* 2006;117:930–931.
38. Muizelaar JP, Zwienenberg-Lee M. When it is not cervical radiculopathy: thoracic outlet syndrome—a prospective study on diagnosis and treatment. *Clin Neurosurg.* 2005;52:243–249.
39. Dale WA. Thoracic outlet compression syndrome. Critique in 1982. *Arch Surg.* 1982;117:1437–1445.
40. Franklin GM, Fulton-Kehoe D, Bradley C, et al. Outcome of surgery for thoracic outlet syndrome in Washington state workers' compensation. *Neurology.* 2000;54:1252–1257.

第 117 章

Tietze 综合征

Joseph A. Hanak, MD

同义词

胸骨旁软骨痛

肋软骨接合部综合征

胸软骨瘤

结节性软骨病

肋软骨炎

ICD-10 编码

M94.0　　　肋软骨接合部(Tietze)综合征

定义

Tietze 综合征是一种良性非化脓性炎症,症状表现为上部肋软骨区域的局部疼痛和肿胀,是一种病因不明的自限性疾病[1-11]。多影响肋软骨、胸肋或胸锁关节[2,5-7,9]。较少累及胸骨角与剑突-胸骨关节[5,10]。德国外科医师 Alexander Tietze 于 1921 年在 Breslau首次描述了这一不同于胸肋综合征的病症[5-13]。Tietze 综合征是一种罕见的,伴随受累肋软骨局部肿胀的良性胸前壁疼痛(图 117.1)[5,6,13]。其与肋软骨

炎的区别包括:发病率很低,伴随局部肿胀,多见于第二、第三肋软骨接合部,在年轻人群中发病率更高,而且通常是单侧发作,只累及一个部位。该病好发于二三十岁的青年人[10-13],偶见于儿童、婴儿[10,14] 及老年人[15],发病率无明显性别差异[4-6,9,10,16]。80% 以上的患者为单侧、单一部位发病[4,10],病灶多见于第二、第三肋软骨[1,4,6,9-13]。胸肋综合征(见第 101 章)也是良性胸前壁疼痛的常见原因,与 Tietze 综合征不同,通常不伴随受累肋软骨的局部肿胀[5-13]。胸肋综合征通常发作于 40 岁之后,女性较为常见,发病率为男性 2~3 倍[9,10]。90% 的胸肋综合征患者存在多个肋软骨区域受累[5,9,10]。

20%~40% 的普通人群在其一生中的某个阶段有过胸痛的经历[17-20]。Tietze 综合征的发病机制尚未明确[1-4,6,8-10]。重度咳嗽、重体力劳动、胸廓的突然移动、营养不良、胸肋关节内部韧带扭伤以及呼吸道感染等情况都可能会导致肋软骨反复的功能负荷过度或微损伤,从而影响 Tietze 综合征的病程进展[2,5,6,8-10,13,16]。肋骨肿胀的原因可能包括局灶性肥大[4-7]、受累肋软骨的腹侧成角或不规则钙化[4,21] 以及覆盖肌肉的增厚[21,22]。Tietze 综合征可能与多种危及

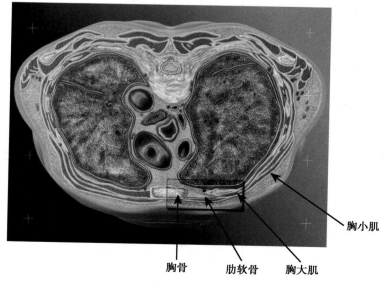

胸小肌

胸骨　　　肋软骨　　胸大肌

图 117.1　Tietze 综合征区域示意图(肋软骨、胸肋关节和肋软骨关节),以及与纵隔和其他胸前壁结构的解剖关系

生命的临床体征相混淆[4,6,16]，需在对胸骨旁区的疼痛肿块进行鉴别诊断时予以考虑。对该综合征及其良性病程的临床认识，可能减少侵入性诊断手段的使用[14]。

症状

临床表现包括胸壁前上部突然或逐渐出现不同程度的疼痛[3,4,10,16]，受累肋软骨呈纺锤样肿胀伴压痛[4,16]。疼痛可能放射至肩、臂及颈部[3,4,13]，但通常发生在疼痛冲动传入神经纤维支配的节段区域[2]。症状常因胸壁运动、打喷嚏、咳嗽、深呼吸、躯干弯曲、用力[1-6,16]以及俯卧或患侧卧位[10]加重。部分患者述无法在床上找到舒适的姿势，且翻身时出现疼痛[1]。天气变化、焦虑、担忧和疲劳都可能加重疼痛[4]。症状通常是单侧发作的，左右无明显倾向[3]，但在一些研究中，发现症状多发作于患者的优势侧[23]。没有研究表明症状与胸骨切开术相关。主要加重因素包括任何导致呼吸沉重的活动，和/或肩关节水平外展及内收终末范围内的运动[23]。临床医师在评估胸痛患者时，应留意心脏病变，及时评估和记录呼吸急促、胸压升高以及恶心/呕吐等症状，排查危及生命的情况。

体格检查

体格检查可发现受累部位有轻微的硬肿[1-4,16]。

通常没有全身表现[4,6,10,14,16]和炎症反应[1,4,5,7,10,16]，但可能存在局部发热[16]。疼痛可通过肩部的主动前伸或后缩，深吸气以及手臂上抬再现（图 117.2）[13]。第二、第三肋软骨关节常触及独立的硬质球形非脓性压痛肿物。对肿物的局部触压可再现主诉疼痛（表 117.3）[13]。在文献报道的案例中，除局部症状外，肌肉骨骼及神经系统的体格检查多为正常[4-6,14,16,22]。肌肉力量以及上肢关节活动范围可能因疼痛而下降。受累胸椎节段可能出现皮肤或皮下痛觉过敏（图 117.4）和充血（图 117.5）。邻近的肋间肌，[13]胸骨肌、胸大肌和胸小肌可能存在压痛[15]。患者的胸大肌/胸小肌以及上斜方肌可能出现紧绷或保护反应，导致患侧肌肉张力增加[23]。

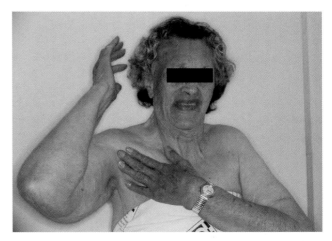

图 117.2　Tietze 综合征患者手臂抬高时再现主诉疼痛

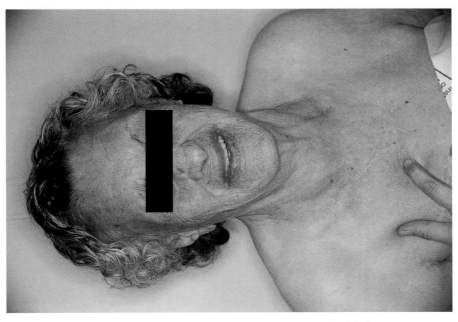

图 117.3　对局部肿胀区域的触诊按压可再现主诉疼痛

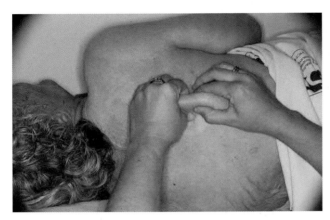

图 117.4　胸背部捏脊滚动操作中的皮下痛觉过敏

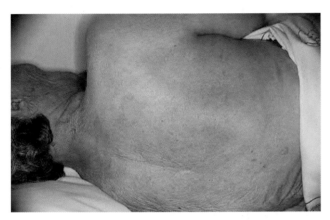

图 117.5　捏脊滚动操作后受累胸椎节段体表的局部充血

功能限制

Tietze 综合征多症状较轻,但也可能导致躯干及上肢活动障碍等相对较重的情况。诸如提举、洗浴、熨烫、梳洗头发等日常生活活动都可能受影响。从事重体力劳动的患者可能需要减轻工作负荷数周,避免上肢和躯干的过度劳动[1]。慢性疼痛也可能导致功能受限[24],然而,即便是那些疼痛持续超过 1 年的患者,大多数也可以正常生活而不伴有失能。已有研究证明,胸椎和胸廓在生物力学上是相互依存的,这有助于对这些区域进行定向干预[23]。

诊断检查

Tietze 综合征的诊断主要基于临床:无其他明确诊断的胸前壁疼痛,于第二或第三肋软骨接合部触

及肿胀痛区,按压可再现患者主诉[3-5,7-9,12,16]。炎症及免疫参数等实验室检验结果多为正常[4-9,16],部分病例的血沉率略有增加[7,14,16]。

胸部、肋骨及胸骨 X 线平片以及肋软骨交界处的常规断层扫描片通常是正常的[6,21,24]。X 线平片可显示切向视图下的软骨增大、软骨钙化、关节面不平整、骨硬化及肋关节骨赘。然而,这些影像学改变也可见于生理性肋软骨钙化[25]。因此,X 线平片主要用于排除隐性骨疾病,包括肿瘤、低度感染、疼痛的脂肪或脂肪瘤、胸壁挫伤以及先天性畸形[4,13,21]。结核、软骨瘤和软骨肉瘤大多位于肋软骨交界处[21]。

与对侧对称关节和正常年龄、性别匹配的对照组相比,受累肋软骨关节的超声表现特点是受累肋软骨的增大(图 117.6)[26]。病变软骨的回声也有不均匀的增加,伴随斑点、高反射回声以及强、宽的后方声影[26]。肋软骨的正常超声图像(图 117.7)纵向扫描表现为低回声的椭圆形区域,横向扫描中呈带状均匀低回声,均无后方声影。

胸部计算机断层扫描(computed tomography, CT)是一种有效的无创检查方法,可以对 Tietze 综合征患者的肋软骨及其邻近结构进行成像[22,26,27]。各节肋软骨的大小和方向通常是对称的,多指向水平方向[22]。软骨的密度通常大于附着肌肉,但小于钙

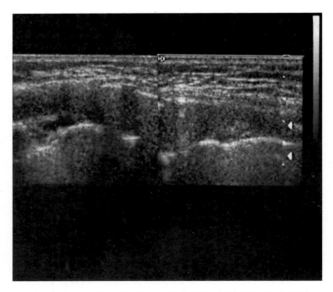

图 117.6　一位 82 岁 Tietze 综合征患者受累(左)与对侧非受累(右)肋软骨关节的超声影像对比。受累关节表现为离散样增大,呈不均匀的高回声,伴随斑片状的高反射回声以及广泛的后方声影(*Courtesy Marcelo Bordalo Rodrigues.*)

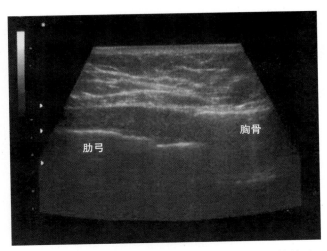

图 117.7　肋软骨的正常超声影像表现。正常肋软骨显示为均匀的低回声椭圆形,位于胸骨和肋弓之间(*Courtesy Marcelo Bordalo Rodrigues.*)

质。据报道,Tietze 综合征患者 CT 异常包括:受累肋软骨的局灶性增大[6,22,26],腹侧成角[6,14,15,27],受累肋软骨的肿胀或不规则钙化[22,27],软骨周围软组织肿胀等[5,28]。CT 有助于排除其他可能引起胸壁或胸部肿块的情况[6],如恶性淋巴瘤[22,29]和纵隔瘤[30]。氟脱氧葡萄糖正电子发射断层扫描也可用于恶性肿瘤的鉴别诊断[31]。

胸大肌不对称增厚的表现与胸壁肿块相似,可通过相关检查进行鉴别[21]。使用锝(^{99}Tc)进行的平面骨扫描通常显示强烈的造影剂摄取,但缺乏特异性[4,6,16,25,28]。核素骨显像可以精确定位受累关节[6],并确定受累关节数目,在局部外伤的情况下,可用于排除肋骨和胸骨的隐匿性骨折[13]。

针孔骨骼核素骨显像可增强诊断的特异性,在急性病例中显示为一种鼓槌样改变,在慢性受累的肋软骨则表现为 C 形或倒 C 形改变[25]。

磁共振成像常显示受累胸肋关节和胸锁关节的局部增厚;T_2 加权和短 T_1 压脂或饱和脂肪图像上,可显示受累软骨局部或广泛的信号增强;软骨下骨骨髓水肿;以及软骨增厚区域、软骨下骨髓或关节囊及韧带中的钆摄取增强[32]。如果怀疑存在隐匿性肿块,也可以采用磁共振成像进行确认[9,13]。磁共振成像可以区分软骨和骨的异常。

Tietze 综合征患者肋软骨的组织病理学特征通常是正常[16]或无特异性的[3,6,7,16]。这些非特异性特征包括血流增多和退行性病变伴随基质斑片状缺失导致的纤维样改变[6,28,29]。裂隙形成伴随着退行性变的发生,还可能出现钙化[1,28,33]。

鉴别诊断

局灶性胸前壁痛

胸肋综合征

创伤:肋骨、胸骨、锁骨、肋软骨、肋软骨关节或胸锁关节的脱位或骨折

关节炎:骨性关节炎、类风湿关节炎、强直性脊柱炎、雷特综合征、银屑病关节炎、SAPHO 综合征(滑膜炎、痤疮、脓疱病、骨肥厚、骨炎)、痛风

感染:骨髓炎、肋软骨低度感染(结核、梅毒、伤寒和副伤寒感染、芽生菌病、放线菌病、布鲁氏菌病)

肋软骨肿瘤

良性肿瘤:软骨瘤、多发性外生瘤、脂肪瘤

恶性肿瘤:霍奇金淋巴瘤和非霍奇金淋巴瘤[34]、转移性骨疾病(乳腺癌、肺癌、甲状腺癌、肾癌或前列腺癌)、多发性骨髓瘤、浆细胞瘤、胸腺瘤、软骨肉瘤

胸壁前肌筋膜疼痛综合征:胸骨、胸大肌、胸小肌、斜角肌、胸锁乳突肌(胸骨头)、锁骨下肌、颈髂肋肌

其他:肋骨滑脱综合征、锁骨冷凝性骨炎、先天性胸锁关节畸形、剑突综合征、$T_1 \sim T_{12}$ 神经根病、肋间神经炎(疱疹后神经痛)

内脏源性胸前壁疼痛

心脏:心肌梗死,心绞痛,狭窄性心绞痛

肺:肺炎、肺栓塞、胸膜炎、肺脓肿、肺不张、自发性气胸

乳房:周期性乳房疼痛,导管扩张,乳腺癌

腹部:消化性十二指肠溃疡、上腹部疝、胃炎或胰腺炎、急性胆囊炎、弥漫性腹膜炎

治疗

早期治疗

该病的发病机制尚不明确,多采取对症治疗[3,4,6,15,16]。由于具有自限性,因此确诊为 Tietze 综合征的患者自然病程通常是好的、良性的。在大多数病例中,疼痛症状无需治疗即可在几周内自行消失,肿胀则在数月后自行消退[9,16]。体力劳动和严重咳嗽可能会导致症状加重。在此期间,使用肋骨弹性绷带可以减轻症状,并有助于保护胸肋关节免于额外伤害[9,13]。针对 Tietze 综合征相关的疼痛和功能障碍,基本治疗应包括简单的口服镇痛药,如对乙酰氨基酚,单独口服或局部注射非甾体抗炎药(NSAID)[6,9,12,15]或与可待因[5,8,9,16]或曲马多联合使用。尽管有文献描述了阿片类药物对此病的疗效,但由于其成瘾性,治疗风险可能大于益处,因此在实际应用时必须谨慎考虑。对冠状动脉正常的患者,

三环类抗抑郁药有助于缓解其主述的胸痛症状[35]。

医师对疾病良性本质的保证，或给出一个非致命性且认知度较高的肌骨疼痛疾病诊断，往往可以直接减少患者的焦虑和恐惧，并缓解疼痛症状[2-5,8-12,16,35]。

注意避免医源性焦虑[35]，并帮助患者消除加重因素和持续因素（包括上肢和躯干的体力活动、慢性咳嗽和支气管痉挛），指导其改善营养[1,5,8,9,15]。在一份报告中，5 名诊断为 Tietze 综合征且剧烈疼痛经常规治疗无明显缓解的妇女，被安排服用人降钙素 1 个月[36]。结果 3 名患者主述症状和影像学异常完全消失，另 2 名患者疼痛消失，其他症状有所改善。

目前，只有一个单一的研究试验支持使用拉伸运动作为治疗手段，使用疼痛视觉模拟评分表作为结局评价指标[23,37]。

康复治疗

可采用物理因子疗法，包括局部热敷 20min，每天 2~3 次，以及冰敷 10~15min，每天 3~4 次，直至症状改善[3,13,15]。热敷和冷敷效果相当，治疗方式的选择取决于患者的偏好和耐受情况。还可对疼痛部位使用经皮神经电刺激和电针疗法[15]。还应在患者耐受的情况下尽快进行温和的、无痛范围下的关节活动训练[13]。如果导致患者症状加重，则应避免剧烈运动[13]。其他可能有益的运动疗法包括：帮助患者调整日常坐姿及工作活动中的姿势[5,8,9]；对胸大肌触发点进行处理，衔接放松和拉伸运动，从而放松相关肌肉；胸大肌的拉伸训练，例如墙角站立位推撑运动，保持 10s，重复 1~2min，每天数次[8,37]。此外，在受累部位使用冷气喷雾也可以减轻胸壁疼痛[8]，还应指导患者避免不良姿势或胸壁肌肉的重复错误使用[8]。

对于症状持续和伴有失能的患者，尤其是存在错误健康观念、抑郁情绪、恐慌发作的情况，以及伴随疲乏或心悸等其他症状的患者，应考虑介入心理治疗和精神类药物治疗[35]。认知行为疗法和选择性再摄取抑制剂也是被证实有效的方法[36]。

手法治疗，配合呼吸的胸部屈伸自我松动，以及胸部屈伸结合单侧旋转的自我松动也是有效的治疗方法[23]。

介入治疗

NSAID、热敷和活动方式调整对大多数患者具有良好的效果。可将一次性针刺入相关脊柱节段皮肤电阻较低的点，在针头处施加低频电流或感应电流进行电针治疗[15]。此外，皮质类固醇离子导入给药，可提供更长时间的疼痛缓解效果[12]。

对于初治手段和康复治疗效果不明显的患者，可采用局部麻醉剂[2,4,6]和类固醇注射作为进阶治疗手段[2,5,6,8,9,12,13,16,26]。对肋软骨的注射应在患者仰卧位下进行操作[13,26]。注意使用异丙醇和碘液擦拭受累肋软骨表面皮肤，对注射区域进行消毒处理[26]。应通过临床和超声检查确定注射的确切位置[26]，注射部位为触诊压痛最敏感的区域或超声下软骨增大最明显的区域。在进针前，可使用冷喷对目标区域皮肤进行麻醉。进针时阻碍感较轻，如发现明显阻力，应稍微抽出针头并重新定位，直到阻力明显减小。需对每个受累关节部位重复以上流程。治疗结束取出针头后，在注射部位放置无菌压力敷料和冰袋。局部类固醇注射与局部麻醉剂结合使用已显示出良好的治疗效果。在局部麻醉剂和类固醇注射后 1 周，受累肋软骨的尺寸平均减少了 82%，且伴随后方声影的消失[26]。对注射患者进行的临床研究发现，治疗后患处形态改变完全消退，疼痛、肿胀等症状体征得到实质性改善。这表明 Tietze 综合征患者的临床改变与超声影像变化具有强烈的相关性。在其他手段效果不佳时，尝试在受累肋软骨关节近端 3.5~5cm 水平实施肋间神经阻滞，可产生更持久的疼痛缓解[12]。

增生注射疗法比保守治疗更安全，且对 Tietze 综合征具有良好的长期疗效。对于出现药物副作用和不良反应的患者，尤其是那些肝肾功能不足或合并严重疾病的患者，这可能是最理想的治疗方式[38]。

技术设备

目前，还没有治疗此种疾病特异性的技术设备用于治疗或康复。

手术

此病通常无需手术，只有在保守治疗对症处理无效的情况下才酌情考虑。严重和难治性病例可行受累软骨局部切除术[9]。如果保守治疗效果不满意，可行胸肋或胸锁关节融合术。

潜在的疾病并发症

Tietze 综合征是一种良性疾病，很少出现并发症。大多数病例的疼痛症状可在数周、数月至 1 年间自行恢复[1,3,4,16]。肿胀可持续数月[16]至数年[4]。该病病程中常交替出现症状反复和改善的情况[1,3,4,15]。

潜在的治疗并发症

众所周知,NSAID 可导致全身性并发症,常影响胃、肝脏以及肾脏系统。局部麻醉下类固醇注射的主要并发症是针头太偏或太深,侵入胸膜腔导致气胸[13]。心脏压塞和医源性感染很少见,如果针头刺向心脏方向,或没有进行严格的无菌技术操作时就有发生的可能。另一种潜在的风险是纵隔内容物受创,但如果临床医师密切关注针头放置位置的准确性,或在超声引导下进行注射,这种并发症就可以大大地减少[26]。

（赵陈宁 译　李凯 校　白玉龙 审）

参考文献

1. Geddes AK. Tietze's syndrome. *Can Med Assoc J*. 1945;53:571–573.
2. Wehrmacher WH. The painful anterior chest wall syndromes. *Med Clin North Am*. 1958;38:111–118.
3. Kayser HL. Tietze's syndrome: a review of the literature. *Am J Med*. 1956;21:982–989.
4. Levey GS, Calabro JJ. Tietze's syndrome: report of two cases and review of the literature. *Arthritis Rheum*. 1962;5:261–269.
5. Fam AG, Smythe HA. Musculoskeletal chest wall pain. *CMAJ*. 1985;133:379–389.
6. Boehme MW, Scherbaum WA, Pfeiffer EF. Tietze's syndrome—a chameleon under the thoracic abdominal pain syndrome. *Klin Wochenschr*. 1988;66:1142–1145.
7. Jurik AG, Graudal H. Sternocostal joint swelling—clinical Tietze's syndrome. Report of sixteen cases and review of the literature. *Scand J Rheumatol*. 1988;17:33–42.
8. Semble EL, Wise CM. Chest pain: a rheumatologists perspective. *South Med J*. 1988;81:64–68.
9. Aeschlimann A, Kahn MF. Tietze's syndrome: a critical review. *Clin Exp Rheumatol*. 1990;8:407–412.
10. Bonica JJ, Sola AF. Chest pain caused by other disorders. In: Bonica JJ, ed. *The Management of Pain. II.* Philadelphia: Lea & Febiger; 1990:1114–1145.
11. Fam AC. Approach to musculoskeletal chest wall pain. *Prim Care*. 1988;15(4):767–782.
12. Jensen S. Musculoskeletal causes of chest pain. *Austral Fam Physician*. 2001;30:834–839.
13. Waldman SD. Tietze's syndrome. In: Waldman SD, ed. *Atlas of Common Pain Syndromes*. Philadelphia: WB Saunders; 2002:158–160.
14. Mukamel M, Kornreich L, Horev G, et al. Tietze's syndrome in children and infants (clinical and laboratory observations). *J Pediatr*. 1997;131:774–775.
15. Imamura ST, Imamura M. Síndrome de Tietze. In: Cossermelli W, ed. *Terapêutica Em Reumatologia*. São Paulo: Lemos Editorial. 2000:773–777.
16. Hiramuro-Shoji F, Wirth MA, Rockwood CA. Atraumatic conditions of the sternoclavicular joint. *J Shoulder Elbow Surg*. 2003;12:79–88.
17. Brattberg G, Parker MG, Thorslund M. A longitudinal study of pain; reported pain from middle age to old age. *Clin J Pain*. 1997;3:144–149.
18. Eslick GD, Jones MP, Talley NJ. Non-cardiac chest pain: prevalence, risk factors, impact and consulting—a population-based study. *Aliment Pharmacol Ther*. 2003;17:1115–1124.
19. Lock GR 3rd, Talley NJ, Fett SLL, et al. Prevalence and clinical spectrum of gastroesophageal reflux: a population-based study in Olmsted County, Minnesota. *Gastroenterology*. 1997;112:1448–1456.
20. Moran B, Bryan S, Farrar T, et al. Diagnostic evaluation of nontraumatic chest pain in athletes. *Curr Sports Med Rep*. 2017;16(2):84-94.
21. Jurik AG, Justesen T, Graudal H. Radiographic findings in patients with clinical Tietze syndrome. *Skeletal Radiol*. 1987;16:517–523.
22. Edelstein G, Levitt RG, Slaker DP, et al. Computed tomography of Tietze syndrome. *J Comput Assist Tomogr*. 1984;8:20–23.
23. Zaruba RA, Wilson E. Impairment based examination and treatment of costochondritis: a case series. *Int J Sports Phys Ther*. 2017;12(3):458–467.
24. Mayou RA, Bass C, Hart G, et al. Can clinical assessment of chest pain be made more therapeutic? *Q J Med*. 2000;93:805–811.
25. Yang W, Bahk YW, Chung SK, et al. Pinhole skeletal scintigraphic manifestations of Tietze's disease. *Eur J Nucl Med*. 1994;21:947–952.
26. Kamel M, Kotob H. Ultrasonographic assessment of local steroid injection in Tietze's syndrome. *Br J Rheumatol*. 1997;36:547–550.
27. Edelstein G, Levitt RG, Slaker DP, et al. CT observation of rib anomalies: spectrum of findings. *J Comput Assist Tomogr*. 1985;9:65–72.
28. Honda N, Machida K, Mamiya T, et al. Scintigraphic and CT findings of Tietze's syndrome: report of a case and review of the literature. *Clin Nucl Med*. 1989;14:606–609.
29. Fioravanti A, Tofi C, Volterrani L, et al. Malignant lymphoma mimicking Tietze's syndrome. *Arthritis Rheum*. 2002;47:229–230.
30. Thongngarm T, Lemos LB, Lawhon N, et al. Malignant tumor with chest wall pain mimicking Tietze's syndrome. *Clin Rheumatol*. 2001;20:276–278.
31. Mathew AS, El-Haddad G, Lilien DL, Takalkar AM. Costosternal chondrodynia simulating recurrent breast cancer unveiled by FDG PET. *Clin Nucl Med*. 2008;33:330–332.
32. Volterrani L, Mazzei MA, Giordano N, et al. Magnetic resonance imaging in Tietze's syndrome. *Clin Exp Rheumatol*. 2008;26:848–853.
33. Cameron HU, Fornasier VL. Tietze's syndrome. *J Clin Pathol*. 1974;27:960–962.
34. Jeon IH, Jeong WJ, Yi JH, et al. Non-Hodgkin's lymphoma at the medial clavicular head mimicking Tietze syndrome. *Rheumatol Int*. 2012;32:2531–2534.
35. Bass C, Mayou R. ABC of psychological medicine. Chest pain. *BMJ*. 2002;325:588–591.
36. Ricevuti G. Effects of human calcitonin on pain in the treatment of Tietze's syndrome. *Clin Ther*. 1985;7:669–673.
37. Rovetta G, Sessarego P, Monteforte P. Stretching exercises for costochondritis pain. *G Ital Med Lav Ergon*. 2009;31:169–171.
38. Senturk E, Sahin E, Serter S. Prolotherapy: an effective therapy for Tietze syndrome. *J Back Musculoskelet Rehabil*. 2017;30:975-978.

第 118 章

三叉神经痛

Sasha E. Knowlton, MD

同义词

面肌痛性痉挛
脑神经痛
面部疼痛
面神经痛
三叉面神经痛

ICD-10 编码

G50.0　　三叉神经痛,面肌痛性痉挛,面神经痛,阵发性面部疼痛综合征

定义

三叉神经痛被定义为第V对脑神经分支中至少一个分支分布区的疼痛,通常发生在中上颌骨或下颌骨分支中[1-3]。与三叉神经痛相关的疼痛可持续不同的时间和频率,并且在发作间,患者通常无任何疼痛[1]。疼痛的触发也称为阵发的触发事件,可包括进食、刷牙、轻触面部或说话[1,2]。

三叉神经痛是一种相对少见的疾病,在一项系统评价中,其患病率为 0.03%~0.3%。一项长达 3 年的调查表明,三叉神经痛的总发生率为 4.3/10 万,女性的发病率(5.9/10 万)略高于男性(3.4/10 万)[4]。女性一般比男性更容易患病,大多出现在 40 岁或 40 岁以上的人[3,4]。

起源于脑干的三叉神经是最大的脑神经,有一个运动核和三个感觉核[5]。第五脑神经的三个分支,被称为眼支(V_1)、上颌支(V_2)和下颌支(V_3)。三叉神经的三个分支来自三叉神经节,也称为半月神经节[5]。在中央髓鞘向周围髓鞘移行的根区,三叉神经易受血管压迫,导致三叉神经痛[5]。

症状

三叉神经痛是一种发生在三叉神经三支分支之一的单侧疼痛症状。这种疼痛是阵发性的,伴有突然发作和突然终止的特点[1,6]。发作可以是短暂的,只持续几秒,也可以长达 2min,性质类似刀割、针刺、枪击和电击[1,6]。疼痛发作可由机械刺激引起,如轻触或微风,或由微笑或化妆动作引起[1,2,6]。这些症状可伴有触发区、体重减轻、生活质量下降或抑郁,也可随着睡眠质量的改善而减轻[7]。偶尔患者可能有持续性静息痛或自主症状,如结膜充血或流泪[2]。

三叉神经痛需进一步深入检查的危险信号主要包括耳聋、视神经炎、年龄小于 40 岁、有多发性硬化症家族史、皮肤或口腔病变史、感觉改变或治疗反应差[2]。如果这些症状存在,可能首要实施的应当是进行病因和诊断检查。

体格检查

诊断三叉神经痛主要依据症状描述。原发性三叉神经痛的情况下,物理和神经检查通常不会发现任何异常[7]。然而,为了排除诸如肿瘤或多发性硬化症等三叉神经痛的继发原因,需要进行包括脑神经在内的全面的神经检查[2,7]。另外,口腔、牙列以及三叉神经的分布也应进行检查,以排除其他可能导致继发性三叉神经痛的疾病[2]。

功能限制

通常来说,没有与三叉神经痛相关的障碍。然而,这种实体的疼痛可能会导致日常生活中的一些活动受到严重限制。例如,在病情恶化期间,患者可能因为疼痛导致功能丧失,从而可能无法进行梳头、咀嚼食物或剃须等活动[7],使用电话交谈、戴眼镜或化妆等活动都无法进行,基本上任何与脸部接触的活动都会变得困难或无法进行。

诊断检查

国际头痛学会定义了三叉神经痛的诊断标准,

包括:①有 3 次或以上的单侧面部疼痛发作。②发生在三叉神经分支没有放射到三叉神经分布区外。③疼痛必须具有以下特征中的至少三个:反复发作,每次持续 1s~2min;疼痛程度严重;电击、枪击、针刺或刀割样疼痛;疼痛由无害刺激引起而不是由另一种疾病引起的[8,9]。

对怀疑有三叉神经痛的患者,医师应有较低的阈值来进行脑部成像[10]。如果是年轻患者,有异常的危险症状或对标准药物治疗无效,应接受有或无对比剂的脑磁共振成像检查(MRI)[2,10]。使用钆作为对比剂进行 MRI 检查,除了能敏感地显示三叉神经的多发性硬化和增强,还可以识别三叉神经束在颅内外区域的肿块或病变[2]。虽然 MRI 可以在原发性三叉神经痛中检测到三叉神经的血管压迫,但这项研究并不典型[2]。

三叉神经反射的神经生理检查被认为是诊断三叉神经痛的可靠方法。三叉神经痛被认为可能是继发于其他原因[9,11]。当三叉神经痛被认为是继发于其他的原因时,有助于三叉神经痛诊断的进一步研究方法可能是其他的 X 线检查,如口腔内 X 线[10]。

治疗

早期治疗

三叉神经痛一般可以通过药物、手术或外科治疗。然而,它可以进展成一个慢性顽固性疼痛综合征的难治性疾病。

卡马西平和奥卡西平是治疗三叉神经痛的一线药物[9]。早期研究表明了卡马西平对三叉神经痛的短期和长期治疗疗效[12,13]。卡马西平已经被证实可作为口服药物治疗慢性三叉神经痛,但是可并发史-约综合征(Stevens-Johnson syndrome)和其他潜在的严重副作用[1,12]。虽然卡马西平可以降低疼痛发作的频率和强度,但奥卡西平有更少的副作用[9,14]。奥卡西平是卡马西平的衍生物,可以有效地治疗三叉神经痛[15]。在开具这些药物的处方时,需要进行适当的实验室检查。

如果在病例中,卡马西平或奥卡西平无效、不耐受或禁忌,临床上可以尝试其他药物。然而,这方面的研究比较少[14]。治疗三叉神经痛的替代药物包括巴氯芬(对多发性硬化患者有效)、加巴喷丁、或拉莫三嗪,对药物的风险和收益应实施个体化方案[1,14]。总之,缺乏对三叉神经痛常规使用巴氯芬、加巴喷丁和拉莫三嗪治疗的证据[14]。近期 Cochrane 的一份综述判断,没有足够的证据证明非对乙酰氨基酚,如替扎尼定可以有效地治疗三叉神经痛[16]。NSAID、对乙酰氨基酚、三环类抗抑郁药和 5-羟色胺去甲肾上腺素再摄取抑制剂等药物治疗可能是有效的。非常有限的研究推荐的其他药物包括苯妥英、氯硝西泮、丙戊酸钠、托吡酯和静脉注射利多卡因[17]。一项研究表明,经鼻定量给药利多卡因喷雾剂可对三叉神经第二分支痛患者产生迅速而短暂的镇痛作用[18]。

康复治疗

三叉神经痛从康复的角度,可归类为一种神经病理性疼痛。物理治疗如热疗和冷疗、电刺激(经皮神经电刺激)以及神经刺激技术(经颅磁刺激),可尝试用于三叉神经痛[19]。言语治疗可以用来治疗影响语言或吞咽的口腔运动障碍。作为康复方案的一部分,认知行为疗法、放松疗法和加强运动可尝试用于协助神经性疼痛的处理[19]。

自适应设备,如改进的电话耳机,可避免引起触痛发作。一般的慢性疼痛康复方法也可产生作用,如改善睡眠质量、低强度有氧运动、生物反馈、认知行为疗法和放松技术。针灸也可能在三叉神经痛的治疗中起到作用[19,20]。

根据药物、非手术、或手术治疗的反应来调整康复计划。如果疼痛复发,药物可能需要重新启用,可能需要重复一个疗程,或者采取不同的治疗方案。如果三叉神经痛是继发于基础疾病,从医学和康复的角度来说治疗原发病是很重要的。

介入治疗

当治疗方案不能充分控制三叉神经痛时,应将患者转接至程序性会诊[1,7]。目前已有许多手术和外科技术被用于治疗与三叉神经痛相关的医学难治性疼痛。应根据具体情况选择特定的治疗措施,包括患者偏好、高危老年患者或之前失败的治疗措施[2,7,10,21]。

经皮神经外科技术,如射频热凝术、球囊压迫术、三叉神经池甘油注射术可产生即时而短暂的疼痛缓解,具有典型的良好初始反应率[1,9,10,21]。这些侵入治疗可产生某些副作用,包括面部麻木、咬肌无力、疼痛、感觉异常、三叉神经和其他脑神经功能障碍,以及迷走神经紊乱。此外,还有颈动脉损伤和颅内感染[1,9,10,21]。射频热凝术靶向三叉神经和三叉神经根,在透视引导下破坏疼痛传导纤维,对比脉冲方式,常规使用时效果更好。总的来说,虽然疼痛可以复发,但术后初期疼痛明显减轻[9,21,22]。球囊压迫术也可在透视引导下进行,可压迫受累神经节,术后有减压样效应;虽疼痛能立即得到明显减轻,但没有标准化流程[9,21]。透视下甘油神经节溶解导致三叉神经损伤,术后疼痛症状减轻,患者在手术过程中常出现感觉改变[9,21]。

技术设备

目前,还没有治疗此种疾病特异性技术设备用于治疗或康复。

手术

微血管减压术的目的是减轻血管压迫三叉神经,通常来自小脑上动脉、小脑下前动脉或前上静脉[21]。微血管减压术可能有良好的短期和长期止痛效果,一些人认为这是治疗三叉神经痛的"金标准"手术[1,9,10,23]。微血管减压术最常见的副作用是同侧听力丧失[1]。

治疗三叉神经痛的另一种手术方法是立体定向放射外科,一般采用伽马刀治疗。伽马刀治疗使用集中计量的放射线作为微血管减压术的替代方法,可显著减轻疼痛[9,21]。应用剂量在70～90戈瑞(Gy)间的伽马刀,是治疗三叉神经痛一种安全、有效的短期和长期治疗工具[24]。伽马刀治疗没有即时止痛效果,麻木是常见的副作用[1,9]。虽然患者可有长期的疼痛缓解,复发依然是可能的。然而,重复伽马刀治疗确实可以提供额外的疼痛缓解[25]。

潜在的疾病并发症

三叉神经痛可以通过上述的药物、操作和外科方式来治疗。然而,它可以发展为慢性顽固性疼痛综合征。对于难治性病例,临床治疗必须考虑其他诊断或面部疼痛综合征。

潜在的治疗并发症

所有列出的药物(卡马西平和奥卡西平作为一线药物)有许多潜在的副作用,例如史-约综合征[1,9,12,14]。应进行严密的实验室监测,包括定期的全血细胞计数和血电解质检查。上述手术与外科治疗措施都有某些副作用,在治疗前对患者进行有关各种手术风险和收益的正确评估是非常重要的[1,9,10,21,22]。

（何雅琳　译　　李凯　校　　白玉龙　审）

参考文献

1. Zakrzewska JM, Linskey ME. Summaries of BMJ clinical evidence: trigeminal neuralgia. *BMJ*. 2015;350:h1238.
2. Zakrzewska JM, Linskey ME. Clinical review: trigeminal neuralgia. *BMJ*. 2014;348:g474.
3. Porto de Toledo I, Conti Reus J, Fernandes M, et al. Prevalence of trigeminal neuralgia: a systematic review. *JADA*. 2016;147(7):570–576.
4. Katusic S, Beard M, Bergstralh E, Kurland LT. Incidence and clinical features of trigeminal neuralgia, Rochester, Minnesota, 1945-1984. *Ann Neurol*. 1990;27(1):89–95.
5. Woolfall P, Coulthard A. Trigeminal nerve: anatomy and pathology. *Br J Radiol*. 2001;74:458–467.
6. Cruccu G, Finnerup NB, Jensen TS, et al. Trigeminal neuralgia: new classification and diagnostic grading for practice and research. *Neurology*. 2016;87:220–228.
7. van Kleef M, van Genderen WE, Narouze S, et al. 1. Trigeminal neuralgia. *Pain Practice*. 2009;9(4):252–259.
8. Headache Classification Committee of the International Headache Society (HIS). The International Classification of Headache Disorders, 3rd ed. (beta version). *Cephalagia*. 2013;33(9):629–808.
9. Montano N, Conforti G, Di Bonaventura RD, et al. Advances in diagnosis and treatment of trigeminal neuralgia. *Ther Clin Risk Manag*. 2015;11:289–299.
10. Bennetto L, Patel NK, Guller G. Clinical review: trigeminal neuralgia and its management. *BMJ*. 2007;334:201–205.
11. Cruccu G, Sommer C, Anand P, et al. EFNS guidelines on neuropathic pain assessment: revised 2009. *Eur J Neurol*. 2010;17:1010–1018.
12. Cambell FG, Graham JG, Zilkha KJ. Clinical trial of carbazepine (Tegretol) in trigeminal neuralgia. *J Neurol Neurosurg Psychiat*. 1966;29:265–267.
13. Taylor JC, Brauer S, Espir ML. Long-term treatment of trigeminal neuralgia with carbamazepine. *Postgrad Med J*. 1981;57:16–18.
14. Zakrzewska JM, Linskey ME. Trigeminal neuralgia. *BMJ Clin Evid*. 2014;2014. pii: 1207.
15. Zakrzewska JM, Patsalos PN. Oxcarbazepine: a new drug in the management of intractable trigeminal neuralgia. *J Neurol Neurosurg Psychiatry*. 1989;52:472–476.
16. Zhang J, Yang M, Zhou M, He L, Chen N, Zakrzewska JM. Non-antiepileptic drugs for trigeminal neuralgia. *Cochrane Database Syst Rev*. 2013;(12):CD004029.
17. Sindrup SH, Jensen TS. Pharmacotherapy of trigeminal neuralgia. *Clin J Pain*. 2002;18:22–27.
18. Kanai A, Suzuki A, Kobayashi M, Hoka S. Intranasal lidocaine 8% spray for second-division trigeminal neuralgia. *Br J Anaesth*. 2006;97:559–563.
19. Akyuz G, Kenis O. Physical therapy modalities and rehabilitation techniques in the treatment of neuropathic pain. *Int J Phys Med Rehabil*. 2013;1:4.
20. Zakrzewska J, Linskey M. Trigeminal neuralgia. *BMJ Clin Evid*. 2009;3:1207.
21. Punyani SR, Jasuja VR. Trigeminal neuralgia: an insight into the current treatment modalities. *J Oral Biol Craniofacial Res*. 2012;2(3):188–197.
22. Erdine S, Ozyalcin NS, Cimen A, et al. Comparison of pulsed radiofrequency with conventional radiofrequency in the treatment of idiopathic trigeminal neuralgia. *Eur J Pain*. 2007;11:309–313.
23. Burchiel KJ. Trigeminal neuralgia: new evidence for origins and surgical treatment. *Clin Neurosurg*. 2016;63(1):52–55.
24. Regis J, Tuleasca C, Resseguier N, et al. Long-term safety and efficacy of gamma knife surgery in classical trigeminal neuralgia: a 497-patient historical cohort study. *J Neurosurg*. 2016;124:1079–1087.
25. Helis CA, Lucas JT, Bourland JD, et al. Repeat radiosurgery for trigeminal neuralgia. *Neurosurgery*. 2015;77:755–761.

第三部分

康复

第 119 章

上肢截肢

Diane W. Braza, MD

Jennifer N. Yacub Martin, MD

同义词

手截肢

肘以下截肢

肘以上截肢

ICD-9 编码

886	其他手指创伤性截肢(完全)(部分)
886.0	未合并并发症
886.1	单个手指完全截肢
887	手臂及手创伤性截肢(完全)(部分)
887.0	单侧,肘以下截肢,未合并并发症
887.1	单侧,肘以下截肢,合并并发症
887.2	单侧,肘或肘以上截肢,未合并并发症
887.3	单侧,肘或肘以上截肢,合并并发症
887.4	单侧,截肢水平未定,未合并并发症
887.5	单侧,截肢水平未定,合并并发症
887.6	双侧(任何水平)截肢,未合并并发症
887.7	双侧(任何水平)截止,合并并发症
905.9	创伤性截肢的晚期效应
997.60	截肢残端并发症,非特指

ICD-10 编码

S68.110	右侧示指掌指关节完全创伤性截肢
S68.111	左侧示指掌指关节完全创伤性截肢
S68.112	右侧中指掌指关节完全创伤性截肢
S68.113	左侧中指掌指关节完全创伤性截肢
S68.114	右侧环指掌指关节完全创伤性截肢
S68.115	左侧环指掌指关节完全创伤性截肢
S68.116	右侧小指掌指关节完全创伤性截肢
S68.117	左侧小指掌指关节完全创伤性截肢
S68.118	其他手指掌指关节完全创伤性截肢
S68.119	未指定手指掌指关节完全创伤性截肢
S68.120	右侧示指掌指关节部分创伤性截肢
S68.121	左侧示指掌指关节部分创伤性截肢
S68.122	右侧中指掌指关节部分创伤性截肢
S68.123	左侧中指掌指关节部分创伤性截肢
S68.124	右侧环指掌指关节部分创伤性截肢
S68.125	左侧环指掌指关节部分创伤性截肢
S68.126	右侧小指掌指关节部分创伤性截肢
S68.127	左侧小指掌指关节部分创伤性截肢
S68.128	其他手指掌指关节部分创伤性截肢
S68.129	未指定手指掌指关节部分创伤性截肢
S48.911	右肩及上臂完全创伤性截肢,水平未定
S48.912	左肩及上臂完全创伤性截肢,水平未定
S48.919	未说明的肩及上臂完全创伤性截肢,水平未定
S48.921	右肩及上臂部分创伤性截肢,水平未定
S48.922	左肩及上臂部分创伤性截肢,水平未定
S48.929	未说明的肩及上臂部分创伤性截肢,水平未定
S58.011	右臂肘水平完全创伤性截肢
S58.012	左臂肘水平完全创伤性截肢
S58.019	未指明手臂肘水平完全创伤性截肢
S58.021	右臂肘水平部分创伤性截肢
S58.022	左臂肘水平部分创伤性截肢
S58.029	未说明手臂肘水平部分创伤性截肢
S58.111	右臂肘腕关节间水平完全创伤性截肢
S58.122	左臂肘腕关节间水平完全创伤性截肢
S58.119	未说明手臂肘腕关节间水平完全创伤性截肢
T87.9	截肢残端并发症,未明确的

T14.8	未说明身体部位的其他损伤
T87.30	未说明肢体截肢残端神经瘤
T87.31	右上肢截肢残端神经瘤
T87.32	左上肢截肢残端神经瘤
T87.33	右下肢截肢残端神经瘤
T87.34	左下肢截肢残端神经瘤
T87.40	未说明的肢体截肢残端感染
Z44.9	未说明的外部假肢装置的安装和调适
Z44.011	佩戴和调适完整的人工右臂
Z44.012	佩戴和调适完整的人工左臂
Z44.019	佩戴和调适完整的人工臂
Z44.021	佩戴和调适部分人工右臂
Z44.022	佩戴和调适部分人工左臂
Z44.029	佩戴和调适部分人工臂

定义

　　上肢截肢对个体来说是毁灭性的事件,具有深远的功能和职业影响。在美国,总体来看约有170万人存在肢体缺失,每200人中就有1例[1]。相对于下肢缺失,上肢截肢较为少见,影响着约41 000人,约占美国截肢人群的3%[2]。导致肢体缺失的病因也各不相同,导致成年人上肢缺失的主要原因是创伤,癌症是最常见的次要原因[2-5]。其他导致上肢截肢的原因包括感染、烧伤和先天畸形。

　　血管功能障碍性疾病,是导致下肢截肢的常见原因,主要与糖尿病和外周动脉疾病相关;每10万人中就有45人由于下肢血管功能障碍而截肢,且不成比例地影响少数个体[3,4]。然而,血管功能障碍对上肢的影响较少。

　　在过去的四十年中,可能由于劳动方式的改变以及对工业生产安全的更大关注,创伤性截肢的发生率有所下降[3]。手指截肢是上肢截肢中最常见的一种,多为单指截肢。

　　创伤性上肢截肢的发生率约为3.8/10万,手指截肢最常见(2.8/10万)。创伤性手截肢发生率约为0.02/10万[3]。除手指截肢外,经桡骨(前臂)和经肱骨(上臂)水平离断是最常见的上肢截肢。

　　在对2000—2004年国家创伤数据库进行分析时发现,机动车事故中上肢截肢较下肢截肢更为常见。摩托车手和行人更有可能遭受下肢截肢[6]。机械、电动工具(包括锯片或刀片)、爆炸、自残和袭击都是造成创伤性上肢截肢的最常见原因[6]。男性创伤性截肢的风险远远高于女性,其手指和手的轻微截肢率是女性的6.6倍[4]。

　　由于阿富汗与伊拉克战争的原因,爆炸装置造成的灾难性伤害人数增加[7]。例如2011年7月,14%的上肢主要肢体丧失发生于军事行动中[6]。2001年10月1日—2011年7月30日,225名现役军人上肢截肢[6]。在225人中,11(7%)为双上肢截肢[6]。

　　经桡骨离断在上肢截肢中最为常见(47%),肘关节离断最少见(2.1%)[6]。电灼伤在上肢截肢中较为少见,电流通过组织造成细胞膜损伤,加热引起凝固性坏死[8]。创伤导致的肢体缺失率约为0.1/10万[3]。

　　自1988年至1996年,由于恶性肿瘤导致的截肢率下降近42%[3]。发生率低于创伤,上肢缺失率在1996年约为0.09/10万[3]。由糖尿病和外周动脉疾病导致的血管功能障碍而造成截肢的发病率约为45/10万,上肢要低于下肢,且不成比例地影响少数个体[3,7]。

　　截至2010年9月,共发生了1 219例的主要肢体截肢和399例的部分肢体截肢[6]。

　　上肢截肢者的假肢排斥率很高[7]。上肢截肢患者有复杂的康复需求,最好是在康复中心接受拥有专业知识和经验的治疗师、假肢矫形师和临床医师的共同治疗。恰当的康复,配备舒适和功能性的假肢将有利于功能恢复。职业咨询和职业再培训在任何康复项目中都是至关重要的,因为这种情况经常困扰年轻的、有劳动能力的人,特别是男性。连续性治疗是康复成功的关键。患者必须有效地从手术后住院单元过渡到独立的康复单元,并最终过渡到长期的门诊康复和假肢疗程。

症状

　　先天性上肢截肢者除了缺乏完全的上肢功能外,可能没有任何特殊的症状。相反,创伤性上肢截肢可能会出现幻肢痛(肢体缺失部位感受的疼痛)或幻肢觉(肢体缺失部位的非痛性感觉)。假肢使用者可能会有残肢端假肢装配得不适或皮肤破损。

体格检查

　　上肢截肢者需要接受完整的肌肉骨骼系统检

查,包括肌力测试、感觉测试,同时要检查对侧肢体。对肢体残端的评估还应该包括皮肤破损区域、发红、疼痛性神经瘤,以及可能影响假肢装配的体积变化。创伤性上肢截肢的人群还可能存在臂丛神经损伤或肩袖肌群撕裂、上肢残余肌群的萎缩。失去知觉的皮肤容易导致患者假肢接触的部位易于破损。关节活动范围也应当评估,特别是重要的肩胛胸壁运动,例如为身体驱动假体的肩胛骨前伸力的双控制系统。异位骨化、关节囊挛缩或肌肉挛缩导致肘关节与肩关节活动范围的减少会妨碍假肢功能和使用的最大化。

功能受限

上肢截肢的功能状态取决于截肢的平面。手指缺失(拇指除外)的人群没有假肢也能有大部分的功能。拇指截肢者会丧失抓握大物的功能以及需要对指运动的手精细功能。使用残余手指进行拇指重建手术可显著改善手部功能。

经桡骨和经肱骨截肢者丧失了手功能,基本的和更高水平的日常生活活动受限,例如穿衣。Jang及其同事们[9]调查了上肢截肢者们日常生活活动受到的影响。受访者反映难以从事复杂的工作,以致换工作或失业。最常见的日常生活困难是系鞋带、使用剪刀以及拧瓶盖[9]。上肢截肢者经常遭受新的职业限制,这将会妨碍他们重返以前的工作。大多数人能凭借完整的对侧手和上肢适应几乎所有的基本日常生活活动。

假肢并不一定能改善功能。一些截肢者发现上肢假肢比较笨重从而完全放弃使用。Datta及其同事们[10]发现上肢截肢者有73.2%能重返工作,尽管有66.6%不得不改变工种。在本研究中,以创伤性上肢截肢者为主的人群中,假肢的总体排斥率约为34%。假肢大部分的用途主要是美观,25%的患者反映假肢对于驾驶非常有用,小部分的功能用于就业和娱乐活动。一些截肢者需要特殊的假肢以完成他们特定的工作活动。使用为特殊目的设计的合适假肢能够完成某些娱乐活动,例如高尔夫、网球及其他运动。截肢后回到这种令人愉快的爱好中是非常有益的。

诊断分析

除了详细的体格检查,一般不需要特别的诊断性检查。如果残肢较为虚弱,需要电诊断测试是否存在臂丛神经损伤。可能需要影像学检查判断是否存在由于假肢适配不当引起的骨髓炎、异位骨化或残端骨刺。如果想装配肌电假体,需要治疗师测试关键肌的肌电信号以及随意运动的控制,来判断残端是否能独立使用这些潜在的控制肌群。

治疗

早期治疗

对上肢截肢的管理包括持续性的治疗[3,11-15],这就需要在选择截肢时提供术前信息,如癌症病例。截肢管理首要考虑的是尽可能保留残肢的长度,特别是肘关节,这样可以保留肘的屈曲功能,就可不需要双控电路系统。具有这方面专业知识的康复医师、护士、物理或职业治疗师的早期介入对患者是非常有益的。康复团队的早期介入可提供关于假肢选择、持续康复以及截肢预后(如幻肢感)等对患者非常有帮助的信息。

康复治疗

早期康复治疗

截肢后第一时间的首要目的是伤口愈合、肿胀控制、预防挛缩及去适应截肢后状态。由于创伤或癌症导致的上肢截肢者通常都有正常的血供,手术伤口大多愈合良好。可利用弹力袜来防止水肿,弹力绷带8字缠绕为肢体远端施加压力但不会使循环受阻。在有条件的中心,术后会立即在手术室安装假肢。术后立即用软敷料包裹残端皮肤,并将假肢置于其上。术后安装假肢能适应外科引流,同时防止水肿的形成。术后即可安装假肢并进行早期康复训练。

术后早期对瘢痕组织粘连的评估和治疗非常重要。皮肤、肌肉和骨骼之间会形成瘢痕。在使用假肢移动关节或进行肌肉收缩时这些粘连会产生疼痛。

截肢可能会产生幻肢觉、伸缩性幻觉、残肢痛(residual limb pain, RLP)、幻肢痛[12]。幻肢觉很常见,定义为创伤或截肢术后的无痛性的身体知觉。伸缩性幻觉是指感觉到肢体残端逐渐缩短,从而肢体远端变得更近的感觉[12]。残肢痛或残端痛,是一种局限于截肢残留部分的疼痛。幸运的是,残疾性幻肢痛,被描述为身体缺失或失去传入部分的一种痛苦感觉,通常在发病前 6 个月,发作频率、持续时间和严重程度会逐渐减少[12]。尽管有许多治疗幻肢痛的方法,但目前仍没有确切有效的治疗方法[12-14]。药物、理疗、心理干预和替代疗法如针灸等必须以合理的方式进行,以确定最有效的治疗措施。物理治疗例如超声、振动、经皮神经电刺激、手法治疗和残肢按摩对幻肢痛可以起到缓解作用[12]。装配合适的假肢常常能有助于减少痛觉。已发表的病例系列研究和双盲随机对照试验研究支持应用 A 型肉毒毒素(botulinum toxin A, BTX-A)来管理残肢和幻肢痛。该病例研究随访和报告长达 3 个月。

神经调节药物,如抗抑郁药和抗癫痫药(加巴喷丁和普瑞巴林),经常被使用,但效果不一[12,14]。β 受体阻滞剂(普萘洛尔和阿替洛尔)对治疗幻肢痛有一定的效果[12]。如患者需要心脏或高血压药物治疗,选择 β 受体阻滞剂可能对这些伴有幻肢痛的截肢患者同时起到两种作用。辣椒素常用于局部疼痛,巴氯芬和氯硝西泮对痛性痉挛或屈肌痉挛也有一定的作用[12]。

当其他方法不能缓解幻肢疼痛时,阿片类药物可能在短期内对这些问题有效[12,14]。大多数截肢者的幻肢痛会存在间歇性剧痛,可以在需要时使用小剂量的短效阿片类药物(如羟考酮)治疗。对于少数严重、持续、幻肢和残端痛的患者,建议转至专门的疼痛中心。

已发表的病例系列研究和双盲随机对照试验研究支持应用 BTX-A 来管理残肢和幻肢痛[18]。该研究进行了 3 个月的随访报道明显减轻疼痛,并减少了药物的用量,改善了假肢穿戴的耐受性且没有副作用[18]。唯一的随机双盲研究包括 14 名患有顽固性 PLP 和残肢痛的截肢者。在该研究中,使用 BTX-A 注射与利多卡因/甲泼尼龙注射作为对照。两组药物都被注射到肌内、皮下组织和神经瘤中。两组注射均未能改善幻肢痛。然而,BTX-A 注射与利多卡因/甲泼尼龙注射两组在立即改善残肢疼痛方面分别是:$P = 0.002$ 和 $P = 0.06$,提高疼痛耐受方面分别是:$P = 0.01$ 和 $P = 0.07$。两组治疗效果均持续 6 个月,未观察到不良反应[17]。

康复和假肢管理

预防残肢挛缩和机体的退化是早期康复非常重要的目标。应查明严重创伤患者常见的任何其他伤害,并针对其进行补救和康复。对于身体驱动的假肢,肩胛胸壁的运动可通过缆绳系统提供操控假肢的动力。因此,肩关节活动范围及肩胛骨稳定性的训练对实现功能最大化很重要。例如,肘和肩关节的挛缩或者滑囊炎都会严重妨碍假肢的使用,应当积极解决此类问题。也应该进行早期的日常生活活动能力训练。治疗师应直接通过训练来改善无力,通过主动辅助运动和牵伸来改善挛缩。

关于假肢的详细讨论超出本章范围,详情请咨询专业的假肢矫形师和物理治疗师假肢可起到美容(被动)或功能活动的作用,或二者得兼。总体来说分为两类:身体驱动型和肌电型[3,15]。身体驱动型假肢使截肢者能够利用残存的身体运动来控制终端装置的运动和发力。身体驱动型通常不够美观,且活动范围和抓握力度有限,但是更便宜、耐用。肌电型假肢是由残肢肌肉和肩胛带产生的电信号控制的。肌电型假肢在自主控制下从残存肌肉中提取信号,以激活和控制假肢中的驱动马达[18]。这些设备的价格比较高,需要专门的假肢矫形技术来制造和维护它们,但它们通常更美观,更适合选用它们的患者。假肢功能的体现取决于个体的目标,与美观、功能和心理性因素相关[16]。假肢处方也应考虑到个体的认知水平和学习设备操控的能力。皮肤破损可发生于有皮肤移植或有皮肤黏附于骨下的骨突上。可能需要调整假肢接受腔与悬吊系统或暂停使用假肢,直到皮肤的破损愈合。

为满足截肢军人的需要,美国国防部高级研究计划局(Defense Advanced Research Projects Agency, DARPA)拨款研发了两种先进的上肢假肢解决方案。其中一种是运用神经控制;另一种是德卡臂,使用"绳索"系统,可通过非侵入性方式进行控制[5]。先进技术的实施,需要康复团队众多成员的通力协作。成功在很大程度上取决于有无训练有素的专业人员来帮助和培训截肢患者,以及有无资源支付这些服务的费用[5],远程医疗可能有助于克服其中一些障碍。随着植入式神经传感装置和靶向肌肉神经再支配(targeted muscle innervation, TMR)的发展,上肢假肢的应用领域也在发生着改变。靶向肌肉神经再支配将残存的外周神经植入残肢内或残肢附近的肌肉中,随后对这些肌肉进行神经再支配。利用这些与肢体原始功能直接相关的表面肌电信号,实现对外部动力假肢的控制[18]。多种能假肢终端设备可能将很快问世[16]。

介入治疗

大多数与上肢截肢患者护理相关的治疗侧重于疼痛管理技术，如在疼痛性神经瘤周围的局部麻醉剂注射、神经阻滞、按摩或整脊手法。针灸、催眠、生物反馈在幻肢痛的管理方面也有不同程度的作用[14]。

技术设备

到目前为止，市场上最先进的上肢假肢包括：Michelangelo 手、BeBionic 手、i-Digi 手、i-limb 手、仿生手。这些假肢具有多种特征，包括单个活动手指、可变的握力和具手关节。

假肢安装后的功能发挥取决于假肢接受腔的稳定连接。因此，一些研究致力于运用皮下骨整合植入技术来改善这个连接面[19]。该装置的目的是改善压力分布，增加接触面，同时保持选择稳定性。虽然有望降低上肢假肢的排斥率，但使用这种装置确实存在很大的感染风险[6,19]。

目前，有一些上肢假肢使用植入式神经传感装置和靶向肌肉神经再支配技术。目标运动神经再支配是一种建立在肌电技术基础上的侵入性方式，运用残肢周围神经使残肢或残肢附近肌肉神经再支配[21]。例如，正中神经支配手屈肌，因此，通过用正中神经"重新支配"胸大肌，假肢使用者就能通过够刺激"自然"神经来合上手，使假肢的使用更加便捷[7,20]。尽管研究显示这些移植很成功，仍需等待FDA 批准进行临床试验。

新兴的假肢研究正在研究脑-机接口（brain-computer interface，BCI）技术的使用。这项技术的目标是建立大脑与外部世界的连接，希望创造出高度灵巧的假肢或外骨骼辅助设备[21]。最初的实验选择研究侵入性 BCI 在单一维度上进行的活动。尽管该方式具有可喜的表现，但侵入式的选择带来与手术过程和长期电极植入相关的风险。为避免此类风险，Meng 等对非侵入式脑电图 BCI 的功效进行了研究。他们能够通过非侵入性 BCI 技术操控机械臂，以接近并抓取和移动位于受限三维空间中的物体。

为了满足截肢军人的需求，DARPA 拨款研发了两种先进的上肢假肢解决方案。一种使用神经控制，另一种使用非侵入性（如脚控制）"绳索"系统进行控制[23,5]。2014 年，FDA 批准了由 DARPA 拨款的"动力进化下的生命"（LUKE）手臂项目，该手臂配备具有振动刺激和充气压力垫的感觉反馈集成信息系统，计划于 2017 年向军人和平民提供。

DARPA 的特别计划包括革命性假肢、可靠的神经接口技术、手部本体感觉和触摸接口。这些计划的重点是外周和中枢神经系统接口技术的研发。这些接口技术着重于研发向假肢使用者提供触觉和本体感受反馈，以及向假肢下达运动指令。

在 2016 年的一次展示中，DARPA 展示了一种上肢假肢技术，该技术能够使假肢对活体人体的感觉反馈达到 100% 的准确性。这种反馈是由植入大脑运动和感觉皮质的四个微电极阵列提供的。该项目正在进行进一步的研究和开发，手部本体感觉和触摸接口假肢系统希望在 2019 年之前获 FDA 的批准[2]。其中一种是运用神经控制；另一种是德卡臂，使用"绳索"系统，可通过非侵入性方式进行控制[5]。先进技术的实施，需要康复团队众多成员的通力协作。成功在很大程度上取决于有无训练有素的专业人员来帮助和培训截肢患者，以及有无资源支付这些服务的费用[5]，远程医疗可能有助于克服其中一些障碍。随着植入式神经传感装置和 TMR 的发展，上肢假肢的应用领域也在发生着改变。靶向肌肉神经再支配将残存的外周神经植入残肢内或残肢附近的肌肉中，随后对这些肌肉进行神经再支配。利用这些与肢体原始功能直接相关的表面肌电信号，实现对外部动力假肢的控制[19]。多种能假肢终端设备可能将很快问世[17]。

手术

对于影响假肢安装的骨刺，翻修手术有时是必要的。手术部位的良好愈合以及骨端软组织覆盖良好对促进假肢的使用是最有利的。此外，手术切除瘢痕粘连组织对改善假肢功能是很有必要的。在一项与战争有关的上肢截肢的研究中，42% 的人接受了翻修手术。翻修手术最常见的适应证依次为异位骨化切除、伤口感染、神经瘤切除、伤口裂开、瘢痕翻修、挛缩松解。在接受修整手术的组中，常规假肢的使用率从翻修前的 19% 增加到翻修后的 87%[22]。

潜在的疾病并发症

对于上肢截肢者而言，残肢痛以及严重的幻肢痛都可能发生。肢体的其他部分可能发生关节挛缩，也可产生冻结肩和粘连性关节炎。需特别关注可能同时伴有外周神经或臂丛神经损伤。自述肌骨疼痛在上肢截肢者中比对照组更为常见，通常发生在颈部、上背部和肩部[23]。

据报道，由于难以适应肢体丧失可导致抑郁症。进行心理咨询和成立互助小组互相支持是极其有价值的。

潜在的治疗并发症

手术并发症包括术后伤口感染和术后伤口不愈。神经离断后可能形成神经瘤，将神经末梢埋在大的软组织团块下可以减少神经瘤刺激的可能性。

很多用于治疗幻肢痛的药物都有潜在副作用，包括口干，便秘，体重增加，意识模糊，心血管反应以及成瘾性。副作用因药物种类和剂量而异。

装配不当的假肢会导致皮肤破损，多汗症、毛囊炎或卫生条件不良会加重这种情况。

据报道，对非截肢肢体劳损的预计要高于正常人群[10]。其中包括因个人完成某些任务时采用不良的体姿和人体力学而造成的重复性劳损[24]。

（毛锐涛　译　李凯　校　白玉龙　审）

参考文献

1. National Limb Loss Information Center. Amputation statistics by cause. Limb loss in the United States. NLLIC fact sheet; 2008. http://www.amputee-coalition.org/fact_sheets/amp_stats_cause.pdf [accessed 07.10.12]. Limb Loss Statistics. Amputee Coalition. http://www.amputee-coalition.org/resources/limb-loss-statistics/[accessed 03.14.17].
2. Ziegler-Graham K, MacKenzie EJ, Ephraim PL, et al. Estimating the prevalence of limb loss in the United States: 2005–2050. *Arch Phys Med Rehabil.* 2008;89:422–429.
3. Dillingham TR, Pezzin LE, MacKenzie EJ. Limb amputation and limb deficiency: epidemiology and recent trends in the United States. *South Med J.* 2002;95:875–883.
4. Dillingham TR, Pezzin LE, MacKenzie EJ. Racial differences in the incidence of limb loss secondary to peripheral vascular disease: a population-based study. *Arch Phys Med Rehabil.* 2002;83:1252–1257.
5. Dillingham TR, Pezzin LE, MacKenzie EJ. Incidence, acute care length of stay, and discharge to rehabilitation of traumatic amputee patients: an epidemiologic study. *Arch Phys Med Rehabil.* 1998;79:279–287.
6. Barmparas G, Inaba K, Teixeira P, et al. Epidemiology of post-traumatic limb amputation: a national trauma databank analysis. *Am Surg.* 2010;76:1214–1222.
7. Resnik L, Meucci MR, Lieberman-Klinger S, et al. Advanced upper limb prosthetic devices: implications for upper limb prosthetic rehabilitation. *Arch Phys Med Rehabil.* 2012;93:710–717.
8. Tarim A, Ezer A. Electrical burn is still a major risk factor for amputations. *Burns.* 2013;39:354–357.
9. Jang CH, Yang HE, Yang HE, et al. A survey on activities of daily living and occupations of upper extremity amputees. *Ann Rehabil Med.* 2011;35:907–921.
10. Datta D, Selvarajah K, Davey N. Functional outcome of patients with proximal upper limb deficiency—acquired and congenital. *Clin Rehabil.* 2004;18:172–177.
11. Nelson VS, Flood KM, Bryant PR, et al. Limb deficiency and prosthetic management. 1. Decision making in prosthetic prescription and management. *Arch Phys Med Rehabil.* 2006;87:S3–S9.
12. Bartels K, Cohen SP, Raja SN. Postamputation pain. In: Benzon, Raja, Liu, Fishman, Cohen, eds. *Essentials of Pain Medicine,* 3rd ed. Elsevier; 2011.
13. Roberts TL, Pasquina PF, Nelson VS, et al. Limb deficiency and prosthetic management. 4. Comorbidities associated with limb loss. *Arch Phys Med Rehabil.* 2006;87:S21–S27.
14. Hanley MA, Ehde DM, Campbell KM, et al. Self-reported treatments used for lower-limb phantom pain: descriptive findings. *Arch Phys Med Rehabil.* 2006;87:270–277.
15. Dillingham TR. Rehabilitation of the upper limb amputee. In: Dillingham TR, Belandres P, eds. *Rehabilitation of the Injured Combatant.* Washington, DC: Office of the Surgeon General; 1998:33–77.
16. Lake C, Dodson R. Progressive upper limb prosthetics. *Phys Med Rehabil Clin N Am.* 2006;17:49–72.
17. Intiso D, Basciani M, et al. Botulinum toxin type A for the treatment of neuropathic pain in neuro-rehabilitation. *Toxins (Basel).* 2015;7(7):2454–2480.
18. Dawson M, Carey J, Fahimi F. Myoelectric training systems. *Expert Rev Med Devices.* 2011;8:581–589.
19. Salminger S, Gradischar A, et al. Attachment of upper arm prostheses with a subcutaneous osseointegrated implant in transhumeral amputees. *Prosthet Orthot Int.* 2016.
20. Ovadia S, Askari M. Upper extremity amputation and prosthetics. *Semin Plast Surg.* 2015;29:55–61.
21. Meng J, Zhang S, et al. Noninvasive electroencephalogram based control of a robotic arm for reach and grasp tasks. *Scientific Reports.* 2016;6:38565.
22. Kuiken T. Targeted reinnervation for improved prosthetic function. *Phys Med Rehabil Clin N Am.* 2006;17:1–13. updated information with new publication- Ovadia 2015.
23. Defense Advanced Research Projects Agency. https://www.darpa.mil/news-events/2016-10-13.
24. Jones LE, Davidson JH. Save the arm: a study of problems in the remaining arm of unilateral upper limb amputees. *Prosthet Orthot Int.* 1999;23:55–58.

第 120 章

下肢截肢

Gerasimos Bastas, MD, PhD

同义词

膝下截肢——经胫骨截肢
膝上截肢——经股骨截肢
残肢——残肢或残端

ICD-10 编码

G54.7	有疼痛的幻肢综合征
G54.6	无疼痛的幻肢综合征
R26.2	行走困难
S98.131	右小趾完全创伤性截肢
S98.141	右小趾局部创伤性截肢
S88.911	右小腿完全创伤性截肢,非特指
S88.921	右小腿局部创伤性截肢,非特指
S88.111	膝踝关节之间水平的右小腿完全创伤性截肢
S88.121	膝踝关节之间水平的右小腿局部创伤性截肢
S88.011	膝水平的右小腿完全创伤性截肢
S88.021	膝水平的右小腿局部创伤性截肢
T87.40	截肢残端感染,非特指的肢体
T87.33	截肢残端神经瘤,右下肢
T87.34	截肢残端神经瘤,左下肢
Z44.9	非特指的外部假肢装置的安装和调整
Z89.511	右侧膝盖以下腿部肢体后天性缺如
Z89.611	右侧膝盖以上腿部肢体后天性缺如
Z89.612	(上述以1结尾的代码可以更改为2结尾以表示左侧受累,例如,左侧膝盖以上腿部肢体先天缺如。)

截肢水平和流行病学

截肢水平包括:部分足趾(足趾的任何部分),足趾关节离断术(在跖趾关节处),射线切除术(足趾及其相关的跖骨),经跖骨(在跖骨中段),跖趾离

断术(Lisfranc),中跗(Chopart),跟胫关节融合术(Boyd 或 Pirigoff 截肢取决于手术入路),足踝关节离断术(Syme 切除术在腓骨远端和胫骨内侧髁关节至胫骨下关节面水平,保留足跟部皮瓣)。膝上和膝下的术语虽然仍在使用,但更恰当地分别被称为经胫骨和经股骨。膝和髋关节的离断术通过各自的关节发生。偏侧骨盆切除术涉及单侧盆腔的切除(包括臀部)和同侧下肢的部分切除。偏侧骨盆切除术是在 $L_4 \sim L_5$ 以下切除。

2005 年,美国估计有 975 000 人存在下肢缺如[1]。绝大多数(占 54%)因血管性疾病导致截肢,其中 2/3 有继发性糖尿病[2]。超过 50% 的血管异常截肢主要是经股骨(占 25.8%)和经胫骨(占 27.6%)[2,3],42.8% 涉及更多远端水平(部分足,射线,足趾)。大多数发生在 60 岁及以上的人群中。在美国,每年大约有 82 000 个非创伤性、糖尿病相关的下肢截肢。创伤是第二常见的原因(22%),其次是肿瘤(5%)。在 10~20 岁的儿童中,肿瘤是最常见的原因。男性人数超过女性,与疾病相关的男女比例为 2.1:1 和与创伤相关的肢体缺如男女比例为 7.2:1[4]。据估计,下肢缺如的全球发生率为每 10 万人中有 5.8~31 人,根据地区报告差异存在显著差异[5]。

截肢手术

对手术方法的了解可以更好地评估术后并发症和预后。在以往的技术中,切除的肌肉会出现短缩和萎缩,使假肢行走和皮肤完整性上出现问题。较新的技术采用肌肉成形或骨肌成形(肌瓣固定术)的方法。肌肉成形术包括横穿骨骼末端的筋膜层之间的肌肉间附着,防止过度挛缩和萎缩,并保留一些肌肉以控制接受腔的活动。它们在血管异常的个案中被使用,以确保远端肌肉组织的活力。骨肌成形术将切除的肌肉末端固定在长断骨的远端,改善了对运动的控制,从而提升对接受腔的耐受性和控制力。在胫骨水平,前胫骨远端应该

是斜面,腓骨应切除(2~2.5cm)更接近胫骨。在接受腔内胫骨和腓骨之间的相对运动(称为"筷子")可能是不舒服和有害的。Ertl 骨肌成形术[6]试图通过创建一个胫腓骨神经支配桥来控制这种情况,据称该桥可以促进残端的负重。闭合骨质髓内管和神经血管结构的治疗可以减少瘢痕组织中动静脉形成和神经残根的包绕。此过程的各个方面可以全部或部分应用于其他截肢水平。对于行走可能性较低的患者,经胫骨截肢的膝关节离断术可以考虑,可降低膝关节屈曲挛缩和皮肤破裂的长期风险[7]。对于具有良好行动潜力的患者,作为首次手术或较低水平的修复,膝关节离断术也可尝试经股骨截肢[8]。Mazet 手术包括股骨髁远端部分在髁间隙中的髌骨切除术,和大腿肌肉组织的远端肌瓣固定术。它保留了远端承重和更长的力臂,从而提高了稳定性和推进力。髋关节离断术和偏侧骨盆水平的手术计划必须确保截肢部位有足够的肌肉皮肤覆盖,以便舒适地使用接受腔。

症状

截肢后症状可能包括疼痛、幻肢感觉、幻肢痛和残留疼痛的延迟复发。患者可能会报告使用的接受腔不舒服,残留的皮肤破裂,行走能力下降和跌倒。手术部位疼痛很常见,应在手术后几周内缓解。据报道,慢性残留疼痛发生率在 10% ~ 25%。一些疾病会导致残肢疼痛,包括但不限于水肿、局部缺血、神经根病、交感神经痛、神经瘤、骨髓炎、骨刺、骨质过度生长、异位骨化、软组织炎症(残端滑囊炎)和积液。

幻肢感觉是指已切除的肢体中存在感觉障碍或异常感觉(麻刺感,针刺痛,麻木,沉重,束缚,瘙痒)。手术后的第一年,由于残端脱敏以及开始使用收缩器和接受腔,它们的频率和强度下降。此后患者通常会出现间歇性,无衰弱的幻觉。有些人可能会经历一种"可收缩"现象,被描述为感知到肢体(即脚)向截肢部位靠近,偶尔会出现在非解剖角度或体位。

幻肢痛是肢体缺如部位一种令人痛苦的感觉。患者可将其描述为压缩感,刺痛,灼热或冰冷。由于研究方法和人口的差异,报告显示的发病率为 0.5% ~ 100%。最近的研究表明,高达 85% 的截肢患者会在一段时间内出现幻肢痛[9]。正进行的新研究探索了从局部初级传入神经元的异位作用,提示

持续的幻肢痛与背根神经节有关[10]。下背或健侧下肢疼痛可能由于不合适的假肢或对线不良、一段时间的存在偏差的步行后。

体格检查

必须确定患者具有安全使用和管理假肢(包括卫生,故障排除和设备维护)的认知能力。检查上肢灵活性是否能够独立地穿脱和操作假肢;对损伤情况的关注可能影响接受腔悬挂方法,假肢控制和其他辅助装置的选择。必须评估双下肢的肌力、关节活动度、畸形或关节的动态不稳定性和皮肤完整性。若要安全行走,徒手肌力测试至少达 4/5 级。为了检查患者是否存在脊柱侧凸或脊柱前凸,骨盆位置(侧向或前倾)以及健侧肢体有无足外翻或扁平足,应评估其在站立相和行走时脊柱的被动和动态对位对线。

不管是关节周围结缔组织结构如韧带变硬,还是肌肉缩短引起的挛缩均会导致关节活动范围受限。功能性挛缩是由于持久的关节不全范围活动的体位下产生的。例如,膝关节和髋关节屈曲挛缩可能是由于长时间的习惯性坐位造成的。机械挛缩是由于无对抗的肌肉活动引起的。例如,经股骨截肢者可能因牢固附着的肌肉对切除和减弱的髋关节内收肌和腘绳肌无法产生对抗的作用造成髋关节屈曲和外展挛缩。20° 以下的膝关节(胫骨残骸)或髋关节(经股骨水平)的屈曲挛缩可以与假肢接受腔完成对位对线;更大的挛缩使假肢适配更具挑战性,有更高的安全要求。无挛缩则能更好穿戴假肢行走[11]。

术后,未愈合的切口会有缺血、潜在血肿或脓肿的表现,可通过去除缝合线以便于排出脓肿或血肿。若出现渗出的脓性分泌物,需要立即进行影像学(采用适当的方式)评估潜在受累程度。在严格的无菌技术下获得的样品,才能送去革兰氏染色和培养。应避免使用长尖棉签探查创面,以减少将表面污染物带入到更深层组织的风险,除非在彻底清洁伤口表面后进行此操作。

在成熟的残端上,黏附的瘢痕组织可能导致对接受腔的不良耐受性。假肢使用者中的残留皮肤破裂可由压力或剪切力引起。残肢与接受腔壁的相对运动引起可以分离表皮和真皮层的剪切损伤,造成浆液性或血清性水疱。除非另有检验证明,否则骨突处的不可褪色的红斑往往是压疮。持续增加的局

部压力可能通过皮肤老茧和裂缝缓慢进展,或者通过深层组织损伤和覆盖的皮肤损伤而迅速发展。所以假肢矫形师或患者对接受腔和其他部件(例如内衬)的相应磨损情况进行检查很重要,减少对假肢不按常规地进行修改。在病变愈合并对接受腔进行适当调整之前,不应佩戴假肢。

远端残肢瘀青提示假肢安装不良,与接受腔底部接触增加。相反,由于近端收缩阻止残端完全进入接受腔而可能发生阻塞现象,会导致远端完全缺乏接触。缺乏远端接触,在残肢和接受腔之间具有负压,导致静脉和/或淋巴回流受损,慢性淋巴水肿,以及随后形成的疣状斑块增生。后者有继发性溃疡和感染的风险。疣状斑块不需要严格的化学、生物化学或机械清创处理,当轻微压缩(通过适当的塑形器或衬垫)并且恢复与接受腔的完全接触时是可逆的。影响残端的皮肤病也可包括但不限于接触性皮炎(对于清洁剂,皮肤产品或修复材料),细菌性毛囊炎或蜂窝织炎,向内生长的毛发,皮肤霉菌病和病毒感染(传染性软疣)。

没有感染迹象或症状的残留疼痛应评估神经瘤(沿周围神经解剖过程的触诊和叩击)。没有一致疼痛症状的皮肤破裂应该及时评估残肢的感觉水平和质量(精细触觉,温度觉和深压觉)。意外的骨骼畸形,骨膜软组织疼痛或无痛触诊的坚硬物,都应该提示放射学检查以评估骨刺或异位骨化。

必要时应使用假肢和其他辅助设备进行步态评估,以确保安全。观察步态分析时应注意在站立,重心转移和肢体前进过程中健侧肢体和假肢的偏差。明显的步态偏差应结合物理检查结果分析,与假肢矫形师沟通以帮助指导修改,并由物理治疗师对其功能性步态障碍进行个性化评估和平衡再训练。若存在跌倒史应及时评估其他系统,如视力、平衡,其他神经或肌肉骨骼损伤,以及假肢功能障碍。

功能受限

功能受限在很大程度上取决于个体发病前的状态。对于外伤性单侧下肢截肢缺如但其他身体结构方面健康的患者在穿戴假肢行走时,对于踝关节水平的截肢会额外增加 15% 的能量消耗,经胫骨水平的额外增加 25% ~ 30%(双侧为 50%),经股骨水平的额外增加 75%,髋关节离断术或偏侧骨盆水平的则额外增加 110% ~ 200% 的能量消耗。对于有糖尿病和缺血性截肢的患者,其能量消耗会在先前水平上再额外增加 26% ~ 40%[2,11]。

对于患有多种心血管和肺部合并症的老年人,当生理储备不足或心脏安全边际降低不足以使用辅助设备进行行走时,应鼓励利用轮椅进行活动和转移的方式达到功能独立[12]。心输出量明显受损的个体可能不适合佩戴假肢,因为使用假肢步行[11]的需求增加会导致强制心输出量的增加,这将使得该类患者难以耐受。与 Framingham 风险评分相匹配的对照组相比,截肢者的冠状动脉钙化评分非常高。研究表明超过 2/3 的截肢患者存在中等至大量的冠状动脉疾病。评估无症状冠状动脉疾病的截肢患者并考虑预防性血运重建可能是有意义的[13]。冠状动脉旁路移植术后的患者将无法使用先前因截肢而适配的假肢(保留胸骨预防措施),所以应该考虑如电动轮椅等作为替代。对于继发于外周血管疾病的新截肢的个体可能需要心脏评估以建立运动处方的参数。

视力、前庭、本体感觉系统损伤,肌肉的功能和影响姿势稳定性的反射失调,自主神经功能障碍,药理副作用,假肢的安装不到位或故障以及假肢配件的质量可能引起安全性和跌倒问题。

由于疼痛导致的功能受限与日常生活活动的参与减少有关。一般来说,幻肢感很少会使人衰弱,而幻肢痛可能会严重限制,阻碍他们参与配置假肢前的康复和假肢使用。动态假肢使用者可能会出现步态偏差,以适应较差的假肢装置或减少在使用时不必要的疼痛。

截肢者的临床抑郁率为 18% ~ 35%。抑郁症应与悲伤反应和术后调整期心理区别[14]。

诊断检查

残肢疼痛如果怀疑有骨刺或异位骨化,应首先用 X 线检查。对于软组织异常的检查,高分辨率超声是首选。当初始影像检查与临床结果表现不符时,应使用磁共振成像做进一步检查[15]。

诊断性和治疗性应用交感神经阻滞有益于幻肢痛的缓解。偶尔,借助电诊断研究鉴别幻肢痛是来自神经放射症状,还是局部原因。

在年轻的截肢者中,有时有必要获得残端的 X 线片以评估骨是否过度生长(通常在检查时很明显,X 线片可确认过度生长的程度)。

治疗

早期治疗

初始治疗侧重于水肿控制及残端的塑形、伤口愈合、挛缩的预防和疼痛管理。

表 120.1 列出了水肿控制的选项[16,17]。

恰当方法的选择任务就落在术后护理人员的身上并取决于患者和/或看护人的见识,以及演示安全、有意义使用的能力。

表 120.1　水肿控制的治疗方法		
治疗方法	**优点**	**缺点**
小腿截肢患者		
膝以上的石膏	防止膝关节屈曲挛缩	笨重,不方便,难以活动
	提供保护	不能看到伤口
	无需患者移动技巧或处理手段	无法脱下
	花费较少	有皮肤破溃的潜在可能
残端弹力袜	方便穿脱	花费:当残端水肿开始消退时需要更换
	能够观察伤口	
	使患者习惯使用弹力袜	
	提供残端的塑形	
刚性可拆卸接收腔(图 120.1)	为残端最后安装的假肢做好良好准备	治疗师、医师、假肢适配师需要学会制作
	培养患者评估是否需要残端弹力袜的独立性	如果穿戴错误可能会出现皮肤破溃
	良好地控制水肿	
	提供一些软组织的保护	
	能够观察伤口	
弹性绷带	容易获得	患者需要学会熟练地穿脱
	能够观察伤口	如果绑带松开会有剪切力损伤的潜在可能
	适应所有形状和尺寸	每天必须重复穿戴多次,以避免潜在的松脱
	良好控制水肿	
股骨截肢患者		
残端弹力袜、弹力绷带	与小腿截肢患者穿戴的优点与缺点相同	

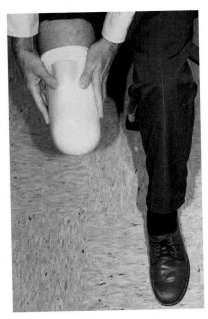

图 120.1　使用刚性可拆卸接受腔(*From Lennard TA. Pain Procedures in Clinical Practice*, 2nd ed. *Philadelphia*:*Hanley & Belfus*;*2000.*)

应教育患者避免挛缩的做法和正确体位。教育、对患者的安慰以及持续的触觉输入(如按摩远端残肢)可增强对幻象感觉的适应性。

用于治疗幻肢痛的方法有很多,然而,没有一种明确的治疗方法可达到最好的效果。最初的药物干预包括非麻醉性和麻醉性镇痛药;非甾体抗炎药;抗惊厥药和膜稳定剂,特别是加巴喷丁,度洛西汀和普瑞巴林;三环类抗抑郁药[14]。镜像疗法在减轻幻肢感觉和疼痛方面的普遍效果有限[18]。该疗法在患者的双下肢之间放置一面镜子,要求患者集中注意力并完整地移动被反射的肢体。这种方法旨在利用大脑优先使用视觉而非本体感受反馈对肢体进行定位。因此,人工视觉反馈可能使幻肢从感知到的疼痛位置“移动”或“松开”成为可能。因此,镜像疗法在报告患肢不舒服或持续非解剖定位的患者中有一些应用。

康复治疗

假肢前期训练侧重于单肢移动或轮椅水平的活

动和自我护理的功能独立性,避免髋关节和膝关节挛缩,以及残肢恢复和脱敏。随着切口愈合,可以指示患者进行瘢痕活化以减少黏附瘢痕组织。适度敲击整个残肢有助于脱敏并促进初始接受腔的安装意愿。在截肢后的几个月里,可以通过继续使用适当大小的假肢塑形器或衬垫来控制水肿、残端大小和形状的成熟。

假肢处方超出了本章的范围;然而,读者可以参考有关假肢成分和处方的多种文本之一[19,20],医疗保险使用 K 水平来确定个体的功能潜力,并据此调整假肢组成(表 120.2)。假肢制作完成后,将为患者和假肢矫形师安排预约医师门诊。对假肢的适配进行基本评估,与此同时推荐物理治疗以进行假肢使用的训练,或对假肢进行调整。必须教导患者如何穿脱假肢以及何时添加袜子以获得更好的贴合度(如果与使用的悬挂方法兼容)。应该教育患者定期检查残留的皮肤(通常用长柄镜子做得最好)。下肢假肢使用者的物理治疗必须包括防止挛缩,保持核心柔韧性和力量,下肢柔韧性和力量,以及假肢步态和平衡再训练的教育。在物理治疗出院之前,强烈建议制订解决所有这些项目的家庭锻炼计划。

表 120.2	K 水平
K0	无论辅助与否,均没有安全步行或转移的能力或潜力,且假肢并不能提高其活动能力或生活质量
K1	拥有在假肢辅助下在水平表面以固定节律步行或转移的能力或潜力——是限制性或无限制性家庭性步行者的典型代表
K2	拥有可跨越周围环境低水平障碍,例如路边台阶、楼梯或不平坦表面的步行能力或潜力——是受限的社区性步行者的典型代表
K3	拥有以变化节律步行的能力或潜力——是那些可跨越周围环境大多数障碍且可能拥有因职业性、治疗性或练习性活动而使用假肢的需求而非单纯步行的社区性步行者的典型代表
K4	拥有在假肢辅助下超越原有的步行技巧,展现出高冲击、高强度或高能量水平——是拥有假肢需求的儿童、活动的成人或运动员的典型代表

作业治疗包括识别必要的设备(例如,厕所安全框架,浴盆转移台)以及从轮椅或健侧单肢行走完成独立的自我照顾。当患者接受假肢并完成独立自我照顾时,也应该进行作业治疗,特别是穿戴假肢进行下半身自我料理,如厕和进行家务活动。

大多数(80.5%)下肢假肢使用者在截肢后 3.8 个月能够恢复汽车驾驶。右侧截肢的人可能需要修改车辆(40%)或者可能需要改用左脚驾驶方式[21]。

介入治疗

幻肢痛的治疗包括交感神经阻滞,通常在荧光透视引导下进行。症状性神经瘤可以在截肢后 1~12 个月甚至数年显示为局灶性软组织肿块,触诊时可重现疼痛,局部麻醉注射可使疼痛缓解。手术切除是一种选择,但可能导致新的(疼痛的)神经瘤[22]。

技术设备

经皮植入式假肢正在积极探索作为假肢组件直接悬吊/固定到残余四肢骨骼,避免了对假肢接受腔的需求[23]。通过单阶段或双阶段的手术将螺纹钛植入残留的骨干(股骨或胫骨)中,再经皮孔向远端取出。典型的假肢部件直接附加到骨整合植入物的专用外部连接器上。假肢周围(骨)的松动以及深层与浅表部位的感染仍然是重要的问题,目前正在研究该方法,并用于特定的患者亚群。临床试验、基础研究和进一步的技术开发工作很有必要也正在进行中。

修复手术

如果残端因缺血或感染而受损,则表明需要手术。由于腘绳肌松解会抑制行走能力,此手术作用有限或根本没有作用。

残端修复术似乎对于治疗幻肢痛的没有任何作用。在治疗幻肢痛方面,很少有数据可以支持神经后根入髓区毁损术、神经后根切断术、神经后束切断术、丘脑切开术或皮质切除术。我们进行了一项局部手术治疗幻肢痛的小型试验,即坐骨神经的分离,并且在腘窝附近将两个部分以吊带的方式重新连接。在 15 名接受治疗的患者中,14 名患者表示此方法“非常有用”。

在 10%~30% 的先天性肢体缺如/畸形的病例中,骨的过度生长可能发生在生长发育的突增期,这必须通过外科手术解决。远期计划可能包括提前切除或毁损复杂的骨生长板。在后天截肢的成年人中,疼痛性骨刺发展在尝试假肢接受腔的适应和校准之后仍无症状缓解,可能需要手术介入。

潜在的疾病并发症

最常见的并发症是由于感染、缺血或直接创伤导致的手术切口裂开。使用抗生素（已取得标本培养）和局部伤口护理进行保守治疗是合理的。若伤口坏死加剧、腐烂分泌、发热或发冷，则需要外科医师重新评估。

其他并发症可能涉及心脏缺血，既往不活跃的个体开始使用超过 100% 的能量进行步态训练时会出现此症状[11]。合理的步态训练指南是评估一个人利用拐杖或其他辅具健侧下肢行走的能力。不能忍受使用辅助装置单脚安全跳跃短距离的人可能不适合用假肢行走。四肢大肢体截肢的患者的发病率和死亡率较高。对于血管功能障碍和糖尿病患者经股动脉截肢的 1 年存活率为 50.6%，而经胫骨截肢患者的为 74.5%。5 年生存率分别为 22.5% 和 37.8%（肾病晚期的存活率在截肢后 5 年内低至 14%）[2,3]。

潜在的治疗并发症

皮肤破裂是使用假肢最常见的并发症。应指导患者每天检查残肢，并立即报告持续的、不可分辨的红斑迹象。建议停止使用假体，直到评定和修改假肢的接受腔为止。检查药物的适当剂量，以及可能的副作用和药物间的相互作用。患者可能会因步态异常而出现骨骼肌重复性压力损伤的症状。非优化的假肢步行模式会使下肢截肢者在力线不对称和控制力差的情况下更容易出现步态异常，从而促进继发性骨骼肌退化的发生。

（张蓓华　译　彭松波　校　白玉龙　审）

参考文献

1. Esquenazi A, Yoo SK. Epidemiology and assessment lower limb amputations. Knowledgenow.com. Published November 7, 2012. Accessed February 19, 2014.
2. Ziegler-Graham K, MacKenzie EJ, Ephraim PL, et al. Estimating the prevalence of limb loss in the United States: 2005-2050. *Arch Phys Med Rehabil*. 2008;89:422–429.
3. Dillingham TR, Pezzin LE, MacKenzie EJ. Limb amputation and limb deficiency: epidemiology and recent trends in the United States. *South Med J*. 2002;95:875–883.
4. Leonard EI, McAnelly RD, Lomba M, Faulker VW. Lower limb prosthesis in physical medicine and rehabilitation. In: Braddom RL, ed. *Physical Medicine and Rehabilitation*, 2nd ed. Philadelphia: WB Saunders; 2000:279–310.
5. Moxey PW, Gogalniceanu P, Hinchliffe RJ, et al. Lower extremity amputations–a review of global variability in incidence. *Diabet Med*. 2011;28(10):1144–1153.
6. Talyor BC, Poka A. Osteomyoplastic transtibial amputation: the Ertl technique. *J Am Acad Orthop Surg*. 2016;24(4):259–265.
7. Albino FP, Seidel R, Attinger CE, et al. Through knee amputation: technique modifications and surgical outcomes. *Arch Plast Surg*. 2014;41(5):562–570.
8. Morse BC, Sull DL, Taylor SM, et al. Through-knee amputation in patients with peripheral arterial disease: a review of 50 cases. *J Vasc Surg*. 2008;48(3):638–643.
9. Ehde DM, Czerniecki JM, Smith DG, et al. Chronic phantom sensations, phantom pain, residual limb pain, and other regional pain after lower limb amputation. *Arch Phys Med Rehabil*. 2000;81:1039–1044.
10. Vaso A, Adahan HM, Gjika A, et al. Peripheral nervous system origin of phantom limb pain. *Pain*. 2014;155(7):1384–1391.
11. Friedan RA, Brar AK, Esquinazi A. Fitting an older patient with medical comorbidities with a lower limb prosthesis. *PM R*. 2012;4:59–64.
12. Morgenroth DC, Czerniecki JM. The complexities surrounding decisions related to prosthetic fitting in elderly dysvascular amputees [letter]. *PM R*. 2012;4:540–542.
13. Nallegowda M, Lee E, Brandstater M, et al. Amputation and cardiac comorbidity: analysis of severity of cardiac risk. *PM R*. 2012;4:657–666.
14. Roberts TL, Pasquina PF, Nelson VS, et al. Limb deficiency and prosthetic management. 4. Comorbidities associated with limb loss. *Arch Phys Med Rehabil*. 2006;87:S21–S27.
15. Subedi N, Heire P, Ali SI, et al. Multimodality imaging review of the post-amputation stump pain. *Br J Radiol*. 2016;89:20160572.
16. Mueller MS. Comparison of rigid removable dressings and elastic bandages in preprosthetic management of patients with below-knee amputations. *Phys Ther*. 1982;62:1438–1441.
17. Wu Y, Krick H. Rigid removable dressings for below knee amputees. *Clin Prosthet Orthot*. 1987;11:33–44.
18. Barbin J, Seetha V, Perennou D, et al. The effects of mirror therapy on pain and motor control of phantom limb in amputees: a systematic review. *Ann Phys Rehabil Med*. 2016;59S:e149.
19. Nelson VS, Flood KM, Bryant PR, et al. Limb deficiency and prosthetic management. 1. Decision making in prosthetic prescription and management. *Arch Phys Med Rehabil*. 2006;87:S3–S9.
20. Walsh NE, Bosker G, Santa Maria D. Upper and lower extremity prosthetics. In: Frontera WR, ed. *DeLisa's Physical Medicine and Rehabilitation: Principles and Practice*, 5th ed. Philadelphia: Lippincott Williams & Wilkins; 2010:2017–2049.
21. Boulias C, Meikle B, Pauley T, Devlin M. Return to driving after lower extremity amputation. *Arch Phys Med Rehabil*. 2006;87:1183–1188.
22. Prantl L, Schreml S, Heine N, et al. Surgical treatment of chronic phantom limb sensation and limb pain after lower limb amputation. *Plast Reconstr Surg*. 2006;118:1562–1572.
23. Monument MJ, Lerman DM, Randall RL. Novel applications of osseointegration in orthopedic limb salvage surgery. *Orthop Clin North Am*. 2015;46(1):77–87.

第 121 章

强直性脊柱炎

Ronald Rolf Butendieck, MD

Juan Jose Maya, MD

同义词

血清阴性脊柱关节病

血清阴性关节炎

血清阴性脊柱炎

HLA-B27 相关性脊柱关节病

ICD-10 编码

M45.0	脊柱多发性强直性脊柱炎
M45.1	枕寰枢椎强直性脊柱炎
M45.2	颈段强直性脊柱炎
M45.3	颈胸段强直性脊柱炎
M45.4	胸段强直性脊柱炎
M45.5	胸腰段强直性脊柱炎
M45.6	腰段强直性脊柱炎
M45.7	腰骶段强直性脊柱炎
M45.8	骶尾部强直性脊柱炎
M45.9	脊柱非特指性强直性脊柱炎

定义

强直性脊柱炎（ankylosing spondylitis, AS）是一种慢性关节炎，主要表现为骶髂关节炎、肌腱附着端炎（附着于肌腱、韧带及关节囊的软组织炎症），常见于骶髂关节（sacroiliac joint, SJ）和脊柱融合。此关节炎属于脊柱关节炎（spondyloarthritis, SpA）类疾病中的一种，它们具有相似的临床、遗传和免疫学特征。然而，强直性脊柱炎通常包含骶髂关节炎症或关节融合，更多表现为脊柱强直。强直性脊柱炎很少见于外周关节，但偶尔可见于椎旁韧带、跟腱附着点以及足底筋膜。当患者年少发病或是疾病较为严重时，强直性脊柱炎也可累及外周关节[1]。强直性脊柱炎的症状好发于青春期晚期或是成年早期，男女发病比例约 3:1。强直性脊柱炎的发生尽管与 HLA-B27 组织相容性抗原的遗传性有关，但与类风湿因子、抗环瓜氨酸肽抗体或抗核抗体（antinuclear antibodies, ANA）无关。约 90% 的强直性脊柱炎患者有 HLA-B27 的基因表达。然而，这个标记对筛查没有用处，因为只有 5% 的 HLA-B27 基因表达者发展成为强直性脊柱炎[2]。

强直性脊柱炎有多种分类标准，包括 AS 的纽约改良标准、SpA 的欧洲脊椎关节炎研究组标准和 SpA[3] 的 Amor 标准，这些标准在流行病学研究、治疗试验和其他临床研究形式中发挥作用。这些分类标准主要依赖于影像学特征。然而，这将需要花费数年时间去发展，因此潜在排除具有早期症状表现的患者的风险[1]。所以，区分 AS 与 SpA 的评估包含"非影像学轴性脊柱关节炎"，这使磁共振成像（magnetic resonance imaging, MRI）在 AS 和 SpA 的鉴别诊断中发挥了重要的作用[4]。

症状

当所有的年轻患者有隐匿性起病、逐渐恶化、有钝痛、胸腰段或腰骶部的背痛时，应怀疑是否患有炎性的脊柱关节疾病。其余可能会考虑为炎症介导的轴性疾病的指征包括：背痛症状随着运动而改善，休息时无法改善疼痛症状，使用非甾体抗炎药效果反应，以及有夜间疼痛[5]。

AS 可能有不同的临床表现，但骶髂关节疼痛是一种常见主诉，常伴有晨起僵硬加重以及无活动后的持续僵硬。肌腱和韧带附着部位可能产生的疼痛和肿胀，1/3 的患者可能会出现髋部或肩部疼痛。胸膜炎性的胸痛和炎性眼疾（葡萄膜炎）往往是较为严重疾病的晚期症状[6]。神经症状如感觉异常或运动无力并不常见。

体格检查

除了完整的体格检查，对 AS 患者的评估应该集中在三个方面：软组织附着点、外周关节和中轴关节。常见体格检查的典型结果包括脊柱活动度降低,骶髂关节疼痛,以及韧带和肌腱附着处疼痛。触诊时,脊柱、椎旁下部肌肉和双侧骶髂关节处可能柔软。四肢触诊显示软组织附着点疼痛,尤其是足跟

周围(如,跟腱炎)和膝关节(如,胫骨结节)。Gaenslen 试验可能显示为阳性(图 121.1),Patrick 试验的屈曲外展外旋也可能显示异常,提示骶髂关节病理性改变[7]。

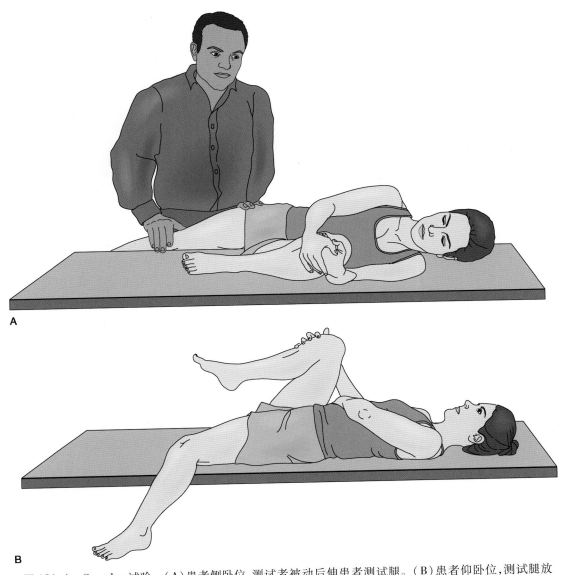

图 121.1　Gaenslen 试验。(A)患者侧卧位,测试者被动后伸患者测试腿。(B)患者仰卧位,测试腿放置在测试台边后伸。骶髂关节疼痛提示为阳性结果

25%~30% 的患者出现外周关节肿胀和疼痛,伴有关节活动度(range of motion,ROM)降低。虹膜炎和前葡萄膜炎患者可见变色的水肿性虹膜,周围有角膜充血。运动、感觉和反射等神经检查结果通常显示是正常的。患者可能出现乏力现象,这通常与疼痛、活动度下降或者失用有关。每次就诊时均需进行脊柱活动度的检查包括改良 Schober 试验,手指离地面距离测量,颈椎旋转度,枕骨或耳屏至墙壁之间的距离,以及胸部扩张程度。改良 Schober 试验

中,患者起始位为直立位。测试者确定髂后上棘线(即腰骶交界处)位置,并做两点中线标记,一个在髂嵴线以上 10cm,一个在髂嵴线以下 5cm。然后指导患者进行躯干前屈,同时检查者测量两个标记之间的距离(图 121.2)。正常的脊柱活动度提示为增加大于 5cm 或总距离大于 20cm,低于这一数字表明腰椎活动度受限。当靠墙站立时,不能把枕骨碰到墙壁,或是在充分吸气的情况下,扩胸不超过 3cm,通常发现于疾病晚期[8]。

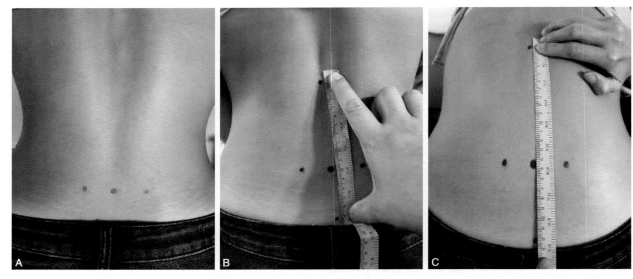

图121.2 （A）确定骶骨凹陷和中线标记。（B）在中线标记上方10cm和下方5cm处标示。（C）到达弯腰的极限时,测量患者背部上下标记之间的距离。21cm或以上的距离表示腰椎屈曲正常

功能限制

AS患者的功能受限通常与脊柱疼痛和不活动有关。脊柱活动度降低的三个最佳预测因素是颈椎旋转度、改良Schober试验和手指到地板的距离,尽管这些测量结果与患者的疾病活动性评估没有相关性[8,9]。病程早期,脊柱活动度降低是继发于背痛和肌肉痉挛,大多数功能障碍是轻微的和自我可控的,通常随治疗而改善。在疾病严重时,由于髋关节屈曲挛缩、胸椎后凸和颈椎旋转的丧失,患者观察前方和两侧活动的能力降低。据报道,活动受限最常见的影响日常生活的方面在于睡眠、开车时转头、携带食品杂货和参与社交活动的精力[10]。胸壁运动的受限导致患者对膈肌呼吸的依赖提升以及继发有氧能力的下降。疼痛、姿势和功能障碍也会显著影响性生活[11]。

AS的Bath功能指数和Dougados功能指数是临床医师专门用来测量AS患者日常照护功能的功能评估工具[12-14]。过去的研究表明,近90%的AS患者仍在工作,尽管有证据表明,多达1/3的患者由于疼痛和身体限制而经历某种形式的工作中断[6,9,15]。

诊断检查

有文献统计得出,从最初的症状到诊断,通常为7~11年。由于AS早期缺乏特定的体征和症状,因此对出现背痛的年轻患者需要高度的怀疑。实验室检查应包括炎症标志物:红细胞沉降率和C反应蛋白。大约40%的AS患者具有正常的炎症标志物,但急性期反应物的升高可以指示疾病的严重程度、对治疗的反应性、外周关节受累情况或是否有关节外疾病。HLA-B27存在于90%的AS患者中,这种组织相容性复合基因缺失的AS患者,则提示病情较轻,预后较好。类风湿因子和ANA通常也是缺失的[14,16]。

脊柱和骨盆X线片是诊断和评估疾病的标准影像学方法,尽管CT和MRI对骨改变更为敏感,特别是在疾病进程的早期[17]。脊柱X线片显示脊柱韧带和骨突关节骨化,硬化和结缔组织增生,最终导致典型的竹节状脊柱关节强直(图121.3)。骨盆(骶髂关节+髋关节)X线片显示双侧对称性骶髂关节骨破坏、硬化和软骨下骨板模糊,最终发展为完全性强直。根据改良的纽约AS标准,中度双侧骶髂关节炎或中度至重度单侧骶髂关节炎的影像学特征另加一个临床症状是确诊AS所必需的。其他影像学表现包括肌腱附着端骨破坏,对称和同心关节变窄,严重疾病伴关节强直的髋关节软骨下硬化。一旦最初的影像学检查结果显示异常,是否进一步进行影像学检查与改良Schober试验结果显示的恶化程度有关,尽管临床上通常建议使用脊柱活动度的评定替代影像学评估的结果[18]。

早期CT影像结果表现为假性双侧骶髂关节间隙扩大,随后出现硬化、狭窄和强直。多普勒超声可用于诊断附着点炎,也可有助于指导治疗干预和跟踪疾病进展[19,20]。

MRI能识别双侧骶髂关节和脊柱活动性AS疾

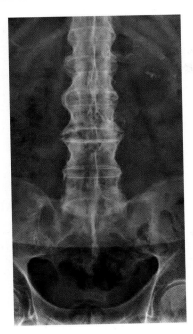

图 121.3　竹节状脊柱

病,因此也被认为是识别早期 AS 最敏感的影像检测方式。活动性 AS 在骶髂关节的表现包括关节旁骨髓水肿、造影剂给药后骨髓和关节间隙增强;慢性改变包括骨破坏、硬化、关节周围脂肪组织积聚、骨刺和强直。活动性脊柱病变包括脊椎炎、脊柱炎和关节突关节炎、肋椎关节和肋横关节,以及结构变化,如骨破坏局灶性脂肪浸润、骨刺(结缔组织)和/或强直。肌腱附着炎也很常见,可能累及的韧带有棘间韧带和棘上韧带以及双侧骶髂关节后侧的骨间韧带[21]。

鉴别诊断

类风湿关节炎

其他血清阴性的脊柱关节病

反应性关节炎(以前称为 Reiter 综合征)

银屑病关节炎

肠病性脊柱炎

Behçet 综合征

弥漫性特发性骨增生

硬膜外脓肿及其他脊柱感染

治疗

治疗 AS 的目的是减轻症状,保持脊柱灵活性和正常姿势,减少功能受限,维持工作能力,减少疾病并发症的发生。不同的组织,包括欧洲抗风湿病联盟和 ASAS,以及最近的美国风湿病学会/美国脊柱炎协会/脊椎关节炎研究和治疗网络平台(ACR/SAA/SRTN),已经出版了 AS 管理指南。这些指南内容都强调 AS 的治疗目标达成需要医疗、康复和手术等手段的同时进行[1,22-24]。然而,根据每位患者的症状表现和进展不同,而制订患者具体需要的个性化方案是很有必要的。

早期治疗

治疗 AS 主要的方法是使用非甾体抗炎药(non-steroidal anti-inflammatory drugs,NSAID)和运动,对于有周围性关节炎的患者,加用慢作用性抗风湿药(slow-acting antirheumatic drugs,SAARD)。然而,在过去的 20 年里,肿瘤坏死因子抑制剂(tumor necrosis factor inhibitors,TNFi)和其他生物制剂的使用,较大程度地提升了 AS 的治疗效果。

非甾体抗炎药能缓解症状,从放射影像学上能看出 AS 患者病情缓解[25-27]。ACR/SAA/SRTN 指南建议对活动性 AS 患者持续给予 NSAID 治疗,对有 AS 表征的患者间断给予 NSAID 治疗。持续性给药会产生轻微的副作用。不推荐使用特定的非甾体抗炎药,如需选择应基于个体的治疗反应、依从性和副作用[1,23,26,28]。

生物制剂彻底改变了风湿性疾病的治疗[29];特别是 TNFi 包括依那西普(etanercept)、英利西单抗(infliximab)、阿达木单抗(adalimumab)、赛妥珠单抗(certolizumab)和(golimumab)在治疗 AS 上具有显著的临床疗效[24]。尽管对活动性 AS 患者在使用非甾体抗炎药进行治疗,但也强烈建议使用 TNFi 治疗。TNFi 的选择是基于个体的治疗反应和其他因素,如伴有炎症性肠病或葡萄膜炎,在这种情况下,TNFi 单克隆抗体推荐优于依那西普(etanercept)。ACR/SAA/SRTN 指南不建议使用非 TNFi,因为研究未能证明 AS 对利妥昔单抗(rituximab)、托昔利单抗(tocilizumab)和阿巴他西普(abatacept)有显著的治疗反应;然而,secukinumab(Il-17A 抑制剂)最近显示,非 TNFi 的症状和体征明显减少,并获得 FDA 批准用于治疗 AS[30]。已被批准用于银屑病关节炎的乌司他单抗(Il-12 和 Il-23 拮抗剂)和阿普司他丁(磷酸二酯酶 4 抑制剂)也正在进行用于 AS 的治疗效果研究,但到目前为止,只有乌司他单抗在 AS 的症状和体征上显示出减少[31,32]。

其他 SAARD 显示疗效有限,一般不推荐用于 AS 的治疗,除非 TNFi 是禁忌证的情况下使用。柳氮磺吡啶（sulfasalazine）是 TNFi 的替代品,在外周疾病、炎症性肠病和银屑病中显示出一定的疗效[24,33]。注射糖皮质激素可能是治疗关节炎和肌腱附着端炎的一种选择,但短期大剂量口服糖皮质激素（泼尼松龙 50mg/d）对轴性疾病患者的体征和症状的影响可能非常小,不应长期使用[34]。当帕米膦酸盐（Pamidronate）被用于治疗相关的骨质疏松症时,也可能减缓 AS 疾病的进展[35]。

康复治疗

实验表明运动对 AS 患者有益[36],ACR/SAA/SRTN 指南强烈建议采用物理治疗进行干预[1]。个性化方案应包括优化有氧能力、灵活性和肺功能的活动[37]。通过常规牵伸结合收缩-放松-拉伸技术,增加髋关节活动度。背部及髋伸展肌群力量训练后给予灵活性训练。有氧运动可以帮助维持胸部扩展。然而,如果怀疑患者有主动脉瓣关闭不全,在对其进行有氧运动前应考虑进行运动应激试验[38]。

尽管锻炼项目的益处有据可查,但 AS 患者的依从性很差,而且毫无疑问,一旦停止锻炼,这些治疗项目的疗效就会减弱。没有证据表明一种运动项目优于另一种,尽管针对加强和缩短肌肉链的力量及灵活性的反重力训练项目优于传统治疗的肌肉牵伸及力量训练[39]。在一个特定项目实施中显示特定环境对运动有一定的促进作用:在改善疼痛、功能、活动性和患者整体评估方面,物理治疗指导组优于家庭运动组,两者都优于无干预组[36,40,41]。ROM 和水上有氧训练相对于家庭训练,在 AS 患者的疼痛评分和生活质量评分上有明显的改善[42]。

SPA 治疗和浴疗被推荐为安全且在治疗疼痛和改善患者活动性疾病的评分上有适度好处的治疗方法[43]。支具和脊柱矫形器的使用相对有限,因为对于僵直的脊柱,改变力线会导致损伤,但足部矫形器可以帮助跟骨肌腱附着,针对姿势不平衡的矫形装置可以提高执行日常生活活动的能力[44]。没有数据支持或驳斥饮食、教育或自助团体的治疗效果[23],但正规的自我管理教育、对患者的性质判断、治疗和预后的指导是良好临床护理的一个重要方面。没有研究发现对 AS 患者进行跌倒评估或跌倒咨询的有效性。由于跌倒可能导致脊柱骨折和对某些患者造成毁灭性的神经后果,因此建议对骨质疏松症、广泛脊柱融合、姿势不稳或伴有影响平衡的神经或肌肉骨骼疾病的患者进行跌倒评估和咨询。由于缺乏有益的证据和一些明显的伤害证据,对于脊柱融合或晚期脊柱骨质疏松的 AS 患者,不推荐采用高频率推压的脊椎按摩[1]。

技术设备

目前,还没有专门的新技术设备用于这种疾病的治疗或康复。

介入治疗

关节周围皮质类固醇注射和透视引导下的骶髂关节注射可能在 NSAID 抵抗发作或 NSAID 禁忌时起作用[45]。局部注射治疗肌腱附着点可能是有效的,但应避免跟腱、髌韧带和股四头肌腱周围注射[1]。

手术

髋关节和膝关节置换术对顽固性疼痛、活动受限和生活质量差的患者有效。在疾病进展为强直之前采用关节置换术是较为理想的,因此在疾病早期应考虑转诊至骨科医师。年轻患者术后效果良好,因此年龄不被认为是手术的限定因素,长期研究表明,超过 50% 的患者置换后使用假体超过 20 年[46,47]。脊柱截骨术对于严重脊柱后凸患者,改善水平视觉和平衡的一种选择,尽管这一介入方式有增加神经损伤的风险[19,48]。

潜在的疾病并发症

潜在的并发症包括虹膜或葡萄膜炎、炎症性肠病、主动脉瓣关闭不全和主动脉根部扩张[49]。骨质疏松症（最好用股骨骨密度测定法评估）是常见的,在相对较轻的创伤后,导致脊柱骨折和相关神经损伤的风险增加[50,51]。一些证据表明 AS 患者继发心血管疾病的发病率和死亡率增加[52]。

潜在的治疗相关并发症

AS 的药物治疗方案并不能避免副作用的产生,其中一些最常见的副作用包括:NSAID 对胃肠和肾脏的副作用[53];激素治疗对于骨质疏松症、糖尿病、青光眼和白内障的影响;生物治疗引起的脱髓鞘类疾病和严重感染（包括潜伏性结核和乙型肝炎的再激活）的风险。手术过程也有风险:全髋关节置换术增加了前路脱位的风险,而脊柱截骨术增加了瘫痪的风险,死亡率增加了 4%[48]。

（陆佳妮 译 彭松波 校 白玉龙 审）

参考文献

1. Ward MM, et al. American College of Rheumatology/Spondylitis Association of America/Spondyloarthritis Research and Treatment Network 2015 recommendations for the treatment of ankylosing spondylitis and nonradiographic axial spondyloarthritis. *Arthritis Rheumatol*. 2016;68:282–298.

2. Reveille JD. Major histocompatibility genes and ankylosing spondylitis. *Best Pract Res Clin Rheumatol*. 2006;20(3):601–609.

3. Van Tubergen A, et al. Diagnosis and classification in spondyloarthritis: identifying a chameleon. *Nat Rev Rheumatol*. 2012;8:253–261.

4. Rudwaleit M, et al. The development of assessment of spondyloarthritis international society classification criteria for axial spondyloarthritis (part II): validation and final selection. *Ann Rheum Dis*. 2009;68:777–783.

5. Sieper J, et al. New criteria for inflammatory back pain in patients with chronic back pain: a real patient exercise by experts from the Assessment of SpondyloArthritis international Society (ASAS). *Ann Rheum Dis*. 2009;68(6):784–788.

6. Ozgul A, et al. Effect of ankylosing spondylitis on health-related quality of life and different aspects of social life in young patients. *Clin Rheumatol*. 2006;25(2):168–174.

7. Bagwell JJ, et al. The reliability of FABER test hip range of motion measurements. *Int J Sports Phys Ther*. 2016;11(7):1101–1105.

8. Haywood KL, et al. Spinal mobility in ankylosing spondylitis: reliability, validity and responsiveness. *Rheumatol*. 2004;43(6):750–757.

9. Dalyan M, et al. Disability in ankylosing spondylitis. *Disabil Rehabil*. 1999;21(2):74–79.

10. Dagfinrud H, et al. Impact of functional impairment in ankylosing spondylitis: impairment, activity limitation, and participation restrictions. *J Rheumatol*. 2005;32(3):516–523.

11. Healey EL, et al. Ankylosing spondylitis and its impact on sexual relationships. *Rheumatol*. 2009;48(11):1378–1381.

12. Calin A, et al. A new approach to defining functional ability in ankylosing spondylitis: the development of the Bath ankylosing spondylitis functional index. *J Rheumatol*. 1994;21(12):2281–2285.

13. Dougados M, et al. Evaluation of a functional index and an articular index in ankylosing spondylitis. *J Rheumatol*. 1988;15(2):302–307.

14. Zochling J, Braun J, van der Heijde D. Assessments in ankylosing spondylitis. *Best Pract Res Clin Rheumatol*. 2006;20(3):521–537.

15. Fabreguet I, et al. Assessment of work instability in spondyloarthritis: a cross-sectional study using the ankylosing spondylitis work instability scale. *Rheumatol*. 2012;51(2):333–337.

16. Feldtkeller E, et al. Age at disease onset and diagnosis delay in HLA-B27 negative vs. positive patients with ankylosing spondylitis. *Rheumatol Int*. 2003;23(2):61–66.

17. Braun J, van der Heijde D. Imaging and scoring in ankylosing spondylitis. *Best Pract Res Clin Rheumatol*. 2002;16(4):573–604.

18. Wanders A, et al. Association between radiographic damage of the spine and spinal mobility for individual patients with ankylosing spondylitis: can assessment of spinal mobility be a proxy for radiographic evaluation? *Ann Rheum Dis*. 2005;64(7):988–994.

19. Aydin SZ, et al. Monitoring Achilles enthesitis in ankylosing spondylitis during TNF-alpha antagonist therapy: an ultrasound study. *Rheumatol*. 2010;49(3):578–582.

20. Spadaro A, et al. Clinical and ultrasonography assessment of peripheral enthesitis in ankylosing spondylitis. *Rheumatol*. 2011;50(11):2080–2086.

21. Østergaard M, et al. Imaging in ankylosing spondylitis. *Ther Adv Musculoskelet Dis*. 2012;4(4):301–311.

22. Zochling J, et al. ASAS/EULAR recommendations for the management of ankylosing spondylitis. *Ann Rheum Dis*. 2006;65(4):442–452.

23. van den Berg R, et al. First update of the current evidence for the management of ankylosing spondylitis with non-pharmacological treatment and non-biologic drugs: a systematic literature review for the ASAS/EULAR management recommendations in ankylosing spondylitis. *Rheumatol*. 2012;51(8):1388–1396.

24. Baraliakos X, et al. Update of the literature review on treatment with biologics as a basis for the first update of the ASAS/EULAR management recommendations of ankylosing spondylitis. *Rheumatol*. 2012;51(8):1378–1387.

25. Zochling J, et al. Current evidence for the management of ankylosing spondylitis: a systematic literature review for the ASAS/EULAR management recommendations in ankylosing spondylitis. *Ann Rheum Dis*. 2006;65(4):423–432.

26. Wanders A, et al. Nonsteroidal antiinflammatory drugs reduce radiographic progression in patients with ankylosing spondylitis: a randomized clinical trial. *Arthritis Rheum*. 2005;52(6):1756–1765.

27. Kroon F, et al. Continuous NSAID use reverts the effects of inflammation on radiographic progression in patients with ankylosing spondylitis. *Ann Rheum Dis*. 2012;71(10):1623–1629.

28. Koehler L, Kuipers JG, Zeidler H. Managing seronegative spondarthritides. *Rheumatol*. 2000;39(4):360–368.

29. Khan MA. Ankylosing spondylitis and related spondyloarthropathies: the dramatic advances in the past decade. *Rheumatol*. 2011;50(4):637–639.

30. Baeten D, et al. Secukinumab, an interleukin-17A inhibitor, in ankylosing spondylitis. *N Engl J Med*. 2015;373(26):2534–2548.

31. Poddubnyy D, et al. Ustekinumab for the treatment of patients with active ankylosing spondylitis: results of a 28-week, prospective, open-label, proof-of-concept study (TOPAS). *Ann Rheum Dis*. 2014;73(5):817–823.

32. Study of apremilast to treat subjects with active ankylosing spondylitis (POSTURE), 2016. https://clinicaltrials.gov/ct2/show/NCT01583374. Accessed January 2017.

33. Clegg DO, Reda DJ, Abdellatif M. Comparison of sulfasalazine and placebo for the treatment of axial and peripheral articular manifestations of the seronegative spondylarthropathies: a department of veterans affairs cooperative study. *Arthritis Rheum*. 1999;42(11):2325–2329.

34. Van der Heijde D, Ramiro S, Landewé R, et al. 2016 update of the ASAS-EULAR management recommendations for axial spondyloarthritis. *Ann Rheum Dis*. 2017;76:978–991.

35. Haibel H, et al. Treatment of active ankylosing spondylitis with pamidronate. *Rheumatol*. 2003;42(8):1018–1020.

36. Dagfinrud H, Kvien TK, Hagen KB. Physiotherapy interventions for ankylosing spondylitis. *Cochrane Database Syst Rev*. 2008;(1):CD002822.

37. Sweeney S, Taylor G, Calin A. The effect of a home based exercise intervention package on outcome in ankylosing spondylitis: a randomized controlled trial. *J Rheumatol*. 2002;29(4):763–736.

38. Ince G, et al. Effects of a multimodal exercise program for people with ankylosing spondylitis. *Phys Ther*. 2006;86(7):924–935.

39. Fernandez-de-Las-Penas C, et al. One-year follow-up of two exercise interventions for the management of patients with ankylosing spondylitis: a randomized controlled trial. *Am J Phys Med Rehabil*. 2006;85(7):559–567.

40. Passalent LA. Physiotherapy for ankylosing spondylitis: evidence and application. *Curr Opin Rheumatol*. 2011;23(2):142–147.

41. Passalent LA, et al. Exercise in ankylosing spondylitis: discrepancies between recommendations and reality. *J Rheumatol*. 2010;37(4):835–841.

42. Dundar U, et al. Effect of aquatic exercise on ankylosing spondylitis: a randomized controlled trial. *Rheumatol Int*. 2014;34(11):1505–1511.

43. Aydemir K, et al. The effects of balneotherapy on disease activity, functional status, pulmonary function and quality of life in patients with ankylosing spondylitis. *Acta Reumatol Port*. 2010;35(5):441–446.

44. Lipton JA, Mitchell LJ. *J Am Osteopath Assoc*. 2014;114:125–128.

45. Luukkainen R, et al. Periarticular corticosteroid treatment of the sacroiliac joint in patients with seronegative spondylarthropathy. *Clin Exp Rheumatol*. 1999;17(1):88–90.

46. Sweeney S, et al. Total hip arthroplasty in ankylosing spondylitis: outcome in 340 patients. *J Rheumatol*. 2001;28(8):1862–1866.

47. Joshi AB, et al. Total hip arthroplasty in ankylosing spondylitis: an analysis of 181 hips. *J Arthroplasty*. 2002;17(4):427–433.

48. Van Royen BJ, De Gast A. Lumbar osteotomy for correction of thoracolumbar kyphotic deformity in ankylosing spondylitis. A structured review of three methods of treatment. *Ann Rheum Dis*. 1999;58(7):399–406.

49. Lautermann D, Braun J. Ankylosing spondylitis–cardiac manifestations. *Clin Exp Rheumatol*. 2002;20(6 suppl 28):S11–S15.

50. Waldman SK, et al. Diagnosing and managing spinal injury in patients with ankylosing spondylitis. *J Emerg Med*. 2013;44(4):e315–e319.

51. Robinson Y, Sanden B, Olerud C. Increased occurrence of spinal fractures related to ankylosing spondylitis: a prospective 22-year cohort study in 17,764 patients from a national registry in Sweden. *Patient Saf Surg*. 2013;7(1):2.

52. Papagoras C, Voulgari PV, Drosos AA. Atherosclerosis and cardiovascular disease in the spondyloarthritides, particularly ankylosing spondylitis and psoriatic arthritis. *Clin Exp Rheumatol*. 2013;31(4):612–620.

53. Zochling J, et al. Nonsteroidal anti-inflammatory drug use in ankylosing spondylitis–a population-based survey. *Clin Rheumatol*. 2006;25(6):794–800.

第 122 章

烧伤

Jeffrey C. Schneider, MD

Michelle E. Brassil, MD

同义词

热损伤

烧伤后期影响

烧伤性挛缩

烧伤引起的增生性瘢痕

ICD-10 编码

T20.00XS	非特指的深度、无特定部位的头、面和颈部烧伤后遗影响
T20.07XS	非特指深度的颈部烧伤后遗影响
T26.40XS	非特指的眼及其附件烧伤后遗影响,部分未说明
T26.41XS	右眼及其附件烧伤后遗影响,部分未说明
T26.42XS	左眼及其附件烧伤后遗影响,部分未说明
T30.0	非特指的深度、无特定部位的躯干区域烧伤(注意:此代码不适合住院病人使用)

烧伤编码必须先定位置,再定深度(参见 T20 ~ T25 部分)

I96	坏疽,没有其他分类

定义

烧伤是由极热、火焰、与受热物体或化学品接触引起的皮肤或其他有机组织的损伤。美国每年约有486 000 例需要治疗的烧伤患者和 40 000 例因烧伤住院的患者,其中 30 000 例在烧伤中心就诊[1]。成年烧伤患者最有可能是年轻人(成年人受伤的平均年龄是 42 岁)以及男性(68% ~ 75%)[1]。大多数成年人因火灾或火焰伤害(43% ~ 61%)[1]。其他常见的烧伤原因包括烫伤、接触伤、油脂烧伤、电气和化学物质烧伤[1]。烧伤通常发生在家中(73%),但也发生

在工作场所(8%)或机动车事故(5%)[1]。对于儿童,烫伤是最常见的原因,并且在 5 岁以下的儿童中更常发生。此外,少数民族人群中的烫伤和吸入性损伤也在不成比例地增加。虽然在美国有大约3 275 例因火焰和烧伤死亡的个案,但在过去的 50年里,烧伤的发生率已大幅下降[1]。此外,烧伤死亡率也大大地降低。2014 年的一份报告显示,烧伤体表总面积(total body surface area,TBSA)达 90% 的患者中有 50% 存活;相反,在 20 世纪 40 年代,只有TBSA 20% 的烧伤患者能够达到 50% 的存活率。生存率的显著改善与手术干预、全身性抗生素应用、重症监护支持以及综合烧伤中心的发展有关(表122.1)[2]。烧伤中心的患者生存率约为 97%[1]。生存率得到保证之后,目前烧伤的医疗处理和相关治疗更多关注于伤口愈合、并发症治疗和康复。

表 122.1 烧伤中心转介标准

必须转介到烧伤中心的烧伤

二度烧伤大于总体表面积的 10%

涉及面部、手部、脚、生殖器、会阴或主要关节的烧伤

任何年龄段的三度烧伤

电烧伤,包括闪电伤

化学烧伤

吸入性损伤

先前患有的医学疾病可能使医疗处理复杂化、延长康复时间或影响死亡率的烧伤患者

任何烧伤伴随创伤(如骨折)的患者,其中烧伤造成发病率或死亡率更高

烧伤儿童所在医院没有合格人员照顾或没有必需的诊疗设备的

需要特殊社交、情绪或康复干预的烧伤患者

From American College of Surgeons, Committee on Trauma. Guidelines for the operation of burn centers. *Resources for Optimal Care of the Injured Patient.* Chicago, IL: American College of Surgeons; 2006.

症状

烧伤的症状与损伤的深度、大小和位置直接相

关。正如所料,伤害感受性疼痛(nociceptive pain)是烧伤的主要症状。真皮层中神经末梢的受损所致的感觉受损或改变也可能导致神经性疼痛的。烧伤疼痛因患者而异,随着时间的推移可能会出轻微的波动,并且由于生理、社会心理和病前行为问题等复杂的影响而无法预测。

瘙痒在急性期很常见,并且与慢性炎症状态和烧伤后疼痛路径的改变有关。据报道,成年人烧伤后瘙痒的患病率可高达93%,最严重的症状常见于伤口愈合后初始几个月。与瘙痒程度相关的风险因素包括低龄、干燥的皮肤以及凸起或较厚的瘢痕[3]。深二度和三度烧伤的损伤了皮肤附属结构的功能。损伤的皮肤附属结构可能包括大汗腺,导致干燥、易碎的皮肤,以致伤口愈合不良,易受感染。

此外,体温调节功能可能会受影响,研究表明烧伤患者的在运动后的核心体温上升的程度与移植皮肤的范围有关[4]。

与烧伤并发症有关的众多其他症状,将在标题为"潜在疾病并发症"的章节中详细讨论。

体格检查

全面的体格检查是必要的,需要评估烧伤本身以及由此引起的并发症。评估应首先检查烧伤的皮肤位置和深度、感觉和感染迹象。烧伤深度的确定可以对伤口进行严重程度分类。

目前,烧伤分类系统根据深度不同分为四类:浅表,浅表和深部,部分真皮层,真皮层全层。浅表损伤传统称为一度烧伤,仅影响表皮层。二度烧伤的类别分为浅二度烧伤和深二度烧伤。浅二度烧伤损伤了表皮层和真皮层浅层(乳突真皮层)。这类烧伤后,通常具有良好的血管供应,会有疼痛,表现为粉红色或红色,有时会有水疱。深二度烧伤延伸到深(网状)真皮层,且损害了皮肤附属物,会一定程度影响感觉和大汗腺功能。全层烧伤,也称为三度烧伤,影响整个表皮和真皮层,皮肤附属物完全损害。深二度和三度烧伤通常血流不畅,可能表现为无痛,红色较少。严重烧伤也可能渗透到肌肉、肌腱和骨骼。这种深度损伤,归类为四度烧伤,不属于较新的解剖学分类系统(图122.1和表122.2)。

烧伤深度是决定伤口急性处理的重要因素。烧伤外科医师经常将烧伤分为表浅伤口部分和深度伤口两类,表浅伤口能够在保守治疗后愈合,而深度伤

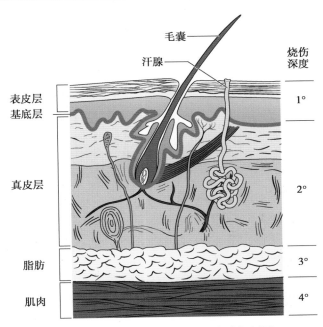

图 122.1 按烧伤程度划分的皮肤解剖图

口的愈合则需要手术干预。临床检查是评估烧伤深度和严重程度中最广泛使用的技术。由于伤后最初几天烧伤伤口的性质不断变化,长时间监测伤口进展使人们能够更好地判断其最终的解剖学分类和制订管理计划。

在康复环境中烧伤术后伤口也需要密切观察。术后伤口评估包括检查植皮区血肿、皮下积液、感染和移植物失活。皮肤移植后,当皮肤成熟时,应监测增生性瘢痕形成的迹象,其最初表现为红斑、凸起和硬化的皮肤。

此外,还应进行完整的神经系统检查,包括评估运动和感觉功能、反射和认知功能。在受伤或手术后,感觉检查因疼痛局限于轻触觉的检查方式。然而,在伤口愈合后,感官检查使人们能够评估细的和粗大的神经纤维病变。深度烧伤可能损伤血管供应并影响伤口愈合。相关的血管检查包括评估受累肢体的外周脉搏。由于挛缩是常见的并发症,肌肉骨骼检查中,除了力量评估,还需评估关节运动范围和畸形。深二度或三度烧伤受累的关节运动检查,须确保皮肤移植"存活"之后再进行,通常在植皮一周后。注意烧伤患者可能因身体失调和肌肉质量减少而具有显著的虚弱感。此时应进行完整的心肺检查,特别注意呼吸系统并发症和高代谢症状的迹象。精神病检查应包括彻底的睡眠障碍、抑郁、焦虑、药物滥用和创伤后应激障碍的筛查。如若患者表现出任一项重大精神疾病的症状,都应该接受完整的精神病学的评估。

表 122.2 烧伤严重程度分类			
经典分类	新分类	表现和症状	病程和治疗
一度（表皮层）	浅一度	红斑，干燥，轻度肿胀，压后变白，疼痛	表皮脱落，在一周内自发地愈合，没有瘢痕
二度（真皮层）	浅二度	水疱，湿润，渗液，压后变白，疼痛	在 7~20 天内重新上皮化
	深二度	没有水疱，潮湿或蜡质干燥，颜色不均匀，疼痛较少，由于边缘血液供应可能会转换为三度烧伤	重新上皮化持续几周到几个月，皮肤移植可以加速恢复，相应瘢痕
三度（所有真皮层和表皮层）	三度	白色蜡质或革质灰色或烧焦黑色，对疼痛不敏感，压后不变白	不会自发重新上皮化，需要皮肤移植，相应瘢痕
四度（延伸至肌肉、骨骼、肌腱）	—	黑色（焦痂），暴露的骨骼、韧带、肌腱	可能需要截肢或广泛的深度清创

功能受限

功能限制与烧伤的严重程度和位置以及相关并发症直接相关。上肢烧伤的人可能会在日常生活、精细运动和职业活动方面受限。下肢烧伤可能导致行动障碍和更高水平的运动和体育活动受限。面部敏感区域（包括眼睛、耳、鼻或嘴巴）以及生殖器的小灼伤都有可能导致视力、听觉、嗅觉、味觉、摄食和生殖能力方面的严重损害。

烧伤后功能的一个重要组成部分，特别是在烧伤存活率提高后，是社会参与和职业康复。回归工作延迟的因素包括住院时间延长、电击伤、工伤以及住院康复需求。进一步影响职业回归的障碍包括疼痛、神经系统问题和移动障碍[5]。目前，已推出一种针对烧伤的计算机适应性测试，可以测量社会参与的多个层面，可能有助于今后对该主题的研究[6]。

诊断分析

许多诊断测试在烧伤患者的初始评估中都是有用的。这些评估包括伤口深度的测试。烧伤深度分析的"黄金标准"是活检和组织学评估，但这不是常见的做法。有研究建议使用激光多普勒成像、激光染色、活体染料、超声检查和共聚焦激光扫描显微镜进行伤口深度评估，但这些方法在临床上并不常规使用。支气管镜对气道的检查以及血清血红蛋白水平用于评估吸入性损伤。

在康复机构中，诊断测试用于短期和长期的烧伤后遗症。多普勒超声具有很高的特异度和灵敏度，推荐用于深静脉血栓形成的检测。D-二聚体测试在烧伤患者的深静脉血栓形成（deep vein thrombosis，DVT）筛查中未被证实有效，一项研究显示其仅有 20% 的特异度和 5% 的阳性预测率[7]。X 线平片用于评估骨和关节的异常变化，如儿童骨生长缺损、骨赘或关节半脱位和脱位。X 线平片也可用于评估异位骨化（heterotopic ossification，HO），但可能在 3 周后才能显示结果（见第 131 章）[8]。三相骨扫描能够在 HO 形成后 7 天左右进行诊断。在扫描的第三阶段通过增强摄取能将异常的骨化可视化。对于有周围神经损伤体征或症状的患者，神经传导测试和肌电图可用于神经病变的诊断。

鉴别诊断	
热损伤	辐射伤
电击伤	烫伤
化学烧伤	

治疗

早期治疗

严重烧伤患者的初期治疗关注于 ABC：呼吸道（airway），呼吸（breathing）和循环（circulation）。积极的体液补充来补偿隐性的液体损失是急性处理的重点。然而，科学研究表明，过度补液可能导致有严重后果的并发症，包括肢体和腹腔的筋膜间隔综合征、呼吸衰竭和高眼压症[9]。初始治疗的其他原则包括维持创面清洁和保护伤口、使用抗菌药物和预防感染、通过筋膜切开术或焦痂切开术对缺血性压迫紧急减压、开放性创面的早期切除和植皮。详细的烧伤急性期处理的进展已超出了本章的范围。

康复治疗

烧伤患者的康复是一个复杂的过程。本章节讨论了最常见和最重要的几个问题。

疼痛

烧伤后的疼痛管理是康复的一个组成部分。因受伤导致的背景伤害感受性疼痛以及因治疗、换药、清创、其他手术加重的疼痛可引起明显的不适。长效阿片类止痛药通常用于治疗烧伤引起的一般性疼痛。换药或手术前使用短效阿片类镇痛药应对暴发性疼痛属于常规操作。研究发现阿片类激动-拮抗剂药物(例如,纳布啡和美妥啡诺)可有效地治疗烧伤相关疼痛,但研究有局限性[10]。鉴于社会对阿片类药物滥用的认识不断提高,减少这些成瘾药物的使用并应用辅助药物和非药物策略的计划已成为疼痛管理策略的重要组成部分。即使是 NSAID 和对乙酰氨基酚也可以与阿片类药物联合使用用于控制疼痛[11]。抗抑郁药、抗癫痫药和可乐定已被提议作为潜在的镇痛药,但尚未在烧伤患者中进行专门研究[10]。

多项研究表明,通过以下技术可以减少疼痛评分:按摩,催眠,多模式牵引技术和认知行为技术。此外,虚拟现实和音乐疗法都可以在伤口护理过程中降低急性疼痛强度[10]。

临床医师应该注意到疼痛通常是多因素的结果,因此应该付出更多的努力来治疗所有可能的因素,包括瘙痒、神经病、焦虑、睡眠障碍、抑郁和创伤后应激。

瘙痒症

皮肤保湿被鼓励用于治疗瘙痒症,不只是润肤剂如芦荟等改善皮肤质量,按摩也可缓解瘙痒,原理可能为门控理论和皮肤脱敏[12]。研究还表明,使用胶体燕麦粉、液状石蜡、局部麻醉剂的低共熔混合物、多塞平乳膏的治疗能够有效地控制症状。

瘙痒的主流治疗方法是抗组胺药。在烧伤创面中发现大量组胺物质,被认为是瘙痒的主要介质。选择性 H_1 和 H_2 抗组胺药通常优于非特异性抗组胺药,因其副作用较少。西替利嗪和西咪替丁在治疗烧伤瘙痒症中也显示出比苯海拉明和安慰剂更好的疗效[12]。然而,任何抗组胺药的作用通常有限的。一项研究纳入 35 名成年患者使用苯海拉明、羟嗪和氯苯那敏,显示相似的疗效,其中仅 20% 的患者症状完全缓解,60% 患者部分缓解,20% 患者没有缓解[13]。

有研究显示加巴喷丁能够缓解瘙痒,单一治疗以及与抗组胺药合用均能达到效果。它能够抗瘙痒的作用机制,被认为是能够阻断突触后钙离子通道和抑制神经递质合成。一项加巴喷丁、西替利嗪与两者联合应用的对比研究发现,在 60 例患者中,加巴喷丁组以及联合应用组,比西替利嗪单用组有显著更好的疗效[14]。同样,一项安慰剂作对照的双盲随机对照研究($n=80$),对比了普瑞巴林、西替利嗪、两者合用以及与安慰剂的疗效。普瑞巴林和联合用药组均显示了近 95% 的参与者瘙痒减少[15]。其他药物包括昂丹司琼、帕罗西汀和纳曲酮,作为辅助治疗已显示出潜在的疗效。

生物反馈治疗和心理支持也可以减轻症状,包括激光治疗、按摩和经皮神经电刺激在内的理疗模式也显示出积极的研究结果以及潜在的疗效[16-18]。最近一项肉毒杆菌毒素注射的前瞻性研究,初步发现了阳性结果,但这种治疗仍在进一步研究中[19]。

伤口

伤口护理的目标是提供一个湿润的、清洁的环境,以减少细菌定植,促进重新上皮化。银基敷料是伤口处理的基石,因为银离子具有广泛的抗菌活性。磺胺嘧啶银是最著名和最广泛使用的用于烧伤的银基剂。最近的研究表明,洗脱纳米结晶银的新敷料具有更好的抗菌活性,包括抗甲氧西林金黄色葡萄球菌[20]。这些敷料允许更长的间隔时间更换,能够增加患者的舒适度。亲水性纤维敷料是另一种新的敷料类型,可以减轻疼痛,通常用于渗出性烧伤[21]。还有越来越多的研究兴趣放在蜂蜜上。多项临床试验比较蜂蜜与传统敷料对轻微烧伤的作用,研究发现使用蜂蜜愈合时间更短[20]。通常,敷料选择种类较多,应考虑到健康照料提供者的知识和对敷料的熟悉程度。

深静脉血栓形成

Ahuja 等开展的随机对照试验,支持常规使用低分子量肝素作为预防烧伤患者出现深静脉血栓的药物预防措施($0.5mg/kg$,一天两次,最大剂量 $60mg/d$)[22,23]。

增生性瘢痕

压力衣被认为是治疗增生性瘢痕的标准治疗措施。这样的衣物在伤口愈合后开始使用。最初,压力治疗是在受伤区域周围使用塑料弹性（ACE）、棉弹性（Tubigrip）或黏弹性（Coban）绷带加压。随着水肿的消退，瘢痕区域呈现更稳定的形状，这之后定制压力衣会更适合。压力衣通常建议每天使用23h，最长可达1~2年。许多患者很难遵守这个时间表。压力治疗的有效性尚未被完全证明，但是许多研究发现，中等或严重瘢痕的患者使用压力治疗后，瘢痕程度有改善[24]。硅凝胶贴也被认为是一线治疗，最近发表的系统评价支持瘢痕贴应用于高瘢痕增生风险的非完全上皮化的烧伤伤口[25]。其他瘢痕的辅助治疗包括激光治疗、强脉冲光、类固醇、运动、脂肪注射，但是这些治疗模式的证据较少[26]。

挛缩

体位摆放和支具可用于预防挛缩并使关节功能最大化。预防性治疗最好在入住重症监护室时就开始。预防挛缩的最佳体位摆放如图122.2所示。对于跨关节和暴露肌腱的烧伤须特别注意，有高风险发生挛缩。因为涉及关节运动的皮肤伸长的长度远远超出关节处相邻折痕的移动长度，目前已基于此定义了皮肤功能单元（cutaneous functional units，CFU）系统。例如，用于颈部伸展动作的CFU包括从胸骨切迹到耻骨的皮肤。CFU系统有助于确定可能导致关节挛缩的受损皮肤区域，包括该区域的近端和远端位置[27]。该系统可能有助于针对高风险区域的挛缩预防技术的发展，例如有经验证明的支具和关节范围调节器。如果患者未进行皮肤移植则可以

立即开始关节运动，如果患者已植皮，通常植皮后1周内开始运动以不干扰移植物存活。一旦挛缩已经形成，诸如支具、体位摆放、关节运动以及石膏固定等康复干预措施被证实可以防止挛缩进一步恶化，并能够改善关节运动[28]。

异位骨化（见第131章）

保守治疗包括体位摆放和关节运动。药物，如NSAID或双膦酸盐和放射疗法，在其他疾病群体中被证实可以预防HO（例如，脊髓损伤和髋关节成形术）。此类治疗在烧伤患者中可以考虑使用，但研究尚未验证它们对烧伤患者的影响。

最近开发了一种评分系统，来对患者在康复入院时出现HO的风险进行分层评估。评分系统是基于下列对HO有显著预测性因素建立的：TBSA，以及手臂、头/颈和躯干的植皮需求。该评分系统可帮助识别适合HO诊断测试和预防性治疗的高风险烧伤患者[29]。

高代谢和体能失调

在严重烧伤后，幸存者因分解代谢增加，体重减轻和骨量减少，他们经常会出现骨质疏松症状。通常在营养师的指导下满足营养需求是烧伤护理的重要部分。为了有效营养，急性病程中可能需要肠内喂养。还应考虑营养补充剂，包括维生素C和维生素D，锌和硫胺素。美托洛尔是治疗烧伤应激反应最常用的药物之一。一项对照研究显示，与安慰剂相比，长期使用美托洛尔（受伤后持续1年）可在伤后前6个月内改善外周瘦体重[30]。氧甲氢龙，一种合成代谢类固醇，在多项随机对照试验中均发现，长达1年的使用能够增加肌肉蛋白质合成和体重，并减少住院时间[31]。关于其功效，在重组人生长激素的联合使用研究中，发现其在成年人群体中的疗效和安全性结果参差不齐。因此，需要更多的研究来证实其疗效和安全性[32]。由于住院时间延长和肌肉损失，烧伤患者往往严重体能失调。需要长期的运动训练计划才能恢复到病前功能水平。有氧和渐进式阻力训练已被证明可相应地有效改善有氧运动能力（包括峰值耗氧量）和力量[33]。

心理共病

仅有有限的研究关注烧伤人群的抑郁症、急性应激障碍、创伤后应激障碍和睡眠障碍的治疗。一项小型研究表明，舍曲林可能有助于预防烧伤儿童

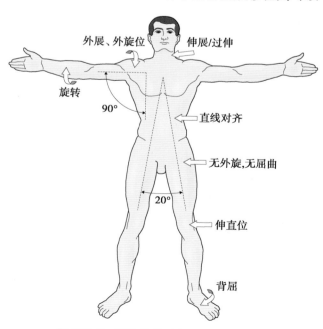

图 122.2　预防烧伤后挛缩的最佳体位

外展、外旋位　　伸展/过伸

旋转

90°

直线对齐

无外旋,无屈曲

20°

伸直位

背屈

的创伤后应激障碍[34]。另一项研究验证了艾司西酞普兰在成年烧伤患者中用于治疗抑郁症的效果[35]。鉴于该领域针对烧伤患者的研究较少,而在其他人群中有大量针对这些疾病的药物治疗和非药物治疗的有效性,应根据这些指南处理烧伤患者的心理状况。在理想情况下,治疗烧伤患者需要与心理健康相关团队的合作,以协助诊断和治疗这些疾病。

技术设备

没有特定的技术设备来治疗或康复烧伤。

介入治疗

体外冲击波疗法(extracorporeal shock wave therapy,ESWT)被认为可以促进血流灌注,增加血管生成,加速伤口愈合,也可能提高烧伤后瘢痕的柔韧性和外观[36]。有研究发现 ESWT 对缓解瘢痕疼痛有效[37]。有预实验发现,剥脱性 CO_2 激光客观上有助于改善瘢痕外观和主观上提高患者生活质量[38]。

手术

在理想情况下,在临床状况稳定的患者中,开放性伤口的切除和移植应在一周内进行。目标是去除坏死和发炎的组织以促进生理性伤口愈合。研究表明,早期切除和移植可以最大限度地减少体液流失,减少代谢需求,并降低感染和败血症的风险[39]。

目前有许多移植技术。最常见的是深二度烧伤植皮,一般从非受累区域(自体移植)的表皮或浅表真皮(乳突层)获得分离皮片和全厚皮片进行治疗。对于较大的伤口,可以使用网状皮片或组织扩张器。同种异体移植物、真皮替代物、培养的上皮自体移植物和显微量移植的 Meek 技术可利用最少的活性组织治疗较大面积的烧伤。更深的烧伤可能需要切除并覆盖皮肤、肌肉或肌腱皮瓣,但这些可能导致严重的畸形。

即使烧伤后进行了积极的康复治疗,仍可能出现严重挛缩。尽管有恰当的保守治疗,但在有严重功能障碍的情况下,也需要用手术松解挛缩的关节。然而,最近的一项综述显示,没有明确的证据支持挛缩手术矫正[40]。

如果异位骨化导致神经卡压或显著的关节损伤,则需要手术切除,即便患者已接受了一系列保守治疗。

重建手术致力于解决瘢痕、毁容和其他美容问题。严重烧伤的患者可能在受伤后的几年内接受多次手术。规划多次可能的手术需要烧伤团队多个成员的合作,包括患者及其家人、康复科医师、外科医师、治疗师和心理卫生专业人员。

潜在的疾病并发症

长期疼痛和瘙痒

无论烧伤的严重程度如何,超敏反应都可能成为烧伤的慢性后果。长期有严重疼痛和抑郁症的患者往往伴随伤后两年躯体功能下降[41]。这种情况应考虑开展康复、重返工作和社区参与的治疗。

慢性瘙痒,定义为伤口愈合全阶段结束后持续存在的瘙痒,也十分常见,据报道,慢性瘙痒存在67% ~ 73%的患者中[42]。推荐使用标准化评估工具定期监测。视觉类比量表(VAS)、疼痛数字评分、瘙痒 5-D 量表可用于评估症状和治疗反应。

增生性瘢痕

增生性瘢痕在严重烧伤患者以及皮肤颜色较深的个体中很常见(高达 70%)[43]。跨关节烧伤中,可能会造成畸形和挛缩,导致心理、功能和美观受影响[15]。

挛缩

挛缩是烧伤的常见且严重的并发症。它们导致美观问题并会减少关节的运动范围和功能。挛缩在肩部、肘部和膝部最常见。住院时间、吸入性损伤和烧伤程度与挛缩的发生率和严重程度有关[44]。手的挛缩最常发生在手腕,但可能涉及掌指关节(metacarpophalangeal,MCP)、近端指间和远端指间关节。手和脚背面的烧伤可能会挛缩以致关节过伸。长时间的关节过伸增加了其半脱位的风险。这种情况在掌指关节和跖趾骨关节最常见。手部挛缩发生的相关因素包括伴随的医疗问题、移植的 TBSA 以及手部烧伤和手植皮[45]。同样,髋关节和肩关节脱位也可能发生。最后,脊柱的挛缩可能导致姿势改变,例如脊柱侧凸或脊柱后凸。

截肢术

严重的肢体深部损伤,为去掉无法存活的四肢,可能需要截肢。与截肢相关的损伤通常是电击伤。低压电击伤(<1 000V)最常导致手指/脚趾截肢。高压电击伤常导致范围较大的截肢(10% ~ 50%)。

骨赘和异位骨化

骨赘是成年烧伤患者中常见的骨骼改变，最常见于肘部。

HO 发生在大约 1% 的烧伤患者中，最常位于肘部。常表现为关节运动范围的减小，可能会导致关节功能障碍和日常生活活动受限。

骨赘和 HO 的形成与以下因素相关：更大的 TBSA、吸入性损伤、机械通气的使用、外科手术的次数、组织坏死以及制动时间[46]。

神经病变

烧伤后可能出现的神经病变包括单神经病变、多发性单神经病变和周围神经病变。出现神经病变的风险因素包括电击伤、重症监护、酒精滥用历史。压迫性神经病变也可能由较厚的敷料和不适当的、长时间的体位摆放造成。烧伤患者的多发性单神经病变和周围神经病变的原因，可能是直接热损伤和躯体对损伤的全身反应两者的联合作用。发生广泛性外周神经病变的危险因素包括重症监护住院、年龄和糖尿病[47]。

心理和认知能力

心理并发症是严重烧伤后遗症之一，它们与幸存者的生活质量密切相关。急性应激障碍、创伤后应激（11%～45%）、抑郁（16%～53%）和睡眠障碍（13%～73%）极为常见，无论病前有无精神病史，烧伤患者均需要长期的精神病学医师随访。希望随着社会对烧伤康复生活质量的日益关注，长期的心理并发症的发病率和严重程度会逐渐降低。

认知障碍可能与烧伤的多个因素相关，包括但不限于，因有毒烟雾吸入所致的缺氧、烧伤相关的头部损伤以及原发性损伤的并发症（例如脱水和电解质异常）。一项研究发现，25% 的烧伤患者在康复机构出院时仍有认知缺陷，因此需要对有轻度认知障碍的患者提高警惕，对他们进行诊断和治疗[48]。此外，研究表明，认知缺陷的评估可以预测特定的康复结果[49]。

潜在的治疗并发症

用于治疗瘙痒和疼痛的药物具有不同的副作用。阿片类药物和类阿片类止痛药最常见的不良反应是恶心、腹泻和便秘。长期使用对乙酰氨基酚或

NSAID 可能引起胃肠道、肝脏和肾脏并发症。用于瘙痒症的抗组胺药具有镇静作用。加巴喷丁和普瑞巴林最常见的副作用是头晕和嗜睡。局部治疗，如用于增生性瘢痕的硅凝胶贴，可能导致皮肤过度水合或接触性皮炎和皮疹。用于纠正挛缩的支具和石膏可能导致皮肤擦伤或压疮。不恰当的体位摆放和支具也可能导致压迫性神经病变，外周神经病变最常见。外科手术会有出血、感染和伤口愈合不良的风险。对于免疫力受损和皮肤完整性差的烧伤患者来说，这些问题尤其值得关注。

（张瑜 译　彭松波 校　白玉龙 审）

参考文献

1. Burn incidence and treatment in the United States: 2016 fact sheet. http://www.ameriburn.org/resources_factsheet.php. Accessed December 2016.
2. Klein MB, Goverman J, Hayden DL, et al. Benchmarking outcomes in the critically injured burn patient. *Ann Surg.* 2014;259(5):833–841.
3. Carrougher G, Martinez E, Gibran N, et al. Pruritus in adult burn survivors: postburn prevalence and risk factors associated with increased intensity. *J Burn Care Res.* 2013;34(1):94–101.
4. Ganio M, Schlader Z, Crandall C, et al. Nongrafted skin area best predicts exercise core temperature responses in burned humans. *Med Sci Sports Exerc.* 2015;47(10):2224–2232.
5. Schneider JC, Bassi S, Ryan CM. Barriers impacting employment after burn injury. *J Burn Care Res.* 2009;30:294–300.
6. Marino M, Soley-Bori M, Kazis L, et al. Measuring the social impact of burns on survivors. *J Burn Care Res.* 2017;38(1):e377–e383.
7. Ahuja R, Bansal P, Pradhan G, Subberwal M. An analysis of deep vein thrombosis in burn patients (part 1): comparison of D-dimer and doppler ultrasound as screening tools. *Burns.* 2016;42:1686–1692.
8. Hunt JL, Arnoldo BD, Kowalske K, et al. Heterotopic ossification revisited: a 21-year surgical experience. *J Burn Care Res.* 2006;27:535–540.
9. Saffle J. Fluid creep and over-resuscitation. *Crit Care Clin.* 2016;32:587–598.
10. Patel M. Pain management of the burn patient. *Topics In Pain Management.* 2016;32(5):1.
11. Patterson D, Hofland H, Espey K, Sharar S. Pain management. *Burns.* 2004;30(8):A10–A15.
12. Baker RA, Zeller RA, Klein RL, et al. Burn wound itch control using H1 and H2 antagonists. *J Burn Care Rehabil.* 2001;22:263–268.
13. Vitale M, Pields-Blache C, Luterman A. Severe itching in the patient with burns. *J Burn Care Rehabil.* 1991;12:330–333.
14. Ahuja RB, Gupta R, Gupta G, et al. A comparative analysis of cetirizine, gabapentin and their combination in the relief of post-burn pruritus. *Burns.* 2011;37:203–207.
15. Ahuja RB, Gupta GK. A four arm, double blind, randomized and placebo controlled study of pregabalin in the management of post-burn pruritus. *Burns.* 2013;39(1):24–29.
16. Allison KP, Kiernan MN, Waters RA. Pulsed dye laser treatment of burn scars. Alleviation or irritation? *Burns.* 2003;29:207–213.
17. Field T, Peck M, Hernandez-Reif M, et al. Postburn itching, pain, and psychological symptoms are reduced with massage therapy. *J Burn Care Rehabil.* 2000;21:189–193.
18. Hettrick HH, O'Brien K, Laznick H, et al. Effect of transcutaneous electrical nerve stimulation of the management of burn pruritus: a pilot study. *J Burn Care Rehabil.* 2004;25:236–240.
19. Akhtar N, Brooks P. The use of botulinum toxin in the management of burns itching: preliminary results. *Burns.* 2012;38:1119–1123.
20. Bezuhly M, Fish JS. Acute burn care. *Plast Reconstr Surg.* 2012;130:349e–358e.
21. Dokter J, Boxma H, Oen IM, et al. Reduction in skin grafting after the introduction of hydrofiber dressings in partial thickness burns: a comparison between a hydrofiber and silver sulphadiazine. *Burns.* 2013;39:130–135.
22. Ahuja R, Bansal P, Pradhan G, Subberwal M. An analysis of deep vein thrombosis in burn patients (part II): a randomized and controlled study of thrombo-prophylaxis with low molecular weight heparin.

Burns. 2016;42:1693–1698.

23. Ahuja R, Bansal P, Pradhan G, Subberwal M. An analysis of deep vein thrombosis in burn patients (part 1): comparison of D-dimer and doppler ultrasound as screening tools. *Burns*. 2016;42:1686–1692.

24. Engrav LH, Heimbach DM, Rivara FP, et al. 12-Year within-wound study of the effectiveness of custom pressure garment therapy. *Burns*. 2010;36:975–983.

25. Nedelec B, et al. Practice guidelines for the application of nonsilicone or silicone gels and gel sheets after burn injury. *J Burn Care Res*. 2014;1559–0488 (Electronic):345–374.

26. Friedstat JS, Hultman CS. Hypertrophic burn scar management: what does the evidence show? A systematic review of randomized controlled trials. *Ann Plastic Surg*. 2014;72:198–201.

27. Richard RL, et al. Identification of cutaneous functional units related to burn scar contracture development. *J Burn Care Res*. 2009;30(4):625–631.

28. Dewey W, Richard R, Parry I. Positioning, splinting, and contracture management. *Phys Med Rehabil Clin N Am*. 2011;22:229–247 (Burn Rehabilitation).

29. Schneider J, Simko L, Ryan C, et al. Predicting heterotopic ossification early after burn injuries: a risk scoring system. *Ann Surg*. 2016:1528–1140.

30. Herndon D, Rodriguez N, Diaz E, et al. Long-term propranolol use in severely burned pediatric patients: a randomized controlled study. *Ann Surg*. 2012;256:402–411.

31. Wolf SE, Edelman LS, Kemalyan N, et al. Effects of oxandrolone on outcome measures in the severely burned: a multicenter prospective randomized double-blind trial. *J Burn Care Res*. 2006;27:131–139.

32. Porter C, Tompkins R, Finnerty C, Sidossis L, Suman O, Herndon D. The metabolic stress response to burn trauma: current understanding and therapies. *Lancet*. 2016;10052:1417.

33. Cucuzzo NA, Ferrando A, Herndon DN. The effects of exercise programming vs traditional outpatient therapy in the rehabilitation of severely burned children. *J Burn Care Rehabil*. 2001;22:214–220.

34. Stoddard FJ Jr, Luthra R, Sorrentino EA, et al. A randomized controlled trial of sertraline to prevent posttraumatic stress disorder in burned children. *J Child Adolesc Psychopharmacol*. 2011;21:469–477.

35. Abdelhafiz A, et al. The impact of antidepressant drugs on the psychological status of the hospitalized burn patients. *Indian J Burns*. 2015;23(1):43.

36. Arno A, Garcia O, Hernan I, et al. Extracorporeal shock waves, a new non-surgical method to treat severe burns. *Burns*. 2010;36:477–482.

37. Yoon Soo C, So Young J, Seo C, et al. Effect of extracorporeal shock wave therapy on scar pain in burn patients: a prospective, randomized, single-blind, placebo-controlled study. *Medicine*. 2016;95(32):e4575.

38. Issler-Fisher AC, et al. Ablative fractional CO2 laser for burn scar reconstruction: an extensive subjective and objective short-term outcome analysis of a prospective treatment cohort. *Burns*. 2017;43(3):573–582.

39. Ong YS, Samuel M, Song C. Meta-analysis of early excision of burns. *Burns*. 2006;32:145–150.

40. Stekelenburg CM, Marck RE, Tuinebreijer WE, de Vet HCW, Ogawa R, van Zuijlen PPM. A systematic review on burn scar contracture treatment; searching for evidence. *J Burn Care Res*. 2015;36(3):e153–e161.

41. Ullrich PM, Askay SW, Patterson DR. Pain, depression, and physical functioning following burn injury. *Rehabil Psychol*. 2009;54:211–216.

42. Van Laarhoven A, Ulrich D, Evers A, et al. Psychophysiological processing of itch in patients with chronic post-burn itch: an exploratory study. *Acta Derm Venereol*. 2016;96(5):613.

43. Finnerty C, Jeschke M, Branski L, Barret J, Dziewulski P, Herndon D. Series: hypertrophic scarring: the greatest unmet challenge after burn injury. *Lancet*. 2016;388:1427–1436.

44. Schneider JC, Holavanahalli R, Goldstein R, et al. A prospective study of contractures in burn injury: defining the problem. *J Burn Care Res*. 2006;27:508–514.

45. Schneider JC, Holavanahalli R, Helm P, et al. Contractures in burn injury part II: investigating joints of the hand. *J Burn Care Res*. 2008;29:606–613.

46. Orchard G, Paratz J, Blot S, Roberts J. Risk factors in hospitalized patients with burn injuries for developing heterotopic ossification-a retrospective analysis. *J Burn Care Res*. 2015;36(4):465–470.

47. Kowalske K, Holavanahalli R, Helm P. Neuropathy after burn injury. *J Burn Care Rehabil*. 2001;22:353–357.

48. Hendricks CT, Camara K, Violick Boole K, et al. Burn injuries and their impact on cognitive-communication skills in the inpatient rehabilitation setting. *J Burn Care Res*. 2017;38(1):e359–e369.

49. Bajorek AJ, Slocum C, Goldstein R, et al. Impact of cognition on burn inpatient rehabilitation outcomes. *PM R*. 2017;9(1):1–7.

同义词

无

ICD-10 编码

I21.3	非特指位置的 ST 段抬高性心肌梗死 (STEMI)
I25.2	陈旧性心肌梗死
I25.9	慢性缺血性心脏病，非特指
I20.9	心绞痛，非特指
I50.9	心脏衰竭，非特指
I25.10	没有心绞痛的冠状动脉动脉粥样硬化性心脏病
Z95.2	人工心脏瓣膜置换
Z95.812	心脏移植
Z95.811	心脏辅助装置安置
Z95.1	主动脉冠状动脉搭桥术

定义

心脏康复是指对心脏事件或心脏手术后患者进行旨在最大限度地提高身体功能，促进情绪调节，控制心脏危险因素，帮助患者回归到以前社会角色和责任的综合性治疗。2015 年，美国心脏协会最新数据表明，心血管疾病（CVD）在美国 8 560 万人中盛行，其中 1 550 万人患有冠心病。在这些冠心病患者中，760 万人患心肌梗死，820 万人患有心绞痛，570 万人患有心力衰竭，65 万~130 万人患有先天性心脏病。无论男女，CVD 在一个多世纪以来一直是死亡的主要原因，2011 年因其死亡的人数占比为 31.3%[1]。世界卫生组织指出，全世界每年有 1 750 万人死于 CVD，其中 75% 是死于心肌梗死和卒中，因而 CVD 成为致死的首要原因。在低、中等收入国家，CVD 的死亡率为 82%[2]。罹患急性冠脉综合征、代偿性充血性心力衰竭的患者，心脏手术术后（冠状动脉旁路移植术、瓣膜置换术、心脏移植术、心室缩小术、先天性心脏病矫正术）以及心室辅助装置植入

术后的患者均可从心脏康复中获益。心脏康复通过运动训练、戒烟、调整饮食、评估和治疗心理社会应激源、对疾病发生发展过程进行教育、重返工作岗位以及最大限度地治疗合并症（如糖尿病、高血压、肥胖等）来综合处理危险因素的改变，达到二级预防的目的。一项关于心脏康复方案的荟萃分析提示，心脏康复使心血管疾病患者的总死亡率从 10.4% 降至 7.6%、再入院率由 30.7% 降至 26.1%。对于罹患心肌梗死、经皮介入治疗后、冠状动脉旁路移植术后的患者或其他已知心脏疾病患者，心脏康复与常规治疗相比提高了上述患者的生活质量[3]。

症状

最近发生心脏事件或经历心脏手术的患者常常会抱怨自己步行或爬楼梯的耐力下降、运动时呼吸困难增加以及疲劳感增加。如果出现心律失常，患者可能会感到心悸。胸痛可能伴随体力活动或情绪压力而出现。由四肢或胸壁的手术切口引起的疼痛也可能出现。心力衰竭的症状也可能存在，如端坐呼吸和阵发性夜间呼吸困难。患者还可能对进行任何形式的体育锻炼、恢复性生活和重返工作岗位感到焦虑。在许多情况下，患者可能有抑郁的症状，如情绪不稳定、无精打采、睡眠质量差（夜间常醒来和早醒）以及对以前喜欢的活动缺乏兴趣。

体格检查

视诊时，应注意患者有无抑郁和焦虑的迹象。对心脏病患者进行体格检查时，临床医师应搜寻患者是否出现心脏事件或心脏手术后并发症的迹象。还应评估有无充血性心力衰竭或液体超负荷的表现，如休息时呼吸困难、湿啰音、肺底呼吸音减弱、胸膜或心包摩擦音、低垂部位水肿、颈静脉扩张或第三心音亢进。触诊四肢脉搏减弱或消失可能提示周围血管病这类常见合并症。在给患者制订运动计划前，应仔细检查如胸骨切开术、血管穿刺点、胸腔引

流管置入处、心脏起搏器置入处、心室辅助装置导管插入点以及动脉穿刺点等伤口的愈合情况或感染迹象。四肢徒手肌力检查可提示由于卧床和体力活动减少导致的骨骼肌无力程度。视诊还需要注意患者站立和行走时是否存在呼吸困难的迹象。除非患有明显的充血性心力衰竭或肺部疾病,近期入院的患者最好能够以缓慢舒适的频率步行。

功能受限

心脏事件发生后,给患者带来的常见功能限制包括:疲劳、步行和自我照顾时的耐力受限,对再次发生心脏事件的焦虑,同等强度运动下更严重的呼吸困难,因胸骨切开术和管理心室辅助装置导线带来的限制以及心绞痛。仅由心脏疾病引起的功能限制与心肌在出现心功能不全之前所能承受的负荷有关,也与手术和设备本身有关。这种限制可表现为个人无法完全融入已在工作、家庭和社区中习惯的方式。家务活、家庭装修工程、亲密关系、体育和娱乐活动以及需要体力活动的职业,这些可能都对心脏要求过高。

对于没有心肌梗死、接受单纯冠状动脉成形术或支架植入术的患者,经过心脏康复后,他们可逐渐恢复体力活动,可进行如重体力劳动或竞技网球运动(8 代谢当量,MET)。然而,对于心肌梗死并发充血性心力衰竭和心律失常的患者,完成步行到邻居家或做家务需要的 3~5MET 的活动都可能因呼吸困难而受限。

大多数无复杂心脏病的患者出院后都能够走动并生活自理。对绝大部分人来说,能缓慢地散步、进行基本的日常生活活动是不够的。对于没有被转介行心脏康复、就能做到缓慢散步和完成日常生活活动的患者,也并不表明他们的生活质量就有多好了。

当考虑重返社会角色和承担社会责任时,患者的情绪压力和个体反应也可能限制其自身功能。这种限制可表现为对体力活动的焦虑,也可表现为严重反应性抑郁,波动不定。心肌缺血、心律失常,甚至猝死等功能障碍都可能是由焦虑等情绪导致的[4-6]。原因可能是焦虑等情绪使自主神经系统中交感神经的冲动增加,从而使患者更易出现儿茶酚胺介导的内皮损伤和心律失常。

诊断分析

患者在有足够的治疗时间 2~6 周后,应使用代谢车进行症状限制性运动试验,可为运动处方的制订提供最佳指导,但这种方法不常进行。进行运动试验的具体时间取决于患者心肌损伤程度、手术部位愈合的时间、恢复工作的需求以及临床医师进行此试验的临床经验。Bruce 方案是寻找诱发的心脏症状。与通常进行的诊断性运动试验方案(如 Bruce 方案)相反,功能运动测试是评估患者运动能力和心肺功能。功能性运动测试方案较诊断性方案会从更低的运动强度水平开始,并且每阶段增加的 MET 也更少。坡道、改良的 Naughton 或 Naughton-Balke 方案后的跑步机测试特别适合指导心脏康复训练,因为这些方案使用较小的上升强度,能更准确地评估患者功能状态。自行车运动强度方案也可采用较小的运动上升强度。对于有平衡障碍、轻度神经损伤或骨关节病患者,应考虑使用自行车测功法。

对于下肢功能明显障碍、严重虚弱或心电图难以解释的患者,应考虑进行超声心动图、药物或核医学运动负荷试验。大多数患者在住院期间或评估期间都多次行心电图检查。在门诊治疗中,如果临床情况发生变化,如出现新症状(如心绞痛复发),应进行心电图检查。在心脏康复多数时间内,至少在心脏康复的最初阶段,患者需要进行心电图遥测监控。

临床医师应评估患者的血脂状况,以指导患者高脂血症和高胆固醇血症的药物和饮食管理。严格控制糖尿病可降低动脉粥样硬化形成率。糖化血红蛋白(HbA_{1C})用于确定近期血糖控制是否成功[7]。计算体重指数有助于确定理想体重。

对于劳累性呼吸困难和肺部疾病的患者,肺功能测试能明确患者是阻塞性肺病或限制性肺病。在开始行心脏康复之前应处理可治疗的情况,如气道高反应性和运动时缺氧,从而使患者在心脏康复中获得最大的益处。利用代谢车和心电图监测的联合通气气体分析可以分辨患者是心脏疾病还是肺病疾病引起的运动时的呼吸困难、胸痛或疲劳。这对充血性心力衰竭患者尤其有用[8]。

患者应接受心理社会压力源的筛查,如焦虑和抑郁。除了询问患者有无焦虑、愤怒、持续悲伤、过度疲劳和异常睡眠结构等症状。在办公环境中,容易使用的常用问卷是贝克抑郁量表和状态-特质焦虑量表。两种量表都只需几分钟即可完成,并可用于监测患者的治疗效果。

治疗

早期治疗

心脏康复始于降低危险因素。完整的心脏康复计划是将个人纳入运动训练、饮食干预和心理社会干预之中。转诊医师此时成为患者的支持者,通过改变患者的生活方式,使其做出负责任的健康选择。每个心脏病患者都有自己关于吸烟、饮食、锻炼和压力管理的选择。

戒烟成功率最高的方法是参加戒烟支持小组,同时对因尼古丁成瘾而产生的烟瘾进行药物治疗。安非他酮与尼古丁戒烟贴、口香糖或含片结合使用效果良好。在选择的戒烟日期前1~2周,让患者开始服用盐酸安非他酮(前3天每天150mg,然后150mg每天2次),并在戒烟时开始使用尼古丁补充剂。这应与第一次戒烟支持小组会议同时进行。

饮食调整已被证明可以改善血脂水平[9]。要求患者至少完成3天的饮食日记,以便进行心脏康复计划。或将患者转介给注册营养师,以便对患者做出的与心脏健康相关的饮食选择进行评估和教育。2006年,美国心脏协会修订的心脏病饮食推荐对饱和脂肪酸的摄入量有了更为严格的要求(表123.1)[9]。营养师可以给患者推荐美国心脏协会的饮食方案,也可以选择推荐地中海饮食或乳糖-卵清蛋白饮食。这三种饮食尚无优劣之分,饮食的选择主要取决于患者的饮食习惯。

表 123.1　2006 年美国心脏协会降低心血管疾病风险的饮食和生活方式建议

平衡热量摄入和身体活动,以达到或保持健康的体重

多吃蔬菜和水果

选择全麦、高纤维的食物

食用鱼类,特别是深海鱼,每周至少两次

通过选择瘦肉和蔬菜,选择无脂(脱脂)、1% 脂肪和低脂乳制品,尽量减少部分氢化脂肪的摄入,将饱和脂肪的摄入量限制在小于 7% 能量、反式脂肪的摄入量限制在小于 1% 能量、胆固醇的摄入量限制在小于 300mg/d

尽量减少饮料和含糖食物的摄入

选择和准备含盐少或不含盐的食物

饮酒需适量

当你在外进餐时,遵循美国心脏协会的饮食和生活方式建议

我们再来讨论一下心脏康复的相关经验。最初的医疗管理侧重于优化心脏药物的治疗方案,以控制或预防高血压、心肌缺血、心律失常、高脂血症、液体超负荷,或心脏事件后的其他并发症。糖尿病管理对心血管疾病的二级预防也至关重要。在医疗管理的同时,制订心脏康复处方的临床工作者须增强患者选择健康生活方式的能力。每个心脏病患者都有自己关于吸烟、饮食、锻炼和压力管理的选择。

心脏病患者需要经常学习有关减少情绪压力的策略。经初步筛查后有焦虑或抑郁任何一种情况的患者都应及时接受治疗。选择性 5-羟色胺再摄取抑制剂(selective serotonin reuptake inhibitors, SSRI)对焦虑和抑郁都有很好的疗效,且几乎没有副作用。抑郁导致心肌梗死的风险与吸烟导致的几乎相同(35%)[10]。得出这个结论的部分依据是抑郁和吸烟都导致了炎性标志物的增高[11]。这有力地说明对心脏事件患者应该进行明确的心理筛查。在首次心肌梗死时被诊断出抑郁症并接受了 SSRI 治疗的患者,发生再次心肌梗死和心源性死亡的概率比未接受 SSRI 治疗的患者低 43%[12]。原因是 SSRI 还有抗血小板聚集的作用(该作用并非来自阿司匹林或硫酸氯吡格雷)。心理健康专家的咨询能提供各种方法让患者学会放松,也能通过座谈会的形式让患者参与讨论生活中与心脏事件相关的情绪症状。在进行心脏康复的过程中,女性焦虑和心身疾病的发生率更高,因而公众对心理社会干预的关注越多,她们越能从中受益[13,14]。在繁忙的诊所里,临床医师可以教给患者一个简单的减压技巧。在简单而有节奏的呼吸练习中,根据副交感神经活动增强的记录可以知道患者产生了松弛反应。临床医师应让患者准备一个钟,用来调整呼吸速度。每天两组呼吸训练,每组5~10min。吸气和呼气均应控制在每次 3~5s,同时避免憋气或过度通气。一旦患者能够熟练地完成这项运动,可通过进一步减缓呼吸速度或延长呼气时间来获得更多的放松[15]。

医师应坦率地与患者和他们的性伴侣讨论重新开始性生活,以减少他们在心脏事件后对性活动的焦虑[16]。有长期关系的夫妻的性行为需要 3~5MET。婚外性行为则会有更高的能量需求。美国心脏协会(American Heart Association)在一份声明中表示,恢复性生活是安全的,尽管使用硝酸盐治疗冠心病心绞痛的患者应避免使用勃起功能障碍药物[17]。

回归工作及娱乐活动应根据患者的临床状况及既往工作情况而定。一项欧洲队列研究的荟萃分析提示与工作相关的严重情绪压力也会增加心脏事件发生的风险。运动测试结果能够预测患者的职业工

作能力水平[18]。如果患者的运动负载量只有 3 ~ 4MET 或更少，那么重返工作岗位是不现实的。在这样的低水平下，即使是生活自理，患者也可能出现症状。运动负载量为 5~7MET 的患者应该能够从事久坐的工作和大部分家务劳动。如果患者能做超过 7MET 的运动，那么除涉及繁重体力劳动的工作外，大多数工作患者都可以不受限制地进行。对于娱乐活动，建议在重新开始前评估此活动所需的 MET 水平。《体育活动纲要》可用于指导患者重返工作和娱乐活动，可在网上查阅[19]。以下是一些常见的娱乐活动及其 MET 值要求：①以中等速度步行 3.5MET；②网球 4.5~8MET；③高尔夫 4~5MET；④下坡滑雪 4~8MET；⑤保龄球 3~5MET；⑥排球 3~4MET。

康复治疗

　　心脏康复使个人的功能恢复最大化，让患者得以重返工作、社会角色和娱乐活动。尽管已知心脏康复的益处，但许多符合心脏康复条件的患者并没有被纳入[3]。心脏康复始于住院期间的早期活动、饮食指导、药物治疗和疾病相关教育。许多患者接受的是相对微创的手术，不会丧失心肌功能，如急性心绞痛时冠状动脉支架植入术。以下建议假定患者存在某种心脏虚弱。

　　如果患者病情稳定，但不能在家庭完成基本的活动和自我照顾，可以考虑短期住院行康复治疗。如果患者出院后不能开始进行医学监督的运动训练，建议进行自我监督下的步行训练（适用于那些住院期间情况不复杂、无运动禁忌的人，表 123.2）。患者应以较慢的速度平地步行，目标是每周至少步行 3~5 次，每次步行 10~30min，强度是步行时能顺畅说话。让患者记录步行日记，并定期与他们一起回顾。如果患者没有明显的心脏损害，如血管成形术，可根据临床医师的判断和个人恢复病前状态的诉求来缩短恢复期。

　　恢复期结束后可开始进行心脏康复的体能训练。理想情况下，体能训练是基于前面"诊断分析"一节中提到的运动功能测试。尽管有学者认为现阶段的运动测试并不能提高医学监督下的心脏康复治疗的结果或安全性，但运动功能测试仍是制订运动处方的"金标准"[20]。运动处方包括运动类型、目标强度、频率和持续时间这四个要素。有氧运动，如步行和骑自行车，是多数运动处方的主要内容。根据心率、运动强度（MET）或自我感觉劳累程度来确定有氧运动强度（表 123.3）。视觉模拟 Borg 量表可评

估自感劳累程度（图 123.1），且其得分已被证明与心率和耗氧量呈线性相关[21]。对于服用了 β 受体阻滞剂的患者，自我感劳累程度是一个很好的评估运动强度的指标，因为此类患者的心率反应有所减弱。锻炼的频率通常是每周 3~5 次。

表 123.2　住院或门诊运动训练的禁忌证
不稳定型心绞痛
静息收缩压>200mmHg
静息舒张压>100mmHg
直立性低血压或运动训练期间血压下降 20mmHg
中度至重度主动脉瓣狭窄
急性全身性疾病或发热
未控制的房性或室性心律失常
未控制的窦性心动过速（120 次/min）
未控制的充血性心力衰竭
三度房室传导阻滞
活动性心包炎或心肌炎
最近的栓塞
血栓性静脉炎
静息时 ST 段下移（>3mm）
未控制的糖尿病
禁止运动的骨关节病

From American College of Sports Medicine. *Guidelines for Exercise Testing and Prescription*, 10th ed. Philadelphia: Lippincott Williams & Wilkins; 2017.

　　有氧运动从 2~5min 的热身阶段开始，通过较低强度的运动来放松关节、开放侧支循环并降低外周血管阻力。接着是训练阶段，训练阶段可以是连续或不连续的，形式为每次至少 20~30min 的有氧运动，坚持 3~12 个月。可以将其分解为不连续的运动，并在运动训练之间进行休息。之后是整理阶段，通过较低强度的运动以防止低血压，进而预防关节疼痛。有氧运动的持续时间应取决于个人的健康水平。对于明显虚弱的患者，3~5min 靶范围内的运动在初期是有益的。然后训练阶段的时长应逐渐进阶到每次 20~30min，持续 4~12 周。对于射血分数低、运动时血压反应异常、在低强度运动测试期间出现 ST 段压低或严重室性心律失常的患者，建议在有氧运动期间进行心电图监测[22]。

　　心脏康复使个人的功能恢复最大化，让患者得以重返工作、社会角色和娱乐活动。尽管已知心脏康复的益处，但许多符合心脏康复条件的患者并没有被纳入[3]。心脏康复始于住院期间的早期活动、饮食指导、药物治疗和疾病相关教育。许多患者接受的是相对微创的手术，不会丧失心肌功能，如急性心

表 123.3　心脏康复运动处方		
类型	有氧训练　　　　　□跑台　　□踏车(勾选一个) 是否包含力量训练　□是　　□否　(勾选一个)	

强度:根据心率决定

靶心率范围

　　未服用 β 受体阻滞剂患者为最大心率的 70%～85%

　　服用 β 受体阻滞剂患者使用跑步机应达到最大心率的 85%

静息心率高的患者,参照运动试验结果(Karvonen 方程):

　　靶心率＝静息心率+[(最大心率-静息心率)×(60+MTmax/100)]

强度:根据运动负荷决定

　　运动跑台测试中:完成水平的 66% MET

　　功率自行车测试中:完成阶段的对应参数减去 25watts 或 150kpm

强度:根据自感用力程度决定

　　Borg 量表　　　　　11～15 分

热身阶段

　　跑步机以＿＿＿＿＿速度＿＿＿＿等级跑＿＿＿＿＿min。

　　踏车以＿＿＿＿kpm/watts 骑＿＿＿＿＿＿min。

　　监测血压、脉搏、自我用力程度。

　　进入到训练阶段

训练阶段

　　跑步机以＿＿＿＿＿速度＿＿＿＿等级跑＿＿＿＿min,伴/不伴休息。重复＿＿＿＿组。

　　踏车以＿＿＿＿kpm/watts 骑＿＿＿＿＿＿min,伴/不伴休息。重复＿＿＿＿组。

　　监测血压、脉搏、自感用力程度。

　　进入到整理阶段

整理阶段

　　跑步机以＿＿＿＿＿速度＿＿＿＿等级跑＿＿＿＿min。

　　踏车以＿＿＿＿kpm/watts 骑＿＿＿＿＿＿min。

　　监测血压、脉搏。

频率　　每周 3 次

持续时间　每次 1h,共 12 周

MET,代谢当量。

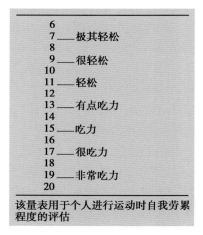

6
7——极其轻松
8
9——很轻松
10
11——轻松
12
13——有点吃力
14
15——吃力
16
17——很吃力
18
19——非常吃力
20
该量表用于个人进行运动时自我劳累 程度的评估

图 123.1　Borg Scale 劳累程度评分(*From Borg G. Perceived exertion as an indicator of somatic stress. Scand J Rehabil Med. 1970;2:92-98.*)

绞痛时冠状动脉支架植入术。以下建议假定患者存在某种心脏虚弱。

　　如果患者病情稳定,但不能在家庭完成基本的活动和自我照顾,可以考虑短期住院行康复治疗。如果患者出院后不能开始进行医学监督的运动训练,建议进行自我监督下的步行训练(适用于那些住院期间情况不复杂、无运动禁忌的人,表 123.2)。患者应以较慢的速度平地步行,目标是每周至少步行 3～5 次,每次步行 10～30min,强度是步行时能说话。让患者记录步行日记,并定期与他们一起回顾。

　　患者应以较慢的速度平地步行,目标是每周至少步行 3～5 次,每次步行 10～30min,强度是步行时能说话。让患者记录步行日记,并与他们一起回顾。如果患者没有明显的心脏损害,如血管成形术,可根据临床医师的判断和个人恢复病前状态的诉求来缩短恢复期。

　　恢复期结束后可开始进行心脏康复的体能训练。理想情况下,体能训练是基于前面"诊断研究"一节中提到的运动功能测试。尽管有学者认为现阶段的运动测试并不能医学监督下的心脏康复治疗方案的结果或安全性,但运动功能测试仍是制定运动处方的"金标准"[20]。运动处方包括运动类型、目标强度、频率和持续时间这四个要素。有氧运动,如步行和骑自行车,是多数运动处方的主要内容。根据

心率、运动强度（MET）或自感劳累程度来确定有氧运动强度（表 123.3）。视觉模拟 Borg 量表可评估自感劳累程度（图 123.1），且其得分已被证明与心率和耗氧量呈线性相关[21]。对于服用了 β 受体阻滞剂的患者，自感劳累程度是一个很好的评估运动强度的指标，因为此类患者的心率反应有所减弱。锻炼的频率通常是每周 3~5 次。

有氧运动从 2~5min 的热身阶段开始，通过较低强度的运动来放松关节、开放侧支循环、并降低外周血管阻力。接着是训练阶段，训练阶段可以是连续或不连续的，形式为每次至少 20~30min 的有氧运动，坚持 3~12 个月。可以将其分解为不连续的运动，并在运动训练之间进行休息。之后是整理阶段，通过较低强度的运动以防止低血压、进而预防关节疼痛。有氧运动的持续时间（应坚持多久）取决于个人的健康水平。对于明显虚弱的患者，3~5min 的靶范围内的运动在初期是有益的，然后训练阶段的时长应逐渐进阶到每次 20~30min，持续 4~12 周。对于射血分数低、运动时血压反应异常、在低强度运动测试期间出现 ST 段压低或严重室性心律失常的患者，建议在有氧运动期间进行心电图监测[22]。

左心室功能好的患者通过力量训练或抗阻训练可增加骨骼肌力量，促进局部肌肉耐力的建立。尤其是对于要回归体力要求高的工作的心脏病患者，力量训练值得考虑。使用自由负重器械训练的患者从最低重量开始。最低重量的确定方法是：重复10~15 次后，自觉用力程度（图 123.1）评分达到11~13 分。通常 1~3 组即可增强力量。整个方案还应包括足够多不同类型的运动以锻炼到上下肢所有的大肌群。

基于门诊的医学监督运动计划通常持续 1~3个月，运动处方每月更新。每个月应重新评估和考虑提高有氧运动训练阶段的强度或持续时间。经过 2~3 个月的训练计划，个人应能达到完成 7~8MET 不间断运动的水平。一旦患者达到这一目标，应对其再次进行运动测试，以显示改善水平进而引导患者过渡到自我监督的维持训练阶段。到那时，患者可选择在运动期间监测自己的靶心率或劳累程度。

运动训练的好处包括增加最大摄氧量、增加日常生活活动的耐力、增加活动能力、降低运动时的心率、降低心率-血压乘积、减少疲劳、减少呼吸困难以及减少心力衰竭的症状。运动训练通过控制或预防

体重过重、增加高密度脂蛋白胆固醇浓度、降低血浆甘油三酯水平、降低血小板聚集以及改善葡萄糖水平来降低动脉粥样硬化和血栓形成的危险因素。冠状动脉血流量增加可改善心肌灌注。冠状动脉粥样硬化的进展可能会减慢或逆转。

对于病情不太复杂且无法参加门诊康复的患者，应考虑进行家庭心脏康复计划。一项对单纯性心肌梗死或冠状动脉旁路移植术后低危心脏病患者分别在家和在康复中心进行心脏康复干预的研究表明，两者在发病率、死亡率、生活质量或可控危险因素的降低上均无差异[23]。心理社会干预给患者提供了应对情绪压力、抑郁、焦虑和重返工作的具体方法。如果靠咨询和生活方式管理还不够，那么药物辅助治疗可能是必要的。

介入治疗

医学情况稳定的心脏病患者基本不需要做手术。大量的胸腔积液可能会降低运动能力，需要行胸腔穿刺术；对于急性血管闭塞，可能需要支架术、血管成形术或移植等介入治疗；对于有严重心律失常的患者，可能需要安置起搏器、除颤器或调节器。如果药物管理不成功、患者心脏症状恶化，可能需要重复冠状动脉造影或其他诊断检测。

技术设备

心脏康复尚无专门的高科技技术设备。

手术

若冠状动脉旁路移植术失败、伤口感染或动脉穿刺点出现假性动脉瘤，则可能需要外科手术干预。对于用药物控制不佳的心律不齐患者，可能需要永久性心脏起搏器或植入式除颤器。

潜在的疾病并发症

心脏病是美国最常见的死亡原因。运动耐力下降和活动能力下降是最常见的功能障碍。并发症包括充血性心力衰竭、心律失常、反复心肌梗死、冠状动脉支架植入术或血管成形术后的闭塞。胸骨切开术可能出现不愈合或感染的情况，需要进行手术清创或修复。由于冠状动脉疾病与全身性动脉粥样硬化性血管疾病有关，故我们应注意可能的卒中，周围血管功能不全和其他终末器官血管供应受损的表现。即使患者进行心脏康复得到了良好的身体改善

和适当的心理社会干预,其仍然可能经历社会角色的丧失、职业障碍和情绪调整的困难。

潜在的治疗并发症

心脏康复期有发生心脏事件的轻微风险。一项研究提示运动训练期间每小时发生重大心脏事件(如新发心肌梗死或死亡)的概率为 1/20 000 ～ 1/150 000[24]。阻止医学状态还不稳定的患者加入心脏康复治疗可最大限度地降低风险。运动测试有相对和绝对禁忌证,应遵循。这些禁忌证已在其他章节进行了详细阐述[25]。但是总的来说,不要对不稳定型心绞痛、恶性心律失常、心包炎、心内膜炎、严重左心功能不全、严重主动脉瓣狭窄或任何急性非心脏疾病的患者进行测试[26]。常见的不良反应或事件包括运动后低血压、心律失常、肌肉或关节疼痛。如果心脏康复处方是严格根据运动测试结果来制定的,则这些风险将降至最低。

（陈祢　译　崔文瑶　校　何红晨　审）

参考文献

1. Mozaffarian D, Benjamin EJ, Go AS, et al. Heart disease and stroke statistics—2015 update: a report from the American Heart Association. *Circulation.* 2015;131(4):e29–e322. https://doi.org/10.1161/CIR.0000000000000152. Epub 2014 Dec 17.
2. World Health Organization Cardiovascular diseases fact sheet updated May 2017. http://www.who.int/mediacentre/factsheets/fs317/en/. Accessed September 26, 2017.
3. Anderson L, Oldridge N, Thompson DR, et al. Exercise-based cardiac rehabilitation for coronary heart disease: Cochrane systematic review and meta-analysis. *J Am Coll Cardiol.* 2016;67:1–12.
4. Arena R, Williams M, Forman DE, et al. Increasing referral and participation rates to outpatient cardiac rehabilitation. *Circulation.* 2012;125:1321–1329.
5. Davis A, Natelson B. Brain-heart interactions. The neurocardiology of arrhythmia and sudden cardiac death. *Tex Heart Inst J.* 1993;20:158–169.
6. Roest AM, Zuidersma M, de Jonge P. Myocardial infarction and generalised anxiety disorder: 10-year follow-up. *Br J Psychiatry.* 2012;200:324–329.
7. Watkins L, Blumenthal J, Davidson J, et al. Phobic anxiety, depression, and risk of ventricular arrhythmias in patients with coronary heart dis-ease. *Psychosom Med.* 2006;68:651–656.
8. Reusch JE, Wang CC. Cardiovascular disease in diabetes: where does glucose fit in? *J Clin Endocrinol Metab.* 2011;96:2367–2376.
9. Arena R, Myers J, Guazzi M. Cardiopulmonary exercise testing is a core assessment for patients with heart failure. *Congest Heart Fail.* 2011;17:115–119.
10. Lichtenstein AH, Appel LJ, Brands M, et al. Diet and lifestyle recommendations revision 2006: a scientific statement from the American Heart Association. *Circulation.* 2006;114:82–96.
11. Yusuf S, Hawken S, Ounpuu S, et al. Effect of potentially modifiable risk factors associated with myocardial infarction in 52 countries (the INTERHEART study): case-control study. *Lancet.* 2004;364:937–952.
12. Hiles SA, Baker AL, de Malmanche T, McEvoy M, Boyle M, Attia J. The role of inflammatory markers in explaining the association between depression and cardiovascular hospitalisations. *J Behav Med.* 2015;38(4):609–6119. https://doi.org/10.1007/s10865-015-9637-2. Epub 2015 Apr 3.
13. Berkman LF, Blumenthal J, Burg M, et al. Effects of treating depression and low perceived social support on clinical events after myocardial infarction: the Enhancing recovery in coronary heart disease patients (ENRICHD) randomized trial. *JAMA.* 2003;289:3106–3116.
14. Brezinka V, Kittel F. Psychosocial factors of coronary heart disease in women: a review. *Soc Sci Med.* 1996;42:1351–1365.
15. Davidson P, Digiacomo M, Zecchin R, et al. A cardiac rehabilitation program to improve psychosocial outcomes of women with heart disease. *J Womens Health (Larchmt).* 2008;17:123–134.
16. Davis A. *Respiratory Modulation of Heart Rate Variability and Parasympathetic Influence on the Heart [Doctoral Dissertation].* Newark, NJ: University of Medicine and Dentistry of New Jersey–New Jersey Medical School; 1997.
17. Friedman S. Cardiac disease, anxiety, and sexual functioning. *Am J Cardiol.* 2000;86:46f–50f.
18. Levine GN, Steinke EE, Bakaeen FG, et al. Sexual activity and cardiovascular disease: a scientific statement from the American Heart Association. *Circulation.* 2012;125:1058–1072.
19. Kivimaki M, Nyberg ST, Batty GD, et al. Job strain as a risk factor for coronary heart disease: a collaborative meta-analysis of individual participant data. *Lancet.* 2012;380:1491–1497.
20. Ainsworth BE, Haskell WL, Herrmann SD, et al. 2011 Compendium of Physical Activities: a second update of codes and MET values. *Med Sci Sports Exerc.* 2011;43:1575–1581.
21. Mezzani A, Hamm LF, Jones AM, et al. Aerobic exercise intensity assessment and prescription in cardiac rehabilitation. *J Cardiopulm Rehabil Prev.* 2012;32:327–350.
22. Borg G. Subjective effort and physical abilities. *Scand J Rehabil Med Suppl.* 1978;6:105–113.
23. American Association for Cardiopulmonary Rehabilitation. *Guidelines for Cardiac Rehabilitation and Secondary Prevention Programs,* 5th ed. Champaign, IL: Human Kinetics; 2013.
24. Anderson L, Sharp GA, Norton RJ, et al. Home-based versus centre-based cardiac rehabilitation. *Cochrane Database Syst Rev.* 2017;6:CD007130. https://doi.org/10.1002/14651858.CD007130.pub4.
25. Franklin BA, Bonzheim K, Gordon S, Timmis GC. Safety of medically supervised outpatient cardiac rehabilitation exercise. *Chest.* 1998;114:902–906.
26. American College of Sports Medicine. *Guidelines for Exercise Testing and Prescription,* 10th ed. Philadelphia: Lippincott Williams & Wilkins; 2017.

第 124 章

肿瘤相关性疲劳

Andrea Cheville, MD, MSCE

Andrea Cheville, MD, MSCE

同义词

肿瘤相关性疲劳综合征

癌旁功能障碍

ICD-10 编码

R.53.0	肿瘤相关性疲劳
R53.81	衰弱
R53.82	慢性疲劳

定义

美国国家综合癌症网络（The National Comprehensive Cancer Network）将肿瘤相关性疲劳（cancer-related fatigue，CRF）定义为：一种与肿瘤或肿瘤治疗相关，与近期活动不成比例且影响日常生活的令人持续不适的躯体、情感和/或认知方面的主观疲惫或疲倦感[1]。过去疲劳被认为仅仅是一种暂时的、相对良性且是由治疗而产生的不适感的认识并不准确，并可能对患者及社会造成不良影响[2]。CRF 可降低超过 700 万肿瘤患病人群的生活质量和心情[3,4]，其中有 80% 患者正在接受治疗[5]，约有 1/3 是无病幸存者[6,7]，3/4 的患者有转移灶。同时，不论肿瘤类型与分期，疲劳与超过 30% 的功能下降密切相关[8]。有报道显示，CRF 是肿瘤转移患者失能发生的重要预警指标[9]。然而，进展期的患者和正在使用抗雄激素的患者 CRF 程度较重，且可损伤其活动功能。

从职业参与角度来看，疲劳的强度可预测患者是否旷工，并且已成为失业的首要原因[3,10,11]。总共约有过百万的肿瘤幸存者接受疲劳相关失能的补助[3]。另外，CRF 占用很多公共卫生资源，在急诊或非计划性门诊接待的肿瘤患者中，约有 20% 的主诉与疲劳相关[12-14]。非计划性入院肿瘤患者与此相似，约有 90% 入院患者会出现中度疲劳症状[15,16]。CRF 可延长住院时长，并与急性期后治疗需求增加高度相关[17,18]。美国每年 1 500 亿美金投入于肿瘤花费，超过 50% 的资金用于的住院治疗[19]，均直接或间接与疲劳密切相关[20,21]。综上可知，疲劳是肿瘤患者治疗依从性差最常见的原因之一，从而导致药物剂量减低、费用增大，使治疗有效性降低[22]。

症状

病史的采集和体检取决于患者在肿瘤进展上的状态。须在以下三个关键的方面进行鉴别：

1. 患者是否正在接受抗肿瘤治疗？
2. 患者的肿瘤是否具有持续性？
3. 患者是否可以治愈？

患者参与康复过程的意愿和能力将反映在他们对这些问题的回答中。

典型的症状群在报告有 CRF 的患者中并不能被预期。患者的肿瘤类型、治疗和疾病轨迹是可变的。因此，病例报告格式可能会有所不同，应根据每个病例的具体情况而定。下列任何一种主诉都应引起对可能的 CRF 的关注，特别是因为 CRF 可能与如肿瘤或其他疾病有关的症状和损害同时发生：无力（全身或局部）、劳累、呼吸困难、直立性低血压、镇静状态、嗜睡过度、劳累不耐受，认知损害（如注意力或注意力缺陷、短期记忆障碍）。患者可能会感觉到下肢铅样僵硬或行走时伴有踩棉花感。经过信度、效度检验的疲劳量表对于量化症状严重程度和监测治疗反应非常有必要（例如简短的疲劳量表、肿瘤治疗疲劳的功能评估、情绪状态简况、患者在医疗信息系统中报告的疲劳简表）[23-25]。简短的抑郁或其他情绪障碍筛查是必不可少的，经过信效检验的焦虑抑郁和压力测试工具有很多选择。询问患者的生活压力来源、应对的有效策略和减压方法，可针对关键缺陷或促进健康的行为进行有效干预。

患者的肿瘤病史极其关键，包括先前和正在进行的放射治疗、化疗以及任何外科手术。大量研究已发现 CRF 与几乎所有的抗肿瘤治疗之间存在联系。许多患者在治疗结束后逐渐好转，因此我们需要关注患者最近是否接受治疗。近期未接受治疗的严重疲劳患者预后和治疗改善较差。以下信息通过征集痛苦的病史比较,可得出疲劳产生的原因:疲劳发作的敏锐度,活动或治疗相关的起因,日间波动,相关症状(如疼痛、恶心),进行性恶化或改善,恶化和缓解因素,以及之前的治疗和反应程度。与此同时,询问有关睡眠模式、睡眠卫生和白天打盹的问题很有帮助。有研究显示白天频繁打盹可能会加重疲劳。

疲劳在多大程度上限制了职业、业余和家庭追求,以及自主行动和自我照顾,应进行全面审查。由于 CRF 阻碍需要耐力和劳力耐力的活动,患者舒适步行距离、体力活动持续时间和爬楼梯意愿的变化将有助于描述疲劳的影响。

体格检查

体格检查较少涉及特殊检查。相反,临床医师应该进行一个全面的评估,重点应放在肌肉骨骼和神经系统。评估运动范围、步态(包括串联式和脚趾/跟式步行)、静态和动态平衡以及重复下蹲的能力,从而确定治疗性运动疗法中关键作用因素。检查可显示充血性心力衰竭或肺损害的迹象。对于经头颈肿瘤放射治疗或服用免疫调节药物的患者,应积极追溯甲状腺功能减退的原因。对于没有肿瘤证据的患者,除与化疗相关的周围神经病变外,神经系统检查结果应显示正常。髋部和肩部近端肌无力提示皮质类固醇肌病或肌少症。神经功能出现缺陷应完成有关恶性进展或新发治疗毒性的评估。精神状态检查可能提示觉醒、注意力、记忆力或注意力减退,其中以接受过全脑放疗或鞘内化疗的患者为甚。此外,谵妄在晚期肿瘤患者中普遍存在,老年人和接受抗肿瘤治疗的患者高发[26]。混淆评估方法可能有助于将谵妄与其他认知疲劳来源进行鉴别。

功能受限

疲劳一般较少使基本活动能力或日常生活能力严重受限,但对 ADL 的评估是疲劳综合评估的重要组成部分。严重的功能受限可能是一个重要预警,提示严重的并发症或复发性肿瘤。CRF 常见的功能受限和潜在可治愈的共病包括:与肿瘤相关的心肺功能不全、皮质类固醇肌病或全身性肌无力和肌少症。功能受限的患者常出现呼吸困难,行走困难,或难以从较低的表面,如从马桶、软椅或汽车座椅起身。这些患者在一定时间内可能表现为独立 ADL

能力下降。然而,大多数无合并症的 CRF 患者主要临床表现为四肢沉重感较强,无明确受限的活动水平下降。

CRF 患者的社会、职业、心理和性功能障碍同样存在。评估时,应询问患者的社交、睡眠、亲密关系以及与工作和休闲娱乐活动是否受限。大多数患者由于疲劳而放弃业余生活,可能诱发独立和继发性抑郁。放射治疗或化疗相关的认知障碍可影响患者职业效率。同时,可出现财务和家庭管理技能受限。

诊断分析

辅助诊断检查选择应根据患者、症状和临床检查结果来决定。呼吸困难应在活动期间进行脉搏血氧测定、胸部 X 线检查、肺功能检查和心电图检查。表现为严重呼吸困难且活动性降低的患者提示可能合并肺纤维化。计算机断层扫描或磁共振成像可用来确诊。正电子发射断层扫描可有助于鉴别肺纤维化和肿瘤累及的肺实质变化。肿瘤患者静脉血栓形成的风险较高,因此,针对持续性呼吸短促,应考虑行静脉血栓及评估肺栓塞检查。接受过阿霉素或曲妥珠单抗治疗的患者应行多门控采集扫描以排除可能与化疗相关的心脏毒性。大多数患者在接受化疗前都会进行多门控采集筛查。基线测试结果可与重复评估恶化证据结果结合进行比较。心包积液可能是恶性扩散或辐射刺激的结果,或作为副肿瘤症状出现。针对可疑阳性病史和体格检查结果的患者,应行超声心动图检查。有失眠或睡眠后仍感疲劳的患者可通过睡眠监测鉴别睡眠呼吸暂停或相关疾病。

生化检测包括促甲状腺激素浓度(用于经前颈部放疗或免疫调节药物治疗的患者筛查甲状腺肌病)、钙浓度、电解质值(肾上腺转移或放疗可诱发艾迪生病)、血红蛋白浓度和血细胞比容等。高钙血症或持续性机械性疼痛应通过骨扫描或 X 线检查进行甄别。弥漫性骨损害尽管见于多发性骨髓瘤和产生溶解性转移的恶性肿瘤,但可能无法通过骨扫描进行甄别。针对有明显认知功能障碍的疲劳患者,应监测血液中起中枢作用的药物水平(如三环类抗抑郁药、抗惊厥药)。

针对有局灶性神经功能缺损的患者,应在体格检查时对损伤神经轴部分进行增强磁共振成像扫描。一定剂量的类固醇联合化疗可诱发肌病。肌电图、神经电位检测可甄别出可逆性的神经系统损害。

神经心理学评定可甄别出具有一般认知功能障碍的患者。化疗后已发现可致认知障碍。多灶性脑转移瘤患者可表现为精神敏锐度和参与能力整体下降。当脑转移可能性增大时（如全身性黑色素瘤和乳腺癌或肺癌患者），应进行头部增强计算机断层扫描。

筛查抑郁、焦虑和其他心理困扰是 CRF 评估的重要组成部分。患者健康问卷（PHQ-9）是一种用于肿瘤人群的简单、有效的筛查方法。PHQ-9 能区分抑郁的存在和严重程度[27]。广泛性焦虑障碍（GAD-7）筛查是另一种有效的测量方法，因快速便捷可纳入日常的病例记录中[28]。

鉴别诊断

抑郁

营养不良

贫血

感染

代谢或内分泌异常（如高钙血症、甲状腺功能减退、肾上腺功能不足）

皮质类固醇肌病

药物副作用

化疗或放疗引起的认知功能障碍

恶病质

肺实质疾病，博来霉素毒性，放射治疗引起的纤维化

胸腔或心包积液

阿霉素或曲妥珠单抗相关的心脏毒性

精神错乱

神经轴损害（如脑转移、硬膜外转移、臂丛或腰骶丛病变）

治疗

早期治疗

实施行为治疗（例如，针对疲劳的运动和心理社会干预）之前，应着重解决任何可逆的内分泌、血液、代谢或活动异常。当疼痛无法控制时应考虑调整止痛药。有氧运动开始前，应解决肿瘤治疗诱发中性粒细胞减少相关的继发感染。随着疾病的进展，抗肿瘤治疗方案或放射治疗也应随之调整。心脏毒性可在地高辛或降低后负荷的药物起效后缓解。重组促红细胞生成素治疗贫血的同时，可提高患者功能和生活质量。吸氧对因放射治疗或化疗而致肺纤维化和接受肺叶切除或肺切除术患者的康复有益。针对恶病质或低蛋白血症患者，需开展营养评价。

康复治疗

经高把握度、随机、对照临床试验和系统评价研究发现，无论疾病处于哪个阶段，力量训练和有氧运动可有效地降低 CRF 的发生[29-32]。如果有氧运动处方水平适宜（如 60% 的 VO_2max，每周至多坚持 5 天），患者无论处于何种治疗阶段都能够耐受。大量循证证据显示，非肿瘤疲劳患者对以家庭为基础的运动方法非常敏感。除家庭为基础的便利性，增强某些亚组患者对运动方案的黏合性也是家庭为基础运动的重要的优势之一。尽管整合了结构化计划，特别是增加鼓励性的咨询辅助后，运动效果非常出色，但此类项目仍然缺乏如具体运动方式、方法指导建议和更为灵活的可执行计划。

运动并不是唯一有效的方法。强调活动和压力管理、正念训练、应对技能和问题解决训练以及认知行为疗法的心理教育干预也被证明能够显著降低 CRF 水平。尽管通过结合进行独立支持性和表达性治疗的随机、对照试验研究结果并不明确，但当 CRF 成为主要治疗目标时，进行独立的支持性治疗可能是有效的。目前，所有试验均证实将有氧运动与结构性心理支持相结合治疗疲劳是有效的。但针对晚期肿瘤，治疗效果可能不及预期。

值得注意的是，除医院外，一对一的支持及干预所对应的患者数量、员工专业知识和基础设施是极其有限的。依据美国国家肿瘤研究所（National Cancer Institute）估算，只有约 15% 的美国肿瘤患者在医院接受诊断和治疗，其余 85% 的患者在无法得到有效的 CRF 管理方案的医疗机构接受治疗。

文献支持以 50% ～ 70% 心率储备进行间歇训练，或在自感劳累 6 ～ 20 分以 11 ～ 14 分的强度（中等）进行运动。运动项目的强度取决于基线健康水平、肿瘤治疗强度和肿瘤治疗阶段。当患者正在接受治疗时，大多数研究建议将强度降低到心率范围的低限。当完成化学或放射治疗，心率范围可适当上调。强度还应考虑到与治疗相关的日常的生化测试结果及疲劳模式。例如，疲劳通常在放疗或化疗周期的中间和结束时达到高峰，因而制订康复计划时应考虑到疲劳模式的动态变化。

无论是作为一种独立的干预方式还是与有氧训练相结合，力量训练也被证明可减少 CRF，但与有氧运动相比，力量训练对疲劳的有效性更不明确[33]。肿瘤患者肌力的提升与疲劳的减轻直接相关[34]。有研究发现，通过抗阻运动实现的 CRF 水平降低可能比

有氧运动更为持久[35]。依据 CRF 制订的抗阻训练方案在各个试验中比较相似,向临床转化可操作性较强。经 5~10min 的热身期后,患者应以单次最大负荷的 60%~70% 完成 8~12 次抗阻。当患者能完成 12 次以上的重复时,阻力可上调 5 磅(1 磅 = 0.45kg)。运动后应对有淋巴水肿风险的四肢进行检查,查看是否有肿胀或不对称的表现。给予合并淋巴水肿的肿瘤患者渐进式的抗阻训练被证明是安全有效的[36,37]。尽管长期坚持的附加效应仍然未知,但以家庭为基础的抗阻训练方案可降低 CRF 水平[38]。

肿瘤患者的运动防护措施循证证据仍然缺乏。医疗机构和临床医师之间对其重视程度不一。以下限制仅为保守建议,不应作为绝对的运动禁忌证。当血小板水平一直处于 10 000/L 以下时,应在监督下谨慎开展有氧运动和抗阻训练。当血小板水平下降到 50 000/L 以下或原发性或转移性骨肿瘤患者应尽量避免进行有接触和高强度的运动。当血红蛋白浓度低于 80g/L 时,可进行轻量运动,并进行运动医学监督。当中性粒细胞绝对计数低于 500/L 时,患者应仅限于在室内进行治疗性活动。温度高于 101.5℉(38.6℃)的发热患者应被适度限制活动。

除有氧运动外,开展作业和物理治疗中能量节约技术训练、使用适应性设备和渐进性抗阻训练将有利于患者恢复。ADL 补偿性策略的使用可改善因 CRF 而受限的生活与活动自理能力。辅具如手杖、拐杖和助行器等可提高活动能力,配备自适应辅具(如长柄鞋袜和助行器)可改善自理能力。晚期肿瘤患者同样适用于日常生活活动能力的训练。对晚期患者而言,患者教育和对照顾者的培训成为治疗的重要目标。

如果评定发现抑郁状态,应寻求精神疾病咨询。停止使用所有非必需的中枢作用药物。应选择止痛药缓解神经心理毒性。阿片类药物中,氢吗啡酮、芬太尼和羟考酮的活性代谢物低于硫酸吗啡。老年肾功能损害产生的易耐受的药物副作用与阿片药物使用相关。肿瘤疲劳的药理学研究主要集中于精神刺激剂的使用上。对哌甲酯的研究推荐使用此类药物,尽管不同亚组患者依据肿瘤分期出现效果不一,但晚期患者对药物反应更灵敏[39,40]。

介入治疗

胸腔积液或心包积液的患者应接受经皮穿刺引流。考虑到再次留置导管的风险,必要时应进行胸膜穿刺或心包穿刺以防止积液再次潴留。当肿块压迫使输尿管、胆管、支气管或血管管腔变窄产生不良生理反应时,可对病灶处行经皮置入支架以缓解症状。当肿瘤疼痛无法通过全身治疗得到充分控制或副作用无法控制时,中枢性镇痛有助于恢复正常的觉醒、能量和认知。放射治疗可用于缓解疼痛或缩小压迫神经结构的肿瘤体积。虽然从理论上讲可能是有益的,但尚未见有微创对 CRF 作用的系统性研究。

技术设备

目前,还没有专门的新技术被用来改善 CRF。

手术

肿瘤切除术或切除孤立的肺、肝、骨或脑转移病灶可能有助于缓解肿瘤患者的疲劳。但疲劳并不是进行外科手术的独立指征。仅当肿瘤压迫神经通路致局灶性感觉或运动障碍时,则需要紧急手术切除。

潜在的疾病并发症

随着肿瘤的进展和患病率的陡增,患者功能通常出现恶化。恶性进展的后果可能包括新的或恶化的神经功能缺损、呼吸困难、颅内转移或放射治疗引起的认知障碍、病理性骨折、内脏梗阻和躯体疼痛综合征。

潜在的治疗并发症

抗肿瘤治疗潜在的副作用是广泛的。放射治疗可导致纤维化、神经系统损害和 CRF 恶化。化疗同样可以引起和加重 CRF。各种化疗药物都有损害认知、肾、肺、心脏和神经功能的能力。用于治疗肿瘤相关症状和疼痛的药物可对神经、胃肠和泌尿系统功能产生不利影响,并加剧周围水肿。

如使用恰当,与康复干预相关的副作用相对较少。肿瘤骨转移患者(如肺癌、前列腺癌、乳腺癌、甲状腺癌、多发性骨髓瘤和肾脏癌)有发生病理性骨折的风险,尤以溶解性转移患者为甚。在开始运动治疗前,应进行全身骨扫描或骨骼相关检查。

肿瘤患者较为普遍出现运动相关副作用。超负荷的有氧或抗阻训练可使 CRF 加重。过度劳累可能会加重化疗引起的电解质和体液失衡。因此,应该对肿瘤患者的治疗方案进行密切监测并做适应性调整。

(许卓 译　崔文瑶 校　何红晨 审)

参考文献

1. Berger AM, Mooney K, Alvarez-Perez A, et al. Cancer-related fatigue, Version 2.2015. *J Natl Compr Canc Netw.* 2015;13:1012–1039.
2. Syrowatka A, Motulsky A, Kurteva S, et al. Predictors of distress in female breast cancer survivors: a systematic review. *Breast Cancer Res Treat.* 2017.
3. Curt GA, Breitbart W, Cella D, et al. Impact of cancer-related fatigue on the lives of patients: new findings from the fatigue coalition. *Oncologist.* 2000;5:353–360.
4. Ferreira KA, Kimura M, Teixeira MJ, et al. Impact of cancer-related symptom synergisms on health-related quality of life and performance status. *J Pain Symptom Manage.* 2008;35:604–616.
5. Hofman M, Ryan JL, Figueroa-Moseley CD, Jean-Pierre P, Morrow GR. Cancer-related fatigue: the scale of the problem. *Oncologist.* 2007;12(suppl 1):4–10.
6. Fabi A, Falcicchio C, Giannarelli D, Maggi G, Cognetti F, Pugliese P. The course of cancer related fatigue up to ten years in early breast cancer patients: what impact in clinical practice? *Breast.* 2017;34:44–52.
7. Jung JY, Lee JM, Kim MS, Shim YM, Zo JI, Yun YH. Comparison of fatigue, depression, and anxiety as factors affecting posttreatment health-related quality of life in lung cancer survivors. *Psychooncology.* 2017.
8. Lavigne JE, Griggs JJ, Tu XM, Lerner DJ. Hot flashes, fatigue, treatment exposures and work productivity in breast cancer survivors. *J Cancer Surviv.* 2008;2:296–302.
9. Cheville AL, Yost KJ, Larson DR, et al. Performance of an item response theory-based computer adaptive test in identifying functional decline. *Arch Phys Med Rehabil.* 2012;93:1153–1160.
10. Yabroff KR, Lawrence WF, Clauser S, Davis WW, Brown ML. Burden of illness in cancer survivors: findings from a population-based national sample. *J Natl Cancer Inst.* 2004;96:1322–1330.
11. Buckwalter AE, Karnell LH, Smith RB, Christensen AJ, Funk GF. Patient-reported factors associated with discontinuing employment following head and neck cancer treatment. *Arch Otolaryngol Head Neck Surg.* 2007;133:464–470.
12. Aprile G, Pisa FE, Follador A, et al. Unplanned presentations of cancer outpatients: a retrospective cohort study. *Support Care Cancer.* 2013;21:397–404.
13. Foltran L, Aprile G, Pisa FE, et al. Risk of unplanned visits for colorectal cancer outpatients receiving chemotherapy: a case-crossover study. *Support Care Cancer.* 2014;22:2527–2533.
14. van de Poll-Franse LV, Mols F, Vingerhoets AJ, Voogd AC, Roumen RM, Coebergh JW. Increased health care utilisation among 10-year breast cancer survivors. *Support Care Cancer.* 2006;14:436–443.
15. Spichiger E, Muller-Frohlich C, Denhaerynck K, Stoll H, Hantikainen V, Dodd M. Symptom prevalence and changes of symptoms over ten days in hospitalized patients with advanced cancer: a descriptive study. *Eur J Oncol Nurs.* 2011;15:95–102.
16. Spichiger E, Muller-Frohlich C, Denhaerynck K, Stoll H, Hantikainen V, Dodd M. Prevalence and contributors to fatigue in individuals hospitalized with advanced cancer: a prospective, observational study. *Int J Nurs Stud.* 2012;49:1146–1154.
17. Dale W, Hemmerich J, Kamm A, et al. Geriatric assessment improves prediction of surgical outcomes in older adults undergoing pancreaticoduodenectomy: a prospective cohort study. *Ann Surg.* 2014;259:960–965.
18. Nafteux P, Durnez J, Moons J, et al. Assessing the relationships between health-related quality of life and postoperative length of hospital stay after oesophagectomy for cancer of the oesophagus and the gastro-oesophageal junction. *Eur J Cardiothorac Surg.* 2013;44:525–533; discussion 33.
19. AHRQ. *Top Five Most Costly Conditions among Adults Age 18 and Older, 2012: Estimates for the U.S. Civilian Noninstitutionalized Population;* 2015.
20. Delgado-Guay MO, Rodriguez-Nunez A, Shin SH, et al. Characteristics and outcomes of patients with advanced cancer evaluated by a palliative care team at an emergency center. A retrospective study. *Support Care Cancer.* 2015.
21. McKenzie H, Hayes L, White K, et al. Chemotherapy outpatients' unplanned presentations to hospital: a retrospective study. *Support Care Cancer.* 2011;19:963–969.
22. Aljubran A, Leighl N, Pintilie M, Burkes R. Improved compliance with adjuvant vinorelbine and cisplatin in non-small cell lung cancer. *Hematol Oncol Stem Cell Ther.* 2009;2:265–271.
23. Reeve BB, Mitchell SA, Dueck AC, et al. Recommended patient-reported core set of symptoms to measure in adult cancer treatment trials. *J Natl Cancer Inst.* 2014;106.
24. Cessna JM, Jim HS, Sutton SK, et al. Evaluation of the psychometric properties of the PROMIS cancer fatigue short form with cancer patients. *J Psychosom Res.* 2016;81:9–13.
25. Donovan KA, Stein KD, Lee M, Leach CR, Ilozumba O, Jacobsen PB. Systematic review of the multidimensional fatigue symptom inventory-short form. *Support Care Cancer.* 2015;23:191–212.
26. Neefjes ECW, van der Vorst M, Verdegaal B, Beekman ATF, Berkhof J, Verheul HMW. Identification of patients with cancer with a high risk to develop delirium. *Cancer Med.* 2017.
27. Kroenke K, Spitzer RL, Williams JB. The PHQ-9: validity of a brief depression severity measure. *J Gen Intern Med.* 2001;16:606–613.
28. Spitzer RL, Kroenke K, Williams JB, Lowe B. A brief measure for assessing generalized anxiety disorder: the GAD-7. *Arch Intern Med.* 2006;166:1092–1097.
29. Keilani M, Hasenoehrl T, Baumann L, et al. Effects of resistance exercise in prostate cancer patients: a meta-analysis. *Support Care Cancer.* 2017;25:2953–2968.
30. Mustian KM, Alfano CM, Heckler C, et al. Comparison of pharmaceutical, psychological, and exercise treatments for cancer-related fatigue: a meta-analysis. *JAMA Oncol.* 2017;3:961–968.
31. Hilfiker R, Meichtry A, Eicher M, et al. Exercise and other non-pharmaceutical interventions for cancer-related fatigue in patients during or after cancer treatment: a systematic review incorporating an indirect-comparisons meta-analysis. *Br J Sports Med.* 2017.
32. Kelley GA, Kelley KS. Aerobic exercise and cancer-related fatigue in adults: a reexamination using the IVhet model for meta-analysis. *Cancer Epidemiol Biomarkers Prev.* 2017;26:281–283.
33. Payne C, Larkin PJ, McIlfatrick S, Dunwoody L, Gracey JH. Exercise and nutrition interventions in advanced lung cancer: a systematic review. *Curr Oncol.* 2013;20:e321–e337.
34. Adams SC, Segal RJ, McKenzie DC, et al. Impact of resistance and aerobic exercise on sarcopenia and dynapenia in breast cancer patients receiving adjuvant chemotherapy: a multicenter randomized controlled trial. *Breast Cancer Res Treat.* 2016;158:497–507.
35. Segal RJ, Reid RD, Courneya KS, et al. Randomized controlled trial of resistance or aerobic exercise in men receiving radiation therapy for prostate cancer. *J Clin Oncol.* 2009;27:344–351.
36. Schmitz KH, Ahmed RL, Troxel AB, et al. Weight lifting for women at risk for breast cancer-related lymphedema: a randomized trial. *JAMA.* 2010;304:2699–2705.
37. Schmitz KH, Ahmed RL, Troxel A, et al. Weight lifting in women with breast-cancer-related lymphedema. *N Engl J Med.* 2009;361:664–673.
38. Cheville AL, Kollasch J, Vandenberg J, et al. A home-based exercise program to improve function, fatigue, and sleep quality in patients with stage IV lung and colorectal cancer: a randomized controlled trial. *J Pain Symptom Manage.* 2013;45:811–821.
39. Qu D, Zhang Z, Yu X, Zhao J, Qiu F, Huang J. Psychotropic drugs for the management of cancer-related fatigue: a systematic review and meta-analysis. *Eur J Cancer Care (Engl).* 2016;25:970–979.
40. Mucke M, Mochamat Cuhls H, et al. Pharmacological treatments for fatigue associated with palliative care: executive summary of a Cochrane collaboration systematic review. *J Cachexia Sarcopenia Muscle.* 2016;7:23–27.

第 125 章

脑性瘫痪

Stacy M. Stark, DO

同义词

Little 病

ICD-10 编码

G80.0	痉挛性四肢瘫痪型脑性瘫痪（先天性）
G80.1	痉挛性双瘫型脑性瘫痪
G80.2	痉挛性偏瘫型脑性瘫痪
G80.3	痉挛性脑性瘫痪
G80.4	共济失调性脑性瘫痪
G80.8	其他脑性瘫痪（混合性脑性瘫痪综合征）
G80.9	脑性瘫痪，非特指
G83.0	上肢双侧瘫痪
G82.50	四肢瘫痪，非特指
G82.51	四肢瘫痪，$C_1 \sim C_4$ 完全
G82.52	四肢瘫痪，$C_1 \sim C_4$ 不完全
G82.53	四肢瘫痪，$C_5 \sim C_7$ 完全
G82.54	四肢瘫痪，$C_5 \sim C_7$ 不完全
G83.30	单侧肢体瘫痪，非特指影响未确定侧
G83.31	单侧肢体瘫痪，非特指影响右侧优势侧
G83.32	单侧肢体瘫痪，非特指影响左侧优势侧
G83.33	单侧肢体瘫痪，非特指影响右侧非优势侧
G83.34	单侧肢体瘫痪，非特指影响左侧非优势侧
G81.90	偏瘫，非特指影响未确定侧
G81.91	偏瘫，非特指影响右侧优势侧
G81.92	偏瘫，非特指影响左侧优势侧
G81.93	偏瘫，非特指影响右侧非优势侧
G81.94	偏瘫，非特指影响左侧非优势侧
Z47.89	遭遇其他矫形术后护理

定义

很多脑性瘫痪（CP）的定义被提出过，最近一次是在 2006 年由脑瘫定义及分型国际研讨会对各提议进行讨论之后达成共识。考虑到本章节宗旨，脑性瘫痪将被用作临床描述性术语，而非病因学诊断，定义如下：脑性瘫痪描述的是在胎儿或婴儿颅脑发育中出现的一系列动作及姿态发育过程中，非进展性的一组永久性障碍并导致活动受限。脑性瘫痪的运动功能障碍通常伴随感觉、知觉、认知、沟通以及行为障碍，同时伴随癫痫发作和继发性肌肉骨骼问题[1]。

流行病学

脑性瘫痪是儿童期最常见的躯体障碍。据报告，脑性瘫痪的发病率为每 1 000 例分娩中出现 1~4 例[2-5]。Yeargin-Allsopp 和她的同事发现[3,4]，男孩比女孩有更高的脑性瘫痪发病率，比例大约 1.5 : 1。同一个研究发现相比白种人或拉丁裔而言，非裔儿童脑性瘫痪的发病率也更高[3]。后续研究确认了这些结论[6-9]。Yeargin-Allsopp 及同事也对活动能力进行了评估[4]，在研究中，大部分（58.2%）儿童能够独立行走，一部分无法行走或存在活动限制（30.6%），另有少数儿童通过辅助器具行走（11.3%）。

活动困难与脑性瘫痪儿童死亡率具有相关性，在 Strauss 带领的研究中[10]，划分为移动能力不良（在俯卧位抬头）的病死率比活动能力良好（具有由翻身和端坐的能力）的儿童高出了两倍。该研究还发现，严重残疾的儿童总病死率在以大约每年 3.4% 的速度下降。

病因学

由于现代医学的进展，风疹以及核黄疸等风险因素已经降低。但是，极低体重出生儿生存率的提高，增加了脑瘫高危人群。脑性瘫痪的风险因素可以分为产前风险因素、产妇疾病和妊娠相关。与血栓、围生期脑卒中对应的产前风险因素依次为产妇高龄和初产。产妇疾病,如糖尿病、贫血、高血压、癫痫、甲状腺功能障碍以及慢性肾疾病都与脑性瘫痪相关。同样,多胎妊娠(双胞胎、三胞胎)和分娩因素,如辅助授精、多卵、胎盘疾病、妊娠期出血、子痫前期或子痫、宫内感染,包括泌尿道感染、性传播疾病以及 TORCH-T(Toxoplasma)弓形虫,O(Others)其他病原微生物[如梅毒螺旋体、带状疱疹病毒、细小病毒 B19 等],R(Rubella. Virus)风疹病毒,C(Cytomegalo Virus)巨细胞病毒,H(Herpes Virus)单纯疱疹病毒,分娩期产妇发热,胎龄发育受限或过度,产程先露异常,产前胎膜破裂大于 24h 和人工引产[11,12]。5min 的 Apgar 评分低于 7 分,低出生体重和低于 37 周胎龄也是脑性瘫痪的危险因素。对于足月儿和幼儿一些其他原因包括感染、产时窒息、新生儿动脉栓塞和创伤性脑损伤[13]。

尽管存在很多脑性瘫痪的危险因素,真正的病因是脑性异常。脑性瘫痪可能由因感染、癫痫发作、缺氧缺血事件、脑卒中和先天畸形所致的新生儿脑病造成[14]。

分类

脑性瘫痪基于肌张力或肌肉活动分为以下亚型:①痉挛性;②非痉挛性,低张力的,异动的(肌张力失调或舞蹈-手足徐动的)以及共济失调的;③非特异性脑性瘫痪。根据四肢的受累程度可进一步分为单侧性的(单肢体瘫痪,偏瘫)或双侧性的(双瘫,四肢瘫)[1,3,15]。痉挛性脑性瘫痪是最常见的,据统计大约占所有类型脑性瘫痪的 75%(63.6% 为双侧性,36.4% 单侧性)[4]。

不同亚型脑性瘫痪具有不同影像学特征。一方面,脑室周围白质病变或缺氧缺血性的影像学改变最常见于双侧痉挛性脑性瘫痪。另一方面,单侧痉挛性脑性瘫痪与脑室周围白质病灶、神经胶质细胞病变,局限性脑皮质发育不良和单侧脑裂畸形相关联。手足徐动型脑性瘫痪可出现皮质或深部灰质病灶。在共济失调型脑性瘫痪中,病灶形式较为罕见,但通过影像学可提示小脑畸形[16]。

症状

脑性瘫痪显著影响肌肉骨骼系统,也可能同时伴随着大量侵袭其他系统的症状。根据疾病的严重程度症状各有不同,可包括智力障碍,癫痫发作,学习障碍,关节畸形,疼痛,肌张力异常,运动障碍,乏力,发育迟缓,牙齿健康不良,吞咽障碍,构音障碍,肠道及膀胱管理困难,睡眠障碍以及心境障碍。在此,我们讨论的主要是脑性瘫痪最常影响的人体系统。

头、眼、耳、鼻及喉

脑性瘫痪可伴随视觉受损,感音神经性听力下降,口腔运动控制欠缺及牙列不良。视力可因斜视(内斜视)、眼球震颤、皮质受阻、皮层性视损伤或早产儿视网膜病变而受阻。口腔运动控制困难可导致过度流涎、吞咽障碍及构音障碍[17,18]。

心血管

存在脑性瘫痪的成年人比同龄人患有更多的循环系统疾病例如高血压、动脉粥样硬化和肾功能损害[17],可能与随年龄增长患者活动减少而相互关联。

肺部

很多脑性瘫痪相关联的症状可导致肺部系统的退化。肺支气管发育不良(呼吸急促,心动过速,用力呼吸伴鼻翼扇动,咕噜声,以及凹陷征和经常性氧饱和度下降所致辅助呼吸肌参与)可见于分娩胎龄低于 30 周和出生体重低于 1 500g 的患者[18]。吞咽障碍可引起误吸,最终导致肺炎。肌张力的改变及脊柱侧凸可使肺活量降低并导致限制性气道疾病。随着脑性瘫痪患者年龄的增长,呼吸道疾病可能会进一步增加,包括肺炎、流行性感冒和慢性阻塞性肺疾病[19,20]。

胃肠道及泌尿生殖系统

胃食管反流症的高发病率已被报道[19],有可能与食管裂孔疝、脊柱侧凸、因痉挛增大的腹内压或神经肌肉失协调有关。此外,慢性胃食管反流也有可能是头颈部肌张力失调异常姿态的表现。慢性反流性食管炎可能引发食管黏膜溃疡和狭窄的形成。便秘的出现可见于低纤维及流质饮食,药物的使用(包括阿片类,解痉类,抗组胺类和抗惊厥药物),活动受限,肠道运动减少,肌张力降低或骨骼畸形。慢性便秘可最终引起巨直肠、肛裂和大便失禁[19,20]。

肌肉骨骼

肌肉骨骼障碍是脑性瘫痪的特征表现,其影响往往是终身性的,会引起关节炎性改变,关节畸形或挛缩和关节脱位,这些可导致运动能力的下降,骨质疏松,骨折,皮肤破损和疼痛[17,20]。

　　疼痛在儿童和成年脑性瘫痪患者中都有发现,可能由肌肉失衡或痉挛导致。腰痛是最常见的,其次是负重关节的疼痛。脑性瘫痪的表现形式可影响疼痛的部位,足踝疼痛常见于双瘫型脑性瘫痪,而膝、髋关节的疼痛更常见于四肢瘫型脑性瘫痪,伴异动症者可出现颈、肩疼痛和头痛[20]。疼痛会影响患者的社交和教育,也会导致疲劳和活动减少[21,22]。

　　活动减少可引起骨质疏松。2008 年某项研究提出,非卧床的痉挛性四肢瘫的成年人和儿童在其生命周期中低段脊柱的骨密度都发生了下降[20]。活动减少也会随时间加重脊柱侧凸的进展。有发现表明,超过 40°的弯曲若不进行手术治疗,可随年龄增长进行性加重脊柱弯曲角度。脊柱弯曲角度不管是脊柱侧凸,脊柱后凸还是脊柱前凸,都会影响坐位平衡,加重疼痛,影响肺部状况,同时会造成肠道和膀胱的管理困难[20]。脊柱侧凸的流行率和诊断中重度脊柱侧凸的风险,与患者的转移能力下降以及卧床状态而互相关联[23]。

　　久坐也会因肌力不平衡导致髋关节半脱位,尤其是痉挛性脑性瘫痪[24]。髋关节的半脱位可导致轮椅入座和调试的困难,也可引起皮肤破损和疼痛,同时持续性髋关节脱位可造成骨盆倾斜程度的增加[24]。

　　其他在脑性瘫痪中常见受累的关节包括膝关节和足踝关节,足部最常见的障碍是马蹄足畸形,马蹄外翻足畸形和马蹄内翻足畸形(图 125.1)。马蹄足

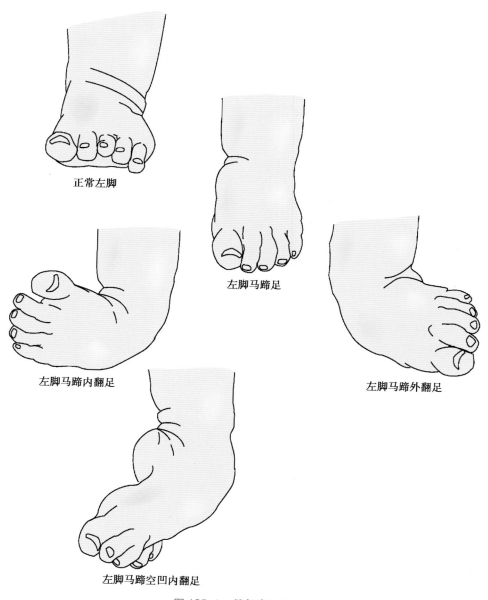

正常左脚

左脚马蹄足

左脚马蹄内翻足

左脚马蹄外翻足

左脚马蹄空凹内翻足

图 125.1　足部常见疾病

畸形是一种后足障碍,描述了后足相对于踝关节发生的过度跖屈,常伴随腓肠肌及比目鱼肌的肌张力升高。马蹄足外翻畸形可见前足和中足的内旋,常伴随拇趾外翻和踝关节的外翻畸形,以及腓肠肌和腓骨肌群肌张力的升高。马蹄足内翻畸形可见中足的外旋,涉及腓肠肌和胫骨后肌[25]。腓肠肌升高的肌张力引发踮脚行,在脑性瘫痪中较常见。

膝关节过度屈曲可见于腘绳肌张力升高,但单纯升高的肌张力不会引起脑性瘫痪常见的蹲伏步态模式。这种模式源于骨骼畸形、肌肉无力、痉挛和运动控制不良的联合作用[26,27],表现为髋部因髂腰肌张力升高所致的屈曲和膝关节屈曲。髋内收肌群张力的升高可能会导致进一步的步态异常,形成剪刀步态模式。

神经系统

神经系统的症状可包括口腔运动控制障碍(吞咽障碍、构音障碍、言语失用症),视力下降(视皮层受损、内斜视)和感音神经性听力下降[17,19]。患者可有癫痫发作,认知障碍,感觉功能异常,肌肉无力,运动障碍,动作控制异常和痉挛。

癫痫发作在痉挛型偏瘫和四肢瘫中最为常见,癫痫发作的表现形式可有不同,且可进展为癫痫症。由 Humphreys 带领进行的研究发现[28],在有脑室周围白质软化的脑性瘫痪患者中,癫痫的发展和新生儿惊厥的出现相关联。

感觉功能异常也可见于脑性瘫痪患者中。本体感觉、两点辨别觉和实体觉都可出现障碍,最常见于痉挛性截瘫亚型[29]。近期文献也支持这些发现,并强调了感觉障碍和丘脑皮质通路之间的联系[30,31]。

脑性瘫痪患者神经系统的表现主要在肌张力和运动的改变。这些都体现在脑性瘫痪的分类方式中:痉挛性,异动症的(肌张力异常的或舞蹈-手足徐动的)或者共济失调的[1]。痉挛被定义为在被动运动中受阻时速度依赖性的增加(见第 154 章)。见于异动症型脑性瘫痪的肌张力异常模式是非随意肌肉持续性或间歇性的收缩,可导致扭转性或反复性的运动,或导致姿态异常[32]。舞蹈-手足徐动模式描述的是结合手足徐动样(缓慢,扭动)和舞蹈样(突然的,忽动忽停)动作。共济失调的亚型表现是动作的不协调。低肌张力可见于婴儿期初期,但也可在异动症型脑性瘫痪中间歇性出现。

其他

脑瘫患者的睡眠也可受影响于睡眠焦虑、梦游、异睡症、睡眠呼吸紊乱、智力障碍所致自我入睡、光感异常、褪黑素分泌减少、癫痫症或疼痛。脑性瘫痪患儿活跃的癫痫症对睡眠障碍的影响最强,尤其是过多的日间睡眠。生活质量低下也和失眠和过度日间睡眠有关[33]。

Wayte 带领进行的研究提出[34],脑性瘫痪患者夜间需要父母的帮助最多的是睡眠不宁和床上翻转,这样会加重护理人员负担和抑郁情绪[35]。抑郁情绪也经常发生于脑性瘫痪患者中。

体格检查

因为脑性瘫痪可能累及所有的人体系统,收集完整病史和进行全面体格检查十分必要,重要的是考虑到患者的年龄,并随之调整具体的检查。评定应该包括功能评估,详细的肌肉骨骼检查(评估关节活动度,畸形或对位不良)。心理和认知评定也需要进行。

活动能力由粗大运动功能分类系统根据转移独立度和辅助器械的使用分成五个类别(表 125.1)[1,15,37-39]。上肢端功能通过徒手能力分类系统描述,这个系统考虑了年龄,从根本上评估了患者在日常生活中使用物品的能力。该分类系统最初是为 8~12 岁儿童设计的,根据参与度的渐进分为 Level Ⅰ 至 Level Ⅴ 五个等级(表 152.2)。在一个由 Eliasson 带领进行的研究中[40],存在截瘫的患儿起始是 Level Ⅱ,双瘫患儿不是 Level Ⅰ 就是 Level Ⅳ,而四肢瘫患儿通常是 Level Ⅳ 或 Level Ⅴ。

表 125.1 粗大运动功能分类系统	
Level Ⅰ	儿童能够不需辅助地在室内和室外行走以及爬楼梯
Level Ⅱ	儿童在非水平表面移动会有困难,必须扶着栏杆爬楼梯。他们可以在室内及室外行走。
Level Ⅲ	儿童在水平地面上需要辅助设备进行移动,包括辅助器具下步行和推进手动轮椅
Level Ⅳ	儿童需要轮椅作为转移的基本工具,可使用辅助器具短距离行走
Level Ⅴ	儿童依赖护工进行转移

表 125.2　徒手能力分类系统

Level Ⅰ	可以轻松操作物件，但可能缺乏速度和精准度
Level Ⅱ	可以操作大多物件，但可能需要代偿性工具来完成任务
Level Ⅲ	操作物件有困难，需要帮助来准备或修改任务
Level Ⅳ	能操作有限的物件并且需要连续的支持帮助
Level Ⅴ	不能操作物件并且需要完全的辅助

肌肉骨骼异常需要仔细评估，因为它们可能对整体功能有很大的影响。脊柱侧凸的征兆要及时发现，每个关节的被动和主动关节活动度都进行评定并使用量角器。常见畸形的评估可使用相应的试验

（表 125.3）。婴儿髋关节的检查需包括使用 Barlow 和 Ortolani 试验评定髋关节脱位，Galeazzi 或 Allis 征可提示髋关节脱位或半脱位，即出现髋关节和膝关节屈曲至 90° 时的不对称性，并且骨盆处于中立位。髋关节外展的评估很关键，因为髋内收肌张力的升高和髋关节畸形都会导致会阴护理困难和坐姿异常。内收肌活动范围在仰卧位进行测量，在髋关节外展后，膝关节及髋关节同时屈曲 90°。髋关节的内旋和外旋都应进行评定，Tomas 征可用于评估髋关节挛缩[41,42]。腘窝角的测量是在髋关节屈曲 90° 时膝关节从屈曲状态慢慢被动伸直后进行。踝关节背屈的测量应同时在膝关节屈曲状态下评估比目鱼肌的紧张程度，而在膝关节伸展状态下评估腓肠肌紧张程度[42]。足踝畸形一样需要记录。步态研究中的步态分析对于评估肌肉骨骼系统和转移能力有一定的意义[39]。

表 125.3　肌肉骨骼异常相关检查

试验	目的	评估
Barlow	髋关节后脱位	髋关节和膝关节屈曲的情况下向后推动股骨，大腿处于内收状态。若该操作引起脱位则为阳性结果
Ortolani	髋关节脱位	膝关节及髋关节屈曲 90° 情况下使髋关节内收，若有可触及的复位则为阳性结果
Galeazzi	髋关节脱位或半脱位	髋关节及膝关节屈曲 90° 使骨盆处于中立位，若双侧不对称则为阳性结果
Tomas	髋关节屈曲挛缩	健侧髋关节和膝关节被动屈曲，如果引起患侧髋关节屈曲则为阳性结果
腘窝角	膝关节屈曲挛缩或腘绳肌过紧	在髋关节和膝关节屈曲 90° 时，膝关节从屈曲状态被动伸直而髋部保持屈曲状态

神经系统检查应适应患者年龄，婴儿原始反射例如拥抱反射、抓握反射、非对称性颈紧张反射、足底反射以及躯干侧曲反射都应进行刺激。非对称性颈紧张反射理应 3 个月内慢慢消失，通过旋转患者头部引起下颌远端伸展和枕部端屈曲而诱发。躯干侧曲反射体现为检查者顺患者背部向下挠刮时躯干向刺激面的弯曲，该反应正常于 4 个月内消失。抓握反射可见于检查者将其手指放入患者掌心时患者手指的屈曲，应于 6 个月内消失。拥抱反射诱发于突然的头后伸，使得上肢远端先外展，然后内收最后屈曲，也应在 6 个月内消失。足底反射为触碰足底时趾头的屈曲，大约在 15 个月内消失[43]。

肌肉力量可通过观察或者通过规范徒手肌力测验进行评估，也取决于患者年龄。成长发育中的里程碑事件应与父母沟通或进行观察，询问幼龄时优势手出现的时机可体现出非优势手的无力和障碍。肌张力的变化需要进行评估，痉挛程度可通过 Ash-

worth 量表、改良 Ashworth 量表或 Tardieu 量表进行分类。Ashworth 量表将痉挛根据严重程度依次评为 1~5 级，改良 Ashworth 量表依严重程度分为 0，1，1+ 及 2~4 级，Tardieu 量表根据不同的速率来测量痉挛状态[44]。感觉检查可通过本体感觉、两点觉和实体觉来进行[29-31]。

通常需要进行正式的视力和听力评估，以确定是否存在视力障碍或听力损失。应讨论情绪问题，因为老龄脑性瘫痪患者会出现抑郁[36]。神经心理学检查可能有助于评估认知方面的问题。

功能受限

不同亚型和合并症的功能受限程度不同，很多都在前文提及，并且包括日常生活能力和转移能力。有发现表明粗大运动功能在 7 岁前可有一定的改善，而肌肉骨骼疾病可出现恶化，潜在影响了脑性瘫

痪儿童的转移能力[39]。Palmer 进行的研究提出功能受限的最佳预测指标为运动发育的速度,可以通过发育商数(实际年龄除以发育年龄)或通过记录生后前几个月的全身随意运动视频进行评估[45]。

　　Engel-Yegar 及其同事报告,与发育正常的同龄人相比,患有先天性脑性瘫痪的人在活动方面受到更多限制,而且在活动中与同龄人的互动也不那么频繁,造成这些差异的原因可能是身体上的限制。

诊断分析

头、眼、耳、鼻及喉

　　听力通过测听评估,视觉评估可能需要转诊神经眼科学。

心血管系统

　　随着年龄增长(如果心脏受累出现),心电图、铊试验或运动负荷试验、或超声心动图可作为诊断依据。

肺部

　　如果疑似肺炎或呼吸状态改变,可以行胸部 X 线检查。

　　如果考虑慢性阻塞性肺疾病可进行肺功能检查。

胃肠道和泌尿生殖系统

　　如果出现便秘可以进行腹部平面影像检查。如果出现反流性食管炎或呕血可请消化内科会诊并行上消化道内镜检查。如果怀疑吞咽障碍,可通过言语语言病理学医师进行全面评估,该评估涉及结构性检查(改良钡餐或纤维内镜下吞咽评估)。

肌肉骨骼系统

　　脊柱侧凸的曲线可通过脊柱影像进行测量和评估,如果怀疑髋关节先天发育不良或脱位的存在可行髋部 X 线检查。如果怀疑任何肢体或椎骨压缩性骨折需行放射影像学检查。放射影像学检查同样可用于评估外周关节或脊柱的退化性病变。评估骨密度可行骨密度检查(骨密度扫描)。

神经系统

　　婴儿期可疑颅内疾病的首要评估从颅内超声影像开始[45],该技术在颅缝和囟门闭合前有价值,并且可显示出血、脑室扩大或囊性改变。在儿童和成年人中,出血性改变可通过 CT 评估,但考虑到辐射暴露量需谨慎运用。磁共振成像检查用来评估脑性瘫痪的潜在脑内病变,常发现缺氧缺血性损伤,脑室周围白质软化以及脑畸形。Krageloh-Mann 和 Horber 发现脑性瘫痪患儿中 86% 的磁共振成像存在异常,其中 83% 揭示了患脑性瘫痪的病因[47]。也有证据表明,磁共振弥散加权成像可评估白质病灶,具体来说,观察皮质运动和感觉运动传导束会很有帮助[30,31]。

治疗

　　脑性瘫痪的治疗在于症状的管理,功能的最大化和并发症预防。目前暂无治愈脑性瘫痪的方式。

早期治疗

　　一旦开始治疗脑性瘫痪,就需考虑到已存在的症状、合并症和潜在并发症。其中一个症状可能是疼痛,便要基于病因学进行治疗。如果疼痛是因为退化性病变,可使用非甾体抗炎药。若疼痛发生于扳机点,可进行扳机点注射。因活动障碍所致的并发症,例如皮肤破损,可予去除压力治疗,但可能需要远期干预如清创及手术闭合。活动障碍导致的疼痛和疲乏可实施物理治疗或作业治疗。活动障碍同样会引起便秘,需要调整饮食结构(增加纤维的摄入)、软便剂、灌肠或其他泻药[19]。胃食管反流可引起不适,质子泵抑制剂已证实有效[19]。抑郁情绪的出现可通过药物进行治疗,需转诊心理医师或精神科医师。

康复治疗

　　制定诊疗方案的过程中,具有集中而明确的目标从多学科入手非常关键,物理治疗师、作业治疗师、言语语言病理学医师和神经心理医师都会在不同程度和频率上参与。患者的目标会有显著差异,从日常生活基本能力的自理到肌张力管理的辅助、预防关节挛缩以及职业或运动爱好的最大独立。

　　肌张力异常的干预方式非常广泛,需评估是进行定向干预还是整体干预。不管哪种情况都可以开始物理治疗和作业治疗,设法实施家庭牵伸计划,对患者及家属进行宣教,强调拉伸的重要性,这在成长发育中极为关键。形式多样的矫形器具也可用于维持关节活动度,以及功能性作业,如在转移中为足踝提供支护,或进行徒手操作时保护手腕。强制性诱导运动训练可用于促进偏瘫情况下患肢的功能性使用。

　　整体干预对痉挛的控制包括口服药物或鞘内给药。口服药包括巴氯芬、丹曲林、可乐定、替扎尼定和苯二氮䓬类。大多数口服药都可有全身效应,可能影响认知或引起镇静状态。鞘内给药出现全身效应的情况较为少见,巴氯芬可通过鞘内泵来控制痉挛[39]。

介入治疗

如果需要定向干预,患者可受益于局部操作,如肉毒杆菌毒素或苯酚注射。肉毒杆菌毒素已显示对于短期缓解肌痉挛有效,长期有效性尚不明确[39]。肉毒杆菌毒素可与石膏结合使用,但此联合有效性的证据不一[39,48]。

技术设备

科学技术已经被广泛用于康复治疗,作为脑瘫患者的教育帮助。治疗师和学校对患者进行评估来决定采用何种针对个人最能促进功能和生活质量提高的设备[51]。

加强或改进的通信设备被用来帮助患者交流沟通和浏览网页,操控方式包括触控笔、声龙听写、拨动开关、眼神注视和视网膜检监测。这些设备还包含声控设备和移动技术。

关于虚拟整合、操作增强和沟通辅助技术的新研究都被证实能够有效地帮助脑性瘫痪患者独立地与同龄人互动,以及更好地融入主流教育环境。虚拟现实技术被用来训练脑性瘫痪儿童的平衡和运动能力,虚拟现实康复能更好地加强上肢远端的功能[52]。一些研究表明在使用虚拟现实治疗后可出现大脑皮质功能重组现象。

经颅电刺激配合物理及作业治疗,加上机器人技术对于脑性瘫痪儿童可以很好地改善其功能[53]。

手术

定向或整体干预均可选择外科手术。选择性脊神经后根切断术可作为控制局部痉挛的手术治疗,挛缩或畸形需要通过矫形外科手术,包括肌腱延长(通常是跟腱、腘绳肌或内收肌)和骨骼矫正(例如截骨矫形术)。痉挛的整体干预中手术处理包括植入鞘内泵来进行鞘内给药。鞘内用药已知的全身效应较少,巴氯芬可通过鞘内泵来控制痉挛[39]。

潜在的治疗并发症

与脑性瘫痪的治疗相关的并发症基于干预方式而各有不同。所有的药物都有潜在的副作用,口服药如巴氯芬、丹曲林、替扎尼定和苯二氮䓬类可引起不同程度的乏力和镇静状态,可乐定的使用可引起血压过低和心动过缓。巴氯芬鞘内给药有较少的全身效应,但也存在与药泵和导管相关的风险。方案误差、导管缠绕或破损、泵机故障都可导致巴氯芬过量(镇静、嗜睡、呼吸衰竭和尿潴留)或巴氯芬戒断反应(认知改变、痉挛加重、瘙痒和癫痫)。局部注射治疗痉挛可导致注射区域的感染、酸胀或出血,苯酚若注射在感觉运动神经混合区域可引起感觉异常,肉毒杆菌毒素可引起无力,并且在一些罕见病例中会出现肉毒中毒样症状包括呼吸困难和吞咽障碍。

石膏可出现皮肤刺激和皮肤破损可能。关节活动度和牵伸可引起疼痛,如果骨质疏松患者的牵伸治疗强度过大可能出现骨折。外科手术,包括脊神经后根切断术和矫形术除手术本身的风险外,还可出现术后疼痛和便秘等。在呼吸肌肉已受累的情况下,麻醉的风险会进一步增加。

潜在的疾病并发症:脑性瘫痪与衰老

随着现在脑性瘫痪患者生命的延长,因年龄增长而出现的并发症也更为常见。值得注意的是,大多数的脑性瘫痪患者是成年人[49],这些并发症往往会影响全身各系统,但占主导地位的是肌张力的改变、挛缩的进展、疼痛、无力、活动能力下降和抑郁情绪。如本章节上文所述,患循环系统疾病、呼吸系统疾病、慢性阻塞性肺疾病、胃食管反流病、便秘、骨质疏松和癫痫的风险会增加,早发性骨关节炎也不能忽视[17]。对于老年人群这些病变可能会加速,或者说,这些影响对于老龄脑性瘫痪患者来说更为深远[49]。

随着活动的减少,肌肉骨骼的紧张程度和肌张力会升高,并且挛缩的情况也逐渐增多[50]。一项探究脑性瘫痪患者与年龄的研究发现,39%的20余岁脑性瘫痪患者能够在无辅助下步行6m,到40岁会下降至37%,而到60岁会降为25%。亚型有一定的意义,痉挛性双瘫型患者最容易发生这种转移能力的进展性减退[24]。研究同时发现,超过40岁的成年脑性瘫痪患者会比60岁的无残疾人士经历更强烈的孤独感和抑郁情绪[20]。抑郁情绪也和在成年脑性瘫痪患者的护理中缺乏资源和专业知识有关[36]。

(兰纯娜 译　崔文瑶 校　何红晨 审)

参考文献

1. Rosenbaum P, Paneth N, Leviton A, et al. A report: the definition and classification of cerebral palsy. *Dev Med Child Neurol Suppl.* 2007;109:8–14.

2. Paneth N, Hong T, Korzeniewski S. The descriptive epidemiology of cerebral palsy. *Clin Perinatol.* 2006;33:251–267.

3. Yeargin-Allsopp M, Van Naarden Braun K, Doernberg NS, et al. Birth prevelance of cerebral palsy: a population-based study. *Pediatrics.* 2016;137:1–9.

4. Yeargin-Allsopp M, Van Naarden Braun K, Doernberg NS, et al. Prevalence of cerebral palsy, co-occurring autism spectrum disorders, and motor functioning - Autism and Developmental Disabilities Monitoring Network, USA. *Dev Med Child Neurol.* 2008;2014(56):59–65.

5. Bhasin TK, Brocksen S, Avchen R, Van Naarden K. Prevalence of four developmental disabilities among children aged 8 years: Metropolitan Atlanta Developmental Disabilities Surveillance Program, 1996 and 2000. *MMWR Surveill Summ.* 2006;55:1–9.

6. Arneson CL, Durkin MS, Benedict RE, et al. Prevalence of cerebral palsy: Autism and Developmental Disabilities Monitoring Network, three sites, United States. *Disabil Health J.* 2004;2009(2):45–48.

7. Kirby RS, Wingate MS, Van Naarden Braun K, et al. Prevalence and functioning of children with cerebral palsy in four areas of the United States in 2006: a report from the Autism and Developmental Disabilities Monitoring Network. *Res Dev Disabil.* 2011;32:462–469.

8. Wu YW, Xing G, Fuentes-Afflick E, et al. Racial, ethnic, and socio-economic disparities in the prevalence of cerebral palsy. *Pediatrics.* 2011;127:e674–e681.

9. Maenner MJ, Benedict RE, Arneson CL, et al. Children with cerebral palsy: racial disparities in functional limitations. *Epidemiology.* 2012;23:35–43.

10. Strauss D, Shavelle R, Reynolds R, et al. Survival in cerebral palsy in the last 20 years: signs of improvement? *Dev Med Child Neurol.* 2007;49:86–92.

11. Nelson KB. Causative factors in cerebral palsy. *Clin Obstet Gynecol.* 2008;51:749–762.

12. Stoknes M, Andersen GL, Elkamil AI, et al. The effects of multiple pre- and perinatal risk factors on the occurrence of cerebral palsy. A Norwegian register based study. *Eur J Paediatr Neurol.* 2012;16:56–63.

13. Rethefsen SA, Lipson Aisen M, et al. Cerebral palsy: clinical care and neurological rehabilitation. *Lancet Neurol.* 2011;10:844–852.

14. Longo M, Hankins GD. Defining cerebral palsy: pathogenesis, pathophysiology and new intervention. *Minerva Ginecol.* 2009;61:421–429.

15. Andersen GL, Irgens LM, Haagaas I, et al. Cerebral palsy in Norway: prevalence, subtypes and severity. *Eur J Paediatr Neurol.* 2008;12:4–13.

16. Krägeloh-Mann I, Cans C. Cerebral palsy update. *Brain Dev.* 2009;31:537–544.

17. Young NL. The transition to adulthood for children with cerebral palsy: what do we know about their health care needs? *J Pediatr Orthop.* 2007;27:476–479.

18. Baraldi E, Filippone M. Chronic lung disease after premature birth. *N Engl J Med.* 2007;357:1946–1955.

19. Sullivan PB. Gastrointestinal disorders in children with neurodevelopmental disabilities. *Dev Disabil Res Rev.* 2008;14:128–136.

20. Svien LR, Berg P, Stephenson C. Issues in aging with cerebral palsy. *Top Geriatr Rehabil.* 2008;24:26–40.

21. Tervo RC, Symons F, Stout J, Novacheck T. Parental report of pain and associated limitations in ambulatory children with cerebral palsy. *Arch Phys Med Rehabil.* 2006;87:928–934.

22. Houlihan CM, O'Donnell M, Conaway M, Stevenson RD. Bodily pain and health-related quality of life in children with cerebral palsy. *Dev Med Child Neurol.* 2004;46:305–310.

23. Persson-Bunke M, Hägglund G, Lauge-Pedersen H, Wagner P, Westbom L. Scoliosis in a total population of children with cerebral palsy. *Spine.* 2012;37:E708–E713.

24. Senaran H, Shah SA, Glutting JJ, et al. The associated effects of untreated unilateral hip dislocation in cerebral palsy scoliosis. *J Pediatr Orthop.* 2006;26:769–772.

25. Davids JR. The foot and ankle in cerebral palsy. *Orthop Clin North Am.* 2010;41:579–593.

26. Hoang HX, Reinbolt JA. Crouched posture maximizes ground reaction forces generated by muscles. *Gait Posture.* 2012;36:405–408.

27. Ross SA, Engsberg JR. Relationships between spasticity, strength, gait, and the GMFM-66 in persons with spastic diplegia cerebral palsy. *Arch Phys Med Rehabil.* 2007;88:1114–1120.

28. Humphreys P, Deonandan R, Whiting S, et al. Factors associated with epilepsy in children with periventricular leukomalacia. *J Child Neurol.* 2007;22:598–605.

29. Sanger TD, Kukke SN. Abnormalities of tactile sensory function in children with dystonic and diplegic cerebral palsy. *J Child Neurol.* 2007;22:289–293.

30. Hoon AH Jr, Stashinko EE, Nagae LM, et al. Sensory and motor deficits in children with cerebral palsy born preterm correlate with diffusion tensor imaging abnormalities in thalamocortical pathways. *Dev Med Child Neurol.* 2009;51:697–704.

31. Scheck SM, Boyd RN, Rose SE. New insights into the pathology of white matter tracts in cerebral palsy from diffusion magnetic resonance imaging: a systematic review. *Dev Med Child Neurol.* 2012;54:684–696.

32. Sanger TD, Delgado MR, Gaebler-Spira D, et al. Task Force on Childhood Motor Disorders. Classification and definition of disorders causing hypertonia in childhood. *Pediatrics.* 2003;111:e89–e97.

33. Hall W, Cardoso MVLM, Lelis ALPA. Sleep disorders in children with cerebral palsy; An integrative review. *Sleep Med Rev.* 2016;30:63–71.

34. Wayte S, McCaughey E, Holley S, et al. Sleep problems in children with cerebral palsy and their relationship with maternal sleep and depression. *Acta Paediatr.* 2012;101:618–623.

35. Hemmingsson H, Stenhammar AM, Paulsson K. Sleep problems and the need for parental night-time attention in children with physical disabilities. *Child Care Health Dev.* 2008;35:89–95.

36. Horsman M, Suto M, Dudgeon B, Harris SR. Growing older with cerebral palsy: insiders' perspectives. *Pediatr Phys Ther.* 2010;22:296–303.

37. Westbom L, Hagglund G, Nordmark E. Cerebral palsy in a total population of 4-11 year olds in southern Sweden. Prevalence and distribution according to different CP classification systems. *BMC Pediatr.* 2007;7:41.

38. Sigurdardottir S, Thorkelsson T, Halldorsdottir M, et al. Trends in prevalence and characteristics of cerebral palsy among Icelandic children born 1990 to 2003. *Dev Med Child Neurol.* 2009;51:356–363.

39. Narayanan UG. Management of children with ambulatory cerebral palsy: an evidence-based review. *J Pediatr Orthop.* 2012;32(suppl 2):S172–S181.

40. Eliasson AC, Krumlinde-Sundholm L, Rosblad B, et al. The Manual Ability Classification System (MACS) for children with cerebral palsy: scale development and evidence of validity and reliability. *Dev Med Child Neurol.* 2006;48:549–554.

41. O'Neil ME, Fragala-Pinkham MA, Westcott SL, et al. Physical therapy clinical management recommendations for children with cerebral palsy–spastic diplegia: achieving functional mobility outcomes. *Pediatr Phys Ther.* 2006;18:49–72.

42. McDowell BC, Salazar-Torres JJ, Kerr C, Cosgrove AP. Passive range of motion in a population-based sample of children with spastic cerebral palsy who walk. *Phys Occup Ther Pediatr.* 2012;32:139–150.

43. Zafeiriou DI. Primitive reflexes and postural reactions in the neurodevelopmental examination. *Pediatr Neurol.* 2004;31:1–8.

44. Haugh AB, Pandyan AD, Johnson GR. A systematic review of the Tardieu Scale for the measurement of spasticity. *Disabil Rehabil.* 2006;28:899–907.

45. Palmer FB. Strategies for the early diagnosis of cerebral palsy. *J Pediatr.* 2004;145(Suppl):S8–S11.

46. Engel-Yeger B, Jarus T, Anaby D, Law M. Differences in patterns of participation between youths with cerebral palsy and typically developing peers. *Am J Occup Ther.* 2009;63:96–104.

47. Krageloh-Mann I, Horber V. The role of magnetic resonance imaging in elucidating the pathogenesis of cerebral palsy: a systematic review. *Dev Med Child Neurol.* 2007;49:144–151.

48. Braendvik SM, et al. *Trials.* 2017;18:58.

49. Benner J, et al. Long-term deterioration of perceived health and functioning in adults with cerebral palsy. *Archives of PM&R.* 2017. accepted manuscript.

50. Glew G, Bennett FC. Cerebral palsy grown up. *JDBP.* 2011;32:469–475.

51. National Academies of Sciences, Engineering, and Medicine. The Promise of Assistive Technology to Enhance Activity and Work Participation. Washington, DC: The National Academies Press; 2017.

52. Chen Y, et al. Effect of virtual reality on upper extremity function in children with cerebral palsy: a meta-analysis. *Pediatr Phys Ther.* 2014;26:289–300.

53. Greco L, et al. Transcranial direct current stimulation during treadmill training in children with cerebral palsy: a randomized controlled double-blind clinical trial. *Res Dev Disabil.* 2014;35:2840–2848.

第 126 章

慢性疲劳综合征

Cerold R. Ebenbichler, MD

同义词

肌痛性脑脊髓炎

系统性运动不耐受疾病

慢性疲劳免疫功能紊乱综合征

神经衰弱症

病毒感染后疲劳综合征

冰岛病

Royal Free Disease

雅痞型流感

ICD-10 编码

R53.82 慢性疲劳综合征

定义

慢性疲劳综合征(chronic fatigue syndrome, CFS)是一种严重的、复杂的、累及多系统的慢性疾病,经常会限制患者的活动和参与能力。这种疾病的本质和病因尚不清楚。CFS 有时需要与肌痛性脑炎(myalgic encephalitis, ME)相区别。CFS 的特点是:严重虚弱性疲劳持续时间超过 6 个月,并且没有发现其他可能引起疲劳的内科病症。突出表现为患者注意力不集中,短期记忆减退,睡眠障碍以及肌肉骨骼系统的疼痛[1]。CFS 的诊断标准和 ME 的诊断标准有一部分是相同的,而区别在于 ME 患者存在运动后不适和认知障碍的情况,同时这些患者不一定以疲劳为首发症状[2,3]。有 CFS 或 ME 的患者通常因丧失活动能力、痛苦(可能会因为包括医学专业人士在内的其他人的不理解而加重)来医院就诊。CFS 的发病者群是成年人和儿童。最近,美国国家医学院为 CFS 制订了新的定义,包含与 CFS 和 ME 的临床特点相符的诊断标准。同时,美国国家医学院倡议将 CFS 更名为"系统性运动不耐受疾病"[4]。

定义 CFS 和 ME 的标准不同,患病率明显不同。同时,不同的地区患病率也有较大的差异[5]。一项最近的系统性回顾研究发现,通过患者自我评估报告和临床评估两种方式获得的合并患病率分别是 3.28%、0.76%[6]。此外,在女性[7],少数民族和受教育水平低[8] 的人群中,CFS 更常见。

CFS 的病因尚未查明。CFS 可能是突然发病,也可能是缓慢起病。突然发生的 CFS 通常是由流感病毒或类似的疾病诱发的。将病因分为易感因素、诱发因素、维持因素三类后,有利于对该病进一步深入地理解[9]。神经质或内向型性格、生活方式、童年时期或患有传染性单核细胞增多症后不活动、遗传等因素可能会影响人们对 CFS 的脆弱性。一些传染病(如 Epstein-Barr 病毒感染、Q 热、莱姆病),躯体性诱因(如严重的损伤)和心理应激(如严重的生活事件)可能会诱发这种紊乱。患者的认知、信仰及对疾病的归因可能会引起逃避性的应对方式和疾病长期持续的后果。

最近有文献对先前的多个关于 CFS/ME 患者的生理异常的研究的结果进行了总结[10]。在细胞水平上,有线粒体功能紊乱,伴随有细胞因子合成增加的免疫调节能力降低,炎症,外周淋巴细胞产生大量的诱生型一氧化氮合酶的表现。在组织水平上,一些证据表明有肌细胞摄氧减少;在肌肉发生最大自主收缩时,酸中毒可能性增加;pH 恢复延迟;下丘脑垂体肾上腺轴存在轻微的活动减退,对促肾上腺皮质激素增加的反应减退的表现[10]。暂时没有可靠的证据支持"CFS 是持续的病毒感染"这一观点[11]。同时,越来越多的证据表明,在一个大的亚组的患者中,存在伴有广泛的痛觉过敏的中枢敏化,弥漫性伤害抑制性控制延迟,运动时内源性抑制功能紊乱,这些表现在一定程度上证实了心理因素对该病的影响[12]。对 CFS 患者进行功能性磁共振成像检查的多个研究发现,神经元资源分配的增加[13] 或者运动计划的功能障碍[14] 可能与这类患者认知障碍的表现相关。

症状

CFS 患者有很多典型症状。其中,大部分与功能性躯体综合征的症状相同,这些症状包括肠易激综合征、纤维肌痛、多发性化学过敏症、慢性骨盆痛、颞下颌关节功能紊乱和 Gulf War 疾病[11]。

CFS 患者会有巨大的精神上的和躯体上的疲劳感。这种疲劳感会在活动后加重,休息后无法完全缓解[2-4]。CFS 患者的疲劳症状呈现出主观性强、多维度、多变的特点。但是值得注意的是,这些患者并非一定以疲劳为主要的或最虚弱的症状[1]。患者可能会通过多种不同的方式表达出他们疲劳的感受。患者可能会在问诊时诉说更多的症状[9],这导致 CFS 患者所报告的症状的多样性。其潜在原因可能是:患者希望由身体原因导致这些症状,患者的医疗保险问题,患者利益诉求无效等。

除疲劳外,CFS 患者通常会有很多其他的多系统的症状,这些症状可能和疲劳感同样明显。另外,这些症状是非特异性的、多变的(即随着时间的改变,症状的性质和严重程度也会有所变化)。这些症状经归纳总结后,分为以下八类[4,15]:

1. 运动后不适。身体和精神活动或立位应激后,患者的基线症状会有长时间的加重情况。患者可能会这样描述:在轻微的活动后,身体和/或精神上感到疲劳,甚至累倒,崩溃。症状(加重)出现延迟可能与诱发因素有关。活动程度越剧烈,运动后不适的症状越严重,持续时间也越长。

2. 认知障碍。CFS 患者可能会有健忘,精神涣散,意识模糊,定向障碍,无法集中注意力和处理信息,难以思考,难以决策以及"精神疲劳","脑雾"的临床表现。这些问题可能会在活动,精神紧张或时间紧迫的情况下加重。

3. 直立不耐受。患者会有头昏,头晕或空间定向障碍的表现。这些症状会在患者采取或维持直立姿势时加重,卧位时改善。

4. 疼痛。包括头痛(一种新的类型、模式及严重程度的头痛),肌痛和多关节的疼痛。患者可能还有骨、眼睛、睾丸、胸腹部的疼痛,寒战以及皮肤敏感性疼痛。

5. 睡眠和休息无法消除疲劳,恢复精神。另外,失眠在 CFS 患者中也很常见。患者会有:长时间的睡眠后,仍然无法恢复活力;睡眠障碍,如入睡困难,睡眠经常中断,白天经常打瞌睡等表现。许多 CFS 患者很难保持规律的作息。与健康人不同,运动会加重 CFS 患者失眠以及睡眠后无法恢复活力的情况。

6. 有感染诱发的 CFS 病史。典型情况:在呼吸系统或胃肠道的病毒样感染后,患者从未被完全治愈。患者可能或多或少会增加感染的风险。

7. 心理问题。CFS 患者可能会有焦虑、易怒、情绪不稳、情绪低落的表现,并且有时会经历一段奇怪的情绪平缓期(很可能是由精疲力竭导致的)。一方面,本来就有精神症状的 CFS 患者,在 CFS 发病时,这些症状可能会加重。另一方面,只针对精神症状的治疗不能缓解 CFS 患者身体上的问题,这表明 CFS 的本质不仅仅是心理问题。

8. 其他常见的症状。CFS 患者经常会有广泛性过敏和体温控制不良的症状,主要包括低热、畏光、恶心、过敏、潮热、皮疹[16]。

体格检查

通过体格检查可以鉴别这些临床症状是否由其他疾病引起。CFS 患者一般的体检和神经检查结果是正常的。患者可能会有低热(口腔温度为 $37.5 \sim 38.5 \, ℃$),非渗出性咽炎,颈部或腋窝淋巴结压痛且直径超过 2cm。患者可能会有轻微的低血压,可以通过倾斜试验诱发,通过盐皮质激素逆转。在一些患者中,由于直立性低血压和血压的大幅波动,患者会有晕厥和间歇性高血压的表现[17]。部分患者会有感觉异常,表现为:感觉测试结果异常,尤其是骨或肌肉的麻木;胸部、面部或鼻部存在多变的麻木和感觉异常(即麻木和感觉异常出现在以上三个部位的部分皮肤,具体位置不定)。但是暂时没有病例证实这些感觉异常的体格检查结果与 CFS 有关[17]。一些患者会有视物模糊和"接近复视"的表现。部分患者会有闭眼站立不稳的情况。

需要对患者进行全面的精神状态检查以排除其他的精神障碍问题。通过心理检查,可以发现患者的情绪、性格、注意力、智力功能、记忆能力的异常。心理检查过程中,需要格外注意患者是否有焦虑,自毁倾向和精神运动性阻滞[1]。

CFS 患者肌肉骨骼系统的检查中,除了肌无力,其余都应该是正常的。对于有关节痛、肌痛、炎症和关节肿胀的患者,需要排除其他可能引起疼痛的原因,如滑囊炎、肌腱炎、神经根病等。对患者肌肉的触诊过程中,可能会发现有压痛点,但数量不多,不足以诊断为纤维肌痛和单独的触发点。

功能受限

不同的 CFS 患者,功能丧失的程度可能不同。

有些患者可以维持相对正常的生活,而有些患者则完全卧床,生活无法自理。在康复评定中,患者核心的主观症状可能提示患者明显受限的功能,例如:活力和驱动力、疼痛、睡眠、注意力、情感、记忆力和运动耐力等。一些实验室试验证实这些患者可能会有肌肉和心肺功能的下降。CFS患者由于有在进行完原本耐受较好的运动量后,症状加重的经历和运动恐惧症(是指由于患者过度担心,甚至恐惧害怕身体的活动会使自己容易受伤或再次受伤而避免活动的行为),而产生避免活动的表现,同时可能会增加静坐的时间。但是,运动恐惧症与这些患者在自行车运动测试中,运动耐力降低的表现无关[18]。

CFS患者先前可以轻易完成的脑力和体力活动,现在只能进行部分活动而不能完成整个活动。一方面,CFS患者难以完成对认知要求高的活动,例如:集中注意力、解决问题、应对压力、做出决定、同时进行多项任务、开车等,这些都可能会限制患者正常进行日常生活的能力,尤其是在工作场所。另一方面,患者日常生活活动受限可能是因为难以完成一些体力活动,如步行或做家务等。很多患者不得不放弃他们的体力相关的爱好和运动习惯。同时,患者无法长时间工作,甚至根本不能工作[15]。此外,CFS患者与他人的沟通交流,和亲人、朋友以及其他人的关系可能会受该病的影响,从而导致这些患者社会参与受限。

CFS患者中,使疾病持续的主要因素是认知回避型应对,这也会对他们的社会参与造成负面影响[19]。此外,研究发现患者的活动参与受限可能与他们的运动恐惧症密切相关[18]。除了患者的家人和朋友,医务人员也可能会加重患者的临床表现,使他们的功能进一步丧失。法律、社会规范和患者个人的观念、品质、信仰及练习都有可能影响患者的功能表现。在很多国家,相当多的CFS患者享有残疾抚恤金,私人保险或提出索赔,但被拒绝[20]。

诊断分析

现在对于CFS的诊断,没有可用的诊断性试验。而医务人员主要是根据患者的临床症状是否符合CFS的科学的病理定义,通过有效排除其他类型的原因未明的疲劳,最终确定诊断。在很多可用的科学的病例定义中,美国疾病控制与预防中心制订的标准在学术界得到了最为广泛的支持[1]。这个标准包含一系列CFS患者的非特异性症状以及CFS的

排除诊断(表126.1)。患者的疲劳和其他伴随症状必须持续或再现达到连续6个月及以上,并且疲劳必须为首发症状,才能诊断为CFS。

表 126.1	美国疾病控制与预防中心制订的慢性疲劳综合征的病例定义

持续或复发的原因未明的慢性疲劳

疲劳至少持续6个月

疲劳具有新的或明确的开端

疲劳不是由器质性疾病或持续的活动导致的

疲劳无法通过休息缓解

疲劳使患者的工作、教育、社会和个人活动大量减少

4个及以上的下列症状,同时存在≥6个月:记忆减退或注意力不集中,咽痛,颈部或腋窝淋巴结有压痛,肌肉疼痛,数个关节疼痛,新型头痛,睡眠后无法恢复活力,运动后不适

排除标准

疲劳和患者的内科病症有关

重性抑郁障碍(精神病性)或双相障碍

精神分裂症、痴呆或妄想性障碍

神经性厌食症、神经性贪食症

酒精或药物滥用

重症肥胖

Modified from Fukuda K, Straus SE, Hickie I, et al.; International Chronic Fatigue Syndrome Study Group. The chronic fatigue syndrome: a comprehensive approach to its definition and study. *Ann Intern Med.* 1994; 121:953-959; and Prins JB, van der Meer JW, Bleijenberg G. Chronic fatigue syndrome. *Lancet.* 2006;367:346-355.

通过由NAM提出的诊断标准及方法(图126.1),可以更及时明确CFS/ME患者的诊断[4]。这种新的诊断标准更加强调该病的核心症状,要求患者具有以下三个症状,方能诊断为CFS/ME[4]。

1. 发病后活动能力明显下降,导致难以完成发病前本来可以完成的工作、教育、社会和个人活动。这种情况持续超过6个月,并伴有严重的疲劳。这种疲劳是新发的或有明确的开端(并非终身的),不是由持续的过度的活动引起,通过休息无法明显缓解。

2. 运动后不适。需要对患者运动后不适的频率和强度进行评估。如果患者在至少50%的时间内没有中等至严重的运动后不适感,那么需要谨慎考虑是否能给患者下CFS/ME的诊断。

3. 睡眠后,仍无法恢复活力和精神。

为了建立CFS的诊断,需要满足额外的两个标准之一,即认知障碍或直立不耐受。

临床医师可能会在CFS诊断时存在困难,尤其是当患者的疲劳症状是缓慢开始的或者是患者对自己的疲劳症状描述较复杂的时候。已发展了

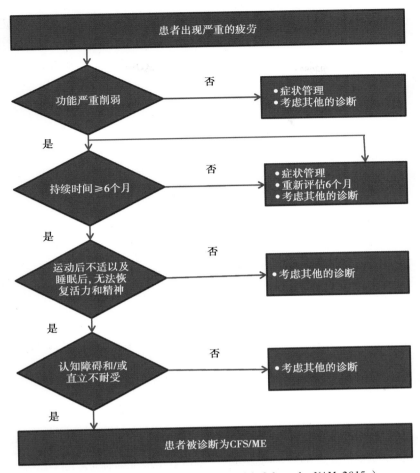

图 126.1　CFS/ME 的诊断方法(*Modified from the NAM*,2015.)

一些评估患者疲劳表现的量表,例如:个体力量检查表(the Checklist Individual Strength),Chalder 疲劳量表(the Chalder Fatigue Scale)和 Krupp 疲劳严重程度量表(the Krupp Fatigue Severity Scale),被广泛应用于科研并且可以帮助医师客观地评估疲劳和建立诊断。

患者的病史采集对于诊断十分重要。NAM 为病史采集提供了相关建议,可以指导临床医师对可能的 CFS 患者问诊。通过患者症状的严重程度和持续时间,可以区分 CFS/ME 和其他疾病,CFS/ME 患者经常出现中等强度以上的临床症状。需要注意的是,一项最近的系统性回顾研究发现,临床上使用的 CFS 诊断标准的准确性(即是否存在诊断的不确定性)都没有经过充分的研究和测试[21]。许多疾病和问题都可以导致疲劳和类似的症状。因此,在诊断过程中,需要排除其他可能导致这些症状的原因。除了采集病史,体格检查,还需要进行精神状态检查和一些必要的实验室检查来确定诊断。

鉴别诊断[25,26]

血液

贫血、血色病

感染

慢性 Epstein-Barr 病毒感染、流感、肝炎、HIV 感染、莱姆病、隐匿性脓肿、脊髓灰质炎、脊髓灰质炎后综合征、结核病、细菌性心内膜炎、慢性布鲁氏菌病

寄生虫

真菌

自身免疫性疾病

Behçet 综合征、皮肌炎、红斑狼疮、多动脉炎、多发性肌炎、Reiter 综合征、类风湿关节炎、Sjögren 综合征、血管炎

肝病

慢性心脏疾病

慢性肺部疾病

代谢性和毒性问题

内分泌疾病

糖尿病、甲状腺功能亢进症和甲状腺功能减退症、Addison 病、库欣综合征、全垂体功能减退症

鉴别诊断[25,26]（续）

卵巢功能衰竭
恶性肿瘤
神经肌肉功能障碍
纤维肌痛、多发性硬化、帕金森病、重症肌无力、头部损伤
睡眠障碍
阻塞性睡眠呼吸暂停综合征（睡眠呼吸暂停、发作性睡病）
精神问题
双向情感障碍、各种亚型的精神分裂症、各种亚型的妄想性障碍、各种亚型的痴呆
在疲劳症状开始前2年内，存在器质性脑功能障碍和酒精或药物滥用的问题
其他问题
药物不良反应、酒精和药物滥用、体重波动（重症肥胖、体重明显下降）

临床医师需要通过框架式的精神检查排除一些永久的精神疾病（表126.1）。当医师筛查患者是否患有精神疾病时，可以使用一些可靠的检测工具来辅助诊断，如复合性国际诊断问卷（Composite International Diagnostic Interview）[22] 等。实验室检查（表126.2）是为了检查患者有无其他问题，而非判断患者是否患有CFS。

NAM推荐医师使用一些调查问卷和其他工具及观察的方法，来帮助他们确定患者现有的临床表现以及评估这些表现的严重程度，从而有助于CFS的确诊[4]。例如：在判断患者有无运动后不适的症状时，可以使用关于CFS的疾病预防控制中心清单（the CDC Inventory for CFS）；在筛查和描述患者的睡眠问题时，可以使用Epworth嗜睡量表（Epworth Sleepiness Scale）和睡眠与时间生物学中心的睡眠评估问卷（the Center for Sleep and Chronob-iology Sleep Assessment Questionnaire）[23]。客观可靠的功能评估有助于CFS的诊断，尤其是在最初的评估结果不明确时，可以选择继续进行功能测试[4]。通过多道睡眠描记术，可以检测和观察患者的睡眠结构，睡眠的持续时间和时相，睡眠时呼吸道阻塞和异常肢体活动的情况。但有研究发现多道睡眠描记术对确定患者是否存在睡眠后，仍无法恢复精神活力的症状没有帮助[4]，但可能会排除其他原发性睡眠障碍问题，如睡眠呼吸暂停和发作性睡病，有指示作用。

根据ICF[24]，对CFS患者进行健康和功能等的评估，可以完善患者的诊断结果。ICF核心部分包含内容广泛全面，描述了典型的残疾谱，并且其有效性已经过心理学的验证。但在ICF中，关于CFS的内容亟待充实。

表126.2　排除导致慢性疲劳的其他疾病推荐采用的实验室检查

全血细胞计数和细胞分类计数
血液和血清生化（血清电解质、血尿素氮、葡萄糖、肌酐、钙）
红细胞沉降率
尿液分析
甲状腺功能检查
抗核抗体
血清皮质醇
免疫球蛋白水平
类风湿因子
结核菌素皮肤试验
HIV血清学
莱姆病血清学（当为地方性时）
头部MRI（为了排除多发性硬化）
多导睡眠描记术（为了排除睡眠障碍）
有临床指示时，可选择的检查方法
自然杀伤细胞定量检查
B细胞和T细胞亚群的定量检查
自然杀伤细胞功能增强
T细胞对有丝分裂原刺激的反应
迟发型超敏反应试验
细胞因子的产生及细胞对细胞因子的反应
酶联免疫吸附试验或细胞活性检测
白念珠菌血清学试验
核糖核酸酶L活性测定或核糖核酸L蛋白质定量检测
腰椎穿刺，查脑脊液的寡克隆区带
倾斜试验
儿茶酚胺检测
神经传导检查，包括肌电图
抗乙酰胆碱受体抗体
维生素B_{12}缺乏
循环免疫复合物，包括CD3和CD4
病毒血清学

Modified from Craig T, KaKumanu S. Chronic fatigue syndrome: evaluation and treatment. *Am Fam Physician*. 2002;65:1083-1090; and wikpedia 2007/results from an NIH consensus conference.

治疗

早期治疗

对于CFS的治疗是基于其临床症状的，目标是改善患者的疲劳和其他伴随症状，如睡眠紊乱、抑郁和疼痛等。

在大部分病例中，药物治疗对CFS患者的治疗效果不佳。经检测，在许多免疫调节，抗病毒和抗菌的治疗方法中，一种名为Rintatolimod的静脉内免疫调节分子可以有效地提高运动耐力，并且对于功能

严重减退的患者,可能可以提高他们的功能和减少其药物使用(为了缓解症状)[27]。对于病毒感染作为诱因且抗体效价升高的 CFS 患者,Valganciclovir 经验证可以改善他们的疲劳[27]。有研究发现 CFS 患者的下丘脑垂体肾上腺轴的功能会出现轻微的改变,因此一些学者做了随机对照试验,但都没有得出类固醇可以作为一种治疗方法的结论[27]。另外,没有足够的证据证明免疫治疗方法,例如:免疫球蛋白 G、葡萄球菌类毒素、核糖核酸等对 CFS 患者治疗的有效性[28]。

一些逸闻式的证据表明,睡前服用低剂量的抗抑郁药(例如,10~30mg 去甲替林)可以改善睡眠和缓解疼痛,但是这些药物对 CFS 患者的疗效尚未经过研究证实[28]。此外,对乙酰氨基酚、非甾体抗炎药和阿片类药物对于肌肉骨骼系统或头痛问题显著的患者可能是有益的。

在慢性病患者中,补充医学越来越受欢迎。这包括顺势疗法、中药、保健品、大剂量维生素、特殊膳食和能量治疗。虽然有一些研究报道了顺势疗法和保健品在 CFS 治疗中有一定的益处,但现在仍然没有足够的证据证明这些干预方法的有效性。对此,需要进行一些设计更完善的研究来探索这些干预方法对 CFS 的治疗效果[29]。

康复治疗

对于 CFS 患者,现在推荐的是基于医疗康复模型的管理方式。这些康复方案可能包含很多不同的专业和治疗方法,同时越来越多的证据证明了个人康复治疗的有效性[28-31]。认知行为疗法可以改变 CFS 患者疾病相关的认知和行为,这包含两部分:①认知部分,主要是改变患者对 CFS 疾病过程的看法;②行为部分,这部分包括逐级增加患者的活动水平。一些系统性回顾研究表明,与常规治疗或放松疗法相比,认知行为疗法疗效更佳[27,28,30,31]。认知行为疗法不仅可以有效地提高成年 CFS 患者的身体功能,还可以改善他们的其他症状,如疲劳、焦虑和情绪问题。此外,一项研究的结果肯定了认知行为疗法在 CFS 儿童和青少年患者中的疗效[32]。在这项研究中,认知行为疗法对患者的疲劳和其他症状、身体功能及学校出勤率产生了显著的积极影响。

分级运动训练可以帮助患者增加力量,促进心血管健康和克服不良状态。依据患者的偏好,可以选择性地组合功率自行车、游泳和步行三种方式进行训练。分级运动不是针对患者认知问题的治疗方式,但它包含一定的教育学习过程,即患者需要学习进行适当的活动(基于频率、强度和时间),并逐渐以合适的速度进阶(不会明显加重症状)。如果患者训练后症状加重且持续时间超过 24h,则需要调整运动处方至更低的训练水平。因为 CFS 的临床谱十分广泛,所以对于 CFS 患者的运动训练量,目前没有明确的指南规定。一些系统性回顾研究的结果表明,每周 3~5 次,每次 30min,强度为 40%~70% 最大耗氧量的分级有氧训练对患者的症状和生活质量会产生积极的影响[28,31]。相对于只针对症状的运动疗法,同时考虑训练的频率,强度(强度是根据患者的基线运动能力设置;后续会根据患者表现,和患者共同商讨后逐渐增加强度[33])和时间的运动疗法,可能更有利于减轻患者的症状和改善其功能[34]。一些患者可能通过其他的训练方法,例如:柔和的拉伸,轻度的力量训练(包括瑜伽、太极拳和气功等),可以达到减轻疼痛和促进健康的效果[27]。

在康复方面,还需要对患者进行宣教。宣教内容应包括 CFS 的相关知识(无论患者知道与否),例如:CFS 对患者工作和家居时的功能的影响,疾病的预后等。在现代康复中,关于患者自我管理策略的宣教是最重要的,这需要考虑随着时间迁移,患者的行为什么时间会发生怎样的改变以及为什么会有这些改变(跨理论模型[35])。跨理论模型描述了一种元模型。另外,跨理论模型的理论框架中包含其他模型的一些方面,即自发或在专业人士帮助下,对人们健康观念、行为意向、决策过程、自我效能和克服诱惑能力的改变。经过医师的宣教,患者可以为日常生活及康复训练做好准备,同时抱有更现实的期待,不会认为医师忽视了他们所担忧的事情。此外,在合适的情况下,通知患者定期地进行再次评估,因为可能需要调整治疗方案,这也可能可以缓解患者"被抛弃"的焦虑感。提醒患者:避免摄入难以消化的食物、酒精及咖啡因;同时,充足的睡眠,尽可能少地摄入改变睡眠模式或自我形象的药物对健康有益。

介入治疗

CFS 的治疗是"对症治疗",因此需要选择针对触发点、头晕、头痛等症状的治疗方法。如果患者被检查出有触发点,可以选择相应的治疗方法,例如:使用喷雾或拉伸治疗,干针刺,在触发点局部注射麻醉剂或注射少量的类固醇,这些方法都可以在一定程度上缓解症状[36]。

针灸是中医的一个重要组成部分。在中医界，人们认为针灸可以补充精气，疏通经络。但是针灸在 CFS 患者中的应用主要是基于经验的，只有一些临床试验（包括一个对照试验）表明针灸可能对减轻 CFS 患者的症状有效[37]。

技术设备

目前，没有针对 CFS 的明确的技术设备用于治疗或康复。

手术

目前，没有针对 CFS 的明确的手术治疗方法。

潜在的疾病并发症

就 CFS 而言，不治而愈的情况比较少见，治愈率中位数是 5%，好转率中位数是 39.5%[7]。疲劳症状较轻和不把该病归因于身体问题的患者似乎更容易痊愈[7]。CFS 的主要并发症是持续的疲劳和功能丧失，这在 CFS 患者中很常见。尽管一些患者接受了治疗，但仍然可能存在以上的并发症。治疗结果不理想的预测因素包括：自助小组成员，获得疾病补助费，申请残疾抚恤金，自控能力力差，过度关注症状和总是采取被动活动方式[9]。

功能减退和久坐都可能会加重 CFS 患者的心血管系统和代谢系统疾病，从而导致其功能进一步丧失。

潜在的治疗并发症

在治疗过程中，医师需要对患者表示理解和同情，即使无法治愈患者，也可以改善患者的生活质量。相反，如果患者有恐惧和被抛弃的感觉，不仅会使患者更加沮丧，还会使患者功能进一步减退。需要经常观察 CFS 患者是否产生了药物不良反应，以防其非特异性症状的加重。患者应该避免过度训练，因为身体和精神的劳累可能会引起疲劳的症状。一方面，即使患者已接受最佳的治疗和照料，抑郁、疲劳和功能丧失等问题可能仍然会出现。另一方面，虽然 CFS 患者的症状可能会持续数月甚至数年，但是患者依然有痊愈的可能。

（丁明甫 译　崔文瑶 校　何红晨 审）

参考文献

1. Fukuda K, Straus SE, Hickie I, et al. International Chronic Fatigue Syndrome Study Group. The chronic fatigue syndrome: a comprehensive approach to its definition and study. *Ann Intern Med.* 1994;121:953–959.
2. Jason LA, Brown A, Evans M, Sunnquist M, Newton JL. Contrasting chronic fatigue syndrome versus myalgic encephalomyelitis/chronic fatigue syndrome. *Fatigue.* 2013;1(3):168–183.
3. Twisk FN. Replacing myalgic encephalomyelitis and chronic fatigue syndrome with systemic exercise intolerance disease is not the way forward. *Diagnostics (Basel).* 2016;6(1).
4. Committee on the Diagnostic Criteria for Myalgic Encephalomyelitis/Chronic Fatigue Syndrome; Board on the Health of Select Populations; Institute of Medicine. *Beyond Myalgic Encephalomyelitis/Chronic Fatigue Syndrome: Redefining an Illness.* Washington, DC: National Academies Press; 2015.
5. Nacul LC, Lacerda EM, Pheby D, et al. Prevalence of myalgic encephalomyelitis/chronic fatigue syndrome (ME/CFS) in three regions of England: a repeated cross-sectional study in primary care. *BMC Med.* 2011;9:91.
6. Johnston S, Brenu EW, Staines DR, Marshall-Gradisnik S. The adoption of chronic fatigue syndrome/myalgic encephalomyelitis case definitions to assess prevalence: a systematic review. *Ann Epidemiol.* 2013;23(6):371–376. https://doi.org/10.1016/j.annepidem.2013.04.003.
7. Cairns R, Hotopf M. A systematic review describing the prognosis of chronic fatigue syndrome. *Occup Med (Lond).* 2005;55:20–31.
8. Reyes M, Nisenbaum R, Hoaglin DC, et al. Prevalence and incidence of chronic fatigue syndrome in Wichita, Kansas. *Arch Intern Med.* 2003;163:1530–1536.
9. Prins JB, van der Meer JW, Bleijenberg G. Chronic fatigue syndrome. *Lancet.* 2006;367:346–355.
10. Twisk FN. The status of and future research into myalgic encephalomyelitis and chronic fatigue syndrome: the need of accurate diagnosis, objective assessment, and acknowledging biological and clinical subgroups. *Front Physiol.* 2014;5:109.
11. Cho HJ, Skowera A, Cleary A, Wessely S. Chronic fatigue syndrome: an update focusing on phenomenology and pathophysiology. *Curr Opin Psychiatry.* 2006;19:67–73.
12. Nijs J, Meeus M, Van Oosterwijck J, et al. In the mind or in the brain? Scientific evidence for central sensitization and chronic fatigue syndrome. *Eur J Clin Invest.* 2012:203–212.
13. Lange G, Steffener J, Cook DB, et al. Objective evidence of cognitive complaints in chronic fatigue syndrome: a BOLD fMRI study of verbal working memory. *Neuroimage.* 2005;26:513–524.
14. de Lange FP, Kalkman JS, Bleijenberg G, et al. Neural correlates of the chronic fatigue syndrome—an fMRI study. *Brain.* 2004;127(pt 9):1948–1957.
15. Afari N, Buchwald D. Chronic fatigue syndrome: a review. *Am J Psychiatry.* 2003;160:221–236.
16. CFIDS Association of America Web site. Available at http://www.cfids.org/. Accessed November 1, 2007.
17. Ropper AH, Brown RH. Fatigue, asthenia, anxiety, and depressive reactions. In: Ropper AH, Brown RH, eds. *Adams and Victor's Principles of Neurology*, 8th ed. New York: McGraw-Hill; 2005:433–447.
18. Nijs J, de Meirleir K, Duquet W. Kinesiophobia in chronic fatigue syndrome: assessment and associations with disability. *Arch Phys Med Rehabil.* 2004;85:1586–1592.
19. Heijmans MJ. Coping and adaptive outcome in chronic fatigue syndrome: importance of illness cognitions. *J Psychosom Res.* 1998;45(Spec No):39–51.
20. Ross SD, Estok RP, Frame D, et al. Disability and chronic fatigue syndrome: a focus on function. *Arch Intern Med.* 2004;164:1098–1107.
21. Haney E, Smith ME, McDonagh M, et al. Diagnostic methods for myalgic encephalomyelitis/chronic fatigue syndrome: a systematic review for a National Institutes of Health Pathways to Prevention Workshop. *Ann Intern Med.* 2015;162(12):834–840.
22. Andrews G, Peters L. The psychometric properties of the composite international diagnostic interview. *Soc Psychiatry Psychiatr Epidemiol.* 1998;33:80–88.
23. Unger ER, Nisenbaum R, Moldofsky H, et al. Sleep assessment in a population based study of chronic fatigue syndrome. *BMC Neurol.* 2004;4:6.
24. World Health Organization. *International Classification of Functioning, Disability and Health (ICF).* Geneva: World Health Organization; 2001.
25. Royal College of Paediatrics and Child Health. *Evidence Based Guidelines for the Management of CFS/ME (Chronic Fatigue Syndrome/Myalgic Encephalopathy) in Children and Young People.* London: RCPCH;

2004:1–22. Available at www.rcpch.ac.uk/recent_publications.html.

26. Reid S, Chalder T, Cleare A, et al. Chronic fatigue syndrome. *Clin Evid (Online)*. 2011.

27. Smith ME, Haney E, McDonagh M, et al. Treatment of myalgic encephalomyelitis/chronic fatigue syndrome: a systematic review for a National Institutes of Health Pathways to Prevention Workshop. *Ann Intern Med*. 2015;162(12):841–850.

28. Chambers D, Bagnall A, Hempel S, Forbes C. Interventions for the treatment, management and rehabilitation of patients with chronic fatigue syndrome/myalgic encephalomyelitis: an updated systematic review. *J R Soc Med*. 2006;99:506–520.

29. Campagnolo N, Johnston S, Collatz A, Staines D, Marshall-Gradisnik S. Dietary and nutrition interventions for the therapeutic treatment of chronic fatigue syndrome/myalgic encephalomyelitis: a systematic review. *Hum Nutr Diet*. 2017;30(3):247–259. https://doi.org/10.1111/jhn.12435.

30. Price JR, Mitchell E, Tidy E, Hunot V. Cognitive behaviour therapy for chronic fatigue syndrome in adults. *Cochrane Database Syst Rev*. 2008;3:CD001027.

31. Larun L, Brurberg KG, Odgaard-Jensen J, Price JR. Exercise therapy for chronic fatigue syndrome. *Cochrane Database Syst Rev*. 2016;3: CD003200.

32. Stulemeijer M, de Jong LW, Fiselier TJ, et al. Cognitive behavior therapy for adolescents with chronic fatigue syndrome: randomized controlled trial. *BMJ*. 2005;330:14–17.

33. White PD, Goldsmith KA, Johnson, et al. Comparison of adaptive pacing therapy, cognitive behavior therapy, graded exercise therapy, and specialist medical care for chronic fatigue syndrome (PACE): a randomized trial. *Lancet*. 2011;377:823–836.

34. Van Cauwenbergh D, De Kooning M, Ickmans K, Nijs J. How to exercise people with chronic fatigue syndrome: evidence-based practice guidelines. *Eur J Clin Invest*. 2012:1136–1144.

35. Prochaska J, DiClemente CC, Norcross JC. In search of how people change. *Am Psychol*. 1992;47:1102–1114.

36. Robinson J, Arendt Nielsen L. Muscle pain syndromes. In: Braddom RL, ed. *Physical Medicine and Rehabilitation*. Philadelphia: WB Saunders; 2006:989–1020.

37. Ng SM, Yiu YM. Acupuncture for chronic fatigue syndrome: a randomized, sham-controlled trial with single-blinded design. *Altern Ther Health Med*. 2013;19(4):21–26.

第 127 章

关节挛缩

T. Mark Campbell, MD, MSc, FRCPC
Nancy Dudek, MD, MEd
Guy Trudel, MD

同义词

关节纤维化
关节囊炎
关节僵硬

ICD-10 编码

M24.5   关节挛缩
M24.6   关节强直
M96.0   关节融合术

关节挛缩的诊断常于床边做出，通过关节量角器测量可以使诊断更为精确。影像学检查有助于显示关节结构的异常。高危患者关节挛缩的预防应予以重视，一旦关节挛缩便难以恢复正常的 ROM，因此筛查和监测至关重要。治疗方法包括明确病因、手法牵伸、动静态支具、使用康复辅具和运动点阻滞。手术治疗如肌腱切除、肌腱延长、关节囊松解或切除骨性障碍，可缓解关节挛缩导致的功能受限。

定义

关节挛缩是指关节被动活动受限。关节内结构改变（骨、软骨、关节囊）或关节外结构改变（肌肉、肌腱、皮肤）都可能导致关节丧失完整的被动活动范围。各个组织导致关节活动度受限的分类见表 127.1。

根据定义，无论何种组织改变，只要引起关节活动度受限，就可以称为关节挛缩。例如，肌肉适应性短缩或纤维化导致关节活动受限就可归类为"关节挛缩-肌源性"，而不是肌肉挛缩。

另外，只有排除上运动神经元高反应性导致的疼痛及其他影响（包括肌张力增高、痉挛和共同收缩）后，关节运动受到疼痛或痉挛的限制才可称之为挛缩。例如，脑损伤患者因痉挛而接受治疗后，患肢

表 127.1 各个组织导致关节活动度受限的分类

类型	临床状况[*]
关节源性	
骨	关节内骨折、骨赘、游离体
软骨	剥脱性骨软骨炎
滑膜	色素沉着绒毛结节性滑膜炎，滑膜软骨瘤病
关节囊	关节囊短缩、关节囊粘连、关节纤维化
其他	半月板撕裂，盂唇撕裂
肌源性	
肌肉	肌纤维化、骨化性肌炎、神经源性肌适应（痉挛、肌无力）
筋膜	嗜酸细胞性筋膜炎
肌腱	肌腱移植、短缩
腱膜	掌/足底腱膜挛缩纤维瘤
皮肤	烧伤、硬皮病
混合（任何以上类型混合）	烧伤和关节囊粘连

[*] 每型关节挛缩有一种或多种临床状况。

张力会降低，明显的屈曲挛缩可能消失。相反，部分这类患者即使接受治疗，关节挛缩仍然可能会持续存在，如图 127.1。

关节挛缩通常根据受累关节和受限活动方向的反方向命名。例如，膝关节屈曲挛缩是膝关节维持在一定角度的屈曲位置，无法完全伸展。肘关节伸直挛缩是指肘关节无法完全屈曲。多种使得关节活动度受限的病理情况最终会导致关节挛缩。疼痛、创伤、制动、无力和水肿是导致关节活动度受限的常见原因。人体对关节疼痛的自然反应就是固定和制动。长时间不能进行全范围关节活动会引起一个或多个关节内或关节外组织的结构改变，导致关节挛缩。制动 1 周后就会出现关节挛缩，制动 4 周的关节甚至可能需要特殊治疗[1]。因骨折或重建手术而损伤的关节易发生挛缩，例如需要固定膝关节数周的前交叉韧带重建术。关节挛缩的发生，可以是某种疾病的后果（如：长时间卧床制动，图 127.2），也

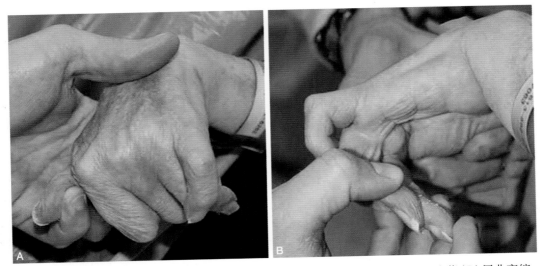

图 127.1　经口服药物和肉毒毒素治疗的卒中后上肢痉挛患者,仍然存在腕(A)和指(B)屈曲挛缩的状况(*Photography*:*Claire de Lucovich.*)

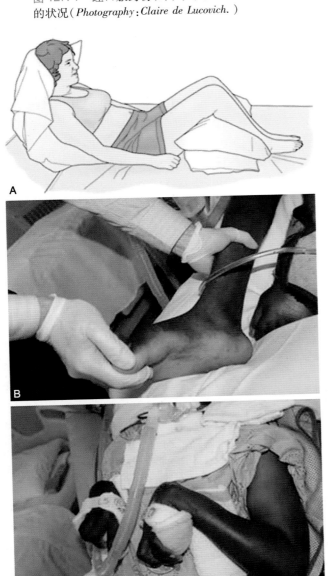

图 127.2　长期卧床是全身多关节挛缩的高危因素。(A)常规卧床姿势是导致患者发生多关节挛缩的高危因素。(B)重度脑损伤患者长期卧床导致足跖屈挛缩。(C)该患者肘、腕、指关节也存在屈曲挛缩(*Photography*:*Claire de Lucovich.*)

可以是某种治疗的结果(骨折后石膏外固定或长时间使用支具)。任何关节都可能被累及。在脊柱,受累椎体微动关节和小关节的挛缩可能导致一个或多个节段关节活动受限。

神经源性因素,比如肌张力增高或肌力降低都可以导致主动肌和拮抗肌的肌力不等而引起关节挛缩。上运动神经元受损时,例如脑卒中或创伤性脑损伤,肌张力增高使得受累关节无法向痉挛的反方向进行全关节活动范围的运动[2]。同样,当下运动神经元损伤时,例如神经丛病变或外周神经损伤,部分肌肉收缩无力使得向瘫痪肌收缩方向运动受限。无法达到关节完全活动度最终会导致活动度丧失,引起关节挛缩。

感染或非感染性关节炎均可以引起关节挛缩。骨关节炎(OA)是关节炎中最常见的病理类型,也是全球范围内增长最迅速的慢性关节疾病。1/3 的 OA 患者病情发展至需要全膝关节置换时,出现患侧膝关节挛缩,其中 1/3 的患者甚至会出现对侧膝关节挛缩[3]。

其他局部情况,例如关节感染、积血和烧伤也会引起关节挛缩[4]。多系统疾病患者,例如肌萎缩、糖尿病、帕金森病、阿尔茨海默病患者也都会因为活动受限而导致关节挛缩,或处于关节挛缩风险之中。

关节挛缩的发病率与患病率数据有限,而且通常仅报道单一关节挛缩的数据[4]。总体来说,研究显示在多种疾病、不同年龄组的患者中均有较高的发病率。66%的脊髓损伤患者会出现至少一个关节的挛缩[5]。16%~84%获得性脑损伤患者[2,6]和约50%脑卒中患者会出现关节挛缩[7]。36%上肢受累的脑瘫患者出现患侧上肢关节挛缩[8],51%的臂丛神经产伤的患儿出现肩关节挛缩[9]。约22%的老年住院患者出现关节挛缩[10],其中56%的患者无法独立转移[11]。

症状

关节挛缩起病隐匿且常呈无症状性进展。患者只有在试图完成全关节活动范围活动时才会因关节活动受限而引起疼痛。许多日常活动不需要全范围关节活动,因此关节挛缩悄然发生,一段时间之后才会因功能活动受限而被发现(表 127.2)。手和指关节挛缩的门诊患者往往因为抓握无力就诊。膝关节屈曲挛缩的患者可能主诉是跛行或髋关节或下背部疼痛。出现肩关节挛缩的脊髓损伤患者,其肩痛

的可能性为没有发生肩关节挛缩的脊髓损伤患者的 2.5 倍[12]。与此相似,伴有肘关节挛缩的脊髓性肌萎缩症或者先天性肌病患者肘部疼痛的概率是没有发生肘关节挛缩的患者的 8 倍[13]。

表 127.2　日常生活活动所需关节活动度

活动	关节	活动范围
坐	髋	屈曲 91°[27]
	膝	屈曲 90°[28]
步行	髋	屈曲 23°,伸展 21°[29]
	膝	屈曲 60°[30]
	踝	背伸 15°[14]
		跖屈 20°[14]
上楼梯	膝	屈曲 94°[31]
	髋	屈曲 67°[31]
进餐(用叉)	肩	屈曲 36°,外展 23°[28]
	肘	屈曲 103°[32]
梳头	肩	外展 105°[14],外旋 90°[14]
清洁会阴	肩	内旋 90°[14]
	腕	屈曲 54°[28]
用门把手开门	肘	旋前 10°[32],旋后 77°[32]
	腕	尺偏 32°[28]
开关罐盖	腕	桡偏 10°[28],尺偏 36°[28]

体格检查

患者处于放松状态,舒适体位,确保无痛。检查患者肢体形状、大小、对称和体位,特别注意有无水肿、积液或关节畸形。皮肤需要检查有无破损和增厚形成皮肤挛缩。触诊关节检查其是否存在肿胀和压痛。

肢体肌力降低时,需重点检查被动关节活动度。关节量角器是床旁检查最重要的工具(图 127.3A)。脊柱联合运动可通过倾角测量器测量。检查结果需与对侧或正常值对比[14,15]。由于关节挛缩会影响邻近关节,应仔细检查挛缩关节的上下相邻关节。

查体过程中,通过一套完整的神经肌肉检查,可以寻找关节挛缩的潜在病因。尤其在拮抗肌肌力不平衡时,特别需要注意肌力检查。反射和肌张力也要检查。存在痉挛时,医师应首先给予牵拉以判断

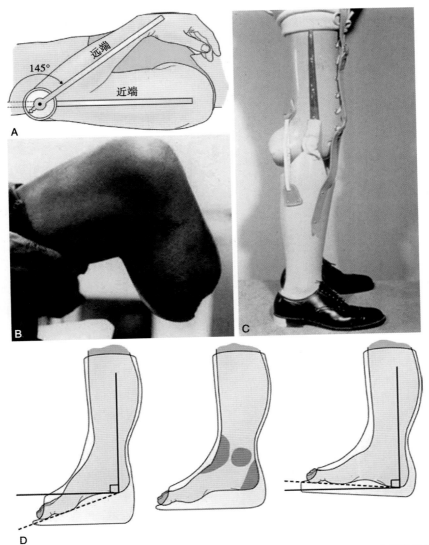

图 127.3 （A）关节量角器测量关节。（B）膝下截肢患者膝关节屈曲挛缩。（C）屈膝假肢示例。（D）系列短腿支具可将跖屈挛缩从跖屈 20°减小到背屈 5°。其间需要多个不同跖屈角度支具逐步替换。橙色区域为活动时潜在受压部位，在制作支具时需注意（A, *Modified from Norkin CC, White DJ. Measurement of Joint Motion: A Guide to Goniometry, 3rd ed. Philadelphia: FA Davis; 2003.*）

是否能够达到全范围关节活动度。如果不能达到，医师可以使用物理因子治疗（如热疗）、合适的药物或运动阻滞排除痉挛的影响。最后，检查是否存在感觉异常，有助于治疗方案的选择。

功能受限

关节挛缩影响日常生活活动。功能受限程度取决于病因、受累关节及其挛缩程度（表 127.2）。上肢关节挛缩如肘关节、腕关节和指关节可影响几乎所有基本日常生活活动，例如穿衣和梳妆，以及写作等其他需要精细运动协调能力的复杂活动。老年失能人群中，仅 50% 的上肢关节挛缩患者能够独立进食[16]。上肢关节挛缩还会影响患者使用助行器。下肢关节挛缩主要影响运动功能。髋关节和膝关节屈曲挛缩会改变步态、增加能量消耗以及影响轮椅和车辆的使用，限制患者的转移能力。固定性脊柱畸形可使患者部分日常生活活动受限，如穿衣、盥洗和步行，同时还会阻碍其参与娱乐活动[17]。胫骨截肢患者是膝关节屈曲挛缩的高危人群（图 127.3B），这可能导致患者无法正常穿戴胫骨截肢假肢。患者需要替换成屈膝假肢，但该种假肢功能较差、耗能更多（图 127.3C）。上下肢多处关节挛缩的患者功能受损更加严重。

诊断分析

关节挛缩往往是临床诊断。影像学检查可以确定部分需要手术治疗的情况,例如骨赘和异位骨化。若怀疑病因为系统性疾病,应行相应的特殊检查。

鉴别诊断

痉挛	关节脱位
异位骨化	关节游离体
关节退行性病变	半月板撕裂
骨折	心理性因素

治疗

早期治疗

若关节挛缩还未达到不可逆的程度,对于引起关节活动度受限的病因进行正确处理,可以治愈关节挛缩。制定循序渐进的评估和诊疗计划非常重要。

预防是关节挛缩治疗和管理的核心。主动或被动活动关节以达到全范围活动度是日常预防关节挛缩的基础。家庭锻炼和牵伸治疗往往有助于高危患者预防关节挛缩[18]。例如,全膝关节成形术后患者使用连续被动活动机(CPM)以预防挛缩,但其疗效较低且费效比不佳[19]。

损伤、感染或炎症期关节的活动会导致不适或疼痛。因此,对于预防和治疗关节挛缩来说,患者的疼痛控制十分重要[20],尤其是急性损伤或术后患者。休息、冷敷、加压、抬高患肢和保护关节的RICE原则,有助于减轻急性期疼痛,达到早期关节活动的目的。合理使用镇痛药物也有助于提高患者早期运动治疗的舒适度和依从性。

制动患者应采用治疗性体位,使用预防性支具。此类措施可以维持结缔组织于正常长度并根据关节位置的不同进行调整。例如,俯卧位牵拉髋关节使其伸展。重症患者需要固定在床上的支具使肩关节外旋外展,以保持肩关节活动度。站立训练和斜板训练有助于牵拉踝关节。手、指和踝的静态支具有助于预防关节挛缩。

康复治疗

关节挛缩的预防较治疗更容易实施且更有效。关节挛缩一旦形成,就需要进行包括持续牵拉和增加关节活动度的训练在内的康复治疗。然而目前循证医学研究显示,对于神经源性和非神经源性关节挛缩,7个月以上的,牵拉训练无效[21],即关节挛缩几

乎不可逆。牵拉治疗阶段应行控制疼痛和痉挛的治疗。例如:创伤后患者进行关节挛缩康复治疗时,需要使用短效阿片类镇痛药以保证其能耐受较大强度的关节被动牵拉。牵拉治疗联合热疗也有助于关节挛缩的治疗。超声波治疗能够提高软组织温度,加快局部血流,提升组织延展性,减少组织液淤积,有助于增强牵伸治疗的效果[22]。小关节挛缩可使用蜡疗或水疗,例如用于治疗硬皮病或神经损伤患者挛缩的手部关节。

动态支具可以长期持续牵拉关节,从而达到治疗关节挛缩的效果。连续石膏支具或连续夹板支具也可以用于类似情况。动态支具可使关节维持于最大程度牵拉之后的关节活动度。通常每2~3天取下动态支具,重复手法牵拉,再以新的关节活动度重新佩戴(图127.3D)。关节应使用关节石膏和夹板维持于最大活动范围以保持效果[23]。使用连续石膏或夹板时,应该仔细检查肢体血液循环和感觉功能,以防皮肤破损或压疮形成。

康复治疗还包括通过使用特定的辅具,改善患者失能状态;使用助行器,帮助其恢复步态。

介入治疗

如果口服药物无法有效控制痉挛和改善关节挛缩,可选择苯酚或肉毒毒素运动点阻滞或巴氯芬鞘内注射。此类操作可鉴别痉挛和关节挛缩,故诊断和治疗都可应用,也可以作为动态支具和连续石膏或夹板的补充。

另外,体外冲击波碎石术(ESWL)[24]和激光消融治疗[25]对皮肤性关节挛缩的疗效正在研究中。

技术设备

目前,生物治疗方面,溶组织梭状芽孢杆菌产生的胶原酶已用于且仅用于手掌腱膜挛缩症引起的关节挛缩。采用局部注射的方式溶解胶原,结合手法牵伸可以恢复指关节的活动度。许多患者因此无需手术治疗,即可恢复手功能[26]。

手术

保守治疗无效且关节挛缩明显影响功能的患者,可以选择手术治疗[20]。手术方式包括肌腱切除术、肌腱延长术或关节囊松解、单纯或联合关节重建术。针对大片皮肤缺损,有时还需要皮瓣转位或移植。

潜在的疾病并发症

　　关节挛缩可导致关节僵硬,失去功能。上肢关节挛缩,尤其是同时累及多个关节的患者,可能需要全面照护。严重患者甚至只能卧床。活动能力降低,会导致承重部位压力性损伤。皮肤褶皱处因卫生状况不佳,易出现细菌或真菌感染。

　　框 127.1 概括出了关节挛缩后遗症。

框 127.1　关节挛缩后遗症

组织损伤

- 皮肤浸渍
- 皮肤感染
- 压疮

疼痛或不适

- 超过限制范围的活动
- 无挛缩的代偿关节
- 增加能量消耗
- 增加跌倒风险

功能

- 日常活动能力受限
- 日常工具使用能力受限,如开车
- 兴趣参与、社会交往和体育运动减少
- 如厕、洗澡受限

潜在的治疗并发症

　　过度牵拉引起剧烈疼痛、肌肉、韧带或关节囊撕裂,甚至关节半脱位。这些并发症可能导致出血,特别是使用抗凝剂、本来就有出血性疾病或血小板减少症的患者。

　　若患者选择的夹板支具和石膏支具不合适或缺乏监测,可能会引起皮肤溃疡或肢体缺血。若患者保护性感觉缺失,发生皮肤溃疡或肢体缺血的风险会更高。

（余曦 译　代新年 校　何红晨 审）

参考文献

1. Trudel G, Uhthoff HK, Goudreau L, Laneuville O. Quantitative analysis of the reversibility of knee flexion contractures with time: an experimental study using the rat model. *BMC Musculoskelet Disord.* 2014;15:338.
2. Singer BJ, Jegasothy GM, Singer KP, Allison GT, Dunne JW. Incidence of ankle contracture after moderate to severe acquired brain injury. *Arch Phys Med Rehabil.* 2004;85:1465–1469.
3. Campbell TM, Trudel G, Laneuville O. Knee flexion contractures in patients with osteoarthritis: clinical features and histologic characterization of the posterior capsule. *PM R.* 2015;7:466–473.
4. Fergusson D, Hutton B, Drodge A. The epidemiology of major joint contractures: a systematic review of the literature. *Clin Orthop Relat Res.* 2007;456:22–29.
5. Diong J, Harvey LA, Kwah LK, et al. Incidence and predictors of contracture after spinal cord injury–a prospective cohort study. *Spinal Cord.* 2012;50:579–584.
6. Elliott L, Walker L. Rehabilitation interventions for vegetative and minimally conscious patients. *Neuropsychol Rehabil.* 2005;15:480–493.
7. Kwah LK, Harvey LA, Diong JH, Herbert RD. Half of the adults who present to hospital with stroke develop at least one contracture within six months: an observational study. *J Physiother.* 2012;58:41–47.
8. Makki D, Duodu J, Nixon M. Prevalence and pattern of upper limb involvement in cerebral palsy. *J Child Orthop.* 2014;8:215–219.
9. Hoeksma AF, Ter Steeg AM, Dijkstra P, Nelissen RG, Beelen A, de Jong BA. Shoulder contracture and osseous deformity in obstetrical brachial plexus injuries. *J Bone Joint Surg Am.* 2003;85-A:316–322.
10. Dehail P, Simon O, Godard AL, et al. Acquired deforming hypertonia and contractures in elderly subjects: definition and prevalence in geriatric institutions (ADH survey). *Ann Phys Rehabil Med.* 2014;57:11–23.
11. Wagner LM, Capezuti E, Brush BL, Clevenger C, Boltz M, Renz S. Contractures in frail nursing home residents. *Geriatr Nurs.* 2008;29:259–266.
12. Bossuyt FM, Arnet U, Brinkhof MW, et al. Shoulder pain in the Swiss spinal cord injury community: prevalence and associated factors. *Disabil Rehabil.* 2017;13:1–11.
13. Tiffreau V, Viet G, Thévenon A. Pain and neuromuscular disease: the results of a survey. *Am J Phys Med Rehabil.* 2006;85:756–766.
14. Magee DJ. *Orthopedic Physical Assessment*, 5th ed. St. Louis, MO: Saunders Elsevier; 2008.
15. Reider B. *The Orthopaedic Physical Examination*. Philadelphia, PA: Elsevier Saunders; 2005.
16. Offenbächer M, Sauer S, Rieß J, et al. Contractures with special reference in elderly: definition and risk factors - a systematic review with practical implications. *Disabil Rehabil.* 2014;36:529–538.
17. Du C, Yu J, Zhang J, et al. Relevant areas of functioning in patients with adolescent idiopathic scoliosis on the international classification of functioning, disability and health: the patients' perspective. *J Rehabil Med.* 2016;48:806–814.
18. Page P. Current concepts in muscle stretching for exercise and rehabilitation. *Int J Sports Phys T.* 2012;7:109–119.
19. Harvey LA, Brosseau L, Herbert RD. Continuous passive motion following total knee arthroplasty in people with arthritis. *Cochrane Database Syst Rev.* 2014:CD004260.
20. Halar ME, Bell KR. Physical inactivity: physiological and functional impairments and their treatment. In: Frontera WR, DeLisa JA, eds. *Physical Inactivity: Physiological and Functional Impairments and Their Treatment.* Philadelphia: Lippincott Williams & Wilkins; 2010.
21. Harvey LA, Katalinic OM, Herbert RD, Moseley AM, Lannin NA, Schurr K. Stretch for the treatment and prevention of contractures. *Cochrane Database Syst Rev.* 2017:CD007455.pub3.
22. Morishita K, Karasuno H, Yokoi Y, et al. Effects of therapeutic ultrasound on range of motion and stretch pain. *J Phys Ther Sci.* 2014;26.
23. Glasgow C, Tooth LR, Fleming J, Peters S. Dynamic splinting for the stiff hand after trauma: predictors of contracture resolution. *J Hand Ther.* 2011;24:195–202.
24. Fioramonti P, Cigna E, Onesti MG, Fino P, Fallico N, Scuderi N. Extracorporeal shock wave therapy for the management of burn scars. *Dermatol Surg.* 2012;38:778–782.
25. Kineston D, Kwan JM, Uebelhoer NS, Shumaker PR. Use of a fractional ablative 10.6-μm carbon dioxide laser in the treatment of a morphea-related contracture. *Arch Dermatol Res.* 2011;147:1148–1150.
26. Degreef I. Collagenase treatment in Dupuytren contractures: a review of the current state versus future needs. *Rheumatol Ther.* 2016;3:43–51.
27. Kapoor A, Mishra SK, Dewangan SK, Mody BS. Range of movements of lower limb joints in cross-legged sitting posture. *J Arthroplasty.* 2008;23:451–453.
28. Korp K, Richard R, Hawkins D. Refining the idiom "functional range of motion" related to burn recovery. *J Burn Care Res.* 2015;36:136–145.
29. Anderson DE, Madigan ML. Healthy older adults have insufficient hip range of motion and plantar flexor strength to walk like healthy young adults. *J Biomech.* 2014;47:1104–1109.
30. Al-Zahrani KS, Bakheit AM. A study of the gait characteristics of patients with chronic osteoarthritis of the knee. *Disabil Rehabil.* 2002;24:275–280.
31. Protopapadaki A, Drechsler WI, Cramp MC, Coutts FJ, Scott OM. Hip, knee, ankle kinematics and kinetics during stair ascent and descent in healthy young individuals. *Clin Biomech (Bristol, Avon).* 2007;22:203–210.
32. Sardelli M, Tashjian RZ, MacWilliams BA. Functional elbow range of motion for contemporary tasks. *J Bone Joint Surg Am.* 2011;93:471–477.

第 128 章

深静脉血栓

BLessen C. Eapen, MD
Joan Y. Hou, MD
Ajit B. Pai, MD

同义词

静脉血栓栓塞
血凝块
血栓性静脉炎
静脉血栓

ICD-10 编码

I80.201	右下肢非特指深血管静脉炎和血栓性静脉炎
I80.202	左下肢非特指深血管静脉炎和血栓性静脉炎
I80.203	双下肢非特指深血管静脉炎和血栓性静脉炎
I80.209	非特指下肢非特指深血管静脉炎和血栓性静脉炎
I82.409	非特指下肢的非特指深静脉急性栓塞和血栓
I82.4	下肢深静脉急性栓塞和血栓
I82.40	下肢非特指深静脉急性栓塞及血栓
I82.401	右下肢非特指深静脉急性栓塞和血栓
I82.402	左下肢非特指深静脉急性栓塞及血栓
I82.403	双下肢非特指深静脉急性栓塞及血栓
I82.41	股静脉急性栓塞及血栓
I82.411	右股静脉急性栓塞及血栓
I82.412	左股静脉急性栓塞及血栓
I82.413	双侧股静脉急性栓塞及血栓
I82.419	非特指股静脉急性栓塞和血栓
I82.42	髂静脉急性栓塞及血栓
I82.421	右髂急性静脉栓塞及血栓
I82.422	左髂急性静脉栓塞及血栓
I82.423	双侧髂静脉急性栓塞及血栓
I82.429	非特指髂静脉急性栓塞和血栓
I82.43	腘静脉急性栓塞与血栓
I82.431	右腘静脉急性栓塞及血栓
I82.432	左腘静脉急性栓塞及血栓
I82.433	双侧腘静脉急性栓塞及血栓
I82.439	非特指腘静脉急性栓塞及血栓
I82.44	胫骨静脉急性栓塞及血栓
I82.441	右胫骨静脉急性栓塞和血栓
I82.442	左胫骨静脉急性栓塞及血栓
I82.443	双侧胫骨静脉急性栓塞及血栓
I82.449	非特指胫骨静脉急性栓塞及血栓
I82.49	下肢其他特定深静脉急性栓塞及血栓
I82.491	右下肢其他特定深静脉急性栓塞及血栓
I82.492	左下肢其他特定深静脉急性栓塞及血栓
I82.493	双下肢其他特定深静脉急性栓塞及血栓
I82.499	非特指下肢的其他特定深静脉急性栓塞和血栓
I82.4Y	下肢近端非特指深静脉急性栓塞和血栓
I82.4Y1	右下肢近端非特指深静脉急性栓塞及血栓
I82.4Y2	左下肢近端非特指深静脉急性栓塞及血栓
I82.4Y3	双下肢近端非特指深静脉急性栓塞和血栓
I82.4Y9	非特指下肢近端非特指深静脉急性栓塞和血栓

I82.4Z	下肢远端非特指深静脉急性栓塞及血栓
I82.4Z1	右下肢远端非特指深静脉急性栓塞及血栓
I82.4Z2	左下肢远端非特指深静脉急性栓塞及血栓
I82.4Z3	双下肢远端非特指深静脉急性栓塞及血栓
I82.4Z9	非特指下肢远端非特指深静脉急性栓塞及血栓

定义

　　静脉血栓栓塞症(VTE)的死亡率和发病率主要表现为深静脉血栓(DVT)和肺栓塞。本章仅讨论深静脉血栓。当纤维蛋白凝块异常地阻塞深静脉(主要是下肢静脉)时,就会发生深静脉血栓。经典理论把深静脉血栓的病因综合为 Virchow 三联征,即血流变化(淤滞状态)、血管损伤和血液高凝状态。深静脉血栓发生的风险因患者的个体特征、医疗条件或手术方式而不同(表 128.1)。高龄、病态肥胖、静脉曲张、长时间制动、怀孕、恶性疾病、卒中、炎症性肠病、充血性心力衰竭和深静脉血栓病史都可能增加深静脉血栓的发病风险。某些遗传性疾病也可能导致深静脉血栓的发病风险增加,如蛋白 C 和蛋白 S 缺乏症和家族性血栓倾向(易栓症)。自身抗凝系统的获得性缺陷包括抗磷脂抗体和第 V 凝血因子 Leiden 突变[1]。

表 128.1　深静脉血栓的危险因素

患者因素	疾病	手术
年龄大于 40 岁 肥胖性静脉曲张 长时间不活动 怀孕 大剂量雌激素 他莫昔芬 贝伐单抗 既往深静脉血栓	血栓形成倾向(易栓症) 抗凝血酶Ⅲ,蛋白 C,蛋白 S 缺乏 抗磷脂抗体,狼疮抗凝物 恶性疾病 重大内科疾病 创伤 脊髓损伤 麻痹	骨盆手术 下肢骨科手术 神经外科手术

Modified from Sokolof J, Knight R. Deep venous thrombosis. In: Frontera WR, Silver JK, Rizzo TD Jr eds. *Essentials of Physical Medicine and Rehabilitation*, 2nd ed. Philadelphia: WB Saunders; 2008.

　　根据手术类型的不同,可将患者发生深静脉血栓的风险程度进行分类[2];骨科患者的风险最高[3](表 128.2)。骨科手术引起深静脉血栓的风险非常高,因为在大多数骨科手术中,机械性破坏骨髓会导致骨髓细胞和细胞碎片渗入血管,同时血浆组织因子升高[4]。血浆组织因子是引发凝血的重要因素[5],它在骨髓和大血管及大脑外膜高浓度聚集。手术对这些结构的创伤使神经外科患者面临着出现深静脉血栓的巨大风险。据报道,神经外科手术后深静脉血栓的发生率高达 50%[6]。神经外科患者深静脉血栓发生率增高的危险因素包括颅内手术、恶性肿瘤、手术持续时间、下肢轻瘫或瘫痪[7]。术后患者血液高凝状态长达 5 周[8]。除了术后患者,骨科和神经科创伤的患者也有很大的出现深静脉血栓的风险,特别是长骨骨折和瘫痪患者。脊髓损伤患者由于瘀血和血液高凝状态,也有很高的深静脉血栓形成风险。

表 128.2　术后无预防措施的患者静脉血栓栓塞的危险分层

风险类别	小腿深静脉血栓	近端深静脉血栓	致死性肺栓塞
高	40%~80%	10%~30%	1%~5%
下肢重大骨科手术			
进行了重大普通手术的 40 岁以上癌症患者、近期患有深静脉血栓患者或肺栓塞患者			
多发性创伤			
易栓症			
中等	10%~40%	2%~10%	0.1%~0.8%
40 岁以上且没有其他危险因素的患者进行 ≥30 分钟的普通手术			
接受雌激素治疗或有深静脉血栓或肺栓塞病史的 40 岁以下的患者进行普通外科手术			
35 岁以上的女性进行急诊剖宫产			

表 128.2　术后无预防措施的患者静脉血栓栓塞的危险分层(续)

风险类别	小腿深静脉血栓	近端深静脉血栓	致死性肺栓塞
低	<10%	<1%	<0.01%
小手术(例如 40 岁以上且无其他危险因素的患者进行小于 30 分钟的手术)			
无其他危险因素的 40 岁以下的患者进行不复杂的手术			

From Sokolof J, Knight R. Deep venous thrombosis. In: Frontera WR, Silver JK, Rizzo TD Jr eds. *Essentials of Physical Medicine and Rehabilitation*, 2nd ed. Philadelphia: WB Saunders; 2008.

Modified from Bounameaux H. *Integrating pharmacologic and mechanical prophylaxis of venous thromboembolism*. Thromb Haemost. 1999; 82: 931-939.

症状

静脉血栓发病时通常无症状。深静脉血栓可能出现的症状包括同侧下肢水肿、发热、皮温升高和疼痛。这些症状不能确定或排除深静脉血栓的发生,但可以作为进一步检查的依据,以明确诊断。

体格检查

深静脉血栓的典型症状是疼痛、同侧肿胀和皮温升高。有时可以摸到条带状的血栓性静脉。以往临床诊断深静脉血栓主要侧重 Homan 征和小腿疼痛;然而,这些体格检查的结果无特异性,预测价值很低[9]。小腿的显著不对称性水肿是重要体征,可以通过测量小腿胫骨结节以下 10cm 处的周长来确定,小腿周长差异 3cm 以上具有显著临床意义。严重的肿胀不仅会阻碍静脉流出,而且会阻碍动脉流入,引起缺血所致的股青肿,此时腿呈青蓝色并伴有疼痛。

与症状一样,体格检查也缺乏敏感性和特异性。超过 50% 的静脉血栓病例体格检查正常。

功能受限

除了行走时小腿疼痛以外,深静脉血栓很少导致功能损害。一般不建议绝对卧床休息,急性深静脉血栓患者早期步行是安全的,且可能有助于减轻急性期症状[10]。但患者在接受充分的抗凝治疗之前,应该停止下肢运动训练。

诊断

威尔斯(Wells)临床预测量表(表 128.3)基于临床特点,有助于预测深静脉血栓发生的概率。该量表的有效性得到高质量证据的支持,美国家庭医师学会(The American Academy of Family Physicians)和美国医师协会(The American College of Physicians)推荐临床使用该量表[11]。在进行进一步检查之前,该量表易于实施[12]。

表 128.3　威尔斯预测量表:深静脉血栓预测概率临床评价表

临床特征	评分
活跃的癌症(正在进行治疗,在前 6 个月内,或姑息治疗)	1
下肢麻痹、轻瘫或近期石膏固定	1
最近卧床超过 3 天或 12 周内需要进行全身或局部麻醉的大手术	1
沿深静脉系统分布的局部压痛	1
整条腿肿胀	1
小腿肿胀比对侧大 3cm(于胫骨结节下 10cm 处测量)	1
局限于症状腿的凹陷性水肿	1
浅静脉侧支循环(非静脉曲张)	1
替代诊断至少与深静脉血栓类似	-2

临床概率:低,≤0;中,1~2;高,≥3。对于双腿均有症状的患者,使用症状较重的一侧下肢进行评估。

From Wells PS, Anderson DR, Bormanis J, et al. Value of assessment of pretest probability of deep-vein thrombosis in clinical management. *Lancet*. 1997;350:1795-1798.

有创和无创检查都可用于筛查深静脉血栓,包括静脉造影术、加压超声、阻抗容积描记术、D-二聚体检测和磁共振静脉造影术[13]。

静脉造影术是唯一一种能够可靠检测出小腿静脉、髂静脉和下腔静脉血栓的有创检查方法,被认为是诊断深静脉血栓的"金标准",(图 128.1 和图 128.2)。静脉造影术的缺点是技术复杂,需要使用造影剂,有过敏风险并引起患者不适。因此,不建议将其作为初步筛选方法。

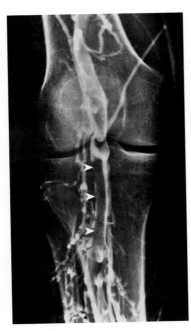

图 128.1 急性腘静脉血栓。注意腔内填充缺陷(箭头)和血栓周围造影剂的"轨迹"(*From Sokolof J, Knight R. Deep venous thrombosis. In: Frontera WR, Silver JK, Rizzo TD Jr, eds. Essentials of Physical Medicine and Rehabilitation, 2nd ed. Philadelphia: WB Saunders; 2008.*)

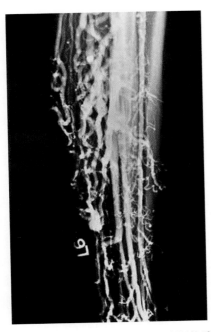

图 128.2 侧支循环丰富的慢性下肢深静脉血栓(*From Katz DS, Math KR, Groskin SA. Radiology Secrets. Philadelphia: Hanley & Belfus; 1998.*)

　　加压超声成像(实时 B 超)可用于疑似深静脉血栓患者的检查。静脉超声可以直接显示静脉腔。检查结果呈阳性的主要表现是静脉腔不能压缩,其他表现包括静脉扩张、无血流、血管腔内出现回声信号、彩色多普勒显示充盈缺损。研究表明,超声对下肢近端深静脉血栓的诊断具有较高的敏感性和特异性,但对小腿静脉血栓的检测敏感性很低。与超声诊断腘静脉三支分叉和股静脉腹股沟处之间的静脉血栓相比,超声诊断小腿静脉血栓在技术上更难实现且结果不可靠。

　　阻抗容积描记术是一种无创检测血管阻塞的方法,它通过测量压力袖带中含汞聚合硅胶管的电阻抗变化来确定肢体的体积变化。其原理为:肢体周长变化率与体积变化率成正比,而体积变化率又反过来反映了静脉和动脉血流的阻塞情况。然而,该技术并不能准确地鉴别大血管中是否存在部分阻塞性血栓[14]。阻抗容积描记术的局限性在于:可能在动脉供血不足和肌肉紧张时,得到假阳性结果[15]。

　　D-二聚体检测是深静脉血栓的辅助诊断方法。D-二聚体是交联纤维蛋白血凝块降解的产物,在深静脉血栓患者中通常升高。然而,D-二聚体在各种非血栓性疾病中也可能升高,这包括近期的大手术、出血、创伤、恶性疾病和败血症。由于 D-二聚体检测灵敏性高、特异性低,检测结果为阴性则可以排除深静脉血栓,强阳性并没有太大的临床价值。

　　诊断的第一步是确定风险因素。根据临床标准,患者可分为高、中、低风险三类。所有有深静脉血栓症状的患者至少应该接受近端静脉的超声成像检查。中、高危患者应在 1 周内进行超声复查。若 D-二聚体检测结果为阴性,可以排除深静脉血栓。若 D-二聚体检测结果为阳性,则应在 1 周内进一步行超声检查。

　　磁共振静脉造影与静脉造影对深静脉血栓的诊断准确度一致。这在一项对所纳入的 85 名深静脉血栓患者都进行磁共振静脉造影和静脉造影检查的研究中得到证明[16]。尽管磁共振静脉造影的诊断准确度可与静脉造影术相比,但结果数据缺乏。此外,价格高昂使得磁共振静脉造影无法成为深静脉血栓的常规非侵入性检查方法。但当患者对造影剂过敏时,首选磁共振静脉造影。

鉴别诊断

跛行	淋巴水肿
腘窝囊肿破裂	浅表血栓性静脉炎
蜂窝织炎	药物性水肿
血肿	小腿肌肉拉伤或撕裂

治疗

早期治疗

深静脉血栓的预防

最佳预防措施取决于患者个体化的临床表现和风险效益比。目前,住院患者的预防性治疗措施包括低剂量普通肝素(UFH)、低分子量肝素(LM-WH)、磺达肝素、阿司匹林、华法林、间歇气动加压和分级加压长筒袜[17]。普通肝素和低分子量肝素能降低住院患者深静脉血栓栓塞风险,但都不改变死亡率[18]。两者比较,低分子量肝素预防深静脉血栓的效果优于普通肝素[18]。大型荟萃分析显示,低分子量肝素在普通外科和骨科手术中的应用比普通肝素更安全有效[19]。美国食品药品管理局已批准磺达肝素用于髋部骨折、髋关节置换或膝关节置换手术患者的深静脉血栓预防、用于髋部骨折手术后的深静脉血栓长效预防以及腹部手术后有血栓栓塞并发症风险的患者的预防[20]。深静脉血栓的预防剂量为每天一次 2.5mg 皮下注射(适用于50kg 以上的成年人,50kg 以下的患者禁用),术后6~8h 开始。

阿司匹林等抗血小板聚集药物可降低部分患者发生深静脉血栓和肺栓塞的风险,但是"抗血小板聚集药物对静脉血栓栓塞有显著的预防作用"这一论点缺少证据支持。此外,低剂量阿司匹林虽未降低静脉血栓栓塞复发率,但却随着净临床效益的提高,显著降低了大血管事件的发生率[20]。2012 年和 2016年美国胸科医师学会(American College of Chest Physicians,ACCP)指南都不建议单独或联合使用阿司匹林作为预防深静脉血栓的药物[21,22]。

低剂量华法林对于髋部骨折患者深静脉血栓的预防效果优于阿司匹林或安慰剂,但对于择期髋膝关节置换术后患者,其深静脉血栓预防效果不佳。这与华法林引起蛋白 C 水平迅速下降,导致给药后36h 内短暂存在的高凝状态有关,用药后 36~72h 其抗凝作用起效。

间歇气动腿部加压、间歇气动足部加压或分级加压长筒袜是深静脉血栓的机械性预防方法。间歇气动腿部加压可增加股静脉的峰值流速和流量,深静脉血栓预防效果优于安慰剂。间歇气动足部加压仅对足部进行压缩,最适合于接受了下肢骨科手术而不能使用间歇性气动腿部加压装置的患者。除

了出血发生率较低,间歇气动足部加压在深静脉血栓预防方面并不优于低分子量肝素。分级加压长筒袜预防血栓的机制是增加静脉血流速。及膝加压长筒袜尺寸最佳,各段的压力值分别为:脚踝处40mmHg,小腿下部 36mmHg,小腿上部 21mmHg。ACCP 的最新临床实践指南建议,对于急症入院的,因出血或大出血高风险而血栓形成风险增加的患者,若无机械性预防措施,可使用间歇气动加压或分级加压长筒袜[22]。

药物预防的最佳疗程因个体风险和临床情况而异。目前标准是在术后 7~10 天或患者可自由走动时停止药物预防。骨科大手术后,预防措施需要延长,最佳为 4~6 周。脊髓损伤患者的预防措施最好维持 6~10 周。

深静脉血栓的治疗

深静脉血栓患者治疗的主要目的是防止血栓的增大、栓塞复发、急性肺栓塞和晚期并发症的发生(如血栓后综合征、慢性血栓栓塞性肺动脉高压、慢性静脉功能不全)。抗凝治疗是深静脉血栓治疗的基础。由于多达 50% 未经治疗的有症状下肢近端深静脉血栓患者可能发生肺栓塞,抗凝治疗适用于这些患者[23]。研究显示,临床疑似肺栓塞但未接受抗凝治疗的患者死亡率为 26%,而抗凝治疗组未发生死亡[24]。2016 年初,ACCP 更新了深静脉血栓治疗指南[21,22]。与 2012 年指南类似,虽然抗凝药物的选择范围有所扩大,优先顺序也有所调整,但新指南强烈建议近端深静脉血栓或肺栓塞患者进行长期(发病后 3个月内)抗凝治疗。除肝素和维生素 K 拮抗剂(华法林)外,非维生素 K 拮抗剂口服抗凝剂也已应用[21,22]。

直接口服抗凝剂(DOAC)是一种新型的口服抗凝剂,直接影响凝血酶和 Xa 因子的活性。这些药物包括达比加群、利伐沙班、艾吡沙班和依杜沙班。达比加群是目前唯一一种可用于临床的口服凝血酶抑制剂,它直接与凝血酶结合,防止凝血酶将纤维蛋白原分解为纤维蛋白。利伐沙班、艾吡沙班和依杜沙班是 Xa 因子的直接抑制剂,直接与 Xa 因子结合并阻止 Xa 因子将凝血酶原裂解为凝血酶。对于大多数典型深静脉血栓患者直接口服抗凝剂至少与常规治疗一样安全、有效[25]。

ACCP 2016 指南的一个显著变化是,建议优先使用直接口服抗凝剂,而不是维生素 K 拮抗剂(VKA)治疗。大量大型随机对照试验支持这一建议,这些试验比较了直接口服抗凝剂与华法林在心

房颤动和静脉血栓栓塞中的疗效。这些研究发现，直接口服抗凝剂与华法林疗效相当，但得益于致命性颅内出血风险的降低，总体和全因死亡率低于华法林[25]。此外，与肝素和华法林不同，直接口服抗凝剂通常不需要监测药物浓度或凝血时间。然而，其缺点是市场上目前还没有 Xa 因子抑制剂的逆转剂。另一个缺点是它们的价格比华法林高，会加重患者经济负担。因此在最终决定治疗药物时，应考虑患者的意见。因为尚未有研究直接比较不同的新型口服抗凝剂（NOAC）的疗效，所以现有指南对 NOAC 的选择没有倾向性推荐。在治疗开始前，应对直接口服抗凝剂和维生素 K 拮抗剂的优缺点进行评估[25]。

对于下肢深静脉血栓或肺栓塞和癌症（癌症相关血栓）患者，首选的抗凝治疗方法是低分子量肝素而不是华法林或直接口服抗凝剂[22]。这是由于目前缺乏将直接口服抗凝剂与长期低分子量肝素（当前标准疗法）进行比较的研究，但目前至少有一个直接口服抗凝剂（依度沙班）与低分子量肝素（达肝素）的随机对照研究正在进行[26]。

低分子量肝素是由普通肝素经化学法或酶法解聚制备的一种肝素。因此，与普通肝素相比，低分子量肝素具有更好的生物利用度、非剂量依赖性清除率和更可预测的剂量效应关系。这些药物通常每天皮下注射一两次，剂量根据体重调整，无须实验室监测。美国食品药品管理局已经批准达肝素（dalteparin）和依诺肝素（enoxaparin）两种低分子量肝素，用于围手术期的深静脉血栓预防（表128.4）。还有另外两种低分子量肝素可用于深静脉血栓的治疗：亭扎肝素（tinzaparin）和那屈肝素（nadroparin）。美国和加拿大批准依诺肝素和亭扎肝素用于深静脉血栓的治疗。仅加拿大批准达肝素和那屈肝素被用于此用途。阿地肝素（ardeparin）是以前用于深静脉血栓治疗的一种低分子量肝素，但后来撤出市场。依诺肝素可用于有或无肺栓塞的深静脉血栓患者住院治疗和无肺栓塞的深静脉血栓患者门诊治疗。

对于近端深静脉血栓患者，无监测的门诊注射低分子量肝素治疗与住院静脉注射普通肝素一样安全有效[27]。与接受普通肝素的患者一样，接受低分子量肝素治疗的患者应在 24～48h 内开始服用华法林。只要国际标准化比率（INR）连续 2 天达标，最少 5 天后可停用低分子量肝素。

表 128.4	美国食品药品管理局批准使用的低分子量肝素	
名称	**美国食品药品管理局批准的适应证**	**剂量**
达肝素	髋关节置换术后深静脉血栓的预防	每天皮下注射 5 000U；术后 4～8h 开始皮下注射 2 500U×1 次给药；第一次给药和第二次给药间隔时间大于 6h
依诺肝素	膝关节手术后深静脉血栓的预防	每 12h 皮下注射 30mg
	髋关节手术后深静脉血栓的预防	每 12h 皮下注射 30mg 或每天皮下注射 40mg
	腹部手术后深静脉血栓的预防	每天皮下注射 40mg
	伴有或不伴有肺栓塞的急性深静脉血栓住院治疗	每 12h 皮下注射 1mg/kg 或每天皮下注射 1.5mg/kg
	不伴有肺栓塞的急性深静脉血栓门诊治疗	每 12h 皮下注射 1mg/kg

From Sokolof J，Knight R. Deep venous thrombosis. In：Frontera WR，Silver JK，Rizzo TD Jr，eds. *Essentials of Physical Medicine and Rehabilitation*，2nd ed. Philadelphia：WB Saunders；2008.

一项包含 16 个系统综述（针对临床试验）的研究，为应用低分子量肝素而不是普通肝素治疗深静脉血栓提供了高质量的证据[28]。此外，与普通肝素相比，低分子量肝素可降低初始治疗时大出血的风险[28]。使用普通肝素时，剂量应足以将活化部分凝血活酶时间（APTT）延长至对照组均值的 1.5～2.5 倍，或达到活化部分凝血活酶时间正常范围的上限[29]。许多医疗中心已应用根据体重调整的列线图，以期尽早达到抗凝疗效。通过列线图发现，达到目标活化凝血酶原时间的最快方法是给予 80U/kg 体重的普通肝素作为初始剂量，然后以每小时 18U/kg 体重的速度输注。每 4～6h 检查一次激活凝血酶原时间，直到达到 1.5 的治疗范围。普通肝素疗程为 4～10 天。严重髂股静脉血栓或肺栓塞的患者需要 7～10 天的肝素治疗，推迟应用华法林的时间至活化凝血酶原时间达标。研究表明,对于没有大的近端血栓引起严重肺栓塞的患者,在使用肝素24h内共用华法林4~5天的疗效,与单独使用普通肝素9~10天相同。

溶栓治疗对深静脉血栓的治疗作用有限。有人认为,如果能在瓣膜破坏发生前完全溶解深静脉血栓,那么药物溶栓可以预防血栓后综合征。然而,无论是系统性溶栓还是导管溶栓,都耗资巨大,出血风险很高,且无可靠证据支持其有额外的益处。对于髂股大面积血栓或不稳定的心肺疾病且无溶栓治疗禁忌证者,可保留溶栓作为一个治疗选择。目前的指南指出,急性深静脉血栓患者单独抗凝治疗优于导管溶栓[22]。

华法林

在使用低分子量肝素进行初始治疗后,需要长期抗凝治疗以预防深静脉血栓复发。口服华法林抗凝治疗应将国际标准化比率(INR)延长至2.5(范围是2~3),该INR值可有效地预防深静脉血栓的复发,而此时出血风险低于更高INR水平时的出血风险。如果禁忌或不便使用口服抗凝剂,可以使用适当剂量的普通肝素、低分子量肝素或磺达肝素(fondaparinux)进行长期治疗。由于使用方便,尤其是对于门诊患者来说,低分子量肝素或磺达肝素通常优于普通肝素[2]。

抗凝治疗疗程

2012年和2016年ACCP指南针对抗凝治疗疗程给予了相同的建议。疗程制定的决定因素是血栓有无诱因。疗程至少为3个月。对于下肢深静脉血栓和肺栓塞患者,无论是由手术或非手术短暂性危险因素引起,抗凝治疗疗程为3个月;对于无明显诱因的下肢深静脉血栓或肺栓塞患者,强烈建议抗凝治疗至少3个月。3个月后,应定期重新评估延长抗凝治疗的风险效益比。对于无明显诱因近端深静脉血栓的患者,由于其有相对较高的静脉血栓栓塞复发风险和相对较低的出血风险,首选无限期治疗[2]。对于无明显诱因的高出血风险血栓患者,推荐只进行3个月的抗凝治疗。

深静脉血栓复发的管理

停止抗凝治疗后,深静脉血栓复发的风险很大。证据表明,治疗后残留血栓会增加深静脉血栓的复发风险和死亡率[30]。监测D-二聚体水平有助

于确定深静脉血栓复发的可能性[31]。对于深静脉血栓复发或持续存在血栓栓塞疾病危险因素(如恶性肿瘤)的患者,至少需要治疗12个月[22]。若抗凝治疗时出现深静脉血栓复发或肺栓塞,应及时评估患者抗凝治疗的依从性和患有潜在恶性肿瘤的可能性。目前的指南建议,对于口服抗凝药物治疗期间深静脉血栓复发或肺栓塞的患者,暂时改用低分子量肝素至少1个月。长期使用低分子量肝素的深静脉血栓复发或肺栓塞患者,低分子量肝素的剂量应增加1/4~1/3。

远端深静脉血栓的治疗

除非血栓延伸到近端静脉,未经治疗的小腿静脉血栓通常不会导致临床意义上的肺栓塞。并非所有孤立的远端深静脉血栓都需要抗凝治疗。根据2016年ACCP指南,对无严重症状或危险因素的孤立远端深静脉血栓,建议用连续静脉超声检查或阻抗容积描记术监测小腿血栓2周。如果血栓延伸到近端静脉,强烈建议抗凝治疗。如果血栓有所延伸,但仍然局限于远端静脉,也建议抗凝治疗。对于孤立下肢远端急性深静脉血栓患者,如果有严重症状或血栓延伸的危险因素,建议进行抗凝治疗而不是深静脉连续成像检查。目前,指南建议对这些患者采用与上述相同的抗凝治疗方法。预计大约15%的未经治疗的孤立性远端深静脉血栓随后会延伸至腘静脉,并可能导致肺栓塞;既不抗凝也不监测血栓延伸是不可接受的[32-35]。

浅静脉血栓的治疗

浅静脉血栓(SVT)是一种常见疾病,其发病率高于深静脉血栓,据估计约为1/‰[36]。浅静脉血栓最常累及的部位是下肢,尤其是隐静脉,大多与静脉曲张有关。它一直被认为是一种良性自限性疾病,治疗上只需要缓解症状。治疗方法通常包括外用制剂、加压长筒袜、非甾体抗炎药(NSAID)以及结扎或剥离浅表曲张静脉术。然而,研究发现它可以与系统性静脉血栓共存和/或发展为系统性静脉血栓栓塞症。既往有浅静脉血栓病史的患者,将来患肺栓塞或深静脉血栓的风险分别增加4或6倍[37]。因此,目前的治疗目的不仅是为了减轻局部症状,还要预防浅静脉血栓合并深静脉血栓或肺栓塞的并发症。浅静脉血栓的治疗取决于病因、范围和症状。2016年ACCP共识指南中建议,对于下肢浅静脉血栓长度≥5cm的患者,应使用预防性剂量的磺达肝素或

低分子量肝素 45 天,而非不采取抗凝治疗。磺达肝素 2.5mg/d 优于低分子量肝素。如果血栓距钩区(在腹股沟处)不到 3cm,则无论血栓长度如何,都建议进行类似治疗。然而,考虑到药物成本和成本-效益比,需要进一步研究确定哪些患者从治疗中获益最多[38]。

康复治疗

深静脉血栓患者的运动疗法和活动没有严格的禁忌证,但建议患者暂停这些活动,直至肝素治疗达标或接受低分子量肝素治疗已超过 24h。另一方面,高危手术后立即进行物理治疗和作业治疗,可以大大地提高患者的活动能力,降低深静脉血栓发生的风险。

介入治疗

下腔静脉滤器可用于有抗凝绝对禁忌证、出血风险高或尽管接受了足够的抗凝治疗仍有深静脉血栓复发的患者[39]。腔静脉滤器有助于肺栓塞的预防,但会导致深静脉血栓复发率增加。对抗凝有暂时禁忌而接受腔静脉滤器的患者,应在术后尽快开始服用抗凝药物。目前,指南不建议已经接受抗凝剂治疗的急性深静脉血栓或肺栓塞患者再放置腔静脉滤器。

技术设备

目前,还没有针对该病的专门技术设备用于治疗或康复。

手术或导管溶栓

对于急性深静脉血栓的治疗,很少采取血栓切除术或栓子清除术。只有大量血栓、动脉循环受损、对溶栓治疗无反应或有绝对禁忌的患者才应考虑手术。目前,指南强烈建议急性深静脉血栓患者仅接受抗凝治疗。

潜在的疾病并发症

如果不进行干预,10% 的近端深静脉血栓有立即引发致命性肺栓塞的风险,且 5～10 年后发展为严重血栓后综合征的风险大约高出 20%(图 128.3)[40]。深静脉血栓主要有两种类型:上升型深静脉血栓最初出现在小腿静脉,下降型深静脉血栓最初出现在髂静脉或股静脉。下降型更常导致肺栓

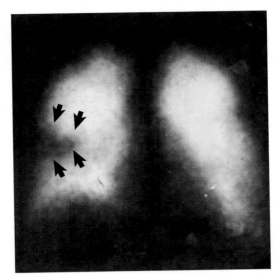

图 128.3 肺灌注扫描冠状位图像显示,右肺中叶相应的周围胸膜区无灌注(如箭头所指)。通气研究显示该区域通气量减少,符合肺栓塞伴梗死的情况;左肺出现多处灌注缺损(与右肺不对称),表明肺栓塞的可能性很高(*From Katz DS, Math KR, Groskin SA. Radiology Secrets. Philadelphia;Hanley & Belfus;1998.*)

塞。血栓后综合征的特征:慢性水肿和衰弱性疼痛,可导致溃疡、感染,甚至截肢,但截肢情况较少见。目前,指南不鼓励将加压长筒袜用于急性深静脉血栓患者血栓后综合征的预防,但其仍然可用于治疗深静脉血栓患者的症状[22]。

潜在的治疗并发症

所有抗凝药物都会降低凝血或血小板功能,从而在一定程度上改变止血机制,带来出血风险。普通肝素和低分子量肝素引起出血并发症的概率相当。肝素性血小板减少症是使用肝素的潜在并发症。由于低分子量肝素与血小板亲和力较低,因此低分子量肝素引发血小板减少的概率略低于普通肝素。当血小板计数减少 50% 或存在抗血小板抗体时,可诊断为肝素性血小板减少症。一旦确诊,禁用所有肝素。皮肤坏死是使用华法林的一种罕见并发症,预防方法是先使用肝素使激活凝血酶原时间达标,再使用大剂量华法林。与器械使用有关的腔静脉阻断术并发症包括:出血、血肿、股动脉损伤、股神经损伤、感染和局部疼痛。另一个潜在并发症是由于栓塞设备本身或设备未能捕获栓子而导致的肺栓塞。带血凝块的腔静脉阻断装置会阻断静脉血流,导致下肢静脉血液淤滞和水肿。骨质疏松和骨折风

险与长期使用普通肝素有关[41],但使用低分子量肝素时,其风险可能较低[42]。华法林的禁忌证包括晚期肝病、酗酒、依从性差、高血压控制不佳、大出血和怀孕[43]。

（刘思佳 译　代新年 校　何红晨 审）

参考文献

1. Ridker PM, Glynn RJ, Miletich JP, Goldhaber SZ, Stampfer MJ, Hennekens CH. Age-specific incidence rates of venous thromboembolism among heterozygous carriers of factor V Leiden mutation. *Ann Intern Med.* 1997;126:528–531.
2. Guyatt GH, Akl EA, Crowther M, Gutterman DD, Schuünemann HJ. American College of Chest Physicians Antithrombotic Therapy and Prevention of Thrombosis Panel. Executive summary: antithrombotic therapy and prevention of thrombosis, 9th ed: American College of Chest Physicians evidence-based clinical practice guidelines. *Chest.* 2012;141:7S–47S. https://doi.org/10.1378/chest.1412S3.
3. Farfan M, Bautista M, Bonilla G, Rojas J, Llinás A, Navas J. Worldwide adherence to ACCP guidelines for thromboprophylaxis after major orthopedic surgery: a systematic review of the literature and meta-analysis. *Thromb Res.* 2016;141:163–170. https://doi.org/10.1016/j.thromres.2016.03.029.
4. Giercksky KE, Bjørklid E, Prydz H, Renck H. Circulating tissue thromboplastin during hip surgery. *Eur Surg Res Eur Chir Forsch Rech Chir Eur.* 1979;11:296–300.
5. Camerer E, Kolstø AB, Prydz H. Cell biology of tissue factor, the principal initiator of blood coagulation. *Thromb Res.* 1996;81:1–41.
6. Hamilton MG, Yee WH, Hull RD, Ghali WA. Venous thromboembolism prophylaxis in patients undergoing cranial neurosurgery: a systematic review and meta-analysis. *Neurosurgery.* 2011;68:571–581. https://doi.org/10.1227/NEU.0b013e3182093145.
7. Flinn WR, Sandager GP, Silva MB, Benjamin ME, Cerullo LJ, Taylor M. Prospective surveillance for perioperative venous thrombosis. Experience in 2643 patients. *Arch Surg.* 1960;1996(131):472–480.
8. Dahl OE, Aspelin T, Arnesen H, et al. Increased activation of coagulation and formation of late deep venous thrombosis following discontinuation of thromboprophylaxis after hip replacement surgery. *Thromb Res.* 1995;80:299–306.
9. Handler J, Hedderman M, Davodi D, Chantry D, Anderson C, Moore J. Implementing a diagnostic algorithm for deep venous thrombosis. *Perm J.* 2003;7:54–60.
10. Kahn SR, Shrier I, Kearon C. Physical activity in patients with deep venous thrombosis: a systematic review. *Thromb Res.* 2008;122:763–773. https://doi.org/10.1016/j.thromres.2007.10.011.
11. Qaseem A, Snow V, Barry P, et al. Current diagnosis of venous thromboembolism in primary care: a clinical practice guideline from the American Academy of Family Physicians and the American College of Physicians. *Ann Fam Med.* 2007;5:57–62. https://doi.org/10.1370/afm.667.
12. Segal JB, Eng J, Tamariz LJ, Bass EB. Review of the evidence on diagnosis of deep venous thrombosis and pulmonary embolism. *Ann Fam Med.* 2007;5:63–73. https://doi.org/10.1370/afm.648.
13. Di Nisio M, van Es N, Büller HR. Deep vein thrombosis and pulmonary embolism. *Lancet.* 2017;388:3060–3073.
14. Hull R, Taylor DW, Hirsh J, et al. Impedance plethysmography: the relationship between venous filling and sensitivity and specificity for proximal vein thrombosis. *Circulation.* 1978;58:898–902.
15. Hull R, van Aken WG, Hirsh J, et al. Impedance plethysmography using the occlusive cuff technique in the diagnosis of venous thrombosis. *Circulation.* 1976;53:696–700.
16. Carpenter JP, Holland GA, Baum RA, Owen RS, Carpenter JT, Cope C. Magnetic resonance venography for the detection of deep venous thrombosis: comparison with contrast venography and duplex doppler ultrasonography. *J Vasc Surg.* 1993;18:734–741.
17. Geerts WH, Bergqvist D, Pineo GF, et al. Prevention of venous thromboembolism: American College of Chest Physicians evidence-based clinical practice guidelines (8th Edition). *Chest.* 2008;133:381S–453S. https://doi.org/10.1378/chest.08-0656.
18. Wein L, Wein S, Haas SJ, Shaw J, Krum H. Pharmacological venous thromboembolism prophylaxis in hospitalized medical patients: a meta-analysis of randomized controlled trials. *Arch Intern Med.* 2007;167:1476–1486. https://doi.org/10.1001/archinte.

167.14.1476.
19. Nurmohamed MT, Rosendaal FR, Büller HR, et al. Low-molecular-weight heparin versus standard heparin in general and orthopaedic surgery: a meta-analysis. *Lancet Lond Engl.* 1992;340:152–156.
20. Brighton TA, Eikelboom JW, Mann K, et al. Low-dose aspirin for preventing recurrent venous thromboembolism. *N Engl J Med.* 2012;367:1979–1987. https://doi.org/10.1056/NEJMoa1210384.
21. Kearon C, Akl EA, Comerota AJ, et al. Antithrombotic therapy for VTE disease: antithrombotic therapy and prevention of thrombosis, American College of Chest Physicians evidence-based clinical practice guidelines (9th Edition). *Chest.* 2012;141:e419S–e494S. https://doi.org/10.1378/chest.11-2301.
22. Kearon C, Akl EA, Ornelas J, et al. Antithrombotic therapy for VTE disease: CHEST guideline and expert panel report. *Chest.* 2016;149:315–352. https://doi.org/10.1016/j.chest.2015.11.026.
23. Mannucci PM, Poller L. Venous thrombosis and anticoagulant therapy. *Br J Haematol.* 2001;114:258–270.
24. Barritt DW, Jordan SC. Anticoagulant drugs in the treatment of pulmonary embolism. A controlled trial. *Lancet.* 1960;1:1309–1312.
25. Burnett AE, Mahan CE, Vazquez SR, Oertel LB, Garcia DA, Ansell J. Guidance for the practical management of the direct oral anticoagulants (DOACs) in VTE treatment. *J Thromb Thrombolysis.* 2016;41:206–232. https://doi.org/10.1007/s11239-015-1310-7.
26. van Es N, Di Nisio M, Bleker SM, et al. Edoxaban for treatment of venous thromboembolism in patients with cancer. Rationale and design of the Hokusai VTE-cancer study. *Thromb Haemost.* 2015;114:1268–1276. https://doi.org/10.1160/TH15-06-0452.
27. Siragusa S, Cosmi B, Piovella F, Hirsh J, Ginsberg JS. Low-molecular-weight heparins and unfractionated heparin in the treatment of patients with acute venous thromboembolism: results of a meta-analysis. *Am J Med.* 1996;100:269–277. https://doi.org/10.1016/S0002-9343(97)89484-3.
28. Snow V, Qaseem A, Barry P, et al. Management of venous thromboembolism: a clinical practice guideline from the American College of Physicians and the American Academy of Family Physicians. *Ann Fam Med.* 2007;5:74–80. https://doi.org/10.1370/afm.668.
29. Corbin SB, Clark NL, McClendon BJ, Snodgrass NK. Patterns of sealant delivery under variable third party requirements. *J Public Health Dent.* 1990;50:311–318.
30. Young L, Ockelford P, Milne D, Rolfe-Vyson V, Mckelvie S, Harper P. Post-treatment residual thrombus increases the risk of recurrent deep vein thrombosis and mortality. *J Thromb Haemost JTH.* 2006;4:1919–1924. https://doi.org/10.1111/j.1538-7836.2006.02120.x.
31. Shrivastava S, Ridker PM, Glynn RJ, et al. D-dimer, factor VIII coagulant activity, low-intensity warfarin and the risk of recurrent venous thromboembolism. *J Thromb Haemost JTH.* 2006;4:1208–1214. https://doi.org/10.1111/j.1538-7836.2006.01935.x.
32. Masuda EM, Kistner RL, Musikasinthorn C, Liquido F, Geling O, He Q. The controversy of managing calf vein thrombosis. *J Vasc Surg.* 2012;55:550–561. https://doi.org/10.1016/j.jvs.2011.05.092.
33. De Martino RR, Wallaert JB, Rossi AP, Zbehlik AJ, Suckow B, Walsh DB. A meta-analysis of anticoagulation for calf deep venous thrombosis. *J Vasc Surg.* 2012;56:228–237.e1; discussion 236–237. https://doi.org/10.1016/j.jvs.2011.09.087.
34. Spencer FA, Kroll A, Lessard D, et al. Isolated calf deep vein thrombosis in the community setting: the Worcester venous thromboembolism study. *J Thromb Thrombolysis.* 2012;33:211–217. https://doi.org/10.1007/s11239-011-0670-x.
35. Hughes MJ, Stein PD, Matta F. Silent pulmonary embolism in patients with distal deep venous thrombosis: systematic review. *Thromb Res.* 2014;134:1182–1185. https://doi.org/10.1016/j.thromres.2014.09.036.
36. White RH. The epidemiology of venous thromboembolism. *Circulation.* 2003;107:I4–I8. https://doi.org/10.1161/01.CIR.0000078468.11849.66.
37. van Langevelde K, Lijfering WM, Rosendaal FR, Cannegieter SC. Increased risk of venous thrombosis in persons with clinically diagnosed superficial vein thrombosis: results from the MEGA study. *Blood.* 2011;118:4239–4241. https://doi.org/10.1182/blood-2011-05-356071.
38. Leizorovicz A, Becker F, Buchmüller A, et al. Clinical relevance of symptomatic superficial-vein thrombosis extension: lessons from the CALISTO study. *Blood.* 2013;122:1724–1729. https://doi.org/10.1182/blood-2013-04-498014.
39. Duffett L, Carrier M. Inferior vena cava filters. *J Thromb Haemost JTH.* 2017;15:3–12. https://doi.org/10.1111/jth.13564.
40. Bounameaux H, Ehringer H, Gast A, et al. Differential inhibition of thrombin activity and thrombin generation by a synthetic direct thrombin inhibitor (napsagatran, Ro 46-6240) and unfractionated heparin in patients with deep vein thrombosis. ADVENT Investigators. *Thromb*

Haemost. 1999;81:498–501.

41. Dahlman TC. Osteoporotic fractures and the recurrence of thromboembolism during pregnancy and the puerperium in 184 women undergoing thromboprophylaxis with heparin. *Am J Obstet Gynecol.* 1993;168:1265–1270.

42. Monreal M, Lafoz E, Olive A, del Rio L, Vedia C. Comparison of subcutaneous unfractionated heparin with a low molecular weight heparin (Fragmin) in patients with venous thromboembolism and contraindications to coumarin. *Thromb Haemost.* 1994;71:7–11.

43. Schulman S, Kearon C, Kakkar AK, et al. Dabigatran versus warfarin in the treatment of acute venous thromboembolism. *N Engl J Med.* 2009;361:2342–2352. https://doi.org/10.1056/NEJMoa0906598.

第 129 章

糖尿病足和外周动脉疾病

Diane W. Braza,MD

Jennifer N. Yacub Martin,MD

同义词

血管性跛行

循环不良

动脉功能不全

ICD-10 编码

E11.9	2 型糖尿病不伴有并发症
E11.40	2 型糖尿病伴糖尿病神经病变,非特指
I73.9	外周血管疾病,非特指

定义

过去十年,在美国,因血管疾病导致的下肢截肢病例大约增加了 20%,尤其是少数人群中,增加趋势更加明显[1]。糖尿病及外周动脉疾病患者(peripheral arterial disease,PAD)应尽早识别,并进行足病预防教育和采取预防措施以降低截肢风险[2]。

糖尿病是多系统疾病,包含两个导致足部截肢的高危因素:多发性神经病变和外周动脉疾病。美国有糖尿病患者 2 910 万人,占总人口的 9.3%,另有 810 万患者漏诊[3]。糖尿病发病有种族和民族差异,印第安人或阿拉斯加原住民、非西班牙裔黑人、西班牙裔患病率更高[4]。Framingham Heart Study[5] 发现 20% 的有症状的外周动脉疾病患者患有糖尿病。因为多数患者是无症状的,同时很多患者未报告症状,加之筛查方式不统一,而且周围神经病变会减弱患者的痛觉,所以很难估计糖尿病患者中外周动脉疾病的真实患病率[6]。

糖尿病性溃疡的危险因素包括男性、高血糖及糖尿病持续时间。足部溃疡是由大血管严重病变引起的,而糖尿病神经病变会使该风险加大[7]。超过 60% 的非创伤性下肢截肢发生在糖尿病患者中[3],所以需要重视足部溃疡及截肢的预防[8]。对于循环和感觉同时减退的患者来说,即使是足部小创伤,也可以导致皮肤溃疡。未治愈的皮肤溃疡可导致坏疽,逐渐进展到需要截肢。这一系列事件都能预防。多学科协作识别和管理足部风险,能够使足部溃疡和下肢截肢的发生率显著降低 44%~85%[9]。

许多研究表明注意调整生活方式能明显延缓 2 型糖尿病的进展[10]。特别强调识别和治疗一系列核心危险因素(糖尿病前期、高血压、吸烟、血脂异常和肥胖)的重要性[11]。

外周动脉疾病是动脉粥样硬化性疾病,其特点是外周动脉狭窄和闭塞导致肢体血流减少[12]。美国心脏协会估计 850 万美国人患有外周动脉疾病,而且随着年龄增长越来越常见。接近 75% 的患者没有症状[13]。虽然外周动脉疾病与心血管疾病(如卒中、冠状动脉粥样硬化性心脏病)关系密切,但只有 25% 的患者正在接受积极治疗[14]。促进 PAD 发生发展的主要危险因素包括年龄、吸烟、糖尿病、高血脂、高血压、高同型半胱氨酸血症、代谢综合征、家族史和慢性肾脏疾病[15-17]。非裔美国人种是 PAD 的重要风险因子[8]。高血压也是 PAD 的重要危险因素,可提高 PAD 发病率 2~3 倍[18]。而糖尿病可提高 PAD 发病率 2~4 倍[15]。由于男性危险因子更多,所以其发病率高于女性。

症状

由于外周神经病变导致感觉减退,糖尿病足患者可能没有症状。外周神经病变会掩盖疼痛性溃疡和皮肤缺血的情况。夏科氏关节导致足部塌陷呈无症状进展。另外,糖尿病患者可以因为多发性感觉神经病变而产生痛觉,包括烧灼痛、刺痛和痛性麻木。由于感觉减退,患者可能会有平衡障碍和跌倒的表现。

尽管腿部症状多种多样,间歇性跛行是 PAD 患者最常见的症状。间歇性跛行是指行走和其他活动时小腿疼痛或抽筋[12,19]。腿部疼痛随着运动量增加而加重,休息后缓解[12,19]。动脉供血不足,无法满足运动时肌肉所需(可逆性肌肉缺血)从而导致跛行疼痛[15]。因椎管狭窄引起的神经源性跛行患者在行走时可出现类似的腿部或小腿疼痛,但必须通过弯腰或坐下来缓解症状。PAD 严重时,可能会出现坏疽、足部远端缺血性溃疡或休息时疼痛。

体格检查

初次临床评估应尽可能全面,其中包括完整的足部检查[20]。检查皮肤有无发红、压痛点、溃疡、裂纹、胼胝或营养改变(皮肤薄而光滑,远端毛发脱落)。使用无菌棉签或手术器械探查每一个溃疡。如果探到骨骼,骨髓炎诊断成立,无须进行其他特殊的骨骼成像检查[21]。评估所有影响应力分布的足部畸形(例如:锤状趾,夏科氏关节导致的足弓塌陷,多发性神经病变致足内肌萎缩而形成的高弓足,既往脚趾或肢芽切除术导致的应力分布改变)。

由于保护性感觉丧失的患者有皮肤溃疡的风险,需要评估其感觉功能。检查神经病变最常使用的是聚酰胺纤维 Semmes-Weinstein 单纤丝。明显大纤维神经病变患者无法感知 5.07 单纤丝施加的 10g 的力[22]。

检查远端动脉特别是足背动脉和胫后动脉的搏动。如果搏动缺失或减弱,就需要进一步检查血管的完整性。

评估步态和平衡。周围神经病变患者易发生跌倒和皮肤创伤。

最后,评估鞋子的不均匀磨损模式,破损区域和鞋头宽度。

功能受限

糖尿病患者可能发生多发性周围神经病变而丧失位置感和无力,导致步态不稳和跌倒。由于跛行引起的疼痛,PAD 患者只能进行社区内活动和职业相关活动。由于本体感觉、力量和平衡受损,穿衣和洗澡等日常生活活动(activities of daily living,ADL)需要于坐位完成。这些功能障碍可能导致患者在社区内活动需要使用辅助设备(如手杖或助行器),如果障碍程度更严重则需使用轮椅。因为疼痛限制了 PAD 患者长时间站立或行走的能力,所以他们更倾向于从事久坐不动的工作。

诊断

PAD 的诊断需要完整的病史、体格检查和血流动力学评估,若有必要需行血管成像。疾病特异性问卷如爱丁堡跛行问卷可辅助诊断 PAD[23]。踝肱指数(ankle-brachial index,ABI)是多普勒记录的下肢和上肢收缩压的比值,可方便、准确、非侵入性客观评估下肢血管状态,用于 PAD 的筛查、诊断和血流动力学监测[24]。疑似 PAD 患者无论有无节段性压力及波形,均推荐使用静息 ABI 以明确诊断。ABI 数值分为异常(ABI ≤ 0.90)、临界值(0.91 ≤ ABI ≤ 0.99)、正常(1.00 ≤ ABI ≤ 1.40)和动脉硬化(ABI > 1.40)[24]。ABI < 0.4 通常提示病情严重,常见于有静息痛和/或组织坏死的患者[12]。

运动平板试验的 ABI 值有助于有症状但静息 ABI 为正常或临界值的患者明确下肢 PAD 的诊断[24],并且能够客观评估腿部症状引起的功能受限情况。通过比较患者静息 ABI 和运动后 ABI 可以明确诊断其是否患有 PAD。

趾肱指数(toe brachial index,TBI)反映小动脉疾病的严重程度,可用于动脉硬化(ABI > 1.40)患者 PAD 的诊断,也可用于评估疑似重度肢体缺血(critical limb ischemia,CLI)患者的灌注情况[15,24]。对于症状严重需考虑血管重建的患者,通常选择动脉成像(双功超声,CT 血管造影,磁共振血管造影或侵入性血管造影)[24]。

2016 年美国心脏协会/美国心脏病学会(ACC/AHA)关于下肢 PAD 管理的指南建议[24],若患者有劳力性腿部症状、伤口不愈合、年龄 > 65 岁、其他导致动脉粥样硬化的危险因素(高血压、糖尿病、吸烟史、高脂血症)或动脉粥样硬化已存在,则可以通过静息 ABI 确诊下肢 PAD。

报告有腿部或足部麻木或下背痛的患者,应进行电生理诊断检查以明确是否由外周多发性神经病或腰骶神经根病变引起的这些症状。神经传导检查可能发现感觉和运动振幅的降低、延迟和传导速度减慢。神经根病患者肌电图的改变包括插入电位延长、自发电位异常以及运动单位电位的变化。肌电图检查表现为肌源性损害,提示神经根病变。

鉴别诊断

非血管性

腰椎管狭窄导致的神经源性跛行

S_1 神经根病引起的小腿疼痛

足底筋膜炎引起的足部疼痛

症状性贝克囊肿

骨关节炎引起的踝关节或膝关节疼痛

多发性神经病变引起的腿部和足部疼痛

髋关节炎

不宁腿综合征

血管性

动脉血栓

深静脉血栓

血栓闭塞性脉管炎（Buerger 病）

治疗

控制基本危险因素

戒烟

吸烟是导致 PAD 发生的最重要的危险因素[25]。观察性研究证实，PAD 患者若继续吸烟，其死亡、心肌梗死和截肢的风险会明显增加[25]。女性吸烟导致血管疾病的风险大于男性[25]。严格戒烟比最小干预措施更为有效。严格戒烟措施包括医师建议戒烟、心理咨询师给予认知行为疗法、药物治疗以及家人和朋友的支持。最小干预措施通常包括医师建议戒烟并为其提供自行戒烟的资源。

高血糖管理

糖尿病患者 PAD 患病率比正常人群高 20% ~ 30%[15]。血糖控制不佳与 PAD 患病率和不良后果风险增加相关[26]。糖化血红蛋白的目标值应低于 7%。在此基础上每增加 1%，PAD 的患病风险增加 28%[26]。

控制高血压

必须严格控制血压。如果患者患有糖尿病或肾功能不全，目标血压为小于 140/90mmHg，糖尿病和肾功能不全患者则应小于 130/80mmHg[15]。降压药物的选择通常由糖尿病、慢性肾病或蛋白尿等基础疾病决定[24]。

他汀类药物治疗

所有 PAD 患者均需接受他汀类药物治疗。最近的指南强调：降低所有 PAD 患者 LDL-C 水平至 100mg/dL（2.58mmol/L）以下（B 级证据）是他汀类药物的 1 级适应证[24]。他汀类药物改善危险因素的机制是减少系统性炎症、稳定动脉粥样硬化斑块、减缓平滑肌细胞增殖和增加一氧化氮的释放（一氧化氮起舒张血管和抑制血小板聚集的作用）[27]。

抗血小板聚集治疗

2016 年 ACC/AHA 指南建议有症状的 PAD 患者单用阿司匹林（75 ~ 325mg/d）或单用氯吡格雷（75mg/d）进行抗血小板聚集治疗，以降低其心肌梗死、卒中和血管性死亡的风险。对于无症状的 PAD 患者（ABI≤0.90），抗血小板聚集治疗可有效地降低心肌梗死、卒中或血管性死亡的风险。华法林不建议用于抗血小板聚集。西洛他唑是一种磷酸二酯酶抑制剂，可有效地改善无心力衰竭但有跛行表现的患者的症状并增加步行距离[15]。顽固性跛行患者在运动疗法和戒烟的基础上，若无心力衰竭，除了服用阿司匹林 75 ~ 100mg/d 或氯吡格雷 75mg/d，还需加服西洛他唑 100mg，一天两次（表 129.1）[28]。

表 129.1　周围动脉疾病的医疗管理

戒烟
血脂管理：目标低密度脂蛋白胆固醇水平 < 100mg/dL（2.58mmol/L）
高血压治疗：目标血压<140/90mmHg
高血糖控制：目标糖化血红蛋白<7%
抗血小板聚集治疗：阿司匹林 75 ~ 100mg/d，或氯吡格雷 75mg/d
监督下，进行有氧运动

降低同型半胱氨酸

高血清同型半胱氨酸导致 PAD 的风险增加 2 ~ 3 倍[29]。膳食补充 B 族维生素和叶酸可降低同型半胱氨酸水平，但不推荐使用复合维生素 B 补充剂降低同型半胱氨酸水平以预防 PAD 患者心血管事件的发生[24]。

流感疫苗接种

PAD 患者应该每年接种一次流感疫苗[24]。

系统有氧运动

系统运动计划(见下文)可以改善血脂、优化体重、血压和血糖控制,从而在 PAD 的治疗中发挥作用。

康复治疗

运动

为改善间歇性跛行患者的功能状态和生活质量,减少其腿部症状,建议其在监督下进行有氧运动[24]。一项关于训练方案的荟萃分析发现,有监督的运动疗法与无监督运动疗法相比,在提高跑步机最大步行距离的作用上有显著的统计学和临床差异,前者较后者提高约 180m[30]。无法高强度行走的患者可采取有氧运动替代策略,包括上肢功率计、骑自行车、无痛或低强度步行等,避免其步行时产生中等至最大限度的跛行,同时有利于改善其步行能力和功能状态[24]。

一项初步研究表明,有监督的高强度渐进性抗阻训练与低强度非渐进性抗阻训练相比,前者明显提高了有症状的 PAD 老年患者的 6min 步行能力[31]。但是该训练方法对患者跑步机上的表现,功能评定结果以及未来发病率和死亡率的影响等信息,需要通过进一步研究来获得[31]。

有氧运动每次应至少进行 30~45min,每周至少 3 次。有监督运动疗法提高最大步行能力的疗效超过单独药物治疗,并转化为功能的改善[24]。在提高间歇性跛行患者的步行距离和生活质量方面,有监督运动疗法与经皮血管成形术的疗效相当[32]。缺血性溃疡或静息性疼痛患者是运动疗法的禁忌证。

足部管理

患者和医护人员对足部的关注和对患者详尽的教育是足部疾病预防的基础。医师应考虑为足部畸形患者定制鞋垫以使其足部压力分布均匀。锤状趾患者可能需要超深鞋,跗囊肿和其他足部畸形患者可能需要超宽鞋,有或无轻度足部畸形的患者可以选择运动鞋。无论足部骨结构存在何种异常,都应穿着配有定制鞋垫的鞋子。鞋底的轻微改变即可影响步态周期中足跟到足趾的力量传导。

皮肤溃疡

需要尽早用抗生素治疗皮肤感染,同时在伤口愈合过程中尽量减少或消除负重。抗生素治疗的关键是在感染部位达到有效浓度。因此,对严重感染或全身性疾病患者和口服药物不敏感的病原体,需要采取静脉抗生素治疗[33]。

对于较复杂的伤口,有时需要换药或漩涡清创术。深达骨骼或沿筋膜层延伸的感染需清创。如果怀疑骨髓炎,有效的临床方案是至少 6 周的胃肠外或口服抗生素治疗,抗生素的种类由创口标本培养结果决定。其他伤口管理措施如全接触支具,可以促进足底表面溃疡的愈合[34]。然而,当 PAD 和感染并存或存在足跟溃疡时,预后较差,应考虑其他治疗方法[34]。

高压氧治疗可以促进伤口愈合并降低截肢率[35]。然而,由于其费用高和适应证有限,主要用于对标准疗法无反应的深度感染。水肿会阻碍伤口愈合。控制水肿的措施包括抬高患肢、使用弹力袜和气压治疗仪等[36]。

介入治疗

急性疼痛、苍白、肢体无脉搏提示急性动脉损伤,需要立即评估。同样,坏疽或延伸到骨骼的溃疡应该立即外科评估。通常需要对坏死性伤口进行彻底清创以去除失活组织并促进溃疡愈合。

治疗外周动脉闭塞的经皮血管内介入治疗包括球囊扩张(血管成形术)、支架植入术和粥样斑块切除术。介入治疗可以向肢体提供足够的氧合动脉血以治愈开放性溃疡,改善跛行和功能状态,或者挽救存在截肢风险的肢体,因此是必要的[24]。血管内治疗适用于因间歇性跛行而导致严重职业或日常生活活动受限且运动和药物治疗无效的患者。接受血管内治疗的患者,必须具备良好的症状改善预期和风险-效益比[24]。

经皮腔内血管成形术(percutaneous transluminal angioplasty,PTA)和支架植入术的疗效取决于解剖学和临床因素。髂总动脉病变 PTA 后通畅的耐久性最强,远端动脉耐久性呈下降趋势。术后 1 年疗效评估显示,主髂动脉 PTA 较胫下动脉有更高的一期通畅率(primary patency rates,PPR),PPR 分别为 87% 和 58%。外周再狭窄率为 5%~70%,这取决于病变的部位和复杂程度、内源性因素和手术操作[37]。导致耐久性下降的因素包括:狭窄段长度的增加、多发性和弥漫性病变、血液流动性差、糖尿病、肾衰竭和吸烟[24]。

技术设备

细胞治疗

再生疗法已经在 PAD 和非血管再生的 CLI 患者中进行了试验,包括血管生成重组蛋白治疗、基因治疗、细胞治疗(包括干细胞或祖细胞)和趋化因子治疗[38]。目前这些疗法的疗效存在争议。

脊髓刺激

2015 年一篇荟萃分析显示,脊髓刺激器可以增加 CLI 患者皮肤毛细血管灌注,显著减少截肢的发生,但患者的死亡率和伤口愈合不受影响[38]。

间歇气压治疗(动脉血流泵)

已经证实动脉血流泵可以增加 PAD 和 CLI 患者的侧支循环和皮肤血流量,同时使其跛行距离增加 200% 和静息 ABI 增加 17%[38]。

手术

手术治疗适用于未能从非手术治疗中获得足够益处的间歇性跛行患者,肢体动脉的解剖结构有利于维持手术效果的患者,也适用于心血管并发症发生风险较低的患者。

外科手术的确切术式(主动脉双股动脉旁路术、主髂动脉旁路术、髂股动脉旁路术、腋股动脉旁路术)的选择,取决于闭塞的部位和严重程度、既往血运重建的方法、患者的一般状况和预期结果[24]。

CLI 的主要治疗方法是血运重建,所有专业指南都是 1 级推荐[38]。血运重建的目标包括:预防心肌梗死、卒中和死亡,以及加速伤口愈合、预防截肢和提高生活质量[38]。如果血管重建治疗威胁到肢体的缺血或坏疽失败时,可能需要截肢。

潜在的疾病并发症

PAD 患者可能因动脉供血不足而出现缺血性或休息性疼痛。其他潜在并发症包括足部溃疡不愈合或愈合缓慢,蜂窝织炎,足部伤口感染加深。对于这些并发症,如果药物治疗无效,则可能需要切除部分下肢。糖尿病性多发性神经病变可引起足部夏科氏关节和骨折,从而可能导致皮肤溃疡和破裂。

潜在的治疗并发症

治疗的潜在并发症取决于所采取的治疗方法。例如,血运重建术后可能出现动脉旁路移植物感染、缺血性心脏病和肾性氮质血症恶化。对于接受足部溃疡清创术的患者,术后应密切观察其有无感染。

因为动脉疾病与心血管疾病具有强相关性,所以刚开始接触运动训练的 PAD 患者可能会发生心脏缺血事件。建议这些患者通过心脏负荷试验进行危险分层后,再在监测下进行运动。

(刘佳霓 译 代新年 校 何红晨 审)

参考文献

1. Dillingham T, Pezzin L, MacKenzie E. Limb amputation and limb deficiency: epidemiology and recent trends in the United States. *South Med J*. 2002;95:875–883.
2. Sanders L. Diabetes mellitus: prevention of amputation. *J Am Podiatr Med Assoc*. 1994;84:322–328.
3. National Diabetes Statistics Report, 2014. https://www.cdc.gov/diabetes/data/statistics/2014StatisticsReport.html. Accessed January 26, 2017.
4. Statistics About Diabetes. http://www.diabetes.org/diabetes-basics/statistics. Accessed January 10, 2017.
5. Murabito JM, D'Agostino RB, Silbershatz H, Wilson WF. Intermittent claudication: a risk profile from the Framingham Heart Study. *Circulation*. 1997;96:44–49.
6. American Diabetes Association. Peripheral arterial disease in people with diabetes. *Diabetes Care*. 2003;26:12.
7. Beckman JA, Creager MA, Libby P. Diabetes and atherosclerosis: epidemiology, pathophysiology, and management. *JAMA*. 2002;287:2570–2581.
8. Facts about peripheral arterial disease for African Americans. https://www.nhlbi.nih.gov/files/docs/public/heart/pad_extfactsheet_aa_508.pdf. Accessed January 24, 2017.
9. Pandian G, Hamid F, Hammond MC. Rehabilitation of the patient with PVD and diabetic foot problems. In: DeLisa J, Gans BM, eds. *Rehabilitation Medicine: Principles and Practice*. Philadelphia: Lippincott-Raven; 1998:1517–1544.
10. Tuomilehto J, Lindstrom J, Eriksson JG, et al. For the Finnish Diabetes Prevention Study Group. Prevention of type 2 diabetes mellitus by changes in lifestyle among subjects with impaired glucose tolerance. *N Engl J Med*. 2001;344:1343–1350.
11. Eckel RH, Kahn R, Robertson RM, Rizza RA. Preventing cardiovascular disease and diabetes mellitus: a call to action from the ADA and AHA. *Circulation*. 2006;113:2943–2946.
12. Askew CD, Parmenter B, Leicht AS, Walker PJ, Golledge J. Exercise & Sports Science Australia (ESSA) position statement on exercise prescription for patients with peripheral arterial disease and intermittent claudication. *J Sci Med Sport*. 2014;17:623–629.
13. American Heart Association. About peripheral arterial disease. http://www.heart.org/HEARTORG/Conditions/VascularHealth/PeripheralArteryDisease/About-Peripheral-Artery-Disease-PAD_UCM_301301_Article.jsp. Accessed January 20, 2017.
14. Becker GJ, McClenny TE, Kovacs ME, et al. The importance of increasing public and physician awareness of peripheral arterial disease. *J Vasc Interv Radiol*. 2002;13:7–11.
15. Olin JW, Sealove BA. Peripheral artery disease: current insight into the disease and its diagnosis and management. *Mayo Clin Proc*. 2010;85(7):678–692.
16. Meijer WT, Grobbee DE, Hunink MG, et al. Determinants of peripheral arterial disease in the elderly: the Rotterdam study. *Arch Intern Med*. 2000;160:2934–2938.
17. Chen J, Mohler ER, Xie D, et al. Risk factors for peripheral arterial disease among patients with chronic kidney disease. *Am J Cardiol*. 2012;110:136–141.
18. Lane DA, Lip GY. Treatment of hypertension in peripheral arterial disease. *Cochrane Database Syst Rev*. 2009:CD003075.
19. McDermott MM, Greenland P, Liu K, et al. Leg symptoms in peripheral arterial disease: associated clinical characteristics and functional

impairment. *JAMA*. 2001;286:1599–1606.

20. Foundations of care and comprehensive medical evaluation. *Diabetes Care*. 2016;39(suppl 1):S23–S35.

21. Grayson M, Gibbons G, Balough K, et al. Probing to bone in infected pedal ulcers: a clinical sign of underlying osteomyelitis in diabetic patients. *JAMA*. 1995;273:721–723.

22. Singh N, Armstrong DG, Lipsky BA. Preventing foot ulcers in patients with diabetes. *JAMA*. 2005;293:217–228.

23. Leng GC, Fowkes FG. The Edinburgh claudication questionnaire: an improved version of the WHO/ Rose questionnaire for use in epidemiological surveys. *J Clin Epidemiol*. 1992;45:1101–1109.

24. Gerhard-Herman M, et al. AHA/ACC guideline on the management of patients with lower extremity peripheral artery disease. *J Am Coll Cardiol*. 2016. https://doi.org/10.1016/j.jacc.2016.11.007.

25. Willigendael EM, Teijink JAW, Bartelink ML, et al. Influence of smoking on incidence and prevalence of peripheral arterial disease. *J Vasc Surg*. 2004;40(6):1158–1165.

26. Thiruvoipati T, Kielhorn CE, Armstrong EJ. Peripheral artery disease in patients with diabetes: epidemiology, mechanisms, and outcomes. *World J Diabetes*. 2015;6(7):961–969.

27. Harris SK, et al. Evidence summary: statin use in patients with peripheral arterial disease. *J Vascul Surg*. 2016;12:1881–1888.

28. Hennion DR, Siano KA. Diagnosis and treatment of peripheral arterial disease. *Am Fam Physician*. 2013;88(5):306–310.

29. Graham IM, Daly LE, Refsum HM, et al. Plasma homocysteine as a risk factor for vascular disease. *JAMA*. 1997;277:1775–1781.

30. Fokkenrood HJ, Bendermacher BL, Lauret GJ, et al. Supervised exercise therapy versus non-supervised exercise therapy for intermittent claudication. *Cochrane Database Syst Rev*. 2013;(8):CD005263.

31. Parmenter BJ, Raymond J, Dinnen P, Lusby RJ, Fiatarone Singh MA. High-intensity progressive resistance training improves flat-ground walking in older adults with symptomatic peripheral arterial disease. *J Am Geriatr Soc*. 2013;61:1964–1970.

32. Frans FA, Bipat S, Reekers JA, Legemate DA, Koelemay MJ. Systematic review of exercise training or percutaneous transluminal angioplasty for intermittent claudication. *Br J Surg*. 2012;99(1):16–28.

33. Lipsky BA. Medical treatment of diabetic foot infections. *Clin Infect Dis*. 2004;39:S104–S114.

34. Nabuurs-Franssen MH, Sleegers R, Huijberts M, Wijnen W, et al. Total contact casting of the diabetic foot in daily practice. *Diabetes Care*. 2005;28(2):243–247.

35. Goldman RJ. Hyperbaric oxygen therapy for wound healing and limb salvage: a systematic review. *PM R*. 2009;1(5):471–489.

36. Armstrong DG, Nguyen HC. Improvement in healing with aggressive edema reduction after débridement of foot infection in persons with diabetes. *Arch Surg*. 2000;135:1405–1409.

37. Malyar NM, Reinecke h, Freisinger E. Restenosis after endovascular revascularization in peripheral artery disease. *Vasa*. 2015;44:257–270.

38. Shishehbor MH, et al. Critical limb ischemia: an expert statement. *JACC*. 2016;68(18):2002–2015.

第 130 章

吞咽障碍

Koichiro Matsuo, DDS, PhD

Jeffrey B. Palmer, MD

同义词

吞咽困难

吞咽受损

吞咽紊乱

ICD-10 编码

I69.891	脑血管疾病性吞咽困难
R13.10	吞咽障碍,吞咽困难

定义

吞咽障碍是指任何在吞咽过程中出现的困难,包括隐匿性和无症状性障碍。吞咽障碍是一个普遍问题,1/3~1/2 的脑卒中患者会出现[1],30%~40% 独立生活的老年患者也会发生[2],住院老年患者中吞咽障碍的患病率达到 60%[3]。亦常见于头颈部肿瘤、创伤性脑损伤、神经系统退行性改变、胃食管反流性疾病、炎症性肌病等疾病(表 130.1)。根据吞咽障碍发生的部位可将其分为口咽性吞咽障碍(口腔或咽,不仅指口咽部)或者食管性吞咽障碍,也可以分为机械性吞咽障碍(食物运送的解剖结构异常)或者功能性吞咽障碍(食物运送的生理功能异常)[4]。

表 130.1　口咽性吞咽障碍的病因

神经疾病和卒中	结构异常	结缔组织疾病
脑梗死	甲状腺肿大	多发性肌炎
脑干梗死	颈椎骨质增生	肌营养不良
颅内出血	先天性喉蹼	精神疾病
帕金森病	Zenker 憩室	精神性吞咽障碍
多发性硬化	摄入腐蚀剂	
肌萎缩侧索硬化症	肿瘤	
脊髓灰质炎	消融术后	
重症肌无力	放射性纤维化	
痴呆		

脑卒中往往突然发作,出现肢体无力提示神经或神经肌肉发生病变。药物引起的吞咽障碍常常被忽视。降低意识水平类(例如镇静剂和安定剂)、抑制副交感神经类(三环类抗抑郁药物)、引起黏膜损伤的药物(非甾体抗炎药、阿司匹林、奎尼丁),都可能导致吞咽障碍[5]。

症状

吞咽障碍最常见的临床症状为进食时出现呛咳或哽噎[6]、喉部或胸部食物黏滞感。吞咽障碍常见的临床症状和体征见表 130.2。有流涎史、体重明显下降、肺炎反复发作提示吞咽困难程度较重。病史评估是识别食管性吞咽障碍最有效的方法。患者的胸部食物黏滞感通常与食管疾病有关。相比之下,喉部食物黏滞感大部分也是由食管疾病引起,但几乎没有定位价值。吞咽时出现呛咳或哽噎提示口咽部异常导致误吸(食物从声门进入气管)。但是某些患者由于咳嗽反射减弱可能发生隐性误吸(不咳嗽)[6]。28%~94% 的吞咽障碍患者会出现隐性误吸[7,8]。神

表 130.2　吞咽障碍的症状和体征

口咽性吞咽障碍	食管性吞咽障碍
吞咽时出现呛咳或窒息	胸部或喉部食物黏滞感
吞咽启动困难	口咽反流
喉部食物黏滞感	流涎
流涎	不明原因体重下降
不明原因体重下降	饮食习惯改变
饮食习惯改变	反复发作性肺炎
反复发作性肺炎	脱水
声音或言语的变化	
母乳喂养	
鼻腔反流	
脱水	

经疾病患者中隐性误吸的发生率较高。咽炎患者吞咽时可出现短暂的疼痛（咽痛），很少出现持续的疼痛（提示可能存在肿瘤）。胃灼热感是非特异性主诉，通常出现于进食后，但与吞咽相关性不大。胃食管反流疾病可出现胃灼热感，但是该病更具特异性的症状是进食后反酸或者有喉部苦涩感。可采用有效的问卷对吞咽障碍患者的临床症状进行评估，例如进食评估问卷调查工具-10（Eating Assessment Tool，EAT-10）[9]。

体格检查

口腔和颈部体格检查可以发现结构异常、肌肉力量异常及感觉功能异常。构音障碍（言语清晰度异常）或发音障碍（声音质量异常）通常与口咽性吞咽障碍有关。然而，体格检查主要用于寻找潜在的神经疾病、神经肌肉疾病或结缔组织疾病。体格检查通常包含洼田饮水试验[10-12]。饮水时，舌骨和喉部会迅速抬高。饮水后出现音质变化和自发的呛咳提示吞咽功能异常。在诊断吞咽障碍方面，病史评估和体格检查作用有限，因此通常需要使用其他评估工具。

由于神经疾病通常引起吞咽障碍，因此神经系统检查在评估吞咽障碍方面起着重要的作用。上运动神经元或下运动神经元疾病都可能导致吞咽困难。舌或腭的萎缩或震颤提示下运动神经元或脑干运动功能障碍。由于呕吐反射在正常人中可能没有，在严重吞咽障碍和吸气困难的患者中可能正常，因此并不能很好地预测患者的吞咽能力[13]。

功能受限

患者功能受限的程度取决于吞咽障碍的性质和严重程度。多数患者不再进食难以吞咽的食物，部分患者采取特定姿势或呼吸方式以顺利吞咽，还有一些患者则延长进食时间。吞咽功能严重受损时，需要通过管饲进食。进食能力的改变会对患者的心理和社会功能产生深远的影响[14]。多数人与家人、朋友的交流时间通常集中在进餐时，例如家庭聚餐、外出就餐、串门吃零食或甜点。进食困难可能会限制患者的人际交往活动，使其陷入社会孤立的状态。部分患者在进餐时需要照护，或独自进餐时有不安全感，进一步导致其社会功能障碍。

诊断

吞咽机制很大程度上肉眼不可见，所以通常需要通过一些检查进行诊断。诊断口咽性吞咽障碍需要进行视频吞咽造影检查（videofluorographic swallowing study，VFSS）[15]，即患者进食含钡剂的固体和液体食物，并通过视频透视（X 线录像）记录图像。在美国，VFSS 通常由语言病理学家和放射科医师共同完成。而在其他国家，如日本，生理学家、神经病学家、耳鼻喉科医师和牙医等多学科成员，共同全程参与 VFSS 和/或参与 VFSS 后的病例讨论。VFSS 的独特优势之一在于检查过程中可以验证治疗方法（例如，改变食物的稠度、患者的体位或呼吸方式），并可观察这些方法对吞咽的影响。如果确定是食管问题，通常只进行常规钡剂吞咽实验即可。

纤维内镜吞咽功能检查（Fiberoptic endoscopic evaluation of swallowing，FEES）是一种有效的床边吞咽功能检查方法，在避免 X 线暴露的情况下可以直观显示咽喉部的解剖结构和进食时的声带功能[16]。虽然 FEES 观察不到吞咽时口腔和食管的情况，但可以评估吞咽前口咽部固体食团的运输情况[17,18]。FEES 无法显示咽喉部吞咽的情况，包括上食管括约肌开放、喉部抬高、咽部收缩等，但对检测吞咽后误吸有较高的敏感性[8]。

在食管性吞咽困难的病例中，经常需要行食管镜检查来判断是否存在黏膜损伤或肿块。当发现黏膜异常时，需要进行组织活检。高分辨率咽腔压力测定有助于食管运动障碍的检查[19,20]，有时也可用于咽部检查[21]。肌电图可用于神经肌肉疾病检查，也可用于喉咽部下运动神经元功能障碍检查。

鉴别诊断
心肌缺血
癔球症
胃食管反流导致的胃灼热
间接误吸（胃内容物反流引起的误吸）

治疗

早期治疗

吞咽障碍的治疗取决于它的病因和发生机制，常见的治疗方案见表 130.3。早期治疗应尽可能针对其基础疾病（例如使用类固醇治疗炎性肌肉疾

表 130.3	不同疾病所致吞咽障碍的治疗方案
问题	治疗方案
肌萎缩侧索硬化症	饮食调整 代偿技巧 咨询和指导
食管癌	食管切除术与放疗
胃食管反流	饮食调整 平卧位时禁止进食 药物治疗 戒烟
多发性肌炎，重症肌无力	基础疾病的药物治疗（必要时才采用饮食调整，代偿方法，吞咽障碍治疗）
食管狭窄或脑卒中，多发性硬化	扩张术 饮食调整 代偿手法 吞咽障碍治疗

病）。应由胃肠病专家来进行食管性吞咽障碍的评估与治疗。基础疾病治疗结束或者现有治疗无效/禁忌时，应选择康复治疗。由于气道阻塞有致命风险，因此海姆立克手法非常重要，鼓励吞咽障碍患者及其家庭成员掌握此种方法。

康复治疗

　　许多患者受益于言语病理学家提供的系统吞咽治疗方案，包括指导和监督饮食、代偿技巧、康复训练等[22]。治疗目的是减少误吸、提高进食能力、优化营养状况。应根据患者个体解剖和结构异常情况，以及床旁或 VFSS 检查时观察到的患者吞咽功能状况，来制订个性化的治疗方案[23]。

　　康复的一个基本原则是：对于任何功能障碍，最好的治疗方法是这个功能活动本身。治疗吞咽障碍最好的方法就是吞咽功能训练，因此康复评估的目的在于确保每个患者吞咽的安全性和有效性。饮食调整是吞咽障碍最常见的治疗方法[24-26]。不同患者对浓流质和稀流质食物的吞咽能力不同，其吞咽能力评估最好通过 VFSS 来判定。患者通常可以通过进食稀的（例如水或苹果汁）或花蜜稠度的液体（例如杏仁露、番茄汁）获得足够的水分。若患者进食稀流质和浓流质食物顺利，那么通常也能进食蜂蜜稠度或布丁稠度的食物。大多数严重吞咽障碍的患者无法安全进食肉类或相似硬度的食物，这时就需要进食质地较软的食物。有口腔准备期困难、颊窝袋（牙齿和面颊之间）或咀嚼固体食物后明显咽潴留的患者推荐进食糊状食物。经口进食的患者通常需要代偿技巧来减少误吸或改善咽部活动。代偿技巧会用到多种行为疗法，包括进食姿势、头部位置（图130.1）和呼吸方式的调整，以及一些特殊的吞咽方法[27]。

　　吞咽肌无力导致吞咽障碍时，可使用运动疗法

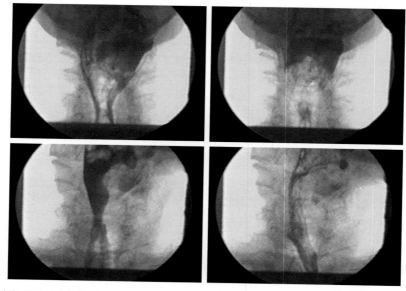

图 130.1　头部偏向患侧可以促进延髓背外侧梗死患者咽部排空。该组图片展示了一例由延髓背外侧梗死导致的严重吞咽障碍患者视频吞咽造影检查的结果。上面两幅图片是患者头部位于解剖位吞咽时的前后位显像。左上图为吞咽中投影，可见左侧梨状隐窝内钡剂淤积，仅有极少量的钡剂流过食管上括约肌。右上图显示吞咽后，咽部大量钡剂滞留。下面两幅图片是患者头部转向左侧（此处患侧为左侧）时吞咽的显像。左下图显示吞咽中钡剂流量增大。右下图显示吞咽后钡剂滞留大量减少

治疗吞咽障碍[28]。运动方式必须根据患者生理评估结果进行个体化制订。完整的运动训练方法已超出了本章内容的覆盖范围,接下来仅举几个例子加以说明。

- 舌肌无力可采用舌抗阻训练进行康复训练[29]。
- 食管上括约肌开放不全时可训练前舌骨上肌群。仰卧位时颈部对抗重力屈曲,可以训练到这些肌肉(图 130.2)[30,31]。

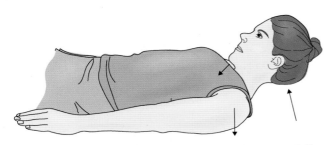

图 130.2　Shaker 动作通过训练舌骨上前肌群促进食管上括约肌的扩张。患者主动前屈颈部,抬高头部直至可以看到自己的脚趾,并用下颌碰触胸部,过程中不要抬肩和张嘴

- 声带内收肌训练对由这些肌肉无力引起的误吸有效。该训练每天需进行数次。

介入治疗

VFSS 可以检测调整食物稠度等代偿疗法的有效性[32],因此可以作为诊断和治疗吞咽障碍尤其是口咽性吞咽障碍的方法。内镜下食管扩张术常用于食管狭窄或喉蹼引起的食管部分梗阻,同样适用于食管上括约肌狭窄的治疗[33]。内镜检查可以观察到生物反馈治疗时喉部吞咽动作的情况。肌电图也可用于生物反馈治疗,可在吞咽治疗时使用表面电极记录舌骨下肌和舌骨上肌的活动。生物反馈本身并不能用来治疗吞咽障碍,但可以作为一种辅助疗法。

技术设备

颏下或颈前肌肉的神经肌肉电刺激(NMES)已成为治疗吞咽障碍的一种方法,近期 NMES 治疗仪已得到 FDA 批准。使用表面电极对颏下区的颏下肌肉进行疼痛阈下刺激,可增强吞咽障碍患者的吞咽功能和改善其进食能力[34,35]。

手术

口腔性或咽喉性吞咽障碍患者很少需要手术治疗。咽期吞咽困难患者最常采用环咽肌切开术,切断食管上括约肌以减小咽流出道阻力[36]。食管癌或食管梗阻性狭窄患者可能需行食管切除术。当吞咽障碍严重到经口进食无法获得足够的营养或水分,且不能长期静脉补液或鼻胃管管饲饮食时,可能需要行胃造瘘术(通常为经皮内镜下胃造瘘术)[37]。口胃管的管饲饮食已成功应用于呕吐反射消失但能耐受间歇经口插管的患者。对复发性难治性吸入性肺炎患者极少施行喉切除术或喉闭合术。

潜在的疾病并发症

严重吞咽障碍可能导致吸入性肺炎、气道阻塞、支气管扩张、营养不良、脱水或饥饿,甚至有生命危险[38,39]。严重吞咽障碍患者不能以正常方式进食,往往会有社会孤立感,而产生抑郁症。已有自杀病例报道。

潜在的治疗并发症

VFSS 是安全可耐受的。饮食调整往往用稀流质食物代替浓流质食物,但有些患者觉得稀流质食物不可口而减少摄入,最后导致脱水和营养不良。若对此未能及时重新评估,可能会导致患者饮食限制时间延长,增加其营养不良和产生心理负面影响的风险。虽不常见,但食管或括约肌扩张术可导致穿孔。经皮内镜下胃造瘘术可能有直接或间接后遗症,直接后遗症如疼痛、感染、饲养管梗阻等较为常见。经皮内镜下胃造瘘管管饲饮食会增加严重胃食管反流患者发生吸入性肺炎的可能性。

(李思敏　译　代新年　校　何红晨　审)

参考文献

1. Martino R, Foley N, Bhogal S, et al. Dysphagia after stroke: incidence, diagnosis, and pulmonary complications. *Stroke*. 2005;36:2756–2763.
2. Lin LC, Wu SC, Chen HS, et al. Prevalence of impaired swallowing in institutionalized older people in Taiwan. *J Am Geriatr Soc*. 2002;50:1118–1123.
3. Sarabia-Cobo CM, Perez V, de Lorena P, et al. The incidence and prognostic implications of dysphagia in elderly patients institutionalized: a multicenter study in Spain. *Appl Nurs Res*. 2016;30:e6–9.
4. Palmer JB, Drennan JC, Baba M. Evaluation and treatment of swallowing impairments. *Am Fam Physician*. 2000;61:2453–2462.
5. Roden DF, Altman KW. Causes of dysphagia among different age groups: a systematic review of the literature. *Otolaryngol Clin North Am*. 2013;46:965–987.
6. Smith Hammond CA, Goldstein LB. Cough and aspiration of food and liquids due to oral-pharyngeal dysphagia: ACCP evidence-based clinical practice guidelines. *Chest*. 2006;129:154S–168S.
7. Weir KA, McMahon S, Taylor S, et al. Oropharyngeal aspiration and silent aspiration in children. *Chest*. 2011;140:589–597.
8. Rodrigues B, Nobrega AC, Sampaio M, et al. Silent saliva aspiration in Parkinson's disease. *Mov Disord*. 2011;26:138–141.
9. Belafsky PC, Mouadeb DA, Rees CJ, et al. Validity and reliability of the Eating Assessment Tool (EAT-10). *Ann Otol Rhinol Laryngol*. 2008;117:919–924.

10. Warner HL, Suiter DM, Nystrom KV, et al. Comparing accuracy of the Yale swallow protocol when administered by registered nurses and speech-language pathologists. *J Clin Nurs*. 2014;23:1908–1915.

11. Tohara H, Saitoh E, Mays KA, et al. Three tests for predicting aspiration without videofluorography. *Dysphagia*. 2003;18:126–134.

12. Wu MC, Chang YC, Wang TG, et al. Evaluating swallowing dysfunction using a 100-ml water swallowing test. *Dysphagia*. 2004;19:43–47.

13. Leder SB. Gag reflex and dysphagia. *Head Neck*. 1996;18:138–141.

14. Kumlien S, Axelsson K. Stroke patients in nursing homes: eating, feeding, nutrition and related care. *J Clin Nurs*. 2002;11:498–509.

15. Palmer JB, Kuhlemeier KV, Tippett DC, et al. A protocol for the videofluorographic swallowing study. *Dysphagia*. 1993;8:209–214.

16. Langmore SE. *Endoscopic Evaluation and Treatment of Swallowing Disorders*. New York: Thieme Medical Publishers; 2001.

17. Matsuo K, Kawase S, Wakimoto N, et al. Effect of viscosity on food transport and swallow initiation during eating of two-phase food in normal young adults: a pilot study. *Dysphagia*. 2013;28:63–68.

18. Dua KS, Ren J, Bardan E, et al. Coordination of deglutitive glottal function and pharyngeal bolus transit during normal eating. *Gastroenterology*. 1997;112:73–83.

19. Jones CA, Ciucci MR. Multimodal swallowing evaluation with high-resolution manometry reveals subtle swallowing changes in early and mid-stage Parkinson disease. *J Parkinsons Dis*. 2016;6:197–208.

20. Luciano L, Granel B, Bernit E, et al. Esophageal and anorectal involvement in systemic sclerosis: a systematic assessment with high resolution manometry. *Clin Exp Rheumatol*. 2016;34(suppl 100):63–69.

21. Takasaki K, Umeki H, Enatsu K, et al. Evaluation of swallowing pressure in a patient with amyotrophic lateral sclerosis before and after cricopharyngeal myotomy using high-resolution manometry system. *Auris Nasus Larynx*. 2010;37:644–647.

22. Carnaby G, Hankey GJ, Pizzi J. Behavioural intervention for dysphagia in acute stroke: a randomised controlled trial. *Lancet Neurol*. 2006;5:31–37.

23. Ott DJ, Hodge RG, Pikna LA, et al. Modified barium swallow: clinical and radiographic correlation and relation to feeding recommendations. *Dysphagia*. 1996;11:187–190.

24. Robbins J, Gensler G, Hind J, et al. Comparison of 2 interventions for liquid aspiration on pneumonia incidence: a randomized trial. *Ann Intern Med*. 2008;148:509–518.

25. Cichero JA, Steele C, Duivestein J, et al. The need for international terminology and definitions for texture-modified foods and thickened liquids used in dysphagia management: foundations of a global initiative. *Curr Phys Med Rehabil Reports*. 2013;1:280–291.

26. Cichero JA, Lam P, Steele CM, et al. Development of international terminology and definitions for texture-modified foods and thickened fluids used in dysphagia management: the IDDSI framework. *Dysphagia*. 2016.

27. Ashford J, McCabe D, Wheeler-Hegland K, et al. Evidence-based systematic review: oropharyngeal dysphagia behavioral treatments. Part III–impact of dysphagia treatments on populations with neurological disorders. *J Rehabil Res Dev*. 2009;46:195–204.

28. Logemann JA. The role of exercise programs for dysphagia patients. *Dysphagia*. 2005;20:139–140.

29. Robbins J, Kays SA, Gangnon RE, et al. The effects of lingual exercise in stroke patients with dysphagia. *Arch Phys Med Rehabil*. 2007;88:150–158.

30. Mepani R, Antonik S, Massey B, et al. Augmentation of deglutitive thyrohyoid muscle shortening by the shaker exercise. *Dysphagia*. 2009;24:26–31.

31. Shaker R, Easterling C, Kern M, et al. Rehabilitation of swallowing by exercise in tube-fed patients with pharyngeal dysphagia secondary to abnormal UES opening. *Gastroenterology*. 2002;122:1314–1321.

32. Palmer JB, Carden EA. The role of radiology in rehabilitation of swallowing. In: Jones B, ed. *Normal and Abnormal Swallowing: Imaging in Diagnosis and Therapy*, 2nd ed. New York: Springer-Verlag; 2003:261–273.

33. Jung B, Choi I, Lee NJ, et al. Videofluoroscopy-guided balloon dilatation for the opening dysfunction of upper esophageal sphincter by postoperative vagus nerve injury: a report on two cases. *Ann Rehabil Med*. 2014;38:122–126.

34. Kushner DS, Peters K, Eroglu ST, et al. Neuromuscular electrical stimulation efficacy in acute stroke feeding tube-dependent dysphagia during inpatient rehabilitation. *Am J Phys Med Rehabil*. 2013;92:486–495.

35. Lee KW, Kim SB, Lee JH, et al. The effect of early neuromuscular electrical stimulation therapy in acute/subacute ischemic stroke patients with dysphagia. *Ann Rehabil Med*. 2014;38:153–159.

36. Kocdor P, Siegel ER, Tulunay-Ugur OE. Cricopharyngeal dysfunction: a systematic review comparing outcomes of dilatation, botulinum toxin injection, and myotomy. *Laryngoscope*. 2016;126:135–141.

37. Dennis MS, Lewis SC, Warlow C. Effect of timing and method of enteral tube feeding for dysphagic stroke patients (FOOD): a multicentre randomised controlled trial. *Lancet*. 2005;365:764–772.

38. van der Maarel-Wierink CD, Vanobbergen JN, Bronkhorst EM, et al. Meta-analysis of dysphagia and aspiration pneumonia in frail elders. *J Dent Res*. 2011;90:1398–1404.

39. Poisson P, Laffond T, Campos S, et al. Relationships between oral health, dysphagia and undernutrition in hospitalised elderly patients. *Gerodontology*. 2014.

定义

异位骨化（HO）是一种病理状态，软组织（通常是关节周围）形成板状骨[1]。异位骨化可能是遗传性、神经性或创伤性的[2]。异位骨化的遗传方式，包括进行性骨化纤维发育不良和进行性骨异形，是罕见但可能危及生命的疾病[3]。异位骨化的神经源性形式通常作为创伤性脑损伤、脊髓损伤或脑血管意外的并发症出现。在烧伤、骨折、肌肉损伤或全关节成形术后出现创伤性类型。颈椎和腰椎间盘置换术后也有异位骨化替换[4,5]，以及需要长时间机械通气和复杂疾病制动的患者身上也会发生[6,7]。病理性软组织钙化可分为营养不良或转移性。转移性钙化表现由磷酸钙产物升高引起的弥漫性钙化，例如可能发生在肾功能不全或甲状旁腺功能亢进中。异位骨化是一种营养不良的软组织钙化。骨小梁模式的状况可区分异位骨化与其他形式的营养不良钙化[2]。

异位骨化首先由德国医师 Riedel 在 1883 年提出[8]，后来由法国医师 Dejerne 和 Ceillier 描述，在第一次世界大战期间使用术语"截瘫性骨关节病"来观察报告创伤性截瘫患者[2]。异位骨化在医学文献中有许多不同的名称，包括截瘫性骨关节病、骨化性肌炎、关节周围异位骨化、神经源性骨瘤、神经源性骨化纤维瘤病和异位钙化[2]。异位骨化中的骨形成与其他钙沉积紊乱的骨形成不同，因为异位骨化导致肌肉表面之间包裹骨，而不是关节内或与外骨膜相连[9]。

由于病因和检测方法，在医学文献中异位骨化的发生率有很大的差异。未采取预防措施的全髋关节置换术患者的异位骨化发生率为 25%~40%。脊髓损伤的发生率为 10%~53%[10]。据报道，创伤性脑损伤的临床显著性异位骨化为 10%~20%。严重烧伤的发生率在 0.1%~6%。卒中患者在 0.5%~1.2% 的病例中发生异位骨化[11]。

神经源性异位骨化最常见的部位是髋部，其次是肩部和肘部。在脊髓损伤患者中，异位骨化仅发生于损伤平面的末端。在卒中患者的异位骨化中，偏瘫侧受影响的占 70%[11]。严重烧伤可加速任何主要关节异位骨化的进展。肘关节是最常受累的关节，与烧伤部位的距离无关[2]。全髋关节置换术后异位骨化的危险因素包括先前的异位骨化或伴有广泛骨赘的骨关节炎[12]。男性也是全髋关节置换术后发生异位骨化的危险因素。目前尚不清楚风险增加是由于男性患者比女性患者更容易发生肥大性骨关节炎或是还有其他解释[12]。没有证据表明使用骨水泥假体增加全髋关节置换术异位骨化的风险[2]。对于髋臼骨折患者，临床上显著增加异位骨化风险包括使用髂腹股沟手术入路，T 形骨折，相关的腹部和/或胸部受伤，术中发现有严重的局部损伤（例如，股骨头损伤，坐骨神经损伤，关节内骨碎片），以及需要延长机械通气[13]。Mourad 对 395 名因移位髋臼骨折进行手术修复的患者的回顾性研究显示，尽管采取了预防措施（有或没有吲哚美辛的放射治疗），体重指数增加的患者（BMI 大于 30kg/m² 的 31%）的异位骨化发生率显著增加[14]。男性脊髓损伤患者发生异位骨化的风险是女性的五倍。痉挛状态、完全性损伤、压疮的存在以及伴有创伤性脑损伤的患者共同发生都被确定为脊髓损伤患者异位骨化发生的风险[10]。Larson 显示,在脊髓损伤的异位骨化患者中,组织相容性抗原 HLA-B27 的发生率增加[15]。长期无意识、痉挛、去大脑强直和弥漫性轴索损伤是创伤性脑损伤患者发生异位骨化的危险因素[2,11]。有趣的是,罕见关于脑瘫或患有缺氧性损伤的儿童出现异位骨化的报道[16]。

　　异位骨化的致病机制尚不明确。三种因素是异位骨化发生所必需的因素。这些因素包括可分化成骨软骨细胞的祖干细胞、刺激事件和允许成骨的支持性组织环境[7]。异位骨化的特定细胞起源仍然未知。尽管已有一些观察结果表明外胚层或内胚层细胞可能导致异位骨化,但充足的证据支持间充质祖细胞作为最有可能直接促成异位骨化的细胞群[3]。然而,单独的间充质干细胞不能产生异位骨化。骨形态发生蛋白、生长激素、催乳素、I 型胰岛素样生长因子、P 物质和碱性成纤维细胞生长因子都被认为是刺激因素[1,7]。多种因素和局部组织环境被认为支持异位骨化的发展。这些因素包括微血管的紊乱、氧压力的变化和局部 pH 的变化(从酸到碱增强骨盐的沉淀)。Genet 的脊髓损伤模型诱导小鼠异位骨化强烈支持炎症和吞噬巨噬细胞募集作为异位骨化发展的主要支持因子的作用[1]。损伤与骨化开始之间的时间关系仍不清楚。临床表现、症状和阳性诊断试验可能在损伤后 3 周出现[2,8,21]。创伤性脑损伤后的异位骨化通常在损伤后 4~12 周出现[11]。脊髓损伤中的异位骨化通常在损伤后 1~6 个月确诊,在 2 个月时达到峰值[4,5,10]。钙化和真正的骨形成通常在 6~18 个月内完成[22]。骨形成的程度已经在 Brooker 的髋关节异位骨化分类中进行了描述[16,17-20](图 131.1)。只有 3 级和 4 级具有临床意义(表 131.1)。

表 131.1	髋部异位骨化的 Brooker 分级
分级	**描述**
I	软组织里的骨岛
II	来自骨盆或股骨近端的骨刺,距骨表面之间至少 1cm
III	来自骨盆或股骨近端的骨刺,距骨表面之间小于 1cm
IV	明显的髋关节骨性强直(图 131.1)

症状

　　异位骨化通常是无症状的并且是在 X 线片上被偶然发现。当异位骨化是有症状时,它通常导致所涉及关节的运动范围减小、局部疼痛,并且如果位置浅表,患者可能报告局部皮温高、轻度肿胀和红斑[2]。发热也可能与异位骨化有关[7,10]。

　　异位骨化生长可能导致血管受压并出现四肢肿胀。先天性异位骨化也可能诱发外周神经并出现神经病变症状[1]。

体格检查

　　异位骨形成的发病时间、位置和程度因人而异。因此,应对有风险的患者经常进行关节检查,以评估活动范围,协助早期诊断。临床医师还应检查每个关节的红斑并触诊有无压痛或肿块。最常见的体格检查发现是关节运动范围缩小。

　　手和足的远端关节几乎从不受累。典型的异位骨化通常仅限于臀部、膝盖、肩部和肘部[22]。罕见报道的部位包括踝关节和颞下颌关节[2]。在继发于创伤性脑损伤或脊髓损伤的神经源性异位骨化中,髋

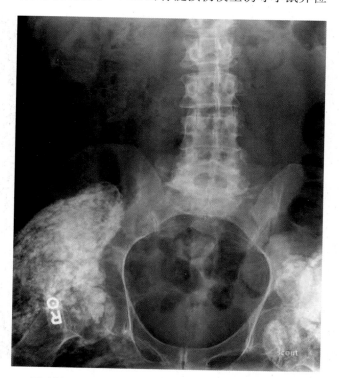

图 131.1　Brooker IV 级右侧髋骨异位骨化的 X 线片

部是最常见的受累关节[23]。

通常在关节内下方发现骨化,并且与内收肌痉挛相关[16]。肘部是热力或电烧伤患者中最常被侵犯的关节。尽管发现异位骨化主要在关节部位,但据报道,在手术后创伤和腹部伤口的肌肉挫伤环境中,非关节周围的软组织中也会发生异位骨化[2]。

功能受限

继发于异位骨化的活动范围的丧失会干扰清洁、转移和日常活动[11]。异位骨化引起的疼痛可能是功能受限的重要原因。

诊断分析

三相骨扫描是目前用于早期检测异位骨化的"黄金标准"。早在损伤后 2~4 周就可以发现增强的代谢活动。该方法涉及静脉注射锝[99]Tc 标记的多膦酸盐,已知其在活跃的骨生长区域积聚。三个相位如下[11,22](图 131.2):

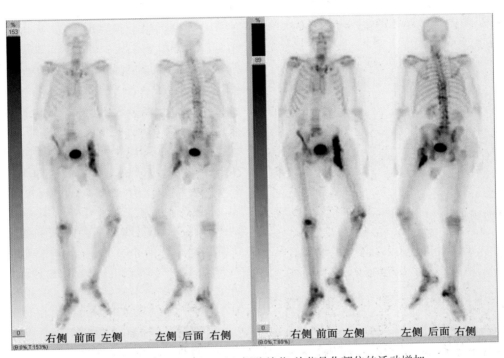

图 131.2　三相骨扫描显示左侧髋关节-关节骨化部位的活动增加

相位 1:注射后立即发生动态血流。

相位 2:立即静态扫描检测注射后的血流区域。

相位 3:静态阶段涉及数小时后的重复骨扫描。

三相骨扫描的缺点是缺乏特异性。因此,可能难以区分骨肿瘤、转移或骨髓炎与异位骨化[22]。此外,已经描述了脊髓损伤后假阴性骨扫描[24]。

X 线片容易获得且经济,但在临床症状和体征出现后或在骨扫描检测到异常后 4~6 周可能还无法显示钙化[20]。已经在可变时间框架的三个放射学阶段中描述了异位骨化[16,25]:

1. 早期:骨扫描活动增加,没有放射学证据。
2. 中期:影像学呈现未成熟骨。
3. 成熟期:发育良好,成熟的骨骼呈现。

成熟和未成熟的骨骼都可以共存。成熟骨化通过放射学遮盖未成熟骨骼并不罕见[16]。因此,放射照相确定异位骨的成熟度通常是不可靠的[16,22]。

计算机断层扫描很少用于诊断异位骨化。有证据表明,膝关节的磁共振成像可能有助于异位骨化的早期诊断[26]。计算机断层扫描和磁共振成像已被证明特别有助于切除以建立骨与肌肉和神经血管束的关系[20,22]。

超声已被用于早期检测异位骨化。超声分类使用类似于 Brooker 分类四级分类法:低回声和背回声增加(Ⅰ);无回声组织(Ⅱ);单个骨颗粒的回声不良组织(Ⅲ);和汇合的骨颗粒(Ⅳ)[10]。超声用于区分异位骨化与肿瘤,血肿或脓肿。血管造影虽然不常用于诊断异位骨化,但可用于区分异位骨化与肿瘤或在切除异位骨化之前定义解剖结构[21,22]。已经研究了许多实验室测试用于诊断异位骨化。没有发现哪一项完全可靠的检测对于异位骨化具有高灵敏度和特异度。尽管它是非特异性的，但是用于监测异位骨形成的广泛使用的实验室测试是碱性磷酸酶（ALP）水平。已显示碱性磷酸酶在异位骨化的活跃骨形成期间升高（正常范围为 38 ~ 126U/L）。碱性磷酸酶水平最早在受伤后 2 周升高，在 10 周左右达到峰值[22]。ALP 有助于诊断，因为它可能在临床症状发展前 7 周内升高[7]。由于碱性磷酸酶升高的特异性较低，建议使用三相骨扫描确认异位骨化的疑似病例[27]。

D-二聚体水平的升高已被确定为有意义的诊断异位骨化的血液标志物。由于感染、血栓形成或创伤可能导致 D-二聚体水平升高，因此该标记不太明确，不应作为单一诊断工具使用，但在超声检查时可能有助于早期发现异位骨化[10]。血清和尿钙浓度，通常是对创伤的非特异性反应，不提供有关正在进行的骨化过程的任何信息，因此不用于诊断和监测异位骨化[23]。其他尿标志物，包括羟脯氨酸、脱氧吡啶啉和前列腺素 E_2，已被建议用于检测异位骨化[6,7,21,22]。在一些研究中，血清完整的骨钙蛋白、C 反应蛋白、红细胞沉降率和肌酸激酶已被用作异位骨形成的标志物。在脊髓损伤患者中，炎症期异位骨形成可通过 C 反应蛋白水平监测，肌酸激酶可用于估计骨化严重程度[6,28]。C 反应蛋白和肌酸酶水平均可用于辅助治疗和治疗决策。当标记表明异位骨化的活跃形成时，可能需要进行医学和康复治疗。然而，如果标志物显示为炎症期，则可能会推迟已确定的手术切除治疗[28]。

鉴别诊断	
深静脉血栓形成	继发性甲状旁腺功能亢进
蜂窝织炎或感染	维生素 D 过多症
急性关节炎	骨折
浅表性血栓性静脉炎	痛风
挛缩	假性痛风
复杂的区域疼痛综合征	关节软骨瘤
痉挛	局限性钙质沉着
肿瘤性钙质沉着症	血肿或出血

治疗

早期治疗

治疗选择取决于异位骨化的严重程度和范围以

及由此导致的功能障碍。选项包括物理治疗、药物治疗、放射治疗和手术切除。物理治疗包括辅助范围的关节活动度训练、轻柔伸展和终末抗阻运动训练。药物管理可用于预防异位骨化的进展以及预防手术切除后异位骨化的复发[7]。可以将这些疗法和预防策略结合起来可能改善预后[16,29]。痉挛和疼痛可能是适当关节活动度训练的障碍。两者都应妥善管理，以确保能够进行关节松动训练。

据报道，非甾体抗炎药（NSAID），特别是吲哚美辛，可用于预防全髋关节置换术、脊髓损伤后和创伤性脑损伤患者切除异位骨化后的异位骨化[7,30,31]。NSAID 不仅可用于患者的镇痛，还可用于通过抑制前列腺素合成酶来减少骨形成。NSAID 抑制花生四烯酸代谢，从而抑制前列腺素的产生，减少炎症，并减缓骨代谢。

最近的一篇综述表明，在脊髓损伤后约 3 周开始使用 NSAID 预防异位骨化的效果最好[30,32]。吲哚美辛是最广泛使用的 NSAID，用于预防异位骨化，通常在手术切除后用于预防复发。传统上，吲哚美辛在术后第 1 天开始，剂量为 25mg，每天 3 次，持续 3 周，并持续 2 个月[16,22,17]。较短的治疗持续时间对于预防有效[33]。阿司匹林在全髋关节置换术后预防异位骨化的作用尚不清楚。一项针对 2649 名患者的大型随机对照试验未能显示每天 162mg 阿司匹林预防全髋关节置换术后异位骨化的益处。然而，Cohn 显示，与血清预防的 Coumadin 相比，在每天接受 325mg 阿司匹林治疗的患者中，全髋关节置换术后发生异常骨化的发生率和严重程度均有所降低[12]。

双膦酸盐，特别是依替膦酸盐，已被用于减少创伤性脑损伤和脊髓损伤患者中异位骨化的发展。然而，一些研究不支持早期存在影像学证据的异位骨化的疗效，如果在存在异位骨化的放射学证据后开始研究，则研究不支持其有效性[30]。通过延迟聚集和阻断羟基磷灰石钙晶体的矿化来探索双膦酸盐发挥作用[7,16,22]。脊髓损伤诱发的异位骨化的治疗建议是每天口服 20mg/kg，持续 6 个月[34]。对于创伤性脑损伤患者，有人建议口服治疗以每天 20mg/kg 的剂量治疗 3 个月，然后在 3 个月内降至每天 10mg/kg[30]。停止使用双膦酸盐后骨基质矿化反弹风险的增加显著降低这种药物的临床应用吸引力[34]。

在分子水平上，旨在减少骨形态发生蛋白信号转导的治疗可能有助于减少异位骨的形成。虽然目前尚未用于临床治疗，但骨形态发生蛋白受体拮抗剂、视黄酸受体激动剂和自由基清除剂是目前的研究方向[35]。

康复治疗

综合的物理和作业治疗被认为是预防和一线治疗方式。一些研究表明，早期关节活动度训练有助于预防和治疗异位骨化[9]。有人提出关节手术可能会增加炎症反应，从而增加异位骨的产生，但没有客观证据证明这是真的[16]。关节手法治疗可能不会改变骨形成，但它可以防止软组织挛缩并保持功能性活动范围。由于疼痛或痉挛常常导致物理治疗困难，因此尝试在麻醉下进行强制松动，但这不是标准的治疗方式。保持关节活动范围的运动仍被认为是预防异位骨化的主要措施[16]。持续被动运动器械有利于在异位骨手术切除后增加运动范围[7,21]。

介入治疗

放射治疗已被证明有助于预防全髋关节置换术后和成熟异位骨切除术后的异位骨化[2,27]。虽然对于最有效的治疗方法存在不同意见，但 5~8Gy 的单剂量比分次剂量使用频率更高，并且在比较术前和术后治疗时发现类似的结果[2]。放疗疗法虽然无法有效地减少体积创伤性脑损伤患者的异位骨，可能有助于控制 NSAID 难治性疼痛[7]。放射治疗已成功用于预防创伤性脑损伤和脊髓损伤患者异位骨切除术后异位骨化的复发[16,17,28,36]。Kraus 对 575 名脊髓损伤患者的回顾性研究支持使用低场放射治疗，连续 5 个周期，以阻止异位骨化的进展[10]。脉冲低强度电磁疗法利用磁场改善血液流向目标区域，并且已在一项研究中显示，能够防止脊髓损伤后异位骨化的形成[32,37]。

手术

尽管异位骨化可能在手术切除后复发，但它仍然是成熟异位骨的唯一确定性治疗方法。事实上，手术切除是创伤性脑损伤后最常见的异位骨化治疗方法[30]。手术适应证包括导致日常生活活动困难的关节活动受限，导致压力性溃疡或皮肤破裂的强直性关节，以及异位骨化导致局灶性周围神经病变的情况[16]。术前计划通常需要三维计算机断层扫描和磁共振成像来评估异位骨和有风险的神经血管结构之间的关系。分离神经血管束进行仔细解剖可降低与出血、败血症或反复强直相关的发病风险[16]。通常可以通过楔形切除异位骨来达到功能活动范围[16]。

由于骨成熟度难以评估，因此存在关于手术时

间的争议。已经表明，未成熟的异位骨具有更高的复发率[27,28]。传统上，三相骨扫描和 ALP 水平已用于监测骨骼成熟度。然而，由于两者都可能无限期地保持异常，许多临床医师不再等待骨扫描正常化和 ALP 水平正常继续进行手术切除[28]。Genet 最近的文献检索发现，目前的做法在切除异位骨化的时间上是不同的，并且存在问题的神经源性异位骨化的复发与早期手术（诊断后 6 个月之前）或关节周围的异位骨的大小无关。Genet 建议手术切除的条件为在异位骨变得麻烦前，合并因素得到控制时，并且骨化的构成足以允许进行手术切除[38]。然而，对于创伤性脑损伤或脊髓损伤患者，手术延迟 2~2.5 年并不罕见，一般建议在诊断后 12~18 个月的最佳时机[39]。异位骨切除术后，常采用放射治疗和 NSAID 预防复发[16,22]。

技术设备

没有用于治疗或康复异位骨化的技术或设备。

潜在的疾病并发症

异位骨沉积会损害正常关节活动范围，并导致继发性软组织挛缩，包括周围皮肤、肌肉、韧带和神经血管束[16]。由此产生的限制性位置使患者易于发生压力性溃疡和继发感染。直接压力或慢性痉挛可引起神经缺血和压迫，导致局灶性周围神经病变[16]。也可能导致血管压迫、深静脉血栓形成和淋巴水肿。运动范围的减少易导致骨质疏松症和继发转移或抬起患者期间的病理性骨折[16]。

潜在的治疗并发症

NSAID 具有众所周知的副作用，最常见的是影响胃、肝和肾系统。当 NSAID 用于预防异位骨化时，出现骨科假体愈合缺陷和矫形骨假体愈合中的骨愈合不良以及矫形外科骨愈合不良[22,33]。

依替膦酸二钠（EHDP）通常是治疗异位骨化的安全方法。最常见的副作用是恶心和腹泻。每天两次分次给予 EHDP 有助于缓解这些症状。EHDP 还存在骨软化继发骨折的潜在风险；如果在短暂的治疗期后撤回，可能会导致继发于长期破骨细胞抑制的反弹骨化[34]。

如果伤口不在辐射范围[22]，放射治疗很少与恶性肿瘤相关，并且不会破坏伤口愈合。在全髋关节置

换术后的矫形外科人群中,高剂量分次和单剂量方案均描述了转子间骨不连的发生率增加[2,33]。

手术并发症具有很高的发病率且并不罕见,包括出血、败血症、伤口感染、反复的强直性骨病和异位骨复发[22,27]。也可能导致慢性疼痛和复发性挛缩。异位骨化中扭曲的解剖结构使解剖能见度变得困难,危及神经血管结构[16]。尽管有良好的手术止血,但术后需要输血的失血并不少见[16]。

（林义钧 译 倪广晓 校 何红晨 审）

参考文献

1. Genet F, Kulina I, Vaquette C, et al. Neurological heterotopic ossification following spinal cord injury is triggered by macrophage-mediated inflammation in muscle. *J Pathol*. 2015;236:229–240.
2. Balboni TA, Gobezie R, Mamon HJ. Heterotopic ossification: pathophysiology, clinical features, and the role of radiotherapy for prophylaxis. *Int J Radiat Oncol Biol Phys*. 2006;65:1289–1299.
3. Kan L, Kessler J. Evaluation of the cellular origins of heterotopic ossification. *Orthopedics*. 2014;37:329–340.
4. Park SJ, Kang KJ, Shin SK, et al. Heterotopic ossification following lumbar total disc replacement. *Int Orthop*. 2011;35:1197–1201.
5. Suchomel P, Jurák L, Benes V 3rd, et al. Clinical results and development of heterotopic ossification in total cervical disc replacement during a 4-year follow-up. *Eur Spine J*. 2010;19:307–315.
6. Sugita A, Hashimoto J, Maeda A, et al. Heterotopic ossification in bilateral knee and hip joints after long-term sedation. *J Bone Miner Metab*. 2005;23:329–332.
7. Pape HC, Marsh S, Morley JR, et al. Current concepts in the development of heterotopic ossification. *J Bone Joint Surg Br*. 2004;86:783–787.
8. Riedel B. Demonstration eine durch achttägiges umhergehen total destruirten kniegelenkes von einem patienten mit stichverletzung des rückens. *Verh Dtsch Ges Chir*. 1883;12:93.
9. Venier LH, Ditunno JF. Heterotopic ossification in the paraplegic patient. *Arch Phys Med Rehabil*. 1971;52:475–479.
10. Krauss H, Maier D, Buhren V, et al. Development of heterotopic ossifications, blood markers and outcome after radiation therapy in spinal cord injured patients. *Spinal Cord*. 2015;53:345–348.
11. Johns JS, Cifu DX, Keyser-Marcus L, et al. Impact of clinically significant heterotopic ossification on functional outcome after traumatic brain injury. *J Head Trauma Rehabil*. 1999;14:269–276.
12. Cohn RM, Della Valle AG, Cornell CN. Heterotopic ossification is less after THA in patients who receive aspirin compared to coumadin. *Bull NYU Hosp Jt Dis*. 2010;68:266–272.
13. Firoozabadi R, O'Mara T, Swenson A, et al. Risk factors for the development of heterotopic ossification after acetabular fracture fixation. *Clin Orthop Relat Res*. 2014;472:3383–3388.
14. Mourad WF, Packianathan S, Shourbaji RA, et al. The impact of body mass index on heterotopic ossification. *Int J Radiat Oncol Biol Phys*. 2012;82:831–836.
15. Larson J, Michalski J, Collacott E, et al. Increased prevalence of HLA-B27 in patients with ectopic ossification following traumatic spinal cord injury. *Rheumatol Rehabil*. 1981;20:193–197.
16. Botte MJ, Keenan ME, Abrams RA, et al. Heterotopic ossification in neuromuscular disorders. *Orthopedics*. 1997;20:335–341.
17. Puzas JE, Miller MD, Rosier RN. Pathologic bone formation. *Clin Orthop Relat Res*. 1989;245:269–281.
18. Shi S, de Gorter DJ, Hoogaars WM, et al. Overactive bone morphogenetic protein signaling in heterotopic ossification and duchenne muscular dystrophy. *Cell Mol Life Sci*. 2013;70:407–423.
19. Brooker AF, Bowerman JW, Robinson RA, et al. Ectopic ossification following total hip replacement. Incidence and a method of classification. *J Bone Joint Surg Am*. 1973;55:1629–1632.
20. Garland DE. Clinical observations on fractures and heterotopic ossification in the spinal cord and traumatic brain injured populations. *Clin Orthop Relat Res*. 1988;233:86–101.
21. Bossche LV, Vanderstraeten G. Heterotopic ossification: a review. *J Rehabil Med*. 2005;37:129–136.
22. Buschbacher R. Heterotopic ossification: a review. *Crit Rev Phys Med Rehabil*. 1992;4:199–213.
23. McCarthy EF, Sundaram M. Heterotopic ossification: a review. *Skeletal Radiol*. 2005;34:609–619.
24. Svircev JN, Wallbom AS. False-negative triple-phase bone scans in spinal cord injury to detect clinically suspect heterotopic ossification: a case series. *J Spinal Cord Med*. 2008;31:194–196.
25. Haider T, Winter W, Eckholl D, et al. Primary calcification as a mechanism of heterotopic ossification. *Orthop Trans*. 1990;14:309–310.
26. Argyropoulou MI, Kostandi E, Kosta P, et al. Heterotopic ossification of the knee joint in intensive care unit patients: early diagnosis with magnetic resonance imaging. *Crit Care*. 2006;10:R152.
27. Garland DE. A clinical perspective on common forms of acquired heterotopic ossification. *Clin Orthop Relat Res*. 1991;263:13–29.
28. Banovac K, Sherman AL, Estores IM, et al. Advanced clinical solutions: prevention and treatment of heterotopic ossification after spinal cord injury. *J Spinal Cord Med*. 2004;27:376–382.
29. Pakos EE, Pitouli EJ, Tsekeris PG, et al. Prevention of heterotopic ossification in high-risk patients with total hip arthroplasty: the experience of a combined treatment protocol. *Int Orthop*. 2006;30:79–83.
30. Aubut JL, Mehta S, Cullen N, et al. A comparison of heterotopic ossification treatment within the traumatic brain and spinal cord injured population: an evidence based systemic review. *NeuroRehabilitation*. 2011;28:151–160.
31. Winkler S, Craiovan B, Wagner F, et al. Pathogenesis and prevention strategies of heterotopic ossification in total hip arthroplasty: a narrative literature review and results of a survey in Germany. *Arch Orthop Trauma Surg*. 2015;135:481–489.
32. Teasell RW, Mehta S, Aubut JL, et al. A systematic review of therapeutic interventions for heterotopic ossification following spinal cord injury. *Spinal Cord*. 2010;48:512–521.
33. Dahners LE, Mullis BH. Effects of nonsteroidal anti-inflammatory drugs on bone formation and soft-tissue healing. *J Am Acad Orthop Surg*. 2004;12:139–143.
34. Banovac K. The effect of etidronate on late development of heterotopic ossification after spinal cord injury. *J Spinal Cord Med*. 2000;23:40–44.
35. Pavlou G, Kyrkos M, Tsialogiannis E, et al. Pharmacological treatment of heterotopic ossification following hip surgery: an update. *Expert Opin Pharmacother*. 2012;13:619–622.
36. Sautter-Bihl ML, Hultenschmidt B, Liebermeister E, et al. Fractionated and single-dose radiotherapy for heterotopic bone formation in patients with spinal cord injury. *Strahlenther Onkol*. 2001;177:200–205.
37. Durović A, Miljković D, Brdareski Z, et al. Pulse low-intensity electromagnetic field as prophylaxis of heterotopic ossification in patients with traumatic spinal cord injury. *Vojnosanit Pregl*. 2009;66:22–28.
38. Genet F, Ruet A, Almangour W, et al. Beliefs relating to recurrence of heterotopic ossification following excision in patients with spinal cord injury: a review. *Spinal Cord*. 2015;53:340–344.
39. Mavrogenis AF, Soucacos PN, Papagelopoulos PJ. Heterotopic ossification revisited. *Orthopedics*. 2011;34:177.

第 132 章

淋巴水肿

Leslie Bagay，MD

同义词

原发性淋巴水肿
继发性淋巴水肿
乳房切除术后淋巴水肿
米尔罗伊氏病（遗传性下肢水肿）
遗传性淋巴水肿

ICD-10 编码

I97.2	乳房切除术后淋巴水肿综合征
I89.0	淋巴水肿，没有其他分类，原发性和继发性淋巴水肿
Q82.0	遗传性淋巴水肿

定义

淋巴水肿是由于淋巴系统功能障碍导致的身体局部异常肿大伴随淋巴引流受阻的一种疾病（图32.1）。淋巴功能异常是由于淋巴系统的异常形态、淋巴液大量产生、淋巴回流受阻[1,2]。淋巴系统由穿行于淋巴结的淋巴管构成。淋巴管将组织中的液体、血浆蛋白和其他物质运回循环系统。淋巴水肿是由于淋巴管无法引流淋巴液，造成淋巴液在肢体的积聚。慢性水肿引发一连串事件，组织的变形引起皮肤增厚、纤维化、脂肪沉积，数月或数年后则出现皮肤的病变。淋巴水肿的分类包括原发性（遗传性）和继发性（获得性）原因[3]。静脉淋巴水肿与淋巴系统功能障碍相关[4]，而慢性静脉功能不全是深静脉血栓形成、血管畸形、静脉瓣缺乏或静脉曲张的一种表现。

在美国，有300万~500万人患有淋巴水肿，其中大部分是由癌症及其治疗引起[5]。乳腺切除术后淋巴水肿的发生率为6%~48%，这主要取决于患者是否接受腋窝放疗和手术。如果只做乳腺肿瘤切除，发生率会降到6%[5]。一篇发表于2015年的综述显示，随着哨淋巴结活检技术及放疗的使用，与胸部肿瘤相关的淋巴水肿发生率为0~23%，合并发病率为6%；而进行腋窝淋巴结清扫，发生率为11%~57%，合并发病率为22.3%[6]。约80%淋巴水肿的患者会累及下肢，并与周围血管疾病相关[5]。宫颈癌、黑色素瘤和盆腔癌可增加下肢继发性淋巴水肿的发生率。宫颈癌治疗后淋巴水肿发生率为27%，在患有子宫内膜癌及外阴癌的女性在治疗后发生淋巴水肿的概率分别为1%~16%和30%[6,7]。患有黑色素瘤并做过前哨淋巴结活检的患者的淋巴水肿合并发病率为4.1%[6]。经过治疗后存活下来的头及颈部肿瘤的患者同样会经历淋巴水肿，但是，需要更多的研究去评估发生率。在世界范围内，以丝虫病的形式感染是淋巴水肿最主要的原因。据估计，全世界丝虫病流行地区约有1 500万下肢淋巴水肿患者[8]。

恶性疾病的淋巴结根治性切除并不总是导致淋巴水肿[9]。淋巴水肿可能是难治性疾病手术后晚期的一个并发症，因为随着时间的推移，身体逐渐衰竭，远端的淋巴管泵更难以通过近端阻塞的管道，身体在一定程度上通过再生横向淋巴管来进行代偿。随着辐射的增加，瘢痕纤维形成，也会增加淋巴水肿的风险。淋巴水肿的诊断依赖于病史及临床检查时的皮肤特征性改变（图132.1）。一些数据表明淋巴水肿的监测应持续数年，因为淋巴水肿可能要到治疗后数月或数年后才会进展或被确诊[10,11]。

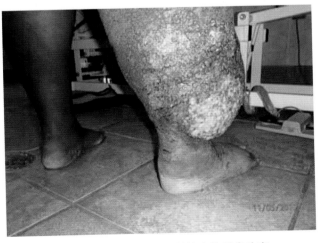

图 132.1　淋巴水肿患者的皮肤异常改变

症状

淋巴水肿的特点是无痛性肿胀。尽管很多人认为疼痛是淋巴水肿的主要症状,但其实这不常见,尤其在早期阶段。淋巴水肿的首发症状之一是皮肤及皮下组织的紧绷[12]。肢体的顽固性慢性肿胀是淋巴水肿最常见的表现,患者可能会抱怨手臂感觉沉重或者感觉戒指很紧。脂肪组织肥大并最终也会纤维化。真正的下肢淋巴水肿患者,双足也会受累。皮肤状况的改变会从最初的柔软逐渐变硬。水肿发生一年后有一项不同寻常的发现:早期或术后的淋巴水肿可能会很容易扩散,并且术后可持续 3 个月[9]。

体格检查

肢体水肿患者需要在康复治疗前进行一次全面的体格检查,不管伴或不伴疼痛,肢体的肿胀都是感染、深静脉血栓或者是淋巴结水平的肿瘤引起的淋巴结阻滞的表现,都应注意体温和皮肤颜色的变化。

在早期,水肿呈凹陷性,但随着淋巴水肿的进展,水肿表现为非凹陷性。在没有治疗的情况下,会发生手腕或者脚踝远端肿大。两侧对比存在 2cm 的围度差或者容积之差为 200mL 是公认的诊断淋巴水肿的标准。随着时间的变化,皮肤会发生许多变化(表 132.1)[13],淋巴水肿进展的标志包括肢体冰凉、皮肤增厚、关节活动受限,乳头状病变、真菌病和细菌感染增加。感染如蜂窝织炎、丹毒、淋巴管炎必须被识别以防全身不适或水肿加重[1]。

表 132.1   淋巴水肿常见的皮肤改变
角化过度:皮肤增厚
乳头状瘤病
皮肤紧绷感增加
皮肤破裂可能导致的淋巴液渗出
皮肤橘皮样变化
皮肤颜色改变
皮肤肥厚

病情的分期有助于评估病情进展及评估更好的治疗方案,淋巴水肿的分期如下[14]:

第 0 阶段(潜伏期):发生淋巴系统破坏但没有水肿,患者可能会抱怨一些其他主观症状比如肢体的沉重感或乏力。这个阶段可以持续数月或数年。

第一阶段(可逆期):肿胀部位柔软、呈凹陷性且能因肢体抬高而改善。

第二阶段(不可逆期):肿胀加重并且组织发生改变,纤维化形成。抬高肢体减轻肿胀的方法效果不明显。

第三阶段(淋巴管扩张性象皮病):肢体极度肿胀,皮肤增厚。

淋巴水肿不会引起神经功能损害,但在水肿的同一分布区域可能出现感觉异常和麻木。对此的解释包括淋巴结清扫、周围神经损伤、神经丛病变和化疗引起的多发性神经病变造成的合并神经损伤。癌症复发的可能性必须靠影像技术如计算机断层扫描或磁共振成像对比度增强扫描排除。

脂肪水肿可与淋巴水肿同时发生。这是一种异常的脂肪沉积于下半身的疾病,最常见于妇女,外观上对称分布。肿胀开始于腰部,结束于踝关节(不包括足),与淋巴水肿双脚受累的表现相反,脂肪水肿对饮食干预或彻底减轻充血治疗没有反应。如果有潜在的激素失衡,将纠正这个因素以改善这种情况,抽脂在某些情况下可以改善它,尽管存在争议[15,16]。

单侧或双侧静脉功能不全可表现为静脉曲张、纤维化、皮肤增厚和皮肤颜色改变。晚期病例可能出现并发的静脉溃疡[1,9]。

功能受限

在功能受限严重的病例中,可能会出现由于肢体过重而导致的行动障碍(表 131.2)[2]。衣服紧束、运动受限、身体形象和自尊的丧失是这类病例的常见主诉并将导致他们的心理障碍。患有乳腺癌相关淋巴水肿的女性报告她们的性健康和社会交往方面存在问题[17],并且报告了较低的与健康相关的生活质量[18]。在过去,担心水肿恶化而避免体育活动是常态,随着新的证据支持体育活动和锻炼[16]的益处,这种情况发生了变化。建议在运动时穿戴压力衣(图 132.2)。关于使用压力衣的进一步讨论将在治疗部分进行详细探讨。

表 132.2   慢性淋巴水肿引起的功能障碍
不良姿势
疼痛
瘢痕或组织张力
衰弱
步态障碍
心理障碍

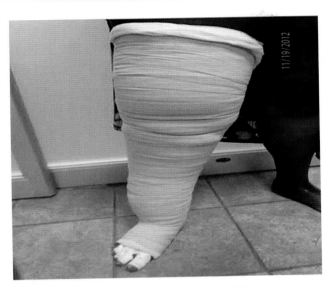

图 132.2　低弹性、多层弹力绷带

诊断分析

淋巴水肿的诊断基于病史、体格检查和非侵入性检查方法。新发淋巴水肿的诊断应排除深静脉血栓形成和恶性病（包括癌症复发）。因此，大多数新发淋巴水肿患者将进行恶性疾病的检查和多普勒超声检查，以排除深静脉血栓形成。这项诊断可能与肥胖、慢性静脉功能不全、隐匿性创伤、骨折和反复感染相混淆。因此针对这些特殊情况，可能需要其他的评估。其他的可以用以评估淋巴水肿的工具包括肢体的围度、光电子体积分析法、水置换法、双能 X 射线吸收法和生物电阻抗分析法[6,11,14]。淋巴造影有助于鉴别淋巴系统的异常，MRI 和超声也可能被用于监测淋巴水肿相关的变化。更多的细节将在技术和设备部分展示。如果将来基因治疗在临床上可行，那么基因监测也是必要的[19]。基因多态性现在也在被鉴定和研究中，并且目前有一些筛选试验可用于具有特异性基因突变的遗传性淋巴水肿亚型[14]。

慢性水肿的鉴别诊断[9]	
系统性病因	脂肪瘤
充血性心力衰竭	深静脉血栓形成
肾衰竭	慢性静脉疾病
低蛋白血症	身体单侧手术
蛋白质丢失性肾病	蜂窝织炎
黏液水肿	贝克囊肿
局部病因	周期性或特发性水肿
原发性或继发性淋巴水肿	肿瘤复发

目前，动物模型研究的目标是血管内皮生长因子受体 3（VEGFR-3）及其主要配体（VEGF-C 和 VEGF-D），并寻找潜在的分子治疗策略。

治疗

早期治疗

前哨淋巴结活检作为恶性肿瘤[20]治疗的一部分，可降低淋巴水肿的风险。早期淋巴水肿可以通过适当抬高肢体和保持积极的生活方式而恢复。最初治疗的目标包括减轻肿胀、阻止病情进展、改善其他相关症状、避免感染、提高功能和生活质量。治疗包括物理治疗、皮肤护理和卫生、外科手术、药物和其他替代方法

在药物管理方面，利尿剂的使用在治疗早期是受到限制的，因为利尿剂可能使淋巴水肿恶化，原因是它增加排尿和引起血液中组织蛋白浓缩。由于水肿会使血中蛋白质浓度增高，而利尿剂促使蛋白质在充血区域停滞，导致纤维硬化。虽然短期的利尿剂可用于治疗某些患者的腹水或胸腔积液，或用于恶性淋巴水肿患者，但不鼓励长期使用利尿剂[2,14]。

苯并吡喃可能增加巨噬细胞的数量，这些巨噬细胞水解组织蛋白，促进蛋白质的清除。它们的确切作用机制尚不清楚，其益处也仍未得到证实，而且由于潜在的肝毒性[1]，使用仍是受限的。硒是一种自由基清除剂，据报道具有抗水肿作用，可以增强彻底减轻充血治疗的效果，降低淋巴水肿患者丹毒感染的风险[21]。

小伤口使用消毒敷料和感染早期使用抗生素可预防长期并发症。复发蜂窝织炎的患者建议使用抗生素预防[1,14]。淋巴水肿患者也有皮肤真菌感染的风险[14]。

康复治疗

在纤维化和组织硬化发生之前早期诊断和治疗，治疗效果最好。当凹陷性水肿存在时，淋巴水肿对治疗更敏感[22]。美国癌症学会/美国临床肿瘤乳腺癌生存护理学会指南推荐医师对患者进行关于水肿的预防和降低风险的教育，并将淋巴水肿的患者推荐给接受过淋巴水肿识别和治疗培训并专门从事该亚专业的治疗师[23]。综合消肿疗法（CDT）是一项综合的治疗方法，必须由专门的水肿治疗师实施。治疗包含两部分，在此处将做更进一步阐述。虽然

CDT 是淋巴水肿的护理金标准,但还是需要更多的随机对照试验和荟萃分析的论证[6,14]。

第一阶段是肢体形态复原阶段。在这个阶段,使用手法淋巴引流技术(MLD),一种类似于轻触按摩,刺激淋巴,促进瘀滞区域的引流的方法。加压绷带疗法使用多层低弹性绷带和其他的材料如泡沫填充物,在受累的肢体上建立一套肌肉放松时产生低静态压力和肌肉收缩时产生高动态压力[24]。Cochrance 数据库对乳腺癌治疗后 MLD 的系统回顾发现:在压力绷带治疗中加入 MLD 可能有好处,尽管还需要更多的随机对照试验[25]。治疗性运动是在缠绕压力绷带或穿戴压力衣时做一些轻微的用力和伸展运动。这些运动刺激淋巴引流到胸导管[24]。最后,细致的皮肤指甲护理需要使用低 pH 的乳液保湿,这能防止皮肤干燥和龟裂,也能抑制细菌和真菌生长,而这些细菌和真菌会引发感染和创伤。综合消肿疗法的初始阶段在达到最大减容且无进一步改善时结束。综合消肿疗法的相对禁忌证包括急性感染、心源性水肿、周围动脉闭塞性疾病、肾功能障碍和急性深静脉血栓形成。复发性肿瘤应在按摩前治疗(人工淋巴引流)。

在第二阶段,也就是维持阶段,患者会订做一套压力衣用于白天穿戴并学习如何在晚上继续用绷带缠绕或使用夜间加压设备[24]。患者也可以学习自我淋巴引流或用间歇气压装置。这套装置的使用是有争议的,有人担心,高压单舱起搏系统可能会造成肢体表面结构的损害、躯干或生殖器水肿,并发展为在装置套筒上方形成纤维硬化环。为了解决这些问题,最新的型号有多舱,具有连续的压力输送,可编程压力和轴距间隙[26]。在这个阶段,重要的是患者继续护理皮肤和执行家庭锻炼计划。体重减轻已被证实对减少肢体容积有积极影响[27]。

研究表明,如果将其他治疗方法与综合消肿疗法结合使用,也会取得一些成功。例如,在 2006 年,美国食品药品管理局(FDA)批准使用特殊命名工具的低能激光疗法作为治疗乳腺癌切除术后淋巴水肿的治疗计划的一部分[27a]。一些研究已经显示了低能激光疗法的有效性的证据,然而还需要更多的研究,因为在已经发表的研究中,治疗的数量和暴露时间各有不同[28,29]。Kinesio 胶带被广泛地用于治疗水肿,可能能作为乳腺癌相关淋巴水肿的低弹性绷带的替代品。这是因为经过一个月的干预后,低弹性绷带治疗介入的依从性较差[30]。然而,另一项研究发现:比起使用 Kinesio,多层压力绷带能更好地控制水肿[31]。同时施加压力的 Kinesio 胶带可能会改善预后指标,但还没有足够的研究支持。振动疗法是使用静电脉冲创造揉捏效果,促进淋巴引流[32]。

技术设备

淋巴系统的结构和功能可以通过各种各样的影像学方法去检查,这有助于检测和治疗。这些影像技术包括淋巴造影(这是淋巴成像的标准治疗)、单光子发射计算机断层扫描/计算机断层扫描、MRI 和近红外荧光成像[6,33]。

手术

当肢体的大小影响到活动时,外科手术的选择可以使少数患者受益。这点仍然是有争议的,对一些经传统治疗失败的患者,手术治疗使用需要谨慎考虑[6]。这些手术是去除过度生长组织的方法,通过集合淋巴管或恢复静脉段淋巴管连续性的显微外科手术,也称为淋巴管吻合术[34]。当淋巴水肿对针对脂肪过度增长的保护管理无效时应进行抽脂。手术患者仍需长期穿压力衣[35]。

过去的治疗标准是在癌的手术治疗中彻底清扫局部淋巴结,减少淋巴水肿发生率。在乳腺癌患者中,比起腋窝淋巴结清扫,前哨淋巴结清扫与淋巴水肿发生率相关性较低。前哨淋巴结清扫有利于前哨淋巴结的切除,结合冷冻切片组织学检查可避免不必要的二次手术,防止淋巴水肿,改善特定疾病的存活率[36]。

潜在的疾病并发症

淋巴水肿患者可能发生复发性蜂窝织炎和葡萄球菌耐药菌感染。在一项研究中,下肢淋巴水肿患者的蜂窝织炎和淋巴管炎发生率高于上肢淋巴水肿患者[37]。延迟治疗会增加败血症的风险。如果不治疗,淋巴水肿可能发展为组织的纤维化和象皮病。罕见的并发症是淋巴管肉瘤,这是一种发生在淋巴水肿肢体内的恶性肿瘤,被描述见于乳腺癌切除术后淋巴水肿和先天性淋巴水肿[8]。Stewart-Treves 综合征最初见于根治性乳房切除术后并发淋巴水肿和淋巴管肉瘤的妇女。

潜在的治疗并发症

淋巴水肿潜在的治疗并发症包括疾病的进展,

使用苯并吡喃类药物引起的肝脏并发症,以及由于受损的残余淋巴管而导致的抽脂术后淋巴水肿的恶化。

致谢

我们要感谢 Mabel Caban 博士,医学博士,医学硕士;Lori Hall 博士,PT,医学硕士,CLT-LANA,他们是上一版本章的作者。他们的写作和论述是本章更新的框架和基础。

（尹琳 译 倪广晓 校 何红晨 审）

参考文献

1. Mortimer PS. Swollen lower limb-2: lymphoedema. *BMJ*. 2000;320:1527–1529.
2. Foeldi M, Foeldi E. *Textbook of lymphology*. Munich, Germany: Elsevier; 2006.
3. Lohrmann C, Foeldi E, Speck O, et al. High-resolution MR lymphangiography in patients with primary and secondary lymphedema. *AJR Am J Roentgenol*. 2006;187:556–561.
4. Piller N. Phlebolymphoedema/chronic venous lymphatic insufficiency: an introduction to strategies for detection, differentiation and treatment. *Phlebology*. 2009;24:51–55.
5. Lawenda BD, Mondry TE, Johnstone PA. Lymphedema: a primer on the identification and management of a chronic condition in oncologic treatment. *CA Cancer J Clin*. 2009;59:8–24.
6. Shaitelman SF, Cromwell KD, Rasmussen JC, et al. Recent progress in cancer-related lymphedema treatment and prevention. *CA Cancer J Clin*. 2015;65(1):55–81.
7. Kim J, Lee KJ, Park KR, et al. Treatment outcomes after adjuvant radiotherapy following surgery for patients with stage I endometrial cancer. *Radiat Oncol J*. 2016;34(4).
8. Dreyer G, Addiss D, Gadelha P, et al. Interdigital skin lesions of the lower limbs among patients with lymphoedema in an area endemic for bancroftian filariasis. *Trop Med Int Health*. 2006;11:1475–1481.
9. Tiwari A, Cheng KS, Button M, et al. Differential diagnosis, investigation, and current treatment of lower limb lymphedema. *Arch Surg*. 2003;138:152–161.
10. Springer BA, Levy E, McGarvey C, et al. Pre-operative assessment enables early diagnosis and recovery of shoulder function in patients with breast cancer. *Breast Cancer Res Treat*. 2010;120(1):135–147.
11. Shah C, Arthur DW, Wazer D, et al. The impact of early detection and intervention of breast cancer-related lymphedema: a systematic review. *Cancer Med*. 2016;5(6):1154–1162.
12. Johansson K, Branje E. Arm lymphoedema in a cohort of breast cancer survivors 10 years after diagnosis. *Acta Oncol*. 2010;49:166–173.
13. Rockson SG, Rivera KK. Estimating the population burden of lymphedema. *Ann N Y Acad Sci*. 2008;1131:147–154.
14. International Society for Lymphology. The diagnosis and treatment of peripheral lymphedema: 2013 Concensus Document of the International Society of Lymphology. *Lymphology*. 2013;46:1–11.
15. Fife CE, Maus EA, Carter MJ. Lipedema: a frequently misdiagnosed and misunderstood fatty deposition syndrome. *Adv Skin Wound Care*. 2010;23:81–92.
16. Aldrich MB, Guilliod R, Fife CE, et al. Lymphatic abnormalities in the normal contralateral arms of subjects with breast cancer–related lymphedema as assessed by near-infrared fluorescent imaging. *Biomed Opt Express*. 2012;3:1256–1265.
17. Hayes SC, Janda M, Cornish B, et al. Lymphedema after breast cancer: incidence, risk factors, and effect on upper body function. *J Clin Oncol*. 2008;26:3536–3542.
18. Ahmed RL, Prizment A, Lazovich D, et al. Lymphedema and quality of life in breast cancer survivors: the Iowa Women's Health Study. *J Clin Oncol*. 2008;26:5689–5696.
19. Rockson SG. Causes and consequences of lymphatic disease. *Ann N Y Acad Sci*. 2010;1207(suppl 1):E2–E6.
20. Goldberg JI, Riedel ER, Morrow M, et al. Morbidity of sentinel node biopsy: relationship between number of excised lymph nodes and patient perceptions of lymphedema. *Ann Surg Oncol*. 2011;18:2866–2872.
21. Micke O, Bruns F, Mucke R, et al. Selenium in the treatment of radiation-associated secondary lymphedema. *Int J Radiat Oncol Biol Phys*. 2003;56:40–49.
22. Silver JK, Gilchrist LS. Cancer rehabilitation with a focus on evidence-based outpatient physical and occupational therapy interventions. *Am J Phys Med Rehabil*. 2011;90:S5–S15.
23. Runowicz CD, Leach CR, Henry NL, et al. American Cancer Society/American Society of Clinical Oncology Breast Cancer Survivorship Care Guideline. *J Clin Oncol*. 2015;34:611–635.
24. Korpan MI, Crevenna R, Fialka-Moser V. Lymphedema: a therapeutic approach in the treatment and rehabilitation of cancer patients. *Am J Phys Med Rehabil*. 2011;90:S69–S75.
25. Ezzo J, Manheimer E, McNeely ML, et al. Manual lymphatic drainage for lymphedema following breast cancer treatment. *Cochrane Database Syst Rev*. 2015;(5):CD003475.
26. Mayrovitz HN. The standard of care for lymphedema: current concepts and physiological considerations. *Lymphat Res Biol*. 2009;7:101–108.
27. Shaw C, Mortimer P, Judd PA. A randomized controlled trial of weight reduction as a treatment for breast cancer–related lymphedema. *Cancer*. 2007;110:1868–1874.
27a. Food and Drug Administration. https://www.accessdata.fda.gov/scripts/cdrh/cfdocs/cfPMN/pmn.cfm?ID=K030295. 510(k) Premarket Notification. U.S. Department of Health and Human Services, U.S. Food and Drug Administration. Page last updated and accessed 6/25/2018.
28. Omar MT, Shaheen AA, Zafar H. A systematic review of the effect of low-level laser therapy in the management of breast cancer–related lymphedema. *Support Care Cancer*. 2012;20:2977–2984.
29. Ridner SH, Poage-Hooper E, Kanar C, et al. A pilot randomized trial evaluating low-level laser therapy as an alternative treatment to manual lymphatic drainage for breast cancer-related lymphedema. *Oncol Nurs Forum*. 2013;40(4):383–393.
30. Tsai HJ, Hung HC, Yang JL, et al. Could Kinesio tape replace the bandage in decongestive lymphatic therapy for breast-cancer-related lymphedema? A pilot study. *Support Care Cancer*. 2009;17:1353–1360.
31. Smykla A, Walewicz K, Trybulski R, et al. Effect of kinesiology taping on breast cancer–related lymphedema: a randomized single-blind controlled pilot study. *Biomed Res Int*. 2013;2013:767106.
32. Jones J. Case study: use of oscillation therapy and MLLB in cancer-related oedema. *Br J Community Nurs*. 2012;(Suppl):S17–S21.
33. Tan IC, Maus EA, Rasmussen JC, et al. Assessment of lymphatic contractile function following manual lymphatic drainage using near-infrared fluorescence imaging. *Arch Phys Med Rehabil*. 2011;92(5):756–764.
34. Campisi C, Davini D, Bellini C, et al. Lymphatic microsurgery for the treatment of lymphedema. *Microsurgery*. 2006;26:65–69.
35. Brorson H. Liposuction of arm lymphoedema. *Handchir Mikrochir Plast Chir*. 2003;35:225–232.
36. Giuliano AE, Hunt KK, Ballman KV, et al. Axillary dissection vs no axillary dissection in women with invasive breast cancer and sentinel node metastasis: a randomized clinical trial. *JAMA*. 2011;305:569–575.
37. Park SI, Yang EJ, Kim DK, et al. Prevalence and epidemiological factors involved in cellulitis in Korean patients with lymphedema. *Ann Rehabil Med*. 2016;40(2):326–333.

第 133 章

运动神经元病

Gregory T. Carter,MD,MS

Nanette C. Joyce,DO,MAS

同义词

肌萎缩侧索硬化症(罗格里克病)

进行性肌肉萎缩

原发性侧索硬化症

进行性延髓麻痹

成人型脊髓性肌萎缩症

脊髓延髓性肌萎缩(肯尼迪病)

ICD-10 代码

G12.9	脊髓性肌萎缩症,非特指的
G12.1	其他遗传性脊髓性肌萎缩症,包括成人脊髓性肌萎缩,Kugelberg-Welander 病
G12.21	肌萎缩侧索硬化症,进行性肌肉萎缩
G12.20	运动神经元病,非特指的
G12.22	进行性延髓麻痹
G12.29	其他运动神经元病,原发性侧索硬化症

定义

运动神经元病(motor neuron disease)包括一系列异质性进行性神经肌肉病变,这些病变特征是上、下运动神经元的选择性丧失。然而,运动神经元病也可与肌萎缩侧索硬化症(ALS)互换使用,这可能会让非专业人员感到困惑。肌萎缩侧索硬化症是最常见的成人运动神经元病。上下运动神经元均受累是符合肌萎缩侧索硬化症诊断标准的必要条件[1]。在偶发病例中,仅有下运动神经元功能障碍,被称为进行性肌肉萎缩;如果上运动神经元功能异常单独出现,则是原发性侧索硬化症;如果功能障碍局限于延髓区域,这种疾病被称为进行性延髓麻痹。大多数最初被诊断为进行性肌肉萎缩,原发性侧索硬化

症或进行性延髓麻痹的患者最终进展到符合肌萎缩侧索硬化症的诊断标准[2]。没有转化的患者,疾病进展速度较慢。本章重点介绍肌萎缩侧索硬化症,因为整体运动神经元病的处理原则是相似的。

肌萎缩侧索硬化症的患病率为(6~8)/10 万,全球年发病率为 1.75/10 万[3],男性比女性更常见,比例接近 2∶1。大多数肌萎缩侧索硬化症病例是偶发的,病因不明。只有 5%~10% 的患者有家族史,以常染色体显性遗传方式最常见。在美国和欧洲近 30%~40% 的家庭病例是由 C9orf72 基因突变引起的;在世界范围内有 13% 是由 SOD1(超氧化物歧化酶)基因突变引起的;较罕见的家族性肌萎缩侧索硬化症与越来越多的基因突变有关,这些基因包括:ALS2, ANG, ATXN2, CHCHD10, CHMP2B, DCTN1, ERBB4, FIG4, FUS, GRN, HNRHPA1, MATR3, NEFH, OPTN, PFN1, PRPH, SEXT, SIGMAR1, SMN1, SPG11, SQSTM1, TARDBP, TAU, TBK, TRPM7, TUBA4A, UBQLN1, VAPB 和 VCP[4,5]。其他遗传的成人运动神经元病是肯尼迪病(X 连锁隐性)和成人脊髓性肌萎缩症(常染色体隐性),这两种疾病是纯粹的下运动神经元病,与肌萎缩侧索硬化症相比寿命明显更长。

肌萎缩侧索硬化症导致快速、进行性的骨骼肌萎缩和无力,可导致呼吸衰竭而引发过早死亡。肌无力始于局部区域,如单个肢体、延髓肌或呼吸肌,并扩散到其他区域。眼外肌、肠和膀胱括约肌的功能往往保留到疾病的晚期。

平均发病年龄在 50 岁,但肌萎缩侧索硬化症可能在任何年龄的成年人中发生。罕见的青少年家族型在 25 岁之前发病。没有气管切开的患者的平均生存年限是自确诊后 3 年,整体生存年限由 1 年以下至 20 年以上不等。对这种巨大差异的一个解释是肌萎缩侧索硬化症是多功能障碍疾病,没有单一的病因,而共有病理生理途径的最后一步——运动神经元凋亡。这可以从与家族性肌萎缩侧索硬化症相关的不同表型中得到说明。关于偶发性肌萎缩侧索

索硬化症发病机制的理论涉及 RNA 毒性,谷氨酸兴奋毒性,氧化应激,神经炎症,蛋白质错误折叠,胶质细胞激活,线粒体功能障碍,等等[6]。

症状

肌萎缩侧索硬化症的早期症状可能是隐蔽的,包括肌肉抽搐和抽筋,无力和协调性丧失。以上运动神经元综合征为主的患者通常表现为肌肉僵硬,无力,失去灵活性,以及因痉挛而丧失自主运动控制,这可能会影响构音质量或肢体功能。以下运动神经元综合征为主的患者可能会出现无力和肌肉萎缩,肌束震颤,肌肉痉挛和弛缓性构音障碍。延髓症状包括构音障碍、吞咽困难、流涎(流口水)和假性延髓麻痹(又称假性球麻痹)——哭笑时很夸张或与情绪不一致。最初症状是无痛的,且肢体症状不对称。随着疾病持续地进展,无力和萎缩扩散到所有骨骼肌,从而导致严重的损伤和残疾。如果患者早期没有死于呼吸衰竭,他们最终也将从功能独立发展到完全依赖。

呼吸衰竭是罕见的症状。体重减轻和全身性的疲劳是常见的全身症状。据报道,33% ~ 51% 的患者出现了包括行为或执行功能障碍在内的认知症状[7]。大多数患者症状较轻。然而,5% ~ 14% 的患者符合额颞部痴呆的临床诊断标准[7]。

体格检查

对疑似运动神经元病的患者进行体格检查,应以明确诊断为目的。肌萎缩侧索硬化症是临床诊断,需要进行彻底的神经学检查,以评估四个主要身体区域(延髓、颈、胸和腰)中的每一个,以确定有无上下运动神经元受累的迹象。诊断上运动神经元病的"金标准"是建立在病理性反射存在的基础上——下颌反射亢进、霍夫曼征、掌颏反射、腹壁反射以及巴宾斯基征。肌肉牵伸反射反应增强,如范围、振幅或阵挛增加则被认为是病理性的。一般被认为是正常等级的反射,如果从萎缩无力的肌肉中引出则应考虑为病理性反射。表明下运动神经元病的症状包括肌肉无力、萎缩、低张力、反射减退和肌束震颤。肌萎缩侧索硬化症患者可能既有反射亢进又有反射减退,这取决于他们在疾病过程中所处的阶段。例如,反射亢进发生在有上运动神经元功能障碍的患者中,可因伴发的下运动神经元损害而引起肌肉萎缩和无力而使亢进的反射逐渐减弱。因为肌萎缩侧索硬化症是一个非对称发生且进展扩散的过程,在任何单个肢体或肢体与身体区域之间,上运动神经元征象可能比下运动神经元征象更突出,反之亦然。这些检查发现随着时间推移和疾病进展而发生变化。应检查舌头有无肌束震颤、萎缩,并检查舌头力量和运动范围。患者的精神状态,非运动性脑神经功能,感觉检查和小脑功能检查结果通常是正常的。

在确诊的患者中,体格检查记录了疾病的进展,除神经学评估外,还包括肌肉骨骼和心肺系统。肌肉骨骼检查侧重于评估运动范围和评估疼痛的关节或软组织结构。由于进行性呼吸衰竭是肌萎缩侧索硬化症的常见表现,因此应定期安排随访(即每 3 个月检查一次),并在每次就诊时对心肺系统进行评估。最大肺活量(FVC)、最大吸气压力、最大呼气压力和咳嗽峰值压力,可以在办公室环境下用肺活量计测量,并应与呼吸频率、现场氧饱和度、心率和血压一起考虑,作为定期心肺随访评估的一部分,为临床决策和预后提供相关信息(表 133.1)。

表 133.1　肌萎缩侧索硬化症患者肺功能检测

测量	核心值	意义
用力肺活量	小于诊断时预测值的 75%	不良预后指标
	月度下降速度放缓(<3.1%/月)	预测疾病进展缓慢
	预期值的 50%	符合美国联邦医疗保险关于无创通气的指导原则
最大吸气压力	−60cm H₂O	符合美国联邦医疗保险关于无创通气的指导原则
最大呼气压力	正常值	与 2 年生存期相关
	异常值	伴随异常咳嗽
咳嗽峰值流量	270L/min	启动机械咳嗽辅助
经鼻吸气压力	−40cmH₂O	符合美国联邦医疗保险关于无创通气的指导原则

功能受限

进行性功能受限的模式与患者的运动神经元表型直接相关。延髓症状起始的肌萎缩侧索硬化症最初会影响患者的言语和吞咽能力[8]。最终，以延髓麻痹为主导的患者会出现构音障碍，并伴有严重的吞咽困难，限制了他们控制分泌物和吞咽唾液的能力。

脊椎起病的肌萎缩侧索硬化症患者出现功能受限是肌肉无力和萎缩直接或间接导致的。在腰椎起病的患者中，早期为步态异常继而出现足下垂或髋关节屈曲无力。随着疾病的进展，患者的活动能力越来越差。最终，即使是最基本的日常生活活动也变得无法执行。反应性抑郁，全身疲劳和肌肉骨骼疼痛可能进一步限制功能。Zinman 等在其关于肌萎缩侧索硬化症经济负担的系统综述中报告说，肌萎缩侧索硬化症相关的功能限制对职业有显著的影响，导致患者和照料者都承受着沉重的间接损失。提前退休和向残疾的过渡使患者的收入减少，而照料者损失的工资却在不断增加，这与疾病的严重程度直接相关。据估计，每位患者每年的间接损失高达 5 万美元（标准的 2015 美元货币年）[9]。

诊断分析

肌萎缩侧索硬化症的诊断基于临床检查和电生理诊断。神经影像学和临床实验室研究被用于排除疑似肌萎缩侧索硬化症的疾病。所有被认为患有运动神经元病的患者应接受电诊断检测。Awaji-shima 修订的 El Escorial 标准（表 133.2）常用来建立诊断肌萎缩侧索硬化症的确定性水平[1]。这些标准是作为临床试验入组的工具发展而来的，但通常在临床中使用。修订后的标准将诊断的确定性分为三类：确诊、拟诊和可能。诊断的确定性程度取决于有多少区域显示上运动神经元和下运动神经元病[1]。除上、下运动神经元的发现外，肌萎缩侧索硬化症的诊断还需要证据表明症状或体征在一个身体区域或从四个身体区域之一逐渐扩散到其他身体区域的证据。失神经支配的电生理学表现，包括正向尖波、纤颤和束颤电位，临床上用于确认受影响区域的下运动神经元功能

障碍，并检测亚临床下运动神经元功能障碍，因此扩大了临床检查。在临床检查中，现在认为在肌电图中观察到的失神经信号与下运动神经元症状对等[1]。

表 133.2	Awaji-shima 修订版 EL Escorial 标准：诊断肌萎缩侧索硬化症的临床确定性水平
临床确定性	**临床或电生理证据**
临床确诊	UMN 和 LMN 受累至少在三个体区出现
临床拟诊	UMN 和 LMN 受累至少在两个体区出现，并且部分 UMN 位于 LMN 头端
临床可能	UMN 和 LMN 受累存在于一个体区，或至少两个没有 LMN 发现的体区内却有 UMN 发现，或 LMN 位于 UMN 头端

From de Carvalho M, Dengler R, Eisen A, et al. Electrodiagnostic criteria for diagnosis of ALS. *Clin Neurophysiol.* 2008;119:497-503.

影像学研究用于排除运动神经元病以外的其他可能性。磁共振成像是评估疑似肌萎缩侧索硬化症患者的主要影像学手段。几乎所有的患者都应进行颈椎磁共振成像，以排除脊髓压迫、脊髓空洞或其他脊髓疾病。症状的位置将决定是否应对脊髓的其他区域进行成像。在出现延髓症状的患者中，应进行脑磁共振成像以排除脑卒中、肿瘤、延髓空洞症和其他病理改变。

在大多数神经肌肉门诊，所有被认为患有肌萎缩侧索硬化症的患者进行常规的实验室检查。表133.3 提供了一套建议的检测方法。执行这一系列成套检测的基本原理是评估患者的总体健康状况并排除可医治的疾病。在病史和体格检查后需要鉴别诊断，可能建议进行更专业的检查。表133.4 建议当表现为进行性肌肉萎缩、原发性侧索硬化症或进行性延髓麻痹表型的非典型表现时，可能需要进行额外的检查。存在运动神经元病家族史或额颞叶痴呆的证据（常见于 *C9orf7* 突变的患者）时，可以考虑进行基因测试。如果患者表现为纯粹的下运动神经元表型，则需要针对脊髓性肌萎缩症进行基因测试，因为对此有一种有效且受到FDA 批准的反义寡核苷酸治疗，Nusinsen 这种药物在临床试验中使 51% 受治疗患者的力量和功能得以提高[10]。

鉴别诊断

鉴别诊断因表型而异,可以分为下运动神经元受累,上运动神经元受累,延髓受累,或上、下运动神经元混合型。

仅下运动神经元型

进行性肌肉萎缩

脊髓肌萎缩

肯尼迪病

脊髓灰质炎,脊髓灰质炎后遗症

良性单肢肌萎缩

氨基己糖苷酶 A 缺乏症

多发性神经根病

多灶性运动神经病变合并传导阻滞

慢性炎性脱髓鞘性多发性神经病

运动神经病或神经元病

Lambert-Eaton 肌无力综合征

神经丛病

良性肌束震颤

仅上运动神经元型

原发性脊髓侧索硬化

多发性硬化

肾上腺脑白质营养不良

亚急性系统联合变性

遗传性痉挛性截瘫

脊髓病

脊髓空洞症

延髓的

进行性延髓麻痹

重症肌无力

多发性硬化

枕骨大孔肿瘤

脑干胶质瘤

脑卒中

延髓空洞症

头颈部癌症

多肌炎

眼咽肌营养不良

肯尼迪病

上、下运动神经元

家族性或散发性肌萎缩侧索硬化症

颈髓病伴神经根病

脊髓空洞症

脊髓肿瘤或动静脉畸形

莱姆病

表 133.3　建议的实验室研究

血液学

全血细胞计数

沉降速率

化学

电解质,血尿素氮,肌酐

葡萄糖

血红蛋白 A_{1c}

钙

磷

镁

肌酸激酶

肝功能试验

血清铅水平

尿重金属筛查

维生素 B_{12}

叶酸

内分泌

甲状腺素

促甲状腺素

25-羟维生素 D_3

全段甲状旁腺激素

免疫学

血清免疫电泳

尿液中 Bence-Jones 蛋白的测定

抗核抗体

类风湿因子

微生物学

莱姆滴度

VDRL 试验

可选

人类免疫缺陷病毒测试(如果存在危险因素)

抗 Hu 抗体(如怀疑有恶性疾病)

DNA 检测 *SOD1* 突变(有家族史)

Modified from Krivickas LS. Motor neuron disease. In:Frontera WR, Silver JK, Rizzo TD Jr, eds. *Essentials of Physical Medicine and Rehabilitation*, 2nd ed. Philadelphia:WB Saunders;2008.

表 133.4　专业实验室测试		
表型	检查	排除诊断
进行性肌肉萎缩	DNA 检测:X 染色体 CAG 重复	肯尼迪病
	DNA 检测:SMN 基因突变	脊髓性肌萎缩
	氨基己糖苷酶 A	氨基己糖苷酶 A 缺乏症(杂合子 Tay-Sachs 病)
	电压门控钙通道抗体试验	Lambert-Eaton 肌无力综合征
	脑脊液检查	多发性神经根病,感染性或肿瘤性
	GM₁ 抗体小组	多灶性运动神经病
原发性侧索硬化症	超长链脂肪酸	肾上腺脑白质营养不良
	人嗜 T 淋巴细胞病毒 1(HTLV-1)抗体	HTLV-1 脊髓病(热带痉挛性瘫痪)
	甲状旁腺激素	甲状旁腺过度脊髓病
	脑脊液检查	多发性硬化
进行性延髓麻痹	乙酰胆碱受体抗体	重症肌无力
	DNA 检测:X 染色体 CAG 重复	肯尼迪病
	脑脊液检查	多发性硬化

From Krivickas LS. Motor neuron disease. In:Frontera WR,Silver JK,Rizzo TD Jr,eds. *Essentials of Physical Medicine and Rehabilitation*. 2nd ed. Philadelphia:WB Saunders;2008.

治疗

早期治疗

药理学

肌萎缩侧索硬化症是无法治愈的;然而,正在进行的研究集中在确定疾病机制和寻找延缓疾病进展的药物。美国食品药品管理局(FDA)已经批准了两种药物专门用于治疗肌萎缩侧索硬化症。美国食品药品管理局在 1995 年批准的利鲁唑是一种抗谷氨酸制剂。一项利鲁唑临床试验荟萃分析的 Cochrane 综述显示,利鲁唑的生存获益约为 2 个月[8]。不幸的是,服用利鲁唑和安慰剂的人的肌力下降速度相似,不能对功能改善有所益处。利鲁唑的推荐剂量为 50m 每次,每天两次。最常见的副作用是疲劳、恶心和肝酶升高。肝酶活性超过正常上限五倍的患者禁用利鲁唑。

依达拉奉于 2017 年 5 月获得 FDA 批准。虽然关于其作用机制仍有疑问需要解答,目前的数据表明,依达拉奉是一种自由基清除剂,可以防止氧化应激对神经元的损伤。推荐剂量为 60mg,由静脉注射,最初 14 天每天输注,随后 14 天不用药。持续治疗是周期性和交替性的,14 天中有 10 天注射,随后 14 天不注射。支持药物批准的双盲平行对照试验为期 6 个月,213 名筛选者中的 137 名随机接受安慰剂或依达拉奉。通过修订版肌萎缩侧索硬化症功能分级量表(ALSFRS-R)的测量[11],接受药物的受试者表现出较少的功能下降。目前还没有关于依达拉奉的生存益处的数据发表。常见的副作用包括瘀伤、步态紊乱、头痛、湿疹和接触性皮炎。亚硫酸盐过敏患者发生过敏反应。

为患者提供药物治疗和纳入临床试验的机会具有心理获益效应,这可能胜过目前能够实现的使疾病进展放缓的实际成就。以下是目前正在进行肌萎缩侧索硬化症临床试验的化合物和生物制剂的简要清单:阿巴卡韦、美金刚胺、IonisSOD1Rx、人类神经胶质限制性祖细胞和间充质干细胞。阴性的肌萎缩侧索硬化症临床试验已经测试了多种治疗药物和补充剂,包括多种生长因子、右旋咪唑、肌酸、锂、头孢曲松、谷氨酸拮抗剂、抗炎剂(塞来昔布)、钙通道阻滞剂和氨基酸。虽然许多肌萎缩侧索硬化症患者服用多种补充剂,但没有双盲、安慰剂对照试验证明其疗效。在未来,联合药物来减缓疾病的发展可能是理想的治疗策略[12]。

症状

一些药物可用于治疗痉挛，唾液过多，假性延髓麻痹，抑郁和焦虑（表 133.5）。

表 133.5　肌萎缩侧索硬化相关症状的药物治疗	
症状	潜在治疗
假性延髓麻痹	阿米替林，选择性 5-羟色胺再摄取抑制剂，Nuedexta（右美沙芬氢溴酸 20mg/奎尼丁硫酸盐 10mg）
流涎	甘草甜素、阿米替林、阿托品 0.5% 舌下滴注、东莨菪碱透皮贴剂、肉毒杆菌毒素、放射治疗
浓稠的分泌物	愈创木酚素、β 受体阻滞剂
痉挛	口服或鞘内注射巴氯芬、替扎尼定、局部肉毒杆菌毒素注射
喉痉挛	治疗潜在的胃食管反流：质子泵抑制剂（奥美拉唑），H₂ 受体阻滞剂（雷尼替丁）
抽筋	美西律，拉伸
抑郁	三环抗抑郁药，选择性 5-羟色胺再摄取抑制剂
焦虑	罗拉兹帕姆，丁螺环酮
疲乏	莫达非尼
失眠	先解决夜间通气不足；阿米替林，唑吡坦，曲唑酮
尿急	奥昔布宁，阿米替林
便秘	增加水分，纤维补充剂（Metamucil），渗透剂（Miralax），生理盐水泻剂（乳镁剂），粪便柔软剂（Colace），灌肠剂

只有当痉挛影响功能或引起无法忍受的疼痛时，才需要治疗。非药物治疗包括教授患者用以降低肌张力的自我牵伸和摆位技巧。巴氯芬是最有效的药物，其次是替扎尼定。应避免安定，因为它可能抑制呼吸，而丹曲林不常被推荐，因为它会导致过度的肌肉无力。如果口服药物不能充分控制痉挛，肉毒杆菌毒素 A 已可安全地用于肌萎缩侧索硬化症患者[13]。一般来说，肌萎缩侧索硬化症痉挛的药物治疗不如多发性硬化症或脊髓损伤成功，因为肌萎缩侧索硬化症下运动神经元受累，用药使患者极易发展为过度无力。流涎或流口水，延髓功能障碍的患者

通常会经历这种情况，因为他们难以吞咽并处理正常产生的口腔分泌物。抗胆碱能药物经常用于干燥口腔。三环类抗抑郁药物是一线治疗药物，但由于副作用（过度口干、嗜睡、尿潴留），患者可能无法耐受。三环类抗抑郁药的一个好处是，它们可以治疗其他与肌萎缩侧索硬化症相关的症状，例如假性延髓麻痹，失眠和疼痛。三环类抗抑郁药物禁止用于心律失常或传导障碍患者。当三环类抗抑郁药物不能被患者耐受时，东莨菪碱贴片或甘草次酸可能会有帮助。如果这些治疗不充分，患者可能受益于唾液腺肉毒杆菌毒素注射或唾液腺的低剂量辐射[14,15]。

假性延髓麻痹，有时被称为情感失控，可能会使患者和家人都感到痛苦。阿米替林或氟伏沙明可能有助于减弱这些不合适或夸张反应的强度。右美沙芬和奎尼丁的联合制剂被发现是有效的，并于 2010 年底获得美国食品药品管理局批准用于治疗假性延髓麻痹[16]。这种组合被禁止用于心力衰竭、长 Q-T 间期综合征和传导阻滞患者。

反应性抑郁和焦虑都是对肌萎缩侧索硬化症诊断的正常反应[17]。患者及其家属或可从个体咨询和参与肌萎缩侧索硬化症支持小组中受益。只要患者的肺活量没有显著下降，就可以用苯二氮䓬类药物治疗焦虑。未检测到通气不足可能会产生或助长先前存在的焦虑感。抑郁症应该进行药物治疗，因为不治疗可能会对余生的生活质量产生显著的负面影响。选择性 5-羟色胺再摄取抑制剂（SSRI）是很好的首选药物，因为它们的副作用最小。如果还需要治疗其他症状，如唾液增多或假性延髓麻痹，那么三环类抗抑郁药物可能是首选。在同时使用选择性 5-羟色胺再摄取抑制剂和三环类抗抑郁药时应谨慎，因为选择性 5-羟色胺再摄取抑制剂会增加三环抗抑郁药的血清水平，并增加发生严重药物相关事件的可能性。

康复治疗

运动

骨骼肌无力是肌萎缩侧索硬化症的主要缺陷，并导致大部分临床问题。在 ALS 的早期阶段，患者经常询问运动在预防或阻止无力发展中的作用。几乎没有证据可以为 ALS 中关于运动的建议提供依据。现存的证据质量非常低。Dal Bello-Haas 和 Florence 于 2013 年更新并发表了 Cochrane 综述[18]。作者的结论是，目前可用的运动研究太少，无法确定强化运动

对肌萎缩侧索硬化症患者有多大益处,或者运动是否有害。搜索临床试验网站发现了一些临床试验[19]。然而,这些研究要么被终止,要么完成后没有被发表或以其他方式报告结果。荷兰有一项研究,名为"FACTS-2-ALS"的随机对照试验,旨在评估有氧运动和认知行为疗法对肌萎缩侧索硬化症患者的功能和生活质量的影响以及效果的维持[20]。目前还没有这项研究的结果。

后期的康复策略侧重于通过补偿肌肉无力来增强功能,以保持独立性。有三种形式的运动训练与肌萎缩侧索硬化症患者最相关,即柔韧性训练、力量训练和有氧运动。柔韧性训练有助于预防疼痛性挛缩的发生,被认为是治疗痉挛的第一线方法,并可终止疼痛性肌肉痉挛。居家牵伸运动适用于肌萎缩侧索硬化症患者的整个病程。最初,拉伸练习可能是为了独立完成而创建的,但当患者不再能够自己进行拉伸运动时,则须过渡到由照料者协助完成牵伸。

治疗 ALS 患者的医师习惯上不愿推荐力量训练。造成这一现象的原因似乎有两方面:流行病学研究不一致地表明高强度体育锻炼与疾病发病之间存在联系,文献中出现了过度使用至无力加速疾病进展的报道[21]。这种观念促进了失用性无力的发展,加速了 ALS 所致残疾的产生。支持神经肌肉患者过度劳累无力发展的文献是趣闻,尚未在对照前瞻性研究中证明。一项关于 ALS 患者力量训练的随机试验已经发表[22]。与对照组相比,运动开始后 6 个月,通过肌萎缩侧索硬化症功能分级量表(ALS Functional Rating Scale)测量到的身体功能下降速度有所放缓,未观察到不良反应。最近进行了一项先导性研究,通过支持性跑步机步行训练的方式,以确定重复节律性运动的可行性、耐受性、安全性和运动治疗的效果大小。这是一个由 9 名可以行走的 ALS 患者组成的便捷性样本[23]。研究表明,重复节律性运动支持性的跑步机步行训练对于肌萎缩侧索硬化症患者是可行的、可耐受的且是安全的。然而,需要进行更大样本的研究,以确定该方案是否会对潜在疾病进程的进展速度产生任何有益的影响。

另一项近期的随机对照试验评估了三个严格监测的运动项目(SMEP)与"常规护理"(UCP)对一组ALS 患者的效果[24]。该研究包括确诊和拟诊 ALS 患者,并且病程≤24 个月。患者随机接受运动项目或"常规护理"(UCP)。运动项目包括三个亚组治疗:与功率自行车相关的主动运动,仅主动运动,或仅被动运动。此外,SMEP 组患者和他们的陪护者接受

了每天居家被动运动计划的培训。UCP 组每周进行两次被动运动和拉伸运动。两组的疗程均为 6 个月,并采用修订版肌萎缩侧索硬化症功能分级量表(ALSFRS-R)对患者进行评估。研究显示,SMEP 组的 ALSFRS-R 得分显著高于对照组。然而,运动项目对生存、呼吸下降和生活质量没有影响。

对进展较慢的神经肌肉疾病患者的研究表明,只受疾病过程轻度影响的肌肉可以通过中等强度抗阻项目来增强[由美国运动医学院定义的中等抗阻运动,是一个最大重复次数(RM)的 60% ~ 70%,执行 1 ~ 3 组,每组 8 ~ 12 次重复,每两组间休息 1 ~ 3min][25]。因此,应鼓励感兴趣的 ALS 患者开始或继续抗阻训练计划,以最大限度地提高未受影响或轻度受影响的肌肉的力量,以保持功能[26,27]。在进一步研究完成检验高强度力量训练在 ALS 中的效果之前,可以指导患者使用可以重复举起 20 次的重量,并以低于最大量的负重进行 10 ~ 15 次的重复练习,安全地完成抗阻运动。这确保在中等阻力水平下进行训练。常识表明,如果一种锻炼方案在锻炼后持续产生即刻或严重的延迟性肌肉酸痛和/或持续30min 以上的疲劳,表明运动强度太大会损害身体功能。如果患者选择运动,应在定期随访期间评估其运动后疲劳程度和恢复时间。应根据患者的反应,提出修改运动强度和时间的建议。

有氧运动有助于保持心肺健康。一项对肌萎缩侧索硬化症患者适度有氧运动的研究表明,与对照组相比,运动开始后 3 个月,肌萎缩侧索硬化症患者的残疾在短期内具有积极的影响[28]。在患有肌萎缩侧索硬化症转基因小鼠模型中进行的多项研究表明,有氧运动可以延长存活时间[29,30]。考虑到没有任何明显的禁忌证,对于 ALS 患者,建议进行有氧运动训练,只要可以安全地进行而没有跌倒或受伤的风险。应指导患者将其活动限制在中等强度的有氧运动。应计算患者的目标心率,以帮助他们确定中等强度的运动,并可以使用心率储备百分比公式计算:靶心率 = 0.40[(220 - 年龄) - 静息心率] + 静息心率。目前,还没有评估 ALS 患者进行有氧运动的频率和持续时间的研究。必须记住,患者的能力会随着时间的推移而下降,过于剧烈的运动强度对患者功能有不良影响,应该进行改良或停止。除了身体上的好处,力量训练和有氧运动可能对情绪、心理健康、骨骼健康、食欲和睡眠都有好处,需要进一步研究来评估有规律的运动和不同的运动强度对 ALS 患者的影响。

移动性辅助技术

随着 ALS 的进展，康复的重点从锻炼转移到维持独立的活动和功能。干预措施包括辅助设备，如手杖、步行器、支架、手夹板、轮椅和滑板车；家庭设备，如穿衣辅助设备、改装用具、扶手杆、升高的马桶座椅、淋浴椅和升降机；带坡道和宽门的家庭改造；汽车改装，如手控式；环境控制单元；以及声控软件。这些康复干预最好由经验丰富的多学科团队提供，其中包括一名物理治疗医师、一名物理治疗师、一名作业治疗师和一名矫形师。

疼痛管理

据报道，疼痛发生在 50% ~ 78% 的 ALS 患者中，困扰患者的情绪和生活质量[31]。疼痛的常见原因包括肌肉抽筋、痉挛和肌肉骨骼疼痛综合征，如粘连性关节囊炎（肩周炎），腰痛，肌肉无力和无法改变体位导致的颈部疼痛。肌肉痉挛已经成功地用美西律治疗[32]。预防粘连性关节囊炎的措施包括关节活动度练习和对低张力手臂的充分支持，而不是让它在患者的一侧摇晃地悬挂。不合适的座椅系统可能会引发腰痛。预防措施包括为轮椅提供腰部支持，在坚实的座椅上放置一个良好的垫子，鼓励频繁的重心转移，以及可向后倾斜的轮椅。与头部下垂相关的颈部疼痛是最难治疗的肌肉骨骼疼痛问题之一。可以尝试各种颈托，但在轮椅或躺椅上的头部支撑物可能比颈托更舒适。也可以使用按摩和经皮神经电刺激等非药理措施来控制疼痛。对乙酰氨基酚单独或结合非甾体抗炎药，利多卡因贴片联合使用，或者在必要时，阿片类药物可用于缓解肌肉骨骼疼痛。与阿片类药物使用有关的主要问题是呼吸抑制和便秘。在疾病的晚期和终末阶段，当需要吗啡缓解缺氧时，阿片类药物的呼吸抑制是可以接受的。

吞咽困难

充足的吞咽功能是维持肌萎缩侧索硬化症患者营养状态所必需的（除非置有饲管）。如果营养状况没有得到适当的维持，患者就会消耗肌肉，因此肌肉体积和力量会比正常情况下更早地丧失[33]。吞咽功能障碍也可能导致吸入性肺炎或呼吸衰竭（参见第 130 章）。吞咽困难的早期症状和体征是流涎，发声伴有水泡音，喝稀液体过程中或喝完后咳嗽，鼻腔反流，并且需要特别长的时间来完成进食。当出现吞咽困难的第一个症状时，患者应转诊给言语病理学家。可以教轻度吞咽困难患者代偿技术，以降低

误吸和窒息的风险。可给出关于调整食物浓度的建议。随着吸入性肺炎的发展，当预测的最大肺活量下降到 50%，体重下降超过 10%，或者进食时间过长，生活质量下降时，需要放置饲管。

构音障碍

早期或轻度构音障碍可以通过让言语治疗师教授患者适应性策略来管理，如过度发音和减慢发音速度以避免嗓音疲劳。对于 ALS 患者，旨在改善言语质量的言语治疗没有被证明是有效的，也没有被建议使用。随着构音障碍的恶化，患者需要替代的沟通方式。低科技干预包括字母或单词板，以及用于手功能良好的人的书面交流的电子擦写板。更高科技的解决方案包括手机短信和语音应用程序，iPad 语音应用程序，以及更传统的带有语音合成器的增强型交流设备。只要身体某处的一块肌肉（包括眼外肌）可以被自动激活，患者就应该能够操作交流设备。交流问题的高科技解决方案并不适合所有患者，然而，最耐用的系统是灵活多变的，应可以随着患者肌无力的加重而修改使用方式。

肺康复（参见第 151 章）

呼吸衰竭是肌萎缩侧索硬化症患者死亡的主要原因。在没有潜在的内在肺部疾病的情况下，肌萎缩侧索硬化症患者的呼吸衰竭纯粹是机械性的。由于肌肉无力，肺不能在吸气时完全扩张。大多数肌萎缩侧索硬化症患者持续无症状，直到最大肺活量低于预测值的 50%。肺功能测试，特别是最大肺活量，应每隔几个月监测一次，视病情进展速度而定。夜间通气不足通常是呼吸功能不全的最早表现；症状包括睡眠不佳，经常醒来，做噩梦，清晨头痛，焦虑，以及日间过度疲劳和嗜睡[34]。呼吸肌无力的另一个早期迹象是咳嗽无力和难以清除分泌物。

肌萎缩侧索硬化症患者呼吸衰竭的管理包括预防感染和提供无创或有创性机械通气辅助。所有肌萎缩侧索硬化症患者应每年接种流感疫苗和肺炎球菌疫苗（Prevnar 13，之后是肺炎球菌疫苗）。通过峰值咳嗽流量测量得到 270L/min 或更低的峰值咳嗽值确定咳嗽不足的患者，可以通过手动辅助咳嗽或机械增强咳嗽的排气器装置来帮助[34]。通常应避免向患者提供补充氧气，因为它可能会抑制呼吸，加剧肺泡通气不足，并最终导致二氧化碳潴留和呼吸停止。仅建议对伴有肺部疾病的患者补充氧气，或作为辅助通气功能下降患者的一种缓和措施。无创正压通气（NIPPV）被认为是肌萎缩侧索硬化症患者的

标准护理。美国神经病学学会关于肌萎缩侧索硬化症患者的实践参数建议是在以下情况下使用无创正压通气，当用力肺活量下降到预测值的50%时，或者患者有症状时应及早使用[35]。然而，其他人提出，早使用无创正压通气可能会进一步提高存活率和生活质量[36]。有着良好的患者接受度的 NIPPV，可以延长肌萎缩侧索硬化症患者的寿命，效果远远超过那些可用的缓解疾病的药物治疗。

NIPPV 可通过多种口腔或鼻腔面罩接口，使用双水平气道正压通气机或便携式容积循环通气机。双水平气道正压是目前最常用的无创正压通气形式。越来越受欢迎的是提供容量保证压力支持的新技术，并提供自动吸气和呼气压力调整，以满足进行性限制性肺病患者的潮气量或肺泡通气需求。早期，无创正压通气是在夜间使用的。随着最大肺活量持续下降，呼吸机的使用可以延长到白天，并最终不间断使用。尽管研究已经证实使用无创正压通气可以延长生存期并可能延缓最大肺活量的下降[37]，但它仍是一种临时措施。希望尽可能延长寿命的患者或可考虑有创机械通气[38]。

关于呼吸衰竭的讨论应该在肌萎缩侧索硬化症确诊后立即开始，这样患者和他们的家人就可以了解他们的选择，在理想情况下，在非危急情况下做出关于有创呼吸机使用的决定。这些讨论应该包括有创通气的优点和局限性。越来越多的患者选择气管切开术和机械通气。最近发表的一项研究显示，在肌萎缩侧索硬化症诊所就诊的患者中，20%的人赞成机械通气[38]。

在开始机械通气之前，患者应该简要描述他们停止治疗的意愿，作为预先指示的一部分，并告知他们的家人和医师；持续的肌肉萎缩和无力可能导致"闭锁"状态，在这种状态下患者不再可能进行交流。在一项回顾性研究中，肌萎缩侧索硬化症患者取消机械通气的最常见原因是"失去了生命的意义"[39]。

介入治疗

流涎的管理

唾液腺肉毒杆菌毒素注射是针对药物治疗无效的唾液增多症的首选方法[13,14]。肉毒杆菌毒素 A 和 B 被发现效果相当。超声引导提高了注射的安全性。对倾向更保守治疗的患者的另一个治疗选择是腮腺放射治疗[15]。

胃造瘘

当肌萎缩侧索硬化症患者出现营养缺乏的迹象（即体重减轻 10%）时，建议使用胃造瘘。在体重大幅度减轻之前，及早采用胃造瘘，可使患者生存获益最大。美国神经病学学会关于肌萎缩侧索硬化症的实践参数表明，当最大肺活量低于预测值的 50% 时开始放置经皮内镜胃造口管，患者发病率和死亡率会增加，因此建议在此之前放置[35]。最近的研究表明，在最大肺活量较低的情况下，经皮内镜胃造口管可以安全放置[40]。此外，在 ALS 患者中，在透视下插入胃造口管放置似乎更安全，耐受性更好，更适用于在最大肺活量低的患者；所需镇静药更少，误吸率更低，插管更容易成功，且避免了通过经皮内镜胃造口术观察到的急性呼吸失代偿[41]。

气管切开术

在患者选择使用有创通气后，应尽一切努力在计划的基础上进行气管切开术。然而，通常情况并非如此，气管切开术通常在病情危急期间进行。患者应尽早获得描述该方法且对护理和费用进行回顾的无偏差文献，以便患者作出明智的决定。一旦放置，最好用无气囊的或带放了气的气囊的气切管。

技术设备

许多设备用于增强肌萎缩侧索硬化症患者受损的功能。眼睛-凝视通信设备可以为患者提供访问互联网、家庭控制和用于交流的合成语音服务。具有短信、语音识别和语音生成应用程序的手机对具有手或发声功能的患者也是有用的通信工具。电动轮椅、升降系统和电动医院病床改善了患者的移动性、转移能力和姿势摆放能力。有呼吸损害的患者受益于轻质呼吸装置，双水平容积保证压力机，以及电池驱动的容积循环呼吸机。

即将出现的是可穿戴的机器人外骨骼和脑-计算机接口通信工具，它们可能为终末期肌肉功能丧失之后的患者提供延长独立移动和通信能力的解决方案[42]。

手术

这些患者没有手术指征。

潜在的疾病并发症

疾病并发症包括进行性无力、关节挛缩、肌肉骨骼疼痛综合征、骨质疏松症、跌倒引起的骨折、吞咽困难、脱水、营养不良、误吸、构音障碍、抑郁、进行性呼吸衰竭、肺炎、压伤、深静脉血栓形成和死亡。

潜在的治疗并发症

潜在的治疗并发症包括药物反应（如利鲁唑、三环类抗抑郁药）和经皮内镜或透视下插入的胃造口管的错位、故障或感染。气切长期通气的并发症是气管软化、肺炎，包括眼外肌在内所有骨骼肌功能的丧失进而造成闭锁状态和痴呆。

（戈岩蕾　译　倪广晓　校　何红晨　审）

参考文献

1. de Carvalho M, Dengler R, Eisen A, et al. Electrodiagnostic criteria for diagnosis of ALS. *Clin Neurophysiol.* 2008;119:497–503.
2. Rosenfeld J, Swash M. What's in a name? Lumping or splitting ALS, PLS, PMA and other motor neuron diseases. *Neurology.* 2006;66:624–625.
3. Marin B, Boumédiene F, Logroscino G, et al. Variation in worldwide incidence of amyotrophic lateral sclerosis: a meta-analysis. *Int J Epidemiol.* 2017;46(1):57–74.
4. Genetics home reference. Amyotrophic lateral sclerosis. http://ghr.nlm. nih.gov/condition/amyotrophic-lateral-sclerosis. Accessed January 2017.
5. Ji AL, Zhang X, Chen WW, Huang WJ. Genetics insight into the amyotrophic lateral sclerosis/frontotemporal dementia spectrum. *J Med Genet.* 2017;54(3):145–154. https://doi.org/10.1136/jmedgenet-2016-104271. Epub 2017 Jan 13.
6. Paratore S, Pezzino S, Cavallaro S. Identification of pharmacological targets in amyotrophic lateral sclerosis through genomic analysis of deregulated genes and pathways. *Curr Genomics.* 2012;13:321–333.
7. Raaphorst J, de Visser M, Linssen WH, et al. The cognitive profile of amyotrophic lateral sclerosis: a meta-analysis. *Amyotroph Lateral Scler.* 2010;11:27–37.
8. Miller R, Mitchell J, Lyon M, Moore D. Riluzole for amyotrophic lateral sclerosis (ALS)/motor neuron disease (MND). *Cochrane Database Syst Rev.* 2002;2:CD001447.
9. Gladman M, Zinman L. The economic impact of amyotrophic lateral sclerosis: a systematic review. *Expert Rev Pharmacoecon Outcomes Res.* 2015;15(3):439–450. https://doi.org/10.1586/14737167.2015.1039941. Epub 2015 Apr 30.
10. Finkel RS, Chiriboga CA, Vajsar J, et al. Treatment of infantile-onset spinal muscular atrophy with nusinersen: a phase 2, open-label, dose-escalation study. *Lancet.* 2016;388(10063):3017–3026. https://doi.org/10.1016/S0140-6736(16)31408-8. Epub 2016 Dec 7.
11. Writing Group. Edaravone (MCI-186) ALS 19 Study Group. Safety and efficacy of edaravone in well defined patients with amyotrophic lateral sclerosis: a randomised, double-blind, placebo-controlled trial. *Lancet Neurol.* 2017;16(7):505–512.
12. ALS Rosenfeld J. combination treatment. Drug cocktails. *Amyotroph Lateral Scler Other Motor Neuron Disord.* 2004;5:115–117.
13. Vázquez-Costa JF, Máñez I, Alabajos A, et al. Safety and efficacy of botulinum toxin A for the treatment of spasticity in amyotrophic lateral sclerosis: results of a pilot study. *ALS.* 2016;263(10):1954–1960. https://doi.org/10.1007/s00415-016-8223-z. Epub 2016 Jul 6.
14. Guidubaldi A, Fasano A, Ialongo T, et al. Botulinum toxin A versus B in sialorrhea: a prospective, randomized, double-blind, crossover pilot study in patients with amyotrophic lateral sclerosis or Parkinson's disease. *Mov Disord.* 2011;26:313–319.
15. Hawkey NM, Zaorsky NG, Galloway TJ. The role of radiation therapy in the management of sialorrhea: a systematic review. *Laryngoscope.* 2016;126(1):80–85. https://doi.org/10.1002/lary.25444. Epub 2015 Jul 7.
16. Brooks B, Thisted R, Appel S, et al. Treatment of pseudobulbar affect in ALS with dextromethorphan/quinidine: a randomized trial. *Neurology.* 2004;63:1364–1370.
17. Kawada T, Thakore NJ, Pioro EP. Depression in ALS in a large self-reporting cohort. *Neurology.* 2016;87(15):1631–1632.
18. Dal Bello-Haas V, Florence JM. Therapeutic exercise for people with amyotrophic lateral sclerosis or motor neuron disease. *Cochrane Database Syst Rev.* 2013;(5):331:CD005229.
19. ClinicalTrials.gov a service of the U.S. National Institutes of Health. ALS exercise. https://clinicaltrials.gov/ct2/results?term=amyotrophic+lateral+sclerosis%2C+exercise&Search=Search. Accessed January, 2017.
20. van Groenestijn AC, van de Port IG, Schröder CD, et al. Effects of aerobic exercise therapy and cognitive behavioral therapy on functioning and quality of life in amyotrophic lateral sclerosis: protocol of the FACTS-2-ALS trial. *BMC Neurol.* 2011;14(11):70.
21. Beghi E, Logroscino G, Chiò A, et al. Amyotrophic lateral sclerosis, physical exercise, trauma and sports: results of a population-based pilot case-control study. *Amyotroph Lateral Scler.* 2010;11(3):289–292.
22. Dal Bello-Haas V, Florence JM, Kloos AD, et al. A randomized controlled trial of resistance exercise in individuals with ALS. *Neurology.* 2007;68:2003–2007.
23. Sanjak M, Bravver E, Bockenek WL, et al. Supported treadmill ambulation for amyotrophic lateral sclerosis: a pilot study. *Arch Phys Med Rehabil.* 2010;91(12):1920–1929.
24. Lunetta C, Lizio A, Sansone VA, et al. Corbo M. Strictly monitored exercise programs reduce motor deterioration in ALS: preliminary results of a randomized controlled trial. *J Neurol.* 2016;263(1):52–60.
25. Aitkens SG, McCrory MA, Kilmer DD, et al. Moderate resistance exercise program: its effect in slowly progressive neuromuscular disease. *Arch Phys Med Rehabil.* 1993;74:711–715.
26. Lisle S, Tennison M. Amyotrophic lateral sclerosis: the role of exercise. *Curr Sports Med Rep.* 2015;14(1):45–46.
27. de Almeida JP, Silvestre R, Pinto AC, et al. Exercise and amyotrophic lateral sclerosis. *Neurol Sci.* 2012;33(1):9–15.
28. Drory V, Goltsman E, Reznik J, et al. The value of muscle exercise in patients with amyotrophic lateral sclerosis. *J Neurol Sci.* 2002;191:133–137.
29. Kirkenezos I, Hernandez D, Bradley W, et al. Regular exercise is beneficial to a mouse model of amyotrophic lateral sclerosis. *Ann Neurol.* 2003;53:804–807.
30. Veldink J, Bar P, Joosten E, et al. Sexual differences in onset of disease and response to exercise in a transgenic model of ALS. *Neuromuscul Disord.* 2003;13:737–743.
31. Hanisch F, Skudlarek A, Berndt J. Kornhuber ME. Characteristics of pain in amyotrophic lateral sclerosis. *Brain Behav.* 2015;5(3):e00296. https://doi.org/10.1002/brb3.296. Epub 2015 Jan 21.
32. Weiss MD, Macklin EA, Simmons Z, et al. Mexiletine ALS Study Group. A randomized trial of mexiletine in ALS: safety and effects on muscle cramps and progression. 2016;86(16):1474–1481. https://doi.org/10.1212/WNL.0000000000002507. Epub 2016 Feb 24.
33. Braun MM, Osecheck M, Joyce NC. Nutrition assessment and management in amyotrophic lateral sclerosis. *Phys Med Rehabil Clin N Am.* 2012;23:751–771.
34. Wolfe LF, Joyce NC, McDonald CM, et al. Management of pulmonary complications in neuromuscular disease. *Phys Med Rehabil Clin N Am.* 2012;23:829–853.
35. Miller RG, Jackson CE, Kasarskis EJ, et al. Practice parameter update: the care of the patient with amyotrophic lateral sclerosis: drug, nutritional, and respiratory therapies (an evidence-based review): report of the Quality Standards Subcommittee of the American Academy of Neurology. *Neurology.* 2009;73:1218–1226.
36. Jacobs TL, Brown DL, Baek J, Migda EM, Funckes T, Gruis KL. Trial of early noninvasive ventilation for ALS: a pilot placebo-controlled study. *Neurology.* 2016;87(18):1878–1883.
37. Bourke S, Tomlinson M, Williams T, et al. Effects of non-invasive ventilation on survival and quality of life in patients with amyotrophic lateral sclerosis: a randomised controlled trial. *Lancet Neurol.* 2006;5:140–147.
38. Rabkin J, Ogino M, Goetz R. Japanese and American ALS patient preferences regarding TIV (tracheostomy with invasive ventilation): a cross-national survey. *Amyotroph Lateral Scler Frontotemporal Degener.* 2014;15(3-4):185–191. https://doi.org/10.3109/21678421.2014.8969 28. Epub 2014 Apr 10.
39. Dreyer PS, Felding M, Klitnæs CS, Lorenzen CK. Withdrawal of invasive home mechanical ventilation in patients with advanced amyotrophic lateral sclerosis: ten years of Danish experience. *J Palliat Med.* 2012;15:205–209.
40. Kak M, Issa NP, Roos RP, et al. Gastrostomy tube placement is safe in advanced amyotrophic lateral sclerosis. *Neurol Res.* 2017;39(1):16–22.
41. Blondet A, Lebigot J, Nicolas G, et al. Radiologic versus endoscopic placement of percutaneous gastrostomy in amyotrophic lateral sclerosis: multivariate analysis of tolerance, efficacy, and survival. *J Vasc Interv Radiol.* 2010;21:527–533.
42. Chaudhary U, Xia B, Silvoni S, et al. Brain-computer interface-based communication in the completely locked-in state. *PLoS Biol.* 2017;15(1):e1002593. https://doi.org/10.1371/journal.pbio.1002593. eCollection 2017.

第 134 章

运动功能障碍

Steven Escaldi, DO

同义词

锥体外系疾病
运动功能减退
运动过度
运动障碍

ICD-10 编码

F95.9	抽动障碍,非特指
F95.1	慢性运动或发声抽动障碍
F95.2	抽动秽语综合征
G10	亨廷顿舞蹈症
G20	帕金森病
G21.9	继发性帕金森综合征,非特指
G21.19	其他因素诱发继发性帕金森综合征
G23.9	基底神经节退行性病变,非特指
G23.1	进行性核上性眼肌麻痹
G24	肌张力障碍
G24.0	药源性肌张力障碍
G24.1	遗传性扭转性肌张力障碍
G24.3	痉挛性斜颈
G24.5	眼睑痉挛
G25	其他锥体外系疾病和运动功能障碍
G25.0	原发性震颤
G25.1	药源性震颤
G25.3	肌阵挛
G25.4	药源性舞蹈症
G25.5	舞蹈症,非特指
C25.89	其他特定的锥体外系疾病和运动障碍
G90.3	自主神经系统多系统退变
R25.1	震颤,非特指

定义

运动功能障碍是指中枢神经系统病变所引起的运动功能、肢体姿态或肌肉骨骼系统异常的综合征。许多运动功能障碍是由基底核或者与其相连接的结构病变引起的(导致锥体外系疾病或者功能障碍),虽然小脑、大脑皮质和周围神经系统的病变也与之相关。非随意性运动功能障碍可以表现为过少(运动功能减退)或过多(运动过度)的运动。运动功能减退的问题包括帕金森病和帕金森样病症,例如进行性核上性麻痹,血管或创伤引起的帕金森综合征,以及多系统萎缩(其包括 Shy-Drager 综合征、直立性低血压综合征、纹状体黑质变性和橄榄体脑桥小脑变性等相关病症)。运动过度类疾病包括帕金森病和非帕金森病样震颤、抽动症、Gilles de la Tourette 综合征、肌张力障碍、运动失调(包括迟发性运动障碍)、面肌痉挛、手足徐动症、舞蹈症(包括亨廷顿舞蹈症)、偏侧投掷症、肌阵挛和扑翼样震颤[1]。

原发性震颤是最常见的运动障碍,在普通人群中发病率是帕金森病的 5~10 倍。美国有 100 万帕金森病患者,占 60 岁以上人群的 1%。特发性帕金森病约占所有帕金森样疾病的 85%,抗精神病药物引发的帕金森病占 7%~9%,血管性帕金森综合征占 3%,多系统萎缩占 2.5%,进行性核上性麻痹所占比例很小,约 1.5%。亨廷顿舞蹈症相对罕见,据估计其发病率低至 0.004%[2,3]。

症状

震颤是最常见的非随意性运动功能障碍,其特征是身体某部位的节律性抖动。根据震颤在何种情境下表现最明显来进行分类,更确切地说,是在静止或运动时伴有明显的震颤。运动相关性震颤被细分为姿势维持性震颤(姿势性或静态震颤,可以通过向前伸手臂进行测试);点到点的运动时发生的震颤(动作性或意向性震颤,可以通过指鼻试验测试);或某个特定动作引发的震颤(任务特异性震颤)。在静息状态下表现最明显的震颤仅与帕金森病或其他帕金森样疾病(如精神抑制药物产生的症状)相关[2,4]。

帕金森病患者通常表现为静止性震颤、运动缓慢或运动迟缓以及肌强直(参见第 142 章)。其他常见特征是面部表情运动减少而导致的"面具脸"、身体前屈及运动幅度减少(运动范围不足)。另外，其言语也可能变得柔和而音调单一(低音症)以及声音变小，字迹不易辨认(小写征)。步行变慢，步幅减小，通过一系列小步伐来实现转身(整体转动)[5,6]。与帕金森病相关的非运动功能障碍症状同样可以致残：疲劳、疼痛和神经精神障碍等[3]。除了帕金森病(震颤和僵硬)的特征性表现，下列综合征通常还包括以下特征[7]：

- Shy-Drager 综合征：自主神经功能障碍伴有明显的姿势性低血压。
- 进行性核上性麻痹：垂直凝视减少以及眼球运动减慢。
- 血管性帕金森综合征：早期痴呆伴有腱反射亢进。
- 多发性头部创伤，"拳击员帕金森综合征"：早期痴呆伴肌腱反射亢进。
- 橄榄脑桥小脑变性：明显的意向性震颤、失衡以及共济失调。

　　抽动障碍是身体同一部位或同一肢体在压力时刻，肌肉持续快速、刻板的非节律性收缩。常累及面部及颈部肌肉，伴发远离身体中线的旋转运动。此病常是家族性的，也常见于 5~10 岁的正常儿童，并随着青春期结束而消失。抽动秽语综合征的特征是运动和发声抽动持续超过 1 年，可能出现非故意的淫秽言行，而这种行为可能仅发生在少数患者身上，且较轻微和短暂[6,8]。

　　肌张力障碍是指持续或间歇性的肌肉收缩，常引起异常、非随意的运动和/或姿势。这种运动通常被描述为扭转的或模式化的。该病类似于手足徐动症，但其静态收缩持续时间更久。当涉及快速运动时，它常是重复且连续的。肌张力障碍常由自主运动引发，亦因情绪或身体的应激、焦虑、疼痛或疲劳而加剧。该症状常在睡眠时消失。肌张力障碍可以根据其受影响的肌肉分布进行分类。一般地，其分为：局灶性肌张力障碍(累及身体某个部位)，节段性肌张力障碍(累及身体相邻区域)或多部位肌张力障碍(累及两个或两个以上不连续的区域)。偏侧肌张力障碍仅累及单侧肢体。全身性肌张力障碍累及身体的大部分或全部。颈部肌张力障碍是最常见的局灶性肌张力障碍(详见第 5 章)。肌张力障碍也可以根据模式分布来分类。例如，面肌痉挛的症状通常开始于眼轮匝肌，之后再累及第Ⅶ对脑神经支配的其他肌肉[1,6,9]。

　　舞蹈病表现为非典型性、不可预测和忽动忽停的舞蹈样运动，会干扰正常的有目的的活动，这种运动迅速、不稳定且复杂。可以发生于身体的局部或全身，但通常累及口部结构，导致异常的言语和呼吸模式。迟发性运动障碍是一种与慢性中枢镇静药物使用相关的以舌面部非随意性、舞蹈样运动为特征的疾病。常见动作包括咀嚼、吮吸、面目狰狞、舔东西、"捕蝇舌征"、皱眉和咂嘴唇(口舌颊三联征)。躯干和四肢的舞蹈样运动可以伴有颈部和躯干的肌张力障碍。

　　手足徐动症的特点是不自主的、缓慢的、扭曲和重复的运动，比舞蹈症样的运动缓慢，并且比肌张力障碍持续时间更短。手足徐动症可以单独出现，也可以与其他运动障碍联合出现。会累及身体的任何部位，但通常累及面部和上肢远端。

　　共济失调是自主运动的协调能力丧失。共济失调是小脑疾病或连接小脑的传导通路受损的主要临床表现。

　　投掷症是一种不常见的疾病，由于肢体近端肌肉的大幅度运动，而导致手臂和腿部的甩动或抖动。当症状累及身体的一侧(最常见的表现)时，称为偏侧投掷症。

　　肌阵挛是中枢神经系统源性最常见的非随意运动障碍之一。其特点是肌肉或肌肉群突然的、不平稳的、不规律的收缩。它可以细分为刺激敏感性肌阵挛(反射性肌阵挛)，在意向性运动、肌肉拉伸或表浅刺激如触摸时出现。非刺激敏感的肌阵挛，在休息时出现(自发性肌阵挛)。肌阵挛性的运动可以是不规律的，也可以是周期性的[1,6]。

体格检查

　　全面的体格检查是排除运动障碍可治疗因素的关键，例如感染引起的(脑炎)，药物副作用引起的(迟发性运动障碍)，遗传因素(多动秽语综合征)或内分泌相关的(震颤相关的甲状腺毒症)等。

　　对认为有运动障碍的患者进行良好的神经系统检查有助于发现其潜在的致病因素，例如卒中(例如：脑血管性帕金森病，偏侧舞蹈症或共济失调)，肿瘤，脑外伤，或外周神经损伤相关的局灶性肌张力障碍。体格检查的另一些方面，通过详述异常运动的分布(肢体、躯干、头部、面部或全身)，类型(震颤、扭动、爆发力、僵硬)，频率(快速重复或缓慢持续)

以及总体强度(过度活跃或活动减弱)等,来界定异常运动类型。

例如,原发性震颤(老年性震颤)通常是快速细微的,常出现在要求患者伸展双臂时,而帕金森病震颤随着自主运动而减少。意向(小脑)性震颤缓慢而宽广,在目的性运动终末发生,正如患者执行手指鼻任务时的表现。除了小脑功能测试,上运动神经元综合征(反射亢进,痉挛,巴宾斯基征象的存在)的检查可以帮助检查者区分更常见的与卒中或脑损伤相关的运动障碍。

功能受限

功能受限取决于运动功能障碍的严重程度和类型。一些震颤和抽搐可能更多是外观和心理问题,而帕金森病导致的严重姿势障碍或卒中引起的共济失调则会明显降低行走或上肢控制能力。帕金森病患者会发生体态变化,如在患病多年后由前倾姿势发展为永久性驼背,许多身体活动需要额外的努力才能完成。随着帕金森病的恶化,手灵巧度受影响,从而影响许多日常活动,如穿衣、做饭、写字和用手操纵小的物件如硬币等[10]。大多数帕金森患者由于声音柔和、音调单一、声音沙哑、发音不准,加上面部表情受限(面具脸)而导致其沟通能力受限,30%的患者认为这是最主要的功能缺失。这些功能障碍对生活质量产生了负面影响,导致其工作效率下降,以及在大多数情况下,患者会放弃很多日常休闲活动。抑郁症和社交孤立症在帕金森病患者中很常见。

颈部肌肉张力障碍(斜颈)患者中,社会污名和功能损害都是主要问题,其中功能损害包括驾驶、阅读和涉及俯视以及使用双手的活动等。在另一种局灶性肌张力障碍患者中,如作家的或职业性痉挛,其症状出现于某种特定的姿势或体位(例如,患者能够在黑板上写字,却不能坐在桌子上写)。口颌肌张力障碍累及舌,导致舌头在说话或吞咽过程中出现异常运动。这种肌张力障碍导致言语和进食功能障碍。在亨廷顿舞蹈症中,伴随着舞蹈样运动,可观察到进行性痴呆以及情绪和行为异常。随着疾病的发展,舞蹈症的症状减少,更多的是帕金森症状和肌张力障碍症状(如活动受限,活动减少和步态不稳)。智力受损和精神异常的出现并快速进展是最主要的功能障碍特征[6]。

诊断分析

在大多数运动功能障碍的疾病中,例如帕金森病,迟发性运动障碍,原发性震颤和肌张力障碍,是根据临床检查和病史进行诊断,没有任何特异的检查是该病的确诊检查[5-7]。正电子发射断层扫描和单光子发射计算机断层扫描能够识别大脑多巴胺活性的改变。然而,目前还不清楚它们是否优于临床诊断[6]。例如,DaT 扫描(2011 年 FDA 批准以鉴别帕金森病与特发性震颤区)仅报告多巴胺转运蛋白异常,而不是帕金森的"诊断方法"。评估其他运动障碍的潜在原因,如卒中、创伤性脑损伤、脑积水的正常压力范围、肿瘤、感染和代谢或内分泌疾病,应行合适的检查,包括头部和脊柱 MRI 和 CT、脑脊液分析和血清分析。电诊断测试(肌电图和神经传导研究)在某些情况下可能是有用的,例如局灶性肌张力障碍,可以排除共存或作为病因的周围神经损害。脑电图通常有助于区分局限性癫痫发作和肌阵挛或其他重复运动表现。可能需要进行更多测试来明确或排除其他诊断,例如人类免疫缺陷病毒相关疾病,中枢神经系统感染,毒性接触,肝豆状核变性和精神疾病。当临床检查结果或症状表明存在吞咽困难时,应行视频荧光透视以便更加准确地描述吞咽功能障碍,并协助制订治疗计划。

鉴别诊断
癫痫发作
精神类疾病
强直,痉挛

治疗

早期治疗

治疗主要取决于存在哪种特定类型的运动功能障碍。治疗的目标是缓解症状并将功能损害降到最低。例如,当帕金森症状严重到可以引起不适或残疾时,开始药物治疗(图 134.1)。

抗帕金森药物替代多巴胺(左旋多巴),充当突触后(多巴胺)激动剂,通过阻止其代谢(儿茶酚-O-甲基转移酶,单胺氧化酶 B 抑制剂)或重建纹状体(抗胆碱能)中的多巴胺乙酰胆碱平衡来增加左旋多巴或多巴胺的利用率。左旋多巴与卡比多巴联合使用仍然是治疗帕金森病症状最有效的药物,但它通

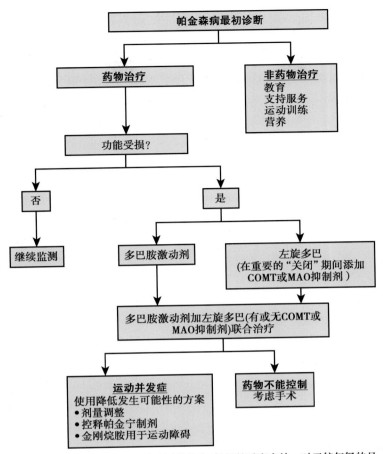

图 134.1　帕金森病药物管理算法。COMT，儿茶酚-O-甲基转移酶；MAO，单胺氧化酶

常不是新诊断患者的首选药物，尤其是对更年轻的患者。多巴胺激动剂溴隐亭，罗匹尼罗和普拉克索或罗替戈汀透皮贴剂可用作轻度早期的帕金森病的单一疗法，单胺氧化酶 B 抑制剂司来吉兰和雷沙吉兰也可如此。左旋多巴的疗效通常在用药后 3～5 年内失效，因此我们努力尝试其他药物治疗早期帕金森病。尽管有其他治疗，但有一个指导原则即对有症状且影响日常生活表现的患者应开始使用左旋多巴治疗。其长期使用与症状波动和运动障碍的进展有关。随着时间的推移，疾病恶化，患者左旋多巴给药的频率和所需的总剂量将增加，同时需要其他补充药物治疗，如多巴胺激动剂和单胺氧化酶 B 抑制剂，以帮助控制运动症状恶化波动[12]。对于具有显著"关闭时间"的患者，儿茶酚-O-甲基转移酶抑制剂恩他卡朋和托卡朋与左旋多巴/卡比多巴联合使用，可减缓其衰减并增加效益。因为已经有报道使用托卡朋导致肝脏疾病，因此需要监测肝功能。

　　目前较少使用抗胆碱能药物如苯海索和苯丙噻嗪，因为它们的副作用，且对强直和运动迟缓的疗效

有限。它们主要对以震颤为主要症状的更年轻患者有效[3,5,6]。

　　通过植入导管将左旋多巴/卡比多巴直接输注到小肠中，对有明显症状波动的帕金森病患者是有效的，目前正在美国进行临床试验[14]。普萘洛尔是治疗原发性震颤（最常见类型症状震颤）、任务特异性震颤和运动性震颤最有用的药物。其他 β 受体阻断剂的副作用较少但效果较差。抗惊厥药扑米酮和苯二氮䓬类药物氯硝西泮也能有效抗震颤。加巴喷丁和肉毒杆菌毒素注射或许有助于震颤治疗[1,2,6]。抽搐可用中枢镇静药治疗，匹莫齐特和氟哌啶醇通常有效，但其镇静效果限制了它们的应用。较新的非典型精神抑制药可能副作用较少，包括利培酮、喹硫平、奥氮平和氯氮平。其他药物也有一定的治疗效果，包括氯硝西泮、可乐定、钙通道阻滞剂和抗抑郁药[1,6]。抗胆碱能药物，如苯海索和苯并噻嗪，是广泛性和局灶性肌张力障碍年轻患者中最有效的口服药物。巴氯芬（口服或通过鞘内泵），卡马西平和苯二氮䓬类药物，如地西泮和氯硝西泮，有时是有效的。

多巴胺阻断剂或多巴胺消耗剂可用于治疗一些肌张力障碍患者。局灶肌张力障碍现在通常用肉毒杆菌毒素注射治疗（参见操作部分）[6]。

用非典型的抗精神病药如氯氮平和利培酮等替代典型抗精神病药，可以有效控制迟发性运动障碍患者的精神疾病，而不使其症状恶化。其他药物，如苯二氮䓬类药物，肾上腺素能拮抗剂和多巴胺受体激动剂，也可能有助于抑制异常运动。治疗迟发性运动障碍最重要的一步是限制使用中枢镇静药物来预防[15]。共济失调患者对药物治疗的反应较差；许多药物被宣称有效（如，普萘洛尔，异烟肼，卡马西平，氯硝西泮，色氨酸，丁螺环酮，促甲状腺激素），但没有一种药物被证实过有效性[16]。许多药物已被用于治疗肌阵挛，在某些情况下是有效的。一个有效的方法是根据神经生理学分类来进行治疗。例如，左乙拉西坦是治疗皮质肌阵挛的一线药物；氯硝西泮和丙戊酸钠也被用于治疗皮质肌阵挛。肉毒杆菌毒素注射用于治疗节段性和周围性肌阵挛[11]。

康复治疗

一般而言，治疗运动障碍患者的具体治疗方案多样。用于治疗帕金森病患者的康复方法是该类中研究最多的。最常见的治疗包括：牵伸，增强肌力，步态和跑步机训练，平衡和姿势训练，以功能为导向的 ADL 功能训练，有氧训练和认知功能强化。一些随机研究显示这些方法对帕金森病患者有益，例如改善步行速度，耐力，步长和平衡能力[17,18]。不足的是，没有关于治疗类型、频率或强度的共识。一般来说，推荐改善心血管健康的建议是平均每周 3 次，持续 3~4 个月，针对肌肉强化训练建议每周 2~3 天，持续至少 6 周。

帕金森病患者需要被建议尽一切可能维持适当的活动水平，因为身体活动会变得更加困难以及健康恶化风险的增加。练习的重点是身体维持良好的姿势（直立姿势）和姿势反射（对动态平衡刺激的反应）以及肢体运动范围和近端肌肉的肌力训练，从而帮助爬楼梯和站起来。锻炼的另一目标是恢复缺失的肢体交互运动，增加步长，并且能够使用跑步机训练。

可以通过视觉目标，例如地板上的标记，计数或有节奏地前进来打破冻结趋势。可通过升高坐位平面（椅子、马桶）以及安置扶手或栏杆（床边、浴缸边）来解决从坐到站的困难。虽然轮式助行器有助于行走，特别其具有防止后方不稳定功能，但是有明显姿势障碍的患者可能更喜欢较稳定的设备，例如超市购物车或扶在轮椅后步行。当上肢控制障碍影响有效和安全性时，则应提供适应性设备[19,20]。言语治疗有助于改善帕金森病患者的发音和音量，以及诊断治疗吞咽困难[21]。

治疗震颤，采取减少或减轻焦虑的措施（例如，生物反馈，放松练习），以及通过如重量或其他机械补偿来控制摆动偏移都是有效的[20]。改变生活方式包括限制咖啡因或其他可能会暂时增加症状的兴奋剂的摄入。此外，饮酒可能使许多患有特发性震颤得到短暂改善[2,6]。

拉伸运动可有效维持或恢复受累肢体关节活动度。或许可以通过肌肉再学习技术来治疗职业相关的局灶性肢体肌张力障碍（例如，作者或音乐家的痉挛），包括生物反馈。在肉毒杆菌毒素注射降低了肌张力障碍后，定期的拉伸运动计划可能有助于受累部位恢复全范围的活动度。一些患者使用所谓的感觉错觉来暂时缓解症状。这些通常涉及触摸或者叩击皮肤上的特定部位。另外，在某些患者中，某些类型的支具可以提供同样的刺激和相似的疗效[14,20]。

康复训练可以有效帮助共济失调的患者，帮助他们学习基本自我照护和职业活动的代偿技术，并评估重力手环或类似装置对减轻震颤的益处。步态训练和使用辅助设备进行步行可以预防跌倒并增强共济失调患者的活动能力。在手足徐动症、舞蹈症或亨廷顿病的疾病中，四肢谨慎增加负重有时可能会有所帮助。康复技术包括提高四肢协调和躯干稳定性、节律稳定、放松技术和生物反馈，这些都是合理的治疗方式[28]。

介入治疗

扳机点注射可以缓解局灶性肌张力障碍相关的肌肉疼痛（例如，斜颈）。肉毒杆菌毒素注射针对很多运动过度型障碍有效，包括局灶性肌张力障碍，震颤和肌阵挛[11,12]。

选择肉毒杆菌毒素肌内注射是基于对异常运动或姿势的主要临床模式的了解。通过触诊直接注射适用于一些浅表肌肉，尽管肌电图、超声波或电刺激引导通常用于肌肉定位。每个肌内注射一个或多个部位，数量根据肌肉的大小。剂量可变，但通常在 3 个月内不超过 400 单位总体剂量。根据肌肉大小，肉毒杆菌毒素 A 在小瓶中用不含防腐剂的生理盐水进行不同程度的稀释。例如，一块平均大小的肌肉，桡侧腕屈肌可以接受每 0.1mL 10 个单位的浓度。

用酒精或碘酒清洁擦拭皮肤并待其干燥。当使用肌电图或电刺激引导时,需要专门的针头,其外露尖端通过导线连接到记录或刺激装置。通常选择 37mm 长度和 27 号大小的针头;也常需用更大或更小的针头,具体取决于肌肉的大小和深度,对于成年患者,通常不需要预先麻醉;而对于儿童局部麻醉是有益处的。注射肉毒杆菌毒素时,注射器需要抽吸以防止注入血管中,这是注射的标准技术。注射前需获得知情同意。

遗传检测可以鉴别无症状患者的遗传性运动功能障碍。一项评估亨廷顿舞蹈症的研究,记录了疾病发生和进展的预测性标志物[13]。

技术设备

基因疗法是治疗遗传性运动障碍较有前景治疗措施。简单来说,基因疗法通过递送遗传物质来治疗疾病,目的是替换或纠正有缺陷的基因。在一些转基因研究中发现,它还可以作为一种治疗药物载体来治疗患病细胞。一些第一阶段研究发现基因疗法治疗帕金森病在安全性和潜在疗效方面都是成功的。不幸的是,目前为止还没有能成功实施第二阶段临床试验[29,30]。

聚焦超声治疗是一种先进技术,它引导声波束聚焦,使热凝聚于大脑的一小块区域。这是一种非侵入性的治疗方式,与 MRI 定位结合使用以破坏靶向组织。该方法在不产生电离辐射的情况下产生损伤,而优于放射疗法。聚焦超声治疗在 2016 年获得 FDA 批准并用于治疗原发性震颤。目前正在研究治疗帕金森病震颤和运动功能障碍[24]。

重复性经颅磁刺激(rTMS)是一种通过产生短暂的高强度磁场来刺激脑组织的无创技术。这是将电流通过放置在头皮上的磁场线圈来实现的。rTMS 疗效最初被注意到是在治疗抑郁症方面,在抑郁症治疗方面已获 FDA 的批准。一些研究人员已经研究了 rTMS 在各种运动功能障碍中的作用,特别是帕金森病、肌张力障碍和多动秽语综合征。尽管 rTMS 是有前景的治疗方式,但迄今为止,评估 rTMS 在运动障碍中有效性的结论是混杂的。研究的主要限制与不一致的结果、不同的刺激强度以及研究方案有关[25]。

可穿戴传感器、机器人和虚拟现实设备技术正在试验当中,以使帕金森病和其他运动功能障碍患者的功能最大化并改善其运动控制[26,27]。

手术

帕金森病患者症状严重或口服药物无效时,可考虑手术治疗。主要治疗方法包括深部脑刺激(DBS)或消融手术。

消融手术可对丘脑或苍白球靶向微量脑组织进行毁损(破坏)。最常使用立体定向放射外科手术手段,使用高剂量电离辐射或利用热量毁损靶向组织的射频消融。

DBS 过程中将电极放置在大脑的靶区(丘脑、苍白球或下丘脑核)。电极与刺激器相连,刺激器向靶区发送电脉冲,以减轻疾病症状。

DBS 已被证明是有效的,在治疗帕金森方面,已在很大程度上取代神经消融术,如丘脑切除术和苍白球切除术[1,6,22]。以下丘脑核为靶点的 DBS 已成为通过药物治疗而未获得满意的运动控制恢复效果患者的一线治疗技术[23]。

DBS 和消融手术也用于其他运动功能障碍的严重病例,例如震颤或肌张力障碍。此外,对于有肢体肌张力障碍的患者,当常规的治疗无效时,有时会进行外周毁损手术,例如肌切除术,神经切断术和周围神经去神经支配术。

潜在的疾病并发症

许多运动障碍,特别是帕金森病是进展性的,可导致肌力下降和活动受限、严重的肢体挛缩、食物误吸和呼吸受损、社会孤立及抑郁、智力障碍和痴呆。

潜在的治疗并发症

抗帕金森药物可能有许多副作用,包括恶心和其他胃肠道症状、嗜睡、精神错乱、幻觉、精神疾病和运动功能障碍。其他用于抑制不必要运动的药物也有类似的副作用。肉毒杆菌毒素通常耐受性良好,但可导致目标肌肉或邻近肌肉短暂的肌力减弱,包括吞咽困难。中枢神经系统结构的外科手术相关风险是相当大的,选择这些方案之前需要适当权衡[1,6,22]。

致谢

感谢 Kenneth H. Silver 博士,他是上一版书籍本章内容的作者。他的写作和贡献是本章更新的框架和基础。

(蒋佼佼 译　倪广晓 校　何红晨 审)

参考文献

1. Fahn S, Jankovic J, Hallett M. *Principles and practices of movement disorders*. 2nd ed. Philadelphia: Saunders Elsevier; 2011.
2. Schneider S, Deuschl G. Medical and surgical treatment of tremors. *Neurol Clin*. 2015;33:57–75.
3. Fernandez H. Updates in the medical management of Parkinson disease. *Cleve Clin J Med*. 2012;79:28–35.
4. Chen JJ, Lee KC. Nonparkinsonism movement disorders in the elderly. *Consult Pharm*. 2006;21:58–71.
5. Nutt J, Wooten G. Diagnosis and initial management of Parkinson's disease. *N Engl J Med*. 2005;353:1021–1027.
6. Jankovic J. Movement disorders. In: Daroff R, Fenichel G, Jankovic J, Mazziotta J, eds. *Bradley's neurology in clinical practice*. Philadelphia: WB Saunders; 2012:1762–1801.
7. Weiner WJ. A differential diagnosis of Parkinsonism. *Rev Neurol Dis*. 2005;2:124–131.
8. Scahill L, Sukhodolsky DG, Williams SK, Leckman JF. Public health significance of tic disorders in children and adolescents. *Adv Neurol*. 2005;96:240–248.
9. Albanese A, Bhatia K, Bressman S, et al. Phenomenology and classification of dystonia: a consensus update. *Mov Disord*. 2013;28(7):863–873.
10. Chapuis S, Ouchchane L, Metz O, et al. Impact of the motor complications of Parkinson's disease on quality of life. *Mov Disord*. 2005;20:224–230.
11. Caviness JN. Treatment of myoclonus. *Neurotherapeutics*. 2014;11:188–200.
12. Jinnah HA, Factor S. Diagnosis and treament of dystonia. *Neurol Clin*. 2015;33:77–99.
13. Tabrizi SJ, Scahill R, Owen G, et al. Predictors of phenotypic progression and disease onset in premanifest and early-stage Huntington's disease in the TRACK-HD study: analysis of a 36 month observational data. *Lancet Neurol*. 2013;12:637–649.
14. Santos-Garcia D, Macias M, Llaneza M, et al. Experience with continuous levodopa enteral infusion (Duodopa) in patients with advanced Parkinson's disease in a secondary level hospital. *Neurologia*. 2010;25:536–543.
15. Margolese HC, Chouinard G, Kolivakis TT, et al. Tardive dyskinesia in the era of typical and atypical antipsychotics. Part 2: incidence and management strategies in patients with schizophrenia. *Can J Psychiatry*. 2005;50:703–714.
16. Ogawa M. Pharmacological treatments of cerebellar ataxia. *Cerebellum*. 2004;3:107–111.
17. Corcos, et al. *Movement disorders*. 2013;28(No. 9).
18. Tomlinson CL, Patel S, Meek C, et al. Physiotherapy versus placebo or no intervention in Parkinson's disease. *Cochrane Database Syst Rev*. 2012;7:CD002817.
19. Suchowersky O, Gronseth G, Perlmutter J, et al. Practice parameter: neuroprotective strategies and alternative therapies for Parkinson disease (an evidence-based review). Report of the Quality Standards Subcommittee of the American Academy of Neurology. *Neurology*. 2006;66:976–982.
20. Francisco G, Kothari S, Schiess M, Kaldis T. Rehabilitation of persons with Parkinson's disease and other movement disorders. In: DeLisa JA, Gans BM, Walsh NE, eds. *Physical medicine and rehabilitation: principles and practice*. 4th ed. Philadelphia: Lippincott Williams & Wilkins; 2005:809–828.
21. Ramig L, Sapir S, Fox C, Countryman S. Changes in vocal loudness following intensive voice treatment (LSVT) in individuals with Parkinson's disease: a comparison with untreated patients and normal age-matched controls. *Mov Disord*. 2001;16:79–83.
22. Weaver FM, Follett K, Stern M, et al. Bilateral deep brain stimulation vs. best medical therapy for patients with advanced Parkinson disease: a randomized controlled trial. *JAMA*. 2009;301:63–73.
23. Poewe W, Mahlknecht. Movement disorders: new insights into disease mechanisms and treatment. 2014;13:9–11. www.thelancet.com/Neurology.
24. Focused Ultrasound Foundation. https://www.fusfoundation.org, Access date: 2017
25. Kamble N, Netravathi M, Pal P. Therapeutic applications of repetitive transcranial magnetic stimulation in movement disorders: a review. Elsevier Ltd; 2014. https://doi.org/10.1016/j.parkreldis.2014.03.018. Published online.
26. Sanchez-Ferro A, Maetzler W. Advances in sensor and wearable technologies for Parkinson's disease. *Mov Disord*. 2016;31:1257. https://doi.org/10.1002/mds.26746.
27. Abbruzzese G, et al. Rehabilitation for Parkinson's disease: current outlook and future challenges. *Parkinsonism Relat Disord*. 2016;22:560–564.
28. Giggins O, et al. Biofeedback in rehabilitation. *J Neuroeng Rehabil*. 2013;10:60.
29. O'Connor DM, Boulis NM. Gene therapy for neurodegenerative diseases. *Trends Mol Med*. 2015;21:504–512.
30. Kirik D, Cederfjall E, Halliday G, Petersen A. Gene therapy for Parkinson's disease: disease modification by GDNF family of ligands. *Neurobiol Dis*. 2017;97:179–188.

同义词

播散性硬化
局灶性硬化
岛屿状硬化

ICD-10 编码

G35　　多发性硬化

定义

多发性硬化症(multiple sclerosis,MS)是一种以中枢神经系统髓鞘和少突胶质细胞损伤,轴突和神经细胞受损较少为主要表现的炎症性疾病[1]。

据估计,MS 的患病数在美国为 45 万[2],全世界为 230 万[3]。该病通常在 20~40 岁发病[4],发病高峰在 30 岁,最晚发病至 70 岁[3]。女性的发病率是男性的 3 倍[5,6],并且白种人比其他种族更容易罹患此病[7]。最近的一项研究表明,MS 患者的无症状一级亲属需要进一步监测相关亚临床表现[8]。非裔美国人比白种人罹患的 MS 活动性更强[9]。

MS 常见的四种临床分型:

- 临床孤立综合征(clinically isolated syndrome, CIS):患者首次出现炎症性脱髓鞘症状,但尚无其他炎性损伤症状,可考虑 MS[10]。
- 复发-缓解型 RRMS:MS 中最常见的一型。患者经历神经功能急性恶化的发作,随后进入缓解期。患者在恶化发作后可能会产生后遗症。
- 继发性进展性 SPMS:患者最初经历一个复发-缓解过程,随后是疾病进展,伴或不伴急性再发或轻微缓解。大多数患者最终过渡到这个疾病过程。
- 原发进展型 PPMS:此类患者在初始发作后,症状即会不断恶化,完全不会缓解或改善[6,10]。

如果有明确的时间和地点证据表明经历两次发作,具有临床、实验室或影像学证据证实至少两个脑部或脊髓病变,则可诊断 MS[6]。证据可来自临床表现,磁共振成像,脑脊液分析或视觉诱发电位。需排

除可能产生此类症状的其他疾病(参见"鉴别诊断"框)[11]。最新的临床指南和修订版不再建议使用"临床明确 MS"或"疑似 MS";诊断评估结果采用是"MS","疑似 MS"或"非 MS"(表 135.1)[6]。

表 135.1　多发性硬化(MS)的诊断	
临床表现	诊断 MS 所需的附加证据
≥2 次的临床发作,客观临床证据提示≥2 个病灶	无
≥2 次的临床发作,客观证据提示 1 个病灶	通过 MRI 检查提示空间多发,或者 MRI 检测到≥2 个病灶符合 MS+阳性 CSF,或者等待再次临床发作
1 次临床发作,客观临床证据提示≥2 个病灶	通过 MRI 检查证实病灶的时间多发性或者两次临床发作
1 次临床发作,客观临床证据提示 1 个病灶(单一症状表现;临床孤立综合征)	通过 MRI 检查提示空间多发,或者≥2 次以上 MRI 检测到病灶符合 MS+CSF 阳性结果并及时传播,通过 MRI 证实的时间多发性或等待再次临床发作
提示 MS 神经功能障碍隐袭性进展	空间的多法性,表现为:①9 个或以上的 T$_2$ 像脑部病灶;②两个或以上的脊髓病灶;③4~8 个脑部病灶合并 1 个脊髓病灶或者与 4~8 个脑部病灶相关的不正常的 VEP,或 MRI 显示小于 4 个脑部病灶合并 1 个脊髓病灶和表现为 MRI 显示时间的多发性或 1 年的持续性进展

临床表现符合上述诊断指标,可明确诊断为 MS;当临床怀疑 MS,但不完全满足上述标准时,诊断为"疑似 MS";当充分探索了临床症状但症状不满足诊断标准时,可排除 MS。

CSF,脑脊液;MRI,磁共振成像;VEP,视觉诱发电位。

Reprinted with permission from McDonald WI, Compston A, Edan G, et al. Recommended diagnostic criteria for multiple sclerosis: guidelines from the International Panel on the diagnosis of multiple sclerosis. *Ann Neurol*. 2001;50:124.

症状

MS 的症状可能累及多个系统[10-12](表 135.2)。

表 135.2	多发性硬化常见症状
膀胱症状	尿频、尿急、尿潴留、尿失禁
肠道症状	便秘、大便急迫、大便失禁
小脑症状	共济失调、平衡不能、震颤
认知能力	注意力、记忆、执行功能障碍
疲劳	疲倦、耐力降低
情绪障碍	抑郁、焦虑、情绪不稳
运动	肌无力、肌痉挛
感觉症状	感觉缺失、感觉过敏
性功能障碍	性欲降低、勃起功能障碍
视觉功能	视觉丧失、复视

Reprinted with permission from Goldman MD, Cohen JA, Fox RJ, et al. Multiple sclerosis: treating symptoms, and other general medical issues. *Cleve Clin J Med*. 2006;73:178.

典型的运动症状通常包括无力和痉挛[11]。高达85%的 MS 患者可能出现痉挛症状,1/3 的患者可能会因为严重痉挛导致其生活质量的降低[13]。MS 患者可能报告为发作性痉挛或夜间痉挛。

MS 可能是导致身体各个部位感觉下降甚至缺失的原因,包括最常见的影响躯干的感觉水平。感觉异常(可能由患者描述为疼痛、针刺感或刺痛等不舒服的异常感觉)可发生在多达 50% 的 MS 患者中,最常见的是神经病症。莱尔米特征(Lhermitte sign)是一种类似电击的感觉,当颈部弯曲时,电击感会从脊柱向下辐射到腿部[10]。高达 40% 的 MS 患者可能会发生这种情况[12,14]。MS 患者可能出现多种疼痛综合征(表 135.3)[11]。视觉症状可能包括炎症导致的视神经发炎,通常表现为眼眶后疼痛或眼球运动疼痛[15]。视觉缺损的范围可从轻度扭曲到完全视觉丧失[15,16]。暗点可能表现为视野中的某一个区域,视力缺失或受损,色觉障碍是缺乏或完全没有辨色能力或者辨色力不足[15]。眼球运动障碍通常包括核间性眼肌麻痹和眼球震颤,表现为复视、视物模糊和阅读疲劳[15]。

表 135.3	多发性硬化疼痛综合征及其治疗方法		
疼痛综合征	急性或慢性	临床实例	治疗方法
神经痛	两者都有	三叉神经痛	加巴喷丁,100~900mg 每天 3 次或 4 次;卡马西平,200~400mg 每天 3 次(也可提供缓释形式);狄兰汀,每天 300~600mg;奥卡西平,每天 150~900mg;阿米替林,睡前每天 10~100mg;其他三环抗抑郁药巴氯芬(口服或鞘内注射)作为辅助治疗
脑膜刺激	急性	视神经炎	静脉注射皮质类固醇治疗潜在炎症
感觉疼痛	两者都有	皮肤感觉异常	与神经痛治疗方法一致
骨骼肌肉疼痛	慢性	痉挛或活动受限	康复(物理治疗和作业治疗) 辅助器具 非甾体抗炎药

Reprinted with permission from Goldman MD, Cohen JA, Fox RJ, et al. Multiple sclerosis: treating symptoms, and other general medical issues. *Cleve Clin J Med*. 2006;73:182.

小脑症状可能包括震颤,其范围从轻度到严重致残,粗大或精细运动均可受累,并且在休息时或有目的行动中发生。可能涉及身体的各个部位,包括头部、上肢或下肢以及躯干。

73% 的 MS 患者可能会出现便秘和大便失禁[17]。超过 70% 的 MS 患者可能患有膀胱功能障碍[17]。脊髓型 MS 病变可因逼尿肌的过度活动导致痉挛性小膀胱。通常表现为尿急、尿频、尿少,最终失禁[17]。膀胱活动不足可导致尿潴留和溢出性尿失禁。膀胱功能障碍通常与尿路感染(UTL)相关,可使 MS 症状恶化。性功能障碍通常包括男性的勃起和射精功能障碍,女性的阴道干燥,以及男性和女性的唤醒时间增加,生殖器感觉降低,性欲降低[17]。导致性功能障碍的因素包括疾病的进展,抗抑郁药,疲劳和抑郁[17]。

累及第Ⅶ, Ⅸ, Ⅹ 和Ⅻ 对脑神经时可能导致吞咽困难或吞咽障碍。这些症状表现为咳嗽,频繁清喉,抱怨食物"粘"在喉咙,体重减轻,声音微弱,窒息,甚至引发吸入性肺炎[18]。

据报道,有多达 90% 的 MS 患者常出现疲劳,在这些患者中有 60% 被认为是最致命的症状[14,17,19]。MS 相关的疲劳被描述为一种压倒性的疲劳感,精力不足,或超出预期的疲惫[14,17]。

多达 50% 的 MS 患者可能存在认知缺陷,表现为记忆、计划、注意力、判断力、问题解决和处理速度方面的问题[16,20-23]。经常有报告指出 MS 患者对热不耐受,在温暖或潮湿的环境中症状加重[24]。

体格检查

视神经炎可导致视神经或眼球后神经炎,表现为急性视力丧失。即使在治疗之后,视力缺陷也可能持续存在,表现为视力下降,特别是在昏暗的光线下,或出现视野盲区,成为盲点(scotomas)。内侧纵束脱髓鞘可导致不同程度的眼球水平震颤,第Ⅲ对脑神经受累可表现为瞳孔持续性扩大。眼肌的力量和协调性减弱可导致复视。在年轻 MS 患者中,由于使用皮质类固醇,可引发白内障。视觉问题可能会随着压力、温度升高和感染而恶化[15]。

言语功能障碍可能包括构音障碍,流利程度降低,口齿不清,语速减慢,最终导致难以使人理解。

感觉测试可能会显示针刺觉、温度觉、本体感觉或振动觉的缺陷。感觉平面改变可能很明显。

徒手肌力测试可以显示不同程度的肌肉力量减退。患者在步态过程中可能表现为肢体控制不良或足部间隙不足。痉挛步态也是运动损害的一种表现。小脑受累可表现为辨距不良,指鼻试验和跟膝胫试验不协调。Ashworth 量表(或改良 Ashworth 量表)[19,25] 通常用于测量痉挛程度,88 项多发性硬化症痉挛程度量表(88-item multiple sclerosis spasticity scale)是评价 MS 患者痉挛影响的可靠和有效的指标[26,27]。

在病程早期,腱反射倾向于过度活跃。反射减弱或反映受损的节段水平。皮质脊髓束受累的表现较明显,伴有不对称的足底反射或腹壁反射消失。腱反射也可以是不对称的,在多个不同的位置测试腱反射以确定结果的一致性。

认知测试可能发现包括记忆、解决问题能力、判断和集中注意力等多种缺陷。

功能受限

MS 的缺陷组合导致日常生活活动和行动困难。肌无力,共济失调,痉挛或感觉缺失可能因单个或多个原因组合在一起导致 MS 患者跌倒。除了可能的伤害,患者可能会由于害怕反复跌倒而导致活动减少。活动减少本身会导致进一步的肌力减退,耐力的降低和独立性的降低。虚弱或痉挛也会导致进食和自我照顾方面的困难,从而使 MS 患者需要个人护理人员。多发性功能组合(The MS functional composite,MSFC)是由美国多发性硬化协会(The National Multiple Sclerosis Society)[28,29] 的一个工作组开发的一种临床测量方法,主要用于临床试验。该量表测量项目包括步行,手臂和手的功能,以及认知功能,并且被发现比 Kurtzke 扩展残疾状态量表(Expanded Disability Status Scale,EDSS)具有更好的信度,敏感性和效度。

肠道和膀胱功能障碍可能会使患者在社区生活中发生许多令人尴尬的时刻,导致 MS 患者害怕离开家或因在他们计划访问的地区寻找卫生间的位置而分心,很多人都穿尿布或使用导尿管。对膀胱失禁的恐惧也可能使患者减少液体摄入量,最后导致脱水。

抑郁、失眠和疲劳都会导致活动不耐受。

视觉缺陷可能会限制例如驾驶和阅读等活动,从而限制工作和娱乐的参与。

诊断研究

磁共振成像是 MS 诊断和治疗中最重要的检查[30,31]。钆的使用可以增强活跃性炎性病变,代表血-脑屏障破坏的区域。T_2 加权像上的高信号病变如果位于大脑白质,尤其是胼胝体、脑室周围区域和脑干,则对 MS 的诊断更具特异性[6]。

当磁共振成像结果而不是临床发现支持 MS 的诊断时,脑脊液检查、视觉诱发电位和脑干听觉诱发电位可以帮助诊断 MS[6,24,32]。

鉴别诊断

急性播散性脑脊髓炎
脑血管病
原发性脑血管炎
系统性红斑狼疮
结节性多动脉炎
家族性海绵状血管瘤
视网膜静脉周围炎伴神经系统受累
干燥综合征
炎性中枢神经系统疾病
移行性感觉神经炎
遗传性疾病
莱姆病(关节炎)
慢性疲劳综合征
脑膜炎,神经型布鲁氏菌病
神经系统结节病
癌症的转移和远期效应
多发性转移
副肿瘤综合征
维生素 B_{12} 缺乏
重症肌无力
人类 T-淋巴病毒 1 相关脊髓病
获得性免疫缺陷综合征脊髓病
其他人类免疫缺陷病毒综合征
成人脑白质营养不良
带状疱疹脊髓炎
蛛网膜炎

治疗

早期治疗

　　MS 患者的治疗需要采用多学科的方法,应该考虑到这些症状的后果,仔细确定症状。患者和家属的教育应包括在任何涉及 MS 患者的初始治疗计划中。提供均衡饮食的信息[33,34],包括充足的液体摄入量、体重控制和适当的运动[35]。鼓励患者尽可能长时间地继续工作和参与娱乐活动。某些活动可能需要适当修改或调整才能继续进行。医疗服务提供者、家庭和患者应密切监测情绪稳定,特别注意心情,因为抑郁症等情况可能会导致残疾。残疾人停车牌可以使 MS 残疾患者更方便地驾驶和停车。

　　使用大剂量甲泼尼龙 3~5 天已被确定为急性复发的有效治疗[36,37]。这可以在家庭或医院环境中使用,具有类似的效果[38]。美国食品药品管理局(the US Food and Drug Administration,FDA)批准了 14 种 MS 疾病改良药物,应在诊断为复发性 MS 后,或在排除其他疾病的第一次临床事件后尽快启动[2]。自注射剂包括:达利珠单抗,干扰素 β-1a,聚乙二醇干扰素 β-1a,干扰素 β-1b 和醋酸玻璃体。口服药物包括:富马酸二甲酯、特氟米特和菲奥利莫特。静脉药物有:米托蒽醌、纳他利珠单抗和阿仑珠单抗[2]。

　　达拉法普林于 2010 年获得 FDA 批准,专门用于改善 MS 患者的步行能力。

　　痉挛的管理可能比较复杂(见第 154 章)。一些患者使用痉挛来协助转移或步态。因此,只有当痉挛干扰了活动或日常生活活动时,才应该治疗痉挛。第一步是寻求和治疗有害刺激,如疼痛或感染,特别是尿路感染(urinary tract infection,UTI),因为这些刺激会加剧痉挛[39]。治疗选项包括物理治疗(见下文康复治疗部分),口服或鞘内药物,以及神经或肌肉阻滞[39]。

　　口服巴氯芬是一种常用的一线治疗方法,每天 2 次或 3 次开始服用 5mg,并按分次剂量滴定至 FDA 建议的每天最大 80mg。严重痉挛的患者可能需要并且已经证明可以耐受更高的剂量(高达 160mg/d)[40,41]。替扎尼定是一种 α-肾上腺素能受体拮抗剂,已被证明可有效地减少 MS 患者的肌张力[42,43]。剂量应从 2mg 开始,并以三个分剂量缓慢增加到 24~36mg/d 的有效剂量[39]。药物副作用包括镇静,口干和虚弱。与巴氯芬相比,替扎尼定可能导致较少的虚弱,但可引起更严重的口干[44],GABA 能药物加巴喷丁和普瑞巴林已被证明具有抗痉挛特性[39],并可用作除巴氯芬

或替扎尼定外的单一疗法药物,镇静是该类药物最常见的副作用。苯二氮䓬类药物如地西泮 5~7.5mg 和氯硝西泮 0.5~1.5mg 可产生镇静作用,因此最好在睡前使用以治疗夜间痉挛。同时,需警惕他们有上瘾的潜在危险。

　　三线口服抗痉挛选择是丹曲林钠,一种直接作用的肌肉松弛药[39]。它可能是对于伴有严重痉挛的非卧床的 MS 患者最好的治疗手段,MS 患者可能不受由此产生的肌无力的影响。

　　MS 患者的背部痉挛可能对环苯并比林(环苯扎林,肌肉松弛药)有反应。顽固性痉挛可通过肌肉或神经阻滞或鞘内给注射氯芬(见痉挛治疗部分)来控制。超过 50% 的 MS 患者出现膀胱功能障碍,并可能影响社会和职业活动[41]。应首先通过尿液分析和尿液培养来评估膀胱功能障碍,以确定是否存在尿路感染。UTI 患者应该适当使用抗生素治疗。如果抗生素治疗后没有感染或改善,通过超声检测残余尿量(postvoid residual,PVR)可以帮助确定排空失败(PVR>200mL)或储存失败(PVR<200mL)等功能障碍[41]。尿动力学研究可以帮助确定是否存在逼尿肌反射亢进,逼尿肌-括约肌协同失调,或逼尿肌反射障碍。膀胱功能障碍的非药理学干预包括定时排尿,最大限度地减少膀胱刺激物(如咖啡因)的摄入,以及调节液体摄入量。逼尿肌过度活跃可能对抗胆碱能药物产生反应,如非选择性毒蕈碱类药物,奥昔布宁(尿多灵),托特罗定(底特律),托斯匹林(曲司氯铵片)和非索特罗定(富马酸)。可替换地使用选择性 M2-受体拮抗剂和 M3-受体拮抗剂,达非那新和琥珀酸索利那新(卫喜康)[17]。抗胆碱药物的主要副作用包括口干和便秘。经皮给药奥昔布林可引起更少的副作用。A 型肉毒素对逼尿肌的注射对逼尿肌反射亢进的患者有效。逼尿肌活动不足最好用清洁间歇导尿术(clean intermittent catheterization,CIC)处理[41]。胆碱能药物,如羟乙基胆碱(尿嘧啶)和坦索罗辛也可以减少膀胱尿量[17,41]。CIC 联合抗胆碱能药物可能对逼尿肌-括约肌协同失调有效[17,41]。有 MS 同时伴膀胱功能障碍的患者最终可能需要通过耻骨上导管持续引流。对于药物反应不佳的复杂病例或需要进行耻骨上插管的患者,可能需要泌尿外科会诊,以确定下一步的检查及治疗。手术治疗[43]可能是必要的。

　　如果问题是勃起功能障碍,对于 MS 男性患者的性功能障碍,可以用口服药物如西地那非、伐地那非和他达拉非进行治疗[44]。尿道内或阴茎内注射罂

粟碱或前列地尔、机械振动器和真空装置也可促进勃起[44]。性功能障碍的治疗应包括咨询和教育[44]。西地那非可有助于改善 MS-女性患者的润滑及性功能障碍[45,46]。

直肠功能障碍表现为便秘,最好的管理方法是建立肠道计划。这包括充足的液体摄取,纤维膳食的加入,遵守排便时间表,生物反馈,保持体力活动和明智的药物使用[17,20]。每天的液体摄入量应该不少于 8 杯。纤维膳食存在于生水果和蔬菜、全谷类、坚果和种子等食物中。排便最有可能发生在饭后不久,当胃肠反射导致肠道内容物运动增加时;允许最多 30min 不间断的时间。大量成形剂,大便软化剂,泻药,直肠刺激剂,例如栓剂,或偶尔可以使用灌肠以促进排便。腹泻可以通过每天服用一次没有额外液体的成形剂来控制,就像治疗便秘一样。对于伴有大便失禁的慢性腹泻患者,可使用洛哌丁胺(loperamide)等药物来减缓肠道活动[20]。检查应设法消除其他引起腹泻的原因,如艰难梭菌感染或乳糖不耐受。

能造成疲劳的因素应被排除或作为鉴别诊断和处理。常见因素有甲状腺功能障碍、贫血、睡眠障碍、感染和镇静药物的使用[17,20]。治疗应包括非药物治疗(表 135.4)[47-49],如有必要,还应进行药物干预。一线药物包括金刚烷胺[50,51],开始剂量为 100mg,在清晨和下午早些时候使用。也可使用莫达非尼[50],100~400mg 晨服。匹莫林(pemoline)和哌甲酯是三线药物[15]。阿司匹林已被证明可以改善 MS 患者的疲劳[51,52]。

表 135.4　多发性硬化患者疲劳管理的非药理学干预

干预	方法
治疗加剧疲劳的潜在因素	睡眠障碍的矫正,治疗抑郁 甲状腺异常的药物治疗,药物不良反应的管理
提高身体素质提高移动能力	有氧训练 物理治疗和作业治疗 正确使用活动辅助设备和技术的指导
教会节省体能	定时休息 简化工作
教会冷却技术	避免过热 使用冷却背心或其他服装

Reprinted with permission from Crayton HJ, Rossman HS. Managing the symptoms of multiple sclerosis: a multimodal approach. *Clin Ther.* 2006;28:449.

MS 患者的多发性疼痛综合征可以接受非药理学和药理学干预(表 135.3)[11,14,53,54]。

认知障碍可在与家人、同事和朋友的日常互动中检测到,也可在与言语障碍矫正师(speech-language pathologists,SLP)、物理治疗师和作业治疗师的互动中检测到。正式的神经心理学测试可以确定即使是细微的认知障碍的存在和严重程度[16]。SLP 可以教授代偿技术,例如重复和维护记忆书。多奈哌齐没有显示改善 MS 相关的认知功能障碍[55,56]。用抗抑郁药和咨询来识别及治疗抑郁是有帮助的。

大剂量甲泼尼龙静脉注射后,炎症引起的急性视觉障碍可能会更快地改善。棱镜镜片可有助于补偿复视。应该避免定期使用眼罩,因为这可能会阻止大脑学习补偿复视;眼罩的使用仅限于特定的活动时,如看电视或阅读。

康复治疗

MS 中的康复被定义为"帮助一个人实现和保持最大的生理、心理、社会和职业潜力以及与生理损伤、环境和生活目标相一致的生活质量的过程"。减少痉挛的物理治疗干预包括一系列的运动练习、伸展、站立、有氧运动和放松技术[54]。

物理治疗师还可以通过训练患者使用各种辅助设备来补偿肌无力和疲劳,从而提高灵活性。物理治疗师也可以使用经皮神经电刺激来辅助疼痛管理。物理治疗师可以教会患者有氧运动以防止缺氧,提高耐力,从而延缓或最小化疲劳的影响[35,54]。MS 可能会由于脱髓鞘神经"短路"导致肌无力。如果患者运动到疲劳点,可能会变得更糟。锻炼计划应该个性化,并随着患者病情的变化而调整[35,54]。作业治疗师可以教会患者使用适应性设备和技术以节约体能和简化工作,帮助减轻疲劳的影响[55]。

男性较少出现共济失调和震颤的症状。远端肢体或辅助设备上的加权器具和重量可以减轻震颤对患者功能的影响[17]。作业治疗师教会患者的补偿技术可以改善患者日常生活活动[55]。治疗震颤的药物包括 β 受体阻滞剂、丁螺环酮和氯硝西泮[17]。

SLP 可以教授患者提高语音清晰度的技巧。各种口腔运动练习可以帮助保持口腔肌肉协调[57]。吞咽功能障碍应通过透视吞咽功能检查来评估。SLP 还可以帮助确定吞咽困难患者最安全的食物质地[57]。严重的吞咽困难可能需要放置胃造瘘管,以获得主要营养[57]。SLP 和/或神经心理学家也可以解决认知缺陷[57]。

职业康复顾问可以在帮助残疾 MS 患者重新融入工作中的过程中发挥重要的作用。

痉挛治疗

肌肉或神经阻滞应保留给部分痉挛的张力或针对全身性痉挛的患者有靶点的使用阻滞,如影响如厕的髋部内收肌痉挛。最常用的药剂是肉毒杆菌毒素和苯酚[39]。肌内注射肉毒毒素到特定肌肉通常在 1 周内生效,在 2~3 周内达到高峰,持续 3~4 个月。副作用可能包括肌肉无力,萎缩和扩散到其他肌肉。肉毒杆菌毒素的最大推荐剂量为 400U,最小间隔为 3 个月[39,58]。由于中和抗体的发展,可能会产生耐药性。苯酚的神经溶解作用通常持续 3~12 个月,并且注射可以重复。其副作用包括局部疼痛、水肿和纤维化。鞘内苯酚已用于常规抗痉挛治疗无效的患者[39]。

技术设备

可选用高级康复技术设备和附件治疗 MS 患者,包括个性化配置的手动和电动轮椅、座椅和体位训练系统以及其他需要专业评估、配件设计、调整和编程的专业设备[59]。这些设备不包含在 Medicare 认可的耐用医疗设备(Durable Medical Equipment)项目内。

手术

当口服抗痉挛药物或肌肉和神经阻滞不耐受或无效时,从植入腹部的泵鞘内给药巴氯芬是合理的选择[59]。在极少数情况下,严重痉挛可能需要使用立体定向放射手术或脑深部刺激(deep brain stimulation,DBS)[60] 技术,难治性震颤适用于 DBS[61,62],丘脑刺激或丘脑切开术治疗[61-63]。三叉神经痛可以接受伽马刀放射外科治疗[64,65]。对于无法保守治疗的逼尿肌反射亢进患者,扩大膀胱成形术可以是一种治疗选择[43]。膀胱括约肌切开术或输尿管支架是患有逼尿肌过度活动或协同障碍的男性的选择[43]。耻骨上膀胱造口术,回肠膀胱失禁造口术和骶神经刺激可能对有膀胱功能障碍的 MS 患者有益。

潜在的疾病并发症[43]

MS 有可能以这样一种方式进展,使患者在身体和认知上都严重残疾。吞咽困难导致吸入性肺炎,从而导致死亡。颈椎病或脑干严重脱髓鞘可导致呼吸衰竭。与相对静止有关的并发症包括肺炎、深静脉血栓形成、肺栓塞和压疮。神经源性膀胱可能导致尿路感染甚至尿毒症。在 MS 患者的样本人群中,50% 的死亡原因是肺炎、肺栓塞、吸入性肺炎、尿毒症和压疮,呼吸并发症是死亡的主要原因[66]。如果不包括自杀,其他死亡人数与一般人群相似[67]。MS 患者的预期寿命可能比一般人群少 6~7 年[68]。

潜在的治疗并发症

皮质类固醇可引起多种不良反应,包括骨质疏松症、免疫抑制、水肿、白内障、青光眼、缺血性坏死和肌病。干扰素 β-1b 和 β-1a 可能导致流感样症状和注射部位反应。持续使用干扰素可能会导致抗体的产生,使其效力降低[69]。巴氯芬和其他抗痉挛药物会导致肌无力、嗜睡和眩晕[39]。如果突然停止口服或鞘内巴氯芬治疗,可能会出现幻觉或癫痫发作[39]。治疗剧烈疼痛的阿片类药物和治疗震颤和痉挛的苯二氮䓬类药物可能会被滥用。丹曲林或替扎尼定治疗痉挛可能导致肝炎,应特别在前 4 个月监测转氨酶[22]。抗抑郁药可能会导致性功能障碍。

(马惠 译 牛陵川 校 何红晨 审)

参考文献

1. Polman CH, et al. Diagnostic criteria for multiple sclerosis: 2010 revisions to the McDonald criteria. *Ann Neurol.* 2011;69(2):292–302.
2. The use of disease modifying therapies in multiple sclerosis: principle and current evidence. A consensus paper by the Multiple Sclerosis Coalition. Updated 2016. http://www.nationalmssociety.org/for-professionals/healthcare-professionals/publications/clinical-bulletins/index.aspx. Accessed January 2017.
3. Browne, et al. Atlas of multiple sclerosis 2013: a growing global problem with widespread inequity. *Neurology.* 2014;83:1022–1024.
4. Wingerchuk DM. Environmental factors in multiple sclerosis: Epstein-Barr virus, vitamin D, and cigarette smoking. *Mt Sinai J Med.* 2011;78(2):221–230.
5. Dunn Steinman. *JAMA Neurol.* 2013;70(5):634–635.
6. Bove, et al. The role of gender and sex hormones in determining the onset and outcome of multiple sclerosis. *Mult Scler.* 2014;20(5):520–526.
7. Evans, et al. Incidence and prevalence of multiple sclerosis in the Americas: a systematic review. *Neuroepidemiology.* 2013;40(3):195–210.
8. Xia Z, Steele SU, Bakshi A, et al. Early evidence of multiple sclerosis in high-risk family members. *JAMA Neurol.* Published online January 17, 2017.
9. Kimbrough DJ, Sotirchos ES, Wilson JA, et al. Retinal damage and vision loss in African American multiple sclerosis patients. *Ann Neurol.* 2015;77(2):228–236.
10. Lublin, et al. Defining the clinical course of multiple sclerosis: the 2013 revisions. *Neurology.* 2014;83(3):278–286.
11. National Multiple Sclerosis Society. Other conditions to rule out. https://www.nationalmssociety.org. Accessed January 2017.
12. National Multiple Sclerosis Society. MS symptoms. https://www.nationalmssociety.org. Accessed January 2017.
13. Ben-Zacharia AB. Therapeutics for multiple sclerosis symptoms. *Mt Sinai J Med.* 2011;78(2):176–191.
14. Maloni H. Pain in multiple sclerosis. *Clin Bull Natl MS Soc.* 2016. http://www.nationalmssociety.org/for-professionals/healthcare-professionals/publications/clinical-bulletins/index.aspx. Accessed Jan-

uary 2017.

15. Goldman MD, et al. Multiple sclerosis: treating symptoms, and other general medical issues. *Cleve Clin J Med.* 2006;73(2):177–186.

16. National Multiple Sclerosis Society. Vision problems in multiple sclerosis. https://www.nationalmssociety.org. Accessed January 2017.

17. Rizzo MA, et al. Prevalence and treatment of spasticity reported by multiple sclerosis patients. *Mult Scler.* 2004;10(5):589–595.

18. Martinelli Boneschi F, et al. Lifetime and actual prevalence of pain and headache in multiple sclerosis. *Mult Scler.* 2008;14(4):514–521.

19. Fiest, et al. Fatigue and comorbidities in multiple sclerosis. *Int J MS Care.* 2016;18:96–104.

20. Graves J, Balcer LJ. Eye disorders in patients with multiple sclerosis: natural history and management. *Clin Ophthalmol.* 2010;4:1409–1422.

21. Samkoff LM, Goodman AD. Symptomatic management in multiple sclerosis. *Neurol Clin.* 2011;29(2):449–463.

22. Poorjavad M, et al. Oropharyngeal dysphagia in multiple sclerosis. *Mult Scler.* 2010;16(3):362–365.

23. Amato MP, et al. Cognitive impairment in early stages of multiple sclerosis. *Neurol Sci.* 2010;31(suppl 2):S211–S214.

24. Amato MP, Portaccio E. Management options in multiple sclerosis-associated fatigue. *Expert Opin Pharmacother.* 2012;13(2):207–216.

25. Platz T, et al. Clinical scales for the assessment of spasticity, associated phenomena, and function: a systematic review of the literature. *Disabil Rehabil.* 2005;27(1–2):7–18.

26. Frohman TC, et al. Symptomatic therapy in multiple sclerosis. *Ther Adv Neurol Disord.* 2011;4(2):83–98.

27. Hobart JC, et al. Getting the measure of spasticity in multiple sclerosis: the multiple sclerosis spasticity scale (MSSS-88). *Brain.* 2006;129(Pt 1):224–234.

28. Chiaravalloti ND, DeLuca J. Cognitive impairment in multiple sclerosis. *Lancet Neurol.* 2008;7(12):1139–1151.

29. Ontaneda D, et al. Revisiting the multiple sclerosis functional composite: proceedings from the National Multiple Sclerosis Society (NMSS) Task Force on Clinical Disability Measures. *Mult Scler.* 2012;18(8):1074–1080.

30. Goretti B, et al. Impact of cognitive impairment on coping strategies in multiple sclerosis. *Clin Neurol Neurosurg.* 2010;112(2):127–130.

31. Simon JH. MRI outcomes in the diagnosis and disease course of multiple sclerosis. *Handb Clin Neurol.* 2014;122:405–425.

32. Leavitt VM, et al. Warmer outdoor temperature is associated with worse cognitive status in multiple sclerosis. *Neurology.* 2012;78(13):964–968.

33. Schapiro RT. Diet and nutrition. In: *Managing the Symptoms of Multiple Sclerosis*; 2003.

34. Doring A, et al. Exercise in multiple sclerosis – an integral component of disease management. *EPMA J.* 2011;3(1):2.

35. Sellebjerg F, et al. EFNS guideline on treatment of multiple sclerosis relapses: report of an EFNS task force on treatment of multiple sclerosis relapses. *Eur J Neurol.* 2005;12(12):939–946.

36. Chataway J, et al. Home versus outpatient administration of intravenous steroids for multiple-sclerosis relapses: a randomised controlled trial. *Lancet Neurol.* 2006;5(7):565–571.

37. Lamore R, et al. Dalfampridine (Ampyra) an aid to walking in patients with multiple sclerosis. *P T.* 2010;35(12):665–669.

38. Kheder A, Nair KP. Spasticity: pathophysiology, evaluation and management. *Pract Neurol.* 2012;12(5):289–298.

39. Chou R, Peterson K, Helfand M. Comparative efficacy and safety of skeletal muscle relaxants for spasticity and musculoskeletal conditions: a systematic review. *J Pain Symptom Manage.* 2004;28(2):140–175.

40. Smith CR, et al. High-dose oral baclofen: experience in patients with multiple sclerosis. *Neurology.* 1991;41(11):1829–1831.

41. Holland NJ, Reitman NC. Bladder dysfunction in multiple sclerosis. *Clin Bull Natl MS Soc.* 2012. http://www.nationalmssociety.org/for-professionals/healthcare-professionals/publications/clinical-bulletins/index.aspx. Accessed January 2017.

42. Malanga G, Reiter RD, Garay E. Update on tizanidine for muscle spasticity and emerging indications. *Expert Opin Pharmacother.* 2008;9(12):2209–2215.

43. Litwiller SE, Kalota SJ. Surgical management of bladder dysfunction in multiple sclerosis. *Clin Bull Natl MS Soc.* 2012. http://www.nationalmssociety.org/for-professionals/healthcare-professionals/publications/clinical-bulletins/index.aspx. Accessed January 2017.

44. Foley FW, Beier M. Assessment and treatment of sexual dysfunction in multiple sclerosis. *Clin Bull Natl MS Soc.* 2015. http://www.nationalmssociety.org/for-professionals/healthcare-professionals/publications/clinical-bulletins/index.aspx. Accessed January 2017.

45. Dasgupta R, et al. Efficacy of sildenafil in the treatment of female sexual dysfunction due to multiple sclerosis. *J Urol.* 2004;171(3):1189–1193; discussion 1193.

46. O'Connor AB, et al. Pain associated with multiple sclerosis: systematic review and proposed classification. *Pain.* 2008;137(1):96–111.

47. Crayton HJ, Rossman HS. Managing the symptoms of multiple sclerosis: a multimodal approach. *Clin Ther.* 2006;28(4):445–460.

48. Lapierre Y, Hum S. Treating fatigue. *Int MS J.* 2007;14(2):64–71.

49. Nick ST, et al. Multiple sclerosis and pain. *Neurol Res.* 2012;34(9):829–841.

50. O'Carroll CB, et al. Is donepezil effective for multiple sclerosis-related cognitive dysfunction? A critically appraised topic. *Neurologist.* 2012;18(1):51–54.

51. Krupp LB, et al. Multicenter randomized clinical trial of donepezil for memory impairment in multiple sclerosis. *Neurology.* 2011;76(17):1500–1507.

52. Shaygannejad V, et al. Comparison of the effect of aspirin and amantadine for the treatment of fatigue in multiple sclerosis: a randomized, blinded, crossover study. *Neurol Res.* 2012;34(9). 854–848.

53. National Multiple Sclerosis Society. Multiple Sclerosis: A Focus on Rehabilitation. 5th ed. (pdf) http://www.nationalmssociety.org/for-professionals/healthcare-professionals/publications/clinical-bulletins/index.aspx. Accessed January 2017.

54. Provance PG. Physical therapy in multiple sclerosis rehabilitation. *Clin Bull Natl MS Soc.* 2011. http://www.nationalmssociety.org/for-professionals/healthcare-professionals/publications/clinical-bulletins/index.aspx. Access date January 2017.

55. Finlayson M. Occupational therapy in multiple sclerosis rehabilitation. *Clin Bull Natl MS Soc.* 2011. http://www.nationalmssociety.org/for-professionals/healthcare-professionals/publications/clinical-bulletins/index.aspx. Accessed January 2017.

56. Giusti A, Giambuzzi M. Management of dysphagia in patients affected by multiple sclerosis: state of the art. *Neurol Sci.* 2008;29(suppl 4):S364–S366.

57. Benedict RHB. Cognitive dysfunction in multiple sclerosis rehabilitation. *Clin Bull Natl MS Soc.* 2011. http://www.nationalmssociety.org/for-professionals/healthcare-professionals/publications/clinical-bulletins/index.aspx. Accessed January 2017.

58. Francisco GE. Botulinum toxin: dosing and dilution. *Am J Phys Med Rehabil.* 2004;83(suppl 10):S30–S37.

59. Complex Rehab Technology: National Multiple Sclerosis Society Position Statement. 2016. http://www.nationalmssociety.org/Get-Involved/Advocate-for-Change/Current-Advocacy-Issues/Complex-Rehab-Technology. Accessed January 2017.

60. Erwin A, et al. Intrathecal baclofen in multiple sclerosis: too little, too late? *Mult Scler.* 2011;17(5):623–629.

61. Patwardhan RV, et al. Neurosurgical treatment of multiple sclerosis. *Neurol Res.* 2006;28(3):320–325.

62. Schuurman PR, et al. Long-term follow-up of thalamic stimulation versus thalamotomy for tremor suppression. *Mov Disord.* 2008;23(8):1146–1153.

63. Yap L, Kouyialis A, Varma TR. Stereotactic neurosurgery for disabling tremor in multiple sclerosis: thalamotomy or deep brain stimulation? *Br J Neurosurg.* 2007;21(4):349–354.

64. Hassan A, et al. Surgical therapy for multiple sclerosis tremor: a 12-year follow-up study. *Eur J Neurol.* 2012;19(5):764–768.

65. Zorro O, et al. Gamma knife radiosurgery for multiple sclerosis-related trigeminal neuralgia. *Neurology.* 2009;73(14):1149–1154.

66. Cottrell DA, et al. The natural history of multiple sclerosis: a geographically based study. 5. The clinical features and natural history of primary progressive multiple sclerosis. *Brain.* 1999;122(Pt 4):625–639.

67. Sadovnick AD, et al. Cause of death in patients attending multiple sclerosis clinics. *Neurology.* 1991;41(8):1193–1196.

68. Marrie RA, et al. Effect of comorbidity on mortality in multiple sclerosis. *Neurology.* 2015;85(3):240–247.

69. Killestein J, Polman CH. Determinants of interferon beta efficacy in patients with multiple sclerosis. *Nat Rev Neurol.* 2011;7(4):221–228.

第 136 章

肌病

Kristian Borg, MD, PhD

Erik Ensrud, MD

同义词

肌营养不良

ICD-10 编码

G71.0	肌营养不良，先天性
G71.19	肌强直失调症
G72.2	由于其他有毒物质引起的肌病
E34.9	[G73.7]内分泌性肌病
G72.49	炎症性肌病，未分类
G72.9	肌病，非特指
M33.90	皮肤多发性肌炎，非特指，器官受累非特指
M33.20	多发性肌炎，器官受累非特指

定义

肌病是肌肉疾病的俗称。肌病有不同的病因和病程，即可能有急性、亚急性或慢性表现（表136.1）。肌病影响近端或远端肌群；其中一些还影响心肌，导致心肌病[1]。许多肌病是遗传性疾病（表136.2），在过去的几十年里，在越来越多的疾病中，基因背景和异常或缺失的肌肉蛋白已经被发现。一份最新的导致肌病的基因表在网上公布[2]。肌肉疾病很少见，发病率约为每10万人中有50人。尽管由于X连锁遗传，进行性假肥大性肌营养不良（又称迪谢内肌营养不良）仅在男性中发现，但肌病在女性中比在男性中更常见。

肌营养不良

肌营养不良是肌肉结构蛋白异常引起的遗传性疾病，如迪谢内肌营养不良中的肌营养不良蛋白和不同肢带肌营养不良中的肌多糖、钙蛋白酶和肌钙蛋白异常。其特点是发病早，病程进展快[2,3]。

表 136.1　肌病
肌营养不良
X 连锁遗传性（肌营养不良）
肢带型
先天性
面肩肱型
肩腓肌
远端肌病
先天性肌病
肌管肌病
线状体肌病
肌管肌病
结蛋白相关心肌病
其他
代谢性肌病
糖原贮积病
脂质储存肌病
线粒体肌病
炎症性肌病
多发性肌炎
皮肌炎
包涵体肌炎
其他（例如，病毒）
内分泌肌病
甲状腺
甲状旁腺
肾上腺，类固醇
垂体
药源性/毒性肌病
肌强直综合征
强直性肌营养不良（1型糖尿病）
强直性肌营养不良，近端型（2型糖尿病）
氯离子通道肌强直（汤姆森先天性肌张力症）
钠通道肌强直（康根尼塔·欧伦堡，高钾性周期性瘫痪）
钙通道疾病（低钾性周期性瘫痪）
钾通道疾病（低钾性周期性瘫痪）
先天性睑裂缩小症伴全身肌病综合征
药物性

表 136.2　肌病：主要的遗传形式	
疾病	**遗传**
迪谢内肌营养不良	X 染色体隐性遗传
贝克肌营养不良	X 染色体隐性遗传
面肩肱型营养不良	常染色体显性遗传
肩腓肌营养不良	X 染色体显性遗传
肢带型营养不良	常染色体隐性/显性遗传
眼咽型肌营养不良	常染色体显性遗传
远端肌病/肌肉营养不良	常染色体显性/隐性遗传
先天性肌营养不良	常染色体隐性/显性/偶尔遗传
先天性肌病	常染色体隐性遗传
肌强直综合征	常染色体显性遗传
代谢性肌病	常染色体显性遗传/隐性，X 染色体隐性

Modified from Dumitru D. *Electrodiagnostic Medicine*. Philadelphia: Hanley & Belfus；1995：1067.

先天性肌病

先天性肌病是一种临床异质性的疾病，以缓慢进展或非进展性肌无力为特征，并且表现在新生儿期。根据肌肉活检的诊断结果，分为三大类：线状体肌病、核心肌病和中心核肌病[4]。最近的分子研究揭示了基因的异质性[5]。

代谢性肌病包括线粒体肌病

代谢性肌病是由细胞内能量产生的遗传缺陷引起的一组临床异质性的肌肉疾病。它们可能表现为痉挛和肌红蛋白尿。痉挛和肌红蛋白尿的患者往往在糖原或脂质代谢途径方面存在障碍。他们可能在休息时无症状，运动后症状出现。线粒体肌病可能是一种神经综合征的一部分，通常涉及中枢神经系统，也可能在神经退行性疾病中发挥重要的作用，如亨廷顿病和散发性帕金森病[6]。

炎性肌病

炎性肌病的特点是肌肉的炎症变化，并与感染或免疫过程有关。它们分为多肌炎、皮肌炎和包涵体肌炎[7]。病程为急性或亚急性，几乎总是与血清肌酸激酶（CK）水平升高有关。

药源性和内分泌性肌病

药源性肌病是由不同的药物引起的，例如秋水仙碱、叠氮嘧啶（AZT）、氯喹、羟氯喹和皮质类固醇。据报道，由于摄入他汀类药物（降低胆固醇）会引起肌痛、肌病，甚至横纹肌溶解[8]。内分泌性肌病包括甲状腺功能亢进以及甲状旁腺功能亢进引起的肌病。

肌强直综合征

许多疾病与临床或电性肌强直有关。肌强直症在剧烈运动后无法放松。肌强直性疾病分为强直性肌营养不良和单纯性肌强直[9]。肌强直是由于肌肉离子通道的改变而引起的遗传性疾病，很少引起持续性肌无力。强直性肌营养不良（1 型糖尿病）或脂肪性疾病以先天性和成人形式存在[10]。患有肌强直性营养不良的个体可能在青春期或早期成人之前不会出现任何问题。第一个症状可能是由于肌强直而难以放开物体。继之出现远端肌肉进行性无力。1 型糖尿病的遗传解释是 19 号染色体（DMPK 基因）CTG 重复的扩展。该基因编码可在不同组织中出现蛋白激酶，例如可导致心肌病。临床表现与重复次数相关，并且重复次数在不同代之间增加，导致临床预期。还有一种更为罕见的形式，发病较晚，病程较慢，近端肌无力（2 型糖尿病），以染色体 3（ZNF9 基因）的 CCTG 重复为遗传背景[11]。

症状

肌无力是最主要的症状，最常累及四肢近端肌肉，几乎所有的肌病都最大限度地累及近端肌肉。另一个突出的症状是肌肉疲劳。最早的症状通常与髋部和下肢近端肌肉无力有关；患者很难从椅子上站起来，通常需要手臂的支撑。下肢伸肌无力的补偿是用手撑住大腿和腿，当上升到站立位置时，双手放在大腿和腿上攀爬，称为高尔动作。上下楼梯可能会有困难，因为膝和臀伸肌无力。上肢近端肌肉无力可表现为疲劳或无法完成头顶的任务，如梳头、刷牙和把物体抬到高处的架子上。应注意还可能有换气不足和心力衰竭的症状。

在遗传性远端肌病[12]和包涵体肌炎中，远端肌无力会导致足下垂和踝关节不稳定，以及难以转动门把手和打开罐子等手工操作。

疼痛不是肌病的常见症状。然而，炎症性和代谢性肌病与疼痛有关。运动引起的肌肉疼痛提示一种代谢性肌病。这种疼痛有疼痛、钝痛和抽筋的特点，而且通常很难局限化。运动引起的无力提示神经肌肉接头处病变。

体格检查

一般检查是为了评估心力衰竭的迹象和皮肌炎的皮疹。肌肉萎缩的检测和肌肉力量的测试是核心,应该包括检查所有四肢的近端和远端肌肉以及面肌、颈部屈肌和伸肌。当患者处于仰卧位和俯卧位时,最好隔离腰臀肌进行力量测试。行走、从椅子上起来的能力(或儿科患者从地板上爬起来)和登上低椅子等动作均有助于评估下肢的无力程度。肩部检查可发现肩胛骨翼状隆起,这是面肩肱部肌营养不良的一种特征性表现。面肌无力和颞肌萎缩也存在于面肩肱部肌营养不良和强直性肌营养不良。

应检查关节的活动范围,因为挛缩可明显影响功能(参见第 127 章)。反射应该是正常的或与肌肉无力成比例地减弱。感觉测试的异常表明感觉神经的受累(即神经肌肉障碍)。

功能受限

最常见的功能受限与近端无力的突出症状有关,将对转移,上下楼梯和步行产生显著影响。在严重的肌病中,患者可能被限制在轮椅上活动。近端上肢无力可干扰日常生活活动,如穿衣、梳洗和烹饪。疲劳继发于衰弱肌肉的用力。心力衰竭和通气功能不全可导致日常活动困难和增加疲劳。一些肌病引起的吞咽困难可能会使进食变得耗时且困难。

诊断分析

血清 CK 浓度是肌病中最重要的检测指标。迪谢内肌营养不良患者的 CK 值可能很高。在炎症性肌病和代谢性肌病中,血清 CK 浓度通常升高。它通常是正常的或接近正常的生殖器肌病。

运动,尤其是剧烈运动或久坐不动的人运动可导致显著的 CK 升高。因此,应建议患者在血清 CK 检测前 5 天停止剧烈运动。CK 浓度在神经肌肉疾病中也可能升高,如运动神经元疾病,但并没有肌病中这么高。

神经传导研究在疑似肌病的情况下很重要。感觉和运动神经传导的研究通常是正常的。然而,远端复合肌肉动作电位可能由于运动单位肌纤维的丢失而降低。包括包涵体肌炎患者(30% 有感觉或感觉运动多发性神经病)例外[7]。在神经传导速度异常的情况下,应考虑同时存在的神经病,如糖尿病性多发性神经病。

肌电图检查有助于评估肌病。首先,运动单位的大小是因单个肌纤维的功能障碍或丧失而减少的,这导致运动单位动作电位与神经病理性运动单位动作电位相比,其特征是持续时间缩短、幅度减小和相位增加。此外,在许多肌病中发生去神经支配电位(纤颤和正尖波)。

肌肉活检经常用于肌病的诊断。用于活组织检查的肌肉的选择是重要的,因为终末期的肌肉可能仅显示肌肉组织的纤维化替代,而未受影响的肌肉可能是正常的。在急性肌病中,最好选择临床典型肌无力的肌肉进行活检;在慢性肌病中,最好选择轻度肌无力的肌肉。选择的肌肉不应该通过肌电图针取样,这可能导致暂时的炎症。为了研究可能的原因,病理学家对标本进行特定的组织化学和免疫组织化学染色,偶尔进行电子显微镜检查。

磁共振成像是临床工作中额外的诊断工具。肌肉受累的模式通常是特定于不同的实体的[13]。

基因检测是目前评估许多肌营养不良的常规方法,也可用于评估其他慢性肌病。对于类似的表现型,如肢带肌营养不良,准确诊断病情的唯一方法是通过基因检测。一个有用的资源是在线发表的基因表[2]。

鉴别诊断
运动神经元病
肌萎缩侧索硬化症
迟发性脊髓性肌萎缩症
神经肌肉接头疾病
重症肌无力
肌无力综合征
运动神经病
脱髓鞘运动神经病,如多焦点运动神经病和糖尿病性肌萎缩
椎管狭窄或脊髓病
帕金森病
脊髓灰质炎,脊髓灰质炎后综合征

治疗

早期治疗

最重要的是对患者和亲属的详细解释。患者应当被告知他们不应该把自己锻炼到筋疲力尽的程度。将其转介到肌营养不良协会是有帮助的。皮质类固醇在治疗炎症性肌病时通常是有效的（与其他的免疫抑制剂作用一样）。但在一些肌营养不良中效果缓慢。肉碱用于脂肪储存的肌病。在最近（长达两年）的一份 Cochrane 报告中[14]，皮质类固醇在短期内可以改善迪谢内肌营养不良患者肌肉力量和功能。很多工作现在致力于开发新的治疗策略，包括基因[15]和干细胞治疗[16]。否则，唯一的治疗方法就是对症治疗（例如，使用不同的止痛药治疗疼痛）。

康复治疗

物理和作业治疗对步态训练和伸展来说是必要的。对于辅助装置，例如手杖、助行器和轮椅，可以最大限度地减少患者的残疾，并应在适当培训后使用。矫正装置可能对足部下垂有用。

给予适应性设备协助可帮助患者进行日常活动。例如浴盆和入口坡道，可能对近端肌肉无力的患者有很大帮助。

运动可以帮助维持关节活动范围。关于肌肉疾病患者是否受益于运动训练一直存在争议。人们越来越多地了解运动训练对不同肌肉疾病的影响[17,18]。在短期内，最高水平的高阻力训练似乎对缓慢进展性疾病是有效的。然而，运动处方的类型、强度、频率和持续时间方面等尚未完全研究透彻。在快速进展性疾病中，例如迪谢内肌营养不良，高阻力训练是值得怀疑的[17]。在此基础上，适度运动，不要到筋疲力尽的地步，是比较可取的。重要的是在疾病早期开始运动训练，这样仍然有可训练的肌肉纤维。

近年来，对炎症性肌病运动训练的普遍看法已发生变化。强烈建议炎性肌病患者避免运动。然而，最近的训练研究结果表明运动训练对肌肉功能仍是有益的[19]。

介入治疗

对于通气不足的患者，可采用辅助通气包括负压通气、无创正压通气和有创正压通气（例如：气管内管或气管切开通气）[20]。由于严重的球肌病导致吞咽困难的患者可能需要饲管。

技术设备

目前，还没有特定的新技术设备来治疗或康复这种疾病[21]。

手术

肌营养不良患者可能需要挛缩松解手术和脊柱稳定手术。

潜在的疾病并发症

严重的肌病，包括肌营养不良，由于胸壁肌肉无力和脊柱侧弯，可导致限制性肺疾病。辅助通气包括负压通气、无创正压通气和有创正压通气（气管插管或气管造口）。近端下肢和上肢虚弱可导致活动能力下降。挛缩可由失用和纤维化以及椎旁肌无力引起的脊柱侧弯引起。心脏受累存在于某些形式的肌肉疾病中[1]。肌肉营养不良患者常见由于平滑肌引起的胃肠道症状。

潜在的治疗并发症

免疫抑制可能具有相关的副作用。类固醇的使用和活动能力的下降可能导致骨质疏松症和随后的病理性骨折的风险，镇痛药有众所周知的副作用。由于存在恶性高热的风险，应特别注意接受全身麻醉的患者，恶性高热是一种潜在的致命疾病，出现在不同的肌病中，包括骨骼肌雷诺丁受体突变的特殊疾病。

（薛建良 译　牛陵川 校　何红晨 审）

参考文献

1. Goodwin FC, Muntoni F. Cardiac involvement in muscular dystrophies: molecular mechanisms. *Muscle Nerve*. 2005;32:577–588.
2. Gene table of neuromuscular disorders. http://www.musclegenetable.fr.
3. Mahmood OA, Jiang XM. Limb-girdle muscular dystrophies: where next after six decades from the first proposal (Review). *Mol Med Rep*. 2014;9:1515–1532.
4. Nance JR, Dowling JJ, Gibbs EM, Bönneman CG. Congenital myopathies: an update. *Curr Neurol Neurosci Rep*. 2012;12:165–174.
5. Romero NB, Sandaradura SA, Clarke NF. Recent advances in nemaline myopathy. *Curr Opin Neurol*. 2013;26:519–526.
6. Pitcheatly RDS, McFarland R. Mitochondrial myopathies in adults and children: management and therapy development. *Curr Opin Neurol*. 2014;27:576–582.
7. Greenberg SA. Pathogenesis and therapy of inclusion body myositis. *Curr Opin Neurol*. 2012;25:630–639.
8. Harper CR, Jacobson TA. The broad spectrum of statin myopathy: from myalgia to rhabdomyolysis. *Curr Opin Lipidology*. 2007;18:401–408.
9. Davies NP, Hanna MG. The skeletal muscle channelopathies: distinct entities and overlapping syndromes. *Curr Opin Neurol*. 2003;16:559–568.
10. Schara U, Schoser BG. Myotonic dystrophies type 1 and 2: summary on current aspects. *Semin Pediatr Neurol*. 2006;13:71–79.
11. Liquori CL, Ricker K, Moseley ML, et al. Myotonic dystrophy type 2 caused by a CCTG expansion in intron 1 of ZNF9. *Science*. 2001;293:864–867.
12. Mastaglia FL, Lamont PJ, Laing NL. Distal myopathies. *Curr Opin Neurol*. 2005;18:504–510.
13. Mercuri E, Jungbluth H, Muntoni F. Muscle imaging in clinical practice: diagnostic value of muscle magnetic resonance imaging in inherited

neuromuscular disorders. *Curr Opin Neurol.* 2005;18:526–537.

14. Matthews E, Brassington R, Kuntzer T, Jichi F, Manzur AY. Corticosteroids for the treatment of Duchenne muscular dystrophy. *Cochrane Database Syst Rev.* 2016;(5):CD003725. https://doi.org/10.1002/14651858.CD003725.pub4.

15. Shieh PB. Duchenne muscular dystrophy: clinical trials and emerging tribulations. *Curr Opin Neurol.* 2015;28:542–546.

16. Tedesco FS, Cossu GA. Stem cell therapies for muscle disorders. *Curr Opin Neurol.* 2012;25:597–603.

17. Ansved T. Muscle training in muscular dystrophies. *Acta Physiol Scand.* 2001;171:359–366.

18. Voet NB, van der Kooi EL, Riphagen II , et al. Strength training and aerobic exercise training for muscle disease. *Cochrane Database Syst Rev.* 2013;(7):CD003907. https://doi.org/10.1002/14651858.CD003907.pub4.

19. Alexandersson H, Lundberg IE. Exercise as a therapeutic modality in patients with idiopathic inflammatory myopathies. *Curr Opin Rheumatol.* 2012;24:201–2077.

20. Mellies U, Dohna-Schwake C, Voit T. Respiratory function assessment and intervention in neuromuscular disorders. *Curr Opin Neurol.* 2005;18:543–547.

21. Pandva S, Andrews J, Campbell K, Meaney FJ. Rehabilitative technology use among individuals with Duchenne/Becker muscular dystrophy. *J Pedatr Rehabil Med.* 2016;9:45–53.

第 137 章

神经管缺陷

Glendaliz Bosques, MD

Ellia Ciammaichella, DO, JD

同义词

脑缺如

尾椎退化综合征

头盖骨裂

真皮窦

脊髓纵裂

双性脊髓炎

背侧肠瘘

脑膨出

终丝脂肪瘤

半脊髓膨出

半脊髓脊膜膨出

棘鞘膜积液

硬脑膜累及脂肪瘤

骨髓脊膜膨出

脂粒分裂症

脑膜膨出

脊髓膨出

骨髓囊肿

骨髓发育不良

脊髓脊膜膨出

神经肠囊肿

节段性脊柱发育不全

脊柱裂(隐性,开放性,显性/囊性)

脊柱闭合不全

分离性脊索综合征

终丝紧张综合征

ICD-10 编码

O35.0	胎儿(疑似)中枢神经系统畸形的产妇护理
	添加第七个字符代表妊娠次数
Q00.0	无脑畸形
Q00.1	头盖骨裂
Q00.2	枕骨裂脑露畸形

Q05.4	不明原因脊柱裂伴脑积水
Q05.9	脊柱裂,非特指
Q01.9	脑膨出,非特指
Q06.2	脊髓纵裂
Q06.9	先天性脊髓畸形,非特指
Q04.9	先天性脑畸形,非特指
Q07.9	先天性神经系统畸形,非特指
Q76.0	隐性脊柱裂
R26.9	非特指的步态和活动性异常

定义

神经管缺陷(neural tube defects,NTD)发生在胚胎的第 3~4 周,神经管是大脑和脊髓的胚胎前体。NTD 是中枢神经系统(central nervous system,CNS)先天性异常的一个子集,可导致不同程度的神经功能损伤,范围从完全性神经发育不全到隐性脊柱裂,后者是一种没有神经组织突出的椎体后缺损。NTD 还包括脊髓膨出、脑膜膨出、脊髓脑膜膨出(myelomeningocele,MMC)、骶骨退行性综合征和无脑畸形。MMC 是最常见的 NTD,是一种囊肿性脊柱裂。当脑膜和脊髓突出穿过椎体缺损形成一个囊,通常位于腰骶部,MMC 就产生了。

NTD 的病因是多因素的。与遗传因素有关[1],与一级亲属相关的 MMC 再发风险为 4%[2]。环境因素包括社会经济地位低、父母职业、母亲糖尿病、母亲高热、母亲肥胖和药物滥用,如丙戊酸、卡马西平或甲氨蝶呤[4,5]。1998 年美国强制强化含叶酸的谷物制品后,脊柱裂的患病率开始下降。现在稳定在每 10 000 人 3.2 人次生育[6]。出生率不再是对发病率的可靠估计,因为大量的非传染性疾病在产前检查阳性后导致选择性终止[7]。在美国,西班牙裔新生儿的 NTD 患病率最高。这在黑种人和亚裔新生儿中并不常见[4]。

症状

在这部分中,主要介绍脊柱裂最常见的症状或并发症(脊髓膨出、脑膜膨出或 MMC)。

神经病学

临床表现(表 137.1)将根据感觉神经、运动神经和自主神经的累及程度而变化。吞咽困难、误吸、擦伤、声带麻痹、眼球震颤、痉挛、心动过缓和睡眠呼吸暂停都是脑干功能障碍的症状。早期评估和治疗时医师需要保持高度警惕,因为严重的呼吸暂停可能导致呼吸停止,进而导致死亡。

NTD 引起的脑积水症状因年龄而异。婴儿的症状包括嗜睡、食欲减退、呕吐、头部加速增大、前囟门膨胀、头皮静脉扩张、痉挛和阵挛。在稍大的孩子身上,头痛是一个突出的症状。其他症状可能包括学习成绩下降、共济失调和视盘水肿。脑室-腹腔分流(ventriculoperitoneal shunt,VPS)的机械性梗阻表现为急性脑积水。中枢神经系统感染与发热、头痛和脑膜炎有关联。成人 VPS 可发展为慢性特发性头痛。

脊髓栓系综合征可导致进行性脊柱侧凸、下肢力量下降、下肢迅速进行性挛缩、痉挛、步态或泌尿系统症状改变、腰痛和皮肤溃疡[8]。隐性脊柱裂患者可能在成年期开始出现脊髓栓系综合征症状[9]。

脊髓空洞症是常见的颈段病变表现。它是脊髓中央充满液体的空腔。它可能表现为感觉缺陷、上肢进行性无力、痉挛和反射亢进、手部固有萎缩和脊柱侧凸增加[10]。

表 137.1	基于神经节段水平的脊髓脊膜膨出的神经功能分级及临床表现			
神经节段水平	$T_6 \sim T_{12}$	$L_1 \sim L_3$	$L_4 \sim L_5$	$S_1 \sim S_4$
累及肌肉	腹肌、躯干屈伸肌	髂腰肌[$L_1 \sim L_3$] 髋内收肌[$L_2 \sim L_4$] 四头肌[$L_2 \sim L_4$]	髋内收肌[$L_2 \sim L_4$] 四头肌[$L_2 \sim L_4$] 臀中肌[$L_4 \sim S_1$] 臀大肌[$L_5 \sim S_1$] 腘绳肌[$L_5 \sim S_2$] 胫骨前肌[$L_4 \sim L_5$] 腓骨肌[$L_5 \sim S_1$] 胫后肌[$L_4 \sim L_5$] 趾伸肌[$L_5 \sim S_1$] 趾屈肌[$L_5 \sim S_3$] 脚内在固有肌[$L_5 \sim S_3$]	臀中肌[$L_4 \sim S_1$] 臀大肌[$L_5 \sim S_1$] 腘绳肌[$L_5 \sim S_2$] 腓骨肌[$L_5 \sim S_1$] 腓肠肌[$S_1 \sim S_2$] 趾伸肌[$L_5 \sim S_1$] 趾屈肌[$L_5 \sim S_3$] 脚内在固有肌[$L_5 \sim S_3$]
骨科并发症				
脊柱	脊柱后凸 脊柱侧凸	脊柱侧凸 脊柱前凸	脊柱侧凸 脊柱前凸	
髋部	髋关节屈曲挛缩	髋关节脱位 髋关节屈曲和内收挛缩	髋关节脱位 髋关节屈曲挛缩	
小腿	膝关节屈曲挛缩	膝关节屈曲挛缩		
足踝	马蹄足	马蹄足	跟骨内翻 跟骨	高弓足
运动潜力	可以带着设备走动,但是,长期可能性很低	家庭步行 [可能在二十多岁停止行走]	社区步行	社区步行
设备需求	轮椅 TLSO HKAFO KAFO RGO 助行器	轮椅 RGO KAFO 动态助行器 髋外展夹板	前臂拐杖,助行器 KAFO AFO	AFO SMO

脑积水、脊髓空洞症、脊髓栓系综合征症状、尿路感染和压疮等可引起明显的痉挛。癫痫发作在伴有 VPS 的 MMC 患儿中可能很常见。

骨科

进行性脊柱侧凸的症状包括疼痛、疲劳和严重影响坐位平衡和行走。髋关节畸形，包括挛缩和脱位，可能会导致爆震感，腿长差异和疼痛。骨盆倾斜可导致脊柱侧凸曲线的进展和坐姿及定位困难。膝关节屈曲或伸展挛缩可能会干扰功能性任务，如转移。足畸形很常见，可能取决于哪一节段受影响。下肢病理性骨折可出现局部红斑和肿胀，大多数发生在股骨远端，尤其是在 MMC 水平较高和无法活动患者中[12,13]。轮椅使用者，尤其是成年患者中常发生肩部肌肉骨骼疼痛。

泌尿系统

患者可能出现尿潴留或神经源性膀胱尿失禁等症状。尿路感染可能与发热、尿控改变（如导尿间新发渗漏）和尿质量改变（颜色、恶臭或沉淀物）有关系。

消化系统

大便失禁或便秘是神经源性肠道的症状。慢性便秘因为溢出可导致失禁。

内分泌系统

生长激素缺乏、性早熟或神经源性萎缩引起的身材矮小是最常见的内分泌症状[14]。

生殖系统

许多 MMC 患者由于勃起功能障碍、射精功能障碍或无精症而不孕[15]。MMC 妇女的生育能力被认为是正常的[16]。泌尿系统状态的改变（即新发性尿失禁）或背痛可能是妊娠或分娩的表现。

呼吸系统

与 Chiari Ⅱ 畸形相关的脑干功能障碍可导致低通气、呼吸暂停和呼吸衰竭。限制性肺病可见于神经肌肉性脊柱侧凸的严重进展期。在胸段，MMC 可部分支配腹壁和肋间肌群，限制胸壁扩张，导致呼吸功能不全。严重的神经肌肉性脊柱侧凸进展也可能出现类似的症状。

心血管系统

下肢肿胀可能是由于体位性水肿或淋巴水肿。有证据表明后者的流行率增加[8]。高血压可能很普遍。心血管风险、胰岛素抵抗、久坐的生活方式和肥胖可能导致早发性动脉硬化疾病。

过敏与免疫系统

乳胶过敏的患病率增加了。应采取谨慎的预防措施，因为严重的反应可能包括血管水肿和过敏反应，这可能危及生命。强烈建议采取预防措施防止累积接触[8]。我们应向所有患者提供有关这一问题和乳胶食品综合征的教育。

皮肤病学

MMC 患者有压力性溃疡、剪切伤或烧伤的危险，其原因包括皮肤不敏感、大小便失禁、活动能力受损、骨性畸形、肥胖和矫形器的使用。

营养学

肥胖患者非常普遍，尤其是在青少年和成年人中[18]。另一方面，脑干功能障碍引起的明显吞咽困难可能导致发育不良和体重增加困难。

心理学

父母可能会报告患病孩子学习动机和成绩方面的困难。在就业和社会参与等领域，高级执行技能的高度失调可能导致缺乏独立性和难以向成年过渡[19]。抑郁症可能在青少年和成年人中很常见。身体形象和社交基础卫生（白天保持干爽清洁的能力）成为自尊的重要因素。患者可能会使由于失禁造成的社会参与有限，使其无法获得有报酬的工作、伴侣关系和经济保障[20]。

体格检查

患者应进行全面的体格检查，并且检查内容根据病变程度有所不同。体格检查的重点是神经和肌肉骨骼检查及其与功能状态的关系。应采用评估 MMC 患者运动水平的标准（表 137.2）。检查应包括评估脑神经、精神状态、视觉注意力、运动强度、感觉、反射、关节活动范围（ROM）、肌张力、脊柱排列、直肠张力和步态。发育筛查包括对大运动和精细运动、语言和认知能力的评估。由于相关肌肉骨骼畸

运动水平	运动水平的评估标准	功能运动特点
T_{10} 或以上	由感觉水平和/或腹部肌肉触诊确定	
T_{11}	躯干伸肌(胸腰椎)	
T_{12}	腹部和椎旁肌肉提供一些骨盆控制。股四头肌弱所致高髋步态可见	髋跨越
L_1	2 级弱髂腰肌,腰方肌	髋跨越
$L_1 \sim L_2$	超出 L_1 级的条件,但不符合 L_2 条件	
L_2	符合或超过 L_1+级标准 3 级髂腰肌 3 级缝匠肌 3 级髋内收肌(大收肌、短收肌、长收肌,耻骨肌,股薄肌)	髋屈曲 髋内收
L_3	满足或超过 L_2+标准 3 级股四头肌	膝伸直
$L_3 \sim L_4$	超出 L_3 标准,但不符合 L_4 标准	
L_4	满足或超过 L_3+的标准 3 级内侧腘绳肌 3 级胫骨前肌 也可以看到虚弱的腓骨肌	内侧屈膝 踝背伸
$L_4 \sim L_5$	超出 L_4 标准,但不符合 L_5 标准	
L_5	满足或超过 L_4+的标准 2 级臀中肌 3 级外侧腘绳肌 3 级胫骨后肌	髋外展 膝屈曲 踝内翻
$L_5 \sim S_1$	超出 L_5 标准,但不符合 S_1 标准	
S_1	符合或超过 L_5 标准 3 级臀中肌 2 级腓肠肌/比目鱼肌复合体	髋外展 踝趾屈
$S_1 \sim S_2$	超过 S_1 标准,但不符合 S_2 标准	
S_2	满足或超过 S_1+的标准 4 级臀大肌 3 级腓肠肌/比目鱼肌复合体	髋后伸 踝趾屈
$S_2 \sim S_3$	所有下肢肌群的力量都正常(1~2 肌群为 4 级) 也包括那些看起来正常的婴儿	
"不低于"	符合 $S_2 \sim S_3$+的所有标准,无肠或膀胱功能障碍	

表 137.2　国际骨髓增生异常研究组:运动水平的评估标准

From McDonald CM, Jaffe KM, Shurtleff DB, et al. Modifications to the traditional description of neurosegmental innervation in myelomeningocele. *Dev Med Child Neurol*. 1991;33(6):473-481.

形导致高度/直线长度降低的高发生率较高,因此应在 MMC 人群中进行人体测量[13]。臂距(而不是身高)测量可以更准确地评估体重指数[13]。疾病预防控制中心所用于身体健全儿童的生长图可能无法提供评估 MMC 患者的生长和营养所需的所有信息,特别是在静息体位下。应进行皮肤破裂和脊柱中线皮肤损伤的评估,这可能是潜在的隐匿性闭合不全的信号。应定期评估患者设备用具的安全性。

功能受限

　　功能受限因相关神经损伤和肌肉骨骼畸形的程度而不同(图 137.1)。MMC 儿童通常有延迟行走[21]。髂腰肌、股四头肌、臀中肌、臀大肌和胫骨前肌的力量是运动潜力的重要预测指标[10]。一般来说,胸部病变的患者都依赖轮椅。教幼儿轮椅早期活动能力(2 岁左右,至少不低于 18 个月大,取决于认知功能和情感成熟度)对于让幼儿跟上同龄人的步伐和防止习得性无助是至关重要的,因为轮椅移动通常是一种功能性更强的独立移动方式。上腰椎病变的患者通常可以在家里走动,有不同程度的轮椅依赖性。腰椎和骶骨病变较低的患者行走的社区距离较长。这些患者可能仍然需要一些支撑和/或辅助设备,可能有步态偏差和耐力下降[22]。

　　其他因素,如脑积水、癫痫发作、肌肉张力、挛缩、骨折、体重、认知和动机等,都与行走和活动有关。积极的预测因素包括:较低的 MMC 水平,良好的伸膝肌功能,强大的家庭支持,以及缺乏继发性损伤,如挛缩、认知问题和分流功能障碍[23]。

鉴别诊断
儿童交替性偏瘫
关节炎
脑瘫
腓骨肌萎缩症
先天性甲状腺功能减退
先天性肌病
先天性神经病
Currarino 综合征
遗传性痉挛性截瘫
先天性代谢错误
颅内肿瘤
缺血性或出血性卒中
多节段椎体缺损
先天性肌强直
OEIS 并发症
脊髓灰质炎
骶尾部畸胎瘤
脊髓硬膜外脓肿
脊髓出血
脊髓梗死
脊髓损伤
脊髓性肌肉萎缩症
脊柱肿瘤
VACTERL 并发症

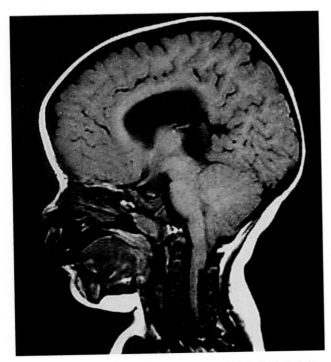

图 137.1　大脑 Arnold-Chiari Ⅱ 型畸形伴扁桃体移位的 T_1 加权磁共振图像,移位大于 3mm,疝入枕骨大孔(后脑疝)导致梗阻性脑积水

诊断分析

产前

　　在孕中期检测到的血清甲胎蛋白水平升高提示 NTD。胎儿超声显像和 MRI 有助于判断预后,并辅助父母做出选择[24]。羊膜穿刺术可能显示甲胎蛋白和乙酰胆碱酯酶水平升高,也与 NTD 一致。

出生后

　　出生时,神经系统状况的测定是以临床观察为基础的。进行头部超声以评估脑室大小。术前可做超声心动图检查以排除先天性心脏病。头颅或脊柱超声可用于无创性评估婴儿的神经系统状况。在婴儿期以后,磁共振成像检查用于评估脊髓,CT 检查用于评估脑积水。如果担心分流障碍,可以执行分流系列检查。可以进行 VPS 抽头以排除感染。出现关节或脊柱畸形或病理性骨折时,使用 X 线片或 CT。

泌尿学研究包括肾脏和膀胱超声,排尿膀胱尿道造影、尿动力学研究、DMSA 核扫描和排尿后残余物(post void residuals,PVR)测量[25]。膀胱镜检查用于膀胱癌的监测,特别是当患者接受膀胱扩大手术或使用慢性留置膀胱导管时[26]。血常规包括全血计数、综合代谢谱、血脂水平[27]、维生素 D 水平和胱抑素 C 水平[25]。根据临床表现,其他诊断研究可能包括:内分泌激素水平、前白蛋白水平、脑电图、DXA 扫描、多导睡眠图和乳胶过敏试验。在整个儿童和成人期,保健提供者应继续进行日常保健。应在入学前进行神经心理学测试,为制订学校里的计划做准备。

MMC 患者可能有心血管疾病、胰岛素抵抗和骨代谢改变的异常生化指标[17]。

治疗

早期治疗

通常在 48h 内手术关闭 MMC[28]。胎儿手术可在孕 26 周左右进行[29]。据报道,与产后手术关闭相比,子宫内手术的后脑畸形、分流术依赖性脑积水发生率较低,运动功能改善[30,31]。胎儿手术并没有改善下尿路功能或认知评分[32]。此外,它导致自发性胎膜破裂、羊水过少、早产、子宫裂开和胎儿或新生儿死亡的发生率增加[33]。因为胎儿手术存在的负面后果,被排除在标准医疗选择之外。

脑积水的一线处理是放置 VPS。内镜下第三脑室造口术(endoscopic third ventriculostomy,ETV)结合脉络丛烧灼术是一种替代性技术,既解决了脑积水的沟通机制,又解决了脑积水的非沟通机制,又不引入分流依赖性[10]。

不能排空或 PVR 较大的婴儿应开始清洁间歇导尿程序(clean intermittent catheterization programs,CIC)。儿童早在 5 岁就可以学会进行 CIC,但可能由于脑积水引起的高级执行功能损害而延迟。逼尿肌括约肌协同失调或肾盂积水的患者可使用抗胆碱能药物治疗。膀胱输尿管反流(vesicoureteral reflux,

VUR)的儿童经常被开预防性抗生素。对括约肌功能亢进有多种治疗方法。当白细胞计数大于 50/mL、发热、腰痛、排尿困难或尿路改变超过 10 000CFU/mL 时,应使用抗生素治疗尿路感染[34]。

肠道管理计划可能包括饮食调整、大便软化剂、膨松剂、栓剂、手指刺激、手动清除或灌肠。临床医师经常建议在饭后利用胃结肠反射进行排便。排便训练通常从 3 岁开始,但在这类人群中通常会延迟。

患者呼吸状态的急性变化可能需要后颅窝减压或治疗脑积水。如果不成功,可以考虑气管切开术和长期机械通气。

其他治疗方式可能包括癫痫发作的抗癫痫药物、矮小的生长激素或促性腺激素释放激素类似物治疗,以及失用性骨质疏松症的双膦酸盐、钙和维生素 D。必须包括日常体育活动和饮食管理的建议。建议受影响的妊娠女性考虑进行遗传咨询和适当的叶酸补充。目前叶酸补充的指导方针是,任何育龄妇女每天补充 0.4mg 叶酸,有 NTD 妊娠史或有 NTD 高风险的妇女每天补充 4mg 叶酸[35]。

康复治疗

MMC 患者的康复和综合医疗护理涉及多学科团队以家庭为中心的方法,包括物理医学和康复、物理治疗、职业治疗、语言病理学、娱乐治疗、行为心理学全息,神经心理学,教师,社会工作,儿童生活专家与其他医师和外科医师合作。应评估实施个性化教育计划或 504 计划的教育需求。娱乐和社区融合活动至关重要。适应性运动训练可以降低骨质疏松症的发病率,促进社区融合。还应考虑职业康复。对患者进行病情教育,促进其在自我护理和保持活动状态方面的独立性,对于提高生活质量、减少可预防的病情以及成功过渡到成年期至关重要[36]。由于预期寿命的增加,向成年过渡的研究一直在扩大。不幸的是,不到 1/3 的脊柱裂患者独立生活,只有 42% 的人就业[37]。

治疗计划的总体目标包括维持 ROM,力量训练,通过发展促进功能独立,适合年龄的运动训练,轮椅技能,鼓励负重锻炼,最大限度地提高运动能力和心血管健康。建立一个家庭锻炼计划是很重要的。

设备应根据功能水平进行优化并进行适当的改装。轮椅使用者可能需要压力图,动力辅助移动选项可能对上肢保护至关重要。往复式步态矫形器可考虑用于更高级别的损伤,并需要主动的髋关节屈曲才能使用。其他设备可能包括步行器、拐杖、手杖、站立器、胸墙、休息夹板、自适应设备和矫形器，具体取决于功能水平。由于体重增加和轴向生长，患者可能在第二年停止行走[21]。

介入治疗

痉挛（参见第 154 章）可以用肉毒毒素或苯酚注射治疗。功能性电刺激可能是有益的。各种矫形畸形的非手术治疗包括支撑和保护。神经源性膀胱的治疗可包括膀胱内注射肉毒毒素或抗胆碱能药物。

技术设备

膀胱内电刺激疗法可能导致逼尿肌过度活动和/或逼尿肌-括约肌协同失调[38]。

手术

患有 VPS 的儿童可能会出现梗阻，需要分流改良。最近的研究表明，以分流功能障碍为表现的分流患者可以通过实施 ETV 而不是进行分流术修正来摆脱分流依赖[39]。有症状的 Chiari Ⅱ 畸形需要行颅椎体减压术。严重的脑干受累可导致因呼吸功能不全和吞咽困难而放置胃管和气管造口术。神经功能减退的脊髓栓系综合征可能需要手术治疗。痉挛和挛缩治疗的手术选择包括挛缩松解、肌腱延长、关节囊松解、定向根切断或鞘内巴氯芬泵置入。

进行性脊柱侧凸患者应进行脊柱关节融结术或融合术。Kyphectory 是一个主要的手术，有很高的发病率和死亡率，但有时是必要的。髋关节挛缩和脱位的外科治疗是有争议的[40]。髋关节脱位的手术可能不能提高步行能力，主要应考虑在 L₄ 以下病变的单侧脱位[40]。对各种足部畸形进行外科矫治，可以使其具有行走功能和预防压力性溃疡的位置。

神经源性膀胱和肠的手术包括人工尿道括约肌、膀胱扩大术、膀胱颈悬吊术或闭合术、持续导管插入术造口术、膀胱切开术、顺行灌肠术或结肠造口术。

潜在的疾病并发症

MMC 与 Arnold-Chiari Ⅱ 型畸形有关，后者是一种后颅窝畸形，其尾蚓部、小脑扁桃体和髓质可以通过大孔突出，导致阻塞性脑积水（图 137.1）。因此，脑干功能障碍可能发生。在脊髓闭合不全症中，通常在新生儿修复后，脊髓固定在解剖上的异常部位。

神经功能减退可继发于脊髓牵拉或栓系，由生长突增、创伤和现有畸形等加重因素引起。脑积水、脊髓空洞症、脊髓栓系、尿路感染和压疮可导致痉挛增加。癫痫发作在儿童 MMC 患者中可能是常见的。其他并发症可能包括幕上脑畸形和视空间功能障碍。

脊柱侧凸、后凸或前凸可能由肌肉不平衡和先天性脊柱畸形引起。椎体先天异常与 MMC 有关，可导致脊柱畸形恶化。髋部、膝盖和脚踝的肌肉骨骼畸形，包括挛缩和脱位，与定位和肌肉不平衡有关。一些骨性畸形可能是先天性的，如足部畸形和早期髋关节脱位。其他可能是后天性的，如晚期髋关节半脱位、挛缩、骨质疏松和脆弱性骨折。足部畸形在所有 MMC 水平都很常见。可以看到来自感觉差、压力大、负重和重复性微创伤的 Charcot 关节。

神经源性膀胱可导致慢性肾脏疾病，如反复的尿路感染、尿失禁或尿潴留。神经源性膀胱和长期使用留置导尿管或膀胱扩大术的患者可能更容易患膀胱癌。建议及早检视[10]。

神经源性肠可导致大便嵌塞或失禁。早发性憩室病或伴巨结肠的并发症也有报道。

下丘脑-垂体功能障碍可由脑积水或其他中枢神经系统异常引起。然而，下肢发育不全，神经源性萎缩以及 MMC 中出现的脊柱畸形也与矮小有关。其他报道的并发症包括性早熟、隐睾、性功能障碍和男性不育。女性的生育率基本正常，然而，有报道称，生育 MMC 患儿的风险更高。这些患者在育龄期间应补充 4mg/d 的叶酸，而不是为一般女性推荐的 0.4mg/d 的叶酸[35]。

缺乏感觉，骨性畸形，设备或医疗器械故障（包括不适），肥胖可能导致压疮。伤口愈合可能由于自主神经功能障碍而受损。慢性不愈合溃疡可能需要专门的医疗和/或外科治疗。可见慢性隐匿性骨髓炎。

与普通人群相比，患有脊柱裂的成年人肥胖率更高，尤其影响成年女性[41]。这会影响运动能力、设备需求，并增加护理人员的负担。

胸椎病变和脑积水患者的认知损害风险更大[42]。与智力预后相关的其他因素包括分流改道和感染的发生率、癫痫和相关的脑畸形[11]。常见的发现包括视觉上的神经心理缺陷，学习数学困难，以及语言技能比书面技能更好[42]。情绪障碍，如抑郁症，可能在老年人、青少年和成年人中很常见[43]。

潜在的治疗并发症

　　VPS 的并发症包括梗阻、感染和智力发育延迟，经常需要关注。其他治疗并发症包括：神经系统状况恶化、脑脊液漏、手术伤口裂开或感染、脊髓损伤、疼痛、治疗期间骨质疏松性骨折、乳胶过敏和死亡。脊髓栓系松解的并发症可能包括伤口裂开、脑脊液漏或继发性脊髓功能障碍。

（余中华 译　牛陵川 校　何红晨 审）

参考文献

1. Dupepe EB, et al. Surveillance survey of family history in children with neural tube defects. *J Neurosurg Pediatr.* 2017;19(6):690–695.
2. Frey L, Hauser WA. Epidemiology of neural tube defects. *Epilepsia.* 2003;44(suppl 3):4–13.
3. Deleted in page proofs.
4. Boulet SL, et al. Trends in the postfortification prevalence of spina bifida and anencephaly in the United States. *Birth Defects Res A Clin Mol Teratol.* 2008;82(7):527–532.
5. Salih MA, Murshid WR, Seidahmed MZ. Epidemiology, prenatal management, and prevention of neural tube defects. *Saudi Med J.* 2014;35(suppl 1):S15–S28.
6. Zaganjor I, et al. Describing the prevalence of neural tube defects worldwide: a systematic literature review. *PLoS One.* 2016;11(4):e0151586.
7. Johnson CY, et al. Pregnancy termination following prenatal diagnosis of anencephaly or spina bifida: a systematic review of the literature. *Birth Defects Res A Clin Mol Teratol.* 2012;94(11):857–863.
8. Bowman RM, et al. Spina bifida outcome: a 25-year prospective. *Pediatr Neurosurg.* 2001;34(3):114–120.
9. Rajpal S, et al. Tethered cord due to spina bifida occulta presenting in adulthood: a tricenter review of 61 patients. *J Neurosurg Spine.* 2007;6(3):210–215.
10. Apkon SD, et al. Advances in the care of children with spina bifida. *Adv Pediatr.* 2014;61(1):33–74.
11. Dosa NP, et al. Incidence, prevalence, and characteristics of fractures in children, adolescents, and adults with spina bifida. *J Spinal Cord Med.* 2007;30(suppl 1):S5–S9.
12. Marreiros H, et al. Fractures in children and adolescents with spina bifida: the experience of a Portuguese tertiary-care hospital. *Dev Med Child Neurol.* 2010;52(8):754–759.
13. Akbar M, et al. Fractures in myelomeningocele. *J Orthop Traumatol.* 2010;11(3):175–182.
14. Trollmann R, et al. Growth in pre-pubertal children with myelomeningocele (MMC) on growth hormone (GH): the KIGS experience. *Pediatr Rehabil.* 2006;9(2):144–148.
15. Bong GW, Rovner ES. Sexual health in adult men with spina bifida. *Scientific World J.* 2007;7:1466–1469.
16. Visconti D, et al. Sexuality, pre-conception counseling and urological management of pregnancy for young women with spina bifida. *Eur J Obstet Gynecol Reprod Biol.* 2012;163(2):129–133.
17. Van Speybroeck A, et al. Fasting serum blood measures of bone and lipid metabolism in children with myelomeningocele for early detection of cardiovascular and bone fragility risk factors. *J Spinal Cord Med.* 2017;40(2):193–200.
18. Fox MH, Witten MH, Lullo C. Reducing obesity among people with disabilities. *J Disabil Policy Stud.* 2014;25(3):175–185.
19. Cope H, et al. Outcome and life satisfaction of adults with myelome-ningocele. *Disabil Health J.* 2013;6(3):236–243.
20. Fischer N, et al. A qualitative exploration of the experiences of children with spina bifida and their parents around incontinence and social participation. *Child Care Health Dev.* 2015;41(6):954–962.
21. Williams EN, Broughton NS, Menelaus MB. Age-related walking in children with spina bifida. *Dev Med Child Neurol.* 1999;41(7):446–449.
22. Chang CK, et al. Spinal dysraphism: a cross-sectional and retrospective multidisciplinary clinic-based study. *J Chin Med Assoc.* 2008;71(10):502–508.
23. Dicianno BE, et al. Factors associated with mobility outcomes in a national spina bifida patient registry. *Am J Phys Med Rehabil.* 2015;94(12):1015–1025.
24. Van Der Vossen S, et al. Role of prenatal ultrasound in predicting survival and mental and motor functioning in children with spina bifida. *Ultrasound Obstet Gynecol.* 2009;34(3):253–258.
25. Filler G, et al. Prevention of chronic kidney disease in spina bifida. *Int Urol Nephrol.* 2012;44(3):817–827.
26. Austin JC, Elliott S, Cooper CS. Patients with spina bifida and bladder cancer: atypical presentation, advanced stage and poor survival. *J Urol.* 2007;178(3 Pt 1):798–801.
27. Rendeli C, et al. Risk factors for atherogenesis in children with spina bifida. *Childs Nerv Syst.* 2004;20(6):392–396.
28. Rodrigues AB, et al. Short-term prognostic factors in myelomeningocele patients. *Childs Nerv Syst.* 2016;32(4):675–680.
29. Degenhardt J, et al. Percutaneous minimal-access fetoscopic surgery for spina bifida aperta. Part II: maternal management and outcome. *Ultrasound Obstet Gynecol.* 2014;44(5):525–531.
30. Adzick NS, et al. A randomized trial of prenatal versus postnatal repair of myelomeningocele. *N Engl J Med.* 2011;364(11):993–1004.
31. Snow-Lisy DC, Yerkes EB, Cheng EY. Update on urological management of spina bifida from prenatal diagnosis to adulthood. *J Urol.* 2015;194(2):288–296.
32. Lee NG, et al. In utero closure of myelomeningocele does not improve lower urinary tract function. *J Urol.* 2012;188(4 suppl):1567–1571.
33. Adzick NS. Fetal surgery for spina bifida: past, present, future. *Semin Pediatr Surg.* 2013;22(1):10–17.
34. Le JT, Mukherjee S. Transition to adult care for patients with spina bifida. *Phys Med Rehabil Clin N Am.* 2015;26(1):29–38.
35. Committe on Practice Bulletins-Obstetrics. Practice Bulletin No. 187: Neural Tube Defects, *Obstet Gynecol.* 2017;130(6):e279–e290.
36. Mahmood D, Dicianno B, Bellin M. Self-management, preventable conditions and assessment of care among young adults with myelomeningocele. *Child Care Health Dev.* 2011;37(6):861–865.
37. Bellin MH, et al. Interrelationships of sex, level of lesion, and transition outcomes among young adults with myelomeningocele. *Dev Med Child Neurol.* 2011;53(7):647–652.
38. Choi EK, et al. Effects of intravesical electrical stimulation therapy on urodynamic patterns for children with spina bifida: a 10-year experience. *J Pediatr Urol.* 2013;9(6 Pt A):798–803.
39. Warf BC, Campbell JW. Combined endoscopic third ventriculostomy and choroid plexus cauterization as primary treatment of hydrocephalus for infants with myelomeningocele: long-term results of a prospective intent-to-treat study in 115 East African infants. *J Neurosurg Pediatr.* 2008;2(5):310–316.
40. Wright JG. Hip and spine surgery is of questionable value in spina bifida: an evidence-based review. *Clin Orthop Relat Res.* 2011;469(5):1258–1264.
41. Dosa NP, et al. Obesity across the lifespan among persons with spina bifida. *Disabil Rehabil.* 2009;31(11):914–920.
42. Iddon JL, et al. Neuropsychological profile of young adults with spina bifida with or without hydrocephalus. *J Neurol Neurosurg Psychiatry.* 2004;75(8):1112–1118.
43. Essner BS. H.G. The impact of family, peer, and school contexts on depressive symptoms in adolescents with spina bifida. *Rehabil Psychol.* 2010;55(4):340–350.

神经源性膀胱

Jeffery S. Johns, MD

定义

神经源性膀胱是指由于神经功能障碍而导致排尿功能障碍。神经源性膀胱除了可能导致膀胱压力升高,增加膀胱输尿管反流的风险,导致肾功能损害,还可能会干扰低膀胱压力下的尿液储存,干扰自主协调排尿,并导致不同程度的尿失禁。膀胱功能的神经控制发生在整个中枢神经系统的多个层面,并受多种病理生理过程的影响。因此,排尿功能障碍很可能发生在中枢神经系统导致的神经功能障碍的大多数患者中[1]。

排尿反射中枢定位于脑干的脑桥中脑网状结构[2,3]。来自脑桥排尿中枢的传出神经轴突沿着脊髓的网状脊髓束下行到达位于骶灰质中骶髓 $2\sim4$ 节段($S_2\sim S_4$)的逼尿肌运动核(椎体水平 $T_{12}\sim L_2$)。副交感神经起源于 $S_2\sim S_4$ 中间外侧灰柱,并通过盆神经和盆丛到达膀胱壁中的神经节。支配膀胱的主要副交感神经根通常是 S_3。节后神经释放乙酰胆碱,进而兴奋毒蕈碱型受体[4]。

节前交感神经元起源于脊髓 $T_{10}\sim L_2$ 的中间外侧灰柱。这些神经经过交感神经神经节,并通过盆丛到达膀胱颈和膀胱底。膀胱颈的受体主要是 α-肾

上腺素能[5],刺激它会导致在尿液储存期间及男性射精期间括约肌关闭。与膀胱颈相反,膀胱底充满了 β-肾上腺素能受体,在交感神经激活期间有助于膀胱松弛(从而促进尿液储存)。

尿道外括约肌(自主横纹肌)包绕着膜尿道,并向上延伸围绕前列腺尿道的远端部分。支配外括约肌的阴部神经起源于骶髓前灰质中的躯体运动核(圆锥,$S_2\sim S_4$)。然而,提供主要运动贡献的是 S_2 节段。足底屈肌也有 S_1 和 S_2 神经支配。因此,脊髓损伤(SCI)后足底屈肌的保存表明尿道外括约肌是完整的。

膀胱的中枢控制是一个复杂的多层次过程。脑功能成像技术的进步使得对人类这种控制的研究成为可能。与控制失禁有关的脑区包括脑桥排尿中枢、中脑导水管周围灰质、丘脑、岛叶、扣带回前部和前额叶皮质。脑桥排尿中枢和中脑导水管周围灰质被认为是在椎管上控制控尿和排尿的关键区域。更高的中枢,如岛叶、前扣带回和前额叶区域,可能参与了这种控制和膀胱感觉的认知。进一步的工作应着眼于检查各区域如何相互作用以实现控制排尿[6]。

症状

神经源性膀胱的症状包括尿失禁、尿潴留、耻骨上或骨盆疼痛、排尿不全、自主神经反射障碍(阵发性高血压伴发汗)、反复尿路感染和肾功能隐匿性恶化。症状根据脊髓损伤的水平和神经疾病的病理生理学基础而有所不同。

中脑异常(如帕金森病)导致逼尿肌反射亢进,伴有小容量尿频和可能因多巴胺减少而导致的尿失禁。脊髓节段性病变导致逼尿肌-括约肌协同失调(detrusor-sphincter dyssynergia, DSD),导致排尿不尽、膀胱高压和膀胱输尿管反流。膀胱压力升高和膀胱输尿管反流在早期可能没有临床症状,需要高度怀疑并进行尿动力学筛查。皮质病变(脑桥排尿中枢以上的病变)通常会导致排尿反射的自主抑制丧失。前脑病变,如脑血管意外伴扣带回的血流变化,因多巴胺 D_1 减少,谷氨酸活性增加可导致膀胱

反射亢进,导致小容量尿频和可能的尿失禁。因此,扣带回在尿液储存中起重要的作用。帕金森病患者的泌尿功能障碍较轻,几乎没有内外括约肌失神经支配的证据。相比之下,多系统萎缩患者的膀胱颈是松弛敞开的。导致多系统萎缩患者的患者膀胱反射亢进而括约肌协调(协同)正常,通常导致膀胱完全排空并伴有一些尿失禁[7,8]。

从脑桥到脊髓 S_2 水平的所有损害导致皮质抑制的丧失和反射排尿期间协调括约肌活动的丧失。排尿反射没有来自较高中枢的抑制性或协调性控制,导致膀胱反射亢进和括约肌功能失调,引起排尿不尽以及膀胱压力增高,最终可导致膀胱输尿管反流。功能性梗阻引起尿潴留,膀胱过度充盈可导致溢流性尿失禁。

S_2 或以下圆锥的脊髓损伤会导致膀胱和外括约肌下运动神经元性损伤。可预见的影响是膀胱反射消失。由于副交感神经节位于膀胱壁或其附近,膀胱张力通常保持不变。因此,由于神经去中枢化(或

感染相关纤维化),膀胱的顺应性会随时间推移呈现下降的趋势[1]。而对膀胱颈和外括约肌的影响并不是那么直观。松弛的协同括约肌系统也是可以预见的;尽管不受自主控制,外括约肌通常会保留一些固定的张力;因为交感神经支配(α-肾上腺素能活动)是完整的,膀胱颈通常是有功能的,但其并不是放松的。尽管膀胱压力在充盈和储存过程中普遍较低,但在排尿过程中经常出现梗阻的情况[1]。溢出性失禁是可能的。小剂量滴定的 α 受体阻滞剂可以保持一定的控尿并改善排尿。

在损伤的急性期,大多数的中枢神经系统损伤会导致暂时的膀胱反射消失[9]。这一阶段被称为中枢神经系统休克,这一过程是可变的,可以持续数周。膝跳反射的再次出现预示着从休克阶段进入恢复阶段。慢性期的排尿功能障碍的具体模式与最常见的神经异常详见表 138.1 和图 138.1。

混杂医疗问题(例如糖尿病)以及许多心血管药物(表 138.2)的使用会极度地影响膀胱功能。自行

表 138.1　慢性神经疾患的排尿功能障碍模式

神经障碍	逼尿肌活动	括约肌	备注
脑桥上	**反射亢进**	**协同**	
脑肿瘤,脑瘫			脊髓损伤者可能会出现逼尿肌-括约肌协同失调,自主控制可能受损
脑血管意外			自主控制可能受损
中枢神经系统发育迟缓			未抑制的膀胱持续存在超过 2~3 岁,之后遗尿
痴呆			自主控制受损
帕金森病			逼尿肌的收缩力和自主控制可能受损
恶性贫血			膀胱顺应性可能降低
Shy-Drager 综合征			膀胱颈保持开放,膀胱顺应性可能降低,自主神经不稳定(低血压)
脑桥至 S_1	**反射亢进**	**协同失调**	
脊髓前角缺血			膀胱顺应性可能降低
多发硬化			因病变而异
脊髓发育不良,外伤			多种情况
S_1 以下	**反射消失**	**张力固定**	
急性横断性脊髓炎			膀胱颈可能闭合但失迟缓
糖尿病、吉兰-巴雷综合征、椎间盘突出			通常膀胱过度充盈
脊髓发育不良,脊髓灰质炎			可能发展为膀胱顺应性降低,膀胱颈可能开放(交感神经失支配)
盆腔根治手术			膀胱颈开放
脊髓痨,外伤			膀胱颈可能闭合但失迟缓

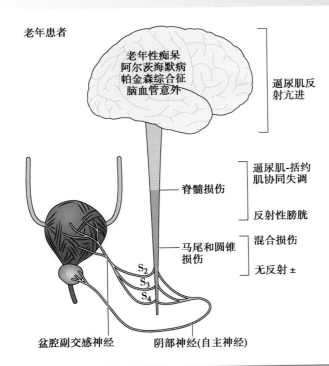

图 138.1　中枢神经系统疾病导致不同神经表现的图解说明（*From Perkash I. Incontinence in patients with spinal cord injuries. In：O'Donnell P，ed. Geriatric Urology. Boston：Little Brown；1994.*）

表 138.2　对膀胱的药理作用

药物	指征	机制	副作用和注意事项
胆碱能药物 　氯贝胆碱	无反射性膀胱	毒蕈碱型受体激动剂 膀胱有 M2 和 M3 受体，M3 受体负责正常的逼尿肌 收缩	支气管痉挛、瞳孔缩小
抗胆碱能药 　达非那新（M3 受体选择性） 　非索罗定 　奥昔布宁 　丙哌维林 　索非那新 　（M3>M2>M1） 　托特罗定 　曲司氯铵 　（季铵）	反射亢进性膀胱	毒蕈碱型受体拮抗剂	便秘、口干、心动过速
肾上腺素药物 　米拉贝隆	反射亢进性膀胱	β_3 肾上腺素能受体激动剂	高血压、尿潴留、头晕
拟交感神经药物 　去甲肾上腺素 　伪麻黄碱	膀胱颈开放	α 受体拮抗剂	心律不齐、高血压、冠状动脉血 管痉挛、亢奋、震颤
抗肾上腺素能（α 受体阻滞剂） 　酚苄明 　酚妥拉明 　特拉唑嗪 　多沙唑嗪 　坦索罗辛 　阿夫唑嗪	平滑括约肌协同失调（有 能力，但膀胱颈不放松）	α 受体激动剂	直立性低血压、头晕、鼻炎、逆 行射精

药物	指征	机制	副作用和注意事项
三环类抗抑郁药 阿米替林 丙米嗪	膀胱反射亢进伴压力性尿失禁	抗胆碱能和拟交感神经特性	心肌梗死、心动过速、卒中、癫痫、血质不调、口干、嗜睡、便秘、视物模糊
苯二氮䓬类 氯氮䓬	肢体痉挛伴逼尿肌-括约肌协同失调	γ-氨基丁酸(GABA)通道激活剂,中枢性肌肉松弛药	头晕、嗜睡、锥体外系反应、共济失调、粒细胞缺乏症
巴氯芬	肢体痉挛伴逼尿肌-括约肌协同失调	GABA_B 通道激活剂(?),确切机制未知,中枢作用肌肉松弛药	中枢神经系统抑郁、心血管崩溃、呼吸衰竭、癫痫、头晕、无力、低张力、便秘、视物模糊[a]
丹曲林	肢体痉挛伴逼尿肌-括约肌协同失调	通过钙螯合在肌质网中直接使肌肉松弛	肝功能损害、癫痫、胸腔积液、不协调、头晕、恶心、呕吐、腹痛
肉毒杆菌毒素	逼尿肌-括约肌协同失调	抑制乙酰胆碱的释放	必须进行重复注射

表 138.2 对膀胱的药理作用(续)

a. 请注意,在这些患者中,巴氯芬也可以通过植入泵在鞘内进行给药,其不良反应主要限于中枢神经系统。膀胱收缩力也可能降低。逼尿肌括约肌功能障碍没有明显改变。

间歇性导尿的患者应该询问其所用导管的大小,以及插管过程中有无存在任何可能表明其有尿道狭窄的阻力或创伤。应诱发其排尿模式并仔细观察排尿习惯的变化。例如,骶上脊髓损伤的患者通常会有间歇性流尿同时伴有下肢痉挛的病史,这是逼尿肌-括约肌协同失调(DSD)的有力线索。

不完全脊髓损伤的患者可以通过过度的瓦尔萨尔瓦动作来进行排尿,这样会导致非常高的腹内压。这可能导致膀胱输尿管反流、上尿路改变、反复肾盂肾炎,甚至膀胱和肾结石疾病。此类患者需要经常进行的尿动力学监测和适当的管理,以实现低压排尿。大约50%的男性最终会患有良性前列腺增生。因此,即使是在神经疾病稳定的情况下,这些人也可能因进行性流出梗阻而出现排尿困难。典型的症状包括夜尿,尿无力,排尿踌躇以及尿末滴沥。然而,流出梗阻患者也经常有刺激性排尿症状。重要的是要确保这些症状(背痛、耻骨上疼痛、发热、排尿困难、尿急、尿频或血尿)不是由症状性感染引起的。这些症状并不具有特异性,能够反映所讨论过的许多过程。因此当出现这些症状时,要具体情况具体分析。

体格检查

一般考虑因素包括受伤水平和使用上下肢的能力。神经学检查的重点是上肢的力量和灵活性,以及下肢的张力和反射。神经泌尿系统检查包括肛周感觉,以证实骶部保留、肛门括约肌自主收缩以及球海绵体反射。

对生殖器进行检查以了解阴茎的状况:是否已进行包皮环切术,大小和有无粪便嵌塞;也需注意是否存在因留置导尿管而导致的尿道外口糜烂。在女性中,注意尿道口的外观是很重要的,尿道口很容易随着长期的导尿而受到侵蚀。盆腔检查将确定排尿功能障碍的混淆因素,如子宫脱垂或平滑肌瘤。直肠检查提供有关肛门张力,肛门自主收缩(表明会阴肌控制)、球海绵体肌反射、前列腺大小和粪便嵌塞的信息。因为髌骨的深层肌腱反射反映了 $L_3 \sim L_4$ 脊髓节段的情况,膝关节处的反射亢进几乎可肯定盆膈肌张力的升高,因此应增加对逼尿肌-括约肌协同失调(DSD)的怀疑。足趾屈肌的缺失反映了 S_2 或圆锥以上的损伤,因此它可以预测外尿道括约肌控制的损害。

功能受限

功能性受限通常由于尿失禁,尿失禁可能会影响一个人参加工作、参与娱乐活动或者维持人际关系的能力或信心和渴望。

诊断分析

所有神经受损患者应在基线和随访期间定期进行血尿素氮和肌酐浓度的基础代谢检查。在排尿试验期间以及对已建立的膀胱排尿模式有任何改变时,应对膀胱排空的完整性进行评估。然而,确定排尿后残留量需要进行膀胱超声扫描或尿管插管。应进行肾脏和膀胱超声检查以评估尿路的状况:肾脏的大小、形状和回声；是否存在肾积水或输尿管积水；是否存在肾或膀胱结石；以及排尿过程中和排尿后肾积水的变化。如果怀疑膀胱输尿管反流或尿道狭窄，可以进行排尿膀胱尿道造影。

如果怀疑肾结石，非对比增强计算机断层扫描（肾结石方案）是确定结石大小和位置的极好工具。在处理肾结石时，有时重要的是评估肾盏或输尿管解剖或不同的肾功能，在这种情况下可以进行静脉尿路造影。可以通过 ^{99m}Tc-MAG3 肾扫描对不同的肾功能进行更精细的定性评估。当怀疑肾功能受损时，此试验可能有用。

经直肠线性阵列超声检查来评估前列腺大小、突出的前列腺正中叶，膀胱颈的凸起[10]，或近端尿道和膀胱颈狭窄。排尿视频透视或超声检查可显示尿流突然停止。

膀胱镜检查是研究膀胱和尿道解剖的极好工具，它可以快速确定是否存在尿道狭窄（尽管它可能无法确定其长度或深度），评估内前列腺大小，提供高膀胱内压（膀胱小梁）的间接证据，并且容易显示膀胱结石。膀胱镜检查在评估血尿（两个或两个以上尿样上的每个高倍视野超过五个红细胞）中是必不可少的。尽管神经损伤患者的血尿通常与感染或创伤性导尿有关，但建议警惕这一人群可能发展为膀胱癌。虽然先前的文献指出使用慢性留置导尿管会增加膀胱癌的风险，但最近的报告表明，增加风险的可能是由于神经损伤本身[11]。因此，有人建议这些患者每年接受膀胱镜检查，特别是如果他们有其他膀胱癌风险因素，如吸烟或有膀胱癌家族史。用生理盐水膀胱冲洗后，对尿样进行恶性细胞学检查有助于筛查。对于膀胱肿瘤的检测，没有一种检测方法可以像膀胱镜检查和对可疑区域活检那样敏感。

注意膀胱镜检查不提供功能性信息。膀胱功能最好的单一检查是尿动力学检查。正式的尿动力学检查，包括膀胱压力容积测定和肌电图，是正确记录膀胱和出口功能的关键。测试受制于技术、解释和患者配合，存在固有误差。然而，精明的医师必须根据整个临床场景来解释结果。如果操作得当，它将阐明并量化排尿后残余尿量、膀胱容量、膀胱顺应性、充盈和排尿期间的膀胱压力以及外部括约肌协调能力。结合视频透视监测，输尿管反流、膀胱位置和内外括约肌功能都可能可视化。对于所有神经系统疾病患者，应在基线进行尿动力学检查。由于损伤急性期出现中枢神经系统休克，所以最好在休克恢复后——远端反射恢复，再进行尿动力检查。图138.2 说明正常的排尿模式。图 138.3 显示了无反射性膀胱的尿动力学结果。图 138.4A 和 B 显示 DSD。

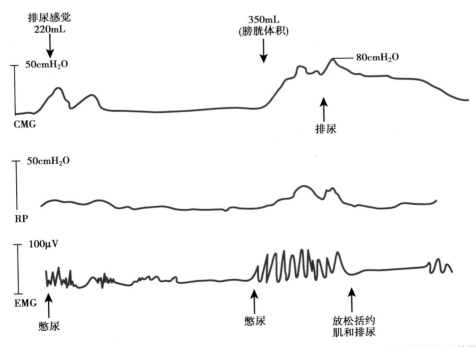

图 138.2　尿动力学研究包括同时测量膀胱压力容积测定（CMG），直肠压力和外尿道括约肌的肌电图（EMG）。在膀胱充盈期间，排尿感觉通常为 300～400mL。当正常人被要求憋尿时，尿道外括约肌收缩，膀胱放松。当要求该患者进行自主排尿时，充盈量在大约 350mL；尿道外括约肌在排尿前放松，表明研究正常。RP，直肠压力

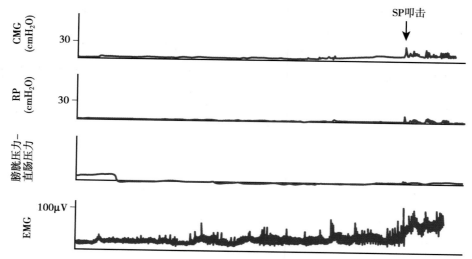

图 138.3   显示一名脊髓损伤患者的无反射性膀胱的尿动力学研究。膀胱充盈期间肌电图（EMG）活动轻微增加。即使在耻骨上（SP）叩击后,也没有膀胱收缩,表明膀胱过度扩张无反射或下运动神经元损伤。CMG,膀胱压力容积测定;RP,直肠压力

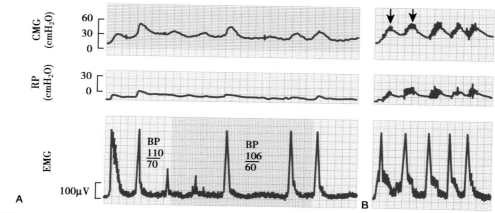

图 138.4   （A 和 B）一例脊髓损伤患者的逼尿肌-括约肌协同失调。膀胱压力容积测定（CMG）图上记载的每一次收缩都伴随肌电图（EMG）上记载的尿道外括约肌活动的显著增加。RP,直肠压力;BP,血压

鉴别诊断

表 138.1 中列出的疾病是神经源性膀胱最常见的原因。

治疗

早期治疗

膀胱管理的优先事项首先是保留肾功能和消除感染,其次是社会关注。溢出性尿失禁、输尿管反流或因肾功能不全或活动性感染出现的高膀胱压力必须通过确保适当的尿液排出来积极处理。必须寻找持续性感染的来源,如尿路结石,一旦发现,予以消除。高膀胱压力,特别是持续性高膀胱压力（>40cmH₂O）,最终会导致肾功能恶化,因此即

使肾功能正常,也应积极处理高膀胱压力[11]。

康复治疗

有退行性神经源性膀胱风险的患者,特别是那些有感觉神经病变（或有风险）的患者（例如糖尿病患者）,应该制订一个定时的排尿时间表,以防止膀胱过度膨胀和进展为膀胱反射消失。应定期记录24h 排尿日记,包括液体摄入量、排尿时间和排泄量,以及排尿后残余量（通过插管或超声评估）。这些患者应每 6h 排一次尿,在第一次排尿后立即再次排尿,并根据排尿日记调整其液体摄入量和排尿频率。糖尿病患者应小心保持良好的血糖控制,不仅是为了全面预防相关的退行性疾病,而且也是为了预防渗透性利尿。

大多数神经源性膀胱病变与肠功能受损有关。粪便嵌塞和便秘梗阻也可能导致尿路机械性阻塞。此外,许多用于降低膀胱收缩性的药物,特别是抗胆碱能药物,能加剧肠道运动功能障碍。因此,这些患者需要进行常规高纤维饮食,配备大便软化剂(例如多库酯钠)、泻药(例如洋车前子)以及栓剂(例如比沙可啶),并每天或隔天进行功能性电刺激。功能性电刺激最好在饭后或咖啡后或茶后进行,以利用胃结肠反射。

单独使用 Credé 方法(耻骨上加压)可导致膀胱内压力升高,甚至膀胱输尿管反流。这种加压,或每次持续敲击耻骨上区域 2min,只有在确保解除膀胱出口梗阻时才能使用。对于活动期 DSD 和逼尿肌反射亢进的患者不应该使用这种手法,因为它只会加剧已经很高的膀胱压力,并且尿液也不会完全排空。

急性期和中枢神经系统休克期治疗

这一阶段通常持续数天至数周。在此期间膀胱是无反射的,应确保充分的膀胱引流,以防止无反射性膀胱发展为过度膨胀和肌源性衰竭。连续留置 Foley 导尿管(14F)是确保膀胱引流的最简单方法。或者,也可以进行间歇性插管(在利尿的初期之后),如从一开始就使用,能减少感染和结石疾病的发生率[12]。

患者确实需要自我导尿的培训或帮助。康复护士和作业治疗师也可能参与这一教育过程。每 4~6h 进行一次插管,如果可能,将液体限制在每天最多 2L。应调整插管频率,使残留量不超过 300~400mL。对于膀胱高反射的患者,长期间歇性导尿需要用抗胆碱能药物缓解逼尿肌反射(表 138.2)。

抗胆碱能药物(增加膀胱容量的药物)

在人类中,膀胱(逼尿肌)有毒蕈碱受体(M2 和 M3 受体)。M3 受体与 M2 受体相比数量较少,但主要负责膀胱收缩。表 138.2 中列出的抗毒蕈碱药物目前可用于调节逼尿肌反射亢进,增加膀胱容量和降低膀胱排尿压力。口干和便秘是患者对大多数这些药物依从性的主要问题,因为 M3 受体的广泛存在,特别是在唾液腺中。对非选择性抗毒蕈碱药物的比较研究发现了类似的疗效,然而,大多数药物的耐受性略好于奥昔布宁[13]。美国泌尿学会建议使用这些药物的缓释制剂,以减少副作用。奥昔布宁、托

特罗定和曲司氯铵目前都有延缓剂型[14]。除曲司氯铵外,表 138.2 所示的大多数其他抗胆碱类药物都是叔胺类,它们可以跨越血-脑屏障,增强中枢作用的抗胆碱能因子。越来越多的证据表明,长期使用抗胆碱能药物与痴呆风险增加有关[15]。

米拉贝隆是一种选择性 β_3 受体激动剂,可引起逼尿肌底松弛,是一种相对较新的替代药物,用于在健康的特发性膀胱过度活跃人群中对抗胆碱能治疗无效的患者[16]。米拉贝隆已被证明在膀胱过度活跃人群中有效,同时其副作用发生率明显低于抗毒蕈碱药物[14]。尽管还需要进一步研究,但早期报告表明米拉贝隆在 SCI 人群中也是有效的[13]。

介入治疗

另一种膀胱引流的长期管理方法是耻骨上膀胱造瘘。这比慢性经尿道插管更可取,因为它消除了尿道或肛门糜烂的风险,并且较少引起附睾炎或睾丸炎。然而,尿路感染的可能性是相近的,这些导管需要每月更换一次。最好在手术室中膀胱镜引导下放置,或更好的方式是通过耻骨上切口,以确定导管最终位于远离膀胱颈最高的位置。这有助于防止对膀胱颈的激惹,因为这种激惹通常会导致反射性膀胱收缩,特别是如果导管球囊(留置 Foley 导管)掉入后尿道。

肉毒杆菌毒素注射治疗

对抗胆碱能治疗无效的神经源性膀胱过度活跃患者可能受益于定期膀胱内注射肉毒杆菌毒素 A(BoNT/A)。其据称的作用机制是抑制突触前胆碱能连接处的乙酰胆碱释放[17],有效抑制逼尿肌收缩[18]。尽管 BoNT/A 作为 onabotulinumtoxinA(oBoNT/A)和 abobotulinumtoxinA 可在市场上买到,d 但只有 oBoNT/A 被 FDA 批准用于成人颈下脊髓损伤患者[13]。oBoNT/A 通常在 0.5~1.0mL 等分溶液中经膀胱镜于黏膜下注射给药。尽管 FDA 推荐的这个适应证的最大总剂量是 200U,但略高的剂量是常见的。

oBoNT/A 对神经源性逼尿肌过度活跃和尿失禁患者有效且安全,临床收益在注射后持续 6~16 个月[13,19]。oBoNT/A 可以减少多发性硬化症患者和 SCI 患者的尿失禁发作,提高其生活质量[19]。

注射 oBoNT/A 后,排尿后残留量可能会以剂量依赖的方式显著增加;1/3 的患者有尿潴留,需要间歇性导尿[19]。这种药物的另一个缺点是需要定期重复治疗。很少产生全身无力、吞咽困难或构音障碍,

尽管这些副作用会在几周内自发逆转[20]。oBoNT/A 和抗毒蕈药物组合使用似乎并未提供额外的作用。尿道注射 oBoNT/A 也正在探索作为 DSD 的一种可能治疗方法。目前这是一种不合标准的用法，但已经报道了积极的结果[13]。

技术设备

已经开发了多种电刺激技术，并且目前正在研究以改善和控制 SCI 患者的膀胱功能。这些包括骶前根刺激（需要同时进行后根切断术来治疗 DSD 和神经源性逼尿肌过度活跃）、骶神经刺激、经皮胫神经刺激和阴部神经刺激。这些方法已被证明对强健的人群具有不同的疗效，治疗神经源性膀胱的潜在作用和效用尚不清楚[21]。

手术

经尿道括约肌切开术在过去曾用于骶上病变，但由于术中及潜在的迟发型出血而不受欢迎。在接触模式下使用激光几乎不会导致术中出血[22]。但该操作可导致术后尿失禁，需要佩戴外置接尿装置。

在极少的情况下，由于反复的上尿路感染或膀胱过度收缩而不能储存足够的容量，膀胱管理可能会导致肾功能损伤。部分尿失禁患者社会接受度低，他们愿意进行间歇性的自我导尿，但是他们的身体习性使他们无法做到这一点。在这种情况下，应考虑重建性方案。可以进行失禁尿道改流，在腹部造口将尿流排入袋中。膀胱切除术可以与该手术相结合，也可以保留膀胱，但这样有较小的发生化脓性膀胱炎的风险。在愿意且能够执行间歇性自我导尿患者中，最常见的重建替代方法是膀胱扩大成形术。膀胱通过回肠段扩张，输尿管保留在原始位置。膀胱压力降低，容量增加，从而保护上段免受高膀胱压力的不良影响。尿液的引流是通过间歇性自导尿进行的。对于括约肌功能不全的患者，可将此手术与人工尿括约肌联合使用[11]。

对于压力低、顺应性良好但括约肌失用而渗漏的膀胱，阑尾输出道可控性肠膀胱术和膀胱颈闭合术可能是一个很好的选择。脊椎裂伴圆锥病变的患者可能是该手术的良好候选者。但是，必须考虑和讨论并发症的高发生率，例如吻合口狭窄、渗漏和导管狭窄[23]。通过膀胱颈的出口被消除，阑尾被插入膀胱和脐之间，在那里阑尾被打开。如果膀胱的顺应性较差，回肠膀胱增大会增加膀胱体积并降低膀胱压力。然后，患者将通过脐带导管插入增大的膀胱。

潜在的疾病并发症

尿路感染（UTL）、肾结石和自主神经反射异常是与神经源性膀胱相关的常见疾病并发症。由尿失禁导致的社会隔离可能导致抑郁。

有 UTI 的 SCI 患者可能缺乏传统症状[24]。在尿培养阳性的情况下，发热、寒战、背痛、耻骨上镇痛、排尿困难、尿频、痉挛增加和/或睾丸肿胀应视为尿路感染。没有明显症状的肾盂肾炎、前列腺炎、附睾睾丸炎或膀胱炎的患者更难以诊断，特别是如果他们有留置导管或正在接受间歇性导尿治疗。使用尿管的患者实际上总是被细菌定植，而抗生素的不当使用只会产生耐药菌。清洁的间歇性插管或使用避孕套导管比留置导尿管更少发生尿路感染[24]。指示需要治疗的因素包括尿路结石，因为它最常与感染相关，以及细菌尿症中的脓尿。应当定期检查尿液 pH，pH 高于 7 总是与尿素分生物的感染有关，这则有可能导致结石。DSD 或任何类型的尿潴留的患者应在治疗过程中用新的 Foley 导管迅速排空膀胱，以确保感染尿液良好地排出。如果怀疑前列腺炎，则经尿道插入 Foley 导管为相对禁忌，应确保耻骨上引流。

虽然膀胱知识的和护理的提高减少了的上尿路问题，但也必须注意避免和识别并发症，如肾盂肾炎、肾积水和肾衰竭[24]。

自主神经功能失调

缺乏对脊髓病变（$T_6 \sim T_8$）节段下广泛交感神经活动的控制，是自主神经反射异常管理的关键因素。有害刺激，如膀胱过度扩张，应立即通过导管引流逆转。对于有风险的患者（T_6 以上的脊髓病变），应该考虑的程序包括脊髓麻醉、使用神经节阻滞剂和肾上腺素能阻滞剂。

在急性发作中，如果逆转有害刺激不能控制血压和症状，则可能需要使用扩张血管的药物，如硝普钠。需要注意的是，脊髓损伤患者的正常收缩压通常小于 100mmHg。该综合征的慢性形式往往与活动性 DSD 有关，通过药理学或通过诸如尿道括约肌切开术等方式控制该现象，可能会减轻患者的自主神经反射异常[22]。

潜在的治疗并发症

注意卫生对预防脊髓损伤人群的尿路感染至关重要。需要 Foley 导管或避孕套导管引流的患者应定期更换导管，并使用适当的导管监测和清洁，以最大限度地降低感染、皮肤破裂或尿道糜烂的风险（对于留置导管而言）。腿袋应该定期消毒，然后用流动水冲洗干净。轮椅坐垫和覆盖物应该更换和/或清洁，患者应该每天洗澡以减少会阴处的菌落数量。抑制性或预防性抗生素的可能作用尚不清楚。在 SCI 人群中，其他几种减少健康人群尿路感染的方法也被证明无效或结果不一。这些方法包括使用蔓越莓、D-甘露糖、抗坏血酸和六亚甲基四胺盐[24]。

因为频繁的设备渗漏和皮肤浸渍，泌尿造口术后的造口护理对许多有此装置的人来说是极大的恐慌。此外，根据患者的习惯和在轮椅上的位置，必须将造口置于腹部。任何类型的膀胱扩张都容易发生穿孔和危及生命的感染（高达 10%）。这些患者一生中因粘连引起小肠梗阻的概率为 3%，长期留置 Foley 导尿管可能会导致泌尿系统感染、尿道损伤、睾丸附睾炎、结石疾病和尿道瘘。在女性中，她的尿道会随时间推移而延张，无论有无导尿管，尿失禁都会随之而来。

致谢

我们要致谢并感激 Ayal M. Kaynan，MD. FACS；Meena Agarwal，MD，PhD，MS，Dip_Urol，ERCS，ERCS（Urol），以及 InderPerkash，MD，FRCS，FACS。他们是上一版书本章的作者。他们的写作和贡献是本章更新的框架和基础。

（蒙利娇 译　牛陵川 校　何红晨 审）

参考文献

1. Wein AJ, Dmochowski RR. Neuromuscular dysfunction of the lower urinary tract. In: Wein AJ, Kavoussi LR, Novick AC, et al., eds. *Campbell-Walsh Urology*, 10th ed. Philadelphia: Saunders Elsevier; 2011:351–358.
2. Bradley WE, Timm GW, Scott FB. Innervation of the detrusor muscle and urethra. *Urol Clin North Am.* 1974;1:3–27.
3. Denny-Brown D, Robertson EG. On the physiology of micturition. *Brain.* 1933;56:149.
4. Igawa Y. Discussion: functional role of M₁, M₂, and M₃ muscarinic receptors in overactive bladder. *Urology.* 2000;55(suppl 5A):47–49.
5. Gosling JA, Dixon JS. The structure and innervation of smooth muscle in the wall of the bladder neck and proximal urethra. *Br J Urol.* 1975;47:549–558.
6. Kavia RB, Dasgupta R, Fowler CJ. Functional imaging and the central control of the bladder [review]. *J Comp Neurol.* 2005;493:27–32.
7. Khan A, Hertanu J, Yang WC, et al. Predictive correlation of urodynamic dysfunction and brain injury after cerebrovascular accident. *J Urol.* 1981;126:86–88.
8. Sakakibara R, Hattori T, Uchiyama T, Yamanishi TJ. Videourodynamic and sphincter motor unit potential analyses in Parkinson's disease and multiple system atrophy. *J Neurol Neurosurg Psychiatry.* 2001;71:600–606.
9. Burney TL, Senapti M, Desai S, et al. Acute cerebrovascular accident and lower urinary tract dysfunction: a prospective correlation of the site of brain injury with urodynamic findings. *J Urol.* 1996;156:1748–1750.
10. Perkash I, Friedland GW. Posterior ledge at the bladder neck: crucial diagnostic role of ultrasonography. *Urol Radiol.* 1986;8:175–183.
11. Linsenmeyer TA. Neurogenic bladder following spinal cord injury. In: Kirshblum S, Campagnolo DI, eds. *Spinal Cord Medicine*, 2nd ed. Philadelphia: Lippincott Williams & Wilkins; 2011:224–228.
12. Guttman L, Frankel H. The value of intermittent catheterization in early management of traumatic paraplegia and tetraplegia. *Paraplegia.* 1966;4:63–84.
13. Wyndaele JJ. The management of neurogenic lower urinary tract dysfunction after spinal cord injury. *Nat Rev Urol.* 2016;13(12):705–714.
14. Scott K, Dmochowski RR, Padmanabhan P. Delivery methods for drugs used in the treatment of overactive bladder. *Expert Opin Drug Deliv.* 2016;13(3):361–371.
15. Gray SL, Anderson ML, Dublin S, et al. Cumulative use of strong anticholinergics and incident dementia: a prospective cohort study. *JAMA Intern Med.* 2015;175(3):401–407.
16. Otsuki H, Kosaka T, Nakamura K, et al. β₃-Adrenoceptor agonist mirabegron is effective for overactive bladder that is unresponsive to antimuscarinic treatment or is related to benign prostatic hyperplasia in men. *Int Urol Nephrol.* 2013;45:53–60.
17. Simpson LL. Molecular pharmacology of botulinum toxin and tetanus toxin. *Annu Rev Pharmacol Toxicol.* 1986;26:427–453.
18. Nitti VW. Botulinum toxin for the treatment of idiopathic and neurogenic overactive bladder: state of the art. *Rev Urol.* 2006;8:198–208.
19. Herschorn S, Gajewski J, Ethans K, et al. Efficacy of botulinum toxin A injection for neurogenic detrusor overactivity and urinary incontinence: a randomized, double-blind trial. *J Urol.* 2011;185:2229–2235.
20. Stoehrer M, Wolff A, Kramer G, et al. Treatment of neurogenic detrusor overactivity with botulinum toxin A: the first seven years. *Urol Int.* 2009;83:379–385.
21. McGee MJ, Amundsen CL, Grill WM. Electrical stimulation for the treatment of lower urinary tract dysfunction after spinal cord injury. *J Spinal Cord Med.* 2015;38(2):135–146.
22. Perkash I. Transrectal sphincterotomy provides significant relief in autonomic dysreflexia in spinal cord injured patients: long term follow up results. *J Urol.* 2007;177:1026–1029.
23. Faure A, et al. Bladder continent catheterizable conduit (the mitrofanoff procedure): long-term issues that should not be underestimated. *J Pediatr Surg.* 2016. https://doi.org/10.1016/j.jpedsurg.2016.09.054.
24. Jahromi MS, Mure A, Gomez CS. UTIs in patients with neurogenic bladder. *Curr Urol Rep.* 2014;15(433):1–7.

第 139 章

神经源性肠道

Jeffery S. Johns, MD

同义词

无

ICD-10 编码

K59.2 　神经源性肠道

定义

神经源性肠道是指神经系统损伤引起的胃肠道和肛门直肠功能的终身损伤，可导致危及生命的并发症[1]。神经功能障碍导致胃肠道终末器官问题，包括结肠转运时间延长，肛门直肠敏感性降低，肛门外括约肌缺乏主动控制，伴有协同失调反应。这些问题对生活质量有广泛的影响，尤其是神经系统疾病患者，包括脊髓损伤（SCI）、多发性硬化（MS）、脑瘫、脊柱裂、卒中[2]。脊髓损伤后直肠功能障碍的严重程度与脊髓损伤节段高低[3,4]，是否为完全性损伤以及损伤持续时间长短相关[5]。多达95%的脊髓损伤患者需要一些干预措施才能开始排便。据报道，41%~61%的脊髓损伤患者的肠道功能障碍会影响生活方式以及日常生活活动[1]。

肠神经支配与胃肠动力

与膀胱不同的是，直肠通过肠内神经系统（ENS）进行很大程度的内在调节。肠内神经系统由黏膜下神经丛和肌间神经丛组成，位于肠壁平滑肌的圆形层和纵向层之间。黏膜下神经丛调节黏膜分泌和血流，而肌间神经丛协调肠运动[6]。结肠还接受来自体神经、副交感神经和交感神经的外源性神经支配。迷走神经起源于颅内，提供从食管到结肠脾曲的副交感神经，调节 ENS 以增加结肠运动[6]。迷走神经在脊髓损伤中得以保留（图 139.1）。盆神经携带副交感神经纤维从 $S_2 \sim S_4$ 到降结肠和直肠。部分盆神经分支行向近端，支配横结肠和升结肠，交感神

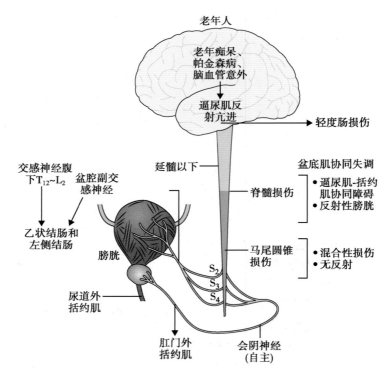

图 139.1　盆腔器官的重要中枢神经控制（*Modified with permission from Zafar Khan.*）

经由肠系膜上、下（T₉～T₁₂）和腹下（T₁₂～L₂）神经供应。交感神经系统调节 ENS 以减少结肠收缩[6]。躯体阴部神经（S₂～S₄）支配盆底区域。

在升结肠中，蠕动波向回盲瓣来回传播，但在降结肠中，蠕动波主要是将内容物推向肛门[5]。结肠的运动由三个主要机制完成：肌源性、化学性和神经源性。信号的肌源性传递发生在肠平滑肌细胞之间，这些细胞通过缝隙相互连接，从而产生细胞间的传递。大多数肠肌表现出的自律性导致结肠壁收缩[5]。

化学控制是活跃神经递质和激素的。这些化学物质通过中枢神经系统或自主神经系统作用于肌肉细胞或直接作用于肌肉细胞来影响促进或抑制收缩。这种活动可以由神经通过上皮介导的管腔刺激触发。上皮性肠嗜铬细胞作为感觉传感器，通过释放 5-羟色胺（5-HT）激活内源性和外源性初级传入神经元的黏膜过程。黏膜下神经丛和肌间神经丛均存在固有的初级传入神经元。蠕动和分泌反射是由黏膜下固有的初级传入神经元启动的，这些神经元受 5-HT 影响作用于 5-HT₁ₚ 受体产生刺激。ENS 内的 5-HT₃ 介导了 5-HT 能传递和肌间固有初级传入神经元的激活[7]。中枢神经系统的信号也主要是 5-HT₃ 介导的。因此，即使是从中枢神经系统中分离出来，肠道也是唯一能够显示反射和整合神经元活动的器官。

结肠控制的神经机制通过 ENS 完成，它协调所有的节段运动和一些传播运动。

2017 年的一项研究通过证明受损的外部神经支配导致结肠的主要神经肌肉改变，记录了肠道内和外部神经系统之间的重要联系。这些包括肌间神经细胞的丢失，肌间神经丛中神经纤维密度的降低，以及肌间神经丛周围信号细胞网络的破坏[6]。

正常排便是肌肉、神经和中枢神经系统之间复杂相互作用的结果。为了正常排便，必须有与肛门内外括约肌的松弛有关的结肠内容物的大量运动。结肠吸收液体、电解质和短链脂肪酸，促进共生细菌的生长，分泌黏液以润滑粪便并缓慢地将粪便推向肛门[8]。结肠远端的内容物一直保留到肠道排空。内容物从回盲瓣到直肠可能需要 12～30h[4]。

神经源性肠

当结肠或直肠乙状结肠由于外部神经控制受损而出现功能障碍时，就会出现神经源性肠道[1,9,10]。脊髓损伤后 ENS 保持完整，然而根据损伤程度的不同，可能会出现不同的肠道问题和并发症。下运动神经元肠综合征或无反射性肠反应是由影响脊髓圆锥副交感神经细胞体、马尾损伤或骨盆神经损伤所致。无脊髓介导的蠕动发生，使粪便推进缓慢。只有肌间神经丛协调节节段性结肠蠕动，出现干燥的圆形大便。由于肛门外括约肌神经支配丧失，尿失禁的风险增加。提肛肌缺乏张力，这会降低直肠角度，导致直肠腔打开。

脊髓圆锥上方的病变引起上运动神经元肠综合征或反射亢进肠。结肠壁和肛门张力增加。肛门外括约肌缺乏主动控制，括约肌保持紧绷，从而保留大便。然而，脊髓和结肠之间的神经连接仍然完整。因此，存在反射协调和大便推进。这些变化导致便秘和大便潴留，至少部分原因是肛门外括约肌的功能亢进。

神经功能受损患者便秘的病理生理学

在神经源性肠道中，便秘通常是一个主要后果[1,9,10]。便秘的病理生理机制是排便受阻、腹部肌肉无力、直肠感觉受损和结肠转运时间延迟。不完全性的和完全性的病变都会导致排便阻塞或大便失禁[11]。大便失禁的机制是肛门括约肌松弛或无张力，直肠收缩不受抑制，直肠敏感性差，肛门括约肌张力下降和收缩乏力（圆锥和马尾病变）。

在试图排便的过程中，一些有慢性便秘的正常人群的耻骨直肠肌和肛门外括约肌也有不适当的收缩（或放松失败）。排便时盆底肌肉组织的这种反常收缩也称为盆底功能障碍或盆底协同反应失调[11,12]。这并不是真正的协同失调，因为患者可以学会通过生物反馈来放松盆底肌肉组织，从而控制功能性排便障碍。因此，这种协同失调反应需要与真正的逼尿肌-肛门括约肌协同失调区别，因为神经功能受损，生物反馈可能对功能改善没有任何作用。

症状

神经源性直肠导致广泛的胃肠道症状：失禁、便秘、痔、腹痛、腹胀、大便嵌塞、直肠出血、直肠脱垂、肛裂、恶心、自主神经反射障碍和延长排便时间。这些症状和/或对这些症状的恐惧会对生活质量产生负面影响，并可能导致社会孤立。神经源性肠道疾病的患者因便秘、肠扭转、嵌塞或巨结肠等肠道并发症住院的频率是无这种疾病患者的两倍[2]。

体格检查

对于神经源性肠道病的治疗[13,14]，通过仔细的直肠检查和肛门直肠神经测试来记录神经损伤程度，进行个体化评估是非常重要的。神经系统检查可以揭示神经损伤的程度和脊髓损伤的完整性。应检查并触诊腹部，检查有无胀气、可触及的粪便肿块、提示痉挛的腹部肌肉张力增加以及肠鸣音。直肠检查可提供有关肛门外括约肌张力、直肠穹窿大便、痔、女性膀胱膨出或肿块的信息，并评估耻骨直肠肌的张力和产生自发收缩的能力。

球海绵体反射评估了局部脊髓反射弧的完整性。该反射的消失，以及肛门张力差，表明圆锥或马尾损伤（下运动神经元）。评估患者上下肢的力量，手功能，坐姿平衡和转移能力，患者手臂、腿和躯干的长度以及患者的体重也很重要。这些因素有助于确定患者是否能够执行自己的肠道计划或是否需要帮助。与截瘫患者相比，四肢瘫痪患者更需要帮助。

功能受限

根据神经损伤的程度和损伤节段，对于肠排空、便秘、不可预知的尿失禁、腹胀和相关的不适失去一定程度的自主控制。患者会发生对无预知或无控制的肠道排空的恐惧，从而导致其出现社会孤立、重大职业挑战和抑郁等状况。

诊断分析

结肠运动活动包括四个主要组成部分：肌电活动[15]、时相性收缩活动、强直性收缩活动和腔内转运。对每一个单独组成部分的评估都有具体的方法，但没有一项调查提供关于所有四种活动一起的信息。在目前的临床实践中，结肠运动功能的评价几乎仅限于腔内压力和转运时间的评价[16,17]。虽然可以通过结肠测压来直接评估结肠收缩活性，但这种方法临床接受度较慢，尤其是在儿童中。其他新的方法，有两种技术用于常规评估结肠（或整个肠道）转运，这两种技术都涉及辐射：造影剂标记物[18]和放射性核素显像[19]。带有磁标记物的无线（遥测）运动胶囊[20]可以避免辐射，但在被纳入一般临床实践之前需要进一步验证。结肠转运的研究应与直肠排空和直肠感觉的评估一起，成为功能性或部分性神经功能损害患者慢性特发性便秘研究的基础。这些研究是便秘概念化的三个广泛和重叠的类别：正常转运的便秘、缓慢转运的便秘和排泄障碍。

肛门直肠协同失调

为了准确诊断肛肠协同失调，特别是在不完全或功能性病变中，肛门直肠测压和肛门外括约肌同步肌电图对区分功能性便秘[12,21]和神经损伤所致的梗阻性便秘有重要的作用。评估不完全损伤（如多发性硬化、产后阴部神经损伤、腰椎间盘疾病、背部受伤或脊柱肿瘤）引起的损伤也很重要。排粪造影，神经刺激和阴部潜伏期，超声和磁共振成像也可以了解胃肠功能障碍。排粪造影检测直肠结构异常并评估盆底及其支持器官运动的功能信息；直肠过度下降（会阴下降综合征）也可能是便秘的病理生理机制。排粪造影有助于补充肛门直肠测压研究，以排除排便缓慢和其他原因引起的便秘。磁共振成像或盆底超声可以进一步补充研究。

治疗

早期治疗

2014 年，Cochrane 综述描述了神经源性直肠管理的有效方案，包括调节粪便黏稠度，促进粪便通过肠道的转运，以及在适当的时间和地点对粪便进行有效的反射或手动排出[2]。

除非有相关的急腹症，否则小肠和大部分结肠都是有功能的，不会麻痹。肠排空的管理也取决于脊髓损伤的水平。在马尾病变中，以及脊髓损伤的休克期，会出现肠松弛；治疗通常包括手动清除粪便和使用栓剂。手动刺激也可能有助于完整的球海绵体反射。在圆锥病变伴肠痉挛的患者中，常规使用大便软化剂，栓剂插入，手动刺激有助于排泄粪便。手动刺激 20～30min，有或没有栓剂通常都可以引起肠排空。

康复治疗

脊髓损伤后的肠道管理

在脊髓损伤患者的康复过程中，60min 以内充分排便是较理想的目标。然而，许多患者需要更长的时间。因此，重要的是根据神经系统和身体状态制订个体化的排便方案，包括设定时间、饮食控制和手指刺激（使用或不使用甘油栓）。通过增加水含量（如车前草）或通过增加大便的水渗透（如多库酯）来调节肠道膨胀剂，以额外帮助儿童进行排便。等渗性泻药（如聚乙二醇）和渗透性泻药（如乳果糖）也被广泛用于帮助肠道排空的个体化方案上。

通过研究比沙可啶对人的肌电传播活性、升结肠转运和直肠张力的影响。比沙可啶被广泛用于神经源性直肠的治疗[22]，剂量一般为 5~10mg，在手术前可服用比沙可啶 30mg，彻底清洁肠道。如果以最大剂量服用，很可能会突然出现极强的、无法控制的大便，因此应采取预防措施。当它以栓剂的形式直肠给药时，通常在 15~60min 内有效。使用以植物油为基质而不是聚乙二醇为基质的比沙可啶栓剂，可以显著缩短总的肠道护理时间、通便时间和排便时间[23]。如果需要非常强的泻药灌肠样结果，可同时插入两个栓剂。初次排气后数小时，只要直肠中存在未排出的比沙可啶，则可采取二次措施。

在设计肠道排便程序时，需要考虑多种因素。如：这是上运动神经元还是下运动神经元导致的肠功能障碍？是完全性的还是不完全性的损伤？这与肛肠协同失调有关吗？需要详细的病史来找出任何早于脊髓损伤的肠道问题，如糖尿病、肠易激综合征、乳糖不耐受、炎症性肠病或既往直肠出血。这些疾病可能会影响肠道治疗中药物的管理和选择。脊髓损伤患者经常使用的其他药物，如治疗神经源性膀胱的抗胆碱药、抗抑郁药、麻醉药和抗痉挛药，也会影响肠道功能。

此外，作为肠道管理的一部分，还需要记录患者的饮食习惯和液体摄入量。通过评估心理社会和家庭环境来提供指导方针，以调整肠道排便时间，并通过饮食、盆底运动、腹部按摩和生物反馈制定康复策略，这在一些多发性硬化症的患者中已显现疗效[2]。

患者教育与危险因素意识

制订一个全面的、个性化的、结构化的教育计划对于预防坐马桶座时的大小便失禁、肠道意外和皮肤破损是至关重要的。一些曾经购买过便桶或淋浴椅的人反馈，其设计存在缺陷，会增加转移过程中摔倒的风险，以及由于垫料不足和肠道护理过程持续时间过长而导致的压疮风险。另外，确定其他导致不良结果的危险因素也很重要：结肠过度充盈、肠易激综合征、膀胱功能障碍或自主反射异常的高位脊髓病变。

目前最常用的神经源性直肠管理策略，是手指刺激或栓剂插入。其效果也仍和不完全排空、尿失禁有关，若坐在马桶上的时间过长，压力引起的组织损伤的风险也就越高。这样的策略与脊髓损伤患者可用的其他方法相比，对黏膜组织的损伤也更大。多库酯微型灌肠剂是神经源性直肠管理的一种选择，它已经被证明可以减少肠失禁的发生；它可以缩短坐便器的时间，从而降低压疮的风险，而且不会引起肠下黏膜炎症或渗出[24]。所有这些策略其实都可以提高脊髓损伤患者的生活质量和与社会的融合。磷酸盐灌肠和其他大容量灌肠可能会引起粪便嵌塞，因此不建议作为常规的排便管理策略[25]。

促动力药物的使用

在保守治疗效果不佳的情况下，西沙必利、普卢卡必利、甲氧氯普胺、新斯的明和氨吡啶等促动力药物已被用于脊髓损伤患者慢性便秘的治疗。它们具有副作用，需要谨慎使用，建议只考虑用于对肠道排便过程进行调整的有抵抗力的较严重病例。例如，西沙必利就被报道使用后出现严重的心律失常，包括室性心动过速、心室纤颤和 Q-T 间期延长。因此西沙必利已退出了美国市场[26-28]。胃促动力作用使甲氧氯普胺可用于治疗胃潴留和胃食管反流病。但长期使用或高剂量使用该药物有迟发性运动障碍的风险，美国食品药品管理局建议将甲氧氯普胺用于短期治疗，最好少于 12 周[28]。在 2009 年，美国就要求所有甲氧氯普胺的生产商在包装盒上印刷明确的警告[28]。

肌内注射新斯的明和格隆溴铵可加快肠道护理时间，且无明显不良反应[29]。

介入治疗

胃肠道疾病中的肉毒杆菌毒素

肉毒杆菌神经毒素能抑制胃肠平滑肌和括约肌的收缩。也有研究表明，神经毒素能阻断自主神经系统中胆碱能神经末梢，但似乎不能阻断一氧化氮介导的去甲肾上腺素能反应。因此，使用肉毒杆菌神经毒素用于治疗过度活动的平滑肌，如肛裂和食管下括约肌治疗食管失弛缓症[30]。了解胃肠道失神经支配对神经病性肠功能障碍的解剖和功能组织是至关重要的，特别是在长期便秘和肠排空不完全的这些直肠康复计划失败的患者中。肉毒杆菌神经毒素通过控制盆底协同反应和防止乙状结肠和结肠的背压效应,可能有助于早期解除肠梗阻。

尽管在过去10年中广泛使用了肉毒杆菌毒素,但很少进行安慰剂对照试验。目前认为肉毒杆菌毒素是安全的,副作用较罕见。括约肌内注射肉毒杆菌神经毒素治疗贲门失弛缓症的短期疗效目前已得到证实。但是,美国食品药品管理局还没有批准肉毒杆菌毒素在此情况下使用。

技术设备

通过电极嵌入式腹带用电刺激腹壁肌肉的可以减少结肠转运时间和总的肠道护理时间[25]。

骶神经刺激用于神经源性直肠道管理并不常用于直肠管理。一些较低水平证据(前后对照研究)发现,所收集的数据中肠功能和生活质量得到改善,自主神经反射障碍的发作次数减少[25]。在对神经源性直肠进行更大规模的干预之前,还需要进一步的研究[2,25]。

手术

虽然不常用,但有几种替代性的干预措施可以使灌肠顺利进行,其中包括 Malone 顺行节制性灌肠(ACE),可以通过开放切口或替代性微创技术进行;Monti 顺行节制性灌肠,使用回肠管而不是 Malone 的阑尾导管;以及 Chait 手术。一些人认为这是一种微创的 Monti 手术。Malone(ACE)治疗后如厕时间明显缩短,最常见的并发症是造瘘口狭窄。Chait 手术减少了污染的发生率并具有良好的患者满意度,Chait 的围手术期并发症包括腹腔内或皮下脓肿,长期并发症包括导管周围液体粪便渗漏和相关蜂窝织炎。患者的选择是对整个 ACE 的成功和决定哪种手术效果最好的至关重要的原因[25]。

经结肠造口的大便分流是严重和难治性神经源性直肠病的可靠替代方法,也是严重骶管压迫性损伤的一种方法。它也可用来简化对某些需要大便护理的个人护理。结肠造口术有助于提高患者满意度,减少肠道护理时间,减少与肠功能障碍相关的住院治疗。并发症包括造瘘口狭窄、肠梗阻、造口周围疝气、破裂和皮炎等[25]。

使用常见的和具有信度的评分系统如神经源性直肠功能障碍(neurogenic bowel dysfunction)和国际肠功能数据集(International Bowel Function)[31,32]有助于进一步了解脊髓损伤后神经源性直肠的治疗和管理。

潜在的疾病并发症

在 T_6 以上节段损伤的脊髓损伤患者中,严重并发症之一是自主神经反射障碍。通常伴有膀胱引流不良或直肠内粪便堵塞。需要使用 4% 的利多卡因凝胶插入直肠并使用药物控制血压,来立即进行温和的肠道排空[1]。

在排便较慢的肠道中,明显的腹胀伴慢性便秘和结肠扩张会进一步加重肠道排空问题。钡剂造影灌肠可显示梗阻性病变,或显示巨大结肠和多余的肠道。虽然这一检查发现并不能说明什么具体原因,但它能表明解剖异常的程度。如果梗塞更靠近肠道,可能需要口服兴奋剂,如柠檬酸镁溶液或比沙可啶片。如果怀疑肠梗阻,需要谨慎使用口服药物,因为可能导致肠穿孔。是否需要结肠镜检查取决于患者的临床病史和体格检查,以及医师对比灌肠结果的满意程度。为了清除造影剂和防止便秘,在需要钡剂检查的几天内应使用口服泻药并进行频繁的肠道护理。

大便失禁会导致肛门周围微生物过多生长,使皮肤变弱,皮肤也会生疮。另外,长时间坐在垫得不充分的肠道护理座椅上而不经常减压可能会导致压疮。

痔经常发生[2],随着痔体积的增大,痔的症状可能会加重。通过物理干预(如栓剂、灌肠剂或手指刺激)来调节脊髓损伤患者的肠道,痔的症状可能会加重。当痔出现明显的临床现象时,可能引起疼痛(如果患者有感觉)、出血、黏膜脱垂引起的黏液失禁或自主神经反射障碍症状。持续性出血和自主神经反射障碍,对肠道护理常规的改变没有反应,是考虑带状[33]或痔切除的指征。

潜在的治疗并发症

在 27% 的脊髓损伤患者中,慢性胃肠道疾病通常在损伤后 5~10 年出现。这也说明肠道问题是后期慢性出现的,因此可以采用慢性护理程序,通过对肛门伸展、高纤维饮食和充足的液体摄入来管理阻塞性便秘[34]。不建议长期使用刺激性泻药,因为其可导致肌间神经丛损伤,并加重结肠运动障碍。

致谢

我们要感谢 Inder Perkash，MD，FRCS，FACS 和 Meena Agarwal，MD，PhD，MS，Dip Urol，FRCS，FRCS（Urol），他们是上一版中本章的作者。他们的写作和贡献是本章更新的框架和基础。

（左京京　译　岑奕　校　何红晨　审）

参考文献

1. Consortium for Spinal Cord Medicine. *Neurogenic Bowel Management in Adults with Spinal Cord Injury*. Washington, DC: Paralyzed Veterans of America; 1998:8–9.
2. Coggrave M, Norton C, Cody JD. Management of faecal incontinence and constipation in adults with central neurological diseases. *Cochrane Database Syst Rev.* 2014;1:CD002115.
3. Krassioukov A, Eng JJ, Claxton G, et al. SCIRE Research Team. Neurogenic bowel management after spinal cord injury: a systematic review of the evidence. *Spinal Cord.* 2010;48:718–733.
4. Menardo G, Bausano G, Corazziari E, et al. Large-bowel transit in paraplegic patients. *Dis Colon Rectum.* 1987;30:924–928.
5. Bassotti G, Germani U, Morelli A. Human colonic motility: physiological aspects. *Int J Colorectal Dis.* 1995;10:173–180.
6. den Braber-Ymker M, Lammens M, van Putten MJ, Nagtegaal ID. The enteric nervous system and the musculature of the colon are altered in patients with spina bifida and spinal cord injury. *Virchows Arch.* 2017. [Epub ahead of print].
7. Glatzle J, Sternini C, Robin C, et al. Expression of 5-HT$_3$ receptors in the rat gastrointestinal tract. *Gastroenterology.* 2002;123:217–226.
8. Stephen AM, Cummings JH. The microbial contribution to human faecal mass. *J Med Microbiol.* 1980;13:45–56.
9. Staas WE Jr Cioschi HS. Neurogenic bowel dysfunction: critical review. *Phys Rehabil Med.* 1989:11–21.
10. Benevento BT, Sipski ML. Neurogenic bladder, neurogenic bowel, and sexual dysfunction in people with spinal cord injury. *Phys Ther.* 2002;82:601–612.
11. Vallès M, Mearin F. Pathophysiology of bowel dysfunction in patients with motor incomplete spinal cord injury: comparison with patients with motor complete spinal cord injury. *Dis Colon Rectum.* 2009;52:1589–1597.
12. Diagnosis, pathophysiology and treatment: a multinational consensus. In: Drossman DA, Corazziari E, Talley NJ, et al., eds. *ROME II. The Functional Gastrointestinal Disorders*, 2nd ed. McLean, VA: Degnon Associates; 2000.
13. Stiens SA, Bergman SB, Goetz LL. Neurogenic bowel dysfunction after spinal cord injury: clinical evaluation and rehabilitative management. *Arch Phys Med Rehabil.* 1997;78(suppl.):S86–S102.
14. Liu CW, Huang CC, Chen CH, et al. Prediction of severe neurogenic bowel dysfunction in persons with spinal cord injury. *Spinal Cord.* 2010;48:554–559.
15. Frexinos J, Bueno L, Fioramonti J. Diurnal changes in myoelectric spiking activity of the human colon. *Gastroenterology.* 1985;88(Pt 1):1104–1110.
16. Scott SM. Manometric techniques for the evaluation of colonic motor activity: current status. *Neurogastroenterol Motil.* 2003;15:483–513.
17. Camilleri M, Bharucha AE, di Lorenzo C, et al. American Neurogastroenterology and Motility Society consensus statement on intraluminal measurement of gastrointestinal and colonic motility in clinical practice. *Dig Dis Sci.* 1985;30:289–294.
18. Murcia MN, Stone JM, Chang PJ, Perkash I. Colonic transit time in spinal cord–injured patients. *Invest Radiol.* 1990;25:109–112.
19. Stivland T, Camilleri M, Vassallo M, et al. Scintigraphic measurement of regional gut transit in idiopathic constipation. *Gastroenterology.* 1991;101:107–115.
20. Rao SS, Kuo B, McCallum RW, et al. Investigation of colonic and whole-gut transit with wireless motility capsule and radiopaque markers in constipation. *Clin Gastroenterol Hepatol.* 2009;7:537–544.
21. Levi R, Hultling C, Nash MS, Seiger A. The Stockholm spinal cord injury study: 1. Medical problems in a regional SCI population. *Paraplegia.* 1995;33:308–315.
22. Stiens SA, Luttrel W, Binard JE. Polyethylene glycol versus vegetable oil based bisacodyl suppositories to initiate side-lying bowel care: a clinical trial in persons with spinal cord injury. *Spinal Cord.* 1998;36:777–781.
23. Yi Z, Jie C, Wenyi Z, Bin X, Hongzhu J. Comparison of efficacies of vegetable oil based and polyethylene glycol based bisacodyl suppositories in treating patients with neurogenic bowel dysfunction after spinal cord injury: a meta-analysis. *Turk J Gastroenterol.* 2014;25(5):488–492.
24. Amir I, Sharma R, Bauman WA, Korsten MA. Bowel care for individuals with spinal cord injury: comparison of four approaches. *J Spinal Cord Med.* 1998;21:21–24.
25. Gor RA, Katorski JR, Elliott SP. Medical and surgical management of neurogenic bowel. *Curr Opin Urol.* 2016;26(4):369–375.
26. Walker AM, Szneke P, Weatherby LB, et al. The risk of serious cardiac arrhythmias among cisapride users in the United Kingdom and Canada. *Am J Med.* 1999;107:356–362.
27. Hennessy S, Leonard CE, Newcomb C, et al. Cisapride and ventricular arrhythmia. *Br J Clin Pharmacol.* 2008;66:375–385.
28. U.S. Food and Drug Administration. *FDA requires boxed warning and risk mitigation strategy for metoclopramide-containing drugs* [press release]. 2009.
29. Hughes M. Bowel management in spinal cord injury patients. *Clin Colon Rectal Surg.* 2014;27(3):113–115.
30. Vittal H, Pasricha PF. Botulinum toxin for gastrointestinal disorders: therapy and mechanisms. *Neurotox Res.* 2006;9:149–159.
31. Krogh K, Perkash I, Stiens SA, Biering-Sørensen F. International bowel function basic spinal cord injury data set. *Spinal Cord.* 2009;47:230–234.
32. Krogh K, Perkash I, Stiens SA, Biering-Sørensen F. International bowel function extended spinal cord injury data set. *Spinal Cord.* 2009;47:235–241.
33. Cosman BC, Stone JM, Perkash I. Gastrointestinal complications of chronic spinal cord injury. *J Am Paraplegia Soc.* 1991;14:175–181.
34. Stone JM, Nino-Murcia M, Wolfe VA, Perkash I. Chronic gastrointestinal problems in spinal cord injury patients: a prospective analysis. *Am J Gastroenterol.* 1990;85:1114–1119.

第 140 章

骨关节炎

David M. Blaustein, MD

Edward M. Phillips, MD

同义词

退行性关节疾病

ICD-10 编码

M15.9	全身性骨关节炎
M19.91	原发性骨关节炎,非特指部位
M19.93	继发性骨关节炎,非特指部位
M19.90	关节炎,非特指部位
M12.50	创伤性关节病,非特指
M12.9	关节病,非特指

定义

骨关节炎(osteoarthritis,OA)通常被认为由一系列退行性关节疾病组成,其特征是特定的临床和影像学表现。OA 是最常见的慢性关节疾病,在美国已成为导致老年人行走障碍最常见的原因[1,2]。据估计[1],近 3 100 万成年人患有临床 OA,包括 OA 在内的所有关节炎的总花费超过美国国内生产总值的 2%[2]。随着人口老龄化和肥胖发生率的增高,OA 的疾病负担可能会继续增加,预计到 2020 年,它将成为全球第四大致残原因[2,3]。

OA 传统上被认为是软骨退化导致的关节"磨损和撕裂"。它实际上是一个复杂的关节基因、代谢、生物力学、生物化学的改变,可以涉及整个关节和周围软组织。关节结构受影响的顺序可能不同,但 OA 的标志是早期正常软骨重塑失败,从而导致软骨在应激或损伤时退化(图 140.1)[4]。最近的证据表明骨改变和滑膜炎症也是 OA 病理过程的重要组成部

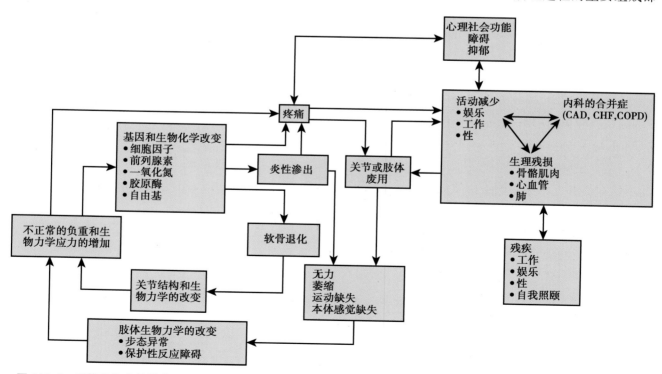

图 140.1　可能发生在骨关节炎的退化、疼痛、社会心理和生理功能障碍和残疾的多因素过程模型。CAD,冠心病;CHF,充血性心力衰竭;COPD,慢性阻塞性肺疾病

分[4]。总的来说,OA 的特点是关节软骨的退化和丢失,骨赘形成引起的骨质增生改变,软骨下骨重塑,表现为硬化或囊肿,慢性滑膜炎或滑膜炎症,关节囊及周围韧带/肌腱的病变[4]。

OA 患者的受累关节倾向于负重关节。常见的受累部位是髋关节、膝关节、手、脚和脊柱。不常见的部位是踝关节、腕关节、肩关节、肘关节和骶髂关节。继发性关节炎可表现为关节受累的不典型类型。

OA 可以分为两种:原发性的和继发性的。原发性或特发性 OA 可以是局限性的或全身性的。局限性 OA 通常累及单个关节,全身性 OA 累及三个或三个以上关节,继发性 OA 是由一种特定情况导致,这种情况可引起或加重 OA 的进展(表 140.1)。

表 140.1 继发性骨关节炎的原因
骨骼和关节疾病,如骨坏死和佩吉特病
钙晶体沉积异常
先天性或发育性疾病,例如髋关节发育不良
内分泌失调,如肢端肥大症和甲状腺功能减退症
感染性疾病,如化脓性关节炎
炎症性关节炎,如类风湿关节炎
代谢紊乱
神经性疾病,如糖尿病和夏柯氏骨关节病
创伤

多种危险因素与 OA 进展相关(表 140.2)。系统因素包括年龄、性别、遗传、骨密度和体重。年龄是 OA 的最大危险因素之一[2]。女性膝关节、髋关节和手部症状性 OA 患病率较高[2]。OA 遗传特质复杂,不认为是由于单基因缺陷所致;相反,最近的研究更多支持多基因遗传模式。一些遗传标记与 OA 密切相关,其中包括染色体 7q22 中的 *GDF5* 基因[5]。骨密度与 OA 之间存在一定的关系[6]。超重的个体显示出患 OA 的风险更大,尤其是在像膝关节这样的负重关节[7]。其次,与肥胖相关的代谢因素也参与了 OA 的发展——这一结果是基于肥胖与非负重关节(如手)OA 相关[8]。其他研究发现 OA 与代谢因素相关,例如 2 型糖尿病、高血压、高血脂,其中一篇研究发现糖尿病是使患有 OA 的男性膝关节间隙进一步减少的因素[9]。尽管关于维生素缺乏的影响已经被

表 140.2 骨关节炎进展的主要危险因素	
系统性因素	生物力学因素
年龄	关节损伤
骨密度	关节对线不良
性别	骨骼变异或畸形
遗传学	肌肉无力
肥胖	

讨论了,但是对 OA 患者进行维生素补充的作用并没有达成一致。最近的研究表明维生素 B 复合物可以改善 OA 患者的膝关节疼痛[10]。

与 OA 相关的局部生物力学因素包括以前的关节损伤、关节对线不良、骨的解剖变异或畸形以及肌肉无力。既往有膝关节损伤的人在一生中患有症状性膝关节 OA 风险大于 15%[7]。下肢对线不良可能与更多的影像学上膝关节 OA 有关。骨的对线不良如髋臼的发育不良与更高的髋关节 OA 患病率相关[11]。肌肉无力,尤其是膝关节伸肌无力,预示着在大多数女性群体有膝关节 OA[2]。历史数据显示,某些体育活动与特定关节 OA 存在相关性,但没有确凿的证据,而且已经进行的研究存在许多混淆之处,使得解释不具有结论性[2]。

症状

患者通常诉受影响的关节疼痛、僵硬、运动减少、肿胀,并且这些症状在活动时加重,休息时减轻。休息时或夜间的疼痛意味着严重的疾病或另一种诊断。如果存在晨僵,通常持续不到 30min。关节压痛和运动时的骨擦音也可能存在。肿胀可能是由于骨变形,如骨刺形成,或滑膜液累积过多而渗出。没有系统性症状。

在疾病早期,疼痛通常是渐进性的,强度较轻。疼痛通常是自限性的或间歇性的,并且随着时间的推移会加重。晚期的患者可能会描述在关节运动时有碾磨感或锁住并且在做高要求的任务中感觉到关节突然屈曲或不稳。关节周围肌肉疼痛可能是最突出的症状。患者可能会诉疲劳,因为生物力学改变会导致日常生活活动所需能量增加。过度使用肌肉群会导致肌肉骨骼系统其他部位出现疼痛综合征。

体格检查

关节检查

OA 的诊断包括评估受影响关节的常见临床特征(表 140.3)。这些通常包括压痛、骨膨大和对线不良。骨刺、关节表面不规则或长期失用也可能导致活动范围减小、疼痛、积液和骨摩擦音。在运动范围内卡住可能暗示着身体结构改变,可能是关节内漂浮了软骨碎片或半月板撕裂。关节挛缩可能是由于维持关节微曲姿势导致的,因为该姿势可以减轻发炎或肿胀的关节疼痛。在原发受累关节的上方或下方关节有可能继发异常。关节必须双侧评估,因为无症状关节也可能有异常发现。

表 140.3　骨关节炎的临床特征
触痛
骨膨大
对线不良
关节积液或肿胀
骨摩擦音
关节周围肌肉痉挛,萎缩,无力
活动范围缩小,疼痛

神经肌肉及全身检查

一个全面的骨骼肌肉检查应该包括视诊、触诊感兴趣的关节周围的软组织和评估肌肉力量与柔韧性。首先,要观察步态。由于特定关节的疼痛可能出现减痛步态或缓慢的步态模式。如果患者使用拐杖,则应在步态中评估拐杖的使用是否合理。

应进行功能性力量和徒手肌力测试。关节周围肌肉萎缩和无力可能存在于慢性 OA 中,但像坐到站这样的功能测试,往往会引起膝关节和髋关节 OA 的疼痛,可能会提供更多的信息。触诊及软组织动态检查可区分疼痛与肌腱病变或滑囊炎与 OA。特殊关节激发动作可能有助于区分严重局部疼痛的症状性患者的病因。应该仔细地进行神经检查,以确保疼痛不是由神经撞击或神经病理性过程引起的。

临床医师可能也需要考虑进行全身检查。评估其他系统可能可以鉴别原发性的 OA 与由系统引发的继发性的 OA。由于肥胖是 OA 最重要的可改变的危险因素,评估患者的体重指数是必不可少的。

功能受限

功能限制取决于 OA 影响的关节。髋关节和膝关节疾病的患者,其下肢有关的活动能力、运动能力和日常生活活动都会受到损害。例如,髋关节外旋的缺失在 OA 中很常见,它会损害一个人坐位跷二郎腿的能力,从而影响下肢的着装。患者可能诉上下楼梯、步行、如厕、下身着装、修饰难度增加。肩或手的退化限制了职业和娱乐活动、自我照顾和上肢活动相关的日常生活活动。患者最初可能在使用计算机或提箱子方面有困难,然后在日常生活活动中,如进食、修饰、洗澡和穿衣方面出现困难。脊柱 OA 可导致所有活动受限。

诊断分析

虽然不需要影像学研究来证实诊断,但 X 线平片有助于阐明关节损伤的严重程度和 OA 的进展。X 线平片的典型的结果包括关节间隙不对称变窄、无关节周围关节侵蚀、关节边缘骨赘形成、软骨下硬化和软骨下囊肿形成。这很好地证明了 OA 的 X 线表现与症状之间不一致。无症状性个体,尤其是老年人,可能有显著的影像学疾病表现,然而严重的疼痛和功能障碍可能发生于有限的影像学改变的情况下。评估 OA 通常不需要射线断层摄影技术、超声波扫描术和磁共振成像(MRI),但是它们可以辅助可视化评估 OA 的严重性,也可以鉴别其他病理组织的进展和诊断。MRI 尤其能在常规 X 线检查前发现早期 OA 变化,如软骨缺损。

常规的实验室检测结果应该是正常的,不复杂的 OA 病例通常不需要实验室检测。如果有实验室检测,临床医师在解释结果时应谨慎。老年人实验室结果异常的发生率很高,如红细胞沉降率升高或因合并症贫血。自身免疫标记可能有助于区别 OA 与其他肌肉骨骼疾病,如关节炎症。

对于有明显关节积液或炎症的患者,应进行关节抽吸。分析关节液可以帮助排除晶体沉积疾病如痛风或假性痛风、风湿性关节炎或感染性关节炎。相比其他关节炎,OA 滑液通常是清澈的,正常的黏度和白细胞计数,通常少于 $1\,500\sim2\,000/mm^3$。

鉴别诊断

风湿性关节炎，类风湿关节炎，系统性红斑狼疮，风湿性多肌痛

软组织疾病，滑囊炎，肌腱炎，过度使用损伤/扭伤，韧带损伤

肿瘤

纤维肌痛症

晶体性关节病，痛风，假性痛风

血清阴性脊柱炎，强直性脊柱炎，银屑病关节炎

感染性/脓毒性关节、莱姆病、骨髓炎、反应性关节炎（Reiter 综合征）

骨骼疾病，隐匿性骨折，骨软骨缺损

软骨疾病，软骨软化，撕裂

血管疾病，深静脉血栓，无菌性坏死

神经病理性疾病，复杂的区域性疼痛综合征，夏科氏关节病，神经根病，神经病

治疗

早期治疗

OA 管理的主要原则包括减轻疼痛和其他症状，以及最大限度地提高关节功能和生活质量。早期的治疗应包括药物和非药物的康复理疗。在这里，我们提供了主要概念的概述。其他章节将更详细地讨论特定部位 OA 的管理。

非药物干预已经被证实可以改变 OA 的疾病进展。一些外用和口服药物已被用来减轻症状和改善功能状态。OA 的外用治疗包括非甾体抗炎药（NSAID）、辣椒素、发红剂（rubefacients）和阿片类药物。一些治疗指南推荐外用 NSAID 作为 OA 的一线治疗方案，尤其是对老年患者，其药物安全性和耐受性是重点考虑的[12,13]。然而，美国风湿病学会（ACR）仍然推荐口服对乙酰氨基酚作为髋关节和膝关节 OA 的一线药物[13]。外用的 NSAID 治疗慢性骨骼肌肉疾病如 OA 比安慰剂具有更显著的效果。一些研究显示外用的 NSAID 与口服 NSAID 一样有效[14]。在 OA 的病程中，治疗建议似乎趋于更早和更频繁地使用这些药物[15]。外用双氯芬酸是美国食品药品管理局唯一批准使用的 NSAID[14]。对于 75 岁以上的手部 OA 患者的治疗，ACR 推荐外用 NSAID，而不是口服 NSAID[13]。

外用的辣椒素霜也被证明可以减轻 OA 引起的关节疼痛。这种辣椒的衍生物导致 P 物质的大量释放和消耗，减少了 C 纤维的疼痛传递。来自对照试验的有限数据表明，辣椒素可以改善 OA 疼痛，并且 ACR 和国际骨关节炎研究协会推荐使用辣椒素作为手部和膝关节 OA 的辅助或附加治疗[12,13]。

外用的发红剂含有水杨酸或烟酸酯可用于治疗骨骼肌肉疼痛而无需处方。它们被认为是通过产生皮肤反刺激和血管舒张来缓解疼痛。早期的研究表明，他们可能在短期内（1 周）治疗急性骨骼肌肉疼痛是有效的，但是缺乏有效性研究[16]。ACR 推荐外用三乙醇胺水杨酸盐霜剂作为手部 OA 的治疗药物[13]。

虽然可能有一些经皮阿片类药物可以止痛，但不推荐常规使用，因为使用阿片类药物存在潜在负面影响。治疗 OA 的口服药经常被讨论，包括对乙酰氨基酚、NSAID、阿片类药物和阿片样药物、5-羟色胺去甲肾上腺素再吸收抑制剂、葡萄糖胺和软骨素。对乙酰氨基酚和 NSAID 通常被认为是一线口服药物。这些药物无论在何时应该根据症状开，而不是按日程开[12,13]。对乙酰氨基酚初始最好是最大口服剂量 3g/d，分次服用，尤其是没有关节炎症的嫌疑时。虽然 NSAID 比对乙酰氨基酚更有效，但效果不明显，且与胃肠道不良反应发生率较高有关[17]。没有证据证明 NSAID 在治疗 OA 方面优于其他药物；由于多变的反应和这些复合物不同的化学结构，在换成不同类别的药物之前，尝试 2~3 种不同的 NSAID 是合理的。曲马多不仅可以作为一个弱阿片类药物，也可以调节 5-羟色胺和去甲肾上腺素水平。曲马多常用剂量是 50mg，需要 12h 缓慢释放。研究显示曲马多轻度改善 OA 患者的疼痛和功能，但经常被记录因为不良反应使患者停止使用这个药物[18]。ACR 推荐在试用对乙酰氨基酚和 NSAID 后可以单独使用曲马多或联合对乙酰氨基酚来治疗多个关节 OA[13]。虽然认为曲马多比其他阿片类药物具有更低的滥用潜在性，但有证据表明，高剂量的曲马多具有潜在的依赖性，开这种药治疗慢性病时应考虑这一点[19]。尽管最近阿片类药物泛滥，在 OA 中使用阿片类药物仍然是一种常见的做法。开这些药的风险/效益比应该经常权衡。虽然阿片类药物可以改善 OA 患者的疼痛和功能，但不良反应和患者退出治疗的发生率很高。最近一项系统综述比较 NSAID 和阿片类药物治疗膝关节炎的疼痛，在疼痛减轻程度方面显示了相似的结果。阿片类药物应该被视为一个二线类治疗药物最佳的选择，甚至在 OA 疼痛很明显的情况下[20]。ACR 建议仅对那些不愿意接受全膝关节置换术或在药物治疗失败后有禁忌证的患者

使用阿片类药物[13]。

度洛西汀是一种 5-羟色胺去甲肾上腺素再吸收抑制剂,ACR 推荐其可以治疗膝关节 OA[13]。在多个随机对照试验中,膝关节 OA 患者使用度洛西汀治疗,通常剂量是 60mg/d,更有可能感受到结果、疼痛、功能的改善[21]。

在 OA 患者中使用软骨素和氨基葡萄糖等补充剂已引起了广泛关注。大量的证据并没有显示这些物质在减轻疼痛方面有显著的益处[20,21]。ACR 有条件地建议不要在膝关节和髋关节 OA 中使用软骨素和氨基葡萄糖[13]。然而,这些补充剂的风险较低,而且仍然被广泛使用。考虑使用氨基葡萄糖或软骨素的患者如果 6 个月后没有发现改善应停止使用。

其他治疗 OA 的药物包括姜黄、鳄梨大豆非皂化物、玫瑰果粉和双醋瑞因。最近的一项荟萃分析表明,姜黄和姜黄素丰富的提取物可以改善 OA 患者的疼痛,但需要进行更大规模、更高质量的研究来证实这些发现[22]。

康复治疗

综合的康复方法对促进 OA 患者的健康和减少残疾是重要和有效的。如果涉及多个关节,这种整体方法尤其重要。

自我管理干预和项目促进患者的积极参与,被认为是慢性病管理的关键因素。这些项目不仅提供疾病管理方面的教育和经验技能,而且还提供心理和社会健康方面的技能。研究表明,这些干预措施减少了慢性疼痛和关节炎患者的疼痛,改善了他们的健康行为,减少了医疗资源的使用[23]。基于团体的自我管理项目通常可以通过关节炎基金会的一个地方分会获得,ACR 推荐给髋关节和膝关节 OA 患者[13]。

运动和减肥等生活方式的改变是关节炎患者康复的一个组成部分,它可能会减缓 OA 的进展[24]。有大量证据表明,体力活动对 OA 患者很重要。无论有氧运动还是肌肉强化运动似乎对改善疼痛、功能和生活质量都是有益的[25-28]。有确凿的证据表明,陆上康复运动对膝关节 OA 疼痛的缓解至少有短期的益处;在治疗停止后,这种益处至少持续 2~6 个月,并且有中等质量的证据表明对身体功能有益[28]。髋关节 OA 也有类似的发现,但程度略低[27]。康复运动应包括关节保护技术、牵伸和关节活动训练、肌肉强化和有氧运动。

减重对超重 OA 患者很重要。一项对膝关节 OA 患者体重减轻研究的荟萃分析显示,20 周内体重减轻 5% 以上,体能得到改善[29]。

ACR 强烈建议对髋关节和膝关节 OA 患者进行陆上心血管(有氧)和抗阻训练、水上运动、太极和减肥(超重者)[13]。

临床经验表明,冷、热和手法治疗有助于减轻疼痛和增加活动性。ACR 也推荐热疗和手法治疗结合监督下运动[13]。

支具和夹板可能有助于缓解某些关节的症状。关于膝关节支具的有效性仍有争议[32]。最近的一项荟萃分析显示,膝关节支具对疼痛、膝关节功能或生活质量几乎没有临床效果[30]。然而,其他的研究表明,在内侧间隙关节炎患者上不承重外翻支具有一定的益处。许多患者会出现身体不适、皮肤刺激或出汗等副作用,因此停止使用这些支具[31]。夹板可能对拇指 OA 有用[33]。ACR 建议手 OA 患者使用夹板,特别是大多角骨掌骨关节(第一个 CMC 关节),但不建议使用膝关节支具[13]。夜间戴拇指基底部 OA 夹板可以减轻疼痛,并可能减少残疾[34]。

矫形楔形鞋垫和内侧髌骨贴布有助于膝关节 OA 减轻关节负荷或提高生物力学。对髌股关节炎患者进行髌骨贴带,可以短期、有效地缓解疼痛[35]。

如有必要,平衡受损的患者可使用手杖或助行器等自助设备,以防止摔倒或通过减少关节负荷从而减轻疼痛。在功能严重受损的情况下,治疗师可以提供辅助设备,帮助进食、梳妆、穿衣和其他日常生活活动。

经皮神经电刺激的使用得到了一些短期小试验的支持。对这些数据的进行系统综述结果一直没有定论[36]。对于这些研究中的大多数患者来说,只有在积极使用该设备的过程中疼痛才会得到缓解。然而,ACR 有条件地建议使用经皮神经电刺激治疗膝关节 OA[13]。超声在 OA 的治疗中似乎没有被证实有益处。

针灸也被推荐用于治疗膝关节 OA 的慢性中重度疼痛。总的来说,有证据表明针灸可以作为膝关节 OA 患者减轻疼痛和改善功能的辅助疗法[37]。最近的一项荟萃分析显示,每周 2~3 次的针灸治疗慢性膝关节 OA 对功能的改善有长期和短期的益处,但对疼痛的改善仅是短期的[38]。

介入治疗

ACR 建议对某些足量乙酰氨基酚临床效果不明显的膝关节或髋关节 OA 疼痛的患者进行关节内皮质类固醇注射[13]。关节内注射皮质类固醇的短期效果在荟萃分析中得到了很好的证明,并被常规用于治疗 OA[39]。相比于安慰剂注射,其疼痛缓解和患者整体评估有显著的临床意义的改善,效果通常持续到注射后 6 周[39]。大多数临床研究都观察到使用相对较低剂量的关节内皮质类固醇(40mg 曲安奈德或甲泼尼龙),而有证据表明,较高剂量(>50mg 甲泼尼龙)在较长时间内有更大的益处[40]。

ACR 推荐 75 岁或以上膝关节 OA 患者关节内注射透明质酸(黏性补充),但不推荐其他关节 OA 常规注射透明质酸[13]。尽管证据存在争议,但多个随机对照试验的荟萃分析表明,相比于关节内注射安慰剂或非干预性对照组,是有益处的[41]。临床意义很难确定,可能与此无关。相比于糖皮质激素注射剂,透明质酸注射剂在注射后 5~13 周有更大的益处,但这种作用并没有持续更长的时间[41]。

肉毒毒素 A 被认为能抑制伤害性神经递质的释放。最近一项肉毒毒素 A 的前瞻性随机对照试验显示,在短期和长期随访中,它有助于控制疼痛和改善功能[42]。

再生医学在过去的几年里越来越受欢迎,这一新兴领域的一个分支涉及利用间充质干细胞(MSC)再生软骨、肌肉和骨骼。MSC 的作用是维持和修复其内源性组织,因此它们作为治疗关节炎的药物引起人们极大的兴趣。这些成体多能细胞存在于多种人体组织中,但主要是从骨髓和脂肪组织中提取出来的,将这些细胞放入各种生长因子中,可使其数量增加,然后注入关节炎关节或受损的肌肉/肌腱中。最近对 18 个使用 MSC 治疗膝关节 OA 的临床试验进行综述发现,即使与 3~6 个月的疗效相比,MSC 治疗在治疗后 2 年仍有效[43]。虽然对 OA 患者,MSC 治疗是一个有前景的选择,但是应该注意 MSC 目前还没有得到 FDA 的批准,并且在关于剂量和患者的选择方面还需获得更多的实践经验。前期研究似乎表明,轻度至中度 OA 患者是 MSC 治疗的理想候选者,晚期 OA 患者的反应较差[44]。

技术设备

目前,尚无治疗和康复 OA 的特殊技术设备。

手术

对于那些在保守治疗下仍有疼痛和活动能力丧失的患者,应进行骨科会诊以评估手术的风险和益处。

OA 的手术干预包括关节镜下灌洗和清创、截骨、关节融合、关节分离和关节成形术。关节置换术或全关节置换术是外科 OA 治疗的主要手段。全关节置换的方案包括不同的方法和微创技术。一项对髋关节置换术试验的系统性综述得出结论:70% 的受试者在术后 10 年的疼痛和功能评分为良好或优秀[45]。观察性研究表明,45~75 岁、体重 70kg 以下、有良好的社会支持、文化程度高、术前患病率低的患者预后较好[46]。OA 全膝关节置换术也得到类似的结果。在髋关节和膝关节置换术中,人工关节置换术后早期住院期康复已被证明能减少有合并症的老年患者的住院时间和护理成本[47]。

对 OA 关节镜下灌洗和清创术的系统综述表明,与安慰剂相比,其对 OA 没有短期或长期的疗效,因此不建议这样做[48]。截骨术已被用于纠正生物力学和解除高应区域的负荷,并取得了一些成功。在关节置换不适用的情况下,融合可能有帮助。踝关节 OA 越来越多地采用关节牵引或分离关节成形术,以避免融合和保持关节活动范围。髋关节表层置换术是严重髋关节 OA 全关节置换术的有效替代方法[49],但膝关节疼痛不建议使用髌骨表面置换术,目前证据表明无效[50]。

潜在的疾病并发症

OA 的潜在并发症包括慢性疼痛、肌肉无力、活动范围缩小、身体功能受限、无法参与工作或社区活动以及丧失生活自理能力。

潜在的治疗并发症

OA 外用药物的安全性总体良好。局部使用 NSAID、辣椒素和发红剂可能会增加局部不良反应(主要是轻微的皮肤反应,如发红、灼痛和瘙痒)。值得提醒的是,患者在开始此类治疗时可能会感到疼痛加剧。

包括对乙酰氨基酚和 NSAID 在内的口服镇痛药有众所周知的副作用,最常见的副作用包括胃、肝和肾系统。尽管对乙酰氨基酚的使用在很大程度上只有轻微的副作用,但它确实具有显著的肝毒性风险。众所周知,NSAID 具有胃肠道毒性和肾毒性,并且与心肌梗死、卒中和勃起功能障碍的风险增加有关。对于胃肠道溃疡和出血风险高的患者,可以考虑使用环氧合酶-2 抑制剂或 NSAID 与质子泵抑制剂同时使用。直到最近，人们还认为选择性环氧合酶-2抑制剂（塞来昔布）具有更大的心血管风险。然而，最近一项比较塞来昔布与非选择性环氧合酶-1抑制剂、萘普生和布洛芬的研究显示，使用塞来昔布不增加心衰、心肌梗死（MI）和脑卒中的风险[51]。曲马多和阿片类药物最常见的不良反应是恶心、呕吐、瘙痒、出汗、便秘和嗜睡。药物成瘾和对两者的依赖被广泛报道。

所有关节内注射剂通常有轻微的副作用，但像任何此类的操作，可能导致出血、感染、局部刺激和疼痛。研究清楚地记录了与全关节置换术相关的不良反应或事件。术中并发症包括骨折、神经损伤、血管损伤和骨水泥相关性低血压。全关节置换术后并发症包括血栓、脱位、骨溶解、无菌性松动、植入失败或骨折、异位骨化。无菌性松动、植入失败和骨折通常是痛苦的，需要手术修正。

（叶赛青 译　岑奕 校　何红晨 审）

参考文献

1. Cisternas M, Murphy L, Sacks JJ, et al. Alternative methods for defining osteoarthritis and the impact on estimating prevalence in a US population-based survey. *Arthritis Care Res (Hoboken)*. 2016;68(5):574–580.
2. Lawrence RC, Felson DT, Helmick CG, et al. Estimates of the prevalence of arthritis and other rheumatic conditions in the United States. Part II. *Arthritis Rheum*. 2008;58:26–35.
3. Woolf AD, Pfleger B. Burden of major musculoskeletal conditions. *Bull World Health Organ*. 2003;81:9.
4. Cucchiarini M, de Girolamo L, Filardo G, et al. Basic science of osteoarthritis. *J Exp Orthop*. 2016;3(1):22.
5. Chapman K, Valdes AM. Genetic factors in OA pathogenesis. *Bone*. 2012;51:258–264.
6. Nevitt MC, Zhang Y, Javaid MK, et al. High systemic bone mineral density increases the risk of incident knee OA and joint space narrowing, but not radiographic progression of existing knee OA: the MOST study. *Ann Rheum Dis*. 2010;69:163–168.
7. Blagojevic M, Jinks C, Jeffery A, et al. Risk factors for onset of osteoarthritis of the knee in older adults: a systematic review and meta-analysis. *Osteoarthritis Cartilage*. 2010;18:24–33.
8. Sellam J, Berenbaum F. Is osteoarthritis a metabolic disease? *Joint Bone Spine*. 2013;80(6):568–573.
9. Eymard F, Parsons C, Edwards MH, et al. Diabetes is a risk factor for knee osteoarthritis progression. *Osteoarthritis Cartilage*. 2015;23(6):851–859.
10. Morteza D. Comparative effectiveness of B and E vitamins with diclofenac in reducing pain due to osteoarthritis of the knee. *Med Arch*. 2015;69(2):103–106.
11. Reijman M, Hazes JM, Pols HA, et al. Acetabular dysplasia predicts incident osteoarthritis of the hip: the Rotterdam study. *Arthritis Rheum*. 2005;52:787–793.
12. Arnstein PM. Evolution of topical NSAIDs in the guidelines for treatment of osteoarthritis in elderly patients. *Drugs Aging*. 2012;29:523–531.
13. Hochberg MC, Altman RD, April KT, et al. American College of Rheumatology 2012 recommendations for the use of nonpharmacologic and pharmacologic therapies in osteoarthritis of the hand, hip, and knee. *Arthritis Care Res (Hoboken)*. 2012;64:465–474.
14. Rannou F, Pelletier JP, Martel-Pelletier J. Efficacy and safety of topical NSAIDs in the management of osteoarthritis: evidence from real-life setting trials and surveys. *Semin Arthritis Rheum*. 2016;45(4):S18–S21.
15. Balmaceda CM. Evolving guidelines in the use of topical nonsteroidal anti-inflammatory drugs in the treatment of osteoarthritis. *BMC Musculoskelet Disord*. 2014.
16. Derry S, Matthews PRL, Wiffen PJ, Moore RA. Salicylate-containing rubefacients for acute and chronic musculoskeletal pain in adults. *Cochrane Database Syst Rev*. 2014;(11):CD007403.
17. Nagai J, Uesawa Y, Shimamura R. Characterization of the adverse effects induced by acetaminophen and nonsteroidal anti-inflammatory drugs based on the analysis of the Japanese Adverse Drug Event Report Database. *Clin J Pain*. 2017;33(8):667–675.
18. Cepeda MS, Camargo F, Zea C, et al. Tramadol for osteoarthritis. *Cochrane Database Syst Rev*. 2006;3:CD005522.
19. Zhang H, Liu Z. The investigation of tramadol dependence with no history of substance abuse: a cross-sectional survey of spontaneously reported cases in Guangzhou City. *China Biomedical Res Int*. 2013. Article ID 283425.
20. Smith SR, Deshpande BR, Collins JE, et al. Comparative pain reduction of oral non-steroidal anti-inflammatory drugs and opioids for knee osteoarthritis: systemic analytic review. *Osteoarthritis Cartilage*. 2016;24(6):962–972.
21. Hochberg MC, Wohlreich M, Gaynor P, et al. Clinically relevant outcomes based on analysis of pooled data from 2 trials of duloxetine in patients with knee osteoarthritis. *J Rheumatol*. 2012;39:352–358.
22. Daily JW, Yang M, Park S. Efficacy of turmeric extracts and curcumin for alleviating the symptoms of joint arthritis: a systematic review and meta-analysis of randomized clinical trials. *J Med Food*. 2016;19(8):717–729.
23. Lorig KR, Sobel DS, Stewart AL, et al. Evidence suggesting that a chronic disease self-management program can improve health status while reducing hospitalization: a randomized trial. *Med Care*. 1999;37:5–14.
24. Svege I, Nordsletten L, Fernandes L, et al. Exercise therapy may postpone total hip relplacement surgery in patients with hip osteoarthritis: a long-term follow-up of a randomized trial. *Ann Rheum Dis*. 2013.
25. Pelland L, Brosseau L, Wells G, et al. Efficacy of strengthening exercises for osteoarthritis (Part I): a meta-analysis. *Phys Ther Rev*. 2004;9:77–108.
26. Loew L, Brosseau L, Wells GA, et al. Ottawa panel evidence-based clinical practice guidelines for aerobic walking programs in the management of osteoarthritis. *Arch Phys Med Rehabil*. 2012;93:1269–1285.
27. Fransen M, McConnell S, Hernandez-Molina G, et al. Exercise for osteoarthritis of the hip. *Cochrane Database Syst Rev*. 2014;4:CD007912.
28. Fransen M, McConnell S, Harmer AR. Exercise for osteoarthritis of the knee. *Cochrane Database Syst Rev*. 2015;1:CD004376.
29. Christensen R, Bartels EM, Astrup A, Bliddal H. Effect of weight reduction in obese patients with knee osteoarthritis: a systematic review and meta-analysis. *Ann Rheum Dis*. 2007;66:433–439.
30. Duivienvoorden T, Brouwer RW, van Raaij TM, et al. Braces and orthoses for treating osteoarthritis of the knee. *Cochrane Database Syst Rev*. 2015;3:CD004020.
31. Moyer R, Birmingham T, Marriott K, et al. A systematic review and meta-analysis of biomechanical and clinical effects of valgus knee bracing. *Osteoarthritis Cartilage*. 2014;22:S457.
32. Brouwer RW, Jakma TS, Verhagen AP, et al. Braces and orthoses for treating osteoarthritis of the knee. *Cochrane Database Syst Rev*. 2005;1:CD004020.
33. Rannou F, Dimet J, Boutron I, et al. Splint for base-of-thumb osteoarthritis: a randomized trial. *Ann Intern Med*. 2009;150:661–669.
34. Beaudreuil J. Orthoses for osteoarthritis: a narrative review. *Ann Phys Rehabil Med*. 2017;60(2):102–106.
35. Crossley K, Marino G, Macilquham M, et al. The effect of patellar tape on patellar malalignment associated with patellofemoral osteoarthritis. *J Sci Med Sport*. 2009;12:S68.
36. Rutjes AW, Nüesch E, Sterchi R, et al. Transcutaneous electrostimulation for osteoarthritis of the knee. *Cochrane Database Syst Rev*. 2009;4:CD002823.
37. Hochberg M, Lixing L, Bausell B, et al. Traditional Chinese acupuncture is effective as adjunctive therapy in patients with osteoarthritis of the knee [abstract]. *Arthritis Rheum*. 2004;50:S644.
38. Lin X, Huang K, Zhu G. The effects of acupuncture on chronic knee pain due to osteoarthritis, a meta-analysis. *J Bone Joint Surg Am*. 2016;98(18):1578–1585.
39. da Costa BR, Hari R, Juni P. Intra-articular corticosteroids for osteoarthritis of the knee. *JAMA*. 2016;(24):316.
40. David T Felson. Intra-articular corticosteroids and knee osteoarthritis interpreting different meta-analyses. *JAMA*. 2016;316(24):2607–2608.
41. Bellamy N, Campbell J, Robinson V, et al. Viscosupplementation for the treatment of osteoarthritis of the knee. *Cochrane Database Syst Rev*. 2006;2:CD005321.
42. Hsieh L-F, Wu C-W, Chou C-C, et al. Effects of botulinum toxin landmark-guided intra-articular injection in subjects with knee osteoarthritis. *PM R*. 2016;8(12):1127–1135.
43. Cui GH, Wand YY, Li CJ, et al. Efficacy of mesenchymal stem cells in

treating patients with osteoarthritis of the knee: a meta-analysis. *Exp Ther Med*. 2016;12(5):3390–3400.

44. Afizah H, Hui JHP. Mesenchymal stem cell therapy for osteoarthritis. *J Clin Orthopaed Trauma*. 2016;7(3):177–182.

45. Faulkner A, Kennedy LG, Baxter K, et al. Effectiveness of hip prostheses in primary total hip replacement: a critical review of evidence and an economic model. *Health Technol Assess*. 1998;2:1–33.

46. Young NL, Cheah D, Waddell JP, et al. Patient characteristics that affect the outcome of total hip arthroplasty: a review. *Can J Surg*. 1998;41:188–195.

47. Munin MC, Rudy TE, Glynn NW, et al. Early inpatient rehabilitation after elective hip and knee arthroplasty. *JAMA*. 1998;279:847–852.

48. Laupattarakasem W, Laopaiboon M, Laupattarakasem P, et al. Arthroscopic debridement for knee osteoarthritis. *Cochrane Database Syst Rev*. 2008;1:CD005118.

49. Smith TO, Nichols R, Donell ST, et al. The clinical and radiological outcomes of hip resurfacing versus total hip arthroplasty: a meta-analysis and systematic review. *Acta Orthop*. 2010;81:684–695.

50. Pavlou G, Meyer C, Leonidou A, et al. Patellar resurfacing in total knee arthroplasty: does design matter? A meta-analysis of 7075 cases. *J Bone Joint Surg Am*. 2011;93:1301–1309.

51. Nissen S, Yeomans N, et al. Cardiovascular safety of celecoxib, naproxen or ibuprofen for arthritis. *N Engl J Med*. 2016;375(26):2519–2529.

第 141 章

骨质疏松症

David M. Slovik, MD

同义词

稀疏的骨

变脆的骨

ICD-10 编码

M81.0　　　年龄相关性目前无病理性骨折骨质疏松症

定义

骨质疏松症是一种以骨强度受损为特征的骨骼疾病,可导致骨折风险增加。骨强度主要反映骨密度与骨质量的结合。骨质量是指微结构改变、骨转换、胶原结构、损伤积累（如微骨折）和矿化程度等因素[1]。

骨质疏松症也可以根据世界卫生组织的标准在骨密度和骨密度测量的基础上加以定义（见关于诊断研究章节）。

骨质疏松症是最常见的代谢性骨病。美国国家骨质疏松基金会估计,至少有 1 000 万美国人患有骨质疏松症,另外 3 400 万人骨量减少,使他们患骨质疏松和骨折的风险增加。在 1 000 万人中,800 万是妇女,200 万是男性。在美国,每年因骨质疏松而发生的骨折超过 150 万例,其中包括约 75 万例椎体骨折、30 万例髋部骨折和 25 万例腕部骨折。大约每 2 名白种人女性中就有一人以及大约每 5 名男性中就有一人将在其一生中经历与骨质疏松相关的骨折。美国每年用于治疗骨质疏松性骨折的费用超过 160 亿美元。此外,髋部骨折后第一年内,死亡率超过 15%～25%。最近的趋势表明,美国老年人的股骨颈骨质疏松症比过去要高。以前髋部骨折下降趋势已经停止[2]。

症状

在骨折发生之前,骨质疏松症是一种潜伏的疾病。骨折部位通常存在疼痛和畸形。脊椎骨折通常发生在创伤很小的情况下,如咳嗽、抬举或弯腰。急性背痛可能与椎体压缩性骨折有关,疼痛局限于骨折部位或呈神经根分布。骨质疏松症和既往椎体骨折患者的新背痛或慢性背痛可能与新骨折、肌肉痉挛或其他原因相关。

对于椎体骨折,即使它们是无症状的,也可能会逐渐失去高度并发展为后凸。呼吸可能很困难,由于腹腔空间较少,可能会出现早饱和腹胀——饱胀感和消化不良。

体格检查

在评价骨质疏松症患者时,诊断可治疗的和可逆的病因以及评估骨质疏松症和骨质疏松性骨折的危险因素是很重要的。表 141.1 列出骨质疏松症的常见原因。表 141.2 列出骨质疏松症的危险因素。

表 141.1　骨质疏松的常见原因
年龄相关的
绝经
老年
内分泌和代谢相关的
性腺功能减退
甲状腺功能亢进
原发性甲状旁腺功能亢进
肾上腺皮质激素过多
1 型糖尿病
高钙尿症
遗传学和胶原疾病
成骨不全症
Ehlers-danlos 综合征
高胱氨酸尿
马方综合征

表 141.1　骨质疏松的常见原因（续）

血液疾病

多发性骨髓瘤

系统性肥大细胞增多症

地中海贫血

药物相关的

糖皮质激素

甲状腺激素过多

化疗，免疫抑制剂

抗惊厥药

芳香化酶抑制剂

雄激素阻断治疗（男性）

质子泵抑制剂

选择性 5-羟色胺再摄取抑制剂

噻唑烷二酮类

其他

风湿性关节炎

失用性骨折疏松

器官移植

表 141.2　骨质疏松的危险因素

高龄

女性

身材瘦小的女性

白种人和亚洲女性

雌激素缺乏

成年后骨折史

一级亲属骨折

不活动

低钙摄入

吸烟

酗酒

药物如糖皮质激素，过量的甲状腺激素，化疗和免疫抑制剂，抗癫痫药，芳香化酶抑制剂，男性雄激素阻断疗法

体格检查的重点是骨质疏松的继发原因（如甲状腺功能亢进症和库欣综合征）。我们还应该检查以前与骨折有关的区域（如背部、髋部和腕关节），以评估畸形和功能限制。在随后的访问中，应该获得基准身高测量值，并对其进行重新评估。局限性

椎体压痛可由骨折、椎旁肌肉痉挛或胸椎后凸引起。神经学检查所发现的脊椎骨折所致的任何缺陷通常都是正常的。

功能受限

功能受限与骨折类型及其长期后果有关。对于脊椎骨折，功能限制最初可能与急性疼痛和无法移动有关。慢性限制可能与身高下降、慢性背痛、运动困难、腹胀和呼吸困难有关。

髋部骨折后的功能限制与功能活动能力降低有关，患者往往需要长期使用辅助装置，缺乏生活独立性，需要长期辅助护理。有 50% 的髋部骨折患者需要永久性的辅助装置才能下床活动，2/3 的患者会丧失一些日常活动能力。

手腕骨折通常能完全愈合，但有些人残留有慢性疼痛，畸形和功能限制。

诊断分析[3-6]

骨密度测量是评估骨质疏松症风险、诊断和长期管理的标准，骨密度测量常常是做出管理决策的关键，现有的技术包括双能 X 射线吸收测定法（DEXA）、定量计算机断层扫描（QCT）和定量超声。双能 X 线骨密度仪虽然在早期小梁骨丢失的检测上不如 QCT 灵敏，但由于其测量精度高、辐射剂量低、检测时间短，是测量骨密度的首选方法。

骨密度测试应基于个人骨折风险和骨骼健康评估，只有当结果会影响治疗决定时，才应进行。

骨密度测试应根据美国国家骨质疏松症基金会的指导方针考虑，如下：

- 65 岁及以上的女性和 70 岁及以上的男性，不考虑临床风险因素；
- 年轻的绝经后妇女和 50～69 岁的男性根据其临床风险因素来考虑；
- 50 岁以后骨折的成年人；
- 患有与低骨量或骨丢失相关的疾病（例如，类风湿关节炎）或服用某种药物（例如，糖皮质激素，每天剂量≥5mg，持续 3 个月以上）的成年人；
- 任何正在考虑进行骨质疏松症药物治疗的人；
- 任何人正在治疗骨质疏松症，以监测治疗效果；
- 未接受治疗的患者，如果有骨质流失证据，则需要接受治疗；
- 绝经后妇女停用雌激素。

骨密度由 T 和 Z 评分报告(表 141.3)。T 评分值将个体的骨密度与年轻正常个体的平均值进行比较以标准差(SD)表示;Z 评分值将这些值与年龄和性别匹配的成年人进行比较。

表 141.3 骨密度报告

T 值	标准差(SD)以上或以下的年轻的、正常的、性别匹配的成年人骨量峰值
Z 值	标准差(SD)以上或以下的年龄和性别匹配的成年人骨量峰值

- 正常:骨密度或骨矿物质含量的 T 评分值低于年轻人平均值不超过 1 个标准差(SD)。
- 低骨量(骨质减少):骨密度或骨矿物质含量的 T 评分值低于年轻人平均值 1.0~2.5SD。
- 骨质疏松症:骨密度或骨矿物质含量的 T 评分值低于年轻人平均值 2.5SD。

T 值越低,后续骨折的风险就越高。然而,这个分数并不能预测谁会骨折,因为还有其他因素在起作用(例如,摔落速度、摔落类型、摔落方向和保护垫)。一个低 Z 评分可能提示骨质疏松症继发性原因导致骨质过度流失。

通过特定的实验室检查,以排除骨质疏松症鉴别诊断中的继发性骨质疏松原因。一般的实验室检查包括完整的血检,化学检查包括钙和磷,肝肾检查,甲状腺旁腺激素和促甲状腺激素浓度。由于维生素 D 缺乏症在成年人群中普遍存在,特别是老年人,应监测血清 25-羟维生素 D 水平。24h 收集尿液进行钙和肌酐的测定也是有帮助的。在选定的患者中,血清和尿蛋白电泳、组织谷氨酰胺转氨酶抗体、尿常规检查结果在骨质疏松的患者中一般正常。骨折后,碱性磷酸酶活性可能升高。骨转换的生化指标,包括尿 N 端肽和血清 C 端肽,可能有助于选择性地评估骨转换和患者是否对治疗有反应。

鉴别诊断

骨质疏松症的常见原因见表 141.1。

治疗[3-6]

早期治疗

预防和治疗骨质疏松症的最初方法包括非药物干预,并在适当的患者中使用各种药物(表 141.4)。预防和治疗指南见表 141.5 和表 141.6。

表 141.4 治疗方案

非药物护理干预

钙

维生素 D

锻炼

戒烟

预防跌倒

药物治疗

激素替代疗法

雌激素激动剂/拮抗剂(选择性雌激素受体调节剂)

  雷洛昔芬(雌激素拮抗药)

结合雌激素/巴泽多昔芬(雌激素)

二膦酸盐

  阿仑膦酸盐(福善美)

  利塞膦酸盐(安妥良)

  伊班膦酸盐(邦罗力)

  唑来膦酸(密固达)

降钙素(密盖息和鼻腔喷雾剂)

特立帕肽(复泰奥)

安巴洛他定(阿巴帕肽)

狄诺塞麦(普罗利亚)

表 141.5 骨质疏松症预防指南

激素替代疗法治疗更年期症状

雷洛昔芬 60mg/d

结合雌激素/巴泽多昔芬;结合雌激素每天 0.45mg 和巴泽多昔芬 20mg

阿仑膦酸盐,5mg/d 或每周 35mg,150mg 每月口服 1 次

利塞膦酸盐,5mg/d,每周 35mg,或 150mg 每月口服 1 次

伊班膦酸,2.5mg/d 或 150mg 每月口服 1 次

唑来膦酸,每隔一年静脉注射 5mg

表 141.6 骨质疏松症治疗指南

阿仑膦酸盐,每天 10mg 或每周 70mg(治疗剂量)

利塞膦酸盐,5mg/d,每周 35mg,或 150mg 每月口服 1 次

依伊班膦酸,每天 2.5mg 或 150mg 每月口服 1 次,每 3 个月静脉注射 3mg

唑来膦酸,每年 5mg

表 141.6　骨质疏松症治疗指南（续）
雷洛昔芬,60mg/d
降钙素(鼻喷雾剂),200U,每天 1 次
立帕肽 20μg,皮下,每天 2 次
安巴洛他定 80μg,皮下,每天 2 次
狄诺塞麦 60μg,皮下,每 6 个月 1 次

钙

充足的钙对所有年龄组都很重要。流行病学研究表明,长期的饮食缺钙会导致骨量下降。绝经后妇女的平均膳食钙摄入量低于 600mg/d。几项研究表明,补充钙剂和维生素 D,特别是在老年人中,可以减缓骨质流失,降低椎体和非椎体骨折的发生率[7-8]。建议绝经后妇女每天总钙摄入量为 1 200～1 300mg/d[9]。最好主要通过食用钙含量高的食物来实现此目标,如牛奶和乳制品,特别是钙强化食品,如酸奶。特别是老年人需要经常补充钙。碳酸钙补充剂的钙含量最高,但可能导致腹胀和便秘等腹部不适,与食物同时服用时能更好地吸收。柠檬酸钙制剂通常吸收更好,不依赖于胃酸[10,11]。

维生素 D

维生素 D 不足和缺乏症在绝经后妇女中很常见,尤其是那些患有髋部骨折的妇女,以及那些长期患病、居家、住院和营养不良的人[9,12]。维生素 D 改善肌肉力量和平衡,并减少摔倒的风险。也可能有其他未经证实的非骨骼有益的影响。应给予剂量为 800～1 000IU/d(从补充剂,多种维生素和其他来源)预防维生素 D 缺乏。有些人需要更高的剂量。现在许多钙补充剂含有维生素 D。尽管美国国家医学科学院建议血中维生素 D 水平高于 20ng/mL,仍有许多专家建议维持血清 25-羟维生素 D 水平在 30ng/mL(70nmol/L)以上。

运动

有明显的证据表明,动态负重和力量训练练习有利于骨骼,有助于达到峰值骨量,并在以后的生活中保留骨骼[13]。骨骼通过改变其质量和强度来适应施加在其上的物理和机械负荷。这可能是负重活动的直接影响,也可能是附着在骨上的肌肉的作用。锻炼还能帮助增强背部肌肉,改善平衡,减少摔倒的可能性,并给人一种健康的感觉[14]。背部的伸展运动和腹部强化练习对强化骨骼是有帮助的。然而,应避免背部的急性应力,如躯干屈曲、侧弯、高冲击和重物,以降低受伤和骨折的可能性。应制订适当的运动计划,可能需要与理疗师或运动教练协作。绝经后的老年妇女,甚至体弱的老年人,都能忍受力量训练和抗阻训练项目,并能改善肌肉力量和骨密度。运动方案也应该根据他们的医疗状况进行调整。

戒烟

成年后每天抽一包烟的女性骨密度下降了 5%～10%。因此,建议医师在治疗计划中积极推行戒烟计划。

预防跌倒

许多因素会导致跌倒,包括视力差、虚弱、药物(特别是麻醉性止痛药、降压药和精神类药物),以及平衡失调[15]。需要对每个领域都进行适当的评估。预防措施包括保持房间无杂乱和良好的照明。建议患者穿支撑鞋,注意门槛,避免地板打滑;地毯应该钉牢。洗手间里的扶手很有用,手提电话和个人报警器也是有帮助的,应该有人定期检查一下。

治疗指南

根据美国国家骨质疏松症基金会的建议,绝经后妇女的治疗指南如下:
- 髋部或脊柱骨折。
- T 评分值-脊柱、股骨颈或全髋关节评分≤2.5。
- T 评分值-1.0 至 2.5,采用美国适应的世界卫生组织骨折风险评估计算器评估 10 年骨折风险。如果髋部骨折的 10 年风险≥3%或重大骨质疏松相关骨折的 10 年风险≥20%,则进行治疗[16]。

激素替代疗法

激素替代疗法可用于雌激素缺乏症状的绝经后妇女的短期治疗,症状包括潮热、记忆障碍、尿频、阴道干燥。长期激素替代治疗可以减缓骨丢失,降低骨折的发生率[17]。在关于雌激素和孕激素的妇女健康倡议(WHI)研究中,椎体和髋部骨折减少了 34%,然而,乳腺癌、冠心病、卒中和血栓栓塞性疾病却增加了[18]。此研究中患者的平均年龄 63 岁。最近一项来自 WHI 的重新分析显示,在绝经后 10 年内开始激素替代治疗的妇女中,冠心病风险没有增加[19]。WHI 的结果仍然存在重大争议,雌激素被批准用于预防骨质疏松症,但不用于治疗。使用激素替代疗法的主要原因是治疗更年期症状。应使用最低剂量的雌孕激素有效缓解这些症状。做过子宫切除术的妇女应该单独给予雌激素。如果子宫仍然存在，应在雌激素方案中添加孕激素。

雌激素激动剂/拮抗剂（以前称选择性雌激素受体调节剂）

雌激素激动剂/拮抗剂是同时具有雌激素激动和雌激素拮抗特性的人工合成化合物。美国食品药品管理局（FDA）批准雷洛昔芬用于预防和治疗骨质疏松症，口服剂量为每天 60mg。雷洛昔芬还获批用于降低绝经后骨质疏松症女性和浸润性乳腺癌高风险的绝经后女性的浸润性乳腺癌风险。雷洛昔芬可减少 40%～50% 的新椎体骨折，但不降低非脊柱骨折的风险[20]。雷洛昔芬在乳腺组织中起到抗雌激素作用，降低了浸润性乳腺癌的风险，作用与他莫昔芬相似。它不会引起子宫肥大，也没有显著的影响冠心病的风险。雷洛昔芬对更年期症状无有益作用，可增加潮热和深静脉血栓形成的风险。结合雌激素与巴泽多昔芬（一种 SERM）联合应用已被批准用于治疗更年期综合征和预防骨质疏松症[21]。

二膦酸盐

二膦酸盐是一组化学上与焦磷酸酯有关的化合物。它们的特征是 P-C-P 结构。侧链的变化影响双磷酸盐的结合和效价。它们是破骨细胞骨吸收的有效抑制剂。

1995 年阿仑膦酸盐（福善美）首次被 FDA 批准用于预防和治疗绝经后骨质疏松症。阿仑膦酸盐也被批准用于治疗糖皮质激素引起的骨质疏松症和男性骨质疏松症。对绝经后妇女，预防剂量为 5mg/d 或 35mg/周；治疗剂量为 10mg/d 或每周 70mg。阿仑膦酸盐显著增加不同部位的骨密度。另外，脊椎、髋部和腕部骨折以及疼痛性椎体骨折的发生率、住院天数和其他功能测量值的指标也有显著下降[22]。

利塞膦酸盐（安妥良）被 FDA 批准用于预防和治疗绝经后骨质疏松症，口服剂量为每天 5mg，每周 35mg，或每月 150mg。研究表明不同部位的骨密度增加，同时椎体和非椎体骨折减少[23]。利塞膦酸盐也被批准用于预防和治疗糖皮质激素诱导的骨质疏松症和男性骨质疏松症。

伊班膦酸盐（邦罗力）被 FDA 批准用于预防和治疗绝经后骨质疏松症。口服剂量为每天 2.5mg 或每月 150mg。静脉制剂也可用于治疗绝经后骨质疏松症，剂量为 3mg，每 3 个月静脉注射一次。研究表明，骨密度增加，椎体骨折减少[24]。

双膦酸盐吸收不良，必须空腹给予，以最大限度地吸收。阿仑膦酸盐和利塞膦酸盐必须在首次进食、饮用或服药前至少 30 分钟（伊班膦酸盐，60 分钟）用整杯白开水送服，患者至少 30 分钟（依班膦酸钠，60 分钟）不能平卧，以避免潜在的上消化道副作用，特别是食管炎。有反流史的病人不应服用这些药物。

唑来膦酸（密固达）被 FDA 批准用于治疗绝经后骨质疏松，男性骨质疏松症，糖皮质激素引起的骨质疏松症和髋部骨折手术后的骨质疏松症。用法为每年 1 次，每次输注 5mg，通常输注时间为 15～20min。它能显著减少脊柱、髋部和非髋部骨折，并增加骨密度[25]。它也被批准用于预防绝经后骨质疏松症，每两年注射一次 5mg。静脉注射二膦酸盐的主要副作用是急性期症状，包括发热、肌肉和关节痛、流感样症状和头痛。这些症状通常不超过 24～72h。这些症状在首次输注的患者中的发生率为 32%，在第 2 年输注后的发生率为 7%，在第 3 次唑来膦酸输注后的发生率为 3%。长期使用双膦酸盐引起的罕见但严重的不良并发症包括颌骨坏死[26,27]和不典型股骨骨折[2,28]。据报道，颌骨坏死主要发生于癌症患者，这些患者因骨转移而接受双膦酸盐治疗的剂量远高于骨质疏松症所给予的剂量。

降钙素

合成鲑鱼降钙素注射液和鼻喷雾剂被批准用于治疗绝经后骨质疏松症。注射用降钙素 100U，每天皮下或肌内注射。降钙素鼻喷雾剂的批准剂量为每天 200U（1 喷）。据报道，新发生的椎体骨折减少了，但髋部骨折和非椎体骨折却没有减少[29]。鼻喷雾剂可见偶尔的鼻刺激或头痛，有轻微的短期镇痛作用。

甲状旁腺素

早在 20 世纪 20 年代末，就有证据表明，在动物模型中，一天一次间歇注射甲状旁腺提取物刺激了成骨细胞的活性。这与原发性甲状旁腺功能亢进症患者甲状旁腺激素慢性升高所见的骨丢失形成鲜明对比。人类甲状旁腺激素在 20 世纪 70 年代初被测序后，开始使用 1-34 氨基末端片段进行临床研究。骨质疏松症试验的早期结果显示，骨沉积、钙平衡和骨小梁体积增加，骨骼结构正常。在重组人甲状旁腺激素 1-34 片段（特立帕肽）的多中心试验中，每天皮下注射 20μg 可提高椎体和髋部骨密度，降低 55% 的椎体骨折风险[30]。特立帕肽通常有良好的耐受性，偶有下肢抽搐、恶心和头晕。必须使用 31 号针头和预充注射器，自我给药跨度 2 年的时间，给药 28 天。直到最近，它仍是唯一可用的合成代谢剂（与抗吸收剂相反），经批准用于治疗骨折高风险的绝经后骨质疏松症妇女。它还被批准用于治疗男性骨质疏松症和糖皮质激素诱导的骨质疏松症。在给予特立帕肽的大鼠中，剂量高达人体暴露量的 60 倍，此时骨肉瘤的数量增加，具有剂量和持续时间依赖性。因此，对于基础风险较高的骨肉瘤患者，不应使用特立帕肽，此外，还包括佩吉特病和不明原因的碱性磷酸酶升高的患者，以及那些曾接受过涉及骨骼的外照射或植入放射治疗者不应使用。建议在患者的一生中，特立帕肽和安巴洛他定两种药物的累计使用时间不应超过两年。

甲状旁腺激素相关肽

安巴洛他定［人甲状旁腺相关肽 1-34 片段；PTHrP（1-34）］最近被批准用于治疗骨折高风险的绝经后骨质疏松症妇女。它是一种合成药物，减少了椎体和非脊椎骨折的风险。它是一种自我给药注射剂，80μg 皮下注射，每天一次。它通常耐受性好，副作用包括头晕、恶心和头痛。与特立帕肽一样，骨肉瘤的发生率呈剂量依赖性增加。因此，不应像上述特立帕肽指出的那样，给予骨肉瘤风险较高的患者。此外，建议在患者的一生中，特立帕肽和安巴洛他定两种药物的累计使用量不应超过两年[31]。

狄诺塞麦（普罗利亚）

狄诺塞麦（Denosumab）是一种直接针对 RANKL（一种负责加速破骨细胞形成的细胞因子介质）的人单克隆抗体。它被批准用于治疗骨折高风险的绝经后骨质疏松症和男性骨质疏松症。它还被批准用于治疗接受芳香化酶抑制剂治疗的乳腺癌患者的骨丢失，以及治疗接受促性腺激素减少激素治疗的前列腺癌的骨丢失，剂量为 60mg 皮下注射，每 6 个月 1 次。可见脊柱、髋部和非脊柱骨折减少，骨密度增加。副作用包括严重感染的少量增加，如皮肤感染。它不受肾功能的影响，可给予肾功能减退的病人使用[32]。

康复治疗

骨质疏松症的康复治疗应在骨折发生前很久就开始。无论是物理治疗师还是职业治疗师，都可以参与评估患者的家，以确保它是安全的，并减少跌倒的风险。专用设备，如浴室的扶手杆和高橱柜的手提把手，都是很有帮助的。教育患者避免地板和地毯过于杂乱非常重要。小宠物也可能造成脚底的危险。

治疗师可以评估患者在家中和社区使用辅助设备（例如拐杖或步行器）是否更安全。重要的是，所有的辅助设备都要经过医师开具并适合的患者。

最后，治疗师可以指导患者如何锻炼以提高力量、灵活性和平衡。所有这些活动都能帮助防止跌倒，所有这些活动都有助于防止跌倒，而负重强化运动也可以提高骨密度。

对于髋部骨折或其他致残性骨折患者，采用多学科协调小组的方法，包括医师、治疗师和其他康复专家（例如护士、社会工作者）是患者恢复最大功能和过上有成效的生活所必需的。最初的康复计划还包括疼痛控制，肠和膀胱护理，以及维持皮肤完整性。该团队除参与涉及床上移动、转移、步态活动、安全预防和日常生活能力的项目外，还必须认识到每个患者的医疗问题。在急性康复住院后，一些患者可能需要在过渡环境中再次住院，以便最终回家或需要长期安置。对于那些能够回家的患者，团队需要给患者制订一个家庭锻炼计划，订购适当的设备，并安排患者在家中或门诊继续治疗。

腰背支具

腰背支具可能会有帮助，特别是在短期内，可以帮助患者下床和行走，以便他们才能参加活动。然而，腰背支具可能会很不舒服，而且患者往往不能忍受。除非有助于患者进行功能性活动和控制疼痛，否则不鼓励长期使用。

介入治疗

除骨折修复手术外，骨质疏松症的治疗通常不需要手术。有两种手术：椎体成形术和椎体后凸成形术可用于稳定椎体骨折和缓解疼痛。

技术设备

对于这种情况的治疗或康复，目前尚无特殊技术设备。

手术

髋部骨折及其他一些骨折的首选治疗方法是手

术修复和稳定。

潜在的疾病并发症

随着骨密度的降低，持续的骨折风险增加。骨质疏松症是无症状的，直到骨折发生。此后，所有并发症都与骨折、手术（如果需要）、多种医学问题和恢复期的问题有关，并最终与功能和独立性丧失有关。

脊椎骨折后，急性疼痛会限制活动。可能需要卧床休息和麻醉镇痛药。严重便秘和尿潴留可能随之而来。长期来说，患者可能会患上严重的背痛和呼吸问题、腹胀、便秘。许多佩戴腰托的患者抱怨使用起来很不舒服，有困难。

潜在的并发症治疗

治疗并发症可能与骨折的外科修复和恢复期有关，也可能与用于预防或治疗骨质疏松症的药物有关。

大多数骨质疏松性骨折发生在老年患者身上，导致功能丧失、丧失独立性和需要长期护理。因为手术是修复髋部骨折的必要条件手术、麻醉、卧床休息和止痛药（通常是麻醉剂）的并发症很常见。肺炎、静脉炎、尿路感染、便秘和呼吸问题也是常见疾病。

骨质疏松症药物治疗的并发症包括：乳腺癌（雌激素）、心脏病（雌激素）、凝血和血栓栓塞问题（雌激素、雷洛昔芬）和子宫内膜癌（仅用雌激素）的潜在增加；潮热（雷洛昔芬）；口服阿仑膦酸盐、利塞膦酸盐和伊班膦酸盐引起的上消化道症状和食管炎；静脉注射伊班膦酸和唑来膦酸引起发热，肌肉和关节疼痛以及流感样症状；长期使用双膦酸盐的颌骨坏死和非典型股骨骨折；由降钙素引起的流鼻涕和头痛；与特立帕肽和安巴洛他定相关的一过性轻度高钙血症和狄诺塞麦相关的感染小幅增加。

（欧毅 译　岑奕 校　何红晨 审）

参考文献

1. NIH consensus development panel on osteoporosis prevention, diagnosis, and therapy. osteoporosis prevention, diagnosis, and therapy. *JAMA.* 2001;285:785–795.
2. Looker AC, Srafrazi Isfahani N, Fan B, Shepherd JA. Trends in osteoporosis and low bone mass in older US adults, 2005-2006 through 2013-2014. *Osteoporos Int.* 2017;28(6):1979–1988.
3. Cosman F, de Beur SJ, Leboff MS, et al. Clinician's guide to prevention and treatment of osteoporosis. *Osteoporos Int.* 2014;25:2359–2381.
4. Watts NB, Bilezikian JP, Camacho PM, et al. American Association of
Clinical Endocrinologists medical guidelines for clinical practice for the diagnosis and treatment of postmenopausal osteoporosis. *Endocr Pract.* 2010;16:1–37.
5. Camacho PM, Petak SM, Binkley N, et al. American Association of Clinical Endocrinologists and American College of Endocrinology clinical practice guidelines for the diagnosis and treatment of postmenopausal osteoporosis-2016: executive summary. *Endocr Pract.* 2016;22:1111–1118. full report 22 (suppl 4) 1–42.
6. Black DM, Rosen CJ. Postmenopausal osteoporosis. *N Engl J Med.* 2016;374:254–262.
7. Dawson-Hughes B, Harris SS, Krall EA, Dallal GE. Effect of calcium and vitamin D supplementation on bone density in men and women 65 years of age or older. *N Engl J Med.* 1997;337:670–676.
8. Weaver CM, Alexander DD, Boushey CJ, et al. Calcium plus vitamin D supplementation and risk of fractures: an updated meta-analysis from the national osteoporosis foundation. *Osteoporos Int.* 2016;27:367–376.
9. Ross AC, Manson JE, Abrams SA, et al. The 2011 report on dietary reference intakes for calcium and vitamin D from the Institute of Medicine: what clinicians need to know. *J Clin Endocrinol Metab.* 2011;96:53–58.
10. Chung M, Tang AM, Fu Z, et al. Calcium intake and cardiovascular disease risk: an updated systemic review and meta-analysis. *Ann Intern Med.* 2016;165:856–866.
11. Kopecky SL, Bauer DC, Gulati M, et al. Lack of evidence linking calcium with or without vitamin D supplementation to cardiovascular disease in generally healthy adults: a clinical guideline from the National Osteoporosis Foundation and the American Society for Preventive Cardiology. *Ann Intern Med.* 2016;165:867–868.
12. Rosen CJ. Vitamin D, insufficiency. *N Engl J Med.* 2011;364:248–254.
13. Slovik DM. Osteoporosis. In: Frontera WF, Slovik DM, Dawson DM, eds. *Exercise in Rehabilitation Medicine*, 2nd ed. Champaign, IL: Human Kinetics; 2006:221–248.
14. Nelson ME, Wernick S. *Strong Women, Strong Bones.* updated ed. New York: Putnam Penguin; 2006.
15. Greenspan SL, Myers ER, Kiel DP, et al. Fall direction, bone mineral density, and function: risk factors for hip fracture in frail nursing home elderly. *Am J Med.* 1998;104:539–545.
16. FRAX algorithm. www.shef.ac.uk/FRAX. Also available at www.NOF.org.
17. The North American Menopause Society. Management of osteoporosis in postmenopausal women: 2010 position statement of the North American Menopause Society. *Menopause.* 2010;17:25–54.
18. Rossouw JE, Anderson GL, Prentice RL, et al. Writing Group for the Women's Health Initiative Investigation. Risks and benefits of estrogen plus progestin in healthy postmenopausal women: principal results from the Women's Health Initiative randomized controlled trial. *JAMA.* 2002;288:321–333.
19. Rossouw JE, Prentice RL, Manson JE, et al. Postmenopausal hormone therapy and risk of cardiovascular disease by age and years since menopause. *JAMA.* 2007;297:1465–1477.
20. Ettinger B, Black DM, Mitlak BH, et al. Multiple outcomes of raloxifene evaluation (MORE) investigators. Reduction of vertebral fracture risk in postmenopausal women with osteoporosis treated with raloxifene: results from a 3-year randomized clinical trial. *JAMA.* 1999;282:637–645.
21. Gallagher JC, Palacios S, Ryan KA, et al. Effect of conjugated estrogens/bazedoxifene on postmenopausal bone loss: pooled analysis of two randomized trials. *Menopause.* 2016;23:1083–1091.
22. Black DM, Cummings SR, Karpf DB, et al. Randomized trial of effect of alendronate on risk of fracture in women with existing vertebral fractures. *Lancet.* 1996;348:1535–1541.
23. Harris ST, Watts NB, Genant HK, et al. Vertebral efficacy with risedronate therapy (VERT) study group, et al. Effects of risedronate treatment on vertebral and nonvertebral fractures in women with postmenopausal osteoporosis: a randomized, controlled trial. *JAMA.* 1999;282:1344–1352.
24. Chesnut CH, Skag A, Christiansen C, et al. Effects of oral ibandronate administered daily or intermittently on fracture risk in postmenopausal osteoporosis. *J Bone Miner Res.* 2004;19:1241–1249.
25. Black DM, Delmas PD, Eastell R, et al. Once-yearly zoledronic acid for treatment of postmenopausal osteoporosis. *N Engl J Med.* 2007;356:1809–1822.
26. Khan AA, Morrison A, Hanley DA, et al. Diagnosis and management of osteonecrosis of the jaw: a systematic review and international consensus. *J Bone Miner Res.* 2015;30:3–23.
27. Hellstein JW, Adler RA, Edwards B, et al. Managing the care of patients receiving antiresorptive therapy for prevention and treatment of osteoporosis. Recommendations from the American Dental Association Council on Scientific Affairs. *J Am Dent Assoc.* 2011;142:1243–1251.

28. Shane E, Burr D, Abrahamsen B, et al. Atypical subtrochanteric and diaphyseal femoral fractures: second report of a task force of the American Society for Bone and Mineral Research. *J Bone Miner Res.* 2014;29:1–23.

29. Chesnut CH, Silverman S, Andriano K, et al. PROOF Study Group. A randomized trial of nasal spray salmon calcitonin in postmenopausal women with established osteoporosis: the prevent recurrence of osteoporotic fractures study. *Am J Med.* 2000;109:267–276.

30. Neer RM, Arnaud CD, Zanchetta JR, et al. Effect of parathyroid hormone$_{1-34}$ on fractures and bone mineral density in postmenopausal women with osteoporosis. *N Engl J Med.* 2001;344:1434–1441.

31. Miller PD, Hattersley G, Juel Riis B, et al. Effect of abaloparatide vs placebo on new vertebral fractures in postmenopausal women with osteoporosis: a randomized clinical trial. *JAMA.* 2016;316:722–733.

32. Cummings SR, Marten JS, McClung MR, et al. Denosumab for prevention of fractures in postmenopausal women with osteoporosis. *N Engl J Med.* 2009;361:756–765.

第 142 章

帕金森病

Nutan Sharma, MD, PhD

同义词

摇晃麻痹
震颤性麻痹
震颤麻痹

ICD-10 编码

G20	帕金森病
G25.0	特发性震颤
G23.9	基底神经节退行性疾病
G23.1	进行性核上神经麻痹
G90.3	自主神经系统的多系统退行性变
G31.85	皮质基底退行性变
G31.8	路易体性痴呆

定义

帕金森病(PD)是一种慢性进行性神经退行性疾病。病理检查发现黑质多巴胺能神经元选择性变性,并可见胞质内含物,称为路易小体。临床表现为静止性震颤、运动迟缓和僵直。将 PD 与统称为帕金森综合征的疾病区分开来是很重要的。这些相对罕见的疾病具有 PD 的某些特征,如僵硬和运动迟缓。然而,帕金森综合征并不对医学治疗有反应,也有一些独特的临床特征。

在全球进行的超过 80 项研究中估计了 PD 的患病率。最一致的发现是 PD 是一种与年龄有关的疾病。在 50~59 岁,患病率估计为 273/100 000,而在 70~79 岁,患病率估计为 2 700/100 000[1]。一些研究报告显示,男性帕金森患病率较高,然而其他研究报告未显示支持这些结论。

遗传因素对 PD 发病的作用是一个值得深入研究的领域。在家庭研究中,已经发现了多种可导致 PD 的基因突变,已经发现 7 种致病突变,其中包括 α 突触核蛋白、富含亮氨酸的重复激酶 2(LRRK2)、Parkin、PTEN 诱导的激酶 1(PINK-1)、DJ-1、ATP 酶 13A2 型(ATP3A2)和葡萄糖脑苷酶。迄今为止,PD

的单基因病因约占所有 PD 病例的 5%。遗传方式为常染色体显性遗传或常染色体隐性遗传。PD 最常见的单基因原因是 *LRKK2* 基因突变,这与 1% 的散发性 PD 和 4% 的遗传性 PD 例相关[2]。环境危险因素也被认为在 PD 的发病过程中起着一定的作用。关于农药和重金属暴露对 PD 发展的风险的研究很多,然而,在不同的研究中使用的方法不同,在职业暴露于农药或重金属的研究中,数据是混杂的,这表明增加了 PD 发生的风险或未增加[1]。

症状

PD 最常见的早期症状是单侧静止性震颤和运动迟缓。休息时的震颤被有意识的运动或睡眠所抑制,该症状会因焦虑而加剧。运动迟缓会使受影响的手臂或腿部感到僵硬。疼痛也是 PD 的一部分,最初受影响肢体的疼痛可能首先归因于滑囊炎或关节炎。不常见的症状包括步态困难和疲劳。单侧静止性震颤和运动迟缓可在其他症状出现之前存在数月甚至数年,并且这种情况并不少见。

随着疾病的发展,开始和终止运动都有明显的困难。从坐位站起来有困难,特别是坐在没有扶手的沙发或椅子上时。单侧静止震颤和运动迟缓变为双侧。患者写的字迹变得更小,也更难辨认。朋友和家人经常抱怨患者的语言更难以理解,尤其是在电话中。这种声音柔和、发音变弱的症状称为“低音症”。

体格检查

最显著的临床特征是静止性震颤。在疾病早期它通常出现在单侧上肢。随着疾病的进展,静止性震颤可同时扩散至同侧下肢和对侧肢体。检查运动张力后发现患肢有齿轮样僵硬。然而,运动强度不受影响。

其他必须在检查中评估的特征包括快速重复的肢体动作和步态。手指整体重复运动的检查。检查手指、整只手或脚的重复动作,可发现患肢运动迟缓,手指或脚趾轻拍动作的幅度和准确性下降。步态检查将显示受影响一侧的手臂摆动减少,步幅较小,身体无法枢轴转向。通常情况下,由于某种程度上的姿势不稳定,患者需要几个步骤才能完成一个转身。深部肌腱反射和感觉不受 PD 的影响。

在晚期 PD 中,姿势反射丧失变得明显。在转弯时无法保持平衡。晚期帕金森的其他表现包括冻结步态和吞咽困难。PD 还有一系列的认知损害,从最小的认知损害(MCI)拓展到痴呆(PDD)。MCI 定义为不影响功能独立性的认知功能逐渐下降,由患者或者护理人员来确定[3]。PDD 是一种伴有缓慢认知障碍的痴呆症,主要影响注意力,记忆力和视觉空间功能[4]。

在检查正在服用抗帕金森药物的患者时,最后一次服药时间与检查时间的关系是十分重要的。在疾病早期,抗帕金森药物对改善静止性震颤和运动迟缓特别有效。一般来说,静止性震颤会在服药 1~3h 内消退。书写不良,声音减退和姿势性反射的消失等其他症状对药物没有反应。

功能受限

功能上的限制取决于特定患者的哪些症状最为突出。在 PD 的早期,唯一的限制可能是一个人的写作能力。受影响的人仍然能够进行日常生活活动,尽管他们可能更喜欢使用未受影响的肢体来完成剃须和穿衣等任务。由于静止性震颤被有目的的运动所抑制,因此即使可能导致一种自我意识或尴尬的感觉,但并不影响一个人的独立性。

随着疾病的进展,精细运动功能下降,出现站立和步态困难。在扣衬衫扣子或系鞋带时都有可能出现困难。需要更多的时间来站稳并开始步行。姿势不稳定,有脉搏减慢的趋势。因此,患者在爬楼梯和安全快速行走方面存在困难。反应速度减慢也会影响一个人安全驾驶的能力。很难决定某人是否可以开车,必须根据个人情况来决定。明显的低语声也会使打电话变得困难。随着声音受到的影响越来越大,很可能会发展到吞咽困难。

PD 研究历史上很少被关注的一个方面是它对性活动的影响。男性可能会出现勃起功能障碍和射精困难,这是 PD 患者自主神经功能障碍的一部分。由于自主神经功能障碍,女性在性交过程中可能会出现润滑不足和排尿的倾向。在两性中,性欲亢进可能为多巴胺治疗的副作用[5]。

在 PD 的晚期,局限性包括明显的吞咽困难和严重的步态异常,这需要辅助设备及一两个人的帮助。在这个阶段,日常生活中的所有活动都需要帮助。

诊断分析

PD 是一种临床诊断。常规实验室检查对 PD 的诊断和治疗没有帮助。计算机断层扫描和磁共振成像对大脑的扫描并没有显示出任何一致的异常。近年来,一种多巴胺转运体放射性寡聚物已被临床应用于单光子发射计算机断层扫描,用来帮助评估那些疑似 PD 的患者。这种扫描被称为数据扫描,最近的一项分析表明,这种扫描并不能提供比基于病史和对患者检查的临床诊断更高的准确性[6]。

鉴别诊断

鉴别诊断包括原发性震颤和几种统称为帕金森综合征的疾病:路易体痴呆、进行性核上性麻痹、多系统萎缩和皮质基底细胞变性

疾病	症状
原发性震颤	肢体不自主的、有节奏的震颤,通常累及上肢及手,也可累及头部、声带、舌头、躯干或腿部
路易体痴呆	帕金森运动症状伴快速进展性痴呆 1 年内,视觉幻觉很常见
进行性核上性麻痹	运动迟缓,僵硬,病程早期频繁跌倒,静止性震颤,无法自主向上移动眼睛
多系统萎缩	运动迟缓,僵硬,共济失调和自主神经功能障碍(潮红、心悸、恶心、呕吐)
皮质基底细胞变性	运动迟缓,僵硬,无法协调的有目的地运动(失用),感觉肢体不是自己的(外星肢体综合征)

治疗

早期治疗

根据患者的残疾和不适程度决定是否开始治疗。采用 6 类药物治疗 PD(表 142.1)。通常通过患者的静止性震颤或运动迟缓的症状来选择特定药

表 142.1　抗帕金森药物分类,作用机制,治疗作用以及副作用

药物分类	特效药物	作用机制	作用于	副作用
抗胆碱能药物	苯托品	毒蕈碱受体阻滞剂	震颤,僵直	口干、视物模糊、便秘、尿潴留、精神错乱、幻觉、注意力不集中
抗病毒药物	金刚烷胺	促进多巴胺的合成和释放	震颤,僵直,运动不能	腿部水肿、网状青斑、精神错乱、幻觉
多巴胺替代剂	左旋多巴(口腔和肠道)	转化为多巴胺	震颤,僵直,运动不能,冻结行为	恶心、腹泻、精神错乱、幻觉
多巴胺受体激动剂(D_1 和 D_2)	溴隐亭,培高利特,阿扑吗啡	多巴胺类似物与 D_1 和 D_2 受体结合	僵直,运动不能	腿部水肿、恶心、精神错乱、幻觉
多巴胺受体激动剂(D_2)	罗匹尼罗,普拉克索	多巴胺类似物与 D_2 受体结合	僵直,运动不能	腿部水肿、嗜睡、恶心、精神错乱、幻觉
单胺氧化酶 B 抑制剂	司来吉兰,雷沙吉兰	抑制多巴胺的代谢	轻度减少左旋多巴的"消耗"	恶心、幻觉、精神错乱
儿茶酚-O-甲基转移酶抑制剂	恩托卡朋	抑制多巴胺的代谢	轻度减少左旋多巴的"消耗"	运动障碍、恶心、腹泻

物。没有证据表明加快或推迟 PD 的治疗对疾病的整个过程有任何影响。然而,很明显,那些没有接受治疗的人由于运动过慢而导致摔倒和受伤的风险更大。

抗胆碱能药物是最早的用于治疗帕金森的药物,它们最大的作用在于减少与 PD 相关的休息时的震颤与僵直。但是,抗胆碱能药物的副作用也明显限制了它们的应用。金刚烷胺也常用于治疗 PD,它们能限制 PD 的震颤、僵直和运动不能的发展。

多巴胺替代剂在抗帕金森药物中处于奠基地位,左旋多巴是多巴胺的前体并且能在芳香氨基酸脱羧酶的作用下转化成多巴胺,为确保足够水平的左旋多巴到达中枢神经系统,左旋多巴与外周脱羧酶抑制剂同时给药。在美国,最常使用的外周脱羧酶抑制剂是卡比多巴。左旋多巴是最有效地减少震颤、僵直和运动不能的药物,在治疗开始后,最常观察到的副作用是恶心、腹痛和腹泻。与长期使用左旋多巴相关的三个典型的并发症是:症状波动、运动障碍和一系列与精神相关的并发症包括幻觉和精神错乱。但是目前也不清楚症状波动现象是单独由左旋多巴的治疗引起的,还是单独由于疾病进展引起的,或者是由尚不完整的多巴胺替代剂与无法改变的疾病进程相互作用共同引起的。总之,当前证据支持在个体患者出现 PD 症状时立即使用多巴胺替代治疗。没有证据支持停止治疗以减少长期运动并发症。

对于改善运动并发症有两种新的药物可选:左旋多巴-卡比多巴肠凝胶药物和皮下注射阿波吗啡。左旋多巴-卡比多巴肠凝胶药物是经空肠造口的经皮内镜给药的,经过空肠造口的泵给药的凝胶药物能够减少"关"的时间,同时也不会增加运动障碍[7]。阿扑吗啡在早晨尤其有用,每天注射已被证实能够缩短症状改善前的时间,让患者能够更容易地活动,并且能够进行日常生活活动[8]。

能够直接刺激多巴胺受体的多巴胺受体激动剂也常被用于治疗 PD,这些药物既可以作为左旋多巴治疗的辅助药物,也可以作为单一疗法。较老的多巴胺受体激动剂是溴隐亭和培高利特,它们相对非特异,能够同时作用于 D_1 和 D_2 受体。与左旋多巴的副作用相比,运动障碍的发生率较低,精神错乱和幻觉的发病率较高。新型的多巴胺受体激动剂罗匹尼罗和普拉克索对 D_2 受体更具特异性。据报道,这些新型的药物会导致日间嗜睡、外周水肿和冲动控制失调[9]。所有的多巴胺受体激动剂都能引起直立性低血压,尤其是首次使用时。最好从睡前服用少量药物开始,然后慢慢增加每天的总剂量。

多巴胺代谢抑制剂也用于治疗 PD,司来吉兰和雷沙吉兰都能抑制单胺氧化酶 B,后者在中枢神经系统中代谢多巴胺。因此,单胺氧化酶 B 抑制剂被认为可以通过减轻长期左旋多巴治疗中出现的运动波动来改善个体对左旋多巴的反应。另一种抑制多巴胺代谢的药物是恩托卡朋,恩托卡朋能够抑制外周的儿茶酚-O-甲基转移酶。恩托卡朋与左旋多巴联合使用,通过抑制外周儿茶酚-O-甲基转移酶的活动,增加到达中枢神经系统的左旋多巴量。恩托卡朋治疗的最大功效包括减少每天左旋多巴的总剂量和延长最大活动的时间[10]。

康复治疗

PD 的临床病理显示,随着疾病的进展,患者往往变得更加被动和缺乏(活动)动力。因此,物理治疗和作业治疗不仅仅是改善运动功能。对于躯体益处包括改善肌力和肌张力,以及保持适当的关节活动范围。对于心理上益处包括让患者积极参与治疗,并让他们对帕金森病本身具有一种掌控感。物理治疗和作业治疗都注重活动能力,适应性辅助器具的使用,以及家庭和社区安全。

由于 PD 的症状会随着时间推移而恶化,患者可通过周期性的物理性训练获益。训练可以通过社区项目进行,这些项目对于那些远离学术中心的人更容易获得,也可以通过家庭项目为不能轻松旅行的人提供帮助。强调步行训练对预防跌倒和跌倒后损伤有很大帮助。典型的步态训练包括训练患者有意识地迈出大步伐,并在每一步中放低脚(的位置),另一种方法是使用视线提示来保持步长。例如,可以根据在地板上设置胶带以适应患者的身高体重和性别。随着 PD 的发展,出现冻结步态,即双脚看似被卡在地板上。冻结期可以通过多种技术来康复,比如设想让患者跨过地板上想象的线,并且伴有有节奏的数数,或者原地踏步。

职业疗法有助于重建适应性辅助器具和建立新的(日常生活)常规,使得 PD 患者能够(最大限度)生活独立。例如,使用长柄鞋拔子可以消除弯腰的需要,从而减少 PD 患者在穿衣过程中的跌倒风险。其他使用辅助器具的例子包括在浴室中安装牢固的扶手和相对较高的且带扶手的马桶座圈,以减少患者在马桶上发生冻结现象的风险。

尽管构音障碍难以治疗,但是通过训练可以克服发声障碍。具体来说,Lee Silverman 的发声治疗已经被证明在提高 PD 患者音量和清晰度方面是有效的[11]。吞咽评估和治疗也是有助于 PD 进程中发生的吞咽困难的治疗。

介入治疗

饲管通常用于晚期 PD 患者。一些患者选择临终关怀而不是人工喂养。获得饲管的个体可能需要调整药剂量(例如卡比多帕-左旋多巴将绕过食管,并且缩短起效时间)。

技术设备

对于 PD 患者而言,常见的沮丧原因是他人无法轻易听到他们的声音。幸运的是,有几个方法可以克服这个问题。应用程序通常被称为"APP",可以下载到手机和平板计算机等便携式电子设备上,电子设备可以将文本转换为语音,对于那些更愿意使用自然语音而不是人工语音的人来说,便携式语音放大器是可使用的。对于那些经历冻结步态的患者而言,通过激光束为步行者提供了一种新的视觉提示,使患者能够跨过激光束恢复行走。

手术

虽然有大量的药物可用于早期和中度进展性 PD 的治疗,但对进展性 PD 的疗效是有限的。目前有几种手术方式可以用于进展性 PD 患者。这些(手术)程序包括永久性损伤再生和电刺激植入脑内特定神经元。

丘脑切开术包括破坏丘脑腹侧中央核,据报道,接受治疗的患者中,85% 患者的躯体震颤减少,丘脑切开术推荐用于伴有不对称性、医学上顽固严重的 PD 患者。

单侧苍白球切开术包括破坏苍白球结构。最显著的好处是减少药物引起的对侧运动障碍、震颤、运动迟缓和僵硬。对于运动迟缓、强直和震颤的 PD 患者,尽管有最佳药物治疗,但仍然存在明显的药物性运动障碍,建议行一侧姑息性切除。然而,关于单侧大脑皮质切除术的长期认知数据有限且研究结果各不相同[12,13]。因此,建议所有患者术前和术后都进行神经心理评估。

PD 的深部脑电刺激指对苍白球和丘脑下核高频电刺激。DBS 手术,将电刺激源放置于胸壁皮下,其连接的导线放置在被列出的位置中。DBS 的优点是,一旦 DBS 装置就位,电刺激的程度可以在外部进行调适。相反,丘脑和苍白球切除术会导致永久性大脑损伤。对于药物治疗无效的严重不稳定震颤使用丘脑腹侧中间核 DBS 治疗是有效的。据报道,DBS 植入 5 年后震颤症状改善约为 80%,苍白球 DBS 术可显著减少运动障碍[14]。包括运动迟缓、语言、步态、僵硬和震颤都有改善。丘脑下核的 DBS 也能显著改善震颤、共济失调、步态及姿势稳定性[15]。

潜在的疾病并发症

约 35% 的 PD 患者存在抑郁症[16]。可能很难区分真正的抑郁症和与 PD 相关的冷漠。关键因素是确定患者是否有真正的情绪失调、兴趣丧失、睡眠紊乱,有时还有自杀的想法。PD 患者发生抑郁的原因是一个有争议的话题。有一种怀疑,PD 本身的病理过程可能导致抑郁。无论病因为何,对抑郁症的认识和治疗可能对该疾病造成的整体残疾产生重大影响。许多 PD 患者已经接受了安全有效的选择性血清素再摄取抑制剂治疗,如氟西汀和帕罗西汀。也可以使用三环类抗抑郁药,尽管他们的抗胆碱能特性可能会限制其有效性。

胃肠道的并发症在 PD 患者中也会发生。吞咽障碍通常是由于咀嚼肌和口咽部肌肉控制不良造成的。软性食物更容易摄入,并且抗帕金森药物可以改善吞咽。便秘在 PD 患者中也是常见的并发症。治疗包括增加身体活动,停用抗胆碱能药物,并维持饮食,通过摄入足够的液体、水果、蔬菜、纤维和乳果糖(每天 10~20g)。

潜在的并发症治疗

药物治疗引起的运动并发症可分为两类:波动(关闭状态)和左旋多巴引起的运动障碍。关闭状态包括 PD 症状和体征恢复:运动迟缓、震颤和僵硬。患者在关闭状态也可能会感到焦虑、烦躁或恐慌。

左旋多巴引起的运动障碍的发生与多巴胺受体的超敏感程度有关。随着 PD 的进展,多巴胺受体的损失也在增加。这导致剩余的多巴胺受体对多巴胺本身的敏感性增加。因此,在给定剂量的左旋多巴胺,发生运动障碍的概率更大。治疗方案是降低左旋多巴胺的每一剂量,但增加服用频率;或增加多巴胺激动剂的剂量,同时减少左旋多巴的剂量;还有金刚烷胺,它已经被证明是一种抗运动障碍的药物[17]。每一种解决方案都有潜在的并发症;在增加左旋多巴使用频率的同时,减少左旋多巴的每一剂量(例如,每 2h 一次)对患者来说很难维持,还有或增加多巴胺激动剂的剂量可能导致强迫性行为(购物、赌博、性欲亢进)、白天过度嗜睡和周围水肿;金刚烷胺可能会引起精神错乱。另一种选择是治疗那些继续经历左旋多巴改善他们的运动能力,但发展为运动障碍的人,随着 DBS 的进展,这些障碍变得更加明显。

(敬沛嘉 译　岑奕 校　何红晨 审)

参考文献

1. Wirdefeldt K, Adami H, Cole P, et al. Epidemiology and etiology of Parkinson's disease: a review of the evidence. *Eur J Epidemiol.* 2011;26:S1–S58.
2. Lee A, Gilbert RM. Epidemiology of Parkinson disease. *Neurol Clin.* 2016:955–965.
3. Litvan I, Goldman JG, Troster AI, et al. Diagnostic criteria for mild cognitive impairment in Parkinson's disease: Movement Disorder Society Task Force guidelines. *Mov Disord.* 2012;27:349–356.
4. Goetz CG, Emre M, Dubois B. Parkinson's disease dementia: definitions, guidelines and research perspectives in diagnosis. *Ann Neurol.* 2008;64:S81–S92.
5. Bronner G, Vodusek DB. Management of sexual dysfunction in Parkinson's disease. *Ther Adv Neurol Disord.* 2011;4:375–383.
6. de la Fuente-Fernandez. Role of DaTSCAN and clinical diagnosis in Parkinson disease. *Neurology.* 2012;78:696–701.
7. Wirdefeldt K, Odin P, Nyholm D. Levodopa-carbidopa intestinal gel in patients with Parkinson's disease: a systematic review. *CNS Drugs.* 2016;30:381–404.
8. Isaacson S, Lew M, Ondo W, Hubble J, Clinch T, Pagan F. Apomorphine subcutaneous injection for management of morning akinesia in Parkinson's disease. *Mov Disord Clin Pract.* 2017;4:78–83.
9. Antonini A, Tolosa E, Mizuno Y, Yamamoto M, Poewe WH. A reassessment of risks and benefits of dopamine agonists in Parkinson's disease. *Lancet Neurol.* 2009;8:929–937.
10. Fox SH, Katzenschlager R, Lim SY, et al. The Movement Disorder Society evidence-based medicine review update: treatments for the motor symptoms of Parkinson's disease. *Mov Disord.* 2011;(suppl 3):S2–S41.
11. Sapir S, Spielman JL, Ramig LO, Story BH, Fox C. Effects of intensive voice treatment (the Lee Silverman Voice Treatment [LSVT]) on vowel articulation in dysarthric individuals with idiopathic Parkinson disease: acoustic and perceptual findings. *J Speech Lang Hear Res.* 2007;50:899–912.
12. Alegret M, Valldeoriola F, Tolosa E, et al. Cognitive effects of unilateral posteroventral pallidotomy: a 4-year follow-up study. *Mov Disord.* 2003;18(3):323–328.
13. Strutt AM, Lai EC, Jankovic J, et al. Five year follow-up of unilateral posteroventral pallidotomy in Parkinson's disease. *Surg Neurol.* 2009;71:551–558.
14. Pahwa R, Lyons KE, Wilkinson SB, et al. Long-term evaluation of deep brain stimulation of the thalamus. *J Neurosurg.* 2006;104:506–512.
15. Walter BL, Vitek JL. Surgical treatment for Parkinson's disease. *Lancet Neurol.* 2004;3:719–728.
16. Aarsland D, Pahlhagen S, Ballard CG, et al. Depression in Parkinson's disease – epidemiology, mechanisms and management. *Nat Rev Neurol.* 2011;8:35–47.
17. Hubsher G, Haider M, Okun MS. Amantadine: the journey from fighting flu to treating Parkinson disease. *Neurol.* 2012;78:1096–1099.

第 143 章

周围神经病

Seward B. Rutkove, MD

同义词

多发性神经病变

神经病变

ICD-10 编码

G60.8	遗传性和特发性神经病
G60.3	特发性进行性神经病
M35.9[G63]	继发于结缔组织疾患多神经病
E11.42	继发于 2 型糖尿病多神经病
D49.9[G63]	继发于恶性疾病多神经病
G62.9	非特指的多神经病
G62.1	酒精性多神经病
G62.0	药物性多神经病
G62.2	其他毒性物质引起的多神经病

定义

周围神经病是由于周围神经结构损伤或功能异常所导致的一类疾病的统称。其发病机制复杂,受累部位常表现不一。部分疾病以轴突损伤为首发表现,有的却主要侵犯髓鞘,还有的二者同时受累而发病。此外,部分周围神经病变只影响小的无髓鞘的神经纤维,其他一些病变则可能主要累及大的有髓鞘的神经纤维。在表 143.1 中,列举了一系列最为常见的周围神经损伤的类型。

周围神经病非常普遍。流行病学调查研究表明,意大利患病人群占总人口比例约 3.5%[1]。糖尿病患者中周围神经病的患病率(8.3%)较其他人群对照组(2.1%)明显升高[2];而当病程达 10 年以上的糖尿病患者,相比其他对照人群 6% 的患病率,出现周围神经病变的比率将会进一步增至 41.9%。

准确定义周围神经病并不轻松,但一项关于远端对称性多发神经病(最常见类型)的研究取得了一些进展[3]。该研究通过综合分析患者的症状、体征和电生理检测结果,开发了一组按顺序排列的数据系统来帮助诊断其他有类似疾病的患者。尽管该系

表 143.1 周围神经病的常见类型
以轴突病变为主的疾病
糖尿病神经病变
酒精性神经病变
药物相关的神经病变(如,甲硝唑、秋水仙碱、呋喃妥因、异烟肼等)
系统性疾病相关的神经病变(如,慢性肾功能不全、肠炎、结缔组织病)
甲状腺因素相关的神经病变
重金属中毒性神经病变(铅、砷、镉)
血卟啉病相关的神经病变
副肿瘤性神经病变
梅毒、莱姆病相关的神经病变
肉瘤样神经病变
人类免疫缺陷病毒相关的神经病变
遗传性神经病变(2 型腓骨肌萎缩症;家族性淀粉样多神经病;线粒体肌病)
重症多神经病变
以脱髓鞘病变为主的疾病
特发性 CIDP
单克隆蛋白病相关的 CIDP
抗髓鞘相关的糖蛋白神经病变(CIDP 的一种亚型)
人类免疫缺陷病毒相关的 CIDP
特发性吉兰-巴雷综合征
继发于已知病原体的吉兰-巴雷综合征(如,流行性感冒,空肠弯曲杆菌,寨卡病毒)
遗传性疾病(1 型或 3 型腓骨肌萎缩症)
CIDP,慢性炎性脱髓鞘性多神经病。

统对于将来的研究是一种很有用的工具,但还是有必要强调一下,应用如此复杂的方式以试图对任何一种简单形式的周围神经病变进行定义的困难性。

症状

周围神经病的患者常表现为特定的感觉障碍,包括感觉减退,伴或不伴疼痛、刺麻、灼热等异常感觉。比如患者可能会描述足部的"放电感"或持续发

凉感。而一些症状更加严重的患者,往往会关注到足部固有肌群的萎缩和无力,尤其是进行性的足下垂。当患者出现明显的感觉损伤时,步态也有可能出现异常。手部感觉的症状(感觉异常和触觉减退)通常在多发性周围神经轴突病变进展至膝关节平面时出现。尽管多发脱髓鞘性周围神经病变的患者常以肢体远端的感觉异常为主要症状表现,但大部分患者可能发展为无力或感觉缺失。因此,病史的采集应尽可能详细地回顾患者当前所患疾病以及既往病史,排查各个系统的疾患,以及任何可能的毒物暴露(表143.2)。

表 143.2　中毒导致的周围神经病变
工业化学品
选择性侵犯周围神经系统
铅
丙烯酰胺
有机磷酸酯
铊
部分侵犯中枢神经系统
二硫化碳
二甲基汞
溴甲烷
大剂量时致病
砷
三氯乙烯
四氯乙烷
2,4-二氯苯氧乙酸(2,4-D)
五氯苯酚
二氯二苯三氯乙烷(DDT)
相较于神经组织,部分更易侵犯其他组织
四氯化碳
一氧化碳
药用物品
砒霜
砷的化合物
氯碘喹啉
双硫仑
金
肼屈嗪
呋喃妥因
苯妥英
磺胺类药物
沙利度胺
铊
长春新碱

Modified from Gilliatt RW. Recent advances in the pathophysiology of nerve conduction. In: Desmedt JE, ed. *New Developments in Electromyography and Clinical Neurophysiology.* Basel: Karger; 1973: 2-18.

体格检查

体格检查所反映出的明显异常与周围神经损伤的情况通常是相符的。绝大多数患者会出现外周感觉、运动神经轴突损伤的表现。通过测试这部分患者患肢末端的针刺觉、振动觉、轻触觉和温度觉,并与邻近部位的正常感觉相比较来确定他们是否真正存在感觉减退。一些患者也可能出现明显的足趾无力或踝关节跖屈、背伸运动障碍等问题。同时伴随出现远端腱反射的减弱(如,膝反射与踝反射均表现出减弱)。

对获得性脱髓鞘性周围神经病的患者进行体格检查,结果会提示异常的感觉症状,尤其是关节位置觉的减弱,常会伴发多组肌群肌力的明显下降。同时,深反射也会出现广泛的减弱或消失。遗传性多发性脱髓鞘性周围神经病的患者可查见足部和下肢远端肌肉的萎缩。此类患者可能发展为高弓内翻足畸形,即足部变短,同时足弓非常高。还有可能出现下肢的"香槟酒瓶样"改变(以腓肠肌为主的远端肌肉萎缩)。随着病情进展,周围神经病导致的下肢远端感觉缺失可能引发患者步态失稳,而上肢远端的感觉缺失将会影响患者手部的精细动作。

功能受限

周围神经病的患者可能会面临许多功能障碍。当病情持续进展时,远端轴突损伤的周围神经病患者通常会出现步态异常和稳定性下降的问题。如果疼痛比较显著,那么患者的日常生活活动范围将会缩小。疼痛也有可能成为影响患者夜间睡眠质量的主要因素。对于一些病程处于非常晚期的周围神经轴突损伤或脱髓鞘疾病的患者来说,如身患遗传性腓骨肌萎缩症,肌肉无力将会造成主要的功能障碍,限制患者的步行能力,甚至导致一些患者呼吸困难和夜间肺通气不足。而近端及远端肌群同时出现的无力症状是造成一些慢性多发性脱髓鞘周围神经病变的患者日常生活活动能力严重受限的重要原因。感觉缺失则主要影响患者在扣衬衣纽扣,拉裤子拉链,开锁时转钥匙,系鞋带,敲击电脑键盘,或者使用智能手机方面的功能。

诊断

电诊断研究(包括肌电图描记和神经传导检测)

仍是评估多发性神经病最重要的金标准[4]。神经传导检测通过评估所采集的运动和感觉神经信号的波幅和传导速度来辅助诊断周围神经病的不同类型,主要为脱髓鞘病变,轴突病变,还是二者混合(图143.1 和图143.2)[5]。轴突病变的传导波幅降低,传导速度相对正常;脱髓鞘病变的传导波幅基本保留,但传导速度减少;而混合型病变则会同时出现波幅及传导速度下降。小的神经纤维病变,传导速度检测通常无明显异常。同时,神经传导检测还可以帮助判断神经的损伤程度,严重的周围神经病变对刺激会表现出更低的响应波幅和更慢的传导速度。尽管针极肌电图检查在周围神经诊断中发挥的作用十

分有限,但通过神经逐渐出现的再支配现象,能够帮助判定运动功能受累的程度,其中远端肌群常常表现出异常,而近端肌群受到的影响则较小。此外,针极肌电图还可以辅助检测是否存在其他叠加的神经问题,如神经根多发性病变。

血清学检测通常也能做一些周围神经病变的病因诊断。表143.3 列举了一些常见类型。

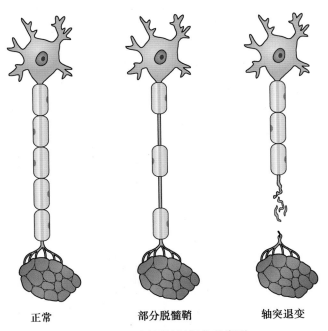

图 143.1　周围神经损伤的类型

正常　　　部分脱髓鞘　　　轴突退变

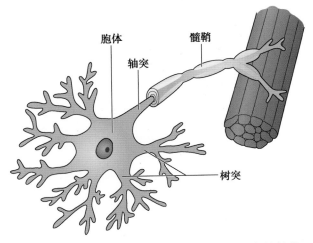

图 143.2　运动神经从胞体至其所支配肌肉的结构示意

胞体　髓鞘　轴突　树突

表 143.3　周围神经病的血清学检测
基础检测
维生素 B_{12}
促甲状腺素
快速血浆反应素(或梅毒血清测试)
血糖
糖化血红蛋白 A_{1c}
抗核抗体
红细胞沉降率
血清蛋白电泳
尿蛋白电泳
进一步检测;基于临床可能的诊断
血清免疫蛋白
24h 尿重金属采集
24h 尿卟啉采集
糖耐量测试
人类免疫缺陷病毒感染测试
抗 Ro 抗体,抗 La 抗体(干燥综合征)
抗 Hu 抗体(副肿瘤性神经病变)
确诊部分脱髓鞘病变的抗体测试
脱髓鞘病变相关糖蛋白
感染后继发病变的血清测试(如,弯曲杆菌、寨卡病毒)
基因检测(如家族性淀粉样多神经病,腓骨肌萎缩症)

有时,额外做一些检查项目也是有必要的。腓肠神经组织活检可以帮助明确疑难的多神经疾病的病因,如神经淀粉样变性或其他一些罕见的周围神经病。目前通过皮肤组织活检分析皮肤感觉纤维来确诊只有小的无髓鞘纤维改变的周围神经病变,已经成为一种辅助诊断特发性小纤维神经病或淀粉样变性等特定类型的常规方式[6]。肌肉活检在这方面也时有帮助,因为血管炎性或淀粉样变性改变能够

通过骨骼肌加以鉴别。腰椎穿刺检查能够通过是否出现脑脊液中蛋白含量明显增高，而白细胞含量正常（又称"蛋白细胞分离"）这一现象来诊断获得性周围神经脱髓鞘病变。自主神经功能测试——比如量化催汗轴突反射试验、直立倾斜试验、深呼吸时心率变异性分析——也有利于描述自主神经系统参与神经病变过程中的机制[7]。超声成像对评估自身免疫性和遗传性神经脱髓鞘病变中常见的神经增粗的状况也同样有帮助[8]。超声检查还可以区分重叠样挤压或套圈样的神经病变[9]。

鉴别诊断

脊髓病（脊髓受压）
腰骶部多发性神经根病（腰椎管狭窄症）
多发性单神经病

治疗

早期治疗

如果轴突型周围神经病变的病因是已知的或可确认的（一般 80% 左右的病变都可以找到原因），针对潜在障碍本身的治疗可以延缓多发性神经病的进程。例如，改善对血糖的控制有助于改善糖尿病周围神经病变患者的神经功能[10]。同样，由于毒素暴露引起继发性神经病变的患者（如酒精性神经病变），减少在毒素中的暴露是最有效的治疗方法。

轴突型周围神经病变的患者往往基于症状来选择治疗手段，如减轻疼痛或改善感觉异常。就这一点而言，许多药物都被证实是有效的[11]。三环类抗抑郁药一直是效果最好的药物（去甲替林或阿米替林，起始剂量通常为睡前 10mg 口服，必要时加量，直到症状改善）。加巴喷丁（起始剂量为 100～300mg，一天 3 次）也是这类感觉障碍的一线用药中被普遍推荐和使用的[12]。度洛西汀和普瑞巴林，对糖尿病神经病变的治疗效果尤其显著，同时也能改善许多其他的周围神经病变。度洛西汀口服的剂量为每天 30～60mg，普瑞巴林建议剂量为 50～100mg，一天 3 次[13,14]。尽管如此，尚不清楚以上药物和过去常用的其他便宜药物相比，在疗效上是否更有优势[15]。血清素再提取抑制剂，文拉法辛也在研究当中，但最近一篇 Cochrane 评价结果表示，证实其有效性的可靠证据仍未找到[16]。对患者应用这些药物的治疗和观察获得了非常有限的价值，如此一来，偶尔使用长效麻醉药物也有一定的必要性了。大麻素，包括医用大麻和四氢大麻醇，成为治疗神经痛的有效补充[17]。对于某些周围神经脱髓鞘疾病（如慢性炎性脱髓鞘性多神经根病变）的患者来说，免疫抑制剂或免疫调节治疗会给他们的症状和功能水平带来很大的改变。皮质类固醇、咪唑硫嘌呤、环孢霉素和环磷酰胺等药物是常规使用制剂[18]。静脉免疫球蛋白和血浆置换疗法也被广泛用于治疗这类功能障碍[19,20]。利妥昔单抗的使用也十分广泛[21]。最后，定期的足部护理对所有因周围神经病变而导致远端感觉缺失的患者，尤其是糖尿病性周围神经病变的患者来说，是极其重要的，这可以预防严重的足部并发症（如溃疡）的发展[22]。

康复治疗

物理治疗被推荐用于改善转移能力、肌力和平衡功能。对于中、重度的周围神经病变的患者来说，步态训练应包括平衡训练和辅助器具的使用（如手杖或助行架）。物理治疗师或作业治疗师应该评估患者跌倒的相关危险因素，并进行预防性宣教（如：避免在家随意乱扔毯子，建议患者在淋浴或沐浴时使用椅子等）。部分患者也会从踝足矫形器中获得便利。但是，如果患者存在感觉异常，那么佩戴矫形器时注意监测皮肤状态，以防皮肤破损也非常重要。患者应该学会使用长柄的镜子来检查足底，以便自我监测皮肤状况。定制鞋（如：加深加宽）或特制的矫形鞋，也会为患者带来更多的益处。有较严重的周围神经病变的患者，应尽可能多地学习使用适应性器具，如弹力鞋带、宽握柄的炊具、器皿以及鞋拔。而晚期的神经性病变，作业治疗师的评估对于帮助患者上肢功能最大化也是非常有益的。

如果疼痛对患者造成了困扰，物理因子治疗可以用于缓解疼痛，比如选择经皮神经电刺激、蜡疗等。值得注意的是，不要让有感觉问题（减退或缺失）的患者使用任何热疗或冷疗，以避免造成烫伤或冻伤。同时，由于冷疗具有缩血管效应，血管状态不良的患者也应避免使用冷疗。

介入治疗

通常来说，存在周围神经病变的患者进展为压力叠加性神经病的风险更高，例如腕管综合征，这使得诊断具有挑战性[23]。局部注射糖皮质激素的治疗能有效地改善这个问题（参见第 36 章）。

技术设备

特定的技术设备,如声控计算机软件,汽车驾驶适应软件和环境控制单元会对患者有所帮助。

手术

手术治疗在一些有指征的情况下是必要的,包括严重的腕管综合征,但一般手术主要针对下肢远端继发感染而不得不截肢的患者。此外,一开始不那么严重的下肢远端问题也有可能进一步恶化,这时需要整形外科或足部手术的介入。尽管下肢的神经减压术有时是为了改善神经性症状[24],但是仅有少量证据支持这些治疗对周围神经病变是有效的[25]。

潜在的疾病并发症

足部常发生许多潜在的并发症,包括反复出现的顽固性疼痛、足部皮肤溃疡、足部创伤,有些甚至可能会导致截肢。步态不稳引发的严重二次创伤,也是一个潜在的风险。还有制动和持续疼痛导致的抑郁状态,可能会进一步加重患者的症状表现。

潜在的治疗并发症

三环类抗抑郁药和止痛药都有可能导致患者嗜睡。此外,使用三环类抗抑郁药后出现口干、便秘和尿潴留的情况也非常常见。度洛西汀的副作用包括眩晕、恶心和便秘。普瑞巴林的副作用有眩晕、困倦等。而人们普遍最担忧的还是使用镇静剂后成瘾的问题。

由于药物本身的毒性,自身免疫性周围神经病的治疗有着显著的风险。使用免疫抑制药物的患者出现感染、恶性肿瘤、贫血和许多其他副作用的概率更大。(如:硫唑嘌呤的肝毒性,静脉免疫球蛋白治疗导致的肾衰竭,环磷酰胺会导致出血性膀胱炎)。

支具使用不当会造成皮肤的破损。

(刘沂潍　译　王婷　校　何红晨　审)

参考文献

1. Italian General Practitioner Study Group. Chronic symmetric symptomatic polyneuropathy in the elderly: a field screening investigation in two Italian regions. *Neurology*. 1995;45:1832–1836.
2. Partanen J, Niskanen L, Lehtinen J, et al. Natural history of peripheral neuropathy in patients with non–insulin dependent diabetes mellitus. *N Engl J Med*. 1995;333:89–94.
3. England JD, Gronseth GS, Franklin G, et al. American Academy of Neurology, American Association of Electrodiagnostic Medicine, American Academy of Physical Medicine and Rehabilitation. Distal symmetric polyneuropathy: a definition for clinical research: report of the American Academy of neurology, the American Association of Electrodiagnostic Medicine, and the American Academy of Physical Medicine and Rehabilitation. *Neurology*. 2005;64:199–207.
4. Karvelas K, Rydberg L, Oswald M. Electrodiagnostics and clinical correlates in acquired polyneuropathies. *PM R*. 2013;5:S56–S62.
5. Albers J. Clinical neurophysiology of generalized polyneuropathy. *J Clin Neurophysiol*. 1993;10:149–166.
6. Lauria G, Merkies IS, Faber CG. Small fibre neuropathy. *Curr Opin Neurol*. 2012;25:542–549.
7. England JD, Gronseth GS, Franklin G, et al. American Academy of Neurology, American Association of Neuromuscular and Electrodiagnostic Medicine, American Academy of Physical Medicine and Rehabilitation. Practice parameter: the evaluation of distal symmetric polyneuropathy: the role of autonomic testing, nerve biopsy, and skin biopsy (an evidence-based review). Report of the American Academy of Neurology, the American Association of Neuromuscular and Electrodiagnostic Medicine, and the American Academy of Physical Medicine and Rehabilitation. *PM R*. 2009;1:14–22.
8. Goedee HS, van der Pol WL, van Asseldonk JH, et al. Diagnostic value of sonography in treatment-naive chronic inflammatory neuropathies. *Neurology*. 2017;88:143–151.
9. Cartwright MS, Walker FO. Neuromuscular ultrasound in common entrapment neuropathies. *Muscle Nerve*. 2013;48:696–704.
10. Ang L, Jaiswal M, Martin C, Pop-Busui R. Glucose control and diabetic neuropathy: lessons from recent large clinical trials. *Curr Diab Rep*. 2014;14:528.
11. Sindrup S, Jensen T. Pharmacologic treatment of pain in polyneuropathy. *Neurology*. 2000;55:915–920.
12. Moore RA, Wiffen PJ, Derry S, Toelle T, Rice AS. Gabapentin for chronic neuropathic pain and fibromyalgia in adults. *Cochrane Database Syst Rev*. 2014;27:CD007938.
13. Raskin J, Pritchett YL, Wang F, et al. A double-blind, randomized multicenter trial comparing duloxetine with placebo in the management of diabetic peripheral neuropathic pain. *Pain Med*. 2005;6:346–356.
14. Shneker BF, McAuley JW. Pregabalin: a new neuromodulator with broad therapeutic indications. *Ann Pharmacother*. 2005;39:2029–2037.
15. Tesfaye S, Selvarajah D. Advances in the epidemiology, pathogenesis and management of diabetic peripheral neuropathy. *Diabetes Metab Res Rev*. 2012;28(suppl 1):8–14.
16. Gallagher HC, Gallagher RM, Butler M, et al. Venlafaxine for neuropathic pain in adults. *Cochrane Database Syst Rev*. 2015;8:CD011091.
17. Deshpande A, Mailis-Gagnon A, Zoheiry N, Lakha SF. Efficacy and adverse effects of medical marijuana for chronic noncancer pain: systematic review of randomized controlled trials. *Can Fam Physician*. August 2015;61:e372–e381.
18. Oaklander AL, Lunn MP, Hughes RA, van Schaik IN, Frost C, Chalk CH. Treatments for chronic inflammatory demyelinating polyradiculoneuropathy (CIDP): an overview of systematic reviews. *Cochrane Database Syst Rev*. 2017;13:CD010369.
19. Hahn A, Bolton C, Zochodne D, Feasby T. Intravenous immunoglobulin treatment in chronic inflammatory demyelinating polyneuropathy. *Brain*. 1996;119:1067–1077.
20. Hahn A, Bolton C, Pillay N, et al. Plasma-exchange therapy in chronic inflammatory demyelinating polyneuropathy. *Brain*. 1996;119:1055–1066.
21. Querol L, Rojas-García R, Diaz-Manera J, et al. Rituximab in treatment-resistant CIDP with antibodies against paranodal proteins. *Neurol Neuroimmunol Neuroinflamm*. 2015;2:e149.
22. Boulton AJ. What you can't feel can hurt you. *J Vasc Surg*. 2010;52(suppl):28S–30S.
23. Gazioglu S, Boz C, Cakmak VA. Electrodiagnosis of carpal tunnel syndrome in patients with diabetic polyneuropathy. *Clin Neurophysiol*. 2011;122:1463–1469.
24. Aszmann OC, Kress KM, Dellon AL. Results of decompression of peripheral nerves in diabetics: a prospective, blinded study. *Plast Reconstr Surg*. 2001;108:1452–1453.
25. Chaudhry V, Russell J, Belzberg A. Decompressive surgery of lower limbs for symmetrical diabetic peripheral neuropathy. *Cochrane Database Syst Rev*. 2008;3:CD006152.

第 144 章

神经丛疾病（臂丛）

Erik Ensrud, MD

同义词

臂丛神经病

神经痛性肌萎缩

Parsonage-Turner 综合征

臂丛神经源性肌萎缩特发性肩胛带神经病

臂丛神经炎

Erb 式麻痹（上臂型）

Klumpke 式麻痹（下臂型）

ICD-10 编码

G54.0	臂丛神经紊乱
G54.5	神经痛性肌萎缩
M54.10	神经根病，非特指部位
M54.11	神经根病，枕部-寰枢椎区
M54.12	神经根病，颈段
M54.13	神经根病，颈胸段
M54.14	神经根病，胸段
P14.0	产伤所致的 Erb 式麻痹
P14.1	产伤所致的 Klumpke 式麻痹
P14.3	产伤所致的其他臂丛神经损伤
P14.9	产伤所致的周围神经系统损伤，非特指
P15.9	产伤，非特指

定义

臂丛神经病是上肢近端一种复杂的周围神经结构——臂丛的病理性功能障碍。臂丛自下颈段的脊髓外侧延伸到腋窝。其总长度平均约为 6 英寸（1 英寸 = 2.54cm）[1]。神经丛分为五部分：根、干、股、束、分支或末梢。典型的神经根前支由脊神经 C_5 至 T_1 供应，由此形成丛。有时也接受其他脊神经的供应，若涉及其他神经根供应，神经根往往会变粗。当 C_4 神经根也参与臂丛，而 T_1 的供应最小时，臂丛被称为前缀神经丛。当 T_2 神经根参与供应臂丛，而 C_5 的供应最小时，神经丛被称为后缀神经丛[2]。神经根结合在一起形成在锁骨后形成干，包括上、中、下三干。上干由 C_5 和 C_6 神经根构成，中干是 C_7 的延续，下干由 C_8 和 T_1 构成。神经干在锁骨后面分成前股和后股。这些神经节在锁骨下方合并成束。这些束在锁骨下方伴随腋动脉走行，并以其与腋动脉的空间关系命名。其中后束是由三个后股组合而成的。侧束是由上、中神经干的前股组合而成。内侧束是下干前股的延续。神经分支是臂丛的最末梢神经，是上肢的主要神经。这些分支始于远端腋窝，除了由内侧束和外侧束直接形成的正中神经，都是神经束的延续。还有许多外周神经直接由根、干和股形成（图 144.1）。

臂丛病可由多种原因引起，包括特发性、医源性、自身免疫性、创伤性、肿瘤性和遗传性疾病。它可以发生在任何年龄段，但除了继发于产科创伤，该病通常发生在 30~70 岁的人群中。其中男性发病率是女性的 2~3 倍，原因可能是他们更频繁地参加可能导致创伤的剧烈运动。大约 50% 的病例没有明确的诱因，而在另一些病例中，臂丛神经病继发于感染、创伤、手术或免疫接种。

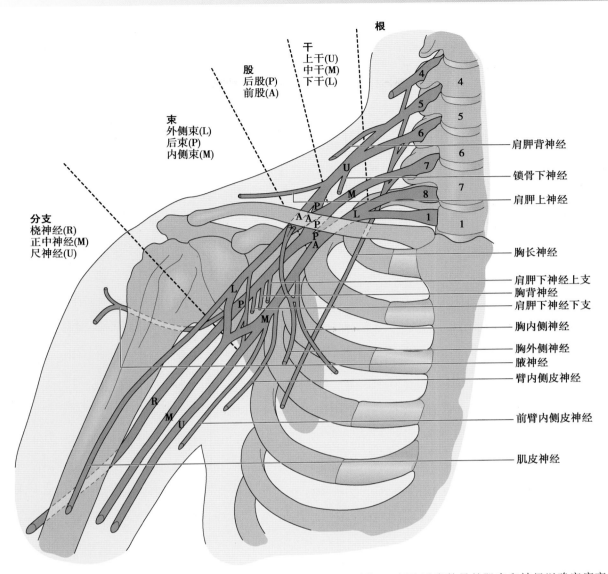

图 144.1　臂丛神经。临床医师在进行电诊断检查时必须要看这种结构,以便取适当数量的肌肉和神经以确定病变的位置(*From Dumitru D, Amato A, Zwarts M. Electrodiagnostic Medicine, 2nd ed. Philadelphia: Hanley & Belfus; 2002.*)

症状

　　臂丛神经病可以在臂丛水平和上肢远端支配区引起疼痛、无力和麻木的症状。疼痛和其他症状发生部位与所涉及的臂丛部分以及该部位特定的神经有关。根据神经丛病的病因,症状的发作可以是突然的,也可以是潜伏的。由于肩关节复杂的肌肉分布,慢性臂丛病可导致因肩关节囊牵拉所致的肩关节半脱位和肩关节不稳。臂丛神经病通常不会引起明显的颈部疼痛。一些臂丛神经病变可能发生在双侧,因此引起双上肢症状。

体格检查

　　由于臂丛结构和功能的复杂性,对臂丛神经病

的体格检查必须十分全面。检查时必须暴露肩胛带和整个上肢,以便仔细检查肌肉的体积及其自主收缩。肌肉萎缩的评估通常需要双侧对比。肌力检查必须全面,包括不常检查的近端肌肉,如冈下肌、冈上肌、菱形肌和前锯肌。感觉检查也必须全面,包括皮节和末梢神经的感觉分布区的检查。肩关节的骨骼肌肉检查也是有帮助的,肩关节疾病可能是引起疼痛的主要原因,也可能是神经丛病的继发表现。肩关节活动度和腱反射也必须评估。颈部运动时疼痛未加重,感觉或运动缺陷的皮区分布有助于鉴别臂丛病和神经根型颈椎病,后者更常见于单个神经根受累[3]。通常难以通过体格检查来确定臂丛病变的确切位置,但这种检查有助于聚焦电诊断和放射学检查。

功能受限

　　肩关节近端肌肉、参与手指精细运动的远端肌肉，甚至整个肢体都可能是无力或麻木的，这取决于臂丛神经病波及哪一部分：上臂丛、下臂丛或整个臂丛。因此，日常生活活动，如穿衣、喂食和梳洗，都可能受到显著影响。这些神经功能的损伤可以导致许多活动的受限，包括使用计算机、写作和驾驶。继发于产伤的臂丛病可能会导致儿童和青少年随后的运动和其他娱乐活动的受限。

诊断分析

　　肌电图（EMG）可以帮助定位臂丛神经病的病理区域以及确定轴索损伤的严重程度和痊愈的潜力。然而，许多臂丛神经病由于不完全性神经损伤的细微变化和神经丛相关神经支配的复杂性而不能通过肌电图来明确定位。最好结合症状和体格检查结果以指导神经传导和针极肌电图的评估，并且两者都需要进行完整的评估。感觉神经传导的研究可以通过观察异常的模式来帮助定位损伤部位，并可以根据电位振幅的下降或电位缺失来判断损伤的严重程度。如果病变的程度较轻或病变太早以致轴索病变尚未出现，那么神经传导的研究可能无法检查出异常情况。

　　建议将以下 5 项基本感觉神经传导研究作为臂丛评估的筛选：前臂外侧皮肤记录、拇指正中记录、示指正中记录、桡骨浅表记录和小指尺侧记录[2]。肌电图中纤颤电位的存在对运动轴突的丢失特别敏感，有助于定位损伤部位。肌电图上肌肉样本的选择通常集中在受累区域，但其他区域也包括在内，以排除更广泛的疾病。重要的是要包括相关区域的椎旁肌肉，以研究神经根病变的可能性（椎旁肌由神经根的后主支支配，该支不供应臂丛神经）。肌电图对臂丛的评估是复杂的，最好由经验丰富的肌电学家进行。

　　臂丛的放射学研究有助于评估创伤的严重程度、肿块的存在以及臂丛神经的炎症[4]。磁共振成像（MRI），尤其是 MR 神经成像，已成为创伤性臂丛神经损伤的首选评估方法[5]。超过 80% 的创伤性神经根撕脱会出现神经根周围的脑膜鞘撕裂引起的假性脊膜膨出，以致脑脊液渗出到附近的组织。它们在 T_2 加权图像上显得很亮。MRI 也能最有效地评估臂丛病病因，如：继发性和原发性肿瘤[6]。肺上沟瘤的早期 MRI 征象是肌间沟脂肪垫的消失，这在冠状位 T_1 加权 MRI 上表现最明显[7]。MRI 可观察到臂丛炎性改变，包括臂神经痛性肌萎缩[8]。

　　脊髓计算机断层成像技术在诊断影响手术干预的神经根撕脱伤方面具有重要的应用价值，因此越来越多地成为产科臂丛神经病患儿术前评估的首选研究方法[9,10]。

　　肌肉骨骼超声已被用于评估可疑的臂丛神经肿瘤病变。超声检查可鉴别肿瘤病变为低回声肿块或与压迫性病变相一致的证据，如臂丛相关部分的节段性神经肿胀[11]。

　　胸片对评估创伤性臂丛神经病变引起的膈肌麻痹有重要的价值，而创伤性臂丛神经病变通常表现为不可修复的臂丛损害[12]。

鉴别诊断

广泛性周围神经病变
局灶性周围神经病变
神经根型颈椎病
运动神经元疾病
神经肌肉接头疾病
肌病
脊髓损伤
卒中
复杂区域疼痛综合征

鉴别诊断

臂丛神经病的病因

　　探讨不同解剖部位的臂丛受累，有助于常见的引起臂丛损伤的疾病的鉴别诊断。常见的臂丛受累相关解剖区域包括锁骨上、锁骨后和锁骨下。臂丛病的病因也有导致更多弥漫性神经丛损伤的倾向。

锁骨上臂丛

产伤

　　在顺产和剖宫产过程中，为了使婴儿的肩膀顺利地出产道而采取的头部和颈部侧偏姿势，可能会导致上臂丛的牵拉性损伤。这种损伤也可能发生在子宫内，包括母体耻骨联合或骶骨岬以及子宫畸形导致宫内压力异常升高压迫胎儿肩膀[13]。产伤所致的臂丛神经病在活产儿中发生率为（0.4～4）/1 000[14]。当 C_5～C_6 神经根受累时，可导致前臂近端无力,称为 Erb 式麻痹。当 $C_8 \sim T_1$ 神经根受累时,可导致手无力,称为 Klumpke 式麻痹。

创伤

最常见的是涉及上臂丛的创伤,尤其是见于闭合性牵引力,如产生"烧灼痛"或"刺痛"的运动损伤(由于与人接触过程中头或者肩部的主动或被动活动而导致肩膀和头部突然分离)和背包背带的压力("背包性麻痹")。神经根可以被拉长,也可能部分撕裂或从脊髓撕脱。更直接的创伤,如刺伤或枪伤,可影响神经丛的任何部分,但锁骨上部分是最易受累的。

术中手臂摆放位置不当

术后臂丛神经病变可能是由于手术中手臂摆放位置不当造成的[15]。

肺尖肿瘤综合征

肺尖肿瘤(通常为小细胞癌)可延伸至锁骨上臂丛,常表现为肩痛[16]。

神经源性胸廓出口综合征

这种综合征是一种罕见的情况,纤维束从下颈椎(颈肋或横突)延伸到第一肋骨。T_1 纤维比 C_8 纤维更容易发生纤维束的偏转和损伤。

锁骨下臂丛

放疗后

针对腋窝淋巴结的放射治疗可导致臂丛神经病,可在放射治疗后数月至数年发生。肌电图研究可揭示传导阻滞和典型肌纤维颤搐的证据。

转移性淋巴结病

继发性肿瘤损伤通常是由于受累腋窝淋巴结肿大压迫所致。

区域阻滞

锁骨下臂丛损伤被认为是腋窝区域阻滞的一种并发症[17]。

异位骨化

随着肩关节周围异位骨化肿块增多,可包绕并危及臂丛[18]。在锁骨中部骨折中,臂丛神经病可能是继发于最初的创伤,也可能是异位骨化发展的结果[18]。

锁骨后臂丛

锁骨中部骨折

在锁骨中段骨折中,锁骨后臂丛神经病可能是继发于最初的创伤,但也可能是由于大量愈合组织压迫臂丛所致[18]。然而,锁骨后臂神经丛病是罕见的,而且在更为广泛的神经丛病的情况下才会发生。

不确定定位

神经痛性肌萎缩症

神经痛性肌萎缩症,又称 Parsonage-Turner 综合征、臂丛神经源性肌萎缩、特发性肩胛带神经病[19]、臂丛神经炎,是自发性单相臂丛神经病的一种典型综合征,其特点是发病率高[20]。90%的患者会出现上肢近端持续性剧痛的初始症状。疼痛发作后,肢体无力通常在 2 周内进展。而肢体感觉症状的发生率明显小于疼痛和无力,其发生率为 70%。平均持续 28 天后,疼痛首先缓解。大多数患者运动功能在 6 个月内开始恢复,并有显著的功能改善;但针对这一疾病,超过 70%的患者在发病 3 年后仍有轻度及以上的无力,在全身力量检查中可发现这一点。神经源性肌萎缩可累及臂丛的任何部分,但易累及上臂丛,49%的患者有上臂受累。神经痛性肌萎缩症的真实发生率可能比之前公认的要高得多,最近的一项研究显示发病率为 1/‰[21]。

遗传性神经痛性肌萎缩

这是一种类似于神经痛性肌萎缩的情况,它的遗传学机制及特异的胎裂蛋白 9(SEPT9)突变已知且可通过临床测试检测[22]。

糖尿病颈神经丛病变

与神经痛性肌萎缩不同的是最近报道的糖尿病颈神经丛病变[23],这种疾病与 2 型糖尿病有关。患者的初始症状是上肢剧烈疼痛,随后出现无力和感觉变化,如感觉异常、感觉迟钝或麻木。相关的自主神经症状(直立性低血压、汗液分泌)和体重减轻都是常见的。电诊断主要表现为轴索神经病变,而病变神经活检发现轴索变性、缺血性损伤和血管周围炎症。这种疾病通常单次发病,但 21%的患者会复发[23]。

原发性周围神经肿瘤

局部原发性周围神经肿瘤可导致臂丛神经病变,可以发生在臂丛的任何部位,但比较罕见并且通常是良性的。良性肿瘤通常可引起无痛性感觉缺失和无力的神经鞘肿瘤、神经鞘瘤、神经纤维瘤(与 I 型神经纤维瘤病相关)[2]。相反,臂丛的恶性周围神经肿瘤往往是疼痛性质的[24,25]。

治疗

早期治疗

臂丛神经病的治疗必须根据患者的具体情况和

病因进行个体化的治疗,疼痛可以是最具致残性的症状,但通常是用神经性止痛药就可以有效治疗。这些药物包括加巴喷丁和三环类抗抑郁药,以及用于治疗严重疼痛的镇痛剂如曲马多和阿片类药物。由于急性神经丛病的剧烈疼痛,尽管治疗时间可能很短,但剂量通常是可接受范围的最高用量(如加巴喷丁每天 3 次,一次 600mg)。神经痛性肌萎缩症患者在出现症状后 1 个月内开始为期 14 天的泼尼松龙治疗,可以使疼痛缓解和长期疗效显著改善[26]。

康复治疗

当肩胛带肌肉受累时,以固定和维持肩关节活动范围为重点的治疗可预防继发性并发症,如粘连性肩关节囊炎[27]。针对神经性肌萎缩症患者的一项针对性的物理和作业治疗计划可以促进日常活动表现的提高[28]。当臂丛病引起的无力导致功能丧失时,常采用作业治疗。用针对臂丛病引起的手臂无力所致的不平衡,适应性辅助器具,如肩带,是有很大帮助的。当因无力而导致工作受限从而影响患者在工作中表现的能力时,可采用职业康复疗法。

介入治疗

臂丛神经阻滞很少使用,但有可能用于治疗转移性臂丛神经病或重症急性臂丛神经病引起的剧烈疼痛。肉毒杆菌毒素注射,结合手术、石膏矫正术、物理治疗和作业治疗越来越多地用于治疗和预防肩和前臂内旋挛缩,以及优化产伤所致臂丛损伤的婴儿的肘关节活动度[29]。然而,在这种情况下使用肉毒杆菌还有待在随机对照试验中进行测试。

技术设备

在这些患者的治疗或康复中没有使用特定的新的技术设备。

手术

对于创伤性臂丛病,手术是一种选择,但手术结果异质性大。可用的手术技术包括神经移植术、肌腱转移术、神经松解术和神经再生术等。外科医师对于治疗方法的选择异质性大,因此很难针对手术疗效得出结论。对于产伤所致臂丛神经损伤,手术也是一种选择,尤其对于 3~8 个月大仍出现持续性严重的运动功能障碍的患儿。一个病例系列发现,接受手术治疗的患者在肩部运动量表上有所改善[30]。损伤部位影响患者手术方式的选择和手术结果。例

如,节后神经根撕脱伤早期手术治疗效果较好[31]。而神经节前撕脱很难修复,但脊髓内直接植入对于一些病人有帮助[32]。

潜在的疾病并发症

臂丛神经病引起的无力可导致关节不稳或上肢关节和肌肉肌腱的挛缩。神经性肌萎缩症患者长期持续疼痛和损伤的发生率很高[33]。疼痛和功能的丧失可能引起继发性抑郁症。感觉缺失的肢体有遭受创伤忽视、感染和截肢的风险

潜在的治疗并发症

为防治挛缩而进行的牵伸训练和关节活动度训练可严重加剧神经性疼痛。在关节活动度训练时,由于肩袖肌力弱,避免肩峰撞击是很重要的。感觉减退的肢体在进行热敷或超声波治疗时容易受到热损伤。用于治疗臂丛病疼痛的药物会对特定药物产生副作用。臂丛神经病的手术治疗可能导致手术区域的神经或血管损伤。

(李磊 译　王婷 校　何红晨 审)

参考文献

1. Slinghuff CL Jr, Terzis CK, Edgerton MT. The quantitative micro-anatomy of the brachial plexus in man: reconstructive relevance. In: Terzis JK, ed. *Microreconstruction of Nerve Injuries*. Philadelphia: WB Saunders; 1987:285–324.
2. Ferrante MA. Brachial plexopathies: classification, causes, and consequences. *Muscle Nerve*. 2004;30:547–568.
3. Mamula CJ, Erhard RE, Piva SR. Cervical radiculopathy or Parsonage-Turner syndrome: differential diagnosis of a patient with neck and upper extremity symptoms. *J Orthop Sports Phys Ther*. 2005;35:659–664.
4. Castillo M. Imaging the anatomy of the brachial plexus: review and self-assessment module. *AJR Am J Roentgenol*. 2005;185:S196–S204.
5. Upadhyaya V, Upadhyaya DN, Kumar A, Gujral RB. MR neurography in traumatic brachial plexopathy. *Eur J Radiol*. 2015;84(5):927–932.
6. Saifuddin A. Imaging tumors of the brachial plexus. *Skeletal Radiol*. 2003;32:375–387.
7. Huang JH, Zagoul K, Zager EL. Surgical management of brachial plexus tumors. *Surg Neurol*. 2004;61:372–378.
8. Lieba-Samal D, Jenqojan S, Kasprian G, et al. Neuroimaging of classic neuralgic amyotrophy. *Muscle Nerve*. 2016;54(6):1079–1085.
9. Steens SCA, Pondaag W, Malessy MJA, Verbist BM. Obstetric brachial plexus lesions: CT myelography. *Neuroradiology*. 2011;259:508–515.
10. VanderHave KL, Bovid K, Alpert H, et al. Utility of electrodiagnostic testing and computed tomography myelography in the preoperative evaluation of neonatal brachial plexus injury. *J Neurosurg Pediatr*. 2012;9:283–289.
11. Lapegue F, Faruch-Bilfeld M, Deomdion X, et al. Ultrasonography of the brachial plexus, normal appearance and practical applications. *Diagn Interv Imaging*. 2014;95(3):259–275.
12. Belzberg AJ, Dorsi MJ, Strom PB, Moriarty JL. Surgical repair of brachial plexus injury: a multinational survey of experienced peripheral nerve surgeons. *J Neurosurg*. 2004;101:365–376.
13. Doumouchtsis SK, Arulkumaran S. Are all brachial plexus injuries caused by shoulder dystocia? *Obstet Gynecol Surv*. 2009;64:615–623.
14. Hale HB, Bae DS, Waters PM. Current concepts in the management of brachial plexus birth palsy. *J Hand Surg Am*. 2010;35:322–331.

15. Wilbourn AJ. Iatrogenic nerve injuries. *Neurol Clin.* 1998;16:55–82.
16. Huehnergarth KV, Lipsky BA. Superior pulmonary sulcus tumor with Pancoast syndrome. *Mayo Clin Proc.* 2004;79:1268.
17. Tsao BE, Wilbourn AJ. Infraclavicular brachial plexus injury following axillary regional block. *Muscle Nerve.* 2004;30:44–48.
18. England JD, Tiel RL. AAEM case report 33: costoclavicular mass syndrome. American Association of Electrodiagnostic Medicine. *Muscle Nerve.* 1999;22:412–418.
19. Weaver K, Kraft GH. Idiopathic shoulder girdle neuropathy. *Phys Med Rehabil Clin N Am.* 2001;12:353–364.
20. van Alfen N, van Engelen BG. The clinical spectrum of neuralgic amyotrophy in 246 cases. *Brain.* 2006;129(Pt 2):438–450.
21. van Alfen N, vanEijk JJ, Ennik T, et al. Incidence of neuralgic amyotrophy (Parsonage-Turner syndrome) in a primary care setting-a prospective cohort study. *PLoS One.* 2015;10(5):e0128361.
22. Collie AM, Landsverk ML, Russo E, et al. Non-recurrent SEPT9 duplications cause hereditary neuralgic amyotrophy. *J Med Genet.* 2010;47(9):601–607.
23. Massie R, Mauermann M, Staff N, et al. Diabetic cervical radiculoplexus neuropathy: a distinct syndrome expanding the spectrum of diabetic radiculoplexus neuropathies. *Brain.* 2012;135:3074–3088.
24. Park JK. Peripheral nerve tumors. In: Samuels MA, Feske SK, eds. *Office Practice of Neurology*, 2nd ed. Philadelphia: Churchill Livingstone; 2003:1118–1121.
25. Pacelli J, Whitaker C. Brachial plexopathy due to malignant peripheral nerve sheath tumor in neurofibromatosis type 1: case report and subject review. *Muscle Nerve.* 2006;33:697–700.
26. van Eijk JJ, van Alfen N, Berrevoets M, et al. Evaluation of prednisolone treatment in the acute phase of neuralgic amyotrophy: an observational study. *J Neurol Neurosurg Psychiatry.* 2009;80(10):1120–1124.
27. Langer JS, Sueoka SS, Wang AA. The importance of shoulder external rotation in activities of daily living: improving outcomes in traumatic brachial plexus palsy. *J Hand Surg Am.* 2012;37:1430–1436.
28. Ijspeert J, Janssen RM, Murgia A, et al. Efficacy of combined physical and occupational therapy in patients with subacute neuralgic amyotrophy. *Neurorehabilitation.* 2013;33(4):657–665.
29. Gobets D, Beckerman H, de Groot V, et al. Indications and effects of botulinum toxin A for obstetric brachial plexus injury: a systematic literature review. *Dev Med Child Neurol.* 2010;52:517–528.
30. Grossman JA, DiTaranto P, Yaylali I, et al. Shoulder function following late neurolysis and bypass grafting for upper brachial plexus birth injuries. *J Hand Surg Br.* 2004;29:356–358.
31. Waters PM. Update on management of pediatric brachial plexus palsy. *J Pediatr Orthop B.* 2005;14:233–244.
32. Bertelli JA, Ghizoni MF. Brachial plexus avulsion injury repairs with nerve transfers and nerve grafts directly implanted into the spinal cord yield partial recovery of shoulder and elbow movements. *Neurosurgery.* 2003;52:1385–1389.
33. Cup EH, Ijspeert J, Janssen RJ, et al. Residual complaints after neuralgic amyotrophy. *Arch Phys Med Rehabil.* 2013;94(1):67–73.

第 145 章

神经丛疾病（腰骶丛）

Erik Ensrud, MD

同义词

腰骶丛神经炎

腰骶丛神经性肌萎缩

腰骶丛神经病

腰骶丛神经根神经病

糖尿病性肌萎缩

ICD-10 编码

G54.1	腰骶神经丛病
G54.8	其他神经根及神经丛疾病
G54.9	未特指的神经根及神经丛紊乱
S34.21	腰脊神经根损伤
S34.22	骶脊神经根损伤
S34.4	腰骶神经丛损伤
M54.15	胸腰脊神经根病
M54.16	腰脊神经病
M54.17	腰骶脊神经根病
M54.18	骶及骶尾脊神经根病

添加第 7 个字符代表不同治疗时期（S—后遗症）

定义

腰骶神经丛病是腰骶神经丛的一根或多根神经合并形成或分支受到损伤或累及。损伤节段远离神经根。

腰丛来自第一、第二、第三和第四腰神经（图145.1）。其中，第四腰神经同时参与腰丛和骶丛神经的构成。另外，腰丛与第十二胸神经也有少部分连接。与臂丛一样，腰骶丛神经根在经过椎间孔时被分为背支和腹支。背支或后支支配椎旁肌，并支配附近的皮肤感觉。腰丛的腹支或前支支配大腿前侧及内侧的运动和感觉，以及小腿和足内侧的感觉。腰椎和骶神经的前原主支未分离，也携带节后交感神经纤维，主要负责下肢的血管调节。腰丛的分支包括髂腹下神经、髂腹股沟神经、股外生殖器、股外侧

皮神经和闭孔神经[1]。腰丛的位置就在腰肌的前方[2]。

骶丛神经支配臀部、大腿后部、膝以下的肌肉，大腿和小腿的后侧，小腿外侧，足和会阴部的皮肤感觉。它由腰骶干形成，包括 L_5 和 L_4 的一部分，以及 S_1 至 S_3（或 S_4）神经根（图 145.2）。S_2 和 S_3 神经根的前主支含有副交感神经纤维，主要支配膀胱和肛门括约肌。三角骶丛位于骶骨前表面，紧邻骶髂关节，在宫颈或前列腺外侧[1]。骶神经丛的分支包括臀上神经、臀下神经和大腿的后皮神经；腰骶干向下延伸为坐骨神经，坐骨神经又形成胫神经、腓总神经和阴部神经。

病因

腰骶神经丛病已被公认为是多种外科手术、创伤、产科手术或分娩的临床疾病或并发症，也是盆腔肿瘤治疗中的临床病症或后遗症。

创伤

创伤性骨盆骨折后的腰骶神经丛损伤的发病率为 30.8%[3,4]。腰骶神经丛病的发病率和严重程度随着盆腔骨折部位数量和骨折不稳定性的增加而增加[4]。骶神经断裂与腰骶神经缺损的关系密切，因此被认为是骨盆损伤的重要原因[5]。这可能会对预后和功能恢复的水平产生较大的影响[3,6]。骶骨骨折较常见的是骶尾部的压缩性或撕脱性骨折，骨盆骨折可发生侧向和前后向压缩性骨折[7]。骶椎孔或骶骨中线骨折也可发生。骶骨骨折由于靠近骶神经根，在骨盆损伤中，神经损伤的发生率增加 34%~50%[7]。

枪伤和车祸一直被认为是导致腰骶神经丛损伤的潜在原因。在一项对车祸和枪伤导致的腰骶神经丛损伤机制的回顾性比较中，与遭遇车祸的人相比，受枪伤的人更有可能累及腰骶神经丛的上段。车祸受伤者更容易出现下段神经丛损伤[8]。

另外，创伤导致的腹膜后出血也可能损伤腰骶神经丛。

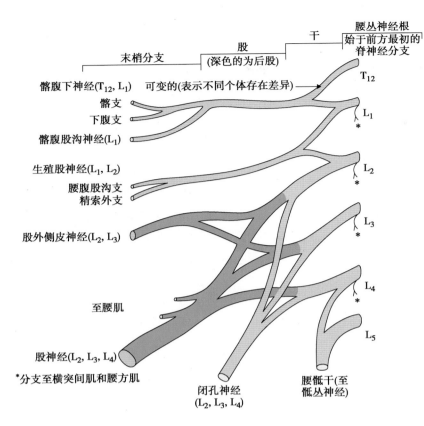

图 145.1　腰丛及其末梢分支,阴影部分代表腹主支的后段;没有阴影部分的是腹主支或前支,在这个图中,支配腰大肌的神经起自股神经,而不是直接来自脊神经区域 (*From de Groot J , Chusid JG.* Correlative Neuroanatomy , 21st ed. *Norwalk , CT : Appleton & Lange ; 1991.*)

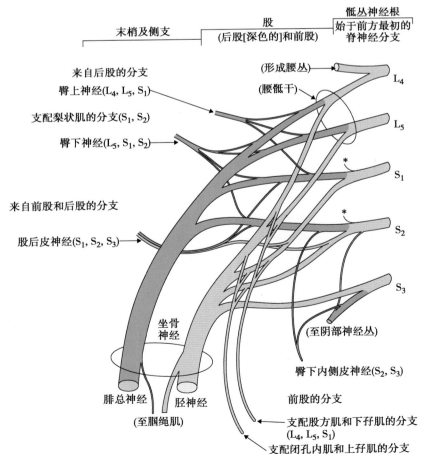

图 145.2　骶丛示意,阴影部分显示腹侧皮支的后壁,没有阴影的部分是腹侧前支 (*From de Groot J , Chausid JG.* Correlative Neuroanatomy , 21st ed. *Norwalk , CT : Appleton & Lange ; 1991.*)

分娩

腰骶神经丛在分娩过程可能受到挤压。根据文献报道,产后的感觉及运动功能障碍的神经损伤发生率相对较低,为 0.008% ~ 0.5%[9,10]。导致神经损伤相关的因素有无效分娩和第二产程延长,与真空辅助分娩或产钳阴道分娩也有相关性。神经损伤的产妇通常花了较长时间在半坐卧截石位推挤腹部。在分娩的第二阶段,胎儿头部的直接压力会压迫骨盆边缘的腰骶神经丛,导致神经损伤[11,12]。幸运的是,产后腰骶神经丛病的预后较良好。

医源性

妇科手术被认为是股神经损伤和腰骶神经丛损伤最常见的原因之一(参见第 54 章)。其中腹部子宫切除术是最常见的外科手术[13,14]。已被确定的神经损伤的机制包括:自动牵开器或固定牵开器的不正确放置或定位,术前患者截石位不正确或截石位时间过长而没有改变,以及手术彻底切除导致自主神经功能失调[15]。

腰骶部神经损伤在阑尾切除术和腹股沟疝修补术后也会出现。消瘦、糖尿病或老年患者发生此损伤的风险更高。髋关节置换手术患者中出现有临床表现的腰骶神经丛损伤达 10%,无临床表现但通过肌电图检测到有损伤的,高达 70%[16]。

在接受抗凝治疗或有获得性或先天性凝血障碍的患者中,可发生腹膜后下缘出血,引起腰骶神经丛病,但无明显神经损伤[17,18]。腹膜后血肿也被证明是心导管术后的一种少见但潜在的并发症[19,20]。在一项对 9 585 例股动脉置管术后的回顾性研究中,显示腹膜后血肿发生率为 0.5%。在接受支架置入术的患者中,有证据显示累及股神经、闭孔神经和股外侧皮神经的腰椎神经丛病是可逆的[21,22]。股静脉置管进行透析已被证明是出血性并发症和腹膜后出血的原因之一[23]。

实例报告也证实了腹主动脉瘤患者行主动脉髂动脉旁路移植术后遭受腰骶神经丛病。这一罕见并发症的发病机制是腰骶神经丛或脊髓尾端血供中断后继发的神经缺血,文献报道的病例少于 80 例[24,25]。

肿瘤

盆腔恶性肿瘤和盆腔肿瘤治疗均可损伤腰骶神经丛。腰骶神经根病常见于妇科肿瘤、肉瘤和淋巴瘤。肿瘤性神经丛病的特点是严重和持续的疼痛,通常伴有下肢无力和感觉障碍[26]。盆腔放射治疗可能导致延迟性腰骶神经丛病,可发生在治疗结束后 3 个月至 22 年内,从治疗结束到症状出现的中位数时间约为 5 个月[27-29]。化疗药物也可能引起腰骶神经根病的症状。顺铂、氟尿嘧啶、丝裂霉素 C 和博来霉素大多与这些神经丛病变有关[2]。转移或肿瘤扩散到腰骶神经丛和恶性腰大肌综合征已在文献中被描述。恶性腰大肌综合征于 1990 年首次报道。其特点是:腰骶神经丛的近端病变,同侧髋关节固定屈曲时疼痛,影像学或病理学证据显示主要为同侧腰大肌发生恶性病变[2]。

糖尿病性肌萎缩

糖尿病和非糖尿病性腰骶部神经丛病变已有记载。糖尿病性腰骶神经丛神经病变是一种亚急性、疼痛、非对称、伴有明显体重减轻(至少 4.53kg)的下肢神经病变,与 2 型糖尿病以及相对较早诊断出来、血糖控制相对较好的糖尿病有关[30]。其潜在的病理生理学机制被认为是免疫介导的神经微血管炎,而不是由糖尿病引起的代谢问题;非糖尿病性腰骶神经根病变也有类似的临床和病理生理特征[30-34]。这些相似的临床症状、表现和治疗反应表明,糖尿病引起的代谢变化可能不会导致这些症状,尽管在非糖尿病性腰骶神经丛神经病中,发现谷氨酸糖耐量减少[32]。

血管

腰骶神经丛病变的血管病因可能包括糖尿病性肌萎缩症和结缔组织疾病,这些疾病可能与血管炎有关,如系统性红斑狼疮、类风湿关节炎和结节性多动脉炎[35]。如果怀疑有血管病变,必须对主动脉和髂血管的疾病或闭塞进行评估[36]。

症状

神经丛病的表现可能有很大的不同,这取决于损伤的位置和受累程度。腰骶丛病通常开始表现为腿部疼痛,向腰部和臀部放射,并在腿部后侧进行性加重,然后很快出现麻木和无力的症状。腰骶神经丛损伤常导致足下垂和足背感觉改变。涉及上腰椎神经根部的疾病可能主要表现为股神经和闭孔神经受损的症状。股神经损伤通常表现为髂腰肌或股四头肌无力,并且在大腿前部和内侧以及小腿部的前内侧可能存在感觉障碍[13]。闭孔神经损伤也见于上部分神经丛损伤,会导致髋关节内收肌无力[10]以及大腿内上方感觉改变。

糖尿病性神经丛病通常始于不对称的下肢症状,其最典型的就是大腿和髋部疼痛,之后可能会发展为下肢无力,这可能成为患者主要的功能障碍。在几个月内,这通常会演变为双侧对称性的无力和疼痛,而且会同时累及远端和近端肢体。虽然运动功能障碍很明显,但感觉功能和自主神经功能也被证实有所累及[29]。

在双侧骶神经根受累的情况下,往往会发生膀胱和直肠功能障碍。性功能障碍在单侧或双侧的骶骨和骨盆损伤的情况下有被发现过。腰骶丛损伤在骨盆和骶骨骨折中更为常见,但髋臼骨折和中轴股骨骨折也有记录[3,6,26]。

体格检查

评估腰骶丛病的临床检查涉及神经系统评估,包括肌力测试、感觉测试、肌肉牵张反射、肌张力、膀胱直肠功能。如果患者有感觉缺失,不对称的反射或无力,这常常提示多神经或神经根受累。重要的是要将可疑的神经丛损伤与单一的神经根损伤区分开来。详细检查双下肢,包括所有皮区的皮肤感觉测试,所有肌肉的徒手肌力测试,以及髌腱反射和跟腱反射的检查,可以帮助分析这个问题。此外,可能有必要通过检查患者的肛门外括约肌张力来评估骶神经下端是否受累,特别是如果患者有诉大小便失禁。单侧下肢的水肿或肿胀可能提示盆腔肿块或腰骶丛受累,而不是周围神经病变或腹膜后血肿抑或盆腔恶性肿瘤[2]。

功能受限

功能受限取决于腰丛或腰骶丛的哪些部分神经损伤以及损伤的严重程度。患者经常出现移动和行走方面的某些困难。比如说转移,从椅子站起,行走,梳理,洗澡,穿衣和烹饪等活动,都可能会受影响。这些功能受限可能会对一个人独立生活和继续选择职业的能力产生深远的影响。

诊断分析

电诊断检查

腰骶神经丛病的电诊断检查是可用于区分神经受累的特定模式和严重程度最有效的工具之一。在重点病史和体格检查的指导下,熟练的肌电图评估者可以使用近端和远端感觉和运动神经的测试以及肌肉针检查来确定是否存在神经根受累,还是腰骶神经丛多神经受累但未累及椎旁神经,抑或周围神经病变。

对上腰椎神经丛病的检测可包括股外侧皮神经、隐神经、股后皮感觉神经以及股运动神经。在这些具有技术挑战性的研究中,推荐使用左右对比来评估不对称性。只有感觉障碍而没有运动受累提示背根神经节远端的病变。评估腰骶神经丛和腰骶脊神经根的研究包括腓肠神经和腓浅神经感觉测试,H 反射,以及腓骨和胫骨的运动神经传导测试。根据损伤的时间,神经传导测试可以证明感觉神经动作电位的振幅从 5~6 天开始减小,而肌肉运动神经的动作电位在 2~4 天开始下降[37]。

有创肌电图检查可能是最有用的电诊断技术[37],仔细检查近端和远端肌肉组织能显示不涉及椎旁肌的一种肌膜不稳定的模式,存在于来自不同神经根水平的多个外周神经中。肌膜不稳定的模式表明损伤是否表现为神经失弛缓伴传导阻滞,轴突断裂,神经断裂伴瓦勒氏变性以及神经再生预后不良。在损伤的 7~8 天后,可在受累的肌肉组织中看到更多的插入活动。正电波和纤颤开始于 10~30 天,但在受伤后 21~30 天最为明显[37]。损伤后立即出现的是肌肉募集减少,如果神经部分完好,这可能是头几天有创肌电图检查中唯一的变化。

影像学检查

CT 扫描和正电子发射断层扫描可用于确定骨盆区域的结构质量。CT 断层扫描以及腹部超声检查可用于诊断腹膜后出血。CT 断层扫描和磁共振成像都被用于评估腰骶神经丛。研究发现,诊断腰骶神经丛的癌症相关病变,磁共振成像比计算机断层扫描更敏感[38]。具有 T_1 加权快速自旋回波以及脂肪饱和 T_2 加权快速自旋回波的高分辨率磁共振神经成像已被用于研究腰骶丛和坐骨神经[39,40]。X 线平片也可以用作疑似动脉瘤或恶性疾病的筛查工具。

鉴别诊断
脊髓损伤
马尾神经损伤
腰骶神经根损伤
多发性周围神经损伤
前角细胞疾病
肌肉疾病
主动脉闭塞

治疗

早期治疗

根据腰骶神经丛病的症状和病因进行初步治疗。例如,许多产科相关的腰骶丛症状只需要保守治疗,而盆腔肿块或腹膜后出血可能需要手术干预等。肿瘤或放射性神经丛疾病的症状,可能需要特定的医疗处理,化疗甚至可能需要手术。如果需要控制水肿,腿部的抬高训练和压力袜可能会有一些帮助。神经性疼痛可以使用加巴喷丁、度洛西汀或普瑞巴林等药物,而且三环类抗抑郁药也可能会有效果,阿片类药物和 NSAID 也可以缓解疼痛。但是,当怀疑有出血时,禁止使用 NSAID。在许多系列病案报道中描述了糖尿病性肌萎缩症的各种免疫调节疗法,包括皮质类固醇、环磷酰胺、静脉注射免疫球蛋白和血浆置换。一个系列病案报告显示,服用甲泼尼松后几天内,患者的疼痛明显改善[40]。然而,没有随机双盲试验发表。一篇关于免疫治疗糖尿病性肌萎缩症的证据的综述,描述也是模棱两可的[41]。

康复治疗

康复的宗旨是最大限度地提高患者的移动能力和功能独立性。康复的目标是保持关节活动范围和灵活性,提供关节保护和对疼痛的管理。这些目标取决于良好的体格检查,以确定存在哪些神经损伤和功能障碍。

对于腰丛或腰骶神经丛病的患者来说,主要康复问题之一是安全地转移和行走。应先评估患者行走时是否需要辅助设备,例如手杖或助行器。踝足矫形器可以帮助因为足下垂而影响步态的患者。能量节省技术和足部感觉障碍的护理是重要的治疗方法。腰骶丛病的症状可能是复杂而微妙的,并且在临床环境中可能难以得到重视。医师需要解决患者潜在的敏感问题,如工作限制,性功能问题以及骨盆和腹股沟区域的感觉变化。

介入治疗

交感神经阻滞和化学去神经法都被用于改善疼痛,这可以用于诊断和治疗,有助于确认诊断。骶神经刺激已经作为腰骶丛神经疾病的辅助治疗,但需要进一步研究来确定其有效性[17]。

技术设备

目前,没有具体的新或近期技术可以用于治疗或康复。

手术

与盆腔或骶骨骨折或妇科手术相关的腰骶神经丛损伤通常需要保守治疗[13],尽管有证据表明可能会发生长期后遗症。也有过报道利用包括神经移植在内的神经重建来试图恢复一些下肢功能的病例[42]。用于腰骶部疾病的神经松解和神经移植的显微外科治疗已经被用于腹膜后间隙。在一个有 15 例病例的案例报告中,从手术中获益最多的肌肉是臀肌和股神经支配的肌肉,更远端的肌肉组织似乎没有显示出太多的进展[43]。虽然运动功能恢复是一个重要的考虑因素,但腰骶丛病患者的疼痛往往使其非常虚弱,并可能阻碍或限制患者的康复。因此,缓解疼痛是外科手术干预的主要目标之一。在某些腰骶神经丛病的病例中,也有可能需要手术切除肿瘤[26]。

潜在的疾病并发症

腰骶丛神经疾病的潜在并发症包括关节挛缩、活动受限、无力,继发于无力或感觉障碍的跌倒,膀胱或直肠功能障碍,感觉减弱或缺失,皮肤破裂,性功能障碍,以及这些并发症导致的功能独立性显著降低。同时,也有 Ⅱ 型复杂性区域疼痛综合征的罕见并发症报道[44]。

潜在的治疗并发症

治疗过程中的并发症可能包括矫形器下的皮肤破裂和如果康复计划过于激进而引起的无力。药物副作用是由于抗惊厥药引起的头晕、嗜睡、胃肠道刺激和共济失调;由于三环类抗抑郁药引起的口干、尿潴留和房室传导阻滞;由阿片类药物疼痛药物引起的依赖、头晕、嗜睡和便秘。NSAID 和镇痛药也可能对胃肠系统、肾脏以及肝脏有显著的副作用。

（梁邱 译   王婷 校   何红晨 审）

参考文献

1. Moore KL, Dalley AF, eds. *Clinically Oriented Anatomy*, 4th ed. Philadelphia: Lippincott Williams & Wilkins; 1999.
2. Agar M, Broadbent A, Chye R. The management of malignant psoas syndrome: case reports and literature review. *J Pain Symptom Manage.* 2004;28:282–293.
3. Kutsy RL, Robinson LR, Routt ML. Lumbosacral plexopathy in pelvic trauma. *Muscle Nerve.* 2000;23:1757–1760.
4. Jang D-H, Byun SH, Jeon SY, Lee SJ. The relationship between lumbosacral plexopathy and pelvic fractures. *Am J Phys Med Rehabil.* 2011;90:707–712.
5. Medelman JP. Fractures of the sacrum: their incidence in fractures of the pelvis. *Am J Roentgenol Radium Ther Nucl Med.* 1939;42:100–103.
6. Gibbons KJ, Soloniuk DS, Razack N. Neurological injury and patterns of sacral fractures. *J Neurosurg.* 1990;72:889–893.
7. Bellabarba C, Stewart JD, Ricci WM, et al. Midline sagittal sacral fractures in anterior-posterior compression pelvic ring injuries. *J Orthop Trauma.* 2003;17:32–37.
8. Chiou-Tan FY, Kemp K, Elfenbaum M, et al. Lumbosacral plexopathy in gunshot wounds and motor vehicle accidents: comparison of electrophysiologic findings. *Am J Phys Med Rehabil.* 2001;80:280–285.
9. Holdcroft A, Gibberd FB, Hargrove RL, et al. Neurological complications associated with pregnancy. *Br J Anaesth.* 1995;75:522–526.
10. Wong CA, Scavone BM, Dugan S, et al. Incidence of postpartum lumbosacral spine and lower extremity nerve injuries. *Obstet Gynecol.* 2003;101:279–288.
11. Dawson DM, Krarup C. Perioperative nerve lesions. *Arch Neurol.* 1989;46:1355–1360.
12. Richard A, Vellieux G, Benlifla JL, et al. Good prognosis of postpartum lower limb sensorimotor deficit: a combined clinical, electrophysiological, and radiological follow-up. *J Neurol.* 2017;264(3):529–540.
13. Irvin W, Andersen W, Taylor P, et al. Minimizing the risk of neurologic injury in gynecologic surgery. *Obstet Gynecol.* 2004;103:374–382.
14. Fardin P, Benettello P, Negrin P. Iatrogenic femoral neuropathy. Considerations on its prognosis. *Electromyogr Clin Neurophysiol.* 1980;20:153–155.
15. Whiteside JL, Barber MD, Walters MD, et al. Anatomy of ilioinguinal and iliohypogastric nerves in relation to trocar placement and low transverse incisions. *Am J Obstet Gynecol.* 2003;189:1574–1578; discussion 1578.
16. Solheim LF, Hagen R. Femoral and sciatic neuropathies after total hip arthroplasty. *Acta Orthop Scand.* 1980;51:531–534.
17. Chad DA, Bradley WG. Lumbosacral plexopathy. *Semin Neurol.* 1987;7:97–107.
18. Rajashekhar RP, Herbison GJ. Lumbosacral plexopathy caused by retroperitoneal hemorrhage: report of two cases. *Arch Phys Med Rehabil.* 1974;55:91–93.
19. Ozcakar L, Sivri A, Aydinli M, et al. Lumbosacral plexopathy as the harbinger of a silent retroperitoneal hematoma. *South Med J.* 2003;96:109–110.
20. Kent KC, Moscucci M, Mansour KA, et al. Retroperitoneal hematoma after cardiac catheterization: prevalence, risk factors, and optimal management. *J Vasc Surg.* 1994;20:905–910; discussion 910–913.
21. Lumsden AB, Miller JM, Kosinski AS, et al. A prospective evaluation of surgically treated groin complications following percutaneous cardiac procedures. *Am Surg.* 1994;60:132–137.
22. Kent KC, Moscucci M, Gallagher SG, et al. Neuropathy after cardiac catheterization: incidence, clinical patterns, and long-term outcome. *J Vasc Surg.* 1994;19:1008–1013; discussion 1013–1014.
23. Kaymak B, Ozcakar L, Cetin A, et al. Bilateral lumbosacral plexopathy after femoral vein dialysis: synopsis of a case. *Joint Bone Spine.* 2004;71:347–348.
24. Adbelhamid MF, Sandler D, Awad RW. Ischaemic lumbosacral plexopathy following aorto-iliac bypass graft: case report and review of literature. *Ann R Coll Surg Engl.* 2007;89:W12–W13.
25. Abdellaoui A, West NJ, Tomlinson MA, et al. Lower limb paralysis from ischaemic neuropathy of the lumbosacral plexus following aorto-iliac procedures. *Interact Cardiovasc Thorac Surg.* 2007;6:501–502.
26. Jaeckle KA. Neurological manifestations of neoplastic and radiation-induced plexopathies. *Semin Neurol.* 2004;24:385–393.
27. Georgiou A, Grigsby PW, Perez CA. Radiation induced lumbosacral plexopathy in gynecologic tumors: clinical findings and dosimetric analysis. *Int J Radiat Oncol Biol Phys.* 1993;26:479–482.
28. Taphoorn MJB, Bromberg JEC. Neurological effects of therapeutic irradiation. Continuum: lifelong learning in neurology. *Neuro Oncol.* 2005;11:93–115.
29. Thomas JE, Cascino TL, Earle JD. Differential diagnosis between radiation and tumor plexopathy of the pelvis. *Neurology.* 1985;35:1–7.
30. Fann A. Plexopathy—lumbosacral. In: Frontera WR, Silver JK, eds. *Essentials of Physical Medicine and Rehabilitation*. Philadelphia: Hanley & Belfus; 2001:671.
31. Dyck PJB, Windebank AJ. Diabetic and nondiabetic lumbosacral radiculoplexus neuropathies: new insights into pathophysiology and treatment. *Muscle Nerve.* 2002;25:477–491.
32. Dyck PJB, Norell JE, Dyck PJ. Non-diabetic lumbosacral radiculoplexus neuropathy: natural history, outcome and comparison with the diabetic variety. *Brain.* 2001;124:1197–1207.
33. Kelkar P, Hammer-White S. Impaired glucose tolerance in nondiabetic lumbosacral radiculoplexus neuropathy letter. *Muscle Nerve.* 2005;31:273–274.
34. Zochodne DW, Isaac D, Jones C. Failure of immunotherapy to prevent, arrest, or reverse diabetic lumbosacral plexopathy. *Acta Neurol Scand.* 2003;107:299–301.
35. Dumitru D, Zwarts MJ. Lumbosacral plexopathies and proximal mononeuropathies. In: Dumitru D, Amato A, Zwarts M, eds. *Electrodiagnostic Medicine*, 2nd ed. Philadelphia: Hanley & Belfus; 2002:777–836.
36. van Alfen N, van Engelen BG. Lumbosacral plexus neuropathy: a case report and review of the literature. *Clin Neurol Neurosurg.* 1997;99:138–141.
37. Strakowski JA. Electrodiagnosis of plexopathy. *PM R.* 2013;(suppl5):S50–S55.
38. Taylor BV, Kimmel DW, Krecke KN, et al. Magnetic resonance imaging in cancer-related lumbosacral plexopathy. *Mayo Clin Proc.* 1997;72:823–829.
39. Robbins NM, Shah V, Benedetti N, et al. Magnetic resonance neurography in the diagnosis of neuropathies in the lumbosacral pleus: a pictorial review. *Clin Imaging.* 2016;40(6):1118–1130.
40. Kilfoyle D, Kelkar P, Parry GJ. Pulsed methylprednisolone is a safe and effective treatment for diabetic amyotrophy. *J Clin Neuromuscul Dis.* 2003;4(4):168–170.
41. Chan YC, Lo YL, Chan ES. Immunotherapy for diabetic amyotrophy. *Cochrane Database Syst Rev.* 2017;7:CD006521. https://doi.org/10.1002/14651858.CD006521.pub4.
42. Tung TH, Martin DZ, Novak CB, et al. Nerve reconstruction in lumbosacral plexopathy. Case report and review of the literature. *J Neurosurg.* 2005;102(suppl):86–91.
43. Alexandre A, Coro L, Azuelos A. Microsurgical treatment of lumbosacral plexus injuries abstract. *Acta Neurochir Suppl.* 2005;92:53–59.
44. Gallo AC, Codispoti VT. Complex regional pain syndrome type II associated with lumbosacral plexopathy: a case report. *Pain Med.* 2010;11:1834–1836.

第 146 章

多发性创伤康复

Carlos A. Jaramillo, MD, PhD
Rebecca N. Tapia, MD
Blessen C. Eapen, MD

同义词

冲击伤

多发损伤

多发创伤

ICD-10 编码

急性损伤

S02.0xx	颅盖骨折——需要添加第 7 个字符代表不同治疗和愈合时期
S02.1	颅底骨折——需要两位代码和第 7 个字符
S06.0	脑震荡——需要两位代码和第 7 个字符
S06.1	外伤性脑积水——需要两位代码和第 7 个字符
S06.2	弥散性脑外伤——需要两位代码和第 7 个字符
S06.30	非特指聚焦性脑外伤——需要额外的一位代码和第 7 个字符
S06.31	右侧大脑的挫裂伤——需要额外的一位代码和第 7 个字符
S06.32	左侧大脑的挫裂伤——需要额外的一位代码和第 7 个字符
S06.33	非特定的大脑挫裂伤——需要额外的一位代码和第 7 个字符
S06.9.x	非特指颅内损伤（TBI NOS）——需要额外的一位代码和第 7 个字符

结果代码或后遗症

S06.2	弥散性脑外伤——需要两位代码和和第 7 个字符 S
S06.30	聚焦性脑外伤——需要额外的一位代码和和第 7 个字符 S
S06.9.x	非特指颅内损伤（TBI NOS）——需要额外的一位代码和和第 7 个字符 S

战时手术

Y36.20	冲击波

涉及认知功能和意识的症状

R41.840	注意力和专注障碍
R41.841	认知交流障碍
R41.842	视空间障碍
R41.843	心理运动障碍
R41.844	额叶及执行功能障碍
R41.89	涉及认知功能和意识的症状和体征

脑外伤的生理效应

G44.301	外伤后头痛,非特指难治性
G44.309	外伤后头痛,非特指非难治性
G44.321	慢性外伤后头痛,非特指难治性
G44.329	慢性外伤后头痛,非特指非难治性
R42	眩晕
R43.0	嗅觉丧失（嗅觉缺失症）
R43.8	其他嗅觉和味觉障碍
R47.82	归类为流畅障碍的情况
R47.81	含糊性言语
R56.1	外伤后癫痫

多发性创伤的定义

在康复界,多发创伤是指"两处或多处创伤,至少有一处创伤存在生命危险并影响身体多个器官或系统,最终造成躯体、认知、心理或心理社会损伤和功能障碍"[1]。鉴于创伤的原因(车祸、爆炸、跌倒、钝器伤、攻击等),颅脑损伤(TBI)发生的概率很大,在某些极端情况下,可以占据整个康复进程。因此,在多发创伤中对颅脑损伤的关注度越来越高。其他多发损伤常见的障碍包括截肢、伤口、脊髓损伤、肌肉骨骼系统损伤、烧伤、急性和慢性疼痛(伊朗和阿富汗队伍军人中为 81.5%),视觉或听觉障碍、创伤后应激障碍(伊朗和阿富汗队伍军人中为 68.2%),以及其他精神障碍[2]。因为损伤和潜在原因的多样性,对多发创伤的概率很难有准确的数据。军用和平民 TBI 追踪数据库均已建立,而美国防御部门(DoD)的军用 TBI 追踪数据库显示从 2000 年开始,有超过 37 万人被确诊为不同损伤程度的 TBI[3]。很多 TBI 患者还同时存在其他问题,因此,将不断涌现对多发创伤的发生率和患病率更好的理解。

TBI 是一个多元化的状况,从外伤后短暂的困惑状态到灾难性的损伤和死亡(参见第 148 章和第 163 章)。表 146.1 显示了基于 2016VA/DoD 临床实践指南中 TBI 的定义。然而,需要注意的是,这些定义仅限于及时结果的反馈(例如,意识丧失)而没有对现阶段功能的描述。如果患者符合多个严重性类别的标准,则分配更高的严重性级别[4]。

表 146.1　VA/DoD 对 TBI 的定义

标准	轻度	中度	重度
结构影像	正常	正常或异常	正常或异常
意识丧失(LOC)	0~30min	大于 30min 和小于 24h	大于 24h
意识/精神状态(AOC)[a]	至 24h	大于 24h;严重程度取决于其他标准	
创伤后应激障碍(PTA)	0~1 天	大于 1 天并小于 7 天	大于 7 天
格拉斯哥昏迷指数(GCS)(评估在最初 24h 内为佳)	13~15	9~12	小于 9

a. 认知状态必须与脑部损伤相关。典型症状包括看起来或感觉眩晕,对发生的事不确定,困惑,思维混乱或无法准确回答认知相关的问题,或无法准确描述外伤前或后发生的具体事情。

Modified from Management of Concussion-mild Traumatic Brain Injury (mTBI) (2016)—VA/DoD Clinical Practice Guidelines[Internet];2017.

多发性创伤的医疗历史

国家级别的创伤医疗系统非常少见,根据记录,只有 9 个高收入国家拥有这样的体系[5]。在过去的几十年时间里,军用创伤医疗在美国得到飞速的发展,推进了各个机构建立国家级别的军用和平民创伤医疗系统。这一系统的建立进一步推动了临床实践、标准化数据、科研以及日常工作流程的各个方面[6]。

从 2000 年开始,当服役的军人逐渐从战场返回,为了确保退伍军人可以恢复到他们最好的功能状态和生活质量,需要一套完善的康复系统。这些退伍军人存在复杂的医疗、康复以及心理社会需求,而这些需求在 DoD 以及 VA 康复体系中都无法得到满足。2004 年律法要求退伍军人健康委员会(Veterans Health Administration,VHA)针对退伍军人提供一套延续的医疗体系。这套体系主要针对与战争相关的 TBI 和其他健康状况,其中包括重度创伤/截肢,视觉受损和心理问题[7]。随着体系的不断发展,到 2005 年被统称为多发创伤医疗体系(PSoC)。这一体系包括 5 个住院式康复中心(多发创伤康复中心或称为 PRC),5 个过渡型康复中心(多发创伤过渡型康复中心),23 个特殊门诊(多发创伤网络基地),87 个支持性门诊(多发创伤支持性门诊团队),以及 39 个指定对接点(多发创伤对接点)[8]。PSoC 已经整合了所有 VHA 医学中心并逐渐成为科研、培训、资源以及临床分享一体化的康复体系。

PSoC 是已知的唯一得到认证的国家级别的多发创伤康复中心,包括住院,转诊以及门诊三个部分,提供长期的个人医疗。值得一提的是,加拿大通过军民混合模型,在 2008 年创立了"加拿大康复项目",主要针对在战役中受伤的军人[9]。

症状

患者脑震荡后存在一系列及时症状,包括头痛、眩晕以及视觉变化。记忆力障碍、注意力障碍在急性期也很常见且会直接影响回归工作或学校。建议进行一段相对的认知休息,直到症状改善,逐步恢复活动[10]。上述症状在急性期逐渐得到缓解,但有些患者会存在慢性问题,特别是头痛[11]。在多发外伤人群中,这些症状可能与职业暴露相结合,包括爆炸、视觉损伤、肌肉骨骼系统状况、失眠障碍、药物使用、情绪调节障碍以及慢性压力。2012 年，Taylor 等的一个大规模研究发现，89% 确诊为脑外伤的退伍军人有心理问题（最常见的为创伤后应激障碍），70% 确诊为脑外伤的退伍军人有头部、颈以及背部疼痛[12]。

患者脑震荡后可能会发生情绪和睡眠的变化，对其重返学校/工作、人际关系产生直接影响，并使其他同时发生的认知抱怨复杂化[13]。必须教育患者和家人对康复的期望，并评估遏制慢性病发展所需的早期干预措施。对于服役人员和退伍军人来说，受伤前的抑郁、失眠或认知困难会使个人容易出现慢性或恶化的疲劳[14]。

具有产生中度至重度 TBI 的持续损伤机制的患者，通常是由冲击波或钝性创伤导致，一般在同一暴露部位有其他严重的肌肉骨骼（56%）、眼部（47%），或皮肤（75%）问题[15]。严重的创伤性脑损伤，包括穿透性颅骨损伤，可能会导致神经后遗症，如痉挛、神经源性肠、神经原性膀胱或癫痫发作，这给康复和重返社会带来额外的挑战。

体格检查

损伤的复杂性和可变性不允许在多发性创伤的情况下进行标准化的体格检查，但进行全面的体格检查是合适的。检查重点是个体的损伤形式、合并症和主诉或担忧，并将根据损伤的严重程度而变化。根据损伤病史适当进行肌肉骨骼评估，尤其要关注功能受限的区域。严重 TBI 的神经评估包括对颅神经、运动强度、感觉、反射、协调和音调的关注。

为防止并发症，应对如神经功能下降、发烧或疼痛加剧等相关变化，在急性康复环境中进行体检也很重要，这可以帮助指导检查、确定病因并制订适当的治疗计划。注意对有气管造口术、胃管或空肠管、分流器或输液泵（通常为巴氯芬）或皮肤破裂的患者，需要额外关注和检查。如果怀疑感染，必须检查高危区域，如伤口、留置导管和最近的手术部位，以建立鉴别诊断。

功能受限

多发损伤患者在生活质量和回归社区方面面临的问题包括躯体、认知、情绪以及心理社会要素。功

能受限的程度差异性大，例如，有些重度 TBI 患者恢复良好可以重回工作岗位而有些患者可能一直处于植物状态。具体的例子见表 146.2。

表 146.2　损伤的举例	
截肢	步行，ADL，移动，残端医疗所需的时间/精力，额外的皮肤医疗，高跌倒风险
视觉障碍	社区活动，睡眠周期，个人医疗，交流，重回学校/工作
听觉丧失	交流，平衡，社交
痉挛	肢体位置，步行，卫生和 ADL
神经源性直肠/膀胱	社区内完成情况，直肠锻炼的时间/精力，重复感染的风险
执行能力障碍	决定，iADL，重回学校/工作，社交
记忆力障碍	教育内容或训练内容的延续性，iADL，重回学校/工作，社交
焦虑	工作地的适应性，认知/睡眠障碍增加，对新的内容比较抵触
抑郁	社区/工作/学校参与度下降，认知/睡眠障碍增加，启动或计划活动的能力下降，社交困难
创伤后应激障碍（PTSD）	对陌生环境/拥挤人群有恐惧心理，记忆力或注意力集中障碍，注意力分散，社交障碍
人格变化	常见于重度 TBI 患者，影响社交活动，家庭成员关系，重回学校/工作
家庭支持的减少	取决于认知障碍的程度，申请医疗的难度增加，iADL，主观能动性
交通工具使用减小	按时上学/上班困难，申请医疗的难度增加，社会交往的减少
生活角色的变化	对过去家庭生活的角色定位困难，如家长角色；伴随症状对于重新建立家庭/社区角色十分困难

诊断分析

影像学

影像学研究主要用于急性期或亚急性、慢性期病情加重时。用于评估中枢神经系统的方法包括使用 CT 或 MRI 技术。CT 主要用于急性出血和脑积水，而 MRI 更多用于界定其他损伤状况，如弥漫性轴索损伤和脑软化[16]。在使用 MRI 进行检测时需注

意爆炸或枪伤患者是否有残片保留在体内。X 线片主要用于肌肉骨骼系统的检测,同时可以结合其他影像学检查(MRI,CT,骨密度检测,超声)。住院患者并发症的检测常使用影像学检查。例如,呼吸窘迫综合征患者需要拍摄胸片、胸部 CT、多普勒或超声检查来判断是否存在深静脉血栓的情况(参见第128 章)。

实验室检查

贫血等是外伤康复常见的问题,并需要进行长期监测。其他需使用实验室设备的情况包括对体温的监测(CBC,ESR,CRP 等),电解质紊乱(特别是钠离子),内分泌疾病以及对药物副作用的监测。

电诊断

神经传导研究和肌电图常用于神经和肌肉骨骼问题的诊断和预后。这些检查对外周神经损伤的程度和范围具有非常大的意义,这将有利于指导训练计划和预后判断。常用评估包括腰椎或神经丛疾病、足下垂和神经根损伤。

脑电图可以检测脑部异常电活动,同时可以用视频进行监测。脑电图可以在急性期患者认知水平发生变化时使用,或针对门诊患者癫痫发作和对治疗反馈的更好定位。

神经心理学

针对 TBI 患者认知、行为和情绪,神经心理学评估结合了主观心理测试和临床数据。上述检查进一步阐述了心理问题的影响或其他非神经因素对患者造成的影响[17]。测试结果为患者、家属和治疗团队提供诸如优势、劣势和恢复期望的信息。

测试结果可以与患者经济情况和临床状况进行综合考量。通常情况下,报告包含训练建议,比如学校环境中的特殊检查程序或对伴随疾病的关注,包括呼吸暂停。上述检查会重复进行以监测恢复进程或患者/家属选择合适的康复机构,从而最终重回工作或重回学校。退伍军人和现役军人将会被转诊到 PRC。

治疗

鉴于患者临床表现的高特异性,PSoC 旨在组建亚专业不同的团队为每位患者制订个体化康复目标。

早期治疗

多发创伤的早期介入首先是发生地,其次是临床撤离程序和搬运至推荐的高级医疗机构[12]。当患者病情稳定可以进行康复训练时,会根据患者/家属的选择推荐至相应的机构。患者如果不在军方系统或不是退伍军人会被推荐去康复中心。随着患者的情况和康复进程,患者会逐渐进行门诊康复。

对于非重度损伤的患者会被推荐作为门诊患者进行治疗。介入治疗前会进行详细的病史采集、躯体功能以及基于患者功能状况的治疗计划。优先处理对回归社会存在风险的症状,例如,头痛引起的缺课或视觉造成的阅读障碍。

康复治疗

VHA 多发损伤参考书定义了跨学科团队的定义,即是一个复杂的,包含患者和家属、心理医师、康复护士、社会工作者、临床神经心理学家、药理学家、物理治疗师、娱乐治疗师、言语治疗师、家庭咨询顾问、康复进程安排人员、运动治疗师、盲人治疗师、骨骼治疗师以及职业治疗师[1]。

如前所述,多发损伤住院患者的康复流程包括大量的初期评定以制订康复计划以及每天针对患者情况的讨论。大约 35% 中重度 TBIPRC 入院患者需要监护 1 年。受伤后的健忘症时长以及高龄增加了监护的需求[18]。PRC 患者(无论严重等级)受伤 1 年后高生活幸福指数的因素包括年龄小、现役、已婚以及生病前无需心理健康服务[19]。

对于退伍军人,门诊流程主要为制订康复目标,对额外咨询的需求,训练计划主要围绕个体化目标和困难,主要为重回工作/学校或提高生活质量。

介入治疗

多发损伤患者的处理流程繁多,包括疼痛处理和肌张力处理流程(参见第 98 章和第 154 章)。疼痛的处理包括神经阻滞、针灸、扳机点注射、关节内注射。肌张力的处理流程包括化学去神经法、肉毒毒素的应用,巴氯芬泵与治疗相结合以优化治疗反应。

技术设备

技术设备是患者重回最高功能的一个关键因素。有些技术已经在多发损伤疾病患者中使用了数十年,而有些技术则仍然处于研究阶段。每位 PRC 患者都与相应的辅助技术中心进行对应。针对 TBI 和康复的技术是一个范围大、更新快的领域。以下为潜在使用情况的举例[20]:

- 侵入式脑刺激:深部脑刺激
- 非侵入式脑刺激:经磁刺激、经颅刺激
- 神经运动刺激:功能性电刺激
- 视力低下刺激技术:棱镜、修补术、放大器、屏幕阅读器

值得一提的是,PSoC 体系一直关注并使用新技术,特别是针对视力低下、交流(眼球凝视应用,文本转语音技术)、移动(轮椅改造,乘坐者设备需求)、3D 打印、远程医疗技术的家庭使用化[21,22]。

手术

重度多发损伤患者在急性期通常需要进行多次手术。介入手段包括颅骨修补术、肢体改造、植皮、气管造口术、胃造瘘管、分流或改造术、异位骨化以及其他骨科问题处理流程。康复的紧急手术主要由于多种并发症,包括脑积水、分流功能障碍、感染和流血。TBI 手术的多变性与受伤的多种因素相关,同时包括个人因素以及神经医疗团队的有效性相关[23]。

潜在的疾病并发症

疾病的并发症变化多样,主要包括初期原理、模式和损伤的严重程度。躯体系统方面的并发症在表146.3 中有详细的举例。值得注意的是,由于损伤的自然属性、情绪和社会背景以及其他常见伴随症状的独特性,战争相关的恢复过程与日常损伤相比不具备相同的模式。Mac Donald 等最近的研究证实爆炸震荡引起的 TBI 患者在诸多评估中,于第 1 年和第 5 年中有下降趋势,包括生活满意度、总体残疾程度、睡眠问题等。这进一步证实了爆炸震荡引起的 TBI 患者的恢复进程的独特性[24]。

表 146.3   全身各系统的问题

颅内	癫痫,感染,出血,脑积水,痉挛
肺部	肺栓塞,肺炎(呼吸机相关的),误吸
皮肤	伤口感染,愈合不良,瘢痕粘连
肌肉骨骼	筋膜室综合征,异位骨化,关节活动度受限
泌尿生殖系统	尿潴留,尿路损伤,神经源性膀胱
胃肠系统	便秘,神经源性直肠,肠梗阻,进食中的肠道问题
精神健康	抑郁,焦虑,人格改变,失眠

潜在的治疗并发症

治疗产生的并发症多种多样,主要包括初期原理、模式和损伤的严重程度。然而,一个全面的长效的(从入院到出院)伤后医疗系统可以提供对治疗的监测。具体的实例见表 146.4。

表 146.4   治疗过程中并发症举例

药物	多重用药,药物使用的副作用,药物依赖
夹板/支具	疼痛,皮肤破损,筋膜室综合征
疼痛	制动后的活动增加可能引起疼痛加重以及复杂的恢复进程
重复入院	最主要的原因包括对康复需求的增加(33%),原因不明确的(26%),骨科问题(10%),癫痫(8%),感染(8%)和精神问题(7%)[25]

(张静 译 王婷 校 何红晨 审)

参考文献

1. VHA Handbook 1172.01; Polytrauma system of care. [cited 2017 Apr 12]; 2013. https://www.va.gov/optometry/docs/VHA_Handbook_1172_01_Polytrauma_System_of_Care.pdf.
2. Lew HL, Otis JD, Tun C, Kerns RD, Clark ME, Cifu DX. Prevalence of chronic pain, posttraumatic stress disorder, and persistent postconcussive symptoms in OIF/OEF veterans: polytrauma clinical triad. *J Rehabil Res Dev*. 2009;46(6):697–702.
3. DVBIC DoD Worldwide Numbers for TBI. 2017. http://dvbic.dcoe.mil/dod-worldwide-numbers-tbi.
4. Management of Concussion-mild Traumatic Brain Injury (mTBI) - VA/DoD Clinical Practice Guidelines [Internet]. 2016. [cited 2017 Jun 8]. http://www.healthquality.va.gov/guidelines/Rehab/mtbi/.
5. Dijkink S, Nederpelt C, Krijnen P, Velmahos GC, Schipper IB. Trauma systems around the world: a systematic overview. *J Trauma Acute Care Surg*. 2017.
6. Committee on Military Trauma Care's Learning Health System and Its Translation to the Civilian Sector, Board on Health Sciences Policy, Board on the Health of Select Populations, Health and Medicine Division, National Academies of Sciences, Engineering, and Medicine. A national trauma care system: integrating military and civilian trauma

systems to achieve zero preventable deaths after injury [Internet]. In: Berwick D, Downey A, Cornett E, eds. Washington, DC: National Academies Press. 2016. [cited 2017 Jul 24]. http://www.ncbi.nlm.nih.gov/books/NBK390327/.

7. The Veterans Health Programs Improvement Act of 2004. [cited 2017 Apr 14]. https://www.congress.gov/108/plaws/publ422/PLAW-108publ422.pdf.

8. Polytrauma Facilities. [cited 2017 Apr 27]. https://www.polytrauma.va.gov/system-of-care/care-facilities/.

9. Besemann M. Physical rehabilitation following polytrauma. The Canadian Forces Physical Rehabilitation Program 2008-2011. *Can J Surg J Can Chir*. 2011;54(6):S135–S141.

10. Brown NJ, Mannix RC, O'Brien MJ, Gostine D, Collins MW, Meehan WP. Effect of cognitive activity level on duration of post-concussion symptoms. *Pediatrics*. 2014;133(2):e299–e304.

11. Hong C-K, Joo J-Y, Shim YS, et al. The course of headache in patients with moderate-to-severe headache due to mild traumatic brain injury: a retrospective cross-sectional study. *J Headache Pain*. 2017;18(1):48.

12. Taylor BC, Hagel EM, Carlson KF, et al. Prevalence and costs of co-occurring traumatic brain injury with and without psychiatric disturbance and pain among Afghanistan and Iraq War Veteran V.A. users. *Med Care*. 2012;50(4):342–346.

13. Sullivan KA, Berndt SL, Edmed SL, Smith SS, Allan AC. Poor sleep predicts subacute postconcussion symptoms following mild traumatic brain injury. *Appl Neuropsychol Adult*. 2016;16:1–10.

14. Beaulieu-Bonneau S, Ouellet M-C. Fatigue in the first year after traumatic brain injury: course, relationship with injury severity, and correlates. *Neuropsychol Rehabil*. 2016:1–19.

15. Sayer NA, Chiros CE, Sigford B, et al. Characteristics and rehabilitation outcomes among patients with blast and other injuries sustained during the Global War on Terror. *Arch Phys Med Rehabil*. 2008;89(1):163–170.

16. Ma J, Zhang K, Wang Z, Chen G. Progress of research on diffuse axonal injury after traumatic brain injury. *Neural Plast*. 2016;2016:9746313.

17. Soble JR, Critchfield EA, O'Rourke JJF. Neuropsychological evaluation in traumatic brain injury. *Phys Med Rehabil Clin N Am*. 2017;28(2):339–350.

18. Bailey EK, Nakase-Richardson R, Patel N, et al. Supervision needs following veteran and service member moderate to severe traumatic brain injury: A VA TBI Model Systems Study. *J Head Trauma Rehabil*. 2017.

19. Gause LR, Finn JA, Lamberty GJ, et al. Predictors of satisfaction with life in veterans after traumatic brain injury: a VA TBI model systems study. *J Head Trauma Rehabil*. 2017.

20. Eapen BC, Murphy DP, Cifu DX. Neuroprosthetics in amputee and brain injury rehabilitation. *Exp Neurol*. 2017;287(Pt 4):479–485.

21. VA PM R. Assistive Technology Program. volume 5, Issue 1. https://www.polytrauma.va.gov/news-and-resources/AT-Newsletter-Spring2016.pdf.

22. VA PM R. Assistive Technology Program. volume 5, Issue 2. [cited 2017 Apr 27]. https://www.polytrauma.va.gov/news-and-resources/AT-Newsletter-Fall2016.pdf.

23. Adams H, Kolias AG, Hutchinson PJ. The role of surgical intervention in traumatic brain injury. *Neurosurg Clin N Am*. 2016;27(4):519–528.

24. Mac Donald CL, Barber J, Jordan M, et al. Early clinical predictors of 5-year outcome after concussive blast traumatic brain injury. *JAMA Neurol*. 2017.

25. Tran J, Hammond F, Dams-O Connor K, et al. Rehospitalization in the first year following veteran and service member TBI: a VA TBI model systems study. *J Head Trauma Rehabil*. 2017.

第 147 章

脊髓灰质炎后综合征

Jan Lexell, MD, PhD, DPhil h. c.

同义词

脊髓灰质炎的晚期影响
脊髓灰质炎后遗症
脊髓灰质炎后期

ICD-10 编码

B91　　脊髓灰质炎后遗症
G14　　脊髓灰质炎后综合征

定义

脊髓灰质炎,也称小儿麻痹症,是一种由肠道病毒引起的疾病,约95%的患者只会出现轻微的流感样症状。有不到5%的患者,病毒会影响神经系统,出现脑膜炎和高热、头痛以及颈部僵硬,这被称为非瘫痪型脊髓灰质炎。然而,在大约1%的患者中,脊髓灰质炎病毒会导致急性运动神经元病,即瘫痪型脊髓灰质炎,患者伴有部分或完全瘫痪。其中一些人脑干中的运动神经元也会受到影响,称为延髓脊髓灰质炎,引起呼吸和吞咽困难。

20世纪上半叶,脊髓灰质炎在世界范围内大规模流行,主要影响西方世界具有良好公共及医疗卫生水平国家的儿童。当成功预防了其他传染性疾病的时候,就会出现脊髓灰质炎的感染。20世纪40年代末,一些研究使人们对脊髓灰质炎病毒有了更多的了解,并为产生疫苗创造了新的机会。美国出生缺陷基金(March of Dimes)投入了大笔资金,研究员Jonas Salk开始研发一种新疫苗,该疫苗在1954年被证明是有效的。1955年美国开始常规接种疫苗,此后不久在西方世界的其他地区也相继开始,这迅速导致脊髓灰质炎病例数量大量减少。1988年,世界卫生组织决定尝试在世界范围内消灭脊髓灰质炎,并取得了巨大的成功。现今,每年报告的新病例不到100人。2017年,只有非洲,亚洲(主要是巴基斯坦和阿富汗)和中东(主要是叙利亚)少数几个国家仍在报告新病例。最初的目标是到2000年完全消除脊髓灰质炎,然而这个截止日期却一再被推迟。

众所周知,许多脊髓灰质炎存活者在以后的生活中会继发新的症状,这被描述为脊髓灰质炎后遗症、脊髓灰质炎的晚期效应或仅称为脊髓灰质炎后期。虽然自19世纪末以来,人们就对脊髓灰质炎造成的后遗症有所了解,但直到20世纪80年代初,研究人员才开始对脊髓灰质炎后综合征(PPS)这一用语达成一致,以描述脊髓灰质炎存活者可能感受到的各种症状。由于没有准确的统计数据描述感染脊髓灰质炎的人数,因此我们也无法确定具体存活患有PPS的人数。文献中的数字各不相同,主要取决于所使用的定义,但人们一般认为,起初患有瘫痪型脊髓灰质炎的人中约有60%会发展成PPS。在美国,目前估计有超过100万的脊髓灰质炎存活者居住;在欧盟(人口约5亿),存活者的数量接近600 000。非洲和亚洲存在许多年轻的脊髓灰质炎存活者,由于他们曾感染脊髓灰质炎,估计未来几十年全世界将有多达1 000万人需要保健和康复。这使得PPS成为最常见的神经肌肉系统疾病之一,也是康复专业人士面临的挑战。

PPS是一种神经系统疾病,其特征在于起初的瘫痪型脊髓灰质炎在感染恢复几十年后又发生的一系列症状。PPS有不同版本的定义,但都或多或少基于Halstead和Rossi在1985年的原始定义,并由五个诊断标准组成(表147.1)[2]。在2000年,美国出生缺陷基金举行有关PPS的国际会议上,推荐了诊断标准,包括症状应至少持续一年[3]。早期患有脊髓灰质炎的个体可能会感觉到许多新症状,最常见的三种是:新发的肌肉无力,疲劳(肌肉和全身),以及休息和活动期间肌肉关节疼痛。其他不常发生但同样致残的症状,如呼吸困难、吞咽困难和对寒冷不耐受[4,5]。

PPS的病因尚不完全清楚,但人们一般认为,新的症状(肌肉无力和疲劳)是由于急性瘫痪性脊髓灰质炎恢复期间,极度增大的运动单位轴突远端变性所致[5]。在最初瘫痪发生后,运动单元作为一种补偿机制而增大。这些扩大的运动单位经历连续的重塑,在大约50岁时,人们开始出现与"正常"年龄相

表 147.1　脊髓灰质炎后综合征的诊断标准

- 该患者必须曾患脊髓灰质炎。
- 必须曾有过完全或不完全的神经和功能恢复
- 必须具有 15 年及以上的稳定期。
- 此后,必须出现以下两种或两种以上的健康问题:缺乏耐力/疲劳,肌肉或关节疼痛,近期受脊髓灰质炎影响的已知或未知的肌肉的肌力减退,近期发生的肌肉萎缩,功能丧失或对寒冷不耐受。
- 症状持续至少一年,且必须排除引起这些问题的其他原因。

实际上,近年来增加了对体格检查和神经生理学检查中有典型发现的要求。

关的运动神经元的退化[6]。这个过程由于初始感染引起的神经元损伤,导致运动神经元过早衰退,增大的运动单元代谢需求增加或过度使用,使得 PPS 中的失神经支配和神经再支配加速。不完整的或增大的运动单元,如果没有神经再支配也会导致肌肉纤维的进行性退化。在过去的几十年里也讨论过 PPS 的其他原因,例如脊髓灰质炎病毒的持续感染;由于收缩特性和刺激频率的转变而导致肌肉过度使用而弱化;体重增加;肌肉过度使用、失用和体重增加的综合效应等。基于脑脊液中细胞因子浓度升高,炎症反应也可能作为 PPS 的部分表现存在。尽管有全身性炎症的证据存在,但其与临床恶化的关系不强[7]。不过,这促进了新的治疗策略的发展,可能对 PPS 患者的治疗有益(参见治疗部分)。

无论 PPS 潜在的病理生理机制如何,它都是一种非常需要物理治疗和康复医学进行综合干预的疾病。目前没有可以治愈或明显延缓 PPS 进展的药物。然而,那些患有 PPS 的人可以从参与跨学科综合性目标导向的康复计划中受益,以减少这些症状对他们生活造成的影响和造成的残疾[8-10]。

症状

肌力减退

肌力减退通常发生在急性感染期间所波及的肌肉中,但也可能发生在初期并未瘫痪的肌群。起初与后来发生的肌力减退之间有明显的关联。最初的瘫痪越严重,与 PPS 相关的肌力减退就越明显。大多数人到 50 岁左右开始出现新发肌力减退。然而,力量下降的进展通常是缓慢的,每年下降 2%~4%[11]。4 年后,男性的肌肉力量下降似乎比女性更

大,这表明性别可能是肌肉力量下降的影响因素[12]。

在数周或数月内肌力迅速减退的病史可能提示另一种诊断,例如肌病(如多发性肌炎)或运动神经元病(如肌萎缩侧索硬化症),需要详细进行临床鉴别诊断。

疲劳

PPS 的疲劳可以是肌肉源性的或全身性的。PPS 患者肌肉疲劳的特征是无法维持肌肉力量。肌肉疲劳与肌力下降和肌肉萎缩相关,显然萎缩的肌肉也更容易出现肌肉疲劳。疲劳也可能是中枢来源全身性的。这种类型的疲劳较严重且持续数年。这种疲劳也与生理功能减退、疼痛增加、睡眠质量降低和心理困扰有关[13]。通常来说,这种全身性疲劳被描述为类似流感时的无力,常与患者所进行的活动量有关。脊髓灰质炎存活者通常在早晨感觉相当神清气爽,然后随着时间的推移变得更加疲惫。有些人甚至可能会抱怨他们"到了极限",经历了几乎瘫痪般的疲惫,而且必须躺下休息才能缓解这种疲劳。曾患急性非瘫痪型脊髓灰质炎并发脑膜炎的患者,经历这种类型的疲劳并不罕见。此外,出现疲劳的脊髓灰质炎存活者也经常伴有认知障碍,例如注意力不集中和记忆困难。睡眠障碍会加重脊髓灰质炎存活者的全身疲劳。由于疲劳是其他疾病中常见的非特异性症状,因此需排除其他诊断(例如,抑郁症,甲状腺功能障碍,贫血,其他炎症性疾病或维生素 B_{12} 缺乏症)。

疼痛

患有 PPS 的人经常会出现疼痛,这常常是他们就医的原因。研究表明,50%~90% 的 PPS 患者会感到疼痛。肩部、下背部、腿部和臀部疼痛都很常见,且腿部通常最明显。它与抑郁和疲劳有关,也会影响睡眠[14]。然而,并非每个人都会经历疼痛,且许多人只有轻微疼痛或无痛。但总的来说,疼痛的增加与生活满意度较低有关[15]。疼痛可以来自关节、肌肉、韧带、肌腱或腱鞘,肌肉和肌腱的间隙,以及靠近关节的滑囊。多数存活者是由于 PPS 患者肌肉萎缩引起的肌无力,导致肌肉不平衡、受压、超载和姿势不正确。PPS 引发的疼痛可能是肌肉疼痛,烧灼感或痉挛。关节疼痛通常是骨关节炎逐渐加重的结果。骨关节炎可以影响身体各部位的关节,既包括脊髓灰质炎累及的关节,也包括因代偿而出现过度负重未受累关节。骨关节炎通常发生在髋关节、膝

关节和足部关节,典型症状是牵拉时疼痛,然而休息时疼痛也很常见。

呼吸问题

在最初的脊髓灰质炎感染期间,呼吸功能可能会因呼吸肌麻痹而受影响。有些人自感染脊髓灰质炎以来就长期或短期使用呼吸机,另一些患者从感染开始就使用呼吸机治疗,但他们的呼吸功能并未从治疗中受益。这些人可能在以后的生活中重新出现呼吸肌无力,这可能使得通气量减少而无法维持血液中正常的二氧化碳水平。肥胖和其他限制性肺病会加剧这种所谓的通气不足。然而,脊髓灰质炎相关的呼吸问题发生在不到 10% 的 PPS 患者中。PPS 相关通气不足的患者可能会抱怨早晨头痛,白天疲劳,注意力不集中,睡眠不安,多次醒来,做噩梦,早上起床困难,以及劳力期间或劳力后呼吸困难更严重。

吞咽

吞咽功能障碍通常发生在延髓感染了脊髓灰质炎病毒的患者,且在感染初期波及吞咽相关的肌肉。这类患者的主诉通常是窒息、作呕或咳嗽,咽喉部有刺激感或有异物感。有些人还会主诉有构音问题,特别是发音困难[16]。

寒冷不耐受

寒冷不耐受是指手臂和腿部感到寒冷,并伴有全身的体温调节困难。寒冷不耐受可能是由于大脑中调节体温的部分受损,进而影响支配手臂和腿部的感觉神经,或四肢肌肉质量减少所引起的。它也可能因其他疾病而加重,例如外周血管疾病。

体格检查

临床工作中,骨骼肌肉和神经系统检查可帮助判断下运动神经元疾病的进程。这包括肢体或躯干反射的减弱或消失、肌张力降低、肌肉萎缩(对称或不对称)和无力。感觉缺失不是 PPS 症状的一部分,但脊髓灰质炎存活者常见正中神经和尺神经卡压。因此,对手部感觉支配区的准确鉴别诊断是十分重要的。

下肢肌肉骨骼系统的异常也可能引起生物力学相关的症状和体征。反过来说,髋部和踝部的肌肉无力会引起关节的挛缩,股四头肌的无力会导致膝过伸,还有一些没有明确原因的关节活动范围缩小

(颈椎和肩部常见)。下肢不等长也很常见,这可能导致脊柱侧凸和脊柱后凸以及脊柱源性疼痛。

手法肌力测试是一种快速有效的功能评估。然而,肌肉无力的发生和分布,作为 PPS 的标志,可以是从明显到细微的任何变化。因此,并不总是可以仅通过肌力测试来排除 PPS。

步态和步态异常的视觉评估是更多力学评估的起点。此外,应详细检查身体特定部位的疼痛。坐位、转身、从座椅起立和爬楼梯是特定的运动,可能会受影响导致疼痛,并可能需要干预和纠正。

疲劳是一种常见症状,可能与其他疾病有关。因此,重要的是鉴别相关的症状和体征,例如抑郁症和睡眠障碍。还应通过肺活量的检查来排除呼吸系统问题。远端动脉搏动和水肿的评估也很重要。

功能受限

PPS 引起的症状会影响人群的日常生活,例如穿衣、进食和整理;家庭生活也会受影响,例如做家务,烹饪,清洁,购物和参加休闲活动。这部分是由于步行能力下降所致,包括爬楼梯,长/短距离的步行,以及上下汽车[17]。同样,上肢无力会导致在日常生活中使用手臂困难,特别是在需要将手超过头部的活动以及剧烈的家庭或休闲活动中[18]。日常活动中的这些限制可能会影响患有 PPS 的人,他们可能面临参与相关活动的各种挑战,这反过来影响他们的自主性,并最终影响他们的生活满意度。受影响的范围可能包括家庭生活,社会角色,自主进行室内和室外活动,工作和教育[19]。

与 PPS 相关的肌肉和全身疲劳以及肌肉无力,肌肉和关节疼痛以及呼吸问题可能限制日常活动的能力,特别是需要耐力的活动。反过来,这可能导致全身性的功能失调,这可能导致更严重的呼吸问题和耐受性下降。因此,必须注意到身体整体活动能力下降的迹象,考虑到所有类型的日常活动,并实施各种康复干预措施,打破这种明显的恶性循环。

诊断分析

肌力下降

作为脊髓灰质炎的常规临床检查和确诊的一部分,强烈建议进行电诊断,包括肌电图(EMG)和神经传导检查。进行同心针电极肌电图以评估神经肌

肉变化的分布和程度,并且排除其他神经肌肉系统疾病。在同心针电极肌电图中,先前受瘫痪型脊髓灰质炎影响的肢体中的运动单元动作电位异常地增大并且在构型中具有多相性,同时在自主收缩期间可用于激活的运动单元继发性减少[1]。许多情况下,EMG 可能是确定 PPS 存在的唯一方法。

为了评估肌肉无力,作为常规临床检查与适当的干预和评估的一部分,建议进行肌肉力量测试。可以使用手持式测力计或更复杂的设备(例如等速测力计)手动评估肌肉力量。出于研究目的,通常使用等速测力计,结果有效可靠[20]。

如果临床上需要修正或增加诊断,脊柱成像(例如磁共振成像)可以帮助评估是否存在脊髓或神经根病变。实验室诊断结果包括甲状腺功能评估,用来排除甲状腺性肌病和检测肌肉酶水平,这可能在 PPS 患者中轻度升高。

疲劳

出现全身性疲劳的人员应进行鉴别诊断,例如贫血、甲状腺功能障碍、抑郁、睡眠障碍和呼吸系统疾病。其他慢性病,如充血性心力衰竭、糖尿病和慢性感染,也可能导致疲劳,并应需要适当的检查。此外,还应排除癌症和其他严重的恶性疾病的可能。

疼痛

为了探寻疼痛的根本原因,通常会进行各种类型的诊断性检查,例如血液检查和脊柱及疼痛关节的 X 线检查。应考虑并通过电诊断排除上肢神经系统疾病,如腕管综合征。

PPS 的疼痛主要是伤害性的。当疼痛是神经源性时,应始终考虑鉴别诊断,并且应该进行磁共振成像和 CT 检查。在极少数情况下,非瘫痪型脊髓灰质炎的患者也会出现疼痛。最后,同样重要的是,疼痛可能是由于与 PPS 无关的原因造成的,要考虑到这一点很重要。

呼吸系统的问题

最初可以通过使用便携台式肺活量计进行基线肺功能测试,用来评估呼吸问题。当发现肺功能降低时,可能需要进行更详细的胸部 X 线检查和实验室检查(如动脉血气分析),并建议转诊给肺部专科医师。

吞咽问题

吞咽障碍可以通过影像学检查来诊断。最常使用的是功能性内镜。

寒冷不耐受

寒冷不耐可能由多种因素引起,但除非怀疑有其他病因(例如外周血管疾病),否则通常不会进行诊断性检查。

鉴别诊断

G12 运动神经元病
M33 多发性肌炎

治疗

早期治疗

肌力下降

目前尚无治愈 PPS 和恢复肌肉力量的方法。在一系列研究中,已经测试了不同的药物(溴啶斯的明,金刚烷胺,泼尼松,Q10)的作用,但没有一项证明对肌肉无力有效[21]。基于对 PPS 患者中枢神经系统炎症过程的研究,临床对静脉注射免疫球蛋白(IVIG)进行了测试。在两项样本较大的随机对照试验中,对肌肉力量、疼痛、身体活动和生活质量的影响不一[22,23]。然而,对肌肉力量的影响通常很小且在随机变异的范围内,这个测试的可重复性也得到了认证[20]。但是,对其他变量的影响似乎更加明显。一项临床上非对照研究显示,45 名有 PPS 和疼痛的患者中,有 2/3 报告治疗后疼痛的视觉模拟评分下降,40% 报告下降超过 20 分[24]。在一项先前的研究中[22],对 41 例患者[25]进行随访发现与基线和对照组相比,一年后治疗组 SF-36(躯体疼痛和精力)的生理部分评分,疼痛视觉模拟评分和 6 分钟步行试验得分明显更好。这些成果鼓励进一步研究,以确定是否应在 PPS 中使用 IVIG 治疗。

疲劳

临床上通过多种途径控制疲劳,然而尚缺乏具有任何特定疗效的对照研究。因此,我们应该治疗任何可能导致 PPS 患者疲劳的情况。适当干预睡眠障碍、抑郁症和其他可能的原因。睡眠卫生很重要(例如按时睡觉,晚间避免摄入咖啡因);抑郁症可以通过药物和/或心理咨询进行治疗。改变个人的日常活动也很重要,可以学习各种控制疲劳的办法,包括在白天慢走和休息。最近一项多中心单盲随机对照试验发现,和常规治疗相比,运动和认知行为治疗在减轻严重疲劳患者疲劳方面均无优势[26]。同样,使用药物治疗疲劳也不是很成功。IVIG 在疲劳的 PPS 患者中显示了一些有继续研究价值的结果[27]。我们迫切需要找到能有效治疗 PPS 患者疲劳的方法。

疼痛

疼痛的治疗应从对潜在病因的全面分析开始,然后选择适当的干预措施。关节疼痛的治疗主要包括运动疗法(例如游泳)结合使用助行器、其他辅助器具或矫形器。其他选择还有经皮神经电刺激,针灸,NSAID 和可的松注射。也可以使用其他药物如对乙酰氨基酚。在严重的骨关节炎病例中,必须进行关节置换,疼痛也许会在术后完全缓解。

关节附近(肌腱和韧带)的疼痛通常是由于肌肉无力导致的持续超负荷。脊髓灰质炎存活者经常需要助行器来缓解他们的步行,站立或从事其他活动时的疼痛。同样重要的是,他们应该认识到身体减重的重要性。与活动相关的肌肉疼痛通常由过度使用无力的肌肉组织引起。治疗中最重要的内容是明确肌肉疼痛的原因。由于经常过度使用肌肉,PPS 患者需要了解相关的知识以便在必要时改变生活方式。比如,使用助行器以减少各种活动期间的负重,改变活动模式,纠正坐姿以及使用矫正器具。通常来说,当负重减少时疼痛感会减轻,但如果过度

使用,疼痛会变得更持久并扩散到全身。据报道,广泛性肌痛对低剂量三环类抗抑郁药以及加巴喷丁和普瑞巴林治疗反应良好。

呼吸系统的问题

呼吸问题,特别是睡眠呼吸暂停,通常在夜间通过持续气道正压或双向气道正压通气来治疗,症状得到明显改善。

吞咽问题

根据语音和语言病理学家的专业建议,进行保守治疗。

寒冷不耐受

对症治疗寒冷不耐受,建议穿分层服装,保暖内衣和羊毛袜。也可以尝试电加热的长裤和鞋垫。

康复治疗

各学科的康复治疗是 PPS 康复管理的基石[28]。生活的各个方面往往都会受影响,因此康复团队对 PPS 有更深的了解和经验积累是很重要的。PPS 的康复是一个变化的过程。在一项定性研究中,介绍了 12 名 PPS 患者参加个性化、目标导向的综合性跨学科康复方案的经验[29]。该计划的重点是通过提供各种干预措施来减少存活者自我感知的功能障碍,从而最大限度地发挥每个人的身体、心理和社会潜力。康复计划成为参与者生活的转折点(图 147.1)。在康复

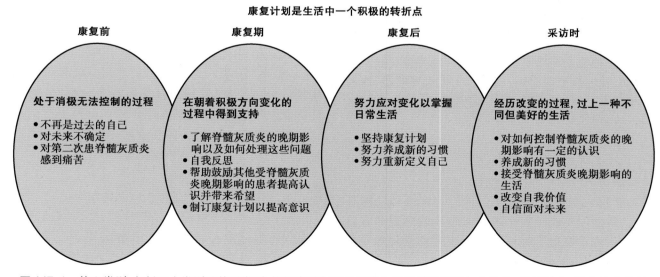

图 147.1　核心类别,包括四个类别及其子类别,描述脊髓灰质炎后综合征患者的经历与个性化、目标导向、综合性跨学科康复计划的影响(*From Larsson Lund M, Lexell J. A positive turning point in life—how persons with late effects of polio experience the influence of an interdisciplinary rehabilitation program. J Rehabil Med. 2010;42:559-565.*)

之前,他们觉得他们处于无法控制的走下坡路阶段。而康复是一个改变过程的开始,他们获得了新的技能,随着时间的推移,这些技能帮助他们过上了不同但美好的生活。大约一年后,他们有了控制能力并接受了受脊髓灰质炎后期影响的生活,还建立了新的习惯,改变了自己的价值观,可以充满自信地展望未来。

康复过程的一个重要组成部分是使用基于 ICF 结构的康复计划。另一项定性研究表明,当 PPS 患者制订相互共享的康复方案时,他们会更多地参与康复治疗,并更好地参与此治疗过程[30]。因此,结构化康复计划可以绘制成地图,来描述 PPS 患者在康复过程中的进程,并延伸至康复治疗结束之后的一段时期。

参与者通过持续更迭的康复计划感受到康复治疗的益处,这种计划至少需要一年的时间才能完成[29]。这强调了 PPS 康复计划的结果应该从长远的角度进行评估。结果同时表明,跨学科康复计划的效果超出了仅仅减少功能损害。反过来,这强调了需要选择包含更广泛康复内容的结果评价指标[31]。一项新的自我报告损害程度的评估量变已经投入使用,即脊髓灰质炎晚期影响人群的自我损害报告(SIPP)。该量表具有良好的心理测量特性[32]并且信度很高[31],能够帮助评估 PPS 患者的自我损害程度。

一项针对 27 名 PPS 患者的试点研究也报告了康复的积极影响。康复对运动耐力、抑郁和疲劳有明显改善,但对肌肉力量和焦虑没有明显的作用[33]。另一项非对照试验表明,侧重于物理治疗的多学科康复方案实施一年后得到的结果是相似的[34]。

在康复计划期间,PPS 患者将由不同的团队成员进行评估,并制定不同的康复干预计划。同时应鼓励家庭成员参与其中。许多干预措施无法进行事先评估,直到训练者在家中实际尝试并随后进行随访。比如,使用助行器(踏板车或电动轮椅)、矫形器和其他自适应设备;学习代偿技术;旨在减轻疼痛,疲劳和睡眠障碍的药物和非药物治疗措施;治疗性家庭锻炼、工效学和职业康复干预以保持工作能力;家访帮助进行适当的环境适应和驾驶适应[8-10]。因此,重要的是不仅要在短暂的康复期后直接评估结果,还要使参与者能够在其最适宜的环境中对不同的干预方式进行评估。

PPS 患者通常充满活力,但是许多活动只是部分日常活动,而不是传统的运动[35]。体育活动与生活满意度相关,这说明对于身体患有残疾的人来说,积极的生活方式是健康生活的标志。因此,应鼓励 PPS 患者多活动。PPS 存活者需要经常进行基于他们的功能障碍、个人及环境因素设定的个体化活动和训练,这会使他们受益匪浅。这些计划应包含灵活性、强度和可调节性。康复训练的频率、持续时间和强度在很大程度上取决于 PPS 相关肌肉无力的分布。对于身体和肌肉不受影响或仅轻微受影响的部分,一般不存在活动能力障碍。一些运动如抵抗训练以及耐力训练的动作,需要预先告知患者这可能会影响疲劳和活动积极性[36]。另一方面,全身振动这种在过去十年中普及的方法,对肌肉力量和步态表现没有影响[37]。当部分肢体和肌肉明显受 PPS 影响时,首选非疲劳方案,并且必须根据个人情况调整运动强度。EMG 通常可用于决定活动的类型,频率和持续时间。非负重运动,如泳池运动或骑自行车,通常可以很好地耐受,而高强度运动,如慢跑,可能会加剧疼痛,应谨慎进行。

介入治疗

建议根据具体症状选择治疗方法。肌肉骨骼症状可以通过局部类固醇注射进行治疗(例如肌腱炎,足关节骨关节炎)。

技术设备

适当的矫形器使许多脊髓灰质炎存活者能够在其受限范围内更好地行走、转移、锻炼和避免伤害。如今有各种各样的支架材料和类型,远非几十年前的重型支具。因此,对这类人来说应该始终考虑轻便的类型,如碳纤维和凯芙拉纤维。

手术

当存在致残性骨关节炎时,手术不可避免。关节置换和腕管减压可以提供一个较好的手术效果。

潜在的疾病并发症

PPS 的一个重要并发症是由于虚弱和活动障碍引起的摔倒,并会造成后续损伤(例如骨折或创伤性脑损伤)。许多 PPS 患者主诉易跌倒或害怕跌倒[38]。由于受累肢体的骨密度下降,骨质减少或骨质疏松症,脊髓灰质炎存活者可能更容易发生骨折。因此,对于非常虚弱的脊髓灰质炎存活者,应考虑骨密度检查。口服双膦酸盐治疗可以使脊髓灰质炎患者髋部骨量增加,这可能会降低骨折风险[39]。吞咽困难和呼吸问题可导致肺炎或误吸。此外,脊髓灰质炎存活者可能更容易患心血管疾病,因此建议对诊断为PPS的患者进行心血管危险因素的一般筛查。

潜在的治疗并发症

治疗并发症可能由于药物副作用和不适当的干预而发生。镇痛药和NSAID的副作用众所周知,最常见的是影响胃、肝和肾脏系统。三环类抗抑郁药具有抗胆碱能的副作用,其中最严重的是男性有急性尿潴留的可能(患有潜在前列腺问题的男性通常处于这种风险)。抗高血压药物如β受体阻滞剂可能会降低肌肉力量,如更换药物应考虑到可能会引起血压升高。他汀类药物可对肌肉产生有害影响,在开具处方时应予以考虑[40]。据报道,脊髓灰质炎存活者在全身麻醉后恢复时间较长,并且可能需要比常规剂量更大的术后镇痛用药。因此,应仔细考虑这一人群手术的风险和益处。

在康复干预期间,必须始终关注康复对象的步态和行动能力,如使用矫形器时。太过剧烈的运动会加剧虚弱和疲劳,增加跌倒的风险。

(尹子文 译 沈怡佳 校 何红晨 审)

参考文献

1. Trojan DA, Cashman NR. Post-poliomyelitis syndrome. *Muscle Nerve.* 2005;31:6–19.
2. Halstead LS, Rossi CD. New problems in old polio patients: result of survey of 539 polio survivors. *Orthopedics.* 1985;8:845–850.
3. March of Dimes. Post-polio syndrome: identifying best practice in diagnosis and care. http://www.marchofdimes.com. Accessed May 8, 2017.
4. Farbu E, Gilhus NE, Barnes MP, et al. EFNS guideline on diagnosis and management of post-polio syndrome. Report of an EFNS task force. *Eur J Neurol.* 2006;13:795–801.
5. Boyer FC, Tiffreau V, Rapin A, et al. Post-polio syndrome: pathophysiological hypotheses, diagnosis criteria, medication therapeutics. *Ann Phys Rehabil Med.* 2010;53:34–41.
6. Laffont I, Julia M, Tiffreau V, et al. Aging and sequelae of poliomyelitis. *Ann Phys Rehabil Med.* 2010;53:4–33.
7. Bickerstaffe A, Beelen A, Lutter R, Nollet F. Elevated plasma inflammatory mediators in post-polio syndrome: no association with long-term functional decline. *J Neuroimmunol.* 2015;289:162–167.
8. Silver JK. Post-polio. *A Guide for Polio Survivors and Their Families.* New Haven, CT: Yale University Press; 2001.
9. Halstead LS. *Managing Post-Polio: A Guide to Living Well with Post-Polio Syndrome.* Washington, DC: NRH Press; 1998.
10. Lexell J, ed. *Everything You Need to Know About Post-Polio Syndrome (PPS). A Guide for People Who Have Had Polio or Who Work in the Health Service.* Stockholm, Sweden: Personskadeförbundet RTP; 2009.
11. Stolwijk-Swuste JM, Beelen A, Lankhorst GJ, Nollet F. The course of functional status and muscle strength in patients with late-onset sequelae of poliomyelitis: a systematic review. *Arch Phys Med Rehabil.* 2005;86:1693–1701.
12. Flansbjer UB, Brogårdh C, Horstmann V, Lexell J. Men with late effects of polio decline more than women in lower limb muscle strength: a 4-year longitudinal study. *PM R.* 2015;7:1127–1136.
13. Tersteeg IM, Koopmnan FS, Stolwijk-Swüste JM, et al. A 5-year longitudinal study of fatigue in patients with late-onset sequelae of poliomyelitis. *Arch Phys Med Rehabil.* 2011;92:899–904.
14. Jensen MP, Alschuler KN, Smith AE, et al. Pain and fatigue in persons with postpolio syndrome: independent effects of functioning. *Arch Phys Med Rehabil.* 2011;92:1796–1801.
15. Lexell J, Brogårdh C. Life satisfaction and self-reported impairments in persons with late effects of polio. *Ann Phys Rehabil Med.* 2012;55:577–589.
16. Söderholm S, Lehtinen A, Valtonen K, Ylinen A. Dysphagia and dysphonia among persons with post-polio syndrome—a challenge in neurorehabilitation. *Acta Neurol Scand.* 2010;122:343–349.
17. Brogårdh C, Lexell J. How various self-reported impairments influence walking ability in persons with late effects of polio. *NeuroRehabilitation.* 2015;37:291–298.
18. Brogårdh C, Flansbjer UB, Lexell J. Muscle weakness and perceived disability of upper limbs in persons with late effects of polio. *PM R.* 2016;8:25–32.
19. Larsson Lund M, Lexell J. Perceived participation in the life situations in persons with late effects of polio. *J Rehabil Med.* 2008;40:659–664.
20. Flansbjer UB, Lexell J. Reliability of knee extensor and flexor muscle strength measurements in persons with late effects of polio. *J Rehabil Med.* 2010;42:588–592.
21. Koopman FS, Beelen, Gilhus NE, de Visser M, Nollet F. Treatment of postpolio syndrome. *Cochrane Database Syst Rev.* 2015;18:CD007818.
22. Gonzalez H, Sunnerhagen KS, Sjöberg I, et al. Intravenous immunoglobulin for post-polio syndrome: a randomized controlled trial. *Lancet Neurol.* 2006;5:493–500.
23. Farbu E, Rekand T, Vik-Mo E, et al. Post-polio syndrome patients treated with intravenous immunoglobulin: a double-blinded randomized controlled pilot study. *Eur J Neurol.* 2007;14:60–65.
24. Werhagen L, Borg K. Effect of intravenous immunoglobulin on pain in patients with post-polio syndrome. *J Rehabil Med.* 2011;43:1038–1040.
25. Gonzalez H, Khademi M, Borg K, Olsson T. Intravenous immunoglobulin treatment of the post-polio syndrome: sustained effects on quality of life variables and cytokine expression after a one year follow up. *J Neuroinflammation.* 2012;9:167.
26. Koopman FS, Voorn EL, Beelen A, et al. No reduction of severe fatigue in patients with postpolio syndrome by exercise therapy or cognitive behavioral therapy: results of an RCT. *Neurorehabil Neural Repair.* 2016;30:402–410.
27. Östlund G, Broman L, Werhagen L, Borg K. IVIG treatment in post-polio patients: evaluation of responders. *J Neurol.* 2012;259:2571–2578.
28. Tiffreau V, Rapin A, Serafi R, et al. Post-polio syndrome and rehabilitation. *Ann Phys Rehabil Med.* 2010;53:42–50.
29. Larsson Lund M, Lexell J. A positive turning point in life—how persons with late effects of polio experience the influence of an interdisciplinary rehabilitation program. *J Rehabil Med.* 2010;42:559–565.
30. Lexell EM, Lexell J, Larsson Lund M. The rehabilitation plan can support clients' active engagement and facilitate the process of change – experiences from people with late effects of polio participating in a rehabilitation programme. *Disabil Rehabil.* 2016;38:329–336.
31. Brogårdh C, Lexell J, Lundgren-Nilsson A. Construct-validity of a new rating scale for self-reported impairments in persons with late effects of polio. *PM R.* 2013;5:176–181.
32. Brogårdh C, Lexell J. Test-retest reliability of the self-reported impairments in persons with late effects of polio (SIPP) rating scale. *PM R.* 2016;8:399–404.
33. Davidson AC, Auyeung V, Luff R, et al. Prolonged benefit in post-polio syndrome from comprehensive rehabilitation: a pilot study. *Disabil Rehabil.* 2009;31:309–317.
34. Bertelsen M, Broberg S, Medsen E. Outcome of physiotherapy as part of a multidisciplinary rehabilitation in an unselected polio population with one-year follow-up: an uncontrolled study. *J Rehabil Med.* 2009;41:85–87.
35. Winberg C, Flansbjer UB, Carlsson G, Rimmer J, Lexell J. Physical activity in persons with late effects of polio: a descriptive study. *Disabil Health J.* 2014;7:302–308.
36. Oncu J, Durmaz B, Karapolat H. Short-term effects of aerobic exercise on functional capacity, fatigue, and quality of life in patients with post-polio syndrome. *Clin Rehabil.* 2009;23:155–163.
37. Brogårdh C, Flansbjer UB, Lexell J. No specific effect of whole-body vibration training in chronic stroke: a double-blind randomized controlled study. *Arch Phys Med Rehabil.* 2010;91:1474–1477.
38. Brogårdh C, Lexell J. Falls, fear of falling, self-reported impairments, and walking limitations in persons with late effects of polio. *PM R.* 2014;6:900–907.
39. Alvarez A, Kremer R, Weiss DR, et al. Response of postpoliomyelitis patients to bisphosphonate treatment. *PM R.* 2010;2:1094–1103.
40. Martikainen MH, Gardberg M, Kohonen I, Lähdesmäki J. Statin-induced myopathy in a patient with previous poliomyelitis. *Am J Phys Med Rehabil.* 2013;92:1031–1034.

第 148 章

脑震荡后综合征

Mel B. Glenn, MD

Seth D. Herman, MD

同义词

脑震荡后功能障碍

ICD-10 编码

F07.81　　　脑震荡后综合征

定义

脑震荡后综合征是指脑震荡后常见的一系列症状。脑震荡一词常用作轻度颅脑损伤(mTBI)的同义词。已经提出了多种用于诊断其严重程度许多定义[1],这些定义的上限和下限不同,其中一个常用定义是创伤诱导的脑功能生理破坏,患者至少有以下一项表现:

- 任意时期内有过意识丧失;
- 事故发生前后立即出现的任何有关事件的记忆丧失;
- 事故发生时任何精神状态的改变(如感觉头晕,分不清方向,糊涂的);
- 局灶性神经功能缺陷,可能是暂时的,也可能不是,但损伤的严重程度不超过以下几点:
- 意识丧失时间≤30 分钟;
- 30 分钟后,格拉斯哥昏迷量表初始评分为 13 至 15 分;
- 创伤后遗忘不超过 24 小时[2]。

"复杂的"mTBI 的特征是受伤当天计算机断层扫描(CT)发现颅内存在异常[3]。

2010 年,美国疾病控制和预防中心报告称,在美国人群中 mTBI 的发病率为每年约 1.87 亿。然而,鉴于很大一部分人不寻求治疗,真实人数可能要高得多。在军事方面,对最近在伊拉克和阿富汗战争中服役的士兵或退伍军人进行的研究显示,mTBI 的患病率为 6.8%~20%[4]。

随着时间的推移,大多数 mTBI 患者可以完全恢复[5]。由于研究人群的差异,持续多发的脑震荡症状或持续性脑震荡后综合征的发生率有很大差异。尽管一些作者估计受伤一年后仍有症状的人不到 5%[9],但也有一些研究表明多种症状的发生率更高[10,11]。如此高的数字可能没有考虑到许多脑震荡其实并没有长期后遗症,一些症状临床医生可能从未见过或在对照组中也出现这些症状。Dikmen 等[11]人研究发现,70% 的头部 CT 扫描正常的 mTBI 患者在受伤一年后至少有三种症状,但在没有 mTBI 的骨科损伤对照组中,53% 的患者也有这种情况。与脑震荡相关的症状在以下人群中发病率更高:健康人群,挥鞭伤和/或有伴其他疼痛的人群,抑郁、创伤后应激障碍(PTSD,post-traumatic stress disorder)、急性应激,以及非头部受伤的人群[12]。

症状

脑震荡后最常见的症状是头痛,头晕(通常是眩晕),平衡感差,恶心,呕吐,健忘,学习或记忆困难,注意力不集中,思维迟钝,嗜睡,疲劳,失眠,易怒,对噪音和光线敏感,视力模糊,复视,抑郁和焦虑[5]。评估脑震荡后症状的数量和严重程度的常用工具是 Rivermead 脑震荡后综合征症状问卷(Rivermead Post-Concussion Symptoms Questionnaire),该问卷已被证实具有足够的效度和信度[5,6]。ICD-10 确定了"脑震荡后综合征"(有时称为"脑震荡后综合征"或类似术语)的标准[5,7]。该标准要求至少有六个类别中的三个类别的症状,与 Rivermead 不同,它包括一个心理健康问题的类别(例如抑郁,焦虑)和另一个只关注症状的类别[5]。然而,脑震荡后,症状可能出现在各种各样情况中,而这并不能构成真正的综合征[8]。脑震荡和患者首发的症状之间可能会存在几天或几周的延迟,而一些相关的症状,比如抑郁,可能要到受伤后的几个月才会显现。尽管这些症状在任何严重的损伤中都能看到,但它们通常在 mTBI 中最为明显。

脑震荡综合征的病因通常是多因素的,常见的诱因为 mTBI 遗留认知损害,头颈部挥鞭伤或其他软组织损伤,或有时前庭器官或前庭中枢受累。注意力、健忘、疲劳等问题,再加上经常出现的头痛、失眠和眩晕,会导致严重的焦虑、抑郁和"自我意识的动摇"[13]。对于那些有持续性问题的人来说,一系列复杂的症状往往是一个接着一个的,因而加剧了认知障碍,即使潜在的脑损伤在不断恢复,认知障碍也可能独立存在[13]。一种常见的情况是疼痛,焦虑(包括创伤后应激障碍)和抑郁导致失眠,从而加剧头痛,所有这些症状最终导致认知障碍[5]。早期,由脑损伤引起的症状逐渐改善,但患者可能没有任何认知功能的改善,因为这些症状是由其他因素造成的。没有改善通常会增加患者的焦虑并导致抑郁情绪。随之而来的是恶性循环(图 148.1)。注意力难以集中也会导致头痛,从而加剧这种复杂的情况。

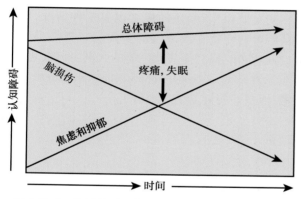

图 148.1　脑震荡后可能出现的情况:脑损伤、情绪、疼痛、失眠和认知恢复之间的关系

对那些创伤后不断出现创伤再体验("闪回"),避免类似于出现创伤的情景(例如,开车),情感上出现"麻木"和过度兴奋的人,应怀疑他们出现了 PTSD。

持续脑震荡后综合征最一致的预测因子是创伤前的精神症状史[14-18]。一些研究发现,当有对照组为骨科损伤时,mTBI 甚至不能预测急性脑震荡后综合征[19]或持续脑震荡后综合征[17,18]。与症状持续存在相关的其他因素包括:年龄,受伤前身体健康,创伤后不久的焦虑或急性创伤后应激,早期症状多,急性头痛、恶心、眩晕或平衡失调,早期的记忆受损,受伤时中毒,格拉斯哥昏迷评分低于 15 分,创伤后失忆,创伤当天 CT 显示颅内损伤,血清 S100B 蛋白水平,最近的不良事件,原存在的社会和职业困难,缺乏社会支持,教育程度较低,社会经济地位较低,已婚,性别为女性,当前学生身份,提出诉讼或赔偿,因受伤

而失业,被机动车撞伤,无碰撞过失,先前存在大脑(包括 mTBI 前期)和其他神经系统问题[5,9,17,20,21]。关于 mTBI 所有预后不良的原因表明,生物、心理和社会之间存在复杂的相互作用,不同的因素在个体上存在差异[22]。

大多数作者尚未定义"持续性"脑震荡综合征的时间范围,而部分作者认为症状持续 3 个月即为持续性脑震荡综合征[23,24]。mTBI 后认知功能障碍持续存在的问题一直备受争议。大多数对照研究和荟萃分析表明,神经心理测试发现的认知障碍在 mTBI 后 3 个月内可得到缓解,复杂的 mTBI 除外[3]。大多数研究都是针对相对年轻的人群,通常是运动员。一些研究发现,受伤后数月或数年后,对照组和试验组之间存在细微差别[25],对于更高要求的测试,例如双重任务,同样存在差别[26]。在受过一次或多次脑震荡的大学足球运动员与没有受过脑震荡的运动员之间,也发现了平衡功能的细微差异[27]。有多次脑震荡的运动员在神经心理测试中的表现不如对照组[28]。在患有脑震荡的职业足球运动员的晚年生活中[29],轻度认知障碍的发生率高于没有脑震荡的患者。尽管这些发现可能与脑震荡患者的损伤前特征有关,但他们认为单纯的脑震荡可能会导致一些人亚临床的脑功能慢性丧失。此外,在一些研究中发现和对照组相比,几个月或几年前有过一次或多次脑震荡的人,在弥散张量成像上找到了白质完整性缺失的证据[30],且在功能性磁共振成像(fMRL)[31,32]和事件相关电位[27]上与对照组存在差异。然而,在对那些存在持续性损伤的患者的受伤前和受伤后均采用这些方式进行研究之前,其因果关系仍不清楚。

认知

应询问患者有关刺激性损伤的情况,包括有无意识丧失、顺行或逆行性遗忘、其他精神状态改变或局灶性神经病学发现。患者主观感到头晕或糊涂可能反映也可能无法反映实际的脑损伤情况。人们在经历了一场事故后,因情绪冲击而感到头晕是很常见的。事故发生后,有关患者精神状态的细节记录通常是有限或没有的,临床医生必须尽最大努力根据患者的病史重建当时的情形。其他人的观察可能有助于弄清楚患者是否反应迟缓或糊涂。一方面,应尽可能地做紧急医疗记录,因为受伤患者对自身状况的回顾性评估可能不可靠。另一方面,记录中对精神状态的测试如果只评估定向力,可能不会发

现更细微的障碍,而且随着受伤后时间的推移,对受伤后即刻状态的反应程度也会减少。

头痛

紧张性头痛、偏头痛、颈源性头痛和混合性头痛是脑震荡后最常见的头痛类型。也可见撞击部位软组织损伤、枕神经痛和自主神经功能障碍引起的疼痛。应该询问患者疼痛的严重程度、性质、位置和放射部位、发病起始日期、持续时间、频率、加重或缓解因素、用药频率,以及伴随症状如恶心、呕吐、视觉现象、出汗、鼻漏、对光和噪声敏感[34]。根据国际头痛疾病分类,创伤后头痛在受伤后 7 天内或恢复意识后出现被认为继发性头痛[35]。

睡眠

疲劳或白天嗜睡的病史应该提示睡眠障碍的可能性。睡眠时相推迟综合征和睡眠-觉醒周期紊乱通常可以通过病史做出诊断。超重或肥胖伴重度打鼾提示阻塞性睡眠呼吸暂停。入睡困难和维持睡眠障碍可以通过病史来确定[5]。

前庭/平衡问题

眩晕和其他与头部运动或位置有关的运动错觉以及平衡障碍,可由耳石症或半规管耳石症[良性阵发性位置性眩晕(BPPV)]、脑干损伤、偏头痛相关的眩晕、迷路震荡、淋巴管周围瘘引起,或者也可能是颈源性的。BPPV 患者常常在翻身时眩晕发作。外淋巴瘘和迷路脑震荡通常与听力损失和耳鸣有关。非旋转性眩晕在脑震荡后不常见。应考虑药物引起的头晕(例如三环类抗抑郁药,加巴喷丁)和其他原因,包括心因性眩晕(参见第 8 章)[5,36]。

其他

医师应该围绕初始事故对相关伤害进行调查记录,包括并发其他损伤、癫痫、呕吐、药物或酒精中毒史。应获取受伤前的医疗、社会、心理、职业和教育史,包括任何注意力缺陷障碍或学习障碍的病史。

体格检查

认知

对脑震荡后综合征患者的进行检查常常会发现注意力、记忆力和精神状态、执行能力方面的问题,

尤其是在受伤几周内。记忆问题通常与注意力缺陷或检索困难有关[37]。注意力,编码/合并和检索问题对语言记忆的影响可以通过呈现单词列表,然后立即回忆,5min 后再回忆,然后多个选项中进行识别来评估,它提供了在信息已编码时辅助检索所需的结构。蒙特利尔认知评估量表(Montreal Cognitive Assessment)是一种评估认知障碍的有用的工具,它包含评价执行能力、记忆力和注意力的子测试[38]。然而,精神状态测试的结果可能是正常的,那就需要更多的神经心理测试评估,包括反应时间[39] 和/或持续进行任务,这对发现缺陷可能是必要的。发现 mTBI 患者与目前功能不一致或比预期更严重,表明可能存在恢复不佳或其他因素[12,40]。有关潜在因素,请参阅鉴别诊断部分。

心理

对情绪、行为举止的评估可以反映抑郁、焦虑、烦躁和其他心理特征。患者健康问卷-9 项是评估抑郁症的一种方法,这是一份简明的问卷,反映了 DSM-5[《精神疾病诊断与统计手册》(第 5 版)]对重度抑郁症的诊断标准。已发现它对创伤性脑损伤患者有效且可靠[41]。初级保健 PTSD 筛查是另一个有效的工具。初步筛查为创伤后应激障碍的人应接受更全面的评估[42]。

头痛

头部和颈部的检查通常会发现运动受限、痛点或向头部辐射的扳机点。原始头部损伤部位可能有压痛,枕部神经痛患者枕部神经受压可引起疼痛(参见第 103 章和第 106 章)[33]。

前庭/平衡问题

体格检查可以帮助定位前庭疾病。如果在固定目标时,头在外力下转 20°~30° 后出现眼震校正(甩头试验),则可能存在外周机制。眼外肌测试中出现眼扫视运动提示中枢病变。当 BPPV 为病因时,Dix-Hallpike 试验通常是阳性的。这个检查要求患者坐在平坦的平面上,头向一侧旋转 45°。患者快速从坐位变换到卧位,伸展头部至检查台的边缘,同时保持头仍在旋转位。如果患者感到眩晕且在延迟 30s 后看到眼球震颤,则测试为阳性[5]。如果是颈源性眩晕,则应评估颈部活动度及有无触痛点或扳机点(参见第 8 章)。眩晕和其他运动错觉的患者也可能存在平衡问题,但如果在交叉步、单腿站立、单脚

跳或其他测试中出现保持平衡困难,可能不伴有头晕。平衡误差评分系统可以提供量化的平衡评估[5]。

视觉

一些患者称有视觉定向障碍或间歇性视物模糊。这些症状可能与屈光、调节功能障碍[44]、血管、前庭神经、注意力或心理问题有关。常规检查常常不能发现任何问题。当存在调节功能障碍时,动眼神经运动可以重新训练肌肉,并且对复视也有帮助[43]。

嗅觉

当嗅觉神经分支穿过筛板受到损伤或局灶性皮质挫伤时,嗅觉和味觉可能会受到影响。气味检测试剂盒可用于确认嗅觉丧失。

其他

其他脑神经测试、肌力、小脑检查、深部腱反射、足底刺激和感觉通常是正常的。

功能受限

脑震荡后综合征对功能的影响程度与相应的病理过程有关,但也取决于对脑震荡后对损伤的心理反应。脑震荡后症状引起最常见的后果是家庭和社区生活技能或社交,学业或职业受限。患者可能健忘和注意力不集中,难以跟上谈话,且可能难以忍受拥挤嘈杂的环境。需要集中注意力和有其他压力时往往会加剧头痛,而头痛也可能会导致注意力不集中。眩晕或运动错觉导致患者难以忍受某些运动,包括运动的车辆,并且可能与平衡问题有关。抑郁、焦虑和烦躁可能会引起严重的功能受限。

诊断性检查

脑 CT 扫描快速评估 mTBI 后颅内病变的标准[45]。头痛、呕吐、意识丧失或健忘、酒精中毒、年龄超过 60 岁、外伤后癫痫、锁骨以上外伤的物理证据和目前在使用抗凝剂是行紧急 CT 的明确适应证。对持续或恶化的头痛、精神状态变化、没有之前的影像但有局部神经功能变化的患者,同意建议紧急 CT[45]。标准 MRI 对颅内病变(如 CT 上显示的弥漫性轴索损伤引起的微出血)的检测有了改进,但在一个月和一年内,异常发现与神经心理预后不良无

关[46,30]。弥散张量成像能评估神经纤维束、白质和髓鞘的完整性,可反映 mTBI 后急性和慢性改变[30]。然而,在患有抑郁症、轻度认知障碍[47]和白质高信号[48]及老年人中也可以看到异常,如果不考虑这些因素会影响研究结果。当 Ilvesmaki 等[49]控制了性别和年龄,发现 DTI 结果与急性 mTBI 之间没有关联。生物标志物如 S100B[50],血清胶质纤维酸性蛋白(GAFP)和泛素 C 末端水解酶 L1(UCH-L1)正在成为诊断脑损伤或预测颅内损伤后 CT 扫描结果的潜在工具。然而,当敏感度设置为 100% 时,只有 UCH-L1 具有足够高的特异度,在决定是否需要 CT 扫描时具有价值[51]。当患者伴有颈部疼痛时,必须在颈椎 X 线片上排除伴有骨折或脱位等颈椎损伤。

如果认知障碍持续超过 3~6 个月,则需要进行神经心理学测试以进一步评估和治疗。其目的是更好地理解认知的优势和劣势,以及情绪、行为和躯体后遗症的作用[52]。一项睡眠研究(多导睡眠图)表明,在没有镇静药物和失眠的情况下,如果白天过度嗜睡并没有改善,那么就可以排除睡眠呼吸暂停和其他疾病。当患者在受伤几个月后仍有头晕、平衡障碍和不平衡的症状时,应转诊至前庭治疗并进行进一步的检查,如眼震电图描记法。当有听力受损、持续耳鸣和相关的症状时,应转诊至听力治疗。视力症状持续存在时,应考虑进行眼科或视力检查。对于患有持续疲劳、认知障碍、行为改变或抑郁的 mTBI 患者,需要进行神经内分泌检测,因为这些可能是创伤后垂体功能减退的症状。其他症状包括性欲减退、闭经、肌病和危及生命的并发症,如钠调节异常和肾上腺危象[53]。推荐的筛查包括血清游离甲状腺素、促甲状腺激素、早晨皮质醇、催乳素和胰岛素样生长因子 1 水平,男性睾酮浓度以及绝经后或绝经前闭经妇女的促卵泡激素浓度[54]。

鉴别诊断[5,12]

抑郁症
焦虑症,包括创伤后应激障碍
躯体症状障碍
做作性障碍
挥鞭伤伴头痛
装病和症状放大
创伤后头痛(无脑震荡)
早期进行性痴呆
失眠
睡眠呼吸暂停

治疗

早期治疗

　　宣教和安慰是早期最重要的干预方式。患者必须了解身体、认知、行为、和心理的症状，如头痛、头晕、平衡问题，记忆障碍和处理速度变慢。患者的经历，包括心理反应，应该得到验证和规范化[13]。应告知患者这些症状是有希望解决的，特别是在没有既往多次脑震荡或复杂 mTBI 等危险因素的情况下[55]。尚没有足够证据能证明 mTBI 后 24~48h，认知和身体的休息有任何作用[56]。在最近的一项随机对照试验中，随着症状的缓解患者逐渐恢复到日常活动，但和日常活动相比，出院指导并没有加快症状的缓解[57]。没有令人信服的证据表明长期的认知和身体休息有助于恢复，事实上它可能会延长症状消失的时间[58]。但是，有必要减少一些活动，特别是运动员。

　　"苏黎世指南"中概述了一系列有关恢复体育运动的系统标准。运动员在症状消失并通过无症状分级运动程序之前，不应重返竞技体育。那些患有更严重脑震荡的人应该更缓慢地完成这个计划[52]。有关逐步返回体育活动的指南，请参阅表 148.1。

表 148.1　逐步回归体育活动模板		
阶段	**活动**	**目标**
没有活动	症状限制了身体和认知	休息和恢复
轻度有氧运动	步行，游泳或固定式自行车，保持强度低于最大靶心率的 70%；没有抗阻训练	适度增加心率
专项体育运动	冰上曲棍球训练滑冰，足球训练跑步；无头部撞击活动	在体育运动时进一步提高心率
非接触式训练	升级到更复杂的训练（例如，橄榄球和冰球训练中的过人技巧）；可以开始渐进式抗阻训练	挑战运动的敏捷性，协调性和认知性
全面接触练习	经过医疗许可，参加正常的训练活动	充分的身体和认知挑战；恢复信心，允许教练组评估功能技能
回归竞技	正常体育活动	

Modified from McCrory P, Meeuwisse W, Johnston K, et al. Consensus statement on concussion in sport—the 3rd International Conference on Concussion in Sport held in Zurich, November 2008. *PM R*. 2009;1:406-420.

康复治疗

　　脑震荡后综合征的康复最好的方法是首先处理那些最适合治疗和/或从长远来看最有可能导致患者出现其他症状的问题。当 BPPV 是病因时，这些问题通常是抑郁和焦虑，睡眠障碍和眩晕[5]。

心理

　　如果症状持续几个月以上，那么患者通常需要心理咨询。一些人能从学习放松技巧和睡眠卫生中获益。专注于睡眠问题的认知-行为疗法可以帮助睡眠[59]。对患者和其他有意义的人的教育应继续强调认知、心理和身体后遗症之间的相互作用。康复团队定期沟通治疗计划是非常重要的，并确保所有临床医师达成共识来处理这些问题，这样就不会传递给患者混乱的信息。支持小组通常也很有用，并为进一步了解各种影响因素提供了机会。认知行为疗法可以与其他疗法相结合[60]，甚至在症状似乎无法用医学状况来解释的情况下也能有效[61]。它可以针对抑郁症、焦虑症、失眠症、疼痛以及其他可能的脑震荡后症状。其他心理治疗方法包括接纳与承诺疗法以及自我管理，这两种疗法都注重改善日常功能而非改善症状[10]。当有证据表明家庭成员有明显的压力或有家庭问题时，应提供家庭咨询。

　　当抑郁、焦虑和易怒程度严重和/或持续时间长，导致认知障碍或干扰康复进程时，也可以从药理学上解决这些问题，通常在心理咨询之后或同时进行。所有上述三种病症均可用非镇静、非胆碱能药物治疗，如选择性 5-羟色胺再摄取抑制剂（如舍曲林），或避免神经心理问题的进一步恶化[62]。研究发现，舍曲林治疗后患者的认知状况有所改善[63]。

　　睡眠呼吸暂停可以通过持续正压通气治疗或经口设备来解决。对于那些患有严重失眠症的人来说，如果治疗抑郁、焦虑和睡眠卫生不成功，那么使用镇静剂可能是必要的，如曲唑酮、唑吡坦或艾司佐匹克隆。唑吡坦（睡前服用 10mg）可导致早晨出现认知功能障碍[64]。褪黑素(0.5～3mg)是有效的,特别是对于睡眠相位后移综合征的患者。虽然研究结果不一致,但也可以尝试使用金刚烷胺治疗易怒[65]。

头痛

如前所述,疼痛有许多原因和潜在发病机制。最好的方法是获得头痛的表型描述,可以与其他头痛类型(如紧张型,偏头痛或其他原发性头痛)进行比较,然后进行相应治疗[34]。治疗方式包括冷敷、手法治疗、物理疗法以及使用一系列药物的药理治疗,如去甲替林、丙戊酸和普萘洛尔。托吡酯治疗是有效的,但会引起认知障碍,因此不是一线药物[66]。使用药物应考虑其他可能重叠、出现类似或放大症状的问题,如睡眠困难、心理压力和认知障碍。

前庭/平衡障碍

前庭功能障碍可以是中枢性或外周性的。它可能表现出各种各样的症状,例如头晕和平衡功能障碍。如果继发于良性阵发性位置性眩晕[67],治疗可能包括耳石手法复位(例如,Epley 手法复位)。在物理治疗师的指导下推荐使用前庭康复治疗(vestibular rehabilitation therapy,VRT)治疗外周或中枢引起的脑震荡后持续性眩晕[5,43]。

前庭康复既能促进中枢神经系统在特殊环境下发挥调节作用,又能帮助患者学习代偿策略[68]。当其他治疗方法失败时,应谨慎使用抑制性药物(如氯硝西泮、东莨菪碱、美可洛嗪、N-乙酰半胱氨酸),有证据表明它们的功效并不强,且其中一些可能会导致注意力和记忆力问题恶化。偏头痛(偏头痛相关性眩晕)的患者如果经常出现眩晕或其他运动错觉,最好使用三环类抗抑郁药、β 受体阻滞剂或钙通道阻滞剂以及前庭康复治疗。颈源性眩晕可以通过解决潜在的颈部肌肉骨骼问题来治疗(参见第 8 章)。物理治疗也可以帮助改善平衡。

认知

如果症状持续存在,患者可以从言语治疗或职业疗法中受益,以学习补偿注意力、记忆力和执行能力的策略,然后再训练达到内部代偿和认知技能恢复的目的[69,70]。治疗的时间取决于障碍的严重程度以及功能恢复的速度,这通常可以在受伤后的前 3 个月内确定。目前没有发表的数据表明这些干预措施的最佳介入时间;也没有可用的具体指南。治疗应该针对每个人每天面临的具体工作任务,并且

这些治疗可能需要走出社区。对于那些对噪音和光线敏感的人,可以尝试使用泡沫耳塞或太阳镜。用纸记下来或电子记忆辅助工具可能会有所帮助。治疗注意力和觉醒障碍的精神兴奋药、多巴胺能药(如哌甲酯、苯丙胺、托莫西汀、多奈哌齐、莫达非尼、阿莫非尼、金刚烷胺)和胆碱酯酶抑制剂(例如,多奈哌齐)可能有助于降低注意力缺陷和觉醒不足的程度[71]。当睡眠呼吸暂停导致认知问题时,需要正压通气治疗、改变睡眠姿势或定制牙科设备。阻力和有氧运动都可以改善认知功能[72,73]。当心率和运动持续时间不引起脑震荡症状的时候,运动也可能有益于改善脑震荡后其他症状[74]。

职业

在 mTBI 之后,雇主或学术机构的支持程度对于那些脑震荡后持续症状的患者来说至关重要,这决定他们能否成功重返工作岗位。职业顾问可以促进患者和工作场所之间的沟通。治疗应该尝试模拟工作场所的任务,逐步恢复工作以过渡这段时期[13]。

介入治疗

过程已在前面的章节中讨论。

技术设备

对于那些有持续性认知障碍的 mTBI 患者,"智能"手机可以作为外部记忆辅助工具和管理者。对于那些有能力使用它们的人来说,它们通常比笔记本更有用,因为可以设置提醒,从而最大限度地减少对前瞻性记忆的依赖[75]。

手术

对于脑震荡后的疾病,手术治疗几乎是无能为力的。

潜在的疾病并发症

虽然脑震荡后大多数症状会完全消退,但有些患者在通常的恢复期之后症状仍然存在。持续的脑震荡后综合征已在上面的"症状"中讨论。另一个问题是"第二次撞击综合征",即脑震荡后不久发生的反复颅脑损伤导致灾难性后遗症,包括弥漫性脑水肿引起的死亡。文献仅限于观察性病例报告,因此缺乏证据对其存在作出明确的说明[76]。还有证据表明,多次脑震荡或多年的脑震荡可导致慢性创伤性

脑病（chronic traumatic encephalopathy，CTE）。该疾病在数年至数十年的潜伏期后发病，表现为多种症状，包括易怒、冲动、攻击性、抑郁和认知障碍。这些症状持续数十年缓慢进展，可能导致痴呆。目前，CTE 只能在尸检时诊断出来，但未来脑脊液中的生物标志物可能会有所帮助。所以，现如今唯一的治疗方法是教育和解决个体症状[77]。

潜在的治疗并发症

那些治疗脑震荡后综合征患者的方法，可能会过分强调脑损伤的作用，但这时脑损伤只是一种与症状不相关的病因，或相反地，当脑损伤和其他生理改变显著时，过分调整心理因素的影响，这些都可能导致症状持续存在。在这方面每个患者都必须个体化治疗，尽管很少有数据可用来指导临床医师。

与药物相关的一些并发症可能看似矛盾。经常使用镇痛药（NSAID、对乙酰氨基酚和麻醉药）会引起反复性头痛，过度使用麦角胺和"曲坦类药物"也会如此。虽然精神兴奋药和多巴胺能药通常耐受性较好，但它们可能导致镇静、注意力变差、易怒或精神错乱。上述药物的使用还可能导致许多其他并发症。

（吴远 译　沈怡佳 校　何红晨 审）

参考文献

1. Carroll LJ, Cassidy JD, Holm L, et al. Methodological issues and research recommendations for mild traumatic brain injury: the WHO Collaborating Centre Task Force on Mild Traumatic Brain Injury. *J Rehabil Med.* 2004;43(suppl):113–125.
2. The Mild Traumatic Brain Injury Committee of the Head Injury Interdisciplinary Special Interest Group of the American Congress of Rehabilitation Medicine. Definition of mild traumatic brain injury. *J Head Trauma Rehabil.* 1993;8:86.
3. Kashluba S, Hanks RA, Casey JE, Millis SR. Neuropsychologic and functional outcome after complicated mild traumatic brain injury. *Arch Phys Med Rehabil.* 2008;89:904.
4. Voss JD, Connolly J, Schwab KA, Scher AI. Update on the epidemiology of concussion/mild traumatic brain injury. *Curr Pain Headache Rep.* 2015;19:32.
5. Ontario Neurotrauma Foundation. *Guidelines for Concussion/Mild Traumatic Brain Injury and Persistent Symptoms: Clinical Version.* 2nd ed. Toronto: Ontario Neurotrauma Foundation; 2013.
6. Eyres S, Carey A, Gilworth G, et al. Construct validity and reliability of the Rivermead Post-Concussion Symptoms Questionnaire. *Clin Rehabil.* 2005;19:878–887.
7. *World Health Organization. International Statistical Classification of Diseases and Related Health Problems,* 10th Revision. Geneva: World Health Organization; 1992, updated 2012.
8. Silver JM. Neuropsychiatry of persistent symptoms after concussion. *Psychiatr Clin North Am.* 2014;37(1):91.
9. Iverson GL. Outcome from mild traumatic brain injury. *Curr Opin Psychiatry.* 2005;18:301.
10. Iverson GL, Silverberg N, Lange RT, Zasler ND. Conceptualizing outcome from mild traumatic brain injury. In: Zasler ND, Katz DI, Zafonte RD, eds. *Brain Injury Medicine: Principles and Practice,* 2nd ed. New York: Demos Medical; 2013:470–497.
11. Dikmen S, Machamer J, Tempkin N. Mild traumatic brain injury: longitudinal study of cognition, functional status, and post-traumatic symptoms. *J Neurotrauma.* 2016;33:1.
12. Rohling ML, Demakis GJ. Bowden, Shores, Mathias (2006). Failure to replicate or just failure to notice. Does effort still account for more variance in neuropsychological test scores than TBI severity? *Clin Neuropsychol.* 2010;24:119.
13. Kay T. Neuropsychological treatment of mild traumatic brain injury. *J Head Trauma Rehabil.* 1993;8:74.
14. Lingsma HF, Yue JK, Maas AIR, et al. Outcome prediction after mild and complicated mild traumatic brain injury: external validation of existing models and identification of new predictors using the TRACK-TBI pilot study. *J Neurotrauma.* 2015;32(2):83.
15. Waljas M, Iverson GL, Lange RT, et al. A prospective biopsychosocial study of the persistent post-concussion symptoms following mild traumatic brain injury. *J Neurotrauma.* 2015;32:534.
16. Yuh EL, Cooper SR, Mukherjee P, et al. Diffusion tensor imaging for outcome prediction in mild traumatic brain injury: a TRACK-TBI study. *J Neurotrauma.* 2014;31(17):1457.
17. Meares S, Shores EA, Taylor AJ, et al. The prospective course of postconcussion syndrome: the role of mild traumatic brain injury. *Neuropsychology.* 2011;25(4):454.
18. Ponsford J, Cameron P, Fitzgerald M, et al. Predictors of postconcussive symptoms 3 months after mild traumatic brain injury. *Neuropsychology.* 2012;26(3):304.
19. Meares S, Shores EA, Taylor AJ, et al. Mild traumatic brain injury does not predict acute postconcussion syndrome. *J Neurol Neurosurg Psychiatry.* 2008;79:300.
20. Fenton G, McClelland R, Montgomery A, et al. The postconcussional syndrome: social antecedents and psychological sequelae. *Br J Psychiatry.* 1993;162:493.
21. Muller K, Ingebrigtsen T, Wilsgaard T, et al. Prediction of time trends in recovery of cognitive function after mild head injury. *Neurosurgery.* 2009;64:698. discussion 704.
22. Iverson GL. A biopsychosocial conceptualization of poor outcome from mild traumatic brain injury. In: Vateling J, Bryant R, Keane T, eds. *PTSD and Mild Traumatic Brain Injury.* New York: Guilford Press; 2012.
23. Ingebrigtsen T, Waterloo K, Marup-Jensen S, et al. Quantification of post-concussion symptoms 3 months after minor head injury in 100 consecutive patients. *J Neurol.* 1998;245:609.
24. McHugh T, Laforce R Jr, Gallagher P, et al. Natural history of the long-term cognitive, affective, and physical sequelae of mild traumatic brain injury. *Brain Cogn.* 2006;60:209.
25. Vanderploeg RD, Curtiss G, Belanger HG. Long-term neuropsychological outcomes following mild traumatic brain injury. *J Int Neuropsychol Soc.* 2005;11:228.
26. Pare N, Rabin LA, Fogel J, Pepin M. Mild traumatic brain injury and its sequelae: characterisation of divided attention deficits. *Neuropsychol Rehabil.* 2009;19(1):110.
27. Broglio SP, Eckner JT, Paulson HL, Kutcher JS. Cognitive decline and aging: the role of concussive and subconcussive impacts. *Exerc Sport Sci Rev.* 2012;40:138.
28. Belanger HG, Spiegel E, Vanderploeg RD. Neuropsychological performance following a history of multiple self-reported concussions: a meta-analysis. *J Int Neuropsychol Soc.* 2010;16:262.
29. Guskiewicz KM, Marshall SW, Bailes J, et al. Association between recurrent concussion and late-life cognitive impairment in retired professional football players. *Neurosurgery.* 2005;57:719. discussion 704.
30. Shenton ME, Hamoda HM, Schneiderman JS, et al. A review of magnetic resonance imaging and diffusion tensor imaging findings in mild traumatic brain injury. *Brain Imaging Behav.* 2012;6:137.
31. McDonald BC, Saykin AJ, McAllister TW. Functional MRI of mild traumatic brain injury (mTBI): progress and perspectives from the first decade of studies. *Brain Imaging Behav.* 2012;6:193.
32. Palacios EM, Yuh EL, Chang YS, et al. Resting-state functional connectivity alterations associated with six-month outcomes in mild traumatic brain injury. *J Neurotrauma.* 2016. https://doi.org/10.1089/neu. 2017, 4752. [Epub ahead of print].
33. Lew HL, Lin PH, Fuh JL, et al. Characteristics and treatment of headache after traumatic brain injury: a focused review. *Am J Phys Med Rehabil.* 2006;85:619.
34. Watanabe TK, Bell KR, Walker WC, Schomer K. Systematic review of interventions for post-traumatic headache. *PM R.* 2012;4:129.
35. Headache Classification Committee of the International Headache Society. The International Classification of Headaches Disorders, third edition. *Cephalalgia.* 2013;33:629.
36. Hoffer ME, Schubert MC, Balaban CD. Early diagnosis and treatment of traumatic vestibulopathy and postconcussive dizziness. *Neurol Clin.* 2015;33(3):661. Epub Jun 12.

37. Nolin P. Executive memory dysfunctions following mild traumatic brain injury. *J Head Trauma Rehabil*. 2006;21:68.

38. Lim PA, McLean AM, Kilpatrick C, et al. Temporal stability and responsiveness of the Montreal Cognitive Assessment following acquired brain injury. *Brain Inj*. 2016;30(1):29.

39. Bleiberg J, Halpern EL, Reeves D, Daniel JC. Future directions for the neuropsychological assessment of sports concussion. *J Head Trauma Rehabil*. 1998;13:36.

40. Larson EB, Kondiles BR, Starr CR, Zollman FS. Postconcussive complaints, cognition, symptom attribution, and effort among veterans. *J Int Neuropsychol Soc*. 2013;19:1.

41. Fann JR, Bombardier CH, Dikmen S, et al. Validity of the patient health questionnaire-9 in assessing depression following traumatic brain injury. *J Head Trauma Rehabil*. 2005;20:501.

42. Prins A, Ouimette PC, Kimerling R, et al. The primary care PTSD screen (PC-PTSD): development and operating characteristics. *Prim Care Psychiatr*. 2004;9:9.

43. Chandrasekhar SS. The assessment of balance and dizziness in the TBI patient. *NeuroRehabilitation*. 2013;32:445.

44. Leslie S. Accommodation in acquired brain injury. In: Suchoff IB, Ciuffreda KJ, Kapoor N, eds. *Visual and Vestibular Consequences of Acquired Brain Injury*. Santa Ana, CA: Optometric Extension Program; 2001:56–76.

45. Sharif-Alhoseini M, Khodadadi H, Chardoli M, Rahimi-Movaghar V. Indications for brain computed tomography scan after minor head injury. *J Emerg Trauma Shock*. 2011;4:472.

46. Lee H, Wintermark M, Gean AD, et al. Focal lesions in acute mild traumatic brain injury and neurocognitive outcome. *J Head Trauma Rehabil*. 2008;25:267.

47. Duffy SL, Paradise M, Hickie IB, et al. Cognitive impairment with and without depression history: an analysis of white matter microstructure. *J Psychiatry Neurosci*. 2014;39(2):135.

48. Lange RT, Shewchuk JR, Heran MK, et al. To exclude or not to exclude: further examination of the influence of white matter hyperintensities in diffusion tensor imaging research. *J Neurotrauma*. 2014;31(2):198.

49. Ilvesmäki T, Luoto TM, Hakulinen U, et al. Acute mild traumatic brain injury is not associated with white matter change on diffusion tensor imaging. *Brain*. 2014;137(Pt 7):1876.

50. Heidari K, Vafaee A, Rastekenari AM, et al. S100B protein as a screening tool for computed tomography findings after mild traumatic brain injury: systematic review and meta-analysis. *Brain Inj*. 2015;11:1.

51. Welch RD, Ayaz SI, Lewis LM, et al. Ability of serum glial fibrillary acidic protein, ubiquitin C-terminal hydrolase-L1, and S100B to differentiate normal and abnormal head computed tomography findings in patients with suspected mild or moderate traumatic brain injury. *J Neurotrauma*. 2016;33(2):203.

52. McCrory P, Meeuwisse W, Johnston K, et al. Consensus statement on concussion in sport: the 3rd international conference on concussion in sport held in Zurich, November 2008. *Br J Sports Med*. 2009;43(suppl 1):i76.

53. Zaben M, El Ghoul W, Belli A. Post-traumatic head injury pituitary dysfunction. *Disabil Rehabil*. 2013;35:522.

54. Ghigo E, Masel B, Aimaretti G, et al. Consensus guidelines on screening for hypopituitarism following traumatic brain injury. *Brain Inj*. 2005;19:711.

55. Ponsford J, Willmott C, Rothwell A, et al. Impact of early intervention on outcome following mild head injury in adults. *J Neurol Neurosurg Psychiatry*. 2002;73:330.

56. Eliyahu L, Kirkland S, Campbell S, Rowe BH. Effectiveness of early educational interventions in the emergency department to reduce incidence or severity of postconcussion syndrome following a concussion: systemic review. *Acad Emerg Med*. 2016;23:531–542.

57. Varner CE, McLeod S, Nahiddi N, et al. Cognitive rest and gradual return to usual activities versus usual care for mild traumatic brain injury: a randomized controlled trial of emergency department discharge instructions. *Acad Emerg Med*. 2017;24:75.

58. Buckley TA, Munkasy BA, Clouse BP. Acute cognitive and physical rest may not improve concussion recovery time. *J Head Trauma Rehabil*. 2016;31(4):233.

59. Mitchell MD, Gehrman P, Perlis M, Umscheid CA. Comparative effectiveness of cognitive behavioral therapy for insomnia: a systematic review. *BMC Fam Pract*. 2012;13:40.

60. Andersson G, Asmundson GJ, Denev J, et al. A controlled trial of cognitive-behavior therapy combined with vestibular rehabilitation in the treatment of dizziness. *Behav Res Ther*. 2006;44:1265.

61. Smith RC, Lyles JS, Gardiner JC, et al. Primary care clinicians treat patients with medically unexplained symptoms: a randomized controlled trial. *J Gen Intern Med*. 2006;21:671.

62. Glenn MB, Wroblewski B. Twenty years of pharmacology. *J Head Trauma Rehabil*. 2005;20:51.

63. Fann JR, Uomoto JM, Katon WJ. Cognitive improvement with treatment of depression following mild traumatic brain injury. *Psychosomatics*. 2001;42:48.

64. Larson EB, Zollman FS. The effect of sleep medications on cognitive recovery from traumatic brain injury. *J Head Trauma Rehabil*. 2010;25:61.

65. Hammond FM, Sherer M, Malec JF, et al. Amantadine Irritability Multisite Study Group. Amantadine effect on perceptions of irritability after traumatic brain injury: results of the amantadine irritability multisite study. *J Neurotrauma*. 2015;32(16):1230.

66. Gomer B, Wagner K, Frings L, et al. Cognitive effects of levetiracetam versus topiramate. *Epilepsy Curr*. 2008;8:64.

67. White J, Savvides P, Cherian N, Oas J. Canalith repositioning for benign paroxysmal positional vertigo. *Otol Neurotol*. 2005;26:704–710.

68. Wrisley DM, Pavlou M. Physical therapy for balance disorders. *Neurol Clin*. 2005;23:855–874. vii–viii.

69. Cicerone KD, Langenbahn DM, Braden C, et al. Evidence-based cognitive rehabilitation: updated review of the literature from 2003 through 2008. *Arch Phys Med Rehabil*. 2011;92:519.

70. O'Neil-Pirozzi TM, Strangman GE, Goldstein R, et al. A controlled treatment study of internal memory strategies (I-MEMS) following traumatic brain injury. *J Head Trauma Rehabil*. 2010;25:43.

71. Chew E, Zafonte RD. Pharmacological management of neurobehavioral disorders following traumatic brain injury—a state-of-the-art review. *J Rehabil Res Dev*. 2009;46:851.

72. Angevaren M, Aufdemkampe G, Verhaar HJ, et al. Physical activity and enhanced fitness to improve cognitive function in older people without known cognitive impairment. *Cochrane Database Syst Rev*. 2008;3:CD005381.

73. Liu-Ambrose T, Eng JJ, Boyd LA, et al. Promotion of the mind through exercise (PROMoTE): a proof-of-concept randomized controlled trial of aerobic exercise training in older adults with vascular cognitive impairment. *BMC Neurol*. 2013;10:14.

74. Leddy JJ, Kozlowski K, Donnelly JP, et al. A preliminary study of subsymptom threshold exercise training for refractory post-concussion syndrome. *Clin J Sport Med*. 2010;20:21.

75. Lannin N, Carr B, Allaous J, et al. A randomized controlled trial of the effectiveness of handheld computers for improving everyday memory functioning in patients with memory impairments after acquired brain injury. *Clin Rehabil*. 2014;28(5):470.

76. Thomas M, Haas TS, Doerer JJ, et al. Epidemiology of sudden death in young, competitive athletes due to blunt trauma. *Pediatrics*. 2011;128:e1.

77. Stein TD, Alvarez VE, McKee A. Chronic traumatic encephalopathy: a spectrum of neuropathological changes following repetitive brain trauma in athletes and military personnel. *Alzheimer's Res Ther*. 2014;6(1):4.

第149章

压疮

Chester Ho, MD

Amanda Cheung, BSc, MBT

Kath Bogie, DPhil

同义词

褥疮
压疮
压力性溃疡
压疮性溃疡

ICD-10 编码

L89009	未指定肘部的压疮,非特指阶段
L89119	非特指右上背部压疮,非特指阶段
L89129	非特指左上背部压疮,非特指阶段
L89139	非特指右下背部压疮,非特指阶段
L89149	非特指左下背部压疮,非特指阶段
L89159	非特指骶尾部压疮,非特指阶段
L89209	非特指髋部压疮,非特指阶段
L89309	非特指臀部压疮,非特指阶段
L89509	非特指踝关节压疮,非特指阶段
L89609	非特指足踝部压疮,非特指阶段
L89819	头部压疮,非特指阶段
L89899	其他部位压疮,非特指阶段
L8990	非特指其他部位压疮,非特指阶段

定义

在压力或压力结合剪切力的作用下,通常在骨性突起的上方皮肤或皮下组织形成局部伤口即压力性损伤[1]。组织破坏和细胞坏死使得压力性损伤进一步恶化,这对许多患者来说是一个重要的问题,包括老年人、行动不便或瘫痪的人。压力损伤与发病率甚至死亡率显著相关——它们可以引起疼痛及日常活动量和生活质量的降低。因此,对于许多康复患者来说,这是一个相关的问题[2]。此外,它们的花费极高,在 2012 年,美国医疗保健系统预计花费为每年 60 亿~150 亿美元[3]。

组织破坏指许多用语,包括压疮性溃疡,褥疮,压疮和压力性溃疡。术语压力性损伤(PrIs)目前由美国国家压疮咨询委员会(National Pressure Ulcer Advisory Panel,NPUAP)定义为描述局部皮肤损伤的准确术语,无论皮肤完整或破溃,主要是由于施加压力过大造成的[1]。整章都使用了该术语。

急症患者压力性损伤的发生率为 1%~33%,患病率为 3%~69%[4,5]。发病率的增加与患者的年龄和住院时间的增加相关[6]。在脊髓损伤患者中,截瘫患者似乎更容易因为压力性损伤而再次入院[7]。进入专业护理机构后,压力性损伤的患病率为 10%~26%[8,9]。

考虑到压力性损伤发展的危险因素至关重要,因为它们有助于制订治疗和康复策略。许多因素都可能导致压力性损伤的发展。这些可以归为内在因素,这些可能与个体的临床和生理特征有关,而外在因素主要归因于外部环境(表 149.1)。这些内在因素和外在因素可以相互叠加。这些突出了压力性损伤发展的复杂性,表明需要采用整体系统的方法来预防压力性损伤的形成。另一种描述危险因素的方法是通过 Coleman 等所阐述的概念框架,其中压力性损伤的发展与生理易感性,组织耐受性和生物力学有关[10]。

表 149.1 压力性损伤发展的危险因素

外在因素	内在因素
外部施加压力	感觉减退或消失
表面剪切力	运动障碍
局部微环境	血流减少
	肌肉萎缩
	营养障碍
	系统性疾病(如:糖尿病)
	精神状态改变

内在风险因素

压力性损伤发展的内在危险因素与患者个体的

状况有关。

肌肉的活动减少和瘫痪导致肌肉体积减小，从而减少骨盆和其他解剖区域骨性突起的上方软组织覆盖。随着肌肉体积减小，局部血管分布减少，无血管脂肪组织的比例增加，导致压力性损伤的风险增加[11]。正常肌张力的丧失导致对环境刺激的异常反应，例如施加的压力，从而增加血流障碍的风险。

此外，运动麻痹会直接影响一个人无意中对潜在的伤害性刺激做出反应的能力（如：坐立不安或辗转反侧）。行动不便也极大地改变了个体有意识地进行姿势变换的能力，以缓解长时间施加的压力，从坐姿到行走时转移重量。感觉障碍可能导致活动能力的丧失或减少更加复杂化，引起对环境刺激的正常感觉（例如疼痛或温度）缺失或改变。感觉障碍或本体感觉障碍患者出现压力性损伤的风险增加，因为他们不能感觉到机体组织受损前的警告信号。

营养不良的患者发生压力性损伤的风险增加，并且对愈合也会有影响。正常的组织完整性依赖于正常的营养平衡和维生素摄入。蛋白质的消耗可能导致灌注减少及免疫反应受损。压力性损伤伤口的渗出会导致大量蛋白质丢失，患者将逐渐出现负氮平衡。压力性损伤的严重程度可能与低蛋白血症的程度直接相关[12]。液体平衡也必须与营养状况一起考虑，因为脱水会减少细胞营养的输送。

全身性疾病患者可能面临着更高的压力性损伤的风险。例如，那些肾病和糖尿病患者由于其周围血管的状态更易形成压力性损伤。个体的认知和精神状态也可能影响对身体高危部位缓解压力的能力，因此可能增加形成压力性损伤的潜在风险。

大小便失禁（详见第 139 章和第 138 章）导致局部水分过多可能改变皮肤表面的微环境，使其更容易出现浸渍和皮肤破裂。

外在风险因素

主要外在风险因素是外部施加压力。身体组织可以承受高水平的静水压，例如深水潜水。当压力在所有方向上相同时，不会导致组织损伤。然而，不均匀地施加压力导致组织变形，导致局部组织损伤。这将在患者与外部的负载支撑装置（例如床或轮椅）接触时发生。患者和支撑装置之间接触面的压力必须保持在一定水平，以便局部血液供应和淋巴循环不受损害。这个压力值因人而异。对于高危个体，例如急性脊髓损伤患者，通常需要专门的支持系统。

任何可能导致组织变形的外部负重都可能导致剪切应力。当只有剪切力时会持续发生滑动且组织损伤最小，然而，剪切力和正常施加的载荷通常倾向于一起存在。当还存在剪切力时，阻塞血流所需施加的载荷为正常减半[13]。当患者以小于 90° 的角度支撑在床上时会产生明显的临床问题。相反在侧卧位，已经发现完全受力于大转子区域血流会受到严重损害，但是在部分 30° 侧卧位，血液流动能够维持[14]。

生物膜

所有的压力性损伤都与一定程度的细菌定植有关，可能会也可能不会引起局部伤口感染。创面上细菌生物膜的存在与否取决于内在和外在的危险因素，可能是延迟愈合的原因和结果[15-17]。生物膜是生长缓慢的细菌细胞聚集的群落，被细菌和宿主的基质包围（核苷多糖、蛋白质、糖脂、细胞外 DNA）。它们可能会导致仅用抗菌药物治疗慢性感染困难[18]。因此据推测，感染的创面保持炎症状态且基质金属蛋白酶和活性氧水平升高，损害了对伤口愈合至关重要的蛋白质。生物膜通常是多微生物的，常规的临床微生物学方法无法检测到。即使在没有临床感染迹象的情况下，它们也可能抑制愈合[18]。局部感染可能的临床体征和症状包括伤口疼痛增加，伤口周围出现红斑、水肿和发热，恶臭以及脓性引流。通过清创术频繁去除生物膜，然后使用抗菌剂可以促进愈合并防止生物膜重建[19]。脊髓损伤的个体可能没有完整的感觉。在这种情况下，感染的伤口是无痛的但可引起全身反应，例如自主性反射异常。

不可避免的压力性损伤

考虑到内在和外在危险因素的复杂性和严重性，一些压力性损伤的病例被认为是"不可避免"的[20]。有时，考虑到患者的医疗条件或所需护理的复杂性，尽量减少压力性损伤的危险因素可能是无效的或适得其反的。个体行为、合并症、医疗相关的治疗和药物治疗等因素不可修改，可能不可避免地导致压力性损伤的发生，常见情况包括：因生命支持和急性疾病需强制固定，使用升压药治疗心血管疾病，低血压，严重的充血性心力衰竭，慢性肾病，终末期痴呆和转移癌[21]。

症状

压力性损伤的主要症状是所涉及区域的皮肤和皮下组织的持续性破坏。患者可能主诉皮肤出现开放性区域、流脓、出血、有气味、发热和疼痛。传统上,压力性损伤的严重程度根据组织破坏的程度而定,如分期系统所述。

体格检查

压力性损伤的体格检查始于对其个人及所处环境的危险因素的全面评估。在一般检查期间,评估整体力量、肌张力、痉挛状态、活动范围和是否存在挛缩是很重要的。这些方面的异常可能导致压力性损伤的发展和持续存在。此外,重要的是要注意个体是否营养不良、贫血、大小便失禁、认知障碍,或因卒中或脊髓损伤等情况不能移动,以及是否有适当的缓解压力的表面辅料用于坐位和睡眠。Braden 量表是一种常用的护理风险评估工具,用于确定个体有无发生压力性损伤的风险[22]。个体评分 ≤18 分则有此风险。值得注意的是,压力性损伤风险评估训练的频率和 Braden 量表的电子适应性等因素会影响该量表在临床实践中的可用性[23]。为了提供压力性损伤的准确评估和监测,有必要采用系统的方法来检查压力性损伤。

应注意以下参数:

- 损伤部位
- 损伤的面积(测量长度为头尾距离的最大值,测量宽度为一边到另一边的最大值,测量深度伤口最深部分到皮肤表面的垂直距离)
- 损伤分期
- 存在皮下剥离或窦道
- 伤口床外观
- 存在坏死物质、腐肉、焦痂、纤维组织
- 伤口边缘卷起
- 渗出物的存在及数量(分泌物 vs. 渗出液)
- 存在恶臭
- 破溃组织周围情况,包括周围是否存在红斑、浸渍、水肿或相关的真菌感染

压力性损伤的分期根据最初检查时组织破裂的程度。压力性损伤有多个分期系统。NPUAP 采用以下分期系统来分期[1]。

Ⅰ 期压力性损伤:指压不变白红斑,皮肤完整

皮肤完整,局部区域有指压不变白红斑,深色皮肤表现可能不同。深色皮肤可能没有明显的发白,它的颜色可能与周围区域不同。指压变白红斑或感觉、温度、硬度的改变可能比观察到的皮肤改变更先出现。颜色变化不包括紫色或栗色变色。这可能表明深部组织压力性损伤。

Ⅱ 期压力性损伤:部分皮层缺失伴真皮层暴露

部分皮层缺失伴真皮层暴露。伤口床有活性,呈粉色或红色,潮湿,也可表现为完整或开放/破裂的浆液性或浆液血性水疱。脂肪和深层组织不可见。无肉芽组织、腐肉和焦痂,通常是由于骨盆皮肤的微环境破坏和受到剪切力以及足跟受到剪切所致。这一分期不能用于描述潮湿相关性皮肤损伤,包括失禁性皮炎、皱褶处皮炎及医疗黏胶相关性皮肤损伤或创伤伤口(皮肤撕脱伤,烧伤,擦伤)。

Ⅲ 期压疮:全层皮肤缺失

全层组织缺失。溃疡中可见脂肪组织,且常常存在肉芽组织和创面边缘内卷。可见腐肉和/或焦痂,可能包括皮下剥离和窦道。Ⅲ 期压力性损伤的深度因解剖位置而异。脂肪丰富的区域可以形成极深的伤口。无筋膜、肌肉、肌腱、韧带、软骨和/或骨骼暴露。如果腐肉或焦痂掩盖了组织缺损的程度,则为不可分期的压力性损伤。

Ⅳ 期压疮:全层皮肤和组织缺失

全层皮肤和组织的损失,可见或可直接触及伤口中的筋膜、韧带、软骨、骨骼、肌腱或肌肉。可能存在腐肉和/或焦痂。常常包括边缘内卷,皮下剥离和窦道。Ⅳ 期压力性损伤的深度因解剖位置而异。如果腐肉或焦痂掩盖了组织缺损的程度,则为不可分期的压力性损伤。

不可分期的压力性损伤:全层皮肤和组织损失,损伤程度被掩盖

全层组织缺失,伤口的实际深度被伤口床的腐肉(黄色,棕褐色,灰色,绿色或棕色)或焦痂(棕褐色,棕色或黑色)完全遮盖。除非去除足够的腐肉或焦痂暴露伤口的基底部,否则无法确定实际深度,但它一定是 Ⅲ 期或 Ⅳ 期。缺血肢端或足跟的稳定型(干燥,黏附,完整无红斑波动)焦痂作为身体的天然(生物)覆盖,不应被软化或去除。

深部组织压力性损伤:持续指压不变白的深红色、栗色或紫色

完整或破损的皮肤局部区域出现持续的指压不变白的深红色,紫色或栗色,或表皮分离呈现黑色的伤口或充血水疱,这是由于长时间的压力或剪切力

作用于骨骼肌肉交界面引起下层软组织损伤所致。疼痛和温度变化通常在皮肤颜色改变之前出现。在深色皮肤个体中可能难以检测到深部组织损伤。伤口可能迅速发展以显示组织损伤的实际程度,也可能溶解而没有组织缺失。如坏死组织,皮下组织,肉芽组织,筋膜,肌肉,或其他潜在的结构可见,说明这是全皮层的压力性损伤(不可分期、Ⅲ期或Ⅳ期)。不要使用深部组织压力性损伤来描述血管损伤、创伤、神经损伤或皮肤病。

医疗器械相关的压力性损伤

压力性损伤与使用医疗器械长时间施加压力用于诊断和治疗有关。压力性损伤的部位形状通常与装置的形状一致。如上所述,使用分期系统来对损伤进行分期。

黏膜压力性损伤

由于长时间使用医疗器械而导致损伤部位的黏膜上出现压力性损伤。由于组织的解剖特点,无法确定这些压力性损伤的分期。

这种分期系统只能用于皮肤损伤的初始描述。不能用于重复评估或反向分期,主要是因为它不是生理描述,且不能特征性描述正在愈合的伤口发生的情况,再上皮化发生在肌肉、皮下脂肪或真皮消失后被替代之前,使得伤口愈合后再进行分期时会产生错误。在评估深色皮肤患者的皮肤时必须小心谨慎。Sprigle 及其同事[24] 发现,皮肤较黑的受试者的红斑更可能是指压不变白的且恢复力差。这表明临床医师应该使用持续的红斑而不是发白状态来判断初期压力性损伤。这里定义的分期系统包括 Ⅰ 期损伤中的可见的和不可见的指标,部分解决了这个问题。

压力性损伤也经常表现出伤口渗出。但是,这种渗出不一定是由于伤口感染,除非临床表明,否则常规伤口拭子培养可能是不合理的,因为这会产生假阳性结果。在某些情况下,渗出物的体积增加可能表明伤口感染。如果未充分治疗初始的局部伤口感染,可能会发生全身感染。在这种情况下,患者可能表现出发热、不适和寒战。也可能出现蜂窝织炎、骨髓炎和菌血症。

通过长度、宽度和深度手动测量伤口是常规方法,但是测试者间信度较差。此外,手动测量不能显示伤口的实际表面积和伤口深度。电子技术可以更准确地记录和测量表面区域。数字立体摄影测量系统,例如 3D LifeViz(图 149.1)和 Silhouette,也可以提供 3D 伤口几何形状。这些技术允许远程伤口监测,并且已经显示能够最大限度地减少专业和非专业观察员之间伤口测量的差异[25]。

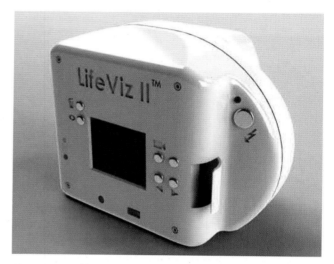

图 149.1　数字立体摄影测量系统(*Courtesy of Quantificare,San Mateo,CA.*)

一旦出现压力性损伤,必须定期检查以监测治疗进展情况。至少每周进行评估,以确保治疗计划达到预期效果。NPUAP"压疮愈合评价量表"是一种临床工具,用于监测压力性损伤的状态随时间的变化[26]。它考虑到了长度和宽度,渗出量和组织类型,形成了可以随时间进行跟踪的综合评分。Bates-Jensen 伤口评估工具(BWAT)是一种更全面的工具,它考虑了 12 个参数,包括伤口周围组织和上皮形成状态[27]。这些工具已经过验证,可用于临床实践。

一旦评估,在医疗记录中清楚记录压力性损伤至关重要。在美国,除了提供适当的患者护理,还需要准确识别和记录压力性损伤。Gunningberg 和 Ehrenberg[28] 发现,通过审核临床记录确定的压力性损伤患病率低于检查患者皮肤时发现的50%。电子化的伤口护理记录采用易于使用的信息技术可以改进伤口管理[29]。Dahlstrom 等报道,对压力性损伤记录的学习提高了临床人员对压力性损伤记录的质量[30]。不幸的是同一项研究表明,由于随着时间的推移,医师记录的压力性损伤数量较少,实施护理电子病历(EMR)可能会对长期的压力性损伤记录产生不利影响。这突出了在电子病历中使用设计好的模板精确记录伤口以及持续的质量改进的重要性。

功能受限

如果发生压力性损伤,功能限制通常会加剧。例如,发生坐骨区域压力性损伤的轮椅使用者的活动状态可能受到影响,因为治疗可能需要长时间的完全卧床休息。不太明显的是偏瘫患者,总是通过旋转翻滚至一边下床,如果由于压力、剪切力和起床摩擦力而加重一侧产生大转子压力性损伤,那么要么限制这个人独自下床要么必须探索一种新技术。

压力性损伤的发展和位置有时可以提示患者活动水平的变化。例如,经常使用轮椅者可能因久坐而没有足够的压力释放产生坐骨区域压力性损伤。然而,如果同一个体出现转子间压力性损伤,很可能是因为长时间躺在床上,临床医师会质疑患者是否起床以及可能需要进一步探查身体或精神健康的原因。还应评估体重的变化以确定轮椅和垫子是否合适,如果患者体重增加,那么轮椅和垫子可能会变得太窄,并且由于撞击可能在大转子区域产生的压力增加。

压力性损伤将影响患者日常生活活动的许多方面。活动康复计划中的患者可能无法参与治疗,由于他们独立地活动和转移将受到限制,并且可能无法佩戴适当支撑器或矫正器。实际上,对脊髓损伤患者来说,压力性损伤与就业呈负相关[31]。

诊断

人们普遍认为,营养不良与压力性损伤的发展和愈合能力有关。可以通过使用经过验证的营养筛查工具识别出有营养不良风险的患者,例如微型营养评定简表和营养不良通用筛查工具。血液检查可以提供营养状况受损的迹象,并可用作全面营养筛查的一部分。异常血液水平,包括低铁含量,血清白蛋白和前白蛋白是营养不良的迹象[32,33]。前白蛋白的半衰期短,只有 2~3 天。前白蛋白水平比血清白蛋白水平更敏感,可作为营养干预急性反应的指标。如果患者的炎症状态发生变化,C 反应蛋白的产生可能会影响前白蛋白的水平,降低其对评估营养状况的敏感度[34]。因此,应同时评估炎症患者的前白蛋白和 C 反应蛋白水平,以获得反映患者营养状况的准确描述。

贫血和糖尿病状态是影响压力性损伤愈合的其他重要因素。因此,适当的诊断和治疗贫血和糖尿病可能会对压力性损伤的愈合产生积极影响。

一旦患者出现压力性损伤,确定有无细菌感染、潜在的骨髓炎、相关脓肿或窦道阻碍愈合是很重要的。有许多研究可以帮助我们确诊骨髓炎。高血清红细胞沉降率和 C 反应蛋白水平虽然是非特异性的,但也可能提示是骨髓炎。X 线、计算机断层扫描、骨扫描和磁共振成像均可用于更好地评估下方的骨头和周围组织是否存在可能的相关并发症[35]。正电子发射断层扫描也能提供慢性骨髓炎的准确评估[36]。每个患者合适的成像取决于病史和研究的关注点。最明确但最具侵入性的诊断方法是骨活检。这可以在床边用针,在导管室或手术室进行。骨活检标本的培养将为我们提供最准确微生物学诊断,使我们能够使用最具特异性的抗菌药物进行治疗。不建议对伤口进行拭子培养,因为所有伤口都有细菌定植。这种培养只会导致假阳性结果,导致不必要的和不适当的抗菌治疗。

鉴别诊断

缺血性溃疡

糖尿病溃疡

静脉淤滞性溃疡

皮肤肿瘤

手术伤口裂开

脓肿

磨损

治疗

早期治疗

不幸的是,压力性损伤仍然是许多行动不便患者再入院最常见的原因之一。Allman 及其同事[37]发现一组初步诊断为髋部骨折因活动性降低而入院的患者,其在医院内压力性损伤的发生与住院费用和住院时间的显著增加相关。Xakellis 和 Frantz[38]发现,当患者需要住院时,治疗压力性损伤的费用大大地增加。因此,预防是处理压力性损伤的关键。

NPUAP/EPUAP[39]和脊髓医学联盟[40]都发布了预防和治疗压力性损伤的综合临床指南。压力性损伤的预防旨在解决上面列出的风险因素。一旦出现压力性损伤,以患者为中心的跨学科管理计划不仅要关注局部损伤,还要系统性治疗可能影响愈合的因素,同时解决导致损伤形成的因素。加拿大伤口预防和管理组织提供了一种系统的方法,包括预防策略,局部管理和压力性损伤的系统治疗(图149.2)[32]。以患者为中心的过程突出了压力性损伤发展的复杂性,并强调了一种全面的方法,制订周全的护理计划,以预防和治疗压力性损伤。遵循这一框架,临床医师可以与患者合作,建立针对系统环境、患者和伤口的个性化护理计划,同时确保维护护理团队所有成员之间的有效沟通。通过清洁,清创和控制细菌平衡和水分平衡,可以帮助局部治疗压力性损伤。炎症或感染将通过适当的方法解决,例如使用抗微生物敷料。适当地保留或去除敷料可以

解决水分不平衡问题。通过使用清创术、皮肤移植物、生物制剂或辅助疗法来处理稳定期的伤口。图149.3显示了 Sibbald 及其同事修改的范例[41],它为慢性伤口治疗提供了有用的指导。

用生理盐水进行伤口冲洗必须在足够的压力下进行,以便有效地进行伤口清洁和机械剥离;已发现4~15psi(1psi = 6 894.75Pa)的压力对伤口床是安全且无创伤的。这可以通过合适的注射器或脉冲灌洗装置来实现[42],在推荐范围内产生灌溉压力。

对于全身治疗,应在卧位和坐位对体位进行评估。患者的体位应避免伤口受到直接压力和剪切力(参见外部因素部分)。不能活动的卧床患者应定期翻身,至少每2~4h一次,具体取决于当地的实际情

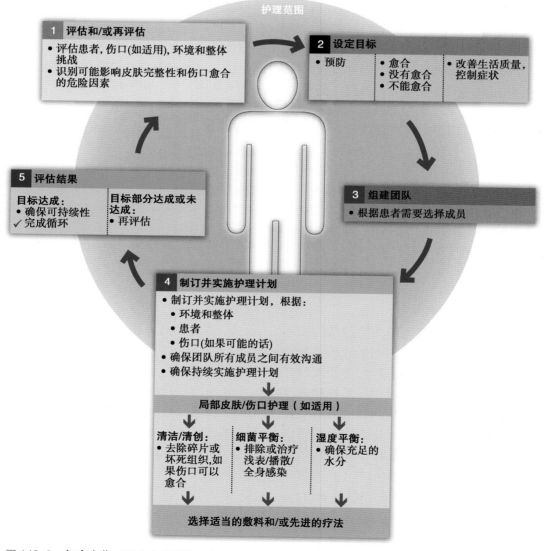

图 149.2　加拿大伤口预防和管理循环(*From Norton L,Parslow N,Johnston D,Ho C et al. Foundations of best practice for skin and wound management:best practice recommendations for the prevention and management of pressure injuries.* Canadian Association of Wound Care(Wounds Canada). *1-63,2017.*)

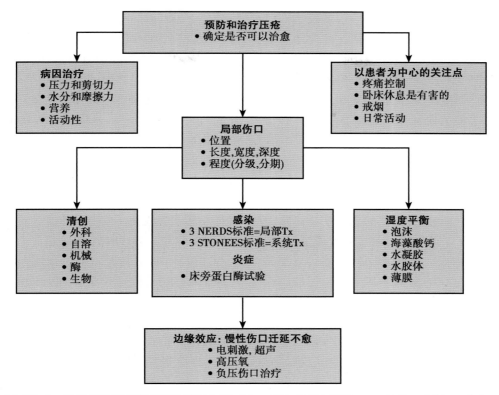

图 149.3　慢性伤口床的准备和治疗（*Modified from Sibbald RG, Williamson D, Orsted HL, et al. Preparing the wound bed—debridement bacterial balance, and moisture balance. Ostomy Wound Manage. 2000;46:14-35.*）

况,患者偏好和医疗稳定性。必要的话,应使用枕头或泡沫垫子帮助患者保持一个能够保持受伤部位不受压的位置。根据患者压力性损伤的程度和位置及治疗目标,可提供多个床垫和覆盖物。对于能够俯卧位的人,可以使用推车使患者下床但避免对骶骨区域施加任何压力。如果在坐位时无法释放伤口区域的压力,则应避免坐位。

当合并存在周围血管疾病、糖尿病、免疫缺陷、胶原血管疾病、恶性肿瘤、精神病、抑郁症和吸烟时,会使伤口愈合延迟。因此对于压力性损伤的患者,识别和治疗这些病症是很重要的。

如果营养不良是一个因素,应采取积极的营养补充支持,使患者达到正氮平衡。如果可能改变患者的预后,则应该进行营养支持。已证实补充精氨酸,维生素 C 和锌可以提高血清低白蛋白、低锌以及高 C 反应蛋白患者的压力性损伤愈合率[43]。NPUAP,EPUAP 和泛太平洋压力性损伤联盟提出的指南强调营养筛查、营养评估、能量摄入、蛋白质摄入,水合作用以及维生素和矿物质[44]。个性化护理计划的制订也很重要,应该基于患者的营养需求、喂养途径和护理目标[45]。

疼痛也应该得到妥善处理和治疗。可以通过覆盖伤口和采用适当的体位来消除和控制一些疼痛。如果疼痛持续存在,则在处理伤口和慢性伤口疼痛时根据需要提供镇痛。对乙酰氨基酚或 NSAID 可用于中期疼痛,而麻醉类止痛药可用于中度至重度疼痛。另外,压力性损伤可引起心理压力,并对患者及其家人/护理人员的生活质量产生重大影响[46]。由于长期压力引起的皮质醇水平升高会对伤口愈合产生负面影响[47]。应完成心理和生活质量评估,以便与患者一起制订个性化的管理策略[32]。该评估可以帮助确定患者的目标并指导护理计划以取得良好的效果。

在治疗开始的 1~2 周内,部分皮层的压力性损伤应显示愈合征象。在治疗 2~4 周后,全层损伤的范围应缩小。这需要小心确定,因为清创和清洁的影响,在暴露真实的溃疡程度后,压力性损伤在治疗后通常看起来更大。当深部组织受损时在软组织与骨骼之间的接触面而非皮肤表面,也会出现一定比例的压力性损伤。即使进行了适当的干预,这些压力性损伤也常常会发展成全层损伤,应该需要更积极地处理。

鉴于此,如果压力性损伤确实没有愈合,那么应该回顾之前提出的治疗计划的不同方面。此外,应考虑采用生物物理治疗,如电刺激,超声或负压伤口治疗,以及对标准治疗无效的Ⅲ期和Ⅳ期损伤可能需要进行外科手术。

目前正在研究治疗压力性损伤的多种不同治疗方式。基础科学研究继续增加我们对慢性伤口发病机制的理解,并可指导临床干预的发展。伤口治疗领域的临床研究通过多种途径拓宽了伤口治疗和预防的选择。

康复治疗

许多增加压力性损伤发展易感性的主要因素是身体特征和功能能力的内在变化。在许多情况下,这些变化是不可逆转的。营养状态可以通过适当的饮食改变,但是完全性的脊髓损伤是永久性的。压力性损伤的临床预防注重可以改变的外在因素。这些包括宣教,改进设备和全面的预防护理系统。这些压力性损伤预防方法是互补的,应定期回顾。

在康复早期,每一位患者和照顾者都应该接受全面教育,了解压力性损伤的原因及预防措施,这一点至关重要。要学习的技能包括通过姿势变化及提供适当的设备(例如靠垫、轮椅、床垫)来缓解压力。必须强调常规皮肤检查和护理的需要,特别是对受压区域,例如坐骨、骶骨、大转子、足跟和枕骨。虽然自动化压力释放系统也可以在住院康复期间提供有效的干预,但与压力性损伤发生率降低相关的护理接触时间增加了。每2h改变一次体位是普遍接受的做法,但是尚缺乏支持这一频率的证据。在早期康复后,有风险的患者必须始终保持高水平的皮肤护理,以防止发生压力性损伤。

提供适当设备来维持体位和减压,如床垫和轮椅坐垫,是康复的重要组成部分。对于行动不便的患者出院或接受长期护理,他们需要选择轮椅座椅系统,包括轮椅和支撑垫,以满足他或她的个性化需求。不适当的座椅系统会导致姿势不良,功能降低,使患者与环境隔离。所有这些因素反过来会加剧康复中压力性损伤发展的风险。

在急性康复期以及当他或她出现压力性损伤时,必须对每位患者的座椅要求进行全面评估,以便推荐建议使用合适的座位和其他支持物。特殊的座椅和垫子可以帮助减轻压力性损伤处的重量。垫子可分为以下类别:泡沫,黏弹性泡沫,凝胶和液体浮选。哪种垫子最适合患者取决于压力评估、生活方式、姿势稳定性、可控性和成本[48]。压力映射是客观确定座椅表面和皮肤之间相互作用的非常有用的组

成部分,以帮助临床医师选择具有最佳压力缓解特性的最合适的座位表面。建议在患者在坐位时每15~20min进行一次压力缓解操作,以防止坐骨区压力性损伤的发生。然而,这在实践中很难维持,最近Sonenbium和Sprigle证实在日常生活中每3h压力释放的次数不足一次[49]。没有压力性损伤病史的人进行小重量转移,平均每小时2.5次。这意味着由功能性活动引起重量转移部分缓解了臀部的受压,这应被视为个体压力性损伤预防方案的重要部分。

压力性损伤的三级预防旨在减少组织损伤后慢性复发患者的数量。采用设备进行的预防的技术不断发展和完善。主动减压床垫通常采用温度传感器来控制微环境,这种技术现在开始应用于轮椅垫。轮椅垫可以动态改变座椅界面处的压力分布,这为行动不便的患者提供了一种预防压力性损伤的方法,因为这对组织健康有更持久而积极的效果[50]。系统组件的进展提高了这些垫子的可靠性和坚固性,尽管它们的价格仍然较高。正在探索新技术及药理学方法以影响高危患者的内在临床状态。长期应用植入式电刺激装置提供了一种独特的方法来改变瘫痪肌肉的内在特征,从而持续改善局部区域的组织健康[51]。在脊髓损伤人群中,蛋白同化激素也被用于治疗和预防压力性损伤[52]。

除了改变高危患者的内在易感性,还可以在康复各个阶段由多学科临床团队提供有效的护理和教育来降低压力性损伤的发生率。EPUAP[53]对欧洲5 000名住院患者压力性损伤发生情况进行了调查,结果显示临床专业知识和治疗指南本身并不充分。它们应被视为有效预防压力性损伤的起点,而不是终点。个体化的互动项目有可能降低高风险人群的再入院率。尽可能增加患者对其护理的参与也可能降低压力性损伤发展的易感性。

具有压力性损伤风险的门诊患者,例如长期住在护理机构的患者,往往限制了社区流动性,也限制了他们获得临床专业知识的愿望和能力。远程医疗是一种医疗保健服务的类型,可以消除或大大地减少患者的移动需求,提高护理标准。

介入治疗

伤口生物膜和坏死组织的清创对伤口愈合至关重要。清创可以通过几种不同的方式完成。锐器清创由一名合格的临床医师进行,在床边或手术中使用手术刀。机械清创通常为将湿敷料更换为干敷料,每天两三次。自溶清创使伤口中的酶溶解坏死

组织,用保湿敷料覆盖伤口。最后,酶清创术在制剂中使用外源酶,如木瓜蛋白酶,溶解坏死组织。清创方法的选择取决于伤口的情况。当有大量坏死物质时,常进行锐器清创,例如,存在焦痂组织时经常采取锐器清创。这种方法可以有效地去除伤口上的坏死物质。然而,对于那些不易去除坏死组织的慢性伤口(例如伤口底部附着黄色的坏死组织),采用胶原酶进行酶清创可能是一种方法,对伤口进行非创伤性清创。

技术设备

多项研究显示,对于顽固性溃疡,除标准干预措施外加上电刺激能提高愈合率和愈合程度[54]。附着在电刺激装置上的电极每隔一段时间向压力性损伤周围的皮肤提供短脉冲电流。电流改变了伤口床上的电荷和细胞膜电位,促进了血管生成。

负压伤口的治疗,如真空辅助封闭技术,也可能对适当的伤口有用。这种治疗涉及一种伤口敷料的应用,这种敷料在伤口床上施加负压。负压再产生真空,通过真空将伤口上的组织和液体从该区域吸引到装置(罐)中。最近关于该技术的 Cochrane 系统评价表明,使用这种方法治疗压力性损伤的潜在益处和危害是不确定的[55]。使用真空辅助封闭技术的指南包括以下几个方面[56]:

- 没有未经治疗的,潜在的骨髓炎。
- 伤口没有窦道至内脏或体腔。
- 尽管使用了最佳疗法,伤口在 2～4 周内没有缩小。
- 伤口已经进行了完全的清创。
- 大清创后 4 周,伤口范围未缩小 30% 以上。

银离子敷料已广泛用于预防和治疗压力性损伤的感染。离子化、带正电的银离子(Ag^+)具有抗菌特性,可影响细菌细胞内的多个部位,并通过破坏细胞功能使细胞死亡[57]。Lemire 等发现了一种具有更大的抗菌和抗生物膜能力的化合物 Ag_7NO_{11},与其他检测的银化合物相比,具有更高的 Ag 氧化态[58]。伤口敷料中涂有较高氧化状态的银离子化合物(Ag^{2+},Ag^{3+}),可较低浓度下与微生物 DNA、蛋白质和脂类结合,提供更强的抗菌活性,效果更好。

手术

如果不能通过保守方法治愈,多种手术方法可供选择来处理第Ⅲ和第Ⅳ期的压力性损伤。供选的手术有以下几种:直接缝合、部分或全层的皮肤移植、皮瓣、肌皮瓣和游离皮瓣。手术修复的类型取决于损伤部位、患者的主要诊断、合并症和治疗目标。外科手术的长期疗效各不相同[59]。手术预后与患者术后卧床的依从性以及术前影响伤口愈合的危险因素有关。

潜在的疾病并发症

以下并发症和压力性损伤有关:菌血症,骨髓炎,蜂窝织炎,淀粉样变性,心内膜炎,异位骨形成,直肠尿道瘘,假性动脉瘤,化脓性关节炎,窦道或脓肿,以及损伤处的鳞状细胞癌。

潜在的治疗并发症

伤口不愈合和复发是压力性损伤潜在的常见治疗并发症。保持伤口区域的压力缓解可能导致在不同位置形成另一个压力损伤。

切除单侧坏死骨导致的坐姿不对称可能引起压力性损伤的发展。

长时间的卧床休息和活动水平的降低会使病人痛苦,并可能引起或恶化其他并发症。

更换敷料和锐器或机械清创可能会加剧疼痛。

可能有感染、出血和伤口裂开等手术并发症。

(任玲 译　沈怡佳 校　何红晨 审)

参考文献

1. National Pressure Ulcer Advisory Panel (NPUAP). Pressure Injury Stages. 2016. http://www.npuap.org/resources/educational-and-clinical-resources/npuap-pressure-injury-stages/. Accessed May 23, 2017.
2. Gorecki C, Brown JM, Nelson EA, et al. European Quality of Life Pressure Ulcer Project group. Impact of pressure ulcers on quality of life in older patients: a systematic review. *J Am Geriatr Soc.* 2009;57(7):1175–1183.
3. Markova A, Mostow EN. US skin disease assessment: ulcer and wound care. *Dermatol Clin.* 2012;30(1):107–111, ix.
4. Jenkins ML, O'Neal E. Pressure ulcer prevalence and incidence in acute care. *Adv Skin Wound Care.* 2010;23(12):556–559.
5. Suriadi, Sanada H, Sugama J, et al. A new instrument for predicting pressure ulcer risk in an intensive care unit. *J Tissue Viability.* 2006;16:21–26.
6. Chan EY, Tan SL, Lee CK, Lee JY. Prevalence, incidence and predictors of pressure ulcers in a tertiary hospital in Singapore. *J Wound Care.* 2005;14:383–384, 386–388.
7. Cardenas DD, Hoffman JM, Kirshblum S, McKinley W. Etiology and incidence of rehospitalization after traumatic spinal cord injury: a multicenter analysis. *Arch Phys Med Rehabil.* 2004;85:1757–1763.
8. Siem CA, Wipke-Tevis DD, Rantz MJ, Popejoy LL. Skin assessment and pressure ulcer care in hospital-based skilled nursing facilities. *Ostomy Wound Manage.* 2003;49(6):42–44, 46, 48 passim, contd.
9. Baumgarten M, Margolis D, Gruber-Baldini AL, et al. Pressure ulcers and the transition to long-term care. *Adv Skin Wound Care.* 2003;16(6):299–304.
10. Coleman S, Nixon J, Keen J, et al. A new pressure ulcer conceptual framework. *J Adv Nurs.* 2014:2222–2234.
11. Wu GA, Bogie KM. Not just quantity: gluteus maximus muscle characteristics in able-bodied and SCI individuals–implications for tissue

viability. *J Tissue Viability*. 2013;22(3):74–82.

12. Verbrugghe M, Beeckman D, Van Hecke A, et al. Malnutrition and associated factors in nursing home residents: a cross-sectional, multi-centre study. *Clin Nutr*. 2013;32:438–443.

13. Zhang M, Roberts VC. The effect of shear forces externally applied to skin surface on underlying tissues. *J Biomed Eng*. 1993;115(6):451–456.

14. Colin D, Abraham P, Preault L, et al. Comparison of 90 degrees and 30 degrees laterally inclined positions in the prevention of pressure ulcers using transcutaneous oxygen and carbon dioxide pressures. *Adv Wound Care*. 1996;9:35–38.

15. Scales BS, Huffnagle GB. The microbiome in wound repair and tissue fibrosis. *J Pathol*. 2013;229(2):323–331.

16. Percival SL, Hill KE, Williams DW, Hooper SJ, Thomas DW, Costerton JW. A review of the scientific evidence for biofilms in wounds. *Wound Repair Regen*. 2012;20(5):647–657.

17. Bjarnsholt T, Schultz G, Kirketerp-Moller K, et al. The role of biofilms in delayed wound healing. *World Union of Wound Healing Societies*. 2016:4–9.

18. Dowd SE, Wolcott RD, Sun Y, McKeehan T, et al. Polymicrobial nature of chronic diabetic foot ulcer biofilm infections determined using bacterial tag encoded FLX amplicon pyrosequencing (bTEFAP). *PLoS One*. 2008;3(10):e3326.

19. Fletcher J, Wolcott R, Fromantin I. Biofilm management in practice. *World Union of Wound Healing Societies*; 2016:10–16.

20. WOCN Society Position Paper: avoidable versus unavoidable pressure ulcers (injuries). *Wound Ostomy and Continence Nurses Society*. Mount Laurel, NJ: WOCN National Office; 2017.

21. Edsberg LE, Langemo D, Baharestani MM, et al. Unavoidable pressure injury: stage of the science and consensus outcomes. *J Wound Ostomy Continence Nurs*. 2014;41(4):313–334.

22. Bergstrom N, Braden BJ, Laguzza A, Holman V. The Braden Scale for predicting pressure sore risk. *Nurs Res*. 1987;36:205–210.

23. Ho CH, Cheung A, Southern D, et al. A Mixed-methods study to assess interrater reliability and nurse perception of the braden scale in a tertiary acute care setting. *Ostomy Wound Manage*. 2016;62(12):30–38.

24. Sprigle S, Linden M, Riordan B. Analysis of localized erythema using clinical indicators and spectroscopy. *Ostomy Wound Manage*. 2003;49:42–52.

25. Davis AJ, Nishimura J, Seton J, Goodman BL, Ho CH, Bogie KM. Repeatability and clinical utility in stereophotogrammetric measurements of wounds. *J Wound Care*. 2013;22(2):90–92, 94–97.

26. The Pressure Ulcer Scale for Healing (PUSH Tool). http://www.npuap.org/resources/educational-and-clinical-resources/push-tool/. Accessed November 14, 2012.

27. Bates-Jensen Wound Assessment Tool. http://www.geronet.med.ucla.edu/centers/borun/modules/Pressure_ulcer_prevention/puBWAT.pdf Accessed November 14, 2012.

28. Gunningberg L, Ehrenberg A. Accuracy and quality in the nursing documentation of pressure ulcers: a comparison of record content and patient examination. *J Wound Ostomy Continence Nurs*. 2004;31:328–335.

29. Florczak B, Scheurich A, Croghan J, et al. An observational study to assess an electronic point-of-care wound documentation and reporting system regarding user satisfaction and potential for improved care. *Ostomy Wound Manage*. 2012;58(3):46–51.

30. Dahlstrom M, Best T, Baker C, et al. Improving identification and documentation of pressure ulcers at an urban academic hospital. *Jt Comm J Qual Patient Saf*. 2011;37(3):123–130.

31. Marti A, Boes S, Lay V, et al. The association between chronological age, age at injury and employment: is there a mediating effect of secondary health conditions? *Spinal Cord*. 2016;54(3):239–244.

32. Norton L, Parslow N, Johnston D, Ho C, et al. Foundations of best practice for skin and wound management: best practice recommendations for the prevention and management of pressure injuries. *Canadian Association of Wound Care (Wounds Canada)*. 2017:1–63.

33. Fraser C. The identification of barriers to pressure ulcer healing. *Wound Care Canada*. 2010;8(2):1–4.

34. Davis CJ, Sowa D, Keim K, et al. The use of prealbumin and C-reactive protein for monitoring nutrition support in adult patients receiving enteral nutrition in an urban medical center. *J Parenter Enteral Nutr*. 2012;36(2):197–204.

35. Pineda C, Espinosa R, Pena A. Radiographic imaging in osteomyelitis: the role of plain radiography, computed tomography, ultrasonography, magnetic resonance imaging, and scintigraphy. *Semin Plast Surg*. 2009;23(2):80–89.

36. Pineda C, Vargas A, Rodriguez AV. Imaging of osteomyelitis: current concepts. *Infect Dis Clin North Am*. 2006;20(4):789–825.

37. Allman RM, Goode PS, Burst N, et al. Pressure ulcers, hospital complications, and disease severity: impact on hospital costs and length of stay. *Adv Wound Care*. 1999;12:22–30.

38. Xakellis GC, Frantz R. The cost of healing pressure ulcers across multiple health care settings. *Adv Wound Care*. 1996;9:18–22.

39. National Pressure Ulcer Advisory Panel, European Pressure Ulcer Advisory Panel. *Pressure Ulcer Prevention and Treatment: Clinical Practice Guideline*. Washington, DC: National Pressure Ulcer Advisory Panel; 2009.

40. Consortium for Spinal Cord Medicine. *Pressure Ulcer Prevention and Treatment Following Spinal Cord Injury: a Clinical Practice Guideline for Health Care Professionals*. Washington, DC: Paralyzed Veterans of America; 2000.

41. Sibbald RG, Williamson D, Orsted HL, et al. Preparing the wound bed—debridement bacterial balance, and moisture balance. *Ostomy Wound Manage*. 2000;46:14–35.

42. Ho CH, Bensitel T, Wang X, Bogie KM. Pulsatile lavage for the enhancement of pressure ulcer healing: a randomized controlled trial. *Phys Therapy*. 2012;92(1):38–48.

43. Desneves KJ, Todorovic BE, Cassar A, Crowe TC. Treatment with supplementary arginine, vitamin C and zinc in patients with pressure ulcers: a randomised controlled trial. *Clin Nutr*. 2005;24(6):979–987.

44. National Pressure Ulcer Advisory Panel. European Pressure Ulcer Advisory Panel and Pan Pacific Pressure Injury Alliance. In: Haesler E, ed. *Prevention and Treatment of Pressure Ulcers: Clinical Practice Guideline*. Osborne Park, Western Australia: Cambridge Media; 2014.

45. Posthauer ME, Banks M, Dorner B, Schols J. The role of nutrition for pressure ulcer management: National Pressure Ulcer Advisory Panel, European Pressure Ulcer Advisory Panel, and Pan Pacific Pressure Injury Alliance white paper. *Adv Skin Wound Care*. 2015;28(4):175–188.

46. Matsuzaki K, Upton D. Wound treatment and pain management: a stressful time. *Int Wound J*. 2013;10:638–644.

47. Gouin JP, Kiecolt-Glaser JK, Malarkey WB, Glaser R. The influence of anger expression on wound healing. *Brain Behav Immun*. 2008;22:699–708.

48. Ferguson-Pell MW. Seat cushion selection. *J Rehabil Res Dev Clin*. 1990;(suppl 2):49–73.

49. Sonenblum SE, Sprigle SH. Some people move it, move it...for pressure injury prevention. *J Spinal Cord Med*. 2016;14:1–5.

50. Wu GA, Bogie KM. Effects of conventional and alternating cushion weight-shifting in persons with spinal cord injury. *J Rehabil Res Dev*. 2014;51(8):1265–1276.

51. Bogie KM, Wang X, Triolo RJ. Long-term prevention of pressure ulcers in high-risk patients: a single case study of the use of gluteal neuromuscular electric stimulation. *Arch Phys Med Rehabil*. 2006;87:585–859.

52. Spungen AM, Koehler KM, Modeste-Duncan R, et al. Nine clinical cases of nonhealing pressure ulcers in patients with spinal cord injury treated with an anabolic agent: a therapeutic trial. *Adv Skin Wound Care*. 2001;14:139–144.

53. European Pressure Ulcer Advisory Panel. The prevalence of pressure ulcers in european hospitals. EPUAP Review 3, 2001. http://www.epuap.org/review3_3/index.html.

54. Arora M, Harvey LA, Glinsky JV, et al. Electrical stimulation for treating pressure ulcers. *Cochrane Database Syst Rev*. 2016;5:CD012196.

55. Dumville JC, Webster J, Evans D, Land L. Negative pressure wound therapy for treating pressure ulcers (Review). *Cochrane Database Syst Rev*. 2015;5:CD011334.

56. Sibbald RG, Mahoney J, V.A.C. Therapy Canadian Consensus Group. A consensus report on the use of vacuum-assisted closure in chronic, difficult-to-heal wounds. *Ostomy Wound Manage*. 2003;49:52–66.

57. International consensus. Appropriate use of silver dressings in wounds. An Expert Working Group Consensus. www.woundinternational.com. London: Wounds International; 2012.

58. Lemire JA, Kalan L, Bradu A, Turner RJ. Silver oxynitrate, an unexplored silver compound with antimicrobial and antibiofilm activity. *Antimicrob Agents Chemother*. 2015;59(7):4031–4039.

59. Sameem M, Au M, Wood T, Farrokhyar F, Mahoney J. A systematic review of complication and recurrence rates of musculocutaneous, fasciocutaneous, and perforator-based flaps for treatment of pressure sores. *Plast Reconstr Surg*. 2012;130(1):67e–77e.

第 150 章

呼吸功能障碍康复

Matthew N. Bartels, MD, MPH

John R. Bach, MD

ICD-10 编码

J44.9	慢性阻塞性肺疾病,慢性阻塞性支气管炎
J43.9	肺气肿
J84.112	特发性肺纤维化

定义

根据美国胸科联合学会和欧洲呼吸学会,肺康复(pulmonary rehabilitation,PR)的定义如下:

"肺康复是一个综合性干预措施,根据患者的全面评估,制订的个性化治疗方法包括但不限于:运动疗法、宣教和行为改变,旨在提升慢性呼吸疾病患者的躯体及心理状况,并提升患者的长期依从性和健康水平"[1]。

慢性阻塞性肺疾病(chronic obstructive pulmonary disease,COPD)的死亡率随年龄变化,在2009年其死亡率为41.2/100 000,成为美国致死原因的第三位。到2014年,其死亡率上升至46.1/100 000(或总死亡人数的5.6%)。其他死亡率排名前10名的肺部疾病包括流行性感冒和肺炎,它们都会在幸存者中造成遗留性的肺部功能障碍[2]。肺气肿是唯一的一个保持发病率持续上升的重要疾病[3]。根据流行病学研究,最常见的肺部疾病的是哮喘,其次是支气管炎,COPD以及间质性肺病(interstitial lung diseases,ILD)。由于肺部疾病的高发病率和死亡率,大量患者发病,导致有条件的患者寻求肺康复方面的服务。

症状

以肺部疾病为主的患者主要存在以下三个方面症状:呼吸困难或呼吸急促;运动不耐受,通常为呼吸困难的结果;以及疲劳(图150.1)。肺部疾病的患者

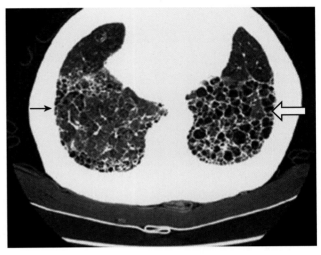

图150.1 特发性肺纤维化患者胸部的高分辨率计算机断层扫描图像。注意胸膜下纤维化(实心箭头)和蜂窝状(空心箭头)

的疲劳通常表现为持续性的精疲力竭并抱怨全身虚弱没有力气。相关的主诉也可能是焦虑和情绪低落,以及咳嗽和咳痰,但大多数患者通常不会表现出疼痛。

体格检查

COPD患者体格检查的异常在听诊方面包括哮鸣音、过清音、呼吸音减弱、呼气相延长以及啰音。胸部叩诊可呈鼓音,过度充气,桶状胸,使用辅助呼吸肌,以及缩唇呼气。在肺纤维化改变的患者中,吸气相时在下部肺野可能出现velcro啰音,呼吸急促及浅呼吸。在进展期的肺疾病中,50%患者会出现杵状指及响亮的肺动脉第二心音,当存在肺动脉高压时还会出现外周性水肿。ILD的患者还可以发现与胶原血管病相关的征象。

功能受限

肺部疾病患者的极限运动能力和耐力下降。这些,加上虚弱和疲劳,常常使患者的职业活动难以进

行。由于呼吸急促和运动能力下降,许多患者不能正常工作而丧失了职业能力。疲劳和呼吸急促也会限制日常生活活动能力,对那些严重功能障碍的患者而言,甚至连洗漱或穿戴都变得十分困难。在呼吸限制中,由于慢性类固醇的使用而导致的肌肉无力以及焦虑和抑郁,可以进一步抑制活动。

诊断

除了表 150.1 所列出的对患者的评估,医疗、生理、经济或心理因素都会影响康复,这些方面的因素都需要处理。因此,多学科诊断是必要的。这些还包括诊断由红细胞生成素抵抗或血清炎性蛋白减少引起的贫血。

表 150.1   患者评估
● 肺部疾病的家族史
● 症状进展以及对功能的影响
● 病情恶化和住院史
● 食欲,营养状况和体重变化
● 药物治疗,药物滥用
● 胸部高共振音,呼吸困难和心音的体格检查
● 血红蛋白/血细胞比容,沉降率,C 反应蛋白,白细胞计数
● X 线检查评估隔膜(低,扁平),心影(长,窄),胸骨后透明度增加,周围肺血管变窄
● $PaCO_2$,PaO_2 和扩散能力(肺气肿患者降低,支气管炎患者正常)
● 对空气和黏液滞留的肺功能检查
● 最大中期呼气流速下降和中期呼气时间增加,肺顺应性正常或增加,流动功增加,残气量总肺总量增加
● 临床运动测试 3min,6min 或 12min 步行试验
● 评估 VAT 和最大运动耐量以制定精确锻炼方案

VAT,通气无氧阈。

呼吸困难可以通过问卷评估。还应评估患者的症状和状态,如咳嗽、气喘、胸痛、神经或心理影响、过敏、既往传染病史、损伤以及营养状态。完整的社会、教育、职业经历以及相关的环境因素也应该了解。肺活量测定以及氧合和一氧化碳弥散能力的评估也可以提供有效的帮助。运动能力可以在肺康复开始时通过实验室或运动试验来评估。对于极度严重的患者,推荐采用心肺运动试验(cardiopulmonary exercise testing,CPET)。对于轻度损害的患者,6min 步行试验(6-minute walk test,6MWT)或者往返步行试验(shuttle walk test,SWT)可能更合适[4]。CPET 能够确定患者的损害是否与心、肺,或者与运动诱发的

支气管痉挛有关[5],并且能记录患者的康复进程。耗氧量、分钟通气量以及新陈代谢率是 CPET 最重要的结果。耗氧量通过代谢当量(metabolic equivalents,MET)[1MET = 3.5mL(kg·min)/O_2]来表示。最大通气量能帮助评估通气储备[6],运动性低氧血症可以识别出哪些患者运动时需要额外供氧。当 CPET 不可用时,最大运动耐量可以通过联合运动测试如 6-WMT 和 SWT 以及肺功能数据来估计[7]。在以后的步行测试中,患者应在指导下缓慢增加步行的速度和持续时间。

治疗

COPD 是肺康复研究最多的情况。

根据 GOLD 推荐,任何 2~4 级的 COPD 患者都需要接受肺康复治疗[8]。所有肺部疾病和运动耐量下降患者,或最近开始需要持续治疗肺部症状或并发症的患者,都是理想的康复对象。

综合性康复项目

综合性肺康复是包含主管医师、运动生理学家、呼吸治疗师、护士在内的多学科团队以监管患者的治疗性活动以及营养、社会支持和心理支持。肺康复在许多方面都与心脏康复相似,而且通常情况下其治疗资源都能共享,然而遇到一些特殊要求时,这些治疗项目的部分应划分开。关于肺康复对 COPD 患者带来益处的证据非常强。与戒烟不同的是,并没有证据显示住院肺康复项目比院外的肺康复项目更有效。最近的证据指出,多样化的训练项目和干预方式,如基于家庭的干预,远程医疗以及提升自我效能等,这些干预方式都是有效的。表 150.2 中列举一个步行中度受限的 COPD 患者的治疗处方。

表 150.2   COPD 患者治疗处方示例
诊断
75 岁 COPD 患者,没有已知的冠心病
预后
良好,患者保持药物治疗
目标
1. 提升耐力和效能
2. 优化氧的需求和控制分泌物
3. 提升步行和自理活动的独立性
4. 通过加强身体意识来减少焦虑和提升自尊

表 150.2　COPD 患者治疗处方示例（续）

5. 家庭锻炼和自主训练监测

6. 减轻睡眠呼吸障碍以及放松吸气肌

注意事项

1. 需要时经鼻导管供氧，运动时最高 6L，休息时 2L

2. 保持氧饱和度>90%

3. 收缩压 100~180mmHg，舒张压 60~110mmHg

4. 心率<140 次/min，条件靶心率 120 次/min（根据 6min 步行试验）

5. 呼吸频率<24 次/min

6. 当患者出现严重的呼吸困难或运动时出现胸痛，中断训练并通知医师

呼吸治疗

1. 监测休息和运动时脉搏血氧饱和度以确定便携式供氧的流速来保持氧饱和度高于 90%

2. 指导患者进行胸式呼吸和缩唇呼气

3. 指导患者及家人学习体位引流

4. 指导患者及家人使用便携式供氧设备

5. 指导训练前使用定量雾化吸入器，确保剂量在每次训练之前

6. 学习自我监测血氧饱和度和 Borg 量表监测疲劳和呼吸困难

7. 指导患者使用夜间双水平气道正压通气（nocturnal bi-level positive airway pressure，BiPAP）

物理治疗

1. 使用 6min 步行试验评估基线耐力

2. 一周 3 次，共 12 周

3. 以 5min 的热身作为开始，并且每小节都需要平静下来，旨在提升耐受 20min 的目标强度，开始时采用每 5min 间隔一次

4. 检查身体机能并且配合呼吸模式，需要时采用胸式呼吸和缩唇呼气

作业治疗

1. 评估上肢活动，力量和耐力

2. 上身功率测定：开始时以 5min 不负重作为热身，平静下来后采用 5min 的强度，逐渐增加至 20min 的目标强度

3. 评估基础的和高级的自我照顾能力并提供适当的帮助以提升穿衣、个人卫生、洗澡、做饭及其他家务事的独立能力

4. 训练患者节约能量和使用简化的工作流程

5. 评估家居环境并且提供有关改造工作环境及设备的建议，提升安全性和有效性

6. 用视觉图像技术来进行放松训练

治疗性干预措施

药物

作为肺康复计划的一部分，优化药物治疗是非常重要的。吸入型支气管扩张剂的宣教应包括培训使用"间隔器"和雾化器[9]。抗胆碱能药和短效 β_2 受体激动剂等适当的药物可使运动耐量提高 33%。在合并呼吸道感染期间，早期医疗护理很重要[10]，并适当使用抗生素，糖皮质激素以及调整支气管扩张剂和化痰药[11]。

咨询与常规医疗

呼吸困难会引起患者的担忧和恐慌，同时加重呼吸急促并增加死腔通气，呼吸做功，过度充气，以及空气潴留。放松运动，生物反馈，瑜伽，胸式呼吸和缩唇呼气等都能减少患者的紧张和焦虑。高达 50% 患者会出现生活质量低下和情绪低落，并伴随着严重的社交能力下降[12]。结合了社会心理学支持的多模式肺康复可以优化目标并帮助患者解决失业和丧失独立性等问题。

自我效能可以用来提升患者对既定医嘱的依从性并且能帮助避免环境及职业带来的影响。每年的流感疫苗接种以及使用 5~10 年的肺炎球菌疫苗也很重要。在高海拔旅行时适当增加 0.5L/min 供氧和自行监测氧饱和度也是有益的。现代便携式氧气浓缩器在旅行过程中易于使用且可用于飞机上。身体应始终保持适当的水分。

营养

19%~71% 的 COPD 患者体重下降，高达 40%~50% 的患者有慢性低氧血症或血氧正常但 FEV_1 低于 35% 存在营养不良，在需要机械通气的人群中，营养状况受损者更为普遍（74% vs. 43%）[13]。营养不良与感染的易感性增加和假单胞菌的高度定植有关。营养不良还会对肺修复、表面活性物质合成、呼吸肌功能、肺功能和水动态平衡产生不利影响。营养不良同样也会增加机械通气患者脱机的难度。不适当的营养，如增加碳水化合物的摄入量，会加剧高碳酸血症。短期内再喂食可以改善呼吸肌耐力，增加呼吸肌力量。由于腹胀的影响，患者应该采取少食多餐。对于高碳酸血症，消耗更多来自脂肪的热量是有帮助的。生长激素尚未被证明有用，但促蛋白合成类固醇可能在数周至一个月内发挥作用，有

助于促进无脂肪体重增加[14,15]。

呼吸再训练

有肺部疾病的患者通常存在浅快呼吸,改变通气肌肉,过度使用辅助吸气肌而不是膈肌。指导采用胸式呼吸和缩唇呼气(diaphragmatic breathing and pursed-lip exhalation, DPLB)可以通过降低呼吸频率,协调呼吸模式和改善血气来帮助改变这些趋势。DPLB 包括用鼻子深呼吸,使用腹肌,并通过噘起嘴唇呼气。DPLB 常用于在日常生活活动和运动期间以改善运动减少呼吸困难。

清除气道分泌物

清除气道分泌物对于减少空气潴留和帮助清除痰液至关重要,因为患者可能由于气流阻塞而导致咳嗽不足或无效咳嗽。"喘息"或深呼吸后短快地爆发式呼气,通常是一种有效且更舒适的咳嗽替代方法。胸部叩击和体位引流对慢性支气管炎、支气管扩张或每天痰液量超过 30mL 的患者有用。自我引流包括呼吸小但逐渐增加潮气量,从残气量和功能残气量(functional residual capacity, FRC)开始,逐渐超过 FRC 至更深的肺容量,然后以咳嗽或喘息的方式排出分泌物[16]。摆动呼吸是结合了正压呼气和在口腔施加振荡,让患者通过具有振动球的装置呼气。黏液活动是由振荡球的敲击振荡产生效应[17],然而临床试验的结果是相互矛盾的。施加于胸腔或直接施加到气道的机械振动/振荡有助于消除气道分泌物,通常 10~15hz 的频率对于排痰效果是最好的。对于囊性纤维化(cystic fibrosis, CF)患者,手动高频胸壁压迫可以改善肺功能和气体交换,同时也可以减少呼吸困难。副作用可能包括增加气流阻塞或可能造成肺不张。CF 气道分泌物增多与肺功能缓慢丧失有关[18],但依从性通常较差。

吸气阻力训练

吸气阻力训练可以提高患者呼吸肌的力量和耐力[19]。通常患者每天使用这些装置进行呼吸训练30min,持续 8~10 周。随着患者的改善和康复进展,调整设备的设置以增加难度。尽管过度通气可能并不比其他技术更好,但一些研究表明,二氧化碳过度通气训练计划可提高 O_2 消耗的最大速率(VO_{2max}),而步行锻炼则可改善下肢运动耐力,但不能提高通气肌耐力[20]。

呼吸肌休息

运用运动和休息交替的康复原则可以帮助减少呼吸肌疲劳和衰竭,在明显的疲劳表现之前可引起高碳酸血症。采用双水平气道正压的无创正压通气(noninvasive positive pressure ventilation, NIV)可使膈肌休息。家庭 NIV 可以在睡眠期间给予医学上稳定但需要全天候通气辅助的个体或者可以单独受益于夜间 NIV 的患者。NIV 可使动脉血气正常,改善睡眠质量,提高生活质量、12min 步行距离、呼吸肌耐力,并减少呼吸困难[21],同时还可以开放气道以防止睡眠呼吸暂停和气道塌陷。

氧疗

氧疗适用于 PO_2 持续低于 55~60mmHg[22] 的患者,并可以降低肺动脉高压(PAH),减少红细胞增多症,运动时的费力感,还可以延长寿命。在 COPD 患者中,增加交感神经调节以及降低压力反射敏感性可以通过补充 O_2 进行调节,从而降低血压和脉搏[23]。此外,还可以改善认知功能,减少住院需求。关于长期氧疗的国际共识表明,氧疗处方应基于[24]:

1. 合理地记录诊断
2. 同时结合其他康复方法优化使用,如药物疗法,戒烟和运动训练
3. 适当地记录慢性低氧血症

氧疗提高了运动耐量,包括亚极量运动时的运动耐量。在有原发性肺病的患者中,根据需要提供尽可能多的氧是安全有效的,以保持氧饱和度高于90%。即使在 COPD 患者中,只要在运动结束时将补充氧气恢复为静息水平(通常不超过 2L/min),就是安全的[25]。

在严重的 COPD 中,补充氧气可以使运动效果翻倍[26] 且通过抑制化学感受器降低运动中的通气要求[27]。这些可以在增加运动耐量的同时而不增加氧气消耗,同时可能防止由运动引起的氧化应激[28]。对于休息和运动时氧饱和度低于 90% 的患者,应给予氧疗[29]。吸气阶段(脉冲)氧疗可避免浪费氧气,同时减少不适和黏膜干燥。

运动训练

PR 项目的特点是通过让患者"每次呼吸多走几步"来进行运动训练,以改善功能和减少呼吸困难。运动训练可以改善 COPD 患者的肌肉功能以及提高运动能力[1]。在 COPD 患者中,改善运动能力可以减

少过度充气,改善呼吸困难。其他方面的益处还包括改善情绪,改善心血管功能,减轻症状负担。

通气障碍,肺部气体交换异常,外周肌肉功能障碍,心功能不全,焦虑,抑郁,动力不足和功能失调中的任何情况都可以造成 COPD 患者的运动受限。通气限制和低氧血症是阻塞性和限制性肺病患者的主要限制因素。使用氧疗可缓解患者的低氧血症,而缓解通气功能障碍则可以通过药物治疗和治疗功能失调来实现。肌肉功能障碍包括了呼吸肌和四肢肌肉功能障碍。幸运的是,运动项目已被证实可以改善两种形式的肌肉无力。

在 COPD 患者中,最大运动通气量(VE_{max})可以接近或可能超过最大自主通气量(MVV)。尽管心输出量可随着运动而正常增加,但由于通气限制,心输出量峰值和心率通常受限。缺氧(在严重受限和高碳酸血症患者中)可以在运动时发生,许多中度至重度患者不能达到心脏或有氧运动训练的最大心率的 60% ~ 70% 的目标范围。因此,我们需要调整肺部疾病患者的运动处方。

运动训练计划已从简单的耐力训练演变为多种方式结合的运动。耐力训练是大多数肺康复项目的主要内容,包括持续有氧训练(continuous aerobic training,CAT),采用渐进式加强锻炼,以达到耐力训练强度[1]。对于有严重呼吸困难的患者,可以使用低强度 CAT 或间歇训练(interval training,IT)。虽然低强度 CAT 的好处可能不如 IT,但对于 COPD 患者可能会有不一样的效果[30],尽管对于其他患者而言 IT 可能优于 CAT[31]。每天的运动训练后维持最低限度步行表现出了一定的前景[32]。最常见的 CAT 模式是步行和功率自行车,但对肺病患者而言增加休闲和社区步行可能优于功率自行车。当患者具有更高的功能水平时,可以使用更传统的运动训练处方,即 CAT 项目的强度基于 CPET 并使用通气厌氧阈值(ventilatory anerobic threshold,VAT)作为目标强度。通气阈值是乳酸积累的开始点,是有效运动的良好目标。对于无法达到 VAT 的严重肺病患者,目标强度设定为峰强度的 60% ~ 70% 可能是有效的。因此,中度至严重影响的 COPD 患者可以在最大生理能力较高百分比的强度下成功地进行训练[33],而非未受损患者常规推荐的强度。通过训练,患者可以超过初始运动测试时达到的水平。对于能够维持的患者,高于 VAT 的训练导致运动期间通气要求降低,因此提高了最大运动耐受性。家庭步行计划应包括 5min 的热身运动和缓和运动,并维持目标强度运动

20 ~ 40min。Borg 量表评定的疲劳、心率和步行速度可用于监测运动强度和进程。

关于肺康复的训练创新中已经开始包含 IT,已经证实,相同时间范围内运动员进行 IT 比进行 CAT 更有效。IT 对 COPD 患者生活质量、呼吸困难、运动能力和骨骼肌适应运动也带来益处。然而,大多数研究未包括针对患者群体的高强度间歇训练(high intensity interval training,HIIT)[34]。如果将 HIIT 计划应用于有肺部疾病的患者,他们也可能与应用于心力衰竭的患者一样,获得比 CAT 更大的益处[33]。

抗阻训练(resistance training,RT)是肺康复的另一个重要组成部分。RT 似乎对 COPD 和其他肺部疾病患者都有益处。在肺病患者的运动计划中添加 RT 可以增加肌肉质量,而 CAT 却不能。RT 可以逆转由功能失调,不活动和糖皮质激素治疗带来的不良影响[35]。肺病患者的最佳抗阻训练强度尚不清楚,根据美国运动医学会建议,患者每周进行 2 ~ 3 天,每天 1 ~ 3 组,每组 8 ~ 12 次的重复训练[36]。RT 的初始负荷为最大肌力(one-repetition maximum,1RM)的 60% ~ 70%,随着患者变得强壮,可逐渐增加强度。已有证据表明 COPD 患者增加 RT 可以增加肌肉质量和强度,但不会增加额外的耐力。然而,额外的力量可以帮助患者减轻进行日常生活活动、爬楼梯和爬山时的疲劳[37]。

上肢训练也是肺康复的重要组成部分。上肢训练包括使用上半身进行 CAT 并结合 RT。上肢训练关注的主要肌群包括肱二头肌、肱三头肌、三角肌、背阔肌和胸肌。这些训练可以改善手臂的功能和力量[38]。非支撑性的上肢活动包括上肢的运动及个人日常生活活动。非支撑性手臂运动似乎能比其他形式的手臂运动提供更大的益处。

灵活性训练是纳入肺康复的另一个组成部分。虽然目前并没有明确的研究表明灵活性训练可以改善患者的功能,然而,这可能在增加肺顺应性和肺活量方面有一些好处。灵活性训练也可能有助于减少在久坐不动人群中肌肉骨骼损伤的风险,因为这类人群经常使用皮质类固醇,这会使肌腱损伤的风险增加。

对于存在严重功能障碍的 COPD 患者,使用神经肌肉电刺激(neuromuscular electrical stimulation,NMES)可能是有益的,因为 NMES 可以在提供训练的同时不增加呼吸困难,并且可以保留和增加肌肉功能。在严重的 COPD 患者中,NMES 可以增加肢

体肌肉力量和运动能力,同时减少呼吸困难,甚至在急性发作期间也可以使用[39]。除传统训练和 CAT 外加 NEMS 可以获得更多的活动能力提升[40],并且可以降低重症监护患者发生危重疾病性肌病的风险[41]。对于在医院环境中非常衰弱或严重受限的患者,NMES 可能比传统的运动方式带来更多的益处。但目前尚不清楚 NMES 是否能促进更多活动以及为中度受损的患者带来更多的益处[1]。

肺康复也能为 ILD 患者带来益处,并且可能对 PAH 也有益处[42]。益处包括改善周围肌肉功能障碍、疲劳、运动耐量、呼吸困难和生活质量[43]。同样,据报道,CF 患者可从 PR 中受益,包括改善肺部清洁和管理分泌物。在 CF 中,更高水平的身体活动、运动能力和生活质量与改善长期预后相关[44]。

对于 PAH,随着血管扩张剂治疗的出现,患者的生存率得到提高,肺康复的作用也随之增加。PAH 患者运动的主要限制是肺血管阻力和右侧心力衰竭。患者还会发生外周肌肉功能障碍以及功能失调。最近的研究表明,PAH 患者可以从肺康复计划中获益,表现出运动能力的提升和症状缓解[45]。最佳训练方式尚未确定,但在避免增加肺动脉压方面,CAT 优于高水平 RT 和 IT。

正如国家肺气肿治疗试验的结果所指出的一样,肺康复也是患者在准备肺减容手术(lung volume reduction surgery,LVRS)或肺移植时的一个组成部分。对于这类严重受损的 COPD 患者,肺康复被证明是安全、有效的,可以改善运动耐量、生活质量和呼吸困难[46]。LVRS 之前的肺康复计划是一项经典的 COPD 计划,增加了关于 LVRS 手术方面的宣教。在 LVRS 之后,肺康复能改善患者的呼吸机制,从而恢复患者的功能并提高运动能力[47]。在肺移植患者中,肺康复也具有类似的作用[48],关于移植后的药物治疗和改变生活方式的宣教是必不可少的。肺移植前康复还可以维持肌肉力量和功能,并有助于在等待可接受的供体器官时保持患者的活力。积极的围手术期肺康复可以帮助改善功能,减轻因移植药物导致的肌肉无力,使肺康复在肺移植前后有益于患者[49]。

行为管理在肺康复中的作用

尽管讨论肺病患者的整体行为改变超出本章的范围,但解决社会心理问题,自我效能和生活方式改变也很重要。特别是,戒烟对于任何肺康复项目都是必不可少的,作为高级肺科医师,Byron Thomashow

喜欢说"治疗持续吸烟的 COPD 患者就像在泰坦尼克号上捞水一样"。以控制不良行为,建立更好的健康行为为目标,可以让患者重新掌控自己的病情和疾病管理[50]。肺康复的教育包括让患者了解疾病、药物、健康行为和适应性技术。自我管理有四个组成部分:①改变认知;②增强自我效能;③解决动机;④协作自我管理。改变认知意味着帮助患者学习如何通过对疾病的理解来控制对疾病的情绪反应。增强自我效能可以使患者知道他们自身在优化和保持健康方面发挥着重要的作用。解决动机问题决定了目标的意义,以帮助患者在病情恶化时或面临其他挑战时参与进来。最后,协作自我管理通过设定目标、解决问题、做决定和制订实施计划来培训患者的自我管理。协作自我管理计划是根据每位患者及其需求量身定制的,同时考虑到可用的支持系统和临床资源。自我效能的好处可以降低医疗保健的利用和减少住院治疗[49]。

辅助设备

由于疲劳和呼吸困难,某些辅助设备如机动踏板车和带座椅的助行器可以极大地改善肺部患者的功能和生活质量。助行器通过减少呼吸困难和允许中途休息来提高功能锻炼能力。日常生活活动辅助设备如助臂器和穿袜辅助器也可以减少工作量并提高生活质量。

肺康复的结局指标

在评估肺康复对原发性肺病患者的疗效时,以患者为中心的结果、生存和运动能力是追踪的关键项目。已证实肺康复可以改善患者的症状,生活质量和运动表现。与肺康复之前相比,所有改善均具有临床意义并且能长期维持[1]。目前使用的许多问卷和量表都是通用的(例如,36 项简表健康调查 SF-36)或疾病特异性[例如,慢性呼吸系统问卷调查(the Chronic Respiratory Questionnaires,CRQ),旨在追踪治疗和干预效果]。

下列这些常用的评估量表均显示经过肺康复后,患者的生活质量得到改善,包括圣乔治呼吸问卷(SGRQ)[51]和慢性呼吸系统疾病问卷(CRQ)[52]。呼吸困难也可以在短期内(Borg 量表),一般情况下(基线呼吸困难指数)或受影响时(CRQ)得到改善。在常用测量工具(例如,SGRQ 的组成部分)中,抑郁和焦虑也可以得到改善。

功能评估通过自我评估或采用功能性测量进行

观察,包括使用曼彻斯特日常生活活动量表(Manchester Respiratory Activities of Daily Living Scale)[53] 以及肺功能状态和呼吸困难问卷调查(Pulmonary Functional Status and Dyspnea Questionnaire)[54]。这些评估都显示肺康复可以改善患者的功能。6-MWT[55] 和 CPET 可以定期显示肺康复改善的功能。采用 6-MWT 的现场测试价格低廉且易于应用,而 CPET 可能更有助于复杂的患者或包含生理参数在内的研究。通过主观报告,能量消耗测量或通过活动监测评估的身体活动也是有帮助的[56]。最后,患者管理中的自我效能是以患者为中心的结果,用于评估肺康复的教育和心理部分的有效性。评估肺病患者的最新趋势是创建综合指数,其中最著名的是 COPD 的 BODE 指数[57]。综合指数的好处是综合了自我功能报告、气流阻塞、体重指数和 6-MWT 形式的功能测量。它已被证明其对临床结果和死亡率的预测是有效的。

几乎所有的研究都表明,包含运动训练肺康复可以显著提高患者的步行能力和运动耐力,并减少 COPD 和其他肺部疾病的症状。最近一篇关于 COPD 患者肺康复的 Cochrane 荟萃分析[58] 结论如下:

"康复可缓解呼吸困难和疲劳,改善情绪功能,并增强患者对病情的控制。这些改善较大且具有临床意义。康复治疗是 COPD 管理的重要组成部分"

COPD 的肺康复原则越来越多地应用于哮喘患者并得到相似的结果,现在肺康复已经被推荐用于其他肺部疾病。

技术设备

对于这种病症的治疗或康复没有特定的新技术。

潜在的治疗并发症

肺康复治疗的并发症很少见。必须观察患者的合并症,如动脉粥样硬化性心脏病或外周血管疾病和肺动脉高压。晕厥或低氧血症可能是由过度剧烈的运动引起的,这可能导致住院肌无力患者的骨骼肌肉损伤。适当的热身、放松和伸展,以及运动中的监测和预防措施,应该能避免所有的这些不良反应。

(黄维 译 沈怡佳 校 何红晨 审)

参考文献

1. ATS/ERS Task Force on Pulmonary Rehabilitation. An official American Thoracic Society/European Respiratory Society statement: key concepts and advances in pulmonary rehabilitation. *Am J Respir Crit Care Med.* 2013;188(8):e13–e64.
2. Centers for Disease Control and Prevention. National Center for Health Statistics. *National vital statistics report.* 2012;(3):60. Deaths: final data for 2009.
3. Centers for Disease Control and Prevention. National Center for Health Statistics. *United States life tables.* 2017;2014(4):66.
4. Jones NL. Current concepts: new tests to assess lung function. *N Engl J Med.* 1975;293:541–544.
5. Jones NL, Campbell EJM. *Clinical Exercise Testing,* 2nd ed. Philadelphia, PA: W.B. Saunders; 1982:158.
6. Reina-Rosenbaum R, Bach JR, Penek J. The cost/benefits of outpatient based pulmonary rehabilitation. *Arch Phys Med Rehabil.* 1997;78:240–244.
7. Carlson DJ, Ries AL, Kaplan RM. Prediction of maximum exercise tolerance in patients with COPD. *Chest.* 1991;100:307–311.
8. Rabe KF, Hurd S, Anzueto A, et al. Global initiative for chronic obstructive lung disease. Global strategy for the diagnosis, management, and prevention of chronic obstructive pulmonary disease: GOLD executive summary. *Am J Respir Crit Care Med.* 2007;176:532–555.
9. De Blaquiere P, Christensen DB, Carter WB, et al. Use and misuse of metered-dose inhalers by patients with chronic lung disease. *Am Rev Respir Dis.* 1989;140:910–916.
10. Nicotra MB, Rivera M, Awe RJ. Antibiotic therapy of acute exacerbations of chronic bronchitis: a controlled study using tetracycline. *Ann Intern Med.* 1982;97:18–21.
11. Zuin R, Palamidese A, et al. High-dose N-acetylcysteine in patients with exacerbations of chronic obstructive pulmonary disease. *Clin Drug Investig.* 2005;25:401–408.
12. Light RW, Marrill EJ, Despars JA, et al. Prevalence of depression and anxiety in patients with COPD: relationships to functional capacity. *Chest.* 1985;87:35–38.
13. Laaban J-P, Kouchakji B, Dore M-F, et al. Nutritional status of patients with chronic obstructive pulmonary disease and acute respiratory failure. *Chest.* 1993;103:1362–1368.
14. Ferreira IM, Brooks D, Lacasse Y, et al. Nutritional intervention in COPD: a systematic overview. *Chest.* 2001;119:353–363.
15. Creutzberg EC, Wouters EFM, Mostert R, et al. A role for anabolic steroids in the rehabilitation of patients with COPD? A double-blind, placebo-controlled, randomized trial. *Chest.* 2003;124:1733–1742.
16. Schoi MH. Autogenic drainage: a modern approach to physiotherapy in cystic fibrosis. *J R Soc Med.* 1989;82(suppl 16):32–37.
17. Schibler A, Casaulta C, Kraemer R. Rational of oscillatory breathing in patients with cystic fibrosis. *Paediatr Pulmonol.* 1992;8:301S.
18. Patterson JM, Budd J, Goetz D, et al. Family correlates of a 10-year pulmonary health trend in cystic fibrosis. *Pediatrics.* 1993;91:383–389.
19. Pardy RL, Reid WD, Belman MJ. Respiratory muscle training. *Clin Chest Med.* 1989;9:287–295.
20. Ries AL, Moser KM. Comparison of isocapnic hyperventilation and walking exercise training at home in pulmonary rehabilitation. *Chest.* 1986;90:285–289.
21. Hill NS. Home noninvasive ventilation in patients with lung disease. In: Bach JR, ed. *Noninvasive Mechanical Ventilation.* Philadelphia, PA: Hanley & Belfus; 2002:241–258.
22. Anthonisen NR. Home oxygen therapy in chronic obstructive pulmonary disease. *Clin Chest Med.* 1986;7:673–677.
23. Bartels MN, Gonzalez JM, Kim W, et al. Oxygen supplementation and cardiac-autonomic modulation in COPD. *Chest.* 2000;118:691–696.
24. Pierson DJ. Current status of home oxygen in the U.S.A. In: Kira S, Petty TL, eds. *Progress in Domiciliary Respiratory Care—Current Status and Perspective.* New York: Elsevier Science BV; 1994:93–98.
25. Dyer F, Callaghan J, Cheema K, Bott J. Ambulatory oxygen improves the effectiveness of pulmonary rehabilitation in selected patients with chronic obstructive pulmonary disease. *Chron Respir Dis.* 2012;9:83–91.
26. Davidson AC, Leach R, George RID, et al. Supplemental oxygen and exercise ability in chronic obstructive airways disease. *Thorax.* 1988;43:965–971.
27. Somfay A, Porszdsz J, Sang-Moo L, et al. Effect of hyperoxia on gas exchange and lactate kinetics following exercise onset in nonhypoxemic COPD patients. *Chest.* 2002;121:393–400.
28. van Helvoort HA, Heijdra YF, Heunks LM, et al. Supplemental oxygen prevents exercise-induced oxidative stress in muscle-wasted patients

with chronic obstructive pulmonary disease. *Am J Respir Crit Care Med*. 2006;173:1122–1129.

29. Jolly EC, DiBoscio V, Aguirre L, et al. Effects of supplemental oxygen during activity in patients with advanced COPD without severe resting hypoxemia. *Chest*. 2001;120:437–443.

30. Jenkins S, Hill K, Cecins NM. State of the art: how to set up a pulmonary rehabilitation program. *Respirology*. 2010;15:1157–1173.

31. Vogiatzis I, Nanas S, Roussos C. Interval training as an alternative modality to continuous exercise in patients with COPD. *Eur Respir J*. 2002;20:12–19.

32. de Blok BM, de Greef MH, ten Hacken NH, Sprenger SR, Postema K, Wempe JB. The effects of a lifestyle physical activity counseling program with feedback of a pedometer during pulmonary rehabilitation in patients with COPD: a pilot study. *Patient Educ Couns*. 2006;61:48–55.

33. Punzal PA, Ries AL, Kaplan RM, et al. Maximum intensity exercise training in patients with chronic obstructive pulmonary disease. *Chest*. 1991;100:618–623.

34. Beauchamp MK, Nonoyama M, Goldstein RS, et al. Interval versus continuous training in individuals with chronic obstructive pulmonary disease—a systematic review. *Thorax*. 2010;65:157–164.

35. Mador MJ, Bozkanat E, Aggarwal A, Shaffer M, Kufel TJ. Endurance and strength training in patients with COPD. *Chest*. 2004;125:2036–2045.

36. American College of Sports Medicine. American College of Sports Medicine position stand: progression models in resistance training for healthy adults. *Med Sci Sports Exerc*. 2009;41:687–708.

37. O'Shea SD, Taylor NF, Paratz JD. Progressive resistance exercise improves muscle strength and may improve elements of performance of daily activities for people with COPD: a systematic review. *Chest*. 2009;136:1269–1283.

38. Janaudis-Ferreira T, Hill K, Goldstein R, Wadell K, Brooks D. Arm exercise training in patients with chronic obstructive pulmonary disease: a systematic review. *J Cardiopulm Rehabil Prev*. 2009;29:277–283.

39. Ngai SP, Jones AY, Hui-Chan CW, Ko FW, Hui DS. Effect of 4 weeks of Acu-TENS on functional capacity and beta-endorphin level in subjects with chronic obstructive pulmonary disease: a randomized controlled trial. *Respir Physiol Neurobiol*. 2010;173:29–36.

40. Gerovasili V, Stefanidis K, Vitzilaios K, et al. Electrical muscle stimulation preserves the muscle mass of critically ill patients: a randomized study. *Crit Care*. 2009;13:R161.

41. Routsi C, Gerovasili V, Vasileiadis I, et al. Electrical muscle stimulation prevents critical illness polyneuromyopathy: a randomized parallel intervention trial. *Crit Care*. 2010;14:R74.

42. Holland AE. Exercise limitation in interstitial lung disease—mechanisms, significance and therapeutic options. *Chron Respir Dis*. 2010;7:101–111.

43. Nishiyama O, Kondoh Y, Kimura T, et al. Effects of pulmonary rehabilitation in patients with idiopathic pulmonary fibrosis. *Respirology*. 2008;13:394–399.

44. Yankaskas JR, Marshall BC, Sufian B, Simon RH, Rodman D. Cystic fibrosis adult care: consensus conference report. *Chest*. 2004;125(suppl 1):1S–39S.

45. Grünig E, Ehlken N, Ghofrani A, et al. Effect of exercise and respiratory training on clinical progression and survival in patients with severe chronic pulmonary hypertension. *Respiration*. 2011;81:394–401.

46. Ries AL, Make BJ, Lee SM, Krasna MJ, Bartels M, Crouch R, et al. National emphysema treatment trial research group. The effects of pulmonary rehabilitation in the National Emphysema Treatment Trial. *Chest*. 2005;128:3799–3809.

47. Bartels MN. Rehabilitation management of lung volume reduction surgery. In: *Lung Volume Reduction Surgery*. St. Louis, MO: Ginsburg, M. Mosby-Year Book, Inc; 2001:97–124.

48. Rochester CL. Pulmonary rehabilitation for patients who undergo lung volume-reduction surgery or lung transplantation. *Respir Care*. 2008;53:1196–1202.

49. Wickerson L, Mathur S, Brooks D. Exercise training after lung transplantation: a systematic review. *J Heart Lung Transplant*. 2010;29:497–503.

50. Effing TW, Bourbeau J, Vercoulen J, et al. Self-management programmes for COPD: moving forward. *Chron Respir Dis*. 2012;9:27–35.

51. Jones PW, Quirk FH, Baveystock CM, Littlejohns P. A self-complete measure of health status for chronic airflow limitation: the St. George's Respiratory Questionnaire. *Am Rev Respir Dis*. 1992;145:1321–1327.

52. Williams JE, Singh SJ, Sewell L, Morgan MD. Health status measurement: sensitivity of the self-reported Chronic Respiratory Questionnaire (CRQ-SR) in pulmonary rehabilitation. *Thorax*. 2003;58:515–518.

53. Yohannes AM, Roomi J, Winn S, Connolly MJ. The Manchester Respiratory Activities of Daily Living questionnaire: development, American reliability, validity, and responsiveness to pulmonary rehabilitation. *J Am Geriatr Soc*. 2000;48:1496–1500.

54. Lareau SC, Carrieri-Kohlman V, Janson-Bjerklie S, Roos PJ. Development and testing of the Pulmonary Functional Status and Dyspnea Questionnaire (PFSDQ). *Heart Lung*. 1994;23:242–250.

55. Spruit MA, Polkey MI, Celli B, et al. Evaluation of COPD Longitudinally to Identify Predictive Surrogate Endpoints (ECLIPSE) study investigators. Predicting outcomes from 6-minute walk distance in chronic obstructive pulmonary disease. *J Am Med Dir Assoc*. 2012;13:291–297.

56. Pitta F, Troosters T, Probst VS, Spruit MA, Decramer M, Gosselink R. Quantifying physical activity in daily life with questionnaires and motion sensors in COPD. *Eur Respir J*. 2006;27:1040–1055.

57. Celli BR, Cote CG, Marin JM, et al. The body-mass index, airflow obstruction, dyspnea, and exercise capacity index in chronic obstructive pulmonary disease. *N Engl J Med*. 2004;350:1005–1012.

58. Lacasse Y, Martin S, Lasserson TJ, et al. Meta-analysis of respiratory rehabilitation in chronic obstructive pulmonary disease: a Cochrane systematic review. *Eura Medicophys*. 2007;43:475–485.

第 151 章

神经肌肉系统疾病的呼吸管理

John R. Bach, MD

同义词

无

ICD-10 编码

G71.0	肌营养不良
G12.9	脊髓性肌萎缩
G12.21	肌萎缩性侧索硬化
Z99.01	呼吸机依赖
M62.81	全身型肌肉无力
G12.0	婴儿 1 型脊髓性肌萎缩

CPT 代码

E0482	机械吸气-呼气
E0466	无创机械通气
E0465	有创机械通气

定义

人体三个呼吸肌肉群是吸气肌群、用于咳嗽的呼气肌群(主要是腹部和上胸壁)和延髓支配肌群(bulbar-innervated muscles, BIM)。虽然吸气肌群和呼气肌群可以完全由物理辅助支持,如连续非侵入性通气支持(continuous noninvasive ventilatory support, CNVS)和机械吸气-呼气(mechanical insufflation-exsufflation, MIE),且过去 60 多年来,患者已使用这些辅助支持来避免气管切开,然而没有有效的非侵入性措施来帮助 BIM 功能[1,2]。即使 BIM 功能完全瘫痪也不能排除慢性通气性肌肉衰竭的非侵入性管理。

呼吸或呼吸肌支持,是徒手或机械手段给患者施加力量,间歇性改变气道压力去辅助呼吸肌功能的设备和技术。作用于人体的设备包括在胸部和腹部周围产生压力变化的呼吸机。呼气期间施加于气道的负压有助于咳嗽,而在吸气时给气道施加正压[间歇性正压通气或非侵入性通气支持(noninvasive ventilatory support, NVS)]来辅助和支持呼吸机群。持续的气道正压通气不会有助于通气,并且对基于神经肌肉疾病(neuromuscular disorders, NMD)的通气障碍患者往往无济于事。

辅助呼吸装置可以大大地减少患者对侵入性气道管理的需求,给气管插管后出现呼吸机依赖(获得性肌萎缩)的患者提供长期生存的支持。物理治疗辅助呼吸装置包括 NVS 和 MIE 可以延长肺活量极低或咳嗽无力患者的生存时间。过去此医学学科主要由生理学家来发展[3]。

症状

通气储备减少但尚可行走的患者主诉是劳力性呼吸困难,轮椅使用者的症状可能微乎其微,在呼吸道感染期间,他们的主诉可能有焦虑、无法入睡,还可能出现呼吸困难。夜间通气不足是晨起头痛、疲劳、睡眠障碍和过度嗜睡的原因,夜间通气不足是由于补充辅助呼吸肌的能力下降,呼吸驱动力下降和睡眠中咳嗽引起的[4]。

体格检查

吸气性肌肉损伤和通气不足的迹象可能包括呼吸急促,反常呼吸,发音过弱,鼻翼扇动,辅助呼吸肌的使用,发绀,脸色发红或苍白,焦虑和气道分泌物堵塞。嗜睡,迟钝,精神错乱和昏迷。尽管有通气不足的症状,但除呼吸急促外,患者通常没有其他迹象。

功能受限

随着呼吸储备的减少,行走会因呼吸困难而受到限制。坐轮椅的患者功能通常不会因通气不足而受限,直到持续性 CO_2 水平上升至接近饱和水平为止。

诊断研究

呼吸肌功能障碍和通气不足通过持续性 CO_2 监测(二氧化碳分析仪或经皮的测量)、血氧测定法,肺活量测定法和咳嗽峰流量(cough peak flows,CPF)评估进行诊断。呼气末 CO_2 通常比 $PaCO_2$ 低 2~6mmHg。肺活量应在坐位和仰卧位分别测量且两者差异不应大于 7%。如患者已出现通气不足且在睡眠期间更严重,则仰卧位时的肺活量更为重要。肺活量小于正常值的 25% 或仰卧位的肺活量比坐位时少 20% 会出现端坐呼吸。佩戴胸腰椎支具的患者应分别测量佩戴和不佩戴支具时的肺活量,良好的支具可以增加肺活量,而限制腹部运动的支具则会减少肺活量。患者被教导进行舌咽式呼吸(glossopharyngeal breathing,GPB),以及通过肺活量测定法测量的肺容积补偿(lung volume recruitment,LVR)的主动(空气堆积)和被动(吹入)方法的使用进展。患者肺体积的补偿是通过人工呼吸器或体积预设的通气机连续接收输送的空气量来实现。肺体积最大保留量以螺旋测量方式测量,称为最大吸气容量(maximum insufflation capacity,MIC)[5]。最大被动吸气后体积称为肺吸气容量[6]。同样,肺活量测定法表明 GPB 通常可以提供的空气量达到或超过通过使用人工呼吸器进行空气堆叠。当嘴唇周围支配肌太弱,无法通过经口堆叠空气时,鼻腔或口鼻接口可用于空气堆叠。MIC 减 VC 是衡量声门完整性的直接指标,因此也可以用于 BIM 功能的客观可量化[5]。

使用峰值流量计测量 CPF,低于 160L/m 的 CPF 通常无效[7]。CPF 值超过 120L/m(无辅助)是成功脱离气管插管进行气管造口术的有力指标,而与剩余的肺功能无关[8]。VC 小于 1 500mL 的患者应从深空气堆积体积测量辅助 CPF,声门张开同时进行的腹部推力(手动辅助咳嗽)[5],此辅助 CPF 也通过峰值流量计测量。辅助减去无辅助 CPF 也仅取决于声门功能和 BIM 完整性指标[5]。

对于没有内在肺部疾病的稳定患者,动脉血气采样是不必要的,而且往往不太准确,因为 25% 的患者在采血过程中由于焦虑和疼痛过度通气[9]。

有症状的肺活量正常患者,夜间氧合血红蛋白饱和度不明确,无明显的高碳酸血症,需要多导睡眠图检查。对于有症状的 VC 减少的患者,多导睡眠图检查是不必要的,因为它被误解为由于中枢性或阻塞性事件而非吸气性肌无力引起的呼吸暂停和呼吸不足。

虽然所有具有明显症状的患者肺体积减小需要 NVS 缓解症状的试验,如果症状是可疑的,夜间连续二氧化碳描记法和血氧测量可能是有用的,在家庭中最实用。症状可疑伴 VC 降低的患者,多个夜间血氧饱和度低于 95% 和持续性高 CO_2,应该尝试睡眠 NVS,观察有无改善。

治疗

干预目标

干预目标是促进儿童肺和胸壁的正常生长,保持肺和胸壁的顺应性,维持正常的肺泡通气,延长生存期,并最大化 CPF 以防止肺炎和呼吸衰竭,特别是在并发上呼吸道感染期间。不能插管的患者也可以拔管并进行 CNVS。所有目标均可通过门诊和家中的患者评估、训练和应用呼吸装备而实现。

目标一:保持肺的顺应性,肺生长和胸壁活动性

由于吸气性肌肉功能障碍而使肺部无法扩张至预期的吸气能力时,肺顺应性就会减弱,并且会出现胸壁挛缩和肺活动受限。随着肺活量的减少,最大的呼吸只能扩大肺容积的一部分。LVR 与肢体关节一样,需要定期动员。LVR 可以通过提供深呼吸、主动通过空气堆积来积极地进行,对于那些无法配合主动 LVR 的人,可以通过夜间 NVS 来被动地实现[8]。肺扩张疗法的主要目标是增加肺活量和语音音量,最大限度地提高 CPF,保持肺顺应性,减少肺不张,掌握 NVS,所有可以经口进行空气堆积的人都可以在白天随时使用 NVS,即使没有呼吸机也可以成功拔管。

声门关闭障碍会阻止主动 LVR,提示需要被动 LRV,方法是通过预设的呼吸机或在呼吸阀被阻塞的情况下使用人工呼吸器向肺部输送 40~70cmH₂O 的压力。在肺活量、最大吸气容量和肺吸气容量的 282 次评估中,平均值分别为(1 131±744)mL、(172±926)mL 和(2 069±867)mL[6]。

在患者的 VC 下降至预期正常值的 70% 或 80% 之前[10],通常应使用人工呼吸器指导他们每天进行 2~3 组,每组 10~15 次空气堆积训练。由于空气堆

叠的重要性,因此优先通过呼吸机容积而非压力预设来提供 NVS。

婴儿不能空气堆叠或与被动吹气疗法配合使用。所有患有反常呼吸的儿童都需要夜间 NVS 来预防漏斗胸,促进肺部生长以及辅助吸气肌肉[11]。儿童可以在 14~30 个月大时与被动 LVR 配合。

目标二:维持肺泡通气

儿童存在端坐呼吸、通气不足的症状[12]或反常呼吸表明在夜间需非侵入性通气支持[11]。通常只有患者氧疗不当才会发展成 CO_2 中毒[13],因呼吸衰竭通常是由无效的咳嗽和气道分泌物导致的,任何患者发现 NVS 使用对于症状弊大于利,则建议直到下一次重新评估之前停用 NVS。

由于负压呼吸机会导致阻塞性呼吸暂停,其效果不如 NVS,并且随着年龄的增长和肺顺应性的降低而变得效果更差,因此不再建议将其用于持续的通气辅助[14]。然而,一种有效的呼吸机是间歇性腹压呼吸机(intermittent abdominal pressure ventilator,IAPV)。IAPV 通过患者外衣下佩戴的胸衣或皮带中所含的弹性气囊间歇性膨胀。气囊是通过正压呼吸机周期性膨胀,通常达到或大于 2 500mL。这使膈肌向上移动以排出肺内气体。气囊放气时,重力导致腹部组织和膈肌回到静止位置来吸气。为了有效性,躯干角度需比水平方向高 30°或以上。患者可以通过呼吸或舌咽式呼吸一起增加 IAPV 输送量。IAPV 可将潮气量增加 300~1 200mL,且白天缺乏自主呼吸能力的患者 IAPV 通常比经口 NVS 更受欢迎[15]。

非侵入性通气支持可在睡眠期间通过唇封、鼻腔和口鼻连接处提供,或在白天经口或鼻腔提供。经口和鼻腔非侵入性通气支持是开放的系统,要求患者依靠中枢神经系统反射,以防止睡眠期间过度的吸气泄漏[4,16],因此补充氧气和镇静剂会使它无效。NVS 可以在诊所或在家庭环境中使用。

有许多商用通气和非通气接口可供使用。经口或鼻接口来进行气体堆积需要用一种主动循环通道-这就是呼气瓣膜和非通气接口或者通气接口配合封闭装置一起使用。在睡眠时应尝试几个鼻腔接口,如果全天使用经鼻 NVS,则应每 12h 更换一次鼻腔接口,以避免皮肤长时间受压。如有必要,通过使用鼻腔-唇封系统来从开放系统切换到封闭系统,避免口腔内过多的气体渗漏或流出。这种接口在睡眠期间通过嘴和鼻输送空气,且只有非常小的固定压

力。这增加了皮肤舒适度,并最大限度地减少了空气(吸气)泄漏。

白天使用 NVS 最有效的方法是通过 15mm 有角度接口。虽然有些人喜欢整天把接口放在嘴里,但大多数人用一个灵活的金属支撑臂(鹅颈夹)安装在嘴边,再固定在轮椅上[17-19]。接口也可以固定在电动轮椅上(例如,吸、吹和舌头控制)(图 151.1)。给青少年和成年人提供 800~1 500mL 的大体积接口,以便患者每次呼吸可根据需要吸入尽可能多的空气,以改变潮气量,言语量和咳嗽流量以及空气堆积。使用经口式 NVS 需要颈部运动和唇部功能。此外,鼻接口系统或 IAPV 也可用于白天的呼吸支持[15]。因为婴儿需要经鼻呼吸,鼻 NVS 对于婴儿的夜间和白天使用是最实用的。除了患者有无法控制的癫痫发作和无法合作,NVS 的长期使用没有禁忌。

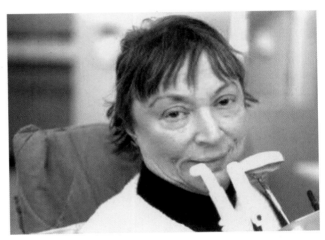

图 151.1 一名 64 岁妇女,自 1953 年以来一直依靠连续无创通气支持(CNVS),并通过 15mm 有角度接口进行了 34 年的 CNVS,该接口固定在电动轮椅的下巴控制装置附近

目标三:增加咳嗽流量

一项对 364 例患者的手动辅助咳嗽(空气堆积和腹部推力)研究显示,患者平均肺活量为 997mL,平均最大吸气容量为 1 648mL,虽然咳嗽峰流量为 135L/m,但平均辅助咳嗽峰流量为 235L/m。这可能是肺炎发作或咳嗽有效预防之间的不同[20]。VC 或 MIC 大于 1L 仍无法产生 160L/m 的辅助咳嗽峰流量提示上气道阻塞,可能由于严重的 BIM 功能障碍或其他病变导致,应该通过喉镜检查来纠正可逆性病变。

机械辅助咳嗽和呼气腹部推力一起使用机械呼吸辅助装置,这已被证明可进一步增加呼气流量。

该装置经口或鼻接口压力可产生 50~60cmH₂O 持续性压力,如该压力下造成喘鸣,则低至 40cmH₂O 压力可能最大化 MIE-EF。MIE 在 60~70cmH₂O 的压力下通过经喉和气切导管也有效。通过侵入性气道导管输送时,其气囊(如果存在)应充气。市场上的大多数 MIE 设备都可以自动或手动循环。手动循环促进护理者-患者对吸气和呼气的协调,但它需要手动提供腹部推力,将接口保持在患者身上并进行机器循环。压力预设呼吸机也可用于允许用户触发 MIE。

一种治疗包括大约 5 个 MIE 周期,然后是短时间的正常呼吸或呼吸机使用,以避免过度通气。调整呼气和吸气时间以提供最大的可观察到的胸部扩张,然后完全排空肺,通常需要 2~3s。治疗一直持续到没有更多的分泌物排出并且分泌物相关的氧饱和度下降被逆转为止。在上呼吸道感染期间,可能需要全天候每隔 20min 进行一次。

通过上呼吸道使用 MIE 对 11 个月大的儿童有效,他们偶尔可以通过不哭或不闭声门来提高其疗效。在 2.5~5 岁,大多数孩子会完全配合。在此之前,吸气和呼气要与孩子的呼吸周期同步,或者由其自己触发,以保持正常的氧饱和度以避免肺炎和呼吸衰竭。触发可以极大地促进婴儿的有效使用。吸引术大约有 90% 的时间错过了左主干支气管[21],MIE 有效地从左右气道排出气道分泌物,而没有不适感或气道创伤。患者更喜欢通过 MIE 吸引[22]。对于大多数患者而言,无需通过插管或上呼吸道进行呼吸。

通过 MIE 清除气道分泌物后,VC、肺血流量和血氧饱和度可以立即改善[23]。67 例阻塞性呼吸困难的 NMD 患者应用 MIE 后,VC 升高了 55%[24]。我们已经观察到在呼吸道感染期间,VC 得到了 15%~400%(200~800mL)的改善,而血氧饱和度恢复正常[25]。

MIE 代替了吸气和呼气的肌肉。但是具有完整延髓肌肉的呼吸机使用者通常可以将空气堆积到 3L 或更大的体积,并且除非严重脊柱侧弯或肥胖,否则可以实现超过 300L/m 的有效辅助 CPF,并且可能不需要 MIE。因此,最需要 MIE 的患者是 BIM 功能受到中度至严重损害,辅助 CPF 小于 300L/m。这是脊髓性肌萎缩症,杜氏肌营养不良症(DMD)和其他肌病的典型表现[20]。值得注意的是,MIE 对没有任何吸气、呼气或延髓支配肌群功能的患者也有效。20 岁以上的 SMA Ⅰ型患者,其肺活量为 0mL 且 15 年内绝对无延髓支配肌群功能,可实现超过 350L/m 的 MIE-EF,因此,使用 MIE 可非常有效地排出气道分泌物。一种压力预设通气机允许测量 MIE-EF。通常流量超过 150L/m 是有效的。尽管 MIE 对 SMA Ⅰ型患者和其他没有延髓支配肌群的严重神经肌肉功能障碍患者有效,但最终对 ALS 患者无效,其延髓支配肌群功能障碍来自上运动神经元疾病或引起喘鸣的中枢神经系统疾病[26]。对于这些患者,MIE-EF 可能不会超过 100L/m,需要气管切开术才能维持生存。呼吸肌无力并发脊柱侧弯的患者也可以从 MIE 中受益。

舌咽式呼吸

舌咽式呼吸(glossopharyngeal breathing,GPB)可以同时辅助吸气和呼气的肌肉功能[28]。可将空气注入肺部。一次 GPB 通常包括 6~9 口,每口 40~200mL(图 151.2)。在训练期间,可以通过测量每次活塞动作,每次呼吸动作和每分钟呼吸的毫升数来监测其效率。我们为读者提供了培训手册[27]和大量视频[28],其中最具分析性的内容是在 1999 年制作的[29]。大约 60% 的呼吸机使用者无自主呼吸能力,但其延髓肌功能良好,可以使用 GPB 进行全天无呼吸机呼吸[30,31]。这包括完全没有 VC 的患者[30,31]。

但是,严重的口咽肌无力会限制或消除 GPB 的作用。因此,有约 70% 的高位脊髓损伤患者[32,33],只

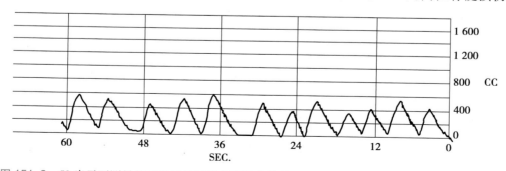

图 151.2　52 岁无可测量的肺活量且延髓支配肌完整的患者,舌咽呼吸量的图表。他可以进行全天正常分钟通气量和潮气量下的 GPB,每分钟 12 次(*With permission from the March of Dimes.*)

有约 25% 的使用 CNVS 的呼吸机依赖 DMD 患者，可以使用 GPB[34]。此外，GPB 在气管切开的情况下很少有用。GPB 可以消除依靠持续气管切开机械通气(continuous tracheostomy mechanical ventilation，CTMV)的患者对呼吸机突然故障或呼吸机意外断开的担心[30,31,35]。的确，GPB 提供的安全性和多功能性是拔除气管插管或避免气管切开术而支持 NVS 和 MIE 的关键原因。

血氧监测和反馈

对于由于肺泡通气不足或患者停用 CTMV 而导致的血氧饱和度降低和高碳酸血症患者，通过血氧反馈可简化经口或鼻 NVS 的引入和使用。氧饱和度警报值被设置为 94%，提示患者通过深呼吸将氧饱和度恢复至正常状态，即 95% 或更高[20]。当无法通过无辅助呼吸实现此目的时，可由经口或鼻腔 NVS 完成。随着疾病和肌肉无力的进展，患者需要增加白天 NVS 的时间，以保持正常的 SpO_2 和完整的中枢通气驱动。

连续氧饱和反馈在呼吸道感染期间尤为重要。无法坐立的婴幼儿的咳嗽不足以预防感冒引起的肺炎和 ARF。氧饱和度低于 95% 应使用 MIE。连续使用 NVS 时，这种下降通常是由于支气管黏液堵塞而不是通气不足引起的，如果黏液不能迅速清除，则可能导致肺不张和肺炎。因此，患者只需接受指导和装备，即可使用 NVS 和 MIE 来维持正常的 SpO_2，以避免肺炎和呼吸衰竭。对于不经常患支气管炎成年人，可能需要快速进入 MIE。

技术设备

没有新技术设备可用于这些患者的治疗或康复。

手术

对于这些患者无特定的手术治疗。

远期疗效

有 55 例典型到严重的 SMA I 型患者使用 NVS，他们从(0.4±0.5)岁开始睡眠 NVS，使用 CNVS 的时间少于(3.8±6.3)年，现在有 27 例几乎没有或完全没有自主呼吸能力的患者依赖 CNVS 达(12.0±3.5)年，他们目前的平均年龄为(13.9±3.4)岁。7 例成为 CNVS 依赖者但无需住院，15 例仍然依赖 CNVS，

7 例死亡，4 例接受气管切开术，尽管 4 例中有 3 例在其他州，年龄为(4.8±3.7)岁。其他研究也报告 SMA I 型患者的 CNVS 依赖(图 151.1~图 151.3)[37]。

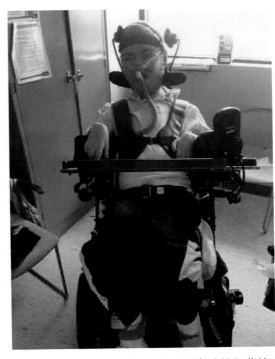

图 151.3　一名 24 岁男性，患有 1 型脊髓性肌萎缩症，该男性持续依赖于鼻腔无创正压通气支持

在 116 例 DMD 患者中，有 116 例在(20.3±2.8)岁开始使用睡眠鼻腔非侵入性通气支持并且使用 CNVS 的时间少于(2±2.1)年。目前为止，有 114 例在(22.5±5.9)岁时成为 CNVS 依赖，平均年龄为(11.0±5.9)岁至(33.6±6.1)岁；38 例成为 CNVS 依赖但没有发展为 ARF 或住院；95 例继续使用 CNVS，1 例接受气管切开术，21 例死于心脏疾病或突发的非气道原因。8 例 CTMV 使用者被拔管转为 CNVS，65 例插管和呼吸机"不可脱机"的 DMD 并发肺炎患者被成功转回 CNVS 和 MIE，无需进行气管切开术。11 例 DMD 患者现已存活到 40 岁以上，患者最大年龄 53 岁，使用 CNVS 22~28 年。另有 21 个中心也报告 CNVS 延长了 DMD 患者生命。其中，连续 21 例 DMD 患者通气功能不全，接受气管切开手术，平均死亡年龄为 28.1 岁，而 88 例没有气管切开的 CNVS 患者 50% 的存活率年龄为 39.6 岁[17]。在多中心研究中，超过 250 例 CNVS 依赖的 DMD 患者当中没有一例接受过气管切开术。

在 246 例 ALS 患者中，179 例在(55.9±5.6)岁开始睡眠 NVS，其使用 CNVS 的时间少于(1.2±1.3)

年,115 例发展为 CNVS 依赖后(1.2±3.4)年(0.1~10.2 年),他们的氧饱和度基线下降到 95% 以下,由于上运动神经元上气道崩溃,他们需要气管切开术以进一步生存。另一个中心报告,25% 的 ALS 患者在需要气管切开术或死亡之前,使用 NVS 存活了近一年[37]。

呼吸机依赖患者气管插管的拔除

针对"无法脱机"的神经肌肉疾病呼吸肌衰竭患者,制订了特定的拔管标准和新的拔管方案(表 151.1)。符合标准后,应拔除经口或经鼻胃管,以利于拔管后鼻 NVS。患者拔除气管插管后在辅助/控制模式下直接使用 NVS 或 CNVS,其体积为正常潮气量和周围空气中生理储备率的 2~4 倍。NVS 通过鼻、口鼻和/或口腔接口实施。

表 151.1   呼吸机"不可脱机"患者的拔管标准
• 最高通气支持吸空气下,氧饱和度 ≥ 95%,CO_2 < 40mmHg,HCO_3^- 正常至少持续 12h
• 最高吸气压力低于 35cmH₂O(最多达到完整的通气支持设置)
• 无发热且白细胞计数正常
• 清醒并且合作,很少或没有镇静药物残留
• 气囊放气时通过上呼吸道漏气表示气道通畅
• 胸部 X 线片异常已消散或正在消散中

拔管后,如果可以耐受,患者可以通过使用鼻 NVS 或通过可触及的 15mm 弯曲接口(图 151.1)逐渐减少呼吸辅助。尽管首选经口 NVS,但对于无法将接口固定在牙齿之间的人,可使用鼻 NVS。患者被训练通过经口或鼻接口进行呼吸机回路提供的预设通气量的主动 LVR(空气堆积)[5,38]。

通过适当使用 NVS 和 MIE,血氧饱和度反馈可将患者氧饱和度保持在 95% 以上[2]。治疗师、护士以及家庭和个人护理服务人员通过经口或口鼻接口提供 MIE,最长可达 20~30min,直到氧饱和度回升至 95% 以上及患者感到分泌物被清除。如拔管后经口进食不安全,应进行开放性胃造口术,X 线摄影胃造口术或经口鼻接口经皮内镜胃造口术,以允许持续进行 CNVS(无插管)[39]。

据报道,有 157 例连续的"不能脱机"的患者拔管后转 CNVS 支持治疗。其中,有 25 例 SMA,20 例 DMD,16 例 ALS,51 例其他 NMD,17 例脊髓损伤和 11 例脊髓灰质炎。拒绝气管切开术的 83 例患者从其他医院转来。全部患者在拔管之前或之后通过自主呼吸试验。一旦符合拔管标准,除提供床旁拔管转 CNVS 支持外,还应指导其护理工作者以 50~60cmH₂O 的压力提供 MIE,在拔管后的 36h 维持正常氧饱和。157 例拔管手术中有 155 例成功,其中 149 例(95%)首次尝试即成功。8 例中有 6 例在第二次或第三次尝试中成功,只有 2 例重度喘鸣的 ALS 患者进行了气管切开术[40]。2015 年,我们报告了 98 例这类患者中有 97 例成功拔管,包括 26 例 1 型 SMA,并描述了经喉管使用 MIE 维持氧饱和度正常在成功拔管中的重要性。唯一一例拔管失败患者由于循环系统不稳定接受气管切开术[38]。

呼吸机依赖患者气切套管的拔除

据报道,在 1990 年和 1991 年,有 50 例外伤导致的高位脊髓损伤患者能够脱离 NVS[30,35]。由于其延髓支配肌肉完好,因此这些患者通常是进行拔除气切套管和无创治疗的极佳候选人(表 151.2)。在 1996 年,我们报告了 50 例 NMD 不能脱机的患者成功拔除气切套管[7]。在 2015 年,我们报告了 61 例 CTMV 依赖 NMD 或 SCI 患者转 CNVS 和 MIE 支持的成功通气,其中 51 例是门诊患者[8]。拔除气切套管后他们的 VC 显著增加,即使 61 例中有 34 例已通过气管切开术套管通气(18.1±21.1)个月。在 8 年的随访中,没有人再行气管切开术。拔除气切套管后有 32 例依赖 CNVS,但有 26 例不需要持续通气支持。

表 151.2 脊髓损伤患者的处理				
运动平面	VC/mL	延髓功能/颈部功能[a]	白天	夜间
C₁ 以上	0	不足/不足	TMV	TMV
C₂~C₃	<200	良好/不足	EPR/IAPV	N/MPNVS
C₂~C₃ 以下	>200	良好/良好	MPNVS/IAPV	N/MPNVS

a. 良好的颈部功能包括足够的口腔和颈部肌肉功能,以抓住嘴边的呼吸机接口。延髓功能良好应足以满足吸入空气时氧饱和度基线 ≥95%。

EPR,电刺激膈神经起搏;IAPV,间歇性腹压呼吸机[15];MPNVS,经口无创呼吸支持;TMV,气管切开机械通气。

拔除气切套管原理与拔除气管插管原理基本相同。任何 BIM 足以避免氧饱和度降至低于 95% 的呼吸机依赖患者,均应选择使用 NVS 治疗。使用 CTMV 依赖呼吸机呼吸但 VC≥250mL 的患者,拔除气切套管后能够脱离 CNVS。许多人拔除套管后

3周内转为仅夜间使用 NVS。拔管也有利于言语和吞咽功能[40]。在一项研究中，所有依赖 CTMV 和 CNVS 至少 1 个月或更长时间的患者在便利性、言语、吞咽、美观、舒适、安全性方面均首选后者，并且总体上更喜欢 CNVS[41]。

潜在的治疗并发症

NVS 使用者中，腹胀往往偶发。患者早上运动后，空气通常会以肠胃气体的形式通过。但严重时它可能会增加呼吸机的依赖性，必要时需通过胃造口术或鼻胃管来排出空气，或从体积恒定切换到压力预设通气可以减少或消除不适感。我们的许多患者都进行了胃造口术，以便排出空气而不是行气管切开术。严重胀气和腹胀的患者使用 NVS 前都可能会发生腹胀加重，该类患者需要进行气管切开术。

尽管每天进行 3 次 LVR，通常会承受超过 80cmH₂O 的压力，并且在许多病例中使用 CNVS 长达 60 多年，但在 2 000 多名 NVS 使用者中，只有 1 例气胸报道[36]。尽管气道充血作为 NVS 的并发症或限制因素经常被报道，这常常是 MIE 失败的原因。实际上，由于未能在足以预防肺炎和 ARF 的压力下使用 NVS 和 MIE，患者更有可能死于气管切开的并发症。

（陈宝玉 译　李黛 校　何红晨 审）

参考文献

1. Bach JR. Update and perspectives on noninvasive respiratory muscle aids: part 1–the inspiratory muscle aids. *Chest.* 1994;105:1230–1240.
2. Bach JR, Bianchi C, Aufiero E. Oximetry and indications for tracheotomy in amyotrophic lateral sclerosis. *Chest.* 2004;126:1502–1507.
3. Bach JR, Tuccio MC. Respiratory physical medicine: physiatry's neglected discipline. *Am J Phy Med Rehabil.* 2011;90(2):169–174.
4. Bach JR, Alba AS. Management of chronic alveolar hypoventilation by nasal ventilation. *Chest.* 1990;97:52–57.
5. Kang SW, Bach JR. Maximum insufflation capacity. *Chest.* 118:61–65.
6. Bach JR, Mahajan K, Lipa B, Saporito L, Komaroff E. Lung insufflation capacity in neuromuscular disease. *Am J Phys Med Rehabil.* 2008;87:720–725.
7. Bach JR, Saporito LR. Criteria for extubation and tracheostomy tube removal for patients with ventilatory failure. A different approach to weaning. *Chest.* 1996;110:1566–1571.
8. Bach JR, Saporito LR, Shah HR, Sinquee D. Decannulation of patients with severe respiratory muscle insufficiency: efficacy of mechanical insufflation-exsufflation. *J Rehabil Med.* 2014;46:1037–1041.
9. Currie DC, Munro C, Gaskell D, et al. Practice, problems and compliance with postural drainage: a survey of chronic sputum producers. *Br J Dis Chest.* 1986;80:249–253.
10. McKim DA, Katz SL, Barrowman N, Ni A, LeBlanc C. Lung volume recruitment slows pulmonary function decline in Duchenne muscular dystrophy. *Arch Phys Med Rehabil.* 2012;93:1117–1122.
11. Bach JR, Baird JS, Plosky D, et al. Spinal muscular atrophy type 1: management and outcomes. *Pediatr Pulmonol.* 2002;34:16–22.
12. Bach JR, Alba AS. Management of chronic alveolar hypoventilation by nasal ventilation. *Chest.* 1990;97(1):52–57.
13. Chiou M, Bach JR, Saporito LR, Albert O. Quantitation of oxygen induced hypercapnia in respiratory pump failure. *Rev Port Pneumol.* 2016;22(5):262–265.
14. Bach JR, Alba AS, Shin D. Management alternatives for post-polio respiratory insufficiency: assisted ventilation by nasal or oral-nasal interface. *Am J Phys Med Rehabil.* 1989;68:264–271.
15. Bach JR, Alba AS. Intermittent abdominal pressure ventilator in a regimen of noninvasive ventilatory support. *Chest.* 1991;99:630–636.
16. Bach JR, Robert D, Leger P, et al. Sleep fragmentation in kyphoscoliotic individuals with alveolar hypoventilation treated by nasal IPPV. *Chest.* 1995;107:1552–1558.
17. Ishikawa Y, Miura T, Ishikawa Y, et al. Duchenne muscular dystrophy: survival by cardio-respiratory interventions. *Neuromuscul Disord.* 2011;21:47–51.
18. Bach JR, Alba AS, Saporito LR. Intermittent positive pressure ventilation via the mouth as an alternative to tracheostomy for 257 ventilator users. *Chest.* 1993;103:174–182.
19. Bach JR, Gonçalves MR, Hon AJ, et al. Changing trends in the management of end-stage respiratory muscle failure in neuromuscular disease: current recommendations of an international consensus. *Am J Phys Med Rehabil.* 2013;92(3):267–277.
20. Gomez-Merino E, Bach JR. Duchenne muscular dystrophy: prolongation of life by noninvasive respiratory muscle aids. *Am J Phys Med Rehabil.* 2002;81:411–415.
21. Fishburn MJ, Marino RJ, Ditunno JF Jr. Atelectasis and pneumonia in acute spinal cord injury. *Arch Phys Med Rehabil.* 1990;71:197–200.
22. Garstang SV, Kirshblum SC, Wood KE. Patient preference for in-exsufflation for secretion management with spinal cord injury. *J Spinal Cord Med.* 2000;23:80–85.
23. Bach JR, Smith WH, Michaels J, et al. Airway secretion clearance by mechanical exsufflation for post-poliomyelitis ventilator assisted individuals. *Arch Phys Med Rehabil.* 1993;74:170–177.
24. Barach AL, Beck GJ. Exsufflation with negative pressure: physiologic and clinical studies in poliomyelitis, bronchial asthma, pulmonary emphysema and bronchiectasis. *Arch Intern Med.* 1954;93:825–841.
25. Bach JR. Mechanical insufflation-exsufflation: comparison of peak expiratory flows with manually assisted and unassisted coughing techniques. *Chest.* 1993;104:1553–1562.
26. Andersen T, Sandnes A, Brekka AK, et al. Laryngeal response patterns influence the efficacy of mechanical assisted cough in amyotrophic lateral sclerosis. *Thorax.* 2017;72(3):221–229.
27. Dail C, Rodgers M, Guess V, et al. *Glossopharyngeal Breathing.* Downey, CA: Rancho Los Amigos Department of Physical Therapy; 1979.
28. Dail CW, Affeldt JE. Glossopharyngeal breathing [video]. Los Angeles: Department of Visual Education, College of Medical Evangelists; 1954.
29. Webber B, Higgens J. Glossopharyngeal breathing: What, when and how? [Video]. Holbrook, Horsham: West Sussex, England: Aslan Studios Ltd; 1999.
30. Bach JR. New approaches in the rehabilitation of the traumatic high level quadriplegic. *Am J Phys Med Rehabil.* 1991;70:13–20.
31. Bach JR, Alba AS, Bodofsky E, et al. Glossopharyngeal breathing and noninvasive aids in the management of post-polio respiratory insufficiency. *Birth Defects.* 1987;23:99–113.
32. Bach JR, Alba AS. Noninvasive options for ventilatory support of the traumatic high level quadriplegic. *Chest.* 1990;98(3):613–619.
33. Bach JR. New approaches in the rehabilitation of the traumatic high level quadriplegic. *Am J Phys Med Rehabil.* 1991;70(1):13–20.
34. Bach JR, Bianchi C, Vidigal-Lopes M, et al. Lung inflation by glossopharyngeal breathing and "air stacking" in Duchenne muscular dystrophy. *Am J Phys Med Rehabil.* 2007;86:295–300.
35. Bach JR, Alba AS. Noninvasive options for ventilatory support of the traumatic high level quadriplegic. *Chest.* 1990;98:613–619.
36. Suri P, Burns SP, Bach JR. Pneumothorax associated with mechanical insufflation-exsufflation and related factors. *Am J Phys Med Rehabil.* 2008;87(11):951–955.
37. Gonçalves MR, Bach JR, Ishikawa Y, Saporito, Winck JC. Continuous noninvasive ventilatory support outcomes for neuromuscular disease: a multicenter collaboration and literature review. *Port J Pulmono.* (in press).
38. Bach JR, Sinquee D, Saporito LR, Botticello AL. Efficacy of mechanical insufflation-exsufflation in extubating unweanable subjects with restrictive pulmonary disorders. *Respir Care.* 2015;60(4):477–483.
39. Sharma A, Bach JR, Swan KG. Gastrostomy under local anesthesia for patients with neuromuscular disorders. *Am Surg.* 2010;76(4):369–371.
40. Bach JR, Gonçalves MR, Hamdani I, Winck JC. Extubation of unweanable patients with neuromuscular weakness: a new management paradigm. *Chest.* 2010;137:1033–1039.
41. Bach JR. A comparison of long-term ventilatory support alternatives from the perspective of the patient and care giver. *Chest.* 104:1702–1706.

第 152 章

类风湿关节炎

Kevin Byram, MD
Sallaya Chinratanalab, MD
John Sergent, MD

同义词

无

ICD-10 代码

M05
M06.9　　　类风湿关节炎

定义

类风湿关节炎(RA)是一种慢性,自身免疫性炎症性关节炎,通常以对称分布影响手和脚的小关节。如果不进行治疗,RA 可引起侵蚀性关节损伤和畸形,发病率和致残率较高。除关节炎外,RA 还是一种全身性疾病,可能涉及多个器官系统,包括皮肤、肺和心血管系统[1]。RA 影响美国和欧洲约 1% 的成年人,但在其他人群中这一比例有所不同。例如,尼日利亚成年人的 RA 患病率最低(0.1%),而美国的皮马和齐佩瓦本地居民的比例最高(5%)[2]。RA 的患病率随年龄增长而升高。RA 更常见于女性和吸烟者中[3]。

美国风湿病学会制定了一套标准对 RA 患者进行分类,最近一次修订于 2010 年(表 152.1)[4]。这些标准经过验证,可以对 RA 患者进行适当的临床分类研究,并用于更新 1987 年的标准,以便对早期 RA 患者进行适当的分类[5]。

表 152.1　2010 年美国风湿病医学会/欧洲风湿病防治联合会类风湿关节炎分类标准

标准	得分	标准	得分	标准	得分
关节炎分布		**血清学**		>6 周	1
1 个大关节	0	RF 阴性和 ACPA 阴性	0	**急性期反应物**	
2~10 个大关节	1	低阳性 RF 或低阳性 ACPA	2	正常 CRP 和正常 ESR	0
1~3 个小关节(大关节不计)	2	高阳性 RF 或高阳性 ACPA	3	异常 CRP 或异常 ESR	1
4~10 个小关节(大关节不计)	3	**症状持续时间**			
>10 个关节(至少一个小关节)	5	<6 周	0		

应用这些标准的适当人群是至少有一个明确的临床滑膜炎关节的人群,但其他疾病无法更好地解释。如果患者得分为 6 分或更高,或如果患者具有类风湿关节炎的特征性放射学改变,则可确诊 RA。

ACPA,抗瓜氨酸蛋白抗体;CRP,C 反应蛋白;ESR,红细胞沉降率;RF,类风湿因子。

症状

RA 患者通常以对称模式出现手、腕和脚的小关节疼痛和关节肿胀。功能丧失是 RA 患者的共同主诉,特别是需要精细运动(例如,按紧纽扣)或握力(例如,打开罐子)的活动。关节周围出现发热和发红,但这些在其他关节炎综合征中更常见,如痛风。晨僵也是 RA 患者常见的主诉,通常持续超过 1h。此外,由于 RA 是一种全身性疾病,患者通常具有与其表现相关的关节外特征[6]。

系统症状

RA 患者可出现萎靡不适和疲劳的非特异性特征。发热不常见但可能发生。

皮肤

RA 最常见的关节外特征是在关节伸肌表面形成皮下结节,称为类风湿结节。类风湿血管炎是 RA 中一种罕见的,具有潜在破坏性的皮肤表现。类风湿血管炎具有典型的血管炎性表现,从紫癜到溃疡和梗死。

眼

RA 患者经常自诉干眼症和口干，称为干燥性角膜结膜炎。对于 RA 患者，也可能发生巩膜表层炎和巩膜炎，表现为眼睛发红和疼痛。

肺

多达 20% 的 RA 患者出现胸膜炎和胸腔积液并且可发生早在疾病的早期。间质性炎症和纤维化通常伴有咳嗽和呼吸困难并且可能危及生命。

神经系统

继发于炎症或畸形的神经卡压在 RA 中是很常见的。腕管综合征（正中神经卡压）是最常见的，表现为正中神经支配区域感觉丧失或感觉异常。寰枕不稳或半脱位是晚期 RA 的一种潜在的神经破坏的并发症，可引起神经根痛，感觉异常，脊髓病变和死亡。多发性单一神经炎可以在类风湿血管炎的情况下发生，并且引起单个或多个单一神经支配下的无力或感觉异常（例如，足或手腕下垂）。

心脏

RA 与继发于冠状动脉疾病的心血管死亡率增加有关。因此，应监测 RA 患者的症状是否与冠状动脉疾病一致，如胸骨下疼痛，呼吸困难和发汗。心肌炎、心包炎和随后的心律失常在 RA 患者中不常见[7,8]。少见情况下，RA 可引起瓣膜及瓣膜周围的炎症反应，并迁延至传导系统，导致心脏传导阻滞或心律失常。传导异常表现多样，包括呼吸困难、胸痛或晕厥。

体格检查

临床医师应检查所有关节是否有滑膜炎迹象，包括关节肿胀，触痛，发热或积液。最常见的是掌指（metacarpophalangeal，MCP）关节、近端指间（proximal interphalangeal，PIP）关节、腕关节、膝关节和踝关节。重要的是，RA 通常不累及远端指间关节。患者很少会出现单关节关节炎。

早期 RA 通常表现为受累关节的肿胀和压痛，说明疾病正处在活动期。更多的慢性疾病可揭示与疾病损伤相关的体格检查改变。

手指早期受累会出现腕部，MCP 和 PIP 融合状

肿胀。受累关节通常呈对称分布。手或腕的慢性炎症可能会导致掌指关节或腕骨的半脱位。尺骨突出的茎突提示腕关节半脱位。尺骨偏斜在晚期疾病中很常见。近端指间关节的韧带损伤可导致典型的纽扣样畸形和天鹅颈样畸形。纽扣样畸形呈现近端指间关节屈曲和远端指间关节过伸，而天鹅颈样畸形呈现出近端指间关节过伸和远端指间关节屈伸（图 152.1 和图 152.2）。手指的腱鞘也是 RA 常见炎症发生部位。如果出现腱鞘炎，当患者手指缓慢屈伸时可查见捻发音。狭窄性腱鞘炎（扳机指）可发生于腱鞘的长期炎症。

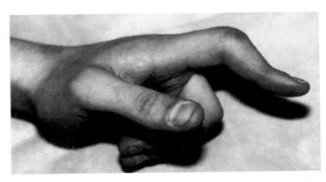

图 152.1　类风湿关节炎的纽扣样畸形。表现为远端指间关节的过伸和近端指间关节的屈曲（*From Concannon MJ.* Common Hand Problems in Primary Care. *Philadelphia：Hanley & Belfus；1999.*）

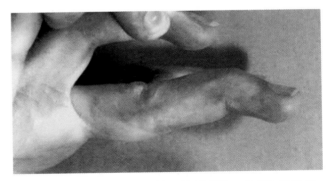

图 152.2　类风湿关节炎的天鹅颈畸形。表现为近端指间关节的过伸和远端指间关节的屈曲（*From Concannon MJ.* Common Hand Problems in Primary Care. *Philadelphia：Hanley & Belfus；1999.*）

RA 也可累及肘关节。疾病早期会引起肘关节积液，临床医师可以在患者鹰嘴旁沟中触及，通常伴有活动范围减少。晚期 RA 将导致即使在被动运动中也无法完全伸展或弯曲肘部。

RA 也可累及肩关节。活动性 RA 可出现肩部积液，积液通常见于肩峰下方关节的前部。肩袖和肱二头肌肌腱对临床医师的评估很重要，慢性炎症

可能会导致其撕裂或断裂。

RA 常累及膝关节,应评估膝关节腔积液和 Baker 囊肿。大量的膝关节腔积液可通过浮髌试验测出。通过评估"隆起征象"可以检测到较小的积液。患者舒适位躺下,然后临床医师从内侧髌骨囊向上"挤"积液,然后"挤压"积液到髌骨内侧囊的下方。如果向下撞击时内侧囊中出现凸起则为阳性(为少量积液)。Baker 囊肿(腘窝囊肿)是指腘窝中与关节腔相通的囊。如果出现腘窝囊肿,可在腘窝触及隆起。

踝关节和距下关节的受累可出现背屈和跖屈或内翻和外翻的运动范围减小。跖趾(MTP)关节可受累,压迫跖趾关节可出现压痛(跖趾关节挤压征阳性)。腘窝囊肿发生破裂时可引起小腿肿胀和踝关节内侧踝周围呈"新月形"淤血。更晚期的 RA 可能导致拇外翻畸形或爪形手和槌状趾畸形。外翻畸形和由此产生的扁平足畸形可见于长期 RA 患者。

应检查颈椎是否存在运动范围减小,疼痛和撞击现象。晚期 RA 和畸形表现的患者应进行彻底的神经系统检查,以评估感觉异常,无力,枕骨疼痛或活动过度反射所提示的颈椎或寰枕不稳定。

在体格检查期间还应评估全身系统性的受累。应评估眼结膜或巩膜受累情况。间质性肺病时肺部听诊呈细湿啰音。彻底的皮肤检查可能会发现关节或骨骼突出或其他摩擦区域(如跟腱)的伸肌表面的类风湿结节。这些有时难以与痛风性关节炎鉴别。

功能受限

RA 患者的功能受限源于关节受累或全身受累的位置和严重程度。例如,存在下肢关节畸形或严重受累的下肢关节可存在活动的问题,而晚期手畸形患者可能出现自理能力或其他日常生活活动能力障碍。与全身性疾病相关的功能受限取决于所累及的器官。例如,RA 相关的间质性肺疾病患者可能存在与缺氧相关的功能限制,包括运动能力降低。幸运的是,早期积极治疗 RA 可以延缓疾病的进展,从而减少晚期疾病的功能受限情况[9]。

诊断分析

通过问诊和体格检查怀疑 RA 的患者,实验室和影像学检查可以帮助确诊。需要注意的是,不能仅凭一项测试就确诊 RA。

实验室检查

类风湿因子(rheumatoid factor,RF)是一种针对 IgG Fc 部分的抗体,可在约 85% 的 RA 患者血清中找到。抗环瓜氨酸蛋白抗体(ACPA)也可以在 RA 患者血清中检测到。虽然 RF 和 ACPA 有相似的敏感度(约 67%),但是 ACPA 特异度更高(95% : 85%)。高达 20% 的 RA 患者 RF 和 ACPA 阴性,这些患者被称为"血清反应阴性"RA[10]。RA 患者 C 反应蛋白和血沉升高。可出现与慢性疾病引起的贫血一致的正常红细胞性贫血或轻度小细胞性贫血。活动期患者可出现轻度血小板增多症。虽然这些检查针对 RA 发生的炎症不具备特异性,但它们可能是全身系统受累的线索。关节液的分析会显示炎性细胞(超过 2 000 个白细胞)。因任何原因造成关节损伤都会增加患化脓性关节炎的风险,因此应在适当的临床环境中进行关节液的培养。如果取样胸腔积液,会显示典型的极低的葡萄糖浓度。

影像学

传统情况下,普通 X 线检查被作为 RA 患者的一线影像学评估。关节间隙边缘的侵蚀,关节周围骨质减少和趾骨尺侧偏是晚期 RA 典型特征(图 152.3)。重要的是,早期 RA 患者的 X 线平片可以正常并且不排除疾病。颈椎的屈伸位可用于筛查晚期疾病患者的寰枢椎半脱位。

其他影像学方法越来越多地被临床医师用于 RA 患者。磁共振成像虽然花费高,并且若使用造影

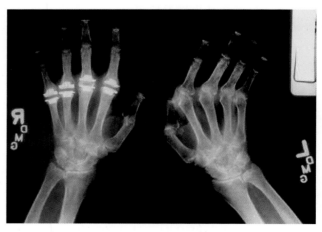

图 152.3　晚期类风湿关节炎的影像学特征。包括掌指(MCP)半脱位,关节边缘受累和左手尺骨偏斜。此外,在右手 MCP 关节处可看到植入的假体(*From Weinzweig J. Plastic Surgery Secrets. Philadelphia:Hanley & Belfus;1999.*)

剂会让患者暴露于钆中,但是它可以确诊腱鞘或滑膜炎[11]。如果在关节的超声检查中存在肥大的滑膜,低回声积液和能量多普勒信号,则可确诊滑膜炎症[12]。

鉴别诊断

结晶性关节炎
痛风
焦磷酸钙沉积症
脊柱关节病
银屑病关节炎
强直性脊柱炎
肠病性关节炎
反应性关节炎(原 Reiter 综合征)
感染相关的关节炎
病毒性多关节炎
化脓性关节炎
骨性关节炎
结缔组织病
系统性红斑狼疮(尤其是 Jaccoud 关节病)
干燥综合征

治疗

早期治疗

RA 的治疗旨在缓解症状,同时减少炎症反应,从而预防疾病引起的损伤和畸形。研究表明,早期使用改善疾病的抗风湿药(DMARD)可缓解症状并减缓 RA 的进展[9]。

鉴于目前可用的缓解疾病的药物种类繁多,风湿病学家可选择"目标治疗"。在"目标治疗"中,风湿病学家和患者设定治疗目标,通常是完全缓解。然后医师不断调整治疗直到达到目标。"目标治疗"与改善预后相关[9,13]。已经开发并验证了许多疾病活动性检测指标,以帮助临床医师评估患者。各种医师和患者综合评估、疼痛评分、功能评分、关节压痛和肿胀,以及血清炎症标志物已被证实可用于评估患者 RA 的活动性[14]。

非甾体抗炎药和泼尼松是几十年前的主流治疗药物,并且仍然是减轻 RA 患者症状的重要辅助药物。这些药物尚未被证实可以改善疾病,因此不应作为 RA 患者普遍的单药治疗。

甲氨蝶呤是 RA 最常用的处方药,已被证实可以改善症状,减少 RA 的临床和影像学进展。对于 RA 治疗,甲氨蝶呤可以口服或皮下给药,尽管存在各种给药方案,通常每周给药一次。用于 RA 的甲氨蝶呤剂量远低于恶性肿瘤治疗剂量。来氟米特,柳氮磺吡啶和羟氯喹也是常用的 DMARD。甲氨蝶呤、柳氮磺吡啶和羟氯喹合用的"三联"治疗,在许多患者中已被证明与更先进的生物疗法一样有效[15]。

在过去 20 年,用于治疗 RA 的现有药物数量出现了巨大的飞跃。生物治疗已被证明在治疗 RA 症状和阻止疾病进展方面非常有效。肿瘤坏死因子制剂是第一种可用于 RA 治疗的生物疗法[16]。阿巴西普是一种 T 细胞共刺激抑制剂,也可用于治疗 RA[17]。托珠单抗是一种用于治疗 RA 的白细胞介素-6 拮抗剂[18]。利妥昔单抗可用于 RA 的难治性病例[19]。最近,JAK 激酶抑制剂托法替尼成为第一种用于治疗 RA 的口服靶向治疗药物[20]。生物制剂和生物仿制药疗法作为 RA 患者的治疗另一个选择正在迅速发展壮大[21]。风湿病专家将联合使用几种药物来实现 RA 缓解[22]。环磷酰胺被用于溃疡性巩膜炎或血管炎等 RA 的更严重的表现。

康复治疗

RA 的物理治疗目标包括减轻疼痛和保持功能,特别是日常生活和职业行为。在早期疾病中,有监督的分级物理治疗计划可能是有助于 RA 患者恢复功能并减轻疲劳的辅助疗法[23]。物理治疗师应具有治疗此特定患者群体的经验[24]。运动锻炼可帮助保持关节功能。矫形器可用于急性滑膜炎以减轻疼痛,但不应长期使用以避免功能丧失。

关节的功能及稳定性丧失的终末期患者中,由经验丰富的职业治疗师进行评估对 RA 患者可能非常有益。用于行走和自我护理的自适应设备可以帮助 RA 患者保持独立性。如果在关节处出现挛缩,可以采用定期夹板进行一定范围的活动和加强锻炼以防止进一步挛缩[25]。

在整个疾病过程中,保持力量对功能维持至关重要。有氧运动和负重锻炼可以安全地用于该患者中[23]。

RA 相关的间质性肺病患者中,心肺相关康复可有效地维持其机能[26]。

介入治疗

对于单关节或少关节滑膜炎或腱鞘炎,局部注射皮质类固醇可以作为缓解疼痛和恢复功能的辅助疗法。如果患者出现腕管综合征,可以进行腕管注射或手术减压[27]。超声引导下注射可提高治疗的准确性[12]。

技术设备

目前还没有专门的技术来治疗或康复这种病症。

手术

对于晚期 RA 患者,可考虑咨询骨科进行关节固定或置换术。治疗目标应该是维持和恢复功能,以及减轻疼痛。髋、膝等大关节置换频率较高,许多患者通过手术治疗,预后得到改善[28]。手和脚的小关节也可以进行置换和重建,应在治疗目标的背景下考虑(图 152.3)[29,30]。

对于发生脊髓病或寰枕不稳的患者,需要咨询神经外科团队[31]。可以切除棘手的类风湿结节,但存在复发的风险。

潜在的疾病并发症

肌腱断裂可发生在慢性炎症和畸形部位,最常见的是第四和第五指伸肌腱。除上述可能因疾病长期无法控制而引起的畸形外,RA 也可引起全身并发症。类风湿性血管炎是一种破坏性极强的并发症,可迅速导致皮肤溃疡和血管炎性神经病变[32]。

Felty 综合征表现为 RA、中性粒细胞减少症和脾大的三联征。大颗粒淋巴细胞白血病的表现可能与 Felty 综合征相似,可以通过外周血流式细胞仪进行诊断[33]。

淀粉样蛋白 A(amyloid A,AA)淀粉样变性可伴随任何原因导致的长期慢性炎症发生,包括 RA。AA 淀粉样变性病经常累及肾、肝和脾。晚期 RA 患者 AA 淀粉样变性可伴发肾病综合征[34]。

RA 患者发生冠状动脉粥样硬化和因心血管疾病导致的死亡风险增加。临床医师筛查可能的风险因素,如高脂血症和吸烟。还应在 RA 患者进行需要麻醉的外科手术前筛查患者是否存在寰枕下半脱位。

潜在的治疗并发症

许多用于治疗 RA 的药物需要临床医师进行密切的临床和实验室监测以预防并发症。表 152.2 详述了用于治疗 RA 的药物可能发生的副作用或不良反应。

表 152.2　药物治疗类风湿关节炎的副作用或不良反应	
药物	副作用或不良反应
糖皮质激素	体重增加
	焦虑,抑郁
	高血压病的恶化
	葡萄糖不耐受或糖尿病
	痤疮
	青光眼,白内障
	骨质疏松
	缺血性坏死
	伤口愈合受损
	严重感染
非甾体抗炎药	消化不良,消化性溃疡
	肾功能不全
	肝毒性
	血小板抑制
甲氨蝶呤	肝纤维化
	骨髓抑制
	黏膜炎
	肺炎
	消化不良
	脱发
	类风湿结节恶化
	自然流产
来氟米特	消化不良,腹泻
	骨髓抑制
	肝纤维化
	脱发
	致畸性
抗疟药	消化不良
	皮疹
	溶血(葡萄糖-6-磷酸脱氢酶缺乏症患者)
	沉积性视网膜病变(罕见)
	神经病变(包括心肌病)(罕见)
柳氮磺吡啶	骨髓抑制
	肝毒性
	溶血(葡萄糖-6-磷酸脱氢酶缺乏症患者)
	皮疹
	消化不良,腹泻
	头痛

表 152.2　药物治疗类风湿关节炎的副作用或不良反应（续）

药物	副作用或不良反应
肿瘤坏死因子抑制剂 ● 依那西普 ● 阿达木单抗 ● 英利西单抗 ● 妥珠单抗 ● 戈利木单抗	注射部位反应 严重感染 结核复发 非黑色素瘤皮肤癌
阿巴西普	注射部位反应 严重感染
托珠单抗	注射部位反应 严重感染 中性粒细胞减少症，血小板减少症 脂质异常 肝毒性 憩室炎，肠穿孔
JAK 激酶抑制剂	严重感染
托法替尼	骨髓抑制
巴瑞替尼	肝毒性 脂质异常 憩室炎，肠穿孔
利妥昔单抗	输液超敏反应 中性粒细胞减少症 严重感染 低球蛋白血症 皮肤黏膜反应 乙肝病毒的活化 进行性多灶性脑病（罕见）
环磷酰胺	消化不良，腹泻 骨髓抑制 脱发症 出血性膀胱炎 卵巢和睾丸衰竭 致畸性 恶性肿瘤 严重感染

（王娇　译　李黛　校　何红晨　审）

参考文献

1. Firestein GS. Evolving concepts of rheumatoid arthritis. *Nature.* 2003;423:356–361.
2. Spector TD. Rheumatoid arthritis. *Rheum Dis Clin North Am.* 1990;16:513–537.
3. McInnes IB, Schett G. The pathogenesis of rheumatoid arthritis. *N Engl J Med.* 2011;365:2205–2219.
4. Aletaha D, Neogi T, Silman AJ, et al. 2010 rheumatoid arthritis classification criteria: an American College of Rheumatology/European League Against Rheumatism collaborative initiative. *Ann Rheum Dis.* 2010;69:1580–1588.
5. Arnett FC, Edworthy SM, Bloch DA, et al. The American Rheumatism Association 1987 revised criteria for the classification of rheumatoid arthritis. *Arthritis Rheum.* 1988;31:315–324.
6. Fuchs HA, Sergent JS. Rheumatoid arthritis: the clinical picture. In: Koopman WJ, ed. *Arthritis and Allied Conditions: A Textbook of Rheumatology,* 13th ed. Baltimore: Williams & Wilkins; 1997:1041–1070.
7. Chung CP, Avalos I, Raggi P, et al. Atherosclerosis and inflammation: insights from rheumatoid arthritis. *Clin Rheumatol.* 2007;26:1228–1233.
8. Friedewald VE, Ganz P, Kremer JM, et al. AJC editor's consensus: rheumatoid arthritis and atherosclerotic cardiovascular disease. *Am J Cardiol.* 2010;106:442–447.
9. van den Broek M, Lems WF, Allaart C. BeSt practice: the success of early-targeted treatment in rheumatoid arthritis. *Clin Exp Rheumatol.* 2012;30:S35–38.
10. Pincus T, Sokka T. Laboratory tests to assess patients with rheumatoid arthritis: advantages and limitations. *Rheum Dis Clin N Am.* 2009;35:731–734.
11. Troum OM, Pimienta O, Olech E. Magnetic resonance imaging applications in early rheumatoid arthritis diagnosis and management. *Rheum Dis Clin N Am.* 2012;38:277–297.
12. Thiele RG. Ultrasonography applications in diagnosis and management of early rheumatoid arthritis. *Rheum Dis Clin N Am.* 2012;38:259–275.
13. Grigor C, Capell H, Stirling A, et al. Effect of a treatment strategy of tight control for rheumatoid arthritis (the TICORA study): a single-blind randomised controlled trial. *Lancet.* 2004;364:263–269.
14. Anderson J, Caplan L, Yazdany J, et al. Rheumatoid arthritis disease activity measures: American College of Rheumatology recommendations for use in clinical practice. *Arthritis Care Res.* 2012;64:640–647.
15. Moreland LW, O'Dell JR, Paulus HE, et al. A randomized comparative effectiveness study of oral triple therapy versus etanercept plus methotrexate in early aggressive rheumatoid arthritis: the treatment of Early Aggressive Rheumatoid Arthritis Trial. *Arthritis Rheum.* 2012;64:2824–2835.
16. Singh JA, Saag KG, Bridges SL, et al. 2015 American College of Rheumatology Guideline for the Treatment of Rheumatoid Arthritis. *Arthritis Rheumatol.* 2016;68:1–26.
17. Genovese MC, Becker J, Schiff M, et al. Abatacept for rheumatoid arthritis refractory to tumor necrosis factor alpha inhibition. *N Engl J Med.* 2005;353:1114–1123.
18. Emery P, Keystone E, Tony HP, et al. IL-6 receptor inhibition with tocilizumab improves treatment outcomes in patients with rheumatoid arthritis refractory to anti-tumour necrosis factor biologicals: results from a 24-week multicentre randomised placebo-controlled trial. *Ann Rheum Dis.* 2008;67:1516–1523.
19. Cohen SB, Emery P, Grenwald MW, et al. Rituximab for rheumatoid arthritis refractory to anti-tumor necrosis factor therapy: results of a multicenter, randomized, double-blind, placebo-controlled, phase III trial evaluating primary efficacy and safety at twenty-four weeks. *Arthritis Rheum.* 2006;54:2793–2806.
20. Lee EB, Fleischmann R, Hall S, et al. Tofacitinib versus methotrexate in rheumatoid arthritis. *N Engl J Med.* 2014;370:2377–2386.
21. Rein P, Mueller RB. Treatment with biologicals in rheumatoid arthritis: an overview. *Rheumatol Ther.* 2017;4(2):247–261.
22. Singh JA, Hossain A, Tanjong-Ghogomu E, et al. Biologics or tofacitinib for rheumatoid arthritis in incomplete responders to methotrexate or other traditional disease-modifying anti-rheumatic drugs: a systematic review and network meta-analysis. *Cochrane Database Syst Rev.* 2016;(5):CD012183.
23. Metsios GS, Stavropoulos-Kalinoglous A, Kitas GD. The role of exercise in the management of rheumatoid arthritis. *Expert Rev Clin Immunol.* 2015;11:1121–1130.
24. Briggs AM, Fary RE, Slater H, et al. Disease-specific knowledge and clinical skills required by community-based physiotherapists to co-manage patients with rheumatoid arthritis. *Arthritis Care Res.* 2012;64:1514–1526.
25. Ekelman BA, Hooker L, Davis A, et al. Occupational therapy interventions for adults with rheumatoid arthritis: an appraisal of the evidence. *Occup Ther Health Care.* 2014;28:347–361.
26. Lee JS, Fischer A. Current and emerging treatment options for interstitial lung disease in patients with rheumatic disease. *Expert Rev Clin Immunol.* 2016;12:509–520.
27. Muramatsu K, Tanaka H, Taguchi T. Peripheral neuropathies of the forearm and hand in rheumatoid arthritis: diagnosis and options for treatment. *Rheumatol Int.* 2008;28:951–957.
28. Dunbar RP, Alexiades MM. Decision making in rheumatoid arthritis. determining surgical priorities. *Rheum Dis Clin North Am.* 1998;24:35–54.
29. Chim HW, Reese SK, Toomey SN, et al. Update on the surgical treat-

ment for rheumatoid arthritis of the wrist and hand. *J Hand Ther*. 2014;27:134–141.

30. Moran SL, Bishop AT. Clinical update: surgical management of rheumatoid hand. *Lancet*. 2007;370:372–374.

31. Wolfs JFC, Kloppenburg M, Fehlings MG, et al. Neurologic outcome of surgical and conservative treatment of rheumatoid cervical spine subluxation: a systematic review. *Arthritis Rheum*. 2009;61:1743–1752.

32. Makol A, Matteson EL, Warrington KJ. Rheumatoid vasculitis: an update. *Curr Opin Rheumatol*. 2015;27:63–70.

33. Liu X, Loughran TP. The spectrum of large granular lymphocyte leukemia and Felty's syndrome. *Curr Opin Hematol*. 2011;18:254–259.

34. Nakamura T. Amyloid A amyloidosis secondary to rheumatoid arthritis: pathophysiology and treatments. *Clin Exp Rheumatol*. 2011;29:850–857.

第 153 章

脊柱侧弯与后凸

Stefano Negrini, MD

Francesca Di Felice, MD

Sabrina Donzelli, MD

Fabio Zaina, MD

同义词

脊柱侧弯

　　脊椎/背部弯曲

　　弯曲的脊椎/背部

脊柱后凸

　　驼背

　　弓背

　　Dowager's 驼背

　　姿势性脊柱后凸

　　Gibbus 畸形

ICD-10 编码

脊柱侧弯

41.1	少年和青少年特发性脊柱侧弯
41.12	青少年脊柱侧弯
41.2	其他特发性脊柱侧弯
41.3	胸源性脊柱侧弯
41.4	神经肌肉源性脊柱侧弯
41.5	其他继发性脊柱侧弯
41.8	其他形式的脊柱侧弯
41.9	未分类脊柱侧弯

脊柱后凸

40.0	姿势性脊柱后凸
40.1	其他继发性脊柱后凸
40.2	其他未分类脊柱后凸
40.29	其他类型脊柱后凸

定义

脊柱侧弯

　　脊柱侧弯是一种脊柱和躯干的三维变形[1]。脊柱侧弯包含脊柱在额状面上的病理弯曲（10°以上的曲度方可诊断此病），在水平面上的旋转，以及矢状面上正常曲度的紊乱（常作平背和反弓）[2,3]。特发性脊柱侧弯（IS）是最常见的类型（85%～90%），仅当不能明确病因时作此诊断[4,5]。关于特发性脊柱侧弯在生长发育过程中的公认分类列于表 153.1。继发性脊柱侧弯是不同病理发展过程中的症状表现，包括神经系统疾病，系统性综合疾病，结缔组织疾病，肿瘤或者创伤。

　　成人脊柱畸形（ASD）被用来诊断骨骼发育成熟后发生的脊柱侧弯。在发育过程当中探查的脊柱侧弯的曲度，可能在骨骼成熟前停止变化，也可能在骨骼发育成熟后，或者在手术和创伤后仍继续发展变化。目前，ASD 根据病因、畸形的临床影响、侧弯类型和附加结构已开发出三种分类系统：Aebi[6]，Schwab[7] 和 SRS[8]。最近，后两种方法被合并成一个单一的分类[9]。

脊柱后凸

　　脊柱后凸是脊柱的胸椎部分曲度在矢状面上向后凹陷的生理现象，并伴随着颈椎和腰椎段曲度的生理性前凸。在发育过程中，胸椎生理曲度从 20°～25°至 40°～45°。矢状面的改变影响着矢状面曲度的程度和分布。由此，脊柱后凸程度的增加又被称为胸椎过度后凸（HK），根据脊柱后凸曲线顶椎所处的节段区分高段胸椎、胸椎、胸腰段、腰段 HK[10]。考虑脊柱在矢状面上的形状，来区分长型脊柱后凸、下段低于 T_{12} 的普通脊柱后凸、交界处的脊柱后凸、平背伴随下端低于 T_{12} 的脊柱后凸等分型亦为重要。脊柱侧弯与上述脊柱在矢状面上畸形有相关可能性（图 153.1）。

　　这些情况可能是特发性的，也可能是继发于舒尔曼病（一种扰乱脊椎正常发育的疾病）、躯干伸肌

表 153.1 特发性脊柱侧弯在发育过程中的分型

	时序的		角度的			形态学的		
诊断年龄/岁		Cobb 角				顶椎		
							起始椎	终末椎
婴儿期	0~2.11	轻度	轻度	≤20°		颈段	–	C_6~C_7 椎间盘
少年期	3~9.11	中度	中度	21°~35°		颈胸段	C_7	T_1
青春期	10~17.11		中重度	36°~40°		胸段	T_1~T_2 椎间盘	T_{11}~T_{12} 椎间盘
成人期	18+	重度	重度	41°~50°		胸腰段	T_{12}	L_1
			次极重度	51°~55°		腰段	L_1~L_2 椎间盘	–
			极重度	≥56°				

见参考文献[1,41]。

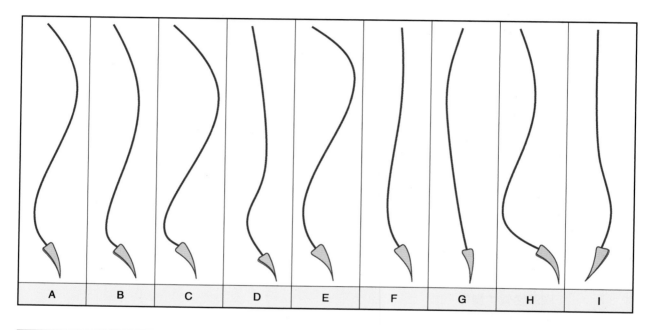

	病理学	定义
A	胸椎过度后凸	生理性胸椎后凸程度的病理性增加
B	长型驼背	胸椎后凸程度正常,但曲度下端椎低于T_{12}
C	长型胸椎过度后凸	胸椎后凸程度病理性增加,且曲度下端椎低于T_{12}
D	交界处(胸-腰)驼背	平背,但下段胸椎后凸且下端椎低于T_{12}
E	高位胸椎过度后凸	上段后凸程度大于下段、致头向前伸姿势
F	平背	脊柱曲线的前、后凸程度均减少
G	胸椎反弓	包括胸椎顶点均完全向前凸
H	过度前凸	腰椎前突曲度的病理性增加
I	腰椎后弓	腰椎曲度向后凸

图 153.1 矢状面上病理的图示。从左到右:(A)胸椎过度后凸;(B)长型驼背;(C)长型胸椎过度后凸;(D)交界处(胸-腰)驼背;(E)高位胸椎过度后凸;(F)平背;(G)胸椎反弓;(H)过度前凸;(I)腰椎后弓

的薄弱、神经生理问题、先天脊柱畸形综合征、创伤、肿瘤或者脊柱的退行性疾病晚期。

症状

脊柱侧弯

脊柱侧弯在青春期通常无症状表现，躯干不对称常常是患者因脊柱侧弯首次就医原因。很少有患者报告腰背痛和呼吸功能障碍。呼吸功能障碍尤其与胸椎大曲度侧弯相关，但长期随访研究表明，心肺症状并不常见于青少年特发性脊柱侧弯的成年人，而只出现在脊柱侧弯发生于青春期前且有一个迅猛发展趋势的严重脊柱侧弯患者身上[11,12]。

因为脊柱退行性变的进展和躯干矢状面生物力线的改变，受脊柱侧弯影响的成年人所报告的症状比青少年多。最常见的症状是在静态平衡位下腰痛加重，以及驼背、僵硬、疲劳、抽筋和小腿闪痛。最近的研究强调了症状感知对治疗决策的影响。那些自我报告结果较差的患者，例如自我感知有更严重的背痛，步行中有更多的背部和腿部疼痛，有更大的腰椎 Cobb 角，更倾向于选择外科手术而非保守治疗[13]。

脊柱后凸

矢状面对线不良的患者可能没有症状，通常圆背是的唯一警钟。有时畸形与背部疼痛有关，具有与运动和姿势相关的生物力学特性。背痛可以影响青少年，但由于退行性过程的存在，对成年人的影响会更大。

体格检查

临床评估的主要目标是帮助诊断分类、制订治疗计划、进行预后和未来功能判断。

对于脊柱畸形，在第一次就诊时必须追寻继发性脊柱侧弯或矢状面对线不良的潜在原因，而且了解相关的体征和症状也非常重要。

脊柱侧弯和矢状面对线不良患者的临床评估是基于医师体表测量的形态学分析。有些检查仪器是必不可少的：铅垂线、Bunnel 脊柱侧弯仪、直尺、厚度递增的木板（2mm、3mm、5mm、10mm）、体重秤和高度测量仪。

患者在进行评估时，应保持膝盖伸直的习惯性站姿。站在患者的身侧，可以评估骨盆的前/后倾、腹部隆起、躯干的前/后移和头部的前伸。尤其是在成年人身上，盆腔后倾和髋、膝关节屈曲是矢状面对线不良的代偿性措施，应在体检中记录。从患者正面可评估胸腔异常，如漏斗胸或鸡胸。从患者背后可以评估躯干和头部位置的对称性，棘突的突出程度可补充有关矢状面轮廓的信息。美观被国际脊柱侧弯矫形与康复治疗科学学会（SOSORT）专家认为是脊柱侧弯保守治疗的主要目标之一，也是最相关的手术适应证之一[1,14]。最近，一个客观的评估外形的临床量表——"躯干外形临床评价"（TRACE）被研发出来。它由四个分量表组成：肩（0~3）、肩胛骨（0~2）、半胸（0~2）和腰（0~4）。每一点都被完整地描述，并给出了一个增加不对称性的序号[15]。

腿长差异的评估是有用的，因为它可能会对骨盆的位置产生负面影响，并导致额状面的不平衡。这种差异可以通过在短肢下放置已知高度的小木块使其达到静态平衡位来测量。

脊柱侧弯的病理标志是前弯试验中能观察到驼峰。这项测试也可使用一种称为脊柱侧弯仪的专用仪器测量躯干旋转角度（ATR）。把脊柱侧弯仪放置在背部，可用来测量每个驼峰的最倾斜点。将脊柱侧弯仪移动到0°，也可以用尺子测量出驼峰的高度（HH）。ATR 和 HH 的大小与 Cobb 角相关[16,17]。

曲线僵硬度增加了用于判断预后和治疗选择的相关信息。测试要求患者处于向前屈曲位置，然后要求患者侧弯一边，之后侧弯向另一边进行测试。如果曲线是柔性的，则有可能使驼峰得到矫正；如果曲线没有改变，则曲度在本质上是非常刚性和结构性的。

铅垂线用于评估脊柱的矢状面和额状面的轮廓。该方法已被证明是可靠的观察者内评价[18]。为了检查额状面的偏移，铅垂线沿着骶嵴内侧设置，并在 C_7 处测量与准线的差值。考虑矢状面的轮廓，相对于脊柱背侧最凸出点，测量出从 C_7 和 L_3 棘突处到距铅垂线的距离。脊柱后凸的矢状面指数为 C_7 + L_3，脊柱前凸的矢状面指数为 L_3 距离。

神经学检查应检查运动功能、感觉功能、平衡和反射（包括腹部反射和病理反射，如巴宾斯基反射）。还应评估步行。脊柱伸展位的僵硬度评估是在俯卧位进行的，对脊柱后凸程度高的患者至关重要。

最后是身高和体重测量（用三维体重指数和体

重指数计算）对于监测生长速度及其与脊柱侧弯进展风险的相关性非常重要。

使用最广泛的健康相关生活质量变化和治疗反应的评测工具有 SRS-22、伯特-索伯恩海姆生活压力调查问卷（BSSQbrace），支具问卷调查（BrQ），Oswestry 功能障碍指数（ODI）以及最近发展出来的 SRS-7 和 ISYQOL[19,20]。

功能受限

在生长期间，很少有与脊柱侧弯和后凸相关的功能受限被报道，只有在严重畸形的情况下才能发现脊柱运动的减少。但这在成年人身上则有所不同，脊柱的僵硬程度会随脊柱退行性变而加重。在成年人中可能发生曲度进展（Cobb 角增大超过 30°）和矢状面上对线不良加重。此外，当畸形严重，就会损害心肺功能，致耐力下降。矢状面平衡状态被认为是临床症状最可靠的预测因子。后凸在上胸椎区更有利，但在腰椎的耐受性很差，矢状面对线不良是 ASD 患者疼痛和残疾的主要决定因素[21]。正如 SOSORT 指南所强调的，我们必须在发育过程中即开始治疗脊柱侧弯的最重要原因之一，即脊柱侧弯导致成年后背痛的风险[1,11]。

诊断分析

在躯干前屈测试中表现阳性，躯干旋转角度大于 7° 和/或伴随脊柱的矢状面变化，提示可进行影像学检查。

站立位下脊柱全长的正位片及侧位片是确认脊柱畸形的"金标准"，用于获知侧弯弧度（严重程度和旋转）及矢状面曲度，骨骼发育成熟度，并用来监控疾病进程和治疗结果，据此排除其他潜在状况。特发性脊柱侧弯是一个排除诊断，X 线片能确认脊柱形态学畸形，比如少见的椎体节数、成形不全、分节不全、肋骨融合，这些则是先天性脊柱侧弯、椎体楔形变、舒尔曼病中的终板变性等。

推荐的拍片姿势是在直立位下，包含股骨头及以上部分的后前位，并且不适用任何支持用的辅具或者有姿势矫正的提示，除非脊柱矫形医师另有特殊理由[22]。

除非确实必要，且由脊柱矫形医师决定，否则建议患者一年内接受影像学检查不超过一次作为一种合理的保护，以减少过量辐射的风险[1]。同时推荐采用数字化 X 线和 EOS 系统检查，这种低剂量 X 线检查系统可以极大地减少电离辐射[23]。在患者成年后，建议每 5~10 年接受一次 X 线检查，以评估可能的疾病进展。

为了定位侧曲段，需要确定顶椎/椎间盘节段（此节最为水平，还有端椎），这是额状面上最歪斜的位置。通过顶椎的定位，才可能将脊柱侧弯作形态学上的分类（参见表 153.1）。

目前，对脊柱侧弯的标准测量方式为 Cobb 角测量。沿着上端椎上缘和下端椎下缘作两条直线，再分别作这两条直线的垂直线相交并测量相交角度。另一种方法是利用椎体的斜率，即椎体在水平方向上的斜率，将两个椎体的斜率相加得到 Cobb 角（图 153.2）[24]。

从额状面可测量椎体的旋转：棘突偏移向侧弯段的凹侧。有不同的方法来测量椎体的旋转。Nash 和 Moe 法测量是基于椎弓根阴影的偏移，并将其分为 5 个等级。Raimondi 法利用椎弓根影和椎体腰部来计算旋转。Cobb 法则基于棘突的位置，并分为 4 个等级。Perdriolle Torsiometer 则将网格置于影片上来测量旋转的大小。

Risser 量表通过额状面 X 线检查判断骨成熟度来进行脊柱侧弯进展风险的评估。这种量表测量的是髂嵴的骨化隆起程度：阶段 0（无骨化中心的髂嵴上隆起），阶段 1（髂嵴上骨化隆起少于 25%），阶段 2（髂嵴上骨化隆起在 25%~50%），阶段 3（髂嵴上骨化隆起在 50%~75%），阶段 4（髂嵴上骨化隆起>75%），阶段 5（髂嵴上隆起完全骨化并与其融合）。SOSORT 和 SRS 非手术管理委员会之间达成的 2014 共识推荐三射软骨融合，是 Risser 阶段 0 的重要预后细分[25]。

侧向 X 线片可以分析矢状面的平衡，也可以确认脊柱的形状和定位参数。胸椎后凸和腰椎前凸的角度采用 Cobb 测量方法，考虑 C_1 和 T_1 间、T_1 和胸椎序列拐点（一般是 T_{12}）间、拐点和 S_1 之间的角度。其他矢状面上的重要参数包括（图 153.2）骨盆入射角、骨盆倾斜、骶骨角、胸椎曲率和倾斜度、腰椎曲率和倾斜度[26]。考虑整体的矢状面补偿，评估脊柱骨盆参数就非常地重要，例如椎骶角（SSA）、椎体矢状轴（SVA）、T_1 骨盆角（TPA）[27]。

MRI 和 CT 能用来评测导致继发脊柱侧弯/后凸的潜在原因，并可排除有症状的成年患者存在其他疾病。考虑进行手术的患者均应当接受 MRI 检查。

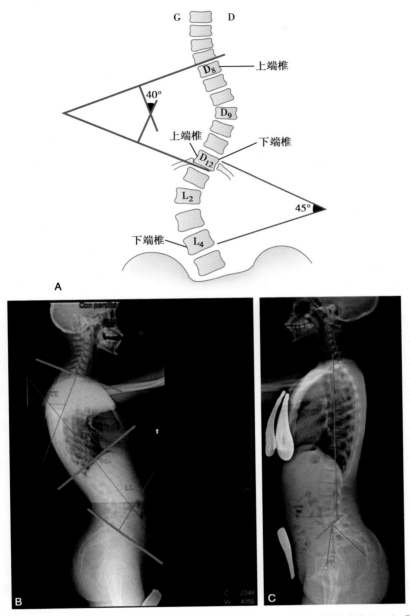

图 153.2　影像学评估。（A）Cobb 角。（B、C）矢状面的主要参数：胸椎后凸（TK），腰椎前凸（LL），骶骨倾斜角（SS），骨盆倾度（PT），骨盆投射角（PI），腰骶角（SSA）

鉴别诊断列表

诊断	脊柱侧弯发生率/%
脑瘫（双肢体受累）	25
脊髓发育不良（下腰段）	60
脊柱肌肉萎缩	67
Friedreich 共济失调	80
脑瘫（四肢受累）	80
Duchenne 肌营养不良	90
脊髓发育不良（胸平面）	100
创伤性瘫痪（<10 年）	100

- 马方综合征
- 埃莱尔-当洛综合征
- 肌营养不良
- 骨软骨营养不良（侏儒症）
- 神经纤维瘤
- 努南综合征
- VATER/VACTERL 综合征
- 天使综合征
- 雷特综合征
- 普拉德威利综合征
- 成骨不全
- 21-三体（唐氏综合征）
- 其他结缔组织疾病

治疗

早期治疗

脊柱侧弯

根据 SOSORT 指南，脊柱侧弯的治疗目标是改善形态和功能，包括改善外观，在青春期减少曲度进展，预防脊柱疼痛综合征和呼吸功能障碍。

成年人生活中出现健康问题的风险更高，生活质量的降低，外观畸形和可视化残疾，疼痛和渐进的功能限制都与骨骼成熟结束时矢状面的序列及侧弯度数的恶化是紧密相关的。

侧弯的度数大小与疾病进展的风险之间是存在关系的。这种风险随着曲度在 30°~50° 而增长，大于 50° 时则疾病进展风险持续存在。这个过程被推测以每年 0.5° 至 1°~3° cobb 角增长[28]。矢状面正平衡，脊柱前凸减少，骨盆参数改变主要与健康相关的生活质量差有关。将成年期健康风险与进展风险结合并采取循序渐进的治疗方法，有可能避免患者治疗量不足或过度，以及充分实现个性化治疗。治疗方案：观察，练习，支具，石膏和/或手术。

脊柱后凸

脊柱后凸的治疗目标包括纠正弯曲，脊柱畸形康复以及疼痛缓解。正如已经强调的，与健康质量相关的进行矢状面上的纠正是很重要的。治疗目标以形态学和功能性为主。类似于脊柱侧弯，目前的治疗方案是观察，练习，支具、石膏和/或手术。选择正确的治疗（脊柱畸形的阶段和风险进展成比例）是真正的挑战。循序渐进的治疗概念意味着渐进的功效，也意味着给患者带来渐进式任务和困难。

康复治疗

脊柱侧弯

"恶性循环"理论认为是生物力学因素对脊柱在生长过程中的影响导致了脊柱侧弯的曲线变化。换句话说，椎骨的移位导致脊柱弯曲，使脊柱受到连续的不对称符合，从而导致不对称生长，从而加重了椎骨的位移[29]。治疗干预应有能力扭转这个循环，通过改变脊柱负荷而改变其自然进展史。针对性的训练可以起到改变躯干的神经肌肉控制的作用，而石膏、支具可起到改变脊柱负荷的作用。"恶化"或"改善"两个理论循环的发展，只体现在长时间的行动中。

SOSORT 指南推荐物理治疗性脊柱侧弯专项训练（Physiotherapeutic Scoliosis Specific Exercises, PSSE）作为治疗特发性脊柱侧弯的第一步，以防止或限制畸形发展到以至于需要佩戴支具。专门为治疗脊柱侧弯而研发的训练项目中最基本的几个元素是三维自我矫正、保持矫正后姿势以及患者和家属的教育[1]。在近几年来越来越多已发表的科学研究证实这一举措的预防功效，而这些研究均采用临床随机对照试验[30,31]。

PSSE 可以遵循不同的思想流派。Schroth, BSPTS, Dobomed, Side Shift 和 FITS 的特点是进行自我矫正（通过动作使脊柱曲线达到可能的最佳对线）并借助外部工具或假设的身体的特殊姿势驱动矫正。在这种情况下，自我矫正代表采用练习的方式来达到最佳姿势。

另一种流派,科学的脊柱侧弯训练方法(Scientific Exercises Approach to Scoliosis,SEAS),将自我纠正与训练概念区别开,患者首先达到三维自我矫正,然后,在这个位置进行锻炼或动作,增加维持脊柱的最佳对线与自我矫正的难度。在这种方法中,练习不是实现尽可能对齐的运动,而是训练患者在逐渐困难的姿势下也要保持脊柱矫正状态。最终的治疗目标是实现在日常生活中的自我矫正。

运用 PSSE,通过提高躯干核心的稳定性功能来实现脊柱的重新排列,这些是在发育阶段和成年期防止或限制弯曲进展的有力武器。对于特发性脊柱侧弯的成年人,PSSE 和认知康复也都可以改善残疾[32]。

根据现行保守治疗指南,支具应被使用于在生长过程中被诊断 Cobb 角超过 20°的侧弯患者,其主要目的是在发育结束前控制侧弯度数在 30°之内。因为这关系到最佳功能、成年后的生活质量以及避免手术的目标[1]。目前更有力的证据已证实支具能有效减少侧弯度数[33]。使用矫形支具的目的是通过将脊柱稳定在对线位置而得到最佳的可能对线的脊柱形态。使用矫形器进一步稳定椎骨,对治疗的依从性是矫形器治疗有效的主要要求之一。Donzelli 已经证实,如果能得到很好的支持,患者对矫形器治疗的依从性可以非常高,甚至即使当处方要求每天佩戴矫正器 23h(91.7%)[34]。治疗团队的承诺和专业性,以及患者的依从性通常不仅能稳定,还能改善畸形程度[35]。

支具可以是柔软的、刚性的、超刚性的或铸造的,取决于脊柱弯曲的严重程度和继续进展的风险。结合 PSSE 可以加强使用矫形器的效果。此外,也有一些证据表明刚性支具亦可以减少成年人中脊柱弯曲的进展[36]。

脊柱后凸

专为脊柱后凸开发的锻炼计划包括矢状面上的自主矫正和矫正姿势的稳定性训练。改善脊柱的活动度同时加强后背部肌肉力量是非常重要的。

当锻炼效果不佳以及脊柱后凸大于 55°~60°且伴随僵硬时应使用刚性支具。当脊柱后凸超过 65°~70°,应使用铸型支具。铸型支具后替换为塑料支具。有一些薄弱的证据支持在脊柱过度后凸的成年人上使用支具[37]。

关于脊柱畸形的其他保守治疗,SOSORT 指南给出以下具体建议:鞋垫、常规药物治疗、针灸或特定饮食方案等不适用于脊柱畸形的矫正治疗。如果有必要,由专门从事脊柱畸形保守治疗的临床医师纠正实际腿长差异。手法治疗(温和、小范围松动或松解软组织技术)建议与稳定 PSSE 相联系[1]。运动不被指定为脊柱畸形的治疗,但坚持相关的体育活动结合特定的治疗是很重要的,因为它们能提供心理、神经运动、生理的益处[1]。

介入治疗

目前没有侵入性治疗应用于脊柱侧弯或后凸。

技术设备

脊柱侧弯

目前全球有各种不同的刚性支具应用于脊柱侧弯的治疗。以下是长期追踪的及追踪至生长停止的证据报道。它们可以通过设计和动作加以区分。美国矫形支具包括 Milwaukee 支具,Rosenberger 支具,Wilmington 支具,Boston 支具,Charleston 弯曲支具,Providence 支具。后两者提供过度矫正,适用于单弯,并分为部分时间佩戴/夜间佩戴的刚性支具。

欧洲支具包括 Cheneau 支具、Rigo 系统 Cheneau 支具(RSCB)、Lyon 支具、Progressive Action 短支具(PASB,仅用于治疗胸腰及腰段弯曲)和 Sforzesco 支具(超刚性支具)。Sforzesco 支具,于 2004 年设计,结合了 Risser,lyon,Chêneau-Sibilla 和 Milwaukee 支具的特征,根据偏转、反旋和恢复矢状面排列方式达到整体纠正的作用[38]。Lyon 支具已被证明在纠正在成长末期 Cobb 角超过 45°的作用比 Risser 支具更加有效。

脊柱后凸

最常用的支具配有后垫并作用于脊柱后凸上的改良版 Milwaukee 支具、Boston 支具和 Lyon 支具。Maguelone 支具可被应用于顶点在 T_5~T_9 的胸椎过度后凸。这是种双阀胸-腰-骶矫形器(two-valve thoracolumbo sacral orthosis,TLSO),其特征是通过胸椎与骶骨后方的推压,锁骨前方的推压来实现矫正的作用。当患者是长型驼背,或者是同时有脊柱侧弯及脊柱后凸时,可使用 Lapadula 支具(一种定制型胸-腰-骶矫形器)。

手术

在生长发育期间,如果脊柱侧弯继续恶化并且支具佩戴无效,可考虑手术。建议当曲度进展超过45°~50°,为了避免由于躯干失衡发展而导致成年期问题时,进行手术治疗。对于成年人,手术治疗也适用于当额状面及矢状面发生进一步畸形,并且非手术治疗不能控制曲度进展及缓解疼痛的情况。矫正手术通常建议在X线片上显示弯度在80°~90°的胸椎过度后凸以及保守治疗无法减轻症状及曲度继续进展的情况。

手术治疗方案是一个跟随生长情况从而延迟融合及非融合手术的系统。生长棒撑开手术是用杆附着在侧弯段上下的脊柱或肋骨上用钩子或螺钉固定。每6~12个月,患儿需要手术来延长棒的长度,从而跟上脊柱的生长,直到接近成熟期时,可以进行脊柱融合。为了避免重复手术,可以采用磁力驱动棒。

非融合手术是最近开发的方法,尚无关于风险和效果的长期数据。

治疗脊柱侧弯的标准手术技术是脊柱融合术,以后路、前路或后路侧向介入。标准外科手术方法是后路内固定融合术(杆、螺钉、钩子和/或金属线在脊柱上)。最有效的治疗应取决于脊柱弯曲的类别、患者的症状以及先前的手术。

用于脊柱后凸的典型手术是截骨术和融合术,手术入路(前路、后路或前后联合)将根据脊柱后凸的弯曲位置和严重程度选择。

潜在的疾病并发症

如果骨骼生长结束时的脊柱侧弯角度超过"危险阈值"——大多数作者认为的30°~50°,会导致成年后存在更高的健康问题的风险。矢状面的对线不良严重也与成年期的健康问题相关。生活质量下降、外观畸形、明显残疾、背痛以及进行性功能障碍也都有报道。脊柱畸形与衰老退行性变的关系可导致脊椎病恶化,腰椎滑脱,侧移或椎管狭窄。胸椎侧弯度数较大的另一个并发症是肺功能受限,会出现呼吸短促和耐力差的问题。

潜在的治疗并发症

支具的副作用包括出现皮肤、呼吸道和行动不便的问题。应尽可能地根据所使用的支具找到具体差异。例如,患者表示软支具在上洗手间时不方便,使用刚性支具则更容易出汗及带来皮肤问题[39]。

报告的手术并发症可以是医疗或脊柱特异性方面的。医疗并发症包括呼吸系统并发症、抗利尿激素分泌失调综合征、深静脉血栓形成、肺栓塞和肠系膜上动脉综合征。脊柱特异性并发症包括与植入相关的并发症,外科手术部位感染、脊髓损伤、周围神经损伤、硬脊膜撕裂和硬膜外血肿[40]。

（张翔 译 李黛 校 何红晨 审）

参考文献

1. Negrini S, Donzelli S, Aulisa AG, Czaprowski D, Schreiber S, de Mauroy JC, et al. 2016 SOSORT guidelines: orthopaedic and rehabilitation treatment of idiopathic scoliosis during growth. Scoliosis Spinal Disord. 2018;13:3.
2. Clément J-L, Geoffray A, Yagoubi F, et al. Relationship between thoracic hypokyphosis, lumbar lordosis and sagittal pelvic parameters in adolescent idiopathic scoliosis. Eur Spine J. 2013;22(11):2414–2420.
3. Gutman G, Labelle H, Barchi S, Roussouly P, Berthonnaud É, Mac-Thiong J-M. Normal sagittal parameters of global spinal balance in children and adolescents: a prospective study of 646 asymptomatic subjects. Eur Spine J. 2016;25(11):3650–3657.
4. Hresko MT. Clinical practice. Idiopathic scoliosis in adolescents. N Engl J Med. 2013;368(9):834–841.
5. Weinstein SL, Dolan LA, Cheng JCY, Danielsson A, Morcuende JA. Adolescent idiopathic scoliosis. Lancet. 2008;371(9623):1527–1537.
6. Aebi M. The adult scoliosis. Eur Spine J. 2005;14(10):925–948.
7. Schwab F, Farcy J-P, Bridwell K, et al. A clinical impact classification of scoliosis in the adult. Spine. 2006;31(18):2109–2114.
8. Lowe T, Berven SH, Schwab FJ, Bridwell KH. The SRS classification for adult spinal deformity: building on the King/Moe and Lenke classification systems. Spine. 2006;31(suppl 19):S119–S125.
9. Hallager DW, Hansen LV, Dragsted CR, Peytz N, Gehrchen M, Dahl B. A comprehensive analysis of the SRS-Schwab adult spinal deformity classification and confounding variables: a prospective, non-US cross-sectional study in 292 patients. Spine. 2016;41(10):E589–E597.
10. Mauroy J de, Weiss HR, Aulisa AG, et al. 7th SOSORT consensus paper: conservative treatment of idiopathic and Scheuermann's kyphosis. Scoliosis. 2010;5(1):9.
11. Weinstein SL, Dolan LA, Spratt KF, Peterson KK, Spoonamore MJ, Ponseti IV. Health and function of patients with untreated idiopathic scoliosis: a 50-year natural history study. JAMA J Am Med Assoc. 2003;289(5):559–567.
12. Pehrsson K, Nachemson A, Olofson J, Ström K, Larsson S. Respiratory failure in scoliosis and other thoracic deformities. A survey of patients with home oxygen or ventilator therapy in Sweden. Spine. 1992;17(6):714–718.
13. Neuman BJ, Baldus C, Zebala LP, et al. Patient factors that influence decision making: randomization versus observational nonoperative versus observational operative treatment for adult symptomatic lumbar scoliosis (ASLS). Spine. 2015.
14. Donaldson S, Stephens D, Howard A, Alman B, Narayanan U, Wright JG. Surgical decision making in adolescent idiopathic scoliosis. Spine. 2007;32(14):1526–1532.
15. Zaina F, Negrini S, Atanasio S. TRACE (Trunk Aesthetic Clinical Evaluation), a routine clinical tool to evaluate aesthetics in scoliosis patients: development from the aesthetic index (AI) and repeatability. Scoliosis. 2009;4:3.
16. Ferraro C, Venturin A, Ferraro M, Fabris Monterumici D, Masiero S. Hump height in idiopathic scoliosis measured using a humpmeter in growing subjects: the relationship between the hump height and the Cobb angle and the effect of age on the hump height. Eur J Phys Rehabil Med. 2016.
17. Aulisa AG, Guzzanti V, Perisano C, et al. Correlation between hump dimensions and curve severity in idiopathic scoliosis before and after conservative treatment. Spine. 2011.
18. Negrini S, Donzelli S, Zaina F, Heitman K, Frattocchi G, Mangone M.

Complete validation of plumbline distances as a screening tool for sagittal plane deformities. *Scoliosis*. 2012;7(suppl 1): O16.

19. Caronni A, Sciumè L, Donzelli S, Zaina F, Negrini S. ISYQOL: a Rasch consistent questionnaire for measuring health related quality of life in adolescents with spinal deformities. *Spine J*. 2017;17(9):1364–1372.

20. Caronni A, Zaina F, Negrini S. Improving the measurement of health-related quality of life in adolescent with idiopathic scoliosis: the SRS-7, a Rasch-developed short form of the SRS-22 questionnaire. *Res Dev Disabil*. 2014;35(4):784–799.

21. Glassman SD, Bridwell K, Dimar JR, Horton W, Berven S, Schwab F. The impact of positive sagittal balance in adult spinal deformity. *Spine*. 2005;30(18):2024–2029.

22. Knott P, Pappo E, Cameron M, et al. SOSORT 2012 consensus paper: reducing x-ray exposure in pediatric patients with scoliosis. *Scoliosis*. 2014;9:4.

23. Hui SCN, Pialasse J-P, Wong JYH, et al. Radiation dose of digital radiography (DR) versus micro-dose x-ray (EOS) on patients with adolescent idiopathic scoliosis: 2016 SOSORT- IRSSD "John Sevastic Award" Winner in Imaging Research. *Scoliosis Spinal Disord*. 2016;11:46 .

24. Negrini S, Atanasio S, Donzelli S, Zaina F. "Slopes": a new approach to scoliosis radiographic measurement and evaluation, related to the horizontal plane in a bodily view. *Scoliosis*. 2013;8(1):O29.

25. Negrini S, Hresko TM, O'Brien JP, Price N. SOSORT Boards, SRS Non-Operative Committee. Recommendations for research studies on treatment of idiopathic scoliosis: consensus 2014 between SOSORT and SRS non-operative management committee. *Scoliosis*. 2015;10:8.

26. Berthonnaud E, Dimnet J, Roussouly P, Labelle H. Analysis of the sagittal balance of the spine and pelvis using shape and orientation parameters. *J Spinal Disord Tech*. 2005;18(1):40–47.

27. Protopsaltis T, Schwab F, Bronsard N, et al. The t1 pelvic angle, a novel radiographic measure of global sagittal deformity, accounts for both spinal inclination and pelvic tilt and correlates with health-related quality of life. *J Bone Joint Surg Am*. 2014;96(19):1631–1640.

28. Marty-Poumarat C, Scattin L, Marpeau M, Garreau de Loubresse C, Aegerter P. Natural history of progressive adult scoliosis. *Spine*. 2007;32(11):1227–1234; discussion 1235.

29. Stokes IAF. Analysis and simulation of progressive adolescent scoliosis by biomechanical growth modulation. *Eur Spine J*. 2007;16(10):1621–1628.

30. Schreiber S, Parent EC, Moez EK, et al. The effect of Schroth exercises added to the standard of care on the quality of life and muscle endurance in adolescents with idiopathic scoliosis-an assessor and statistician blinded randomized controlled trial: "SOSORT 2015 Award Winner." *Scoliosis*. 2015;10:24.

31. Romano M, Minozzi S, Zaina F, et al. Exercises for adolescent idiopathic scoliosis: a Cochrane systematic review. *Spine*. 2013;38(14):E883–E893.

32. Monticone M, Ambrosini E, Cazzaniga D, et al. Adults with idiopathic scoliosis improve disability after motor and cognitive rehabilitation: results of a randomised controlled trial. *Eur Spine J*. 2016.

33. Negrini S, Minozzi S, Bettany-Saltikov J, et al. Braces for idiopathic scoliosis in adolescents. A Cochrane review. *Scoliosis*. 2010;5(suppl 1):O58.

34. Donzelli S, Zaina F, Negrini S. In defense of adolescents: they really do use braces for the hours prescribed, if good help is provided. Results from a prospective everyday clinic cohort using thermobrace. *Scoliosis*. 2012;7(1):12.

35. Negrini S, Grivas TB, Kotwicki T, Rigo M, Zaina F. International Society on Scoliosis Orthopaedic and Rehabilitation Treatment (SOSORT). Guidelines on "Standards of management of idiopathic scoliosis with corrective braces in everyday clinics and in clinical research": SOSORT consensus 2008. *Scoliosis*. 2009;4:2.

36. Palazzo C, Montigny JP, Barbot F, et al. Effects of bracing in adult with scoliosis: a retrospective study. *Arch Phys Med Rehabil*. 2016.

37. Katzman WB, Wanek L, Shepherd JA, Sellmeyer DE. Age-related hyperkyphosis: its causes, consequences, and management. *J Orthop Sports Phys Ther*. 2010;40(6):352–360.

38. Negrini S, Marchini G, Tessadri F. Brace technology thematic series - The Sforzesco and Sibilla braces, and the SPoRT (Symmetric, Patient oriented, Rigid, Three-dimensional, active) concept. *Scoliosis*. 2011;6:8.

39. Tavernaro M, Tessadri F, Zonta A, Negrini S. Side effects of braces: a cross-sectional survey. *Scoliosis*. 2013;8(suppl 1):O45.

40. Lee NJ, Guzman JZ, Kim J, et al. A comparative analysis among the SRS M&M, NIS, and KID databases for the adolescent idiopathic scoliosis. *Spine Deform*. 2016;4(6):420–424.

41. Ponseti IV, Friedman B. Prognosis in idiopathic scoliosis. *J Bone Joint Surg Am*. 1950;32A(2):381–395.

第 154 章

痉挛

Joel E. Frontera, MD

Monica Verduzco-Gutierrez, MD

同义词

肌张力增加

痉挛性肌张力障碍

ICD-10 编码

M62.838	肌肉痉挛
R25.9	异常的非自主运动
R29.3	异常姿势
G25.3	肌阵挛

定义

痉挛通常被定义为一种肌张力的速度依赖性增加,伴随牵张反射的过度兴奋导致剧烈的肌腱抽搐。这意味着肢体在关节活动范围内的被动运动越快,肌张力的增加就越大。因此,痉挛可以被认为是上运动神经元综合征的一个组成部分,与反射亢进、阵挛、肌肉协同收缩以及肌无力相关。

临床上很多种情况都可能引发痉挛。痉挛通常作为脊髓损伤,多发性硬化和脑外伤表现出的主要问题之一。据估计,有 40%~80% 的脊髓损伤或多发性硬化症的患者会发生痉挛现象,而脑外伤患者的发生率可高达 80%。痉挛也会存在于其他病症中,如肌萎缩性硬化症,脑和脊髓肿瘤以及脑瘫。

症状

罹受痉挛影响的患者可能会抱怨紧张加剧、痉挛恶化和疼痛。然而,主要的抱怨则是功能性活动的恶化。患侧肢体的主被动活动能力出现降低。痉挛会严重影响日常工作甚至影响个人卫生(例如,卒中患者的肘屈肌群在行走时痉挛增加,截瘫患者的内收肌群在膀胱治疗管理期间出现痉挛),同时造成患者的疼痛和肌肉协同收缩。这些症状反映出痉挛

的增加可能是感染、压疮和脊髓栓系等继发性表现。因此,当患者来到诊所抱怨痉挛加重时,应该进行彻底的病史和体格检查以确定病因。

体格检查

痉挛可伴随上运动神经元损伤导致的其他体征和症状。体格检查示反射亢进、巴宾斯基征和阵挛。其他症状包括肌无力、疲劳、运动控制减弱和协调性丧失。不伴这些发现的情况下,肌张力增加应考虑其他原因,如肌张力障碍、帕金森病或与疼痛相关的肌肉痉挛。肌力测试可能无效,因为痉挛可能会影响关节运动范围造成挛缩,以及拮抗肌的协同收缩可能会干扰测试。

肌肉挛缩和其他软组织改变可能是上运动神经元综合征的一部分,在某些严重痉挛状态患者可能难以确定挛缩的程度。详细的体格检查还可以发现感觉障碍(本体感觉和空间定向),吞咽困难,构音障碍和皮肤问题。应仔细检查皮肤,因为痉挛引起的定位异常可能直接导致皮肤损伤(例如,由于拳头紧握而导致手掌浸渍)或压疮的形成。

重要的是区分痉挛与强直,常见于帕金森病。必须要考虑痉挛状态下的一些体格检查结果,如折刀现象。在评估拮抗肌肉方面也存在差异。例如,在痉挛状态下,一些肌群受到的影响比它们的拮抗肌群更大。强直不依赖于速度,它在整个运动范围内都保持恒定。

功能受限

痉挛可导致显著的功能受限。例如,在脊髓损伤患者中,痉挛会对定位产生严重影响。它会影响轮椅的定位及转移。髋内收肌张力的显著增加可能会影响卫生和膀胱管理。它会影响上肢的灵巧性和精细运动协调。如果痉挛很严重,使用支撑或其他辅助移动的方式可能会受到限制。研究发现,相当数量的脊

髓损伤和脑外伤患者都注意到痉挛会影响生活质量。有趣的是,在某些情况下,痉挛可以作为自主肌肉收缩的部分替代品。一个常见的替代自主肌肉功能的例子是卒中患者髋关节和膝关节的伸肌痉挛,可以成功地帮助患侧腿负重,并有助于恢复行走能力。

诊断分析

痉挛是一种临床诊断,且没有特定的实验室检测来确认。临床测量量表可用以量化痉挛的严重程度来帮助监测治疗效果。最常用的量表有用于测量肌肉对被动拉伸的抵抗力的 Ashworth 量表(此量表的改良版)[1],以及反映肌肉痉挛频率的 Penn 痉挛频率量表(表 154.1 和表 154.2)[2]。

鉴别诊断
肌张力障碍
强直(如帕金森病)
张力过度
疼痛相关的肌肉痉挛
挛缩

表 154.1 改良的 Ashworth 量表	
0	肌张力无增加
1	肌张力轻微增加,表现为被动屈曲或伸展/外展或内收时,在关节活动终末出现阻力或突然卡住,然后阻力消失或产生最小阻力
1+	肌张力轻微增加,被动关节活动到一半后出现阻力或卡住,如继续被动活动关节则始终有小阻力
2	肌张力明显增加,大部分范围内均有肌张力增加,但仍可容易地活动受累部分
3	肌张力大幅增加,被动运动困难
4	受累部位在屈曲或伸展(外展或内收)时是僵硬的

From McCormick ZL, Chu SK, Binler D, et al. Intrathecal versus oral baclofen: a matched cohort study of spasticity, pain, sleep, fatigue, and quality of life. *PM R*. 2016;8(6):553-562.

表 154.2 Penn 痉挛频率量表	
肌痉挛多久发生一次?	
0	没有痉挛
1	仅由刺激诱发痉挛
2	每小时发生不到一次痉挛
3	每小时发生 1~10 次痉挛
4	每小时发生 10 次以上痉挛

From Conroy B, Zorowitz R, Horn SD, et al. An exploration of central nervous system medication use and outcomes in stroke rehabilitation. *Arch Phys Med Rehabil*. 2005;86(12 suppl 2):S73-S81.

治疗

早期治疗

痉挛的治疗取决于临床和患者的功能需求。如前所述,痉挛成为患者康复的有利条件,例如在痉挛性偏瘫的情况下行走。当痉挛成为功能目标的障碍时则应当进行治疗,例如出现安全风险(移动时出现痉挛,可能导致跌倒),影响个人卫生或损害皮肤完整性。先前控制良好的痉挛状态的变化应导致考虑可能"触发"痉挛的刺激物或伤害性刺激。例如尿路感染、压疮、隐匿性骨折和患侧肢体内嵌的趾甲(例如,在截瘫患者中)。

一些口服药物(表 154.3)已被用于治疗痉挛,这取决于潜在的疾病,结果好坏参半。相对于脑外伤或卒中引起的痉挛,脊髓损伤引起的痉挛往往对巴氯芬和替扎尼定的反应更好。然而,中枢作用药物,如巴氯芬,替扎尼定[4] 和苯二氮䓬类药物有明显的副作用,可能会损害获得性脑损伤后的认知和整体恢复[3]。另一种常用的药物是丹曲林[5],它直接作用于肌肉水平,阻止肌质网钙离子的流动,从而减少肌肉力量。

康复治疗

训练有素的物理和职业治疗师制订的由运动治疗、伸展和被动关节活动范围训练组成的训练计划,对于不管何种原因造成的痉挛都是必要的。治疗性运动的目标是保持关节活动范围,防止挛缩,减少肌肉过度活动,并打破适应不良的痉挛模式。积极运动也能增强肌肉力量[6]。

伸展和被动关节活动范围练习有助于防止挛缩形成,并暂时降低肌肉张力,特别是对那些不能主动运动的患者。治疗师可以指导患者和护理人员采用适当的伸展技术。站立也被证明有助于调节肌张力,包括治疗性超声在内的物理治疗已被用于促进伸展,但在一项试验中,与被动伸展训练相比,它对减少腓肠肌的痉挛没有任何作用[7]。另一项研究结果表明,腕部伸肌的拉伸结合神经肌肉电刺激在减少痉挛状态方面比单独拉伸更有效[8]。对痉挛性肢体进行外部冷却可以暂时缓解痉挛,但这种方法作为长期治疗通常是不切实际的。

矫形器的使用是综合痉挛康复计划中的另一项重要治疗方法,包括预制夹板,低温热塑性定制矫形器,以及石膏或玻璃纤维铸件。石膏矫正法已被证

表 154.3　常用的口服抗痉挛药物

药物治疗	作用机制	起始剂量	常见的副作用	相对禁忌证
巴氯芬	GABA-B 激动剂 增加突触前和突触后抑制	5~10mg,一日 3 次(最大剂量 80mg/d)	镇静,罕见肝细胞毒性,戒断症状	认知障碍,癫痫发作
地西泮(苯二氮 草类)	GABA-A 激动剂	2mg,一日 3 次	镇静,影响呼吸,共济失调	苯二氮䓬或其他药物滥用的历史
替扎尼定	α_2 激动剂,抑制多突触反射	2mg,一日 3 次(最大剂量 32mg/d)	镇静,低血压,肝毒性	认知障碍
丹曲林	阻断钙离子内流入肌肉的肌质网	25mg/d	虚弱,肝毒性,偶发镇静	肝病

明在单独应用和肉毒杆菌毒素治疗后使用都有效果,可改善被动运动范围和改良 Ashworth 量表上的评分[9]。

介入治疗

局部注射是一种有效的方法,可以在降低全身或镇静副作用的风险的同时,减少特定肌肉的痉挛。在肉毒杆菌毒素之前,有两种化合物常用于松弛局部肌肉:局部麻醉药(利多卡因,依替卡因和布比卡因)和醇类(乙醇和苯酚)。局部麻醉注射具有完全可逆的作用且持续时间较短,因此它们可用于评估更为永久的注射的功效和益处。利用浓度为 5%~7% 的苯酚或者浓度为 45%~100% 的乙醇来进行化学神经松解具有成本低、起效快、效率高的优点。但由于相关的潜在副作用,例如感觉迟钝和肌肉纤维化,使其需要更多的技巧和时间来掌握这门技术[10]。

应用肉毒杆菌毒素进行化学去神经支配治疗已成为对选取的痉挛肌肉进行分级缓解治疗的主要方法之一。肌肉内注射肉毒杆菌毒素可局部缓解痉挛 2~6 个月。目前有四种肉毒杆菌毒素可用:onabotulinumtoxinA、rimabotulinumtoxinB、abobotulintoxinA 和 incobotulinumtoxinA,有充足的科学文献支持这四种药物的使用,美国食品药品管理局(FDA)已经批准它们用于治疗颈部肌张力障碍。最近的证据也支持所有 A 型肉毒毒素应用于痉挛[11-14]。尽管 FDA 目前批准了 A 型肉毒毒素用于痉挛治疗,然而在这之前其已经作为"标签外"的药物被用于痉挛治疗超过 20 年。美国神经病学学会于 2016 年发布了一份关于肉毒杆菌神经毒素的循证实践指南更新摘要。该指南包括 A 级证据支持使用肉毒杆菌毒素(abobotulinumtoxin A, incobotulinumtoxin A 和 onabotulinumtoxin A)治疗上肢痉挛[15]。有研究已经注意到诸如物理治疗和职业治疗等辅助治疗手段将改善治疗结果[16]。应注意的是,肉毒杆菌毒素的剂量和给药没有标准化,必须非常小心地管理,因为这四种毒素在临床上并不等同,四种肉毒毒素的差异详见表 154.4。

表 154.4　不同肉毒杆菌毒素的特征

	OnabotulinumtoxinA[a]	AbobotulinumtoxinA[b]	IncobotulinumtoxinA[c]	RimabotuiinumtoxinB[d]
血清型	A	A	A	B
单位/瓶	100 或 200	300 或 500	50 或 100	2 500,5 000 或 10 000
出厂状态	真空干燥	冻干	冻干	溶液(5 000U/mL)
配制前储存	冰箱	冰箱	室温、冰箱或冷柜	冰箱
配制后储存	2~8℃ 24h	2~8℃ 4h	2~8℃ 24h	2~8℃ 4h

a. Allergan. Botox medication guide.
b. lpsen. Dysport medication guide.
c. Merz. Xeomin medication guide.
d. Solstice Neurosciences. Myobloc medication guide.

技术设备

目前有一些利用机器人或脊髓刺激器来进行痉挛管理的最新研究。机器人运动训练是通过使用一种电动外骨架附着在患者的腿上，使之可以在跑步机上完成步态训练的训练方法，这样可以促进患者的步态恢复和改善功能。目前，针对痉挛的机器人辅助步态训练的效果尚未得到充分的研究确认，仍存在争议。脊髓刺激器的研究结果也有争议。

手术

目前有几种外科手术可用于治疗痉挛。一项重要的干预措施是将鞘内注射巴氯芬泵放入腹壁。在这种治疗中使用导管系统将规定剂量的巴氯芬输注到鞘内。已经发现这种干预可以减少各种脑和脊髓源性患者的严重痉挛，包含脑瘫、脊髓损伤、脑损伤、多发性硬化和卒中。有证据表明，鞘内注射巴氯芬不仅可以改善痉挛，还可以改善患者的功能和生活质量[17]。在具备行走能力的患者中，这个方法已被证明可以改善步态[18,19]。

其他外科技术包括齿状核的立体定位消融，脊髓刺激和小脑刺激，但其结果尚不能完全确定。脊髓手术如选择性脊神经后根切断术和脊髓切开术已被用于特定的患者。

当保守治疗无效时，可以通过骨科会诊进一步纠正肢体畸形。外科手术（包括肌腱松解或延长，肌腱切断术和关节融合术）可以用来改善功能结果，疼痛和主观满意度[20,21]。

潜在的疾病并发症

痉挛控制不充分、伸展和夹板的不足可导致关节运动范围永久性丧失和挛缩。关节活动范围的丧失也会导致穿衣、排便、个人卫生整理困难。导致皮肤问题的原因包括水分积聚，皮肤刺激，细菌过度生长，感染和皮肤崩溃。可能发生骨和关节问题，例如粘连性关节滑囊炎，复杂的局部疼痛综合征和关节半脱位。

潜在的治疗并发症

作用于中枢的药物均能引起明显的镇静作用，从而限制了可耐受的剂量。现存认知障碍（例如，卒中，创伤性脑损伤）的患者中，镇静剂的副作用可能会阻碍康复目标的实现，并且最大耐受剂量可能不足以控制痉挛症状，应考虑仅在入睡前进行其他治疗或使用这些药物。突然停止口服抗痉挛药物是不可取的。已经描述了突然停用巴氯芬后会出现癫痫发作，而所有这些药物都可能引起痉挛反弹。

对于边缘运动功能较弱的人，可能部分依赖于痉挛来替代自主运动控制，过度减少痉挛可能导致功能的降低（例如下肢轻瘫患者丧失了站立的能力）。口服药物或鞘内注射巴氯芬应滴定剂量以避免产生副作用。但如果发生过度治疗，注射治疗（肉毒杆菌毒素，苯酚）会引起更大的问题。

苯酚有引起痛性感觉异常、肌肉纤维化、瘢痕和注射后水肿的风险。肉毒杆菌毒素通常在治疗剂量下耐受良好，但其带有 FDA 规定的黑匣子警告，当毒素的作用扩散到注射部位以外时会引起罕见但可能危及生命的并发症，包括全身虚弱、视力改变、构音障碍、发音困难、吞咽困难和呼吸功能不全。这可以通过仔细选择肌肉，提供适当的注射指导方法（例如肌电图，超声引导或运动点电刺激），适当稀释毒素，并将剂量限制在获得治疗效果所需的最低限度来避免。患者反复注射后会产生肉毒杆菌毒素抗体，导致治疗无效。

鞘内巴氯芬泵治疗可导致硬膜穿刺后头痛、医源性脑膜炎或泵外表面感染。并发症也包括药物治疗。已知的巴氯芬的副作用是嗜睡和虚弱。但更常见的是由于泵、导管或人为失误导致 ITB 系统故障。药物供应中断或剂量不足可导致危及生命的戒断综合征。导管故障可能需要手术干预。

（曹震宇 译 李黛 校 何红晨 审）

参考文献

1. Bohannon RW, Smith MB. Interrater reliability of a modified Ashworth scale of muscle spasticity. *Phys Ther.* 1987;67:206–207.
2. McCormick ZL, Chu SK, Binler D, et al. Intrathecal versus oral baclofen: a matched cohort study of spasticity, pain, sleep, fatigue, and quality of life. *PM R.* 2016;8(6):553–562.
3. Conroy B, Zorowitz R, Horn SD, Ryser DK, Teraoka J, Smout RJ. An exploration of central nervous system medication use and outcomes in stroke rehabilitation. *Arch Phys Med Rehabil.* 2005;86(12 suppl 2):S73–S81.
4. Chu VW, Hornby TG, Schmit BD. Effect of antispastic drugs on motor reflexes and voluntary muscle contraction in incomplete spinal cord injury. *Arch Phys Med Rehabil.* 2014;95(4):622–632.
5. Kita M, Goodkin DE. Drugs used to treat spasticity. *Drugs.* 2000;59:487–495.
6. Stevenson VL. Rehabilitation in practice: spasticity management. *Clin Rehabil.* 2010;24:293–304.
7. Sahin N, Ugurlu H, Karahan AY. Efficacy of therapeutic ultrasound in the treatment of spasticity: a randomized controlled study. *NeuroRehabilitation.* 2011;29(1):61–66.
8. Sahin N, Ugurlu H, Albayrak I. The efficacy of electrical stimulation in reducing the post-stroke spasticity: a randomized controlled study. *Disabil Rehabil.* 2012;34(2):151–156.
9. Logan LR. Rehabilitation techniques to maximize spasticity manage-

ment. *Top Stroke Rehabil.* 2011;18(3):203–211.

10. Elovic E, Esquenazi A, Alter K, Lin JL, Alfaro A, Kaelin D. Chemodenervation and nerve blocks in the diagnosis and management of spasticity and overactivity. *PM R.* 2009;1:842–851.

11. Brashear A, Gordon MF, Elovic E, et al. Botox Post-Stroke Spasticity Study Group. Intramuscular injection of botulinum toxin for the treatment of wrist and finger spasticity after a stroke. *N Engl J Med.* 2002;347:395–400.

12. Elovic EP, Brashear A, Kaelin D, et al. Repeated treatments with botulinum toxin type A produce sustained decreases in the limitations associated with focal upper-limb poststroke spasticity for caregivers and patients. *Arch Phys Med Rehabil.* 2008;89:799–806.

13. Gracies JM, Brashear A, Jech R, et al. Safety and efficacy of abobotulinumtoxinA for hemiparesis in adults with upper limb spasticity after stroke or traumatic brain injury: a double-blind randomized controlled trial. *Lancet Neurol.* 2015;14(10):992–1001.

14. Elovic EP, Munin MC, Kanovsky P, et al. Randomized, placebo-controlled trial of incobotulinumtoxinA for upper-limb post-stroke spasticity. *Muscle Nerve.* 2016;53(3):415–421.

15. Simpson DM, Hallett M, Ashman EJ, et al. Practice guideline update summary: Botulinum neurotoxin for the treatment of blepharospasm, cervical dystonia, adult spasticity, and headache: report of the Guideline Development Subcommittee of the American Academy of Neurology. *Neurology.* 2016;86:1818–1826.

16. Esquenazi A, Mayer N, Lee S, et al. PROS study group. Patient registry of outcomes in spasticity care. *Am J Phys Med Rehabil.* 2012;91:729–746.

17. Ivanhoe CB, Francisco GE, McGuire JR, Subramanian T, Grissom SP. Intrathecal baclofen management of poststroke spastic hypertonia: implications for function and quality of life. *Arch Phys Med Rehabil.* 2006;87(11):1509–1515.

18. Sadiq SA, Wang GC. Long-term intrathecal baclofen therapy in ambulatory stroke patients with spasticity. *J Neurol.* 2006;253:563–569.

19. Francisco GE, Boake C. Improvement in walking speed in poststroke spastic hemiplegia after intrathecal baclofen therapy: a preliminary study. *Arch Phys Med Rehabil.* 2003;84:1194–1199.

20. Namdari S, Park MJ, Baldwin K, Hosalkar HS, Keenan MA. Effect of age, sex, and timing on correction of spastic equinovarus following cerebrovascular accident. *Foot Ankle Int.* 2009;30(10):923–927.

21. Gong HS, Chung CY, Park MS, Shin HI, Chung MS, Baek GH. Functional outcomes after upper extremity surgery for cerebral palsy: comparison of high and low manual ability classification system levels. *J Hand Surg Am.* 2010;35(2):277–283.e1–e3.

第 155 章

言语和语言障碍

Roger P. Rossi,DO

Jason H. Kortte,MS,CCC-SLP

Jeffrey B. Palmer,MD

同义词

失语症:语言障碍

构音障碍:言语不清

发声障碍:语音障碍,变声,嘶哑,鼻音过重,鼻音过轻

ICD-10 编码

R47.01	失语症
R49.0	发声障碍
R47.1	构音障碍和口吃
R47.81	其他语音和共鸣障碍
I69.320	脑梗死后失语症

定义

本章所描述的言语和语言障碍可参见表 155.1。

表 155.1　言语和语言障碍

障碍类型	定义
失语症	语言处理过程障碍,包括语言表达和语言理解 找词困难和语言理解障碍是失语症的典型指标
构音障碍	与肌肉瘫痪、无力或不协调有关的一组运动言语障碍 构音障碍常表现为言语不清,不包括语言处理过程(接收和表达)
言语失用	运动言语障碍扰乱言语随意运动的运动规划 患者难以正确定位发音器官(如唇、舌)。失用可在无肌肉无力和语言接收和表达障碍的情况下发生
发声障碍	错误或异常的发声(语音产生过程) 音质可嘶哑、粗糙、紧张或带有气息声

失语症是一种获得性神经源性障碍,可扰乱语言模式,包括听、说、读、写。失语症患者常伴有语言区域的原发性脑损伤,常见于左侧大脑半球。失语症在急性脑卒中的发生率为 21%~38%,高发病率和高死亡率造成了沉重的经济负担[1]。除脑卒中外,肿瘤和脑外伤等疾病也易导致失语症,而且难以与运动或感觉功能障碍、精神疾病、理解混乱和一般的智力损害区分开来[2]。在美国,每年大约有 100 000 新发的失语症患者,主要为 65 岁及以上的妇女[3]。原发性失语症是一种微妙的、隐匿的、进行性语言障碍,与额颞叶痴呆相关。原发性失语症患者在起病后 2 年内可仍保留有相应的心理和认知功能的[4]。

失语症根据口语表达、理解和复述的能力可分为不同的亚型[5]。口语表达能力用流畅度来评价,即语速和费力程度。每一个失语症的亚型都有其特殊的语言能力和残疾概况(表 155.2)。Wernicke 失语的患者有流畅的口语表达,但听力理解障碍和复述能力减弱。与之相反,Broca 失语的特点为非流畅性口语表达,相对完整的听力理解和较弱的复述能力。

运动性言语障碍是神经损伤导致的运动计划、神经肌肉控制或者言语功能障碍,包括言语失用和构音障碍[6]。言语失用是一种神经源性言语功能障碍,其特征是意志活动所需的感觉运动指令的计划或编程能力受损,并可在肌力、语言接收与表达能力无障碍的情况下产生语音和韵律改变,甚至失用。言语失用是一种独特的疾病,尽管它的一些症状也可以在构音障碍和失语症中并存[2]。

构音障碍是由中枢和周围神经系统损害导致的运动性言语障碍,脑损伤患者的发病率为 10%~65%,主要与损伤的类型、范围和持续时间相关[7]。构音障碍是由言语肌无力、瘫痪或不协调所致的发音、气息、共鸣和发声(语音产生过程)障碍。根据言语的特点和病理生理过程可将构音障碍分为不同的亚型,包括迟缓型、痉挛型、失调型、运动过弱型、运动过强型和混合型。构音障碍的言语模式应区分为

表 155.2　失语症				
失语症类型	预测病变部位	理解	流畅度	复述
Broca 失语	额下回,Brodmann 区	相对完整	非流畅	差
Wernicke 失语	颞上回后部,Brodmann 区	受损	流畅	差
传导性失语	缘上回和深部白质(弓状纤维)	相对完整	流畅	差
经皮质运动性失语	Broca 区前、上部(分水岭区)	相对完整	非流畅	好或较自发性言语有轻度受损
经皮质感觉性失语	Wernicke 区后、下部(分水岭区)	受损	流畅	好
经皮质混合性失语	前后连接区域(分水岭区)	受损	非流畅	较自发性言语有轻度受损
命名性失语	角回或左大脑半球	相对完整	流畅	好
完全性失语	左额叶、左顶叶、左颞叶	受损	非流畅	差

Modified from Helm-Estabrooks N, Albert ML. *Manual of Aphasia and Aphasia Therapy*, 2nd ed. Austin, TX: Pro-Ed; 2004.

神经源性言语障碍、解剖结构改变(如腭裂或喉切除术后)或心理障碍[6]。口吃是构音障碍的一种极端形式,完全不能产生连贯清晰的言语。由于语音和吞咽的结构和功能是重叠的,构音障碍的患者通常伴随吞咽困难或吞咽障碍[8]。

发声障碍是指错误或异常的发声(语音产生过程)。发声是一种复杂的现象,脑神经和脊神经调控产生言语和语音的肌肉和功能。尽管暂无流行病学资料,但发声障碍很常见,任何声带异常运动或呼吸和说话不协调都可能存在发声障碍。常见于脑卒中、帕金森病、肌萎缩侧索硬化、吉兰-巴雷综合征、重症肌无力、痉挛性发声障碍和多发性硬化。同时,声带的结构和功能改变也较常见,包括声滥用(如说话过多、尖叫、抽烟)、声带创伤(有创性或长期插管、杓状软骨脱位)、喉部术后和各种疾病(喉癌、反流性喉炎)所致的声带异常[9]。发声障碍与构音障碍不同,因为发声障碍只涉及语音,而构音障碍涉及整个言语过程,包括共鸣和发音。

症状

失语症患者常有语言表达和理解困难,特别在口语表达、阅读、写作或理解方面。他们常常因找词困难而感到沮丧。但一些患者没有意识到自己的问题。单纯的运动性言语障碍患者(如构音障碍、发声障碍或言语失用)主要是易懂言语难以表达,并无找词困难,无阅读、写作和听理解困难。失语症最常见于左半球受损,即使左撇子也是如此,而忽略症、视觉空间障碍和其他认知症状则更常见于右半球受损[10]。

体格检查

体格检查应重视言语、语言和认知的各种要素,包括语音清晰度、音质、语言内容、流畅度和听理解。发现问题应及时转诊至言语和语言病理学家进一步评估、测试和治疗。在康复领域,功能独立性测试已被广泛应用,如评估交流能力[11]。四种主要的言语和语言障碍的体格检查分析描述如下。

失语症

失语症类型取决于脑损伤的位置和大小(表155.2)。韦尼克失语症(Wernicke aphasia)以语言(口语、手势或书面语言)理解困难为主要特征。严重损伤者难以理解简单的命令;轻度损伤者只对冗长或复杂的信息理解有困难。Broca 失语症通常为言语表达功能障碍(难以产生有意义的言语),也可表现为语言的完全丧失,仅产生行话(多个全词替换)或无意义的声音。较轻的患者可达基本的想法和需求,难以表达复杂的想法。典型症状为错语症或命名错误。音素性错语症是对目标声音(音素)的替换、添加或省略,如可将"table"说"bable"。当患者错说的词有意义时(如"fork"说成"spoon"),即为语义错语症。严重损伤者在每种语言形式(听力,阅读,写作,识别数字和手势)可有不同。此外,失语症是语言领域的主要疾病,并不是听觉或视觉感知能力下降、思维过程紊乱、运动障碍、言语肌肉无力或不协调的结果[1]。

言语失用症

失用是一种较高水平的运动认知障碍,是左半球脑卒中的常见后遗症。言语失用症最常见的表现是挣扎或费力地想要说话，而难以控制构音器官（即嘴唇，舌头）的正确位置。言语失用患者的语音通常是断断续续的，可包含替换词、辅音和元音扭曲、省略、添加和重复[6]。患者可自己发现言语错误，并试图自我纠正，可取得不同程度的成功。严重的言语失用症可能导致无法产生简单的词。有趣的是，大多数言语失用患者能无误地使用日常的短语来交流或表达（如，你好吗？度过愉快的一天。谢谢。）

非言语口腔失用症，与言语失用一样无法模仿或遵循命令进行口腔或舌头的自主运动[6]。言语失用并非由肌肉无力、语气减弱或不协调引起的，亦不是失语症般的言语障碍。言语失用中的声级差错被认为是由于运动执行困难，而不是失语症中的音素选择问题[4]。言语失用症与构音障碍的不同之处在于，它不是由麻痹、瘫痪或关节肌肉的不协调运动造成的。言语失用症被认为反映了言语动作的规划和编程过程中的一种障碍[2]。言语失用症的特征其差错高度的不规则，而失语症的语音障碍通常有一定的规律可循。

构音障碍

构音障碍通常是言语表达含糊不清，语音失真。构音障碍主要表现在言语的速率，音量和节奏的变化。病理生理机制的不同，临床表现差别也很大。构音障碍的分类（按损伤的解剖学定位和预期的运动缺陷）参见表 155.3。

表 155.3　构音障碍的分类		
类型	定位	运动缺陷症状
弛缓型	下运动神经元	虚弱，低张力
痉挛型	双侧上运动神经元	痉挛
失调型	小脑	不协调，范围、时间、方向不明，慢速率
运动过弱型	锥体外系（基底节区）	重复运动的速度失调，僵硬
运动过强型	锥体外系	不自主运动
混合型	多运动系统（肌萎缩侧索硬化症，多发性硬化症）	虚弱，动作速度和范围缩小

Modified from Duffy JR. *Motor Speech Disorders：Substrates，Differential Diagnosis，and Management*，2nd ed. St. Louis：Elsevier Mosby；2005.

发声障碍

发声障碍的特征是声带质量下降或改变。声音质量可能因响度、呼吸、声音嘶哑或粗糙而异。发声障碍的一个普遍常见的例子是喉炎患者的声音嘶哑。最严重的发声障碍可表现为失音，即无法产生任何声音，但可能产生无声的言语（例如，耳语）。言语障碍会明显影响日常交流、限制社会活动，因此需要采取措施，进行药物治疗，甚至手术干预。特定的条件下可出现常见于帕金森病患者的特征性发音过弱，或言语响度减弱[12]。

功能受限

功能限制取决于沟通障碍的性质和严重程度。严重缺陷无法表达日常基本需求或理解简单的指令。无法与家人或朋友进行有效互动，融入社区人群，甚至无法与医疗保健提供者沟通。轻者可表达和理解基本信息，但会影响更高级别的活动，例如难以表达和理解复杂和冗长的信息，以满足职业或社会需求。神经源性语言和语言障碍可影响个体完成日常生活的能力，包括阅读账单、报纸或环境标志的能力；使用电话进行交流的能力；以及有效参与交谈、学校活动或就业活动的能力。言语和语言障碍可能导致个人关系、社区和宗教参与以及职业功能的中断，失语症患者参与的活动较少，生活质量较差，即便躯体功能、福利和社会支持与其他人相同[13]。功能受限和生活质量下降可能导致抑郁和焦虑。

诊断分析

言语和语言病理学家或神经病学家常用各种标准化的仪器来评估和诊断失语症。这些工具的目的是确定症状模式，对失语进行分类。这是进行个性化干预的关键。同样，对构音障碍、发音困难和言语失用的诊断也有针对性的评估。这些评估涉及口腔运动检查，以确定口腔、咽喉和喉部肌肉组织的结构和功能，以及言语特征：包括速率，响度大小和可理解度。为确定发声障碍的病因和病理生理学改变，可转诊耳鼻喉科医师。喉镜检查通常可评估喉部的结构和功能。当发现或怀疑肿块性病变时，必须进行组织活检。喉部的频闪检查、声门造影和声音分析可发现声带运动的细微异常和声学参数变化[14]。声谱可定量评估声带状况。

神经影像学有助于识别认知、言语和语言中枢的脑组织功能失调或受损，并促进言语的功能性神经解剖学的研究进展。可通过神经影像学检查对比治疗前后脑组织变化。弥散张量成像是一种能追踪脑白质纤维束的非侵入性检查方法，可观察不同治疗的潜在变化[15]。

鉴别诊断

失语症
混淆，谵妄，痴呆
精神病
言语失用
构音障碍
神经源性口吃
模仿言语
言语重复
选择性缄默症
抑郁症

言语失用
构音障碍
失语症
神经源性口吃

构音障碍
言语失用
失语症
抑郁症
意志缺乏

发音困难
急慢性喉炎
喉部功能亢进（滥用和误用）
心理障碍（即转化型发音障碍）
痉挛性发音困难
喉部病变（先天性，创伤性，关节炎性，肿瘤性）

治疗

早期治疗

言语和语言障碍的治疗通常由言语和语言病理学家进行。言语和语言障碍患者治疗效果和预后取决于一系列因素，如受伤时间、损害的部位和范围、语言中枢损伤的严重程度以及年龄和受教育程度等因素。早期治疗方案取决于疾病的性质和严重程度，以及影响功能和生活质量情况。失语症、言语失用、构音障碍和发音困难的治疗方案差异很大，应根据患者情况进行个体化治疗。早期干预措施包括对患者和家庭进行有关沟通障碍的教育，以及促进沟通的代偿策略。

康复治疗

为最大限度地改善患者的交流技能，治疗性干预可提供特定的策略、经验和活动，以恢复功能性的沟通能力。治疗目标如下[16]：

- 提升交流环境。
- 提供沟通的代偿策略。
- 为家庭治疗提供计划、教育咨询。
- 减少干扰因素。

失语症

大约 1/3 的脑卒中幸存者患有失语症[17]。脑卒中和其他神经系统疾病导致的失语症进行康复治疗是有效的[17]。干预取决于失语症的亚型和个体差异。常见的失语症治疗分为针对障碍的治疗和针对交流的治疗。针对障碍的治疗旨在改善语言功能，包括刺激特定的听、说、读、写能力的练习。针对交流的治疗常使用交替和全面的手段来加强沟通，并鼓励来自家庭、朋友和护理人员的不同层次的干预，包括日常互动和沟通的挑战[18]。

失语症的治疗是刺激完整的语言过程，通过层次性的提示，促进最大程度的语言和言语的过程，以及通过替代的沟通系统和对话伙伴，促进沟通策略来补偿难治性缺陷[19]。常见的治疗包括使用分层暗示技术的命名任务。治疗可从自动语音任务的产生开始，例如描述数字或者星期几。更困难的任务包括用适当的句子和单词分别命名物体和图片。无错命名技术和手势有助于单词检索的恢复。手稿训练可让患者预演句子，以完成特定环境下的交流需要[20]。书面表达通过写和复制书面信息等功能活动来进行表达。提高听力理解的治疗包括遵循简单或复杂的命令，正确回答口语问题。提高阅读理解能力的治疗包括将目标与书面文字匹配，遵循书面指示，或者阅读功能信息（账单、药物标签、环境标志）。包括注意力训练，解决问题和执行命令的行为对语言表达和听觉理解有积极的影响[21]。失语症的治疗也包括教育。注意教导失语症患者或向其家人以及医疗保健人员提供代偿策略，以促进交流。改造环境和与伙伴对话的方法可显著提高沟通的成功率[22,23]。行为干预包括关掉电视机以减少干扰，放慢语速，使用简单的语言，提供笔和纸，检查是否被理解或者复述。有效的查词策略包括在交流中赘述式表达,如多用描述、定义,甚至声音效果等分解交流。交流志愿者对"成人失语症支持交流"的干预,已被证明是有效的[24]。

在语言治疗中使用语音生成设备作为辅助或替代的交流方式,可非常有效地恢复交流能力[25]。

计算机技术和软件的进步为失语症的治疗提供了新的选择。计算机程序使临床医生易于设计治疗,选择刺激项目,提供线索,个别强化[26]。软件程序也可将计算机变成语音输出通信设备。这些程序包含单词预测和图形提示等功能,有助于形成正确结构的句子[27,28]。视频技术使失语症患者能够通过听觉和书面线索跟踪预先录制的口型运动,以帮助检索完整句子甚至更长的句子[28]。简易用户界面的智能手表和移动技术日益普及,使失语症和其他语言障碍能够很容易地获得增强沟通的工具,包括照片、视频、地图,预先记录的文本信息和文字输入。远程康复领域从这些先进的技术发展而来,使评估和治疗可在家庭环境中进行[29]。

最近失语症患者补偿费用的变化促进了"失语症参与生活方法"的发展。这使失语症患者注重建立起长久的人生目标,使其在友善的交流环境中、随时可使用交流伙伴并发现生活参与的障碍。

构音障碍

构音障碍的分型可影响其康复治疗效果。治疗措施包括医疗干预、口腔假体装置和行为管理[6]。帕金森病所致的构音障碍患者受益于多巴胺激动剂,可增强运动和肌肉活动。腭部提升和语音放大器通常用于提高患者的理解度。腭部提升和增强假体已成功地应用于行为管理[30]。构音障碍的行为管理包括肌肉强化(如闭唇、舌伸出、舌抬高)呼吸支持的改变和姿势的调整。患有构音障碍的人学会使用代偿技术来降低语速、增强音量和"口齿不清"。同失语症一样,家庭和护理人员均应接受有关最大化沟通策略的教育。

重度构音障碍、口吃或失语症的治疗包括使用好辩的交流系统,包括个性化的图片、字母文字或象形文字版,或基于计算机的技术来加强交流。有些人可用产生合成语音的计算系统,提供广泛多样的交流主题和个性化需求。

言语失用症

言语失用症的治疗需要一些技巧来诱导产生准确的自主语言。干预措施包含多种模式,如通过描述舌头和嘴唇的准确位置来做出语言中嘴巴和嘴唇的运动,吟诵单词和句子。治疗方法通常包括速度和节奏的控制策略。对严重者,替代的交流策略——如写作、绘画、交流书籍以及计算机技术和软件,均可用来增强和替代语言。

发音困难

发音困难的治疗是针对潜在的疾病和病理生理过程[31]。声带健康教育及正确的发音技巧,可改善咽喉部功能,滥用声带而出现声带小结患者的音质。近似增强声襞的技术,对声带运动受损的人很有用。由于胃食管反流疾病引起的喉炎,可通过质子泵抑制剂等强有力的抗反流药物和言语治疗相结合的方案治疗[32]。

发声过弱是帕金森病患者的常见言语障碍,其特征是语言响度降低。Lee Silverman 嗓音疗法(LSVT-LOUD)是一种循证医学治疗方案,一直很成功地应用在帕金森病患者的治疗,该方法注重神经可塑性和运动再学习等因素。LSVT 是一种高强度的治疗方法,通过增加声门下气压或用力增强呼吸来有效地提高声音强度[33]。

介入治疗

用凝胶泡沫或聚四氟乙烯注入瘫痪的声带可增加其质量,使声带内侧边缘更接近中线。这有助于活动对侧声带,从而改善发声。对于痉挛性发声困难的病例,使用肉毒素杆菌素注射到受影响的肌肉中,可纠正声带的异常运动,从而改善嗓音[34]。

技术设备

皮质刺激作为失语症康复的辅助策略,可促进失语症的康复,受到越来越多人的关注。经颅磁刺激(TMS)和经颅直流电刺激(tDCS)等无创脑刺激技术可用于失语症的治疗。经颅磁刺激是一种利用磁场产生电流作用于不同的大脑功能区域的治疗过程,可增强或抑制受累大脑皮质的兴奋性,这种兴奋性能持续到治疗结束后。在 2005 年,已经有报道指出,TMS 可改善慢性脑卒中所致非流利性失语症患者的命名能力,还能提高命题演讲中的短语长度。研究发现,治疗的有效期可持续到刺激后的两个月至两年[35]。

两个主要的神经机制的假设已被证实。一种是使用连续皮质刺激改变病灶周围的抑制性，另一种是在语言治疗过程中使用间歇性皮质刺激，以探索突触的可塑性和长期增强或抑制效应[36]。假设右半球的不适应活动限制了受损左半球的语言恢复，可采取抑制未受损害的右半球的方法对失语症进行治疗。在本质上，这种治疗方法有利于左半球语言网络的重建[37]。

经颅直流电刺激和皮质兴奋性的调节可提高认知，增强记忆力和注意力。同传统的治疗疗法一样，神经刺激技术在参数方面仍存在很大的变异性，包括蒙太奇类型，电流刺激，电流持续时间，疗程的数量和频率。

限制性诱发失语症治疗（CIAT）是一种有效的失语症的治疗方法，它基于脑卒中后肢体限制诱发运动疗法或患肢不使用的原则。失语症患者常使用非言语的沟通策略，如手势或哑语。CIAT 不鼓励这些策略，只鼓励用口头语言表达来满足交流需求[38]。

旋律语调疗法（MIT）是一种运用音乐和有节奏的词语、句子来增强大脑可塑性的治疗策略。人们认为右脑有处理音乐刺激和音调的能力，左脑功能障碍可以通过刺激右脑功能（如音乐处理）而发生可塑性变化。麻省理工学院有研究试图通过音乐的旋律模式、节奏和音调的刺激来促进受损左脑的语言恢复[39]。

手术

有时发声障碍需要手术治疗。喉部肿块患者可能需要手术切除。对于单侧声带麻痹患者外科手术以使瘫痪的声带更接近中线，从而实现恰当的声门闭合。在瘫痪者喉腔内植入一个小装置，将瘫痪的声带移向中线，可持续改善语音质量。

结构性损伤（如腭裂）或功能紊乱（如腭提升薄弱）可导致腭咽峡（软腭与咽壁之间空间）密闭不良。在这两种情况下，通过外科手术缩小缺损，可提高语音质量。

潜在的疾病并发症

患有严重言语和语言障碍的人可能产生极端的心理社会后果，包括孤立、失业、焦虑、抑郁、疏离和无法履行基本的家庭角色。失语症已被证明是脑卒

中后失能因素之一，严重影响生活质量[10]。

潜在的治疗并发症

喉内注射或手术植入易导致包括感染、出血和局部组织损伤在内的并发症。注射材料会逐步移位和失效，但罕有导致严重的后遗症。注射肉毒杆菌毒素后，声带可能会在中间位置固定，但这很少导致气道阻塞。相邻肉杆菌毒素扩散到周围肌肉可加重发声障碍或产生吞咽困难[40]。

（汤志伟 译　张启锋 校　何红晨 审）

参考文献

1. Berthier ML. Poststroke aphasia: epidemiology, pathophysiology and treatment. *Drugs Aging.* 2005;22:163–182.
2. Hallowell B, Chapey R. Introduction to language intervention strategies in adult aphasia. In: Chapey R, ed. *Language Intervention Strategies in Aphasia and Related Neurogenic Communication Disorders*, 5th ed. Baltimore: Lippincott Williams & Wilkins; 2008:3–19.
3. Ellis C, Dismuke C, Edwards KK. Longitudinal trends in aphasia in the United States. *NeuroRehabilitation.* 2010;27:327–333.
4. Duffy J, McNeil MR. Primary progressive aphasia and apraxia of speech. In: Chapey R, ed. *Language Intervention Strategies in Aphasia and Related Neurogenic Communication Disorders*, 5th ed. Baltimore: Lippincott Williams & Wilkins; 2008:543–564.
5. Helm-Estabrooks N, Albert ML. *Manual of Aphasia and Aphasia Therapy*, 2nd ed. Austin, TX: Pro-Ed; 2004.
6. Duffy JR. *Motor Speech Disorders: Substrates, Differential Diagnosis, and Management*, 2nd ed. St. Louis: Elsevier Mosby; 2005.
7. Wang YT, Kent RD, Duffy JR, Thomas JE. Dysarthria associated with traumatic brain injury: speaking rate and emphatic stress. *J Commun Dis.* 2005;38:231–260.
8. Nishio M, Niimi S. Relationship between speech and swallowing disorders in patients with neuromuscular disease. *Folia Phoniatr Logop.* 2004;56:291–304.
9. Prater RJ, Swift RW. *Manual of Voice Therapy.* Austin, TX: Pro-Ed; 1984.
10. Jordan LC, Hillis AE. Aphasia and right hemisphere syndromes in stroke. *Curr Neurol Neurosci Rep.* 2005;5:458–464.
11. Linacre JM, Heinemann AW, Wright BD, et al. The structure and stability of the Functional Independence Measure. *Arch Phys Med Rehabil.* 1994;75:127–132.
12. Walton C, Conway E, Blackshaw H, Carding P. Unilateral vocal fold paralysis: a systematic review of speech-language pathology management. *J Voice.* 2016;16:30333–30332.
13. Hilari K. The impact of stroke: are people with aphasia different to those without? *Disabil Rehabil.* 2011;33:211–218.
14. Akyildiz SM, Ogut F, Varis A, et al. Impact of laryngeal findings on acoustic parameters of patients with laryngopharyngeal reflux. *ORL J Otorhinolaryngol Relat Spec.* 2012;74:215–219.
15. Nunnari D, Bonanno L, Bramanti P, Marino S. Diffusion tensor imaging and neuropsychologic assessment in aphasic stroke. *J Stroke Cerebrovasc Dis.* 2014;23(10):e477–e478.
16. Klein ER, Mancinelli JM. Past, present, and future considerations in acquired language disorders. In: Klein ER, Mancinelli JM, eds. *Acquired Language Disorders: A Case Based Approach*, 2nd ed. San Diego: Plural Publishing; 2014:199–207.
17. Brady MC, Kelly H, Godwin J, Enderby P, Campbell P. Speech and language therapy for aphasia following stroke. *Cochrane Database Syst Rev.* 2016;6:CD000425.
18. National Aphasia Association. Aphasia therapy guide; https://www.aphasia.org/aphasia-resources/aphasia-therapy-guide/
19. Burns MS, Halper AS. *Speech/Language Treatment of the Aphasias: An Integrated Clinical Approach.* Rockville, MD: Aspen; 1988.
20. Raymer AM, McHose B, Smith KG, et al. Contrasting effects of errorless naming treatment and gestural facilitation for word retrieval in aphasia. *Neuropsychol Rehabil.* 2012;22:235–266.
21. Helm-Estabrooks N. Treating attention to improve auditory compre-

hension deficits associated with aphasia. *Perspect Neurophysiol Neurogenic Speech Lang Disord.* 2011;21:64–71.

22. Lubinski R, Welland RJ. Normal aging and environmental effects on communication. *Semin Speech Lang.* 1997;18:107–125.

23. Hengst JA, Frame SR, Neuman-Stritzel T, et al. Using others' words: conversational use of reported speech by individuals with aphasia and their communication partners. *J Speech Lang Hear Res.* 2005;48:137–156.

24. Kagan A, Black SE, Duchan FJ, et al. Training volunteers as conversational partners using "Supported Conversation for Adults with Aphasia" (SCA): a controlled trial. *J Speech Lang Hear Res.* 2001;44:624–638.

25. Lüke C. Impact of speech-generating devices on the language development of a child with childhood apraxia of speech: a case study. *Disabil Rehabil Assist Technol.* 2016;11:80–88.

26. Fink RB, Brecher A, Schwartz MF, et al. A computer-implemented protocol for treatment for naming disorders: evaluation of clinician-guided and partially guided instruction. *Aphasiology.* 2002;16:1061–1086.

27. McCall D, Virata T, Linbarger M, et al. Integrating technology and targeted treatment to improve narrative production in aphasia: a case study. *Aphasiology.* 2009;23:438–461.

28. Fridriksson J, Baker J, Whiteside J, et al. Treating visual speech perception to improve speech production in nonfluent aphasia. *Stroke.* 2009;40:853–858.

29. Silverman ME. Community: the key to building and extending engagement for individuals with aphasia. *Semin Speech Lang.* 2011;32:256–267.

30. Ono T, Hamamura M, Honda K, Nokubi T. Collaboration of a dentist and speech-language pathologist in the rehabilitation of a stroke patient with dysarthria: a case study. *Gerodontology.* 2005;22:116–119.

31. Chang JI, Bevans SE, Swartz SR. Evidence-based practice: management of hoarseness/dysphonia. *Otolaryngol Clin North Am.* 2012;45:1109–1126.

32. Park J, Shim M, Hwang Y, et al. Combination of voice therapy and antireflux therapy rapidly recovers voice-related symptoms in laryngopharyngeal reflux patients. *Otolaryngol Head Neck Surg.* 2012;146:92–97.

33. Sale P, Castiglioni D, De Pandis MF, et al. The Lee Silverman Voice Treatment (LSVT®) speech therapy in progressive supranuclear palsy. *Eur J Phys Rehabil Med.* 2015;51(5):569–574.

34. Fulmer SL, Merati AL, Blumin JH. Efficacy of laryngeal botulinum toxin injection: comparison of two techniques. *Laryngoscope.* 2011;121(9):1924–1928.

35. Page SJ, Cunningham DA, Plow E, Blazak B. It takes two: noninvasive brain stimulation combined with neurorehabilitation. *Arch Phys Med Rehabil.* 2015;96(suppl 4):S89–S93.

36. Balossier A, Etard O, Descat C, Vivien D, Emery E. Epidural cortical stimulation as a treatment for poststroke aphasia: a systematic review of the literature and underlying neurophysiological mechanisms. *Neurorehabil Neural Repair.* 2016;30:120–130.

37. Turkeltaub PE. Brain stimulation and the role of the right hemisphere in aphasia recovery. *Curr Neurol Neurosci Rep.* 2015;15(11):72.

38. Woldag H, Voigt N, Bley M, Hummelsheim H. Constraint-induced aphasia therapy in the acute stage: what is the key factor for efficacy? A randomized controlled study. *Neurorehabil Neural Repair.* 2017;31(1):72–80.

39. Draper K. Music and Stroke Rehabilitation: A Narrative Synthesis of the Music-Based Treatments used to Rehabilitate Disorders of Speech and Language following Left-Hemispheric Stroke. Voices: A World Forum for Music Therapy, [S.l.], v. 16, n. 1, feb. 2016. ISSN 1504–1611. Available at: https://voices.no/index.php/voices/article/view/789/708.

40. Rossi RP, Strax TE, Di Rocco A. Severe dysphagia after botulinum toxin B injection to the lower limbs and lumbar paraspinal muscles. *Am J Phys Med Rehabil.* 2006;85:1011–1013.

第 156 章

脊髓损伤（颈段）

Sunil Sabharwal, MD, MRCP（UK）

同义词

全瘫

四肢瘫痪

ICD-10 编码

G82.50	四肢瘫痪，损伤节段不明确的
G82.51	四肢瘫痪，$C_1 \sim C_4$ 完全损伤
G82.52	四肢瘫痪，$C_1 \sim C_4$ 不完全损伤
G82.53	四肢瘫痪，$C_5 \sim C_7$ 完全损伤
G82.54	四肢瘫痪，$C_5 \sim C_7$ 不完全损伤

定义

颈段脊髓损伤（SCI）导致四肢瘫痪。"四肢瘫痪"（也称为全瘫）一词是指由于椎管内脊髓颈段神经元损伤导致四肢、躯干和盆腔脏器的运动或感觉功能受损或丧失。但椎管外的感觉运动损伤，如臂丛损伤或周围神经损伤，不应称为四肢瘫痪。

在完全性颈髓损伤中，感觉或运动功能在最低骶节 $S_4 \sim S_5$ 缺失（如无肛门感觉或肛门自主收缩）。

如果损伤神经水平以下和最低骶节感觉或运动功能部分保存在，则定义为不完全损伤[1,2]。采用美国脊柱损伤协会损伤量表（AIS）对损伤程度进行分级（表 156.1）。脊髓中央管综合征是一种不完全的脊髓损伤综合征，几乎只存在于颈髓损伤。它的特点是上肢比下肢更虚弱，而骶感觉保留[1]。

SCI 主要影响青年男性。然而，受伤的平均年龄从 20 世纪 70 年代的 28.7 岁增加到 2010 年的 42.0 岁，成年人在 60 岁以上的最新 SCI 中的比例在国家 SCI 模型系统数据库中不断上升，其中男性占 80%[3]。最常见的原因是车祸，其次是跌倒、暴力（主要是枪伤）和娱乐体育活动[2]。随着时间的推移，因跌倒受伤的比例有所增加。颈椎损伤的发生率高于胸腰椎损伤，自 2010 年以来约占 SCI 数据库的 66%。不完全损伤的比例一直在增加。自 2010 年以来，数据库显示出院时最常见的神经学分类是不完全四肢瘫痪（占 SCI 总数的 45%）。全球性的数据库提供了一些关于 SCI 流行病学的有限数据，这些数据只在少数几个国家以系统的方式收集，且仅供几个人口大国使用。新近的报告和数据比较来自不同国家，说明在这方面的努力已向前迈出了重要的一步[3]。

表 156.1	美国脊柱损伤协会损伤量表	
分级	类别	描述
A	完全	骶节 $S_4 \sim S_5$ 无感觉或运动功能
B	感觉不完全性损伤	神经损伤水平以下有感觉功能保留，但没有运动功能，包括骶节 $S_4 \sim S_5$
C	运动不完全性损伤[a]	运动功能维持在神经损伤水平以下，超过 50% 的神经损伤水平以下的关键肌肉的肌力等级 <3
D	运动不完全性损伤[a]	运动功能保持在神经损伤水平以下，至少有 50% 神经损伤水平以下的关键肌肉具有 3 级或 3 级以上的肌力
E	正常	感觉功能和运动功能正常，反射检查可出现异常

a. $S_4 \sim S_5$ 节段必须有一定的感觉或运动功能的保留，才能被归类为运动不全。

症状

颈髓损伤的主要症状为肌肉麻痹、感觉障碍和自主神经功能障碍（包括膀胱、肠道和性功能障碍）。在长期的治疗护理过程中，脊髓损伤患者可以因许多相关的或继发性的问题而就诊[4,5]。症状可能是不明确和非特异性的。例如，尿路感染可能不会表现为典型的急迫性和排尿困难的症状，而出现痉挛增加、自发性排尿频繁和嗜睡[4]。肺炎患者可出现发热、呼吸短促或焦虑加重。头痛可能是自主反射障碍的表现，自主反射障碍又可能是从膀胱膨胀、尿路感染、便秘或趾甲内生到心肌梗死或急腹症等病理过程中的主要或唯一表现[6]。表 156.2 列出了自主反射障碍的常见症状和潜在原因。

由于症状可以反映各种潜在情况，因此需要仔细评估这些症状。例如，颈髓损伤的疼痛可能是多因素的，需要通过翔实的报告进一步评估，包括性质、位置、发病时间、缓解和加重因素以及相关症状。各种 SCI 疼痛分类系统已被划分描述。国际 SCI 疼痛分类（表 156.3）将 SCI 疼痛分为三层：第一层将疼痛分为伤害性疼痛、神经性疼痛、其他疼痛和未知疼痛；第二层包括神经性和伤害性疼痛的各种亚型；第三层用于指定主要疼痛源或病理过程[7]。

表 156.2　脊髓损伤常见症状的病因分析

症状	可能原因	症状	可能原因
发热	感染 尿路感染 肺炎 感染性压疮，蜂窝织炎，骨髓炎 腹腔或盆腔内感染 高温环境（由于变温） 深静脉血栓形成 异位骨化 肢体病理骨折 药物热（例如，来自抗生素或抗惊厥止痛药）	直肠出血	痔 肠道护理损伤 结肠直肠癌
		血尿	尿路感染 泌尿结石 创伤性膀胱导管插入术 膀胱癌
		头痛	自主反射失调，可能与伤害水平以下的有害刺激有关 在没有血压升高的情况下考虑其他原因
疲劳	非特异性，但可能是严重疾病的唯一症状 感染 呼吸或心力衰竭 药物副作用 抑郁（咨询相关焦虑症状）	痉挛增加	尿路感染 压疮 肠嵌塞 所有有害刺激 脊髓空洞症
白天嗜睡	药物的副作用（如麻醉药品、抗痉挛剂） 夜间睡眠呼吸暂停 呼吸衰竭伴二氧化碳潴留 抑郁	疼痛	多种伤害性和神经性原因（见表 156.3）
气促	肺炎 腹胀（如餐后，便秘） 肺栓塞 通气障碍（如有边界，可坐起） 心脏原因	单侧下肢肿胀	下肢骨质疏松性骨折 深静脉血栓形成 异位骨化 蜂窝织炎 血肿 盆腔浸润性癌
腹泻	改变肠道管理计划 艰难梭状芽孢杆菌感染 假性腹泻伴肠阻塞 药物副作用（抗生素、过量泻药或大便软化剂）	新出现的虚弱或麻木	脊髓空洞症 神经卡压（腕部正中神经、肘部尺神经）

表 156.3　国际脊髓损伤疼痛分类		
第一层:疼痛类型分型	第二层:疼痛亚型	第三层:主要疼痛源或病理过程
伤害性疼痛	肌肉骨骼痛	例如:盂肱关节炎、外上髁炎、股骨骨折
	内脏痛	例如:心肌梗死,因肠阻塞引起腹痛,胆囊炎
	其他伤害性疼痛	例如:自主反射障碍性头痛、偏头痛、外科皮肤切开
神经性疼痛	SCI 损伤水平的疼痛	例如:脊髓受压,神经根受压
	SCI 损伤水平以下的疼痛	例如:脊髓缺血,脊髓受压
	其他神经性疼痛	例如:腕管综合征,三叉神经痛,糖尿病多发神经病
其他疼痛		例如:纤维肌痛,复杂区域疼痛综合征 I 型,肠易激综合征
未知痛		

SCI,骨髓损伤。

体格检查

神经学检查是通过对皮节和肌节的系统检查来进行的(表 156.4 和表 156.5),符合美国脊柱损伤协会出版的《国际 SCI 神经功能分类标准》。

表 156.4　颈髓节段感觉关键点			
节段	感觉关键点	节段	感觉关键点
C_2	枕骨粗隆	C_6	拇指,背侧,近节
C_3	锁骨上窝	C_7	中指,背侧,近节
C_4	肩锁关节的顶部	C_8	小指,背侧,近节
C_5	肘窝的外侧	T_1	肘窝内侧

表 156.5　颈段肌节的关键肌群		
节段	肌群	关键肌的定位测试
C_5	肘关节屈肌群(肱二头肌,肱肌)	上臂位于体侧,前臂旋后位,肘关节弯曲 90°
C_6	腕伸肌群(桡腕长伸肌和腕短伸肌)	伸直手腕
C_7	肘伸肌群(肱三头肌)	肩关节保持中立,屈肘 90° 位,伸肘关节至 45°
C_8	中指的指屈肌群(指深屈肌)	近端指关节固定定于伸直位,远端指骨完全屈曲
T_1	小指外展肌群(小指外展肌)	小指完全外展

与 SCI 情况相关评估应根据各种身体系统不同的表现和特殊物理检查,可能包括以下内容。

对于徒手肌力检查(如 $C_1 \sim C_4$)无法进行临床检查的肌节,假设运动水平与感觉水平相同。

神经病学

- 确认损伤水平和完全性。神经学分类检查在仰卧位进行,仅使用安全别针和棉签,这几乎是在所有临床工作和护理阶段使用最少的设备。检查可以记录在标准化的工作表上(图 156.1)。应按指示进行一系列检查,以发现神经系统退化或改善情况。
- 感觉检查:针刺及轻触感双侧的关键点(表 156.4)。
- 运动检查:双侧关键肌群的力量(表 156.5)。
- 直肠神经检查(肛门自主收缩,肛门深部感觉)。
- 确定损伤的完整性和 AIS 分级(表 156.1)。如果 AIS 等级为 A,确定部分保留带。
- 其他神经学检查包括:
  - 位置觉和深压觉,额外的肌肉测试。
  - 肌肉张力和痉挛。
  - 肌肉牵拉反射,球海绵体反射,足底反射。

呼吸

- 评估呼吸功能,包括姿势影响(如坐位和仰卧位)。
- 检查反常呼吸和胸腔扩张。
- 听诊以评估呼吸音降低和喘息。

心脏

- 应测量两种体位(坐位和仰卧位)时的血压。在 SCI 中,通常可"正常"地发现低于基线的血压。
- 在坐位或直立的时候,要注意有无直立性低血压的症状。

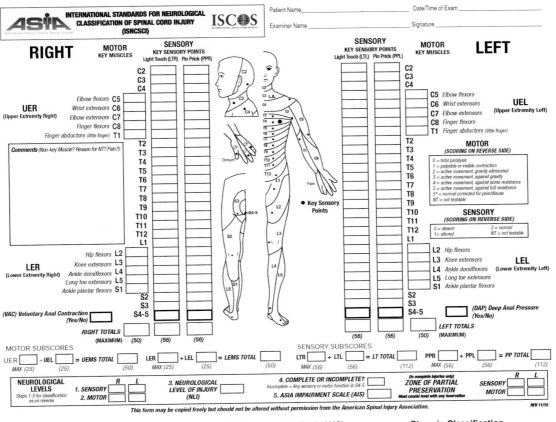

Muscle Function Grading

0 = total paralysis
1 = palpable or visible contraction
2 = active movement, full range of motion (ROM) with gravity eliminated
3 = active movement, full ROM against gravity
4 = active movement, full ROM against gravity and moderate resistance in a muscle specific position
5 = (normal) active movement, full ROM against gravity and full resistance in a functional muscle position expected from an otherwise unimpaired person
5* = (normal) active movement, full ROM against gravity and sufficient resistance to be considered normal if identified inhibiting factors (i.e. pain, disuse) were not present
NT = not testable (i.e. due to immobilization, severe pain such that the patient cannot be graded, amputation of limb, or contracture of > 50% of the normal ROM)

Sensory Grading

0 = Absent
1 = Altered, either decreased/impaired sensation or hypersensitivity
2 = Normal
NT = Not testable

When to Test Non-Key Muscles:

In a patient with an apparent AIS B classification, non-key muscle functions more than 3 levels below the motor level on each side should be tested to most accurately classify the injury (differentiate between AIS B and C).

Movement	Root level
Shoulder: Flexion, extension, abduction, adduction, internal and external rotation **Elbow:** Supination	C5
Elbow: Pronation **Wrist:** Flexion	C6
Finger: Flexion at proximal joint, extension. **Thumb:** Flexion, extension and abduction in plane of thumb	C7
Finger: Flexion at MCP joint **Thumb:** Opposition, adduction and abduction perpendicular to palm	C8
Finger: Abduction of the index finger	T1
Hip: Adduction	L2
Hip: External rotation	L3
Hip: Extension, abduction, internal rotation **Knee:** Flexion **Ankle:** Inversion and eversion **Toe:** MP and IP extension	L4
Hallux and Toe: DIP and PIP flexion and abduction	L5
Hallux: Adduction	S1

ASIA Impairment Scale (AIS)

A = Complete. No sensory or motor function is preserved in the sacral segments S4-5.

B = Sensory Incomplete. Sensory but not motor function is preserved below the neurological level and includes the sacral segments S4-5 (light touch or pin prick at S4-5 or deep anal pressure) AND no motor function is preserved more than three levels below the motor level on either side of the body.

C = Motor Incomplete. Motor function is preserved at the most caudal sacral segments for voluntary anal contraction (VAC) OR the patient meets the criteria for sensory incomplete status (sensory function preserved at the most caudal sacral segments (S4-S5) by LT, PP or DAP), and has some sparing of motor function more than three levels below the ipsilateral motor level on either side of the body.
(This includes key or non-key muscle functions to determine motor incomplete status.) For AIS C – less than half of key muscle functions below the single NLI have a muscle grade ≥ 3.

D = Motor Incomplete. Motor incomplete status as defined above, with at least half (half or more) of key muscle functions below the single NLI having a muscle grade ≥ 3.

E = Normal. If sensation and motor function as tested with the ISNCSCI are graded as normal in all segments, and the patient had prior deficits, then the AIS grade is E. Someone without an initial SCI does not receive an AIS grade.

Using ND: To document the sensory, motor and NLI levels, the ASIA Impairment Scale grade, and/or the zone of partial preservation (ZPP) when they are unable to be determined based on the examination results.

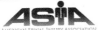

INTERNATIONAL STANDARDS FOR NEUROLOGICAL CLASSIFICATION OF SPINAL CORD INJURY

Steps in Classification

The following order is recommended for determining the classification of individuals with SCI.

1. Determine sensory levels for right and left sides.
The sensory level is the most caudal, intact dermatome for both pin prick and light touch sensation.

2. Determine motor levels for right and left sides.
Defined by the lowest key muscle function that has a grade of at least 3 (on supine testing), providing the key muscle functions represented by segments above that level are judged to be intact (graded as a 5).
Note: in regions where there is no myotome to test, the motor level is presumed to be the same as the sensory level, if testable motor function above that level is also normal.

3. Determine the neurological level of injury (NLI)
This refers to the most caudal segment of the cord with intact sensation and antigravity (3 or more) muscle function strength, provided that there is normal (intact) sensory and motor function rostrally respectively.
The NLI is the most cephalad of the sensory and motor levels determined in steps 1 and 2.

4. Determine whether the injury is Complete or Incomplete.
(i.e. absence or presence of sacral sparing)
*If voluntary anal contraction = **No** AND all S4-5 sensory scores = 0 AND deep anal pressure = **No**, then injury is **Complete**. Otherwise, injury is **Incomplete**.*

5. Determine ASIA Impairment Scale (AIS) Grade:

Is injury **Complete?** If YES, AIS=A and can record ZPP (lowest dermatome or myotome on each side with some preservation)

NO ↓

Is injury Motor **Complete?** If YES, AIS=B
(No=voluntary anal contraction OR motor function more than three levels below the motor level on a given side, if the patient has sensory incomplete classification)

NO ↓

Are **at least half** (half or more) of the key muscles below the **neurological level of injury** graded 3 or better?

NO ↓　　　Yes ↓
AIS=C　　　AIS=D

If sensation and motor function is normal in all segments, AIS=E
Note: AIS E is used in follow-up testing when an individual with a documented SCI has recovered normal function. If at initial testing no deficits are found, the individual is neurologically intact; the ASIA Impairment Scale does not apply.

图 156.1　脊髓损伤的标准神经学分类（*From American Spinal Injury Association.* International Standards for Neurologic Classification of Spinal Cord Injury. *Chicago：American Spinal Injury Association；1996.*）

- 高血压可能提示自主反射障碍(表156.6)。
- 在没有跛行和疼痛症状的情况下,检查周围血管的搏动对于识别周围血管疾病可能尤为重要。

表156.6 自主反射障碍的症状和体征
血压突然显著升高
剧烈的头痛
损伤节段以上的皮肤潮红,或可能低于此水平
视物模糊,视野中出现斑点
鼻塞
损伤节段以上大汗淋漓,或者可能低于SCI水平
损伤节段以上汗毛直立或起鸡皮疙瘩,或可能低于SCI水平
心动过缓(可能只是相对较慢,但仍在正常范围内)
心律失常
忧虑或焦虑的感觉
尽管血压明显升高,症状轻微或无症状

腹部

- 检查腹部膨隆情况,听肠鸣音鉴别是否存在肠梗阻。
- 肛检是否存在痔和肛裂。

脊柱

- 观察是否存在脊柱畸形和压痛。
- 如果在急性损伤期或手术后进行检查,应注意采取防护措施。

肢体

- 观察有无挛缩和肿胀,检查关节活动度。
- 检查痛压觉,以确定伤痛的来源。
- 注意脊髓损伤所致的足水肿、四肢冰凉,与其他

病变相鉴别。

皮肤

- 检查骨突起部位有无红斑或皮肤破损。
- 描述所有挤压损伤/压疮的位置、外观、大小、深度、有无渗出物、气味、坏死、浸润、窦道、肉芽肿和上皮愈合的证据,伤口边缘和周围组织。

功能受限

四肢瘫痪伴有的功能限制,取决于损伤的节段和完全程度[9]。其他因素,如年龄、合并症、疼痛、痉挛、身体习性、社会心理和环境因素等也会影响颈髓损伤后的功能。一项针对四肢瘫痪患者进行的调查,按其对生活质量的重要程度,对七项功能进行了排序,结果显示,比例最大的是恢复手臂和手部功能,患者将其列为首要任务(表156.7)[10]。

表156.7 颈椎脊髓损伤患者功能恢复的优先顺序	
功能恢复的区域	重要功能的占比排名
手臂功能	48.7
性功能	13.0
躯干稳定	11.5
膀胱和肠道	8.9
步行运动	7.8
正常的感觉	6.1
慢性疼痛	4.0

From Anderson KD. Targeting recovery: priorities of the spinal cord-injured population. *J Neurotrauma*. 2004;21:1371-1383.

脊髓医疗联盟制定了脊髓损伤后的临床实践指南,并在多个领域对不同损伤程度的功能预后进行了预期[9,11]。表156.8和表156.9总结了各节段完全性颈段SCI的预期功能结果和相应需求。

表156.8 颈髓损伤后功能限制程度				
范围	$C_1 \sim C_4$	C_5	C_6	$C_7 \sim C_8$
上肢无力模式	四肢完全瘫痪	伸肘和前臂内旋及所有手和腕的运动缺失	屈腕,伸肘和手部运动缺失	由于手内在肌无力,抓握释放和手部灵活性有限
呼吸	呼吸机依赖(一些C_3,许多C_4可能可以脱离呼吸机)	耐力和肺活量低,可能需要协助清除分泌物	耐力和肺活量低,可能需要协助清除分泌物	耐力和肺活量低,可能需要协助清除分泌物
肠道管理	完全辅助	完全辅助	部分到完全辅助	部分到完全辅助

表 156.8　颈髓损伤后功能限制程度（续）

范围	$C_1 \sim C_4$	C_5	C_6	$C_7 \sim C_8$
膀胱管理	完全辅助	完全辅助	部分到完全辅助设备，可以独立排空附腿尿袋	独立到部分辅助
床上转移	完全辅助	部分辅助	部分辅助	独立到部分辅助
病床及轮椅转移	完全辅助	完全辅助	水平转移：部分辅助到独立 不平坦转移：部分到完全辅助	水平转移：独立 不平坦转移：独立到部分辅助
减压/摆放	完全辅助；可以使用设备独立	使用设备独立	使用设备或适宜技术独立	独立
轮椅推进	手动：完全辅助 电动：独立于设备	电动：独立 手动：部分辅助室内非地毯表面独立，户外部分辅助	电动：室内独立，户外部分辅助 手动：室内独立：户外部分辅助	手动：室内外地平坦时独立；地形不平或距离长可能需辅助或电动
饮食	完全辅助	安置完全辅助，然后独立用餐	独立或独立依赖设备，但切割食物完全辅助	独立的
穿戴	完全辅助	利用上肢部分辅助，利用下肢完全辅助	上肢独立：使用下肢部分到完全辅助	上肢独立；下肢部分辅助
家务	完全辅助	完全辅助	部分辅助做清淡的饭菜，完全辅助其他家务	独立进行简单的饭菜准备和家务，部分辅助做繁重的家务
驾驶	完全辅助，助理员开车（带升降机，系带）	独立驾驶高度专业改装的车	从轮椅上独立驾驶一辆改装过的车	带有手动控制或驾驶座改装的车子

这些结果与脊髓损伤后功能预期有关，不完全脊髓损伤后的功能结果因运动损伤程度的不同而不同。

表 156.9　颈髓损伤后需使用的设备

设备类别	$C_1 \sim C_4$	C_5	C_6	$C_7 \sim C_8$
呼吸	呼吸机（如无换气设备）和抽吸设备			
床上	电动病床，减压床垫	电动病床，减压床垫	电动病床或全尺寸标准床，确保安全床垫或覆盖	电动病床或全尺寸标准床，确保安全床垫或覆盖
转移	动力或机械升降，转移板	动力或机械升降，转移板	机械升降，转移板	可能需要转移板
轮椅	动力或机械升力。或斜靠（根据需要配备姿势支撑和头部控制装置）、排泄盘、减压垫	电动轮椅倾斜或可依靠的手臂驱动控制，手动轻量化椅子与改良手缘，减压垫	轻量化手动轮椅与改良手缘，可能需要电力斜倚或标准的直立电动轮椅减压垫	轻便的手动轮椅与改良手缘，减压垫
洗澡和个人卫生	躺椅（如果可以的话），洗发托盘，手持式淋浴	软垫淋浴盆-马桶软垫转移浴缸椅子或软垫转移浴缸带有马桶开口，手持淋浴	带软垫的转移式浴盆凳，带有马桶开口或软垫淋浴椅，手持式淋浴器	带软垫的转移式浴盆凳，带有马桶开口或软垫淋浴椅，手持式淋浴器

设备类别	$C_1 \sim C_4$	C_5	C_6	$C_7 \sim C_8$
吃、穿、梳理	完全辅助,特殊的设备,如前臂平衡矫形器,可能允许 C_4 脊髓损伤而三角肌和肱二头肌的力量最小(<3/5)患者有限的进食能力	长对手夹板(带有插入器具的口袋),长柄镜,根据需要的自适应设备	短对手夹板,万能袖带,长柄镜,自适应装置	可根据需要自适应装置,长柄镜
沟通	口操纵杆,高科技计算机接口,环境控制单元	根据需要设计自适应装置(如翻页书写,按键,计算机访问)	根据需要设计自适应装置(如肌腱固定夹板,书写夹板)	需要时的自适应设备
运输	客货两用车(带升降装置、系带)	高度专业化的带升降装置的改装车	改进型厢式货车,带有升降、系带、手动控制	改装后的车辆

表 156.9　颈髓损伤后需使用的设备(续)

诊断分析

脊髓影像

　　影像学检查可以发现典型的病变。首选的影像检查是一种高质量的计算机断层扫描(CT)。如无 CT 检查,建议行颈椎正侧、侧位及齿状位三视图检查。磁共振成像(MRI)可以显示软组织,包括韧带结构、椎间盘、硬膜外或硬膜下血肿、脊髓内积血或水肿。MRI 有助于创伤后脊髓空洞症的诊断。

电生理检查

　　当神经功能恶化时,肌电图和神经传导检查可能有助于区分周围神经或臂丛与脊髓的病变[12]。

泌尿系统检查

　　尿动力学研究评估神经性膀胱和括约肌功能障碍。尿路上段的检查评估可定期进行,但目前对这些检查的类型或频率缺乏共识[4]。由于膀胱癌的风险增加,慢性留置导尿管的患者可能需要定期做膀胱镜检查[13]。

肺功能

　　肺部并发症风险高的患者,如四肢瘫痪或伴有慢性阻塞性气道疾病的患者,可能需要每年测量最大肺活量,并在出现新症状时反复评估[14]。其胸片可显示肺炎或肺不张。痰培养和革兰氏染色将有助于确定致病病原体和指导抗生素的使用。

骨骼肌肉影像

　　如果怀疑骨折或疼痛评估,可能需要进行放射学检查。异位骨化可以通过骨扫描和 X 线平片来评估[4]。如果 MRI 或骨扫描发现骨疮疡样改变,将有助于评估骨髓炎[5]。

鉴别诊断

脊髓型颈椎病
脊髓感染,脓肿
脊髓梗死
原发或转移性肿瘤
代谢性、毒性和环境性脊髓病
多发性硬化和免疫介导的脊髓病
脑干疾病
运动神经元疾病
臂丛病变
涉及多神经病变(如多发性神经病,吉兰-巴雷综合征)

转换性障碍或神经损伤的人为原因。

治疗

早期治疗

　　初始急性处理包括充分的脊柱固定和预防继发性损伤。动脉压应保持在 85mmHg 以上,同时注意避免液体过量。神经保护的药物治疗仍在研究中。物理治疗咨询和急性期干预应重点关注关节活动度,姿势摆放,肠和膀胱管理,清除呼吸道分泌物,通气管理,考虑静脉血栓栓塞的预防[15],预防压疮,关于进行手术和脊椎矫正选择的功能意义,以及患者与家庭教育[16]。手术干预的目的包括减少或重组脊柱单元,减压受损的神经组织和/或稳定脊柱。

康复治疗

　　国际功能、残疾和健康分类(ICF)为 SCI 之后的康复提供了一个有用的概念框架,关注身体功能和结构、活动和参与三个领域,以及环境和个人因素的影响[4]。关于运动恢复潜力的信息可用于设定功能目标和为设备需求制定计划(表 156.8 和表 156.9),要考虑到个体因素和情境条件可能影响目标的实现[9]。康复的重要因素包括跨学科方法,根据独特的障碍和促进因素,建立一个个性化的康复计划,和患者积极参与建立目标的融合[11],最初的康复通常包括注重强度、耐力、体位、关节活动度、床上移动、转移、重心转移,日常生活活动,轮椅活动,可能包括不完全四肢瘫患者的步态训练。出院计划应确保患者和家庭/护理人员的适当教育、应急规划、协调随访和持续支助,以及提供适当的耐用医疗设备[11]。应进行家庭改造,以确保出入方便,表 156.9 总结了根据受伤程度而定的专业设备需要。

除了损伤后的急性期康复外,终身康复干预措施通常用于处理神经状态的变化、目标变化、生活状况的变化、与并发症和合并症相关的功能下降和老龄化[4]。

持续管理和健康维护

尽管对具体因素和最佳频率缺乏统一的共识,但普遍认为对脊髓损伤患者进行全面的预防健康评估是重要的[4]。由于整个身体系统都可能受到颈椎损伤的影响,因此长期管理需要进行全面的总结,内容如下。

呼吸系统

应及时发现和治疗呼吸道感染[17]。戒烟、肺炎监测和每年接种流感疫苗等措施对减少呼吸问题至关重要[4]。人工辅助咳嗽的方法可以传授给病人和护理人员。重要的是要认识到并解决随着老龄化可能发生的通气功能恶化或其他并发症。

心血管

自主反射障碍是一种危及生命的紧急情况,四肢瘫痪的人可能随时面临生命危险,对其及时识别和管理是至关重要的。脊髓医疗联盟发表了自主反射障碍急性治疗的临床实践指南[6]。如果患者有反射障碍的体征和症状(表 156.6),患者仰卧时血压升高,立即让患者坐直。松开一切衣物或紧身衣。监测血压和脉搏,从泌尿系统开始快速调查诱因。如果留置尿管不到位,就给患者导尿。在插入导尿管之前,将利多卡因凝胶(如果容易获得)注入尿道。如果患者有留置尿管,检查整个系统的弯曲、折

叠、收缩或阻塞,并检查留置尿管的正确位置。如果发现问题,立即改正。避免人工挤压或轻拍膀胱。如果导管没有引流,血压仍然升高,则取出并更换导管。如果导尿管不能更换,请咨询泌尿科医师。如果自主神经功能障碍的急性症状持续存在,包括持续的血压升高,则怀疑粪便嵌塞。如果血压升高,收缩压 150mmHg 或以上,在检查粪便嵌塞前,应考虑药物治疗,在不引起低血压的情况下降低收缩压。使用快速起效的抗高血压药物,监测患者有无症状性低血压。如怀疑大便嵌塞,应检查直肠大便。如果尚未确定自主反射障碍的诱发原因,检查其他不太常见的原因,在自主反射障碍发作结束后至少 2h 监测患者的症状和血压,以确保不会复发。如果特定治疗反应不好或者反射失调的原因尚未确定,考虑转接个人到医院监控,维持药物控制血压,并调查其他反射性异常的原因,记录在个人医疗档案。一旦 SCI 患者稳定下来,与患者和护理人员一起回顾诱发原因,并提供必要的宣教[6]。四肢瘫痪患者和他们的护理人员应该能够识别和治疗自主反射障碍,如果不能及时解决,应该学会寻求紧急治疗。

对症状性直立性低血压的治疗[4]在于处理任何诱发因素(如药物、脱水或败血症)。非药物的治疗措施包括体位改变、腹部绑带、加压袜和增加盐摄入量。如有需要,可进行药物治疗(如盐酸米多君或氟氯可的松)。

一级和二级预防心血管疾病包括戒烟,饮食和体重控制,血脂管理、筛查,治疗高血压和葡萄糖耐受不良或糖尿病和个性化的运动项目[4,18]。这些个体通常需要药理学或改良的压力测试评估冠状动脉疾病。如果心脏需要康复,可以调整使用轮椅。

泌尿生殖系统

膀胱管理的目标(表 156.10)是确保低压力和完全排尿,尽量减少尿路并发症,保留上尿路,并与个人生活方式相适应(参见第 138 章)[13]。抗胆碱能药物(如羟丁宁、托特罗定或一种较新的抗蕈毒碱药物)可被提示为逼尿肌反射亢进和 α 肾上腺素能阻滞剂(哌唑嗪、特拉唑嗪、坦索罗辛)逼尿肌括约肌协同失调。尿路感染应及时发现和治疗,但无症状菌尿一般不建议使用抗生素[4]。除了泌尿外科手术之前,预防性抗生素几乎没有什么作用。

咨询和教育是管理性功能障碍的关键因素[19],磷酸二酯酶 5 抑制剂(西地那非、他达拉非、伐地那非)可用于治疗勃起功能障碍,但需要注意避免同时使

表 156.10　脊髓损伤时神经源性膀胱的非手术治疗方案	
膀胱管理	适应证
间歇导尿	通常是第一选择,如果可行
	需要熟练的技巧或有意愿的照顾者
	必须愿意并能够遵循导尿时间安排
留置导尿(尿道或耻骨上)	考虑到不熟练的技能和缺乏护理人员的帮助
	不能或不愿意遵循间歇置管计划
	大量摄入液体
	缺乏侵入性较低的成功措施
	膀胱输尿管反流的临时管理
	伴附睾睾丸炎、前列腺炎选择耻骨上
屏息挤压反射排尿	颈髓损伤一般避免(除非患者有括约肌切开术)
	熟练的技巧或有意愿的护理人员放置阴茎套导尿管,排空尿袋
	确认残余尿量测定,低排尿压
	能够保持阴茎套导尿管到位
	还需要减少逼尿肌-括约肌协同障碍,如果存在(例如,用受体阻滞剂,肉毒杆菌毒素注射,支架,括约肌切开术)
	女性患者不建议选择

用硝酸盐类药物治疗自主反射障碍,这可能导致严重的低血压[4,19]。其他的选择包括海绵体内注射、设备辅助和植入物。电刺激射精和生育护理新进展提高了 SCI 男性的生育成功率。一旦月经恢复,女性的生育能力不会受影响,这通常发生在受伤后的 1 年内。SCI 患者的妊娠和分娩存在风险,包括自主反射障碍,建议密切随访[19]。

胃肠系统

肠道管理的目标是促进可预测和有效的排泄,尽量减少肠道失禁(参见第 139 章)[20]。应制订一个个体化的排便计划,通常包括反射性刺激操作、泻药(大便软化剂、刺激剂)、饮食干预、适量的纤维摄入。泻药和灌肠应保持在最低水平。应注意表现为假性腹泻的粪便嵌塞,并应注意新的肠道症状

皮肤

对患者宣教、定期减压练习和减压支撑表面处方对预防压疮至关重要[8]。患者或护理人员应进行日常全面的皮肤检查,尤其要注意敏感部位(如骶尾

骨、坐骨、转子和脚跟)。充足的营养摄入很重要。压疮的治疗将在第 149 章进一步讨论。

神经病学

如果痉挛在实施拉伸和体位摆放以及治疗任何激化因素后仍然疼痛或持续妨碍功能,通常需要药物治疗(表 156.11)[4]。普瑞巴林是一种抗癫痫药物,它与神经元中钙通道电压门控的亚基结合,随后减少神经递质的释放。普瑞巴林被 FDA 批准用于治疗与 SCI 相关的神经性疼痛[4,12]。

表 156.11　常用的治疗脊髓损伤痉挛和疼痛的药物		
问题	药物种类	药物治疗
痉挛	氨基丁酸相关	巴氯芬
		加巴喷丁
	α₂ 激动剂	替托尼定
		可乐定
	苯二氮䓬类药物	地西泮
		氯硝西泮
	钙释放抑制剂	丹曲林
	局部注射	肉毒杆菌毒素
		苯酚、乙醇
	鞘内药剂	巴氯芬
疼痛	非阿片类镇痛药	对乙酰氨基酚
		曲马多
		非甾体抗炎药,水杨酸盐
	阿片类药物	硫酸吗啡
		羟考酮
		氢可酮
		芬太尼(皮肤)
	抗痉挛药-钙通道受体	普瑞巴林
		加巴喷丁
	其他抗痉挛药	卡马西平
		其他(苯妥英钠、丙戊酸、拉莫三嗪)
	三环类抗抑郁药	阿米替林
		去甲替林
	局部麻醉药	利多卡因贴片
	神经阻滞乳膏	辣椒素
	鞘内药剂	吗啡,可乐定

这份清单并不全面,只是列举了一些常用药物的例子。

第 154 章提供了更多关于痉挛的讨论。选择性的拉伸（例如，手腕伸肌肌腱固定于中立位）对四肢瘫痪患者的功能可能很重要。神经系统恶化（例如，由于局灶性神经病变，脊髓空洞）应进行适当的探查和处理。

肌肉骨骼系统

应尽早采取措施保护脊髓损伤后上肢残存功能并终身随访。这些措施包括设备和轮椅的优化，以最大限度地减少上肢压力，调整活动尽量减少日常活动和转移中重复或过多的上肢用力，以及包括适当的灵活性和力量性训练内容的锻炼计划[22]。

疼痛往往是多因素的，认识和处理引起疼痛的因素很重要（表 156.3）[7]。止痛药（表 156.11）通常不能提供完全或最佳的缓解[12]。

异位骨化的治疗可用羟乙膦酸钠、非甾体化合物，偶尔手术切除，特别是当它引起不适或妨碍功能时（参见第 131 章）[11]。应识别并通过加垫夹板或双瓣环形石膏治疗病理性骨折，监测皮肤完整性，通常外科治疗仅发挥有限的作用。[4] 骨质疏松症药物治疗在 SCI 中的作用仍在不断发展。跌倒防护（宣教、轮椅使用安全带）对预防受伤很重要。

社会心理

重点是应对环境障碍（身心不适），提升自我，参与社区生活，融入社会，以应对生活状况和社会的改变，身体功能减退和老化。抑郁症应得到充分的识别和合理的治疗，防止滥用药物[30]。

程序

压疮

压疮的清创术可在床边进行，要彻底清除坏死组织，但如果坏死范围较广，则清创需要在手术室进行。

痉挛

可用苯酚或乙醇对运动点或神经阻滞，治疗妨碍体位摆放、移动或清洁卫生的局部痉挛。或选择肌内注射肉毒毒素。

疼痛

可临时局部注射皮质类固醇治疗肩峰下滑囊炎引起的肩痛，也同样适用于腕管综合征[22]。

技术设备

功能性电刺激

功能电刺激（FES）已被应用于脊髓损伤来改善运动功能，包括上肢控制、站立、步行，以及用于无呼吸机辅助的膈神经电刺激呼吸[23,24]。仿生手套是一种神经义肢装置，它利用对手指屈肌、伸肌和拇指屈肌的电刺激来产生功能抓取[25]。

减重跑台训练

行走训练（LT）包括使用人工辅助或智能减重跑步机训练（BWSTT）。虽然有最新证据支持，但需要进一步研究来确定 BWSTT 的临床作用，并提供最佳训练参数[26]。据报道，早期脊髓损伤的远端进行腰骶脊髓硬膜外刺激，同时结合行走训练和反复的站立训练的研究，已经获得了初步满意的效果[27]。

外骨骼

外骨骼辅助站立、行走是一项相对较新的技术。它使用计算机控制的动力外骨骼作为支撑框架，连接到骨盆和腿部，使瘫痪的人能够站立和行走。对一些脊髓损伤患者来说，动力外骨骼可能是一个可行的选择。但是，需要更多的研究来判别其临床作用、可行性、有效性和适应证[28,29]。

脑机接口

脑-机接口或神经接口技术是一种振奋人心的实验性技术，它用记录大脑皮质的神经信号来控制计算机光标或其他外部设备的移动。它有可能避开受伤的脊髓来控制瘫痪的肢体[30]。

手术

脊柱手术

当颈髓损伤伴有力学不稳定、疼痛、畸形或进行性神经损伤时，可采用手术减压和节段内固定来重建脊柱力线,增加稳定性和早期恢复活动[16]。

压疮

深度压疮可能需要整形手术,包括创面及周围瘢痕切除、肌肉和肌皮闭合[8]。

痉挛

如果口服最大剂量的药物不能控制痉挛,或者患者不能耐受药物,可以考虑鞘内放置巴氯芬泵[31]。

运动功能

上肢肌腱转移的整形外科手术可以改善单一节段(通常在神经水平 C_5,C_6 或 C_7)SCI 的运动功能。因受伤程度的不同,其治疗目的是恢复伸腕伸肘和手的握力,或改善主动抓握和手部控制[24]。

膀胱功能障碍

外科治疗尿路结石,包括膀胱结石膀胱镜清除术、碎石术和治疗较大肾结石的经皮肾镜取石术。尿道内支架或经尿道括约肌切开术可用于逼尿肌-括约肌协同障碍患者[13]。对于导尿困难、膀胱收缩良好、无广泛膀胱纤维化、愿意失去反射性勃起的患者,可以考虑电刺激和骶后根切除术[13]。膀胱扩张可用于顽固性膀胱收缩伴尿失禁和上尿路功能损害高危。尿路改道可能是对无法挽回的膀胱继发尿道瘘患者和需要膀胱切除术的膀胱癌患者的一个适当的选择[13]。

肠道功能障碍

神经源性肠病患者在结肠造口术后生活质量有明显改善。这个手术需仔细筛选患者和考虑到个性化的要求[20]。

上肢痛

因上肢过度使用产生的慢性症状当对医疗和康复治疗没有效果时,可以考虑手术治疗(如腕管综合征或肩袖疾病)。如果上肢继续过度使用,疗效往往很差[22]。

创伤后脊髓空洞症

对于创伤后脊髓空洞症合并顽固性疼痛或进行性神经功能减退,手术放置引流是可行的。

潜在的疾病并发症

颈髓损伤可引起身体多个系统的并发症。

呼吸

呼吸系统的问题包括肺不张、黏痰堵塞和肺炎继发剧烈咳嗽和分泌物潴留,高位截瘫伴通气衰竭,睡眠呼吸紊乱[17]。

心血管

颈髓损伤患者终身易发生多种心血管并发症[18]。自主反射障碍可发生于 T_6 以上神经系统水平的 SCI,可因损伤水平以下的任何有害刺激而诱发。直立性低血压的症状通常在最初几个月后就会消失,但在某些情况下可能会持续。虽然静脉血栓栓塞的风险在最初几个月后有所降低,但在长期脊髓损伤因病或手术而延长固定的情况下其风险也会增加。随着心血管顺应性的降低,心血管危险因素明显增加(如,高密度脂蛋白胆固醇减少,体重增加和胰岛素抵抗,体力活动减少)。心血管疾病的诊断可能会因为疾病混淆或症状和体征的缺失而延迟[18]。

泌尿生殖

自主控制能力丧失、逼尿肌-括约肌协同功能障碍和膀胱排空不完全与神经源性膀胱密切相关。并发症包括尿路感染、膀胱/肾结石、膀胱输尿管反流和肾积水。长期留置导尿管会增加患膀胱癌的风险,尤其是吸烟者[13]。可出现勃起和射精功能障碍,精子质量受损[4,19]。

胃肠道

肠道系统可能存在自主排便功能丧失,直肠肛管协同失调,直肠排便力降低[20]。粪便嵌顿尤易发生。肛肠疾病包括痔、肛裂、直肠炎和脱肛。胆石症风险增加。胃食管反流是常见的。粪便潜血假阳性检查结果可能使结直肠癌筛查复杂化。

皮肤

压疮是常见的,并可能随着受伤时间的延长而增加。已发生的压疮是预测未来压疮的重要因素[8]。

新陈代谢和内分泌

低钠血症问题可能在某些患者中持续存在。碳水化合物和脂质代谢受到影响,可能存在与胰岛素相对抵抗相关的葡萄糖耐受不良[16]。在慢性脊髓损伤中继发性骨质疏松症患者骨密度降低很常见,并会影响四肢瘫患者的上肢和下肢。

神经学

神经性疼痛的可持续存在对生活质量有负面影响[21]。神经卡压综合征(腕部正中神经、肘部尺神经)和创伤后脊髓空洞症可导致神经功能退化[12]。

骨骼肌肉

劳损包括肩关节疼痛和肩袖问题[22]。在忽略关节活动度和体位摆放的情况下,可能发生挛缩。C_5 水平损伤的患者由于肱二头肌活动不受控,尤其容易发生肘关节屈曲和前臂旋后的挛缩。异位骨化是关节周围软组织内发生异常的骨发育,在 SCI 中髋关节周围最常见,其次是在膝关节、肘关节和肩关节[32],我们将在第 131 章中进一步讨论。由于严重的骨质疏松症,即使是轻微的损伤也可能发生病理性骨折[4,33]。

社会心理

SCI 会增加患者的心理压力、孤独和抑郁的风险增高[34],也会增加嗜酒和药物滥用的风险[35]。

潜在的治疗并发症

脊柱手术部位的疼痛可能是由于松动、断裂或感染引起。进行性神经功能退化可能是由于脊柱固定的稳定性不够造成的。可能手术引流被阻塞或感染,鞘内泵或导尿管出现故障。

导尿的并发症包括尿道损伤、糜烂、狭窄、尿路感染和附睾炎。长期留置导尿管增加了膀胱结石和鳞状细胞癌的风险[13]。外科手术可能会发生类似神经性膀胱的并发症。例如,术中和围手术期大量出血、勃起和射精功能障碍可能与经尿道括约肌切除术有关。骶后根切开术结合膀胱电刺激可导致反射性勃起、射精功能丧失和反射性排便减少。尿流改道术后可能出现肠瘘或尿漏、感染、输尿管回肠狭窄、吻合口狭窄和粘连性肠梗阻[13]。

由于脊髓损伤患者通常需要服用多种药物,因此与药物相关的副作用和并发症很常见。颈髓损伤可导致多种药物动力学改变(表 156.12)[4],从而进一步增加了发生副作用的可能性。

表 156.12 脊髓损伤的药代动力学变化	
脊髓损伤相关变化	对药物动力学的影响
胃排空延迟	快速吸收酸性药物
	抑制基本药物的吸收
胃肠蠕动减少	增加肠肝循环药物的吸收
	降低被肠道细菌破坏的药物的生物利用度
流向皮肤和肌肉的血液减少	损伤水平以下不太可靠的经皮、皮下和肌肉内药物吸收
身体脂肪的百分比增加	对脂溶性药物和水溶性药物分布的影响
血浆蛋白水平降低	增加蛋白结合药物的游离成分
肾脏功能受损	减少肾脏对药物的清除

(赵燕挺 译 张启锋 校 何红晨 审)

参考文献

1. *International Standards For Neurological and Functional Classification of Spinal Cord Injury. Revised 2011, updated 2015.* Atlanta, GA: American Spinal Injury Association; 2015.
2. National Spinal Cord Injury Statistical Center. Spinal cord injury: facts and figures at a glance. *J Spinal Cord Med.* 2017;40:377–378.
3. Stucki G, Bickenbach J. The International Spinal Cord Injury Survey and the Learning Health System for Spinal Cord Injury. *Am J Phys Med Rehabil.* 2017:96(2 suppl 1):S2–S4.
4. Sabharwal S. *Essentials of spinal cord medicine.* New York: Demos Medical Publishing; 2014.
5. Bauman WA, Korsten MA, Radulovic M, Schilero GJ, Wecht JM, Spungen AM. 31st g. Heiner sell lectureship: secondary medical consequences of spinal cord injury. *Top Spinal Cord Inj Rehabil.* 2012;18(4):354–378.
6. Consortium for Spinal Cord Medicine. *Acute management of autonomic dysreflexia: individuals with spinal cord injury presenting to health care facilities.* 2nd ed. Washington, DC: Paralyzed Veterans of America; 2001. www.pva.org.
7. Bryce TN, Biering-Sørensen F, Finnerup NB, et al. International spinal cord injury pain classification: part I. Background and description. March 6-7, 2009. *Spinal Cord.* 2012;50:413–417.
8. Consortium for Spinal Cord Medicine. *Pressure ulcer prevention and treatment following spinal cord injury. Clinical practice guidelines for health care professionals.* 2nd ed. Washington, DC: Paralyzed Veterans of America; 2014. www.pva.org.
9. Consortium for Spinal Cord Medicine. *Outcomes following traumatic spinal cord injury. Clinical practice guidelines for health care professionals.* Washington, DC: Paralyzed Veterans of America; 1999. www.pva.org.
10. Anderson KD. Targeting recovery: priorities of the spinal cord–injured population. *J Neurotrauma.* 2004;21:1371–1383.
11. Kirshblum SC, Priebe MM, Ho CH, et al. Spinal cord injury medicine. 3. Rehabilitation phase after acute spinal cord injury. *Arch Phys Med Rehabil.* 2007;88(suppl):S62–S69.
12. Bursell JP, Little JW, Stiens SA. Electrodiagnosis in spinal cord injured persons with new weakness or sensory loss: central and peripheral etiologies. *Arch Phys Med Rehabil.* 1999;80(8):904–909.
13. Consortium for Spinal Cord Medicine. *Bladder management for adults with spinal cord injury. Clinical practice guidelines for health care professionals.* Washington, DC: Paralyzed Veterans of America; 2006.

www.pva.org.

14. Consortium for Spinal Cord Medicine. *Respiratory management following spinal cord injury. Clinical practice guidelines for health care professionals.* Washington, DC: Paralyzed Veterans of America; 2005. www.pva.org.

15. Consortium for Spinal Cord Medicine. *Prevention of venous thromboembolism in individuals with spinal cord injury.* 3rd ed. Washington, DC: Paralyzed Veterans of America; 2016. www.pva.org.

16. Consortium for Spinal Cord Medicine. *Early acute management in adults with spinal cord injury.* Washington, DC: Paralyzed Veterans of America; 2008. www.pva.org.

17. Lanig IS, Peterson WP. The respiratory system in spinal cord injury. *Phys Med Rehabil Clin N Am.* 2000;11:29–43.

18. Sabharwal S. Cardiovascular dysfunction in spinal cord disorders. In: Lin VW, ed. *Spinal cord medicine: principles and practice.* 2nd ed. New York: Demos; 2010:241–255.

19. Consortium for Spinal Cord Medicine. *Sexuality and reproductive health in adults with spinal cord injury. Clinical practice guidelines for health care professionals.* Washington, DC: Paralyzed Veterans of America; 2010. www.pva.org.

20. Consortium for Spinal Cord Medicine. *Neurogenic bowel management in adults with spinal cord injury. Clinical practice guidelines for health care professionals.* Washington, DC: Paralyzed Veterans of America; 1998. www.pva.org.

21. Cardenas DD, Felix ER. Pain after spinal cord injury: a review of classification, treatment approaches, and treatment assessment. *PM R.* 2009;1(12):1077–1090.

22. Consortium for Spinal Cord Medicine. *Preservation of upper limb function following spinal cord injury. Clinical practice guidelines for health care professionals.* Washington, DC: Paralyzed Veterans of America; 2005. www.pva.org.

23. Ho CH, Triolo RJ, Elias AL, et al. Functional electrical stimulation and spinal cord injury. *Phys Med Rehabil Clin N Am.* 2014;25(3):631–654.

24. Patil S, Raza WA, Jamil F, Caley R, O'Connor RJ. Functional electrical stimulation for the upper limb in tetraplegic spinal cord injury: a systematic review. *J Med Eng Technol.* 2014;39(7):419–423.

25. Prochazka A, Gauthier M, Wieler M, Kenwell Z. The bionic glove: an electrical stimulator garment that provides controlled grasp and hand opening in quadriplegia. *Arch Phys Med Rehabil.* 1997;78(6):608–614.

26. Swinnen E, Duerinck S, Baeyens JP, Meeusen R, Kerckhofs E. Effectiveness of robot-assisted gait training in persons with spinal cord injury: a systematic review. *J Rehabil Med.* 2010;42(6):520–526.

27. Harkema S, Gerasimenko Y, Hodes J, et al. Effect of epidural stimulation of the lumbosacral spinal cord on voluntary movement, standing, and assisted stepping after motor complete paraplegia: a case study. *Lancet.* 2011;377(9781):1938–1947.

28. Fisahn C, Aach M, Jansen O, et al. The effectiveness and safety of exoskeletons as assistive and rehabilitation devices in the treatment of neurologic gait disorders in patients with spinal cord injury: a systematic review. *Global Spine J.* 2016;6(8):822–841.

29. Benson I, Hart K, Tussler D, van Middendorp JJ. Lower-limb exoskeletons for individuals with chronic spinal cord injury: findings from a feasibility study. *Clin Rehabil.* 2016;30(1):73–84.

30. Lobel DA, Lee KH. Brain machine interface and limb reanimation technologies: restoring function after spinal cord injury through development of a bypass system. *Mayo Clin Proc.* 2014;89(5):708–714.

31. McIntyre A, Mays R, Mehta S, et al. Examining the effectiveness of intrathecal baclofen on spasticity in individuals with chronic spinal cord injury: a systematic review. *J Spinal Cord Med.* 2014;37(1):11–18.

32. Citak M, Suero EM, Backhaus M, et al. Risk factors for heterotopic ossification in patients with spinal cord injury: a case-control study of 264 patients. *Spine.* 2012;37(23):1953–1957.

33. Bauman WA, Cardozo CP. Osteoporosis in individuals with spinal cord injury. *PM R.* 2015;7(2):188–201.

34. Williams R, Murray A. Prevalence of depression after spinal cord injury: a meta-analysis. *Arch Phys Med Rehabil.* 2015;96(1):133–140.

35. Lusilla-Palacios P, Castellano-Tejedor C. Spinal cord injury and substance use: a systematic review. *Adicciones.* 2015;27(4):294–310.

第157章

脊髓损伤（胸段）

Marcin Partyka,MD,FRCPC

Jesse D. Ennis,MD,FRCPC

Shanker Nesathurai,MD,
MPH,FRCPC

同义词

截瘫

ICD-10 编码

G82.20　非特指的双下肢截瘫

G82.21　完全性双下肢截瘫

G82.22　不完全性双下肢截瘫

定义

　　脊髓损伤（SCI）是椎管中神经元的损伤导致暂时或永久的感觉障碍、运动障碍和/或直肠及膀胱功能障碍[1]。脊髓损伤是导致瘫痪的常见原因，多见于年轻男性。交通事故仍然是脊髓损伤最常见的病因，其次是坠落伤（图157.1）。超过1/3的脊髓损伤发生在胸部，最常见于 T_{12} 损伤[2]。对于胸段脊髓损伤，67%的患者表现为完全性损伤，24%表现为运

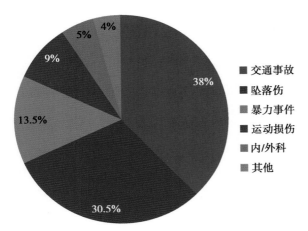

图157.1　脊髓病因学（*Modified from 2015 Annual Statistical Report for the Spinal Cord Injury Model Systems. Birmingham,AL:National Spinal Cord Injury Statistical Center;2015.*）

动功能的不完全性损伤，8%表现为感觉功能的不完全损伤。受伤者的平均年龄逐年增大：2010—2015年，平均年龄为42岁，而1972—1979年为29岁。总体而言，脊髓损伤患者的性别差异较大：81%的患者为男性，19%为女性[2]。胸椎损伤治疗后通常会导致截瘫。与因腰椎损伤导致的马尾神经损伤而引起的瘫痪不同，胸段脊髓损伤的临床表现与上运动神经元损伤一致。然而，下肢瘫痪不一定是唯一的损伤，胸髓还分节段支配肋间肌、上腹部和下腹部肌肉。肋间肌由 T_1 ~ T_{12} 节段支配。上腹部肌肉由 T_8 ~ T_{10} 节段支配； T_{11} ~ T_{12} 节段支配下腹部肌肉[3]。

　　根据立体解剖形态分析，胸椎可分为三个截然不同的节段：颈胸移形段（上胸段）、中胸段和胸腰移形段（下胸段）[4,5]。 T_1 ~ T_4 区域即颈胸移形段，以狭窄的椎终板和椎管为特征[4]。中胸段（ T_4 ~ T_9 ）的显著特点是相对较窄的椎终板和相对狭小的椎管，在该节段肋骨环为之提供了相当程度的保护作用。椎管扩大是胸腰移形段（ T_{10} ~ T_{12} ）的特征[4]，由于肋骨在腹侧未形成环形衔接， T_{11} 和 T_{12} 节段相对薄弱[4]。因此，下胸段易于发生脊髓损伤。与颈段和腰段相比，胸段脊髓的血供应少，缺血进一步加重了对该区域的神经功能的不利影响[5]。

症状

　　胸段脊髓损伤表现为运动、感觉和自主神经功能的改变。以腹部、下肢肌肉的肌力下降/瘫痪以及下肢、胸腹部和会阴的感觉缺失为主要症状。除了痉挛和性功能障碍，患者还可能出现直肠或膀胱功能障碍。

　　对于 T_6 水平以上的损伤，患者可出现自主神经功能异常的症状。自主神经功能紊乱表现为头痛、鼻塞、焦虑、视觉障碍，损伤水平以下的皮肤苍白及

损伤水平以上的出汗和潮红。对于陈旧性、稳定性损伤出现新的或进行性症状(例如:疼痛、无力和感觉缺失)的患者,临床医师应考虑到创伤后脊髓空洞症的可能性。

脊髓损伤患者通常对深静脉血栓形成的疼痛不敏感,因此临床医师和患者应注意深静脉血栓形成,其症状包括肿胀、皮温增高、红斑、痉挛增加、疼痛、低热、关节活动度变小。

疼痛可以源自肌肉骨骼、内脏或神经。一项针对脊髓损伤后疼痛患病率的研究分析显示,疼痛的总体患病率为26%~96%[6]。疼痛也可由肌肉骨骼和神经共同引起。由中枢或外周神经中断引起的神经性疼痛可被描述为烧灼感或针刺感。通常约30%患者的慢性内脏疼痛与便秘相关,而40%~50%的患者存在神经病性疼痛[7]。

体格检查

对胸段脊髓损伤的评估需要进行详细的体格检查,包括进行全面的 ASIA(美国脊柱损伤协会)评估。通过体格检查确定运动和感觉平面,并根据是否在神经损伤平面以下保留骶部感觉或肛门括约肌运动功能,判断是部分损伤还是完全损伤。在急性期,运动功能评估以肌张力和深腱反射的丧失为特征。在随后的几天至几周内,可出现肌张力增高、反射亢进和病理反射。包括跖反射、提睾反射和球海绵体反射在内的反射最初被抑制,而后随病情逐渐恢复。一旦脱离脊髓休克,应重新评估神经损伤程度,因为它可能与之前的评估不同。对患者的初步评估包括评估生命体征和心血管、呼吸系统、肌肉骨骼、胃肠道和泌尿生殖系统。彻底检查皮肤是必要的。胸段脊髓损伤患者的压疮常见于骨骼突出受力部位,例如骶骨、跟骨和股骨大转子。此外,还要针对痉挛和挛缩进行仔细评估。

对于新出现的神经系统异常,应注意结合影像学检查,排除脊髓空洞症。综上,规范的体格检查应及时发现感觉、运动平面的变化,反射的异常以及痉挛。然而,也有个别病例具备脊髓空洞症的放射学证据,而没有相应的临床症状。

功能受限

胸段脊髓损伤患者的伤残程度的确定,取决于他们的瘫痪程度和相关的潜在并发症(如挛缩,痉挛)。例如,高位胸段截瘫(即 T_2 水平)的患者常因躯干失稳导致需要高靠背轮椅。相比之下,低位胸椎截瘫的患者通常会保留大部分肋间和腹部肌肉,因此可以选择低靠背轮椅。高胸段脊髓损伤患者的肌肉失能可导致咳嗽反射不健全和排痰能力下降。

胸段脊髓损伤的患者的功能康复目标包括:具备独立完成日常生活活动的能力,以及不需要借助使用辅助设备的情况下完成日常生活活动。根据20年的随访结果显示,伤后 1 年重返工作岗位的患者已由12%增加至34%[2]。Tasiemski 团队的研究[8]阐述了参与体育和娱乐活动与康复的积极关联,其可以提高脊髓损伤患者回归社会后的生活满意度。许多的体育和文娱组织为残疾人提供了适合的运动项目/计划。

直肠和膀胱功能障碍会导致胸段脊髓损伤患者回归社会后面临更多尴尬处境,从而使其自我选择与社会隔离。性功能障碍可能导致伴侣关系丧失。由于他们的能力所限以及环境和社会障碍,可能妨碍他们参与一些寻常的交友活动,病友间的相互扶持和帮助是许多患者的心理依托。

抑郁在 SCI 患者中很常见。一项近期的荟萃分析发现,胸段脊髓损伤患者中抑郁症的患病率在19%~26%。抑郁症影响康复过程,降低了康复治疗参与的度[9]并导致自我护理能力缺乏[8]。鼓励存在抑郁风险的患者接受精神健康专业机构的治疗。

诊断分析

胸段脊髓损伤的诊断,通常经过磁共振成像(MRI)检查得以证实。对于稳定性损伤将分别检查脊柱的前、中和后柱来评估损伤。MRI 检查也可明确是否合并脊髓空洞症。

尿流动力学检查通常用于评估 SCI 患者的膀胱功能。尿动力学包括用流体或气体填充膀胱,并使用肌电图和荧光镜技术来评估排尿功能。年度评估通常包括超声检查,以进一步评估肾脏系统的完整性。

具有Ⅳ级压疮的患者需行骨扫描或 MRI 检查来排除骨髓炎。三维 CT 骨扫描也用于异位骨化的诊断(见第 131 章)。多普勒检查用以检测高度易感人群是否存在深静脉血栓(见第 128 章)。计算机断层扫描肺血管造影用于疑似肺栓塞的病例。常规肠镜检查和粪便潜血试验适用于 50 岁以上的老年患者[10]。对于易有自主神经反射异常的患者,在肠镜检查时必须采取适当的预防措施。

治疗

早期治疗

脊髓损伤急性期的处理,包括维持生命体征稳定、固定脊柱,以及进行相关医学影像学检查以确定病因和损伤程度。在创伤性脊髓损伤的情况下,应启动高级创伤生命支持(ATLS)预案。患者的任何转移都应该整体翻转,以确保脊柱的解剖学位置不受影响。背板用于固定脊柱,但使用完应尽快撤出,以防止造成压疮。脊柱成像包括能显示骨结构的计算机断层扫描(CT)和能显示软组织的 MRI。怀疑脊髓感染和肿瘤必须备血,进行炎性标志物和 MRI 检查。损伤波及脊柱血管或导致血栓形成的都需要进行血管造影检查。

皮肤管理

预防皮肤溃疡至关重要。在对国家脊髓损伤统计中心数据库中的受试者进行的长期研究分析中,发现皮肤病是导致再次住院的第二大常见原因。Gélis 团队报告了脊髓损伤后压疮的发生率为 15% ~ 30%[11]。发生压疮的常见部位是骶骨、大转子和足跟。过度的压力、剪切力、摩擦和浸渍会增加发生压疮的风险。其他风险因素包括痉挛、感觉减退、制动固定、营养不良、异位骨化、体重增加和尿失禁[12]。

维持皮肤的完整性是脊髓损伤患者长期生存的目标之一。压疮可能导致瘢痕的形成,或溃疡的复发。应反复评估座位表面是否具备均匀稳定的基础,确保其没有磨损,仍然适合患者的体重和尺寸。向患者宣教,应进行日常皮肤检查,大多数截瘫患者能够独立执行减压策略,例如每 15min 进行一次轮椅上支撑减压技术,以减小持续过大的压力。被迫卧床的患者应每 2h 翻身并重新摆体位。

压疮患者必须尽量减少对该区域的压力,直至伤口愈合。有多种清创方法可用于清除压疮坏死的组织(见第 149 章)。

疼痛

可以根据疼痛性质,对脊髓损伤患者进行分类。临床上以异常机械应力引起的肌肉骨骼痛(如肌腱炎),和神经性疼痛多见。大多数肌肉骨骼疼痛的患者(如肩袖肌腱炎、外上髁炎)具有明确的病因,可进行标准的医学治疗。非麻醉性镇痛药和 NSAID 可用于治疗肌肉骨骼疼痛。神经性疼痛通常对这些药物没有反应,但普瑞巴林的有效性和安全性都很明确[13]。加巴喷丁、阿米替林和度洛西汀等药物也有一定的疗效[13]。

膀胱功能管理

大多数胸段脊髓损伤患者会出现上运动神经元膀胱功能障碍,其特点是膀胱容量低、压力高、小梁形成、顺应性下降。常出现逼尿肌-括约肌功能障碍(膀胱壁收缩,尿道括约肌松弛不完全),造成膀胱输尿管反流,而导致肾积水,甚至慢性肾衰竭。虽然缺乏高质量的药效证据,但逼尿肌-括约肌协同失调可以用降低膀胱张力的药物如抗毒蕈碱类(如奥昔布宁)或 β₃ 激动剂(如米拉贝隆)进行治疗[14]。或者,如果有证据表明膀胱颈不能放松或前列腺良性增大,可以使用 α-肾上腺素受体阻滞剂(如特拉唑嗪、坦索罗辛)[14]。使用肉毒杆菌毒素对逼尿肌或括约肌进行化学神经阻滞已被证明是有益的(见第 138 章)[14]。

膀胱管理应该采取个体化的策略,但间歇性导尿仍是首选的治疗手段。典型的间歇性导管插入方案要求每天排空膀胱 4 ~ 6 次,合膀胱容积小于 500mL。大多数截瘫患者的手动仍具有灵活性,可自己进行导尿。由于身体或社会的因素,有些患者必须留置导尿管(耻骨上造瘘优于尿道),但留置导管与膀胱结石和膀胱癌的发病率密切相关[15]。对于男性,前列腺炎、附睾炎和尿道狭窄与留置导尿管相关。对于女性,长期使用尿道导管可能导致尿道扩张。

直肠功能管理

胸段脊髓损伤患者很可能患有便秘。因此,有必要为其制订直肠功能管理策略。直肠功能管理的合理目标是实现社会可接受的粪便控制,每周至少

3 次肠道疏散。直肠功能管理策略可能包括药物（表 157.1）。此外,利用进食后胃肠蠕动增加（即胃结肠反射）促进肠排空。增高马桶座圈,由于重力作用有利于大便排出。通过手指的轻柔插入和定期插入栓剂可激活直肠结肠反射,促进蠕动。灌肠（磷酸钠盐灌肠剂,肥皂水）不应该成为常规直肠功能管理手段。但是,灌肠用于在直肠功能管理的起始或治疗粪结性便秘之前帮助肠排空[10]。灌肠,栓剂或手指刺激可促成脊髓损伤所致自主神经反射障碍而排便困难患者的规律排便。如果选择口服渗透性泻药,则应考虑聚乙二醇 3350（PEG 3350）,而不是传统的乳果糖。这一点得到了近期的循证医学证据支持,该评价显示:对于各种因素所致的慢性便秘,PEG 3350 比乳果糖更有效,且较少引发腹痛（见第 139 章）[16]。

表 157.1　辅助肠功能口服药物

药物	品牌	作用机制	剂量	用法
月桂酸钠（多库脂钠）	Colace	软化粪便	100mg（胶囊）	1 粒/次,2 次/d
番泻叶	Senokot	兴奋结肠	8.6mg（片剂）	1~2 片/次,每日临睡前
比沙可啶	Dulcoax	刺激结肠	5mg（片剂）	2 片/次,1 次/d
聚乙二醇 3350	Lax-A-Day,Miralax	渗透性泻药	17g（散剂）	每日 17g（溶解于液体中）
车前草散	Smooth Texture Suger-Free Unflavored Metamucil	容积形成剂	3.4g/匙	1 匙/次,1~3 次/d
甲氧氯普胺	Regian	促动力剂	10mg（片剂）	1 片/次,4 次/d

Modified from Bergman S. Bowel management. In: Nesathurai S, ed. *The Rehabilitation of People with Spinal Cord Injury*. 3rd ed. Whitinsville, MA: Arbuckle Academic Publishers; 2013. Lee-Robichaud H, Thomas K, Morgan J, et al. Lactulose versus polyethylene glycol for chronic constipation. *Cochrane Database Syst Rev*. 2010; 7; CD007570.

精神健康

脊髓损伤后需终身进行社会心理调适。这种现象没有"典型"个例。由于患者突临大难,无法接受而产生愤怒、敌意、焦虑和抑郁。自杀是这些患者死亡的主要原因之一。脊髓损伤后自杀的风险往往增加[17]。自杀意念和自杀企图与抑郁的严重程度相关。此外,还与受教育程度较低,受伤年龄较小,伴发抑郁史、双相情感障碍和精神分裂症相关[17]。建议并发抑郁症或其他心理后遗症的患者适时向心理健康专业人士咨询,并持续接受干预及治疗。

性与生殖功能

脊髓损伤不一定影响性欲。然而,相关的抑郁,对自己性能力的担忧以及体形不佳会改变性欲。胸段脊髓损伤患者的性功能（例如,男性勃起和射精以及女性的润滑）可能会发生改变,并且通常与受伤的节段水平和损伤是否完全有关。胸段脊髓损伤（具有完整的骶反射）的男性,通常可以通过直接刺激生殖器实现反射性勃起。但是,这些需多次刺激的反射性勃起,还会因硬度不够和持续时间短而难以令人满意[18]。

许多脊髓损伤患者对性方面有很多疑问和担忧。治疗应解决关乎自身形象,约会以及如何启动和维持伴侣关系相关的问题。同伴辅导员可以分享他们的经验,他们的建议可能是有益的。同伴辅导员可以通过当地的独立生活中心或通过诸如脊髓损伤协会或脊髓损伤组织找到。另外,心理卫生健康专业人士（如心理学家,精神科医师,社会工作者）可以成为患者和康复团队的宝贵资源。

勃起功能障碍男性可选择的几种治疗方法包括:口服药物（如西地那非,他达拉非,伐地那非）[19],真空负压装置,阴茎注射方法（罂粟碱）[19]和手术植入的假体。研究未发现针对脊髓损伤患者这些口服药物之间在有效性或满意度方面存在任何差异[19]。最常被选用的方法是口服药物和使用个人润滑剂,使用真空负压装置和选择阴茎注射的较少[20]。射精功能障碍也很常见,甚至包括逆行射入膀胱[21]。精液质量差和精子产生减少也与慢性期脊髓损伤相关[22]。Kathiresan 及其同事将通过手淫、阴茎振动刺激和电刺激收集的精子样本与健康对照组的精子样本进行了比较。他们发现通过手淫收集的精子具有最佳的运动性,尽管仍然低于对照组。电刺激精子浓度降低[23]。阴囊温度升高（慢性坐位）和尿路频繁感染有可能对精液质量产生负面影响。虽然研究表明有 12%~15% 的脊髓损伤患者填报具备射精功能。阴茎振动刺激和电子抽吸技术,以及改进的辅助生殖技术,已经帮更多的截瘫患者实现当父亲的愿望[24]。T6 及以上伤害水平的患者更容易出现自主神经反射障碍,因此,辅助精液收集方法应该由精液收集训练有素的医疗团队指导完成并配合自主神经反射障碍的治疗[25]。

有胸段脊髓损伤的女性患者可能要注意阴道润滑的变化。然而,在此损伤水平,女性或许可以实现反射性润滑[18]。直接刺激生殖器区域可以导致充分的润滑。值得注意的是,Smith 等的研究发现大多数胸段脊髓损伤的女性患者没有出现润滑困难[20]。对于阴道润滑液体减少的患者,建议使用水溶性润滑剂。一项关于使用西地那非增强脊髓损伤女性性唤起的随机对照研究,未能在统计学上显现出显著的获益[26],尽管早期预试验研究似乎显现出获益[27]。

伤后男性和女性的性高潮无法唤起,可能因盆底肌肉松弛、愉悦感下降或因被情感因素所影响[18]。

胸段脊髓损伤的女性患者仍然具备生育能力。避孕方法可采取包括屏障方法(避孕套,隔膜)和口服避孕药。由于缺乏感觉和易患盆腔炎性疾病的风险,宫内避孕器具是禁忌的。脊髓损伤患者发生血栓栓塞的风险增加,口服避孕药的使用可能进一步增加了这种风险。

对脊髓损伤孕妇的护理存在特殊挑战。潜在的并发症包括早产、尿路感染、痉挛加重、自主神经反射异常和便秘。自主神经反射异常在妊娠期最常见,因此,要对所有有风险的患者进行血流动力学监测[28]。

胸段脊髓损伤平面高于 T10 的孕妇可能无法感知胎儿的运动和动作。因此,要对其进行子宫触诊,定期检查子宫颈,建议进行胎儿监护。可以通过早期使用局部麻醉阻止有害刺激,并施行一些措施来改善自主神经反射障碍,这些措施包括导尿,胎儿监测,宫颈检查[29],剖宫产或阴道分娩。

深静脉血栓形成

脊髓损伤的患者易并发深静脉血栓和肺栓塞。系统的文献综述揭示了脊髓损伤的患者中深静脉血栓形成的患病率为 9% ~ 100%[30]。据估计,其中只有 20% 会延伸到近端静脉,并升高为患肺栓塞的风险。在脊髓损伤的急性期,已发现肺栓塞的发生率达 8% ~ 14%,致命性肺栓塞发生率高达 5%[30]。其可能的病理机制包括:由于瘫痪卧床不动、静脉肌泵的失效,以及广泛性高凝状态。

患者在伤后的最初几周内给予低分子量肝素或普通肝素,并且可以在大腿部使用高压力袜和气动压缩设备。近期有文献表明,伤后 8 ~ 12 周仍需继续预防深静脉血栓形成。有关预防和治疗深静脉血栓形成的更多详细信息,请参阅第 128 章。

痉挛治疗

当痉挛可引起严重疼痛,导致挛缩,妨碍卫生清洁,限制肢体功能或妨碍护理时,应对其进行治疗。第一,应通过清除可能触发痉挛的不良刺激,如尿路感染、甲沟炎、粪石嵌顿、异位骨化和紧身衣着,来治疗临床上显著的痉挛状态。第二,物理治疗干预,可以考虑采取支架来保持肌肉终末持续性拉伸。如果这些效果不佳,可予以药物治疗,如:替扎尼定和巴氯芬,或可采用介入手段(例如:化学性神经阻滞技术)(详见第 154 章)。

异位骨化

异位骨化最常见于脊髓损伤后的前 6 个月,尤其是前 2 个月[31,32]。脊髓损伤的患者并发异位骨化的发生率为 10% ~ 53%[32]。20% ~ 30% 的异位骨化患者会出现关节活动度显著丧失[31]。治疗包括给予依替膦酸二钠以限制骨化,温和的物理治疗以保持关节运动范围,手术切除成熟的异位骨(见第 131 章)。

骨质疏松

脊髓损伤患者的骨质疏松症很常见。卧床不动和缺乏负重活动是骨质疏松症的主要原因。其他因素可能包括:血液循环改变,骨骼缺乏肌肉牵引和激素分泌异常[33]。脊髓损伤后,早在前 2 周就会发生骨的吸收[34]。脊髓损伤患者存在长骨骨折的重大风险,必须注意预防因关节活动训练和跌倒造成的骨折。近期的一项系统回顾显示,给予双膦酸盐可以减少急性期的骨矿物质密度损失[35]。关于脊髓损伤患者的骨质疏松防治的指南尚未制定。在缺乏明确的指导原则的情况下,通过对脊髓损伤后骨质疏松症患者的调查,在治疗和监测方面仍然可以汲取一定的经验。通常建议补充维生素 D,但由于尿路结石的相关风险,钙补充剂的使用仍然存在争议(详见第 141 章)[34]。

自主神经反射障碍

对于自主神经反射障碍的治疗,必须去除不利的刺激因素。如果可能,应将患者置于直立位置以降低血压,同时排查导致调节障碍的因素。大多数自主神经反射障碍病例与膀胱膨胀或肠道扩张有关[36]。然而,不利刺激因素如甲沟炎、压疮和肾结石也不少见。在临床医师尚未明确高血压病因阶段,需要使用血管舒张药物(如:经皮硝酸甘油膏)来降低血压[37]。但对于摄入磷酸二酯酶抑制剂(如:西地那非)的患者,禁忌使用血管舒张药物降血,因为硝酸酯类药物会增强西地那非的降压作用并导致严重的低血压。

呼吸系统健康

胸段脊髓损伤时,膈肌($C_3 \sim C_5$)、肋间肌($T_1 \sim T_{12}$)、上腹部肌肉($T_8 \sim T_{10}$)和下腹部肌肉($T_{10} \sim T_{12}$)可能受影响,并可导致咳嗽障碍、呼吸道分泌物清除困难和肺炎[38]。肺功能康复治疗,如辅助咳嗽、胸部物理治疗、呼吸叠加(机械通气同时诱发患者自主吸气)和体位引流可疏通痰液堵塞并清除呼吸道分泌物[38]。有证据支持吸气肌肉训练,可提高肌肉力量,减少呼吸困难和感染[39]。脊髓损伤患者也有发生阻塞性睡眠呼吸暂停(OSA)的风险,其患病率在9% ~ 83%[39]。应采用夜间血氧测定和多导睡眠监测,来筛查阻塞性睡眠呼吸暂停。

康复治疗

制订完备的康复方案对于提高独立能力至关重要。该方案必须阐明功能恢复指标包括独立移动、转移能力和自我照料,以及保持健康和主张自我诉求的能力。杰出的康复治疗团队是出色实现康复治疗目标的保证,团队包括物理治疗师,作业治疗师、矫形师、护士和心理健康疏导师。

移动是一个需要首先解决的主要问题,然后根据患者的情况定期解决功能变化(例如,随着妊娠的进展,妊娠的女性可能需要辅助功能活动)。通常,胸段脊髓损伤患者能够通过手动轮椅实现移动转移。较高水平的胸段脊髓损伤患者的躯干不稳定性大,从而影响轮椅的稳定性,可通过调节座位来解决。大多数胸部受伤的患者,经过培训,能够独立转移。

为了帮助患者加强独立自我照料的能力,推荐使用辅助性的器具,如长柄鞋拔和栓剂插入器。家庭环境也有必要进行无障碍化改造(如进入房间的斜坡)。胸段脊髓损伤患者应该能够驾驶改装的汽车或面包车。

被动干预,例如除经皮神经电刺激外,热疗和冷疗也可用于疼痛的控制。但对于不敏感区域,必须特别注意热疗或冷疗模式的选择。

同样,随着损伤节段的上升,失神经支配的肋间肌增多,呼吸障碍严重程度也随之增加。诱发性肺量仪,手法辅助咳嗽和强化呼吸技术可用于减少胸段脊髓损伤的肺部并发症。

物理干预,如每天牵伸肌肉和终末持续牵拉训练,是抑制痉挛的首选康复治疗方法。此外,通过石膏或夹板对受累肢体的关节进行固定,可以最大限度地减少痉挛。

也可以选择其他的康复治疗手段。许多康复治疗中心都配置了减重步行器训练。已经证明,这种方法在伤后第一年与传统步态训练对步行能力改善一样有效[40]。脊髓损伤患者也可选用下肢支具,主要适用于损伤水平较低的患者。

介入治疗

许多操作可用于解决痉挛和疼痛等问题。治疗痉挛的介入方法包括肉毒杆菌毒素注射、运动神经分支阻滞和周围神经阻滞(见第154章)。为了减少男性的括约肌张力,可以将肉毒杆菌毒素注射到括约肌中。同样的治疗应用于女性却因尿失禁的发生率高而无法令人接受。由膀胱结石引起迷走神经反射异常的患者,需要采取泌尿外科手术排除结石。对于有射精功能障碍的男性,可通过电刺激和振动刺激方法完成精子的取出。这些操作可能导致反射失调,应在医学监测下进行。

技术设备

人们越来越关注脊髓损伤人群的辅助技术的开发和研究,目的是使一些不具备独立步行能力的患者能够走路。这些辅助设备包括功能性电刺激和机器人外骨骼,例如 ReWalk 外骨骼机器人,Ekso 康复机器人和 Indego 动力外骨骼机器人。

功能性电刺激可以增强肌肉力量,减少肌肉萎缩,并改善下肢耐力[40]。有证据表明,功能性电刺激可提高脊髓损伤患者的步行速度、距离和功能[40]。

各种减重步态训练策略被证明对脊髓损伤后恢复最低限度行走功能有益。然而,机器人辅助的步行器训练显示行走速度几乎没有变化[40]。最近的一项系统回顾显示,虽然步态速度与年龄、受伤程度和训练时间呈正相关,但佩戴外骨骼时的平均速度为0.26m/s,不足以满足患者社区活动的需要[41]。因为是小样本研究,缺乏不同装置之间比较,训练方案的差异性,所以机器人外骨骼的研究成果仍然有限[42]。机器人对健康状况影响的数据尚存在不足[43]。

手术

当压疮通过保守的方法不能愈合时,则需要手术修复。治疗压疮的手术方法包括直接缝合、皮肤移植、肌皮瓣和皮瓣转移。术后活动必须小心防护,避免裂开。

对于不能通过间歇性导尿方案达到疗效的患者,可采用多种手术治疗方法。男性括约肌切开术可以减少括约肌张力,但因为它会导致持续的尿失禁,所以术后必须携带外部收集装置。因为纤维增生阻碍了尿流,括约肌切开术可能需要再行修整。括约肌切开术还可能会导致男性勃起功能障碍。基于以上原因,目前较少施行括约肌切开术。

膀胱扩大术可以增加膀胱容量。将一片小肠移植于膀胱,扩大膀胱壁以增加膀胱容积。患有慢性反射异常导致长期肠管理困难的患者,如频繁的粪石嵌顿,可选择回肠造口术或结肠造口术。也可考虑使用 Malone 可控性顺行灌肠治疗。该手术利用瓣膜机制将阑尾连通到腹壁外,并允许导管插入和灌洗结肠。手指刺激会加重痔,而通过其他的保守方法(例如:药物栓剂或局部类固醇软膏)治疗痔仍不能缓解,则需要手术治疗。

以往,对患有勃起障碍且不适合微创治疗的男性可选择植入式阴茎假体。然而,随着治疗勃起功能障碍的药物的引入,这些手术的执行频率降低。

手术置入吗啡或巴氯芬泵有利于控制严重疼痛或痉挛。肌腱转移和肌腱延长的手术可用于无创治疗无效的痉挛患者。对存在手术指征的异位骨化,关节活动功能明显受限或严重长期痉挛状态的患者可以手术切除病变部位。

潜在的疾病并发症

胸段脊髓损伤患者比骶部或腰骶部脊髓病变的患者更容易发生严重的联合损伤。有研究发现,创伤性胸椎骨折患者伴有另外损伤的发生率为86%,如肋骨骨折(42%),肺挫伤(37%),气胸或血胸(35%),颈椎损伤(31%),腰椎损伤(28%),锁骨骨折(12%),胸骨骨折(11%)和肩胛骨骨折(10%)[44]。胸段脊髓损伤患者与较低的寿命可能存在正相关。国家脊髓损伤系统数据显示 SCI 患者死亡的主要原因是呼吸系统感染和心血管疾病。胸段水平损伤引起的并发症源于制动,感觉模式和自主神经系统功能的改变。

潜在的治疗并发症

三环类抗抑郁药的抗胆碱能副作用包括口干、视物模糊和尿潴留,可能给脊髓损伤患者带来额外的困难。括约肌切开术是为了减轻逼尿肌的协同失调,可能会导致男性尿失禁和偶发性功能障碍。通过 Credé 手法排尿可能会导致膀胱输尿管反流。长期留置导管可引发前列腺炎、附睾炎、狭窄、膀胱结石和膀胱癌。

手指刺激肛肠可导致自主神经性紊乱和痔。

用于治疗自主神经反射异常的药物可导致低血压。因此,必须密切监测血压。

当微创的方法治疗痉挛无效时,还可采用其他的方法治疗痉挛,包括用肉毒杆菌毒素进行阻滞神经、注射苯酚阻滞运动分支/外周神经、植入巴氯芬泵进行神经松弛。注射可能导致出血或感染。神经阻滞可能导致感觉迟钝和减弱。泵入巴氯芬的患者可能会出现嗜睡,乏力,导管断裂,感染和其他罕见情况,过量或低量的巴氯芬可能会导致潜在的生命危险。

(范金涛 译　张启锋 校　何红晨 审)

参考文献

1. Centers for Disease Control and Prevention. National Notifiable Disease Surveillence System (NNDSS). https://wwwn.cdc.gov/nndss/conditions/spinal-cord-injury/. Access Date April 2017.
2. *Annual Statistical Report for the Spinal Cord Injury Model Systems.* Birmingham, AL: National Spinal Cord Injury Statistical Center; 2015.
3. Nesathurai S. Functional outcomes by level of injury. In: Nesathurai S, ed. *The rehabilitation of people with spinal cord injury.* 3rd ed. Whitinsville: Arbuckle Academic Publishers; 2013:37–39.
4. Panjabi MM, Takata K, Goel V, et al. Thoracic human vertebrae. Quantitative three-dimensional anatomy. *Spine.* 1991;16:888–901.
5. Yashon D. *Spinal injury.* New York: Appleton-Century-Crofts; 1978:98.
6. Dijkers M, Bryce T, Zanca J. Prevalence of chronic pain after traumatic spinal cord injury: a systematic review. *J Rehabil Res Dev.* 2009;46:13–29.
7. Finnerup NB. Pain in patients with spinal cord injury. *Pain.* 2013;154(suppl 1):S71–76.
8. Tasiemski T, Kennedy P, Gardner BP, et al. The association of sports and physical recreation with life satisfaction in a community sample of people with spinal cord injuries. *NeuroRehabilitation.* 2005;20:253–265.
9. Williams R, Murray A. Prevalence of depression after spinal cord injury: a meta-analysis. *Arch Phys Med Rehabil.* 2015;96:133–140.
10. Bergman S. Bowel management. In: Nesathurai S, ed. *The rehabilitation of people with spinal cord injury.* 3rd ed. Whitinsville: Arbuckle Academic Publishers; 2013:59–64.
11. Gélis A, Dupeyron A, Legros P, et al. Pressure ulcer risk factors in persons with spinal cord injury part 2: the chronic stage. *Spinal Cord.* 2009;47:651–661.
12. Glover M. Pressure ulcers. In: Nesathurai S, ed. *The rehabilitation of people with spinal cord injury.* 3rd ed. Whitinsville: Arbuckle Academic

Publishers; 2013:65–72.

13. Felix ER. Chronic neuropathic pain in SCI: evaluation and treatment. *Phys Med Rehabil Clin N Am*. 2014;25:545–571.

14. Panicker JN, Fowler CJ, Kessler TM. Lower urinary tract dysfunction in the neurological patient: clinical assessment and management. *Lancet Neurol*. 2015;14:720–732.

15. Hess MJ, Zhan EH, Foo DK, et al. Bladder cancer in patients with spinal cord injury. *J Spinal Cord Med*. 2003;26:335–338.

16. Lee-Robichaud H, Thomas K, Morgan J, et al. Lactulose versus poly-ethylene glycol for chronic constipation. *Cochrane Database Syst Rev*. 2010;7:CD007570.

17. McCullumsmith CB, Kalpakjian CZ, Richards JS, et al. Novel risk factors associated with current suicidal ideation and lifetime suicide attempts in individuals with spinal cord injury. *Arch Phys Med Rehabil*. 2015;96:799–808.

18. Ducharme S. Sexuality and spinal cord injury. In: Nesathurai S, ed. *The rehabilitation of people with spinal cord injury*. 3rd ed. Whitinsville: Arbuckle Academic Publishers; 2013:95–100.

19. Rizio N, Tran C, Sorenson M. Efficacy and satisfaction rates of oral PDE5is in the treatment of erectile dysfunction secondary to spinal cord injury: a review of literature. *J Spinal Cord Med*. 2012;35:219–228.

20. Smith AE, Molton IR, McMullen K, et al. Sexual function, satis-faction, and use of aids for sexual activity in middle-aged adults with long-term physical disability. *Top Spinal Cord Inj Rehabil*. 2015;21:227–232.

21. Soler JM, Previnaire JG. Ejaculatory dysfunction in spinal cord injury men is suggestive of dyssynergic ejaculation. *Eur J Phys Rehabil Med*. 2011;47:677–681.

22. Patki P, Woodhouse J, Hamid R, et al. Effects of spinal cord injury on semen parameters. *J Spinal Cord Med*. 2008;31:27–32.

23. Kathiresan AS, Ibrahim E, Modh R, et al. Semen quality in ejaculates produced by masturbation in men with spinal cord injury. *Spinal Cord*. 2012;50:891–894.

24. Dimitriadis F, Karakitsios K, Tsounapi P, et al. Erectile function and male reproduction in men with spinal cord injury: a review. *Andrologia*. 2010;42:139–165.

25. Elliot S. Sexual dysfunction and infertility in men with spinal cord dis-orders. In: Lin V, ed. *Spinal cord medicine: principles and practice*. New York: Demos; 2003:349–365.

26. Alexander MS, Rosen RC, Steinberg S, et al. Sildenafil in women with sexual arousal disorder following spinal cord injury. *Spinal Cord*. 2011;49:273–279.

27. Sipski ML, Rosen RC, Alexander CJ, et al. Sildenafil effects on sexual and cardiovascular responses in women with spinal cord injury. *Urology*. 2000;55:812–815.

28. ACOG committee opinion: number 275. Obstetric management of patients with spinal cord injuries. *Obstet Gynecol*. 2002;100:625–627.

29. Hopkins AN, Alshaeri T, Akst SA, et al. Neurologic disease with preg-nancy and considerations for the obstetric anesthesiologist. *Semin Peri-natol*. 2014;38:359–369.

30. Teasell RW, Hsieh JT, Aubut JL, et al. Venous thromboembolism after spinal cord injury. *Arch Phys Med Rehabil*. 2009;90:232–245.

31. Teasell RW, Mehta S, Aubut JL, et al. A systematic review of the thera-peutic interventions for heterotopic ossification after spinal cord injury. *Spinal Cord*. 2010;48:512–521.

32. van Kuijk AA, Geurts ACH, van Kuppevelt HJM. Neurogenic hetero-topic ossification in spinal cord injury. *Spinal Cord*. 2002;40:313–326.

33. Battaglino RA, Lazzari AA, Garshick E, et al. Spinal cord injury–induced osteoporosis: pathogenesis and emerging therapies. *Curr Osteoporos Rep*. 2012;10:278–285.

34. Roaf E. Aging and spinal cord injury. In: Nesathurai S, ed. *The rehabili-tation of people with spinal cord injury*. 3rd ed. Whitinsville: Arbuckle Academic Publishers; 2013:101–108.

35. Chang KV, Hung CY, Chen WS, et al. Effectiveness of bisphosphonate analogues and functional electrical stimulation on attenuating post-injury osteoporosis in spinal cord injury patients-a systematic review and meta-analysis. *PLoS One*. 2013;22(8):e81124.

36. Consortium for Spinal Cord Medicine. *Acute management of autonomic dysreflexia: individuals with spinal cord injury presenting to health care facilities*. 2nd ed. Washington, DC: Paralyzed Veterans of America; 2001.

37. DeSantis N. Autonomic dysfunction. In: Nesathurai S, ed. *The rehabili-tation of people with spinal cord injury*. 3rd ed. Whitinsville: Arbuckle Academic Publishers; 2013:77–80.

38. Nesathurai S, Gwardjan A. Initial rehabilitation medicine consultation. In: Nesathurai S, ed. *The rehabilitation of people with spinal cord injury*. 3rd ed. Whitinsville: Arbuckle Academic Publishers; 2013:41–47.

39. Sheel W, Reid D, Townson A, et al. Respiratory managment following spinal cord injury. In: Eng J, Teasell R, Miller W, et al., eds. *Spinal cord injury rehabilitation evidence*. Vancouver: SCIRE Project; 2014:1–55. Version5.0.

40. Lam T, Wolfe D, Domingo A, et al. Lower limb rehabilitation following spinal cord injury. In: Eng J, Teasell R, Miller W, et al., eds. *Spinal cord injury rehabilitation evidence*. Vancouver: SCIRE Project; 2014:1–74. Version5.0.

41. Louie DR, Eng JJ, Lam T. Gait speed using powered robotic exoskele-tons after spinal cord injury: a systematic review and correlational study. *J Neuroeng Rehabil*. 2015;14(12):82.

42. Schwartz I, Meiner Z. Robotic-assisted gait training in neurological patients: who may benefit? *Ann Biomed Eng*. 2015;43:1260–1269.

43. Karimi MT. Robotic rehabilitation of spinal cord injury individual. *Ortop Traumatol Rehabil*. 2013;15:1–7.

44. Singh R, McD Taylor D, D'Souza D, et al. Injuries significantly asso-ciated with thoracic spine fractures: a case-control study. *Emerg Med Australas*. 2009;21:419–423.

第 158 章

脊髓损伤（腰骶段）

Sunil Sabharwal, MD, MRCP（UK）

同义词

截瘫

脊髓圆锥综合征

马尾综合征

ICD-10 编码

G82.20	截瘫，非特指
G82.21	截瘫，完全性
G82.22	截瘫，不完全性
G83.4	马尾综合征
G83.9	麻痹综合征，非特指
S32.009	非特指腰椎的非特定骨折
S34.109	非特指腰脊髓水平的非特指损伤
S32.10	非特指的骶骨骨折
S34.139	非特指的骶髓损伤

为 S32 添加第七个字符（A-初期出现闭合性骨折，B-初期出现开放性骨折，D-并发骨折伴常规愈合，G-并发骨折伴延迟愈合，K-并发骨折伴骨折不愈合，P-并发骨折伴畸形愈合，S-后遗症）

为 S34 添加第七个字符描述护理过程

定义

腰骶段脊髓损伤（spinal cord injury，SCI）是指继发于椎管内神经元的损伤，引起的腰椎或骶椎节段脊髓的运动或感觉功能受损或丧失[1]。这种节段平面的损伤不累及上肢和躯干功能，但会累及下肢和盆腔器官。

腰骶段脊髓损伤和截瘫也常被用于特指脊髓圆锥和马尾神经损伤，但不是由于椎管外神经受累而导致的感觉运动功能受损（如腰骶丛病变或周围神经损伤）。脊髓圆锥综合征多归因于椎管内的骶脊髓（conus）和腰神经根损伤。马尾综合征是指神经管内腰骶神经根的损伤。

在英国国家脊髓损伤模型系统数据库（national Spinal Cord Injury Model Systems database）中，腰骶部损伤约占创伤性脊髓损伤病例的 11%，其中 L_1 是最常见的神经节段[2]。最常见的损伤原因包括车祸、坠落、暴力和运动损伤[3,4]。通常受伤原因与受伤节段存在关联性，并且暴力更容易引起截瘫，而不是颈椎受伤引起的四肢瘫。除了外伤，非创伤性的损害包括中央型椎间盘突出（最常见于 $L_4 \sim L_5$）、椎管狭窄、肿瘤、脓肿和血肿。

神经和骨骼损伤节段的关系

腰骶段脊髓损伤是以脊髓损伤节段划分的，而不是骨骼损伤节段。由于脊髓和脊柱长度之间的差异，$L_1 \sim L_5$ 脊髓节段通常位于 $T_{11} \sim T_{12}$ 椎骨水平，$S_1 \sim S_5$ 骶髓节段在 L_1 椎骨水平。脊髓通常终止于 $T_{12} \sim L_2$（最常见于 L_1 椎骨），并且在这个节段的骨损伤所涉及的椎管神经损伤通常会伤及马尾。T_{12} 和 L_1 椎体水平的病变可能导致马尾和脊髓圆锥混合病变（图 158.1）。

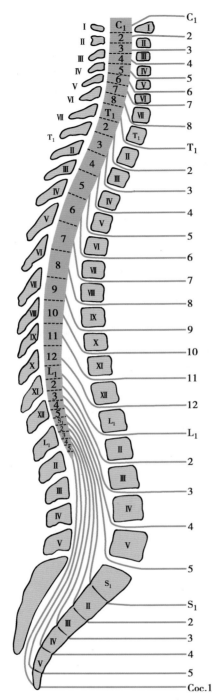

图 158.1　由于脊柱和脊髓的长度不同,脊髓节段与脊椎水平之间存在差异

症状

腰骶段脊髓损伤可能表现为下肢无力,麻木和刺痛,膀胱(见第 138 章)和肠道(见第 139 章)功能紊乱(尿潴留,便秘,尿失禁),阳痿,背痛和肛周烧灼感或下肢疼痛。

对于长期存在背痛问题的患者在出现新症状时,患者及医疗服务提供者有时会出现忽视的倾向。很多腰背痛和坐骨神经痛的新患者,出现肛周感觉变化或膀胱症状,应该及时进行影像学检查和就诊。对于脊柱术后或正在进行抗凝治疗的患者,膀胱和骶尾部感觉的异常是怀疑血肿的高度指征[5,6]。

在门诊,很多患者也可能出现并发症和相应问题,如尿道感染或压疮[7,8]。伴随脊髓损伤的患者可能存在不明确的、非典型的或者非特异性的症状。尿频、尿急、排尿困难等典型的泌尿系感染症状并没有出现,可能只是出现自发性排尿频率增加或肌肉痉挛增加[5]。发热和不适可能是由于泌尿系感染,但也可能是由于其他感染(如压疮导致的骨髓炎)或非感染性的原因,如骨质疏松性长骨骨折,深静脉血栓形成,异位骨化或药物热(例如抗生素)。单侧下肢的肿胀可能仅仅是骨质疏松导致的下肢骨折,也可能是由于脊髓损伤后的深静脉血栓形成,异位骨化,血肿形成或蜂窝织炎[5]。

疼痛是脊髓损伤的常见症状,一些研究表明,截瘫患者的疼痛发生率甚至可能高于颈部损伤和四肢瘫痪患者。据报道,在大群体样本中,脊髓损伤患者的上肢创伤性疼痛为 30% ~ 78% ,以肩部疼痛最常见,神经源性疼痛在 35% ~ 40% 。对于疼痛的综合评价,需要准确地判断疼痛的潜在原因:创伤性、神经源性或两者兼具。

上肢远端新发的感觉减退可能表明创伤后脊髓空洞症进展到颈髓或周围神经卡压,如腕管正中神经或肘部尺神经[10]。慢性脊髓损伤的患者下肢无力或麻木症状的进展或加重,表明可能存在创伤后脊髓空洞症或因脊柱变形或失稳导致的脊髓及神经根卡压的出现。

便血通常由痔引起,也可能是由于更加严重的疾病,如结肠癌[11]。同样,血尿可能是由于尿路感染、结石或尿管源性创伤,但膀胱癌也应该被考虑,尤其是吸烟者和长期导尿管留置患者。

情绪障碍在脊髓损伤中很常见[12]。抑郁可能表现为躯体症状,如兴趣的改变或睡眠障碍,虽然很多脊髓损伤患者的一些症状难以阐释,如活力的缺失[13,14]。因为许多疾病可能产生相似的躯体症状,所以询问通常与抑郁有关的特定症状是有益的,如自杀倾向,烦躁,绝望和自卑。早醒是早期抑郁症的表现,并且由抑郁引起的乏力在早晨也会更加严重。

体格检查

脊柱视诊和触诊

疼痛引起的肌肉痉挛可能会使腰椎前凸减少。脊柱骨折可能导致畸形,并且触诊能找到局部压痛区域。

并发损伤的证据

并发伤包括头外伤、四肢骨折和腹部内脏损伤,可能伴有腰骶部脊髓损伤,体格检查时应该注意。

神经系统检查

神经系统检查按照美国脊髓损伤协会发布的国际脊髓损伤神经功能和功能分类标准进行[1]。神经系统检查有时可能难以察觉(例如,会阴部感觉受限或尿潴留),有时可能会由于常规留置导尿管或药物的镇静而错过急性创伤下的评估,除非这些被充分考虑[6,15]。应定期进行神经系统检查,以监测症状改善或恶化[16,17]。

感觉检查

感觉检查主要是通过对身体左右两侧每个皮区的关键点(表 158.1)进行针刺(用一次性大头针)和轻触(用棉花测试)来完成的。针刺和轻触感在每个关键点以 3 个等级进行评分:0,缺失;1,受损;2,正常。针刺感测试时,无法区分钝感和尖锐感,评分为 0。

表 158.1　腰骶脊髓部分的感觉关键点

平面	感觉关键点
T_{12}	腹股沟韧带中点
L_1	T_{12} 和 L_2 之间 1/2 处
L_2	大腿中前部
L_3	股骨内侧髁
L_4	内踝
L_5	足背第三跖趾关节
S_1	足跟外侧
S_2	腘窝中点
S_3	坐骨结节
$S_4 \sim S_5$	肛周区域(作为同一水平)

运动检查

肌力按 0~5 划分为 6 个等级,0 级无肌肉收缩,5 级属于正常肌力。对于腰骶部,评估双侧 5 个关键肌群(表 158.2)。

表 158.2　腰骶部肌力的关键肌群

平面	肌群	测试关键肌 4 级和 5 级肌力的体位
L_2	屈髋肌(髂腰肌)	髋关节屈曲至 90°
L_3	伸膝肌(股四头肌)	膝关节屈曲至 15°
L_4	踝背伸肌(胫骨前肌)	踝完全背屈的位置
L_5	跗趾伸肌(拇长伸肌)	第一足趾完全伸直
S_1	踝跖屈肌(腓肠肌,比目鱼肌)	髋关节处于旋转中立位,膝关节完全伸直,踝关节完全跖屈

神经直肠检查

神经直肠检查包括肛门深感觉的检查和肛门指检时检测者手指的感觉,测试肛门外括约肌的自主收缩(分为存在或不存在)。如果肛门括约肌有自主收缩,则患者属于运动不完全损伤。

其他神经性检查

除了这些脊髓损伤典型的神经系统必要检查,位置觉和深感觉及其他下肢肌肉的肌力,例如腘绳肌和髋内收肌,必要时也应进行检查。检查还包括评估肌肉牵张反射、肌张力、肛门括约肌肌张力、球海绵体反射和足底反射。

脊髓圆锥和马尾损伤

检查将随着损伤节段及脊髓圆锥和马尾的相对受累而变化,并且可能包括下或上运动神经元受累的证据。脊髓圆锥以上节段受伤的患者通常出现与上运动神经元或骶上脊髓损伤一致的体征,而低于该水平的患者出现与下运动神经元损伤一致的临床表现。影响移行节段两个区域的损伤(通常在 L_1 椎体节段的损伤)可能出现混合的表现。脊髓圆锥损伤的典型症状是骶区感觉障碍(鞍区和会阴区感觉麻木),肛门括约肌松弛,肛门和球海绵体反射丧失,以及下肢肌肉无力。马尾神经受累导致不对称性肌肉萎缩,生理反射消失,神经根型感觉丧失和括约肌功能障碍[1,15]。

皮肤检查

进行皮肤检查时要特别注意容易形成压疮的区域。这些包括骶-尾骨,足踝,股骨粗隆和坐骨结节[18]。

功能受限

腰骶部脊髓损伤可导致显著的功能缺陷[16,19]。

包括由于自主神经失调导致的膀胱、肠道以及性功能障碍,以及活动能力受损导致的下肢运动受限。

预期功能结局

基于损伤的程度和脊髓的完整性可以对预后进行预判。脊髓医学联盟发布了脊髓损伤预后的临床实践指南,在多个方面对每个平面损伤的预期功能进行了评估[16]。腰骶部完全性脊髓损伤的预期功能结局见表 158.3。

表 158.3　腰骶部完全性脊髓损伤患者的功能预后		
范畴	预期功能活动能力	辅助工具
直肠管理	独立	马桶坐垫
膀胱管理	独立	
床上活动	独立	全尺寸标准床
床椅转移	独立	
减压	独立	轮椅减压垫
轮椅技能	室内外独立	手动轻量级轮椅
站立和转移	功能性站立:独立 步行:功能性步行,需部分辅助具 $L_1 \sim L_2$:家庭内功能性步行 $L_3 \sim S_5$:社区内功能性步行	站立架 膝-踝-足支具或踝-足支具辅助 必要的前臂拐或手杖
进食,梳洗,打扮和洗澡	独立	淋浴椅或环境改造的淋浴装置 手持式淋浴器
交流	独立	
交通工具	独立使用轮椅进出的汽车,包括轮椅的装载和卸载	可手动控制
家务	可以独立准备食物,完成较轻的家务活动和部分帮助下完成较重的家务活动	

Modified from Consortium for Spinal Cord Medicine. *Outcomes following traumatic spinal cord injury. Clinical practice guidelines for health care professionals.* Washington, DC; Paralyzed Veterans of America; 1999.

转移

腰骶部脊髓损伤患者一般应具备独立驱动轮椅的能力,并在步行能力方面具有最大的潜力。如果屈髋肌和伸膝肌在损伤后的最初几天内出现了肌力,则有可能实现功能性和社区内步行。据报道,脊髓损伤后独立行走的个体需要骨盆区域的控制,双侧屈髋关节肌力达 3/5 级(抗重力),以推进下肢运动,以及至少单侧膝关节伸肌肌力达 3/5 级(仅需一个 KAFO)[20]。此外,还有其他的变化和因素影响步行的结果,但在 $L_1 \sim L_2$ 节段腰骶部完全性脊髓损伤

的患者,一般能达到的预期为家庭内步行;$L_3 \sim S_5$ 节段损伤的目标为社区内步行。下肢运动评分可以预测患者行走的可能性。在完全性脊髓损伤患者中,若 1 个月时分值为 0 或 1~9,则 1 年内可行走的概率为小于 1% 或 45%。在不完全性脊髓损伤的患者中,1 年内可行走的概率为 33%(0 分),70%(1~9分),100%(10 分以上)[21]。

肠道、膀胱和性功能障碍

在这些患者中(见第 138 章和第 139 章)直肠、膀胱和性功能可能会有严重的功能障碍。

骶段以上的脊髓损伤通常与上运动神经元损伤有关;病变通常累及 $S_2 \sim S_4$ 节段前角细胞或马尾神经,肠道神经系统反射性减低,其特征为大便排出缓慢、大便干燥、呈圆形,称为硬块粪便,并有因肛门外括约肌失神经而大便失禁的风险[11,22]。根据损伤部位和上下运动神经元损伤程度的不同,可出现反射性过强、反射消失或混合型神经源性膀胱[5,23]。球海绵体反射消失和肛门肌力的消失提示膀胱和肠道下运动神经元功能障碍的可能。性功能障碍很常见[24]。骶部脊髓损伤的男性常失去反射性勃起的能力,尽管一些人可能保留了心理性勃起。射精通常是受损的,但在那些运动神经元受损程度较低的患者中,射精能力可能被保留的比例更高。

影响预后的因素

无论是伤害感受性疼痛还是神经病理性疼痛,都可能影响功能[8,9,25,26]。马尾损伤引起的神经源性疼痛比仅限于圆锥髓质损伤更常见。年龄、并发损伤或并发症、身体状况、社会心理和文化因素、个人目标都会显著影响预后。

诊断分析

脊柱影像学

放射学和实验室研究被用来定位病理改变的位置和潜在的原因[15]。X 线平片通常包括正位、侧位和斜位。整个脊柱应该是可见的,因为各种节段的损伤并不罕见。CT 可为发现骨折及骨折块侵入椎管提供最佳的可视化检查。MRI 对软组织的可视化极具优势,包括韧带、椎间盘、硬膜外或硬膜下血肿、脊髓出血或水肿。

电诊断

肌电图和神经传导研究有助于区分脊髓或马尾的病变与腰骶神经丛或周围神经的病变。

泌尿系统检查

尿流动力学研究有助于评估神经源性膀胱和括约肌功能障碍的类型和程度。由于膀胱癌的风险增加,长期留置导尿管的患者可能需要定期进行膀胱镜检查[23]。对神经源性膀胱患者上尿路的检查包括肾脏超声、肾扫描、腹部 X 线片和腹部 CT,

但目前对这些检查的类型、适应证或频率尚未达成共识[27]。

鉴别诊断

中央型椎间盘突出症
腰椎管狭窄伴脊髓或马尾受压
原发性或转移性脊柱肿瘤
脊柱感染或脓肿
脊髓硬膜外血肿
腰骶神经丛损伤
涉及多种神经的疾病(如多神经病变,吉兰-巴雷综合征)

治疗

早期治疗

对任何被认为有持续性脊柱损伤的患者的早期治疗应包括充分的脊柱固定,将患者脊柱处于中立位仰卧置于硬板上。在急性创伤的处置中,气道通畅和血流动力学状态应优先考虑。

康复治疗

关于运动恢复潜力的评估结果可用于设定功能的恢复目标及计划可能需要的辅助用具(见表 158.3),个别因素和生活条件可能会影响可实现的目标应引起关注。影响康复的重要因素还包括多个学科的治疗方法,建立个性化的康复计划,考虑到特有的障碍和设施,并且需患者本人积极地参与目标的制订中[5]。

肠道管理

应制订个性化的肠道护理计划(见第 139章)[11,22,28]。对于上运动神经元(反射性)直肠功能障碍,包括肛门电刺激。对于下运动神经元(反射消失)肠功能障碍,反射刺激无效;需要戴上手套,润滑手指进行手动排泄,同时做瓦尔萨尔瓦动作或腹部按摩,以增加结肠周围的压力,将粪便推出体外。人工清除嵌塞的方法是使用膨松剂来保持大便的黏稠度。

膀胱管理

最理想的膀胱管理(见第 138 章)为最大限度地减少泌尿系并发症,保留上尿路,并与个人的生活方式一致[23]。由于腰骶部损伤患者的手部功能是完整的,若需要进行膀胱管理,他们应该能够进行间歇性导尿术。如果尿道解剖不正常,认知差,不愿遵从导尿计划,或膀胱容积持续增大伴随大量液体摄入,可能需要留置导管。Condom 导管是一种适合男性患者的排尿方式,可以在低压时完全排尿。在下运动神经元损伤、低出口阻力的患者身上,可能会考虑使用 Crede 和瓦尔萨尔瓦动作。

对于疑似尿路感染的患者,在等待尿培养结果的同时可进行抗生素经验治疗,随后根据药敏试验结果进行调整[5,29]。如果抗生素治疗无效或感染原位复发,特别是在菌尿情况下,应考虑是否存在尿路梗阻、结石、反流、脓肿或前列腺炎。长期留置导管患者合并无症状细菌尿时,通常不建议使用抗生素。

疼痛和痉挛

疼痛的伤害性原因应该被鉴别和处理[9,26]。许多药物,包括抗惊厥药和三环类抗抑郁药都已尝试过,可能有助于治疗脊髓损伤后的神经源性疼痛,但没有一种药物被证明始终有效。非药物干预和患者宣教是重要的,不应忽视。经皮神经电刺激可能有助于改善损伤节段上产生的疼痛。相对于其他治疗方法,对于无反应的疼痛可能需要成倍的处方剂量。尽量减少对关节有损伤的体位,避免上肢的重复性任务,在转移过程中使用恰当的指令以尽量减少上肢损伤,选择最适宜的轮椅和训练,以及上半身的灵活性和抗阻力训练,这些都是对保持上肢功能和减少上肢过度使用引起的慢性疼痛的重要因素[26]。

痉挛(见第 154 章)在腰骶部脊髓损伤中比在颈椎或高位胸椎脊髓损伤中更少见。痉挛的管理包括消除潜在的有害刺激、物理因子干预、系统用药、化学去神经技术,鞘内药物,但很少有骨科或神经外科手术。非药物干预包括体位摆放和牵伸(如仰卧位牵拉髋关节屈肌及牵拉腘绳肌和跟腱,以预防紧张和挛缩)。有几种药物可用于治疗与脊髓损伤有关的痉挛,包括巴氯芬、替扎尼定、加巴喷丁和苯二氮䓬类[30]。

压疮预防

对于压疮预防,患者的宣教至关重要(见第 149 章)。避免长时间的体位制动、减压设备(institution of pressure relief)、坐位减压阀系统(prescription of pressure reducing seating systems)和良好的支撑表面对预防压疮非常重要。每天都要进行全面的皮肤检查,特别要注意易受伤害的麻木部位(如骶尾骨,坐骨,转子,足跟)。同时,应强调适当的营养摄入和戒烟[18]。

流程

痉挛

用苯酚或乙醇进行的运动点或神经阻滞可能有助于治疗下肢局部的痉挛(如,用于髋内收肌或踝跖屈肌),这些受定位、移动和卫生的影响。肌内注射肉毒毒素是另一种选择。

疼痛

肩峰下滑囊炎引起的肩痛可以局部皮质类固醇注射,类似腕管综合征引起的不适。

压疮

压疮的清创治疗可在床边进行,以清除坏死组织,但如果坏死范围较广,则可能需要在手术室进行清创术。

技术设备

下肢功能电刺激

在适当的步行阶段应用下肢功能电刺激(FES),已被用于促进脊髓损伤患者的步行恢复[31]。它可能只针对某一个动作(如踝关节背屈无力的患者可以使用电刺激抵消足下垂),或该系统可能有更复杂的限制因素。这些限制因素包括肌肉疲劳、电极失效、自主反射功能障碍、痉挛、电子硬件笨重,在训练时需要加以考虑。电刺激也被证明能显著促进压疮的愈合。然而,还需要更多的研究来标准化刺激参数并进行更严格的试验[32]。

手术

脊柱

当胸腰椎骨折伴腰骶部脊髓损伤并且伴有机械不稳定、疼痛、畸形或进行性神经损伤时,手术减压和节段内固定可用于重建脊柱排列、恢复稳定性和早期活动[33,34]。手术干预的理想时机和适应证仍存在争议。

压疮

深部压疮可能需要整形手术。这包括溃疡切除及周围瘢痕、肌肉和肌皮瓣闭合[18]。

上肢疼痛

对于上肢长期过度使用，经临床医疗和康复治疗无效的症状，有时可以考虑手术（如用于腕管综合征或肩袖疾病）。若上肢继续过度使用，其治疗结果往往很差[26]。

膀胱和肠道功能障碍

外科治疗尿石症包括膀胱镜治疗膀胱结石，碎石术和经皮肾镜取石术治疗较大的肾结石。对于逼尿肌-括约肌协同障碍的患者，可以考虑使用内尿道支架或经尿道括约肌切开术[23]。神经源性肠道患者在典型的肠道护理中有明显的困难或并发症，可作为结肠造口术的指征。这一处理需要谨慎地选择患者和个性化，以确保这是适当的[22]。

创伤后脊髓空洞症

外伤后脊髓空洞症伴顽固性疼痛或神经功能减退，可能需要手术放置分流器。

潜在的疾病并发症

腰骶部脊髓损伤患者易并发多系统并发症[7,8]。尿路感染和压疮是截瘫患者住院最常见的两种并发症，可导致全身菌血症[35]。迟发性神经功能恶化可能由于脊柱不稳定、进行性脊柱畸形或创伤后脊髓空洞症。上肢过度使用可导致肩痛，这种疼痛是由于肩袖损伤或神经卡压（如腕管综合征）[26]。下肢关节挛缩（如跟腱挛缩）可能会影响转移和轮椅的摆放。未经治疗的逼尿肌括约肌功能障碍或膀胱顺应性低的患者，膀胱压力过高可能导致上尿路损伤。神经源性肠胃的潜在并发症包括肛肠问题（痔、肛裂）、中毒性巨结肠和结肠穿孔。

潜在的治疗并发症

神经功能退变可能是由于脊柱失稳或手术器械

的损伤。其他手术并发症包括硬脑膜撕裂伴脑脊液漏、手术部位感染、假关节形成（可能导致进行性畸形）和慢性疼痛。

由于脊髓损伤患者经常使用多种处方（例如，治疗疼痛、痉挛、膀胱或肠道功能障碍），药物相关的副作用和并发症是常见的。导尿的并发症包括尿道损伤、糜烂、狭窄、尿路感染和附睾炎[23]。慢性留置导管增加结石和膀胱鳞状细胞癌的风险。

（李奇　译　高峰　校　何红晨　审）

参考文献

1. *International Standards for Neurological and Functional Classification of Spinal Cord Injury. Revised 2011, updated 2015.* Atlanta, GA: American Spinal Injury Association; 2015.
2. Devivo MJ. Epidemiology of traumatic spinal cord injury: trends and future implications. *Spinal Cord.* 2012;50:365–372.
3. National Spinal Cord Injury Statistical Center. University of Alabama at Birmingham; 2016 Annual statistical report – complete public version.
4. National Spinal Cord Injury Statistical Center. Spinal cord injury: facts and figures at a glance. *J Spinal Cord Med.* 2017;40:377–378.
5. Sabharwal S. *Essentials of spinal cord medicine.* New York: Demos Medical Publishing; 2014.
6. Lavy C, James A, Wilson-MacDonald J, Fairbank J. Cauda equina syndrome. *BMJ.* 2009;338:b936.
7. Bauman WA, Korsten MA, Radulovic M, Schilero GJ, Wecht JM, Spungen AM. 31st g. Heiner sell lectureship: secondary medical consequences of spinal cord injury. *Top Spinal Cord Inj Rehabil.* 2012;18(4):354–378.
8. Adriaansen JJ, Ruijs LE, van Koppenhagen CF, et al. Secondary health conditions and quality of life in persons living with spinal cord injury for at least ten years. *J Rehabil Med.* 2016;48(10):853–860.
9. Cardenas DD, Felix ER. Pain after spinal cord injury: a review of classification, treatment approaches, and treatment assessment. *PM R.* 2009;1(12):1077–1090.
10. Little JW, Burns SP, James JJ, Stiens SA. Neurologic recovery and neurologic decline after spinal cord injury. *Phys Med Rehabil Clin N Am.* 2000;11(1):73–89.
11. Stiens SA, Bergman SB, Goetz LL. Neurogenic bowel dysfunction after spinal cord injury: clinical evaluation and rehabilitative management. *Arch Phys Med Rehabil.* 1997;78:S86–S100.
12. Williams R, Murray A. Prevalence of depression after spinal cord injury: a meta-analysis. *Arch Phys Med Rehabil.* 2015;96(1):133–140.
13. Consortium for Spinal Cord Medicine. *Depression following spinal cord injury. Clinical practice guidelines for health care professionals.* Washington, DC: Paralyzed Veterans of America; 1998. www.pva.org.
14. Bombardier CH, Richards S, Krause JS, et al. Symptoms of major depression in people with spinal cord injury: implications for screening. *Arch Phys Med Rehabil.* 2004;85:1749–1756.
15. Harrop JS, Hunt GE Jr, Vaccaro AR. Conus medullaris and cauda equina syndrome as a result of traumatic injuries: management principles. *Neurosurg Focus.* 2004;16:19–23.
16. Consortium for Spinal Cord Medicine. *Outcomes following traumatic spinal cord injury. Clinical practice guidelines for health care professionals.* Washington, DC: Paralyzed Veterans of America; 1999. www.pva.org.
17. Consortium for Spinal Cord Medicine. *Early acute management in adults with spinal cord injury.* Washington, DC: Paralyzed Veterans of America; 2008. www.pva.org.
18. Consortium for Spinal Cord Medicine. *Pressure ulcer prevention and treatment following spinal cord injury.* 2nd ed. *clinical practice guidelines for health care professionals.* Washington, DC: Paralyzed Veterans of America; 2014. www.pva.org.
19. Kingwell SP, Curt A, Dvorak MF. Factors affecting neurological outcome in traumatic conus medullaris and cauda equina injuries. *Neurosurg Focus.* 2008;25(5):E7.
20. Hussey RW, Stauffer ES. Spinal cord injury: requirements for ambulation. *Arch Phys Med Rehabil.* 1973;54(12):544–547.

21. Waters RL, Adkins R, Yakura J, Sie I. Donal Munro Lecture: functional and neurologic recovery following acute SCI. *J Spinal Cord Med.* 1998;21(3):195–199.

22. Consortium for Spinal Cord Medicine. *Neurogenic bowel management in adults with spinal cord injury. Clinical practice guidelines for health care professionals.* Washington, DC: Paralyzed Veterans of America; 1998. www.pva.org.

23. Consortium for Spinal Cord Medicine. *Bladder management for adults with spinal cord injury. Clinical practice guidelines for health care professionals.* Washington, DC: Paralyzed Veterans of America; 2006. www.pva.org.

24. Consortium for Spinal Cord Medicine. *Sexuality and reproductive health in adults with spinal cord injury. Clinical practice guidelines for health care professionals.* Washington, DC: Paralyzed Veterans of America; 2010. www.pva.org.

25. Bryce TN, Biering-Sørensen F, Finnerup NB, et al. International spinal cord injury pain classification: part I. Background and description. 2009. *Spinal Cord.* 2012;50:413–417.

26. Consortium for Spinal Cord Medicine. *Preservation of upper limb function following spinal cord injury. Clinical practice guidelines for health care professionals.* Washington, DC: Paralyzed Veterans of America; 2005. www.pva.org.

27. Vince RA Jr, Klausner AP. Surveillance strategies for neurogenic lower urinary tract dysfunction. *Urol Clin North Am.* 2017;44(3):367–375.

28. Cotterill N, Madersbacher H, Wyndaele JJ, et al. Neurogenic bowel dysfunction: clinical management recommendations of the Neurologic Incontinence Committee of the Fifth International Consultation on Incontinence. *Neurourol Urodyn.* 2018;37(1):46–53.

29. Pannek J, Wöllner J. Management of urinary tract infections in patients with neurogenic bladder: challenges and solutions. *Res Rep Urol.* 2017;9:121–127.

30. Rekand T. Clinical assessment and management of spasticity: a review. *Acta Neurol Scand Suppl.* 2010;190:62–66.

31. Kim CM, Eng JJ, Whittaker MW. Effects of a simple functional electric system and/or a hinged ankle-foot orthosis on walking in persons with incomplete spinal cord injury. *Arch Phys Med Rehabil.* 2004;85(10):1718–1723.

32. Liu LQ, Moody J, Traynor M, Dyson S, Gall A. A systematic review of electrical stimulation for pressure ulcer prevention and treatment in people with spinal cord injuries. *J Spinal Cord Med.* 2014;37(6):703–718.

33. McLain RF. Summary statement—thoracolumbar spine trauma. *Spine.* 2006;31(Suppl):S103.

34. Todd NV, Dickson RA. Standards of care in cauda equina syndrome. *Br J Neurosurg.* 2016;30(5):518–522.

35. Cardenas DD, Hoffman JM, Kirshblum S, et al. Etiology and incidence of rehospitalization after traumatic spinal cord injury. *Arch Phys Med Rehabil.* 2004;85:1757–1763.

第 159 章

脑卒中

Joel Stein, MD

同义词

脑血管意外

脑发作

ICD-10 编码

I60.9	非创伤性蛛网膜下腔出血
I61.9	非创伤性脑内出血
I62.9	非创伤性颅内出血
I65.9	大脑前动脉阻塞和狭窄
I66.9	非特指脑动脉阻塞和狭窄
G45.9	非特指短暂脑缺血发作
I67.89	其他脑血管病变
I67.9	脑血管疾病, 非特指
I69.30	非特指脑梗死后遗症

定义

脑卒中是由于血管阻塞或血液供应不足导致脑实质梗死或出血而引起的后天性脑损伤。缺血性脑卒中最常见的原因是颅内或颅外大血管粥样硬化、小血管高血压病(脂质玻璃样变性)或来源于心脏或其他的栓塞。在美国,大约 15% 的脑卒中为出血性,最常见的原因是高血压出血、动脉瘤、血管畸形或脑淀粉样血管病。美国每年约有 80 万人脑卒中,全球约有 1 030 万人患有脑卒中,其中很大一部分幸存者留有永久性残疾[1]。在缺血性脑卒中的危险因素中,可改变的重要因素包括高血压、吸烟、糖尿病、肥胖、久坐不动的生活方式和高脂血症;无法改变的风险因素包括年龄、性别和种族/民族。出血性脑卒中的危险因素包括高血压、吸烟以及饮酒。

症状

脑卒中的症状取决于脑损伤的位置。例如,大脑左侧中动脉分布的脑卒中通常会导致右侧偏瘫、失语症和右侧同侧偏盲,而左侧内囊腔隙性梗死可能导致的右侧偏瘫程度较轻,且很少有其他症状。一般来说,行走、日常生活活动(ADL)、说话和吞咽困难是脑卒中的常见表现。由于失语症或构音障碍可能存在认知障碍(记忆、注意力、视觉空间知觉)和沟通障碍。医生应确定患者是否有性功能受损,否则患者可能不愿意主动告知。

虚弱、说话或吞咽困难、失语症、认知障碍、感觉丧失和视觉障碍是脑卒中最常见的症状,即使在最初的康复之后,这些方面的缺陷往往仍然存在。虚弱(典型的偏瘫)主要是由于运动控制的丧失而引起,一些脑卒中幸存者即使无法对受影响的一侧进行精确的分离运动,但仍能保持良好的肌肉力量。感觉丧失是脑卒中后另一种常见的损伤,尽管在受影响的区域完全丧失感觉并不常见。尿急、肌张力增高、疲劳、抑郁和疼痛都是脑卒中后可能出现的症状。脑卒中后可能发生反射性交感神经营养不良综合征(也称为 I 型复杂性局部痛综合征),尽管脑卒中后的大多数疼痛是由机械(如关节半脱位)或中枢(如丘脑疼痛综合征)原因引起的。抑郁症在脑卒中后很常见,影响多达 40% 的脑卒中幸存者。抑郁症应该被确定为脑卒中的可治疗并发症,而不是作为功能丧失的结果被接受。

体格检查

脑卒中后需要做完整的神经学检查。包括评估精神状态,脑神经,感觉,深层肌腱反射,异常反射(例如,Babinski),肌肉张力和力量,协调,移动功能(坐,转移,和步行)。在神经学检查中,各种卒中表现可导致许多不同的异常组合。常见的检查结果包括受累侧反射亢进和偏瘫,并伴有不同程度的感觉丧失。构音障碍,失语症或偏声忽略也可能存在,这取决于受影响的区域。偏瘫步态是常见的,伴随着步幅缩短,膝关节屈曲减少(僵硬步态),踝关节跖屈和内翻,以及画圈以帮助受影响的腿廓清地面。鉴于脑卒中后抑郁症的高患病率,评估情绪和情感是重要的。某种程度的悲伤通常是对突然致残事件的正常悲伤反应,应该根据症状的广泛性、持续时间以及与之相关的症状(如快感缺乏症)与真正的重度抑郁症区分开。情绪不稳定也可能发生,在轻微的刺激下会有短暂的哭泣或大笑。应测量患肢的活动范围;脑卒中长期偏瘫患者中常见踝关节跖屈挛缩和上肢挛缩,并影响康复治疗。肩半脱位可能发生在偏瘫患者,应予以注意和量化。检查皮肤是否有任何破损。肢体肿胀是常见的,应该注意。腿部支架、上肢夹板、吊带、轮椅和活动辅助设备的适配和功能应作为常规体检的一部分进行评估。

功能受限

运动能力下降是脑卒中后最常见的残疾。患者丧失日常活动的独立性也很常见,其中包括活动能力下降、上肢损伤和认知障碍。65 岁以上的脑卒中幸存者在脑卒中 6 个月后接受评估,30% 的人在没有帮助的情况下无法行走,26% 的人日常活动不独立,26% 的人住进了疗养院[2]。

脑卒中幸存者可能无法驾驶或使用公共交通工具。沟通困难会导致社交孤立。由于认知能力限制,有些人需要持续的监护。在严重的情况下,患有失语症或认知障碍的人可能无法独立生活。由逼尿肌不稳定和尿急引起的尿失禁会妨碍出门,导致皮肤破损和社交孤立。

诊断分析

在急性期,由于计算机断层扫描(CT)的可用性广泛以及对脑出血的高敏感性,它通常是第一个诊断检查。在一些城市已经部署了移动脑卒中单元,将 CT 扫描仪安装在改装后的救护车上,这样就可以对卒中进行快速的院前诊断。磁共振成像提供更高的解剖分辨率并避免辐射暴露。通过扩散加权序列和灌注加权序列,磁共振成像异常可以在非常早期的阶段得到证实。磁共振血管造影、计算机断层血管造影、无创血流研究、动态心电图监测和超声心动图是有助于确定脑卒中原因和确定预防卒中复发的最佳治疗方法的重要研究。在特定的患者中(特别是年轻人或没有典型危险因素的患者),需要对高凝状态进行评估。在既往脑卒中患者中,诊断研究通常针对脑卒中并发症,如持续性吞咽困难或尿失禁。吞咽造影研究对吞咽障碍很有用,内镜下的吞咽评估也很有用(见第 130 章)。尿动力学研究可能对评估尿路症状很有用,特别是在最初使用抗胆碱能药物治疗不成功的情况下。

治疗

早期治疗

在最初 3 小时内诊断缺血性脑卒中时,溶栓治疗已被证明可以减少残疾[3]。有证据表明,在脑卒中发作后 3 ~ 4.5h 内,溶栓治疗对特定的个体可能也有用[4]。机械取栓术在 6h 的时间窗内对于动脉闭塞并没有采取静脉溶栓患者的动脉恢复通畅是有效的[5,6]。阿司匹林(80 ~ 325mg)已被发现在急性期应用是有效的。在年轻的大面积缺血性脑卒中患者中,由于肿胀而引起的颅内压增高可能需要半侧颅骨切除以防止疝形成和死亡。在某些情况下,颅内大出血可能需要外科手术清除以挽救生命。

二级预防取决于脑卒中的原因。华法林、达比加群、阿哌沙班或利伐沙班常用于栓塞型脑卒中的二级预防,其中预防房颤患者脑卒中的证据最为广泛[7,8]。抗血小板药物用于预防大多数非心源性栓塞性脑卒中,或当抗凝治疗必须使用,但由于合并症而禁忌使用时,包括阿司匹林,氯吡格雷,或联合阿司匹林和双嘧达莫的组合。应针对所有脑卒中幸存者改善危险因素,包括高血压、糖尿病、高脂血症和肥胖的治疗以及戒烟和锻炼。

脑出血的治疗在某种程度上是基于推测的病因。对于高血压性出血,降压药物控制血压是治疗的主要手段。动静脉畸形可能需要栓塞治疗或手术切除;弹簧圈栓塞和/或手术夹闭可用于治疗脑动脉瘤。对于所有引起脑出血的原因,避免使用抗凝血剂、抗血小板药物和酒精是很重要的。

表 159.1 显示了门诊治疗脑卒中后症状的药物。抗胆碱能药物对膀胱逼尿肌不稳定有用。口服抗痉挛药物在许多情况下疗效有限(见第 154 章)。对于男性性功能障碍,磷酸二酯酶 5 型抑制剂可能

表 159.1	治疗脑卒中后症状常用的治疗药物	
药物种类	举例	应用
抗胆碱能类	奥昔布宁（尿多灵）	膀胱逼尿肌不稳定
	托特罗定（托特罗定）	
	索利那新（卫喜康）	
抗痉挛类	巴氯芬（力奥来素）	肌肉痉挛
	替托尼定（替扎尼定）	
	地西泮（安定）	
	丹曲洛林（丹曲林）	
磷酸二酯酶 5 型抑制剂	西地那非（万艾可）	勃起功能障碍
	伐地那非（艾力达）	
	他达拉非（西力士）	
选择性血清素再摄取抑制剂	氟西汀（百忧解）	脑卒中后抑郁
	帕罗西汀（赛乐特）	
	舍曲林（乐复得）	
	依他普仑（来士普）	
兴奋剂	哌甲酯（利他林）	注意力受损,觉醒
	右旋安非他命（迪西卷）	
优生药	莫达非尼（保清醒）	觉醒受损,注意力
	阿莫达非尼（阿莫达非尼）	
抗惊厥药	加巴喷丁（镇顽癫）	中枢疼痛综合征,癫痫
	卡马西平（得理多）	
	左乙拉西坦（开浦兰）	

有效。尽管许多抗抑郁药都是有效的,用选择性血清素再摄取抑制剂治疗脑卒中后抑郁症得到了广泛的应用。精神刺激剂（如哌甲酯）和促醒药（如莫达非尼）可能对注意力受损或觉醒有帮助。抗惊厥药用于中枢疼痛综合征但疗效不一。

康复治疗

康复计划必须根据脑卒中造成损害的严重程度和性质进行制定,并应结合循证指南[9]。对于符合入院标准并有机会进入康复医院或康复单元的患者,全面的多学科的住院患者康复计划优于亚急性照护（专业护理机构）[9]。在行动、沟通、认知或自我照料方面有明显功能障碍的脑卒中患者,如果能够参与并受益于每天 3h 或更长时间的强化康复治疗计划,通常会住院接受康复治疗。对这些人来说,通常在康复医院/康复单位出院后通过家庭护理或门诊服务继续进行康复。有更多限制和较轻缺陷的患者可以直接从急症护理医院出院回家,并参加门诊康复计划[10]。由于动机不足、严重认知障碍或预后不良而无法参加积极康复计划的患者,可以在亚急性期接受住院康复治疗（专业护理机构）,而不能直接出院的一些轻度障碍患者也可以这样做。在转介到住院患者康复机构与转介到专业护理机构之间存在着相当大的实践差异。

运动

治疗性运动项目通常以功能为导向,强调功能活动能力的恢复和执行日常生活活动的能力（图 159.1）。代偿技巧和家庭教学方面的指导有助于个人重返家庭。有大量证据表明,治疗性运动影响脑卒中后皮质重组,与运动控制和患肢功能使用的改善有关[11]。正在研究的提高运动能力的新方法包括强制性运动疗法（强制应用）、机器人辅助运动训练（图 159.2）和虚拟现实运动训练[12-14]。这些新技术似乎改善了运动功能,但改善幅度不大,促进恢复的最佳锻炼计划仍有待确定。

电刺激

无创脑刺激作为提高运动恢复和治疗脑卒中后失语症的一种手段。这可以通过经颅磁刺激或经颅直流电刺激来实现。初步研究表明,经颅直流电刺激疗法与运动结合有一定的益处,但尚未进行权威的试验[15]。一项健侧经颅磁重复刺激与上肢运动联合试验没有显示出优于单独上肢运动的效果[16]。

吞咽困难

吞咽困难的治疗包括鼻饲管或胃造口管喂养,饮食改良（如液体增稠、食物泥化）和吞咽治疗（如使用代偿方法,在吞咽时"收起"下颌）（见第 130 章）。

沟通

失语症的康复主要依靠大量的言语治疗,特定的患者受益于交流辅助工具,如图板（见第 155 章）。语言治疗可能对构音障碍也有显著的好处并提高其

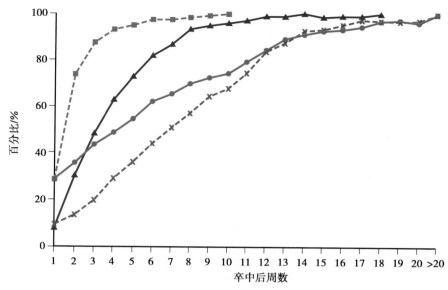

图 159.1　脑卒中后恢复的时间进程显示为卒中幸存者在每个类别中相对于最初的功能残疾而言，在日常生活活动中达到最佳功能的累积百分比：■，轻度残疾；▲，中度残疾；●，重度残疾；×，极重度残疾（*From Jorgensen HS，Nakayama H，Raaschou HO，et al. Outcome and time course of recovery in stroke. Part Ⅱ. Time course of recovery. The Copenhagen Stroke Study. Arch Phys Med Rehabil. 1995；76：406-412.*）

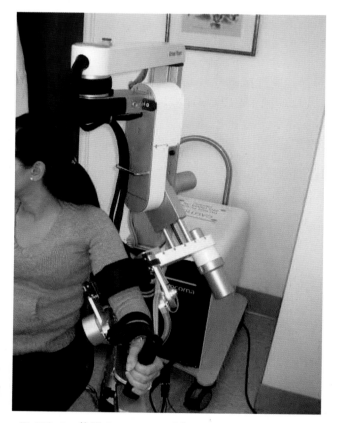

图 159.2　使用 ArmeoPower 系统的机器人辅助上肢运动治疗（Hocoma，Zurich Switzerland）

可理解性。严重构音障碍患者可以受益于使用基于计算机的沟通辅助工具，包括语音合成，以及"低科技"的解决方案，如拼写板。

认知

认知能力经常受到脑卒中的影响，常见于记忆力、注意力、洞察力和解决问题能力的改变。神经心理学测试可能有助于明确这些缺陷的确切性质，并有助于制订矫正计划。语言和职业治疗方法包括尝试矫正和代偿技巧的学习。家庭教育和培训是认知康复的重要组成部分。对脑卒中后抑郁的识别和治疗很重要，因为抑郁会导致脑卒中后认知能力下降[17]。

矫形器

下肢矫形器通常有助于恢复脑卒中偏瘫幸存者的移动能力。尽管在特定的情况下，其他支具也适合，但最常见的是塑料或碳纤维踝足矫形器。支具有助于补偿受损的踝关节背屈，控制踝关节内翻和足跖屈痉挛以及给予部分膝关节稳定。电刺激系统（如 Bioness L300，WalkAide）可用于刺激背屈并作为特定患者的支具的替代。

步行辅助器和轮椅

由于偏瘫，许多脑卒中幸存者需要步行辅助工具，其中可能包括单足手杖、四脚手杖、半助行器或传统的助行器。轮椅通常用于更严重的脑卒中幸存者或中度脑卒中幸存者的长距离移动。偏瘫轮椅离地面较低，允许使用非瘫痪腿来辅助推进。有时，单臂驱动轮椅可能会有用,它允许从一侧控制两个轮椅轮子。行动不便的人可以使用电动轮椅。

肩关节半脱位和疼痛

肩关节半脱位和肩痛通常发生在脑卒中后偏瘫的情况下。然而,偏瘫性肩痛的确切原因仍不确定,纠正半脱位并不能解决所有个体的疼痛。臂板和选择性地使用吊带可以帮助减少半脱位。包括表面和经皮系统的电刺激都是适合的,可能对半脱位有有益的影响[18]。

夹板和牵伸

挛缩常见于脑卒中后并可导致功能减退和疼痛。偏瘫手臂和踝足的牵伸和/或夹板是治疗的主要方式。尽管夹板使用广泛,但仅有有限的证据支持这种方法。

职业康复

虽然脑卒中是主要发生在年老人群中的一种疾病,但脑卒中幸存者中有很大一部分人处于工作年龄。一旦掌握了日常生活活动,职业咨询可以帮助患者寻求机会重返工作岗位。康复团队的协调很重要,因为某些工作任务的再培训可能涉及多学科的共同努力。工作场所的食宿可能是必要的,《美国残疾人法》可能要求雇主为残疾人提供合理的食宿。

介入治疗

肉毒杆菌毒素或苯酚注射可用于脑卒中后痉挛的治疗。这些注射在第 154 章有更详细的描述。

技术设备

科技在脑卒中康复中扮演着越来越重要的角色。最近最常见的应用包括对手臂或腿部的功能性电刺激、虚拟现实/游戏系统,如 X-Box 体感游戏(微软公司)和机器人辅助康复。然而,最近的一项随机对照试验未能证明,游戏治疗与传统的上肢运动活动相比的益处[14]。其他装置(如鞘内巴氯芬泵)使用较少,但可能对特定的个体有较大的影响。许多人使用智能手机和平板计算机作为相对廉价的技术辅助,其具有广泛的用途,包括为语言或发音疾病的个人提供沟通支持,为记忆或执行功能障碍的个人提供管理工具(例如,使用闹钟提醒吃药),以及改善由于活动减少而造成的社会隔离。

手术

特定的患者在急性期需要开颅手术,以清除大的颅内血肿或严重水肿伴颅内压增高。经评估后选择的颈动脉内膜切除术或支架置入术已被证明可降低卒中复发的风险[19]。鞘内巴氯芬泵已被发现治疗脑卒中后痉挛有效[20,21],但很少用于偏瘫性脑卒中。对于脑卒中导致的慢性损伤患者,有时需要肌腱延长手术来治疗挛缩。

潜在的疾病并发症

癫痫发作可发展为脑卒中的早期或晚期并发症,涉及大脑皮质的脑卒中和出血性脑卒中发生的风险更大。在偏瘫性脑卒中患者中,深静脉血栓形成的风险显著升高,建议在早期恢复阶段使用皮下肝素或低分子量肝素进行预防性治疗[9]。脑卒中后深静脉血栓形成的最佳预防时间尚未确定;在大多数情况下,这种做法会在几周后停止。脑卒中复发是一种令人担忧的并发症,尽管风险因素降低,有卒中病史的个体复发脑卒中的风险仍在增加。吸入性肺炎可作为吞咽困难的并发症发生,除最严重的病例外,这种风险往往会随着时间的推移降低。

潜在的治疗并发症

抗凝剂和抗血小板药物都可能导致出血并发症。阿司匹林可引起胃炎。氯吡格雷与血栓性血小板减少性紫癜有关。联合使用阿司匹林和氯吡格雷不能为脑卒中提供额外的保护,但增加了胃肠道出血的风险[22]。抗胆碱能药物通常导致口干和尿潴留。抗痉挛药物可引起镇静作用,并可能加重认知障碍。磷酸二酯酶 5 型抑制剂与硝酸盐同时使用是危险的,在接受这些药物治疗的患者中应避免。选择性血清素再摄取抑制剂可引起胃肠道症状(特别是恶心和厌食),并影响性欲和性功能。精神兴奋剂可引起心动过速、血压升高、厌食、失眠、焦虑或躁动,应谨慎使用并缓慢滴注。加巴喷丁的耐受性通常很好,但偶尔也有镇静作用的报道。卡马西平可引起白细胞减少。

(黄梦洁 译　高峰 校　何红晨 审)

参考文献

1. Feigin VL, Krishnamurthi RV, Parmar P, et al. Update on the global burden of ischemic and hemorrhagic stroke in 1990-2013: the GBD 2013 study. *Neuroepidemiology*. 2015;45(3):161–176.

2. Kelley-Hayes M, Beiser A, Kase CS, et al. The influence of gender and age on disability following ischemic stroke: the Framingham study. *J Stroke Cerebrovasc Dis*. 2003;12:119–126.

3. Tissue plasminogen activator for acute ischemic stroke. The National Institute of Neurological Disorders and Stroke rt-PA Stroke Study Group. *N Engl J Med*. 1995;333:1581–1587.

4. Hacke W, Kaste M, Bluhmki E, et al. ECASS Investigators. Thrombolysis with alteplase 3 to 4.5 hours after acute ischemic stroke. *N Engl J Med*. 2008;359:1317–1329.

5. Jovin TG, Chamorro A, Cobo E, et al. Thrombectomy within 8 hours after symptom onset in ischemic stroke. *N Engl J Med*. 2015;372(24):2296–2306.

6. Saver JL, Goyal M, Bonafe A, et al. Stent-retriever thrombectomy after intravenous t-PA vs. t-PA alone in stroke. *N Engl J Med*. 2015;372(24):2285–2295.

7. Connolly SJ, Ezekowitz MD, Yusuf S, et al. Dabigatran versus warfarin in patients with atrial fibrillation. *N Engl J Med*. 2009;361:1139–1151.

8. Patel MR, Mahaffey KW, Garg J, et al. Rivaroxaban versus warfarin in nonvalvular atrial fibrillation. *N Engl J Med*. 2011;365:883–891.

9. Winstein CJ, Stein J, Arena R, et al. Guidelines for adult stroke rehabilitation and recovery. *Stroke*. 2016;47(6):e98–e169.

10. Mayo NE, Wood-Dauphinee S, Cote R, et al. There's no place like home: an evaluation of early supported discharge for stroke. *Stroke*. 2000;31:1016–1023.

11. Liepert J, Bauder H, Miltner WH, et al. Treatment-induced cortical reorganization after stroke in humans. *Stroke*. 2000;31:1210–1216.

12. Wolf SL, Winstein CJ, Miller JP, et al. EXCITE Investigators. Effect of constraint-induced movement therapy on upper extremity function 3 to 9 months after stroke: the EXCITE randomized clinical trial. *JAMA*. 2006;296:2095–2104.

13. Klamroth-Marganska V, Blanco J, Campen K, et al. Three-dimensional, task-specific robot therapy of the arm after stroke: a multicentre, parallel-group randomised trial. *Lancet Neurol*. 2014;13(2):159–166.

14. Saposnik G, Cohen LG, Mamdani M, et al. Efficacy and safety of non-immersive virtual reality exercising in stroke rehabilitation (EVREST): a randomised, multicentre, single-blind, controlled trial. *Lancet Neurol*. 2016;15(10):1019–1027.

15. Lindenberg R, Renga V, Zhu LL, et al. Bihemispheric brain stimulation facilitates motor recovery in chronic stroke patients. *Neurology*. 2010;75:2176–2184.

16. Harvey RL, Liu C, Edwards D, et al. Navigated brain stimulation for upper limb recovery after stroke: a randomized sham controlled clinical trial of low frequency r-TMS to non-injured hemisphere combined with upper limb rehabilitation. Abstract presented at International Stroke Conference, Houston 2017. *Stroke*. 2017;48:A104.

17. Kimura M, Robinson RG, Kosier JT. Treatment of cognitive impairment after poststroke depression: a double-blind treatment trial. *Stroke*. 2000;31:1482–1486.

18. Gu P, Ran JJ. Electrical stimulation for hemiplegic shoulder function: a systematic review and meta-analysis of 15 randomized controlled trials. *Arch Phys Med Rehabil*. 2016;97(9):1588–1594.

19. Barnett HJ, Taylor DW, Eliasziw M, et al. Benefit of carotid endarterectomy in patients with symptomatic moderate or severe stenosis. North American Symptomatic Carotid Endarterectomy Trial Collaborators. *N Engl J Med*. 1998;339:1415–1425.

20. Francisco GE, Boake C. Improvement in walking speed in poststroke spastic hemiplegia after intrathecal baclofen therapy: a preliminary study. *Arch Phys Med Rehabil*. 2003;84:1194–1199.

21. Meythaler JM, Guin-Renfroe S, Brunner RC, Hadley MN. Intrathecal baclofen for spastic hypertonia from stroke. *Stroke*. 2001;32:2099–2109.

22. Benavente OR, Hart RG, McClure LA, et al. SPS3 Investigators. Effects of clopidogrel added to aspirin in patients with recent lacunar stroke. *N Engl J Med*. 2012;367:817–824.

同义词

脑血管意外

脑缺血

脑出血

大脑静脉血栓

ICD-10 代码

G81.00	弛缓性偏瘫影响非特指侧
G81.01	弛缓性偏瘫影响右利手侧
G81.02	弛缓性偏瘫影响左利手侧
G81.03	弛缓性偏瘫影响右辅助手
G81.04	弛缓性偏瘫影响左辅助手
G81.10	痉挛性偏瘫影响非特指侧
G81.11	痉挛性偏瘫影响非右利手侧
G81.12	痉挛性偏瘫影响非左利手侧
G81.13	痉挛性偏瘫影响右辅助手
G81.14	痉挛性偏瘫影响左辅助手
G82.50	四肢瘫痪,非特指
G82.51	四肢瘫痪,$C_1 \sim C_4$ 完全性
G82.52	四肢瘫痪,$C_1 \sim C_4$ 不完全性
G82.53	四肢瘫痪,$C_5 \sim C_7$ 完全性
G82.54	四肢瘫痪,$C_5 \sim C_7$ 不完全性
I69.30	非特指的脑缺血后遗症
R41.89	其他症状和体征包括认知功能和意识
R47.01	失语症
R47.02	言语障碍
G81.90	偏瘫影响非瘫痪侧
G81.91	偏瘫影响右利手侧
G81.92	偏瘫影响左利手侧
G81.93	偏瘫影响右辅助手
G81.94	偏瘫影响左辅助手

定义

脑卒中是死亡的主要原因之一,全世界每年共有 600 万起致命事件。脑卒中主要影响老年人,但约 10% 的脑卒中发生在 50 岁以下的患者。在美国,每年有近 80 万人受脑卒中影响[1]。美国 3% 的脑卒中发生在 40 岁以下的成年人中[2,3]。脑卒中是这一人群神经功能受损的重要原因。然而,美国社会对脑卒中作为一种影响年轻人的疾病的认识有限。随着脑卒中发病率的下降,有证据表明脑卒中的发病年龄正趋于年轻化,在年轻人中发病率增加[4]。由于妊娠、分娩和 30 岁前口服避孕药的风险,患脑卒中的女性多于男性[6]。然而,口服避孕药与脑卒中发病率之间的关系现在还存在疑问[5]。在美国,年轻的城市黑种人脑卒中发病率是白种人的 2～5 倍,西班牙裔的发病率是白种人的两倍[7]。脑卒中对年轻人的影响尤其具有破坏性,因为脑卒中通常发生在那些看上去健康的人身上,他们正处于人生的黄金时期,全身心投入到家庭、社区和工作中。年轻人对康复也有很高的期望,因此很难适应遗留的残疾。

年轻人中有 60 多种不同的疾病导致脑卒中。它们被分成几个大类。自发性主动脉剥离是年轻人脑卒中最常见的原因之一[9]:动脉粥样硬化性疾病约占 20%;心脏血栓,20%;动脉病变(特别是大血管夹层),10%;凝血障碍,10%;而产后脑血管意外发生率为 5%。另外 20% 可能与二尖瓣脱垂、偏头痛和口服避孕药有关,15% 在完全评估后仍无法解释[3]。在美国的研究中,4%～12% 的卒中案例与使用毒品相关[7,8]。青年急性脑卒中治疗的主要临床挑战是确定其病因。与 55 岁以上的患者相比,年轻的脑卒中患者没有相同的血管风险因素。虽然隐匿性脑卒中在过去是最常见的病因,但由于近几十年来对脑血管、心脏动脉和瓣膜的非侵入性成像、主动脉电生理学和遗传诊断仪器的改进,如今更容易确定具体的病因。我们必须牢记鉴别诊断——包括多发性硬化症、躯体形态障碍、先兆期延长的偏头痛、术后局灶性缺损、肿瘤和并不常见的脑炎——应该予以考虑[9,10]。在过去的十年中,年轻的急性缺血性脑卒中患者溶栓使用率有所增加,部分原因是脑卒中中心和脑卒中网络的应用。随着接收年轻患者的康复机构增多,死亡率有所下降[11]。

大约 75% 的 65 岁以下的患者在脑卒中后存活 5 年或更长时间。个体的存活取决于脑卒中的具体原因及其治疗。一般来说,2/2 的年轻幸存者实现了良好的功能恢复,尽管有糖尿病史、Fabry 病(X-连锁酶体贮存功能障碍)[12]、严重的发病缺陷或涉及大脑前动脉(ACA)的脑卒中可能会降低这种可能性。影响脑后动脉(PCA)的脑卒中预后优于影响大脑中动脉(MCA)或 ACA 的脑卒中。总的来说,第一次脑卒中患者复发风险平均每年为 3%,并随幸存者的风险因素而变化。有短暂性脑缺血发作(TIA)史者占 11.7%[13-15]。

症状

在大多数情况下,脑卒中的神经症状在年轻人和老年人中是相同的,在第 159 章中对它们进行了回顾。如果缺血性脑卒中是非典型的,其在年轻人中的表现就可能被忽视,包括全身无力和疲劳、精神状态改变、步态改变和头晕等症状。超过 50% 的非典型症状的患者在急诊室易出现漏诊[16]。临床医师在处理急性期后年轻脑卒中幸存者时可能会遇到一些继发性症状,除了脑卒中的神经遗留症状,大量的继发症状需要持续的管理。其中最常见的是情绪影响、疼痛、痉挛、膀胱功能障碍、性功能障碍(SD)、疲劳和睡眠障碍[9]。

情绪影响

脑卒中最常见的情绪状况是抑郁、情绪不稳定、焦虑、睡眠障碍和疲劳[9]。约 40% 的患者在脑卒中后出现抑郁症,它的发病率高峰在卒中后 6 个月至 2 年。那些有酗酒史或抑郁症病史,以及遭受过严重脑卒中的患者则更有可能发生[9,17,18]。

在失语症患者中,由于无法对有关情绪的问题做出可靠的回应,以及由于右半球卒中而出现运动非韵律障碍(面部表情和声音失去情绪基调)的患者中,抑郁症很难被识别。脑卒中后,由于语言、认知和身体障碍,患者往往变得更加孤立。失去社会互动和支持会增加抑郁的可能性。夫妻一方发生脑卒中后,婚姻角色转换带来的压力很常见,照料者的抑郁也是如此[18]。

与神经调节相关的情绪不稳定,也称为假性延髓情绪或情绪不能自控,在这种情况下,患者在提到一个充满情感的话题时,会突然大哭大笑,这可能是患者和家人痛苦的来源。它也可能使评估患者真实的情绪状态变得复杂。

患者在脑卒中后可能会经历长期的高度焦虑。在某些情况下,焦虑的具体诱因——比如害怕拄着拐杖在走路时摔倒或害怕被单独留下——可在既往史中查询。焦虑症状的患病率和严重程度与抑郁症状相当,急性期和卒中后一年两种情绪症状的患病率相似。这两种情绪障碍都与发病一年时较差的健康相关生活质量有关,而只有抑郁症症状影响功能恢复。应更加重视焦虑在卒中康复干预中的作用[19]。

疼痛

在年轻的脑卒中患者中,疼痛是一个常见的问题。它通常影响偏瘫肢体,可能是中枢或外周因素介导的。在脑卒中患者中,肩痛发生率高达 67%~72%,通常在脑卒中后 12 个月内发生[20]。既往史可说明它的许多潜在原因(表 160.1)[21]。此外,为了恢复正常活动,运动功能部分恢复的年轻人往往在活动中超出他们的生理极限,这可能导致瘫痪侧出现继发性肌肉骨骼损伤和神经麻痹。未受影响的上下肢可能在代偿虚弱一侧的过程中遭受类似的损伤。过度使用辅助器具——包括拐杖、步行器、支架和夹板——可能会导致损伤和随之而来的疼痛。

痉挛导致的肌肉僵硬

年轻脑卒中患者在急性期后常常抱怨肌肉和关节的僵硬和沉重感。这些症状通常是由于肌肉张力的变化,在脑卒中后的头几个月肌张力从弛缓到痉挛状态,如 Brunnstrom 运动恢复阶段所描述的[22]。虽然它偶尔会对腿部负重有帮助,但痉挛往往会使患者恢复正常运动功能的努力复杂化。读者可参阅第 154 章,里面有关于痉挛症状的进一步讨论。关节僵硬也可能是由于关节挛缩(见第 127 章)。这常见于患侧的指关节。亦见于冻结肩,伴盂肱关节囊挛缩。

膀胱功能障碍

慢性膀胱控制减弱伴急迫性尿失禁常见于年轻脑卒中患者。病史中应该确定这个问题的时间和频率,每天的模式,排尿时所需的感觉是否存在或缺失;与咳嗽、大笑或紧张是否有关。应询问患者有无腹痛和排尿痛。

表 160.1 卒中后肩关节疼痛

疾病	肩关节下脱位	肩袖损伤	慢性局部疼痛综合征Ⅰ型(肩手综合征)	冻结肩	撞击综合征	肱二头肌肌腱炎
检查	盂肱关节分离弛缓	外展测试结果阳性坠臂试验阳性弛缓或痉挛	掌指关节压迫测试皮肤颜色变化弛缓或痉挛	外旋<15°早期肩胛动作痉挛	外展70°~90°疼痛前屈到末端时产生疼痛痉挛	Yergason试验阳性弛缓或痉挛
诊断性测试	站立位肩胛骨平面X线成像	关节造影术肩峰下注射利多卡因磁共振成像	三期骨造影星状神经节阻滞	关节造影术	肩峰下注射利多卡因	腱鞘注射
治疗						
早期	镇痛药,非甾体抗炎药	非甾体抗炎药	口服皮质类固醇	止痛药	非甾体抗炎药,镇痛药	非甾体抗炎药,镇痛药
康复	Harrishemis-ling 或者轮椅扶手	主动关节活动冈上肌电刺激	主动关节活动热疗	被动关节活动推拿	辅助主动关节活动度肩胛骨松动	辅助主动关节活动度
介入		注射类固醇手术修复	星状神经节阻滞	肩峰下,关节内使用类固醇清创术降低内旋肌张力	肩峰下使用类固醇降低内旋肌张力	腱鞘注射类固醇

From Dennis M,O'Rourke S,Lewis S,et al. Emotional outcomes after stroke:factors associated with poor outcome. *J Neurol Neurosurg Psychiatry.* 2000;68:47-52.

性功能障碍

性功能的生理过程是否会因为脑卒中而改变,如果是的话,又是如何改变的,这些都还没有得到科学的证实。尽管如此,大多数患者报告说脑卒中后性功能减退。这可能包括性欲减退或勃起或射精功能下降。性欲下降可能与抑郁症的存在有关,性功能下降可能与伴随疾病有关。两者都与脑卒中的大小和位置没有明显的关系。有证据表明,患者的伴侣——由于害怕复发、痛苦和缺乏兴奋感——在性活动的减少中扮演着重要的角色。少数患者报告说,脑卒中后性欲增强,以及极少出现的令人烦恼的性欲亢进[23,24]。病史应注意性活动的兴趣和频率的变化,男性勃起或射精能力的变化,女性润滑或高潮的变化,以及可能影响性活动水平的抑郁或合并症的存在。应该明确可能阻碍性功能和生育的药物。

疲劳

据报道,39%~68%的患者在脑卒中后疲劳加重,而且经常受到同时存在的抑郁症的影响。以前从不需要午睡的年轻人现在需要午睡了。与发病前相比,患者在体力和精神上都变得疲惫不堪。重返有效的工作和家庭生活可能会受到疲劳的限制[25]。

疲劳和抑郁都与年轻人缺血性脑卒中的长期死亡率有关。抑郁症可能与较高的死亡率有关,因为心理社会因素和不健康的生活方式,疲劳和死亡率之间的联系更广泛,包括与糖尿病、心肌梗死和心理社会因素的联系[26]。病史应记录失眠、睡眠呼吸暂停和许多导致疲劳的医学症状。确认有无使用镇静剂的药物。抑郁和体能丧失可能会影响能量水平,就像偏瘫步态增加的能量消耗一样[27]。

体格检查

急性期后,通常会检查年轻脑卒中患者的神经和功能状态,以评估患者是改善还是恶化。患侧腿的运动控制得到改善,可以修改支具,在步态训练时逐渐减少辅具的帮助。另一方面,运动或感觉功能的恶化,不仅可能预示着再一次大脑意外的发生,还可能是系统性疾病的表现、药物不耐受,或因姿势或辅具使用导致新的周围神经或肌肉骨骼损伤引起的恶化。视野的对抗测试和视觉以及触觉忽视的双重感觉刺激测试提供了关于患者是否适合社区活动,特别是驾驶的重要信息。时钟绘制、目标取消、直线平分和阅读杂志可以在办公室快速完成,并提供关于忽略和注意力的额外信息。小型精神状态检查和蒙特利尔认知评估(MoCA)是快速而有用的认知筛查测试[28-30]。1/4 颅内出血的年轻患有长期卒中后抑郁[30]。脑卒中可导致急性听力损失,声音定位障碍在缺血性卒中患者中很常见[31]。应检查受影响的手臂和腿部有无破损。患侧手紧握拳导致手心皮肤被湿软化,患者因穿戴踝足矫形器导致足背和小腿有擦伤是常见的。尺骨麻痹和尺骨鹰嘴滑囊炎与肘关节屈肌痉挛有关。

在年轻人中,如脑卒中的病因不清楚,则应该寻找异常病因的症状。这些可能包括埃勒斯-当洛综合征(Ehlers-Danlos syndrome)的皮肤松弛和过度活动、与颈动脉夹层相关的同侧上睑下垂和缩瞳(部分 Horner 综合征)、静脉药物滥用的多处静脉穿刺痕迹、Sneddon 综合征的网状青斑、结缔组织疾病的血管炎性皮疹以及 Marfan 综合征的蜘蛛脚样指和高瘦体型。

情绪影响

情绪应该评估抑郁、情绪不稳定和焦虑的症状。对于语言功能完好的患者,可以问以下两个问题:在过去的两周内,你是否感到闷闷不乐、沮丧或绝望?在过去的两周里,你对做事情没有什么兴趣或乐趣吗? 这可能与使用更广泛的筛查工具一样有帮助,如《精神障碍诊断和统计手册》中的抑郁筛查标准[30,32,33]。在严重失语症患者中,评估时必须考虑面部表情、手势和姿势,以及护理人员关于患者食欲、睡眠和情绪的报告。情绪不稳定通常可能是因为讨论情感相关的话题,如患者的孩子或配偶而引发的。慢性焦虑的体格检查可能包括弓起的姿势、眼神闪烁、冰冷或潮湿的手、轻微的心动过速、快速和低声的讲话方式以及时常惊恐的样子。

疼痛

检查应明确部位,疼痛程度,疼痛模式,疼痛部位的关节活动度,确认临床和肌肉骨骼障碍的症状,详见表 160.1 检查症状以明确卒中后肩疼痛的诊断。

痉挛导致的肌肉僵硬

使用 Modified Ashworth 量表(表 160.2)评估肩、肘、腕、手指、膝和踝关节的肌肉张力。应记录出现疼痛时的关节活动度。对于反射和持续性阵挛,发生在踝和膝关节会影响步行,在腕关节和手指可能

被误认为癫痫发作。

表 160.2　改良 Ashworth 量表用于测量肌张力

0	无肌张力增加
1	肌张力稍微增加,被动活动时,只在关节活动末端有一点阻力
1+	肌张力稍微增加,被动活动时,阻力发生在关节活动的前 1/2 内
2	肌张力增加,被动活动时,关节活动的整个过程中都可感觉阻力,但仍很容易移动
3	肌张力增加相当的大,被动活动困难
4	患侧肢体在屈曲或伸直下僵硬

膀胱功能障碍

腹部触诊检查时耻骨上有压痛,可能是由膀胱炎或尿潴留伴充溢性尿失禁导致膀胱增大引起的。便携式膀胱扫描是评估膀胱功能有用的工具[34]。

性功能障碍

全面的妇科和泌尿科检查可以筛查出年轻脑卒中者的感染、创伤、肿瘤性和激素性新功能障碍的原因。神经系统检查可显示可能影响性功能的神经病变(表现为脚或手的感觉减弱、踝和膝反射减弱,偶尔出现远端无力)。

疲劳

脑卒中后疲劳的病因学尚不清楚,尽管一些研究表明与抑郁相关。应诊断排除特发性卒中后疲劳[35]。检查必须筛查患者有无其他导致疲劳的疾病。在这些人群中最可能的是 Epstein-Barr 病毒疾病,睡眠呼吸暂停、过敏性鼻炎、贫血、脱水、脑灌注不足、甲状腺功能减退、抑郁症、恶性肿瘤和药物治疗。

功能受限

驾驶

在很多社区,恢复驾驶是回归正常生活方式和避免社会孤立的必要步骤。一旦出院回家,年轻的卒中患者迫切渴望恢复驾驶。许多康复诊所会提供驾驶能力的书面测试。虽然这些没有被证明是可以在路上行驶的预测指标,但它们起到了有用的筛查

作用。最近对计算机驾驶模拟器的研究表明,这种机器可能是一种有益的、安全的驾驶技能再培训工具[36]。许多因素已被证明可以预测脑卒中后的驾驶表现,包括卒中后的右半球位置,视觉知觉缺陷,持续性和选择性注意力降低、冲动、判断力差和缺乏组织技能。失语症虽然对笔试和路考的成绩有负面的影响,但不一定影响自主驾驶。

患者经常会询问医师恢复驾驶的准备情况,视觉敏锐度和视野可以很容易地在室内环境中筛查出来,但是对冲动性、判断力、选择性和注意力分散的评估比较困难。由驾驶教练或国家许可的机构进行的道路测试仍是评估驾驶能力的“金标准”。

重返工作

从事有价值的工作是自尊的核心,也是大部分年轻脑卒中患者的重要目标。11%～85%的患者实现了这一目标;不同的年龄段、对工作的定义和残疾补偿制度导致了本文献中报告的复工比例范围比较宽泛。在卒中后6年的随访研究中,74.7%的参与者重返工作岗位。出院时更严重的残疾是卒中后1～6年无法重返工作的一大重要原因。在脑卒中前一直休病假是卒中后1～6年无法重返工作的又一重要原因。

在一项研究中,参与者甚至在脑卒中后3年仍可以继续重返工作岗位,在这之前由于随访时间较短而没有显示出来。这一发现不仅对患者很重要,对政府制定公共政策也很重要。对于较晚复工的知识能提高我们对职业康复时机的理解。值得注意的是,非重返工作组最常见的结果是提前退休[37]。

卒中后重返工作的人中,70%的工作能力水平下降。预测成功重返工作的因素包括单纯运动神经病或无症状的偏瘫,康复后良好的自我照料和运动功能,无失语症或失用症,受过高等教育者和白领。除去与之相反的因素之外,职业康复的障碍还包括认知障碍,视觉障碍、55岁以上的年龄以及与残疾和退休福利有关的不利的经济因素。

脑卒中后能够恢复工作的时间平均在卒中后最初的6个月内。1990年的《美国残疾人法案》对雇主回应脑卒中患者要求工作的便利方面产生了积极的影响,不仅是身体准入和设备方面,还包括个人辅助、时间安排的灵活性和任务调整方面[38,39]。大多数患者回到以前的工作单位上班,尽管有轻微认知障碍的年轻脑卒中幸存者可能会从事新的工作。

育儿

年轻的卒中患者需要重返育儿岗位,在儿童洗澡、穿衣、喂食和搬运任务中面临着特殊的挑战。这些任务可以在其他家庭成员、家庭护理职业治疗师或雇佣的儿童护理助理的帮助下完成。许多有用的设备可以很容易买到(容易黏合的纸尿裤,用于加热的微波炉,婴儿浴盆塞)。

诊断分析

由于毒品的使用与年轻人的卒中有关,因此有时可能需要在急性发作后进行药物筛查。尽管使用了早期和先进的神经成像技术以及诊断患者症状能力的提高,但在新出现的报告中,年轻人急性卒中的误诊率为14%,后循环更有可能被误诊为周围性眩晕。漏诊与非典型缺血性卒中症状的出现密切相关。50%以上的患者出现全身乏力,疲劳,精神状态改变,步态改变及眩晕等症状但开始未能诊断出脑卒中。开始的误诊导致患者可能失去溶栓或者进入卒中中心治疗的机会[40]。关于其他诊断测试,见第159章。

鉴别诊断
大脑感染(脓肿,脑炎)
大脑赘生物
颅脑神经麻痹
周围神经麻痹
偏头痛
多发性硬化
渐进性多病灶脑白质病
姿势性眩晕
癫痫后(Todd)偏瘫
中毒性代谢性脑病
转换障碍

治疗

在脑卒中后的前几个月里,患者遵从高血压或糖尿病治疗,发展出新的抗凝治疗的习惯,戒烟,避免过量饮酒以及放弃使用街头毒品的意愿是最强的。一些现有的研究表明,脑卒中康复应提供专门为年轻人设计的干预措施。但是最近的研究表明,年轻成年患者的需求与脑卒中患者的需求相似[41]。

情绪影响

早期治疗

卒中后抑郁对几种抗抑郁药有反应。选择性5-羟色胺再摄取抑制剂（SSRI）因较低的心脏风险使其成为心律失常患者的一个有吸引力的选择。在性功能障碍的患者中应谨慎使用。三环类抗抑郁药的镇静和尿潴留特性可能有助于伴有神经性疼痛、流涎过多和睡眠障碍或急迫性尿失禁的患者。所有主要类别的抗抑郁药都有降低癫痫发作阈值的潜力。氟西汀能有效地改善心理健康和情绪障碍[42]。家庭和社区，包括地方和国家脑卒中机构和教育团体，是年轻患者的重要资源，他们正在努力适应残疾情况和改变的生活方式。转介给精神科医师、心理学家、家庭护理、社会工作者或精神科护士通常是有帮助的。通常 SSRI 对情绪会产生不稳定的作用，并且通常会随着时间的推移而减弱[43,44]。认知障碍的年轻脑卒中患者的焦虑管理应使用镇静程度较低的抗焦虑药物、咨询专家和环境改变，以减少情绪不稳的发生。

康复治疗

神经和功能的改善可能是卒中后抑郁最佳的解药。通过在许多领域提高分级和渐进的活动，多学科脑卒中康复计划为患者提供了在活动能力、自我照料、语言和认知方面进行改进的机会。康复治疗环境为患者提供了大量的心理支持，并且在门诊治疗结束后，因心理辅导停止导致抑郁症变得明显或恶化是很常见的。

疼痛

早期治疗

软组织疼痛包括非麻醉性镇痛药和非甾体抗炎药，并注意考虑心脏、肾脏、肝脏和胃肠道的风险。当需要麻醉药缓解疼痛时，芬太尼透皮贴剂是一个有用的选择。加巴喷丁对神经性和中枢性疼痛综合征有效。表 160.1 为脑卒中后不同类型肩痛的治疗方案。

乳糜泻和自身免疫性疾病，如系统性红斑狼疮应区别对待。无麸质饮食也可能有利于因乳糜泻而疼痛的患者[45]。

康复治疗

疼痛综合征的康复治疗是有用的，因为一方面可以缓解疼痛，也可以让有资质的治疗师密切监测患者的症状和治疗的反应。软组织损伤通常使用牵拉、力量训练、体位摆放、对患侧肌肉的电刺激，感觉正常的患者，可以使用热疗包括热敷和超声波，经皮神经电刺激和功能性电刺激对冈上肌和斜方肌不明确的疼痛有效。像 Harris hemisling 和 Giv Mohr Sling 的肩托，可以改善肩肱关节的对线。

介入治疗

针灸对中枢性疼痛有益，肩峰下关节囊注射类固醇可以缓解一般卒中患者的肩痛。肉毒毒素和苯酚注射可以缓解因痉挛导致的疼痛。

手术

卒中后肩疼痛中，当确定肩袖撕裂为病因时，可以考虑手术修复。对于因肩部冻结引起的严重持续疼痛，可能需要手术治疗。

痉挛导致的肌肉僵硬

早期治疗

痉挛的管理在第 154 章有具体讨论。并发感染、局部疼痛、压力和焦虑会加重痉挛，应在增加其他干预措施前进行治疗。对于脆弱的人群应避免镇静，所有可以抗痉挛剂的剂量应适当减量。替扎尼定和加巴喷丁，由于其镇痛与肌肉松弛作用相当，可以作为常规药物使用。SSRI 偶尔会加剧痉挛。

康复治疗

对于脑卒中后的轻度痉挛，对患者可以牵伸跟腱、手指和腕屈肌，每天进行 2~3 次，其痉挛可以得到控制。脚踝或手的关节活动度可以在夜间使用定制的休息夹板来保持。

介入治疗

在痉挛肌肉处注射肉毒杆菌毒素和在周围运动神经注射苯酚可以改善步态模式和手功能，并减轻年轻脑卒中患者的疼痛。一旦建立了对特定肌肉和神经注射的有效反应模式，应考虑外科转诊以进行更持久的干预。

手术

由于老年脑卒中患者的预期寿命有限，延长、切断和转移肌腱等手术很少进行，年轻患者痉挛模式稳定后,应考虑与这些干预措施相关的医疗风险。跟腱延长可以改善患者在足跟触地时因腓肠肌痉挛引起的慢性马蹄内翻足。短趾屈肌切除可以减少疼痛的趾爪,胫骨前肌腱的部分分离和侧向再附着(SPLATT 手术)可以让内翻足重获平衡。步态实验室中肢体的电生理学评估可以提供有用的信息来补充身体检查,并有助于确保最适合的肌肉得到手术干预。

膀胱功能障碍

早期治疗

对于因痉挛性神经源性膀胱而出现急迫性尿失禁的脑卒中幸存者,可以使用有用的药物。抗胆碱能药奥西布宁和托特罗定是治疗逼尿肌不稳定的一线药物。此外,三环类抗抑郁药提供温和的抗胆碱能刺激,并可用于增加膀胱容量。

康复治疗

尿失禁可以在住院康复环境中或在家中通过定时排尿(醒着时每 2h 一次)、定时吸液(晚饭后不吸)、使用带衬垫的衣服或橡胶导管,以及在床边放置马桶或小便器来成功解决。

介入治疗

膀胱悬吊手术可能适用于压力性失禁。

性功能障碍

使用 SSRI 和血清素/去甲肾上腺素再摄取抑制剂与性功能障碍有关[46]。其他抗抑郁药,如安非他酮、米氮平、奈法唑酮和维拉唑酮,与 SSRI 相比,会较少影响性功能。改善并发疾病可以促进性功能的改善。不使用影响射精或高潮功能的其他药物显然也有所帮助。可以考虑用睾酮来增强性欲,用西地那非改善勃起或用雌激素来改善润滑。

疲劳

早期治疗

应该确保正常的睡眠-觉醒周期。这些措施包括规律的和适当的就寝时间,避免在一天的晚些时候喝刺激性饮料,如果需要,在就寝时间使用催眠药如唑吡坦。对于晚上睡得好但白天容易疲劳的患者,可以考虑在起床时和中午进行哌甲酯试验,尽管

尚未确定实际有效剂量,但运动障碍产生的可能性已有报告。额叶疾病导致的启动丧失可能被视为疲劳,偶尔对金刚烷胺有反应,对于疲劳的抑郁症患者,应选择无镇静作用的抗抑郁药。不应劝阻正常夜间睡眠模式的患者在白天小睡片刻。

康复治疗

量身定制的耐力锻炼计划有助于最大限度地提高患者的有氧能力,并可使用固定式自行车、测力计和/或治疗水池。由经验丰富的物理治疗师选择合适的支具和辅助设备让患者使用,以及步态训练有助于降低偏瘫步态的能量消耗。对一些患者来说,驱动轮椅比走路更轻松。

技术设备

见 159 章,对此有讨论。

潜在的疾病并发症

年轻人神经性和药物并发症与老年人的相似,尤其要注意乳糜泻与儿童脑卒中的关联[45,47],详见第 159 章。

潜在的治疗并发症

年轻人脑卒中治疗的并发症与老年人的相似,已在第 158 章进行讨论。

（赵学强 译　高峰 校　何红晨 审）

参考文献

1. Weinstein CJ, Stein J, Arena R, et al. Guidelines for adult stroke reha-bilitation and recovery, a guideline for healthcare professionals from the American Heart Association/American Stroke Association, AHA/ASA Guideline.
2. Rutten-Jacobs LC, Arntz RM, Maaijwee NA, Schoonderwaldt HC. Long-term mortality after stroke among adults aged 18 to 50 years. *JAMA.* 2013;309(11):1136–1144.
3. Smith SE, Fox C, Kasner SE. Ischemic stroke in children and young adults: etiology and clinical features, UpToDate, literature review cur-rent through; 2016.
4. Sultan S, Elkind MS. Stroke in young adults: on the rise? *Neurology.* 2012;79:1752–1753.
5. Chan WS, Ray J, Wai EK, et al. Risk of stroke in women exposed to low-dose oral contraceptives a criticalevaluation of the evidence. *Arch Intern Med.* 2004;164(7):741–747.
6. Naess H, Nyland HI, Thomassen L, et al. Incidence and short-term out-come of cerebral infarction in young adults in western Norway. *Stroke.* 2002;33:2105–2108.
7. Chong JY, Sacco RL. Epidemiology of stroke in young adults: race/ethnic differences. *J Thromb Thrombolysis.* 2005;20:77–83.
8. Ferro JM, Massaro AR, Mas JL. Aetiological diagnosis of ischaemic stroke in young adults. *Lancet Neurol.* 2010. Elsevier.
9. Suh M, Choi-Kwon S, Kim JS. Sleep disturbances after cerebral

infarction: role of depression and fatigue. *J Stroke Cerebrovasc Dis.* 2014;23(7):1949–1955.

10. Varona JF, Guerra JM, Bermejo F, et al. Causes of ischemic stroke in young adults, and evolution of the etiological diagnosis over the long term. *Eur Neurol.* 2007;57:212–218.

11. Kansara A, Chaturvedi S, Bhattacharya P. Thrombolysis and outcome of young stroke patients over the last decade: insights from the nationwide inpatient sample. *J Stroke Cerebrovasc Dis.* 2013;22:799–804.

12. Goeggel Simonetti B, Mono ML, Huynh-Do U, et al. Risk factors, aetiology and outcome of ischaemic stroke in young adults: the Swiss Young Stroke Study (SYSS). *J Neurol.* 2015;262(9):2025–2032.

13. Naess H, Nyland HI, Thomassen L, et al. Long-term outcome of cerebral infarction in young adults. *Acta Neurol Scand.* 2004;110:107–112.

14. Nedeltchev K, der Maur TA, Georgiadis D, et al. Ischaemic stroke in young adults: predictors of outcome and recurrence. *J Neurol Neurosurg Psychiatry.* 2005;76:191–195.

15. Nedeltchev K, der Maur TA, Georgiadis D. Ischaemic stroke in young adults: predictors of outcome and recurrence. *J Neurol Neurosurg.* 2005;76(2):191–195.

16. Lever NM, Nyström KV, Schindler JL, et al. Missed opportunities for recognition of ischemic stroke in the emergency department. *JEN.* 2013;39(5):434–439.

17. Sobel RM, Lotkowski S, Mandel S. Update on depression in neurologic illness: stroke, epilepsy, and multiple sclerosis. *Curr Psychiatry Rep.* 2005;7:396–403.

18. Dennis M, O'Rourke S, Lewis S, et al. Emotional outcomes after stroke: factors associated with poor outcome. *J Neurol Neurosurg Psychiatry.* 2000;68:47–52.

19. Donnellan C, Hickey A, Hevey D, O'Neill D. Effect of mood symptoms on recovery one year after stroke. *Int J Geriatr Psychiatry.* 2010;25:1288–1295.

20. Bates B, Choi JY, Duncan PW, et al. Veterans Affairs/Department of Defense Clinical Practice Guideline for the Management of Adult Stroke Rehabilitation Care: executive summary. *Stroke.* 2005;36:2049–2056.

21. Wilson RD, Chae J. Hemiplegic shoulder pain. *Phys Med Rehabil Clin N Am.* 2015;26(4):641–655.

22. Li Sheng, Francisco GE. New insights into the pathophysiology of poststroke spasticity. *Front Hum Neurosci.* 2015;9:192. Published online 2015 Apr 10.

23. Pistoia F, Govoni S, Boselli C. Sex after stroke: a CNS only dysfunction? *Pharmacol Res.* 2006;54(1):11–18.

24. Carod-Artal FJ, Egido JA. Quality of life after stroke: the importance of a good recovery. *Cerebrovasc Dis.* 2009;27(Suppl 1):204–214.

25. Schepers VA, Visser-Meily AM, Ketelaar M, Lindeman E. Poststroke fatigue: course and its relation to personal and stroke-related factors. *Arch Phys Med Rehabil.* 2006;87:184–188.

26. Naess H, Nyland H. Poststroke fatigue and depression are related to mortality in young adults: a cohort study. *BMJ Open.* 2013;3(3).

27. van de Port IG, Wood-Dauphinee S, Lindeman E, Kwakkel G. Effects of exercise training programs on walking competency after stroke: a systematic review. *Am J Phys Med Rehabil.* 2007;86(11):935–951.

28. Gluhm S, Goldstein J, Loc K, Colt A, Liew CV, Corey-Bloom J. Cognitive performance on the mini-mental state examination and the montreal cognitive assessment across the healthy adult lifespan. *Cogn Behav Neurol.* 2013;26(1):1–5.

29. Azouvi P, Samuel C, Louis-Dreyfus A, et al. Sensitivity of clinical and behavioural tests of spatial neglect after right hemisphere stroke. *J Neurol Neurosurg Psychiatry.* 2002;73:160–166.

30. Koivunen R-J, Harno H, Tatlisumak T, et al. Depression, anxiety, and cognitive functioning after intracerebral hemorrhage. *Acta Neurologica Scandinevica.* 2015;132(3):179–184.

31. Przewoźny T, Gójska-Grymajło A, Gąsecki D. Auditory spatial deficits in the early stage of ischemic cerebral stroke. *J Stroke Cerebrovasc Dis.* 2015;24(8):1905–1916.

32. Whooley MA. *Screening for depression—a tale of two questions;* 2016.

33. American Psychiatric Association. *Diagnostic and statistical manual of mental disorders.* 5th ed. Washington, DC: American Psychiatric Association; 2013.

34. Stevens E. Bladder ultrasound: avoiding unnecessary catheterizations. *Medsurg Nurs.* 2005;14(4):249–253.

35. Lewis SJ, Barugh AJ, Greig CA, et al. *Is fatigue after stroke associated with physical deconditioning? A cross-sectional study in ambulatory stroke survivors, presented as an abstract to the British Geriatrics Society.* Edinburgh: United Kingdom; 2010.

36. Devos H, Akinwuntan AE, Nieuwboer A, et al. Effect of simulator training on fitness-to-drive after stroke: a 5-year follow-up of a randomized controlled trial. *Neurorehabil Neural Repair.* 2010;24(9):843–850.

37. Westerlind E, Persson HC, Sunnerhagen KS, et al. Return to work after a stroke in working age persons; a six-year follow up. *PLoS One.* 2017;12(1):e0169759.

38. Gresham GF, Fitzpatrick TE, Wolf PA, et al. Residual disability in survivors of stroke. The Framingham study. *N Engl J Med.* 1975;293:954–956.

39. Black-Schaffer RM, Lemieux L. Vocational outcome after stroke. *Top Stroke Rehabil.* 1994;1:74–86.

40. Kuruvilla A, Bhattacharya P, Rajamani K, Chaturvedi S. Factors associated with misdiagnosis of acute stroke in young adults. *Stroke.* 2011;20:523–527.

41. Lawrence M, Kinn S. Needs, priorities, and desired rehabilitation outcomes of family members of young adults who have had a stroke: findings from a phenomenological study. *Disabil Rehabil.* 2013;35:586–595.

42. Choi-Kwon S, Choi J, Kwon SU, et al. Fluoxetine improves the quality of life in patients with poststroke emotional disturbances. *Cerebrovasc Dis.* 2008;26(3):266–271.

43. Robinson RG, Schultz SK, Castillo C, et al. Nortriptyline versus fluoxetine in the treatment of depression and in short-term recovery after stroke: a placebo-controlled, double-blind study. *Am J Psychiatry.* 2000;157:351–359.

44. Choi-Kwon S, Han SW, Kwon SU, et al. Fluoxetine treatment in poststroke depression, emotional incontinence, and anger proneness: a double-blind, placebo-controlled study. *Stroke.* 2006;37:156–161.

45. Crişcov GI, Stana AB, Ioniue IK, et al. Coexistence of celiac disease and systemic lupus erythematosus in a 6-year-old girl-case report. *Rev Med Chir Soc Med Nat Iasi.* 2015;119(1):87–91.

46. Hirschfield RM. Care of the sexually active depressed patient. *J Clin Psychiatry.* 1999;60(suppl 17):32–35; discussion 46–48.

47. Goodwin FC, Beattie RM, Millar J, et al. Celiac disease and childhood stroke. *Pediatr Neurol.* 2004;31(2):139–142.

第 161 章

系统性红斑狼疮

Sallaya Chinratanalab, MD

Kevin Byram, MD

John Sergent, MD

同义词

狼疮

红斑狼疮

ICD-10 代码

M32.9	系统性红斑狼疮,非特指
M32.8	其他形式的系统性红斑狼疮
M32.10	系统性红斑狼疮,器官或系统受累非特指
M32.11	系统性红斑狼疮继发心内膜炎
M32.12	系统性红斑狼疮继发心包炎
M32.13	系统性红斑狼疮继发肺部受累
M32.14	系统性红斑狼疮继发肾小球疾病
M32.15	系统性红斑狼疮继发肾小管间质性肾病
M32.19	其他器官或全身受累的系统性红斑狼疮

定义

系统性红斑狼疮(SLE)是一种有多系统损害的自身免疫性疾病,与自身抗体产生和免疫复合物沉积激活补体有关。

免疫系统触发炎性反应,进而导致组织损伤。

SLE 是一种典型的自身免疫性疾病,可引起广泛的临床症状,以缓解和恶化为其特征。活动期有时被称为复发。疾病的发生过程是不可预测的,但有时可被紫外线和某些药物等环境因素引发。虽然 SLE 的病因尚未明确,但已知有多种基因可增加患者的疾病易感性及复发性。SLE 可影响皮肤、关节、肾脏、肺、心脏、血管、肝脏和神经系统。女性患病率是男性的 9 倍,特别是 15~45 岁的育龄期女性,该疾病也可发生在小儿和老年人群中。一般人群的患病率约为每 2 000 人中有 1 人发病,但它取决于种族、民族和社会经济背景而有所不同。基于人群研究发现,SLE 的患病率高于之前的认知,尤其是黑种人女性患者,其中 537 人中有 1 人患病[1]。然而,土耳其的 SLE 年发病率和患病率低于北美,但与欧洲国家相似[2]。

美国风湿病学会(ACR)制定了 SLE 的分类标准,专为招募 SLE 患者进入临床试验的研究人员而设计,并已将美国风湿病学会 1982 年标准[3] 和 ACR 1997 标准[4] 更新至 2012 年系统性红斑狼疮风湿病协会(SLICC)标准[5]。SLICC 2012 标准(表 161.1)比 ACR 1997 标准更敏感,可用于儿童期 SLE 和疾病早期,也可用于临床实践。患者必须满足至少四个标准,包含至少一个临床和一个免疫标准,或者患者必须在抗核抗体(ANA)或抗双链 DNA 抗体存在下进行活检证实的狼疮性肾炎[6]。

表 161.1	系统性红斑狼疮国际合作诊所系统性红斑狼疮分类标准
临床标准	**免疫标准**
1. 急性皮肤狼疮	1. 抗核抗体(ANA)
2. 慢性皮肤狼疮	2. 抗双链 DNA(Anti-DNA)
3. 口腔或鼻腔溃疡	3. 抗 Smith 抗体(Anti-Sm)
4. 非瘢痕性脱发	4. 抗磷脂抗体
5. 关节炎	5. 低补充(C3,C4,CH50)
6. 浆膜炎	6. 直接 Coombs 试验(不计入溶血性贫血)
7. 肾脏疾病	
8. 神经系统疾病	
9. 溶血性贫血	
10. 白细胞减少症	
11. 血小板减少症 ($<100\,000/mm^3$)	

在临床研究中确诊系统性红斑狼疮,需要满足至少四个标准,包含至少一个临床和一个实验室标准或活检证实的狼疮性肾炎伴有 ANA 或抗 DNA 阳性。但四个标准可以是累积的,不需要同时存在。

From Petri M, Orbai A-M, Alarcón GS, et al. Derivation and validation of systemic lupus international collaborating clinics classification criteria for systemic lupus erythematosus. *Arthritis Rheum*. 2012;64(8): 2677-2686.

症状

SLE 可引起各种症状，从轻微到严重。患者可出现全身症状和器官特异性症状。全身症状包括发热、体重减轻和疲劳等，这些症状通常在大多数 SLE 患者的疾病过程中的某个时间出现。

黏膜皮肤的变化是很常见的症状。皮肤病变可以表现为灼热、触痛或瘙痒。诸如经典颧骨（蝴蝶）呈蝶形分布的红斑和盘状红斑等特征性的皮疹。在阳光照射一段时间后，患者可能会出现光过敏。光过敏在临床上被定义为对紫外线的异常反应。这些反应表现为过度的晒伤反应，并且通常伴有全身症状，包括发热、虚弱、疲劳和关节疼痛。光过敏似乎与 Ro/SSA 抗体的存在密切相关[7]。口腔黏膜的无痛性溃疡较常见。它们通常在硬腭上，常提示疾病活动。狼疮相关口腔溃疡的位置和无症状性质有助于将它们与非狼疮性溃疡区分开来，包括口疮性口炎、扁平苔藓、单纯疱疹。和药物相关病变，如皮质类固醇引起的鹅口疮和甲基蝶呤引起的黏膜炎。在疾病活动期间也可以发现鼻溃疡并且通常存在疼痛症状。

患者可能会出现头发稀疏、脱发或斑秃。弥漫性脱发是非特异性症状，由许多全身性疾病以及环磷酰胺和皮质类固醇等药物导致。局灶性的脱发称为斑秃，它常常由自身免疫反应而引起，也是 SLE 的特征性症状。在 SLE 患者中会出现由于巩膜外层炎、巩膜炎或葡萄膜炎引起的疼痛及红眼症状。由于抗磷脂抗体综合征（APS）导致的视网膜炎、血管炎、视神经炎或血栓形成的 SLE 患者可发生视力丧失。一些 SLE 患者由于继发性干燥综合征会经历干眼和口干的干燥症状。

患者可能出现与浆膜炎或肺栓塞相关的胸膜炎性胸痛。此外，SLE 患者的早发性动脉粥样硬化发病率很高，心肌梗死和卒中也在 SLE 年轻女性中很常见。作者已经在一些青少年和 20 多岁的女性中看到过这样的病例。

SLE 患者的胃痛可能是由 NSAID 引起的，但必须与危及生命的 SLE 并发症胰腺炎和用于治疗 SLE 的药物，如硫唑嘌呤相鉴别。

出现依赖性水肿的患者必须进行狼疮性肾炎评估，这可能导致肾病综合征的发生。在单侧腿部肿胀的情况下，需要排除深静脉血栓形成。SLE 患者的高凝状态通常与 APS 相关。抗磷脂抗体，包括狼疮抗凝血物在大约 25% 的 SLE 患者中可见。许多人还未出现症状，但抗体-与许多临床表现是相关的，包括深静脉血栓形成和肺栓塞、动脉血栓、习惯性流产和卒中（如短暂性脑缺血发作，缺血性卒中或出血性卒中）。卒中的症状包括轻微到严重的肌肉无力、言语功能障碍、黑矇或眩晕。

关节症状在 SLE 患者中非常常见。SLE 的典型关节受累出现在手的小关节以及腕膝关节。关节症状本质上是炎症，因此晨起时症状加重，并且通常伴有全身僵硬。患者通常会出现与客观体征不一致的严重的关节疼痛。在接受高剂量皮质类固醇冲击治疗的患者中，缺血性坏死（骨坏死）需要与严重关节疼痛进行鉴别，特别是在髋关节、膝关节和肩关节。雷诺现象是这种并发症的另一个风险因素。

雷诺现象发生在至少 1/3 的 SLE 患者中，它的表现可能是由于阵发性血管痉挛和因受寒冷或紧张的刺激后的四肢缺血导致的。典型的皮肤颜色变化是从苍白、青紫到潮红的三个阶段，但许多患者不会经历所有的三个阶段。相反，他们可能只是有苍白的时期，然后恢复正常的颜色。在严重的情况下，可能会发生手指溃疡，并可能导致远端指骨挛缩。

SLE 患者可能会出现不同程度的神经系统症状，包括头痛、麻木、刺痛和乏力。SLE 中脑卒中的发病率呈增加状态，主要因为前面提到的日益严重的动脉粥样硬化和相关的抗磷脂抗体所引起的高凝状态。SLE 还会影响快速进展性横贯性脊髓炎的发展，患有下肢神经系统症状及膀胱或肠道失禁的患者需要注意这一点。

由于伴随的炎性肌病，在 SLE 患者中可以看到涉及上臂和大腿的近端肌肉无力。SLE 患者也存在类固醇肌病的风险，近端下肢通常更加严重。肌病患者通常表现出明显的肌肉无力而不是肌肉疼痛。他们难以使用手臂进行高举过肩的任务，难以从椅子或低位站起来以及上下楼梯。

体格检查

鉴于 SLE 涉及多系统受累的性质，在评估患者时进行全身性的体格检查就显得非常重要（表161.2）。关节症状可表现为疼痛，非侵蚀性对称性滑膜炎。手指反复发作关节炎的患者也会发展为Jaccoud 关节炎，其临床表现为可逆性的关节畸形，包括呈"天鹅颈"样，拇指半脱位，手指向尺侧偏斜和"纽扣花"样表现(boutonniere deformities)但 X 线平片上多无关节骨破坏(图 161.1)。一般来说，SLE患者发生 Jaccoud 关节炎的患病率为 5%~10%。

表 161.2　系统性红斑狼疮的器官受累情况	
皮肤、黏膜	面部皮疹包括颧骨或蝶形皮疹，盘状皮疹，脱发，光敏性，口腔溃疡
肌肉、骨骼	关节疼痛伴或不伴肿胀，晨僵，关节周围病变，肌肉无力，肌肉酸痛和疼痛，骨坏死
浆膜	胸膜炎，心包炎，腹膜炎
心血管	心肌炎，无菌性心内膜炎 过早的动脉粥样硬化 雷诺现象，手指溃疡
肺部	肺动脉高压，间质性肺病，弥漫性肺泡出血，萎缩肺综合征，肺栓塞
血液学	白细胞减少症，贫血，血小板减少
肾	肾炎，肾病综合征
神经、精神	头痛，癫痫发作，卒中，外周神经病变，脑神经病变，横贯性脊髓炎，精神病，认知功能障碍

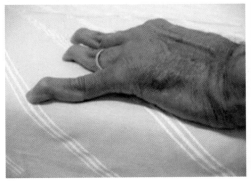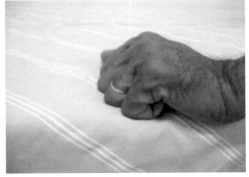

图 161.1　狼疮患者的可逆转性天鹅颈样畸形

皮肤仅次于关节，是最常受影响的器官系统，而皮肤病也是 SLE 最初临床表现的第二常见方式[8]。狼疮特异性皮肤病主要有三种类型[9]：

1. 双颧颊部和鼻梁呈蝶形分布的红斑最具特征性。光敏性狼疮性皮炎广泛存在于阳光照射的区域。

2. 亚急性皮肤红斑狼疮。这是 SLE 的独特临床亚型。其特征在于复发性、红斑性、光敏性、无瘢痕性皮肤病变，其特征性分布包括面部、躯干和手臂以及轻度全身性疾病。在 63%~90% 的亚急性皮肤红斑狼疮患者中存在抗 Ro/SSA 抗体[10]。亚急性皮肤红斑狼疮的主要抗 Ro/SSA 反应是针对天然的60kDa Ro 蛋白产生的[11]。许多药物可诱发 SLE 皮肤反应，包括光敏剂如螺内酯，血管紧张素转换酶抑制剂，钙通道阻滞剂和氢氯噻嗪。在药物使用后 4~20个月开始出现皮肤病变，停用药物后 6~12 周通常会改善[12]。

3. 慢性皮肤红斑狼疮。最常见的形式是典型的盘状红斑狼疮（DLE）。DLE 的临床特征是硬结、瘢痕、色素改变、滤泡堵塞和过度角化。毛囊受累是DLE 病变的一个显著临床特征。典型的 DLE 病变最常发生在面部、头皮、耳、颈部的 V 颈区域和手臂伸肌部位。瘢痕性脱发常见于头皮受累的患者。其他形式的慢性皮肤红斑狼疮包括深部红斑狼疮或脂膜炎，黏膜性 DLE 及冻疮样狼疮。

SLE 患者通常有两种常见类型的脱发：由于头皮持续的 DLE 活动导致的不可逆瘢痕性脱发，通常出现在疾病活动期间的更广泛且往往可逆的非瘢痕性秃头病灶区域。脱发区域的毛发干燥粗糙,脆弱易断,容易脱落。这通常发生在前额发际线上。由于 SLE 无痛性口腔溃疡的性质,医生经常在全身性体检中发现,患者可能对此毫无意识。炎症性眼病患者,如葡萄膜炎或视网膜炎,需要经过眼科医生的仔细检查。

继发性干燥综合征患者可发现腮腺肿大,多处龋齿,非常干燥的颊黏膜或口腔鹅口疮。口腔鹅口疮也可以在接受类固醇治疗的患者身上找到。

患者的心脏检查可能会显示心包积液,心包炎患者会有心包摩擦音或心音遥远。在 SLE 患者中可以检测到由非感染性心内膜炎引起的心脏杂音。P2分裂,P2增强或右心室肥大可能提示肺动脉高压,它是与 SLE 高死亡率相关的并发症。在间质性肺病的 SLE 患者听诊发现爆裂音,如果早期发现,是可以治疗的。

SLE 患者无论有无明显的血液系统并发症,偶尔可见脾大。在中枢神经系统受累的 SLE 患者中可发现局灶性神经功能缺损和精神状态改变包括中枢神经系统血管炎或相关 APS 中风。周围神经系统也可累及,包括外周手套神经病以及血管炎引起的单神经炎。在继发性雷诺现象的 SLE 患者中可检测到异常的甲襞毛细血管(表现为扩张、毛细血管排列紊乱或水肿性病变)。手指溃疡可能很明显,并且可能难以愈合。

功能受限

因为 SLE 可以影响许多系统,所以残疾是常见的,尽管一旦疾病得到治疗和缓解,它也可能是可逆的。然而,有许多患者病情复杂导致关节畸形,肌肉无力或长期疾病后的功能失调。功能限制可能是这些患者的主要问题,即使他们的急性疾病得到控制。

在美国,所有形式的皮肤狼疮都对社会经济有重要的影响[13]。皮肤狼疮疾病活动的增加与皮肤狼疮患者的生活质量差有关。全身性的皮肤病较轻度或局限性皮肤病对生活质量的影响更大[14]。

在少数患者中,狼疮与认知功能障碍的逐渐发展有关。抗磷脂抗体、高血压和卒中的存在是与认知障碍相关的关键变量[15]。疲劳是患者最常见的抱怨之一,可能使人衰弱。原因很可能是多方面的。许多潜在的原因包括与活动性炎症相关的细胞因子,长期疾病的失调,睡眠障碍,久坐的生活方式,贫

血,甲状腺功能减退,抑郁,压力以及皮质类固醇和 β 受体阻滞剂等药物。在某些情况下,SLE 的疲劳症状可能是对皮质类固醇或抗疟治疗产生的反应。疲劳表现并不总是与疾病活动的其他证据相关联。患者报告的疲劳与运动耐量降低之间存在密切关联。在一项关于 SLE 女性的研究中,氧消耗动力学被延长,而延长是由于氧缺乏的增加引起的。这可能解释了这组患者表现受损的原因[16]。

诊断分析

分类标准(表 161.1)可作为诊断的有用指南。如果在观察的任何时间间隔内,有四种或四种以上的表现连续或同时存在,则根据 ACR 标准诊断 SLE。

具体的实验室检查结果包括 ANA,抗磷脂抗体和补体水平(表 161.3)。SLE 中最具特征性的实验室发现是 ANA 的存在,若 ANA 滴度阴性则诊断为狼疮的可能性很小。滴度通常为 1:160 或更高。虽然 ANA 滴度非常敏感,但它并不是非常有特异性;健康对照组的假阳性率从大约 30% 的 ANA 滴度为 1:40(高灵敏度,低特异性)到只有 3% 的 ANA 滴度为 1:320(低灵敏度,高特异性)[17]。另一方面,抗双链 DNA 和抗 Smith 抗体对 SLE 具有高度特异性。抗 Ro/SSA 和抗 RNP 抗体也可以在 SLE 患者体内发现。补体水平通常指 C3 和 C4,在疾病活动期往往会下降,特别是有肾脏受累时。如果患者有静脉或动脉血栓形成或复发的晚期妊娠自然流产,应进行狼疮抗凝剂的检查。

表 161.3　系统性红斑狼疮的实验室检测
自身抗体检测,包括抗核抗体、抗磷脂抗体、抗双链 DNA 抗体和抗 Smith 抗体
全血细胞计数和差异计数
补体 C3 和 C4
尿常规检查,尿蛋白和肌酐,或 24h 尿常规检查以计算肌酐清除率和蛋白尿量
红细胞沉降率和 C 反应蛋白
综合代谢评估
肌酸激酶

非特异性实验室检查结果包括白细胞减少症、贫血和血小板减少症,这些疾病在许多患者的 SLE 疾病活动期中存在。贫血通常可能是由慢性病或缺

铁引起的。不太常见的是,它可能是 Coombs 试验阳性的溶血性贫血。在 SLE 肾炎患者中,蛋白尿、血尿与活跃的尿沉渣(包括细胞或颗粒性肾小管)是典型的表现。肌酸酐浓度升高和电解质水平异常证明肾功能可能受损。肌肉受累的 SLE 患者的肌酸激酶浓度可升高。炎症标志物,包括红细胞沉降率和 C 反应蛋白水平,通常在 SLE 活动期患者中升高。

　　影像学检查一般用于 SLE 患者,其体征或症状与器官特异性表现有关。受累关节的 X 线平片可能提示炎症性关节炎的征象,如关节周围骨质减少。肾脏超声检查可用于评估肾功能不全患者的肾脏大小,磁共振血管造影用于评估肾病综合征患者的肾静脉血栓形成。胸部 X 线检查可能有助于对咳嗽、胸痛或呼吸短促的 SLE 患者的诊断,因狼疮可引起间质和胸膜疾病。超声心动图可用于疑似心包受累或心脏病的患者,并可用于评估肺动脉压的情况。计算机断层扫描对于有间质性肺病的 SLE 患者很有用。在评估腹痛时尤其是怀疑有胰腺炎的患者,可以考虑到腹部的断层扫描。大脑或脊髓的磁共振成像可以提供证据表明 SLE 患者出现局灶性神经功能缺损或认知功能障碍。在血管炎中,血管造影可能是有价值的。当怀疑骨坏死时,关节磁共振成像是有帮助的。肌肉骨骼超声造影已被认为是评估和预测 SLE 患者关节和肌腱受累情况的有效工具[18,19]。

　　在某些情况下,除了临床和实验室发现,SLE 的诊断是通过外科病理学进行的,如皮肤或肾脏活检显示出强烈提示 SLE 的特征。狼疮皮肤活检标本的特征是在真皮与表皮连接处具有免疫复合物的交界性皮炎。SLE 患者的肾活检标本的免疫荧光染色通常显示免疫球蛋白 G、免疫球蛋白 M、免疫球蛋白 A、C3 和 Clq 的"满堂亮"。

鉴别诊断

类风湿关节炎(RA)
狼疮:狼疮和 RA 的重叠特征
混合性结缔组织病
未分化的结缔组织病
系统性硬化症
干燥综合征

治疗

早期治疗

　　必须根据器官受累程度为每位 SLE 患者制订个性化治疗。治疗的目的集中在诱导缓解,维持正常功能和预防损伤。皮质类固醇是治疗 SLE 的第一线治疗,根据疾病的严重程度给予不同的剂量。若伴有严重的器官受累,如肾、肺或中枢神经系统疾病,通常环磷酰胺联合皮质类固醇治疗。其他药物,如硫唑嘌呤、霉酚酸酯、来氟米特、利妥昔单抗、阿巴西普、静脉注射免疫球蛋白和干扰素 α 阻断剂已用于 SLE 的治疗。

　　皮肤狼疮的治疗包括非药物治疗和药物治疗。非药物治疗是针对紫外线 A 和 B 射线的光保护,戒烟和避免皮肤创伤(如文身或晒黑床)。药物治疗包括局部和全身用药。在皮肤狼疮中推荐使用皮质类固醇、肾上腺皮质激素、局部使用钙素抑制剂和维生素 A。用于皮肤狼疮的最常见的全身用药是羟氯喹。当患者对单独的羟氯喹反应不佳时,羟氯喹和奎纳克林或氯喹和奎纳克林联合使用是一种替代方法。其他药物,如甲氨蝶呤,口服类维生素 A,氨苯砜,霉酚酸酯和沙利度胺,已用于皮肤狼疮的治疗。

　　Jaccoud 关节病的治疗是保守的。推荐使用 NSAID,低剂量皮质类固醇,抗疟药或甲氨蝶呤。

　　羟氯喹可有效地改善关节症状,预防临床狼疮复发,降低损伤风险[20,21]。剂量小于 6.5mg/(kg·d),通常为 200~400mg/d。美国眼科研究院修订了对羟氯喹或氯喹视网膜病变的筛查的建议[22],强烈建议所有患者开始羟氯喹或氯喹药物治疗的第一年内进行基线检查,记录任何复杂的眼部疾病,并建立眼底外观和功能状态的记录。所有患者在使用药物 5 年后应进行年度筛查。对于患有黄斑病变或危险因素(如肝脏或肾脏疾病或高龄)的患者,应从开始治疗时进行年度筛查。

　　Bclimumab 是美国食品药品管理局批准用于治疗 SLE 的第一种生物制剂。这是在 1955 年批准了羟氯喹和皮质类固醇之后 55 年内批准的第一种药物,阿司匹林于 1948 年获批。Belimumab 是一种完全人源化的重组免疫球蛋白 Glx 单克隆抗体,抑制了可溶性 B 淋巴细胞刺激物与 B 细胞的结合,从而阻止所选择的 B 细胞亚群的存活和分化。这种药物的使用是针对接受了标准治疗但处于 SLE 疾病活动期且自身抗体阳性的程度严重成年患者。虽然它不被批准用于治疗狼疮性肾炎或伴有中枢神经系统症状的狼疮,但它在 SLE 的治疗中具有良好的耐受性并且是有效的[23,24]。荟萃分析提示 Belimumab 是 SLE 治疗中安全性好且具有前景的一种疗法[25]。

康复治疗

在有疲劳症状的狼疮患者中,受监督的分级训练项目显示有氧能力,生活质量和抑郁症的改善[26,27]。停止运动后,有益效果消失。

在一些早期的缺血性坏死病例中,减轻负重,限制活动或使用拐杖都可暂时减缓损伤,促进自然愈合[28]。关节活动度训练有助于维持关节功能。

在患有肺动脉高压、间质性肺病或心脏病的 SLE 患者中,在患者病情稳定后,心肺康复是很重要的。

介入治疗

在患有活动性滑膜炎、肌腱炎或滑囊炎的狼疮患者中,局部皮质类固醇注射是有帮助的,有时可以代替全身性皮质类固醇。

骨坏死或髋关节缺血性坏死是一种进行性疾病。在年轻的狼疮患者中非常需要预防股骨头塌陷。在疾病早期,股骨头塌陷之前(Ficat 和 Arlet 分期 Ⅰ~Ⅲ),股骨头的核心减压是目前最广泛使用的方法,目的是试图缓解股骨头内的压力并恢复血液供应(表 161.4)。

表 161.4　股骨头缺血性坏死分类:Ficat 和 Ariet	
第 0 阶段:临床前或前放射学	诊断为阳性的但对侧髋关节无症状的患者,X 线平片正常表现。MRI 图像显示双线征,与坏死过程一致
阶段Ⅰ:放射学	X 线片正常,MRI 检查或骨显像异常
阶段Ⅱ:修复阶段	
阶段ⅡA	影像学改变为股骨头矿化下降、股骨头上外侧斑片状硬化、股骨头内小囊肿
阶段ⅡB	一种过渡阶段,其特征是出现新月征,股骨头软骨下出现了新生月牙形透明带,提示为骨折线
阶段Ⅲ	股骨头扁平或塌陷
阶段Ⅳ	进行性退行性关节疾病,股骨头严重塌陷破坏,关节间隙狭窄,骨赘及软骨下囊肿形成

技术设备

对于这种情况,没有特定的技术设备进行治疗或康复。

手术

狼疮患者容易发生自发性肌腱断裂,包括跟腱、髌腱和手的长肌腱。早期手术修复通常是治疗的首选。

在严重的髋部、膝部或肩部缺血性坏死中,需要进行关节成形术。该疾病的自然病程研究表明,首发症状出现后 2~3 年内会发生股骨头塌陷,在此阶段,关节成形术是最可靠的治疗方法。髋关节置换术的结果显示,5 年时总体生存率为 94.6%,9 年时为 81.8%,且围手术期发病率最低[29]。除了标准的全髋关节置换术,双极半髋关节置换术,有限的股骨表面置换术和金属对金属表面置换是替代方案。由于会出现臀肌和腹股沟疼痛及转移,对于 Ficat Ⅲ 期股骨头坏死患者,全髋关节置换术比双极半髋关节置换术更好[30]。

潜在的疾病并发症

Jaccoud 关节病

这种关节病可能会影响手部功能,也是肌腱断裂的危险因素[31]。

感染风险增加

尽管 SLE 患者通常出现白细胞减少,但它们可以正常地动员白细胞,因此未接受免疫抑制剂治疗的 SLE 患者感染风险不会显著增加。然而,接受皮质类固醇和其他免疫抑制剂的患者发生机会性感染的风险增加。由于预期需要免疫抑制,SLE 患者应接受适当的免疫接种,包括肺炎球菌和流感疫苗。活疫苗,如带状疱疹疫苗,不应给予接受免疫抑制剂的患者。已经发现 SLE 与宫颈人乳头瘤病毒(HPV)感染[32] 和非活 HPV 真菌感染率增加有关[33]。HPV 疫苗在 SLE 患者中是安全的和免疫源性的[34]。在美国,自从引进 HPV 疫苗以来,没有发现 SLE 患者住院治疗率增加的证据[35]。

高血压

在有狼疮性肾炎的 SLE 患者中可见高血压,应积极治疗,血压最好降至 130/80mmHg 或更低。

过早的动脉粥样硬化

人们已经认识到早发性冠状动脉疾病是 SLE 患

者发病和死亡的主要原因。冠状动脉粥样硬化在狼疮患者中比在一般人群中更为普遍，并且无法通过测量传统危险因素或疾病活动的标志物来预测[36]。影响这一过程的因素很多，包括免疫调节功能失调、炎症、传统危险因素，内皮细胞功能缺陷和血管修复以及用于治疗潜在自身免疫疾病的药物。SLE 特异性因素包括疾病活动期、病程、损伤和促炎性高密度脂蛋白也可能导致动脉粥样硬化风险增加[37]。

潜在的治疗并发症

羟氯罗喹的潜在副作用和毒性包括视网膜毒性，色素沉着过度的皮肤病变，肌肉活检空泡化的肌病和心肌病（表 161.5）。

治疗	受累
非甾体抗炎药	消化不良，消化性溃疡，消化道出血，血小板功能障碍，肾功能不全，肝毒性，无菌性脑膜炎
糖皮质激素	库欣样面容，体重增加，体液潴留，痤疮，高血压，白内障，青光眼，缺血性坏死，骨质疏松，伤口愈合受损，增加易感性
抗疟药	视网膜病变，皮肤色素异常，神经肌病，心肌病
环磷酰胺	骨髓抑制，出血性膀胱炎，膀胱癌，不孕症，脱发
硫唑嘌呤	骨髓抑制，肝毒性，胰腺炎
甲氨蝶呤	骨髓抑制，肝毒性，黏膜炎，脱发，肺炎
霉酚酸酯	骨髓抑制，消化不良，腹泻
Belimumab	感染，超敏反应，过敏反应，输液反应，抑郁，进行性多灶性脑白质病

表 161.5　潜在的治疗并发症

（何佩珏　译　朱毅　校　何红晨　审）

参考文献

1. Somers EC, Marder W, Cagnoli P, et al. Population-based incidence and prevalence of systemic lupus erythematosus: the Michigan Lupus Epidemiology and Surveillance Program. *Arthritis Rheum.* 2014;66(2):369–378.
2. Pamuk ON, Balci MA, Donmez S, et al. The incidence and prevalence of systemic lupus erythematosus in Thrace, 2003-2014: a 12-year epidemiological study. *Lupus.* 2016;25(1):102–109.
3. Tan E, Cohen A, Fries J, et al. The 1982 revised criteria for the classification of systemic lupus erythematosus. *Arthritis Rheum.* 1982;25:1271–1277.
4. Hochberg MC. Updating the American College of Rheumatology revised criteria for the classification of systemic lupus erythematosus. *Arthritis Rheum.* 1997;40:1725.
5. Inês L, Silva C, Galindo C, et al. Classification of systemic lupus erythematosus: Systemic Lupus International Collaborating Clinics versus American College of Rheumatology criteria. A comparative study of 2,055 patients from a real-life, international systemic lupus erythematosus cohort. *Arthritis Care Res.* 2015;67:1180–1185.
6. Petri M, Orbai A-M, Alarcón GS, et al. Derivation and validation of Systemic Lupus International Collaborating Clinics classification criteria for systemic lupus erythematosus. *Arthritis and rheumatism.* 2012;64(8):2677–2686.
7. Chien JW, Lin CY, Yang LY. Correlation between anti-Ro/LA titers and clinical findings of patients with systemic lupus erythematosus. *Zhonghua Yi Xue Za Zhi (Taipei).* 2001;64:283–291.
8. Cervera R, Khamashta MA, Font J, et al. Systemic lupus erythematosus: clinical and immunologic patterns of disease expression in a cohort of 1,000 patients. *Medicine (Baltimore).* 1993;72:113–124.
9. Kuhn ALandmann A. The classification and diagnosis of cutaneous lupus erythematosus. *J Autoimmun.* 2014;48–49:14–19.
10. Gilliam JN, Sontheimer RD. Distinctive cutaneous subsets in the spectrum of lupus erythematosus. *J Am Acad Dermatol.* 1981;4:471–475.
11. Lopez-Longo FJ, Monteagudo I, Gonzalez CM, et al. Systemic lupus erythematosus: clinical expression and anti-Ro/SSA. A response in patients with and without lesions of subacute cutaneous lupus. *Lupus.* 1997;6:32–39.
12. Srivastava M, Rencic A, Diglio G, et al. Drug-induced, Ro/SSA-positive cutaneous lupus erythematosus. *Arch Dermatol.* 2003;139:45–49.
13. O'Quinn S, Cole J, Many H. Problems of disability in patients with chronic skin diseases. *Arch Dermatol.* 1972;105:35–40.
14. Arévalo-Bermúdex M, Pita-Fernández S, Paradel S, et al. Cutaneous lupus erythematosus. Quality of life and related factors in a cohort of 260 patients of a coruña, Spain. *Br J Dermatol.* 2017.
15. Murray SG, Yazdany J, Kaiser R, et al. Cardiovascular disease and cognitive dysfunction in systemic lupus erythematosus. *Arthritis Care Res (Hoboken).* 2012;64:1328–1333.
16. Keyser RE, Rus V, Mikdashi JA, et al. Exploratory study on oxygen consumption on-kinetics during treadmill walking in women with systemic lupus erythematosus. *Arch Phys Med Rehabil.* 2010;91:1402–1409.
17. Tan EM, Feltkamp TE, Smolen JS, et al. Range of antinuclear antibodies in "healthy" individuals. *Arthritis Rheum.* 1997;40:1601.
18. Gabba A, Piga M, Vacca A, et al. Joint and tendon involvement in systemic lupus erythematosus: an ultrasound study of hands and wrists in 108 patients. *Rheumatology (Oxford).* 2012;51:2278–2285.
19. Corzo P, Salman-Monte TC, Torrente-Segarra V. Joint ultrasound baseline abnormalities predict a specific long-term clinical outcome in systemic lupus erythematosus patients. *Lupus.* 2017;26(7):729–733.
20. Wallace DJ. Antimalarial agents and lupus. *Rheum Dis Clin North Am.* 1994;20:243.
21. Fessler Barri J, Alarcon Graciela S, McGwin G Jr, et al. Systemic lupus erythematosus in three ethnic groups: XVI. Association of hydroxychloroquine use with reduced risk of damage accrual. *Arthritis Rheum.* 2005;52(5):1473–1480.
22. Marmor F, Kellner U, Lai TY, et al. Revised recommendations on screening for chloroquine and hydroxychloroquine retinopathy. *Ophthalmology.* 2011;118:415–422.
23. Furie R, Petri M, Zamani O, et al. A phase III, randomized, placebo-controlled study of belimumab, a monoclonal antibody that inhibits B lymphocyte stimulator, in patients with systemic lupus erythematosus. *Arthritis Rheum.* 2011;63:3918–3930.
24. Boyce EG, Fusco BE. Belimumab: review of use in systemic lupus erythematosus. *Clin Ther.* 2012;34:1006–1022.
25. Borba HHL, Wiens A, de Souza TT, et al. *BioDrugs.* 2014;28:211.
26. Tench CM, McCarthy J, McCurdie I, et al. Fatigue in systemic lupus erythematosus: a randomized controlled trial of exercise. *Rheumatology (Oxford).* 2003;42:1050–1054.
27. Carvalho MR, Sato EI, Tebexreni AS, et al. Effects of supervised cardiovascular training program on exercise tolerance, aerobic capacity, and quality of life in patients with systemic lupus erythematosus. *Arthritis Care Res (Hoboken).* 2005;53:838–844.
28. Schoenstadt A. Avascular necrosis, http://bones.emedtv.com/avascular-necrosis.html.
29. Huo MH, Salvati EA, Browne MG, et al. Primary total hip arthroplasty in systemic lupus erythematosus. *J Arthroplasty.* 1992;7:51–56.
30. Lee SB, Sugano N, Nakata K, et al. Comparison between bipolar hemiarthroplasty and THA for osteonecrosis of the femoral head. *Clin Orthop Relat Res.* 2004;424:161–165.
31. Alves EM, Macieira JC, Borba E, et al. Spontaneous tendon rupture in systemic lupus erythematosus: association with Jaccoud's arthropathy. *Lupus.* 2010;19:247–254.

32. Mendoza-Pinto C, García-Carrasco M, Vallejo-Ruiz V, et al. Incidence of cervical human papillomavirus infection in systemic lupus erythematosus women. *Lupus*. 2017;26(9):944–951.

33. Grein IHR, Groot N, Lacerda MI, et al. HPV infection and vaccination in systemic lupus erythematosus patients: what we really should know. *Pediatr Rheumatol Online J*. 2016;14:12.

34. Mok CC, Ho LY, Fong LS, et al. Immunogenicity and safety of a quadrivalent human papillomavirus vaccine in patients with systemic lupus erythematosus: a case-control study. *Ann Rheum Dis*. 2013;72(5):659–664.

35. Pellegrino P, Carnovale C, Perrone V, et al. Human papillomavirus vaccine in patients with systemic lupus erythematosus. *Epidemiology*. 2014;25(1):155–156.

36. Asanuma Y, Oeser A, Shintani AK, et al. Premature-coronary-artery atherosclerosis in systemic lupus erythematosus. *N Engl J Med*. 2003;349:2407–2415.

37. Skaggs BJ, Hahn BH, McMahon M. Accelerated atherosclerosis in patients with SLE—mechanisms and management. *Nat Rev Rheumatol*. 2012;8:214–223.

第 162 章

横贯性脊髓炎

Peter A. C. Lim, MD

定义

横贯性脊髓炎（TM）是指在没有压迫性损伤的情况下，弥漫一至多层的局灶性脊髓炎症。这种炎症可导致鞘膜神经细胞纤维髓鞘受损和神经功能障碍，包括无力、感觉障碍以及肠和膀胱在内的自主神经问题[1-3]。用于诊断术语包括特发性，即没有找到特定的细菌、病毒或其他明显的炎症原因；继发性，先前存在相关疾病。其他用于诊断分类的术语还包括急性，急性部分，急性完全，长节段性广泛。横贯性脊髓炎少有基于人群的研究，因现有报道 TM 的表现差异太大，对其做文献对比或荟萃分析也相对困难。美国每年急性横贯性脊髓炎人数在 1 400 例，发病率为每年每百万人口 1.34~4.6 例[1-5]。由此看来，似乎急性横贯性脊髓炎发病较低。随着诊断工具的改进，时间的推移和长期随访期间的探查，往往患者病因会变得更清晰，包括那些最初被标记为特发性的病因。一项 1993 年，美国对急性或亚急性非压迫性脊髓病进行的研究报告中指出，45% 的病例为类感染性，21% 为多发性硬化，12% 为脊髓缺血，21% 为特发性。2005 年，法国多中心回顾性研究，应用 TM 联盟工作组标准[1]，对 288 例急性 TM 受试者进行研究，发现其传播更为均匀。20.5% 与全身性疾病有关（系统性红斑狼疮，干燥综合征，抗磷脂综合征），脊髓梗死 18.8%，多发硬化症 10.8%，感染或类感染性 17.3%，视神经脊髓炎 17%，特发性急性 TM 15.6%[6]。另一项 2012 年法国对急性部分 TM 的中期随访研究，随访时间为 104.8 个月，报告病因为 62% 多发性硬化，1% 感染后脊髓炎，1% 视神经脊髓炎，1% 干燥综合征，34% 未确定或特发性[7]。

20 和 40 岁年龄的女性为高发年龄段，女性占 60%~75%[1,6-11]，该年龄分布呈双峰状。多发性硬化相关的 TM，感染后 TM 或特发性 TM 的患者则较年轻，而与脊髓梗死或延迟放射效应有关的 TM 患者，年龄较大[2,7,8,10,12]。TM 可能会复发，据报道急性部分 TM 的发生率是 17.5%~61%[10,11]，而其也更容易复发[12]。

根据一项磁共振成像（MRI）的研究，特发性急性 TM 最常见于颈部区域（60%），然后是胸部区域（33%）[6]。TM 的发病可以是急性的（在数小时或数天内）或亚急性的（在 1~4 周）[2-4]。据报道，特发性 TM 从发病至最虚弱状态，周期范围为 10h 至 28 天，平均为 5 天[13]。亚急性,则持续数天至数周的发展并转变,转变方向与良好的预后相关。伴有背痛的急性和灾难性表现患者,会导致较差的结果[14]。

　　恢复通常与临床表现有关,可能可以完全恢复,也可能无法完全恢复。一般来说,1/3 的急性 TM 患者恢复良好,其余的患者恢复不理想,要么没有好转,要么死亡。临床使用医学研究委员会(MRC)的肌肉力量量表,以评估用甲泼尼龙治疗的特发性 TM 后肌力恢复的情况,37.5% 报告完全恢复或残余最小缺损(MRC4～5),43% 有部分恢复(MRC3),19.4% 严重缺损或无恢复(MRC0～2)。与不良预后相关的因素包括:初始有严重的脊柱休克症状,出现严重缺损后延迟到医院就诊,发展到脊髓空洞症和 MRI 上已显示广泛的损伤[6,13]。患者如果在 1～3 个月内没有恢复,完全恢复的可能性较小[4,14]。

症状

　　TM 患者可能出现在诊所,急救中心或医院环境中,主诉肢体无力、感觉障碍、疼痛以及肠和膀胱方面困扰。无力可能只表现在下肢或四肢均有不同程度影响。症状可能全部呈现,也有可能部分呈现,也有可能只表现为整体脊髓综合征之一。临床脊柱损伤表现通常与病变水平相对应,但仅有下肢症状的患者并不能排除颈椎水平的病变。感觉上的不适可能包括过敏、麻木、刺痛、寒冷、灼热,或是周向收缩。疼痛是 1/3～1/2 患者会主诉的常见症状,可能是中枢性或局部性疼痛,也可能是神经根性疼痛。肠道症状可能发生频繁排便或便秘,膀胱症状包括尿频、尿潴留、尿失禁。[2,3,13]

　　病史包括药物史、家族史和详细的接触史,引发症状的近期炎症,免疫功能低下或自身免疫性疾病,占位性病变,脱髓鞘疾病,旅行,接种疫苗,创伤,性接触,动物,昆虫或蜱叮咬。有无疫苗接种引发 TM 一直存在争议。医疗保健系统中共接种了 6 400 万剂疫苗,在初次接种疫苗的 5～18 天暴露窗期,仅有 7 例 TM 和 8 例急性播散性脑脊髓炎(ADEM)发生。除了 ADEM 与百白破(破伤风、白喉和百日咳)疫苗,其发生率均为无统计学意义,$P = 0.04$(相当于每百万剂疫苗发生率为 1.16 例)[15]。

　　因为可能会产生全身症状,包括上呼吸道咳嗽、呼吸困难、胸痛、皮疹、关节疼痛、肌肉疼痛、视力改变、恶心、腹泻、便秘和泌尿功能问题,这些症状都需要仔细检查。应特别注意那些对抗菌药物或手术减压有反应的潜在可治愈或可逆性疾病的细节。

　　对于存在脊柱侵入介入史,用于控制疼痛的患者,也需要仔细检查。已有文献报道了鞘内吗啡泵导管用于慢性疼痛而感染 TM 的案例[16]。

体格检查

　　体格检查应该是广泛的系统性检查,并集中在神经方面的发现,如运动无力、感觉变化(针刺、轻触、振动、位置觉或温度)、肌张力、牵张反射、协调性、肠、膀胱这些功能情况。任何显示大脑变化的情况,如认知功能障碍、脑神经和视觉异常都要注意,而特发性 TM 通常无神经方面的这些表现。

　　出现发热、心动过速和呼吸急促,提示可能有感染。脊髓急性炎症的发生,也可能是由身体其他系统的问题引起。应相应评估呼吸系统、心血管系统、胃肠道和泌尿生殖系统以及肌肉骨骼和皮肤系统。这些将有助于确定脊柱受影响的程度,指导诊断测验并帮助排除其他诊断。

功能受限

　　物理治疗师很可能会遇到患者对康复评估和康复管理的咨询,或转诊治疗特定的问题,如痉挛或疼痛干预。TM 患者的功能限制,通常取决于脊髓受累程度和相应受影响的肌肉。伴随疾病的衰弱和失调以及长期卧床,也会对功能产生相应的影响。

　　脊髓损伤是单侧还是双侧,脊髓损伤的完全性程度,都可能影响脊髓功能水平的评价。高位颈椎病变会导致四肢瘫痪并伴有感觉障碍,同时也会影响膈神经($C_3 \sim C_5$),并导致膈肌麻痹,需要机械通气。保留 C_4 神经支配的患者可能有呼吸困难,也可能没有呼吸困难,但将依赖于大多数自我护理活动。使用适当的技术和设备,无论是定制的还是可商购的,患者都能够控制家庭环境,召唤帮助,指导其护理,并配置其可使用下颌或吸吮接口控制的电动轮椅。

　　保留 C_5 水平的患者,可以使用设备自我喂食和进行个人梳妆,诸如安装在手部的通用袖口等,从而可安装工具(例如,叉子、勺子或梳子)。患者可以独立使用动力轮椅和轻便的带有手边缘凸起("四旋钮")的手动推进轮椅,用于在平地上的短距离移动。保留 C_6 水平的患者,允许上肢独立地自我装扮,设备辅助沐浴和手动轮椅进行室内的转移。具有良好平衡和运动控制能力的患者,理论上可以通过滑板进行独立或有监督的转移,并使用适当的辅助设备进行自我导尿。保留 C_7～C_8 水平患者,在有保护情况下可以实现驾驶。需要特制的带动转向手动加速和制动的自动变速车辆。C_7 水平患者,运用设备可以进行所有独立的自我护理活动,能够使用完整的肘部伸肌推离来完成独立转移,患者可能可以独立生活。C_8 和 T_1 神经支配的患者,将有更好的体力和灵巧的自我护理,可独立于手动轮椅,并应该能够自我插管。保留胸上神经支配可以更大限度地控制躯干,增加使用和推进手动轮椅时的稳定性。通过膀胱和肠道自我管理,也变得更轻松自在。通过髋、膝和踝部(KAFO 或膝踝足矫形器)的支撑,可以尝试进行最小限度的移动,不是真正的功能移动,主要用于训练和锻炼目的。独立行走,即使有了双侧腋杖或前臂拐杖支撑,通常也不能现实,除非保留了一些上腰椎神经支配,拥有更好地控制躯干和骨盆的能力,这样可以增加行走的便利性。不完全性脊髓损伤患者的预后难以预测,其功能能力在很大程度上取决于神经系统保存的程度和性质。

诊断分析

随着 T_2 加权快速自旋回波和短时反转恢复 STIR 序列等分辨率和技术的不断提高,增强或抑制脂肪和不同密度组织的出现,怀疑 TM 时,用于诊断的最佳工具是 MRI。MRI 不仅可以显示病变[17],还可甄别要治疗的原因,如肿瘤、脓肿和其他导致压迫性脊髓病的病变。造影剂可以用来突出病变,即使没有 MRI,也很少考虑脊髓造影。

MRI 扫描显示有助于鉴别 TM 与多发性硬化症等疾病的特征(图 162.1 和图 162.2)。TM 的病变倾向于影响脊髓的中央区域,并且涉及两个以上的脊柱的范围,而多发性硬化症则更多的是外周性的,并且涉及不到脊柱 1/2 的范围[17]。TM 更多的是与高信号相关。在 T_2 加权图像上,纵向延伸到更多的部分[17,18]。所涉及的段数可能从 1 或 2 甚至到 11,整条脊髓索或有时只有髓质可能受影响[17,18,20,21],TM 中的病变有时会重新发现脊髓肿瘤,甚至在检查期间,就会进行活组织检查[17,18,19]。

大脑的 MRI 增强通常被用来帮助确定,MRI 的发现是否指向多发性硬化,而不是"特发性"TM。在特发性局部 TM 中,一项研究表明,没有显示脑损伤的多发性硬化的发生率为 15%～44%。当脑损伤如白质斑块(特别是脑室周围)被发现时,多发性硬化症的发展机会增加到 44%～93%[22]。非对称的运动

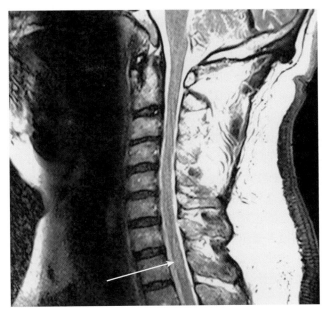

图 162.1　脊髓炎:颈椎 C_7～T_1 的 T_2 加权磁共振图像(箭头),显示矢状面有梭形病变

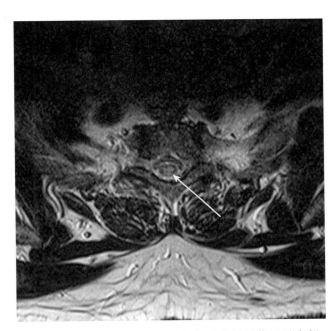

图 162.2　脊髓炎:颈椎的 T_2 加权磁共振图像显示大部分脊髓损伤(箭头)

或感觉症状和无周围神经系统受累的表现则提示急性多发性硬化症,而对称症状和周围神经系统受累则提示急性 TM[23,24]。

免疫球蛋白 G 抗体可作为急性完全性 TM 患者,诊断视神经性脊髓炎(Devic 病)的有用指标。纵向广泛性 TM,跨越三个或多个椎体节段是其重要特征,检测抗水通道蛋白 4-spe-ci 式特异性抗体(抗 AQ4P、AQ4P-Ab 或 NMO IgG)有助于确定复发风险

和转化为视神经性脊髓炎的风险[13,25]。

其他测试还包括常规的血细胞计数和化学测试,自身免疫状态测试,如抗核抗体、抗双链 DNA 抗体、抗 Sm 抗体、红细胞沉降率、干燥病 SS-A 抗体、免疫球蛋白水平和 VDRL。可测试维生素 B_{12} 水平,并且可以进行肺炎支原体或结核分枝杆菌培养。各种病毒的莱姆滴度和滴度可能会升高,包括人类免疫缺陷病毒、西尼罗河病毒、脊髓灰质炎病毒、肝炎病毒、EB 病毒,巨细胞病毒和肠道细胞病变人类孤儿病毒,聚合酶链反应(PCR)技术用于扩增微量的 DNA 或 RNA。在最近的一例由寨卡病毒感染引起的急性脊髓炎的病例报告显示,它对泼尼松龙有很好的反应[26]。

腰椎穿刺可以评估脑脊液压力,样本用于检测患者细胞计数、蛋白质和葡萄糖浓度,免疫球蛋白的测量和蛋白质电泳。在脑脊液中检测到的寡克隆带可用于诊断。在一份报告中,5 例有多发性硬化相关 TM 的患者中有 3 例存在,但 4 例感染后 TM 患者中没有被检测到[4]。神经传导研究(NCS),肌电图(EMG)以及躯体感觉和运动诱发电位可能有助于建立诊断并监测进展情况[2,27]。由于长期持续性膀胱功能异常的发生率很高,因此建议进行泌尿系统评估,包括膀胱尿道造影,膀胱镜检查,基线肾脏超声检查以及有无视频的尿动力学检查。肠道评估可能需要造影、CT 和 MRI(有或无对比),或结肠镜检查以排除梗阻。2002 年,TM 联盟工作组提出了表162.1 中特发性急性 TM 的诊断标准[1]。

表 162.2 显示了 Seze[8] 根据病因,对急性脊髓病患者的临床表现、MRI 结果、实验室特征和预后的比较[1],如表 162.2。

Beh 等全面列出了 TM 的不同原因,如表 162.3。

表 162.1　特发性急性横贯性脊髓炎的诊断标准	
纳入标准	**排除标准**
• 脊髓引起的感觉、运动或自主神经功能障碍 • 双边体征或症状(尽管不一定对称) • 明确界定的感觉水平 • 神经影像学检查(MRI 或脊髓造影)排除轴外压缩病因,脊柱 CT 检查不充分 • 脊髓内炎症表现为脑脊液多胞症或 IgG 指数升高或钆增强。如果症状开始时不符合炎症标准,请重复 MRI 和腰椎穿刺。症状出现后 2~7 天评估符合标准 • 在症状发作后 4h 至 21 天发展为最低点(如果患者从醒来的症状开始必须更加明显)	• 近十年来脊柱曾受辐射史 • 与脊柱前动脉血栓形成一致的动脉分布 • 脊髓表面不正常的流动空隙与 AVM 一致 • 结缔组织病的血清学或临床证据(如结节病、白塞病、干燥综合征、系统性红斑狼疮、混合性结缔组织病)[a] • 梅毒,莱姆病,HIV,HTLV-1,支原体,其他病毒感染(例如 HSV-1,HSV-2,VZV,EBV,CMV,HHV-6,CNHV)的中枢神经系统表现[a] • 脑 MRI 异常提示多发性硬化[a] • 临床上明显的视神经炎的病史[a]

a. 不排除与疾病相关的急性横贯性脊髓炎。

AVM,动静脉畸形;CMV,巨细胞病毒;CSF,脑脊液;CT,计算机断层扫描;EBV,EB 病毒;HHV,人单纯疱疹病毒;HIV,人类免疫缺陷病毒;HSV,单纯疱疹病毒;HTLV-1,人类 T 淋巴病毒 1;IgG,免疫球蛋白 G;MRI,磁共振成像;VZV,水痘-带状疱疹病毒。

Modified from Transverse Myelitis Consortium Working Group. Proposed diagnostic criteria and nosology of acute transverse myelitis. *Neurology*. 2002;59:499-505.

表 162.2　基于病因学的调查结果比较		
病因	**检查**	**预后**
多发性硬化	MRI:病灶小,局限于外侧或后脊髓,多见于颈部 CSF:寡克隆区	临床疗效良好,但复发率为 47%,平均 21 个月
系统性疾病(系统性红斑狼疮、干燥综合征)	严重的运动和括约肌问题 SLE 的 MRI:大范围和中心髓样病变 CSF:>30 个细胞	临床疗效差
脊髓梗塞	急性无明确诊断标准,>50 岁,严重的运动和括约肌问题 MRI:独立的中央髓样病变 CSF 无或低细胞,无寡克隆区	在 91% 的案例中结果较差或尚可

表 162.2　基于病因学的调查结果比较（续）		
病因	检查	预后
感染后脊髓病	严重的括约肌问题 MRI：中央脑膜大病变，经常有宫颈异味 CSF：>30 个细胞，无寡克隆带 很少获得血清学确认	临床疗效良好
迟发性放射性脊髓病	照射史；延迟可能超过 10 年 MRI：高强度脊髓信号伴局灶性肿胀，随访脊髓萎缩 CSF：正常	早期（10~16 周后）放射性脊髓病临床疗效好，延迟差
不明病因	长期随访可诊断 50% 的病例	

CSF，脑脊液；MRI，磁共振成像；SLE，系统性红斑狼疮。

From de Seze J, Lanctin C, Lebrun C, et al. Idiopathic acute transverse myelitis: application of the recent diagnostic criteria. *Neurology.* 2005; 65: 1950-1953.

表 162.3　总结横贯性脊髓炎原因

1. 获得性脱髓鞘疾病
   a. 多发性硬化
   b. NMO
   c. 急性感染后脑脊髓炎
2. 全身性炎症性自身免疫性疾病
   a. SLE
   b. SS
   c. 抗磷脂综合征
   d. 白塞综合征
   e. 小柳原田病
   f. 强直性脊柱炎
   g. 混合性结缔组织病
   h. 其他：系统性硬化病，抗 Jo-1 抗体，荨麻疹性血管炎，银屑病，核周 ANCA 系统血管炎，移植物抗宿主病，常见的变异型免疫缺陷，腹腔疾病
3. 神经类肉瘤病
4. 感染后 TM
   a. 病毒：甲型肝炎病毒、乙型肝炎病毒、丙型肝炎病毒、戊型肝炎病毒、麻疹病毒、腮腺炎病毒、风疹病毒、水痘-带状疱疹病毒、EB 病毒、巨细胞病毒、单纯疱疹病毒、甲型/乙型流感病毒、淋巴细胞性脉络膜脑膜炎病毒、基孔肯雅病毒、汉坦病毒、HIV 病毒、人 T 细胞淋巴嗜性病毒、人疱疹病毒 6、日本乙型脑炎、墨累山谷脑炎、圣路易脑炎、蜱传脑炎、牛痘、落基山斑疹热、登革热病毒、肠道病毒 71、柯萨奇病毒 A 和 B、西尼罗河病毒、细小病毒 B19、人冠状病毒、埃可病毒
   b. 细菌：肺炎支原体、空肠弯曲菌、布氏疏螺旋体、鲍曼不动杆菌、Q 热立克次体、巴尔通体、鹦鹉热衣原体、肺炎衣原体。军团菌肺炎、恙虫病东方体（恙虫病）、副伤寒沙门菌 B、结核分枝杆菌、梅毒螺旋体、布鲁氏杆菌、A 族链球菌、B 族链球菌
   c. 真菌：放线菌、芽孢杆菌、球虫、曲霉、隐球菌和班氏克拉德菌
   d. 寄生虫：血吸虫、棘突线虫、细粒棘球蚴、带绦虫、弓形虫、棘阿米巴、卫氏并殖吸虫、布鲁氏锥虫
5. 类肿瘤综合征
   a. 抗 Ri（Anna-2）抗体
   b. CRMP-5-IgG 抗体
   c. IgG 抗体
   d. 抗-GAD65 抗体
   e. NMDAR 抗体
6. 特应性脊髓炎
7. 药物和毒素
   a. 肿瘤坏死因子-α 抑制剂

SLE，系统性红斑狼疮；TM，横贯性脊髓炎。

From Beh SC, Greenberg BM, Frohman T, Frohman EM. Transverse myelitis. *Neurol Clin.* 2013; 31(1): 79-138.

治疗

早期治疗

虽然物理治疗师可以在门诊的基础上,管理稳定的长期 TM 患者。但在最初的就诊期间,可能需要住院以监测生命体征、管理呼吸困难、肠道或膀胱并发症,并进行诊断性检查[13,28]。呼吸急促或心动过速等生命体征的异常,可能意味着需要紧急处理吸氧或血流量受限,提供抗病毒或抗菌药物,以及在确定特定原因时进行手术干预是至关重要的。

已经尝试了几种抗炎药物,用于 TM 而没有明显的效果。虽然没有足够的证据表明皮质类固醇的疗效,但静脉注射甲泼尼龙,常用于预防因肿胀而造成脊髓进一步损伤[12,20,21]。急性期使用,可能致更快地恢复和更少的残疾,并具有良好的耐受性[22]。环磷酰胺通过抑制细胞介导和体液免疫(对 T 细胞和 B 细胞)[22],发挥免疫抑制和免疫调节作用。环磷酰胺联合甲泼尼龙可能有助于治疗狼疮相关的 TM[21,30]。然而,在特发性急性 TM 患者中[6,12],免疫抑制药物(环磷酰胺、硫唑嘌呤、静脉注射免疫球蛋白)似乎没有任何有益的作用。[22]血浆置换去除血浆中的自身反应抗体和其他有毒分子可能具有良好的临床疗效,特别是在发病 20 天和对高剂量皮质激素无反应时[12,21]。单克隆抗体利妥昔单抗能有效地减少 NMO 所致 TM 的复发[12]。

康复治疗

任何脊髓损伤的管理都包括康复治疗,而受影响更严重的 TM 病例,将需要一个由康复治疗师领导的综合性多学科康复计划。团队中的物理和职业治疗师可以在日常生活活动中,加强患者的耐力、平衡、协调、关节活动范围、恢复、移动性和独立性。目的是使患者在日常生活活动和移动能力,具有最佳的功能和独立性。功能独立性测量和改良 Barthel 量表是康复过程中应用最广泛的评价结果的方法之一。

需要对合适的设备进行评估,如配备良好的轮椅和其他辅助和行走设备。通过使用支撑设备(如踝足矫形器或 KAFO)可以提高步态效率、稳定性和整体移动性。对患者和家属进行有关疾病、由此造成的损伤、潜在并发症、康复计划和预后的教育是很重要的。患者的心理状态不应被忽视,如果有必要,应该对抑郁症进行监测并在必要时开始用药。性功能经常受到影响,无论是否进行干预,早期教育和咨询可能是适当的。出院时,需要对可能影响患者重新融入社会的问题进行评估。包括职业和娱乐。

TM 预计会有一定程度的恢复,但重要的是,尽量减少即使是暂时性的损伤和制动的影响。所有肌肉和关节部位尽可能保持活动,每天运动,以保持关节活动的范围,将有助于防止挛缩和保持关节灵活。渐进式阻力运动和功能性电刺激(FES),也称为神经肌肉电刺激,有助于保持力量并减少肌肉萎缩[31]。呼吸训练应包括吸气肌肉的运动,并根据需要使用激励性肺活量计进行训练。少数情况下,可能需要教导舌咽呼吸,并且在高颈椎损伤中无恢复迹象的患者,考虑使用隔膜神经的电刺激[32]。痉挛(见第 154 章)是一种可能发生的并发症,要配合规律的牵拉作为治疗。使用抗痉挛药物,如巴氯芬、地西泮、加巴喷丁和替扎尼定配合常规拉伸,可以减少和最小化关节挛缩的发展[32]。如果存在疼痛,适当的药物,热(热,冷)和电刺激(包括经皮电刺激)可能会有所帮助。抗癫痫药物如加巴喷丁、普瑞巴林和卡马西平可能会被作为处方药,因为它们对神经性疼痛有很好的疗效。阿米替林也可能是有用的,尽管它强烈的抗胆碱能作用被建议谨慎使用。每天彻底检查皮肤,可帮助避免压疮和相关感染。不敏感的区域,特别是骨质突出,应该使用特殊的垫子和床垫,如鸡蛋包装泡沫和交替压力覆盖,以及压力踝足矫形器(PRAFO)可能是有帮助的。目前,可用的多种亲水和抗微生物伤口敷料,能促进破裂的皮肤更快愈合。

应评估膀胱(见第 138 章)和肠道(见第 139 章)的功能,进行床边超声来检查膀胱残余尿量,同直肠检查一样,是一个简单的检查程序。患者需要一个检查步骤来避免神经源性肠或膀胱被忽视导致压迫大便,及引起输尿管积水或肾积水。最初留置导尿管可用于膀胱引流,应尽可能地实施单独或以其他方式间歇导尿。对儿童 TM 患者进行 2~10 年的长期随访,结果表明,即使在肢体瘫痪和尿路症状有所改善情况下,常见到膀胱残留功能障碍。在一项研究中,86% 的患者患有持续性膀胱功能障碍,结直肠功能障碍者占 77%[28,29]。

排便计划包括补充充足的液体,适当的饮食、活动和定时排便。上运动神经元肠,可能需要一种大便软化剂(如多库酯)、渗透性泻药(乳果糖)或刺激性泻药(番泻叶或比沙可啶)用于排空。直肠的规律刺激,通常是有效的,并且需要被教导。对于具有反射性的下运动神经元肠,使用大量泻药,如车前草或甲基纤维素等,有助于在手动疏通时让粪便排出。通常每天在医院进行肠道疏通,但一旦个人返回家中,频率可延长至每 2 天或 3 天。需要坐轮椅、助行器、腋杖或手杖的患者,将需要接受培训,包括在台阶和路边进行操纵。如果转移和行走需要帮助,培训人员还包括家庭成员或护工。

对于特别是颈椎水平的 TM 患者,各种设备和矫形器可以帮助患者生活自理。适当的浴室设备和改造,如浴盆凳,马桶,手持淋浴。马桶抬高座和扶手棒,对独立和非独立的患者要分别有针对性地改造。选择适当的辅助设备有助于最大限度地发挥功能。其中一些设备的价格可能很高,因此,采购的时间必须谨慎考虑,因为可能以后并不需要使用。尽管对最终康复有合理的预测,但要避免过度盲目自信,因为它可能导致不必要的继发并发症。

介入治疗

肾超声和尿动力学评估,是评估和监测膀胱功能障碍的常规程序。包括 NCS 和 EMG 在内的电诊断,有助于诊断和监测恢复情况。肌内注射肉毒杆菌毒素对痉挛的治疗非常有效,通常由医师进行,乙醇或苯酚作为对神经和运动点阻滞的替代物,也适用于痉挛性肢体肌肉。鞘内注射巴氯芬泵可能对难治性病例有效,伴随剂量更小和副作用更少。许多治疗师能够管理这些泵的设置和补充。鞘内吗啡泵可治疗顽固性神经病理性疼痛。这也同样需要管理[33]。

技术设备

康复领域在恢复或补偿由 TM 等疾病引起的损伤和残疾的过程中,使用了大量的装置和技术。有些人接受 FES 系统来帮助保持健康和肌肉的体积或改善和恢复功能。用于前臂和手臂肌肉的 FES 是常规使用的技术,其中许多装置可商购。用于下肢和上肢的训练自行车虽然不便宜且有引起骨质疏松性骨折的风险,但仍然长期被使用。从可

以进行更安全的步行训练,固定和移动式简单体重支撑悬挂装置,到可以在强度、速度和力量方面实现灵活性的电动跑步机,可以选择使用各种制造商的多种装置。

对于机器人辅助步态训练设备如步态训练器 Gait Trainer GT1, Haptic Walker 步行康复训练机器人,其普遍效力和适用性的确切证据尚未确定[34,35]。因为允许受损严重的患者接受强化训练,减少治疗师的扭伤、拉伤和其他伤害,类似的装置也可用于上肢训练,正变得越来越受欢迎且越来越有前景。

轮椅是无处不在的设备,可以手动、电动或混合动力方式使用,几乎可以选择尺寸、重量、用途,甚至颜色。轮椅的控制可以通过手,下颌或其他加热部件以及语音激活来实现。除运动外,还有可站立使用的轮椅,无论是用于直立的活动,还是用于负重锻炼。

支具或矫正器也经历了很大的发展,并具有不同的材料、刚度或柔韧性及重量。其功能目标,包括支撑、释压、定位或保护。动力外骨骼系统目前正在受到人们关注,该系统能辅助站立和行走,并且受个人能力、地形、设备电池以及对安全监管需求(包括皮肤破裂,跌落和设备故障)的限制[36]。残障患者独立移动的下一波浪潮,很可能是正在接受大型汽车公司和各种研究实验室试验的自驾车或自动驾驶汽车。

手术

对于 TM 没有明确的治疗方法。然而,诸如脓肿、椎间盘突出、椎管狭窄和肿瘤等病变,可能需要尽快手术来缓解压力,防止对脊髓的进一步损伤。对压迫损伤的及时管理可能会逆转或至少导致对脊髓的进一步神经损伤。压疮可能需要局部进行彻底的清创术,清除死的或感染的组织和其他碎片,以加快愈合。

可以在稍后阶段考虑肌腱转移,以增加个体的功能。永久性上肢缺损患者的神经移植,可被认为是恢复或提高主动激活肌肉的能力。有病例报告,一例 TM 的儿童患者,采用正中神经和尺神经向肌皮神经、副神经移位至肩胛上神经和内侧束到腋神经的多束转移术,恢复了患者肘关节屈曲功能[37]。

潜在的疾病并发症

TM 脊髓功能障碍的潜在并发症很多,可能需

药物或手术干预。它们包括直立性低血压，体温调节受损，自主神经反射障碍，肺部和泌尿道感染，肠梗阻和便秘，电解质失衡，皮肤破裂，痉挛和挛缩，肌肉骨骼和神经病理性疼痛，因感觉障碍而对骨骼、肌肉和关节造成的损伤（包括骨折），异位骨化，骨质疏松，肾结石，抑郁和焦虑。根据脊髓受累程度，可能有呼吸肌无力，严重时可能需要机械通气协助。任何镇静药物或抑制呼吸的药物都会增加支气管肺炎和睡眠呼吸暂停的风险。

痉挛和关节挛缩是脊髓损伤常见的并发症，治疗可能很简单或非常困难，需要同时进行多次干预。异位骨化（见第 131 章）可能发生在关节周围发展，特别是肘部、膝和髋部。胃肠道并发症包括胀气、反流、消化不良和慢性便秘。尿路感染和泌尿系败血症也是神经源性膀胱常见的疾病，因为残留的尿液和膀胱器械都会增加感染的风险，导致自主神经反射障碍/亢进。尤其是 T_6 以上的病变。疼痛是患者频繁述说的原因，可能来源于肌肉骨骼，或本质是神经性的。疼痛管理可能包括药物治疗，如镇痛药、非甾体抗炎药、各种抗惊厥药和三环类抗抑郁药。

过度使用综合征经常发生，因为肌肉和关节在对虚弱的功能补偿过程中，或在康复训练过程中受到过度的劳累。肩痛是常见的现象，其原因包括肌腱炎、肩袖损伤、撞击综合征、挛缩、炎症或退行性关节炎。有时可能需要在关节内注射皮质类固醇和局部麻醉药，但是局部使用抗炎药、热敷、冷敷和其他方法，或使用恰当的转移技术或适应性设备（如滑板）是有帮助的。另一个常见的并发症是，缺乏定期减压而导致皮肤会出现缺血性损伤。应常规监测，防止深静脉血栓形成和肺栓塞。长期压迫外周神经，同样会导致感觉障碍、疼痛或虚弱。还可能存在性、生殖和生育方面的问题，尤其是年轻的和性活跃的患者。所关注的问题和可能的解决办法应酌情讨论、处理或提交专家讨论。

抑郁和焦虑并不少见，通常对支持性咨询有反应，但可能需要联合抗抑郁药，如选择性 5-羟色胺再摄取抑制剂或 5-羟色胺去甲肾上腺素再摄取抑制剂。

潜在的治疗并发症

并发症可能是由于治疗疾病，及其治疗并发症所需的药物和设备造成的。气管切开可导致气管狭窄或气管刺激，肺部感染在这类人群中很常见，呼吸机可能会故障而引起紧急情况。常用大剂量皮质类固醇治疗脊髓炎性反应，可导致消化性溃疡病或消化道出血。如果发生血栓栓塞，预防和抗凝治疗可能会引起严重出血并发症。皮肤破裂原因可能与设备或敷料接触造成局部压力有关。频繁地导尿会增加患尿路感染的风险，并随着狭窄的发展而在尿道中意外产生假通道。如果排便计划没有很好地管理或不够轻柔，会引起不适、疼痛和肛门直肠损伤。

（彭琪媛 译　朱毅 校　何红晨 审）

参考文献

1. Transverse Myelitis Consortium Working Group. Proposed diagnostic criteria and nosology of acute transverse myelitis. *Neurology.* 2002;59:499–505.
2. Beh SC, Greenberg BM, Frohman T, Frohman EM. *Neurol Clin.* 2013;31(1):79–138.
3. National Institute of Neurological Disorders and Stroke. Transverse myelitis fact sheet. http://www.ninds.nih.gov/disorders/transversemyelitis/detail_transversemyelitis.htm. Accessed 2017.
4. Jeffery DR, Mandler RN, Davis LE. Transverse myelitis: retrospective analysis of 33 cases, with differentiation of cases associated with multiple sclerosis and parainfectious events. *Arch Neurol.* 1993;50:532–535.
5. Berman M, Feldman S, Alter M, et al. Acute transverse myelitis: incidence and etiological considerations. *Neurology.* 1981;31:966–971.
6. de Seze J, Lanctin C, Lebrun C, et al. Idiopathic acute transverse myelitis: application of the recent diagnostic criteria. *Neurology.* 2005;65:1950–1953.
7. Bourre B, Zephir H, Ongagna JC, et al. Long-term follow-up of acute partial transverse myelitis. *Arch Neurol.* 2012;69:357–362.
8. de Seze J, Stojkovic T, Breteau G, et al. Acute myelopathies: clinical, laboratory and outcome profiles in 79 cases. *Brain.* 2001;124:1509–1521.
9. Sepulveda M, Blanco Y, Rovira A, et al. Analysis of prognostic factors associated with longitudinally extensive transverse myelitis. *Mult Scler.* 2013;19:742–748.
10. Alvarenga MP, Thuler LC, Neto SP, et al. The clinical course of idiopathic acute transverse myelitis in patients from Rio de Janeiro. *J Neurol.* 2010;257:992–998.
11. Chaves M, Rojas JI, Patrucco L, Crsitiano E. Acute transverse myelitis in Buenos Aires, Argentina. A retrospective cohort study of 8 years follow-up. *Neurologia.* 2012;27:348–353.
12. Scott TF, Frohman EM, de Seze J, et al. Evidence-based guideline: clinical evaluation and treatment of transverse myelitis: report of the Therapeutics and Technology Assessment Subcommittee of the American Academy of Neurology. *Neurology.* 2011;77:2128–2134.
13. Shahbaz NN, Amanat S, Soomro S, et al. Idiopathic transverse myelitis: an experience in a tertiary care setup. *J Dow University Health Sciences Karachi.* 2012;6:12–16.
14. Ropper AH, Poskanzer DC. The prognosis of acute and subacute transverse myelopathy based on early signs and symptoms. *Ann Neurol.* 1978;4:451–459.
15. Baxter R, Lewis E, Goddard K, et al. Acute demyelinating events following vaccines: a case-centered analysis. *Clin Infect Dis.* 2016;63(11):1456–1462.
16. Ubogu EE, Lindenberg JR, Werz MA. Transverse myelitis associated with Acinetobacter baumanii intrathecal pump catheter-related infection. *Reg Anesth Pain Med.* 2003;28:470–474.
17. Murthy JM, Reddy JJ, Meena AK, Kaul S. Acute transverse myelitis: MR characteristics. *Neurol India.* 1999;47:290–293.
18. Bakshi R, Kinkel PR, Mechtler LL, et al. Magnetic resonance imaging findings in 22 cases of myelitis: comparison between patients with and without multiple sclerosis. *Eur J Neurol.* 1998;5:35–48.
19. Fanous AA, Olszewski NP, Lipinski NP, et al. Idiopathic transverse myelitis mimicking an intramedullary spinal cord tumor. *Case Rep Pathol.* 2016;2016:8706062.
20. Manabe Y, Sasaki C, Warita H, et al. Sjögren's syndrome with acute transverse myelopathy as the initial manifestation. *J Neurol Sci.*

2000;176:158–161.

21. Kovacs B, Lafferty TL, Brent LH, et al. Transverse myelopathy in systemic lupus erythematosus: an analysis of 14 cases and review of the literature. *Ann Rheum Dis*. 2000;59:120–124.

22. Awad A, Stuve O. Idiopathic transverse myelitis and neuromyelitis optica: clinical profiles, pathophysiology and therapeutic choices. *Curr Neuropharmacol*. 2011;9:417–428.

23. Scott TF, Bhagavatula K, Snyder PJ, Chieffe C. Transverse myelitis. Comparison of spinal cord presentations of multiple sclerosis. *Neurology*. 1998;50:429–433.

24. Harzheim M, Schlegel U, Urbach H, et al. Discriminatory features of acute transverse myelitis: a retrospective analysis of 45 patients. *J Neurol Sci*. 2004;217:217–223.

25. Chang KH, Lyu RK, Chen CM, et al. Distinct features between longitudinally extensive transverse myelitis presenting with and without anti–aquaporin 4 antibodies. *Mult Scler*. 2013;19:299–307.

26. Mécharles S, Herrmann C, Poullain P, et al. Acute myelitis due to Zika virus infection. *Lancet*. 2016;387(10026):1481.

27. Kalita J, Guptar PM, Misra UK. Clinical and evoked potential changes in acute transverse myelitis following methyl prednisolone. *Spinal Cord*. 1999;37:658–662.

28. Cheng W, Chiu R, Tam P. Residual bladder dysfunction 2 to 10 years after acute transverse myelitis. *J Paediatr Child Health*. 1999;35:476–478.

29. Tanaka ST, Stone AR, Kurzrock EA. Transverse myelitis in children: long-term urological outcomes. *J Urol*. 2006;175:1865–1868.

30. Neumann-Andersen G, Lindgren S. Involvement of the entire spinal cord and medulla oblongata in acute catastrophic-onset transverse myelitis in SLE. *Clin Rheumatol*. 2000;19:156–160.

31. Jones S, Man WD, Gao W, et al. Neuromuscular electrical stimulation for muscle weakness in adults with advanced disease. *Cochrane Database Syst Rev*. 2016;10:CD009419.

32. Wolfe LF. Point: should phrenic nerve stimulation be the treatment of choice for spinal cord injury? Yes. *Chest*. 2013;143(5):1201–1203.

33. Wu WT, Huang YH, Chen DC, et al. Effective management of intractable neuropathic pain using an intrathecal morphine pump in a patient with acute transverse myelitis. *Neuropsychiatr Dis Treat*. 2013;9:1023–1028.

34. Morawietz C, Moffat F. Effects of locomotor training after incomplete spinal cord injury: a systematic review. *Arch Phys Med Rehabil*. 2013;94(11):2297–2308.

35. Nam KY, Kim HJ, Kwon BS. Robot-assisted gait training (Lokomat) improves walking function and activity in people with spinal cord injury: a systematic review. *J Neuroeng Rehabil*. 2017;14(1):24.

36. Esquenazi A, Talaty M, Jayaraman A. Powered exoskeletons for walking assistance in persons with central nervous system injuries: a narrative review. *PM R*. 2017;9(1):46–62.

37. Dorsi MJ, Belzberg AJ. Nerve transfers for restoration of upper extremity motor function in a child with upper extremity deficits due to transverse myelitis: case report. *Microsurgery*. 2012;32:64–67.

第 163 章

创伤性颅脑损伤

David T. Burke，MD，MA

同义词

颅脑损伤
获得性脑损伤
脑震荡
弥漫性轴索损伤

ICD-10 编码

S06.2X0-8	弥漫性创伤性颅脑损伤（第 6 位编码将定义意识水平）
S06.2X9	弥漫性创伤性颅脑损伤伴随不确定时间的意识丧失
S06.300-389	局灶性脑损伤（第 5 位编码将定义损伤部位，第 6 位编码将定义意识水平）
S06.309	未明原因的局灶性脑损伤伴随不确定时间的意识丧失

为发作性症状增加第 7 位编码；S—迟发效应

定义

创伤性颅脑损伤（TBI）是指头颅和脑在外来暴力作用下，导致暂时性或永久性的损伤、身体功能障碍或心理社会适应失调。最新的数据研究估计，在美国，每年发生 280 万与创伤性颅脑损伤相关的急诊科（ED）就诊、住院和死亡病例[1]。由于此数据既不包括在其他医疗设施，如门诊和医师诊疗室就诊的患者，也不包括在军队中服役的军人，所以这项数据很可能被低估。世界卫生组织目前的估计表明，到 2020 年，创伤性颅脑损伤将成为导致死亡和残疾的第三大主要原因[2]。由于创伤性颅脑损伤导致的经济负担估计每年将超过 760 亿美元[3]。

流行病学和病理生理学

按年龄范围划分，75 岁及以上（每 10 万人中有 2 232 人），0~4 岁（每 10 万人中有 1 591 人）和 15~24 岁（每 10 万人中有 1 080 人）的急诊就诊、住院和继发性脑外伤死亡的发生率最高[1,5]。其中男性发病率高于女性。从病因学来看，导致创伤性颅脑损伤（TBI）的最常见原因是跌倒、被物体击中或撞击以及车祸[1]。尽管机动车辆意外（MVA）导致的脑外伤有所减少，但近期在急诊科就诊的脑外伤患者人数确实有所增加。与 2007 年相比，2013 年年龄调整后的急诊就诊率更高，年龄大于 75 岁的人群中，跌倒是导致创伤性颅脑损伤（TBI）的最大原因，而机动车意外（MVA）则在 15~44 岁的人群中最为常见[1]。交通法规的有效执行可以减少此类脑损伤的发生[4]。这些趋势对已知的脑损伤类型有影响。挫伤性损伤多与跌倒有关，弥漫性损伤则更多见于高速交通事故中[6]。

创伤性颅脑损伤的病理生理发展过程通常分为，在受伤初期的原发性损伤和之后几小时、几天、几周，甚至几个月内，由于大脑生理生化改变而导致的继发性损伤[7]。原发性损伤是指由于遭受直接撞击、速度的快速改变、穿透性或爆炸性等外力造成的损伤，包括脑挫伤、颅内血肿和弥漫性轴索损伤（DAI）。弥漫性轴索损伤可以理解为一种损害神经兴奋性和抑制网络功能的弥漫性脑回路断裂的一种疾病[7]。这些通常伴随缺氧或缺血性损伤同时出现，往往导致全身性损伤。在轻度创伤性颅脑损伤的患者中，常可见导致短暂功能紊乱的轴突中钠离子通道破坏，并随之增加了对额外创伤的易感性[8]。继发性损伤可能包括脑血流（CBF）和代谢调节受损，以及由于无氧代谢、细胞膜通透性增加和水肿形成而产生的乳酸蓄积导致的大脑缺血样反应。尽管许多关于继发性受损的机制尚不明确，但是包括终端膜去极化、过度释放兴奋性神经递质、线粒体功能障碍、炎症反应，以及对钙和钠离子通道的干扰而导致细胞内游离脂肪酸和自由基浓度升高，同时进一步导致生物膜及 DNA 结构改变等这些因素，都被认为是继发性损伤的相关机制[6,7,10]。为了尽量减少脑损伤的继发性影响，脑损伤基金会制定了 28 条基于循证医学的临床治疗指南[10]。

症状

创伤性脑外伤的症状根据损伤的严重程度和恢复阶段,可能会有所不同。患者的病史应包括损伤机制、合并症、首次 Glasgow 昏迷量表评分(表163.1)、昏迷时间(如有)和外伤性健忘症的详细总结。然而,诸如同时发生的脊髓损伤,手术中的镇静、插管的使用,以及其他相关损伤等因素都会影响格拉斯哥(Glasgow)昏迷量表的评分。据报道,约有35% 的颅外损伤(如四肢骨折、胸腹外伤)与继发性脑损伤共同发生率较高[6,11]。

表 163.1　Glasgow 昏迷评分量表	
患者反应	**评分**
睁眼反应	
自然睁眼	4
呼唤会睁眼	3
有刺激或痛楚会睁眼	2
无睁眼	1
运动反应	
可按指令动作	6
施以刺激时,可定位出疼痛位置	5
对疼痛刺激有肢体退缩反应	4
疼痛刺激时肢体过屈(去皮质强直)	3
疼痛刺激时肢体过伸(去大脑强直)	2
无任何反应	1
言语反应	
对人物、时间、地点等定向问题清楚	5
对话混淆不清,不能准确回答有关人物、时间、地点等定向问题	4
语言不当,但字意可辨	3
语言模糊不清,字意难辨	2
任何刺激均无语言反应	1

脑震荡患者(是指"头部遭受外力打击或外伤后,立即出现的,包括精神状态和意识水平在内的一过性障碍")经常主诉有认知障碍(思考困难、感觉迟缓、注意力难以集中),身体功能障碍(头痛、视觉改变、恶心、呕吐、头晕、对声和光敏感、平衡功能障碍以及疲劳感),情绪障碍(易怒、悲伤、情绪不稳、焦虑)以及睡眠障碍[9]。损伤严重以及觉醒水平剧烈变化的患者,经常不出现主观症状。临床医师认为,

在急性恢复期后,中度或重度脑损伤患者会出现癫痫发作、关节挛缩、肢体痉挛、视觉改变、眩晕或头晕以及嗅觉改变等症状。这些症状可能是由于脑神经损伤或中枢神经处理功能障碍而导致的。在之后的门诊随访中,许多患者仍然可见自主神经功能失调的症状。这些症状表现为体温升高、心跳加快、呼吸急促、姿势异常、肌张力升高以及大量出汗[12]。常见的晚期症状包括记忆障碍、高级执行功能障碍,头痛,睡眠-觉醒周期困难,情绪不稳定,抑郁、情感淡漠、注意力障碍、社交抑制解除、性功能障碍、焦虑、冲动、疲劳以及精细和大运动控制障碍[13]。

体格检查

包括神经心理学评估在内的全面的神经学检查,对于脑损伤患者的评估非常重要。神经学检查评估患者的精神状态、脑神经功能、视觉、听觉以及深肌腱反射和其他反射功能。检查也应同时包括患者的肌力、肌张力、肢体协调性以及步态或使用轮椅的情况。在神经心理学家的协助下建立一个全面的神经心理学档案,对于检查来说也同样重要。这是为了确定影响患者功能的体能情况和认知及情感状态。颈椎损伤常伴随创伤性颅脑损伤同时发生,尤其是那些 Glasgow 昏迷量表评分低于 8 分的患者,同时对于患者出现的一些症状也至关重要[14,15]。上述这些检查必须尽早开始,以便准确地评估患者损伤的严重程度并确定治疗方案。

功能受限

运动

单纯的运动或四肢协调功能障碍,可能导致患者的活动或生活自理方面产生困难。也有可能由于认知障碍影响患者活动的安全性,包括计划制订缺陷和较差的冲动控制。

行为

患者常会感受到细微或剧烈的人格改变,从而使之与他人之间的关系发生变化。这可能包括对待事物的初反应、言语或身体攻击、情绪控制的改变、社会抑制的解除、抑郁、淡漠、自我价值感降低和性功能改变等问题。

社会

患者往往无法恢复到受伤之前的工作水平。因此，他们可能会承受巨大的经济压力，也可能会在人际关系处理上遇到困难，甚至包括婚姻关系。然而研究结果并没有表明已婚的脑损伤患者离婚率更高[16]。家庭成员对于识别患者的社会隔离、抑郁、愤怒等问题可能有一定的帮助。

诊断分析

早期的诊断研究可以对脑损伤的严重性和预后的结果提供有针对性的线索。影响中度至重度脑损伤患者治疗预后的因素，包括患者年龄、Glasgow 昏迷量表评分、瞳孔反应、计算机断层扫描影像结果和蛛网膜下腔出血情况等。其他影响患者预后的因素，还包括低血压、缺氧、Glasgow 昏迷量表中的视觉和言语部分评分、高血糖、低血小板计数、低血红蛋白浓度和早期 CT 检查表现[17]。

影像学检查

研究表明，早期的计算机断层扫描与创伤昏迷数据库分类或鹿特丹 CT 评分一样，对于判断患者的治疗预后有一定的帮助[18]。先前的研究结果和诊疗

指南推荐所有 Glasgow 昏迷量表评分为 14 分和 15 分的创伤性颅脑损伤患者，当存在呕吐、高龄、持续性失忆、不同的损伤机制、神经功能缺陷或接受抗凝治疗等危险因素时，进行计算机断层扫描检查（表 163.2）[6,18-20]。现代医学引入了诸如单光子发射计算机断层成像术、磁共振功能成像术和正电子放射断层造影术等更为复杂的检查方式，但在大多数情况下，这些检查方式在评估损伤所造成的功能障碍方面几乎少有临床应用。对于其他神经影像学检查结果为正常的患者，磁共振弥散张量成像检查可以检测到脑白质细微结构的改变[21,22]。尽管出现了有潜力的新成像技术，TBI 仍然是主要依据临床诊断（图 163.1）[23,24]。

表 163.2 颅内并发症危险因素
呕吐
剧烈头痛
年龄>60 岁
凝血功能障碍或正接受抗凝治疗
锁骨水平以上的创伤伴明显颅骨骨折的临床指征
持续的外伤性健忘症或持续时间超过 30min 的逆行性遗忘
损伤机制不明或药物或酒精中毒

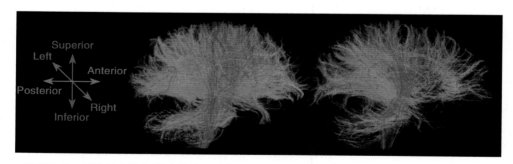

图 163.1　创伤性颅脑损伤弥散张量成像：创伤性颅脑损伤的白质纤维束减少（右）与同年龄对照组（左）的对比（*From Maas AI, Menon DK. Traumatic brain injury: rethinking ideas and approaches. Lancet Neurol. 2012; 11: 12-13.* ）

在门诊随访时，可能有必要提醒患者及其护理人员这些影像诊断的极端局限性，并将重点放在患者的功能评估上，以作为衡量损伤程度的更重要的指标。一般来说，只有当患者的治疗进展过于缓慢或表现出功能下降时，后续的影像学复查才是有意义的。因为这将有助于确定脑部有无新的病变或原有的损伤是否扩大。否则，这些检查的效用通常都是有限的。

生物标志物

尽管少有临床的常规使用，但利用生物标志物来评估全脑损伤的程度和定位损伤部位是一项很有前景的技术。研究发现，这些标志物对于影像学检查结果正常的轻度创伤性颅脑损伤患者，以及那些由于之前所述的一些干扰因素而导致无法准确评估损伤严重程度的患者是有一定作用的。

主要与认知功能相关的生物标志物包括乙酰胆碱、谷氨酸、多巴胺、5-羟色胺（5-HT）、γ-氨基丁酸、P 物质（SP）、β-淀粉样蛋白（Aβ）以及神经营养蛋白 S100B。在创伤性和缺血性脑损伤的原发损伤和进展性损伤早期的评估中，这些生物标志物可能很快会作为神经影像学的辅助手段在临床上使用[25,26]。

功能评估工具

Glasgow 昏迷量表是最好的诊断工具之一，它可以初步有效地评估患者损伤的严重程度（表163.1）。这一初始评分将帮助临床医师确定损伤的程度，从而预测治疗预后。之后，作为对门诊治疗效果的评价，可以通过残疾评定量表来衡量进展。创伤后失忆症对治疗预后的判断也很重要，临床上可以通过 Galveston 定向遗忘试验来评估。RLA 认知障碍分级量表有助于根据当前功能恢复水平，来评估患者对环境的感知和交互状态。

神经心理学测试

由神经心理学家进行的这一系列测试，是确定个体全面的认知、情感和情绪功能的最佳方法。这项测试可以在患者康复出院前完成，并应在需要记录患者功能变化时重复进行。这项测试可以为临床医师提供重要的信息，以了解患者在家或工作中获得独立性或责任感的能力。同时，这项测试也可能是用于保险公司或法律文书记录的关键评估工具。

鉴别诊断

缺氧性脑损伤
代谢性脑病
情感障碍
抑郁症
急性颈部扭伤相关病症

治疗

早期治疗

创伤性颅脑损伤患者早期治疗的首要目标是降低继发性损伤的程度。如果初期损伤非常严重，CT或 MRI 则可以帮助临床医师确定患者是否需要接受手术治疗。影像扫描可以检查患者是否存在脑部大量出血、水肿以及大脑移位等迹象。如果没有以上这些影像学检查发现，医疗干预解决了可能出现的继发性损伤。虽然目前尚不清楚影响继发性损伤发展程度的机会窗存在时间有多长，但一般认为，这个机会窗可能出现在损伤最初的急性住院期间[5]。因此在门诊就诊中几乎没有影响这一过程的机会。

首先，需要解决诸如血压、电解质、水化和营养、感染、睡眠障碍（包括睡眠呼吸暂停）和药物治疗产生的代谢问题。其中任何一个因素的失调都可能导致幸存脑组织功能的抑制。患者的水化和营养水平应维持在良好的状态。脑损伤患者可能无法或不愿意通过口服获取营养物质，这可能就需要通过静脉或直接经胃肠道来获取营养。这可能成为急性期后恢复阶段的一个重要问题。对于可能存在的感染的检查，至少应该包括呼吸系统和泌尿生殖系统。即使是临床医师认为的可能属于亚临床的感染因素，也能影响受损大脑的功能。因此，这些感染问题应该当作潜在的病症进行治疗。

对于脑损伤患者，一些药物的使用可能会产生不良反应。这些药物需要进行仔细的检查，以排除任何一种可能干扰患者认知功能的药物。涉及这些药物的清单很长，但最常见的包括抗癫痫药、抗高血压药、抗痉挛药、精神抑制剂、镇静剂、安眠药和胃肠道药物。其中某些可能是非必需品，而其余的有一些较小的可替代药物。

除了对患者认知功能表现的神经心理学测试，心理辅导服务在评估和治疗包括抑郁、冷漠和创伤后应激障碍等情感障碍问题方面也很重要。心理辅导服务对患者家属以及互助系统的人员也非常重要，因为这些人承受的压力很可能是巨大的。心理学家和行为专家对于干预患者的行为问题有一定的帮助。

觉醒障碍

脑损伤患者的觉醒水平在一天内会有所波动。疲劳可能会成为一个长期存在的问题。即使在受伤一年后，也需要经常休息和小憩。对于觉醒不足和过度疲劳等问题可以进行药物干预治疗。这些药物包括金刚烷胺、溴隐亭、卡比多帕/左旋多巴、哌甲酯、莫达菲尼、阿托莫西汀、安非他明、去甲替林、普罗替林[27]。在一项双盲临床试验中，金刚烷胺被证明可以加快重度脑损伤患者的功能恢复[28]。

注意障碍

用于治疗注意障碍的神经药物类似于用于治疗

觉醒障碍的药物。这些药物包括神经刺激类药物，如哌甲酯、莫达非尼和阿托莫西汀以及多巴胺能药物，包括金刚烷胺、溴隐亭和卡比多帕/左旋多巴。如果患者的抑郁症状影响了其认知功能，那么包含了一长串混合药物和选择性5-羟色胺再摄取抑制剂的抗抑郁药将会非常有效。

躁动

由于躁动是创伤性颅脑损伤恢复过程中一种常见且经常发生的问题，因此谨慎选择药物对预防因躁动造成的损伤非常重要，从而使临床医师更专注于脑损伤的康复治疗同时也能减轻护理人员的压力。一般来说，临床上首选的药物在帮助控制患者行为的同时，对认知造成的影响也最小。由于研究认为苯二氮䓬类药物存在影响损伤脑组织恢复的潜在风险，所以在恢复的早期阶段通常不推荐使用。因此，将其他药物如一种抗焦虑药丁螺环酮，作为临床一线用药就更为合适。对焦虑或情绪激动的患者，临床医师可能会使用抗癫痫药（如双丙戊酸钠、卡马西平），新型抗精神病药物（如利培酮、喹硫平），β受体阻滞剂（如普萘洛尔）以及抗抑郁药等作为情绪稳定剂。由于患者对环境注意能力的减弱可能导致行为上的过激，因此临床治疗中也使用诸如金刚烷胺和哌甲酯等药物来治疗。

记忆障碍

由于记忆需要患者同时具有觉醒和注意的能力，因此前文提及的那些可以改善患者注意力的药物，可能对促进学习能力的恢复有所帮助。此外，对于临床使用多奈哌齐、美金刚、卡巴拉汀等类似药物所希望获得积极效果的研究报道非常有限。同时，记忆障碍也能通过一些代偿性方法来改善。言语病理学家在这些方法的使用和训练中起到了重要的作用。目前，有一些可以预先编写重要信息程序的便携式电子设备，并且这些记忆训练辅助工具程序可以经常升级更新，以帮助因脑损伤而无法自行更新这些程序的患者。

癫痫

有一定数量的研究文献表明，如果在脑损伤后第一周内，患者没有癫痫发作，那么使用抗癫痫药物是没有必要的。如果患者在受伤一周后出现癫痫发作，那么抗惊厥药的使用时间可能需要延长，直到患者在2~5年内无癫痫发作，之后根据患者新发癫痫标准治疗指南进行重新评估和治疗[29,30]。根据癫痫发作的类型，标准治疗指南推荐了一些常用的药物，包括卡马西平、丙戊酸和加巴喷丁。

痉挛

痉挛是脑损伤患者常见的问题（见第154章）。患者同时也可能存在过度活跃的肌肉伸展反射和阵挛等问题。如果这些问题没有得到尽早解决，可能会导致患者早期关节挛缩。改良Ashworth痉挛量表可用于评估患者肌肉的痉挛程度。作为治疗干预的第一步，临床医师应首先减少对患者有害的刺激源，包括任何可能产生疼痛的刺激。感染性问题、患者体位的摆放和坐姿都应作为潜在的刺激因素加以改善。肌肉关节的牵伸治疗应尽早开始，同时患者可能会需要一系列的夹板和支具。如果需要进行药物治疗，这些药物可能包括替托尼定、可乐定、丹曲林、地西泮和巴氯芬。所有这些药物都存在潜在的副作用，临床使用时应谨慎选择。其中，药物丹曲林的独特之处在于它虽然缺少中枢效应，但常常导致急性肝功能障碍。

康复治疗

脑损伤患者的康复治疗始于临床治疗的急性期，此时发生继发性脑损伤的风险最大。在急性期后，临床医师有必要根据患者的具体病情情况，总结归纳潜在的药物治疗方案，并将其与多学科治疗结合起来。研究表明，及早入住脑损伤专科康复机构有助于减少患者的总体治疗开销，同时帮助改善患者的预后[31]。

物理治疗

物理治疗对患者下肢关节活动范围的恢复非常重要，同时如果患者需要，还可使用一系列的辅助夹板来帮助。神经松解术或神经肌肉接头阻滞术，可能有助于下肢关节活动度的恢复。之后，轮椅的准备和使用等问题，对那些存在严重行动障碍的患者来说至关重要。随着患者步行能力的改善，物理治疗师应经常让患者在合适的辅助设备帮助下进行步行训练。即使是轻度脑损伤患者，其步行训练也可能因为头晕和平衡等问题而变得复杂。在治疗过程中，必须始终考虑训练的安全性，因为脑损伤患者可能会由于对事物的易冲动性或缺乏规划和判断，导致自己受到伤害。

作业治疗

作业治疗的目的在于预防由于肌力不足、肌张力过高或痉挛所造成的关节问题。由于肌力和共济失调往往是伤后第一年出现的问题,因此这些应该单独解决。对于包括诸如穿衣、洗澡和梳洗等日常生活活动的自我管理问题,必须要根据患者的需求制订治疗计划。在患者出院回家之前,可能需要进行烹饪和驾驶能力的评估,用以对患者归家后生活的指导。

言语治疗

在脑损伤患者的早期护理中,需要评估其安全吞咽的能力(见第 130 章)。此外,言语病理学家和神经心理学家的合作,可以确定患者的主要认知需求,并在一段时间内解决涉及的问题。言语治疗通常涉及记忆策略,如记忆训练和语用学,重点在于对语境和社交沟通技巧的训练。已发表的认知训练研究支持基于认知的干预措施对患者整体认知、言语记忆和执行能力的有效性[32-35]。作为全面认知康复训练计划的一部分,上述这些治疗方法可能会促进大脑中与记忆相关区域的活动恢复,比如海马区[36]。

职业康复

多数脑损伤患者将难以恢复到以往的工作水平。职业康复治疗师可以评估患者的职业技能水平,并确定康复训练所需的治疗计划。

介入治疗

针对痉挛,局部注射可能比口服药疗效更好。局部注射的方法包括神经根阻滞、神经阻滞、运动单位阻滞(均含苯酚)和神经肌肉接头阻滞(含肉毒杆菌毒素)。当痉挛程度严重且对上述干预措施无反应时,可考虑使用鞘内注射泵将巴氯芬持续注射到脑脊液中(见第 154 章)。

技术设备

便携式记忆辅助设备通常用于帮助创伤性颅脑损伤患者的治疗恢复。其中包括便携式电子设备。随着智能手机被大众的广泛使用和接受,这些电子设备越来越多地被当作记忆助手、导航 GPS 和听觉反馈助手来使用。尽管前景光明,但这项技术仍然没有得到普遍的临床应用[38]。

手术

新发脑积水的患者可能需要接受分流术来减少对大脑的压力。如果药物和其他治疗措施都无法控制痉挛和挛缩的症状,手术治疗可以是一个选择。如果患者存在关节挛缩,则可能需要进行手术松解。

潜在的疾病并发症

创伤性颅脑损伤可引起患者癫痫发作。受伤后早期的发病率最高,同时也会持续数年。受伤后不久,患者就存在吸入性肺炎的风险,如果患者的吞咽功能受限,则还可能出现营养不良和脱水等症状。呼吸暂停是受伤早期常见的问题。如果不治疗,它可能会加重脑损伤的症状。持续正压通气是治疗呼吸暂停的有效措施。与所有创伤患者一样,脑损伤患者也存在深静脉血栓形成的风险(见第 128 章)。必须使用预防性低剂量普通肝素、低分子量肝素或气动压缩装置进行机械性预防[37]。

潜在的治疗并发症

用于治疗注意力和觉醒障碍的药物,可能会导致患者过度觉醒和躁动。同样也可表现为身体的不适或谵妄。治疗躁动和癫痫的药物可能会延缓患者在服药期间的恢复速度,并降低患者的功能水平(表 163.3)。

表 163.3	创伤性颅脑损伤常用药物		
症状	药物名称	首次剂量	最终剂量
觉醒	金刚烷胺	50mg,8AM 和 2PM	100mg,8AM 和 2PM
	溴隐亭[a]	1.25mg,8AM 和 2PM	5.0mg,8AM 和 2PM
	卡比多帕/左旋多巴[a]	10mg/100mg tid	50mg/100mg tid
	哌甲酯	2.5mg,AM 和 2PM	20mg,AM 和 2PM
	莫达菲尼	100mg qd	100mg,8AM 和 2PM
	右旋苯丙胺	5mg qd	30mg,AM 和 2PM
注意力	哌甲酯	2.5mg,AM 和 2PM	20mg,AM 和 2PM